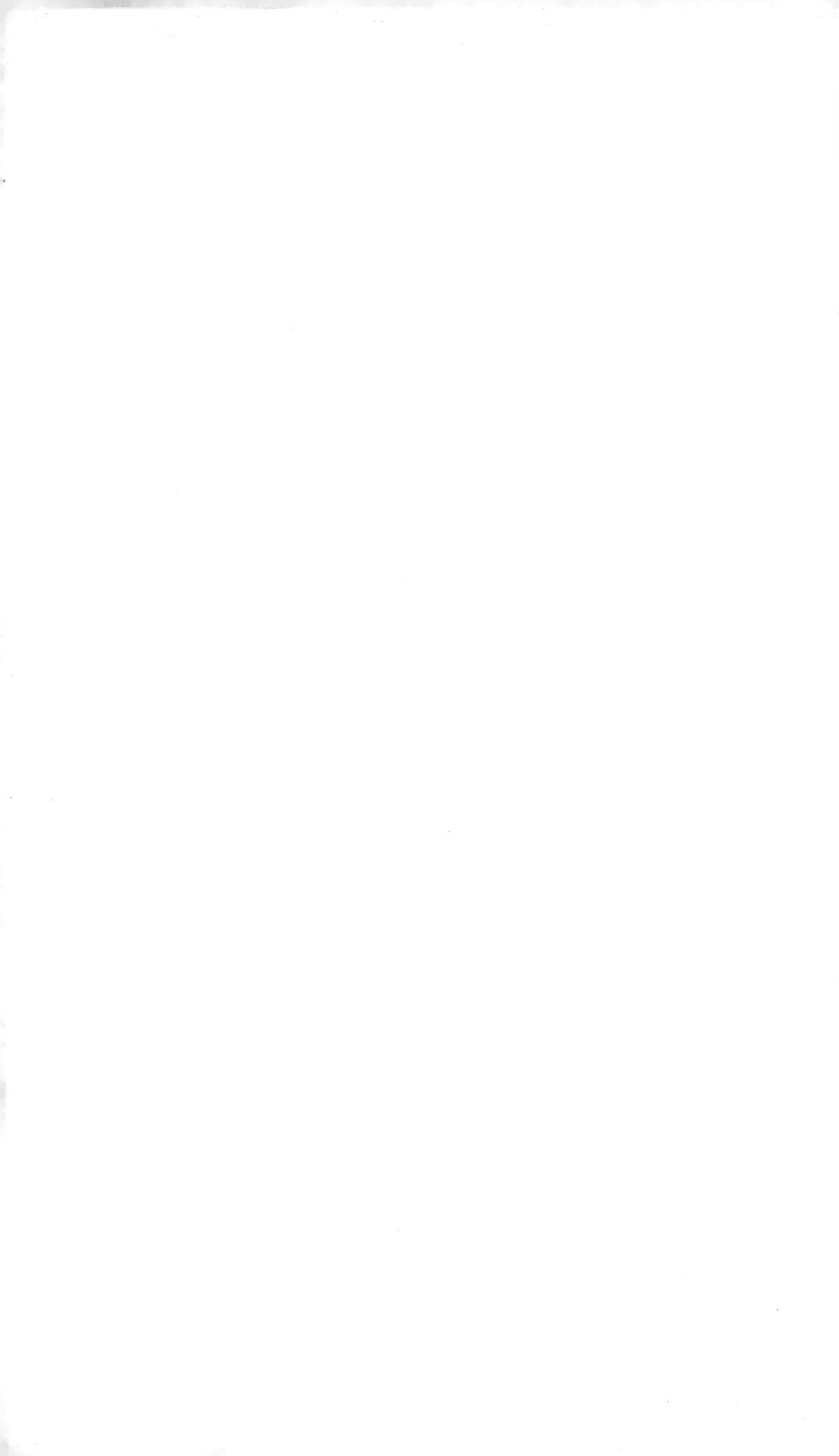

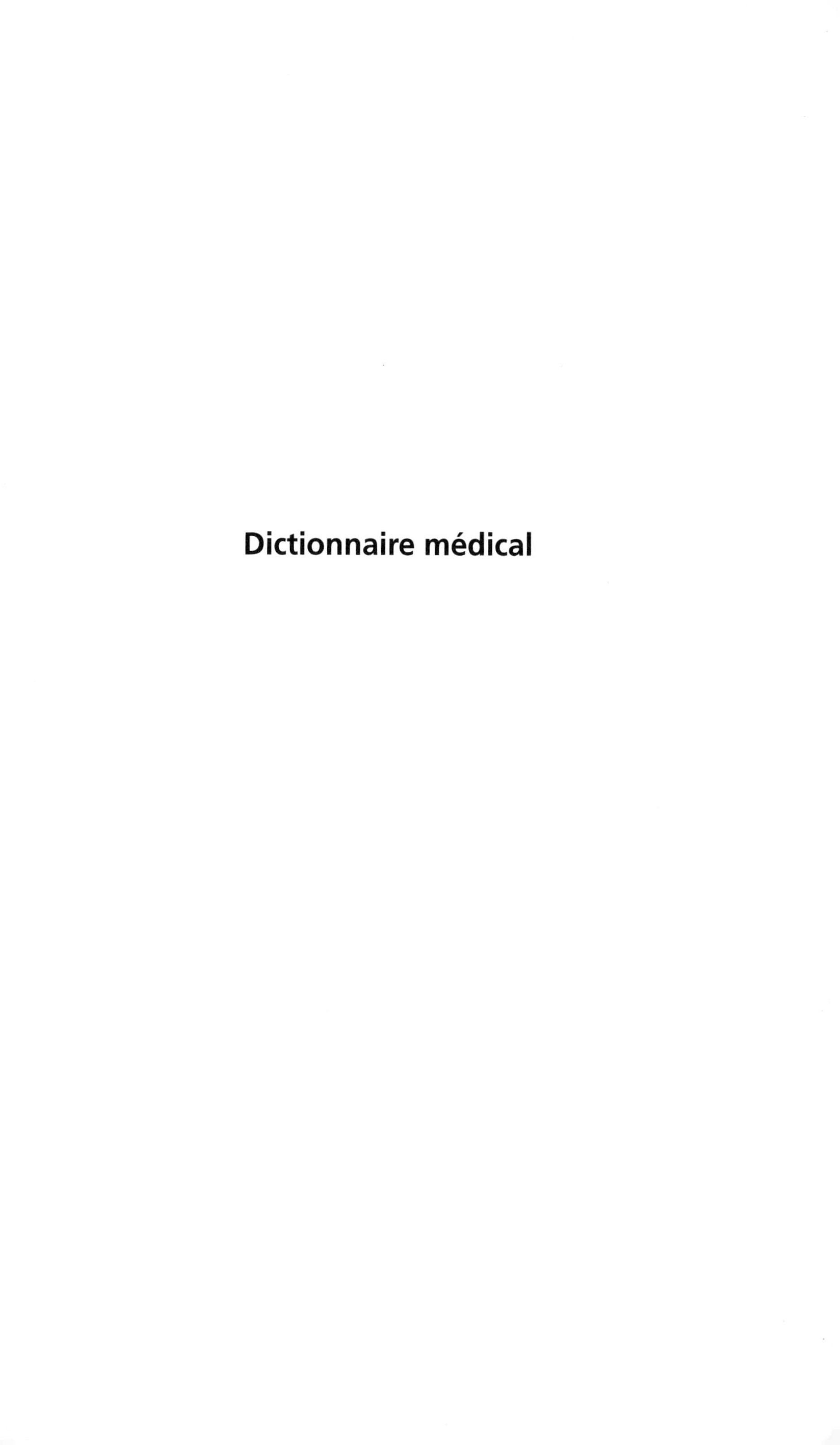

# Dictionnaire médical

## *CHEZ LE MÊME ÉDITEUR*

*Du même auteur :*

DICTIONNAIRE FRANÇAIS DE MÉDECINE ET DE BIOLOGIE, par A. et L. MANUILA, M. NICOLE, H. LAMBERT.
*Tome 1 :* A-D. 1970, 934 pages.
*Tome 2 :* E-M. 1971, 924 pages.
*Tome 3 :* N-Z. 1972, 1 200 pages.
*Tome 4 :* Annexes, par A. et L. MANUILA. 1975, 580 pages.

*Autres ouvrages :*

VADEMECUM CLINIQUE DU MÉDECIN PRATICIEN. Du diagnostic au traitement, par V. FATTORUSSO, O. RITTER. 1998, 15e édition revue et mise à jour, 1 792 pages.

ANGLAIS INFIRMIER. Lexique anglais-français et français-anglais. Fiches pratiques, par A. et H. HARLAY. 1994, 136 pages, 80 tableaux.

LEXIQUE MÉDICAL FRANÇAIS-ANGLAIS, ANGLAIS-FRANÇAIS. 5e édition, 2000, 208 pages.

DICTIONNAIRE DES ABRÉVIATIONS EN BIOLOGIE. 2 500 abréviations et acronymes, par M. MAILLET. 1996, 248 pages.

ANGLAIS MÉDICAL, par M. MANDELBROJT-SWEENEY. 1998, 2e édition, 4e tirage, 168 pages, 5 figures.

DICTIONNAIRE DE L'IMAGERIE MÉDICALE, par D. NAKOS. En coédition avec les Presses de l'Université Laval, 1995, 108 pages.

LEXIQUE DES TERMES PSYCHANALYTIQUES, FRANÇAIS, ANGLAIS, ALLEMAND, par C. WIEDER, J.-F. NARODETZKI. 1997, 224 pages.

DICTIONNAIRE MÉDICAL DE L'INFIRMIÈRE, par J. QUEVAUVILLERS, L. PERLEMUTER et collaborateurs. 1997, 5e édition revue et corrigée, 1 104 pages.

# Dictionnaire médical

L. MANUILA
A. MANUILA
P. LEWALLE
M. NICOULIN

9e édition

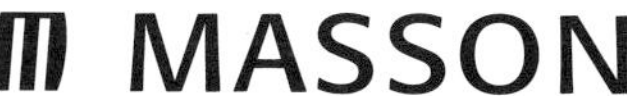

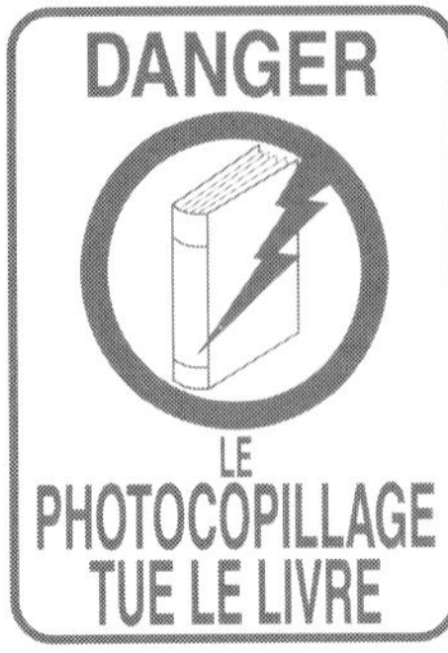




**Cet ouvrage est paru en portugais (Brésil), en italien et en roumain.**



ISBN : 2-294-00372-1

---

MASSON S.A., 120, bd Saint-Germain, 75280 Paris Cedex 06

# Avant-propos de la 9e édition

Avec la parution de la nouvelle édition, le *Dictionnaire médical* poursuit son objectif initial de mettre à la disposition de l'usager un outil à la fois fiable, au fait des progrès des sciences médicales et de la santé publique, mais aussi simple et clair illustré par de nombreux exemples. Loin de rechercher la spécialisation, qui détournerait l'ouvrage de son objectif premier, le *Dictionnaire médical* assure la couverture d'une large gamme de disciplines.

Comme dans les éditions précédentes, un soin particulier a été accordé à la mise à jour des définitions susceptibles d'êtres modifiées du fait des progrès récents.

L'intégralité du volume a été revue avec pour objectif de remanier les textes pour une présentation modernisée (n'oublions pas que le *Dictionnaire* a commencé sa carrière en 1977 !)

Afin de faciliter l'accès à la littérature anglo-saxonne, le *Lexique anglais-français,* donné à la fin de l'ouvrage et répertoriant tous les termes anglais qui figurent après le terme français correspondant, a été complété. Il devient ainsi un complément très utile du *Dictionnaire* pour l'usager qui consulte un texte anglais.

Ludmila et Alexandre MANUILA

# Préface de la 1re édition

*Le soin des malades est aujourd'hui l'affaire de toute une équipe : médecins généralistes ou spécialistes, infirmières, agents paramédicaux, assistants de laboratoire, travailleurs sociaux, secrétaires médicales, administrateurs. Or, s'il est indispensable que les membres de l'équipe se comprennent entre eux, jamais cette communication n'a été plus difficile parce que les jargons techniques se multiplient, se compliquent et sont de plus en plus ésotériques. Une telle évolution est sans doute inévitable mais elle n'est nullement incontrôlable.*

*Le* Dictionnaire médical *vient ici à point nommé, car il ne ressemble à aucun autre ouvrage de ce genre. Reprenant en abrégé le* Dictionnaire français de médecine et de biologie, *il a été conçu pour répondre aux besoins des personnels médicaux et paramédicaux. Il contribuera surtout à faciliter la communication entre tous les membres de l'équipe de santé, en dépit de la diversité de leurs formations. Il est clair et précis, simple sans sacrifier l'information technique, bref sans être insuffisant. De plus, il a le mérite d'expliquer comment les termes médicaux se forment et se transforment, mettant ainsi le lecteur mieux à même d'en saisir la signification.*

*Le* Dictionnaire français de médecine et de biologie *(Éditions Masson, Paris, 1970-1975) se compose de quatre volumes de grand format dont les 3 600 pages contiennent 150 000 termes définis avec le concours de 350 éminents spécialistes des pays francophones. C'est le dictionnaire médical le plus complet qui ait été publié à ce jour : les considérations intellectuelles, techniques et scientifiques qui ont présidé à son élaboration en font l'instrument de travail obligé des cliniciens, aussi bien que des spécialistes de toutes les branches de la médecine et des sciences médicales. Il a reçu le grand Prix de la Ville de Paris décerné par l'Académie nationale de médecine, et le professeur André Lwoff, prix Nobel de médecine et de physiologie en 1965, a dit qu'il « est pour le langage médical ce qu'est le Grand Robert pour la langue générale ». Une édition en japonais a paru en 1983 (six volumes) et une adaptation américaine en 1986 (trois volumes).*

*Pour sa part, le* Dictionnaire médical *met à la portée des membres des professions médicales, sous une forme concise et structurée, les renseignements qui les intéressent plus spécialement. Les progrès de la médecine, l'extension des services hospitaliers et des institutions paramédicales, obligent un nombre croissant de personnes de professions très diverses à recourir au vocabulaire médical. Alors qu'autrefois ce langage quelque peu hermétique était réservé aux médecins, il est maintenant nécessaire de le trouver sous une forme accessible dans les cabinets médicaux, les hôpitaux, les institutions paramédicales et même les assurances et l'administration.*

*Je voudrais insister encore une fois sur le souci de simplicité et d'actualité qui a inspiré l'ouvrage que j'ai le plaisir de présenter : il reflète en effet la terminologie actuelle, employée quotidiennement pour la rédaction des rapports et des textes médicaux les plus divers. Il vient combler une lacune manifeste ; personne jusqu'à présent ne s'y était employé.*

D^r^ T.A. LAMBO

Directeur général adjoint
de l'Organisation mondiale de la Santé

# Guide pour le bon usage du langage médical

En règle générale on attend d'un dictionnaire qu'il réponde à la question : « que veut dire ce mot ? ». Le *Dictionnaire médical* va plus loin : il n'est pas seulement l'interprète de la terminologie médicale mais aussi un *guide pour le maniement du langage médical* et un *dictionnaire linguistique français de la médecine.*

Pour que l'utilisateur puisse contrôler la rigueur de son langage médical le *Dictionnaire médical* lui donne les informations suivantes :

• Les adjectifs avec leur forme masculine, féminine et plurielle :

> **antéprandial, ale, aux** a. *(angl.* ***preprandial****).* Qui se produit avant le repas. Syn. : *préprandial.*

• Des définitions qui se veulent simples, claires et faciles à comprendre, expurgées, autant que possible, de tout jargon médical et de toute technicité superflue;

• Le ou les termes équivalents anglais pour les lecteurs qui doivent se référer à des sources anglo-saxonnes. Lorsque les usages anglais et américain ne sont pas identiques les deux variantes sont clairement données :

> **potion** f. *(angl.* ***draught****; amér.* ***draft****).* Médicament liquide sucré destiné à l'administration orale par cuillerées.

> **radiographe** m. *(angl.* ***radiographer****; amér.* ***radiological technologist****).* Technicien non médecin, spécialisé dans les applications pratiques des rayons X en radiodiagnostic. Ling. : En France, le terme couramment utilisé est *manipulateur (en radiologie).*

• Les synonymes les plus usités;

• Les antonymes (termes avec un sens opposé au mot défini) :

> **anabolisme** m. *(angl.* ***anabolism****).* Assimilation des matériaux nutritifs et leur transformation en tissus vivants; c'est la première phase du métabolisme. Ant. : *catabolisme.*

> **infra-** Préfixe d'origine grecque signifiant *au-dessous de* et indiquant une position inférieure. Ant. : *supra-.*

• Les symboles et les abréviations usuelles;

• Des nombreux renvois qui permettent au lecteur de passer d'une famille de mots à une autre et, ainsi, de pousser plus loin ses recherches :

> **bassin** [Définition...] V. *pelvien.*

**bouche** [Définition...] V. *buccal, oral, stom-.*

**maladie** [Définition] V. *noso-, path-.*

**menstruation** [Définition] V. *cataménial, ménarche, méno-.*

**prééclampsie** [Définition] V. *éclampsie, dysgravidie, syndrome HELLP.*

• Pour de nombreux adjectifs des exemples donnés à la fin de la définition, rendant celle-ci plus explicite :

**marqué, ée** a. *(angl.* ***marked****).* Qui a été rendu identifiable par fixation d'un corps radioactif. Ex. : érythrocyte marqué.

**médiat, ate** a. *(angl.* ***mediate****).* Qui se fait indirectement, par un intermédiaire. Ex. : auscultation médiate, au stéthoscope. Ant. : *immédiat.*

**officinal, ale, aux** a. *(angl.* ***officinal****).* 1) Qui est utilisé en officine de pharmacie (pour la préparation de divers produits). Ex. : plantes officinales, alcool officinal. 2) Se dit d'un médicament dont le mode de préparation est indiqué dans le Codex, et qui, en général, est préparé d'avance par le pharmacien (par opposition à *préparation magistrale* faite sur ordonnance).

**paroxystique** a. *(angl.* ***paroxysmal****).* Qui présente des paroxysmes, qui se manifeste par paroxysmes. Ex. : tachycardie paroxystique.

• Pour les rubriques portant un nom propre (patronyme) des données biographiques succinctes concernant le nom cité :

**Salk (vaccin de)** *(angl.* ***Salk vaccine****).* Type de *vaccin antipoliomyélitique* (V. ce terme). (*Salk* Jonas Edward, virologiste américain de Pittsburgh, 1914-1995.)

• Enfin, des notes linguistiques (Ling. :) qui complètent certaines définitions et donnent des renseignements intéressants et souvent inédits sur l'origine des termes, l'usage correct ou abusif, les décisions terminologiques des instances nationales et internationales compétentes (académies de médecine ou des sciences, commissions ministérielles, Organisation mondiale de la Santé) :

**anévrysme** (ou **anévrisme**) m. *(angl.* ***aneurysm****).* Dilatation au niveau de la paroi d'une artère, apparaissant là où la résistance est diminuée par une lésion, une malformation, un traumatisme. Il arrive parfois que l'anévrysme fasse communiquer une artère et une veine (*anévrysme artério-veineux*). Ling. : L'Académie de médecine de Paris s'est prononcée en faveur de l'orthographe *anévrysme* qui est aussi celle adoptée par la plupart des médecins. Dans la langue courante on écrit souvent *anévrisme.* (a. **anévrysmal, ale, aux**).

**comitial, ale, aux** a. *(angl.* ***epileptic****)*. Qui se rapporte à l'épilepsie. Ling. : Du latin *comitiales*, relatif aux comices : assemblée ou réunion populaire, parce que l'on interrompait les comices lorsqu'un participant présentait une crise d'épilepsie.

**pharyngé, ée** (ou **pharyngien, ienne**) a. *(angl.* ***pharyngeal****)*. Qui appartient ou qui se rapporte au pharynx. Ling. : Les deux formes sont pratiquement synonymes ; toutefois, la forme en *-é* est plus souvent employée en médecine, alors qu'en anatomie c'est la forme en *-ien* qui est la plus courante.

**préventif, ive** a. *(angl.* ***preventive****)*. Qui prévient l'apparition d'une maladie ou d'un accident. Ling. : Souvent employé comme syn. de *prophylactique*, mais surtout lorsqu'il s'applique à une action (traitement préventif, vaccination préventive) ; lorsqu'on parle d'une substance, il est préférable d'utiliser *prophylactique*.

**prolabé, ée** a. *(angl.* ***prolapsed****)*. Se dit d'un organe déplacé vers le bas à la suite d'un *prolapsus*. Ling. : Mot mal formé, à la vie dure. Bien que proscrit en 1878 déjà par Émile Littré, qui lui préférait *prolapsé*, il perdure toujours.

**psychanalyse** f. *(angl.* ***psychoanalysis****)*. Méthode d'investigation psychologique et de psychothérapie, imaginée par Freud, qui consiste à déceler, au moyen de procédés divers reposant essentiellement sur le jeu libre des associations d'idées, la signification cachée, inconsciente, des phénomènes psychiques responsables de troubles névrotiques et qui cessent de produire ces effets une fois rappelés à la pleine conscience. Les principales techniques d'investigation sont l'interprétation des propos spontanés auxquels le sujet est invité à se laisser aller, et celle des rêves. Ling. : En langage courant, on dit aussi *analyse* ; la forme *psychoanalyse* n'est guère employée en français (mais est courante dans les pays anglo-saxons).

**sacro-lombaire** a. *(angl.* ***sacrolumbar****)*. Qui se rapporte au sacrum et aux vertèbres lombaires. Ling. : Bien que ce soit en fait un synonyme de *lombo-sacré,* cet adjectif n'est pas employé pour désigner les mêmes structures. On dit par exemple *muscle sacro-lombaire* et non pas muscle lombo-sacré, ou bien *tronc (nerveux) lombo-sacré* et non pas *tronc sacro-lombaire*.

**symbole** m. *(angl.* ***symbol****)*. 1) Lettre, groupe de lettres ou autre signe particulier (par ex. demi-lune, étoile) employé à la place d'un terme. 2) En chimie, mode d'expression de la composition qualitative et quantitative d'un corps à l'aide de lettres, de signes et de chiffres. Ling. : Les symboles des éléments chimiques et les symboles des unités de mesure ne sont jamais suivis d'un point final. La tendance générale est d'omettre le point final après tous les symboles. Contrairement aux abréviations, les symboles internationaux sont invariables dans toutes les langues.

**traumatisme** m. *(angl.* ***traumatism****)*. Ensemble de manifestations locales ou générales provoquées par une action violente sur l'organisme. On parle aussi de traumatisme lors d'agression psychique brutale (angoisse, peur, déception, joie). Ling. : Ne pas confondre *trauma*, qui ne désigne que la lésion physique locale (par ex. blessure, plaie, brûlure, fracture), et *traumatisme* qui s'applique aussi aux phénomènes secondaires accompagnant la lésion (par ex. la pâleur des téguments, la prostration, un état commotionnel).

**tularémie** f. *(angl.* ***tularemia****)*. Maladie infectieuse fébrile aiguë, endémo-épidémique due à un bacille (*Francisella tularensis*), et transmise des rongeurs sauvages à l'homme par des tiques. Elle peut prendre des formes diverses : ulcérations suppurées des ganglions lymphatiques, de la conjonctive, de la bouche et du pharynx ; forme typhique, grave, compliquée de foyers pulmonaires, particulière aux infections de laboratoire. Ling. : *Tulare*, comté de Californie où furent décrits les premiers cas.

**uranisme** m. *(angl.* ***uranism****)*. Homosexualité masculine. Ling. : De *Ourania* surnom d'Aphrodite, considérée comme protectrice des homosexuels.

**VIH**. Abrév. de *virus de l'immunodéficience humaine* (virus du SIDA). Ling. : Adoptée par l'OMS sur la recommandation de l'École de Santé publique de Rennes, cette abréviation n'est pas en usage à l'Institut Pasteur et dans d'autres institutions qui lui préfèrent l'abréviation HIV (du terme anglais *human immunodeficiency virus*).

# Abréviations utilisées

| | |
|---|---|
| a. | adjectif |
| Abrév. | abréviation |
| amér. | américain |
| angl. | anglais |
| Ant. | antonyme |
| DCI | dénomination commune internationale |
| f. | féminin |
| étym. | étymologie |
| inv. | invariable |
| Lat. | latin |
| Ling. | note linguistique |
| m. | masculin |
| n. | nom |
| pl. | pluriel |
| Syn. | synonyme |
| V. | voir |
| v. | verbe |

# Sources citées


1. Organisation mondiale de la Santé. — *Classification histologique internationale des Tumeurs*, n° 1, *Types histologiques des tumeurs du poumon*, 2ᵉ édition, 1981.

2. Organisation mondiale de la Santé. — *Classification histologique internationale des Tumeurs*, n° 2, *Types histologiques des tumeurs du sein*, 1968.

3. Organisation mondiale de la Santé. — *Classification histologique internationale des Tumeurs*, n° 3, *Types histologiques des tumeurs des tissus mous*, 1968.

4. Organisation mondiale de la Santé. — *Classification histologique internationale des Tumeurs*, n° 4, *Types histologiques des tumeurs de la bouche et de l'oropharynx*, 1971.

5. Organisation mondiale de la Santé. — *Classification histologique internationale des Tumeurs*, n° 5, *Types histologiques des tumeurs odontogènes, kystes et lésions apparentées des maxillaires*, 1972.

6. Organisation mondiale de la Santé. — *Classification histologique internationale des*

*Tumeurs*, n° 6, *Types histologiques des tumeurs osseuses*, 1972.

7. Organisation mondiale de la Santé. — *Classification histologique internationale des Tumeurs*, n° 7, *Types histologiques des tumeurs des glandes salivaires*, 1972.

8. Organisation mondiale de la Santé. — *Classification histologique internationale des Tumeurs*, n° 8, *Cytologie de l'appareil génital féminin*, 1973.

9. Organisation mondiale de la Santé. — *Classification histologique internationale des Tumeurs*, n° 9, *Types histologiques des tumeurs de l'ovaire*, 1973.

10. Organisation mondiale de la Santé. — *Classification histologique internationale des Tumeurs*, n° 10, *Types histologiques des tumeurs de la vessie*, 1974.

11. Organisation mondiale de la Santé. — *Classification histologique internationale des Tumeurs*, n° 11, *Types histologiques des tumeurs du corps thyroïde*, 1974.

12. Organisation mondiale de la Santé. — *Classification histologique internationale des Tumeurs*, n° 12, *Types histologiques des tumeurs cutanées*, 1974.

13. Organisation mondiale de la Santé. — *Classification histologique internationale des Tumeurs*, n° 13, *Types histologiques des tumeurs de l'appareil génital féminin*, 1975.

14. Organisation mondiale de la Santé. — *Classification histologique internationale des Tumeurs*, n° 14, *Classification histologique et cytologique des maladies néoplasiques des tissus hématopoïétiques et lymphoïdes*, 1976.

15. Organisation mondiale de la Santé. — *Classification histologique internationale des Tumeurs*, n° 15, *Types histologiques des tumeurs intestinales*, 1976.

16. Organisation mondiale de la Santé. — *Classification histologique internationale des Tumeurs*, n° 16, *Types histologiques des tumeurs du testicule*, 1977.

17. Organisation mondiale de la Santé. — *Classification histologique internationale des Tumeurs*, n° 17, *Cytologie des localisations non gynécologiques*, 1977.

18. Organisation mondiale de la Santé. — *Classification histologique internationale des Tumeurs*, n° 18, *Types histologiques des tumeurs gastriques et œsophagiennes*, 1977.

19. Organisation mondiale de la Santé. — *Classification histologique internationale des Tumeurs*, n° 19, *Types histologiques des tumeurs des voies respiratoires*, 1978.

20. Organisation mondiale de la Santé. — *Classification histologique internationale des Tumeurs*, n° 20, *Types histologiques des tumeurs du foie, des voies biliaires, du pancréas*, 1978.

21. Organisation mondiale de la Santé. — *Classification histologique internationale des tumeurs du système nerveux central*, 1979.

22. Sournia (J.-C.). — *Dictionnaire des assurances sociales*, Collection de dictionnaires spécialisés de médecine et de biologie publiée sous la direction de A. Manuila, Masson, 1973.

23. L'Heritier (Ph.). — *Dictionnaire de génétique*, Collection de dictionnaires spécialisés de médecine et de biologie publiée sous la direction de A. Manuila, Masson, 1973.

24. Gastaut (H.). en collaboration avec un groupe international d'experts. — *Dictionnaire de l'épilepsie*, OMS, 1973.

25. Groupe d'etude OMS-ISFB. — Texte français de R. Slama et P.-H. Coumel. — *Définition des termes utilisés en rythmologie*. Supplément au n° 6 de juin 1979 des *Archives des maladies du cœur et des vaisseaux*.

26. Hogarth (J.), présentation par Aujaleu (E.-J.) — *Vocabulaire de la santé publique*. La santé publique en Europe, Bureau régional de l'Europe de l'Organisation mondiale de la Santé, Copenhague, 1977.

27. Organisation mondiale de la Santé. — *Rapport d'un groupe OMS de chercheurs sur les critères permettant d'identifier et de classer les incapacités liées à la consommation d'alcool*, OMS Publications Offset, n° 32, Genève, 1978.

28. Organisation mondiale de la Santé et Organisation des Nations unies pour l'Alimentation et l'Agriculture. — *Terminologie de l'Alimentation et de la Nutrition*, 1978.

29. OMS-CIOMS. — *Nomenclature internationale des Maladies*. Vol. 111 (Édition française en préparation), 1981.

30. Organisation mondiale de la Santé. — *Troubles mentaux : Glossaire et guide de la classification en concordance avec la Neuvième Révision de Classification internationale des Maladies*, Genève, 1979.

31. Organisation mondiale de la Santé. — *Classification histologique internationale des Tumeurs*, n° 22, *Types histologiques des tumeurs de la prostate*, 1980.

32. Conseil international de la langue française. — *Vocabulaire de l'environnement*, Hachette, 1972.

33. SOURNIA (J.-C.). — *Pour un langage médical vivant*, Comité d'Études des termes médicaux français, Paris, 1971.

34. Ministère de la Santé, Paris. — Arrêtés ministériels des 1er janvier 1975 et 7 décembre 1978 et Circulaire ministérielle du 7 décembre 1978.

35. BATAREC (E.). — *Lexique des termes de prothèse dentaire*, Prélat, 1972.

36. SINSOILLIEZ (R.). — *Lexique des termes de parodontologie*, Prélat, 1973.

37. COURTOIS (J.). — *Lexique des termes de pathologie dentaire*, Prélat, 1972.

38. VERCHERE (L.) et BUDIN (P.). — Dictionnaire des termes odonto-stomatologiques, Masson, 1981.

39. OBERSON (R.) et AZAM (E.). — Petit lexique pour comprendre la tomographie axiale computérisée, *Méd. et Hyg.*, *36*, 2, 504-2 510, 1978.

40. FATTORUSSO (V.) et RITTER (O.). — Vademecum clinique, 14e édition, Masson, 1995.

Pour la mise à jour du dictionnaire — la Rédaction a puisé à plusieurs sources complémentaires :

Les principaux périodiques médicaux de langue française et anglaise ont été dépouillés régulièrement et ont révélé une somme considérable de nouveautés.

Les décisions et recommandations de certains organismes, dont les travaux restent malheureusement peu accessibles au corps médical, ont été suivies de près et reproduites : Académie française, Académie des sciences, Académie nationale de médecine, ministère de la Santé, Conseil international de la Langue française, Comité d'études des termes médicaux, Institut national de la Santé et de la Recherche médicale, Organisation mondiale de la santé, Conseil des Organisations internationales des sciences médicales.

Des interrogations du système d'information MEDLARS/MEDLINE de Washington ont été effectuées périodiquement afin de tenir compte des travaux de terminologie médicale dans les grandes langues de la communication médicale.

Les premiers volumes de la série des *Dictionnaires spécialisés de médecine et de biologie* des Éditions Masson qui, sous ma direction, ont été conçus comme un prolongement du Dictionnaire et, en particulier, le *Dictionnaire des Assurances sociales* de J.-C. Sournia, le *Dictionnaire de génétique* de Ph. L'Héritier ont été examinés attentivement et un nombre considérable de définitions nouvelles en ont été tirées.

Les auteurs, les collaborateurs et les éditeurs espèrent que, grâce à ce processus de mise à jour, le *Dictionnaire médical* pourra répondre le plus souvent possible aux interrogations de tous ceux qui sont confrontés aux difficultés du langage médical.

Alexandre MANUILA

Mme Nicoulin remercie tout particulièrement le Dr Perrin (Médecin-chef de l'hôpital Pourtalès de Neuchâtel), puis les Drs A. Delachaux et J.-A. Haury, et Mmes Peggy Kleiber, Renée-Claire Joset-Couchepin de l'aide précieuse qu'ils lui ont apportée.

# Guide pour la compréhension des termes médicaux

## A

**a-, an-** (**devant les** *voyelles* et *h*) **:** privation, absence de, manque de. Ex. : afébrile, anorexie, anurie, apnée.

**ab-, abs- :** loin de, séparé de. Ex. : abduction, abducteur, absence, abstinence. Ant. : *ad-*.

**acétabul-, acétabulo- :** acétabulum (cavité cotyloïde de l'os iliaque). Ex. : acétabulaire, acétabuloplastie. V. *cotyl-*.

**acou-, -acousie :** action d'entendre. Ex. : acoustique, hypoacousie. V. *audi-*.

**acro- :** extrémité, sommet. Ex. : acrocyanose, acromégalie, acromion.

**actin-, actino- :** rayon lumineux, rayon du soleil. Ex. : actinite, actinique, actinothérapie.

**acu- :** aiguille, aigu. Ex. : acupuncture, acuité, acuminé.

**ad- :** vers (avec un sens de rapprochement, renforcement). Ex. : adduction, adducteur, adhérence (*N.B.* : *d* change en *c, f, g, p, s* ou *t*, devant les consonnes respectives. Ex. : affiliation, apposition, attraction). Ant. : *ab-*.

**adén-, adéno- :** ganglion, glande. Ex. : adénite, adénome, hidrosadénite. V. *ganglio-*.

**adip-, adipo- :** graisse. Ex. : adipeux, adiposité. V. *lip-, stéar-*.

**adrén-, adréno- :** qui se rapporte aux glandes surrénales. Ex. : adrénaline, adrénoprive.

**aér-, aéro- :** qui se rapporte à l'air et, par extension, aux gaz. Ex. : aérobie, aérophagie, aérocolie, anaérobie. V. *pneum-, météor-*.

**-agogue :** qui conduit, qui chasse. Ex. : cholagogue, emménagogue, sialagogue.

**-algésie, -algie, algo- :** douleur. Ex. : analgésie, névralgie, lombalgie, algoparalysie. V. *-odynie*.

**all- allo- :** autre, inhabituel, anormal. Ex. : allergie, allocinésie.

**ambi- ambo- :** l'un et l'autre, tous les deux. Ex. : ambidextre, ambivalent. V. *ampho-*.

**ambly- :** émoussé, obtus, défaut, imperfection. Ex. : amblyopie.

**ambul-, -ambule :** se promener. Ex. : ambulatoire, somnambule.

**ammoni- :** préfixe indiquant la présence d'ammoniac. Ex. : ammoniacal, ammoniaque, ammoniémie.

**amphi-, ampho- :** les deux, l'un et l'autre, autour de, de deux côtés. Ex. : amphibie, amphibole, amphotonie. V. *ambi-*.

**amyl-, amylo- :** amidon. Ex. : amylacé, amylase, amyloïde, amylose.

**an- :** V. *a-*.

**ana- :** le contraire de, de nouveau, vers le haut ou en arrière. Ex. : anatoxine, anabolisme, anaphylaxie, anasarque.

**andr-, -andrie :** homme, mâle. Ex. : androgène, androïde, andropause, gynandrie.

**angé-, angio- :** vaisseau. Ex. : angéite, angiographie, angiome, V. *vaso-, vascul-*.

**aniso- :** inégal, irrégulier, manque de symétrie. Ex. : anisochromie, anisocorie. Ant. : *iso-*.

**ankylo- :** attache, raideur d'articulation, accolement. Ex. : ankylodactylie, ankylose.

**ant-, anti- :** contre, qui s'oppose à. Ex. : antagoniste, antalgique, antibiotique, anti-inflammatoire, antitétanique.

**anté-, antéro- :** avant, en avant, qui précède dans le temps. Ex. : antéprandial, antébrachial, antéposition, antérieur, antérograde. V. *pré-, pro-*. Ant. : *post-, postéro-, rétro-*.

**-anthème :** fleur, floraison. Ex. : énanthème, exanthème.

**anthrac- :** charbon. Ex. : anthracoïde, anthracose, anthrax.

**anthropo-, -anthropie :** homme. Ex. anthropoïde, anthropologie, philanthropie.

**anti- :** V. *ant-*.

**antr-, antro- :** caverne, antre (mastoïdien, gastrique). Ex. : antrectomie, antrostomie, antro-duodénectomie, antro-mastoïdite.

**aqua :** eau. Ex. : aqueux, aqueduc. V. *hydr-*.

**arachno- :** araignée ou qui ressemble à une toile d'araignée. Ex. : arachnoïde, arachnodactylie.

**arché-, archéo- :** originel, ancien. Ex. : archétype.

**aréo- :** petit espace délimité. Ex. : aréole, aréolaire.

**argyr-, argyro- :** argent. Ex. : argyrique, argyrie ou argyrose.

**arthr-, arthro- :** articulation. Ex. : arthrite, arthrodèse, arthroplastie, arthrose.

**-ase :** enzyme. Ex. : transaminase, amylase, phosphatase. V. *zym-*.

**asthén-, (-)asthénie :** faiblesse. Ex. : myasthénie, psychasthénie.

**atél-, atélo- :** incomplet, inachevé. Ex. : atélectasie, atélopodie.

**atrium, atrio- :** salle d'entrée, oreillette du cœur. Ex. : atriotomie, atrio-ventriculaire. V. *auriculo-*.

**audi-, audio- :** entendre. Ex. : auditif, audition, audiogramme, audiophone (ou audiphone). V. *acou-*.

**aur-, auri-, auro- :** 1) oreille. Ex. : aural. V. *ot-*. 2) or. Ex. : aurification, aurothérapie, aurique. V. *chryso-*.

**auricul-, auriculo- :** petite oreille, oreillette (du cœur). Ex. : auriculaire, auricule, auriculotomie. V. *atrium*.

**aut-, auto- :** soi-même, lui-même. Ex. : autisme, autoaccusation, autodéfense, autogreffe. V. *iso-*, *homéo-*.

**azygo- :** non soumis à un joug, d'où non apparié, impair. Ex. : azygos (veine). V. *zygo-*.

# B

**bacill-, bacillo- :** bâtonnet, bacille. Ex. : bacillaire, bacilliforme.

**bactéri-, bactério- :** bâton, bactérie. Ex. : bactériforme, bactériologie.

**balan-, balano- :** gland. Ex. : balanite, balanique, balano-préputial.

**balnéo- :** bain. Ex. : balnéothérapie.

**bar-, baro-, -bare :** pesanteur, pression, poids. Ex. : barocepteur, barotraumatisme, hyperbare.

**basi-, baso-, -basie :** action de marcher, ce sur quoi l'on marche, et, par extension, point d'appui, fondement. Ex. : basilaire, basal, abasie.

**bathy- :** profond. Ex. : bathyesthésie.

**bi-, bis :** deux, deux fois. Ex. : biauriculaire, biceps, bicipital, biconcave, bicuspide. V. *di-*, *dipl-*, *amphi-*.

**-bie :** vie. Ex. : aérobie, anaérobie. V. *bio-*.

**bili- :** bile. Ex. : biliaire, biligraphie, bilirubine. V. *chol-*.

**bio- :** vie. Ex. : biologie, biogenèse, biopsie, antibiotique. V. *-bie*. Ant. : *nécro-*.

**blast-, -blaste, -blastome :** germe. Ex. : blastocyste, blastoderme, blastula, lymphoblaste, lymphoblastome, myéloblaste.

**blenno- :** mucus. Ex. : blennoïde, blennorragie, blennorrhée. V. *muc-*.

**bléphar-, blépharo-, -blépharie :** paupière. Ex. : blépharite, blépharotic, blépharoplastie, ablépharie. V. *palpébr-*, *tars-* (2).

**brachi-, brachio-, -brachie :** bras. Ex. : brachial, brachialgie, brachio-céphalique, abrachie.

**brachy- :** court. Ex. : brachycéphalie, brachycôlon, brachypnée. Ant. : *dolicho-*.

**brady- :** lent. Ex. : bradycardie, bradypnée. Ant. : *tachy-*.

**brévi- :** court. Ex. : bréviligne.

**bronch-, broncho- :** bronche. Ex. : bronchite, bronchoscopie, bronchectasie.

**bucc- :** bouche. Ex. : buccal, bucco-gingival. V. *stoma-*.

**burs- :** bourse. Ex. : bursite, bursectomie, bursotomie.

**butyr-, butyro- :** beurre. Ex. : butyreux, butyrique, butyroïde.

# C

**caco- :** mauvais. Ex. : cacosmie, cacostomie.

**cæco- :** aveugle, d'où cæcum. Ex. : cæcal, cæcopexie, cæcostomie. V. *typhl-*.

**-caïne :** désigne les dérivés de la cocaïne ou ayant une action pharmacologique identique. Ex. : novocaïne, xylocaïne, procaïne.

**calc-, calci- :** caillou, chaux, calcium. Ex. : calcaire, calcification, calcique, calcémie, calciprive.

**calor- :** chaleur. Ex. : calorie, calorifique, calorique. V. *therm-*.

**camera :** chambre. Ex. : camérulaire, bicaméral.

**campto- :** courbe, recourbé. Ex. : camptodactylie.

**cancér-, cancéro- :** crabe, cancer. Ex. : cancéreux, cancéricide, cancériforme, cancérogène, cancérologie. V. *carcino-*, *onco-*.

**capill- :** cheveu. Ex. : capillaire, capillarité. V. *tricho-*.

**capit- :** tête. Ex. : capital, sous-capital. V. *céphal-*.

**-capnie :** vapeur, fumée, souffle. Ex. : hypercapnie, hypocapnie.

**capsul-, capsulo- :** petite boîte. Ex. : capsule, capsulaire, capsulé, capsulotomie.

**carbo-, carbon- :** charbon, carbone. Ex. : carbonémie, carbonique.

**carcino- :** crabe, ulcère, cancer. Ex. : carcinogène, carcinome, carcinomateux, carcinose. V. *cancér-*, *onco-*.

**cardi-, cardio-, -carde, -cardie :** 1) cœur. Ex. : cardiaque, cardiologie, cardiopathie. V. *cordi-*. 2) cardia (orifice supérieur de l'estomac, ainsi nommé, en raison de sa situation proche du cœur). Ex. : cardial, cardialgie, cardiospasme, cardio-tubérositaire.

**carp-, (-)carpe :** poignet. Ex. : carpien, carpocyphose, métacarpe.

**caryo- :** noyau. Ex. : caryocinèse, caryolyse, caryorrhexie. V. *nuclé-*. L'orthographe *karyo-* est pratiquement abandonnée.

**casé-, caséi- :** fromage. Ex. : caséeux, caséiforme, caséine, caséum.

**cata- :** vers le bas (idée de dégradation, de recul). Ex. : catabolisme, catabolite, catamnèse.

**catén- :** chaîne. Ex. : caténaire.

**cauda :** queue. Ex. : caudal, caudé.

**-cèle :** hernie, tumeur, formation kystique. Ex. : hydrocèle, mucocèle, varicocèle.

**-centèse :** ponction, piqûre. Ex. : arthrocentèse, thoracocentèse (ou thoracentèse), paracentèse.

**centi- :** *centième* de l'unité de base. Ex. : centigrade, centigramme, centimètre.

**centri-, centro- :** centre. Ex. : centrifugation, centrifuge, centripète, centromère, centrosome.

**céphal-, céphalo-, -céphale, -céphalie :** tête. Ex. : céphalée, céphalo-rachidien, encéphale, hydrocéphale, hydrocéphalie. V. *capit-*.

**cérébell- :** cervelet. Ex. : cérébelleux, cérébellite.

**cérébr-, cérébro- :** cerveau. Ex. : cérébral, cérébromalacie, cérébro-spinal.

**cervic-, cervico- :** cou, nuque, et, par extension, col. Ex. : cervical, cervicarthrose, cervicite, cervico-vaginal, cervico-vésical, endocervical, exocervical. V. *collum, trachél-*.

**-chalasie :** action de relâcher, d'écarter. Ex. : achalasie.

**chéil-, chéilo-, chilo- :** lèvre. Ex. : chéilite, chéiloplastie, chéilorraphie ou (chilorraphie). V. *labi-*.

**chéiro- :** V. *chir-*.

**chélo- :** pince d'écrevisse, cicatrice. Ex. : chéloïde, chéloplastie.

**chémo-, chimio- :** chimie. Ex. : chémorécepteur (ou chimiorécepteur), chémosensible (ou chimiosensible), chimiothérapie, chimiorésistant, chimique.

**chir- :** main. Ex. : chiromégalie (ou chéiromégalie), chirurgie, chirurgien, chiropraticien. V. *man-*.

**chlor-, chloro- :** vert. Ex. : chlore, chlorémie, chlorophylle.

**chol-, chola-, cholé-, cholo-, -cholie :** bile. Ex. : choline, cholagogue, cholalémie, cholélithiase, cholostase, hypercholie. V. *bili-*.

**cholangio- :** voies biliaires. Ex. : cholangiographie, cholangiectasie.

**cholécyst- :** vésicule biliaire. Ex. : cholécystite, cholécystectomie, cholécystographie. V. *vésicul-*.

**cholédocho- :** cholédoque. Ex. : cholédocholithiase, cholédochotomie.

**chondr-, chondro- :** cartilage, tissu cartilagineux. Ex. : chondral, chondroïde, chondromalacie, chondrotomie, hypocondre (autrefois hypochondre).

**choroïd-, choroïdo- :** en forme de membrane. Ex. : choroïde, choroïdienne.

**chrom-, chromat-, chromo-, -chrome, -chromie :** couleur. Ex. : chromatine, chromatolyse, chromatique, chromogène, chromosome, hypochrome, achromie, isochromie.

**chron-, -chrone :** temps. Ex. : chronicité, chronique, synchrone.

**chryso- :** or. Ex. : chrysothérapie. V. *auro-*.

**chyl-, chylo- :** chyle. Ex. : chyleux, chylifère, chylopéritoine.

**-cide :** qui tue. Ex. : insecticide, homicide, suicide.

**ciné-, cinéma-, (-)cinèse, -cinésie :** mouvement. Ex. : cinétique, cinématique, cinématisation, caryocinèse, dyscinésie. V. *kinési-*.

**circon-, circum- :** autour de. Ex. : circonvolution, circonduction (ou circumduction), circoncision.

**cirs-, cirso- :** varice. Ex. : cirsoïde. V. *varic-*.

**cistern- :** citerne. Ex. : cisternal, cisternographie, cisternotomie.

**-clasie, -claste :** action de briser, de casser. Ex. : ostéoclasie, ostéoclaste, iconoclaste.

**claustr-, claustro- :** enfermer. Ex. : claustration, claustrophobie.

**cléid-, cléido- :** clef, d'où clavicule (os en forme de clef). Ex. : cléidotomie, cléidomastoïdien.

**clepto- (ou klepto-) :** voler. Ex. : cleptomanie, cleptomane.

**clin- :** lit, qui est alité ou couché. Ex. : clinique, clinostatisme, clinostatique.

**cocc-, cocco- :** grain, pépin. Ex. : coccobacille, coccoïde, coccus. V. *-coque*.

**coccy-, coccyg- :** l'os *coccyx,* par ressemblance avec le bec du coucou dont le nom grec est *coggyx.* Ex. : coccydynie (ou coccygodynie), coccygien.

**cœli-, cœlio- :** creux, cavité abdominale. Ex. : cœliaque, cœlioscopie, cœliotomie. V. *laparo-*.

**col-, colo- :** côlon. Ex. : colite, colectomie, colostomie.

**collum :** col, cou. Ex. : collopexie. V. *cervic-. trachél-*.

**color- :** couleur. Ex. : coloration, colorant, colorimétrie. V. *chrom-*.

**colpo- :** vagin. Ex. : colpocèle, colpopexie. V. *élytro-, vagin-*.

**condyl-, condylo- :** renflement au niveau d'une articulation, condyle. Ex. : condylien, condyloïde.

**-coniose :** poussière. Ex. : pneumoconiose.

**copho- :** sourd. Ex. : cophose, cophochirurgie.

**copro- :** excréments, matières fécales. Ex. : coproculture, coprolithe, coprostase. V. *fécal-, scato-, sterco-.*

**-coque :** grain. Ex. : streptocoque, staphylocoque. V. *cocc.-*

**cor-, -corie :** pupille. Ex. : corectopie, anisocorie, isocorie.

**cord-, cordo- :** corde, cordon. Ex. : cordite, cordonal, cordotomie. V. *funicul-.*

**cordi- :** cœur. Ex. : cordial, précordialgie. V. *cardi-* (1).

**coron- :** couronne, disposé en couronne. Ex. : coronaire, coronarien, coronarite, coronoïde.

**cort-, cortic-, cortico- :** cortex, écorce. Ex. : cortical, cortectomie, corticothérapie.

**cosm-, cosmo- :** univers, monde. Ex. : cosmique.

**cost-, costo- :** côte. Ex. : costal, costectomie, costo-claviculaire.

**cotyl- :** creux, cavité, cotyle. Ex. : cotyloïde, cotyloïdien. V. *acétabul-.*

**cox-, coxo- :** hanche. Ex. : coxal, coxarthrose, coxo-fémoral.

**crase, -crasie :** mélange, constitution d'un corps, d'un tempérament. Ex. : crase sanguine, dyscrasie.

**créno- :** eau de source. Ex. : crénothérapie.

**-crino-, -crine, -crinie :** sécrétion, sécréter. Ex. : endocrinologie, endocrine, exocrine, hypercrinie.

**-crote, -crotisme :** battement, pulsation. Ex. : dicrote, tricrote, dicrotisme, tricrotisme.

**crur- :** cuisse. Ex. : crural, cruro-pédieux.

**cry-, cryo- :** froid. Ex. : cryanesthésie, cryesthésie, cryocautère, cryothérapie.

**crypt-, crypto- :** caché. Ex. : cryptogénétique (ou cryptogénique), cryptorchidie (ou cryptorchidisme).

**cupr-, cupro- :** cuivre. Ex. : cuprémie, cuproprotéine, cuprirachie (ou cuprorachie).

**cut-, cuti- :** peau. Ex. : cutané, cuticule, cutiréaction. V. *derm-.*

**cyano- :** bleu. Ex. : cyanogène, cyanose, acrocyanose.

**cycl-, cyclo- :** cercle, cycle. Ex. : cyclothymie, cyclique.

**cypho- :** bosse. Ex. : cyphose, cyphotique, carpocyphose.

**cyst-, cysto- :** vessie, poche. Ex. : cystique, cystite, cystotomie, cystoscope, dacryocystite. V. *cholécyst-, kyst-, vésicul-.*

**cyt-, cyto-, -cyte :** cellule. Ex. : cytologie, cytopoïèse, cythémolyse, leucocyte, érythrocyte.

# D

**dacry-, dacryo- :** larme. Ex. : dacryadénite, dacryocystite, dacryogène. V. *lacrym-.*

**dactylo-, -dactylie :** doigt. Ex. : dactylomégalie, syndactylie. V. *digit-.*

**dé-, dés- :** séparé de (avec un sens d'éloignement, de privation, de suppression). Ex. : débridement, décollement, décalcification, désarticulation, déshydratation, désinfection, désinsertion. V. *dis-.*

**déci- :** *dixième* de l'unité de base. Ex. : décilitre, décibel.

**démo-, -démie :** peuple, population. Ex. : démographie, endémie, pandémie, épidémie.

**dent-, dento- :** dent. Ex. : dentaire, dentine, dentisterie, dento-labial. V. *odont-.*

**déont- :** ce qui doit être fait, devoir. Ex. : déontologie.

**derm-, dermat-, -derme, -dermie :** peau. Ex. : dermite (ou dermatite), dermatologue, dermatose, épiderme, érythrodermie. V. *cut-.*

**dés- :** V. *dé-.*

**-dèse :** action de lier, d'unir. Ex. : arthrodèse, ténodèse.

**desmo- :** ligament. Ex. : desmopathie, desmotomie. V. *syndesmo-.*

**deutér- :** deuxième, second. Ex. : deutéranope, deutéranopie.

**dextr-, dextro-, -dextre :** à droite. Ex. : dextralité, dextroscoliose, dextrogyre, ambidextre. Ant. : *lévo-, senestro-* (ou *sénestro-*), *sinistro-.*

**di- :** double. Ex. : dicrote, dizygote, distome. V. *bi-, dipl-.*

**dia- :** à travers, entre. Ex. : diapédèse, dialyse, diaphyse. V. *per-, para-, trans-.*

**dicho- :** en deux. Ex. : dichotomie.

**digit-, digito- :** doigt. Ex. : digital, digitoplastie, digito-palmaire. V. *dactylo-.*

**dioptr- :** ce qui sert à voir à travers ou clairement. Ex. : dioptrie.

**diphtér- :** membrane. Ex. : diphtérie.

**dipl-, diplo- :** double. Ex. : diplocoque, diplopie, diploé. V. *bi-, di-.*

**dipso-, -dipsie :** soif. Ex. : dipsomanie, polydipsie. V. *poto-.*

**dis- :** séparé de. Ex. : discision (ou discission), disjonction, dissection, dissociation. V. *dé-, dés-.*

**disc- disco- :** disque (intervertébral). Ex. : discal, discarthrose, discopathie.

**dist- :** éloigné. Ex. : distal. Ant. : *proxim-*.
**dolicho- :** allongé. Ex. : dolichocôlon, dolichosigmoïde. Ant. : *brachy-*.
**dors- :** dos. Ex. : dorsal, dorsalgie, dorsalisation, dorso-lombaire.
**dos- :** action de donner. Ex. : dose, dosage, dosimètre.
**duodén- :** duodénum (du latin *duodeni*, douze, parce que sa longueur était estimée à douze travers de doigt). Ex. : duodénal, duodénite, duodénectomie.
**dynam-, dynamo-, -dynamie :** force. Ex. : dynamique, dynamogène, dynamomètre, adynamie. V. *-sthénie*.
**dys- :** difficulté, mauvais état, trouble. Ex. : dyspnée, dyscinésie, dyslexie, dysurie, dystrophie. Ant. : *eu-*.

# E

**éburn- :** ivoire. Ex. : éburné, éburnation.
**ec- :** hors de. Ex. : ecchondrome, ecbolique.
**écho- :** bruit, écho. Ex. : échoacousie, échodiagnostic, échoencéphalographie.
**éco- :** maison, habitat. Ex. : écologie, écologue.
**-ectasie :** dilatation. Ex. : bronchectasie, atélectasie, colectasie.
**ecto-, (-)ectopie :** en dehors de, hors de sa place normale. Ex. : ectopique, ectoderme, corectopie. V. *ex-*.
**-ectomie :** ablation. Ex. : appendicectomie, cholécystectomie, méniscectomie, gastrectomie.
**ectro- :** fruit avorté, absence de développement. Ex. : ectrodactylie, ectromélie, ectropodie.
**élytro- :** étui, fourreau, vagin. Ex. : élytrocèle, élytroplastie. V. *colpo-*, *vagin-*.
**em- :** V. *en-*.
**embol- :** invasion. Ex. : embolectomie, embolie.
**embryo- :** embryon. Ex. : embryonnaire, embryogenèse, embryologie.
**émét-, -émèse :** vomissement. Ex. : émétique, émétisant, hématémèse.
**-émie :** sang. Ex. : glycémie, calcémie, ischémie, leucémie. V. *hém-*.
**en- :** dans (*en* change en *em* devant *b, p* et *ph*). Ex. : encapsulé, enclouage, embranchement, embrochage, empâtement, emphysème.
**end-, endo- :** à l'intérieur, en dedans, interne. Ex. : endartère, endocarde, endocrine. V. *en-*, *in-, intra-*. Syn. : *ento-*.
**entér-, entéro-, -entère :** intestin (grêle). Ex. : entérite, entérocèle, mésentère.
**ento- :** V. *end-*.
**épi- :** sur, au-dessus de. Ex. : épicondyle, épitrochlée, épigastre, épiderme, épiphyse. V. *sus-, supra-*. Ant. : *infra-*, *hypo-*.
**épiplo- :** épiploon. Ex. : épiploïque, épiplocèle. V. *oment-*.
**épisio- :** pubis, vulve. Ex. : épisiotomie.
**-érèse :** action de prendre. Ex. : cholérèse.
**ergo-, -ergie :** action, activité, travail. Ex. : ergothérapie, allergie, anergie, synergie.
**érot-, éroto- :** qui concerne l'amour. Ex. : érotogène, érotique.
**érythr-, érythro- :** rouge. Ex. : érythrocyte, érythropoïèse, érythropénie. V. *rhodo-, rub-*.
**-esthésie :** sensibilité. Ex. : anesthésie, hypoesthésie, paresthésie.
**étho- :** mœurs, coutume. Ex. : éthologie.
**étio- :** cause. Ex. : étiologie.
**-ette :** petit (en tant que diminutif). Ex. : phalangette, oreillette. V. *micro-*, *-ole*, *-ule*.
**eu- :** bon, normal, harmonieux. Ex. : eupepsie, euphorie, euthanasie, eutocie, eurythmie. Ant. : *dys-*.
**ex-, extra- :** en dehors, à l'extérieur. Ex. : excision, exanthème, excrétion, exérèse, exophtalmie, extra-articulaire, extrasystole. V. *ecto-, para-*. Ant. : *in-*, *intra-*.

# F

**falci- :** faucille, faux. Ex. : falciforme.
**fango(-) :** boue. Ex. : fangothérapie.
**fascia :** bande. Ex. : fascia lata.
**fascicul- :** petit faisceau. Ex. : fasciculaire, fasciculé.
**fébri- :** fièvre. Ex. : fébrile, fébrifuge, fébrilité. V. *pyrét-*.
**fécal- :** excréments, résidus. Ex. : fécaloïde, fécalome. V. *copro-*, *scato-*, *sterco-*.
**-fère :** qui porte, qui apporte. Ex. : aérifère, chylifère, mammifère, séminifère, somnifère.
**ferr-, ferri-, ferro- :** fer. Ex. : ferreux, ferriprive, ferropexie. V. *sidér-*.
**fibr-, fibro- :** fibre. Ex. : fibrine, fibrineux, fibrinogène, fibrinolyse, fibrolyse.
**fibrill-, fibrillo- :** petite fibre, fibrille. Ex. : fibrillation, fibrillo-flutter.
**fibula :** (agrafe), péroné. Ex. : fibulaire.
**fiss- :** séparer, fendre. Ex. : fission, fissure.
**fistulo- :** conduit, fistule. Ex. : fistulographie.
**flagell- :** fouet. Ex. : flagellation, flagelle, flagellé.
**flatu- :** vent, souffler. Ex. : flatulence, flatulent.

**foc-, foco- :** foyer. Ex. : focal, focométrie, focomètre.

**follicul-, folliculo- :** petit sac, follicule. Ex. : folliculaire, folliculite.

**fong-, fongi- :** champignon. Ex. : fongicide, fongiforme, fongoïde, fongique. V. *myc-*.

**-forme :** en forme de. Ex. : costiforme, filiforme, fusiforme. V. *morpho-*, *-oïde*.

**fovea :** fossette, trou. Ex. : fovea centralis, fovéal.

**-fuge :** qui éloigne, qui fait fuir. Ex. : fébrifuge, vermifuge, centrifuge.

**fund-, fundus :** fond. Ex. : fundus gastrique, fundique, fundoplication.

**funicul- :** petite corde, cordon. Ex. : funiculaire, funiculite. V. *cord-*.

# G

**galacto- :** lait. Ex. : galactogène, galactorrhée. V. *lact-*.

**ganglio- :** ganglion. Ex. : gangliome, ganglionnaire, ganglioplégique, gangliectomie. V. *adén-*.

**gastr-, gastro-, -gastre :** ventre, estomac. Ex. : gastrite, gastrectomie, gastroscopie, épigastre, hypogastre.

**gémell- :** jumeau. Ex. : gémellaire, gémellipare, gémellité.

**gén-, -gène, -génie, -génique :** qui donne naissance, qui engendre. Ex. : génotype, génome, génétique, génital, pathogène, carcinogène, œstrogène, androgène, pathogénie, iatrogénique. V. *gon-*.

**(-)genèse, -génésie :** formation, naissance, production. Ex. : embryogenèse (ou embryogénie), biogenèse, morphogenèse, spermatogenèse, agénésie.

**géni-, génio-, -génie :** menton. Ex. : génien, génioplastie, rétrogénie.

**gér-, géro-, géront- :** vieillesse. Ex. : gériatrie, gérontologie, gérontoxon. V. *presby-*.

**gest-, -geste :** action de porter, qui porte. Ex. : gestation, primigeste.

**giga-, gigant- :** géant. Ex. : gigantisme.

**gingiv- :** gencive. Ex. : gingivite, gingival, gingivo-labial.

**gli-, glio-, (-)glie :** matière visqueuse, glu. Ex. : glial, gliome, névroglie.

**globul- :** petite boule, globule. Ex. : globuline, globulaire, globuleux.

**gloss-, glosso- :** langue. Ex. : glossite, glossaire, glosso-pharyngien. V. *lingu-*.

**gluc-, gluco- (ou glyc-, glyco-) :** doux. Ex. : glucide, glucose, glucogène (ou glycogène), glycémie, glucosurie (ou glycosurie). V. *sacchar-*.

**-glyphe :** ciselure, dessin. Ex. : dermatoglyphe.

**-gnath-, gnatho- :** mâchoire. Ex. : gnathoplastie, gnathoschizis, prognathisme. V. *maxill-*.

**(-)gnosie, -gnomonie :** connaissance. Ex. : agnosie, stéréognosie, pathognomonie.

**gon-, gono- :** semence génitale, progéniture. Ex. : gonade, gonadotrope, gonocoque. V. *gén-*.

**gon- :** genou. Ex. : gonalgie, gonarthrose.

**-gramme :** trait d'écriture ou dessin. Ex. : électrocardiogramme, électroencéphalogramme, scintigramme.

**granul-, granulo- :** grain, granule. Ex. : granulation, granulocyte, granulome.

**graph-, -graphe, -graphie :** écrire, enregistrer. Ex. : graphique, graphologie, cardiographe, radiographie, angiographie.

**gravi- :** lourd. Ex. : gravide, gravidique, gravidité, gravatif.

**gust-, -gueusie :** sens du goût, goûter. Ex. : gustatif, agueusie.

**gyn-, gynéco- :** femme. Ex. : gynoïde, gynécologie, gynécomastie.

**-gyre :** qui tourne. Ex. : lévogyre, dextrogyre.

# H

**hallus (ou hallux) :** gros orteil. Ex. : hallux valgus, hallux varus.

**haplo- :** simple. Ex. : haploïde.

**hébé- :** jeunesse. Ex. : hébéphrénie.

**hélio- :** soleil. Ex. : héliodermite, héliothérapie.

**-helminth- :** ver, helminthe. Ex. : antihelminthique (ou anthelminthique), helminthiase.

**hém-, hémat-, hémo- :** sang. Ex. : hémarthrose, hématémèse, hématie, hématologie, hématome, hémoglobine, hémolytique. V. *-émie*.

**hémi- :** à moitié. Ex. : hémiplégie, hémisacralisation, hémisphère. V. *semi-*.

**hépat-, hépato- :** foie. Ex. : hépatique, hépatite, hépatomégalie.

**héréd-, hérédo- :** action d'hériter, hérédité. Ex. : héréditaire, hérédopathie.

**hétéro- :** autre, différent. Ex. : hétérogène, hétérogreffe, hétérosexuel. Ant. : *homéo-*.

**hex-, hexa- :** six. Ex. : hexose, hexadactylie. V. *sex-*, *sext-*.

**hiatus :** ouverture, fente. Ex. : hiatal.

**hidr-, hidro- :** sueur. Ex. : hidrose, hidrosadénite, hidrorrhée, dyshidrose (ne pas confondre avec *hydro- :* eau). V. *sudor-*.

**hist-, histio-, histo- :** tissu. Ex. : histamine, histologie, histiocyte.

**holo- :** entier. Ex. : holodiastolique, holosystolique. Ant. : *méro-*.

**homéo-, homo- :** semblable. Ex. : homéopathie, homogène, homogreffe, homosexuel. V. *iso-*. Ant. : *hétéro-*.

**hyal-, hyalo- :** verre, transparent comme du verre. Ex. : hyalin, hyaloïde.

**hyd-, hydr-, -hydre :** eau. Ex. : hydarthrose, hydatide, hydratation, hydrocèle, hydrocéphalie, anhydre (ne pas confondre avec *hidro- :* sueur). V. *aqua*.

**hygro- :** humide. Ex. : hygroma.

**hymén- :** membrane, hymen. Ex. : hyménoïde.

**hyper- :** au-dessus, en excès. Ex. : hypertension, hypercholémie, hyperglycémie, hyperémié, hyperplasie. V. *super-*, *ultra-*. Ant. : *hypo-*.

**hypno- :** sommeil. Ex. : hypnose, hypnotique. V. *narco-*, *somn-*, *sopor-*.

**hypo- :** au-dessous, en moins. Ex. : hypoacousie, hypoglycémie, hypotension. V. *infra-*, *sub-*. Ant. : *hyper-*.

**hystér-, hystéro- :** utérus. Ex. : hystérectomie, hystérographie. V. *métr-*.

## I

**iatro-, -iatre, -iatrie :** médecin. Ex. : pédiatre, psychiatrie, iatrogène (ou iatrogénique).

**ichthyo- (ou ichtyo-) :** poisson. Ex. : ichtyoïde, ichtyose.

**icono- :** image. Ex. : iconographie, iconoclaste.

**idio- :** propre à, particulier. Ex. : idiogramme, idiopathique, idioventriculaire.

**igni- :** feu. Ex. : ignifuge. V. *pyro-*.

**il- :** V. *in-*.

**ilé- :** iléon (enroulé). Ex. : iléal, iléite, iléus.

**ili- :** flanc. Ex. : iliaque, ilion, ilio-sacré.

**im- :** V. *in-*.

**in- :** 1) dans, dedans, (change en *im-* devant *p*, *b*, *m*; *en il-* devant *l*, en *ir-* devant *r*). Ex. : infiltration, injection, implantation, irradiation. V. *endo-*, *intra-*. Ant. : *ex-*. 2) privé de. (mêmes changements que sous 1). Ex. : illogique, immature, impuissance, incontinence, inconscient, irréductible, irresponsable.

**-ine :** désigne une substance dont la nature est définie par la racine du mot. Ex. : glycérine, pénicilline.

**infra- :** au-dessous, plus bas. Ex. : infrarouge, infraclaviculaire. V. *hypo-*, *sub-*. Ant. : *super-*, *supra-*.

**infundibul-, infundibulo- :** entonnoir, infundibulum. Ex. : infundibulaire, infundibulotomie.

**inguin- :** aine. Ex. : inguinal, inguino-crural.

**inter- :** entre. Ex. : intercostal, intercurrent, intervertébral, interphalangien.

**intra-, intro- :** à l'intérieur, dedans. Ex. : intra-articulaire, intra-utérin, intraveineux, introverti, introversion. V. *endo-*, *in-*. Ant. : *extra-*.

**-ique :** qui se rapporte à (suffixe d'adjectifs). Ex. : hépatique, métastatique, lytique.

**irid-, irido- :** iris. Ex. : iridien, iridectomie, iridoplégie.

**isch- :** action de retenir, d'arrêter. Ex. : ischémie, ischurie.

**ischi-, ischio- :** hanche. Ex. : ischion, ischiatique, ischio-coccygien.

**iso- :** égal, similaire. Ex. : isocorie, isochrome, isotonique. V. *homo-*. Ant. : *aniso-*.

**-ite :** inflammation. Ex. : bronchite, arthrite, méningite.

## J

**jéjun-, jéjuno- :** jéjunum (Étym. « intestin qui est à jeun », parce que ce segment intestinal contient moins que les autres). Ex. : jéjunal, jéjunectomie, jéjuno-iléite.

**jug- :** joue, gorge. Ex. : jugal, jugulaire.

**juxta- :** à côté de. Ex. : juxta-articulaire, juxtaépiphysaire, juxtapylorique. V. *para-*.

## K

**kali- :** potassium. Ex. : kaliémie, kaliurie.

**karyo- :** V. *caryo-*.

**kérat-, kérato- :** corne, cornée. Ex. : kératine, kératite, kératose.

**kinési- :** mouvement. Ex. : kinésie, kinésithérapie, kinésithérapeute. V. *ciné-*.

**klepto- :** V. *clepto-*.

**kyst-, kysto- :** kyste. Ex. : kystique, kystectomie, kysteux, kystographie. V. *cyst-*.

## L

**labi- :** lèvre. Ex. : labial. V. *chéil-*.

**lacrym-, lacrymo- :** larme. Ex. : lacrymal, lacrymogène. V. *dacry-*.

**lact-, lacto- :** lait. Ex. : lactique, lactation, lactose. V. *galact(o)-*.

**-lalie :** parole. Ex. : alalie, dyslalie, rhinolalie. V. *-phasie, logo-*.

**laparo- :** abdomen. Ex. laparotomie, laparoscopie. V. *cœli-*.

**-lapsus :** faux pas, glissement, chute. Ex. : prolapsus, collapsus. V. *-ptose*.

**laryng-, laryngo- :** larynx, gosier. Ex. : laryngite, laryngien, laryngoscopie.

**latér-, latéro- :** qui a trait au côté, latéral. Ex. : latéroposition, latérodorsal, latéroversion.

**léio-, lio- :** lisse. Ex. : léiomyome (ou liomyome). V. *rhabdo-*.

**-lepsie :** prise, saisie. Ex. : catalepsie, épilepsie.

**-leptique :** qui agit sur. Ex. : neuroleptique, psycholeptique.

**lepto- :** mince et allongé. Ex. : leptocyte, leptoméninge, leptosome. Ant. : *pachy-*.

**lét- :** mort. Ex. : létal. V. *thanato-*.

**leuc-, leuco- :** blanc. Ex. : leucocyte, leucome, leucoplasie.

**lévo- :** gauche. Ex. : lévocardie, lévogyre. V. *sinistro-*. Ant. : *dextr-*.

**-lexie :** mot, lecture. Ex. : dyslexie.

**lién- :** rate. Ex. : liénal. V. *splén-*.

**lingu-, linguo- :** langue. Ex. : lingual, linguette, linguocclusion. V. *gloss-*.

**lio- :** V. *léio-*.

**lip-, lipo- :** graisse. Ex. : lipide, lipémie (ou lipidémie), lipome. V. *adip-*, *stéar-*.

**lipo- :** insuffisance. Ex. : lipothymie.

**lith-, -lithe :** pierre, calcul. Ex. : lithiase, stercolithe, coprolithe.

**log-, logo-, -logie, -logiste, -logue :** parole, discours, étude de. Ex. : logopédie, logorrhée, cardiologie, cardiologue, laryngologue (ou laryngologiste), rhumatologue, étiologie. V. *-lalie, -phasie*.

**luci- :** lumière. Ex. : lucite. V. *photo-*.

**lud- :** jeu, amusement. Ex. : ludique.

**lymph-, lympho- :** lymphe. Ex. : lymphatique, lymphangite, lymphocyte.

**lyo-, (-)lyse, -lysis, -lytique :** dissolution, destruction. Ex. : lyophilisation, hémolyse, hémolytique, anxiolytique, fibrinolyse, salpingolyse, onycholysis.

# M

**macro- :** grand. Ex. : macrophage, macroscopique. V. *méga-*. Ant. : *micro-*.

**mala :** joue. Ex. : malaire.

**-malacie :** ramollissement. Ex. : chondromalacie, ostéomalacie.

**malléol- :** petit marteau, malléole. Ex. : malléolaire.

**mamill-, mamillo- :** mamelon, mamelle. Ex. : mamillaire, mamillé, mamilloplastie.

**mamm-, mammo- :** mamelle, sein. Ex. : mammaire, mammographie, mammoplastie. V. *mast-*.

**man- :** main. Ex. : manuel, manipulation, manœuvre. V. *chir-*.

**-mane, (-)manie :** habitude morbide, passion. Ex. : mythomane, mythomanie, cleptomane, cleptomanie, pyromane, toxicomane, toxicomanie.

**mast-, masto- :** mamelle, sein. Ex. : mastectomie, mastite, mastographie. V. *mamm-*.

**matur-, (-)mature :** mûr. Ex. : maturité, immature, post-maturité.

**maxill- :** mâchoire. Ex. : maxillaire. V. *-gnath-*.

**médi-, médio- :** au milieu, moyen. Ex. : média, médial, médian, médius, médiastin, médioclaviculaire, médiodorsal. V. *méso-* (1).

**médull-, médullo- :** moelle. Ex. : médullaire, médullographie, médullosurrénal. V. *myél-*.

**méga- :** unité égale à *un million* d'unités de base. Ex. : mégavolt, mégawatt.

**méga-, mégalo-, -mégalie :** grand. Ex. : mégacaryocyte, mégacôlon, mégalocyte, hépatomégalie, splénomégalie. V. *macro-*.

**méio-, mio- :** moindre, plus petit. Ex. : méiose, miotique.

**mél-, -mèle, -mélie :** membre. Ex. : mélalgie, ectromèle, micromélie.

**mélan-, mélano- :** noir. Ex. : mélanine, mélanome, méléna.

**méning- :** méninge. Ex. : méningite, méningocèle, méningocoque.

**ménisc- :** ménisque. Ex. : méniscal, méniscectomie.

**méno-, menstru- :** de chaque mois, mensuel. Ex. : ménopause, ménorrhée, menstruation.

**méro-, -mère :** partie, part, portion. Ex. : mérodiastolique, mérosystolique, blastomère, ectomère. Ant. : *holo-*.

**méso- :** 1) au milieu, médian. Ex. : mésoderme, mésosystolique, mésodiastolique. V. *médi-*. 2) moyen de fixation d'un viscère abdominal. Ex. : mésocôlon, mésoappendice, mésentère, mésoduodénum.

**mét-, méta- :** 1) changement, transformation. Ex. : métabolisme, métamorphose. 2) position ou situation de transition. Ex. : métamyélocyte, métaphyse, métacarpe, métatarse. 3) au-delà de, succédant à. Ex. : métaplasie, métastase.

**météor- :** élevé dans les airs, gonflé d'air. Ex. : météorisme. V. *aéro-, pneum-*.

**-mètre, -métrie :** mesure. Ex. : hémocytomètre, tonomètre, acoumétrie, pelvimétrie, spirométrie.

**métr-, métro- :** matrice (utérus). Ex. : métrite, métrorragie, métralgie. V. *hystéro-*.

**micro- :** petit. Ex. : microbe, microcéphalie, microscope. V. *-ette, -ole, -ule*. Ant. : *macro-*.

**milli- :** *millième* de l'unité de base. Ex. : milliéquivalent, millilitre.

**-mimétique, -mimie :** mime, qui imite, qui simule. Ex. : sympathicomimétique (ou sympathomimétique), pathomimie, échomimie.

**mio- :** V. *méio-*.

**miso- :** haine. Ex. : misanthropie, misoandrie, misogynie.

**mito- :** fil, filament. Ex. : mitochondrie, mitose.

**mnémo-, -mnèse, -mnésie :** mémoire. Ex. : mnémonique, anamnèse, catamnèse, amnésie.

**mono- :** seul, unique. Ex. : mononucléaire, monoplégie. V. *uni-*. Ant. : *poly-*.

**morbill- :** rougeole. Ex. : morbilleux, morbilliforme.

**morpho-, -morphe :** forme. Ex. : morphologie, morphogenèse, polymorphe, amorphe. V. *-forme, -oïde*.

**muc-, muco- :** mucus. Ex. : mucocèle, mucosité, muciforme. V. *blenno-, myx-*.

**multi- :** en grand nombre, beaucoup. Ex. : multipare, multifocal, multiloculaire, multinodulaire. V. *pluri-, poly-*.

**muscul-, musculo- :** muscle. Ex. : musculaire, musculeux, musculo-tendineux. V. *myo-*.

**mut- :** muet. Ex. : mutité, mutisme.

**muta- :** changer, transformer. Ex. : mutant, mutation.

**my-, myo- :** muscle. Ex. : myatonie, myocarde, myome, myomectomie. V. *muscul-*.

**-myc-, mycéto- :** champignon. Ex. : mycose (ou mycétose), streptomycine, mycobactérie. V. *fong-*.

**-myél- :** moelle. Ex. : myélite, myélocyte, myélographie, poliomyélite. V. *médull-*.

**myring-, myringo- :** tympan. Ex. : myringite, myringoplastie.

**mytho- :** légende, fable, affabulation. Ex. : mythomanie, mythomane.

**myx- :** mucosité. Ex. : myxœdème, myxome. V. *muc-*.

## N

**nano- :** unité *un milliard* de fois plus petite que l'unité de base. Ex. : nanogramme, nanomètre.

**narco- :** engourdissement et, par extension, sommeil. Ex. : narcose, narcotique. V. *hypno-, somn-, sopor-*.

**nas-, naso- :** nez. Ex. : nasal, nasopharynx, naso-buccal, naso-génien. V. *rhin-*.

**natr- :** sodium. Ex. : natrémie, natrurie.

**nécro- :** mort, cadavre. Ex. : nécrose, nécrobiose, nécropsie. Ant. : *bio-*.

**néo- :** nouveau. Ex. : néoformation, néonatal, néoplasie, néostomie. Ant. : *paléo-*.

**néphr-, néphro- :** rein. Ex. : néphrite, néphrectomie, néphroptose, néphropexie. V. *rén-*.

**nerv-, neur-, neuro-, névr-, névro- :** nerf. Ex. : nerveux, neural, neurasthénie, neurochirurgie, neurodépresseur, névralgie, névrite, névrose.

**noci- :** nuire. Ex. : nocif, nocuité.

**nod- :** nœud. Ex. : nodal, nodosité, nodule, nodulaire.

**normo- :** normal. Ex. : normoblaste, normocyte, normochrome, normotendu.

**noso- :** maladie. Ex. : nosologie, nosocomial. V. *patho-*.

**nuclé-, nucléo- :** noyau. Ex. : nucléaire, nucléé, nucléole. V. *caryo-*.

**nyct-, nycto- :** nuit. Ex. : nycturie, nyctémère, nyctophobie, nyctalopie.

## O

**occipit-, occipito- :** occiput. Ex. : occipital, occipito-cervical, occipito-pariétal.

**ocul-, oculo- :** œil. Ex. : oculaire, oculiste, oculomoteur. V. *ophtalm-*.

**odont-, -odonte, -odontie :** dent. Ex. : odontoïde, odontologie, périodonte, desmodonte, orthodontie. V. *dent-*.

**odyn-, -odynie :** douleur. Ex. : odynophagie, coccygodynie, pleurodynie. V. *algo-*.

**œno- :** vin. Ex. : œnomanie, œnolisme.

**œsophag-, œsophago- :** œsophage. Ex. : œsophagien, œsophagite, œsophagoscopie.

**œstrus :** désir véhément, furieux, et, par extension, période du rut et ovulation. Ex. : œstral, œstrone, œstrogène.

**-oïde :** qui ressemble à. Ex. : odontoïde, styloïde, sigmoïde. V. *-forme, -morphe*.

**-ole :** petit (en tant que diminutif). Ex. : bronchiole, artériole, alvéole, malléole. V. *-ette, micro-, -ule*.

**olé- :** huile. Ex. : oléagineux.

**olfact- :** odorat. Ex. : olfactif, olfaction. V. *osmo-*.

**olig-, oligo- :** peu nombreux, en petite quantité. Ex. : oligurie, oligoélément, oligophrénie, oligoménorrhée, oligocytémie. V. *pauci-*. Ant. : *poly-*.

**-olisthésis :** glissement. Ex. : spondylolisthésis, rétrolisthésis.

**om-, omo- :** épaule. Ex. : omarthrite, omoclaviculaire, omodynie. V. *scapul-*.

**-oma, -ome :** tumeur, tuméfaction. Ex. : épithélioma, fibrome, hématome, myome, sarcome.

**-omatose :** maladie caractérisée par la formation de tumeurs. Ex. : sarcomatose, fibromatose.

**oment-, omento- :** épiploon. Ex. : omental, omentectomie, omentopexie, omentotomie. V. *épiplo-*.

**omni- :** tout. Ex. : omnipraticien. V. *pan-*.

**omphal-, omphalo- :** nombril (ombilic). Ex. : omphalite, omphalotomie, omphalocèle.

**onc-, onco- :** masse, volume, grosseur, tumeur. Ex. : oncocyte, oncocytome, oncogène, oncologie, oncotique. V. *cancéro-, carcino-*.

**onir- :** rêve. Ex. : onirique, onirisme.

**onych-, onycho- :** ongle. Ex. : onychie, onycholyse, onychophagie, onycholyse, onyxis. V. *ungu-*.

**oophor-, oophoro- :** qui porte ou qui produit des œufs, ovaire. Ex. : oophorectomie, oophoro-hystérectomie, oophoropexie. V. *ovar-*.

**opaci- :** ombragé, ombre. Ex. : opacité, opacifiant, opacification.

**-ope, -opie :** vue, regard, action de voir. Ex. : myope, myopie, amétropie. V. *-opsie*.

**ophtalm-, ophtalmo-, (-)ophtalmie :** œil. Ex. : ophtalmique, ophtalmologie, ophtalmoscope, xérophtalmie. V. *ocul-*.

**opo- :** suc. Ex. : opothérapie, opothérapique.

**opsi- :** retardé. Ex. : opsiurie.

**-opsie :** vue, action de voir. Ex. : biopsie, dyschromatopsie. V. *-ope*.

**opt-, opto- :** visible, qui concerne la vue. Ex. : optique, opticien, optométrie.

**or-, oro- :** bouche. Ex. : oral, oropharynx. V. *os*.

**-orchi-, orchido- :** testicule. Ex. : orchite, orchidopexie, cryptorchidie.

**-orex-, -orexie :** appétit. Ex. : orexigène, anorexie, hyperorexie, polyorexie, anorexigène.

**ortho- :** droit, correct, normal. Ex. : orthopédie, orthodontie, orthopnée, orthostatisme, orthoptique, orthophonie.

**os :** orifice externe de la cavité buccale. Ex. : *per os*. V. *or-*.

**oschéo- :** bourse des testicules, scrotum. Ex. : oschéocèle, oschéome. V. *scrot-*.

**oscill- :** se balancer. Ex. : oscillation, oscillomètre.

**-ose :** 1) maladie non inflammatoire. Ex. : arthrose, néphrose, névrose. 2) état, condition, avec parfois une idée d'excès. Ex. : alcalose, acidose, leucocytose.

**osmo-, -osmie :** odeur, odorat. Ex. : anosmie, cacosmie, osmorécepteur. V. *olfact-*.

**oss-, ossi- :** os. Ex. : osseux, osséine, osselet, ossification. V. *osté-*.

**osté-, ostéo-, -oste :** os. Ex. : ostéique, ostéite, ostéocyte, ostéogenèse, ostéolyse, ostéoporose, périoste. V. *oss-*.

**ostium :** orifice, entrée. Ex. : ostial.

**ot-, oto- :** oreille. Ex. : otite, otique, otoplastie, otorragie, otorrhée, otoscope. V. *aur-*.

**ourles :** oreillons. Ex. : ourlienne.

**ovar-, ovario- :** ovaire. Ex. : ovariectomie (ou ovariotomie), ovarien, ovarite, ovariopexie. V. *oophor-*.

**ov-, ovo- :** œuf. Ex. : ovule, ovulation, ovocyte, ovoïde, ovogonie.

**-ox-, -oxie :** oxygène. Ex. : anoxémie, anoxie.

# P

**pachy- :** épais. Ex. : pachypleurite, pachydermie, pachyméningite. Ant. : *lepto-*.

**palat- :** palais, voûte de la cavité buccale. Ex. : palatin, palatoplastie, palatoplégie, palatoschisis, palatorraphie. V. *urano-*.

**paléo- :** ancien, vieux. Ex. : paléocérébellum (ou paléocervelet). Ant. : *néo-*.

**pali-, palin- :** à rebours, en arrière, de nouveau. Ex. : palicinésie (ou palikinésie), palindromique.

**palm-, palmo- :** paume, palme. Ex. : palmaire, palmure.

**palp- :** tâter. Ex. : palper, palpable, palpation.

**palpébr- :** paupière. Ex. : palpébral. V. *bléphar-, tars-* (2).

**palud- :** marais. Ex. : paludisme, paludéen.

**pan-, panto- :** tout, tous. Ex. : panacée, pancardite, pancytopénie, pandémie, pansinusite. V. *omni-*.

**pancréat-, pancréatico- :** pancréas. Ex. : pancréatalgie, pancréatite, pancréatico-duodénal.

**pann- :** lambeau de tissu. Ex. : pannus, panneux, pannicule adipeux, panniculite.

**papill- :** mamelon, bouton, papille. Ex. : papillaire, papillotomie, papillite, papillome.

**par-, para- :** à côté de, au-delà de, au travers de, par opposition à. Ex. : parentéral, paracentral, paracentèse, paramédical, parathyroïde, paraombilical, parasympathique. V. *juxta-, dia-, per-, trans-*.

**-pare :** qui engendre. Ex. : primipare, multipare, sudoripare.

**(-)parésie :** paralysie légère, incomplète. Ex. : hémiparésie.

**-pareunie :** compagnon ou compagne de lit. Ex. : dyspareunie.

**pariét- :** paroi. Ex. : pariétal, pariéto-frontal, pariéto-temporal, pariéto-occipital.

**parthéno- :** vierge. Ex. : parthénogenèse, parthénogénétique.

**patella :** rotule. Ex. : patellaire, patellectomie, patelloplastie.

**patho-, -pathe, -pathie :** souffrance, maladie. Ex. : pathologie, pathogène, névropathe, psychopathe, néphropathie, pneumopathie. V. *noso-*.

**pauci- :** peu nombreux. Ex. : paucisymptomatique. V. *oligo-*.

**-pause :** arrêt, cessation. Ex. : andropause, ménopause.

**pector- :** poitrine, thorax. Ex. : pectoral. V. *stétho-, thorac-*.

**péd-, pédi-, -pède :** du latin *pes, pedis :* pied. Ex. : pédieux, pédicule, pédoncule, bipède, quadrupède. V. *pod-*.

**péd-, pédi-, pédo-, -pédie :** du grec *paidos*, enfant, jeune garçon. Ex. : pédagogie, pédagogue, pédéraste, pédiatrie, pédodontie, orthopédie. V. *puer-*.

**pelvi- :** bassin. Ex. : pelvien, pelvimétrie, pelvipéritonite.

**-pénie :** pauvreté, diminution. Ex. : cytopénie, leucopénie. V. *-prive*.

**pent-, penta- :** cinq. Ex. : pentose, pentalogie.

**peps-, pept-, -pepsie :** digestion. Ex. : pepsine, peptide, peptique, peptone, dyspepsie, eupepsie.

**per- :** à travers, pendant. Ex. : percutané, perfusion, peropératoire. V. *dia-, para-, trans-*.

**péri- :** autour de. Ex. : périanal, périarticulaire, péricarde, périoste.

**pétr-, pétro- :** pierre. Ex. : pétreux, pétrosite, pétro-mastoïdien.

**(-)pexie :** fixation. Ex. : néphropexie, mastopexie, hystéropexie.

**phaco-, -phaquie (ou -phakie) :** lentille, cristallin. Ex. : phacomalacie, phacosclérose, aphakie (ou aphaquie).

**phago-, -phage, -phagie :** manger, qui mange. Ex. : phagocyte, phagocytose, macrophage, dysphagie.

**phall-, phallo- :** phallus. Ex. : phalliforme, phallique.

**pharmac-, pharmaco- :** remède, médicament. Ex. : pharmacie, pharmacologie, pharmacopée, pharmacodépendance.

**pharyng-, pharyngo- :** pharynx, gosier, gorge. Ex. : pharyngien, pharyngé, pharyngite, pharyngoscopie.

**-phasie :** parole. Ex. : aphasie, dysphasie. V. *-lalie, log-*.

**phéno-, -phène :** paraître. Ex. : phénomène, phénotype, acouphène, phosphène.

**phil-, -phile, -philie :** ami de, attirance. Ex. : philanthrope, acidophile, basophile, neutrophilie.

**phléb-, phlébo- :** veine. Ex. : phlébite, phlébographie, phlébolithe.

**-phobe, (-)phobie :** qui a peur, crainte, peur. Ex. : claustrophobe, agoraphobie, cancérophobie.

**phon-, phono-, -phone, -phonie :** voix, son. Ex. : phonation, phonatoire, phonétique, phonocardiogramme, aphone, dysphonie, orthophonie.

**-phor-, -phore :** porter, transporter, qui porte. Ex. : électrophorèse, oxyphorique, galactophore.

**phos-, photo- :** lumière. Ex. : phosphène, phosphore, phosphorescent, photomètre, photosensible. V. *actin-, luci-*.

**phrén-, -phrène, -phrénie :** 1) diaphragme. Ex. : phrénique. (Pour le nerf phrénique : **phrénic-, phrénico- :** Ex. : phrénicectomie, phrénicotomie.) 2) esprit, intelligence. Ex. : schizophrène, schizophrénie, oligophrène, oligophrénie. V. *psych-*.

**(-)phylaxie :** protection. Ex. : anaphylaxie, prophylaxie.

**-phylle :** feuille. Ex. : chlorophylle.

**-physe :** production, croissance. Ex. : apophyse, épiphyse, hypophyse.

**physio- :** nature, naturel. Ex. : physiologique, physiothérapie.

**phyto-, -phyte :** végétation, plante, excroissance. Ex. : phytothérapie, ostéophyte, arthrophyte, saprophyte.

**pico- :** unité *un million de million de fois plus petite* que l'unité de base. Ex. : picogramme, picomètre.

**pil- :** poil. Ex. : pileux, pilaire, pilosité. V. *tricho-*.

**piri- :** poire. Ex. : piriforme.

**pisi- :** pois. Ex. : pisiforme.

**-plasie :** développement, formation, croissance. Ex. : aplasie, anaplasie, néoplasie, dysplasie, hyperplasie.

**plast-, (-)plastie :** modeler, façonner, corriger la forme. Ex. : plasticité, plastique, arthroplastie, rhinoplastie.

**platy- :** large et plat. Ex. : platypodie, platyspondylie.

**-plégie, -plégique :** coup, attaque, paralysie. Ex. : hémiplégie, hémiplégique, paraplégie, paraplégique, ganglioplégique.

**pleur-, pleuro- :** plèvre. Ex. : pleural, pleurésie, pleurocentèse, pleurodynie.

**plexus :** entrelacement. Ex. : plexus solaire, plexulaire.

**-plica- :** pli, repli. Ex. : plicature, fundoplication (ou fundoplicature).

**pluri- :** plusieurs. Ex. : pluriganglionnaire, pluriglandulaire, pluriloculaire. V. *multi-, poly-*. Ant. : *uni-*.

**-pnée :** respiration. Ex. : dyspnée, apnée, orthopnée. V. *spiro-*.

**pneum-, pneumat- :** air, souffle, respiration. Ex. : pneumarthrographie, pneumatique, pneumatisation, pneumatocèle. V. *aér-, météor-*.

**pneumo-, pneumon-, pneumono- :** poumon. Ex. : pneumocentèse, pneumococcie, pneumocoque, pneumonie, pneumonectomie, pneumopathie.

**pod-, podo-, -pode, -podie :** pied. Ex. : podalique, podologie, pseudopode, apodie, platypodie. V. *pédi-*.

**-poïèse :** création, formation. Ex. : hématopoïèse, cytopoïèse, érythropoïèse.

**poïkilo- (ou pœcilo-) :** varié, irrégulier. Ex. : poïkilocytose, poïkilotherme.

**poli- :** ville. Ex. : policlinique.

**polio- :** gris (substance grise du système nerveux). Ex. : poliomyélite, polioencéphalite.

**pollaki- :** souvent, fréquemment. Ex. : pollakiurie (ou pollakisurie).

**pollex :** pouce. Ex. : pollicisation, pollici-digitale (pince).

**poly- :** nombreux, beaucoup, abondant. Ex. : polyglobulie, polyurie, polypnée, polyarthrite. V. *multi-, pluri-*. Ant. : *oligo-, mono-*.

**poso- :** combien, quantité. Ex. : posologie.

**post-, postéro- :** après, en arrière. Ex. : postopératoire, post-traumatique, post-prandial, postérieur. V. *rétro-*. Ant. : *anté-, antéro-, pré-*.

**posth- :** prépuce. Ex. : posthite, posthectomie.

**poto- :** boire. Ex. : potomanie. V. *dipso-*.

**(-)praxie :** action, activité. Ex. : apraxie, chiropraxie, praxique.

**pré- :** avant, devant. Ex. : prématuré, précordialgie, préopératoire, prépylorique. V. *pro-, anté-*. Ant. : *post-, rétro-*.

**presby- :** vieux. Ex. : presbyacousie, presbytie. V. *géront-*.

**primi-, primo- :** premier. Ex. : primigeste, primipare, primo-infection. V. *proto-*.

**-prive :** privé de. Ex. : ferriprive, calciprive. V. *-pénie*.

**pro- :** au-devant de, en avant. Ex. : prodrome, progestatif, progestérone, prophylaxie, procidence, prolapsus, protrusion. V. *anté-, pré-*.

**proct-, procto- :** rectum. Ex. : proctite, proctalgie, proctologie, proctoplastie. V. *rect-*.

**prot-, proto- :** premier, primitif. Ex. : protéine, protodiastolique, protosystolique, protoplasme, Protozoaires. V. *primi-*.

**proxim- :** très près. Ex. : proximal. Ant. : *dist-*.

**pseud-, pseudo- :** faux, qui simule. Ex. : pseudarthrose, pseudo-membrane, pseudo-paralysie, pseudopode.

**psych-, psycho- :** esprit, intelligence, fonctions mentales. Ex. : psychique, psychanalyse, psychologie, psychopathie. V. *-phrène* (2).

**-ptère, ptéryg- :** aile. Ex. : diptère, ptérygion, ptérygoïde.

**(-)ptose :** chute, descente. Ex. : néphroptose, mastoptose. V. *-lapsus*.

**ptyal- :** salive. Ex. : ptyaline, ptyalisme. V. *sial-*.

**puér- :** enfant. Ex. puériculture, puéril. V. *péd-*.

**-punct- :** point. Ex. : punctiforme, acupuncture.

**pycn-, pycno- :** épais, compact. Ex. : pycnique, pycnoïde, pycnose.

**pyél-, pyélo- :** creux, bassinet. Ex. : pyélite, pyélographie, pyélo-cystite, pyélique.

**pylé- :** passage, porte, veine porte. Ex. : pyléphlébite, pyléthrombose.

**pylor-, pyloro- :** pylore. Ex. : pylorique, pyloroplastie, pylorospasme.

**pyo- :** pus. Ex. : pyogène, pyorrhée, pyosalpinx, pyurie, pyocyanine.

**-pyrét- :** fièvre. Ex. : pyrétique, pyrétogène, pyrexie, antipyrétique. V. *fébri-*.

**pyro- :** feu, brûlure. Ex. : pyrosis, pyromanie, pyromane. V. *igni-*.

# Q

**quadr-, quadri-, quadru- :** composé de quatre. Ex. : quadrant, quadriplégie, quadruplés. V. *tétra-*.

**quarte :** quatrième. Ex. : fièvre quarte.

**quinqu-, quint- :** cinq. Ex. : quinquagénaire, quintuplés.

# R

**rachi-, -rachie :** rachis (colonne vertébrale). Ex. : rachidien, albuminorachie.

**radi-, radio- :** rayon, rayonnement. Ex. : radiation, radioactivité, radiographie, radiothérapie.

**radic-, radico- :** racine. Ex. : radiculaire, radiculite, radicotomie. V. *rhiz-*.

**re-, ré- :** retour en arrière, répétition. Ex. : récliner, réadaptation, recrudescence, reflux.

**rect-, recto- :** rectum. Ex. : rectal, rectite, rectoscopie. V. *proct-*.

**rén- :** rein. Ex. : rénal, réniforme. V. *néphr-*.

**réticul-, réticulo- :** filet, réseau. Ex. : réticulaire, réticulocyte, réticulum.

**rétract- :** tirer en arrière. Ex. : rétraction, rétractile, rétractilité.

**rétro- :** en arrière. Ex. : rétroflexion, rétrofléchi, rétrolisthésis, rétrograde. V. *post-*. Ant. : *anté-, pré-*.

**rhabdo- :** strié. Ex. : rhabdoïde, rhabdomyome. V. *léio-*.

**rhéo- :** couler, courant (électrique). Ex. : rhéobase, rhéostat. V. *-rrhée.*

**rhin- :** nez. Ex. : rhinite, rhinopharynx, rhinoplastie, rhinoscopie. V. *nas-*.

**rhiz-, rhizo- :** racine. Ex. : rhizarthrose, rhizotomie. V. *radic-*.

**rhodo- :** rose, rouge. Ex. : rhodopsine. V. *érythro-, rub-*.

**rhomb- :** losange. Ex. : rhomboïde, rhombencéphale.

**rhum- :** écoulement d'humeurs. Ex. : rhume, rhumatisme.

**-rragie :** jaillissement. Ex. : hémorragie, ménorragie, rhinorragie.

**-rraphie :** suture. Ex. : périnéorraphie, palatorraphie.

**-rrhée :** écoulement. Ex. : otorrhée, leucorrhée, ménorrhée. V. *rhéo-*.

**-rrhexie, -rrhexis :** éclatement, déchirement. Ex. : caryorrhexie (ou caryorrhexis), élastorrhexie (ou élastorrhexis).

**rub-, rubr- :** rouge. Ex. : rubéole, rubéfiant, rubor, rubrique. V. *érythro-, rhodo-*.

# S

**sacchar-, saccharo- :** sucre. Ex. : saccharine, saccharose. V. *gluc-*.

**sacc- :** sac. Ex. : sacciforme, sacculaire, saccule.

**sacr-, sacro- :** sacrum. Ex. : sacré, sacralisation, sacrodynie.

**salping-, salpingo-, -salpinx :** trompe (d'Eustache ou de Fallope). Ex. : salpingite, salpingectomie, salpingoscopie, salpingographie, pyosalpinx, hydrosalpinx. V. *tub-*.

**sapon- :** savon. Ex. : saponacé, saponification.

**sapro- :** pourri. Ex. : saprogène, saprophyte.

**sarco- :** chair. Ex. : sarcoïde, sarcomateux, sarcome.

**saturn- :** plomb. Ex. : saturnin, saturnisme.

**scaph- :** barque, bateau, scaphoïde (en forme de barque). Ex. : scaphoïdite.

**scapul-, scapulo- :** omoplate, épaule. Ex. : scapulaire, scapulalgie, scapulectomie. V. *omo-*.

**scato- :** excréments, matières fécales. Ex. : scatome, scatophile. V. *copro-, fécal-, sterco-*.

**schizo-, -schisis, -schizis, -schizie :** division, séparation, dissociation. Ex. : schizocyte, schizoglossie, schizophrène, palatoschisis (ou palatoschizis), spondyloschisis, gnathoschisis, rachischisis (ou rachischizis), onychoschizie.

**scinti-, scintill-, scintillo- :** étincelle. Ex. : scintigraphie, scintigramme (ou scintillogramme), scintollographie.

**sciss- :** fendre, séparer, diviser. Ex. : scission, scissure, scissurite.

**sclér-, scléro-, (-)sclérose :** dur, induration. Ex. : scléral, sclère, scléreux, sclérectomie, sclérodermie, sclérotique, artériosclérose, athérosclérose. V. *squirrh-*.

**scolio- :** tortueux. Ex. : scoliose, scoliotique.

**-scope, -scopie :** observer, examiner. Ex. : cystoscope, cystoscopie, endoscope, endoscopie, microscope, radioscopie, rectoscopie.

**scoto- :** obscurité, cécité. Ex. : scotome, scotomisation, scotopique.

**scrot- :** peau des bourses (scrotum). Ex. : scrotal. V. *oschéo-*.

**séb-, sébo- :** sébum. Ex. : sébacé, séborrhée.

**semi- :** à demi, à moitié. Ex. : semi-liberté, semi-lunaire, semi-circulaires (canaux). V. *hémi-*.

**séméio-, sémio- :** signe. Ex. : séméiologie (ou sémiologie).

**sémin- :** semence. Ex. : séminal, séminifère, séminipare. V. *sperm-*.

**senestro- (ou sénestro-) :** gauche. Ex. : senestrogyre (ou sénestrogyre). V. *sinistro-, lévo-*. Ant. : *dextr-*.

**septi-, septic-, (-)sepsie, (-)septique :** putréfaction, corruption. Ex. : septicémie, septicité, asepsie, aseptique, antiseptique.

**sept-, septo- :** cloison, septum. Ex. : septal, septotomie.

**sér-, séro- :** liquide d'aspect aqueux, sérum. Ex. : séreux, séreuse, sérique, sérologie, sérosité, sérothérapie.

**sex-, sext- :** six, sixième. Ex. : sexagénaire, sextuplés. V. *hexa-*.

**sexo-, sexu- :** sexe. Ex. : sexologie, sexualité, sexuel.

**sial-, sialo- :** salive. Ex. : sialagogue, sialite, sialogène, sialographie, sialorrhée. V. *ptyal-*.

**sidér- :** astre. Ex. : sidéral, sidérant, sidération.

**-sidér- :** fer. Ex. : sidérémie, sidéropénie, hémosidérine. V. *ferr-*.

**sigmoïd-, sigmoïdo- :** (côlon) sigmoïde. Ex. : sigmoïdite, sigmoïdopexie, sigmoïdectomie, sigmoïdostomie.

**sinistr-, sinistro- :** gauche, à gauche. Ex. : sinistralité, sinistroscoliose. V. *lévo-, senestro-*. Ant. : *dextro-*.

**sinus :** pli, creux, sinus (de la face). Ex. : sinuosité, sinusal, sinusien, sinusite.

**sitio-, sito- :** aliment, nourriture. Ex. : sitiologie.

**soma, somat-, (-)some, -somie :** corps. Ex. : somatique, somatogène, somatotrope, chromosome, trisomie.

**somn-, somno- :** sommeil. Ex. : somnifère, somnolence, somnambulisme. V. *hypno-, narco-, sopor-*.

**sopor- :** sommeil profond. Ex. : soporeux, soporifique. V. *hypno-, narco-*.

**sperm-, spermat-, spermato-, (-)spermie :** sperme. Ex. : spermicide, spermatique, spermatocyte, spermatite, aspermie. V. *sémin-*.

**sphéno- :** coin, sphénoïde (en forme de coin). Ex. : sphénoïdien (ou sphénoïdal), sphénoïdite, sphénoïdotomie.

**sphinctér-, sphinctéro- :** ce qui resserre. Ex. : sphincter, sphinctérien, sphinctérospasme, sphinctéroplastie.

**sphygm-, sphygmo- :** pouls, pulsation. Ex. : sphygmique, sphygmographe, sphygmomanomètre.

**spin- :** épine (notamment épine dorsale). Ex. : spinal, spina-bifida.

**spiro- :** respirer. Ex. : spiromètre, spirométrie. V. *-pnée*.

**splanchn-, splanchno- :** viscère. Ex. : splanchnique, splanchnoptose, splanchnoscopie.

**splén-, spléno- :** rate. Ex. : splénectomie, splénique, splénite, splénomégalie. V. *lién-*.

**spondyl-, spondylo- :** vertèbre. Ex. : spondylite, spondylarthrose, spondylolyse, spondylolisthésis.

**squirrh- :** dur, tumeur indurée. Ex. : squirrheux. V. *scléro-*.

**stapéd- :** étrier. Ex. : stapédectomie, stapédien.

**staphyl-, staphylo- :** littéralement « grain de raisin ». 1) la luette. Ex. : staphylite, staphyloplastie. V. *uvul-*. 2) germes groupés en grappe ou lésion rappelant un grain de raisin. Ex. : staphylocoque, staphylome.

**(-)stase, -statique, -statisme :** arrêt, station debout. Ex. : hémostase, hémostatique, cytostatique, orthostatisme, orthostatique.

**-staxis :** écoulement goutte à goutte. Ex. épistaxis.

**stéar-, stéato- :** graisse. Ex. : stéarine stéatorrhée, stéatolyse. V. *adip-, lip-*.

**sténo- :** étroit, rétréci. Ex. : sténose, sténothorax.

**sterco- :** excrément. Ex. : stercobiline, stercoral, stercobilinogène, stercolithe. V. *copro-, fécal-, scato-*.

**stéréo- :** solide, qui donne une impression de relief. Ex. : stéréognosie, stéréotaxique, stéréoradiographie.

**stern-, sterno- :** sternum. Ex. : sternal, sternalgie, sternodynie, sternoschisis.

**stétho- :** poitrine. Ex. : stéthoscope, stéthoscopique. V. *pector-, thorac-*.

**(-)sthénie :** force, vigueur. Ex. : asthénie, neurasthénie. V. *-dynamie*.

**stomat-, stomato-, -stomie :** bouche, abouchement. Ex. : stomatite, stomatologie, colostomie, sigmoïdostomie. V. *bucc-*.

**strepto- :** contourné, recourbé. Ex. : streptocoque, streptococcique.

**struma :** goitre. Ex. : strumectomie, strumiprive, strumite.

**styl- :** colonne, stylet, styloïde (en forme de stylet). Ex. : styloïdite, styloïdien, styloradial.

**sub- :** sous, dessous, moins que. Ex. : subaigu, subfébrile, sublingual, subictère, subnormal. V. *hypo-, infra-*.

**sudor- :** sueur. Ex. : sudoral, sudorifique, sudoripare. V. *hidr-*.

**sulf-, sulfo-, sulfur- :** soufre. Ex. : sulfamide, sulfate, sulfone, sulfuré, sulfureux. V. *thi-*.

**super-, supra-, sur-, sus- :** au-dessus, position supérieure, en excès. Ex. : superinfection, supracondylien, supraventriculaire, suraigu, surinfection, surrénale, sus-hépatique. V. *épi-, hyper-, ultra-*. Ant. : *infra-*.

**sym-, syn- :** avec, ensemble, fusion. Ex. : symbiose, symphyse, synostose, syndactylie.

**syndesm-, syndesmo- :** action de lier ensemble, lien et, par extension, ligament. Ex. : syndesmopexie, syndesmophyte, syndesmorraphie. V. *desmo-*.

**syring-, syringo- :** tube, tuyau, caverne. Ex. : syringomyélie.

# T

**tact(-) :** toucher. Ex. : tactile.

**tachy- :** rapide, vite. Ex. : tachypnée, tachycardie. Ant. : *brady-*.

**tars-, tarso-, -tarse :** 1) tarse du pied. Ex. : tarsien, tarsectomie, métatarse. 2) bord de la paupière ou tarse palpébral. Ex. : tarsien, tarsectomie, tarsite. V. *bléphar-, palpébr-*.

**tél-, télé- :** loin, éloigné. Ex. : télangiectasie, télécobaltothérapie, téléradiothérapie.

**tén-, téno-, tendin- :** tendon. Ex. : ténalgie, ténodèse, tendinite, tendineux. V. *desmo-, syndesmo-*.

**ter- :** trois fois. Ex. : ternaire, tertiaire. V. *tri-*.

**térat-, térato- :** monstre. Ex. : tératisme, tératogène, tératologie.

**tétan-, tétano- :** rigidité ou tension. Ex. : tétanos, tétanique, tétanoïde.

**tétra- :** quatre. Ex. : tétrade, tétraplégie, tétrasomie. V. *quadri-*.

**thalass-, thalasso- :** mer. Ex. : thalassémie, thalassothérapie.

**thanato-, -thanasie :** mort. Ex. : thanatologie, euthanasie. V. *lét-*.

**thél- :** mamelon. Ex. : thélite, thélalgie, thélorragie.

**thérapeut-, (-)thérapie :** soin, traitement. Ex. : thérapeute, thérapeutique, radiothérapie, physiothérapie, psychothérapie.

**therm-, thermo-, -thermie :** chaleur. Ex. : thermal, thermique, thermocautère, hypothermie. V. *calor-*.

**thi-, thio- :** soufre. Ex. : thiamine, thiazique (ou thiazidique), thiémie, thiopexie. V. *sulf-*.

**thorac-, thoraco- :** thorax, poitrine. Ex. : thoracique, thoracodynie, thoracoplastie. V. *pector-, stétho-*.

**thromb-, thrombo- :** caillot, thrombus. Ex. : thrombine, thromboartérite, thrombocyte, thrombose.

**thym-, (-)thymie :** âme, sentiments. Ex. : thymique, cyclothymie, thymoleptique.

**thyréo-, thyro- :** thyroïde (en forme de bouclier). Ex. : thyréostatique, thyréoprive, thyréogène (ou thyrogène), thyroïdectomie, thyroïdien, thyroxine, thyrotrophine.

**toco-, -tocie :** accouchement. Ex. : tococardiographe, dystocie.

**tomo-, -tome, -tomie :** qui coupe, coupure. Ex. : tomographie, atome, amygdalotome, laparotomie, trachéotomie, ostéotomie.

**ton-, -tonie :** tension, tonus. Ex. : tonicité, tonique, atonie, hypotonie.

**tonsill- :** amygdale. Ex. : tonsillectomie.

**top-, topo-, -topie :** emplacement, lieu, position. Ex. : topique, ectopie, corectopie.

**tox-, toxi-, toxico-, toxo- :** poison. Ex. : toxémie, toxique, toxoplasmose, toxicomane, toxicomanie.

**trabécul- :** trabéculum (petite poutre, travée). Ex. : trabéculaire, trabécule.

**traché-, trachéo- :** trachée. Ex. : trachéal, trachéite, trachéotomie.

**trachél- :** col, cou. Ex. : trachélhématome, trachélisme, trachélopexie. V. *cervic-*.

**trans- :** au-travers, au-delà. Ex. : transfusion, transmésocolique, transplantation, transposition, transfixiant, transmural. V. *dia-, per-, para-*.

**tri- :** trois. Ex. : triade, triceps, tricuspide, trisomie. V. *ter-*.

**trich-, tricho- :** poils, cheveux. Ex. : trichose, trichomonas, trichoclasie. V. *pil-, capill-*.

**-tripsie :** écrasement. Ex. : neurotripsie, lithotripsie.

**-trope, (-)tropisme :** tour, direction, qui tourne vers, affinité pour. Ex. : neurotrope, psychotrope, somatotrope, corticotrope.

**troph-, -trophie, -trophine :** nourriture, état de nutrition. Ex. : atrophie, dystrophie, hypertrophie, thyrotrophine, corticotrophine, somatotrophine.

**tub- :** trompe d'Eustache, trompe de Fallope. Ex. : tubaire, tubo-tympanique, tubo-utérin. V. *salping-*.

**tussi- :** toux. Ex. : tussigène.

**typ-, typo- :** modèle, marque, type. Ex. : typique, atypique.

**typh-, typho- :** torpeur, stupeur. Ex. : typhus, typhoïde.

**typhl-, typhlo- :** aveugle, sans issue (cæcum). Ex. : typhlite, typhlopexie. V. *caeco-*.

# U

**ulc- :** ulcère, ulcus. Ex. : ulcération, ulcéreux.

**-ule :** petit (en tant que diminutif). Ex. : follicule, ovule, vésicule, veinule. V. *micro-, -ette, -ole*.

**ultra- :** au-delà de. Ex. : ultrason, ultramicroscopique. V. *hyper-, super-*.

**unc-, unci- :** crochet. Ex. : uncarthrose, uncovertébrale (articulation), unciné, unciforme.

**ungu-, ungui- :** ongle. Ex. : unguéal, unguifère, unguis. V. *onych-*.

**uni- :** un. Ex. : unicellulaire, univitellin. V. *mono-*. Ant. : *pluri-*.

**urano- :** voûte du palais. Ex. : uranoplastie. V. *palat-*.

**ur-, uro-, -urèse, -urie :** urine, action d'uriner. Ex. : urinaire, urologie, urographie, urémie, hématurie, oligurie, pollakiurie, diurèse.

**uvul- :** luette. Ex. : uvula, uvulaire, uvulite. V. *staphyl-* (1).

**vaccin-, vaccino- :** « vaccinus », qui se rapporte à la vache, d'où vaccine et *vaccin*. Ex. : vaccinal, vaccinothérapie.

**vag-, vago- :** errant, vagabond, nerf vague (ainsi désigné en raison de ses ramifications très étendues). Ex. : vagal, vagotomie, vagolytique.

**vagin- :** gaine, vagin. Ex. : vaginal, vaginite. V. *colpo-, élytro-*.

**varic-, varico- :** varice. Ex. : varicectomie, varicotomie. V. *cirs-*.

**vas-, vascul-, vaso- :** vaisseau. Ex. : vasiforme, vasectomie, vasoconstriction, vasculaire, vascularisation, V. *angio-*.

**vect-, vecto- :** conduire. Ex. : vecteur, vectoriel, vectocardiogramme.

**vél- :** voile. Ex. : vélamenteux.

**ventricul-, ventriculo- :** petit ventre, et par analogie, ventricule (du cœur ou du cerveau). Ex. : ventriculaire, ventriculographie.

**vermi- :** ver. Ex. : vermiculaire, vermifuge, verminose.

**vésic-, vésico- :** ampoule, vessie. Ex. : vésical, vésicant, vésicofixation. V. *cyst-*.

**vésicul-, vésiculo- :** petite ampoule (vésicule biliaire, vésicules séminales). Ex. : vésiculaire, vésiculotomie. V. *cholécyst-*.

**vill-, villo- :** velu, couvert de poils. Ex. : villeux, villifère, villiforme, villosité.

**vir-, viro- :** venin, poison, virus. Ex. : virion, virulence, virologie.

**viscér-, viscéro- :** entrailles, viscère. Ex. : viscéral, viscéralgie, viscérotrope. V. *splanchn-*.

**vitell- :** jaune d'œuf. Ex. : vitellin, bivitellin.

**xanth-, xantho- :** jaune. Ex. : xanthochromie, xanthodermie, xanthélasma.

**xéno- :** étranger. Ex. : xénogène.

**xéro- :** sec, desséché. Ex. : xérodermie, xérophtalmie.

**xipho- :** xiphoïde (en forme d'épée). Ex. : xiphodynie (ou xiphoïdalgie).

## Z

**zoo-, -zoaire :** animal. Ex. : zoomanie, zoophobie, protozoaire, hématozoaire.

**zostér- :** zona. Ex. : zostérien, zostériforme.

**zygo- :** joint, paire. Ex. : zygote, dizygote, zygomatique. V. *azygo-*.

**zym-, -zyme :** levain, ferment. Ex. : zymologie, enzyme. V. *-ase*.

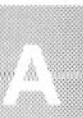


# A

**A** 1) En physiologie, symbole de l'*air alvéolaire*. 2) Symbole de l'*ampère*. 3) V. *groupe sanguin*.

**Å** Symbole de l'*angström*.

**a** 1) En physiologie, symbole du *sang artériel*. 2) Abrév. d'*artère* (à faire suivre du nom de l'artère).

**a-**, **an-** Préfixe qui indique la privation, l'absence de, le manque de.

**α**, **alpha** Première lettre de l'alphabet grec.

**aa** ou **ana-** De l'expression latine *ana partes aequales*. Dans une ordonnance médicale, abréviation que l'on met après deux ou plusieurs substances pour indiquer qu'elles doivent être données en quantités égales.

**AB**. V. *groupe sanguin*.

**ab-** Mot latin signifiant *loin de*, employé comme préfixe pour indiquer l'éloignement, l'écartement, la séparation. Ant. : *ad-*.

**abandonnique** a. et n. Enfant ou adulte dont les difficultés vitales se centrent autour de la crainte ou du sentiment, réels ou imaginaires, d'être abandonné, de perdre l'amour de ses parents ou de ses proches.

**abarticulaire** a. *(angl.* ***abarticular****)*. Qui est en dehors d'une articulation (juxta-, para- ou périarticulaire). Ex. : pathologie abarticulaire.

**abasie** f. *(angl.* ***abasia****)*. Impossibilité de marcher normalement par trouble de la coordination des mouvements.

**abasique** *(angl.* ***abasic****)*. 1) a. Qui se rapporte à l'abasie. 2) a. et n. Qui est atteint d'une abasie.

**Abbott**. V. *Miller-Abbott (sonde de)*.

**abcédé**, **ée** a. Transformé en abcès. Ex. : tumeur abcédée.

**abcès** m. *(angl.* ***abscess****)*. Poche de pus bien délimitée constituée au sein d'un tissu à la suite d'une inflammation.

**abdomen** m. *(angl.* ***abdomen****)*. Partie inférieure du tronc, située entre le thorax, dont elle est séparée par le diaphragme, et le plancher pelvien qui ferme en bas le petit bassin. La cavité de l'abdomen *(cavité abdominale)* contient la plus grande partie de l'appareil digestif, de l'appareil urinaire et des organes génitaux internes. Syn. : *ventre* (langage courant). V. *cœliaque*, *laparo-*. (a. **abdominal**, **ale**, **aux**)

**abdomen pendulum**. Syn. de *ventre en besace*.

**abducteur** a. et m. *(angl.* ***abductor****)*. Se dit d'un muscle qui sert à l'abduction. Ex. : muscle abducteur du gros orteil.

**abduction** f. *(angl.* ***abduction****)*. 1) Mouvement qui éloigne un membre ou un segment de membre de l'axe médian du corps. 2) Position qui en résulte. Ant. : *adduction*.

**aberrant**, **ante** a. *(angl.* ***aberrant****)*. Qui s'écarte de la normale, surtout par sa localisation. Ex. : thyroïde aberrante.

**aberration** f. *(angl.* ***aberration****)*. Toute déviation de l'état normal, plus particulièrement défaut de l'image donnée par un instrument d'optique, un système optique (tel que l'œil).

**aberration chromosomique** *(angl.* ***chromosomal aberration****)*. Altération de la structure d'un chromosome par rapport au chromosome de la forme originelle. Les types principaux en sont : la *déficience chromosomique*, la *duplication chromosomique*, l'*inversion chromosomique* et la *translocation* (V. ces termes).

**ablation** f. *(angl.* ***ablation****)*. Action d'enlever du corps un de ses organes ou une formation pathologique. V. *-ectomie*.

**ablépharie** f. (ou **ablépharon** m.) *(angl.* ***ablepharia****)*. Absence congénitale des paupières.

**ABO**. V. *groupe sanguin*.

**abord** m. V. *voie d'abord*.

**abortif**, **ive** a. *(angl.* ***abortive****)*. 1) Qui provoque l'avortement. Ex. : manœuvre abortive. 2) Qui n'aboutit pas au terme normal, habituel, de son développement. Ex. : tuberculose abortive.

**aboulie** f. *(angl.* ***aboulia****)*. Absence ou insuffisance de volonté, particulièrement pour passer à l'acte. (a. **aboulique**)

**abrachie** f. *(angl.* ***abrachia****)*. Absence congénitale des bras.

**abrasif, ive** a. *(angl.* ***abrasive****)*. Qui est susceptible d'user ou de polir par frottement. (nom : un **abrasif**)

**abrasion** f. *(angl.* ***abrasion****)*. 1) Ablation ou prélèvement par raclage de certains tissus ou de certaines formations de surface : cornée, muqueuse utérine, tartre dentaire, etc. 2) Action d'user par frottement.

**abscisse** f. *(angl.* ***abscissa****)*. Coordonnée horizontale qui sert, avec la coordonnée verticale (*ordonnée*), à définir la position (la valeur) d'un point dans un plan.

**absence** f. *(angl.* ***absence****)*. Suspension brusque et passagère de la conscience, avec conservation de la fonction végétative, manifestation importante en psychiatrie, notamment dans l'épilepsie.

**absentéisme** m. *(angl.* ***absenteeism****)*. 1) Manque d'assiduité au travail. 2) Par extension, fréquence des absences au travail d'un individu, d'une catégorie de salariés, ou du personnel dans une entreprise.

**absorbant, ante** a. *(angl.* ***absorbent****).* 1) Qui absorbe, qui se rapporte à l'absorption. Ex. : pouvoir absorbant, coton absorbant. 2) m. Substance qui peut absorber un liquide, un gaz ou un rayonnement.

**absorbeur** m. *(angl.* ***canister****).* En anesthésiologie, récipient dont le contenu absorbe certains composants de l'air expiré. Syn : *canister* (déconseillé).

**absorption** f. *(angl.* ***absorption****).* 1) Dans un sens général, processus d'attraction d'une substance dans la masse d'une autre substance. 2) Passage d'une substance de l'extérieur à l'intérieur des vaisseaux. 3) Passage dans les cellules d'une substance transportée par le sang ou la lymphe. 4) En langage courant, *ingestion.* Ex. : absorption d'un poison.

**abstinence** f. *(angl.* ***abstinence****).* Renonciation partielle ou totale à certains aliments (plus particulièrement aux boissons alcoolisées) ou à la satisfaction d'un besoin ou d'un désir.

**abstinent, ente** a. et n. *(angl.* ***abstinent****).* Qui observe l'abstinence.

**Abt-Letterer-Siwe (maladie de)**. Syn. de maladie de *Letterer-Siwe* (V. *Letterer-Siwe*).

**Ac** (ou **ac**). Abrév. d'*anticorps.*

**acanthocyte** m. (*angl.* ***acanthocyte***). Érythrocyte qui semble hérissé d'épines.

**acanthocytose** f. *(angl.* ***acanthocytosis****).* Anomalie de forme des érythrocytes qui semblent hérissés d'épines (*acanthocytes*).

**acanthose** f. *(angl.* ***acanthosis****).* Épaississement du corps muqueux de l'épiderme, que l'on observe dans diverses affections cutanées, par ex. dans les verrues. Syn. : *hyperacanthose*. (a. **acanthotique**)

**acare** m. *(angl.* ***acarid****).* Nom courant du *sarcopte*, parasite de la gale.

**Acariens** m. pl. *(angl.* ***Acaridae****).* Ordre d'arthropodes à corps globuleux et quatre paires de pattes, dont certains vivent en parasites.

**acariose** f. Syn. de *gale.*

**acaryote** a. et n. *(angl.* ***akaryote****).* Qui est dépourvu de noyau.

**acaudé, ée** a. *(angl.* ***acaudate****).* Dépourvu de queue ou de coccyx.

**accélérine** f. *(angl.* ***accelerin****).* Facteur de la coagulation sanguine qui accélère la formation de la thrombine et des thromboplastines, produit par le foie sous une forme inactive (*proaccélérine*) que l'on trouve dans le plasma sanguin. Son déficit se traduit par des hémorragies rappelant celles de l'hémophilie.

**accès** m. *(angl.* ***attack, fit, seizure****).* Ensemble de phénomènes morbides, généralement aigus, survenant brusquement et se reproduisant périodiquement, à des intervalles plus ou moins réguliers. Ex. : accès de toux. V. *crise.*

**accident vasculaire cérébral**. Manifestation, souvent soudaine, d'une souffrance du cerveau d'origine artérielle : spasme, ischémie, hémorragie, thrombose. V. *apoplexie*, *ictus*, *syncope.* Abrév. : *AVC.*

**accolement** m. *(angl.* ***joining****).* Action de joindre, de réunir.

**accommodation** f. *(angl.* ***accomodation****).* Modification généralement spontanée de l'œil lui permettant de percevoir nettement des objets situés à des distances différentes. V. *adaptation* (2). (a. **accommodatif, ive**)

**accouchement** m. *(angl.* ***childbirth, delivery****).* Ensemble des phénomènes mécaniques et physiologiques qui ont pour conséquence la sortie du fœtus et de ses annexes hors de l'organisme maternel, à partir du moment théorique où la grossesse a atteint 6 mois. V. *toco-*, *-tocie*, *obstétrique*, *parturiente.* Syn. (abusif, déconseillé) : *délivrance.*

**accoucheur, euse** n. *(angl.* ***obstetrician****).* En langage courant, *obstétricien.*

**accoutumance** f. *(angl.* ***addiction****).* État de l'organisme qui s'habitue progressivement à l'action d'un médicament, d'une drogue, dont les effets diminuent petit à petit, ce qui oblige à augmenter les doses. V. *dépendance*, *pharmacodépendance*, *toxicomanie.*

**ACD**. V. *solution (anticoagulante) ACD.*

**acétabulaire** a. *(angl.* ***acetabular****).* Qui se rapporte ou qui appartient à la *cavité cotyloïde.*

**acétabuloplastie** f. *(angl.* ***acetabuloplasty****).* Restauration chirurgicale de la *cavité cotyloïde.*

**acétabulum** m. Syn. de *cavité cotyloïde.*

**acétique** a. *(angl.* ***acetic****).* Qui est de la nature du vinaigre. V. *acide acétique.*

**acétoacétique** a. V. *acide acétylacétique.*

**acétone** f. *(angl.* ***acetone****).* Liquide incolore très inflammable, d'odeur fruitée caractéristique, de saveur brûlante, miscible à l'eau, à l'éther, au chloroforme. Il est utilisé comme dissolvant des huiles et des cires. Il sert à faire le chloroforme, le bromoforme, l'iodoforme, des parfums, des caoutchoucs artificiels. On trouve de l'acétone dans l'haleine et l'urine des diabétiques et des sujets soumis au jeûne glucidique; elle provient de la décarboxylation de l'acide acétylacétique, formé lui-même au cours du métabolisme anormal des acides gras ou de certains acides aminés (dits *cétogènes*).

**acétonémie** f. *(angl.* ***acetonemia****).* Strictement, présence d'acétone dans le sang. En langage médical courant, syn. de *cétonémie.* (a. **acétonémique**)

**acétonique** a. Syn. de *cétonique.*

**acétonurie** f. *(angl.* ***acetonuria****).* Strictement, présence d'acétone dans l'urine. En langage médical courant, syn. de *cétonurie.*

**acétylcholine** f. *(angl.* ***acetylcholine****).* Ester acétique de la *choline*, médiateur chimique de l'influx nerveux à l'extrémité des nerfs parasympathiques et des fibres préganglionnaires du système sympathique. L'acétylcholine est synthétisée dans l'organisme à partir de la choline, et est hydrolysée par une enzyme, la *cholinestérase*. Elle détermine une dilatation des artères et un ralentissement du rythme cardiaque.

**acétylsalicylique** a. V. *acide acétylsalicylique.*

**achalasie** f. *(angl.* ***achalasia****).* Absence de relâchement d'un sphincter. V. *cardiospasme.*

**acharnement thérapeutique** *(angl.* ***therapeutic overzealousness****).* Poursuite de la thérapeutique alors que l'état du malade est si grave qu'il interdit tout espoir raisonnable de récupération même partielle des fonctions vitales : par exemple coma dépassé, cancer généralisé, anoxie prolongée, lésions cérébrales irréversibles.

**Achille** (**tendon d'**) *(angl.* ***tendo calcaneus****).* Volumineux tendon terminal du muscle triceps de la jambe, qui s'insère sur la face postérieure du *calcanéum.* (a. **achilléen, enne**) Ling. : D'après *Achille,* héros grec, qui fut atteint mortellement au talon par une flèche empoisonnée.

**achlorhydrie** f. *(angl.* ***achlorhydria****).* 1) Absence d'acide chlorhydrique libre dans le suc gastrique. Syn. : *anachlorhydrie.* 2) Dans un sens plus large, syn. d'*achylie gastrique.*

**acholie** f. *(angl.* ***acholia****).* Arrêt ou diminution notable de la sécrétion biliaire.

**achondroplasie** f. *(angl.* ***achondroplasia****).* Forme de *chondrodysplasie* héréditaire grave du nourrisson se traduisant par une insuffisance de la croissance (nanisme), accompagnée de diverses anomalies (grosse tête, cyphose, membres trapus, etc.). (a. **achondroplasique**)

**achromie** f. *(angl.* ***achromia****).* 1) Absence de la coloration normale. 2) Absence ou diminution de la pigmentation cutanée. (a. **achromique**)

**achylie gastrique** *(angl.* ***achylia gastrica****).* Absence dans le suc gastrique d'acide chlorhydrique et d'enzymes gastriques, due à des causes diverses telles que : cancer de l'estomac, anémie pernicieuse, gastrite chronique atrophique. Syn. : *achlorhydrie* (2).

**acide** *(angl.* ***acid****).* 1) m. Tout corps qui peut libérer des ions $H^+$. 2) a. Qui a une saveur aigre.

**acide acétique** *(angl.* ***acetic acid****).* Liquide incolore d'odeur piquante caractéristique, produit lors de la fermentation acide du vin en vinaigre, employé en solution comme antiseptique.

**acide acétylacétique** (ou **acétoacétique**) *(angl.* ***acetoacetic acid****).* Corps cétonique résultant de la décomposition imparfaite des acides gras et de certains acides aminés apparaissant dans le sang et l'urine des sujets atteints de diabète sucré mal équilibré. Son augmentation dans le sang peut entraîner une acidose. V. *cétonémie, cétonurie.*

**acide acétylsalicylique** *(angl.* ***acetylsalicylic acid****).* [DCI]. Composé salicylé administré par la bouche, en suppositoires ou en injections intraveineuses, pour combattre l'inflammation, les douleurs et la fièvre; il possède également une activité anticoagulante. Syn. : *aspirine.*

**acide aminé** (ou **aminoacide**). *(angl.* ***aminoacid****).* Substance chimique renfermant une fonction acide et une fonction amine. Les acides aminés sont les éléments constitutifs des protéines. Certains acides aminés sont dits *indispensables* parce que l'organisme ne peut pas les synthétiser et doit les recevoir de l'alimentation.

**acide aminoacétique**. Syn. de *glycocolle.*

**acide ascorbique** *(angl.* ***ascorbic acid****).* Dénomination chimique de la *vitamine C.*

**acide barbiturique** *(angl.* ***barbituric acid****).* Acide résultant de la combinaison d'un acide organique (l'acide malonique isolé initialement des betteraves) et de l'urée. Ses dérivés de synthèse *(barbituriques)* sont employés comme somnifères. Syn. : *malonylurée.*

**acide benzoïque** *(angl.* ***benzoic acid****).* Acide aromatique présent dans certains fruits et feuilles, employé comme préservateur pour aliments et comme fixateur des parfums et des colorants. L'acide benzoïque des aliments est éliminé dans l'urine sous forme d'*acide hippurique.*

**acide β-hydroxybutyrique** *(angl.* ***β-hydroxybutyric acid****).* Produit de la dégradation incomplète des lipides, que l'on trouve dans l'urine des diabétiques mal équilibrés. V. *corps cétoniques.*

**acide biliaire** *(angl.* ***bile acid****).* Nom d'ensemble des acides apparentés aux stéroïdes isolés de la bile.

**acide borique** *(angl. **boric acid**).* Antiseptique faible, peu irritant pour la peau et les muqueuses, réservé à l'usage strictement externe, sous forme d'eau boriquée (à 3 %) ou de vaseline boriquée (à 10 %). Il ne doit pas être avalé, ni utilisé pour l'irrigation des cavités internes, en raison de sa toxicité.

**acide carbonique** *(angl. **carbonic acid**).* Désignation impropre de l'*anhydride carbonique* (gaz carbonique). L'acide carbonique proprement dit ne représente qu'une formule théorique ($CO_3H_2$).

**acide chlorhydrique** *(angl. **hydrochloric acid**).* Corps gazeux (formule : HCl) dont le produit commercial est une solution fumante d'odeur forte et irritante, très caustique, employée comme réactif chimique et pour la préparation de divers médicaments. L'acide chlorhydrique est un constituant du suc gastrique.

**acide citrique** *(angl. **citric acid**).* Acide particulièrement abondant dans les différents fruits du genre *Citrus*. On l'emploie pour la préparation de solutions destinées à la conservation du sang, et dans le traitement des hypercalcémies (en raison de sa propriété de former avec le calcium des composés inactifs éliminés par l'urine).

**acide désoxyribonucléique** *(angl. **deoxyribonucleic acid**).* Acide nucléique dont le sucre est du ribose réduit (ayant perdu de l'oxygène). Les acides désoxyribonucléiques sont des constituants des noyaux cellulaires au sein des chromosomes sous forme de nucléoprotéines. Ils conditionnent la transmission des gènes. V. *acide ribonucléique*. Abrév. : ADN ou DNA (de l'anglais ***d**eoxyribo**n**ucleic **a**cid*).

**acide édétique** *(angl. **edetic acid**).* Éthylène diamine tétraacétate. Acide organique insoluble dans l'eau, qui donne des sels surtout avec le sodium. Un sel sodique de cet acide est utilisé pour l'*épreuve de l'hypocalcémie provoquée* (V. *hypocalcémie provoquée [épreuve de l']*). Abrév. : EDTA.

**acide folique** *(angl. **folic acid**).* Vitamine hydrosoluble du groupe B produite par les plantes et obtenue aussi par synthèse. C'est un facteur de maturation des cellules, en particulier des cellules de la moelle osseuse, essentiel pour l'hématopoïèse. Il joue un rôle primordial dans la synthèse de certains acides nucléiques. On le prescrit dans les anémies de type myéloblastique. Syn : *vitamine B9* (ou *Bc*).

**acide glucuronique** (ou **glycuronique**) *(angl. **glycuronic acid**).* Acide uronique dérivé du glucose ; c'est un constituant des mucopolysaccharides de l'organisme.

**acide glutamique** *(angl. **glutamic acid**).* Acide aminé non indispensable (synthétisé dans l'organisme) qui joue un rôle important dans le métabolisme des cellules nerveuses, dans la synthèse des acides aminés et du glucose. C'est un constituant des prolamines végétales et de l'acide folique ; sous forme d'ester, c'est un constituant de certaines enzymes (V. *glutamate-oxaloacétate-transaminase*). On le prescrit comme *anticonvulsivant* (dans l'épilepsie) et pour améliorer les aptitudes intellectuelles des arriérés mentaux.

**acide gras** *(angl. **fatty acid**).* Nom d'ensemble des acides organiques dont la molécule comporte une chaîne carbonée ouverte ayant la particularité de les rendre non miscibles à l'eau. Les acides gras rentrent dans la composition des matières grasses naturelles (lipides). Les *acides gras essentiels* ou *polyinsaturés* (acide linoléique, acide linolénique) sont indispensables à l'alimentation, n'étant pas synthétisés dans l'organisme. On les trouve surtout dans diverses huiles végétales. V. *vitamine F*.

**acide hippurique** *(angl. **hippuric acid**).* Acide organique éliminé dans l'urine, représentant une forme non toxique d'élimination, combinée au glycocolle, de l'acide benzoïque contenu dans certains aliments végétaux. Cette transformation s'effectue normalement dans le foie. V. *hippuricurie provoquée*.

**acide lactique** *(angl. **lactic acid**).* Acide organique qui se forme dans les muscles lors du travail musculaire intensif et qui est aussi produit par l'action de certaines bactéries sur le lactose (fermentation lactique).

**acide linoléique** *(angl. **linoleic acid**).* Acide gras essentiel contenu en grande quantité dans l'huile de tournesol, de maïs, de noix, de soja.

**acide linolénique** *(angl. **linolenic acid**).* Acide gras essentiel présent surtout dans l'huile de lin.

**acide nicotinique** *(angl. **nicotinic acid**).* Substance à propriétés vitaminiques *(vitamine antipellagreuse)*, présente dans la plupart des cellules vivantes, dans le foie, le lait, la levure, le maïs, la farine ; employée comme vasodilatateur. V. *nicotinamide*. Syn. : *facteur* (ou *vitamine*) *PP*.

**acide nitrique** *(angl. **nitric acid**).* Acide minéral azoté, très fort ; liquide incolore fumant à l'air, servant à préparer des dérivés nitrés, utilisé parfois comme caustique local. Nom courant : *eau-forte*.

**acide nucléique** *(angl.* ***nucleic acid****)*. Constituant de la cellule vivante (essentiellement du noyau), renfermant une base purique, un sucre et de l'acide phosphorique (sous forme d'ester). Il en existe deux types : l'*acide désoxyribonucléique* et l'*acide ribonucléique*.

**acide oxalique** *(angl.* ***oxalic acid****)*. Acide organique contenu dans divers végétaux (oseille, rhubarbe, épinards) et qui se forme aussi dans l'organisme au cours de la dégradation de l'acide ascorbique et du glycocolle. Sous forme d'oxalate de calcium, il participe à la formation de calculs urinaires. V. *oxalémie*, *oxalurie*.

**acide oxaloacétique** *(angl.* ***oxaloacetic acid****)*. Acide cétonique constituant un trait d'union entre le métabolisme des glucides et le métabolisme des protides du fait qu'il est facilement transformable soit en acide aspartique (acide aminé), soit en un produit intermédiaire du glucose.

**acide para-aminobenzoïque** *(angl.* ***para-aminobenzoic acid****)*. Nom chimique de la *biotine*. Abrév. : PAB, PABA.

**acide para-aminohippurique** *(angl.* ***para-aminohippuric acid****)*. Acide organique utilisé pour l'exploration fonctionnelle de l'excrétion tubulaire rénale. Abrév. : PAH.

**acide para-aminosalicylique** *(angl.* ***paraaminosalicylic acid, aminosalylum****)*. Médicament antituberculeux prescrit souvent en association avec l'isoniazide et la streptomycine, par voie intraveineuse ou buccale. Abrév. : PAS.

**acide phénique**. V. *phénol*.

**acide phénylacétique** *(angl.* ***phenylacetic acid****)*. Acide aromatique isolé d'essences de fleurs (surtout de la rose), employé dans la fabrication de parfums. C'est aussi un métabolite de la phénylalanine, provenant de l'acide phénylpyruvique.

**acide phénylpyruvique** *(angl.* ***phenylpyruvic acid****)*. Produit intermédiaire dans la dégradation de la phénylalanine, qui peut s'accumuler anormalement dans le sang et être éliminé par les urines, avec d'autres dérivés de phénylalanine, lorsque le métabolisme de cet acide aminé est perturbé par déficit enzymatique héréditaire. V. *phénylcétonurie*, *oligophrénie phénylpyruvique*.

**acide phosphorique** *(angl.* ***phosphoric acid****)*. Acide minéral (formule : $PO_4H_3$) qui joue un rôle important dans l'organisme sous forme d'esters, rentrant dans la composition de diverses substances organiques (phosphoprotéines, phospholipides, phosphoglucides) et intervenant dans nombre de réactions enzymatiques. On l'utilise comme acidifiant urinaire et comme acidulant de denrées alimentaires.

**acide picrique** *(angl.* ***picric acid****)*. Acide se présentant sous forme de lamelles jaunes. C'est un colorant à propriétés antiseptiques utilisé pour la conservation des prélèvements destinés à un examen histologique. On l'emploie également pour la détection du sperme en médecine légale. V. *Barberio (réaction de)*.

**acide pyruvique** *(angl.* ***pyruvic acid****)*. Acide organique (cétonique) qui représente un intermédiaire important du métabolisme glucidique, provenant de la dégradation du glucose et susceptible de se transformer à nouveau en glucose. Il participe également à la synthèse d'acides gras, de stérols et d'acides aminés.

**acide ribonucléique** *(angl.* ***ribonucleic acid****)*. Acide nucléique dont le sucre est le ribose, et qui est un constituant du cytoplasme et du noyau des cellules. V. *acide désoxyribonucléique*. Abrév. : ARN ou RNA (de l'anglais ***r****ibo****n****ucleic* ***a****cid*).

**acide salicylique** *(angl.* ***salicylic acid****)*. Composé chimique utilisé pour la conservation des aliments, pour la préparation des salicylates, de l'aspirine et de très nombreux colorants. On l'emploie comme désinfectant et comme antalgique dans certaines pommades.

**acide stéarique** *(angl.* ***stearic acid****)*. Acide gras saturé isolé du suif du mouton et contenu dans la plupart des graisses animales et des huiles végétales.

**acide sulfurique** *(angl.* ***sulfuric acid****)*. Acide minéral fort (formule : $SO_4H_2$), très corrosif, fumant à l'état concentré, ayant de nombreuses utilisations commerciales. Nom courant : *vitriol*.

**acide urique** *(angl.* ***uric acid****)*. Produit final de la dégradation des purines organiques (nucléotides) et des purines alimentaires, présent dans le sang (V. *uricémie*) où il peut s'accumuler dans certains états pathologiques, tels que la goutte (V. *hyperuricémie*) et éliminé par les urines (V. *uricurie*).

**acide uronique** *(angl.* ***uronic acid****)*. Chacun des acides dérivant des oses (acide glucuronique pour le glucose, acide mannuronique pour le mannose, etc.). Les acides uroniques jouent un rôle biologique important.

**acidifiant, ante** a. *(angl.* ***acidifying****)*. Qui est doué du pouvoir d'abaisser le pH d'une substance. (nom : un **acidifiant**)

**acidifié, ée** a. *(angl.* ***acidified****).* Qui a été rendu acide.

**acidifier** v. *(angl.* ***acidify****).* Rendre acide une substance, en abaisser le pH (par ex. acidifier les urines par l'administration d'un médicament acidifiant).

**acidité** f. *(angl.* ***acidity****).* 1) Propriété d'un acide exprimée par la concentration en ions d'hydrogène libre (pH). Elle se traduit par un pH inférieur à 7.2) Qualité d'une substance qui a une saveur aigre.

**acidocétose** f. *(angl.* ***ketoacidosis****).* Acidose observée essentiellement dans le diabète, quelquefois dans le jeûne prolongé. Elle est due à l'accumulation dans l'organisme de corps cétoniques, produits résultant de la désintégration des lipides utilisés en quantité excessive pour les besoins énergétiques, en remplacement des glucides dont le métabolisme est perturbé. L'acidocétose correspond aux périodes de précoma et de coma diabétiques. V. *acidose*, *cétose*. Syn. : *cétoacidose*.

**acidophile** a. *(angl.* ***acidophilic, oxyphilic****).* Qui a de l'affinité pour les colorants acides tels que l'éosine. Ling. : On dit aussi parfois *éosinophile*.

**acidorésistance** f. *(angl.* ***acidoresistance****).* Propriété de certains micro-organismes, tels que le bacille tuberculeux, qui se colorent en rouge par la fuchsine basique, de résister à la décoloration par les acides minéraux dilués.

**acidorésistant, ante** a. *(angl.* ***acidoresistant****).* Se dit d'un corps ou d'un organisme vivant (bactérie) doués d'acidorésistance. (nom : un **acidorésistant**)

**acidose** f. *(angl.* ***acidosis****).* Trouble de l'équilibre acido-basique avec prédominance de l'acidité, résultant d'une formation excessive ou d'une élimination insuffisante d'acides, ou encore d'une perte excessive de bases. (a. **acidosique**)

**acidose alcoolique** *(angl.* ***alcoholic acidosis****).* Élimination ou réduction de la réserve alcaline dans les tissus et les liquides organiques, associée à une production accrue de corps cétoniques; analogue à l'acidose du diabète sucré.

**acidose compensée** *(angl.* ***compensated acidosis****).* Acidose dans laquelle le pH sanguin reste normal, par la mise en jeu des mécanismes régulateurs de l'équilibre acidobasique.

**acidose décompensée** *(angl.* ***uncompensated acidosis****).* Acidose dans laquelle le pH sanguin est abaissé au-dessous de 7,35. La réserve alcaline peut être augmentée ou diminuée.

**acidose diabétique** *(angl.* ***diabetic acidosis****).* Acidose par production excessive d'acides, qui complique un diabète mal contrôlé.

**acidurie** f. *(angl.* ***aciduria****).* Excès d'acides dans l'urine.

**acinésie** f. V. *akinésie*. (a. **acinétique**)

**acineux, euse** a. *(angl.* ***acinous****).* Qui se rapporte aux acini, qui est constitué par des acini. Ex. : glande acineuse.

**aciniforme** a. *(angl.* ***aciniform****).* En forme de grain ou de grappe de raisin.

**acinus** m. (pl. **acini**) *(angl.* ***acinus, acini****).* 1) Petite cavité glandulaire arrondie en forme de cul-de-sac, se déversant dans un canal excréteur. 2) *Acinus pulmonaire* : ensemble anatomique et fonctionnel constitué par la ramification d'une bronchiole terminale en canaux alvéolaires auxquels sont appendues les alvéoles pulmonaires.

**acné** f. *(angl.* ***acne****).* Affection de la peau ayant comme point de départ les glandes sébacées ou pilo-sébacées. Il existe plusieurs formes d'acné dont l'*acné des adolescents* (*acné juvénile* ou *acné vulgaire*), qui est une éruption folliculaire, caractérisée par des comédons, des papulo-pustules superficielles ou profondes, localisées le plus souvent au visage, au dos et à la partie supérieure du thorax. C'est une complication fréquente de la séborrhée. L'*acné rosacée* (*rosacée* ou *couperose*) est une affection du visage, apparaissant après la quarantaine, caractérisée par des rougeurs, des papulo-pustules et des petites dilatations des vaisseaux cutanés. V. *rhinophyma*.

**acnéiforme** a. *(angl.* ***acneiform****).* Qui ressemble à l'acné. Ex. : nævus acnéiforme.

**acoumétrie** f. *(angl.* ***acoumetry****).* Évaluation de l'acuité auditive.

**acouphène** m. *(angl.* ***tinnitus****).* Sensation auditive anormale n'ayant pas son origine dans un son extérieur (bourdonnement, sifflement, etc.).

**acoustique** *(angl. 1) 2)* ***acoustic****, 3)* ***acoustics****).* 1) a. Qui se rapporte aux sons. Ex. : ondes acoustiques. 2) a. Qui concerne la fonction auditive. Ex. : champ acoustique, nerf acoustique. 3) f. Branche de la physique qui traite des sons.

**acquis, ise** a. *(angl.* ***acquired****).* Qui n'existe pas à la naissance, mais apparaît au cours de l'existence. Ex. : immunité acquise, caractère acquis. V. *congénital*.

**acrinie** f. *(angl.* ***acrinia****).* Absence ou diminution des sécrétions.

**acro-** Préfixe d'origine grecque indiquant une relation avec les extrémités (membres), les sommets.

**acroasphyxie** f. *(angl.* ***acroasphyxia****)*. Trouble vasomoteur des extrémités caractérisé par l'*acrocyanose* et des sensations douloureuses.

**acrocéphalie** f. *(angl.* ***acrocephaly****)*. Déformation du crâne qui est anormalement haut, « en pain de sucre ».

**acrocyanose** f. *(angl.* ***acrocyanosis****)*. Coloration violacée, bleuâtre (cyanose) des extrémités.

**acrogéria** f. *(angl.* ***acrogeria****)*. Maladie génétique caractérisée par un vieillissement précoce des téguments des mains et des pieds. Elle est proche de la *progéria*. Peuvent s'y associer encore : un érythème scarlatiniforme du visage, une micrognathie, des dysplasies dentaires. Syn. : *syndrome de Gottron.*

**acrokératose paranéoplasique** *(angl.* ***paraneoplastic acrokeratosis****)*. Dermatose caractérisée par des lésions d'aspect eczémateux et psoriasiforme siégeant aux extrémités et aux zones cutanées proéminentes (nez, joues, oreilles, genoux, dos des mains et des pieds). Elle se développe chez les malades atteints d'un carcinome des voies respiratoires supérieures ou du tube digestif. Syn. : *syndrome de Bazex.*

**acromégalie** f. *(angl.* ***acromegaly, acromegalia****)*. Augmentation anormale des dimensions du nez, du menton, des oreilles, des mains, des pieds, par rapport au reste du corps. Elle est presque toujours liée à un adénome de l'hypophyse. (a. **acromégalique**)

**acromial**, **ale**, **aux** a. *(angl.* ***acromial****)*. Qui se rapporte à l'acromion. Ex. : facette acromiale.

**acromio-claviculaire** a. *(angl.* ***acromioclavicular****)*. Qui se rapporte à l'acromion et à la clavicule. Ex. : articulation acromio-claviculaire.

**acromion** m. *(angl.* ***acromion****)*. Extrémité de l'épine de l'omoplate par laquelle cette dernière s'articule avec la clavicule. (a. **acromial, ale, aux**)

**acropathie** f. *(angl.* ***acropathy****)*. Toute affection des extrémités.

**ACTH**. Abrév. de l'anglais *adrenocorticotropic hormone* qui désigne la *corticotrophine*.

**actin-**, **actino-** Préfixe signifiant *rayon* et indiquant une relation avec des rayonnements.

**actinique** a. *(angl.* ***actinic****)*. Qui se rapporte ou qui est dû à l'action de la lumière, en particulier à l'action des rayons ultraviolets. Ex. : conjonctivite actinique.

**actinite** f. *(angl.* ***actinodermatitis****)*. Dermatite provoquée par l'exposition à divers rayons (notamment les rayons solaires). V. *héliodermite, lucite.*

**Actinomyces israelii** (*angl.* ***Actinomyces israelii***). Espèce de bactéries filamenteuses gram-positive, saprophyte des cavités naturelles, aux extrémités en massue, agent de l'actinomycose (ordre des *Actinomycetales*, famille des *Actinomycetaceae*, genre *Actinomyces*).

**actinomycose** f. (*angl.* ***actinomycosis***). Infection à *Actinomyces israelii*, caractérisée par des lésions non douloureuses des ganglions lymphatiques. Elle est le plus souvent localisée dans la région buccale (*actinomycose cervicofaciale*), dans les cavités péritonéale et pelvienne, où elle provoque des abcès et divers atteintes viscérales, ou dans les poumons (*actinomycose pulmonaire*), où elle se manifeste par de multiples petits abcès et fistules dans la plèvre et la paroi thoracique.

**actinothérapie** f. *(angl.* ***phototherapy, actinotherapy****)*. Traitement par des rayons lumineux produits artificiellement par des appareils ou des lampes.

**activation** f. *(angl.* ***activation****)*. 1) Renforcement des propriétés d'un corps, avec ou sans transformation chimique, par adjonction d'une petite quantité d'une autre substance dite « activateur » ou par exposition à des rayonnements. 2) En physiologie, augmentation de l'excitabilité d'une structure nerveuse sous l'influence d'un stimulus. Ant. : *inhibition* (1).

**acuité** f. *(angl.* ***acuity****)*. Finesse de perception par certains sens : ouïe *(acuité auditive)*, vue *(acuité visuelle)*, toucher *(acuité tactile)*.

**acuminé**, **ée** a. *(angl.* ***acuminate****)*. Qui se termine en pointe. Ex. : condylome acuminé.

**acupuncture** f. *(angl.* ***acupuncture****)*. Méthode thérapeutique antique, d'origine chinoise, qui connaît un regain d'actualité à travers le monde, et qui consiste à introduire en des points déterminés de la surface du corps, des aiguilles de formes et de dimensions diverses, dans le but de supprimer des douleurs, de réaliser une anesthésie ou de traiter diverses maladies.

**acycloguanosine** f. Syn. d'*acyclovir*.

**acyclovir** m. *(angl.* ***acyclovir****)*. [DCI] Dérivé de la guanine possédant une chaîne latérale acyclique. Son administration par voie intraveineuse directe entraîne une amélioration rapide des lésions herpétiques (en particulier zona et herpès localisés). Son application locale prévient la récidive de l'infection herpétique cornéenne. Syn. : *acycloguanosine*.

**ad-** Préfixe d'origine latine indiquant la *proximité*, le *rapprochement*, le *renforcement*. Ant. : *ab-*.

**Adam** (**pomme d'**) *(angl.* ***laryngeal prominence****)*. Saillie médiane du cou, à la face antérieure du cartilage thyroïde. Elle est plus marquée chez l'homme que chez la femme. V. *cartilage thyroïde*.

**adamantin, ine** a. *(angl.* ***adamantine****)*. Qui se rapporte à l'émail des dents.

**Adams-Stokes** (**maladie** ou **syndrome d'**) *(angl.* ***Adams-Stokes disease*** *or* ***syndrome****)*. Affection caractérisée par des troubles circulatoires (pâleur extrême, chute de tension artérielle, syncope) et souvent nerveux (vertiges, crises convulsives), secondaires à un ralentissement excessif de la fréquence des contractions des ventricules cardiaques, et réalisant généralement un pouls lent permanent. Syn. : *syndrome de Morgagni-Adams-Stokes*. (*Adams* Robert, médecin de Dublin, 1791-1875 ; *Stokes* William, clinicien irlandais de Dublin, 1804-1878.)

**adaptation** f. *(angl.* ***adaptation****)*. 1) Faculté que possède l'organisme de s'habituer à de nouvelles conditions de vie, tant sur le plan physique que psychologique ou social. 2) Capacité de l'œil de s'accoutumer à des variations d'éclairage. (a. **adaptatif, ive**)

**Addis** (**compte** ou **épreuve d'**) *(angl.* ***Addis count****)*. Épreuve pour l'évaluation quantitative des éléments figurés de l'urine. Elle consiste à compter les hématies (éventuellement les leucocytes) dans les urines de 12 heures recueillies le matin après un régime sec, et centrifugées. (*Addis* Thomas, médecin d'origine écossaise, professeur à San Francisco, 1881-1949.)

**Addison** (**maladie d'**) *(angl.* ***Addison's disease****)*. Insuffisance surrénale chronique comportant cinq manifestations majeures : l'anémie, l'asthénie, l'hypotension, les troubles gastriques et une coloration foncée de la peau *(mélanodermie)* rappelant le hâle solaire, d'où le nom de « maladie bronzée » qu'on lui donne parfois. La cause de la maladie invoquée était autrefois surtout la tuberculose ; actuellement l'insuffisance surrénalienne est expliquée par la destruction auto-immunitaire des glandes. (*Addison* Thomas, médecin de Londres, 1793-1860.)

**addisonien, ienne** *(angl.* ***addisonian****)*. 1) a. Qui se rapporte à la maladie d'Addison. 2) a. et n. Qui est atteint de la maladie d'Addison.

**adducteur** a. et m. *(angl.* ***adductor****)*. Se dit d'un muscle qui exécute un mouvement d'adduction. Ex. : muscle adducteur du pouce.

**adduction** f. *(angl.* ***adduction****)*. Mouvement par lequel un membre ou un segment de membre est rapproché de l'axe médian du corps ; position qui en résulte. Ant. : *abduction*.

**adén-, adéno-** Préfixe d'origine grecque indiquant une relation avec une glande ou un ganglion lymphatique.

**adénectomie** f. *(angl.* ***adenectomy****)*. Ablation d'un ganglion lymphatique ou d'une glande.

**adénine** f. *(angl.* ***adenine****)*. Base purique qui entre dans la constitution des acides nucléiques. Son catabolisme aboutit chez l'homme à l'acide urique.

**adénite** f. *(angl.* ***adenitis****)*. Inflammation des ganglions lymphatiques, se traduisant par une tuméfaction et due à une infection (locale, régionale ou générale). Elle peut être soit aiguë et passagère, soit suppurée et donnant un véritable abcès, soit encore subaiguë ou chronique, ou quelquefois pseudo-tumorale. Syn. : *lymphadénite*.

**adéno-amygdalectomie** f. *(angl.* ***adenotonsillectomy****)*. Ablation des végétations adénoïdes et des amygdales.

**adénocancer** m. Syn. peu usité d'*adénocarcinome*.

**adénocarcinome** m. *(angl.* ***adenocarcinoma****)*. Épithélioma dont la structure rappelle grossièrement celle d'une glande. Syn. : *adénocancer* (peu usité).

**adénofibrome** m. Syn. de *fibroadénome*.

**adénogramme** m. *(angl.* ***lymph node differential cell count****)*. Répartition des différents types de cellules présentes sur un frottis prélevé par ponction d'un ganglion. Normalement, les cellules qui en constituent la grande majorité sont les lymphocytes.

**adénohypophyse** f. Syn. d'*antéhypophyse*. V. *hypophyse*.

**adénoïde** a. *(angl.* ***adenoid****)*. Dont la structure rappelle celle d'une glande (Ex. : épithélioma adénoïde) ou d'un ganglion lymphatique (tissu adénoïde, végétations adénoïdes).

**adénoïdectomie** f. *(angl.* ***adenoidectomy****)*. Ablation des *végétations adénoïdes*.

**adénoïdite** f. *(angl.* ***adenoiditis****)*. Inflammation des *végétations adénoïdes*.

**adénomateux, euse** a. *(angl.* ***adenomatous****)*. Qui se rapporte à un adénome, qui est de la nature d'un adénome. Ex. : goitre adénomateux.

**adénomatose** f. *(angl.* ***adenomatosis****)*. Présence d'adénomes multiples dans le tissu d'une ou de plusieurs glandes.

**adénome** m. *(angl.* ***adenoma****)*. Tumeur bénigne développée aux dépens d'une glande, dont la structure rappelle plus ou moins celle de la glande dont elle provient. (a. **adénomateux**, **euse**)

**adénomectomie** f. *(angl.* ***adenomectomy****)*. Ablation d'un adénome.

**adénomyome** m. *(angl.* ***adenomyoma****)*. Tumeur bénigne, d'aspect nodulaire, formée de fibres musculaires lisses et de tissu glandulaire.

**adénomyose** f. Syn. d'*endométriose*.

**adénopathie** f. *(angl.* ***adenopathy****)*. Toute affection des ganglions lymphatiques.

**adénosarcome** m. *(angl.* ***adenosarcoma****)*. Adénome dont le tissu conjonctif a subi une transformation cancéreuse (en sarcome).

**adénosine** f. *(angl.* ***adenosine****)*. Nucléoside constitué d'adénine (base purique) et de ribose.

**adénosine-triphosphate** m. *(angl.* ***adenosine-triphosphate****)*. Nucléotide présent dans toutes les cellules, indispensable à la synthèse de l'acide ribonucléique, servant à emmagasiner l'énergie libérée lors des processus métaboliques cellulaires. Abrév. : ATP.

**adénovirus** m. *(angl.* ***adenovirus****)*. Tout virus à ADN de la famille des Adenoviridae à laquelle appartiennent les virus responsables de pharyngites, conjonctivites et affections respiratoires aiguës qui peuvent simuler un état grippal. Syn. : *virus APC*, *virus adéno-pharyngo-conjonctival*.

**ADH**. Abrév. du terme anglais ***a****ntidiuretic* ***h****ormone* désignant la *vasopressine*.

**adhérence** f. *(angl.* ***adherence****)*. Accolement de deux organes ou de deux surfaces contiguës normalement séparés. L'adhérence peut être congénitale ou secondaire à un processus inflammatoire. (a. **adhérent**, **ente** ; **adhérentiel**, **elle**)

**adhésif**, **ive** a. *(angl.* ***adhesive****)*. Qui est susceptible d'adhérer à une surface. Ex. : pansement adhésif. (nom : un **adhésif**)

**adiadococinésie** f. *(angl.* ***adiadochokinesia****)*. Impossibilité d'exécuter rapidement des mouvements alternants tels que la pronation et la supination. V. *diadococinésie*.

**adip-**, **adipo-** Préfixe d'origine latine indiquant une relation avec la graisse, plus particulièrement avec le tissu graisseux de l'organisme.

**adipeux**, **euse** a. *(angl.* ***adipic****,* ***adipose****)*. Qui est de nature graisseuse. Ex. : dégénérescence adipeuse, tissu adipeux.

**adipo-cellulaire** a. *(angl.* ***adipocellular****)*. Se dit d'un tissu conjonctif riche en graisse.

**adipomastie** f. *(angl.* ***adipomastia****)*. Développement excessif du tissu graisseux des seins.

**adipose** (ou **adiposité**) f. *(angl.* ***adiposis****)*. Excès de graisse dans le tissu cellulaire sous-cutané, surtout lorsqu'elle est circonscrite à certaines régions du corps (V. *lipomatose*). Ling. : Ces termes sont parfois employés improprement comme synonymes d'*obésité*.

**adiurétine** f. Syn. désuet de *vasopressine*.

**adjacent**, **ente** a. *(angl.* ***adjacent****)*. Qui est situé dans le voisinage immédiat, en contact direct. Ex. : vertèbres adjacentes.

**adjuvant**, **ante** a. *(angl.* ***adjuvant****)*. 1) Se dit d'une substance permettant l'absorption plus aisée d'un médicament ou facilitant son action. (nom : un **adjuvant**). 2) Se dit d'un traitement destiné à compléter le traitement principal.

**ADN**. Abrév. d'*acide* ***d****ésoxyribo****n****ucléique*.

**adolescence** f. *(angl.* ***adolescence****)*. Période de la vie située entre l'enfance et l'âge adulte. Elle commence à la puberté avec l'apparition des caractères sexuels secondaires et se termine avec la fin de la croissance. (a. et n. **adolescent**, **ente**)

**adoucissant**, **ante** a. *(angl.* ***soothing****)*. Qui est propre à calmer l'irritation, la douleur, au niveau de la peau ou d'une muqueuse. (nom : un **adoucissant**)

**adrén-**, **adréno-** Préfixe d'origine latine indiquant une relation avec les surrénales.

**adrénaline** f. *(angl.* ***epinephrine****)*. Hormone sécrétée par la médullosurrénale et que l'on a pu obtenir par synthèse. L'action physiologique de l'adrénaline s'oppose à celle de l'acétylcholine. C'est un principe hypertensif vasoconstricteur sur la circulation périphérique et un régulateur de la musculature lisse, dont l'action rappelle l'excitation du système sympathique (V. *sympathicomimétique*).

**adrénergique** a. *(angl.* ***adrenergic****)*. Qui est activé par l'adrénaline, qui la sécrète, ou en a les caractéristiques. Ex. : récepteur, nerf adrénergique.

**adrénocorticotrope** a. *(angl.* ***adrenocorticotropic****)*. Qui stimule l'activité hormonale de la corticosurrénale. Ex. : hormone adrénocorticotrope (ou *corticotrophine*).

**adrénocorticotrophine**. Syn. de *corticotrophine*.

**adrénolytique** a. *(angl.* ***adrenolytic****)*. Qui supprime les effets de l'adrénaline dans l'organisme (au niveau des récepteurs adrénergiques).

**adrénoprive** a. *(angl.* ***adrenoprival****)*. Qui se rapporte, qui est dû à l'insuffisance ou à l'absence de la fonction surrénalienne.

**adsorbant, ante** a. *(angl.* ***adsorbent****)*. Se dit d'une substance qui en adsorbe une autre. Ex. : charbon adsorbant. (nom : un **adsorbant**)

**adsorption** f. *(angl.* ***adsorption****)*. Phénomène d'adhésion superficielle qui se produit lorsqu'une substance solide, liquide ou gazeuse, entre en contact avec une autre substance solide ou liquide, sans qu'il y ait combinaison chimique ou dissolution.

**adventice** f. *(angl.* ***adventitia****)*. Tunique externe d'un vaisseau. Syn. : *externa*. (a. **adventitiel, elle**)

**adynamie** f. *(angl.* ***adynamia****)*. Extrême faiblesse musculaire caractérisant certaines maladies (par ex. la fièvre typhoïde) et les fièvres élevées. (a. **adynamique**)

**aér-, aéro-** Préfixe d'origine grecque indiquant une relation avec l'air ou avec des gaz.

**aérien, ienne** a. *(angl.* ***aerial****)*. Qui se rapporte aux conduits et aux cavités par lesquels l'air pénètre jusqu'aux poumons. Les *voies aériennes supérieures* sont constituées par : les fosses nasales, la bouche, le pharynx, le larynx et la trachée.

**aérifère** a. *(angl.* ***aeriferous****)*. Qui amène de l'air. Ex. : conduit aérifère.

**aérium** m. Autrefois, établissement de cure et de repos au grand air réservé aux enfants exposés à la tuberculose, mais qui ne relèvent pas du préventorium.

**aérobie** a. et m. *(angl.* ***aerobic, aerobe****)*. Se dit d'un micro-organisme qui a besoin pour vivre d'air ou d'oxygène libre. Ant. : *anaérobie*.

**aérocolie** f. *(angl.* ***aerocoly****)*. Distension du côlon par accumulation d'air ou de gaz.

**aérogastrie** f. *(angl.* ***aerogastria****)*. Accumulation d'air dans l'estomac, pouvant provoquer sa distension. V. *aérophagie*.

**aérophagie** f. *(angl.* ***aerophagia****)*. Déglutition, le plus souvent involontaire, d'une certaine quantité d'air qui pénètre dans l'estomac et s'y accumule *(aérogastrie)*.

**aérosol** m. *(angl.* ***aerosol****)*. Suspension stable dans l'air ou dans un autre milieu gazeux de très fines particules solides ou liquides (d'un médicament, d'un insecticide, etc.).

**afébrile** a. *(angl.* ***afebrile, apyretic****)*. Qui est sans fièvre. Syn. : *apyrétique*.

**affect** m. *(angl.* ***affect****)*. Tout état affectif élémentaire de plaisir ou de déplaisir.

**affectif, ive** a. *(angl.* ***affective****)*. Qui se rapporte au sentiment ou à l'émotion que provoque une situation donnée.

**affection** *(angl. 1)* ***affliction****, 2)* ***affection****)*. 1) Atteinte de l'organisme ou trouble des fonctions physiologiques ou psychiques. Ling. : *Affection* est un terme passe-partout couvrant les concepts *anomalie, dysfonction, lésion, maladie, syndrome*. 2) Sentiment tendre qui attache, qui lie une personne à une autre.

**affectivité** f. *(angl.* ***affectivity****)*. Fonction psychique très générale comprenant l'émotion et ses variétés, les sentiments, les inclinations et les passions. Elle est perturbée par la névrose et la psychose.

**afférent, ente** a. *(angl.* ***afferent****)*. Qui amène à un organe, ou de la périphérie vers le centre. Ex. : nerf afférent. Ant. : *efférent*.

**afflux** m. *(angl.* ***afflux****)*. Arrivée abondante ou soudaine d'un liquide dans une partie du corps ou un organe déterminés.

**affrontement** m. *(angl.* ***apposition****)*. Action de rapprocher très exactement bord à bord les deux lèvres d'une incision ou d'une plaie, afin d'obtenir une cicatrisation régulière et une cicatrice peu marquée. V. *apposition*.

**affronter** v. *(angl.* ***to bring together****)*. Rapprocher bord à bord les deux lèvres d'une plaie.

**AFP**. Abrév. d'*alpha-fœtoprotéine*.

**ag**. Abrév. d'*antigène*.

**Ag**. Symbole chimique de l'*argent*.

**agammaglobulinémie** f. *(angl.* ***agammaglobulinemia****)*. Absence ou réduction très marquée des gamma-globulines plasmatiques. Une forme particulière est l'*agammaglobulinémie de Bruton*, maladie congénitale qui frappe presque exclusivement les garçons, se manifestant par des infections graves et répétées, la baisse considérable des immunoglobulines dans le sérum et l'absence des lymphocytes B. Elle est probablement due à un défaut génétique récessif lié au sexe. V. *gammapathie*.

**agar-agar** (ou **agar**) m. *(angl.* ***agar****)*. Substance mucilagineuse extraite de diverses algues marines. Elle se présente en bandelettes jaune pâle qui se gonflent dans l'eau en donnant par refroidissement une gelée. On l'utilise dans l'alimentation comme épaississant (confitures, confiseries), pour les milieux de culture en bactériologie, ou comme laxatif doux. Syn. : *gélose*, *gélatine de Chine*.

**âge** m. *(angl.* ***age****)*. Mesure de la durée de vie ou du degré de développement d'un être vivant ou d'un objet, exprimée dans une unité de temps appropriée. V. *âge (deuxième)*, *âge (premier)*, *âge (troisième)*.

**âge (deuxième)** *(angl.* ***preschool age****).* Âge des enfants de trois à six ans révolus.

**âge (premier)** *(angl.* ***infancy****).* Âge des enfants n'ayant pas dépassé deux ans révolus.

**âge (troisième)** *(angl.* ***old age****).* Expression familière sans signification administrative précise, désignant les personnes âgées[22].

**âge anatomique** (ou **osseux**) *(angl.* ***anatomical age, bone age****).* Degré de développement d'un individu évalué sur la base de l'état de développement du système osseux (degré d'ossification des os, fermeture des fontanelles du crâne). L'âge osseux ne correspond pas toujours à l'âge dentaire, à l'âge chronologique.

**âge chronologique** (ou **âge légal**) *(angl.* ***chronological age****).* Âge mesuré en années de vie.

**âge critique**. Syn. de *climatère.*

**âge gestationnel** *(angl.* ***fertilization age****).* Durée de la grossesse calculée à partir de la dernière période menstruelle normale.

**âge légal**. V. *âge chronologique.*

**âge mental** *(angl.* ***mental age****).* Âge correspondant au développement intellectuel et psychique, déterminé par des tests étalonnés. Il ne coïncide pas toujours avec l'âge chronologique. V. *quotient intellectuel.*

**âge mûr**. Syn. de *maturité* (2).

**âge osseux**. V. *âge anatomique.*

**agénésie** f. *(angl.* ***agenesis****).* 1) Incapacité d'engendrer; stérilité, impuissance. 2) Absence ou arrêt de développement d'un organe ou d'une partie du corps. Ex. : agénésie dentaire, ovarienne, pilaire.

**agent Delta**. V. *hépatite D.*

**agglutination** f. *(angl.* ***agglutination****).* Groupement en petits amas de cellules ou de micro-organismes porteurs d'un antigène (*agglutinogène*), en suspension dans un liquide, lorsqu'ils sont en présence de l'anticorps correspondant (*agglutinine*). L'agglutination des hématies ne se produit *in vivo* qu'à la suite d'une erreur de transfusion (injection de sang appartenant à un groupe sanguin incompatible avec le sang du sujet), ou dans des conditions pathologiques (V. *érythroblastose fœtale*). L'agglutination des micro-organismes par le sérum du malade constitue une méthode très employée de diagnostic bactériologique.

**agglutiner** v. *(angl.* ***agglutinate****).* Amalgamer en une masse compacte; agglomérer, réunir.

**agglutinine** f. *(angl.* ***agglutinin****).* Substance *(anticorps)* présente dans certains sérums et capable d'agglutiner les micro-organismes ou les globules rouges renfermant l'agglutinogène correspondant. V. *groupes sanguins.*

**agglutinogène** m. *(angl.* ***agglutinogen****).* Substance *(antigène)* élaborée par certains micro-organismes ou présente à la surface des globules rouges, qui rend ces micro-organismes ou ces globules agglutinables par des sérums contenant les agglutinines correspondantes.

**aggravation** f. *(angl.* ***aggravation****).* Augmentation de la gravité des symptômes d'une maladie.

**agitation** f. *(angl.* ***agitation****).* Toute augmentation de l'activité motrice, qui devient désordonnée, associée à une excitation mentale. (a. **agité, ée**)

**agnosie** f. *(angl.* ***agnosia****).* Impossibilité de reconnaître les objets d'après leurs qualités : forme, couleur, poids, température, etc., bien que les fonctions sensorielles élémentaires (vision, audition, sensibilités superficielle et profonde) soient intactes. (a. **agnosique**)

**agnosie auditive verbale congénitale** *(angl.* ***auditory agnosia****).* Syn. de *audi-mutité de compréhension.*

**agnosie tactile** *(angl.* ***tactile agnosia****).* Syn. de *stéréoagnosie.*

**agonie** f. *(angl.* ***agony****).* Période qui précède la mort, caractérisée par un affaiblissement progressif des fonctions vitales (notamment de la circulation) entraînant une irrigation cérébrale insuffisante et un état d'inertie et d'inconscience. V. *coma.*

**agoniste** a. *(angl.* ***agonist****).* Se dit d'un muscle dont la contraction produit un mouvement désiré.

**agoniste dopaminergique** *(angl.* ***dopaminergic agonist****).* Nom d'ensemble des médicaments qui stimulent les récepteurs sur lesquels la dopamine exerce normalement son effet. Ces médicaments, prescrits dans la maladie de Parkinson, sont surtout efficaces sur l'akinésie et l'hypertonie.

**agoraphobie** f. *(angl.* ***agoraphobia****).* Crainte morbide des larges espaces vides, s'accompagnant parfois d'une sensation de vertige. Ling. : du grec *agora,* place publique.

**agrafage** m. *(angl.* ***clipping****).* Pose d'agrafes, notamment au cours d'une ostéosynthèse.

**agrafe** f. *(angl.* ***clip****).* Petit crochet en métal destiné à rapprocher les lèvres d'une plaie.

**agranulocytose** f. *(angl.* ***agranulocytosis****).* Affection caractérisée essentiellement par une disparition presque complète des granulocytes du sang (globules blancs polynucléaires neutrophiles), dont les principales manifestations sont l'angine et un état infectieux grave.

**agraphie** f. *(angl.* ***agraphia****).* Incapacité d'écrire en raison d'une atteinte des centres nerveux de l'écriture; c'est une forme d'apraxie.

**agrégat** m. *(angl.* ***aggregate****).* Amas constitué par l'agglomération d'éléments figurés du sang. Syn. : *sludge* (terme anglais couramment employé dans les textes français).

**agressivité** f. *(angl.* ***aggressiveness****).* 1) Tendance à attaquer, à combattre, dans le sens de l'hostilité et de la destruction. 2) Tendance à l'activité caractérisée par l'affirmation de soi, dans un sens possessif et constructif.

**agrétope** m. *(angl.* ***agretope****).* Partie de la molécule antigénique capable de se lier aux molécules de classe II du complexe majeur d'histocompatibilité et d'être ainsi reconnue par des récepteurs de cellules (lymphocytes) T lors d'une réaction immunitaire.

**agrippement** m. Syn. de *réflexe de préhension.*

**agueusie** f. *(angl.* ***ageusia****).* Absence totale ou partielle du goût.

**aide médicale à la procréation**. En France, ensemble des techniques et des services, notamment de conseil, visant à permettre aux couples stériles d'avoir des enfants. Abrév. : AMP. Syn. : *procréation médicalement assistée* (déconseillé).

**aigu**, **aiguë** a. *(angl.* ***acute****).* 1) Se dit d'une affection à évolution rapide, par opposition à une évolution lente *(chronique).* 2) Se dit d'une douleur vive par opposition à une douleur sourde. 3) Qui est à son plus haut degré : crise aiguë. 4) Se dit d'un angle plus petit que l'angle droit.

**aiguille** f. *(angl.* ***needle****).* Fine tige d'acier de calibre variable, creuse ou pleine, droite ou courbe, à extrémité pointue ou émoussée, utilisée, selon le type, pour réaliser des sutures ou des ligatures, des injections ou des prélèvements de tissus.

**aine** f. *(angl.* ***groin****).* Région située de chaque côté du corps à l'union de la face antérieure de la cuisse et de la paroi antérieure de l'abdomen. Syn. : *région inguinale.* (a. **inguinal**, **ale**, **aux**)

**air alvéolaire courant** *(angl.* ***alveolar air****).* Air contenu normalement dans les alvéoles pulmonaires, qui contient 5,6 % de gaz carbonique et 14 % d'oxygène. Son volume a pour symbole $V_A$.

**air complémentaire** *(angl.* ***inspiratory reserve air****).* Quantité d'air introduite dans les poumons en plus de l'air courant lors d'une inspiration forcée (environ 1 500 à 1 600 ml). Syn. : *volume de réserve inspiratoire.* (Abrév. : VRI). V. *capacité inspiratoire.*

**air courant** *(angl.* ***tidal volume****).* Quantité d'air inspirée et expirée pendant un mouvement respiratoire normal (environ 500 ml chez l'homme). Syn. : *volume courant, volume respiratoire.* V. *capacité inspiratoire.*

**air de réserve** (ou **air supplémentaire**) *(angl.* ***expiratory reserve air****).* Quantité d'air rejetée en plus de l'air courant lors d'une expiration forcée (environ 1 500 à 1 600 ml). Syn. : *volume de réserve expiratoire.* (Abrév. : VRE).

**air résiduel** *(angl.* ***residual air****).* Air qui reste dans les poumons et les voies aériennes après l'expiration la plus énergique (environ 1 500 à 1 800 ml). Syn. : *volume résiduel.*

**aire** f. *(angl.* ***area****).* En anatomie, surface délimitée. Syn. : *champ* (2).

**aisselle** f. *(angl.* ***axilla****).* Creux situé entre la partie supérieure et interne du bras et la paroi latérale du thorax, normalement pileux chez l'adulte. Syn. : *creux* (ou *région*) *axillaire.* (a. **axillaire**)

**akinésie** f. *(angl.* ***akinesia****).* Impossibilité ou difficulté d'exécuter certains mouvements; lenteur anormale des mouvements volontaires. Ling. : La forme *acinésie* est moins usitée. (a. **akinétique** ou **acinétique**)

**Al** Symbole chimique de l'*aluminium.*

**alaise** f. Alèze.

**alalie** f. *(angl.* ***alalia****).* Impossibilité de s'exprimer par la parole, en raison d'un trouble organique ou fonctionnel.

**alanine aminotransférase** *(angl.* ***alanine aminotransferase****).* Nom officiel de la *glutamate-pyruvate transaminase.*

**Albee** (**greffe d'**) *(angl.* ***Albee's bone graft****).* Greffon osseux massif, généralement prélevé sur le tibia, et comprenant toutes les couches de l'os : périoste, tissu osseux proprement dit et moelle osseuse. (*Albee* Fred, chirurgien de New York, 1876-1945.)

**albinisme** m. *(angl.* ***albinism****).* Absence totale congénitale et héréditaire de pigment mélanique dans la peau, le système pileux et les yeux. L'albinisme peut être associé à d'autres anomalies : astigmatisme, nystagmus, cataracte, arriération mentale, surdi-mutité, etc.

**albinos** n. *(angl.* ***albino****).* Sujet atteint d'albinisme.

**Albright (ostéodystrophie héréditaire d')** *(angl.* ***Albright's hereditary osteodystrophy, pseudohypoparathyroidism****).* Maladie héréditaire à transmission autosomique dominante, caractérisée par une acidose tubulaire hypochlorémique, se traduisant cliniquement par le nanisme et le rachitisme chez l'enfant, et l'ostéomalacie chez l'adulte. L'évolution est chronique, grave, du fait des déformations osseuses, des fractures spontanées et d'une insuffisance rénale progressive. Syn. : *pseudohypoparathyroïdie*. (*Albright* Fuller, médecin américain, 1900-1969).

**Albright (syndrome d')** *(angl.* ***Albright's syndrome****)*. Syndrome rare caractérisé par l'association d'une dysplasie osseuse touchant surtout le crâne, de taches cutanées «café au lait» de contour irrégulier et d'une puberté précoce, essentiellement féminine. Syn. : *dysplasie fibreuse polyostotique*. (*Albright* Fuller, médecin américain, 1900-1969).

**albuginée** f. *(angl.* ***albuginea****)*. Membrane conjonctive épaisse entourant le testicule, l'épididyme et les corps érectiles de la verge.

**albugo** m. *(angl.* ***leukoma****)*. Petite tache blanchâtre de la cornée. V. *leucome*, *taie*.

**albugo** m. *(angl.* ***albugo****)*. Trouble trophique des ongles, qui présentent des taches blanchâtres, parfois striées.

**albumine** f. *(angl.* ***albumin****)*. Nom générique de substances composées de carbone, d'azote, d'oxygène et d'hydrogène, appartenant au groupe des protéines, contenues dans le sérum sanguin, le lait, l'œuf, le muscle, ainsi que dans certains végétaux. Elles sont solubles dans l'eau, coagulées par la chaleur (70-90 °C). Par hydrolyse, elles donnent des acides aminés et de l'ammoniaque. (a. **albumineux, euse**)

**albuminémie** f. *(angl.* ***albuminemia****)*. 1) Au sens strict, présence d'albumine dans le sang. 2) Par extension et improprement, excès d'albumine dans le sang (*hyperalbuminémie*).

**albumineux, euse** a. *(angl.* ***albuminous****)*. Qui contient de l'albumine, qui s'y rapporte. Ex. : eau albumineuse, quotient albumineux du sérum.

**albuminorachie** f. *(angl.* ***cerebrospinal fluid proteins****)*. Syn. impropre mais couramment usité de *protéinorachie*.

**albuminurie** f. *(angl.* ***albuminuria****)*. Présence d'albumine dans les urines. V. *protéinurie*.

**albumose** f. *(angl.* ***albumose****)*. Produit de digestion incomplète des protéines qui ne coagule pas à la chaleur mais bien à l'acide nitrique froid.

**albumosurie** f. *(angl.* ***albumosuria****)*. Présence d'albumose dans les urines. C'est un symptôme du myélome multiple, qui est mis en évidence par la *réaction de Bence-Jones*. V. *Bence-Jones (réaction de)*.

**alcali** m. *(angl.* ***alkali****)*. Substance basique provenant de l'un des six métaux dits *alcalins* : sodium, potassium, rubidium, césium, lithium et francium. Ling. : De l'arabe *al*, le, et *kali*, plante dont on extrait le carbonate de sodium.

**alcali volatil**. Syn. d'*ammoniac*.

**alcalin, ine** a. *(angl.* ***alkaline****)*. Qui a les propriétés d'un alcali, notamment un pH supérieur à 7. V. *basique*; *réserve alcaline*.

**alcalinité** f. *(angl.* ***alkalinity****)*. Caractère d'une substance qui possède les propriétés des alcalis, de ce qui est alcalin.

**alcaloïde** m. *(angl.* ***alkaloid****)*. Nom générique de substances azotées d'origine végétale, à propriétés basiques, de structure souvent complexe, peu solubles dans l'eau, facilement solubles dans l'alcool, donnant des colorations spécifiques avec certains réactifs. Ils exercent des actions physiologiques diverses à des doses très faibles et sont largement utilisés en thérapeutique, mais doivent être maniés avec prudence en raison de leur toxicité. (a. **alcaloïdique**)

**alcalose** f. *(angl.* ***alkalosis****)*. Trouble de l'équilibre acido-basique, avec prédominance de l'alcalinité, résultant d'une rétention de bases consécutive à un apport excessif avec excrétion relativement insuffisante, ou d'une perte exagérée d'acides.

**alcaptonurie** f. *(angl.* ***alkaptonuria****)*. Présence dans l'urine d'alcaptone (acide homogentisique), résultant d'une décomposition incomplète de deux acides aminés essentiels, la phénylalanine et la tyrosine. Exposée à la lumière, l'urine devient foncée. La perturbation du métabolisme intermédiaire des acides aminés est familiale et héréditaire. L'alcaptonurie ne s'accompagne, pendant des années, d'aucun symptôme clinique.

**alcool** m. *(angl.* ***alcohol****)*. Nom d'ensemble des corps organiques renfermant le groupement OH, dont le représentant type est l'alcool éthylique (en langage courant *alcool*).

**alcool éthylique** *(angl.* ***ethanol****)*. Liquide incolore, d'odeur agréable, inflammable, miscible à l'eau, à l'éther, au chloroforme, obtenu par la fermentation des sucres. Il est employé comme antiseptique à la dilution de 70 %, et rentre dans la composition de diverses préparations pharmaceutiques. Sa combustion complète dans l'organisme en anhydride carbonique et eau libère 7 kcal/g. Il a des effets toxiques (notamment sur le foie et le système nerveux). V. *alcoolisme*. Syn. : *éthanol*.

**alcool méthylique** *(angl.* ***methanol****).* Alcool préparé par distillation du bois et obtenu également par synthèse, impropre à la consommation (très toxique), employé surtout comme dissolvant général. Syn. : *méthanol.*

**alcoolat** m. *(angl.* ***alcoholate****).* Préparation pharmaceutique obtenue par distillation de l'alcool sur des substances aromatiques d'origine végétale.

**alcoolé** m. Syn. de *teinture alcoolique.*

**alcoolémie** f. *(angl.* ***alcoholemia****).* Présence d'alcool éthylique dans le sang. Sa détermination peut avoir une grande importance en médecine légale. Entre 1 et 2,5 pour 1 000 (la tolérance individuelle est extrêmement variable), on observe un état d'euphorie et d'excitation; à partir de 2,5 pour 1 000 s'installe un état de narcose, et le coma apparaît vers 4 à 5 pour 1 000. Le taux limite de l'alcoolémie, au-delà duquel la responsabilité pénale (délit) est engagée, est de 0,5 pour 1 000 en France et en Suisse. (a. **alcoolémique**)

**alcoolique** *(angl.* ***alcoholic****).* 1) a. Qui se rapporte à l'alcool, qui en contient. 2) a. et n. Sujet atteint d'alcoolisme. V. *éthylique.*

**alcoolisé, ée** a. *(angl.* ***alcoholized****).* Qui contient un alcool (notamment de l'alcool éthylique).

**alcoolisme** m. *(angl.* ***alcoholism, alcohol abuse****).* Toute absorption de boissons alcoolisées qui excède la consommation alimentaire habituelle et courante. V. *œnolisme.* Syn. : *éthylisme.*

**alcoolisme chronique** *(angl.* ***chronic alcoholism****).* Ensemble des troubles liés à l'ingestion répétée, d'ordinaire pendant des années, de doses excessives d'alcool : troubles mentaux (troubles affectifs, euphorie, baisse de la mémoire et du jugement), nerveux (polynévrite, trémor, etc.), lésions organiques (notamment cirrhose et gastrite). L'alcoolisme chronique est fréquemment lié à des problèmes psychologiques et sociaux. Ses complications les plus graves, outre la cirrhose, sont le delirium tremens, l'hallucinose alcoolique, une forme de psychose compliquée de polynévrite.

**alcoolomanie** f. Syn. de *dépendance alcoolique.*

**alcootest** (ou **alcotest**) m. *(angl.* ***breathalyser****).* Petit instrument destiné à évaluer rapidement la teneur en alcool de l'air expiré par un sujet soupçonné d'ébriété.

**aldolase** f. *(angl.* ***aldolase****).* Enzyme présente dans le foie, les muscles et le sang, et qui intervient dans le métabolisme du fructose.

**aldolasémie** f. *(angl.* ***aldolasemia****).* Taux d'aldolase dans le sérum sanguin; il peut augmenter dans certaines atteintes hépatiques et musculaires.

**aldostérone** f. *(angl.* ***aldosterone****).* Hormone sécrétée par la corticosurrénale, qui agit sur le métabolisme minéral (excrétion de potassium et rétention de sodium), et qui assure un volume constant des liquides dans l'organisme par un mécanisme complexe dans lequel interviennent différents facteurs (hormone minéralocorticoïde). L'aldostérone est éliminée dans les urines sous forme de dérivés. On la prescrit dans le traitement de la maladie d'Addison.

**alésage canalaire** *(angl.* ***radicular reaming****).* En prothèse dentaire, adaptation précise du logement radiculaire (mortaise) au tenon qui viendra y prendre place.

**alèse** f. Alèze.

**aleucémique** a. V. *leucémie aleucémique.*

**alexie** f. *(angl.* ***alexia, visual aphasia, word blindness****).* Défaut acquis de compréhension de l'écriture, dû à une lésion cérébrale en dehors de toute atteinte de l'acuité visuelle. Syn. : *cécité verbale, aphasie visuelle.* V. *dyslexie.*

**alexie-agraphie** f. *(angl.* ***alexia-agraphia****).* Syndrome clinique proche de l'*aphasie de Wernicke* que caractérise la prédominance de l'atteinte du langage écrit sur le langage parlé.

**alexithymie** f. *(angl.* ***alexithymia****).* Incapacité à exprimer verbalement ses émotions. (a. **alexithymique**)

**alèze** (**alaise ou alèse**) f. *(angl.* ***drawsheet****).* Pièce de toile imperméabilisée ou de caoutchouc, utilisée pour protéger des souillures le lit du malade ou la table d'opération. Ling. : De « à l'aise ».

**algési-**, **algésio-** V. *algo-.*

**algide** a. *(angl.* ***algid****).* Qui est caractérisé ou accompagné par une sensation de froid intense. Ex. : collapsus algide, fièvre algide.

**-algie** Suffixe d'origine grecque signifiant *douleur,* généralement en l'absence d'une lésion visible. Ex. : névralgie, gastralgie. V. *-odynie.*

**algo-** Préfixe d'origine grecque indiquant une relation avec la douleur. On emploie également *algésio-.*

**algodystrophie** f. *(angl.* ***algodystrophy****).* Trouble trophique s'accompagnant de douleurs.

**algodystrophie post-traumatique**. Syn. de *maladie de Sudeck.* V. *Sudeck (maladie de).*

**algogène** a. *(angl.* ***algogenic, algesiogenic****)*. Qui provoque la douleur. Ex. : scoliose algogène.

**algoparalysie** f. *(angl.* ***painful paralysis****)*. Paralysie associée à des douleurs.

**aliénation mentale** *(angl.* ***insanity****)*. 1) Autrefois, tout état de privation de la raison : idiotie, imbécillité, folie. 2) Actuellement, trouble mental qui rend le sujet *(aliéné)* gênant ou dangereux pour la société et qui motive administrativement et juridiquement son internement dans une institution pour malades mentaux. Syn. : *démence* (2).

**aliéné, ée** n. *(angl.* ***insane****)*. Sujet atteint d'une maladie psychique lui enlevant l'usage normal de son intelligence et de sa volonté.

**aliéniste** m. *(angl.* ***alienist****)*. En langage juridique et en langage courant, synonyme désuet de *psychiatre*.

**aliment** m. *(angl.* ***food****)*. Substance dont la consommation contribue à assurer le cycle régulier de la vie d'un individu. V. *nutriment*. (a. **alimentaire**)

**alimentation** f. *(angl. 1)* ***alimentation****, 2)* ***diet****)*. 1) Action de nourrir ou de se nourrir. 2) Le régime alimentaire.

**alitement** m. *(angl.* ***confinement****)*. Séjour d'un malade au lit. (a. **alité, ée**)

**all-, allo-** Préfixe d'origine grecque signifiant *autre* et exprimant l'idée d'un état différent, inhabituel ou anormal.

**allaitement maternel** m. *(angl.* ***breastfeeding****)*. Alimentation du nourrisson avec du lait au sein de la mère ou d'une nourrice.

**allantoïde** f. *(angl.* ***allantois****)*. Membrane extraembryonnaire des vertébrés, constituée par un diverticule du tube intestinal primitif et qui, chez les mammifères, formera les connexions vasculaires de l'embryon au niveau du placenta. (a. **allantoïdien, ienne**)

**allèle** m. *(angl.* ***allele****)*. Chacun des deux gènes occupant des endroits *(loci)* identiques sur les chromosomes homologues, exerçant la même fonction mais déterminant des caractères différents. Syn. : *gène allélomorphe* (désuet). (a. **allélique**)

**allergène** a. et n. *(angl.* ***allergen****)*. Substance (*antigène*) capable de provoquer une réaction allergique. Par ex. : le pollen des graminées qui provoque le rhume des foins.

**allergie** f. *(angl.* ***allergy****)*. Hypersensibilité acquise de l'organisme à une substance étrangère (*allergène*), qu'il s'agisse d'une substance normalement inoffensive (poils, poussières, pollen, lait, etc.) ou d'un produit médicamenteux ou bactérien. Elle se traduit par une réaction immédiate de types divers (eczéma, urticaire, rhume des foins, asthme).

**allergique** *(angl.* ***allergic****)*. 1) a. Qui se rapporte à l'allergie, qui en résulte. Ex. : conjonctivite allergique. 2) a. et n. Qui est sujet à l'allergie.

**allergologie** f. *(angl.* ***allergology****)*. Étude de l'allergie, de ses manifestations morbides. Le spécialiste en est l'*allergologue*.

**allergologue** n. *(angl.* ***allergologist****)*. Médecin spécialiste de l'étude et du traitement des allergies.

**Allescheria boydii**. Ancien nom de *Pseudallescheria boydii*.

**allescheriase pulmonaire** *(angl.* ***pulmonary allescheriasis****)*. Syn. abandonné de *pseudallescheriose* (en raison du changement taxinomique de l'agent étiologique).

**allocinésie** f. *(angl.* ***allokinesis****)*. Trouble moteur consistant dans le fait qu'un mouvement demandé à un membre est effectué par le membre opposé.

**allodynie** f. *(angl.* ***allodynia****)*. Sensation douloureuse causée par une stimulation non nociceptive (stimulation qui n'est pas normalement douloureuse).

**alloesthésie** f. *(angl.* ***allesthesia****)*. Troubles de la localisation des sensations tactiles. Le sujet ressent la sensation en un point plus ou moins symétrique, du côté opposé à celui où la stimulation s'est exercée.

**allogreffe** f. *(angl.* ***allograft****)*. Greffe réalisée entre un donneur et un receveur appartenant à la même espèce mais différant par un ou plusieurs gènes et antigènes d'histocompatibilité[34]. Ling. : Terme que l'on doit employer de préférence à homogreffe. Syn. : *greffe homéoplastique, greffe homologue, homoplastie, homotransplantation*.

**allo-immunisation** f. Syn. d'*iso-immunisation*.

**allopathie** f. *(angl.* ***allopathy****)*. Méthode thérapeutique qui vise à provoquer dans l'organisme des effets contraires à ceux que produit la maladie. V. aussi *homéopathie*. (a. **allopathique**)

**allotropique** a. *(angl.* ***allotropic****)*. Se dit de corps qui existent sous plusieurs formes différentes ayant des propriétés physiques distinctes (par ex. les formes allotropiques du carbone : charbon, diamant, graphite).

**allotype** m. *(angl.* ***allotype****)*. Variété antigénique d'une immunoglobuline traduisant l'expression de deux gènes allèles qui deviennent codominants. Elle n'est présente que chez certains individus d'une espèce donnée.

**allotypie** f. *(angl.* ***allotypy****)*. Propriété d'origine génétique que possèdent un certain nombre d'antigènes solubles (protéines sériques) de ne pas avoir exactement la même spécificité chez tous les individus d'une même espèce animale. V. *idiotypie*.

**alopécie** f. *(angl.* ***alopecia****)*. Chute temporaire, partielle ou générale, des poils ou des cheveux (ne pas confondre avec la *calvitie* qui est définitive). V. *pelade*. (a. **alopécique**)

**alpha** Première lettre de l'alphabet grec (α).

**alpha-fœtoprotéine** f. *(angl.* ***alpha-fetoprotein****)*. Glycoprotéine sécrétée par le foie du fœtus et du nouveau-né, ainsi que dans le liquide amniotique, et qui disparaît presque complètement de l'organisme quelques mois après la naissance. Cette protéine réapparaît dans la circulation lors du développement de certains cancers et son dosage dans le plasma (dosage radio-immunologique ou enzymo-immunologique) sert au diagnostic de certaines formes de cancer, de l'hépatite virale ou des intoxications hépatiques. Abrév. : AFP. Syn. : *fétuine*.

**alpha-globulines** (**α-globulines** ou **globulines-α**) f. pl. *(angl.* ***alpha-globulins****)*. Ensemble des globulines plasmatiques ayant la plus grande mobilité électrophorétique à pH 8,6, parmi les trois groupes *alpha, bêta et gamma*. Le taux des alpha-globulines augmente au cours des maladies inflammatoires et néoplasiques.

**α-LP** Abrév. désignant les *alpha-lipoprotéines*. V. *lipoprotéine*.

**aluminium** m. *(angl.* ***aluminium****)*. Métal blanc léger et malléable appartenant au groupe des *oligoéléments*. Certains de ses sels solubles sont employés comme astringents et désinfectants externes, des sels et des dérivés insolubles sont employés pour combattre l'acidité gastrique, comme antidiarrhéiques et désinfectants intestinaux. Symbole : Al.

**alvéolaire** a. *(angl.* ***alveolar****)*. Qui se rapporte aux alvéoles, en particulier dentaires ou pulmonaires; qui est formé d'alvéoles (petites cavités), par ex. structure alvéolaire d'une tumeur. V. aussi *os alvéolaire*.

**alvéole dentaire** f. *(angl.* ***dental alveolus****, pl.* ***alveoli****)*. Cavité creusée dans l'un ou l'autre des maxillaires, dans laquelle s'implante la dent, fixée au moyen du ligament alvéolo-dentaire.

**alvéole pulmonaire** f. *(angl.* ***pulmonary alveolus****)*. Cavité en cul-de-sac qui termine les bronchioles pulmonaires. C'est au niveau des alvéoles pulmonaires que se font les échanges gazeux entre le sang et l'air inspiré.

**alvéolite** f. *(angl.* ***alveolitis****)*. 1) Inflammation, généralement compliquée de nécrose, de la paroi d'une alvéole dentaire. 2) Inflammation des alvéoles pulmonaires.

**alvéolo-dentaire** a. *(angl.* ***alveolodental****)*. Qui se rapporte à la dent et à son alvéole. Ex. : ligament alvéolo-dentaire, pyorrhée alvéolo-dentaire.

**alvéolyse** f. *(angl.* ***alveoloclasia****)*. Atrophie progressive de l'os alvéolaire autour d'une ou de plusieurs dents.

**Alzheimer** (**maladie d'**) *(angl.* ***Alzheimer's disease****)*. Forme de dégénérescence cérébrale se manifestant par une détérioration progressive des facultés mentales, avec troubles de la mémoire, désorientation et confusion. Elle aboutit à la démence (*démence sénile précoce* avant l'âge de 65 ans, *démence sénile* après cet âge). (a. **alzheimérien, ienne**) (*Alzheimer* Aloïs, neurologue et psychiatre allemand, 1864-1915.)

**amalgame** m. *(angl.* ***amalgam****)*. Tout alliage renfermant du mercure, servant à obturer une carie dentaire.

**amaril, ile** a. *(angl.* ***amarillic****)*. Qui se rapporte à la fièvre jaune. Ex. : virus amaril.

**amaurose** f. *(angl.* ***amaurosis****)*. Perte plus ou moins complète de la vue, sans lésion de l'œil. (a. **amaurotique**)

**ambi-, ambo-** Préfixe d'origine latine signifiant *l'un et l'autre, des deux côtés*.

**ambiant, ante** a. *(angl.* ***ambient, surrounding****)*. Qui entoure de tous côtés. Ex. : milieu ambiant.

**ambidextre** a. et n. *(angl.* ***ambidextrous****)*. Capable de se servir également des deux mains.

**ambivalence** f. *(angl.* ***ambivalence****)*. En psychologie et psychiatrie, manifestation simultanée de sentiments contradictoires, parfois même diamétralement opposés (par ex. amour et haine). (a. **ambivalent, ente**)

**ambly-** Préfixe d'origine grecque signifiant *émoussé, obtus*, et indiquant une insuffisance, un défaut, une imperfection.

**amblyopie** f. *(angl.* ***amblyopia****)*. Diminution de l'acuité visuelle sans cause organique apparente. (a. **amblyopique**)

**ambulant, ante** a. *(angl.* ***ambulant****)*. Qui se déplace ou qui peut être déplacé. Ex. : érysipèle ambulant.

**ambulatoire** a. *(angl.* ***ambulatory****)*. 1) Qui se rapporte à la marche. Ex. : automatisme ambulatoire. 2) Se dit d'un traitement qui laisse au malade la possibilité de se déplacer et de vaquer à ses occupations, donc qui ne nécessite pas l'alitement, ni l'hospitalisation.

**amélie** f. *(angl.* ***amelia****)*. Monstruosité caractérisée par l'absence des quatre membres.

**améloblaste** m. *(angl.* ***ameloblast****)*. Cellule épithéliale cylindrique qui génère l'émail des dents.

**améloblastome** m. *(angl.* ***ameloblastoma****)*. Tumeur épithéliale bénigne, mais récidivante, développée dans les maxillaires à partir des *améloblastes*.

**aménorrhée** f. *(angl.* ***amenorrhea****)*. Absence des règles, en dehors de la grossesse, et chez une femme en âge d'être réglée. (a. **aménorrhéique**)

**amétropie** f. *(angl.* ***ametropia****)*. Nom d'ensemble des troubles de la réfraction oculaire, dus à une mauvaise convergence des rayons lumineux sur la rétine. L'*astigmatisme*, la *myopie*, l'*hypermétropie* sont des amétropies. Ant. : *emmétropie*. (a. **amétrope**)

**amibe** f. *(angl.* ***ameba****)*. Protozoaire parasite appartenant à l'ordre des *Amibiens*. (a. **amibien, ienne**)

**amibiase** f. *(angl.* ***amebiasis****)*. Maladie parasitaire due à une amibe *(Entamoeba histolytica)*, endémique dans les pays chauds, contractée par ingestion de kystes d'amibes. Elle se manifeste essentiellement par une dysenterie comportant des coliques, des ténesmes et des selles diarrhéiques mucopurulentes et sanguinolentes. Non traitée, l'infection devient chronique avec des périodes d'exacerbation, et peut se compliquer de lésions hépatiques *(amibiase hépatique)* à évolution plus ou moins aiguë, se traduisant cliniquement par des douleurs hépatiques, une hépatomégalie, et souvent un subictère. À partir des lésions coliques, l'amibe peut essaimer et atteindre d'autres organes.

**amibien, ienne** a. *(angl.* ***amebic****)*. Qui se rapporte aux amibes, qui est causé par les amibes. Ex. : dysenterie amibienne, abcès amibien.

**amiboïde** a. *(angl.* ***ameboid****)*. Qui ressemble à une amibe, ou qui en rappelle certaines caractéristiques. Ex. : mouvements amiboïdes.

**amicrobien, ienne** a. *(angl.* ***amicrobic****)*. 1) Qui ne contient pas de germe visible ou cultivable. Ex. : pus amicrobien. 2) Qui n'est pas dû aux microbes. Ex. : méningite amicrobienne.

**amidon** m. *(angl.* ***starch****)*. Substance d'origine végétale formée par l'union de nombreuses molécules de glucose. L'amidon est très répandu chez les végétaux (graines de blé, maïs, riz, tubercules de pommes de terre), constituant une importante réserve glucidique. Il est utilisé en pharmacie pour la préparation de poudres émollientes, d'onguents, de pansements. V. *amyl-*.

**amidonné, ée** a. *(angl.* ***starched****)*. Qui contient de l'amidon, qui est fait avec de l'amidon. Ex. : bandage amidonné.

**amine** f. *(angl.* ***amine****)*. Base organique azotée, dérivée de l'ammoniac, qui entre dans la composition des acides aminés.

**aminoacide** m. Syn. d'*acide aminé*.

**aminoacidémie** f. *(angl.* ***aminoacidemia****)*. Teneur du sang en acides aminés libres, exprimée en azote (taux normal moyen 65 mg par litre de sang total). L'aminoacidémie augmente dans les affections rénales et hépatiques.

**aminoacidurie** f. *(angl.* ***aminoaciduria****)*. Teneur de l'urine en acides aminés libres, et par extension, élimination accrue d'acides aminés par les urines.

**aminosides** m. pl. *(angl.* ***aminoglycosides****)*. Groupe d'antibiotiques à large spectre d'action, à absorption digestive pratiquement nulle, et de ce fait, administrés par voie parentérale, toxiques pour le rein et pour le nerf auditif. Appartiennent à ce groupe : la streptomycine, la gentamycine, la kanamycine, la dibékacine, l'amikacyne, la tobramycine, la néomycine et la framycétine. Syn. : *aminoglucosides* (désuet), *aminoglycosides* (désuet), *oligosaccharides* (désuet).

**amitose** f. *(angl.* ***amitosis, holoschisis****)*. Division du noyau cellulaire par simple clivage en deux parties à peu près égales sans apparition, ni distribution régulière des chromosomes, et souvent sans division du corps de la cellule. Syn. : *division acinétique*, *division de Remak*.

**ammoniac** m. *(angl.* ***ammonia****)*. Gaz incolore, d'odeur suffocante, toxique, très soluble dans l'eau ; il forme avec celle-ci une solution ammoniacale *(ammoniaque)*. Chez les êtres vivants, l'ammoniac n'existe à l'état libre qu'en quantité extrêmement faible. Normalement, l'ammoniac qui provient de la dégradation des acides aminés est transformé dans le foie en urée. Syn. : *alcali volatil*.

**ammoniacal, ale, aux** a. *(angl.* ***ammoniacal****)*. Qui contient de l'ammoniac ou qui s'y rapporte. Ex. : lotion ammoniacale, azote ammoniacal.

**ammoniaque** f. *(angl.* ***ammonia water****)*. Solution de gaz ammoniac dans l'eau. C'est une base faible, d'odeur très piquante, toxique, irritant les muqueuses. On l'emploie comme réactif, comme détersif.

**ammoniémie** f. *(angl. **ammoniemia**)*. Teneur du sang en ammoniac et ses dérivés (carbonate). Normalement faible, elle augmente dans les maladies hépatiques très graves, le coma hépatique.

**amnésie** f. *(angl. **amnesia**)*. Perte partielle ou totale de la mémoire. Elle accompagne de nombreuses affections ou succède à un traumatisme physique ou psychique.

**amnésie antérograde** *(angl. **anterograde amnesia**)*. Amnésie qui concerne des faits survenus après un accident.

**amnésie rétrograde** *(angl. **retrograde amnesia**)*. Amnésie qui concerne les faits antérieurs à la cause qui l'a provoquée.

**amnésique** a. *(angl. **amnesic**)*. Qui est atteint d'amnésie.

**amnésique** n. *(angl. **amnesiac**)*. Personne atteinte d'amnésie.

**amniocentèse** f. *(angl. **amniocentesis**)*. Ponction de la cavité amniotique et prélèvement de liquide amniotique en vue d'une analyse, pratiquée vers le troisième mois de la grossesse.

**amnios** m. *(angl. **amnion**)*. Fine membrane qui tapisse tout l'intérieur de la cavité où se trouve le fœtus (cavité amniotique). V. *poche des eaux*. (a. **amniotique**)

**amnioscopie** f. *(angl. **amnioscopy**)*. Examen visuel du liquide amniotique, au moyen d'un endoscope *(amnioscope)* introduit dans le col de l'utérus, pratiqué en cas de grossesse prolongée; la coloration du liquide permet d'évaluer l'état du fœtus.

**amniotique** a. *(angl. **amniotic**)*. Qui se rapporte à l'*amnios*.

**AMO**. Abrév. d'*ablation de matériel d'ostéosynthèse*. V. *ostéosynthèse*.

**amorphe** a. *(angl. **amorphous**)*. Qui n'a pas une forme ou une structure bien définie (littéralement : *dépourvu de forme*).

**AMP**. Abrév. d'*aide médicale à la procréation*.

**ampérage** m. *(angl. **amperage**)*. Intensité d'un courant électrique exprimée en ampères.

**ampère** m. *(angl. **ampere**)*. [SI] Unité d'intensité de courant électrique. Symbole : A. V. *Système International d'Unités*.

**amphétamine** f. *(angl. **amphetamine**)*. Stimulant du système nerveux central et sympathique, accroissant le rendement physique et psychique, et diminuant la fatigue, le besoin de sommeil et l'appétit. L'amphétamine peut engendrer une toxicomanie.

**amphi-**, **ampho-** Préfixe d'origine grecque signifiant *l'un et l'autre*, *des deux côtés*, *autour de*.

**amphiarthrose** f. *(angl. **amphiarthrosis**)*. Articulation semi-mobile dont les surfaces osseuses sont unies par du tissu fibro-cartilagineux et par des ligaments périphériques. C'est le type d'articulation qui existe entre les vertèbres. V. *symphyse*.

**amphibie** a. *(angl. **amphibious**)*. Qui peut vivre dans l'air et dans l'eau.

**amphorique** a. *(angl. **amphoric**)*. Qui rappelle le bruit que l'on obtient en soufflant dans une cruche vide. Se dit de certains sons entendus au stéthoscope. Ex. : souffle amphorique.

**ampicilline** f. *(angl. **ampicillin**)*. [DCI] Pénicilline semi-synthétique qui agit également sur les bacilles gram-négatifs; administrée par voie buccale.

**ampliation** f. *(angl. **ampliation**)*. Augmentation de volume de la cage thoracique pendant l'inspiration.

**amplificateur de luminance** (ou **de brillance**) *(angl. **brillancy amplifier**)*. Appareil permettant, par amplification électronique d'une image radioscopique, d'accroître de 200 à 1 000 fois sa luminance. Syn. : *renforçateur d'images*.

**ampoule** f. *(angl. 1) **ampulla**, 2) **ampule**, 3) **blister**)*. 1) En anatomie, dilatation de forme arrondie située le long d'un conduit, d'un canal ou au niveau d'une cavité. 2) Petit récipient en verre, de forme allongée, effilé à l'une de ses extrémités ou aux deux, hermétiquement fermé et contenant une solution médicamenteuse stérile. 3) Syn. populaire de *bulle*.

**ampoule duodénale**. Syn. d'*ampoule de Vater*. V. *Vater (ampoule de)*.

**ampoule rectale** *(angl. **rectal ampulla**)*. Partie élargie du rectum, immédiatement proximale par rapport au sphincter anal.

**ampullaire** a. *(angl. **ampullar**)*. Qui ressemble à une ampoule. Ex. : anévrysme ampullaire.

**amputation** f. *(angl. **amputation**)*. 1) Ablation chirurgicale d'un membre ou d'un segment de membre, par section de ses parties osseuses, avec conservation, variable selon les cas, de certaines parties molles (muscles, lambeaux cutanés) destinés à former le moignon. 2) Par extension, ablation chirurgicale d'un organe, d'un viscère ou d'un tissu. Ex. : amputation du sein, amputation d'une tumeur. 3) Section accidentelle d'un membre ou d'un segment de membre. V. *ablation*, *excision*, *exérèse*, *résection*. (a. **amputé**, **ée**)

**amputation dans la contiguïté**. Syn. de *désarticulation*.

**amygdale** f. *(angl. 1) **tonsil**; 2) **palatine tonsil**)*. 1) Tout organe en forme d'amande.

2) Plus particulièrement l'*amygdale palatine* ou *tonsille* : amas de follicules lymphoïdes, en forme d'amande, logé en arrière de l'isthme du gosier, entre les deux piliers du voile du palais, sur chaque face latérale de la partie buccale du pharynx. (a. **amygdalien, ienne**)

**amygdale cérébelleuse** *(angl. **cerebellar tonsil**).* Lobule pair et symétrique du cervelet situé à la partie inférieure de sa face antérieure.

**amygdale pharyngienne** *(angl. **nasopharyngeal tonsil**).* Amas de follicules lymphoïdes occupant la partie médiane de la paroi supérieure du rhinopharynx. L'hypertrophie de ces follicules constitue les *végétations adénoïdes.*

**amygdalectomie** f. *(angl. **tonsillectomy**).* Ablation des amygdales. Syn. : *tonsillectomie.*

**amygdalien, ienne** a. *(angl. **tonsillar**).* Qui se rapporte à l'amygdale. Syn. : *tonsillaire.*

**amygdalite** f. *(angl. **tonsillitis**).* Inflammation des amygdales. Syn. : *tonsillite.*

**amyl-, amylo-** Préfixe d'origine grecque indiquant une relation avec l'*amidon.*

**amylacé, ée** a. *(angl. **amylaceous**).* Qui contient de l'amidon, qui est de la nature de l'amidon, qui lui ressemble.

**amylase** f. *(angl. **amylase**).* Enzyme qui active l'hydrolyse de l'amidon en maltose et en dextrose. On trouve l'alpha-amylase dans la salive *(ptyaline)* et la bêta-amylase dans le suc pancréatique. L'amylase présente dans le sang est normalement d'origine pancréatique; son taux augmente dans les pancréatites aiguës. Elle est dosée en *unités de Wohlgemuth.*

**amylasémie** f. *(angl. **amylasemia**).* Présence et taux d'amylase dans le sang. Considérablement augmentée au début d'une pancréatite aiguë, l'amylasémie est aussi accrue dans l'inflammation des glandes parotides (oreillons).

**amylasurie** f. *(angl. **amylasuria**).* Présence d'amylase dans l'urine.

**amyloïde** *(angl. **amyloid**).* 1) a. Qui ressemble à l'amidon. 2) f. Substance anormale ressemblant à l'amidon, qui se dépose entre les cellules de certains tissus ou organes (ganglions, rate, foie, etc.) en provoquant des lésions dégénératives et divers troubles (affection appelée *amyloïdose).*

**amyloïdose** f. *(angl. **amyloidosis**).* Ensemble d'affections diverses, inflammatoires, héréditaires ou néoplasiques, caractérisées par l'accumulation dans les tissus de protéines fibreuses qui peuvent mettre en cause des fonctions vitales.

**amyotonie** f. *(angl. **amyotonia**).* Syn. de *myatonie.*

**amyotrophie** f. *(angl. **amyotrophy**).* Atrophie musculaire. Syn. : *myatrophie.*

**amyotrophie névralgique de l'épaule**. Syn. de *syndrome de Parsonage-Turner.* V. *Parsonage-Turner (syndrome de).*

**amyotrophie spinale** (angl. ***spinal muscular atrophy***). Toute atrophie musculaire secondaire à une dégénérescence de la corne antérieure de la moelle. V. *Werdnig-Hoffmann (maladie de).*

**an-** V. *a-.*

**ana-** Préfixe d'origine grecque, à significations diverses : en haut, de nouveau, avec, en excès.

**ana** V. *aa.*

**anabolique** a. *(angl. **anabolic**).* 1) Qui se rapporte à l'anabolisme. 2) Qui a la propriété d'activer l'anabolisme. Ex. : nerf anabolique.

**anabolisant, ante** *(angl. **anabolic**).* 1) a. Qui favorise la transformation des matières nutritives en tissus vivants. 2) a. Se dit d'un stéroïde apparenté à la testostérone, favorisant la production des protéines. Il existe un grand nombre de ces produits utilisés dans des affections diverses : amaigrissement, ostéoporose, etc. Ils sont aussi utilisés de manière illicite pour améliorer artificiellement les performances des athlètes mais peuvent avoir, dans ce cas, des conséquences graves sur leur santé (nom : un **anabolisant**).

**anabolisme** m. *(angl. **anabolism**).* Assimilation des matériaux nutritifs et leur transformation en tissus vivants; c'est la première phase du métabolisme. Ant. : *catabolisme.*

**anachlorhydrie** f. Syn. d'*achlorhydrie* (1).

**anaclise** f. *(angl. **anaclisis**).* En psychanalyse, tendance à s'appuyer affectivement, moralement et d'une manière exclusive sur une ou plusieurs personnes. V. *situation anaclitique.* (a. **anaclitique**)

**anacousie** f. *(angl. **anacousia, anakusis**).* Syn. de *cophose.*

**anacrote** a. *(angl. **anacrotic**).* Se dit du pouls qui présente des irrégularités dans la portion ascendante de sa courbe enregistrée par sphygmogramme.

**anaérobie** a. *(angl. **anaerobic**).* Qui ne peut vivre au contact de l'air. Ant. : *aérobie.*

**anaérobie** m. *(angl. **anaerobe**).* Micro-organisme vivant et se développant dans un milieu dépourvu d'oxygène.

**anal, ale, aux** a. *(angl. **anal**).* Qui se rapporte à l'anus.

**analeptique** a. et m. *(angl. **analeptic**).* Qui stimule le système nerveux central au niveau des centres cardio-vasculaires et respiratoires. V. *neurostimulant.*

**analgésie** f. *(angl.* ***analgesia****).* Perte de la sensibilité à la douleur.

**analgésique** a. et m. *(angl.* ***analgesic****).* Qui supprime ou atténue la douleur.

**analogie** f. *(angl.* ***analogy****).* Similitude ou ressemblance en ce qui concerne la morphologie, la structure ou le fonctionnement, entre les organes de deux ou plusieurs espèces d'origines différentes.

**analyse** f. *(angl.* ***analysis****).* 1) Séparation d'un composé chimique en ses éléments. 2) Étude d'un phénomène ou d'une structure donnés, en vue d'isoler et d'identifier leurs éléments constitutifs. 3) En langage courant, *psychanalyse.* (a. **analytique**)

**analyse biologique**. Syn. d'*analyse médicale.*

**analyse médicale** *(angl.* ***medical laboratory test****).* Examen de laboratoire destiné à faciliter le diagnostic médical, le traitement ou la prophylaxie des maladies humaines. En France, une analyse médicale ne peut être pratiquée que dans les laboratoires remplissant des conditions réglementaires. Syn. : *analyse biologique*[22].

**analyste** n. Syn. de *psychanalyste.*

**analytique** a. *(angl.* ***analytic****).* Qui se rapporte à une analyse.

**anamnèse** f. *(angl.* ***anamnesis, case history****).* Ensemble des renseignements recueillis, auprès du malade lui-même ou d'autres personnes, sur ses antécédents, sur l'histoire et les détails d'une maladie. (a. **anamnestique**)

**anaphase** f. *(angl.* ***anaphase****).* Troisième phase de la mitose, au cours de laquelle les paires de chromosomes fils *(chromatides)* qui, durant les phases précédentes, restent réunies au niveau du centromère, se séparent par dédoublement de celui-ci. Les deux lots de chromosomes fils se dirigent alors aux deux pôles opposés du fuseau achromatique. V. *méiose, mitose.*

**anaphylactique** a. *(angl.* ***anaphylactic****).* Qui se rapporte à l'anaphylaxie.

**anaphylactisant, ante** a. (ou **anaphylactogène** a. et n.) *(angl.* ***anaphylactogenic****).* Qui produit l'anaphylaxie.

**anaphylaxie** f. *(angl.* ***anaphylaxis****).* État d'hypersensibilité qui se développe environ 2 à 3 semaines après l'injection d'une substance à propriétés antigéniques et qui se traduit par une réaction violente (*choc anaphylactique*) survenant aussitôt après une nouvelle injection de la même substance. V. aussi *maladie sérique. (a.* **anaphylactique**)

**anaplasie** f. *(angl.* ***anaplasia****).* En anatomie pathologique, caractère des cellules tumorales qui perdent leurs particularités propres (forme, taille, fonction). Plus l'anaplasie est marquée, plus la tumeur est maligne. (a. **anaplasique**)

**anasarque** f. *(angl.* ***anasarca****).* Œdème généralisé résultant d'une accumulation de liquide dans le tissu cellulaire et dans les cavités organiques. Syn. : *hydropisie* (désuet).

**anastomose** f. *(angl.* ***anastomosis****).* 1) Communication naturelle entre deux conduits. 2) Communication créée chirurgicalement entre deux conduits pleins (nerfs) ou creux (vaisseaux sanguins, portions du tube digestif, voies biliaires et urinaires) (étymologiquement « abouchement »). (a. **anastomosé, ée**; **anastomotique**)

**anastomose porto-cave** *(angl.* ***portacaval shunt****).* Anastomose entre la veine porte et la veine cave inférieure.

**anatomie** f. *(angl.* ***anatomy****).* Science qui étudie la structure et la morphologie de l'homme ou des animaux. Le spécialiste en est l'*anatomiste.*

**anatomie pathologique** *(angl.* ***pathology****).* Science qui traite des altérations organiques provoquées par les maladies. Syn. : *anatomopathologie.*

**anatomique** a. *(angl.* ***anatomical****).* 1) Qui se rapporte à l'anatomie. 2) Qui concerne les diverses parties et structures de l'organisme.

**anatomopathologie** f. Syn. d'*anatomie pathologique.*

**anatomopathologiste** m. *(angl.* ***pathologist****).* Médecin qui pratique l'examen, macroscopique et microscopique, des tissus ou des organes excisés ou prélevés après la mort.

**anatoxine** f. *(angl.* ***toxoid, anatoxin****).* Préparation obtenue à partir d'une toxine bactérienne (diphtérique, tétanique, botulinique, etc.) par l'action simultanée du formol et de la chaleur, et qui a perdu son pouvoir toxique tout en conservant ses propriétés immunisantes. Les anatoxines sont employées pour le traitement préventif ou pour la vaccination contre diverses maladies. Syn. : *toxoïde.* (a. **anatoxique**)

**ANCA**. V. *périartérite noueuse.*

**anconé** m. V. *muscle anconé.*

**Andersen (maladie de)** *(angl.* ***glycogen storage disease, type IV****).* Forme rare, grave, de glycogénose, transmise comme caractère autosomique récessif, due à un défaut d'une amylo-transglucosidase avec accumulation d'un glycogène anormal dans le foie, la rate et les ganglions lymphatiques, une évolution

rapidement mortelle (cirrhose, ascite, œdème). Syn. : *glycogénose, type IV*. (*Andersen* Dorothy, Hansine, pathologiste américaine, 1901-1964.)

**andr-, andro-** Préfixe d'origine grecque indiquant une relation avec l'*homme* en tant qu'individu mâle, ou avec le *sexe masculin*.

**androgène** *(angl. 1)* ***androgenic****, 2)* ***androgen****)* 1) a. Qui provoque l'apparition des caractères sexuels masculins. Syn. : *androgénique*. 2) m. Les *androgènes* sont des hormones stéroïdes mâles qui favorisent le développement des organes génitaux externes, la formation du sperme et l'apparition des caractères sexuels secondaires de l'homme. On distingue les *hormones testiculaires* (notamment la testostérone) et les *hormones d'origine surrénalienne* (produites dans les deux sexes et qui, chez la femme, sont des précurseurs des hormones œstrogènes).

**androgyne** *(angl. 1)* ***androgynous****, 2)* ***androgyne****)*. 1) a. Syn. de *pseudohermaphrodite*. 2) n. En anthropologie, individu qui possède certains caractères sexuels du sexe opposé.

**androgynie** f. *(angl.* ***androgyny****)*. État d'un individu androgyne.

**androïde** a. *(angl.* ***android****)*. Qui ressemble à l'homme, qui présente des caractères masculins.

**andropause** f. *(angl.* ***male climacteric****)*. Terme sans signification physiologique précise (créé par analogie avec la *ménopause*), désignant l'arrêt ou le ralentissement de l'activité sexuelle chez l'homme, dus au vieillissement, et accompagnés de certains troubles d'ordre général (fatigabilité, abattement, insomnie, etc.). V. *climatère*.

**androstérone** f. *(angl.* ***androsterone****)*. Hormone sexuelle secondaire isolée de l'urine de l'homme, constituant une des formes sous lesquelles la testostérone est éliminée. Son activité androgénique est faible.

**anéchogène** a. *(angl.* ***anechogenic****)*. En échographie, se dit d'une structure sans écho. V. *échogène*.

**anémie** f. *(angl.* ***anemia****)*. Diminution au-dessous des valeurs normales du nombre des érythrocytes dans le sang circulant et/ou de leur contenu en hémoglobine. On parle d'anémie lorsque la concentration en hémoglobine est inférieure à 13 g par 100 ml chez l'homme et à 11 g par 100 ml chez la femme. L'anémie peut se manifester par divers symptômes : pâleur de la peau et des muqueuses, syncopes, vertiges, tachycardie, troubles digestifs. (a. **anémique**)

**anémie aplasique** (ou **aplastique**) *(angl.* ***aplasic anemia****)*. Anémie due à une insuffisance de la production des précurseurs des érythrocytes dans la moelle osseuse, souvent associée à une diminution de la production des autres cellules du sang.

**anémie arégénérative** *(angl.* ***aregenerative anemia****)*. Toute anémie liée à une insuffisance de production des érythrocytes dans la moelle osseuse (absence d'érythroblastes dans le frottis de moelle ou présence d'érythroblastes anormaux n'aboutissant pas aux érythrocytes).

**anémie carentielle** (ou **par carence**) *(angl.* ***deficiency anemia****)*. Toute anémie due à une carence alimentaire (*anémie nutritionnelle*) ou à un trouble de l'absorption du fer, des vitamines et des facteurs antianémiques.

**anémie cryptogénétique** *(angl.* ***cryptogenetic anemia****)*. Anémie dont la cause n'est pas élucidée.

**anémie drépanocytaire** *(angl.* ***sickle-cell anemia****)*. Anémie hémolytique de la *drépanocytose*.

**anémie érythroblastique du nouveau-né** *(angl.* ***hemolytic disease of the newborn****)*. Syn. d'*érythroblastose fœtale*.

**anémie ferriprive** *(angl.* ***iron deficiency anemia****)*. Anémie due à un déficit d'apport ou d'absorption du fer, caractérisée par une baisse de la concentration corpusculaire moyenne en hémoglobine (à moins de 29 %) et du fer sérique (moins de 60 g par 100 ml). Syn. : *anémie sidéropénique*.

**anémie hémolytique** *(angl.* ***hemolytic anemia****)*. Anémie liée à une destruction excessive d'érythrocytes dans le sang (hémolyse), soit par fragilité anormale (acquise ou congénitale, telle que l'anémie de la drépanocytose), soit par une action nocive sur les érythrocytes (substances toxiques d'origine externe ou produites dans l'organisme, activité destructrice excessive d'un tissu ou organe).

**anémie hémolytique auto-immune** *(angl.* ***autoimmune hemolytic anemia, AHIA****)*. Toute anémie hémolytique se définissant par un syndrome d'hyperhémolyse (ictère, urine foncée, présence d'hémoglobine plasmatique, augmentation de la fragilité globulaire), associé à la présence, à la surface des érythrocytes, d'immunoglobulines ayant une activité anticorps contre les propres antigènes du malade (*autoantigènes*). Des circonstances favorables peuvent entraîner une anémie hémolytique auto-immune, telles que : infections, hémopathies malignes, lupus érythémateux disséminé, polyarthrite rhumatoïde, cirrhose du foie.

**anémie hypochrome** *(angl.* ***hypochromic anemia****).* Anémie caractérisée par la diminution de la teneur des érythrocytes en hémoglobine (concentration corpusculaire moyenne en hémoglobine inférieure à 29 %).

**anémie macrocytaire** *(angl.* ***macrocytic anemia****).* Anémie caractérisée par une diminution de l'hémoglobine relativement moindre que celle du nombre des érythrocytes du fait que le volume globulaire moyen est augmenté.

**anémie mégaloblastique** *(angl.* ***megaloblastic anemia****).* Anémie macrocytaire s'accompagnant de la présence de mégaloblastes dans la moelle osseuse.

**anémie des mineurs** *(angl.* ***miners' anemia****).* Anémie hypochrome qui complique l'*ankylostomiase.*

**anémie normocytaire** (ou **normochrome**) *(angl.* ***normocytic anemia****).* Anémie caractérisée par une diminution du taux d'hémoglobine liée à une diminution du nombre des érythrocytes, le volume globulaire moyen étant normal.

**anémie nutritionnelle**. V. *anémie carentielle.*

**anémie pernicieuse** *(angl.* ***pernicious anemia****).* Anémie grave de type macrocytaire mégaloblastique, due à une malabsorption digestive de la vitamine B12, apportée par l'alimentation, par manque de *facteur intrinsèque* gastrique, qui en favorise normalement l'absorption. Elle est associée à des troubles digestifs (atrophie des muqueuses, achylie gastrique) et nerveux (polynévrite). Syn. : *anémie* (ou *maladie*) *de Biermer.* V. *Castle (théorie de).*

**anémie régénérative** *(angl.* ***regenerative anemia****).* Anémie due à une hémorragie ou à la destruction (*hémolyse*) des érythrocytes avec augmentation du nombre des réticulocytes dans le sang, témoignant d'une activité érythropoïétique accrue de la moelle osseuse.

**anémie sidéroblastique** *(angl.* ***sideroblastic anemia****).* Type rare d'anémie dans lequel les érythrocytes circulants, hypochromes et microcytaires, sont associés à une augmentation du fer dans les érythroblastes sous forme de gros granules souvent disposés en anneau autour du noyau (sidéroblastes). L'anémie sidéroblastique peut être congénitale ou acquise (sans cause connue, ou symptomatique d'un cancer, d'une maladie inflammatoire chronique ou d'une intoxication).

**anémie sidéropénique** *(angl.* ***sideropenic anemia****).* Syn. d'*anémie ferriprive.*

**anémique** *(angl.* ***anemic****).* 1) a. Qui se rapporte à l'anémie. 2) a. et n. Qui est atteint d'anémie.

**anergie** f. *(angl.* ***anergy****).* Disparition de la capacité de l'organisme de réagir à une substance ou à un agent pathogène à l'égard desquels il était antérieurement sensibilisé. (a. **anergique**)

**anesthésiant, ante** a. Syn. d'*anesthésique.*

**anesthésie** f. *(angl.* ***anesthesia****).* 1) Suppression artificielle au moyen d'anesthésiques de la sensibilité dans une partie *(anesthésie locale, anesthésie régionale)* ou dans l'ensemble du corps *(anesthésie générale)*, le plus souvent en vue d'une intervention chirurgicale. 2) Perte de sensibilité, qui peut concerner une ou plusieurs formes de sensibilité (sensibilité à la douleur, à la chaleur, au toucher, etc.). V. *narcose.*

**anesthésie épidurale** *(angl.* ***epidural anesthesia, epidural block****). Anesthésie régionale* par introduction de la solution anesthésique dans l'orifice inférieur du canal sacré. Elle est pratiquée en obstétrique et en urologie masculine.

**anesthésie générale** *(angl.* ***general anesthesia****).* Anesthésie visant à obtenir une narcose, l'agent anesthésique étant introduit par voie intraveineuse, par inhalation ou par voie rectale.

**anesthésie locale** *(angl.* ***local anesthesia****).* Anesthésie limitée à une petite partie du corps où doit se pratiquer une intervention chirurgicale.

**anesthésie péridurale** *(angl.* ***peridural anesthesia****). Anesthésie régionale* obtenue en injectant l'anesthésique dans l'espace compris entre le canal osseux rachidien et la dure-mère, à travers le ligament jaune (entre deux lames vertébrales, sur la ligne des apophyses épineuses et au niveau désiré, de la septième vertèbre cervicale à la cinquième vertèbre lombaire).

**anesthésie rachidienne** (ou **spinale**). Syn. de *rachianesthésie.*

**anesthésie-réanimation**. Dans la nomenclature européenne, spécialité médicale correspondant en France à l'*anesthésiologie-réanimation chirurgicale.*

**anesthésie régionale** *(angl.* ***regional anesthesia****).* Anesthésie circonscrite à une région du corps.

**anesthésie sous-arachnoïdienne**. Syn. de *rachianesthésie.*

**anesthésiologie** f. *(angl.* ***anesthesiology****).* Partie de la médecine qui traite de l'anesthésie et de la réanimation.

**anesthésiologie-réanimation chirurgicale** *(angl.* ***anesthetics****).* Titre officiel d'une spécialité médicale, sanctionné par un diplôme d'études spécialisées (DES) à laquelle sont formés des médecins s'intéressant à l'anesthésiologie. Dans la nomenclature européenne, on dit *anesthésie-réanimation.*

**anesthésiologiste** n. *(angl.* ***anesthesiologist****).* Médecin spécialisé en *anesthésiologie.*

**anesthésique** a. et m. *(angl.* ***anesthetic****).* Qui provoque une insensibilité locale ou générale. Syn. : *anesthésiant* (uniquement comme adjectif).

**anesthésiste** n. *(angl.* ***anesthetist****).* Personne (médecin ou auxiliaire médical) qui pratique l'*anesthésie.*

**aneurine** f. Syn. de *thiamine.*

**anévrisme** m. Anévrysme.

**anévrysmal, ale, aux** a. *(angl.* ***aneurysmal****).* Qui se rapporte à un *anévrysme*, qui en a les caractères. Ex. : poche anévrysmale.

**anévrysmatique** a. *(angl.* ***aneurysmatic****).* Qui est caractérisé par la formation d'anévrysmes. Ex. : syndrome anévrysmatique.

**anévrysme** (ou **anévrisme**) m. *(angl.* ***aneurysm****).* Dilatation au niveau de la paroi d'une artère, apparaissant là où la résistance est diminuée par une lésion, une malformation, un traumatisme. Il arrive parfois que l'anévrysme fasse communiquer une artère et une veine *(anévrysme artério-veineux).* Ling. : L'Académie de médecine de Paris s'est prononcée en faveur de l'orthographe *anévrysme* qui est aussi celle adoptée par la plupart des médecins. Dans la langue courante on écrit souvent *anévrisme.* (a. **anévrysmal, ale, aux**)

**anévrysmoplastie**. Syn. d'*anévrysmorraphie.*

**anévrysmorraphie** f. *(angl.* ***aneurysmorrhaphy****).* Cure chirurgicale d'un anévrysme artériel, qui consiste à ouvrir la poche anévrysmale, puis à suturer par l'intérieur les orifices artériels qui y débouchent. Syn. : *anévrysmoplastie.*

**anfractuosité** f. *(angl.* ***anfractuosity****).* Cavité irrégulière, enfoncement sinueux. (a. **anfractueux, euse**)

**angé-, angio-** Préfixe d'origine grecque indiquant une relation avec un vaisseau sanguin ou lymphatique, ou plus rarement, avec un conduit biliaire. V. *angiocholite.*

**angéite** f. *(angl.* ***angiitis****).* Inflammation d'un vaisseau sanguin ou lymphatique.

**angéite allergique granulomateuse** *(angl.* ***allergic granulomatous angiitis****).* Vascularite systémique proche de la *périartérite noueuse,* s'en distinguant par la présence d'un asthme sévère avec hyperéosinophilie et des antécédents d'allergie. Syn. : *syndrome de Churg-Strauss.*

**angiectasie** f. *(angl.* ***angiectasis****).* Dilatation permanente d'un vaisseau.

**angine** f. *(angl.* ***sore throat****).* Inflammation aiguë et diffuse de la muqueuse de l'arrière-gorge. Dans l'usage courant, on désigne souvent par ce nom l'*amygdalite* aiguë. Ling. : Du latin *angere* : étrangler, serrer à la gorge. (a. **angineux, euse**)

**angine à monocytes** (ou **monocytaire**). Syn. de *mononucléose infectieuse.*

**angine de poitrine** *(angl.* ***angina pectoris****).* Sensation d'angoisse, d'oppression thoracique, due à un apport insuffisant d'oxygène au cœur. La douleur irradie souvent vers le membre supérieur gauche, la mâchoire et le dos. Elle est déclenchée par l'effort (en particulier la marche) ou l'émotion ; elle est rapidement calmée par le repos ou la trinitrine. V. *infarctus du myocarde.* Syn. : *angor pectoris.*

**angine de poitrine de repos**. Syn. d'*angor de Prinzmetal.* V. *Prinzmetal (angor de).*

**angineux, euse** *(angl.* ***anginose****).* 1) a. Qui se rapporte à l'angine. 2) a. et n. Qui est atteint d'angine ou d'angine de poitrine.

**angiocardiogramme** m. *(angl.* ***angiocardiogram****).* Cliché obtenu lors d'une *angiocardiographie).*

**angiocardiographie** f. *(angl.* ***angiocardiography****).* Examen aux rayons X des cavités du cœur et des gros vaisseaux de la base après injection d'une substance opaque aux rayons X dans une veine périphérique ou directement dans les cavités cardiaques. Le cliché ainsi obtenu est un *angiocardiogramme.* Syn. : *cardioangiographie.*

**angiocardiopathie** f. *(angl.* ***angiocardiopathy****).* Toute affection du cœur et des vaisseaux sanguins.

**angiocholécystite** f. *(angl.* ***angiocholecystitis****).* Inflammation des voies biliaires et de la vésicule.

**angiocholégraphie** f. Syn. de *cholangiographie.*

**angiocholite** f. *(angl.* ***cholangitis****).* Inflammation des voies biliaires, le plus souvent en rapport avec une stase biliaire. Syn. : *cholangite.*

**angiocholite urémigène** *(angl.* ***uremigenic cholangitis****).* Angiocholite aiguë fébrile et s'accompagnant d'élévation souvent considérable de l'urée sanguine (2 g/l et plus). Elle survient surtout chez des sujets âgés atteints de lithiase de la voie biliaire principale ou de cancer des voies biliaires et traduit une septicémie à bacilles gram-négatifs à point de départ biliaire.

**angiodysplasie** f. *(angl.* ***angiodysplasia****)*. Anomalie du développement des vaisseaux.

**angiographie** f. *(angl.* ***angiography****)*. Radiographie des vaisseaux après injection d'un liquide opaque aux rayons X. V. *aortographie, artériographie, phlébographie*. (a. **angiographique**)

**angiokératome** m. *(angl.* ***angiokeratoma****)*. Petit angiome cutané à surface rugueuse, hyperkératosique. V. *Fabry (maladie de)*.

**angiologie** (ou **angéiologie**) f. *(angl.* ***angiology****)*. Partie de l'anatomie qui traite des vaisseaux sanguins et lymphatiques.

**angiomateux, euse** a. *(angl.* ***angiomatous****)*. Qui se rapporte à un angiome.

**angiomatose** f. *(angl.* ***angiomatosis****)*. Toute affection (souvent congénitale ou héréditaire) caractérisée par la présence d'angiomes multiples (cutanés, méningés, rétiniens, etc.).

**angiomatose cutanée et digestive**. Syn. de *syndrome de Bean*. V. *Bean (syndrome de)*.

**angiomatose encéphalo-trigéminée**. Syn. de *maladie de Sturge-Weber-Krabbe*. V. *Sturge-Weber-Krabbe (maladie de)*.

**angiomatose hémorragique familiale** (ou **héréditaire**). Syn. de *maladie de Rendu-Osler*. V. *Rendu-Osler (maladie de)*.

**angiomatose neuro-oculo-cutanée**. Syn. de *maladie de Sturge-Weber-Krabbe*. V. *Sturge-Weber-Krabbe (maladie de)*.

**angiome** m. *(angl.* ***angioma****)*. Tumeur circonscrite formée par une agglomération de vaisseaux sanguins *(hémangiome)* ou lymphatiques *(lymphangiome)*. De localisation variable, elle est le plus souvent d'origine congénitale. (a. **angiomateux, euse**)

**angiome** (ou **hémangiome) plan** *(angl.* ***nevus flammeus, capillary hemangioma****)*. Tache cutanée rouge, parfois bleuâtre, d'étendue et de forme très variables, très fréquente chez les nouveau-nés. Syn. : *nævus vasculaire plan, tache de vin*.

**angiomyome** m. *(angl.* ***angiomyoma****)*. Myome contenant un grand nombre de vaisseaux sanguins.

**angionécrose** f. *(angl.* ***angionecrosis****)*. Nécrose de la paroi d'un vaisseau sanguin.

**angiopathie** f. *(angl.* ***angiopathy****)*. Toute affection des vaisseaux sanguins. Syn. : *vasculopathie*.

**angioplastie** f. *(angl.* ***angioplasty****)*. Intervention chirurgicale destinée à réparer un vaisseau, à en corriger le calibre; pratiquée surtout sur des artères.

**angioplastie transluminale percutanée** (*angl.* ***percutaneous transluminal angioplasty***). Dilatation thérapeutique d'une artère rétrécie ou obstruée, au moyen d'un ballonnet gonflable introduit par une sonde sous contrôle coronarographique. Appliquée aux artères des membres inférieurs (1964) cette technique s'est généralisée aux artères sous-clavières, rénales, digestives et coronaires (1977) puis au traitement de malformations congénitales (coarctation de l'aorte, sténoses pulmonaires). V. *pontage*.

**angiosarcome** m. *(angl.* ***angiosarcoma****)*. Tumeur maligne résultant de la prolifération des cellules réticulaires et endothéliales des vaisseaux sanguins, localisée le plus souvent au foie, à la rate ou aux membres.

**angiospasme** m. *(angl.* ***angiospasm****)*. Contraction spasmodique des artères, provoquant une ischémie locale et une augmentation de la tension artérielle (lorsqu'elle atteint les gros vaisseaux).

**angiospastique** a. *(angl.* ***angiospastic****)*. Qui s'accompagne de spasme vasculaire. Ex. : rétinopathie angiospastique.

**angiosténose** f. *(angl.* ***angiostenosis****)*. Rétrécissement du calibre des vaisseaux.

**angiostrongylose** f. *(angl.* ***angiostrongyliasis****)*. *Larva migrans viscérale* fréquente en Asie du Sud et dans le Pacifique, due aux larves d'*Angiostrongylus cantonensis*, que l'homme ingère en consommant des mollusques, des crabes et des crevettes d'eau douce insuffisamment cuits, ou des salades souillées par des mollusques. V. aussi *toxocarose, anisakiase*.

**Angiostrongylus cantonensis**. Espèce de ver nématode (famille des Metastrongylidae) dont les œufs parasitent mollusques, crabes et crevettes d'eau douce. Ingérés par l'homme avec ces aliments insuffisamment cuits, ces œufs donnent des larves qui infestent les tissus profonds et migrent vers le système nerveux central.

**angiotensine** f. *(angl.* ***angiotensin****)*. Substance protidique libérée à partir de l'angiotensinogène sous l'action d'une enzyme, la *rénine*. En fait, on distingue deux angiotensines (I et II), douées de propriétés physiologiques, notamment une vasoconstriction des petites artérioles du rein avec pour conséquence une hypertension. Normalement les angiotensines sont détruites par des enzymes, les *angiotensinases*. Syn. : *angiotonine, hypertensine*.

**angiotonine** f. Syn. d'*angiotensine*.

**angoisse** f. *(angl.* ***anguish, distress****)*. État de malaise général, physique et psychique, se manifestant par des troubles neurovégétatifs : rougeur ou pâleur, sueurs ou sécheresse des muqueuses, tachycardie ou bradycardie, palpitations et, dans les cas extrêmes, angor, spasmes digestifs, tremblements.

**angor** m. *(angl. **angor**)*. Douleur angoissante, généralement précordiale, avec un état de détresse qui peut être extrême. (a. **angoreux, euse**).

**angor pectoris**. Syn. d'*angine de poitrine*.

**angström** m. *(angl. **angstrom**)*. Unité de mesure des longueurs d'onde des rayonnements correspondant à un dixième de nanomètre ($10^{-10}$ mètre). Symbole : Å.

**anguillulose** f. Syn. de *strongyloïdose*.

**anhidrose** f. *(angl. **anhidrosis**)*. Absence ou insuffisance de la sécrétion sudorale. Ling. : L'orthographe *anhydrose* est incorrecte car le mot est dérivé du grec *hidros* (sueur) et non de *hydor* (eau).

**anhidrotique** a. et m. Syn. d'*antisudoral*.

**anhiste** a. *(angl. **anhistic**)*. Qui ne possède pas de structure tissulaire déterminée ou qui est dépourvu de cellules. Ex. : membrane anhiste.

**anhydrase carbonique** *(angl. **carbonic anhydrase**)*. Nom usuel d'une enzyme (carbonate déhydratase) qui active la déshydratation réversible de l'acide carbonique. Elle est présente dans un grand nombre de tissus animaux et dans les globules rouges, où elle joue un rôle important, favorisant les échanges gazeux au niveau des poumons.

**anhydre** a. *(angl. **anhydrous**)*. Se dit d'une substance chimique dépourvue d'eau.

**anhydride** m. *(angl. **anhydride**)*. Composé chimique provenant de la déshydratation totale d'un acide.

**anhydride carbonique** *(angl. **carbon dioxide**)*. Nom donné au dioxyde de carbone ($CO_2$); gaz incolore, inodore, soluble dans l'eau. Il sert à préparer des boissons gazeuses. À l'état solide, c'est un réfrigérant utilisé pour la conservation et le transport des denrées alimentaires. Il joue un rôle important en physiologie respiratoire et sanguine (échanges respiratoires et maintien de l'équilibre acido-basique). V. *réserve alcaline*. Syn. : *gaz carbonique*.

**anictérique** a. *(angl. **anicteric**)*. Qui n'est pas accompagné d'ictère (en parlant d'une affection hépatique).

**aniline** f. *(angl. **aniline**)*. Amine phénolique extraite du goudron, servant à la fabrication de nombreux colorants (fuchsine, noir d'aniline, etc.) et à la synthèse de médicaments (tels que la phénacétine).

**anilisme** m. *(angl. **anilinism**)*. Intoxication, accidentelle ou professionnelle, par l'aniline notamment par inhalation chez les ouvriers travaillant à la fabrication de ce produit servant de base à de nombreux colorants et médicaments.

**anion** m. *(angl. **anion**)*. Ion à charge électrique négative. Au cours de l'électrolyse, les anions se déplacent vers l'anode. V. *cation*. (a. **anionique**)

**anisakiase** f. *(angl. **anisakiasis**)*. *Larva migrans viscérale* due à la larve d'*Anisakis marina*, contractée par l'ingestion de poissons crus ou insuffisamment cuits, se manifestant par des troubles digestifs aigus ou chroniques et immunoallergiques. V. aussi *angiostrongylose*, *toxocarose*.

**Anisakis marina**. Espèce de vers nématode (famille des *Ascarididés*) dont les larves parasitent les poissons (harengs, sardines) et certains mammifères marins. Ingérées par l'homme, elles pénètrent les parois du tube digestif et provoquent des granulomes éosinophiles.

**anisme** m. Syn. de *dyssynergie recto-anale*.

**aniso-** Préfixe d'origine grecque signifiant *inégal* et indiquant une inégalité, une irrégularité, un manque de symétrie. Ant. : *iso-*.

**anisochromie** f. *(angl. **anisochromia**)*. Inégalité de coloration des érythrocytes, qui sont plus ou moins chargés d'hémoglobine.

**anisocorie** f. *(angl. **anisocoria**)*. Inégalité de diamètre des deux pupilles. Ant. : *isocorie*.

**anisocytose** f. *(angl. **anisocytosis**)*. Inégalité de taille des éléments d'une population cellulaire, et plus particulièrement, inégalité de taille des érythrocytes, se traduisant graphiquement par un élargissement et un aplatissement de la courbe de Price-Jones. V. *Price-Jones (courbe de)*.

**anisosphygmie** f. *(angl. **anisosphygmia**)*. Pouls irrégulier en rythme et en amplitude.

**anite** f. *(angl. **anusitis**)*. Inflammation localisée au pourtour de l'anus.

**ankyl-, ankylo-** Préfixe d'origine grecque signifiant *resserré* et indiquant une gêne, une imperforation, une adhérence, une soudure.

**ankylose** f. *(angl. **ankylosis**)*. Limitation *(ankylose partielle)* ou disparition *(ankylose complète)* des mouvements d'une articulation, résultant d'une affection articulaire (rhumatisme, goutte, infection, etc.) ou encore d'un traumatisme. Elle peut être aussi obtenue par une intervention chirurgicale (*arthrodèse*). (a. **ankylosé, ée**)

**ankylostomiase** (ou **ankylostomose**) f. *(angl. **ankylostomiasis, hookworm disease**)*. Maladie parasitaire provoquée par des vers nématodes *(ankylostomes)* qui se fixent en grand nombre sur la muqueuse duodénale et jéjunale. Elle se complique souvent d'anémie *(anémie des mineurs*, parce que les parasites vivent habituellement dans les terres minières).

**annexectomie** f. *(angl.* ***adnexectomy****)*. Ablation des annexes de l'utérus.

**annexes de l'utérus** *(angl.* ***uterine appendages****)*. Ensemble constitué par les ovaires, les trompes utérines et les ligaments larges. (a. **annexiel, elle**)

**annexite** f. *(angl.* ***adnexitis****)*. Inflammation des annexes de l'utérus plus couramment appelée *salpingo-ovarite* (l'infection intéressant en fait l'ovaire et la trompe utérine).

**annulaire** *(angl. 1)* ***annular****; 2)* ***ring finger****)*. 1) a. En forme d'anneau. Ex. : cataracte annulaire. 2) m. Le quatrième doigt.

**annulocyte** m. Globule rouge aminci dont l'hémoglobine n'est présente que vers la périphérie (en forme d'anneau). Les annulocytes sont caractéristiques des anémies hypochromes graves.

**anode** f. *(angl.* ***anode****)*. Électrode d'entrée d'un courant électrique dans un milieu, reliée au pôle positif de ce courant. Syn. : électrode positive. V. *cathode*.

**anodique** a. *(angl.* ***anodal****)*. Qui se rapporte à l'anode ou aux phénomènes qui se produisent à son voisinage. Ex. : réaction anodique.

**anomalie** f. *(angl.* ***anomaly, abnormality****)*. Variation ou déviation d'un caractère, d'une structure anatomique, par rapport à la normale. Une anomalie peut être congénitale, génétique ou acquise.

**anomalie congénitale** *(angl.* ***birth defect****)*. Toute anomalie biochimique, morphologique ou fonctionnelle présente à la naissance. Elle peut être apparente (malformation visible) ou inapparente (décelable par des examens spéciaux au niveau des tissus, des cellules ou des molécules). V. *malformation congénitale*.

**anophèle** m. *(angl.* ***anopheles****)*. Moustique appartenant au genre *Anopheles* (qui comprend un grand nombre d'espèces) dont les femelles transmettent par piqûre le parasite du paludisme et certains virus pathogènes.

**anopsie** f. *(angl.* ***anopsia****)*. Toute perte de la vue, passagère ou durable, sans atteinte de l'appareil récepteur (rétine, nerf optique).

**anorchidie** f. *(angl.* ***anorchism****)*. Absence congénitale d'un ou des deux testicules.

**ano-rectal, ale, aux** a. *(angl.* ***anorectal****)*. Qui se rapporte à l'anus et au rectum. Ex. : fistule ano-rectale.

**anorexie** f. *(angl.* ***anorexia****)*. Diminution marquée ou perte de l'appétit. (a. **anorexique**)

**anorexie mentale** *(angl.* ***anorexia nervosa****)*. Syndrome névrotique, observé surtout chez la jeune fille, caractérisé essentiellement par un refus de toute nourriture, aboutissant à un amaigrissement très rapide (et, dans quelques cas, à une véritable cachexie).

**anorexigène** a. et m. *(angl.* ***anorexigenic****)*. Qui diminue l'appétit.

**anorexique** *(angl.* ***anorectic, anorexic****)*. 1) a. Qui se rapporte à l'anorexie. 2) n. Qui est affecté d'anorexie.

**anorganique** a. Syn. de *fonctionnel* (2).

**anormal, ale, aux** a. *(angl.* ***anomalous****)*. Qui est contraire aux règles, aux normes admises ; qui s'écarte de ce qui est considéré normal.

**anosmie** f. *(angl.* ***anosmia****)*. Absence ou perte du sens de l'odorat. (a. **anosmique**)

**anosognosie** f. *(angl.* ***anosognosia****)*. Incapacité pour un malade de reconnaître et d'admettre la réalité de sa maladie, même si elle est évidente comme, par ex. l'hémiplégie.

**anovulation** f. *(angl.* ***anovulation****)*. Suspension ou arrêt définitif de l'ovulation.

**anovulatoire** a. *(angl.* ***anovular****)*. Qui n'est pas accompagné d'ovulation. Ex. : cycle menstruel anovulatoire.

**anoxémie** f. *(angl.* ***anoxemia****)*. Diminution de la quantité d'oxygène transportée par le sang artériel, se traduisant par une diminution de l'apport d'oxygène aux tissus *(anoxie tissulaire)* et aux viscères *(anoxie viscérale)*. L'anoxémie peut avoir des causes très diverses : une communication anormale entre le système artériel et veineux (cardiopathies congénitales), une diminution de l'hématose (débit pulmonaire réduit du fait d'une obstruction des voies respiratoires ou d'une atteinte du poumon), un ralentissement circulatoire (stase, défaillance cardiaque), l'inhalation de certains gaz toxiques, une diminution de l'oxygène atmosphérique (par ex. en altitude). (a. **anoxémique**)

**anoxie** f. *(angl.* ***anoxia****)*. Diminution de l'apport d'oxygène au niveau des tissus et des cellules. (a. **anoxique**)

**anoxie de l'altitude** *(angl.* ***altitude anoxia****)*. Syn. de *mal des montagnes*.

**anoxie tissulaire**. V. *anoxémie*.

**anoie viscérale**. V. *anoxémie*.

**anse intestinale** *(angl.* ***intestinal loop****)*. Chacune des 15 ou 16 grandes courbures, en forme de U, que décrivent le jéjunum et l'iléon. Les anses intestinales sont comprises entre les deux feuillets du mésentère, qui leur sert, au niveau de leur partie concave, de moyen d'insertion et qui leur fournit les nerfs et les vaisseaux ; leur bord convexe est libre à l'intérieur de la cavité abdominale.

**ant-**, **anti-** Préfixe d'origine grecque indiquant une idée d'opposition, de lutte ou de protection.

**antagonisme** m. *(angl.* ***antagonism****)*. Action contraire de deux forces tendant à annuler réciproquement leurs effets. Ant. : *synergie*.

**antagoniste** a. et m. *(angl.* ***antagonist****)*. Se dit d'un muscle ou d'une substance (notamment d'un médicament) dont l'action s'oppose à celle d'un autre. V. *synergiste*.

**antalgique** a. et m. *(angl.* ***antalgic****)*. Qui calme la douleur. Ex. : position antalgique, médicament antalgique.

**anté-** Préfixe d'origine latine indiquant une position ou un déplacement en avant. Ant. : *rétro-*, *post-*.

**antébrachial**, **ale**, **aux** a. *(angl.* ***antebrachial****)*. Qui se rapporte à l'avant-bras.

**antécédents** m. pl. *(angl.* ***case history****)*. Tous faits ou circonstances antérieurs à une maladie et qui concernent l'état de santé du sujet examiné *(antécédents personnels)*, de sa famille *(antécédents familiaux)* ou de ses ascendants *(antécédents héréditaires)*.

**antédéviation** f. *(angl.* ***antedeviation****)*. Tout déplacement d'un organe en avant : antéflexion, antéposition, antéversion. Ant. : *rétrodéviation*.

**antéflexion** f. *(angl.* ***anteflexion****)*. Flexion en avant. Ant. : *rétroflexion*. (a. **antéfléchi**, **ie**)

**antéflexion de l'utérus** *(angl.* ***anteflexion of uterus****)*. Forte inclinaison en avant de l'utérus, qui est fléchi sur le col, ce dernier conservant sa position normale.

**antégrade** a. V. *conduction antérograde*.

**antéhypophysaire** a. *(angl.* ***adenohypophysial****)*. Qui se rapporte au lobe antérieur de l'hypophyse. V. *hormone antéhypophysaire*.

**antéhypophyse** f. *(angl.* ***adenohypophysis****)*. Lobe antérieur de l'hypophyse. Syn. : *adénohypophyse*. V. *hypophyse*.

**ante mortem** *(angl.* ***ante mortem****)*. Locution latine signifiant *avant la mort*.

**ante partum** *(angl.* ***ante partum****)*. Locution latine signifiant *avant l'accouchement*.

**antéposition** f. *(angl.* ***anteposition****)*. Déplacement global d'un organe en avant. Ant. : *rétroposition*.

**antéposition de l'utérus** *(angl.* ***anteposition of uterus****)*. Déplacement en avant de l'utérus entier, qui conserve sa courbure normale.

**antéprandial**, **ale**, **aux** a. *(angl.* ***preprandial****)*. Qui se produit avant le repas. Syn. : *préprandial*.

**antépulsion** f. *(angl.* ***anteropulsion****)*. Trouble moteur caractéristique de la maladie de Parkinson, consistant en une accélération progressive de la marche à petits pas comme si le malade « courait après son centre de gravité ». V. *latéropulsion*, *rétropulsion*.

**antérieur**, **eure** a. *(angl.* ***anterior****)*. Qui est placé en avant, devant. Ant. : *postérieur*.

**antéro-** Préfixe signifiant *en avant*, *à la partie antérieure*. Ant. : *postéro-*.

**antérograde** a. *(angl.* ***anterograde****)*. Qui se rapporte à des faits survenus à partir d'un moment donné. V. *amnésie antérograde*. V. aussi *conduction antérograde*, *rétrograde*.

**antéversion** f. *(angl.* ***anteversion****)*. Inclinaison en avant de l'axe vertical d'un organe, sans flexion. Ant. : *rétroversion*. (a. **antéversé**, **ée**)

**antéversion de l'utérus** *(angl.* ***anteversion of uterus****)*. Inclinaison en avant du fond de l'utérus, qui est son orientation normale. Ant. : *rétroversion de l'utérus*.

**anthélix** m. *(angl.* ***anthelix****)*. Saillie de la face externe du pavillon de l'oreille, concentrique avec l'hélix, dont elle est séparée par la gouttière de l'hélix.

**anthelminthique** (ou **antihelminthique**) a. et m. *(angl.* ***anthelmintic****)*. Se dit d'un médicament qui provoque l'élimination des vers intestinaux (helminthes), tués ou vivants. V. *vermifuge*.

**anthrac-**, **anthraco-** Préfixe d'origine grecque indiquant une relation ou une certaine ressemblance avec le charbon.

**anthracoïde** a. *(angl.* ***anthracoid****)*. 1) Qui a l'apparence ou la couleur du charbon. 2) Qui ressemble à l'anthrax. Ex. : furoncle anthracoïde.

**anthracose** f. *(angl.* ***anthracosis****)*. Maladie pulmonaire due à l'inhalation de poussières de charbon chez des individus exposés professionnellement à une atmosphère très polluée (pneumoconiose des mineurs).

**anthrax** m. *(angl.* ***carbuncle****)*. Agglomération de plusieurs furoncles à tendance nécrosante.

**anthropo-** Préfixe d'origine grecque indiquant une relation avec l'homme en tant qu'espèce biologique.

**anthropoïde** *(angl.* ***anthropoid****)*. 1) a. Qui ressemble à l'homme. 2) m. Tout singe de la famille des *Pongidés* (chimpanzé, gorille, orang-outan).

**anthropologie** f. *(angl.* ***anthropology****)*. Étude de l'homme sous tous ses aspects (morphologie, origines, races, types, etc.). (a. **anthropologique**)

**anthropométrie** f. *(angl.* ***anthropometry****).* Ensemble des techniques de mensuration du corps humain. (a. **anthropométrique**)

**anthropomorphe** a. *(angl.* ***anthropomorphous****).* Qui présente une certaine ressemblance avec l'homme. Ex. : singes anthropomorphes.

**anthropophagie** f. *(angl.* ***anthropophagy****).* Le fait de se nourrir de chair humaine.

**anthroposociologie** f. *(angl.* ***anthroposociology****).* Branche de l'anthropologie qui traite des rapports entre les groupes naturels et les types de civilisation.

**anti-** V. *ant-*.

**antiacide** a. et m. *(angl.* ***antacid****).* Qui neutralise ou réduit l'acidité, notamment celle du suc gastrique.

**antiamaril** a. et m. *(angl.* ***antiamarillic****).* Qui agit contre la fièvre jaune. V. *vaccin antiamaril.*

**antianémique** a. et m. *(angl.* ***antianemic****).* Qui combat l'anémie.

**antibiogramme** m. *(angl.* ***antibiogram****).* Étude, *in vitro*, de l'action d'une série d'antibiotiques sur un germe donné (ensemencé sur plusieurs disques de gélose), en vue de déterminer l'antibiotique le plus adapté pour le traitement de la maladie provoquée par ce germe.

**antibiothérapie** f. *(angl.* ***antibiotherapy****).* Emploi thérapeutique des antibiotiques.

**antibiotique** a. et m. *(angl.* ***antibiotic****).* Nom d'ensemble des substances naturelles produites par des micro-organismes et de leurs analogues synthétiques, capables d'enrayer la multiplication des bactéries *(bactériostatiques)* ou de les détruire *(bactéricides).*

**antibiotique à large spectre** *(angl.* ***broad spectrum antibiotic****).* Antibiotique qui agit sur un grand nombre de bactéries gram-négatives aussi bien que gram-positives.

**anticancéreux**, **euse** a. *(angl.* ***antineoplastic****).* Toute substance utilisée dans le but de détruire les cellules cancéreuses (cancéricide) ou d'empêcher leur prolifération (antimitotique, cancérostatique, cytostatique). (nom : un **anticancéreux**). Syn. : *antinéoplasique.*

**anticholérique** a. V. *vaccin anticholérique.*

**anticoagulant**, **ante** a. *(angl.* ***anticoagulant****).* Qui retarde ou empêche la coagulation du sang. (nom : un **anticoagulant**)

**anticonceptionnel**, **elle** a. *(angl.* ***contraceptive****).* Qui empêche la fécondation de l'ovule par le spermatozoïde et, par conséquent, l'établissement d'une grossesse. (nom : un **anticonceptionnel**). V. *contraceptif.*

**anticorps** m. *(angl.* ***antibody****).* Toute substance présente naturellement ou produite dans l'organisme (sang ou tissus) sous l'action d'un *antigène* et qui possède la propriété de réagir spécifiquement, *in vivo* ou *in vitro,* avec l'antigène correspondant, en agissant en général comme agglutinine, lysine ou précipitine. Les anticorps du plasma sont intimement liés à certaines globulines (immunoglobulines). La production d'anticorps intervient dans le développement de l'*immunité.* La combinaison de l'anticorps avec son antigène spécifique peut être mise en évidence par diverses réactions *in vitro* et *in vivo*; on recourt à ces réactions comme moyen de diagnostic de diverses maladies infectieuses. Abrév. : Ac (ou ac).

**anticorps antinucléaires** *(angl.* ***antinuclear antibodies, ANA****).* Anticorps dirigés contre des macromolécules représentant les éléments constitutifs normaux du noyau cellulaire, c'est-à-dire : a) des acides nucléiques : acides ribonucléique (ARN) et désoxyribonucléique (ADN); b) des protéines, surtout des histones; c) des nucléoprotéines, désoxyribonucléoprotéines (DNP) ou ribonucléoprotéines (RNP); d) des antigènes nucléaires solubles dans les solutions salines isotoniques (ENA, de l'anglais ***e****xtractible* ***n****uclear* ***a****ntigens*). La recherche des anticorps antinucléaires est particulièrement utile dans l'étude des collagénoses (surtout *lupus érythémateux aigu disséminé*).

**anticorps autologue**. Syn. d'*autoanticorps.*

**anticorps maternels** *(angl.* ***maternal antibodies****).* Anticorps présents dans le sang d'un nourrisson et qui lui ont été transmis passivement *in utero.*

**anticorps monoclonaux** *(angl.* ***monoclonal antibodies****).* Anticorps issus d'une même souche de plasmocytes et par conséquent dotés d'une même spécificité pour les mêmes antigènes. Ils sont utilisés dans divers tests enzymatiques (ELISA) et dans les techniques d'immunofluorescence.

**antidépresseur** (ou **antidépressif**) a. et m. *(angl.* ***antidepressant****).* Qui combat les états dépressifs. V. *psychotrope.* Syn. : *thymoleptique.*

**antidiabétique** *(angl.* ***antidiabetic****).* Médicament hypoglycémiant (biguanide, sul-famide) administré dans le traitement du diabète.

**antidiurétine** f. Syn. de *vasopressine.*

**antidiurétique** a. et m. *(angl.* ***antidiuretic****).* Qui diminue la sécrétion urinaire. La vasopressine est une hormone antidiurétique.

**antidote** m. *(angl.* ***antidote****).* Substance capable de neutraliser un poison ou de contrecarrer ses effets dans l'organisme. Syn. : *contrepoison.*

**antiémétique** a. et m. *(angl.* ***antiemetic****).* Qui arrête ou prévient les vomissements. Syn. : *antivomitif.*

**antifongique** (ou **antifungique**) a. et m. *(angl.* ***antifungal****).* Se dit d'une substance qui détruit les champignons *(fongicide)* ou inhibe leur croissance, leur développement *(fongistatique).*

**antigène** m. *(angl.* ***antigen****).* Substance (généralement une molécule complexe de protéine ou de polysaccharide) qui, introduite dans un organisme, provoque la formation d'un anticorps spécifique susceptible de la neutraliser. Un antigène peut provenir de sources très diverses : bactéries, virus, cellules ou protéines étrangères, substances toxiques, etc. V. aussi *allergène.* Abrév. : Ag (ou ag).

**antigène Australie** *(angl.* ***Australia antigen****).* V. *hépatite B.*

**antigène autologue**. Syn. d'*autoantigène.*

**antigène prostatique spécifique** *(angl.* ***prostate specific antigen****).* Glycoprotéine sécrétée par la prostate, dont le dosage dans le sang constitue un moyen de dépistage du cancer prostatique. L'élévation plasmatique de l'antigène prostatique n'est pas rigoureusement spécifique du cancer, mais le risque d'un cancer est d'autant moins important que sa concentration plasmatique est basse (inférieure à 3 mg/ml). Abrév. : PSA (de l'anglais ***p****rostate* ***s****pecific* ***a****ntigen*).

**antigène VDRL** *(angl.* ***VDRL antigen****).* Antigène standard utilisé dans la réaction de Wassermann (diagnostic de la syphilis). De l'anglais ***v****enereal* ***d****isease* ***r****eference* ***l****aboratory.*

**antigénicité** f. *(angl.* ***antigenicity****).* Capacité d'une structure chimique étrangère à l'organisme à être reconnue de façon spécifique par un effecteur du système immunitaire.

**antigénique** a. *(angl.* ***antigenic****).* Qui se rapporte à un antigène, qui possède les propriétés d'un antigène. Ex. : pouvoir antigénique.

**antiglobuline (épreuve à l')**. Syn. d'*épreuve (ou test) de Coombs.* V. *Coombs (épreuve ou test de).*

**antihelminthique** a. et m. Anthelminthique.

**antihistaminique** a. et m. *(angl.* ***antihistaminic****).* Se dit d'une substance qui atténue ou supprime les effets de l'histamine ou en bloque la production lors des manifestations allergiques et qui est prescrite dans le traitement des allergies.

**anti-infectieux, euse** a. *(angl.* ***anti-infective****).* Qui combat l'infection. (nom : un **anti-infectieux**)

**anti-inflammatoire** a. *(angl.* ***anti-inflammatory****).* Qui combat l'inflammation. Syn. : *antiphlogistique* (désuet).

**antiluétique** a. et m. Syn. d'*antisyphilitique.*

**antimétabolite** m. *(angl.* ***antimetabolite****).* Substance de constitution très voisine de celle d'un métabolite et susceptible d'entraver le processus métabolique normal en s'y substituant. Par ex. : les sulfamides sont des antimétabolites de l'acide para-aminobenzoïque qui est un facteur de croissance des micro-organismes. Certains antimétabolites sont utilisés comme anticancéreux.

**antimitotique** a. et m. *(angl.* ***antimitotic****).* Qui empêche la mitose (la multiplication des cellules). Les antimitotiques sont utilisés dans la chimiothérapie du cancer. V. *anticancéreux.*

**antimycosique** a. et m. *(angl.* ***antimycotic****).* Qui détruit les champignons microscopiques ou empêche leur croissance.

**antinéoplasique** a. et m. Syn. d'*anticancéreux.*

**antioxydant** a. et m. *(angl.* ***antioxidant****).* 1) Tout agent ajouté à un aliment ou à d'autres denrées périssables dans le but d'empêcher ou de retarder leur détérioration sous l'effet de l'oxygène atmosphérique. 2) Toute substance destinée à combattre les effets nocifs des radicaux libres.

**antipaludique** (ou **antipaludéen, enne**) a. *(angl.* ***antimalarial****).* Qui prévient ou combat le paludisme. (nom : un **antipaludique**)

**antiparkinsonien, ienne** a. *(angl.* ***antiparkinsonian****).* Qui agit sur les symptômes de la maladie de Parkinson. (nom : un **antiparkinsonien**)

**antipéristaltisme** m. *(angl.* ***antiperistalsis****).* Péristaltisme dans lequel les contractions successives se produisent en sens contraire (de bas en haut) de la direction normale. (a. **antipéristaltique**)

**antipernicieux, euse** a. *(angl.* ***antipernicious****).* Qui agit contre l'anémie pernicieuse.

**antiphlogistique** a. Syn. désuet d'*anti-inflammatoire.*

**antiplasmine** f. *(angl.* ***antiplasmin****).* Inhibiteur naturel de la fibrinolysine (plasmine) du plasma sanguin.

**antipoliomyélitique** a. V. *vaccin antipoliomyélitique.*

**antipsychotique** a. et m. Syn. de *neuroleptique.*

**antipyrétique** a. et m. *(angl. **antipyretic**)*. Qui prévient ou combat la fièvre. Syn. : *fébrifuge*.

**antipyrimidique** a. et m. *(angl. **pyrimidine antagonist**)*. Médicament anticancéreux de synthèse qui agit en s'opposant à la synthèse des bases pyrimidiques dans l'organisme. L'uréthane et le fluoro-uracile sont des antipyrimidiques.

**antirabique** a. *(angl. **antirabic**)*. Qui agit contre la rage. V. *vaccin antirabique*.

**antirétroviral, ale, aux** a. et m. *(angl. **antiretroviral**)*. Se dit d'un médicament destiné à combattre les infections par les rétrovirus (en fait les infections à HIV).

**antirhumatismal, ale, aux** a. *(angl. **antirheumatic**)*. Qui exerce une action anti-inflammatoire dans certaines affections rhumatismales. (nom : un **antirhumatismal**)

**antisepsie** f. *(angl. **antisepsis**)*. Prévention du développement d'agents infectieux, par des procédés physiques (filtres, rayonnements) ou chimiques (substances bactéricides) destinés à détruire tout micro-organisme. V. *stérilisation* (1).

**antiseptique** a. *(angl. **antiseptic**)*. 1) Qui se rapporte à l'antisepsie. 2) a. et m. Qui détruit les germes pathogènes, notamment par application externe.

**antisérum** m. *(angl. **antiserum**)*. Sérum contenant des anticorps, obtenu par l'inoculation d'antigène. Il peut être utilisé pour l'immunisation passive.

**antispasmodique** (ou **antispastique**) a. et m. *(angl. **antispasmodic**)*. Médicament qui prévient ou combat les spasmes et les convulsions. Syn. : *spasmolytique*.

**antistreptokinase** f. *(angl. **antistreptokinase**)*. Anticorps antistreptococcique, présent dans le sérum à la suite d'infections par des streptocoques hémolytiques, ou après l'injection de streptokinase dans un but thérapeutique.

**antistreptolysine O** f. *(angl. **antistreptolysin O**)*. Anticorps qui neutralise la streptolysine (toxine produite par des streptocoques) apparaissant dans le sang au cours des affections dues aux streptocoques hémolytiques, en particulier dans le rhumatisme articulaire aigu. Le dosage de l'antistreptolysine dans le sérum sanguin est un des tests utilisés pour surveiller l'évolution de cette affection. Ling. : O, de l'expression anglaise *oxygen-labile*. Abrév. : ASLO.

**antisudoral, ale, aux** a. *(angl. **antiperspirant**)*. Qui diminue la sécrétion de sueur. (nom : un **antisudoral**). Syn. : *anhidrotique*.

**antisyphilitique** a. et m. *(angl. **antisyphilitic**)*. Qui agit contre la syphilis. Syn. : *antiluétique*.

**antitétanique** a. *(angl. **antitetanic**)*. Qui prévient ou tend à guérir le tétanos. Ex. : vaccin antitétanique, sérum antitétanique.

**antithrombine** f. *(angl. **antithrombin**)*. Nom d'ensemble des substances présentes dans le sang circulant et qui neutralisent la thrombine, empêchant la conversion du fibrinogène en fibrine et la formation des caillots. Abrév. : AT.

**antithyroïdien, ienne** a. *(angl. **antithyroid**)*. Qui inhibe la sécrétion des hormones thyroïdiennes, qui est actif dans le traitement de l'hyperthyroïdie. (nom : un **antithyroïdien**)

**antitoxine** f. *(angl. **antitoxin**)*. Substance capable de neutraliser l'action d'une toxine. Les antitoxines sont des anticorps strictement spécifiques que l'organisme produit sous l'action d'une toxine (diphtérique, tétanique, etc.) ou d'un venin, pour en combattre les effets. Les antitoxines constituent la partie active des sérums thérapeutiques. Elles sont détruites entre 60 et 70 °C.

**antitoxique** a. *(angl. **antitoxic**)*. Qui neutralise ou combat les effets d'un poison ou d'une toxine. Ex. : sérum antitoxique.

**antitragus** m. *(angl. **antitragus**)*. Petite éminence triangulaire de la face externe du pavillon de l'oreille, située au-dessous de l'anthélix, en face et en arrière du tragus, dont elle est séparée par l'échancrure de la conque.

**antitrypsine** f. *(angl. **antitrypsin**)*. Substance inhibant la protéase *trypsine* qui permet la coupure des protéines en des points précis.

**antituberculeux, euse** a. *(angl. **antituberculous**)*. Qui est actif dans le traitement de la tuberculose. (nom : un **antituberculeux**)

**antitussif, ive** a. *(angl. **antitussive**)*. Qui calme la toux. (nom : un **antitussif**)

**antivenimeux, euse** a. *(angl. **antivenimous**)*. Qui combat l'action des venins.

**antiviral, ale, aux** a. *(angl. **antiviral**)*. Qui combat ou détruit les virus.

**antivitamine** f. *(angl. **antivitamin**)*. Substance naturelle ou artificielle, de structure analogue à celle d'une vitamine et qui s'oppose par compétition à l'action de cette dernière dans l'organisme. (a. **antivitaminique**)

**antivomitif, ive** a. Syn. d'*antiémétique*. (nom : un **antivomitif**)

**antixénique** a. *(angl. **antixenic**)*. Se dit de la réaction de défense d'un tissu vivant, d'un organisme, à l'égard d'une substance étrangère nocive.

**antre** m. *(angl.* ***antrum****).* Cavité naturelle osseuse ou viscérale. (a. **antral**, **ale**, **aux**)

**antre mastoïdien** (ou **pétreux**) *(angl.* ***mastoid antrum****).* Volumineuse cavité remplie d'air creusée dans la portion pétreuse de l'os temporal.

**antre pylorique** (ou **du pylore**) *(angl.* ***pyloric antrum****).* Portion basse, presque horizontale, de l'estomac, qui communique avec le duodénum par le pylore. Syn. : *petite tubérosité gastrique.*

**antrectomie** f. *(angl.* ***antrectomy****).* 1) Ablation chirurgicale des parois de l'antre mastoïdien. 2) Résection de l'antre pylorique.

**antro-atticotomie** f. *(angl.* ***antroatticotomy, atticoantrotomy****).* Ouverture de l'antre mastoïdien et de l'attique. Syn. : *attico-antrotomie.*

**antro-duodénectomie** f. *(angl.* ***antroduodenectomy****).* Ablation chirurgicale de l'antre pylorique et de la première portion du duodénum, suivie d'un abouchement de l'estomac dans le duodénum.

**antro-mastoïdite** f. *(angl.* ***antromastoiditis****).* Inflammation de l'antre mastoïdien et de l'apophyse mastoïde. Elle se confond pratiquement avec la mastoïdite.

**antro-pylorique** a. *(angl.* ***antropyloric****).* Qui se rapporte à l'antre pylorique et au pylore. Ex. : résection antro-pylorique.

**antrostomie** f. *(angl.* ***antrostomy****).* Ouverture chirurgicale d'un antre ou d'un sinus en vue d'un drainage.

**antro-tympanique** a. *(angl.* ***antrotympanic****).* Qui se rapporte à l'antre mastoïdien et à la caisse du tympan.

**anucléé, éée** a. *(angl.* ***anuclear****).* Se dit d'une cellule qui n'a pas de noyau.

**anurie** f. *(angl.* ***anuria, anuresis****).* État pathologique caractérisé par l'absence complète ou presque complète d'urine dans la vessie. Le plus souvent due à un arrêt de la fonction rénale *(anurie vraie* ou *sécrétoire)*, elle peut aussi être causée par une obstruction des uretères *(fausse anurie* ou *anurie excrétoire).*

**anurique** *(angl.* ***anuretic****).* 1) a. Qui se rapporte à l'anurie. 2) a. et n. Qui est atteint d'anurie.

**anus** m. *(angl.* ***anus****).* Orifice terminal du tube digestif, situé au niveau du périnée postérieur, à l'extrémité inférieure du sillon interfessier. Cet orifice est pourvu, sous la peau, d'un sphincter strié, le sphincter externe de l'anus. (a. **anal**, **ale**, **aux**)

**anus artificiel** *(angl.* ***artificial anus****).* Orifice créé chirurgicalement sur un segment intestinal et abouché à la peau de l'abdomen, pour donner issue, temporairement ou définitivement, au contenu de l'intestin. V. *colostomie, sigmoïdostomie.*

**anus contre-nature** (ou **anus praeter**) *(angl.* ***preternatural anus****).* Tout anus autre que l'anus naturel, par ouverture pathologique ou créé artificiellement.

**anxiété** f. *(angl.* ***anxiety****).* Sensation de malaise psychique caractérisée par la crainte d'un danger imminent réel ou imaginaire.

**anxieux**, **euse** *(angl.* ***anxious****).* 1) a. Qui s'accompagne d'anxiété. 2) a. et n. Qui est sujet à l'anxiété.

**anxiolytique** a. et m. *(angl.* ***anxiolytic****).* Médicament *tranquillisant* qui combat l'anxiété pathologique, l'état de tension nerveuse et l'agitation. V. *psychotrope.*

**aorte** f. *(angl.* ***aorta****).* Tronc d'origine de toutes les artères du corps, qui naît du ventricule gauche. On lui distingue quatre portions : l'aorte ascendante, l'arc de l'aorte (les deux formant la crosse de l'aorte), l'aorte descendante et l'aorte abdominale. (a. **aortique**)

**aorte à droite** *(angl.* ***dextropositioned aorta****).* Anomalie de position de la crosse aortique qui, formée à partir du 4e arc aortique droit, se trouve du côté droit du médiastin.

**aorte plicaturée**. Syn. de *pseudo-coarctation de l'aorte.*

**aortographie** f. *(angl.* ***aortography****).* Radiographie de l'aorte après injection, dans le sang, le plus souvent dans l'aorte même, d'un produit opaque aux rayons X.

**aortomyélographie** f. Syn. d'*artériographie médullaire.*

**aortotomie** f. *(angl.* ***aortotomy****).* Incision de la paroi aortique.

**apareunie** f. *(angl.* ***apareunia****).* Incapacité ou impossibilité d'accomplir le coït.

**apathie** f. *(angl.* ***apathy****).* État d'insensibilité ou d'indifférence aux événements; absence de désirs et d'intérêts.

**apathique** a. *(angl.* ***apathetic****).* Qui est caractérisé par l'apathie ou qui en est affecté.

**apéristaltisme** m. *(angl.* ***aperistalsis****).* Absence de mouvements péristaltiques.

**Apert-Gallais (syndrome d')**. Syn. de *syndrome génito-surrénal.*

**apex** m. *(angl.* ***apex****).* Extrémité, pointe, d'un organe.

**apexien**, **ienne** a. *(angl.* ***apical****).* Qui concerne le sommet d'un organe, et plus particulièrement la pointe du cœur. V. *apical.*

**Apgar (indice d')** *(angl.* ***Apgar score****).* Méthode d'évaluation globale de l'état d'un enfant à la naissance, fondée sur la recherche des signes cliniques les plus caractéristiques et faciles à déceler, afin d'établir un bilan général. Ces signes réunis dans un tableau et cotés selon le degré de gravité par les chiffres 0, 1 ou 2 (0 étant la gravité maximale), comprennent : A = *aspect* (coloration); P = *pouls* (fréquence cardiaque), G = grimace (réponse réflexe à la stimulation de la plante du pied); A = *activité* (mobilité); R = *respiration.* Un total de 10 points est considéré comme le meilleur résultat possible. Ling. : *APGAR,* acronyme mnémotechnique des 5 signes cliniques étudiés : *aspect, pouls, grimace, activité, respiration.* (*Apgar* Virginia, pédiatre américaine, 1909-1974.)

**aphakie** (ou **aphaquie**) f. *(angl.* ***aphakia****).* Absence du cristallin à la suite d'opération de la cataracte, d'un traumatisme, ou, plus rarement, d'origine congénitale. Elle entraîne une perte de l'accommodation et une hypermétropie. (a. **aphake** ou **aphaque**)

**aphasie** f. *(angl.* ***aphasia****).* Altération ou perte de la capacité de parler ou de comprendre le langage parlé ou écrit. Elle est due à une atteinte cérébrale, sans altération des organes de la phonation. (a. et n. **aphasique**)

**aphasie congénitale de Kussmaul**. Syn. d'*audi-mutité de compréhension.*

**aphasie motrice d'évolution**. Syn. d'*audi-mutité d'expression.*

**aphasie motrice transcorticale** *(angl.* ***transcortical motor aphasia****).* Variété d'aphasie motrice marquée par le manque de spontanéité du langage.

**aphasie visuelle**. Syn. d'*alexie.*

**aphasie de Wernicke**. V. *Wernicke (aphasie de).*

**aphonie** f. *(angl.* ***aphonia****).* Perte de la voix, voix éteinte, provoquée par une paralysie, une lésion ou une inhibition des organes de la phonation ou un choc émotionnel. (a. **aphone**)

**aphrodisiaque** a. et m. *(angl.* ***aphrodisiac****).* Qui éveille ou stimule les désirs sexuels.

**aphte** m. *(angl.* ***aphtha****).* Petite ulcération jaunâtre, ronde ou ovalaire, entourée d'un halo rouge, succédant à une vésicule, d'origine virale, et siégeant sur la muqueuse buccale ou pharyngée ou sur la muqueuse génitale. Elle s'accompagne d'une sensation de brûlure. (a. **aphteux**, **euse**)

**apical**, **ale**, **aux** a. *(angl.* ***apical****).* Qui appartient ou qui se rapporte au sommet d'un organe. Ex. : segment apical d'un lobe pulmonaire. V. *apexien.* Ant. : *basal* (1).

**aplasie** f. *(angl.* ***aplasia****).* Arrêt ou insuffisance de développement d'un tissu ou d'un organe. (a. **aplastique** ou **aplasique**)

**aplasie médullaire** *(angl.* ***medullary aplasia****).* Réduction considérable ou disparition complète dans la moelle osseuse des trois lignées sanguines (érythroblastique, granulocytaire et mégacaryocytaire), ou de l'une d'entre elles. Elle peut être primitive, idiopathique (V. *anémie de Fanconi*) ou acquise, secondaire à diverses intoxications, aux irradiations ou à certaines infections. Syn. : *myélose aplasique, myélose aplastique.*

**aplasie du poumon** *(angl.* ***pulmonary aplasia****).* Malformation pulmonaire due à une anomalie du développement embryonnaire, caractérisée par l'existence d'une bronche rudimentaire et l'absence de tissu alvéolaire.

**aplomb** m. *(angl.* ***balance****).* Position la meilleure des membres inférieurs pour assurer l'équilibre du tronc.

**apnée** f. *(angl.* ***apnea****).* Arrêt temporaire de la respiration. V. *dyspnée, orthopnée, polypnée.* (a. **apnéique**)

**apo-** Préfixe d'origine grecque indiquant la séparation, l'éloignement, la dérivation.

**apocrine** a. V. *glande apocrine.*

**apodie** f. *(angl.* ***apodia****).* Absence congénitale des pieds. V. *ectropodie.*

**apogée** m. *(angl.* ***apogee, climax****).* Moment où les signes d'une maladie atteignent leur maximum d'intensité.

**aponévrectomie** f. *(angl.* ***aponeurotomy****).* Excision partielle ou totale d'une aponévrose.

**aponévrose** f. *(angl.* ***aponeurosis****).* Toute membrane constituée de fibres conjonctives denses qui enveloppe un muscle *(aponévrose de revêtement)*, qui sert de moyen d'insertion pour un muscle plat *(aponévrose d'insertion)*, ou qui forme une séparation entre certains plans musculaires *(fascia).* (a. **aponévrotique**)

**aponévrosite** f. *(angl.* ***aponeurositis****).* Inflammation d'une aponévrose.

**apophyse** f. *(angl.* ***process, apophysis****).* Partie saillante d'un os. (a. **apophysaire**)

**apophyse articulaire** *(angl.* ***articular process****).* Saillie ou éminence osseuse par laquelle un os s'articule avec un os voisin. Ex. : apophyses articulaires supérieures et inférieures d'une vertèbre.

**apophyse basilaire**. V. *os occipital* (2).

**apophyse clinoïde** *(angl.* ***clinoid process****).* Chacune des six saillies osseuses (antérieures, moyennes, postérieures) situées autour de la *selle turcique.* (a. **clinoïdien, ienne**)

**apophyse coracoïde** *(angl.* ***coracoid process****).* Volumineuse apophyse implantée sur la face supérieure du col de l'omoplate. Elle donne insertion à des ligaments et à des muscles. (a. **coracoïdien, ienne**)

**apophyse coronoïde du cubitus** *(angl.* ***ulnar coronoid process****)*. Apophyse pyramidale quadrangulaire, horizontale et antérieure qui, avec l'olécrâne, constitue l'extrémité supérieure du cubitus. (a. **coronoïdien, ienne**)

**apophyse épineuse** *(angl.* ***spinous process of vertebra****)*. Saillie médiane et postérieure de l'arc neural de la vertèbre, implantée par une large base à l'angle d'union des lames vertébrales et dirigée en arrière, où elle se termine par un sommet libre.

**apophyse mastoïde**. V. *mastoïde.*

**apophyse odontoïde** *(angl.* ***odontoid process****)*. Volumineuse saillie osseuse verticale, ayant la forme d'une dent, implantée sur le corps de l'axis; elle s'articule en pivot dans l'arc de l'atlas. Syn. : *dent de l'axis.*

**apophyse ptérygoïde** *(angl.* ***pterygoid process****)*. Apophyse osseuse implantée sur la face inférieure du sphénoïde. (a. **ptérygoïdien, ienne**)

**apophyse semi-lunaire des vertèbres cervicales** *(angl.* ***uncinate process of cervical vertebrae****)*. Crête qui relève chacun des bords latéraux de la face supérieure du corps des vertèbres cervicales, articulée avec la surface biseautée du plateau inférieur de la vertèbre sus-jacente. Syn. : *uncus des vertèbres cervicales.*

**apophyse styloïde** *(angl.* ***styloid process****)*. Prolongement en forme de styles d'un os. Ex. : apophyse styloïde du cubitus, du radius, du péroné, du temporal.

**apophyse transverse** *(angl.* ***transverse process****)*. Chacune des deux apophyses d'une vertèbre, implantée latéralement (à droite et à gauche) sur l'arc postérieur de la vertèbre. (a. **transversaire**)

**apophyse unciforme**. V. *apophyse semi-lunaire, os crochu.*

**apophyse zygomatique** *(angl.* ***zygomatic process****)*. Longue apophyse qui se détache de l'écaille du temporal, au-dessus et en avant du conduit auditif externe. Elle correspond à la saillie marquant la limite supérieure de la joue. Syn. : *zygoma.*

**apophysite** f. *(angl.* ***apophysitis****)*. Inflammation de l'apophyse d'un os.

**apoplectique** *(angl.* ***apoplectic****)*. 1) a. Qui se rapporte ou qui est dû à l'apoplexie. 2) a. et n. Qui est sujet à l'apoplexie.

**apoplexie** f. *(angl.* ***apoplexy****)*. 1) Cessation brusque et plus ou moins complète de toutes les fonctions du cerveau, causée le plus souvent par une hémorragie cérébrale, quelquefois par une embolie ou une thrombose d'une artère cérébrale. L'apoplexie est caractérisée par une perte subite de la connaissance, avec persistance de la circulation et de la respiration. Syn. : *ictus apoplectique* (ou *cérébral*), *attaque cérébrale*. 2) Par analogie, toute hémorragie au sein d'un organe : apoplexie splénique, apoplexie pulmonaire, apoplexie utérine, etc.

**apoptose** f. *(angl.* ***apoptosis****)*. Mort physiologique programmée des cellules dont la durée de vie normale est variable selon les types cellulaires. Un retard de l'apoptose pourrait expliquer en partie l'accumulation de lymphocytes B dans la leucémie lymphoïde chronique. (a. **apoptotique**)

**appareil** m. *(angl.* ***apparatus****)*. En anatomie, ensemble des systèmes, des organes, qui concourent à la même fonction. Ex. : appareil digestif.

**appareil manducateur** *(angl.* ***masticatory apparatus****)*. Unité fonctionnelle composée des dents, des structures qui les entourent et les supportent, groupées sous la notion de parodonte, du maxillaire et de la mandibule, des muscles labiaux et linguaux et des systèmes vasculo-nerveux de ces différents tissus[36]. V. *système manducateur* ou *masticateur.*

**appareillage** m. *(angl.* ***devices, aids, appliances****)*. Ensemble d'appareils, de dispositifs ou d'instruments, destinés à un usage bien déterminé.

**appareiller** v. Remédier à une fonction déficiente par la pose d'un ou de plusieurs appareils.

**appendice** m. *(angl.* ***appendix****)*. 1) Partie accessoire ou dépendante d'une structure principale, l'*appendice vermiculaire.*

**appendice vermiculaire** (**vermiforme** ou **iléo-cæcal**) *(angl.* ***vermiform appendix****)*. Prolongement du cæcum, de forme tubulaire qui s'ouvre dans le cæcum par un orifice. Il peut être fixé anormalement en diverses positions : en arrière (p. rétrocæcale), en avant (p. précæcale), en dessous (p. sous-cæcale) du cæcum.

**appendice xiphoïde** *(angl.* ***xiphoid process****)*. Pièce de l'extrémité inférieure du sternum, cartilagineuse chez le sujet jeune, osseuse et soudée au sternum chez le sujet âgé. (a. **xiphoïdien, ienne**)

**appendicectomie** f. *(angl.* ***appendectomy****)*. Ablation chirurgicale de l'appendice vermiculaire.

**appendicite** f. *(angl.* ***appendicitis****)*. Inflammation, aiguë ou chronique, de l'*appendice vermiculaire*.

**appendiculaire** a. *(angl.* ***appendicular****)*. Qui se rapporte à un appendice, le plus souvent l'*appendice vermiculaire*.

**appétence** f. *(angl.* ***appetency****)*. En psychologie, attirance vers un objet, déclenchée par une pulsion. Ant. : *aversion*.

**appétit** m. *(angl.* ***appetite****)*. Désir de manger, sélectif et agréable, sans caractère impérieux comme la faim.

**apposition** f. *(angl.* ***apposition****)*. En chirurgie, union de deux éléments, par exemple de deux organes ou de deux tissus. V. *affrontement*.

**appréhension** f. *(angl.* ***apprehension****)*. Crainte légère, mal définie.

**apractognosie** f. *(angl.* ***apractagnosia****)*. Incapacité de se servir d'un objet usuel (fourchette, crayon) dont la nature n'a pas été reconnue.

**apragmatisme** m. *(angl.* ***apragmatism****)*. Incapacité de réaliser un projet, même s'il s'agit d'un acte élémentaire.

**apraxie** f. *(angl.* ***apraxia****)*. Incapacité d'exécuter des mouvements volontaires coordonnés, alors que les fonctions musculaires et sensorielles sont conservées. Ex. : apraxie digitale, apraxie motrice.

**apraxie idéatoire** *(angl.* ***ideational apraxia****)*. Perturbation de l'exécution successive des mouvements que comporte un geste complexe.

**apraxie idéomotrice** *(angl.* ***ideokinetic apraxia****)*. Difficulté à exécuter des gestes symboliques.

**apraxique** *(angl.* ***apractic****)*. 1) a. Qui se rapporte à l'apraxie. 2) a. et n. Qui est atteint d'apraxie.

**aprosexie** f. *(angl.* ***aprosexia****)*. Trouble mental consistant en une incapacité à fixer l'attention sur un objet ou à se concentrer sur un travail.

**aptyalisme** m. *(angl.* ***aptyalism****)*. Diminution ou absence totale de la sécrétion salivaire. V. *xérostomie*.

**APUD**. V. *cellule APUD*, *système APUD*.

**apyrétique** a. Syn. d'*afébrile*.

**apyrexie** f. *(angl.* ***apyrexia****)*. Absence de fièvre.

**aqueduc** m. *(angl.* ***aqueduct****)*. En anatomie, nom donné à certains canaux fins, creusés dans un os (par ex. : aqueduc du limaçon, du vestibule de l'oreille interne) ou reliant des cavités organiques. V. *Sylvius (aqueduc de)*. (a. **aqueducal**, **ale**, **aux**)

**aqueux**, **euse** a. *(angl.* ***aqueous****)*. Qui renferme de l'eau, qui ressemble à l'eau ou qui est provoqué par l'eau. Ex. : solution aqueuse. V. *humeur aqueuse*.

**arachnéen, éenne** a. *(angl.* ***spidery****)*. Qui est fin, mince comme une toile d'araignée.

**arachno-** Préfixe d'origine grecque indiquant une relation avec une araignée ou une toile d'araignée (avec un sens de *finesse*, *minceur)*.

**arachnodactylie** f. *(angl.* ***arachnodactyly****)*. Malformation congénitale et héréditaire consistant en une longueur excessive des doigts et des orteils, avec minceur des phalanges et atrophie musculaire. Les mains et les pieds ont un aspect de pattes d'araignée.

**arachnoïde** f. *(angl.* ***arachnoidea****)*. Membrane conjonctive mince comprise entre la dure-mère et la pie-mère. Elle est accolée dans toute son étendue à la face interne de la dure-mère. L'espace entre l'arachnoïde et la pie-mère (espace sous-arachnoïdien) est rempli de liquide céphalo-rachidien. (a. **arachnoïdien**, **ienne**)

**arachnoïdite** f. *(angl.* ***arachnoiditis****)*. 1) Inflammation de l'arachnoïde. 2) Par extension, toute altération de l'arachnoïde, qu'elle soit inflammatoire ou cicatricielle, primitive ou secondaire, isolée ou associée à des lésions des formations nerveuses voisines.

**arborescent**, **ente** a. *(angl.* ***arborescent****)*. Qui présente des ramifications rappelant celles d'un arbre. Ex. : lipome arborescent, cataracte arborescente.

**arborisation** f. *(angl.* ***arborization****)*. En artériographie et phlébographie, image en branches ramifiées que l'on obtient après injection d'un produit de contraste dans l'artère ou dans la veine examinée.

**arbovirose** f. *(angl.* ***arboviral infection****)*. Infection provoquée par les *arbovirus*. Il existe un grand nombre d'arboviroses : des encéphalites transmises par tiques; la fièvre à pappataci, la fièvre à tiques du Colorado, la fièvre de la vallée du Rift, les fièvres hémorragiques (de Crimée, d'Argentine, de Corée, de Mandchourie et de Sibérie orientale).

**arbovirus** m. *(angl.* ***arbovirus****)*. Tout représentant d'un groupe de virus à ARN. Les virus du groupe sont classés en fonction de leur structure en familles : *Bunyaviridés*, *Flaviviridés*, *Réoviridés*, *Rhabdoviridés*, *Togaviridés* et *Arenaviridés*. Ces virus sont transmis par piqûres d'arthropodes, comprenant un grand nombre de types pathogènes pour l'homme (encéphalites et fièvres à tiques). Ling. : *arbovirus*, abrév. du terme anglais ***ar****thropod-****bo****rne* ***virus***.

**arbre bronchique** *(angl.* ***bronchial tree****)*. Ensemble formé par les deux bronches souches situées en dehors des poumons, et leurs ramifications dans les deux poumons. À droite, les premières ramifications sont constituées par les trois bronches lobaires (supérieure, moyenne et inférieure), à gauche, par les deux bronches lobaires (supérieure et inférieure), le poumon gauche ne possédant que deux lobes.

**ARC**. Ensemble de manifestations cliniques modérées intermédiaires de l'infection à VIH, qui ne sont pas aussi graves que celles qui caractérisent le sida. Syn. : *para-sida*. (Abrév. de l'anglais ***A****IDS-****r****elated* ***c****omplex*). Ling. : ce terme semble tomber graduellement en désuétude.

**arc** m. *(angl.* ***arch****)*. 1) Segment d'une courbe, en particulier d'une circonférence. 2) Structure anatomique ou pathologique ayant l'aspect d'une ligne courbe.

**arc costal** *(angl.* ***costal arch****)*. Courbure formée par une côte et son cartilage.

**arc neural** (ou **vertébral**) *(angl.* ***vertebral arch****)*. Arc postérieur de la vertèbre, formé par les *pédicules* et les *lames vertébrales*. Il délimite, avec la face postérieure de la vertèbre, le trou vertébral.

**arc sénile** *(angl.* ***arcus senilis, gerontoxon****)*. Anneau blanc grisâtre apparaissant autour de la cornée chez certains vieillards. Syn. : *gérontoxon*.

**arc vertébral**. Syn. d'*arc neural*.

**arcade** f. *(angl.* ***arcade****)*. Structure anatomique de forme arquée. Terme général utilisé pour désigner des éléments de nature très différente, osseuse, fibreuse ou vasculaire.

**arcade crurale** *(angl.* ***inguinal ligament****)*. Corde fibreuse tendue de l'épine iliaque antéro-supérieure à l'épine du pubis, constituée par des fibres qui lui sont propres (ligament inguinal externe de Henle) et par des fibres de l'aponévrose du muscle grand oblique de l'abdomen. Syn. : *ligament de Poupart*.

**arcade dentaire** *(angl.* ***dental arch****)*. Arc formé par l'ensemble des dents d'une mâchoire supérieure ou inférieure.

**arcade sourcilière** *(angl.* ***superciliary arch****)*. Légère saillie de la face antérieure du frontal, orientée obliquement vers le haut et vers l'extérieur, au-dessus de l'arcade orbitaire où poussent les sourcils.

**arché-**, **archéo-** Préfixe d'origine grecque signifiant *ancien* ou *originel*.

**archétype** m. *(angl.* ***archetype****)*. 1) Type primitif, originel, servant de modèle. 2) D'après Jung, image ancienne qui appartient au trésor commun de l'humanité et que l'on retrouve en tout temps et en tout lieu dans les contes et légendes, dans les rêves, dans les délires.

**arciforme** a. *(angl.* ***arcuate****)*. En forme d'arc ; arqué. Ex. : fibres arciformes (nerveuses ou musculaires).

**aréflexie** f. *(angl.* ***areflexia****)*. Absence de réflexes. (a. **aréflexique**)

**arégénératif, ive** a. *(angl.* ***aregenerative****)*. Qui ne montre pas de signe de régénération. Ex. : anémie arégénérative.

**arénavirus** m. *(angl.* ***arenavirus****)*. Groupe de virus à ARN comprenant des agents pathogènes pour les animaux, dont certains peuvent aussi infecter l'homme (virus de la méningite chorio-lymphocytaire, virus de la fièvre de Lassa). Ling. : « arena », en grec : *sable*, parce que ces virus présentent des petits granules.

**aréolaire** a. *(angl.* ***areolar****)*. 1) Qui présente des aréoles (de petits interstices). Ex. : abcès aréolaire, tissu aréolaire. 2) Qui se rapporte à l'aréole du sein.

**aréole (du sein)** f. *(angl.* ***areola****)*. Surface annulaire pigmentée qui entoure le mamelon.

**argent** m. *(angl.* ***silver****)*. Corps simple métallique. Certains de ses sels sont employés comme astringents et antiseptiques. Symbole : Ag. V. *argyrique*.

**arginase** f. *(angl.* ***arginase****)*. Enzyme qui scinde l'arginine en ornithine et urée, présente notamment dans le foie de l'homme et d'autres mammifères et qui, de ce fait, joue un rôle important dans le métabolisme de l'urée.

**arginine** f. *(angl.* ***arginine****)*. Acide aminé glucoformateur, constituant des protéines naturelles. Son hydrolyse en ornithine et urée est faite par une enzyme, l'*arginase*.

**argininémie** *(angl.* ***argininemia****)*. Maladie métabolique héréditaire due à une carence en arginase, dont la conséquence est une élimination accrue d'arginine par les urines. Cliniquement cette maladie enzymatique se traduit par des troubles nerveux.

**argininurie** f. *(angl.* ***argininuria****)*. Présence ou taux d'arginine dans l'urine.

**Argyll Robertson** (**signe d'**) *(angl.* ***Argyll Robertson pupil sign****)*. Absence de contraction de la pupille à la lumière, sans modification du réflexe pupillaire d'accommodation à la distance. C'est un signe caractéristique de la syphilis nerveuse (tabès, paralysie générale). *(Argyll Robertson* Douglas, médecin écossais, 1837-1909.)

**argyrie** (ou **argyrose**) f. *(angl.* ***argyria****)*. Coloration anormale, ardoisée ou brunâtre, des téguments, consécutive à un contact professionnel avec les sels d'argent ou à leur administration thérapeutique prolongée.

**argyrique** a. *(angl.* ***argyric****)*. Qui se rapporte à l'argent.

**argyrisme** m. *(angl.* ***argyrism****)*. Intoxication accidentelle ou professionnelle, aiguë ou chronique, par des dérivés d'argent dont la manifestation cutanée est l'*argyrie*.

**ariboflavinose** f. *(angl.* ***ariboflavinosis****)*. Ensemble d'affections oculaires, cutanées et muqueuses consécutives à une carence en *riboflavine :* inflammation de la cornée, de la conjonctive, de la muqueuse buccale et pharyngée, eczéma.

**ARN**. Abrév. d'*acide ribonucléique*.

**Arneth (formule d')** *(angl.* ***Arneth count, Arneth formula****)*. Répartition des granulocytes des divers types suivant le nombre de lobes de leur noyau. On parle de *déviation à droite* quand le nombre des cellules à noyaux plurilobulés augmente, de *déviation à gauche* dans le cas contraire. Le caractère plus ou moins plurilobulé serait un indice de la plus ou moins grande maturité des granulocytes. Cette formule se traduit graphiquement par la *courbe d'Arneth*. (*Arneth* Joseph, médecin allemand, 1873-1955.)

**Arnold-Chiari** (**malformation** ou **maladie de**) *(angl.* ***Arnold-Chiari deformity****)*. Malformation congénitale héréditaire à transmission autosomique récessive, complexe, rare, observée chez le nouveau-né, comportant une descente du bulbe vers le canal rachidien et l'engagement des amygdales cérébelleuses dans le canal cervical, avec hydrocéphalie et lésions cérébrales graves. (*Arnold* Julius, anatomopathologiste allemand, 1835-1915; *Chiari* Hans, pathologiste autrichien, 1851-1916.)

**aromatique** a. *(angl.* ***aromatic****)*. 1) Qui possède une odeur, en général agréable et pénétrante. 2) En chimie, se dit des corps possédant plusieurs noyaux du type benzène ou anthracène.

**arrêt cardiaque** *(angl.* ***cardiac arrest****)*. Arrêt brutal des battements du cœur, entraînant la disparition du pouls et des bruits du cœur, l'effondrement de la tension artérielle et l'arrêt de la circulation sanguine avec anoxie. Après 3 à 5 minutes, les structures nerveuses privées de sang sont frappées de lésions irréversibles. Cet accident nécessite la mise en œuvre immédiate d'un massage cardiaque et d'une assistance ventilatoire. Un arrêt cardiaque peut être provoqué et contrôlé sous circulation extracorporelle en chirurgie cardio-vasculaire, pour une durée de un à plusieurs quarts d'heure.

**arriération affective** *(angl.* ***affective retardation****)*. Retard ou anomalie de l'évolution de l'affectivité, observée dans les états névrotiques, se traduisant par des troubles du comportement (agressivité, humeur instable, besoin excessif de protection).

**arriération mentale** *(angl.* ***mental retardation****)*. Arrêt ou insuffisance du développement des facultés intellectuelles, dont les trois stades sont : la *débilité mentale*, l'*imbécillité* et l'*idiotie*. Syn. : *oligophrénie*.

**arriération mentale profonde** *(angl.* ***profound mental retardation****)*. Syn. d'*idiotie*. V. *arriération mentale*.

**arriéré, ée** a. et n. *(angl.* ***mentally retarded****)*. 1) Se dit d'un enfant dont l'âge mental est inférieur de 2 ans ou plus à l'âge chronologique. 2) D'une manière générale, qui est atteint d'arriération mentale.

**arrière-cavité des fosses nasales**. Syn. de *rhinopharynx*.

**arrière-gorge** f. Syn. d'*oropharynx*.

**arrière-nez** m. Syn. de *rhinopharynx*.

**arsenic** m. *(angl.* ***arsenic****)*. Corps simple, très toxique, se présentant sous forme de poudre grise d'aspect métallique, dont un grand nombre de dérivés, dits *arsenicaux*, sont utilisés en médecine. Symbole : As.

**arsenical, ale, aux** a. *(angl.* ***arsenical****)*. 1) Qui se rapporte à l'arsenic. 2) Tout médicament contenant de l'arsenic. (nom : un **arsenical**)

**arsenicisme** m. *(angl.* ***arsenicalism****)*. Intoxication chronique par l'arsenic.

**arsénié, ée** a. *(angl.* ***arsenious****)*. Qui contient de l'arsenic, qui est combiné avec de l'arsenic.

**art dentaire** *(angl.* ***dentistry****)*. Pratique de la médecine dentaire, en particulier en ce qui concerne le remplacement des dents et la correction des anomalies dentaires. V. *dentisterie*.

**artéfact** m. *(angl.* ***artefact, artifact****)*. 1) Toute modification ou altération produite par des moyens artificiels lors d'un examen de laboratoire, en particulier les altérations d'un tissu lors de sa préparation pour l'examen microscopique. 2) Dans le tracé d'un appareil enregistreur, toute variation qui n'a pas pour origine l'organe dont on désire enregistrer l'activité. V. *sous-amortissement*, *suramortissement*. 3) Lésion cutanée provoquée artificiellement, en particulier par grattage.

**artère** f. *(angl.* ***artery****).* Vaisseau qui conduit le sang lancé par les ventricules du cœur vers toutes les parties de l'organisme. Abrév. : a. (a. **artériel**, **elle**)

**artère carotide**. V. *carotide*.

**artère pulmonaire** *(angl.* ***pulmonary trunk****).* Volumineux tronc artériel qui apporte aux poumons le sang veineux du ventricule droit. Après un court trajet il se divise au-dessous de la crosse aortique en deux branches : les *artères pulmonaires droite* et *gauche*.

**artère sous-clavière** *(angl.* ***subclavian artery****).* Artère principale du membre supérieur qui irrigue également la région inférieure du cou, les parois du tronc et la partie postérieure de l'encéphale. À droite, elle naît par bifurcation du tronc artériel brachiocéphalique; à gauche, elle naît directement de la crosse de l'aorte. L'artère sous-clavière décrit une crosse à la base du cou et se continue par l'artère axillaire.

**arteria lusoria** *(angl.* ***arteria lusoria****).* Anomalie de position rétro-œsophagienne de l'artère sous-clavière. V. *dysphagia lusoria*.

**artériectasie** f. *(angl.* ***arteriectasis****).* Dilatation d'une artère.

**artériectomie** f. *(angl.* ***arteriectomy****).* Résection d'une artère, ou d'un segment d'artère.

**artériel, elle** a. *(angl.* ***arterial****).* Qui se rapporte à une artère.

**artériographie** f. *(angl.* ***arteriography****).* Radiographie d'une ou de plusieurs artères après injection d'une substance opaque aux rayons X.

**artériographie bronchique** *(angl.* ***bronchial arteriography****).* Radiographie après opacification des artères bronchiques par cathétérisme sélectif.

**artériographie médullaire** *(angl.* ***medullary arteriography****).* Examen radiologique des artères de la moelle épinière après opacification de ses pédicules vasculaires à partir de l'aorte. Syn. : *aortomyélographie*.

**artériographie rénale** *(angl.* ***renal arteriography****).* Radiographie après opacification des artères rénales, obtenue par cathétérisme de l'aorte abdominale à partir de la ponction d'une artère fémorale et injection d'un opacifiant iodé hydrosoluble *(artériographie rénale globale)*, et par cathétérisme sélectif des diverses artères rénales et injection de l'opacifiant *(artériographie rénale sélective)*.

**artériographie sélective** *(angl.* ***selective arteriography****).* Radiographie après opacification d'une artère par cathétérisme direct de celle-ci, ou par une artère proche (fémorale, humérale, etc.).

**artériole** f. *(angl.* ***arteriola****).* Fine branche terminale d'une artère, qui relie cette dernière aux capillaires. (a. **artériolaire**)

**artériolithe** m. *(angl.* ***arteriolith****).* Concrétion calcaire dans la paroi d'une artère.

**artériopathie** f. *(angl.* ***arteriopathy****).* Toute affection des artères.

**artérioscléreux, euse** *(angl.* ***arteriosclerotic****).* 1) a. Qui se rapporte à l'artériosclérose. 2) a. et n. Qui est atteint d'artériosclérose.

**artériosclérose** f. *(angl.* ***arteriosclerosis****).* Nom d'ensemble des affections caractérisées par un épaississement et un durcissement des parois artérielles, englobant également les plaques d'athérome.

**artériospasme** m. *(angl.* ***arteriospasm****).* Spasme des parois d'une artère.

**artériotomie** f. *(angl.* ***arteriotomy****).* Ouverture chirurgicale d'une artère.

**artérite** f. *(angl.* ***arteritis****).* Tout processus inflammatoire qui atteint les tuniques d'une artère, s'accompagnant parfois d'une thrombose, quelquefois suivi d'une dilatation, rarement d'une rupture. (a. et n. **artéritique**)

**artérite oblitérante**. V. *endartérite oblitérante*.

**artérite temporale**. Syn. de *maladie de Horton*. V. *Horton (maladie de)*.

**arthr-, arthro-** Préfixe d'origine grecque indiquant une relation avec les articulations.

**arthralgie** f. *(angl.* ***arthralgia****).* Douleur articulaire.

**arthrite** f. *(angl.* ***arthritis****).* Inflammation d'une articulation. Elle peut être aiguë ou chronique, consécutive à un traumatisme, ou due à une maladie (rhumatisme articulaire aigu, goutte, polyarthrite chronique évolutive, blennorragie, etc.).

**arthrite chronique dégénérative** (ou **arthrite sèche déformante**). Syn. d'*arthrose*.

**arthrite réactionnelle** *(angl.* ***reactive arthritis****).* Groupe d'affections articulaires consécutives à des infections digestives, respiratoires ou urinaires. Elles semblent être dues à une réaction immunitaire aux agents de l'infection originale. Appartiennent à ce groupe, le *syndrome de Fiessinger-Leroy*, la *maladie de Lyme*, le *syndrome de Whipple*.

**arthritique** *(angl.* ***arthritic****).* 1) a. Qui se rapporte à une arthrite. 2) a. et n. Qui est atteint d'une arthrite ou d'arthritisme.

**arthritisme** m. *(angl.* ***arthritism****).* Nom d'ensemble donné autrefois à un groupe de maladies considérées comme apparentées et affectant plusieurs membres de la famille, caractérisées essentiellement par des douleurs diverses et par des troubles liés à la nutrition : obésité, goutte, lithiase biliaire, asthme, eczéma, migraine, hémorroïdes. Ling. : Concept désuet, terme à proscrire.

**arthrocentèse** f. *(angl.* ***arthrocentesis*****)**. Ponction évacuatrice d'un épanchement intra-articulaire.

**arthroclyse** f. *(angl.* ***arthroclyse*****)**. Lavage d'une cavité articulaire.

**arthrodèse** f. *(angl.* ***arthrodesis*****)**. Intervention chirurgicale consistant à bloquer définitivement une articulation. V. *ankylose*.

**arthrographie** f. *(angl.* ***arthrography*****)**. Radiographie d'une articulation dans laquelle on a introduit un gaz (*arthrographie gazeuse* ou *pneumarthrographie*) ou une substance opaque aux rayons X (*arthrographie opaque*).

**arthrologie** f. *(angl.* ***arthrology*****)**. Partie de l'anatomie qui traite des articulations.

**arthropathie** f. *(angl.* ***arthropathy*****)**. Toute lésion articulaire d'origine nerveuse (par ex. arthropathie tabétique).

**arthrophyte** m. *(angl.* ***arthrophyte*****)**. Excroissance pathologique, osseuse ou cartilagineuse, dans une articulation, qui peut s'en détacher et flotter librement *(souris articulaire)*.

**arthroplasie** (ou **arthroplastie**) f. *(angl.* ***arthroplasty*****)**. Opération plastique destinée à refaire des surfaces articulaires et à en rétablir l'usage. (a. **arthroplastique**)

**arthropneumographie** f. V. *pneumoarthrographie*.

**Arthropodes** m. pl. *(angl.* ***Arthropoda*****)**. Embranchement des animaux à symétrie bilatérale, dont le corps, recouvert d'une carapace dure, chitineuse, est constitué de plusieurs segments et muni de membres articulés. On y range notamment les insectes, les arachnides (araignées et acariens) et les crustacés.

**arthroscope** *(angl.* ***arthroscope*****)**. Endoscope permettant d'examiner l'intérieur d'une cavité articulaire et d'en extraire éventuellement des fragments de tissus. L'appareil est muni d'un système éclairant et d'un trocart permettant d'aspirer des débris intra-articulaires (par ex. des fragments d'un ménisque du genou déchiré); il permet aussi de prélever du tissu articulaire ou osseux, en vue d'une biopsie.

**arthroscopie** f. *(angl.* ***arthroscopy*****)**. Examen de l'intérieur d'une cavité articulaire à l'aide d'un *arthroscope*.

**arthrose** f. *(angl.* ***noninflammatory arthritis*****)**. Altération destructive des cartilages ou des fibrocartilages articulaires, de nature dégénérative. Ses principales localisations sont : la hanche *(coxarthrose)*, le genou *(gonarthrose)*, la colonne vertébrale *(cervicarthrose, dorsarthrose, lombarthrose, discarthrose)*, les mains *(rhizarthrose du pouce)*. Syn. : *ostéoarthrite dégénérative* (par influence anglo-saxonne), *arthrite sèche déformante, arthrite chronique dégénérative, rhumatisme chronique dégénératif*.

**arthrosique** 1) a. Qui se rapporte à l'arthrose. 2) a. et n. Qui est atteint d'arthrose.

**arthrotomie** f. *(angl.* ***arthrotomy*****)**. Incision d'une articulation.

**articulation** f. *(angl.* ***articulation, joint*****)**. Ensemble des éléments par lesquels les os s'unissent les uns aux autres. V. *arthr-*. Syn. : *jointure* (populaire). (a. **articulaire**)

**articulation coxo-fémorale** *(angl.* ***hip joint*****)**. Articulation qui unit la tête du fémur avec la cavité cotyloïde de l'os iliaque, appelée aussi *articulation de la hanche*.

**articulation de l'épaule** *(angl.* ***shoulder joint*****)**. V. *articulation scapulo-humérale*.

**articulation de la hanche** *(angl.* ***hip joint*****)**. V. *articulation coxo-fémorale*.

**articulation médiotarsienne** *(angl.* ***Chopart's articulation, Chopart's joint, transverse tarsal joint*****)**. Articulation qui unit les os de la première rangée du tarse à ceux de la deuxième. Elle se compose de deux articulations distinctes : l'*articulation astragalo-scaphoïdienne*, en dedans, et l'*articulation calcanéo-cuboïdienne*, en dehors. Syn. : *articulation de Chopart*.

**articulation scapulo-humérale** *(angl.* ***glenohumeral articulation, shoulder joint*****)**. Articulation qui unit la tête de l'humérus avec la cavité glénoïde de l'omoplate, appelée aussi *articulation de l'épaule*.

**articulation tarso-métatarsienne** *(angl.* ***tarsometatarsal articulation, Lisfranc's joint*****)**. Articulation qui unit le cuboïde et les trois cunéiformes du tarse avec la base des cinq métatarsiens. Syn. : *articulation de Lisfranc*.

**articulation unco-vertébrale** *(angl.* ***uncovertebral joint*****)**. Articulation entre la face supérieure de l'apophyse semi-lunaire *(uncus)* d'une vertèbre cervicale et la face inférieure de la vertèbre sus-jacente.

**articulé, ée** a. *(angl.* ***articulate*****)**. Qui possède une ou plusieurs articulations. Ex. : valve chirurgicale articulée.

**articulé dentaire** m. *(angl. 1)* ***dental articulation****; 2)* ***gliding occlusion*****)**. 1) Rapport entre les arcades dentaires ou entre une dent et ses antagonistes pendant l'occlusion. 2) Passage d'une position d'occlusion dentaire à une autre.

**aryténoïde** m. V. *cartilage aryténoïde*.

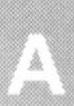

**arythmie** f. *(angl.* ***arrhythmia****).* Irrégularité d'un rythme, plus particulièrement irrégularité du rythme cardiaque perçue en prenant le pouls ou à l'auscultation du cœur. (a. **arythmique**)

**arythmogène** a. *(angl.* ***arrhythmogenic****).* Qui provoque une arythmie.

**As** Symbole chimique de l'*arsenic*.

**asbestose** f. *(angl.* ***asbestosis****).* Affection pulmonaire (*pneumoconiose*) due à l'inhalation de poussières d'amiante.

**ascaride** (ou **ascaris**) m. *(angl.* ***ascarid****).* Ver nématode parasite de l'intestin, de forme cylindrique, long de 15 à 25 cm. Syn. : *lombric* (populaire).

**ascaridiase** (ou **ascaridiose**) f. *(angl.* ***ascariasis, ascaridiasis, ascaridosis, ascariosis****).* Infection par des ascarides et troubles qui en résultent (surtout gastro-intestinaux : vomissements, diarrhées, appendicite).

**Aschoff-Tawara** (**nœud d'**) *(angl.* ***Aschoff-Tawara node, atrioventricular node****).* Amas de tissu myocardique (tissu nodal) spécialisé dans la conduction de l'influx nerveux ; il est situé à la partie postérieure de la cloison qui sépare les deux ventricules cardiaques, au niveau du plancher auriculo-ventriculaire. De ce nœud part le *faisceau de His*. Dans le cycle cardiaque, le *nœud de Tawara* commande la transmission de l'excitation venue du *nœud de Keith et Flack* par les oreillettes, vers les ventricules par l'intermédiaire du faisceau de His. Il n'impose son rythme au cœur que dans des conditions pathologiques. Syn. : *nœud auriculo-ventriculaire, nœud atrio-ventriculaire*. (*Aschoff* Karl Albert Ludwig, anatomopathologiste allemand, 1866-1942, *Tawara* Sunao, anatomopathologiste japonais, 1873-1952.)

**ascite** f. *(angl.* ***ascites****).* Accumulation de liquide dans la cavité péritonéale dont la cause peut être une insuffisance rénale ou cardiaque ou une cirrhose hépatique. (a. **ascitique**)

**ascite chyleuse**. Syn. de *chylopéritoine*.

**-ase** Désinence des enzymes : transaminase, amylase, etc.

**asepsie** f. *(angl.* ***asepsis****).* 1) Absence de micro-organismes dans un milieu déterminé. 2) Ensemble des moyens visant à empêcher la contamination d'objets, de substances, d'organismes ou de locaux (salles d'opérations) préalablement désinfectés.

**aseptique** a. *(angl.* ***aseptic****).* Qui se rapporte à l'asepsie, qui ne contient pas de germe. Ex. : nécrose aseptique d'un os. Ant. : *septique*.

**asexué, ée** a. *(angl.* ***asexual****).* Qui n'a pas de sexe. Se dit aussi de la phase de développement d'un organisme pendant laquelle il se reproduit de manière asexuelle (sans union de gamètes mâle et femelle).

**ASLO**. Abrév. d'*antistreptolysine O*.

**asocial, ale, aux** a. et n. *(angl.* ***asocial****).* Se dit d'un individu incapable de s'adapter aux normes de la vie en société.

**aspartate aminotransférase** *(angl.* ***aspartate aminotransferase****).* Nom officiel de la glutamate-oxaloacétate transaminase.

**aspergillome** *(angl.* ***aspergilloma****).* Amas de hyphes fongiques occupant une cavité préexistante, généralement située dans un des lobes supérieurs du poumon. L'aspergillome peut provoquer des hémoptysies et des infections bronchiques graves.

**aspergillose pulmonaire** *(angl.* ***pulmonary aspergillosis****).* Infection du parenchyme pulmonaire par un champignon microscopique, l'*Aspergillus fumigatus* ou, moins fréquemment, par d'autres espèces d'Aspergillus. La manifestation peut en être une « pelote mycosique » relativement bénigne appelée *aspergillome*.

**Aspergillus**. Genre de champignons microscopiques, dont une espèce, la plus fréquemment pathogène pour l'homme, *Aspergillus fumigatus*, provoque des infections du conduit auditif, du nez et des poumons.

**aspermatisme** m. (ou **aspermie** f.) *(angl.* ***aspermia****).* Défaut d'émission du sperme dû soit à l'absence de sécrétion, soit à l'impossibilité de l'éjaculation.

**asphyxiant, ante** a. *(angl.* ***asphyxiant****).* Qui entraîne l'asphyxie. Se dit notamment de certains gaz toxiques.

**asphyxie** f. *(angl.* ***asphyxia****).* Ensemble des troubles dus à l'arrêt de la respiration et qui produisent un manque d'oxygène dans l'organisme. L'asphyxie peut être provoquée : 1) par la suppression de l'atmosphère respirable (noyade, obstruction des voies respiratoires dans la strangulation, la pendaison, ou par un corps étranger, etc.) ; 2) par un arrêt de la ventilation pulmonaire d'origine nerveuse (syncope due à l'anesthésie) ; 3) par la paralysie des muscles respiratoires (intoxication au curare, poliomyélite) ; 4) par défaut de fixation de l'oxygène par l'hémoglobine (intoxication au monoxyde de carbone). (a. **asphyxié, ée ; asphyxique**)

**aspirine** f. *(angl.* ***aspirin****).* Syn. d'*acide acétylsalicylique*. Dans la plupart des pays, c'est aussi un nom déposé de l'*acide acétylsalicylique*.

**assimilable** a. *(angl.* ***assimilable****)*. Qui peut être assimilé.

**assimilation** f. *(angl.* ***assimilation****)*. 1) Incorporation des substances nutritives par l'organisme. 2) Activité mentale des enfants déformant le réel pour le rendre semblable à un schème mental (J. Piaget).

**assistance circulatoire** (ou **cardio-circulatoire**) *(angl.* ***circulatory assistance****)*. Ensemble de moyens utilisés pour remédier temporairement à une défaillance cardiaque aiguë.

**associations** f. pl. *(angl.* ***associations****)*. En psychanalyse, ensemble d'idées, de notions, d'impressions et de souvenirs exprimés au cours d'une séance psychanalytique.

**assuétude** f. *(angl.* ***addiction****)*. Tolérance que manifeste l'organisme pour toutes les causes qui peuvent le perturber en agissant sur lui. Ling. : Cette notion a été remplacée par les concepts modernes d'*accoutumance, toxicomanie, dépendance.*

**astasie** f. *(angl.* ***astasia****)*. Incapacité de conserver la station verticale par suite d'incoordination motrice, mais sans paralysie. Elle s'accompagne presque toujours d'abasie *(astasie-abasie)*. (a. **astatique** ou **astasique**)

**astéréognosie** f. *(angl.* ***astereognosis, astereocognosy****)*. Syn. de *stéréoagnosie.*

**astérixis** m. *(angl.* ***asterixis, liver flap, flapping tremor****)*. Tremblement très ample des membres supérieurs « en battement d'ailes ». On l'observe notamment dans le coma dû à l'encéphalopathie hépatique. Ling. : L'équivalent anglais *flapping tremor*, couramment usité auparavant en français, tend à être abandonné.

**astéroïde** a. *(angl.* ***asteroid****)*. En forme d'étoile.

**asthénie** f. *(angl.* ***asthenia****)*. 1) Diminution des forces, affaiblissement de l'état général. 2) Affaiblissement des fonctions d'un organe ou d'un système. (a. **asthénique**)

**asthénie musculaire**. Syn. de *myasthénie.*

**asthmatique** *(angl.* ***asthmatic****)*. 1) a. Qui se rapporte à l'asthme. 2) a. et n. Qui est atteint d'asthme bronchique.

**asthme** m. *(angl.* ***asthma****)*. Forme de dyspnée caractérisée par une difficulté de l'expiration accompagnée d'un bruit sifflant (*wheezing*). En langage clinique, *asthme bronchique* (*asthme vrai* ou *essentiel*) : affection pulmonaire se traduisant par la dyspnée qui peut survenir par accès paroxystiques, due à la sténose des bronchioles avec œdème et augmentation des sécrétions; elle peut aboutir à l'insuffisance pulmonaire chronique et à une insuffisance du cœur droit (cœur pulmonaire).

**asthme cardiaque** *(angl.* ***cardiac asthma****)*. Crise d'étouffement survenant surtout la nuit chez les malades atteints d'insuffisance cardiaque avec stase pulmonaire.

**asthme éosinophile tropical**. Syn. de *pneumonie éosinophile tropicale.*

**astigmate** *(angl.* ***astigmatic****)*. 1) a. Se dit d'un système optique, d'un œil ou d'un sujet qui présente de l'*astigmatisme.* 2) a. et n. Sujet atteint d'astigmatisme.

**astigmatisme** m. *(angl.* ***astigmatism****)*. Trouble de la vue dû à un défaut de courbure de la cornée ou du cristallin, consistant en la perception d'images déformées.

**astragale** m. *(angl.* ***talus, ankle bone****)*. Os du tarse, articulé, en haut avec les deux os de la jambe (tibia et péroné), en bas avec l'os du talon (calcanéum), en avant avec le scaphoïde. (a. **astragalien, ienne**)

**astragale accessoire** (ou **surnuméraire**). Syn. d'*os trigone.*

**astragalectomie** f. *(angl.* ***talectomy****)*. Excision de l'astragale.

**astragalo-calcanéen, éenne** a. Syn. de *calcanéo-astragalien.*

**astragalo-naviculaire** a. *(angl.* ***talonavicular****)*. Qui se rapporte à l'astragale et à l'os naviculaire ou scaphoïde tarsien. V. *astragalo-scaphoïdien.*

**astragalo-scaphoïdien, ienne** a. *(angl.* ***taloscaphoid****)*. Qui se rapporte à l'astragale et au scaphoïde tarsien ou os naviculaire. V. *astragalo-naviculaire.*

**astringent, ente** a. *(angl.* ***astringent****)*. Qui resserre les tissus. (nom : un **astringent**)

**astrocyte** m. *(angl.* ***astrocyte****)*. Cellule névroglique d'origine ectodermique présentant des prolongements cytoplasmiques fibreux qui lui donnent l'apparence d'une étoile.

**astrocytome** m. *(angl.* ***astrocytoma****)*. Tumeur kystique bénigne du système nerveux central (cervelet, hémisphères cérébraux) constituée par la prolifération d'*astrocytes.*

**astroglie** f. *(angl.* ***astroglia****)*. Ensemble des *astrocytes* considéré comme un tissu.

**astrovirus** m. *(angl.* ***astrovirus****)*. Tout virus appartenant au genre *Astrovirus* qui regroupe des virus d'une taille de 27-30 nm, de forme icosaédrique dont l'espèce type est l'astrovirus humain 1 (Hast-1), responsable de gastro-entérites.

**asymétrie** f. *(angl.* ***asymmetry****)*. Absence totale de symétrie. (a. **asymétrique**)

**asymptomatique** a. *(angl. **asymptomatic**)*. Qui ne se manifeste pas par des symptômes cliniques. Ex. : diabète asymptomatique.

**asynergie** f. *(angl. **asynergia**)*. Absence de coordination entre les mouvements musculaires. (a. **asynergique**)

**asystolie** f. Insuffisance cardiaque globale (terme désuet).

**AT**. Abrév. d'*antithrombine*.

**ataraxie** f. *(angl. **ataraxia**)*. Tranquillité morale, détachement, indifférence.

**ataraxique** a. et m. Syn. de *neuroleptique*.

**atavisme** m. *(angl. **atavism**)*. Réapparition chez un descendant de caractères qui étaient demeurés inapparents pendant une ou plusieurs générations (que les parents immédiats ne possédaient pas). (a. **atavique**)

**ataxie** f. *(angl. **ataxia**)*. Mauvaise coordination des mouvements. L'ataxie peut se manifester dans la station debout *(ataxie statique)*, dans la marche *(ataxie locomotrice)* ou lors de l'exécution d'un mouvement *(ataxie cinétique)*. V. *Romberg (signe de)*.

**ataxie-télangiectasie** f. *(angl. **ataxia-telangiectasia**)*. Syn. de *syndrome de Louis-Bar*. V. *Louis-Bar (syndrome de)*.

**ataxique** *(angl. **ataxic, atactic**)*. 1) a. Qui se rapporte à l'ataxie. 2) a. et n. Qui est atteint d'ataxie.

**atél-, atélo-** Préfixe d'origine grecque signifiant *incomplet* et indiquant l'insuffisance de développement d'un organe ou d'une partie du corps à la naissance.

**atélectasie** f. *(angl. **atelectasis**)*. Affaissement des alvéoles pulmonaires qui se vident d'air et se rétractent. Les causes principales en sont la sténose et l'obstruction bronchiques. L'atélectasie peut être aiguë ou chronique, massive, lobulaire ou segmentaire. La lésion s'accompagne souvent d'une rétraction du tissu pulmonaire voisin. (a. **atélectasique**)

**athérogène** a. *(angl. **atherogenous**)*. Capable de provoquer l'*athérosclérose*. Ex. : effet athérogène de certains agents infectieux (par ex. *Chlamydia pneumoniae*).

**athéromatose** f. *(angl. **atheromatosis**)*. État caractérisé par des athéromes étendus, multiples.

**athérome** m. *(angl. **atheroma**)*. Dépôt lipidique, jaunâtre, grumeleux (ressemblant à de la bouillie), formé sur la paroi interne des artères. La plaque athéromateuse peut se calcifier ou s'ulcérer. V. *artériosclérose*. (a. **athéromateux, euse**)

**athérosclérose** f. *(angl. **atherosclerosis**)*. Type de sclérose caractérisé par la formation d'*athéromes* dans la tunique interne des artères, principalement aorte, coronaires et cérébrales, qui peuvent en être obstruées.

**athétoïde** a. *(angl. **athetoid**)*. Qui rappelle l'athétose. Ex. : mouvements athétoïdes.

**athétose** f. *(angl. **athetosis**)*. Trouble neurologique consistant en mouvements involontaires, lents et ondulants, prédominant aux extrémités. Les excitations et les émotions amplifient les mouvements athétosiques, qui s'atténuent au repos et disparaissent pendant le sommeil. L'athétose s'observe avec d'autres signes dans les affections touchant le thalamus ou l'hypothalamus (par ex. certaines encéphalites). (a. **athétosique**)

**athrepsie** f. *(angl. **athrepsia**)*. État de dénutrition grave du jeune nourrisson, caractérisé par un amaigrissement extrême. Des troubles digestifs (diarrhées), des surinfections et différents troubles métaboliques s'y associent. L'athrepsie est souvent irréversible. V. *cachexie*. (a. **athrepsique**)

**athyroïdie** f. *(angl. **athyroidism**)*. Absence congénitale de la glande thyroïde, et, par extension, absence de la sécrétion thyroïdienne qui détermine le *myxœdème* chez l'adulte ou le *crétinisme* lorsqu'elle est congénitale.

**atlas** m. *(angl. **atlas**)*. Première vertèbre cervicale, articulée en haut avec l'occipital et en bas avec l'axis. (a. **atloïdien, ienne**)

**atloïdo-axoïdien, ienne** a. *(angl. **atlanto-axial**)*. Qui se rapporte à l'atlas et à l'axis.

**atmosphère** f. *(angl. **atmosphere**)*. Dans un sens très large, toute couche gazeuse qui enveloppe un astre; plus spécifiquement, couche gazeuse qui enveloppe le globe terrestre. (a. **atmosphérique**)

**atome** m. *(angl. **atom**)*. La plus petite particule d'un corps simple, à l'état électrique neutre, susceptible d'entrer dans des combinaisons chimiques. Il se compose d'un noyau comprenant des particules neutres (neutrons) et des particules à charge positive (protons), et d'une couche périphérique de particules à charge électrique négative (électrons). (a. **atomique**)

**atomiseur** m. *(angl. **atomizer**)*. Tout appareil destiné à disperser un liquide en particules infimes sous forme de jet ou de nuage. Divers types d'atomiseurs sont utilisés en médecine pour l'administration de médicaments sous forme de pulvérisations, et en dentisterie, pour la toilette gingivo-dentaire.

**atone** a. *(angl. **atonic**)*. Dépourvu de tonicité, dû à un manque de tonicité. Ex. : constipation atone.

**atonie** f. *(angl. **atony**)*. Relâchement, faiblesse ou diminution de la tonicité normale d'un tissu ou d'un organe, en particulier du tonus musculaire.

**atonie musculaire**. Syn. de *myatonie*.

**atonique** a. *(angl.* ***atonic****)*. Qui a perdu son tonus normal. Ex. : vessie atonique.

**atopie** f. *(angl.* ***atopy****)*. Prédisposition familiale génétique à certaines réactions d'hypersensibilité de type I, telles que le *rhume des foins*, l'*asthme*, l'*eczéma atopique*, la *conjonctivite*, la *névrodermite*. (a. **atopique**)

**atoxique** a. *(angl.* ***atoxic****)*. Dépourvu de toxicité.

**ATP**. Abrév. d'*adénosine-triphosphate*.

**atrésie** f. *(angl.* ***atresia****)*. Absence congénitale ou occlusion d'un orifice, d'un conduit naturels. (a. **atrésié**, **ée** ; **atrésique**)

**atrichie** (ou **atrichose**) f. *(angl.* ***atrichia, atrichosis****)*. Absence complète de poils, généralement congénitale.

**atrio-ventriculaire** a. Syn. d'*auriculo-ventriculaire*.

**atriogramme** m. Syn. d'*auriculogramme*.

**atriotomie** f. *(angl.* ***atriotomy****)*. Incision de l'oreillette pratiquée dans certaines opérations du cœur. Syn. : *auriculotomie*.

**atrium** m. *(angl.* ***atrium****)*. Oreillette du cœur. Ling. : Terme employé surtout sous forme de dérivé. Ex. : atrio-ventriculaire.

**atrophie** f. *(angl.* ***atrophy****)*. Réduction de poids ou de volume d'un tissu, d'un organe ou d'une cellule, elle peut être physiologique ou pathologique (héréditaire, congénitale, dégénérative, etc.). V. *involution*. (a. **atrophié**, **ée** ; **atrophique**)

**atropine** f. *(angl.* ***atropine****)*. Alcaloïde extrait de la belladone, à action parasympathicolytique (spasmolytique, inhibiteur des sécrétions), administré sous forme de sels solubles *per os* et par voie sous-cutanée et, en ophtalmologie, sous forme de collyre pour la dilatation de la pupille.

**atropinisation** f. *(angl.* ***atropinization****)*. Administration d'atropine à des fins thérapeutiques, notamment introduction d'atropine dans l'œil afin de produire une dilatation de la pupille.

**atropinisme** (ou **atropisme**) m. *(angl.* ***atropinism****)*. Intoxication par l'atropine ou par la belladone.

**attaque** f. *(angl. 1)* ***attack****; 2)* ***stroke****; 3)* ***crisis****)*. 1) Accès soudain qui marque le début d'une maladie ou qui survient dans son évolution. 2) En langage clinique, *apoplexie* (attaque cérébrale). 3) En langage courant, syn. de *crise* (2).

**attelle** f. *(angl.* ***brace, splint****)*. 1) Planchette en matière plus ou moins rigide (bois, carton, métal, cuir, etc.), placée extérieurement au corps pour corriger une difformité ou pour maintenir immobiles les fragments d'un membre fracturé ou luxé. 2) Pièce ou plaque métallique se fixant par des vis ou des ligatures sur les deux fragments d'un os fracturé pour les maintenir en place après réduction. Syn. : *éclisse*.

**atticite** f. *(angl.* ***atticitis****)*. Variété d'otite moyenne dans laquelle l'inflammation, aiguë ou chronique, porte principalement sur l'attique. Syn. : *épitympanite*.

**attico-antrotomie** f. Syn. d'*antro-atticotomie*.

**atticotomie** f. *(angl.* ***atticotomy****)*. Ouverture de l'attique par trépanation du temporal.

**attique** m. *(angl.* ***attic, epitympanic recess****)*. Étage supérieur de la caisse du tympan, contenant la tête du marteau et le corps de l'enclume. Syn. : *logette des osselets*, *récessus épitympanique* (peu usité).

**attitude antalgique** *(angl.* ***antalgic posture****)*. Position prise spontanément par le corps ou une de ses parties permettant d'atténuer la douleur.

**attrition** f. *(angl.* ***attrition****)*. Érosion ou écorchure de la peau ou de toute autre surface (par ex. de l'émail dentaire) due au frottement.

**atypique** a. *(angl.* ***atypical****)*. Qui diffère du type normal. Ex. : pneumonie atypique (qui n'est pas causée par le pneumocoque).

**Au** Symbole chimique de l'*or*.

**audibilité** f. *(angl.* ***audibility****)*. Ensemble des propriétés nécessaires pour qu'un son soit perceptible à l'oreille humaine. (a. **audible**)

**audi-mutité** f. *(angl.* ***audimutism****)*. Mutité congénitale totale ou partielle chez des enfants ayant une intelligence et une audition normales. De causes diverses, elle guérit généralement spontanément ou à la suite d'un traitement de rééducation. On distingue généralement l'*audi-mutité de compréhension* et l'*audi-mutilé de l'expression*.

**audi-mutité de compréhension** *(angl.* ***auditory aphasia, word deafness****)*. Variété d'audi-mutité dans laquelle le langage parlé n'est pas compris même s'il est entendu. Syn. *agnosie auditive verbale congénitale*, *aphasie congénitale de Kussmaul*, *surdité verbale congénitale*.

**audi-mutité d'expression** *(angl.* ***motor aphasia, verbal aphasia****)*. Variété d'audi-mutité dans laquelle le langage parlé est entendu et compris, mais n'est pas restitué. Syn. : *alalie congénitale*, *alalie idiopathique de Cohen*, *aphasie motrice d'évolution*.

**audiogramme**. m. *(angl.* ***audiogram****)*. Enregistrement des seuils de perception par un individu des différentes fréquences sonores. V. *audiométrie*.

**audiologie** f. *(angl.* ***audiology****)*. Science qui traite de l'audition.

**audiométrie** f. *(angl.* ***audiometry****)*. Méthode d'évaluation quantitative de l'acuité auditive pour les différents registres des fréquences sonores au moyen d'un appareil radioélectrique *(audiomètre)*. L'audiométrie peut être tonale (utilisant des sons purs), ou vocale (utilisant la voix étalonnée). Les variations des seuils de perception sont enregistrés sous forme d'*audiogramme*.

**audiophone** (ou **audiphone**) m. *(angl.* ***audiphone****)*. Appareil acoustique destiné aux personnes atteintes de surdité, utilisant les os du crâne pour la transmission des vibrations sonores au nerf auditif.

**audioprothèse** f. V. *prothèse acoustique*.

**audioprothésiste** n. *(angl.* ***hearing prosthetist****)*. Personne procédant à l'appareillage des déficiences de l'ouïe. Cette opération comprend le choix, l'adaptation, la délivrance, le contrôle d'efficacité immédiate et permanente de la prothèse auditive et l'éducation prothétique du déficient de l'ouïe, appareillé. En France, la profession d'audioprothésiste est une profession paramédicale, inscrite au Code de la santé publique et dont le titre est protégé (profession d'auxiliaires médicaux).

**audiovisuel, elle** a. *(angl.* ***audiovisual****)*. Qui se rapporte à la fois à l'audition et à la vision.

**auditif, ive** a. *(angl.* ***auditory****)*. Qui se rapporte à l'ouïe. Ex. : conduit auditif, acuité auditive.

**audition** f. *(angl.* ***audition, hearing****)*. Action d'écouter ou d'entendre : perception des sons.

**aura** f. *(angl.* ***aura****)*. 1) Anciennement, nom donné à la sensation de souffle (du latin *aura*, souffle) éprouvée par certains sujets avant le début des crises d'épilepsie. 2) Actuellement, ensemble des symptômes moteurs, sensitivo-sensoriels, végétatifs ou psychiques marquant le début d'une crise d'épilepsie.

**auriculaire** *(angl.* ***auricular****)*. 1) a. Qui se rapporte à l'oreille, à une *oreillette* ou à une *auricule* du cœur. 2) m. Cinquième doigt ou petit doigt.

**auricule** f. *(angl.* ***auricle****)*. Diverticule prolongeant l'oreillette droite ou gauche.

**auriculogramme** m. *(angl.* ***atrial electrogram****)*. Portion de l'électrocardiogramme correspondant à l'activité de l'oreillette (onde P). Syn. : *atriogramme*.

**auriculotomie** f. Syn. d'*atriotomie*.

**auriculo-ventriculaire** a. *(angl.* ***atrioventricular****)*. Qui se rapporte aux oreillettes et aux ventricules du cœur. Ex. : orifice auriculo-ventriculaire. V. *valvule auriculo-ventriculaire*. Abrév. : AV. Syn. : *atrio-ventriculaire*.

**aurification** f. *(angl.* ***aurification****)*. Procédé d'obturation dentaire consistant à remplir la cavité avec de l'or pur.

**aurique** a. *(angl.* ***auric****)*. Qui se rapporte à l'or, qui en contient, ou qui l'utilise. Ex. : traitement aurique.

**auro-** Préfixe indiquant la présence de l'or.

**aurothérapie** f. Syn. de *chrysothérapie*.

**auscultation** f. *(angl.* ***auscultation****)*. Examen médical consistant à écouter les bruits qui se produisent à l'intérieur du corps. L'auscultation peut être directe *(immédiate)*, en appliquant l'oreille sur la partie du corps à examiner, ou indirecte *(médiate)* lorsqu'elle est pratiquée au moyen d'un stéthoscope. (a. **auscultatoire**)

**auscultation immédiate** *(angl.* ***direct auscultation****)*. V. *auscultation*.

**auscultation médiate** *(angl.* ***mediate auscultation****)*. V. *auscultation*.

**aut-, auto-** Préfixe d'origine grecque signifiant *soi-même*.

**autisme** m. *(angl.* ***autism****)*. Perte de contact avec le monde extérieur par un repliement sur soi-même, un mode de penser détaché de la réalité et une prédominance de la vie intérieure. L'autisme peut être une manifestation de la schizophrénie.

**autisme infantile** *(angl.* ***early infantile autism, autistic disorder, infantile autism, Kanner's syndrome****)*. Anomalie congénitale du développement se manifestant presque toujours dans les trente premiers mois de la vie. Les réponses aux stimuli auditifs et parfois aux stimuli visuels sont anormales et il y a habituellement de graves difficultés de compréhension du langage parlé. La parole est retardée et, si elle se développe, est caractérisée par de l'*écholalie*, l'inversion des pronoms, l'immaturité de la structure grammaticale et l'incapacité d'employer des termes abstraits. Le niveau d'intelligence varie du retard profond au normal ou au-dessus. Syn. : *psychose infantile, syndrome de Kanner*.

**autiste** *(angl.* ***autistic****)*. 1) a. Qui se rapporte à l'autisme. 2) a. Qui est atteint d'autisme. (nom : un **autiste**).

**autoaccusation** f. *(angl.* ***self-accusation****)*. En psychiatrie, variété de délire où un sujet dépressif, presque toujours mélancolique ou alcoolique, s'accuse de méfaits imaginaires, ou exagérés par rapport à la réalité.

**autoagglutination** f. *(angl.* ***autoagglutination****).* Agglutination des érythrocytes d'un sujet par des agglutinines contenues dans son propre sérum. Syn. : *autohémagglutination.*

**autoagglutinine** f. *(angl.* ***autoagglutinin****).* Agglutinine présente dans le sérum et capable, dans certaines conditions, d'agglutiner les globules rouges du propre sang du sujet.

**autoanalyse** f. *(angl.* ***autoanalysis****).* Observation sur soi-même et analyse d'un trouble mental et des circonstances qui le conditionnent.

**autoanticorps** m. *(angl.* ***autoantibody****).* Anticorps suscité par un antigène provenant de l'organisme même du sujet *(autoantigène)* en particulier d'un tissu ou d'un organe infecté ou lésé. Syn. : *anticorps autologue.*

**autoantigène** m. *(angl.* ***autoantigen****).* Substance pourvue de propriétés antigéniques *(immunogènes)*, élaborée par l'organisme lui-même. Syn. : *antigène autologue.*

**autochtone** a. et n. *(angl.* ***autochthonous****).* Qui vit où il est né. En médecine, se dit d'une infection contractée au lieu même où vit le malade. Syn. : *indigène.*

**autoclave** m. *(angl.* ***autoclave****).* Récipient généralement cylindrique, à parois épaisses, muni d'une fermeture étanche, utilisé pour la stérilisation, par la vapeur sous pression, des gants, pansements, instruments, etc.

**autocritique** f. *(angl.* ***self-criticism****).* Faculté d'apprécier son comportement, ses propres actions.

**autodéfense** f. *(angl.* ***self-defence****).* Ensemble des mécanismes internes mis en jeu par l'organisme pour maintenir un équilibre biologique normal.

**autogène** a. *(angl.* ***autogenous****).* 1) Qui se produit ou se développe sans intervention étrangère. 2) Qui se forme dans l'organisme et à ses dépens. V. *endogène.*

**autogreffe** f. *(angl.* ***autograft, autologous graft, autochthonous graft****).* Greffe dans laquelle le greffon est prélevé sur le sujet lui-même. Syn. : *greffe autoplastique* (ou *autologue*).

**autohémagglutination** f. Syn. d'*autoagglutination.*

**auto-immunité** f. *(angl.* ***autoimmunity****).* État résultant d'une immunisation d'un sujet vis-à-vis de ses propres constituants. L'auto-immunité est généralement mise en évidence par la présence d'anticorps dirigés contre les propres constituants de l'individu. L'auto-immunisation peut provoquer des états pathologiques tel que le *lupus érythémateux aigu disséminé.* V. *maladie auto-immune.*

**auto-infection** f. *(angl.* ***autoinfection****).* Infection provoquée par des germes déjà présents dans l'organisme et qui apparaît à la suite d'une cause occasionnelle ou d'une diminution de la résistance de l'organisme.

**auto-intoxication** f. *(angl.* ***autointoxication, autotoxicosis, endogenic toxicosis, enterotoxication, self-poisoning, enterotoxism****).* Intoxication générale due à des toxines produites dans l'organisme, qui s'accumulent dans le sang en raison d'une élimination insuffisante. Syn. : *autotoxicose, autotoxémie.*

**autologue** a. *(angl.* ***autologous****).* Relatif ou provenant du sujet lui-même. V. *autogreffe, autotransfusion.*

**autolyse** f. *(angl.* ***autolysis****).* Dégradation spontanée que subissent tous les tissus, à des degrés divers, sous l'action des enzymes produites par leurs propres cellules. (a. **autolytique**)

**automatisation** f. *(angl.* ***automation****).* Transformation d'une activité volontaire en activité automatique du fait de sa répétition très fréquente.

**automatisme** m. *(angl.* ***automatism****).* Accomplissement de mouvements, d'actes involontaires, observé dans certaines maladies (épilepsie, psychose hallucinatoire, somnambulisme).

**automutilation** f. *(angl.* ***self-mutilation****).* Mutilation volontaire faite sur soi-même, notamment dans certains cas d'aliénation mentale. Cette mutilation est parfois pratiquée par des sujets souhaitant échapper à une obligation ou à une responsabilité : service militaire, accusation en justice, etc. ou dans l'intention de toucher des indemnités.

**autonome** a. *(angl.* ***autonomous****).* Capable de fonctionner de manière indépendante. V. *système nerveux autonome.*

**autonomie** f. *(angl.* ***autonomy****).* Indépendance fonctionnelle.

**autoplastie** f. *(angl.* ***autoplasty****).* Réparation d'un tissu détruit ou d'une partie mutilée, par des tissus (*autotransplant*) prélevés sur le sujet lui-même. Syn. : *autotransplantation.* (a. **autoplastique**)

**autopsie** f. *(angl.* ***autopsy, necropsy****).* Examen systématique de toutes les parties et de tous les organes d'un cadavre, en vue de poser un diagnostic *post mortem* ou à des fins médico-légales. Syn. : *nécropsie.*

**autopunition** f. *(angl.* ***self-punishment****).* Conduite de certains sujets atteints de névrose ou de psychose qui s'infligent des punitions plus ou moins sévères pour des fautes réelles ou imaginaires.

**autosomal** a. V. *autosomique*.

**autosome** m. *(angl.* ***autosome****)*. Chacun des chromosomes constituant le patrimoine génétique d'un individu, à l'exception des chromosomes sexuels (hétérochromosomes). L'être humain possède 44 autosomes, et 2 chromosomes sexuels. Les 44 autosomes forment 22 paires de chromosomes identiques, qui ont tous en commun de n'être pas liés au sexe, c'est-à-dire d'être présents aussi bien chez les filles que chez les garçons dans une même descendance.

**autosomique** a. *(angl.* ***autosomal****)*. Qui se rapporte aux autosomes. Ling. : *Autosomal*, néologisme anglais employé parfois en français (à éviter).

**autosuggestion** f. *(angl.* ***autosuggestion****)*. Suggestion née spontanément chez une personne, en dehors de toute influence étrangère appréciable.

**autotoxémie** (ou **autotoxicose**) f. Syn. d'*auto-intoxication*.

**autotoxine** f. *(angl.* ***autotoxin****)*. Toxine produite dans l'organisme et capable d'entraver son fonctionnement et son développement.

**autotransfusion** f. *(angl.* ***autotransfusion****)*. Transfusion à une personne de son propre sang, prélevé aussitôt avant une intervention chirurgicale sanglante, ou stocké préalablement en vue d'une opération. C'est une pratique qui devient relativement courante, du fait du danger d'une infection par le VIH (sida) lors d'une transfusion. Syn. : *transfusion autologue*.

**autotransplant** m. *(angl.* ***autotransplant****)*. Fragment de tissu utilisé dans l'autoplastie.

**autotransplantation** f. Syn. d'*autoplastie*.

**autovaccin** m. *(angl.* ***autovaccine****)*. Vaccin préparé à partir de germes provenant du sujet lui-même.

**autovaccination** (ou **autovaccinothérapie**) f. *(angl.* ***autovaccination****)*. Traitement par des *autovaccins*.

**auxiliaire médical** m. ou f. *(angl.* ***paramedical personnel****)*. En France, toute personne exerçant une des 11 professions paramédicales (sur 14 reconnues) inscrites au Code de la santé publique et dont les titres professionnels sont, de ce fait, protégés par la loi. Ce sont : les infirmiers et infirmières (ou puériculteurs et puéricultrices), les masseurs-kinésithérapeutes, les pédicures-podologues, les orthophonistes, les opticiens-lunetiers, les audioprothésistes, les ergothérapeutes, les psychomotriciens, les manipulateurs d'électroradiologie médicale, et les diététiciens.

**AV**. Abrév. d'*auriculo-ventriculaire* (employée surtout en électrocardiographie).

**avant-bras** m. *(angl.* ***forearm****)*. Partie du membre supérieur comprise entre le coude et le poignet. Les os de l'avant-bras sont : le radius, en dehors, et le cubitus, en dedans. V. *antébrachial*.

**avant-mur** m. *(angl.* ***claustrum****)*. Un des amas de substance grise appartenant au corps strié. Syn. : *claustrum*.

**AVC**. Abrév. d'*accident vasculaire cérébral*.

**aversion** f. *(angl.* ***aversion****)*. Dégoût, répugnance, déclenchés par une pulsion. Ant. : *appétence*.

**aveugle** n. et a. *(angl.* ***blind****)*. Qui est privé du sens de la vue. V. *cécité*.

**aVF** En ECG, symbole de la dérivation unipolaire augmentée dans laquelle l'électrode exploratrice est fixée sur la jambe gauche (F, de l'anglais *foot* : pied).

**aviaire** a. *(angl.* ***avian****)*. Qui se rapporte aux oiseaux. Ex. : peste aviaire.

**avirulent, ente** a. *(angl.* ***avirulent****)*. Qui est dépourvu de virulence.

**avitaminose** f. *(angl.* ***avitaminosis****)*. Toute affection ou ensemble de troubles qui survient lorsque l'organisme est privé d'une ou de plusieurs vitamines. Généralement liée à une carence alimentaire, l'avitaminose peut aussi être due à un défaut de résorption digestive ou d'utilisation.

**avitaminose B1**. Syn. de *béribéri*.

**avitaminose C**. Syn. de *scorbut*.

**avitaminose D**. V. *rachitisme*.

**avitaminose PP**. Syn. de *pellagre*.

**avivement** m. *(angl.* ***avivement****)*. Procédé chirurgical qui consiste à exciser les lèvres d'une plaie (que l'on veut réunir par suture) ou une surface de tissu, pour favoriser la cicatrisation.

**aVL** En ECG, symbole de la dérivation unipolaire dans laquelle l'électrode exploratrice est fixée sur le bras gauche. (L, de l'anglais *left* : gauche.)

**avortement** m. *(angl.* ***abortion****)*. Expulsion, spontanée (fausse couche) ou provoquée, d'un fœtus avant qu'il soit viable, c'est-à-dire en principe avant 180 jours de vie intra-utérine. V. *abortif*. Ling. : En France l'avortement pratiqué légalement, sous certaines conditions, est désigné sous le nom d'*interruption volontaire de grossesse* (*IVG*).

**aVR** En ECG, symbole de la dérivation unipolaire dans laquelle l'électrode exploratrice est fixée sur le bras droit (R, de l'anglais *right :* droit).

**avulsion** f. *(angl.* ***avulsion****)*. Action d'arracher, notamment une dent. V. *extraction.*

**axe** m. *(angl.* ***axis****)*. En mécanique, ligne droite, réelle ou fictive, autour de laquelle s'effectue ou peut s'effectuer la rotation d'un corps. (a. **axial**, **ale**, **aux**)

**axe cérébro-spinal** *(angl.* ***neuraxis****)*. Partie du système nerveux contenue dans le crâne et le canal rachidien, comprenant l'encéphale et la moelle épinière. V. *système nerveux central.* Syn. : *névraxe*, *myélencéphale* (2).

**axénique** a. *(angl.* ***axenic****)*. Se dit d'un animal de laboratoire exempt de tout germe saprophyte ou pathogène.

**axérophtol** m. Syn. désuet de *vitamine A.*

**axial**, **ale**, **aux** a. *(angl.* ***axial****)*. Qui se rapporte à l'axe d'un corps.

**axillaire** a. *(angl.* ***axillary****)*. Qui se rapporte à l'aisselle. Ex. : ganglions axillaires, artère axillaire.

**axis** m. *(angl.* ***axis****)*. Deuxième vertèbre cervicale pourvue d'un prolongement (*apophyse odontoïde* ou *dent de l'axis*) autour duquel s'exécutent les mouvements de rotation de l'atlas. (a. **axoïdien**, **ienne**)

**axone** m. *(angl.* ***axon****)*. Prolongement constant, unique, de la cellule nerveuse, de longueur très variable, qui représente la partie essentielle de la fibre nerveuse. L'axone reçoit les impulsions nerveuses de la cellule dont il provient et les transmet à d'autres cellules nerveuses ou à des organes effecteurs. Syn. : *cylindraxe*, *neurite* (désuet). (a. **axonal**, **ale**, **aux**)

**azoospermie** f. (ou **azoospermatisme** m.) *(angl.* ***azoospermia****,* ***azoospermatism****)*. Diminution du nombre des spermatozoïdes dans le sperme.

**azote** m. *(angl.* ***nitrogen****)*. Corps simple, gaz incolore et inodore, formant les 78 % du volume de l'air. Il joue un grand rôle comme modérateur de l'oxygène dans la respiration et peut produire des embolies gazeuses quand il reste en sursaturation dans les tissus. Son rôle biologique est important car il entre dans la constitution des tissus animaux et végétaux : acides aminés, protéines, alcaloïdes. Contrairement à ce qu'indique l'étymologie (du grec *a. :* sans, *zoe :* vie), il est indispensable à la vie. Symbole : N. (a. **azoté**, **ée**)

**azotémie** f. *(angl.* ***azotemia****)*. Teneur du sang en azote non protéique (ne provenant pas des protéines) constitué par l'azote de l'urée, des bases puriques, de l'acide urique, de la créatine et de la créatinine, de l'ammoniaque. Son taux augmente *(hyperazotémie)* surtout dans les affections rénales, dans les troubles du métabolisme, à la suite des hémorragies, des chocs traumatiques ou chirurgicaux, au cours des fièvres, des diarrhées ou d'obstruction intestinale. Ling. : Le terme *azotémie* est souvent confondu avec celui d'*urémie*, étant donné que les taux de l'azote non protéique et de l'urée varient généralement de façon parallèle. (a. **azotémique**)

**azoturie** f. *(angl.* ***azoturia****)*. Élimination excessive d'urée et d'autres composés azotés dans l'urine. (a. **azoturique**)

**azygos**. V. *veine azygos.*

# B



**β, bêta**, Deuxième lettre de l'alphabet grec.

**B** 1) Symbole du *bel.* 2) V. *groupes sanguins ABO.*

$B_1$ Le premier des deux bruits physiologiques du cœur, dû à la fermeture des valvules auriculo-ventriculaires.

$B_2$ Le deuxième des deux bruits physiologiques du cœur, dû à la fermeture des valvules aortiques et pulmonaires.

**Ba** Symbole chimique du *baryum.*

**Babcock (opération de)** *(angl.* ***Babcock's operation****).* Résection partielle du rectum en cas de cancer de celui-ci. (*Babcock* William Wayne, chirurgien américain, 1872-1963.)

**Babinski (signe de)** *(angl.* ***Babinski's reflex, Babinski's sign****).* Extension lente du gros orteil, associée quelquefois à l'extension des autres orteils (*signe de l'éventail),* provoquée par une excitation mécanique du bord externe de la plante du pied. Normalement, cette excitation provoque la flexion des orteils (*réflexe plantaire).* Pathologique après l'âge de 18 mois, le signe de Babinski est en rapport avec une lésion du *faisceau pyramidal.* (*Babinski* Josef François Félix, neurologue de Paris, 1857-1932.)

**Babinski-Nageotte (syndrome de)** *(angl.* ***Babinski-Nageotte syndrome****).* Syndrome neurologique dû à une lésion bulbaire rétro-olivaire avec ischémie plus étendue que dans le *syndrome de Wallenberg* (V. *Wallenberg [syndrome de]*) avec hémiplégie controlatérale par atteinte pyramidale et hémianesthésie. (*Babinski* Josef François Félix, neurologue de Paris, 1857-1932; *Nageotte* Jean, histologiste français, 1866-1948.)

**bacillaire** 1) a. *(angl.* ***bacillary****).* Qui se rapporte aux bacilles. 2) a. Qui est atteint de tuberculose et élimine des bacilles tuberculeux dans ses expectorations.

**bacille** m. *(angl.* ***bacillus****).* Toute bactérie en forme de bâtonnet (bacille tuberculeux, bacille typhique, bacille pesteux, etc.).

**bacille pyocyanique**. Nom commun de *Pseudomonas aeruginosa.*

**bacilliforme** a. *(angl.* ***bacilliform****).* En forme de bâtonnet ou de bacille.

**Bacillus anthracis**. Bactérie responsable du *charbon* chez l'homme.

**Bacillus pertussis**. Nom désuet de *Bordetella pertussis.*

**bactéricide** a. *(angl.* ***bactericidal****).* Qui détruit les bactéries. V. *bactériostatique.* (nom : un bactéricide).

**bactéridie** f. Nom courant de *Bacillus anthracis.*

**bactérie** f. *(angl.* ***bacterium****).* Micro-organisme unicellulaire, se reproduisant par scission (V. *microbe*). Les *coques* et les *bacilles* sont des bactéries. Les bactéries et les virus sont les deux causes les plus fréquentes des infections. (a. **bactérien, ienne**)

**bactériémie** f. *(angl.* ***bacteremia****).* Présence de bactéries dans le sang.

**bactériforme** a. *(angl.* ***bacteriform****).* En forme de bactérie.

**bactériologie** f. *(angl.* ***bacteriology****).* Étude des bactéries (structure, fonctions, conditions de vie, etc.). V. *microbiologie.* (a. **bactériologique**)

**bactériolyse** f. *(angl.* ***bacteriolysis****).* Dissolution des bactéries, spontanée à la suite de leur mort, ou provoquée par des anticorps spécifiques (*bactériolysines*) ou des *bactériophages.*

**bactériolysine** f. *(angl.* ***bacteriolysin****).* Anticorps ayant une affinité spécifique pour un micro-organisme et capable de provoquer sa dissolution.

**bactériolytique** *(angl.* ***bacteriolytic****).* 1) a. Qui se rapporte à la bactériolyse. 2) a. et m. Qui peut détruire une bactérie par dissolution.

**bactériophage** m. *(angl.* ***bacteriophage****).* Tout virus qui infecte les bactéries et qui peut les détruire *(bactériolyse).* Les bactériophages présentent une grande spécificité non seulement pour un certain groupe de bactéries, mais aussi pour une espèce ou même une souche bactérienne. Abrév. : *phage.*

**bactériostatique** a. et m. *(angl.* ***bacteriostatic****).* Qui empêche la multiplication des micro-organismes, sans les tuer. V. *bactéricide.*

**bactériotoxine** f. *(angl.* ***bacteriotoxin****).* Toxine élaborée par une bactérie.

**bactériotrope** a. *(angl.* ***bacteriotropic, bacteriopsonic****).* Qui a une affinité élective pour les bactéries.

**bactériurie** f. *(angl.* ***bacteriuria****).* Présence de bactéries en nombre excessif dans l'urine.

**Bacteroides**. Genre de bacilles gram-négatifs, anaérobies, comprenant plusieurs espèces pathogènes pour l'homme, responsables d'infections diverses (suppurations gangreneuses, infections respiratoires, urinaires, septicémie). Ling. : Ce terme a remplacé *Ristella,* actuellement abandonné.

**badigeonnage** m. *(angl.* ***painting****).* Action d'enduire la peau ou certaines muqueuses d'une substance médicamenteuse, notamment antiseptique. (a. **badigeonné, ée**)

**bagassose** f. *(angl.* ***bagassosis****)*. Maladie professionnelle observée chez les ouvriers qui manipulent les résidus secs de canne à sucre (bagasse). Elle est caractérisée par des troubles respiratoires (toux, dyspnée) et de la fièvre.

**bague** f. *(angl.* ***band****)*. Anneau métallique scellé sur les dents et servant de moyen d'ancrage aux appareils fixes d'orthodontie.

**Baker (kyste de)**. *(angl.* ***Baker's cyst****)*. Syn. de *bursite poplitée*. *(Baker* William Morrant, chirurgien anglais, 1839-1896.)

**Bakès (dilatateur de)** *(angl.* ***Bakès dilator****)*. Tige malléable, à bout en forme d'olive, graduée en millimètres, servant à l'exploration et à la dilatation du *sphincter d'Oddi*. (*Bakès* J., chirurgien allemand contemporain.)

**BAL**. Abrév. de ***B****ritish* ***a****nti****l****ewisite*, désignant le *dimercaprol*.

**balan-, balano-** Préfixe d'origine grecque indiquant une relation avec le gland de la verge.

**balanique** a. *(angl.* ***balanic****)*. Qui se rapporte au gland de la verge. Ex. : urètre balanique.

**balanite** f. *(angl.* ***balanitis****)*. Inflammation de la muqueuse du gland de la verge.

**balano-posthite** f. *(angl.* ***balanoposthitis****)*. Inflammation de la muqueuse du gland et du prépuce.

**balano-préputial, ale, aux** a. *(angl.* ***balano-preputial****)*. Qui se rapporte au gland et au prépuce. Ex. : sillon balano-préputial.

**balayage** m. *(angl.* ***scanning****)*. Déplacement manuel, mécanique ou électrique d'un système, destiné à explorer de façon systématique, de proche en proche, un champ, une zone (en particulier une image projetée sur un écran).

**balbutiement** m. *(angl.* ***stammering****)*. Difficulté de l'élocution caractérisée par une articulation hésitante et imparfaite des mots.

**ballistocardiographie** (ou **ballistographie**) f. *(angl.* ***ballistocardiography****)*. Méthode d'exploration utilisée en cardiologie, qui permet d'enregistrer, à l'aide d'un *ballistocardiographe (ballistographe)*, les mouvements très faibles du corps humain qui lui sont transmis à distance par la contraction cardiaque, l'éjection du sang et son passage dans les gros vaisseaux. Le résultat enregistré est un *ballistocardiogramme (ballistogramme)* qui complète les données fournies par d'autres méthodes graphiques, notamment par l'électrocardiogramme.

**ballonisation valvaire** *(angl.* ***mitral valve prolapse syndrome, floppy valve syndrome****)*. Prolapsus, au cours de la systole, d'une ou des deux valves mitrales refoulées dans l'oreillette gauche. Cette lésion s'exprime cliniquement par la constitution d'un *syndrome du clic apical systolique*.

**ballonnement** m. *(angl.* ***flatulence****)*. Sensation de gonflement au niveau de l'estomac ou de l'abdomen, habituellement liée à une accumulation de gaz dans l'estomac et l'intestin. V. *météorisme, flatulence*. (a. **ballonné, ée**)

**ballottement** m. *(angl.* ***ballottement****)*. Choc en retour ou mouvement de va-et-vient perçu à la palpation, avec une main, d'un organe ou du fœtus dans l'utérus, lorsque l'autre main exerce des pressions saccadées à distance (ballottement d'un rein mobile, ballottement de la tête fœtale perçu à travers le vagin).

**balnéothérapie** f. *(angl.* ***balneotherapy****)*. Emploi thérapeutique des bains, y compris les bains de boue, de sable, de soleil, de lumière artificielle, et, par extension, les applications de rayons infrarouges ou ultraviolets.

**balsamique** a. *(angl.* ***balsamic****)*. Qui contient un baume, qui en a les propriétés. Ex. : bain balsamique.

**bandage** m. *(angl.* ***bandage****)*. 1) Pièce ou bande de textile destinée à être appliquée sur une partie du corps pour maintenir un pansement, exercer une compression ou immobiliser cette partie dans une position voulue. 2) Par extension, tout dispositif ou appareil utilisé en chirurgie comme moyen de contention, de compression, etc. (ex. : bandage plâtré, bandage herniaire).

**bandes ventriculaires** *(angl.* ***vestibular folds, false vocal cord****)*. Les deux replis de la surface interne du larynx, situés au-dessus des cordes vocales vraies dont ils sont séparés par deux diverticules (*ventricules de Morgagni*). Ces replis ne jouent aucun rôle dans la phonation. Syn. : *cordes vocales supérieures* (incorrect).

**Bang (maladie de)**. Type de *brucellose* à *Brucella melitensis* biovar *Abortus*.

**Barberio (réaction de)** *(angl.* ***Barberio's test****)*. En médecine légale, procédé d'identification des taches de sperme au moyen de l'acide picrique qui forme des cristaux jaunes avec la spermine.

**barbiturique** m. *(angl.* ***barbiturate****)*. Tout médicament hypnotique dérivé de l'acide barbiturique ou de ses homologues.

**barbiturisme** m. *(angl.* ***barbiturism****)*. Intoxication aiguë ou chronique par les barbituriques.

**Barlow (maladie de)** *(angl.* ***Barlow's disease****)*. Ensemble de manifestations morbides provoquées chez le nourrisson et le jeune enfant par une carence en vitamine C. Syn. : *scorbut infantile.* (*Barlow,* sir Thomas, médecin anglais, 1845-1945.)

**baro-** Préfixe d'origine grecque indiquant une relation avec la pesanteur.

**barocepteur** m. *(angl.* ***baroreceptor****).* Récepteur sensoriel sensible à une pression externe (par ex. dans la peau) ou à une modification de la pression interne (tension artérielle, comme pour les récepteurs aortiques).

**barotraumatisme** m. *(angl.* ***barotrauma****).* Lésion provoquée par des changements brusques et répétés de la pression atmosphérique. Ex. : lésions des oreilles et des sinus chez les plongeurs ou chez les aviateurs.

**Barr** (**corpuscule de**) *(angl.* ***Barr body****).* Petite masse de chromatine fortement colorable, identifiée dans les noyaux des cellules somatiques des mammifères femelles et de la femme, et qui permet de déterminer le sexe chromatinien des sujets. Elle paraît correspondre à l'un des deux chromosomes X du caryotype femelle qui, dans les cellules somatiques, est devenu inactif. (*Barr* Murray, anatomiste canadien, né en 1908.)

**barrage** m. *(angl.* ***blocking****).* En psychiatrie, interruption brusque d'un mouvement, d'une activité ou d'un discours, indiquant une réaction de défense ou d'ambivalence. Symptôme observé chez les schizophrènes.

**barre** f. *(angl.* ***bar****).* Sensation douloureuse affectant généralement une zone allongée et horizontale : barre épigastrique, barre thoracique, etc.

**Bársony** (**incidence de**) *(angl.* ***Bársony's incidence****).* Incidence pour la radiographie de face de la charnière lombo-sacrée. (*Bársony* Theodor, radiologue hongrois, 1887-1942.)

**Bartholin** (**glande de**) *(angl.* ***greater vestibular gland****).* Chacune des deux glandes situées de chaque côté de la moitié postérieure de l'orifice vaginal. Syn. : *glande vulvo-vaginale.* (*Bartholin* ou *Bartholinus* Caspar Jr., anatomiste danois, 1655-1738.)

**bartholinite** f. *(angl.* ***bartholinitis****).* Inflammation des glandes de Bartholin, souvent d'origine blennorragique ou colibacillaire.

**Bartonella bacilliformis**. Bactérie aérobie en forme de bâtonnet transmise à l'homme par les *phlébotomes* et agent étiologique de la *maladie de Carrión.*

**bartonellose** f. *(angl.* ***bartonellosis****,* ***Carrión's disease, bartonelliasis****).* Maladie infectieuse fébrile due à une bactérie en forme de bâtonnet *(Bartonella bacilliformis),* parasite des globules rouges et des cellules endothéliales. Endémique dans certaines vallées des Andes, elle se transmet par la piqûre d'un insecte *(phlébotome).* Ses principales manifestations sont une anémie grave et une éruption cutanée de nodules ressemblant à des verrues qui saignent très facilement. Syn. : *maladie* (ou *anémie*) *de Carrión.*

**baryte** f. *(angl. 1)* ***barium hydroxide****; 2)* ***barium sulfate****).* 1) Hydroxyde de baryum : poudre cristalline très toxique employée comme réactif de laboratoire. 2) En langage clinique, *sulfate de baryum :* poudre blanche, insoluble dans l'eau, employée comme produit de contraste, surtout sous forme gélatineuse ou de suspension, pour la radiographie du tube digestif (transit baryté, lavement baryté). (a. **baryté**, **ée**)

**basal**, **ale**, **aux** a. *(angl.* ***basal****).* 1) Qui concerne ou qui constitue la base d'un organe, ou d'une structure anatomique. Ex. : bronche basale, membrane basale. V. *basilaire.* Ant. : *apical.* 2) Fondamental, essentiel. V. *métabolisme basal.*

**base** f. *(angl.* ***base****).* 1) Partie inférieure d'un organe (ex. : base du crâne) ou point d'attache d'un organe (ex. : base du cœur, base ou racine d'une phalange). 2) Tout corps capable de libérer des ions $OH^-$. Les bases donnent des sels quand on les neutralise par des acides : en solution aqueuse, elles sont alcalines (pH supérieur à 7). (a. **basique**) 3) Principe actif d'un médicament. 4) Excipient d'une pommade.

**base purique**. V. *purine.*

**base pyrimidique**. V. *pyrimidine.*

**Basedow** (**maladie de**) *(angl.* ***Graves' disease****).* Affection provoquée par un fonctionnement excessif de la glande thyroïde *(hyperthyroïdie).* Les symptômes caractéristiques sont : la tuméfaction de la thyroïde, l'exophtalmie accompagnée de divers signes oculaires, les troubles cardio-vasculaires (tachycardie, arythmie), l'amaigrissement, les diarrhées, l'asthénie. Syn. : *goitre exophtalmique.* (*Basedow* Karl Adolf von, médecin allemand, 1790-1854.)

**basedowien**, **ienne** *(angl.* ***basedowian****).* 1) a. Qui se rapporte au *goitre exophtalmique.* 2) n. Sujet atteint de *goitre exophtalmique.*

**bas-fond vésical** *(angl.* ***bas-fond****).* Partie de la face postéro-inférieure de la vessie, située en arrière du bourrelet interurétéral, plus ou moins déprimée, et dont la profondeur augmente avec l'âge.

**basi-**, **baso-** Préfixe d'origine grecque, indiquant une relation avec la base d'un corps ou d'un organe.

**basicrânien, ienne** a. *(angl.* ***basicranial****).* Qui se rapporte à la base du crâne. Ex. : axe basicrânien.

**basilaire** a. *(angl.* ***basilar****).* Qui sert de base à un organe, qui se trouve à la base d'un organe. Ex. : veine basilaire, tronc basilaire (à la base du cerveau).

**basique** a. *(angl.* ***basic****).* Qui se rapporte à une base chimique ou qui en a les propriétés, notamment l'alcalinité. Ex. : colorant basique, sel basique.

**basocellulaire** a. *(angl.* ***basal cell****).* Qui se rapporte à la couche de cellules la plus profonde (basale) de l'épiderme. Se dit notamment de cancers de la peau provenant de ces cellules.

**basophile** m. *(angl.* ***basophilic****).* Granulocyte (polynucléaire) basophile. V. *granulocyte.*

**basophilie** f. *(angl.* ***basophilia****).* 1) Affinité d'une cellule ou d'un tissu pour les colorants basiques. 2) Augmentation anormale du nombre des granulocytes basophiles dans le sang. Elle est observée notamment dans les leucémies myéloïdes chroniques, où elle a un pronostic défavorable. Syn. : *granulocytose basophile.*

**bassin** m. *(angl.* ***pelvis****).* Enceinte osseuse formée par les deux os iliaques unis en avant par la symphyse pubienne et réunis en arrière par le sacrum et le coccyx. Cette cavité, évasée en haut, plus étroite et cylindrique en bas, est divisée en deux étages par la ligne innominée : le *grand bassin,* au-dessus de cette ligne, le *petit bassin* au-dessous. L'étranglement entre ces deux portions constitue le *détroit supérieur (DS).* L'orifice inférieur du petit bassin constitue le *détroit inférieur (DI).* V. *pelvien.* Syn. : *pelvis.*

**bassinet** m. *(angl.* ***renal pelvis****).* Segment élargi des voies urinaires, situé à la jonction des grands calices. Il se continue à son pôle inférieur par l'uretère. V. *pyél.-.* (a. **pyélique**)

**Bassini (opération** ou **procédé de)** *(angl.* ***Bassini's operation****).* Intervention chirurgicale pour la cure d'une hernie inguinale. (*Bassini* Edoardo, chirurgien italien, 1844-1924.)

**bathy-** Préfixe d'origine grecque exprimant l'idée de profondeur ou de situation basse.

**bathyesthésie** f. *(angl.* ***bathyesthesia****).* Sensibilité profonde résultant de la stimulation des récepteurs musculo-tendineux.

**bâtonnets de la rétine** *(angl.* ***retinal rods****).* Récepteurs sensibles à la lumière, situés dans la zone périphérique de la rétine. Les *bâtonnets* permettent une vision floue et sans couleur, même avec une faible luminosité (vision nocturne), alors que les *cônes* permettent une vision nette et colorée, mais seulement en présence d'une forte luminosité (vision diurne).

**battade** f. *(angl.* ***beating****).* Technique de massage par percussion répétée de masses musculaires avec le tranchant de la main. V. *claquade.*

**battement** m. *(angl.* ***beat****).* Chacune des contractions et dilatations alternatives du cœur et des artères ; pulsation.

**Bauhin (valvule de)** *(angl.* ***ileocolic valve, ileocecal valve****).* Valvule annexée à l'orifice de communication entre l'iléon et le côlon ascendant (située juste au-dessus du caecum). Syn. : *valvule iléo-cæcale* (ou *iléocolique*). (*Bauhin* ou *Bauhinus* Gaspard, anatomiste et botaniste suisse, 1560-1624.)

**baume** m. *(angl.* ***balsam****).* 1) Produit naturel aromatique, d'origine végétale, formé de résine. 2) Autrefois, médicament aromatique, de consistance molle, employé pour des frictions et des onctions ou pour faire des préparations liquides à base d'alcool ou d'huile (ex. : baume tranquille). V. *balsamique.*

**BAV**. Abrév. de *bloc auriculo-ventriculaire.*

**bave** f. *(angl.* ***dribble****).* Salive plus ou moins visqueuse ou écumeuse, qui s'écoule de façon incontrôlée de la bouche des vieillards ou des malades atteints de rage ou de crise d'épilepsie.

**Bazex (syndrome de)** *(angl.* ***Bazex's syndrome****).* Syn. d'*acrokératose paranéoplasique.* (*Bazex* A., médecin français du XX^e^ siècle).

**BBD**. Abrév. de *bloc de branche droit.*

**BBG**. Abrév. de *bloc de branche gauche.*

**BBS**. Abrév. de *Besnier-Boeck-Schaumann (maladie de).*

**BCG**. Abrév. de *bacille bilié de Calmette-Guérin.* V. *vaccin BCG.*

**Bean (syndrome de)** *(angl.* ***blue rubberbleb nevus****).* Association congénitale, transmise sur le mode autosomique dominant, d'angiomes caverneux érectiles de la peau et d'hémangiomes disséminés de la muqueuse du tube digestif susceptibles de provoquer des hémorragies répétées. Syn. *angiomatose cutanée et digestive.* (*Bean* William Bennett, médecin américain du XX^e^ siècle.)

**béance** f. *(angl.* ***gaping****).* État d'un organe maintenu ouvert par suite de sa structure (larynx, trachée, bronches) ou de l'élasticité de ses tissus (artère).

**béance du col utérin** *(angl.* ***incompetent cervix****).* Insuffisance de fermeture de l'orifice interne du col de l'utérus, congénitale ou consécutive à un traumatisme obstétrical, elle peut être à l'origine d'avortements spontanés répétés. Syn. : *béance isthmique.*

**béance isthmique**. Syn. : *béance du col utérin.*

**béance en occlusion** *(angl. **open bite**).* En dentisterie, espace résultant, dans un plan vertical, d'une mauvaise occlusion des dentures, quels qu'en soient les mouvements.

**béant, ante** a. *(angl. **gaping**).* Grand ouvert.

**bec-de-lièvre** m. *(angl. **harelip, cleft lip**).* Malformation congénitale de la face, constituée par une fente de la lèvre supérieure, souvent associée à une fente de la mâchoire supérieure *(bec-de-lièvre incomplet)* et de la voûte du palais *(bec-de-lièvre total).* V. *gueule-de-loup, chéiloschisis.*

**bec-de-perroquet** m. *(angl. **beak-shaped osteophyte**).* Excroissance osseuse en forme de crochet qui apparaît sur le corps des vertèbres dans certains types de rhumatisme chronique; visible sur la radiographie de la colonne vertébrale. V. *discarthrose.*

**béchique** a. et m. *(angl. **bechic**).* Qui calme la toux. Ling. : On dit plus couramment *antitussif.*

**Bechterew (maladie de)**. Syn. de *spondylarthrite ankylosante.* (*Bechterew* Vladimir Mikhailovitch von, neurologue russe, 1857-1927.)

**Beck-Doléris (opération de)** *(angl. **Beck-Doléris' operation**).* Technique d'hystéropexie par fixation des ligaments ronds à la paroi antérieure de l'abdomen. Syn. : *opération de Doléris, ligamentopexie intra-abdominale.* (*Doléris* Jacques, gynécologue français, 1852-1938.)

**Beer-Lambert (loi de)** *(angl. **Beer's law**).* Loi fondamentale de la colorimétrie relative à l'absorption de la lumière par une substance colorée que traverse un faisceau lumineux. Essentiellement, la fraction de lumière absorbée, et donc la diminution d'intensité lumineuse, est proportionnelle à l'épaisseur de la couche traversée. Cette loi est valable pour les faibles concentrations et pour une longueur d'onde déterminée. (*Beer* August, physicien allemand, 1825-1863; *Lambert* Johann Heinrich, physicien mathématicien, professeur allemand, 1728-1777.)

**bégaiement** m. *(angl. **stuttering**).* Défaut d'élocution caractérisé par une difficulté à prononcer ou à enchaîner certaines syllabes sans qu'il y ait une atteinte des organes de la phonation.

**Behçet (maladie de)** *(angl. **Behçet's syndrome**).* Maladie chronique récidivante caractérisée par des aphtes buccales et génitales, associées à une atteinte oculaire (uvéite, choriorétinite) souvent grave, à des lésions veineuses et artérielles entraînant des thromboses récidivantes périphériques et viscérales, et à une éruption du type érythème polymorphe (qui est souvent la première manifestation de la maladie). D'étiologie non élucidée, la maladie est rangée dans le groupe des *vascularites systémiques.* Syn. : *syndrome cutanéo-muco-uvéal.* (*Behçet* Hulusi, dermatologue turc, 1889-1948.)

**bel** m. *(angl. **bel**).* Unité de mesure d'intensité sonore. L'oreille humaine étant capable d'apprécier les différences d'intensité dix fois plus faibles que le bel, on utilise en pratique le *décibel* comme unité de mesure d'une intensité sonore. Symbole : B. (D'après *Bell* Alexander Graham, physicien américain, inventeur du téléphone en 1876, 1847-1922.)

**Bence-Jones (protéine de)** *(angl. **Bence-Jones protein**).* Variété de protéine présentant une structure identique à celle des chaînes légères ($\kappa$ ou $\lambda$) des immunoglobulines monoclonales. Elle est mise en évidence par la *réaction de Bence-Jones* dans le sang et les urines de malades atteints de *myélome multiple.* La protéine précipite à 50-60 °C, se redissout à l'ébullition, et précipite à nouveau au refroidissement.

**bénignité** f. *(angl. **benignity**).* Caractère d'une maladie dont la guérison s'obtient facilement. Ant. : *malignité.*

**bénin, bénigne** a. *(angl. **benign**).* Qui est dépourvu de gravité. Ex. : tumeur bénigne. Ant. : *malin.*

**béniqué** m. *(angl. **Béniqué's sound**).* 1) *Bougie de Béniqué :* bougie malléable pour la dilatation de l'urètre. 2) Par extension, tout cathéter urétral métallique. (*Béniqué* Pierre Jules, urologue français, 1806-1851.)

**benjoin colloïdal (réaction au)** *(angl. **colloidal benzoin reaction**).* Réaction de floculation d'une suspension colloïdale de benjoin par le liquide céphalo-rachidien, utilisée comme moyen de diagnostic de la syphilis et des méningites.

**Bennett (fracture de)** *(angl. **Bennett's fracture**).* Fracture de la base du premier métacarpien. Syn. : *fracture des boxeurs.* (*Bennett* Edward Hallaran, chirurgien irlandais, 1837-1907.)

**benzène** m. *(angl. **benzene**).* Liquide d'odeur forte caractéristique, extrait des huiles légères de houille, très inflammable, employé comme solvant, comme carburant et dans la synthèse de diverses substances organiques (colorants, médicaments).

**benzidine** f. *(angl. **benzidine**)*. Substance très peu soluble dans l'eau, toxique, utilisée pour la recherche de sang humain, notamment dans les selles et en médecine légale (taches suspectes).

**benzolisme** m. *(angl. **benzolism**)*. Intoxication professionnelle par les benzols (mélanges de benzène avec ses homologues : toluène, xylène, etc.) chez les ouvriers travaillant dans les industries du caoutchouc, des vernis, des laques, des produits de nettoyage.

**béquille** f. *(angl. **crutch**)*. Canne prenant appui sous l'aisselle et servant à faciliter la marche d'un infirme.

**Berger (maladie de)** *(angl. **Berger's disease**)*. Forme relativement fréquente de néphropathie chronique par complexes immuns, se manifestant par une hématurie récidivante déclenchée par des épisodes infectieux de la sphère ORL, la présence de complexes immuns IgA dans le sang et le dépôt de ces complexes dans le mésangium des glomérules rénaux. (*Berger* Jean, néphrologue français du XXe siècle).

**béribéri** m. *(angl. **beriberi**)*. Affection due à une carence en vitamine B (thiamine), à la suite d'une alimentation presque exclusive au riz blanc décortiqué (ou poli). Elle se caractérise essentiellement par une polynévrite qui atteint surtout les membres inférieurs et peut s'accompagner d'anémie et de troubles cardio-vasculaires. Cette maladie est observée dans certaines régions d'Asie, d'Afrique, d'Amérique du Sud et d'une façon générale dans tous les pays où règnent la famine et la malnutrition. Syn. : *avitaminose B1*. Ling. : Du cinghalais *béri*, faiblesse ; *béribéri*, grande faiblesse.

**bérylliose** f. *(angl. **berylliosis**)*. Maladie pulmonaire professionnelle, aiguë ou chronique, provoquée par l'inhalation de produits contenant du *béryllium*, dont l'usage industriel est très répandu (industrie aéronautique, instruments de précision, enseignes lumineuses, tubes à rayons X, etc.).

**Besnier-Boeck-Schaumann (maladie de)** *(angl. **Besnier-Boeck disease, sarcoidosis**)*. Maladie dont les lésions ressemblent à celles de la tuberculose, pouvant atteindre tous les organes. Les lésions cutanées caractéristiques sont les *granulomes* tuberculoïdes sans nécrose caséeuse, appelés autrefois *sarcoïdes*. L'affection est actuellement classée dans le groupe des maladies auto-immunes. Abrév. : BBS. Syn. : *lymphogranulomatose bénigne, lymphogranulome bénin, sarcoïdose*. (*Besnier* Ernest Henri, dermatologue français, 1831-1909 ; *Boeck* Caesar Peter Möller, dermatologue norvégien, 1845-1917 ; *Schaumann* Jörgen Nilsen, dermatologue suédois, 1879-1953.)

**bestialité** f. *(angl. **bestiality**)*. Acte sexuel pratiqué par un être humain avec un animal. V. *zoophilie*. Syn. : *sodomie* (2).

**bêta** Deuxième lettre de l'alphabet grec (β).

**bêta-bloquant** (ou **bêta-bloqueur**) m. *(angl. **beta adrenergic blocking agent**)*. Chacune des substances inhibant de façon compétitive la stimulation des récepteurs bêta-adrénergiques provoquée par les médiateurs adrénergiques ou par les sympathomimétiques. Les récepteurs adrénergiques au niveau des viscères sont spécifiques : bêta-1 pour le cœur, bêta-2 pour les bronches, les fibres musculaires striées et le muscle utérin. En thérapeutique pratique, le but recherché est le blocage des récepteurs Bl du cœur. Les bêta-bloquants ont une importance capitale dans les grandes affections extrêmement fréquentes : l'insuffisance coronarienne chronique et l'hypertension artérielle.

**bêta-globulines** (**β–globulines** ou **globulines-β**) f. pl. *(angl. **betaglobulins, β-globulin**)*. Ensemble de globulines plasmatiques ayant une mobilité électrophorétique intermédiaire entre celles des alpha- et des gamma-globulines. Elles constituent 9 à 15 % des protéines du plasma sanguin.

**bêta-lipoprotéines** (**β-lipoprotéines**) f. pl. *(angl. **betalipoproteins, β-lipoprotein**)*. Lipoprotéines du sérum sanguin de haute densité (1,063-1,210) formées par le foie et par l'intestin. Le sérum humain normal contient 3 g/l de bêta-lipoprotéines dont la composition est la suivante : protéines 50 %, phospholipides 25 %, cholestérol 12 %, triglycérides 8 %. Les bêta-lipoprotéines sont augmentées dans la cirrhose biliaire et certaines obstructions des voies biliaires. Leur taux est diminué dans certaines affections hépatiques et certaines hyperlipémies. Abrév. : β-LP, HDL.

**β-LP**. Abrév. désignant les *bêta-lipoprotéines*.

**bêtathérapie** f. *(angl. **betatherapy**)*. Traitement radioactif pratiqué essentiellement à l'aide de rayonnements *bêta*.

**bêtatron** m. *(angl. **betatron**)*. Accélérateur d'électrons produisant une énergie qui va jusqu'à 300 MeV. Après bombardement d'un matériau, les électrons fournissent des rayons X très pénétrants utilisés en radiothérapie. V. *cyclotron, synchrotron*.

**Bi** Symbole chimique du *bismuth*.

**bi-, bis-** Préfixe d'origine latine signifiant *deux* ou *deux fois* et indiquant la présence de deux choses semblables.

**biauriculaire** a. *(angl.* ***biauricular****).* Qui se rapporte aux deux oreilles ou aux deux oreillettes cardiaques.

**bicaméral, ale, aux** a. *(angl.* ***bicameral****).* Qui possède deux compartiments.

**bicarbonate** m. *(angl.* ***bicarbonate****).* Sel de l'acide carbonique. L'anion bicarbonate $HCO_3^-$ est un des principaux anions du milieu intérieur ; il constitue l'essentiel de la *réserve alcaline.* Son taux dans le plasma sanguin dépend du pH et de la pression en gaz carbonique dans les alvéoles pulmonaires.

**biceps** m. *(angl.* ***biceps****).* Muscle long dont l'une des extrémités se termine par deux tendons ou *chefs.* V. *muscles biceps.*

**bicipital, ale, aux** a. *(angl.* ***bicipital****).* 1) Qui se rapporte au muscle biceps, brachial ou crural. Ex. : réflexe bicipital. 2) Qui possède deux chefs ou têtes. Se dit surtout d'un muscle.

**bicipito-radial, ale, aux.** a. *(angl.* ***bicipito-radial****).* Qui se rapporte au muscle biceps et au radius.

**biconcave** a. *(angl.* ***biconcave****).* Qui présente deux surfaces concaves opposées. Se dit surtout d'une lentille.

**biconvexe** a. *(angl.* ***biconvex****).* Qui présente deux surfaces convexes opposées. Se dit surtout d'une lentille.

**bicorne** a. *(angl.* ***bicornuate****).* Qui porte deux cornes ou deux excroissances qui y ressemblent. V. *utérus bicorne.*

**bicuspide** a. *(angl.* ***bicuspid****).* Qui présente deux saillies pointues. Ex. : dent bicuspide (prémolaire), valvule bicuspide du cœur.

**Biermer** (**anémie** ou **maladie de**) *(angl.* ***Biermer's anemia, Biermer's disease****).* Syn. *d'anémie pernicieuse.* (*Biermer* Anton, médecin allemand, 1827-1892.)

**biermérien, ienne** *(angl.* ***biermerian****).* 1) a. Qui se rapporte à l'*anémie pernicieuse (maladie de Biermer).* 2) n. Qui est atteint de la *maladie de Biermer.*

**bifide** a. *(angl.* ***bifid, bifidus****).* Se dit d'un corps allongé fendu en deux dans plus de la moitié de sa longueur. Se dit aussi des malformations avec fissure médiane. Ex. : lèvre bifide. V. *trifide.*

**bifocal, ale, aux** a. *(angl.* ***bifocal****).* Qui possède deux foyers, en parlant d'un verre optique (lentille, lunettes).

**bigéminé, ée** a. *(angl.* ***bigeminal****).* Double, redoublé ; qui survient par paire. Ex. : pouls bigéminé.

**bilan musculaire** *(angl.* ***manual muscle test****).* Évaluation de la force d'un muscle ou d'un groupe de muscles, par une cotation comprenant cinq degrés. 0. Aucune contraction. 1. Contraction visible mais sans déplacement. 2. Contraction visible et mouvement partiel contre le percuteur. 3. Mouvement complet contre la pesanteur. 4. Mouvement pouvant vaincre une résistance d'intensité moyenne qui lui est opposée. 5. Mouvement normal pouvant vaincre une forte résistance.

**bilan de santé** *(angl.* ***medical check-up****).* Examen médical comportant une série variable de recherches cliniques et de laboratoires pratiquées systématiquement, occasionnellement ou à intervalles réguliers afin d'apprécier l'état des organes et leur fonctionnement.

**bilatéral, ale, aux** a. *(angl.* ***bilateral****).* Qui se rapporte à deux côtés opposés et symétriques, en particulier aux deux côtés du corps ou à deux organes ou structures symétriques. Ex. : néphropathie bilatérale, paralysie bilatérale.

**bile** f. *(angl.* ***bile****).* Liquide visqueux et filant, alcalin, très amer, d'une couleur variant entre le jaune d'or et le brun-vert, sécrété par les cellules hépatiques, mis en réserve dans la vésicule biliaire et déversé dans le duodénum par le canal cholédoque. La bile joue un rôle important dans l'émulsification, la digestion et l'absorption des lipides, elle rend le milieu intestinal alcalin, empêche la putréfaction et contribue à l'élimination de certains déchets du métabolisme. Ses caractéristiques varient selon sa provenance : canal cholédoque *(bile A),* vésicule biliaire *(bile B, bile cystique,* ou *bile vésiculaire),* canaux hépatiques *(bile C* ou *bile hépatique).* V. *bili-, chol-.* (a. **biliaire**)

**Bilharzia** f. Syn. désuet de *Schistosoma.*

**bilharzie** f. *(angl.* ***bilharzia****).* Tout vers parasite du genre *Bilharzia.*

**bilharzien, ienne** a. *(angl.* ***bilharzial****).* Qui se rapporte aux bilharzies ou qui est provoqué par elles. Ex. : ulcère bilharzien.

**bilharziose** f. Syn. de *schistosomiase.*

**bili-** Préfixe d'origine latine indiquant une relation avec la bile. V. *chol-.*

**biliaire** a. *(angl.* ***biliary****).* 1) Qui se rapporte à la bile. Ex. : sécrétion biliaire. 2) Qui conduit la bile. V. *calcul biliaire, pigment biliaire, sels biliaires, vésicule biliaire, voies biliaires.*

**bilieux, euse** a. *(angl.* ***bilious****).* Qui est dû à une hypersécrétion de bile. Ex. : fièvre bilieuse, tempérament bilieux. Ling. : Terme peu employé en langage médical moderne.

**biligraphie** f. Syn. de *cholangiographie.*

**bilirubine** f. *(angl.* ***bilirubin****).* Pigment jaune rougeâtre présent dans la bile, le sérum sanguin et les excréments. La bilirubine se forme dans le système réticulo-endothélial et provient de la dégradation de l'hémoglobine par perte de fer. Elle donne à la bile hépatique sa couleur jaune brunâtre. Dans l'ictère, son taux sanguin augmente considérablement, et on la retrouve également dans les urines. Réduite dans l'intestin, elle est éliminée sous forme de *stercobilinogène.* (a. **bilirubinique**)

**bilirubine directe** (ou **bilirubine conjuguée**) *(angl.* ***direct bilirubin, conjugated bilirubin****).* Forme de bilirubine que l'on dose directement en raison de sa bonne solubilité dans l'eau (V. *diazoréaction*). Il s'agit d'une combinaison de la bilirubine avec l'acide glucuronique. Cette conjugaison a lieu dans le foie, et la bilirubine conjuguée passe normalement dans la bile. Elle n'existe qu'en très faible quantité dans le sérum normal (moins de 0,2 mg %). Un taux sanguin élevé et sa présence dans les urines indiquent l'existence d'une rétention biliaire, aussi bien extrahépatique (cholédoque, obstruction de l'ampoule de Vater) qu'intrahépatique (hépatite).

**bilirubine indirecte** (ou **bilirubine libre**) *(angl.* ***indirect bilirubin, unconjugated bilirubin****).* Bilirubine que l'on dose par la réaction indirecte de van den Bergh (V. *diazoréaction*). Elle représente la bilirubine qui n'a pas encore passé à travers le foie dans les canaux biliaires. Son taux dans le sang, normalement compris entre 3 et 6 mg/l, est nettement augmenté en cas d'ictère hémolytique et d'ictère physiologique du nouveau-né.

**bilirubinémie** f. *(angl.* ***bilirubinemia****).* 1) Présence physiologique de bilirubine dans le sang, responsable en partie de la coloration jaune du sérum. La bilirubine s'y trouve principalement sous forme libre (bilirubine indirecte) et sous forme conjuguée (bilirubine directe). Le taux de la bilirubinémie totale varie de 4 à 8 mg/l. 2) Par extension, présence de bilirubine en excès, qu'elle se manifeste ou non par un ictère décelable cliniquement.

**bilirubinique** a. *(angl.* ***bilirubinic****).* Qui se rapporte à la bilirubine.

**bilirubinurie** f. *(angl.* ***bilirubinuria****).* Présence pathologique de bilirubine dans les urines, sous forme conjuguée, à la suite de son augmentation dans le sang (hépatites et ictères par obstruction) ; elle peut précéder l'ictère.

**biliurie** f. *(angl.* ***biliuria****).* Présence de bile ou de sels biliaires dans l'urine.

**biliverdine** f. *(angl.* ***biliverdin****).* Pigment vert produit par l'oxydation de la bilirubine. Il existe dans les coquilles d'œufs d'oiseaux et le placenta des chiennes et ne se rencontre pas dans la bile et le sérum humains normaux, mais dans le sérum, l'urine et le contenu intestinal des malades ayant une obstruction carcinomateuse du cholédoque, une cirrhose du foie ou un ictère obstructif.

**Billroth (opération de)** *(angl.* ***Billroth's operation****).* Gastrectomie partielle se faisant par deux techniques différentes dites : type I et type II (ou *opération de Billroth I* et *opération de Billroth II*). (*Billroth* Christian, chirurgien allemand, 1829-1894.)

**bilobé, ée** a. *(angl.* ***bilobate****).* Qui est divisé en deux lobes. Ex. : placenta bilobé.

**biloculaire** a. *(angl.* ***bilocular****).* Qui est divisé en deux compartiments ou cavités. Ex. : estomac biloculaire.

**bimalléolaire** a. *(angl.* ***bimalleolar****).* Qui se rapporte aux deux malléoles, externe et interne, de la jambe. Ex. : fracture bimalléolaire.

**bimanuel, elle** a. *(angl.* ***bimanual****).* Qui se fait avec les deux mains. Ex. : palpation bimanuelle.

**binaire** a. *(angl.* ***binary****).* Qui est formé de deux unités, de deux constituants, ou de deux éléments chimiques.

**Bing.** V. *Taussig-Bing (syndrome de).*

**binoculaire** a. *(angl.* ***binocular****).* 1) Qui se rapporte aux deux yeux. Ex. : vision binoculaire. 2) Qui comporte deux oculaires. Ex. : microscope binoculaire.

**binucléaire** (ou **binucléé, éée**) a. *(angl.* ***binuclear****).* Qui possède deux noyaux.

**bio-** Préfixe d'origine grecque indiquant une relation avec la vie.

**biochimie** f. *(angl.* ***biochemistry****).* Science qui traite de la constitution chimique des êtres ainsi que des réactions chimiques dont ils sont le siège. Syn. : *chimie biologique.* (a. **biochimique**)

**bioclimat** m. *(angl.* ***bioclimate****).* Ensemble des conditions climatiques d'une région qui exercent une influence sur le développement des êtres vivants.

**biodégradable** a. *(angl.* ***biodegradable****).* Se dit d'une substance qui peut être décomposée par des organismes vivants, notamment par des micro-organismes. Ex. : les détergents biodégradables utilisés pour l'épuration des eaux.

**biodisponibilité** f. *(angl. **bioavailability**)*. Vitesse et taux d'absorption d'un principe actif à partir d'une préparation pharmaceutique donnée, déterminés au moyen de la courbe temps/concentration dans la circulation générale, ou par la mesure de l'excrétion urinaire[40].

**bioélément** m. *(angl. **bioelement**)*. 1) Tout élément chimique constitutif du tissu vivant. 2) Élément chimique indispensable à la vie.

**bioénergie** f. *(angl. **bioenergy**)*. En psychologie et psychiatrie, l'énergie vitale envisagée aussi bien sur le plan somatique que sur le plan mental. Certaines thérapeutiques sont censées exploiter la bioénergie, telle la *méthode du cri primal* qui consiste à exhorter les malades à s'exprimer intensivement par des cris et des gestes.

**bioéthique** f. *(angl. **bioethics**)*. Discipline qui s'intéresse aux principes moraux face au vivant, notamment dans la pratique médico-chirurgicale et la recherche biomédicale.

**biogène** (**biogénétique** ou **biogénique**) a. *(angl. **biogenetic**)*. Qui engendre la vie ou favorise son développement. Se dit en particulier des éléments chimiques qui composent normalement la matière vivante.

**biogenèse** f. *(angl. **biogenesis**)*. Apparition, origine de la vie.

**biologie** f. *(angl. **biology**)*. Science de la vie ou étude des êtres vivants, plantes et animaux, et de tous les phénomènes qui régissent ou accompagnent leur naissance, leur développement, leur évolution, leur nutrition, leur reproduction et leur destruction. (a. **biologique**)

**biologie cellulaire** *(angl. **cellular biology**)*. Partie de la biologie qui étudie les phénomènes de la vie au niveau des cellules constitutives des organismes supérieurs.

**biologie moléculaire** *(angl. **molecular biology**)*. Ensemble des études consacrées au fonctionnement des êtres vivants à l'échelle des molécules : structure des gênes, des macromolécules (acides nucléiques, protéines, lipoprotéines), physiologie (enzymes, processus métaboliques).

**biopsie** f. *(angl. **biopsy**)*. 1) Prélèvement d'un fragment de tissu ou d'organe chez un sujet vivant, en vue d'un examen au microscope ou d'une analyse biochimique. 2) Le matériel prélevé lui-même. V. *extemporané*. (a. **biopsique**)

**biopsie-exérèse** f. *(angl. **excisional biopsy**)*. Ablation totale d'une tumeur et examen microscopique immédiat de celle-ci.

**biopsie par forage** *(angl. **drill biopsy**)*. Biopsie réalisée au moyen d'un trocart spécial.

**biosynthèse** f. *(angl. **biosynthesis**)*. Formation d'une substance chimique (cholestérol, hormones, etc.) au cours du métabolisme, dans un organisme vivant.

**biotaxie** f. *(angl. **taxonomy**)*. Science de la classification des êtres vivants. Elle distingue, du plus général au plus particulier, différents niveaux (*taxons*) qui sont : le règne, l'embranchement, la classe, l'ordre, la famille, la tribu, le genre, l'espèce, la variété et la race. Syn. : *taxinomie*, *taxonomie* (déconseillé).

**biothérapie** f. *(angl. **biological therapy**, **biotherapy**)*. Méthode thérapeutique qui prétend n'utiliser que des substances réputées biologiques, et des médicaments à des doses infinitésimales; elle s'oppose aux thérapeutiques scientifiques couramment admises qu'elle déclare agressives et préoccupées de la seule maladie, alors qu'elle vise l'individu entier dans son tempérament et son comportement. Pour certains, l'homéopathie et l'acupuncture sont des formes de biothérapie.

**biotine** f. *(angl. **biotin**)*. Acide para-aminobenzoïque; principe vitaminique du groupe B très répandu dans la nature (jaune d'œuf, bactéries intestinales saprophytes dont il est un facteur de croissance), intervenant comme cofacteur enzymatique, activateur de la fixation du dioxyde de carbone sur les composés organiques. On le prescrit dans certaines affections cutanées (séborrhée). Syn. : *vitamine B8*, *vitamine H*.

**biotope** m. *(angl. **biotope**)*. Région géographique d'étendue variable, qui possède des caractéristiques physiques, chimiques et météorologiques relativement stables et qui héberge une population animale et végétale déterminée.

**biotype** m. *(angl. **biotype**)*. Ensemble d'individus possédant le même patrimoine héréditaire (*génotype*).

**biovulaire** a. *(angl. **binovular**)*. Provenant de deux ovules. Ex. : grossesse biovulaire. V. *grossesse gémellaire biovulaire*, *jumeaux*.

**bioxyde** m. V. *dioxyde*.

**bipare** a. et f. *(angl. **biparous**)*. Se dit d'une femme qui a eu deux enfants à la suite de grossesses différentes.

**bipartite** a. *(angl. **bipartite**)*. Qui est divisé en deux parties. Ex. : placenta bipartite, rotule bipartite.

**bipède** a. et n. *(angl. **biped**)*. Qui a deux pieds.

B

**bipolaire** a. *(angl.* ***bipolar****).* Qui possède deux pôles. Ex. : dérivations bipolaires (en ECG).

**birth control**. Syn. de *planification familiale.* Ling. : Néologisme anglais déconseillé.

**bisexualité** f. *(angl.* ***bisexuality****).* 1) État d'un organisme bisexué. 2) En psychanalyse, théorie selon laquelle tout être humain aurait constitutionnellement des dispositions sexuelles à la fois masculines et féminines, lesquelles joueraient un rôle dans les conflits qui surgissent lorsque le sujet veut assumer son propre sexe. Cette théorie a été infirmée par la découverte du sexe chromatinien.

**bismuth** m. *(angl.* ***bismuth****).* Corps simple, de couleur blanche à reflets rosés, facile à réduire en poudre. Certains de ses sels, insolubles, étaient utilisés en thérapeutique comme protecteurs de la muqueuse digestive; d'autres ont un usage topique comme poudres astringentes ou antiseptiques. Symbole : Bi. (a. **bismuthé, ée**; **bismuthique**)

**bistouri** m. *(angl.* ***bistoury****).* Petit couteau très tranchant utilisé pour inciser les tissus mous (peau, muscles, etc.). Le *bistouri électrique* est une pointe métallique qui sert, grâce à la chaleur produite par le courant à haute fréquence qui le traverse, à sectionner des tissus ou à arrêter par coagulation un saignement. Syn. : *scalpel.*

**biuret** m. V. *réaction du biuret.*

**bivalence** f. *(angl.* ***bivalence****).* Valence double de celle d'un atome d'hydrogène.

**bivalent, ente** a. *(angl.* ***bivalent****).* Se dit d'un corps chimique qui possède un pouvoir de combinaison égal à celui de deux atomes d'hydrogène.

**bivitellin, ine** a. V. *grossesse gémellaire biovulaire, jumeaux.*

**BK**. Abrév. de *bacille de Koch* (bacille tuberculeux).

**Blair-Donati (point de)** *(angl.* ***vertical mattress suture****).* Point de suture utilisé pour fermer une plaie dans une région où la peau est particulièrement épaisse. (*Blair* Vilray Papin, chirurgien américain, 1871-1955; *Donati* Mario, chirurgien italien, 1879-1946.)

**Blalock-Taussig (opération de)** *(angl.* ***Blalock-Taussig operation****).* Opération pratiquée dans la tétrade de Fallot, consistant en une anastomose de l'artère sous-clavière droite ou gauche avec une des branches de l'artère pulmonaire dans le but d'augmenter le débit du sang et d'améliorer son oxygénation dans les poumons. (*Blalock* Alfred, chirurgien américain, Baltimore, 1899-1964; *Taussig* Helen Brooke, pédiatre américaine, 1898-1986.)

**blanc de l'œil** *(angl.* ***white of the eye****).* Nom populaire de la *sclérotique.*

**blanchet** m. Syn. populaire de *muguet.*

**blaste** m. *(angl.* ***blast****).* Toute cellule sanguine immature : myéloblaste, lymphoblaste, érythroblaste, normoblaste, monoblaste, neuroblaste. (a. **blastique**)

**-blaste** Suffixe désignant une *cellule jeune,* qui n'est pas arrivée à maturité : érythroblaste, lymphoblaste, myéloblaste, neuroblaste, etc.

**blasto-** Préfixe d'origine grecque signifiant *germe* et exprimant l'idée de la formation par bourgeonnement des cellules et tissus embryonnaires.

**blastocèle** m. *(angl.* ***blastocoele****).* Cavité de segmentation de la blastula.

**blastocyste** m. *(angl.* ***blastocyst****).* Forme vésiculaire *(blastocèle)* de l'embryon des mammifères, consécutive à la segmentation de l'œuf. Chez l'embryon humain, le blastocyste est constitué assez précocement (6e jour), au moment de son implantation dans la cavité utérine.

**blastoderme** m. *(angl.* ***blastoderm****).* Portion de l'œuf des mammifères qui donne naissance à l'embryon, elle est constituée de deux feuillets. (a. **blastodermique**)

**blastogenèse** f. *(angl.* ***blastogenesis****).* 1) Premiers stades du développement de l'embryon, donnant naissance au blastoderme. 2) Reproduction par bourgeonnement. (a. **blastogénétique, blastogénique**)

**blastome** m. *(angl.* ***blastoma****).* Tumeur maligne développée à partir d'un type cellulaire embryonnaire (par ex. l'adénosarcome embryonnaire du rein, appelé aussi *néphroblastome).* (a. **blastomateux, euse**)

**blastomère** m. *(angl.* ***blastomere****).* Cellule provenant des premières divisions de l'œuf fécondé.

**Blastomyces** m. *(angl.* ***Blastomyces****).* Genre de champignons microscopiques se reproduisant par bourgeonnement, ressemblant à des levures, dont certaines espèces sont pathogènes pour l'homme.

**blastomycète** m. *(angl.* ***blastomyces****).* Tout champignon du genre *Blastomyces.* (a. **blastomycétique**)

**blastomycose** f. *(angl.* ***blastomycosis****).* Mycose due à des champignons du genre *Blastomyces.* On en distingue deux formes : la *blastomycose nord-américaine* et la *blastomycose sud-américaine,* caractérisées essentiellement par des lésions cutanées granulomateuses et ulcérées, qui peuvent aussi envahir les organes internes.

**blastula** f. *(angl.* ***blastula****)*. Stade du développement de l'œuf qui fait suite à la *morula* et se caractérise par la formation d'une cavité liquidienne *(blastocèle)* entre les blastomères.

**blebs** m. pl. Terme anglais utilisé quelquefois en français pour désigner de petites bulles sous-pleurales d'emphysème.

**blen-, blenno-** Préfixe d'origine grecque indiquant une relation avec le *mucus*.

**blennorragie** f. *(angl.* ***gonorrhea****)*. Maladie contagieuse due au gonocoque (*Neisseria gonorrhoea*), caractérisée par une inflammation des voies génito-urinaires, avec écoulement purulent et douleurs à la miction. La transmission se fait habituellement par contact sexuel. Syn. : *gonorrhée, échauffement* (populaire), *chaudepisse* (populaire). (a. **blennorragique**)

**blennorrhée** f. *(angl.* ***blennorrhea****)*. Tout écoulement chronique muco-purulent. (a. **blennorrhéique**)

**bléphar-, blépharo-** Préfixe d'origine grecque indiquant une relation avec la paupière.

**blépharite** f. *(angl.* ***blepharitis****)*. Inflammation aiguë ou chronique du bord de la paupière.

**blépharochalasis** f. *(angl.* ***blepharochalasis****)*. Relâchement du tissu sous-cutané de la paupière supérieure dont la peau devient mince, flasque, fripée et ridée, et prend une teinte rougeâtre. L'affection peut être héréditaire.

**blépharo-conjonctivite** f. *(angl.* ***blepharoconjunctivitis****)*. Inflammation simultanée des paupières et de la conjonctive.

**blépharophimosis** m. *(angl.* ***blepharophimosis****)*. Rétrécissement plus ou moins marqué de la fente palpébrale, cicatriciel ou en rapport avec le vieillissement. Syn. : *phimosis palpébral*.

**blépharoplastie** f. *(angl.* ***blepharoplasty****)*. Opération qui a pour but de réparer des malformations ou des pertes de substance au niveau d'une paupière. Syn. : *tarsoplastie*.

**blépharospasme** m. *(angl.* ***blepharospasm****)*. Contraction anormale, de durée très variable, du muscle orbiculaire des paupières. Le blépharospasme peut être isolé ou faire partie d'un syndrome plus étendu.

**blépharotic** m. *(angl.* ***blepharon tic****)*. Tic localisé aux paupières et pouvant prendre trois formes : clignotement (rapide), tic de clignement (plus lent et plus prolongé), tic d'écarquillement. Les blépharotics peuvent être isolés, ou bilatéraux et symétriques, et accompagnés de mouvements du globe oculaire ou associés à d'autres tics.

**blépharotomie** f. *(angl.* ***blepharotomy****)*. Incision de la paupière, surtout dans l'angle externe. Syn. : *tarsotomie*.

**blessure** f. *(angl.* ***injury****)*. Lésion locale causée par un traumatisme externe.

**bleu** m. *(angl.* ***bruise****)*. En langage courant, syn. d'*ecchymose*.

**bleu de méthylène** *(angl.* ***methylene blue****)*. Substance organique de couleur bleue, utilisée comme colorant, comme antiseptique pour usage externe (badigeonnage de la gorge) ou administrée par la bouche (infections urinaires), ainsi que dans l'exploration de la fonction rénale.

**blind-test** m. V. *placebo*.

**bloc alvéolo-capillaire** *(angl.* ***alveolar-capillary block****)*. Trouble de la diffusion de l'oxygène de l'air à travers la paroi des alvéoles pulmonaires et des capillaires. Il est dû à un épaississement des parois alvéolaires qui constitue un obstacle aux échanges entre alvéole et capillaire.

**bloc d'arborisations** *(angl.* ***arborization block****)*. En électrocardiographie, interruption de la conduction nerveuse intraventriculaire par lésion étendue du réseau sous-endocardique de Purkinje (ramification du faisceau de His). Ling. : Terme aujourd'hui tombé en désuétude en raison de l'imprécision de la signification des phénomènes de conduction auxquels il se réfère.

**bloc auriculo-ventriculaire** (ou **atrio-ventriculaire**) *(angl.* ***atrioventricular block****)*. Ralentissement ou interruption de la conduction entre les oreillettes et les ventricules, résultant d'un freinage ou d'un arrêt total, temporaire ou définitif, de la conduction nerveuse entre les oreillettes et les ventricules. Il doit être distingué des *dissociations auriculo-ventriculaires*, dont le mécanisme est différent. Syn. : *bloc cardiaque*. Abrév. : bloc AV ou BAV.

**bloc AV**. Abrév. de *bloc auriculo-ventriculaire*.

**bloc de branche** *(angl.* ***bundle branch block, BBB****)*. Retard de l'activation d'un des ventricules dû à une lésion d'une branche du faisceau de His commandant ce ventricule. On distingue : le *bloc de branche droit*, trouble de la conduction intraventriculaire au sein de la cloison interventriculaire, au niveau de la branche droite du faisceau de His (Abrév. : BBD) ; le *bloc de branche gauche*, trouble de la conduction intraventriculaire par l'interruption de la conduction au niveau de la branche gauche du faisceau de His (Abrév. : BBG).

**bloc cardiaque**. Syn. de *bloc auriculo-ventriculaire.*

**bloc opératoire** *(angl.* ***operating suite****).* Ensemble des locaux et du matériel nécessaires aux interventions dans un centre chirurgical.

**bloc vertébral** *(angl.* ***vertebral synostosis****).* Fusion, congénitale ou acquise, de deux ou de plusieurs vertèbres ; elle peut être partielle ou totale et peut entraîner une modification des courbures normales de la colonne vertébrale.

**blocage** m. *(angl.* ***blocking****).* Arrêt brusque de la fonction de certains organes.

**blocage articulaire** *(angl.* ***joint blocking****).* Immobilisation soudaine, douloureuse, d'une articulation, due en général à la présence d'un corps étranger à l'intérieur de l'articulation, ou, s'il s'agit du genou, à une lésion d'un ménisque.

**blocage intestinal** *(angl.* ***intestinal blockade****).* Arrêt soudain du transit intestinal, généralement provoqué par une occlusion intestinale. Il se manifeste par des coliques violentes et du ballonnement, avec arrêt des matières et des gaz.

**blocage méningé** *(angl.* ***meningeal block****).* Arrêt de la circulation du liquide céphalo-rachidien dans les espaces sous-arachnoïdiens, épendymaires et ventriculaires ; il peut être dû à des adhérences inflammatoires (méningite) ou à une compression (tumeur).

**blocage rénal** *(angl.* ***renal blockade****).* Arrêt brusque de la fonction rénale se manifestant par l'anurie.

**blocage ventriculaire** *(angl.* ***ventricular block****).* Interruption de la communication entre les espaces sous-arachnoïdiens périphériques et un ou plusieurs des ventricules cérébraux, résultant d'un barrage méningé (adhérences inflammatoires, tumeur, etc.). Il a pour conséquence une hypertension intracrânienne.

**Bloch-Sulzberger (syndrome de)**. V. *incontinentia pigmenti*. (*Bloch* Bruno, dermatologue suisse, 1878-1933 ; *Sulzberger* Marion, dermatologue américaine, 1895-1983.)

**blocpnée** (ou **blockpnée**) f. *(angl.* ***blockpnea****).* Équivalent non douloureux de l'angine de poitrine ; sensation de respiration bouchée, de manque d'air, survenant à l'effort et disparaissant à l'arrêt de celui-ci.

**Bodansky (unité)** *(angl.* ***Bodansky unit****).* Unité de dosage des phosphatases sériques (alcaline ou acide). Abrév. : UB. (*Bodansky* Aaron, biochimiste américain, 1887-1961.)

**Boeck (maladie de)**. V. *Besnier-Boeck-Schaumann (maladie de).*

**boîte crânienne**. Syn. de *crâne cérébral.*

**boiterie** f. Nom courant de la *claudication.*

**bol alimentaire** *(angl.* ***alimentary bolus****).* Masse alimentaire mastiquée, imprégnée de salive sous forme de boule qui va être déglutie.

**bombe** f. *(angl.* ***bomb****).* Tout appareil de radiothérapie utilisant comme émetteur radioactif une source de radium ou d'un autre corps radioactif. La *bombe au cobalt* est un appareil de curiethérapie *(cobaltothérapie)* utilisant le rayonnement *(gamma)* du cobalt-60.

**borax** m. *(angl.* ***borax****).* Tétraborate de sodium ; substance cristalline incolore, soluble dans l'eau, insoluble dans l'alcool. C'est un antiseptique faible et un astringent ; il est utilisé comme agent conservateur du poisson et de certains fruits et a de nombreux usages industriels.

**borborygme** m. *(angl.* ***borborygmus****).* Bruit analogue à un gargouillement, produit par le déplacement de gaz dans l'intestin ou dans l'estomac.

**Bordet-Gengou (coccobacille de)**. Syn. de *Bordetella pertussis.* (*Bordet* Jules, bactériologiste et immunologiste belge, 1870-1961 ; *Gengou* Octave, bactériologiste belge, 1875-1957.)

**Bordet-Wassermann (réaction de)** *(angl.* ***Wassermann's reaction****).* Réaction pour le diagnostic de la syphilis effectuée sur du sérum sanguin ou du liquide céphalo-rachidien et fondée sur la *réaction de déviation du complément* (V. ce terme). Abrév. : BW. (*Bordet* Jules, bactériologiste et immunologiste belge, 1870-1961 ; *Wassermann* August von, médecin, bactériologiste et immunologiste allemand, 1866-1925.)

**Bordetella pertussis**. Coccobacille gram-négatif, en paires et parfois en courtes chaînes, encapsulé, immobile, aérobie, agent responsable de la coqueluche. Syn. : *Bacillus pertussis* (déconseillé), *coccobacille de Bordet-Gengou, Haemophilus pertussis* (désuet).

**borique** a. *(angl.* ***boric****).* Se dit de certains dérivés du bore. V. *acide borique.*

**borisme** m. *(angl.* ***borism****).* Ensemble des manifestations toxiques provoquées par l'ingestion de doses trop fortes ou trop prolongées de dérivés du bore (acide borique, borax, perborates). Par ex. l'adjonction frauduleuse d'acide borique comme conservateur aux aliments consommés régulièrement peut être la cause d'intoxications consistant en gastro-entérite, atteinte rénale avec albuminurie, éruptions cutanées diverses, vertiges, et parfois, état comateux.

**Borrelia**. Genre de micro-organismes anaérobies de la famille des Spirochetaceae de forme spiralée à extrémités effilées et terminées par des filaments très fins. Ils sont parasites de l'homme et des animaux, certaines espèces sont pathogènes.

**Borrelia burgdorferi**. Bactérie du genre *Borellia*, transmise par des tiques, et responsable chez l'homme de la *maladie de Lyme*. V. *Lyme (maladie de)*.

**borréliose** f. *(angl.* ***borreliosis****)*. Toute affection provoquée par différentes espèces de *Borrelia :* fièvres récurrentes à tiques ou à poux, *maladie de Lyme*.

**bosse** f. *(angl. 1)* ***lump****; 2)* ***gibbosity****)*. 1) Enflure due à un choc ou à un épanchement de sang sous la peau. 2) Syn. de *gibbosité*.

**bosses diaphragmatiques** *(angl.* ***diaphragmatic bumps****)*. Déformations en bosses des coupoles diaphragmatiques. La plupart de ces bosses ne sont pas pathologiques.

**bosse frontale moyenne**. Syn. de *glabelle*.

**Bosworth (opération de)** *(angl.* ***Bosworth's operation****)*. Technique d'arthrodèse lombosacrée, encastrant un greffon iliaque souple entre l'apophyse épineuse de L4 et la crête sacrée.

**bot, te** a. V. *pied bot, main bote*.

**Botal (canal de)** *(angl.* ***ductus arteriosus****)*. Canal qui, chez le fœtus, fait communiquer l'aorte et l'artère pulmonaire, drainant la majeure partie du sang pulmonaire directement vers l'aorte, sans que celui-ci passe dans les poumons. Il s'oblitère normalement dès la naissance, s'atrophie progressivement et devient un ligament fibreux, appelé *ligament artériel*. Sa persistance constitue une anomalie assez fréquente en clinique. Syn. : *canal artériel*. (*Botal [Botallo, Botalli* ou *Botallus]* Leonardo, anatomiste et médecin d'origine italienne, établi à Paris, 1530-1600.)

**Botal (trou de)** *(angl.* ***foramen ovale****)*. Orifice situé à la partie postéro-supérieure de la cloison interauriculaire, par lequel les deux oreillettes du cœur du fœtus communiquent, la circulation sanguine évitant les poumons qui ne fonctionnent pas encore. Le trou de Botal s'oblitère normalement après la naissance. Sa persistance anormale *(communication interauriculaire)* a pour conséquence un mélange du sang artériel de l'oreillette gauche avec le sang veineux de l'oreillette droite (*shunt artério-veineux*).

**botanique** *(angl. 1)* ***botany****; 2)* ***botanic****)*. 1) f. Science qui a pour objet l'étude des végétaux. 2) a. Qui se rapporte à l'étude des végétaux.

**bothriocéphale** m. *(angl.* ***bothiocephalus****)*. Nom générique désuet désignant divers parasites intestinaux, plats, de l'ordre des Cestodes. V. *Diphyllobothrium*.

**bothriocéphalose** f. *(angl.* ***bothriocephaliasis****)*. Maladie parasitaire due à la présence dans l'intestin de l'homme du bothriocéphale.

**botryoïde** a. *(angl.* ***botryoid****)*. En forme de grappe ; mamelonné comme un chou-fleur. Ex. : tumeur botryoïde.

**botryomycome** m. *(angl.* ***botryomycoma****)*. Petite tumeur inflammatoire bénigne, presque toujours pédiculée, saignant facilement ; elle siège surtout aux doigts ou à la plante des pieds.

**botryomycose** f. *(angl.* ***botryomycosis****)*. Affection chronique purulente granulomateuse d'origine bactérienne causée par *Staphylococcus aureus*. Ling. : Nom dérivé du nom du champignon *Botryomyces* qui avait erronément été considéré comme l'agent étiologique.

**botulisme** m. *(angl.* ***botulism****)*. Intoxication provoquée par l'ingestion d'aliments avariés : charcuterie, conserves mal préparées, contenant les toxines du bacille botulique *(Clostridium botulinum)*. Étym. : du latin *botulus*, saucisse. (a. **botulique**)

**bouche** f. *(angl.* ***mouth****)*. 1) Première partie du tube digestif constituée par une cavité *(cavité buccale)*, communiquant avec l'extérieur par l'orifice buccal (bordé par les deux lèvres), et en arrière avec le pharynx par l'isthme du gosier ; elle est limitée latéralement par la face interne des joues. La partie périphérique de la cavité buccale *(vestibule de la bouche)* est séparée du reste de la bouche par les gencives et les arcades dentaires. Le plancher de la cavité buccale est occupé par la langue. 2) En langage courant, l'orifice externe, en forme de fente, de la cavité buccale, avec les deux lèvres (supérieure et inférieure). V. *buccal, oral, stom-*.

**bouche-à-bouche** m. *(angl.* ***mouth-to-mouth resuscitation****)*. Technique de respiration artificielle dans laquelle le réanimateur insuffle l'air de sa bouche dans la bouche du sujet.

**bouchers (maladie des)**. Syn. de *pemphigus aigu fébrile*.

**bouchon** m. *(angl.* ***plug****)*. Amas de matières accumulées dans un conduit ou dans un espace anatomique.

**bouffissure** f. *(angl. **puffiness**)*. Empâtement des téguments ne s'accompagnant pas de signe d'inflammation et dû à l'infiltration diffuse de sérosités dans le tissu sous-cutané. V. *œdème.*

**bougie** f. *(angl. **bougie**)*. 1) Sonde pleine, cylindrique, rigide ou flexible, utilisée pour l'exploration ou la dilatation d'un canal : œsophage, rectum, col de l'utérus, urètres, etc. De formes et de dimensions très variables, elle peut être faite de diverses matières : métal, caoutchouc, matière plastique, etc. Son extrémité peut être munie d'un renflement en forme d'olive, en particulier pour la dilatation de l'urètre et de l'œsophage (bougie olivaire). 2) Bâtonnet médicamenteux analogue à un suppositoire et que l'on introduit dans l'urètre.

**bougie nouvelle**. Syn. de *candela.*

**bougirage** m. *(angl. **bougienage**)*. Méthode de dilatation d'un canal au moyen de bougies.

**Bouillaud (maladie de)**. Syn. de *rhumatisme articulaire aigu.* (*Bouillaud* Jean-Baptiste, médecin français, 1796-1881.)

**bouillon de culture** *(angl. **broth**)*. Liquide obtenu par décoction de viande ou d'organes d'animaux (foie, rate, etc.) dans l'eau, stérilisé et utilisé pour la culture des micro-organismes. V. *agar-agar, milieu de culture.*

**boulimie** f. *(angl. **bulimia**)*. Exagération morbide de l'appétit, poussant à consommer une grande quantité d'aliments, observée surtout dans certains états de névrose ou de psychose. Syn. : *hyperorexie, hyperphagie, polyorexie.*

**boulimique** *(angl. **bulimic**)*. 1) a. Qui se rapporte à la boulimie. 2) a. et n. Qui est atteint de boulimie.

**boulonnage** m. *(angl. **bolting**)*. Procédé d'ostéosynthèse au moyen d'un boulon, destiné à réduire certaines fractures.

**bourbillon** m. *(angl. **core of boil**)*. Point central d'un furoncle, formé par un amas de pus et de tissu dermique nécrosé, qui s'élimine lors de l'ouverture du furoncle.

**bourdonnement d'oreille** *(angl. **tinnitus**)*. Bruits d'intensité variable, perçus de façon continue ou intermittente, et qui ne sont pas dus à des sons venant de l'extérieur, mais à des causes internes (par ex. l'hypertension artérielle).

**bourgeon** m. *(angl. **bud**)*. 1) Petite excroissance charnue rougeâtre qui se forme sur une plaie en voie de cicatrisation. 2) En embryologie, première ébauche d'un organe, ayant l'aspect d'une petite masse arrondie.

**bourgeonnement** *(angl. **granulation tissue**)*. Formation normale ou exagérée de bourgeons charnus à la surface d'une plaie.

**Bourneville (maladie de)**. *(angl. **Bourneville's disease**)*. Syn. de *sclérose tubéreuse (de Bourneville).* (*Bourneville* Désiré-Magloire, neurologue français, 1840-1909.)

**bourses** f. pl. *(angl. **scrotum**)*. Ensemble des enveloppes du testicule qui forment, en avant du périnée et au-dessous de la verge, un sac allongé verticalement. Une cloison verticale (*raphé médian*) sépare le sac en deux loges contenant chacune un testicule et la portion terminale du cordon spermatique correspondant. Ces enveloppes sont, de la surface à la profondeur : la peau (*scrotum*), le *dartos*, la *tunique celluleuse* sous-cutanée, la tunique *fibreuse superficielle* (ou aponévrotique), la *tunique musculaire* (*crémaster*), la *tunique fibreuse profonde* et la *tunique vaginale.*

**bourse séreuse** (ou **bourse synoviale**) *(angl. **synovial bursa**)*. Membrane conjonctive limitant une cavité close de toutes parts et dont le rôle est de faciliter le glissement des organes auxquels elle est annexée. Il existe des bourses séreuses sous-cutanées et des bourses séreuses annexées aux tendons et aux muscles. Elles se rencontrent plus particulièrement au voisinage immédiat des articulations. V. *bursite.*

**bouton aortique** *(angl. **aortic knob**)*. Nom donné parfois à l'arc supérieur gauche de la silhouette cardio-vasculaire vue radiologiquement de face, et correspondant à la partie supérieure horizontale de la crosse de l'aorte.

**boutonné, ée** a. *(angl. **buttoned**)*. Se dit de tout instrument dont la pointe est terminée par un bout olivaire.

**boutonneux, euse** a. *(angl. **pimply**)*. Caractérisé par la présence de boutons (papulopustules, nodules) sur la peau. Ex. : acné boutonneuse (ou acné vulgaire).

**boutonnière** f. *(angl. **buttonhole**)*. Petite incision pratiquée dans la paroi d'une cavité naturelle ou pathologique, ou au niveau de la peau.

**Bouveret (maladie de)** *(angl. **Bouveret's syndrome, paroxysmal tachycardia**)*. Tachycardie paroxystique bénigne survenant par accès (180 à 200 pulsations par minute), due à une excitabilité passagèrement accrue d'un foyer ectopique situé au-dessous du nœud sinusal et au-dessus du faisceau de His. Syn. : *tachycardie paroxystique essentielle.* (*Bouveret* Léon, médecin français, 1850-1929.)

**bovarysme** m. *(angl. **bovarism**)*. Tendance pathologique à s'idéaliser, à s'identifier avec un personnage que l'on admire ou que l'on envie à un titre quelconque (pour sa fortune, son importance, sa situation sociale, etc.). Ling. : D'après *Madame Bovary*, roman de Gustave Flaubert.

**bovin, ine** a. *(angl.* ***bovine****).* Qui se rapporte au bœuf, qui provient du bœuf. Ex. tuberculose bovine.

**Bowen (maladie de)** *(angl.* ***Bowen's disease, precancerous dermatosis****).* Dermatose précancéreuse se présentant sous la forme d'une plaque le plus souvent unique, de teinte bistre ou rosée, aux contours polylobés bien délimités. Histologiquement, c'est un carcinome épidermoïde intraépithélial. Non traité, le carcinome deviendra invasif, ulcéro-végétant. (*Bowen* John Templeton, dermatologue américain, 1857-1941.)

**Bowman (capsule de)** *(angl.* ***Bowman's capsule****).* Portion amincie du tube urinaire qui coiffe le peloton vasculaire du glomérule rénal. (*Bowman* Sir William, anatomiste, physiologiste et ophtalmologue anglais, 1816-1892.)

**Bowman (membrane de)** *(angl.* ***Bowman's membrane****).* Syn. de *lame limitante antérieure* de la cornée.

**Boyden (repas de)** *(angl.* ***Boyden's test meal****).* Repas d'épreuve destiné à provoquer l'évacuation de la vésicule biliaire, donné avant l'examen radiologique de celle-ci. Il se compose classiquement de jaunes d'œufs additionnés de crème fraîche (par extension, tout repas gras ou évacuateur donné dans le même but). (*Boyden* Edward Allen, anatomiste américain, 1886-1977.)

**Br** Symbole chimique du *brome.*

**brachi-, brachio-** Préfixe d'origine grecque indiquant une relation avec le bras.

**brachial, ale, aux** a. *(angl.* ***brachial****).* Qui se rapporte au bras. Ex. : région brachiale, paralysie brachiale.

**brachialgie** f. *(angl.* ***brachialgia****).* Douleur dans le bras, ou névralgie du plexus brachial.

**brachio-céphalique** a. *(angl.* ***brachiocephalic****).* Qui se rapporte au bras et à la tête. Ex. : tronc brachio-céphalique artériel, tronc brachio-céphalique veineux.

**brachy-** Préfixe d'origine grecque signifiant *court* et indiquant un raccourcissement. Ant. : *dolicho-.*

**brachybasie** f. *(angl.* ***brachybasia****).* Trouble de la marche (*dysbasie*), qui se déroule à petits pas lents. Ant. : *tachybasie.*

**brachycéphalie** f. *(angl.* ***brachycephaly****).* État caractérisé par une tête large et courte (crâne aplati en arrière). La brachycéphalie est un caractère racial (par ex. dans la race dinarique en Albanie et en Yougoslavie). (a. et n. **brachycéphale**)

**brachycôlon** m. *(angl.* ***brachycolon****).* Brièveté anormale d'un segment du côlon.

**brachydactylie** f. *(angl.* ***brachydactyly****).* Brièveté anormale des doigts ou des orteils due à une malformation congénitale ou à un arrêt de leur croissance.

**brachymélie** f. *(angl.* ***brachymelia****).* Brièveté anormale des membres par rapport au tronc. V. *micromélie.*

**brachymorphe** a. *(angl.* ***brachymorphic****).* Se dit d'un corps trapu, dont les dimensions transversales sont relativement très développées par rapport à sa hauteur.

**brachyœsophage** m. *(angl.* ***brachyesophagus****).* Malformation congénitale caractérisée par la brièveté anormale de l'œsophage, l'estomac se trouvant partiellement dans le thorax. Elle peut provoquer des vomissements, des régurgitations et de l'hématèse.

**brachypnée** f. *(angl.* ***brachypnea****).* Respiration courte et lente.

**brady-** Préfixe d'origine grecque exprimant l'idée de lenteur. Ant. : *tachy-.*

**bradyarythmie** f. *(angl.* ***bradyarrhythmia****).* Pouls irrégulier et lent.

**bradycardie** f. *(angl.* ***bradycardia****).* Ralentissement de la fréquence cardiaque à un rythme inférieur à 60 battements par minute. Syn. : *bradyrythmie.* (a. **bradycardique**)

**bradycinésie** (ou **bradykinésie**) f. *(angl.* ***bradykinesia****).* Lenteur anormale des mouvements volontaires, observée dans certains troubles psychiques et dans certains cas d'encéphalite. (a. **bradycinétique**)

**bradypepsie** f. *(angl.* ***bradypepsia****).* Digestion lente. (a. **bradypeptique**)

**bradyphasie** f. *(angl.* ***bradyphasia, bradylalia****).* Trouble de la parole consistant en une prononciation extrêmement lente.

**bradyphémie** f. *(angl.* ***bradyphemia****).* Ralentissement du rythme d'émission des mots, observé dans les perturbations de l'humeur de type mélancolique, dans certaines atteintes nerveuses localisées (*parkinsonisme*), dans les confusions mentales. Ant. : *tachyphémie.*

**bradyphrénie** f. Syn. de *bradypsychie.*

**bradypnée** f. *(angl.* ***bradypnea****).* Respiration anormalement lente.

**bradypsychie** f. *(angl.* ***bradypsychia, bradylalia****).* Ralentissement des fonctions psychiques, intellectuelles, qui s'observe dans diverses affections mentales ou nerveuses : états dépressifs, épilepsie, tumeurs cérébrales, etc. Syn. : *bradyphrénie, viscosité mentale* (ou *psychique*). (a. **bradypsychique**)

**bradyrythmie** f. *(angl. **bradyrhythmia**).* 1) Syn. de *bradycardie.* 2) En électroencéphalographie, ralentissement de la fréquence des ondes cérébrales.

**braille** m. *(angl. **braille**).* Système d'écriture à l'usage des aveugles, adopté universellement. Il est basé sur l'arrangement différent de un à six points saillants disposés en un rectangle vertical. Ling. : On dit aussi *écriture* (ou *système*) *Braille.* (*Braille* Louis, inventeur français, professeur à l'Institution des aveugles de Paris, aveugle lui-même, inventeur du système d'écriture pour aveugles, 1809-1852.)

**brancard** m. Syn. de *civière.*

**branchie** f. *(angl. **branchia**).* Un des trois types d'organes respiratoires existant dans le règne animal, propre aux animaux aquatiques et assurant les échanges gazeux entre le sang et le milieu ambiant. Ce sont des prolongements extérieurs du tégument (touffes, lamelles) ou des fentes du pharynx, par lesquels est éliminée l'eau qui a pénétré dans la bouche. Chez les vertébrés pourvus de poumons, y compris l'homme, les branchies apparaissent à l'état rudimentaire dans l'embryon et se transforment, dès les premières semaines, en certains organes. (a. **branchial, ale, aux**)

**Brandes (opération de)** *(angl. **Keller operation**).* Cure de hallux valgus par résection de la partie proximale de la première phalange du gros orteil, suivie d'une interposition fibreuse. (*Brandes* Max August, orthopédiste allemand, né en 1881.)

**bras** m. *(angl. **arm**).* 1) Partie du membre supérieur comprise entre l'épaule et le coude, dont le squelette est formé par l'humérus. 2) Improprement, le membre supérieur dans sa totalité (main, avant-bras et bras). (a. **brachial, ale, aux**)

**bregma** m. *(angl. **bregma**).* Point où se réunissent les sutures antérieures du crâne (os pariétaux et frontal), correspondant à la fontanelle antérieure du nouveau-né. (a. **bregmatique**)

**brévi-** Préfixe d'origine latine indiquant une brièveté.

**bréviligne** a. et n. *(angl. **brevilineal**).* Se dit d'un individu de petite taille et d'aspect trapu.

**bride** f. *(angl. **bridle**).* 1) Membrane ou cordon de tissu conjonctif qui relie deux surfaces séreuses après un processus inflammatoire (péritoine, plèvre, amnios de l'embryon). 2) Bandelette ou travée, en général fibreuse, allant d'une paroi à l'autre d'une cavité anatomique, ou reliant, en les renforçant, deux régions anatomiques.

**bridge** m. Syn. anglais de *pont* (souvent employé en français).

**British antilewisite**. V. *dimercaprol.*

**Broca (aphasie de)** *(angl. **expressive aphasia**).* Aphasie due à un ramollissement cérébral dans les régions superficielle et profonde de l'artère sylvienne, consistant dans la perte de la parole et de la faculté de lire et d'écrire. S'y associent presque toujours une hémiplégie avec atteinte de la face, et une perte de la sensibilité du côté atteint. Elle est susceptible d'une lente amélioration. V. *Wernicke (aphasie de).* (*Broca* Paul, anthropologiste et chirurgien français, 1824-1880.)

**brochage** m. *(angl. **pinning**).* Maintien d'une fracture à l'aide de broches métalliques. V. *embrochage.*

**broche** f. *(angl. **pin**).* Tige en acier, généralement pointue à une extrémité, utilisée en chirurgie osseuse pour opérer une traction sur un membre. Dans d'autres cas, la broche est un moyen d'ostéosynthèse. V. *Kirschner (broche de), Küntscher (clou de).*

**broiement** m. *(angl. **crushing**).* 1) Procédé chirurgical consistant à écraser un corps (calcul) ou un tissu. V. *lithotripsie.* 2) État des tissus d'une plaie par écrasement.

**bromatologie** f. *(angl. **bromatology**).* Science qui traite des aliments. (a. **bromatologique**)

**brome** m. *(angl. **bromine**).* Corps simple répandu dans la nature sous forme de bromures et de composés organiques. C'est un constituant normal de la matière vivante dix fois plus abondant dans les tissus animaux que dans les tissus végétaux. L'eau de mer en contient en moyenne 67 mg par litre. Symbole : Br. (a. **bromé, ée ; bromique**)

**bromides** f. pl. *(angl. **bromoderma**).* Lésions cutanées consécutives à l'absorption prolongée de bromure ou d'autres composés de brome. Elles peuvent être acnéiforme (acné bromique), bulleuses, ou végétantes. V. *iodides.*

**bromsulfonephtaléine** (ou **bromsulfaléine sodique**) f. *(angl. **sulfobromophthalein**).* Substance colorante employée autrefois pour l'exploration de la fonction excrétrice du foie, du fait qu'elle est éliminée électivement par la bile. Ce test est aujourd'hui tombé en désuétude.

**bromure** m. *(angl. **bromide**).* Tout composé du brome avec un autre corps simple ou composé. Certains bromures sont utilisés comme sédatifs (toux, insomnie, nervosité, etc.).

**bronche** f. *(angl.* ***bronchus****).* Conduit qui fait suite à la trachée, par lequel l'air arrive aux alvéoles pulmonaires. La trachée se divise en deux *bronches souches* (droite et gauche), qui pénètrent dans les poumons où leurs ramifications forment l'*arbre bronchique.* (a. **bronchique**)

**bronchectasiant, ante** a. *(angl.* ***bronchiectatic****).* Qui détermine la dilatation des bronches. Ex. : abcès pulmonaire bronchectasiant.

**bronchectasie** (ou **bronchiectasie**) f. *(angl.* ***bronchiectasis****).* Affectation chronique, le plus souvent acquise à la suite de maladie des bronches, du poumon ou de la plèvre, caractérisée par une dilatation des bronches de petit et moyen calibre. Elle s'accompagne souvent d'une expectoration muco-purulente abondante, qui traduit l'infection surajoutée. Syn. : *dilatation des bronches.* (a. **bronchectasique** ou **bronchiectasique**)

**bronchiole** f. *(angl.* ***bronchiole****).* Chacune des ramifications terminales d'une bronche à l'intérieur d'un lobule pulmonaire. (a. **bronchiolaire**)

**bronchiolite** f. *(angl.* ***bronchiolitis****).* Inflammation des bronchioles pulmonaires. Elle peut être aiguë, due à une infection virale (virus de la grippe, des oreillons, de la rougeole, virus respiratoire syncytial), souvent très grave chez le nourrisson; elle peut aussi être consécutive à une pneumonie grave avec fibrose progressive des bronchioles *(bronchiolite fibreuse oblitérante)*, ou compliquer l'asthme bronchique.

**bronchique** a. *(angl.* ***bronchial****).* Qui se rapporte aux bronches. Ex. : asthme bronchique, artères, veines bronchiques.

**bronchite** f. *(angl.* ***bronchitis****).* Inflammation, aiguë ou chronique, de la muqueuse des bronches. La *bronchite chronique* est une cause reconnue d'insuffisance respiratoire et peut jouer un rôle favorisant dans l'apparition d'un cancer du poumon.

**bronchitique** *(angl.* ***bronchitic****).* 1) a. Qui se rapporte à la bronchite. 2) a. et n. Qui est atteint de bronchite chronique.

**bronchoaspiration** f. *(angl.* ***bronchoscopic aspiration****).* Prélèvement, à l'aide du bronchoscope, de liquide ou de mucosités à l'intérieur des bronches.

**bronchoconstriction** f. *(angl.* ***bronchoconstriction****).* Rétrécissement du calibre des bronches.

**bronchodilatation** f. *(angl.* ***bronchodilatation****).* État de dilatation des bronches, provoqué par un agent médicamenteux (un bronchodilatateur) ou obtenue au moyen du bronchoscope.

**bronchofibroscopie** f. *(angl.* ***bronchofibroscopy****).* Endoscopie bronchique pratiquée en utilisant un fibroscope souple. Syn. : *fibroscopie bronchique.*

**bronchographie** f. *(angl.* ***bronchography****).* Radiographie de l'arbre bronchique, après injection, au moyen d'une sonde, d'une substance opacifiante. (a. **bronchographique**)

**bronchopathie** f. *(angl.* ***bronchopathy****).* Toute affection des bronches.

**bronchopneumonie** f. *(angl.* ***bronchopneumonia****).* Maladie infectieuse aiguë des poumons touchant à la fois les alvéoles et les petites bronches. Elle peut être due à des germes très divers qui provoquent des symptômes variables (dyspnée, toux avec expectorations, état fébrile).

**broncho-pulmonaire** a. *(angl.* ***bronchopulmonary****).* Qui atteint à la fois les bronches et le parenchyme pulmonaire, ou qui s'y rapporte. Ex. : infection broncho-pulmonaire, ganglions broncho-pulmonaires.

**bronchoscope** m. *(angl.* ***bronchoscope****).* Appareil constitué par un tube muni d'un dispositif d'éclairage que l'on introduit, sous anesthésie locale, dans les bronches, soit par voie buccale, soit après trachéotomie.

**bronchoscopie** f. *(angl.* ***bronchoscopy****).* Examen direct de l'intérieur des conduits bronchiques à l'aide du *bronchoscope* aux fins de diagnostic, pour déceler et extraire un corps étranger, pour effectuer un prélèvement ou un drainage, ou pour traiter certaines affections bronchiques et pulmonaires. V. *bronchofibroscopie.* (a. **bronchoscopique**)

**bronchospasme** m. *(angl.* ***bronchospasm****).* Contraction spasmodique des bronches. Elle s'observe notamment dans l'asthme bronchique.

**bronchospirométrie** f. *(angl.* ***bronchospirometry****).* Détermination de la capacité fonctionnelle de chacun des poumons, à l'aide d'un bronchoscope double destiné aux deux poumons séparément. Normalement, le poumon gauche assure 45 % et le poumon droit 55 % de la ventilation pulmonaire.

**bronchosténose** f. *(angl.* ***bronchostenosis****).* Diminution permanente du calibre des bronches.

**bronchotomie** f. *(angl.* ***bronchotomy****).* Incision d'une bronche.

**Brown-Séquard (syndrome de)** *(angl.* ***Brown-Séquard's syndrome****).* Syndrome neurologique dû à une lésion unilatérale de la moelle épinière par traumatisme, hémorragie, tumeur.

Il est caractérisé, du côté de la lésion, par une paralysie, une abolition des sensibilités profonde et tactile. Syn. : *hémiparaplégie spinale.* (*Brown-Séquard* Charles-Édouard, neurologue et physiologiste français, 1818-1894.)

**Browne** (**attelle de**) *(angl.* ***Denis Browne splint****).* Appareil destiné à corriger le pied bot varus équin congénital bilatéral par la mobilisation active. (*Browne* Sir Denis John, chirurgien anglais, 1892-1967.)

**broyat** m. *(angl.* ***milling****).* Produit obtenu par la réduction en très petits morceaux d'une masse solide (broyage).

**Brucella**. Genre de bacilles gram-négatifs, courts, encapsulés, immobiles, aérobies, pathogènes (infections génitales, mammaires, respiratoires et intestinales).

**Brucella abortus**. Nom usuel d'une espèce de bactéries reclassée comme biovar de *Brucella melitensis*, et responsable de la maladie de Bang. V. *Bang (maladie de).*

**Brucella melitensis**. Bactérie, espèce type du genre *Brucella*. Elle comprend plusieurs biovars, notamment biovar *abortus*, biovar *canis*, biovar *suis*.

**brucellose** f. *(angl.* ***brucellosis****).* Maladie infectieuse du bétail (vaches, chèvres, moutons), transmise à l'homme et due à *Brucella melitentis,* répandue surtout dans les pays méditerranéens. Chez l'homme, l'infection, qui peut durer des mois, se manifeste par une fièvre irrégulière, avec des sueurs nocturnes, des courbatures, une fatigue très accusée, une augmentation du volume du foie.

**Brudzinski** (**signe de**) *(angl.* ***Brudzinski's sign****).* 1) Dans la méningite cérébro-spinale, flexion passive de la cuisse du côté opposé provoquée par la flexion semblable de l'autre cuisse. Syn. : *signe de la cuisse.* 2) Dans la méningite cérébro-spinale, flexion des cuisses et des jambes provoquée par la flexion de la tête. Syn. : *signe de la nuque*. (*Brudzinski* Joseph, médecin polonais, 1874-1917.)

**bruit de galop** *(angl.* ***gallop rhythm****).* Bruit sourd diastolique surajouté aux deux bruits cardiaques normaux et réalisant un rythme à trois temps qui rappelle celui d'un galop de cheval. Il est toujours pathologique, en rapport avec une affection cardiaque.

**bruits du cœur** *(angl.* ***heart sounds****).* Suite des bruits produits au cours de la révolution cardiaque. On distingue : 1) le *premier bruit* (B1), correspondant à la fermeture des valvules auriculo-ventriculaires ; 2) le *deuxième bruit* (B2), correspondant à la fermeture des valvules sigmoïdes aortiques et pulmonaires ; 3) le *troisième bruit* (B3), correspondant au remplissage rapide du ventricule gauche qui survient au début de la diastole et est parfois perçu chez le sujet jeune tachycardiaque ; 4) le *quatrième bruit* (B4), correspondant à la contraction des oreillettes, non perçu à l'oreille, mais enregistré au phonocardiogramme.

**bruit vésiculaire**. Syn. de *murmure respiratoire.*

**brûlure** f. *(angl.* ***burn****).* Lésion cutanée ou muqueuse provoquée par la chaleur ou par d'autres agents physiques tels que divers rayonnements, le froid, l'électricité, etc. On distingue quatre degrés : *brûlure au premier degré,* avec rougeur et tuméfaction douloureuse ; *brûlure au deuxième degré,* compliquée de bulles ; *brûlure au troisième degré,* dans laquelle les bulles se compliquent de nécrose du derme, et parfois des parties sous-jacentes ; *brûlure au quatrième degré,* carbonisation de toute une région du corps.

**Bruton** (**agammaglobulinémie de**). V. *agammaglobulinémie.* (*Bruton* Ogden, pédiatre américain, né en 1908.)

**bruxomanie** f. *(angl.* ***bruxomania****).* Manie de grincer des dents.

**bruyance** f. *(angl.* ***sounding****).* Ensemble des caractères de la sensation d'un bruit, et notamment son intensité.

**BSP**. Abrév. de *bromsulfonephtaléine.*

**bubon** m. *(angl.* ***bubo****).* 1) Terme utilisé primitivement pour désigner l'inflammation des ganglions de l'aine et, par extension, toute tuméfaction ganglionnaire d'origine infectieuse (bubon syphilitique, chancrelleux, etc.). 2) Actuellement, tuméfaction ganglionnaire caractéristique de la *peste bubonique* (bubon pesteux).

**buccal**, **ale**, **aux** a. *(angl.* ***buccal****).* Qui se rapporte à la bouche, surtout en tant qu'entité anatomique. Ex. : plancher buccal, herpès buccal. V. *oral, stom-.*

**buccinateur** a. et m. V. *muscle buccinateur.*

**bucco-dentaire** a. *(angl.* ***buccodental****).* Qui se rapporte à la bouche et aux dents.

**bucco-gingival**, **ale**, **aux** a. *(angl.* ***buccogingival****).* Qui se rapporte à la paroi interne des joues et aux gencives.

**bucco-labial**, **ale**, **aux** a. *(angl.* ***buccolabial****).* Qui se rapporte aux joues et aux lèvres.

**bucco-lingual**, **ale**, **aux** a. *(angl.* ***buccolingual****).* 1) Qui se rapporte aux joues et à la langue. 2) Syn. de *vestibulo-lingual.*

**bucking** m. Syn. anglais de *cabrade.*

**buckling**. V. *pseudo-coarctation de l'aorte.*

**buckythérapie** f. *(angl.* ***buckytherapy****)*. Utilisation thérapeutique de rayons X de faible énergie, d'une longueur d'onde de 1 à 2 angströms *(rayons de Bucky)*, notamment en dermatologie pour le traitement de lésions superficielles localisées en des points où la peau recouvre des organes très sensibles aux rayons X. (*Bucky* Gustav, radiologue américain, 1880-1963.)

**Budd-Chiari (syndrome de)** *(angl.* ***Budd-Chiari syndrome****)*. Syndrome rare dû à l'obstruction d'au moins deux des trois veines sus-hépatiques, d'origine souvent non-tumorale (maladie ou médicaments favorisant les thromboses). Le début peut être aigu, avec douleurs abdominales, vomissements, hépatomégalie, subictère, hyperbilirubinémie, augmentation importante des transaminases et baisse du taux de Quick. Plus souvent l'évolution est chronique, simulant une cirrhose. L'issue fatale est inévitable. (*Budd* George, médecin anglais, 1808-1882; *Chiari* Hans, pathologiste autrichien, 1851-1916.)

**Buerger (maladie de)** *(angl.* ***Buerger's disease****)*. Syn. de *thromboangéite oblitérante.*

**bulbaire** a. *(angl.* ***bulbar****)*. Qui se rapporte à un bulbe, notamment au bulbe rachidien. Ex. : paralysie bulbaire, artère bulbaire.

**bulbe** m. *(angl. 1)* ***bulb****; 2)* ***spinal bulb****)*. 1) Organe ou structure arrondis; extrémité élargie et arrondie d'un organe. 2) Le bulbe rachidien.

**bulbe aortique** *(angl.* ***aortic bulb****)*. Segment initial de la portion ascendante de la crosse de l'aorte.

**bulbe carotidien**. Syn. de *sinus carotidien.*

**bulbe duodénal** *(angl.* ***duodenal ampulla****)*. Partie initiale, mobile, de la première portion du duodénum, qui se laisse normalement dilater par la baryte lors des examens radiographiques.

**bulbe rachidien** *(angl.* ***medulla oblongata****)*. Segment inférieur du tronc cérébral : il fait suite à la moelle épinière au niveau de l'arc de l'atlas, traverse le trou occipital et se continue par la protubérance annulaire. Sa cavité épendymaire s'élargit pour former la moitié inférieure du quatrième ventricule. Il est uni au cervelet par les deux pédoncules cérébelleux inférieurs et donne origine aux quatre dernières paires de nerfs crâniens. Syn. : *myélencéphale.*

**bulbe spongieux** *(angl.* ***bulbus penis****)*. Extrémité proximale renflée du corps spongieux de la verge.

**bulbeux, euse** a. *(angl.* ***bulbous****)*. Qui est de la nature d'un bulbe, en forme de bulbe; qui se rapporte au bulbe spongieux. Ex. : veines bulbeuses.

**bulbo-pontique** a. *(angl.* ***bulbopontine****)*. Qui se rapporte au bulbe rachidien et à la protubérance annulaire.

**bulbo-urétral, ale, aux** a. *(angl.* ***bulbourethral****)*. Qui se rapporte au bulbe spongieux de la verge et à l'urètre. Ex. : glande bulbo-urétrale.

**bulle** f. *(angl.* ***bulla****)*. Soulèvement bien circonscrit de l'épiderme, renfermant un liquide généralement séreux, parfois louche ou sanguinolent. Syn. : *phlyctène*, *ampoule* (populaire). (a. **bulleux, euse**)

**bulle pleurale** *(angl.* ***pleural bulla****)*. Bulle d'air formée sous la plèvre, provoquée par une fuite à partir d'une alvéole superficielle et attribuée à un vice congénital du tissu élastique de la paroi alvéolaire. Peut entraîner la formation d'un *pneumothorax* spontané[29].

**bulle pulmonaire** *(angl.* ***pulmonary bulla****)*. Cavité à paroi très mince contenant de l'air, d'un diamètre supérieur à 1 cm, localisée au sein du parenchyme pulmonaire, qui peut être normal ou pathologique.

**Bunnell (réaction de)**. V. *Paul et Bunnell (réaction de).*

**buphtalmie** f. *(angl.* ***buphthalmos****)*. Affection oculaire caractérisée par une distension du globe oculaire due à l'augmentation de la pression intraoculaire. Syn. : *hydrophtalmie.*

**Burkitt (lymphome** ou **tumeur de)** *(angl.* ***Burkitt's lymphoma****)*. Lymphome malin localisé aux mâchoires, dans l'orbite ou dans certains viscères, décrit chez les enfants des régions tropicales de l'Afrique. Il est causé par le *virus d'Epstein-Barr*. (*Burkitt* Denis Parsons, médecin anglais, né en 1911.)

**bursectomie** f. *(angl.* ***bursectomy****)*. Excision chirurgicale d'une bourse séreuse.

**bursite** f. *(angl.* ***bursitis****)*. Inflammation aiguë ou chronique d'une bourse séreuse. Syn. : *hygroma.*

**bursite poplitée** *(angl.* ***popliteal bursitis****)*. Tuméfaction kystique constituée dans le creux poplité par l'inflammation de la bourse séreuse du muscle poplité. Syn. : *kyste de Baker.*

**bursotomie** f. *(angl.* ***bursotomy****)*. Incision chirurgicale d'une bourse séreuse.

**butée** f. *(angl.* ***joint stop****)*. Obstacle placé sur une articulation pour en limiter les mouvements excessifs et prévenir les luxations. La *butée osseuse* est un obstacle artificiel constitué d'une greffe osseuse. En orthopédie dento-faciale, la butée est un dispositif limitant l'amplitude des mouvements de la mâchoire.

**butyr-, butyro-** Préfixe d'origine latine indiquant une relation avec le beurre.

**butyreux, euse** a. *(angl.* ***butyrous****).* Qui a l'apparence du beurre.

**butyrique** a. *(angl.* ***butyric****).* Qui se rapporte au beurre. Ex. : odeur butyrique.

**BW**. Abrév. de *réaction de Bordet-Wassermann*. V. *Bordet-Wassermann (réaction de).*

**by-pass**. Terme anglais souvent utilisé comme syn. de *pontage coronarien.*

**byssinose** f. *(angl.* ***byssinosis****).* Maladie pulmonaire professionnelle due à l'inhalation de poussières de coton qui provoquent une allergie.

# C

**C** 1) Symbole chimique du *carbone*. 2) Symbole du *coulomb*. 3) Abrév. de *vertèbre cervicale* ou de *racine nerveuse cervicale*, à faire suivre du chiffre approprié (par ex. : C5, C6). 4) Abrév. de *clairance* (ou *clearance*).

**c** 1) Symbole du *sang capillaire*. 2) Ancien symbole du *curie*.

**°C** Symbole du *degré Celsius*.

**$C_L$** En physiologie respiratoire, symbole de la *compliance* (*pulmonaire*).

**c-** 1) Symbole du préfixe *centi-*.

**Ca** Symbole chimique du *calcium*.

**ça** m. *(angl.* ***id****)*. Terme de psychanalyse utilisé par Freud pour désigner le système des tendances inconscientes (appelées *pulsions*) qui orientent, soit à son insu, soit contre sa volonté, l'activité psychique d'un individu et qui proviennent de sa vie instinctive (liées notamment à la sexualité). Le « ça » s'oppose au « moi ».

**cabrade** f. *(angl.* ***bucking****)*. Mouvement de redressement qu'esquisse le corps d'un sujet au début d'une anesthésie générale.

**cachectique** *(angl.* ***cachectic****)*. 1) a. Qui se rapporte à la cachexie. 2) a. et n. Qui est atteint de cachexie.

**cachet** m. *(angl.* ***cachet****)*. Pastille destinée à être avalée, en forme de boîte à double cupule, en pain azyme, contenant une poudre médicamenteuse qui sera libérée dans l'estomac. V. *capsule médicamenteuse, gélule*.

**cachexie** f. *(angl.* ***cachexia****)*. État pathologique caractérisé par une maigreur extrême et une atteinte grave de l'état général. Il peut être dû à la maladie ou à la sous-alimentation. V. *athrepsie*. (a. **cachectique**)

**cachexie hypophysaire**. Syn. de *maladie de Simmonds*. V. *Simmonds (maladie de)*.

**caco-** Préfixe d'origine grecque signifiant *mauvais*.

**cacosmie** f. *(angl.* ***cacosmia****)*. Perception de mauvaises odeurs.

**cacostomie** f. *(angl.* ***cacostomia****)*. Mauvaise odeur de la bouche.

**cadmium** m. *(angl.* ***cadmium****)*. Métal blanc analogue au zinc. Il sert à la préparation de divers alliages. Le cadmium et ses sels sont toxiques ; seul le sulfate a été utilisé comme antiseptique. Symbole : Cd.

**caduc, uque** a. *(angl.* ***caducous****)*. Destiné à tomber ou à disparaître. V. *caduque*.

**caducée** m. *(angl.* ***caduceus****)*. Emblème du corps médical qui était, dans l'Antiquité, l'attribut d'Hermès. Il est représenté par un faisceau de baguettes surmonté par le miroir de la Prudence autour duquel s'enroule le serpent d'Épidaure (ville grecque où se trouvait un temple célèbre dédié à Esculape, dieu de la médecine).

**caduque** f. *(angl.* ***decidua****)*. 1) Partie de la muqueuse utérine qui se détache et qui est expulsée avec le placenta après l'accouchement. Syn. : *déciduale* (ou *membrane déciduale*). 2) Par extension, la muqueuse du corps utérin pendant la grossesse.

**cæcal, ale, aux** a. *(angl.* ***cecal****)*. Qui se rapporte au cæcum. Ex. : muqueuse cæcale.

**cæco-** Préfixe d'origine latine indiquant une relation avec le cæcum. V. *typhlo-*.

**cæcofixation** (ou **cæcopexie**) f. *(angl.* ***cecopexy****)*. Fixation chirurgicale du cæcum à la paroi de la fosse iliaque droite. Syn. : *typhlopexie*.

**cæcoplicature** f. *(angl.* ***cecoplication****)*. Opération consistant à faire un pli longitudinal sur la paroi du cæcum (en l'invaginant le plus souvent), afin de réduire le calibre excessif de l'organe.

**cæcostomie** f. *(angl.* ***cecostomy****)*. Abouchement chirurgical du cæcum à la peau de l'abdomen.

**cæcum** m. *(angl.* ***cæcum****)*. Première partie du gros intestin, située dans la fosse iliaque droite. De 6 cm de hauteur et de 6 à 8 cm de largeur, le cæcum a la forme d'un sac ouvert en haut, dont la limite supérieure correspond à l'abouchement de l'iléon dans le côlon ascendant. Sur sa face interne s'ouvre l'*appendice vermiculaire*. V. *typhlo-*. (a. **cæcal, ale, aux**)

**caféine** f. *(angl.* ***caffeine****)*. Alcaloïde dérivé de la xanthine, contenu dans le thé et le café et obtenu également par synthèse ; c'est un stimulant du système nerveux.

**caféisme** m. *(angl.* ***caffeinism****)*. Intoxication chronique par le café ou par d'autres produits d'origine végétale contenant de la caféine.

**cage thoracique** f. *(angl.* ***thoracic cage****)*. Enceinte formée par la colonne vertébrale en arrière et le sternum en avant, réunis latéralement par les arcs costaux.

**caillot** m. *(angl.* ***clot****)*. Petite masse de liquide coagulé. Syn. : *coagulum*.

**caillot sanguin** *(angl.* ***blood clot****)*. Masse de sang coagulé, formé de fibrine dans les mailles de laquelle sont pris les thrombocytes et les érythrocytes, qui lui donnent sa couleur rouge foncé. V. *thrombus* (1).

**-caïne** Désinence proposée pour la dénomination des anesthésiques locaux. Ex. : procaïne.

**caisse du tympan** *(angl. **tympanum**)*. Cavité de l'oreille moyenne située entre le conduit auditif externe en dehors, dont elle est séparée par la membrane du tympan, et l'oreille interne en dedans. Remplie d'air, elle communique avec le rhinopharynx par la trompe d'Eustache et est prolongée en arrière par les cavités mastoïdiennes. Elle comporte deux étages : un étage supérieur *(attique* ou *logette des osselets);* un étage inférieur (*caisse* proprement dite). Syn. : *cavité tympanique.*

**caissons (maladie des)** *(angl. **decompression sickness**)*. Ensemble des troubles observés chez les scaphandriers, les plongeurs et les ouvriers travaillant dans les caissons à air comprimé, après passage brusque d'une pression élevée à la pression atmosphérique, et dus à la formation de bulles d'azote dans le sang et dans les tissus. Syn. : *maladie des plongeurs* (ou *des scaphandriers).*

**cal** Symbole de la *calorie.*

**cal** m. *(angl. **callus**)*. Tissu de régénération osseuse qui soude les deux fragments d'un os fracturé.

**cal vicieux** *(angl. **malunion**)*. Cal fixant les fragments d'un os fracturé dans une position fonctionnellement défavorable, à la suite d'un traitement mal conduit ou en l'absence d'un traitement adéquat.

**calcaire** *(angl. 1) **calcareous**, 2) **limestone**)*. 1) a. Qui contient de la chaux ou un sel de calcium, notamment du carbonate de calcium. 2) m. Roche constituée essentiellement de carbonate de calcium.

**calcanéen, éenne** a. *(angl. **calcaneal**)*. Qui se rapporte au calcanéum.

**calcanéite** f. *(angl. **calcaneitis**)*. Inflammation du calcanéum.

**calcanéo-astragalien, ienne** a. *(angl. **calcaneoastragaloid**)*. Qui se rapporte au calcanéum et à l'astragale. Ex. : ligament calcanéo-astragalien. Syn. : *astragalo-calcanéen.*

**calcanéo-naviculaire** (ou **calcanéo-scaphoïdien, ienne**) a. *(angl. **calcaneonavicular**)*. Qui se rapporte au calcanéum et à l'os naviculaire (*scaphoïde tarsien*).

**calcanéodynie** f. *(angl. **calcaneodynia**)*. Douleur dans la région du calcanéum.

**calcanéum** m. *(angl. **calcaneus**)*. Os du talon; c'est le plus volumineux des os du tarse, situé au-dessous de l'astragale et en arrière du cuboïde. Sur sa partie postéro-supérieure s'insère le tendon d'Achille. (a. **calcanéen, éenne**)

**calcémie** f. *(angl. **calcemia**)*. Taux de calcium dans le sang normalement compris entre 85 et 110 mg/l (environ 5 mEq/l). V. *hypercalcémie, hypocalcémie.*

**calciférol** m. *(angl. **calciferol**)*. Syn. de *vitamine D.*

**calcification** f. *(angl. **calcification**)*. 1) Processus physiologique qui intervient dans la formation des os, consistant en un dépôt de sels de calcium. 2) Dépôt de sels de calcium dans les tissus et les organes qui n'en contiennent pas à l'état normal.

**calcifié, ée** a. *(angl. **calcified**)*. Qui a subi une calcification. Ex. : lipome calcifié.

**calcination** f. *(angl. **calcination**)*. Chauffage au rouge d'une substance dont on veut éliminer, en les brûlant, les matières organiques. (a. **calciné, ée**)

**calcinose** f. *(angl. **calcinosis**)*. Dépôt de sels calcaires dans un tissu ou dans le parenchyme d'un organe, notamment dans le rein.

**calcipénie** f. *(angl. **calcipenia**)*. Carence en calcium, affectant les tissus et les liquides organiques.

**calcipexie** f. *(angl. **calcipexy**)*. Fixation de calcium par les tissus.

**calciprive** a. *(angl. **calciprivic**)*. Qui se rapporte ou qui est dû à une déficience ou à une absence de calcium. Ex. : tétanie calciprive.

**calcique** a. Qui se rapporte au calcium ou à la chaux; qui en contient. Ex. : bile calcique.

**calcithérapie** f. *(angl. **calcium therapy**)*. Emploi thérapeutique des sels de calcium.

**calcitonine** f. *(angl. **calcitonin**)*. Hormone hypocalcémiante et hypophosphatémiante d'origine thyroïdienne. Syn. : *thyrocalcitonine* (Abrév. : TCT).

**calcium** m. *(angl. **calcium**)*. Corps simple qui constitue 3,64 % de la croûte terrestre; c'est le 5e élément dans l'ordre d'abondance. L'eau de mer en contient environ 400 grammes par tonne et il est présent dans environ 400 minéraux. Le calcium joue un rôle important dans la formation des os et des dents, dans la coagulation du sang (facteur IV de la coagulation), dans la régulation de l'équilibre acido-basique, dans la conduction nerveuse et la contraction musculaire. Ses principaux régulateurs sont : la vitamine D qui en augmente l'absorption intestinale; l'hormone parathyroïdienne qui augmente la calcémie en mobilisant le calcium osseux. Ses composés organiques et minéraux sont largement utilisés en médecine. Symbole : Ca. (a. **calcique**)

**calciurie** f. *(angl. **calciuria**)*. Taux de calcium dans l'urine; il est normalement de 150 à 250 mg par 24 h.

**calcul** m. *(angl. **calculus**)*. Concrétion solide constituée par l'accumulation de sels minéraux ou de substances organiques à l'intérieur d'un viscère creux, d'un canal excréteur ou d'une glande. V. *lith-*. (a. **calculeux, euse**)

**calcul biliaire** *(angl.* ***gallstone****)*. Calcul formé dans la vésicule biliaire ou dans les voies biliaires par le dépôt de cholestérol, de pigments et de sels biliaires. V. *lithiase*.

**calcul salivaire** *(angl.* ***salivary calculus, salivary stone****)*. Syn. de *sialolithe*.

**calcul séminal** (ou **spermatique**). Syn. de *spermolithe*.

**calcul veineux** *(angl.* ***vein stone****)*. Syn. de *phlébolithe*.

**calculeux, euse** a. *(angl.* ***calculous****)*. Qui se rapporte aux calculs, qui en contient. Ex. : pyélite calculeuse.

**calculose** f. *(angl.* ***calculosis****)*. Syn. de *lithiase*.

**calice** m. *(angl.* ***calix****)*. Structure anatomique dont la forme rappelle celle d'une coupe circulaire de faible profondeur. (a. **caliciel, elle**)

**calices** (**grands**) *(angl.* ***greater renal calices****)*. Conduits excréteurs du rein formés par la réunion de deux à quatre petits calices, habituellement au nombre de trois (supérieur, moyen et inférieur) et qui se réunissent pour former le bassinet.

**calices** (**petits**) *(angl.* ***minor renal calices****)*. Segments initiaux des voies excrétrices du rein, en forme de petits canaux membraneux, insérés par leur extrémité élargie au pourtour d'une papille rénale qui fait une saillie conique dans leur lumière. Ils s'ouvrent par l'autre extrémité dans un grand calice.

**caliciforme** a. *(angl.* ***caliciform****)*. En forme de coupe. Ex. : cellule caliciforme.

**calleux, euse** a. *(angl.* ***callous****)*. Qui est dur et épaissi. Ex. : ulcère calleux de l'estomac. V. aussi *corps calleux*.

**callosité** f. *(angl.* ***callosity, callus****)*. Épaississement et durcissement de l'épiderme, dus à des frottements, à des pressions répétées, se produisant le plus souvent aux mains, aux pieds, quelquefois aux genoux.

**calmant, ante** a. *(angl. 1)* ***calmative****, 2)* ***soothing****)*. 1) Qui atténue ou fait disparaître la douleur. (nom : un **calmant**). 2) Syn. de *sédatif*.

**Calmette et Guérin** (**vaccin de**). V. *vaccin BCG*. (*Calmette* Albert, bactériologiste français, 1863-1933 ; *Guérin* Camille, bactériologiste français, 1872-1961.)

**calorie** (ou **petite calorie**) f. *(angl.* ***calorie****)*. Unité de mesure de la chaleur ; c'est la quantité de chaleur nécessaire pour élever de 14,5 à 15,5 °C la température de 1 g d'eau sous la pression atmosphérique normale. Dans la mesure de la valeur énergétique des aliments, on remplace actuellement la calorie par le *joule* (1 calorie = 4,1855 joules). Symbole : cal. Ling. : On distinguait jadis la *petite calorie* d'une *grande calorie* ou kilocalorie. L'usage de terme *grande calorie* est tombé en désuétude. En nutrition cependant, on utilise cal dans le sens de kilocalorie pour désigner la valeur énergétique des aliments. (a. **calorique**)

**calorifique** a. *(angl.* ***calorific****)*. Qui produit de la chaleur. Ex. : pouvoir calorifique.

**calorifuge** a. *(angl.* ***heat-insulating****)*. Se dit d'une substance qui conduit mal la chaleur et, par suite, protège d'une source de chaleur ou empêche les déperditions de chaleur (étoupe, feutre, amiante, etc.).

**calorigène** (ou **calorigénique**) a. *(angl.* ***calorigenic****)*. Qui produit de la chaleur ou de l'énergie. Ex. : action calorigénique des aliments.

**calorimétrie** f. *(angl.* ***calorimetry****)*. Ensemble des procédés permettant de mesurer les échanges de chaleur. (a. **calorimétrique**)

**calorique** a. *(angl.* ***caloric****)*. 1) Qui se rapporte à la chaleur (par ex. quotient calorique), qui est provoqué par la chaleur (par ex. cataracte calorique). V. *thermique*. 2) Qui se rapporte aux calories. Ex. : apport calorique.

**calotte crânienne** *(angl.* ***calvaria****)*. Partie supérieure et arrondie du crâne. Syn. : *voûte du crâne*.

**calvitie** f. *(angl.* ***baldness****)*. Perte définitive des cheveux, totale ou partielle ; elle est souvent consécutive à une séborrhée du cuir chevelu et atteint presque exclusivement l'homme. V. *alopécie*.

**camérulaire** a. V. *ponction camérulaire*.

**camphre** m. *(angl.* ***camphor****)*. Produit d'odeur aromatique pénétrante obtenu par distillation du bois et de l'écorce d'un arbre, le camphrier. On l'utilise comme révulsif et stimulant local.

**camphré, ée** a. *(angl.* ***camphorated****)*. Qui renferme du camphre ou qui en possède les propriétés. Ex. : pommade camphrée, odeur camphrée.

**campimétrie** f. *(angl.* ***campimetry****)*. Exploration et détermination du champ visuel périphérique et central. V. *périmétrie*. (a. **campimétrique**)

**campto-** Préfixe d'origine grecque signifiant *recourbé*.

**camptodactylie** f. *(angl.* ***camptodactyly****)*. Malformation consistant en une flexion permanente et irréductible d'un ou de plusieurs doigts.

C

**Campylobacter pylori**. Nom désuet de *Helicobacter pylori.*

**canal** m. *(angl.* ***canal****)*. Structure anatomique tubulaire, plus ou moins étroite et allongée, qui livre passage à des matières ou liquides organiques (aliments, sang, sécrétions, lymphe), à l'air (ex. canal alvéolaire des bronchioles pulmonaires), ou qui entoure et protège des structures nerveuses (ex. canal rachidien), des vaisseaux (ex. canal fémoral). V. aussi *canaux.* (a. **canalaire**)

**canal anal** *(angl.* ***anal canal****)*. Partie terminale du *rectum* se terminant à l'anus. V. *rectum.*

**canal artériel**. Syn. de *canal de Botal.* V. *Botal (canal de).*

**canal atrio-ventriculaire commun** *(angl.* ***common atrioventricular canal****)*. Malformation cardiaque caractérisée par la présence d'un orifice auriculo-ventriculaire unique (par absence de division des deux oreillettes) et par une ouverture de la cloison interventriculaire située à proximité de cet orifice. Abrév. : CAV, CIAV. Syn. : *communication interauriculo-ventriculaire, ostium commune.*

**canal auditif**. V. *conduit auditif interne* et *conduit auditif externe.*

**canal biliaire**. V. *canal hépatique (droit* et *gauche).*

**canal calcanéen** *(angl.* ***tarsal canal****)*. Syn. de *canal tarsien.*

**canal carpien** *(angl.* ***carpal canal****)*. Canal ostéo-fibreux constitué par la gouttière antérieure du carpe, fermé en avant par le ligament annulaire antérieur du carpe. Il livre passage aux tendons fléchisseurs des doigts, au muscle grand palmaire et au nerf médian.

**canal carpien (syndrome du)** *(angl.* ***carpal tunnel syndrome****)*. Ensemble des symptômes dus à une lésion du nerf médian au niveau du poignet (arthrite, fracture) : trouble de la sensibilité, douleurs, parésie de l'adduction du pouce, effacement, par atrophie, de l'éminence thénar. Syn. : *syndrome du tunnel carpien.*

**canal cholédoque** (ou **cholédoque** m.) *(angl.* ***common bile duct****)*. Segment de la voie biliaire principale, formé par la réunion du canal hépatique commun avec le canal cystique. Il traverse obliquement la paroi interne de la deuxième portion du duodénum, dans laquelle il s'ouvre, soit directement, soit par l'intermédiaire de l'ampoule de Vater. (a. **cholédocien**)

**canal cochléaire** *(angl.* ***cochlear canal****)*. Syn. de *limaçon membraneux.* V. *limaçon osseux.*

**canal crural** *(angl.* ***proximal portion of femoral canal****)*. Segment proximal du *canal fémoral.*

**canal cystique** *(angl.* ***cystic duct****)*. Conduit biliaire qui fait communiquer la vésicule biliaire avec le canal hépatique, en constituant, après sa réunion avec ce dernier, le canal cholédoque.

**canal déférent** *(angl.* ***vas deferens****)*. Conduit cylindrique étroit, à paroi épaisse, qui livre passage au sperme ; il part de la queue de l'épididyme jusqu'au point de jonction de la vésicule séminale d'où il se continue par le canal éjaculateur. (a. **déférentiel, elle**)

**canal éjaculateur** *(angl.* ***ejaculatory duct****)*. Segment des voies spermatiques continuant le canal déférent depuis son union avec la vésicule séminale à l'intérieur de la prostate, il s'ouvre dans la portion prostatique de l'urètre, sur la partie latérale du *veru montanum.*

**canal épendymaire** *(angl.* ***ependymal canal****)*. Canal filiforme longitudinal s'étendant sur toute la hauteur de la moelle épinière, du quatrième ventricule au ventricule terminal. Il est situé au centre de la commissure grise.

**canal épididymaire** (ou **de l'épididyme**) *(angl.* ***canal of epididymis****)*. Portion des voies spermatiques comprise entre les canaux efférents du testicule et le canal déférent. Pelotonné au sein d'un tissu fibreux dense, ce canal constitue l'épididyme et livre passage au sperme vers le canal déférent.

**canal fémoral** *(angl.* ***femoral canal****)*. Gaine fibreuse que forme l'aponévrose fémorale autour des vaisseaux fémoraux. Le canal fémoral comporte trois segments : proximal *(canal crural),* moyen et distal *(canal de Hunter).*

**canal galactophore** *(angl.* ***lactiferous duct, galactophorous duct****)*. Chacun des canaux excréteurs du lait, allant d'un lobe du sein au mamelon.

**canal hépatique commun** *(angl.* ***common hepatic duct****)*. Segment de la voie biliaire principale qui résulte de la confluence des canaux hépatiques droit et gauche. Long de 3 à 4 cm, il reçoit le canal cystique et se continue par le canal cholédoque.

**canal hépatique** (ou **biliaire**) **droit** *(angl.* ***right hepatic duct****)*. Branche droite à l'origine du canal hépatique commun ; elle draine le lobe droit du foie.

**canal hépatique** (ou **biliaire**) **gauche** *(angl.* ***left hepatic duct****)*. Branche gauche à l'origine du canal hépatique commun : elle draine le lobe gauche du foie.

**canal inguinal** *(angl.* ***inguinal canal****).* Interstice musculo-aponévrotique situé de chaque côté, droit et gauche, à la partie basse de la paroi abdominale antérieure. Il livre passage au cordon spermatique chez l'homme, au ligament rond chez la femme, et constitue un des principaux points faibles de la paroi abdominale. Sa paroi antérieure est constituée, en dehors, par les trois muscles larges de l'abdomen (grand oblique, petit oblique et transverse) et, en dedans, par la seule aponévrose tendineuse du muscle grand oblique.

**canal lacrymal** (ou **lacrymo-nasal**) *(angl.* ***lacrimal canal****).* Canal qui conduit les larmes du sac lacrymal au méat du cornet inférieur du nez, comprenant un tube membraneux contenu dans un canal osseux limité par la gouttière lacrymale de l'os maxillaire et la fossette lacrymale de l'unguis.

**canal médullaire** *(angl.* ***medullary cavity****).* Cavité osseuse centrale qui occupe, chez l'adulte, toute la longueur de la diaphyse des os longs. Elle contient la moelle osseuse. Syn. : *cavité médullaire.*

**canal optique** *(angl.* ***optic canal****).* Canal creusé dans la petite aile de l'os sphénoïde et qui contient le nerf optique et l'artère ophtalmique. Il fait communiquer la boîte crânienne avec l'orbite. Syn. : *trou optique.*

**canal pancréatique**. Syn. de *canal de Wirsung.* V. *Wirsung (canal de).*

**canal pancréatique accessoire**. Syn. de *canal de Santorini.* V. *Santorini (canal de).*

**canal parotidien**. Syn. de *canal de Sténon.* V. *Sténon (canal de).*

**canal pylorique** *(angl.* ***pyloric canal****).* Partie rétrécie de l'antre pylorique de l'estomac, juste avant l'orifice du pylore.

**canal rachidien** *(angl.* ***vertebral canal****).* Canal osseux formé sur toute la hauteur de la colonne vertébrale par l'empilement des trous vertébraux. Il constitue l'étui osseux de protection de la moelle, des méninges et des racines rachidiennes, depuis l'atlas jusqu'au sacrum. Syn. : *canal vertébral.*

**canal sacré** *(angl.* ***sacral canal****).* Segment inférieur du canal rachidien, constitué par la réunion des trous vertébraux des pièces sacrées soudées entre elles. Il se termine normalement, à son extrémité inférieure, au niveau de la cinquième pièce sacrée, par une gouttière ouverte en arrière, l'échancrure sacrée.

**canal tarsien** *(angl.* ***tarsal canal****).* Canal ostéo-fibro-musculaire situé en arrière de la malléole interne, descendant vers la plante du pied, et dans lequel passent des tendons, des nerfs et des vaisseaux, de la loge postérieure de la jambe à la plante du pied. Syn. : *canal calcanéen.*

**canal tarsien (syndrome du)** *(angl.* ***tarsal tunnel syndrome****).* Ensemble de symptômes traduisant l'irritation ou la compression des branches de division du nerf tibial postérieur dans leur traversée du canal : douleurs et paresthésies de certains orteils, de la face interne ou de la plante du pied. Syn. : *syndrome du tunnel tarsien.*

**canal thoracique** *(angl.* ***thoracic duct****).* Le plus volumineux des troncs lymphatiques du corps, qui draine tous les lymphatiques sous-diaphragmatiques, à l'exception d'une partie des lymphatiques du foie et des lymphatiques de la partie sus-ombilicale de la paroi abdominale. Il naît à l'intérieur de l'abdomen, en arrière de l'aorte, de l'union des deux troncs lymphatiques lombaires. La dilatation inconstante qu'il présente à l'origine est la *citerne de Pecquet.*

**canal vertébral**. Syn. de *canal rachidien.*

**canalicule** m. *(angl.* ***canaliculus****).* Petit canal, petit conduit. (a. **canaliculaire**)

**canaliculé, ée** a. Qui est creusé de petits canaux.

**canaliculite** f. *(angl.* ***canaliculitis****).* Inflammation d'un canalicule ou d'un conduit glandulaire (plus particulièrement du canal lacrymal).

**canalisation** f. *(angl.* ***canalization****).* 1) Formation d'un canal, naturel ou pathologique. 2) Canal créé chirurgicalement pour le drainage d'une blessure.

**canaux efférents** *(angl.* ***lobules of epididymis****).* Segment des voies spermatiques formé de neuf à douze fins canaux qui unissent le réseau des canalicules du testicule à l'épididyme. Chacun de ces canaux est pelotonné sur lui-même et forme une petite masse allongée conique. Syn. : *cônes efférents* (ou *spermatiques*).

**canaux semi-circulaires** (ou **demi-circulaires**) *(angl.* ***semicircular canals****).* Ensemble des trois tubes cylindriques recourbés en fer à cheval, creusés dans le labyrinthe osseux de l'oreille interne et contenant les *trois canaux semi-circulaires membraneux.* Ils ont une orientation différente dans l'espace : *canal antérieur,* vertical et perpendiculaire à l'axe du rocher; *canal postérieur,* vertical et parallèle à l'axe du rocher; *canal externe,* horizontal. Les canaux semi-circulaires jouent un rôle dans le maintien de l'équilibre du corps.

**cancer** m. *(angl.* ***cancer****).* 1) Tumeur maligne c'est-à-dire tumeur constituée par la prolifération anarchique de cellules anormales, qui envahit les structures voisines et qui a tendance à produire des tumeurs secondaires à distance (métastases). 2) Par extension, prolifération anarchique de cellules anormales, sans formation d'une masse tumorale. La leucémie, prolifération anarchique des globules blancs du sang, est un cancer.

**cancer squirrheux**. Syn. de *squirrhe.*

**cancéreux, euse** *(angl. **cancerous**).* 1) a. et n. Qui est atteint de cancer. 2) a. Qui se rapporte ou qui est dû au cancer.

**cancéricide** a. *(angl. **cancericidal**).* Qui peut détruire les cellules cancéreuses.

**cancériforme** a. *(angl. **cancriform**).* Qui ressemble à un cancer.

**cancérogène** (ou **cancérigène**) a. et m. *(angl. **cancerigenic, carcinogenic**).* Qui peut provoquer un cancer. V. *oncogène.* Ling. : Selon l'Académie des sciences de Paris, *cancérogène* est préférable à *cancérigène.* Syn. : *carcinogène.*

**cancérologie** f. *(angl. **cancerology**).* Science consacrée à l'étude et au traitement du cancer. V. *oncologie.* (a. **cancérologique**)

**cancérophobie** f. *(angl. **cancer phobia**).* Crainte morbide d'être atteint de cancer.

**cancérostatique** a. et m. *(angl. **carcinostatic**).* Qui empêche la prolifération des cellules cancéreuses et, de ce fait, limite l'extension du cancer. V. *cytostatique.*

**cancroïde** m. *(angl. **cancroid**).* Nom désuet du *carcinome* (en particulier d'un épithélioma de la peau à tendance ulcérative).

**candela** f. *(angl. **candela**).* [SI] Unité d'intensité lumineuse. Symbole : cd. Syn. : *bougie nouvelle.* V. *Système international d'unités.*

**Candida**. Genre de champignons microscopiques se présentant sous forme de levures, largement répandus dans la nature, dont la plupart sont des saprophytes habituels de la peau et des muqueuses. Certaines espèces sont responsables de manifestations pathologiques. Syn. : *Monilia* (désuet), *Oïdium* (désuet).

**Candida albicans**. Champignon saprophyte du tube digestif de l'homme et des animaux, qui peut, dans certaines conditions particulières, proliférer en grand nombre et provoquer des lésions de la peau et des muqueuses (surtout de la muqueuse intestinale), lors d'un traitement par des antibiotiques du groupe des tétracyclines.

**candidide** f. *(angl. **candidid**).* Éruption cutanée allergique secondaire à une infection à *Candida albicans.*

**candidose** (ou **candidiase**) f. *(angl. **candidiasis, candidosis**).* Affection aiguë, subaiguë ou chronique, causée par les levures appartenant au genre *Candida* (surtout *Candida albicans*). L'infection atteint principalement la peau et les muqueuses et se présente sous forme d'une éruption de petites pustules blanchâtres. V. *muguet.* Chez les sujets affaiblis ou immunodéprimés (par ex. dans le sida), l'infection peut s'étendre aux organes profonds (candidose broncho-pulmonaire ou urinaire) et peut devenir septicémique, entraînant des complications neurologiques et cardiaques. Syn. : *moniliase* (déconseillé).

**canin** a. et m. V. *muscle canin.*

**canine** f. *(angl. **canine tooth**).* Chacune des quatre dents pointues situées à gauche comme à droite entre l'incisive latérale et la première prémolaire, sur chacune des deux mâchoires.

**canister** m. Syn. déconseillé d'*absorbeur.*

**canitie** f. *(angl. **canities**).* Décoloration des cheveux et des poils par un processus physiologique de grisonnement ou consécutive à diverses maladies.

**cannabis** m. *(angl. **cannabis**).* Poudre obtenue des fleurs, des feuilles et des tiges desséchées du chanvre indien (*Cannabis sativa* L.) contenant des substances euphorisantes et hallucinogènes (cannabinol). V. *haschisch, kif, marihuana.* (a. **cannabin, ine, cannabique**)

**cannabisme** m. *(angl. **cannabism**).* Intoxication par les diverses préparations à base de chanvre indien et notamment par le haschisch. Syn. : *haschischisme.*

**canthus** m. *(angl. **canthus**).* Angle formé par l'union de la paupière supérieure avec la paupière inférieure, à chaque extrémité de la fente palpébrale : *canthus interne* (ou *grand canthus*) du côté nasal; *canthus externe* (ou *petit canthus*) du côté de la tempe.

**canule** f. *(angl. **cannula**).* Tube creux, souple ou rigide, rectiligne ou courbe, en caoutchouc, matière plastique, verre ou métal, utilisé pour introduire un liquide ou un gaz dans une cavité de l'organisme.

**capacité** f. *(angl. **capacity**).* 1) Aptitude à contenir, à retenir ou à absorber. 2) Volume intérieur d'un récipient destiné à contenir des liquides, des gaz ou d'autres matières. 3) Aptitude mentale à comprendre, à étudier ou à endurer.

**capacité inspiratoire** *(angl. **inspiratory capacity**).* Somme de l'*air courant* et de l'*air complémentaire.* Abrév. : CI.

**capacité maximale d'excrétion tubulaire** *(angl. **maximal tubular excretory capacity**).* Quantité maximale d'une substance qui peut être excrétée par les tubules rénaux en une minute. Abrév. : Tm d'excrétion.

**capacité maximale de réabsorption tubulaire** *(angl.* ***maximal tubular reabsorption capacity****)*. Quantité maximale d'une substance qui peut être réabsorbée par les tubules rénaux en une minute. Abrév. : Tm de réabsorption.

**capacité pulmonaire totale** *(angl.* ***total lung capacity****)*. Capacité vitale (4 litres) augmentée de l'air résiduel (1,2 litre). Abrév. : CPT.

**capacité pulmonaire utilisable à l'effort**. Syn. de *volume expiratoire maximal par seconde. Abrév. :* CPUE.

**capacité pulmonaire vitale** (ou **capacité vitale**) *(angl.* ***vital capacity, VC****)*. Volume maximal d'air inspiré après une expiration forcée, ou volume maximal d'air expiré après une inspiration forcée. Abrév. : CV.

**capacité résiduelle fonctionnelle** *(angl.* ***fonctional residual capacity****)*. Quantité d'air contenue dans les voies aériennes à la fin d'une expiration normale. Abrév. : CRF.

**capacité vitale**. V. *capacité pulmonaire vitale*.

**capillaire** *(angl.* ***capillary****)*. 1) a. Qui a la finesse d'un cheveu. 2) a. Qui se rapporte aux cheveux. 3) a. Qui se rapporte à la capillarité. 4) m. Vaisseau sanguin de très fin calibre faisant communiquer le plus souvent une artériole et une veinule. Les capillaires sont disposés en réseau ; c'est à leur niveau que se font les échanges entre le sang et les tissus. 5) m. Par abréviation, *tube capillaire*.

**capillarectasie** f. *(angl.* ***capillarectasia****)*. Dilatation des capillaires.

**capillarite** f. *(angl.* ***capillaritis****)*. Inflammation des vaisseaux capillaires.

**capillarité** f. *(angl.* ***capillarity****)*. Ensemble des propriétés des tubes capillaires à l'égard des liquides qu'ils contiennent.

**capillaroscopie** f. *(angl.* ***capillaroscopy****)*. Examen au microscope des capillaires cutanés ou de la muqueuse conjonctive, sur le sujet vivant. Syn. : *microangioscopie*.

**capitonnage** m. *(angl.* ***capitonnage****)*. Procédé chirurgical destiné à supprimer une cavité (par ex. un anévrysme) par rapprochement de ses parois opposées, prises en masse au moyen d'une suture.

**Caplan** (**syndrome de**). Syn. de *pneumoconiose rhumatoïde*. (*Caplan* Anthony, médecin anglais, 1907-1976.)

**Caplan-Colinet** (**syndrome de**). Syn. de *pneumoconiose rhumatoïde*.

**capréolaire** a. *(angl.* ***capreolate, capreolary****)*. Qui est en forme de vrille. Ex. : vaisseaux capréolaires.

**capside** f. *(angl.* ***capsid****)*. Ensemble des molécules protéiniques (capsomères) qui, dans un virion, enveloppe selon une disposition géométrique la molécule d'acide nucléique, qui fait fonction de chromosome et assure l'antigénicité de l'ensemble.

**capsulaire** a. *(angl.* ***capsular****)*. Qui se rapporte à une capsule, notamment à une capsule articulaire (ex. : ligaments capsulaires) ou à la capsule du cristallin (ex. : cataracte capsulaire).

**capsule** f. *(angl.* ***capsula, capsule****)*. Formation anatomique disposée en enveloppe.

**capsule articulaire** *(angl.* ***articular capsule, joint capsule, synovial capsule****)*. Manchon fibreux maintenant en contact les surfaces articulaires et s'insérant à proximité des cartilages articulaires des deux pièces osseuses en contact. Sa face profonde est tapissée par la synoviale, sa face superficielle est en rapport avec les ligaments articulaires et le tissu conjonctif.

**capsule du cristallin**. Syn. de *cristalloïde*.

**capsule médicamenteuse** *(angl.* ***cachet****)*. Enveloppe creuse, de forme ovoïde, sphérique ou cylindrique, dont la paroi est susceptible de se dissoudre dans le tube digestif, et dont la cavité est remplie d'une substance médicamenteuse. V. *cachet, gélule*.

**capsulectomie** f. *(angl.* ***capsulectomy****)*. Excision partielle ou totale d'une capsule (par ex. de la capsule du cristallin).

**capsulite rétractile** *(angl.* ***adhesive capsulitis****)*. Rétraction et épaississement de la capsule articulaire de l'épaule, en particulier de son récessus inférieur. C'est une lésion caractéristique de l'*épaule bloquée*.

**capsulo-lenticulaire** a. *(angl.* ***capsulolenticular****)*. Qui se rapporte au cristallin et à sa capsule. Ex. : cataracte capsulo-lenticulaire.

**capsuloplastie** f. *(angl.* ***capsuloplasty****)*. Intervention plastique pratiquée sur une capsule articulaire.

**capsulotomie** f. *(angl.* ***capsulotomy****)*. Incision d'une capsule articulaire ou de la capsule du cristallin.

**captatif, ive** a. *(angl.* ***captative****)*. En psychiatrie, se dit d'un sujet qui cherche à accaparer l'affection de ceux qui l'entourent.

**captativité** f. *(angl.* ***captativity****)*. Tendance instinctuelle du tout jeune enfant à s'approprier, dans le monde extérieur, ce qui l'entoure, l'approche ou le sert. Chez l'adulte, c'est la tendance à aimer quelqu'un d'une manière exclusive, possessive et tyrannique.

**caractère** m. *(angl.* ***character****).* 1) Ensemble des particularités physiques et psychologiques d'un individu, innées et acquises, se traduisant par son comportement. 2) Ensemble des propriétés morphologiques et physiologiques qui différencient un organisme par rapport à d'autres.

**caractère paranoïaque**. Syn. de *personnalité paranoïaque.*

**caractériel**, **elle** *(angl. 2)* ***emotionally disturbed****).* 1) a. Qui se rapporte au caractère. 2) a. et n. Se dit d'un individu pourvu d'une intelligence normale, mais qui présente des troubles du caractère (irritabilité, instabilité d'humeur, agressivité) qui rendent son adaptation au milieu familial, scolaire, professionnel social, difficile ou impossible, et qui empêchent un développement psychologique harmonieux.

**carbohémie** (ou **carbonémie**) f. *(angl.* ***carbohemia****).* Présence d'anhydride carbonique dans le sang.

**carbonate** m. *(angl.* ***carbonate****).* Tout sel contenant le radical $CO_3$ provenant d'un acide carbonique hypothétique (qui n'a pas été isolé et qui correspond à l'anhydride carbonique).

**carbonaté**, **ée** a. *(angl.* ***carbonated****).* 1) Qui contient de l'anhydride carbonique. 2) Qui a été transformé en carbonate.

**carbone** m. *(angl.* ***carbon****).* Corps simple, métalloïde, qui existe sous plusieurs formes : diamant, graphite, noir de fumée, charbon. Il est très répandu dans la nature sous forme des composés minéraux (oxyde de carbone, carbonates) et comme constituant des êtres vivants (élément fondamental des matières organiques). Le carbone amorphe est employé comme antidote, comme adsorbant en cas de diarrhées et de dyspepsie, comme désodorisant. Symbole : C.

**carboné**, **ée** a. *(angl.* ***carbonated****).* Qui contient du carbone; se dit en particulier de la chaîne d'une molécule organique formée par des atomes de carbone.

**carbone** (**dioxyde de**) *(angl.* ***carbon dioxide****).* Anhydride carbonique.

**carbone** (**hydrate de**). Syn. de *glucide.*

**carbone** (**oxyde** ou **monoxyde de**) *(angl.* ***carbon monoxide****).* Gaz incolore et inodore (formule : CO), qui est l'un des principaux composants du gaz d'éclairage. Il est toxique en raison de son affinité pour l'hémoglobine, beaucoup plus grande que celle de l'oxygène, donnant lieu à la formation de carboxyhémoglobine, composé plus stable que l'oxyhémoglobine et qui diminue le transport de l'oxygène dans le sang.

**carbonique** a. *(angl.* ***carbonic****).* Qui se rapporte au carbone. Se dit notamment de certains dérivés de ce corps. V. *anhydride carbonique.*

**carbonisation** f. *(angl.* ***carbonization****).* Transformation d'un corps organique en charbon sous l'action de la chaleur ou de l'acide sulfurique en présence d'une quantité limitée d'air. (a. **carbonisé**, **ée**)

**carboxyangiographie** f. *(angl.* ***carbon dioxide angiography****).* Procédé radiologique utilisant comme moyen de contraste le gaz carbonique ($CO_2$) et employé en radiocardiologie (étude de la paroi auriculaire droite) ainsi que pour l'étude des veines sus-hépatiques et la vérification de la perméabilité des anastomoses porto-caves et spléno-rénales.

**carboxyhémoglobine** f. *(angl.* ***carboxyhemoglobin****).* Pigment rouge vif framboisé provenant de la combinaison réversible de l'hémoglobine avec l'oxyde de carbone. La carboxyhémoglobine est reconnue par son spectre d'absorption caractéristique (une bande dans le vert, une bande dans le jaune). Dans l'intoxication grave par le gaz (oxyde de carbone) environ 2/3 de l'hémoglobine des globules rouges est combinée sous forme de carboxyhémoglobine au lieu d'être combinée à l'oxygène (oxyhémoglobine).

**carcinogène** a. et m. Syn. de *cancérogène.*

**carcinomateux**, **euse** a. *(angl.* ***carcinomatous****).* Qui est de la nature du carcinome.

**carcinomatose** (ou **carcinose**) f. *(angl.* ***carcinomatosis***, ***carcinosis****).* État résultant de la dissémination rapide d'un carcinome (épithéliome) dans divers organes (surtout le poumon), sous forme d'un grand nombre de petits nodules.

**carcinome** m. *(angl.* ***carcinoma****).* Toute tumeur maligne développée à partir d'un tissu épithélial. V. *épithélioma.*

**carcinose** f. Syn. de *carcinomatose.*

**cardi-**, **cardio-** Préfixe d'origine grecque indiquant une relation avec le cœur ou avec le cardia.

**cardia** m. *(angl.* ***cardia****).* Orifice d'abouchement de l'œsophage dans l'estomac. Il est muni d'un sphincter qui empêche le retour des aliments dans l'œsophage. Ling. : Le cardia est ainsi nommé en raison de sa situation proche du cœur. (a. **cardial**, **ale**, **aux**)

**cardialgie** f. *(angl.* ***cardialgia****).* 1) Douleur ou brûlure localisée à la région épigastrique, correspondant au cardia. 2) Douleur profonde siégeant dans la région cardiaque. (a. **cardialgique**)

**cardiaque** *(angl. 1) **cardiac** ; 2) **heart patient**).* 1) a. Qui se rapporte au cœur. 2) a. et n. Qui souffre d'une maladie du cœur.

**cardioangiographie** f. Syn. d'*angiocardiographie.*

**cardiocinétique** (ou **cardiokinétique**) a. et m. *(angl. **cardiokinetic**).* Qui stimule l'activité du cœur.

**cardiodilatateur** m. *(angl. **cardiodilator**).* Instrument destiné à dilater le cardia en cas de rétrécissement ou de cardiospasme.

**cardiogramme** m. *(angl. **cardiogram**).* Tracé représentant l'activité cardiaque obtenu à l'aide d'un *cardiographe.*

**cardiographe** m. *(angl. **cardiograph**).* Appareil servant à enregistrer divers paramètres de l'activité cardiaque, et à les transcrire sur un tracé (*cardiogramme*).

**cardiographie** f. *(angl. **cardiography**).* Toute technique servant à enregistrer les battements du cœur, à l'aide d'un *cardiographe* ; le tracé obtenu est un *cardiogramme.* V. *électrocardiographie.* (a. **cardiographique**)

**cardio-hépatique** a. *(angl. **cardiohepatic**).* Qui se rapporte au cœur et au foie.

**cardio-inhibiteur** a. *(angl. **cardioinhibitor**).* Qui inhibe l'activité cardiaque.

**cardiokinétique** a. et m. Cardiocinétique.

**cardiologie** f. *(angl. **cardiology**).* Branche de la médecine qui étudie l'appareil cardiovasculaire des points de vue morphologique, fonctionnel et pathologique. (a. **cardiologique**)

**cardiologue** m. *(angl. **cardiologist**).* Médecin spécialiste des maladies du cœur.

**cardiolyse** f. *(angl. **cardiolysis**).* Résection des adhérences du péricarde à la paroi thoracique ou des adhérences entre les deux feuillets péricardiques.

**cardiomégalie** f. *(angl. **cardiomegaly**).* Augmentation du volume du cœur.

**cardiomyopathie** f. Syn. de *myocardiopathie.*

**cardiopathie** f. *(angl. **cardiopathy**).* Toute affection du cœur. (a. **cardiopathique**)

**cardioplastie** f. *(angl. **cardioplasty, esophagogastroplasty**).* Opération plastique pratiquée sur le cardia pour remédier à un rétrécissement ou à un cardiospasme. Il en existe plusieurs variétés.

**cardio-pulmonaire** a. *(angl. **cardiopulmonary**).* Qui se rapporte au cœur et aux poumons. Ex. : souffle cardio-pulmonaire.

**cardio-pylorique** a. *(angl. **cardiopyloric**).* Qui se rapporte au cardia et au pylore.

**cardiospasme** m. *(angl. **cardiospasm**).* Constriction de la région du cardia, de cause inconnue, se manifestant d'abord par une difficulté à avaler, puis par des douleurs rétrosternales continues et des régurgitations en rapport avec l'inflammation et la dilatation de l'œsophage. Syn. : *achalasie du cardia.*

**cardiothyréose** f. *(angl. **cardiothyrotoxicosis**).* Forme d'hyperthyroïdie dont le tableau clinique est dominé par les troubles cardiaques : extrasystoles, crises de tachycardie paroxystique, flutter ou fibrillation auriculaire. Syn. : *cœur basedowien.*

**cardiotocographe** m. Syn. de *tococardiographe.*

**cardiotocographie** f. Syn. de *tococardiographie.*

**cardiotomie** f. *(angl. **cardiotomy**).* 1) Incision chirurgicale du cœur. 2) Incision chirurgicale du cardia.

**cardiotonique** a. et m. *(angl. **cardiotonic**).* Qui augmente la tonicité du muscle cardiaque. Syn. : *tonicardiaque.*

**cardiotoxique** a. et m. *(angl. **cardiotoxic**).* Qui exerce une action toxique sur le cœur.

**cardio-tubérositaire** a. *(angl. **tuberocardiac**).* Qui se rapporte au cardia et à la grosse tubérosité de l'estomac. Ex. : angle cardio-tubérositaire.

**cardio-vasculaire** a. *(angl. **cardiovascular**).* Qui se rapporte au cœur et aux vaisseaux sanguins.

**cardioversion** f. *(angl. **cardioversion**).* Rétablissement du rythme cardiaque sinusal (normal) au moyen d'un choc électrique. V. *défibrillation.*

**cardite** f. *(angl. **carditis**).* Tout processus inflammatoire affectant le cœur. V. *endocardite, myocardite, péricardite.*

**carence** f. *(angl. **deficiency**).* Insuffisance ou absence dans l'organisme de certains éléments indispensables à son métabolisme. Elle peut être due à un apport insuffisant *(carence alimentaire)* ou à un défaut d'utilisation *(carence digestive* ou *carence nutritive).* V. *avitaminose.* (a. **carentiel**, **elle**)

**carencé**, **ée** a. et n. *(angl. **affective deficient**).* Se dit d'un enfant souffrant d'une carence affective.

**carence affective** *(angl. **affective deprivation**).* Trouble psychosomatique déterminé par une séparation ou une rupture du milieu familial.

**carence immunitaire T épidémique**. Syn. désuet de *sida.* Abrév. : CITE.

**carène** f. Syn. d'*éperon trachéal*. V. aussi *front en carène, thorax en carène*.

**carentiel**, **ielle** a. *(angl. **deficient**)*. Qui se rapporte à une carence.

**carie** f. *(angl. **caries**)*. Dégradation du tissu osseux, aboutissant à son ramollissement et à sa destruction. (a. **carié**, **ée**)

**carie dentaire** *(angl. 1) **dental caries**, 2) **cavity**)*. 1) Processus de destruction localisée et progressive des dents. Elle atteint d'abord l'émail *(carie du premier degré)*, puis la dentine, qui est attaquée par les bactéries *(carie du deuxième degré)*, et peut aboutir à la nécrose de la pulpe dentaire *(carie du troisième degré)*. 2) Résultat de ce processus.

**cariogène** a. *(angl. **cariogenic**)*. Susceptible de provoquer la carie dentaire.

**carminatif**, **ive** a. *(angl. **carminative**)*. Qui favorise l'expulsion des gaz intestinaux.

**Caroli** (**maladie de**) *(angl. **Caroli's disease**)*. Maladie héréditaire rare transmise probablement selon le mode autosomique récessif. Elle est caractérisée par une dilatation kystique des canaux biliaires intrahépatiques se manifestant chez le sujet jeune par des épisodes fébriles récidivants d'angiocholite rarement accompagnés d'ictère, une hépatomégalie et des signes d'hypertension portale. La maladie est souvent associée à une *fibrose hépatique congénitale* (v. ce terme). (*Caroli* Jacques, gastroentérologue français, né en 1908.)

**caroncule** f. *(angl. **caruncle**)*. En anatomie, petite excroissance ou éminence charnue. (a. **caronculaire**)

**caroncule duodénale** *(angl. **duodenal papilla**)*. *Grande caroncule* : saillie conique située sur la face interne de la deuxième portion du duodénum, déterminée par l'ampoule de Vater, dans laquelle s'abouchent le cholédoque et le canal de Wirsung. Syn. : *grande papille duodénale*. *Petite caroncule* : petite saillie conique située sur la face interne de la deuxième portion du duodénum, un peu au-dessus de la grande caroncule, dont le centre est occupé par l'abouchement du canal de Santorini. Syn. : *petite papille duodénale*.

**caroncule lacrymale** *(angl. **lacrimal caruncle**)*. Repli de la conjonctive en forme de petit cône rougeâtre, peu saillant, assez vascularisé, situé à l'angle médial de l'œil.

**caroncules myrtiformes** *(angl. **hymenal caruncles**)*. Petites saillies charnues situées sur le pourtour de l'orifice de la vulve ; elles représentent ce qui reste de l'hymen après le premier accouchement.

**carotène** m. *(angl. **carotene**)*. Nom d'ensemble des pigments de couleur orangée présents dans de nombreux végétaux, qui constituent dans les organismes animaux les précurseurs de la vitamine A (provitamine A). On trouve normalement de petites quantités de carotène dans le sang *(carotinémie)*.

**caroténoïde** m. *(angl. **carotenoid**)*. Nom d'ensemble du carotène et de ses dérivés oxygénés.

**carotide** (ou **artère carotide**) f. *(angl. **carotid**)*. Artères de la tête et de la partie supérieure du cou. L'*artère carotide primitive* (ou *commune*) naît, à droite, par bifurcation du tronc artériel brachio-céphalique ; à gauche, elle se détache directement de la crosse de l'aorte. Située à la partie latérale du cou, elle se divise, au voisinage de l'os hyoïde, en *artère carotide externe*, destinée au cou et à la face, et en *artère carotide interne*, dont les branches assurent l'irrigation du cerveau et du globe oculaire. (a. **carotidien**, **ienne**)

**carotinémie** f. *(angl. **carotenemia**)*. Teneur du sang en carotène (taux normal : 70 à 140 µg/100 ml). Elle augmente dans les hyperlipidémies et le myxœdème et diminue dans la malabsorption des graisses au niveau de l'intestin grêle (maladie cœliaque).

**carpe** m. *(angl. **carpus**)*. Ensemble de huit os courts, disposés en deux rangées, qui forment le squelette du poignet. La rangée proximale, qui s'articule avec le radius et le cubitus, comprend de dehors en dedans : le scaphoïde, le semi-lunaire, le pyramidal et le pisiforme. La rangée distale, qui s'articule avec le métacarpe, comprend : le trapèze, le trapézoïde, le grand os et l'os crochu. Syn. : *massif carpien*. (a. **carpien**, **ienne**)

**carphologie** f. *(angl. **carphology**, **floccillation**)*. Mouvements désordonnés involontaires des mains d'un malade qui semblent chercher à attraper des flocons imaginaires ou qui tirent et repoussent sans cesse les couvertures. Ils sont observés au cours des états délirants et des maladies fébriles graves. (a. **carphologique**)

**carpien**, **ienne** a. *(angl. **carpal**)*. Qui se rapporte au carpe.

**carpo-carpien**, **ienne** a. *(angl. **carpocarpal**)*. Qui se rapporte à deux éléments distincts du carpe.

**carpocyphose** f. *(angl. **Madelung's deformity**)*. Déformation en baïonnette du profil interne du poignet, d'origine congénitale, par anomalie de croissance de l'extrémité inférieure du radius, dont la partie postérieure se développe plus rapidement que la partie antérieure, déviant la main du côté radial *(main bote radiale)*. Syn. : *maladie* ou *difformité de Madelung*.

**Carrión** (**maladie** ou **anémie de**). Syn. de *bartonellose*. (*Carrión* Daniel, médecin péruvien, 1850-1885.)

**cartilage** m. *(angl.* ***cartilage****)*. Variété de tissu conjonctif caractérisée par une substance fondamentale compacte, transparente, élastique et résistante. Le cartilage ne contient normalement ni vaisseaux, ni nerfs. Il en existe plusieurs variétés, selon la nature des fibres contenues dans la substance fondamentale (cartilage hyalin, élastique, fibreux). V. *chondr-*. (a. **cartilagineux, euse; chondral, ale, aux**)

**cartilage articulaire** *(angl.* ***articular cartilage****)*. Couche de cartilage particulièrement lisse qui recouvre les surfaces articulaires, dont elle épouse la forme. Elle a un double rôle de surface de frottement et d'organe élastique de transmission des pressions. Syn. : *cartilage de revêtement, cartilage d'encroûtement*.

**cartilage aryténoïde** (ou **aryténoïde** m.) *(angl.* ***arytenoid cartilage****)*. Chacun des deux cartilages, droit et gauche, surmontant le cartilage cricoïde avec lequel ils s'articulent, et donnant insertion aux cordes vocales inférieures.

**cartilage auriculaire** *(angl.* ***auricular cartilage****)*. Fibrocartilage du pavillon de l'oreille.

**cartilage de conjugaison** (ou **conjugal**) *(angl.* ***epiphyseal cartilage****)*. Bande transversale de tissu cartilagineux réunissant la diaphyse et l'épiphyse d'un os long, et au niveau de laquelle s'effectue la croissance en longueur de l'os. Syn. : *cartilage diaphyso-épiphysaire*.

**cartilage corniculé** *(angl.* ***corniculate cartilage****)*. Chacun des deux petits nodules cartilagineux du larynx qui prolongent en haut et en dedans les cartilages aryténoïdes. Syn. : *cartilage de Santorini*.

**cartilage costal** *(angl.* ***costal cartilage****)*. Prolongement antérieur cartilagineux de chaque côte.

**cartilage cricoïde** (ou **cricoïde** m.) *(angl.* ***cricoid cartilage****)*. Un des trois cartilages impairs du larynx, en forme d'anneau, situé à la partie inférieure de cet organe. (a. **cricoïdien, ienne**)

**cartilage diaphyso-épiphysaire**. Syn. de *cartilage de conjugaison*.

**cartilage d'encroûtement**. Syn. de *cartilage articulaire*.

**cartilage épiglottique** *(angl.* ***epiglottic cartilage****)*. Un des trois cartilages impairs du larynx, situé à la partie antéro-supérieure de ce dernier, en arrière du cartilage thyroïde.

**cartilage fibreux**. Syn. de *fibrocartilage*.

**cartilage hyalin** *(angl.* ***hyaline cartilage****)*. Type de tissu cartilagineux dont la substance fondamentale, d'apparence amorphe, est très résistante et élastique. Le cartilage hyalin est le plus répandu des tissus cartilagineux. Il constitue les anneaux de la trachée et des bronches; les parties cartilagineuses du nez, des côtes; il recouvre les surfaces osseuses au niveau des articulations (genou, coude, poignet, etc.).

**cartilages du larynx** *(angl.* ***laryngeal cartilages****)*. Ensemble de onze pièces cartilagineuses qui constituent le squelette du larynx. Ce sont les *cartilages cricoïde, thyroïde* et *épiglottique,* impairs; et les *cartilages aryténoïdes, corniculés, cunéiformes* et *sésamoïdes antérieurs,* pairs. Il s'y ajoute parfois deux cartilages sésamoïdes postérieurs et un cartilage interaryténoïdien.

**cartilage latéral du nez** *(angl.* ***lateral nasal cartilage****)*. Chacune des deux lamelles cartilagineuses triangulaires, situées de part et d'autre de la ligne médiane, sur les faces latérales du nez, au-dessous des os propres et au-dessus des ailes du nez.

**cartilage mixte** *(angl.* ***mixed cartilage****)*. Tissu cartilagineux dont la substance fondamentale est traversée par des faisceaux conjonctifs et par des fibres élastiques.

**cartilages du nez** *(angl.* ***nasal cartilages****)*. Ensemble de lamelles cartilagineuses comprenant les deux cartilages latéraux, les deux grandes et les petites ailes.

**cartilage de revêtement**. Syn. de *cartilage articulaire*.

**cartilage thyroïde** *(angl.* ***thyroid cartilage****)*. Cartilage impair et médian, situé à la partie antéro-supérieure du larynx, au-dessus du cartilage cricoïde et au-dessous de l'os hyoïde. Il est formé de deux lames latérales, quadrilatères, unies par leur bord antérieur faisant saillie vers l'avant, en bouclier. Cette saillie est beaucoup plus marquée chez l'homme que chez la femme, formant la «pomme d'Adam».

**cartilages de la trachée** *(angl.* ***tracheal cartilages****)*. Anneaux cartilagineux incomplets contenus dans l'épaisseur de la tunique externe de la trachée, qu'ils contribuent à maintenir béante. Ils sont au nombre de 16 à 20. Le premier est le plus développé. Le dernier contribue à la formation de l'éperon trachéal au niveau de l'angle de bifurcation des bronches.

**carus** m. V. *coma carus.*

**caryo-** Préfixe d'origine grecque indiquant une relation avec le noyau cellulaire. L'orthographe *karyo-* est peu employée.

**caryocinèse** f. *(angl.* ***karyokinesis****).* Division du noyau cellulaire au cours de la mitose. (a. **caryocinétique**)

**caryoclasique** a. *(angl.* ***karyoklastic****).* Se dit d'une substance qui peut léser le noyau cellulaire et interrompre la mitose.

**caryogamie** f. *(angl.* ***karyogamy****).* Fusion, lors de la fécondation, des noyaux des gamètes mâle et femelle pour former le noyau du zygote. (a. **caryogamique**)

**caryogenèse** f. *(angl.* ***karyogenesis****).* Formation du noyau d'une cellule.

**caryogramme** m. Syn. d'*idiogramme.*

**caryolobé, ée** a. Qui possède un noyau formé de plusieurs lobes.

**caryolyse** f. *(angl.* ***karyolysis****).* Destruction par dissolution du noyau de la cellule. Syn. : *chromatolyse.* (a. **caryolytique**)

**caryorrhexie** f. (ou **karyorrhexis** m.) *(angl.* ***karyorrhexis****).* Lors de la nécrose d'une cellule, fragmentation du noyau cellulaire, dont les amas de chromatine se disséminent dans le cytoplasme. L'orthographe *karyorrhexis* est pratiquement abandonnée.

**caryotype** m. *(angl.* ***karyotype****).* Carte chromosomique d'une cellule, considérée comme caractéristique d'un individu ou d'une espèce. Elle indique le nombre de chromosomes, leur taille, leur forme et leur disposition. L'examen du caryotype permet de découvrir les anomalies chromosomiques. (Caryotype masculin normal : 46, XY ; caryotype féminin normal : 46, XX).

**caséeux, euse** a. *(angl.* ***caseous****).* 1) De la nature ou de la consistance du fromage. 2) Formé par du caséum. Ex. : tuberculose caséeuse.

**caséine** f. *(angl.* ***casein****).* Protéine complexe du lait obtenue par précipitation; c'est le principal constituant des fromages.

**caséum** m. *(angl.* ***caseum****).* Substance pâteuse blanchâtre ou jaune qui résulte de la nécrose massive de tissus, particulière aux lésions tuberculeuses. Dans le caséum de date récente et dans le caséum liquéfié, on trouve de nombreux bacilles tuberculeux.

**Castle (théorie de)** *(angl.* ***Castle's theory****).* Théorie selon laquelle une substance capable de stimuler la formation de globules rouges normaux (*principe antianémique*) résulterait de l'action conjointe d'une mucoprotéine thermolabile secrétée par le fundus de l'estomac (*facteur intrinsèque*) et d'une protéine thermostable (vitamine B12) apportée par l'alimentation (*facteur extrinsèque*).

**Castleman (lymphome, maladie** ou **tumeur de)** *(angl.* ***angiofollicular hyperplasia, angiofollicular mediastinal lymph node hyperplasia, Castleman's disease****).* Tumeur lymphoïde bénigne, le plus souvent unique et localisée dans le médiastin. Des tumeurs lymphoïdes multiples peuvent compliquer les infections par le VIH. Syn. : *hyperplasie angiofolliculaire.*

**castrat** m. *(angl.* ***castrate****).* Individu mâle ayant subi la castration. V. *eunuque.*

**castration** f. *(angl.* ***castration****).* Suppression ou mise hors d'état de fonctionner des glandes génitales (testicules ou ovaires). Elle peut être réalisée chirurgicalement *(castration anatomique)* ou par exposition aux rayons X ou à un autre rayonnement ionisant *(castration radiologique).*

**casuistique** f. *(angl.* ***casuistics****).* Ensemble de dossiers médicaux ayant certains points communs et faisant l'objet d'une étude scientifique particulière.

**CAT**. Abrév. de l'anglais ***c****omputerized* ***a****xial* ***t****omography* (tomographie axiale informatisée), beaucoup utilisée dans le langage tomodensitométrique. V. *tomodensitométrie.*

**cata-** Préfixe d'origine grecque signifiant *en bas* et exprimant l'idée de dégradation, de recul.

**catabolisme** m. *(angl.* ***catabolism****).* Ensemble des réactions de dégradation des composés organiques qui ont lieu chez les êtres vivants au cours du métabolisme, qui ont pour effet de libérer de l'énergie sous forme de chaleur ou de liaisons chimiques, servant à diverses activités physiologiques, et avec élimination de déchets inutiles. Ant. : *anabolisme.* (a. **catabolique**)

**catabolite** m. *(angl.* ***catabolite****).* Toute substance produite au cours du catabolisme.

**catacrotisme** m. *(angl.* ***catacrotism****).* Irrégularité du pouls caractérisée par de légères expansions de l'artère survenant après le choc principal. Elle se traduit par de petits crochets dans la partie descendante du tracé sphygmographique (soulèvement catacrotique). V. *dicrotisme.* (a. **catacrotique**)

**catalepsie** f. *(angl.* ***catalepsy****).* Conservation indéfinie des attitudes imposées passivement au malade, par perte momentanée de la contraction volontaire des muscles. Elle s'observe dans les états hypnotiques, dans la schizophrénie et dans certaines affections du système nerveux central. Syn. : *persévération des attitudes.* (a. **cataleptique**)

**catalyse** f. *(angl.* ***catalysis****).* Accélération d'une réaction chimique grâce à la présence, en petite quantité, d'une substance (*catalyseur*), qui est retrouvée inchangée à la fin de la réaction. Les processus de catalyse de l'organisme sont régis par les enzymes.

**catalyseur** m. *(angl.* ***catalyst****).* Substance qui accélère une réaction chimique.

**catalytique** a. *(angl.* ***catalytic****).* Qui se rapporte à la catalyse ou qui la provoque. Ex. : réaction catalytique.

**cataménial**, **ale**, **aux** a. *(angl.* ***catamenial****).* Qui se rapporte ou est associé à la menstruation. Ex. : herpès cataménial.

**catamnèse** f. *(angl.* ***catamnesis****).* Renseignements obtenus après la fin du traitement et qui permettent de suivre l'évolution d'une maladie et d'en établir le pronostic. V. aussi *anamnèse.* (a. **catamnestique**)

**cataplasme** m. *(angl.* ***cataplasm****).* Substance médicamenteuse de consistance pâteuse (contenant de la farine de lin, de moutarde, etc.) destinée à être appliquée à chaud ou à froid sur la peau comme décongestif local ou comme révulsif.

**cataplexie** f. *(angl.* ***cataplexy****).* Perte brutale, plus ou moins complète, du tonus musculaire, entraînant la chute, sans perte de connaissance, déclenchée parfois par une vive émotion. V. *narcolepsie.* (a. **cataplectique**)

**cataracte** f. *(angl.* ***cataract****).* Opacité du cristallin, se traduisant par une diminution de l'acuité visuelle. On y remédie par l'extraction du cristallin.

**catarrhal**, **ale**, **aux** a. *(angl.* ***catarrhal****).* Qui s'accompagne de sécrétions abondantes séromuqueuses. Ex. : inflammation catarrhale, ictère catarrhal.

**catarrhe** m. *(angl.* ***catarrh****).* Terme ancien désignant toute inflammation aiguë ou chronique des muqueuses ; actuellement réservé uniquement aux inflammations des voies respiratoires accompagnées de sécrétions abondantes.

**catatonie** f. *(angl.* ***catatonia****).* Ensemble de troubles psychomoteurs caractérisés par une absence totale de réaction aux stimulations extérieures, une immobilité absolue, un refus de parler et de s'alimenter. C'est essentiellement une manifestation de la schizophrénie.

**catatonique** *(angl.* ***catatonic****).* 1) a. Qui se rapporte à la catatonie. 2) a. et n. Qui est en état de catatonie.

**catécholamine** f. *(angl.* ***catecholamine****).* Toute substance formée d'une amine biogène (partie aliphatique) et d'un catéchol (partie aromatique) : l'adrénaline, ses précurseurs, ses dérivés et ses métabolites. V. *dopamine.*

**caténaire** a. *(angl.* ***catenary****).* Qui se rapporte ou se présente sous forme de chaîne. Ex. : ADN mitochondrial caténaire.

**caténaire (résection)**. Ablation chirurgicale d'une partie de la chaîne des ganglions lymphatiques.

**catgut** m. *(angl.* ***catgut****).* Fil résorbable pour ligatures et sutures chirurgicales, préparé à partir de l'intestin grêle du mouton.

**catgut argenté** *(angl.* ***silverized catgut****).* Catgut imprégné d'argent afin de le rendre plus solide.

**catgut chromé** *(angl.* ***chromic catgut****).* Catgut imprégné de trioxyde de chrome afin de ralentir sa résorption.

**catharsis** f. *(angl.* ***catharsis****).* En psychothérapie, passage du subconscient au conscient de souvenirs désagréables refoulés, se trouvant à l'origine d'un traumatisme psychique.

**cathartique** a. et m. *(angl.* ***cathartic****).* Qui exerce une action purgative.

**cathepsine** f. *(angl.* ***cathepsin****).* Toute enzyme intracellulaire catalysant l'hydrolyse de liaisons peptidiques. Il s'agit souvent d'endopeptidases lysosomiales. On en distingue de nombreux types, selon les liaisons qu'elles hydrolysent.

**cathéter** m. *(angl.* ***catheter****).* Tige creuse ou pleine, généralement métallique, servant à dilater ou à explorer un orifice ou un canal naturels.

**cathétérisme** m. *(angl.* ***catheterization****).* Introduction d'un cathéter dans un canal ou un conduit naturels de l'organisme (urètre, œsophage, trompe d'Eustache, vaisseau, etc.) à des fins diagnostiques ou thérapeutiques. Le cathétérisme du cœur est une technique exploratrice souvent pratiquée. V. *coronarographie.*

**cathode** f. *(angl.* ***cathode****).* 1) Électrode de sortie du courant d'un milieu, reliée au pôle négatif de ce courant. Syn. : *électrode négative.* V. *anode.* 2) Dans un tube à rayons X, électrode qui émet des électrons.

**cathodique** a. *(angl.* ***cathodic****).* Qui se rapporte ou se produit à la cathode, ou qui en est issu. Ex. : réaction cathodique, tube à rayons cathodiques.

**cation** m. *(angl.* ***cation****).* Atome ou groupement d'atomes chargés positivement (ion positif). V. *anion.*

**cationique** a. *(angl.* ***cationic****)*. Qui se rapporte aux cations, qui en contient.

**caudal, ale, aux** a. *(angl.* ***caudal****)*. Qui se rapporte à la queue ou à la partie terminale d'un organe de forme allongée.

**caudé, ée** a. *(angl.* ***caudate****)*. Qui est pourvu d'une queue. V. aussi *noyau caudé.*

**causalgie** f. *(angl.* ***causalgia****)*. Sensation de brûlure lancinante dans une région de la peau, exacerbée par un contact même léger avec des objets, parfois accompagnée de troubles trophiques (peau lisse et amincie). Elle est liée à la lésion du nerf périphérique du territoire cutané atteint.

**causticité** f. *(angl.* ***causticity****)*. Caractère spécifique d'une substance caustique.

**caustique** a. et m. *(angl.* ***caustic****)*. Se dit d'une substance qui a une action corrosive sur les tissus, en provoquant leur nécrose.

**cautère** m. *(angl.* ***cautery****)*. Tige métallique montée sur un manche et dont l'extrémité distale, de forme variable, est chauffée au rouge pour brûler superficiellement la peau ou les tissus. Cet instrument est actuellement remplacé par le *galvanocautère,* l'*électrocautère* et le laser.

**cautérisation** f. *(angl.* ***cauterization****)*. Destruction des tissus à l'aide d'un cautère, d'un courant électrique ou de substances caustiques.

**CAV**. Abrév. de *canal atrio-ventriculaire commun.*

**cave** f. et a. *(angl.* ***cava****)*. V. *veine cave (inférieure ou supérieure).*

**caverne** f. *(angl.* ***cavern****)*. Excavation formée dans l'épaisseur d'un parenchyme, notamment dans les poumons, après évacuation du tissu nécrosé. Le plus souvent elle est d'origine tuberculeuse. Syn. : *spélonque* (désuet).

**caverneux, euse** a. *(angl.* ***cavernous****)*. 1) Qui présente des cavernes pathologiques, qui s'y rapporte. Ex. : râle caverneux, poumons caverneux. 2) Dont la structure (normale ou pathologique) est caractérisée par la présence de lacunes communicantes. Ex. : angiome caverneux. V. *corps caverneux.*

**cavernule** f. *(angl.* ***cavernula****)*. Petite excavation ulcéreuse dans un organe. (a. **cavernuleux, euse**)

**cavitaire** a. *(angl.* ***cavitary****)*. Qui se rapporte à une cavité, ou qui se caractérise par la présence de cavités, en général d'origine pathologique.

**cavité** f. *(angl.* ***cavity****)*. 1) Espace creux, partiellement ou entièrement fermé, délimité par une structure anatomique ou par un ensemble de structures. Il peut être vide, ou, le plus souvent, occupé par d'autres structures ou organes. 2) Excavation dans un organe due à un processus pathologique.

**cavité abdominale**. V. *abdomen.*

**cavité amniotique** *(angl.* ***amniotic cavity****)*. Cavité que circonscrit l'*amnios.*

**cavité buccale**. V. *bouche.*

**cavité cotyloïde** *(angl.* ***cotyloid cavity****)*. Cavité de l'os iliaque dans laquelle vient s'articuler la tête du fémur. Syn. : *acétabulum, cotyle.*

**cavité glénoïde**. Syn. de *glène.*

**cavité médullaire**. Syn. de *canal médullaire.*

**cavité** (ou **excavation**) **pelvienne**. *(angl.* ***pelvic cavity****)*. Cavité circonscrite par le petit bassin et ses parties molles.

**cavité péricardique** *(angl.* ***pericardial cavity****)*. Cavité virtuelle comprise entre les deux feuillets du péricarde.

**cavité péritonéale** *(angl.* ***peritoneal cavity****)*. Cavité virtuelle comprise entre les deux feuillets, pariétal et viscéral, du péritoine, qui peut devenir réelle en cas d'épanchement. V. *ascite.*

**cavité pleurale** *(angl.* ***pleural cavity****)*. Cavité virtuelle comprise entre les deux feuillets de la plèvre, qui peut devenir réelle en cas d'épanchement. V. *pleurésie.*

**cavité thoracique** *(angl.* ***thoracic cavity****)*. Espace compris à l'intérieur du thorax, limité en bas par le diaphragme.

**cavité tympanique**. Syn. de *caisse du tympan.*

**cavité vestibulaire**. Syn. de *vestibule de la bouche.*

**cavographie** f. *(angl.* ***cavography****)*. Radiographie d'une veine cave rendue visible par l'injection d'un liquide opaque aux rayons X. Syn. : *phlébocavographie.*

**cavum** m. *(angl.* ***cavum****)*. 1) En anatomie, nom donné à certaines cavités. 2) Syn. de *rhinopharynx.*

**cc** Symbole du *centimètre cube.*

**CCMH**. Abrév. de *concentration corpusculaire moyenne en hémoglobine*. V. *hémoglobine.*

**Cd** Symbole chimique du *cadmium.*

**cd** Symbole de la *candela.*

**cécité** f. *(angl.* ***blindness****)*. État d'une personne privée de la vue.

**cécité verbale**. Syn. d'*alexie.*

**ceinture pelvienne** *(angl.* ***pelvic girdle****)*. Ensemble osseux formé par les deux os iliaques, qui relient les membres inférieurs au tronc par l'intermédiaire du sacrum.

**ceinture scapulaire** *(angl.* ***shoulder girdle****)*. Ensemble osseux formé par les deux clavicules et les deux omoplates, qui relie les membres supérieurs au tronc par l'intermédiaire du sternum.

**-cèle** Suffixe d'origine grecque qui désigne : 1) une dilatation localisée, souvent due à une accumulation de liquide. Ex. : épiplocèle, hydrocèle, mucocèle, etc.; 2) un prolapsus ou une hernie. Ex. : colpocèle, rectocèle.

**cellulaire** a. *(angl.* ***cellular****).* Qui se rapporte à la cellule, lui appartient (ex. : membrane cellulaire); qui est constitué par des cellules (ex. : nævus cellulaire).

**cellule** f. *(angl.* ***cell****).* Unité morphologique et fonctionnelle des tissus vivants. C'est la plus petite portion individualisée de matière où puissent se manifester les phénomènes de la vie. Toute cellule provient d'une cellule préexistante et comporte un ou plusieurs noyaux entourés d'un cytoplasme limité par une membrane. Un être vivant peut être constitué d'une seule cellule *(unicellulaire)* ou d'un nombre considérable de cellules *(pluricellulaire).* V. *cyt-, -cyte.*

**cellule A**. Cellule alpha. V. *Langerhans (îlots de).*

**cellule APUD** *(angl.* ***APUD cell****).* Toute cellule endocrine originaire de la crête neurale, située dans le tractus gastro-intestinal, le pancréas ou la glande thyroïde, constituent un véritable système (système APUD) capable de stopper une ou plusieurs amines ou d'en capter les précurseurs, de les décarboxyler et d'élaborer des hormones polypeptidiques. Ling. : APUD, sigle anglais d'***a****mine* ***p****recursor* ***u****ptake and* ***d****ecarboxylation.*

**cellule B**. Cellule bêta. V. *Langerhans (îlots de).*

**cellule cible** *(angl.* ***target cell****).* Globule rouge aplati caractérisé par une disposition en cocarde de l'hémoglobine qui lui donne un aspect de cible. Les cellules-cibles sont fréquentes dans la thalassémie; on les trouve aussi dans les anémies hypochromes, les affections hépatiques ou chez le patient splénectomisé.

**cellule hépatique**. Syn. d'*hépatocyte.*

**cellule immunocompétente** *(angl.* ***immunocompetent cell****).* Cellule capable de réagir à tout contact avec un immunogène quelconque, en manifestant sa capacité de réponse immunitaire.

**cellule LE** *(angl.* ***LE cell****).* Forme particulière de leucocyte ou de monocyte, renfermant une grosse inclusion basophile pâle et un noyau périphérique altéré, identifiée par Hargraves dans le sang et les frottis de moelle des malades atteints de *lupus érythémateux aigu disséminé.* La formation des cellules LE est due à la présence dans le sang des malades d'un autoanticorps qui attaque les noyaux cellulaires. V. *Haserick (test de).* Syn. : *cellule de Hargraves* (peu usité).

**cellules mastoïdiennes**. V. *mastoïde.*

**cellule nerveuse**. Syn. de *neurone.*

**cellule NK** *(angl.* ***NK cell****).* En immunologie, population de cellules d'aspect proche des lymphocytes, ne présentant pas sur leur membrane les marqueurs caractéristiques des lymphocytes. Elles sont spécialisées dans une activité cytotoxique, particulièrement ciblée sur les cellules tumorales et les cellules infectées par un virus. Ling. : NK, «*natural killer*». Syn. : *cellule nulle, cellule tueuse.*

**cellule nulle**. Syn. de *cellule NK.*

**cellules réticulaires** *(angl.* ***reticular cells****).* Cellules de grande taille, à noyau ovalaire spongieux et cytoplasme coloré en bleu gris, pourvues de prolongements qui s'unissent entre eux, en réseau (*réticulum*); on les trouve dans les organes hématopoïétiques; elles représentent les précurseurs des cellules sanguines ou des cellules conjonctives libres des tissus (histioblastes).

**cellule sexuelle**. Syn. de *gamète.*

**cellule tueuse**. Syn. de *cellule NK.*

**celluleux, euse** a. *(angl.* ***celled****).* Qui renferme des cavités en forme d'alvéoles. Ex. : espace celluleux.

**cellulite** f. *(angl.* ***cellulitis****).* Inflammation du tissu cellulaire, plus particulièrement du tissu cellulo-adipeux sous-cutané, se manifestant par un empâtement induré, parfois douloureux, qui atteint surtout les cuisses et les fesses chez la femme.

**cellulo-adipeux, euse** a. *(angl.* ***celluloadipic****).* Qui se rapporte au tissu conjonctif lâche et au pannicule adipeux se trouvant sous la peau.

**cellulose** f. *(angl.* ***cellulose****).* Constituant très répandu dans le règne végétal (90 % environ dans le bois, les écorces, le coton). Il est insoluble dans l'eau et les solvants organiques. Chez l'homme et la plupart des mammifères, la cellulose est très importante dans le transit intestinal. V. *fibres alimentaires.*

**Celsius (degré)** *(angl.* ***Celsius [degree]****).* Unité de mesure de la température dans le Système international d'unités (SI). Elle correspond à la centième partie de la différence entre la température de la glace fondante (à laquelle est attribué le degré 0) et celle de l'eau bouillante (à laquelle est attribué le degré 100), sous la pression atmosphérique normale. Symbole : °C. Syn. : *degré centigrade.* Ling. : Par décision de la Conférence générale des poids et mesures de 1948, le terme «degré Celsius» remplace le terme « degré centigrade ». (*Celsius* Anders, astronome suédois d'Uppsala, 1701-1744.)

**cément** m. *(angl.* ***cement****)*. Tissu minéralisé constituant le revêtement extérieur de la racine des dents.

**cémentoblastome bénin** *(angl.* ***cementoblastoma****)*. Néoformation odontogène bénigne caractérisée par le dépôt de couche de pseudocément, presque toujours localisée autour de la racine d'une prémolaire ou d'une molaire (généralement de la mâchoire inférieure).

**cémentome** m. *(angl.* ***cementoma****)*. Toute tumeur bénigne développée à partir du cément de la dent, ayant l'aspect d'une masse dure.

**cémentomes familiaux multiples**. Syn. de *cémentome géant.*

**cémentome géant** *(angl.* ***gigantiform cementoma****)*. Masse lobulée de cément dense, fortement calcifié, opaque aux rayons X, qui apparaît en plusieurs points des mâchoires. Ces masses sont quelquefois réparties plus ou moins symétriquement dans les mâchoires, ce qui suggère la possibilité d'une dysplasie. Le cémentome géant peut entraîner une hypertrophie de la mâchoire. Syn. : *cémentomes familiaux multiples.*

**cénesthésie** f. *(angl.* ***cenesthesia****)*. Impression générale d'aise ou de malaise, résultant d'un ensemble de sensations internes. (a. **cénesthésique**)

**cénestopathie** f. *(angl.* ***cenestopathy****)*. Sensation confuse de malaise ou de mal-être qui n'est pas attribuable à une région du corps en particulier.

**-centèse** Suffixe d'origine grecque signifiant *ponction, piqûre.*

**centésimal, ale, aux** a. *(angl.* ***centesimal****)*. Qui se rapporte à une division en cent parties.

**centi-** Préfixe servant à former le nom d'unités de mesure égales à un *centième* de l'unité de base. Symbole : c-.

**centigrade** m. *(angl.* ***centigrade****)*. Divisé en cent degrés; centième partie du grade. Symbole : cgr.

**centigrade (degré)**. Nom ancien du *degré Celsius*. V. *Celsius (degré).*

**centigramme** m. *(angl.* ***centigram****)*. Unité de masse égale à un centième de gramme. Symbole : cg.

**centilitre** m. *(angl.* ***centiliter****)*. Unité de capacité égale à un centième de litre. Symbole : cl.

**centimètre** m. *(angl.* ***centimeter****)*. Centième partie du mètre (cm); centimètre carré ($cm^2$) centimètre cube ($cm^3$) ou (cc). V. *millilitre.*

**centimolaire** a. *(angl.* ***centimolar****)*. Se dit d'une solution dont la concentration est égale au centième de celle de la solution molaire. Abrév. : 0,01 M ou M/100.

**centimorgan** m. *(angl.* ***centimorgan****)*. Unité couramment utilisée en génétique pour la mesure des distances. Elle correspond à un intervalle sur lequel le nombre moyen d'enjambements, par chromatide, qui se produisent pendant la méiose, est de 0,01. Symbole : cM.

**centre** m. *(angl.* ***centre****, amér.* ***center****)*. 1) Point médian d'une ligne ou d'un espace quelconque. 2) Région du système nerveux central exerçant une fonction particulière. 3) Région de l'organisme où commence un processus quelconque. Ex. : centre d'ossification. V. *périphérique*. (a. **central, ale, aux**)

**centride** m. *(angl.* ***centride****)*. Chacune de deux organelles du centrosome, de forme cylindrique et comprenant 9 triades de microtubules. Au moment de la division cellulaire, ils migrent aux deux pôles de la cellule pour organiser le fuseau achromatique.

**centrifugation** f. *(angl.* ***centrifugation****)*. Séparation, à l'aide de la force centrifuge produite par une rotation rapide, d'éléments de densités différentes (par ex. deux liquides, ou un solide et un liquide).

**centrifuge** a. *(angl.* ***centrifugal****)*. 1) Qui tend à éloigner ou à s'éloigner du centre. Ex. : force centrifuge, érythème centrifuge. 2) Se dit d'un influx nerveux moteur transmis d'un centre nerveux vers un organe périphérique. V. *efférent*. Ant. : *centripète.*

**centrifugeuse** f. *(angl.* ***centrifuge****)*. Appareil permettant de développer, grâce à un mouvement de rotation extrêmement rapide, une force centrifuge suffisante pour séparer deux produits inégalement denses. La rotation peut être produite à la main, par un courant d'eau, par un courant électrique ou par une turbine à air. Le dispositif assurant la rotation est appelé *centrifugeur.*

**centriole** m. *(angl.* ***centriole****)*. Chacune des deux organelles du *centrosome*, de forme cylindrique et comprenant 9 triades de microtubules. Au moment de la division cellulaire, ils migrent aux deux pôles de la cellule pour organiser le *fuseau achromatique.*

**centripète** a. *(angl.* ***centripetal****)*. 1) Qui tend à rapprocher ou à se rapprocher du centre. Ex. : force centripète. 2) Se dit de l'influx nerveux sensitif transmis de la périphérie vers un centre nerveux. V. *afférent*. Ant. : *centrifuge.*

**centromère** m. *(angl.* ***centromere****).* Portion plus ou moins centrale du chromosome par laquelle celui-ci se fixe au fuseau achromatique pendant la *mitose* ou la *méiose*. La position et le nombre des centromères permettent de différencier divers types de chromosomes.

**centrosome** m. *(angl.* ***centrosome****).* Petit corpuscule du cytoplasme situé près du noyau, jouant un rôle très important au cours de la division cellulaire.

**céphal-, céphalo-** Préfixe d'origine grecque indiquant une relation avec la tête.

**céphalée** (ou **céphalalgie**) f. *(angl.* ***cephalalgia****).* Mal de tête diffus ou localisé, qui peut s'exacerber sous l'effet d'influences extérieures (lumière, bruit, secousse) ou de causes internes (émotions, travail intellectuel). V. *migraine.* (a. **céphalalgique**)

**céphalhématome** m. *(angl.* ***cephalohematoma****).* Épanchement sanguin entre les os du crâne et leur périoste, chez le nouveau-né.

**céphaline** f. *(angl.* ***cephalin****).* Substance organique complexe (glycéride phosphaté), abondante dans le cerveau et le foie.

**céphalique** a. *(angl.* ***cephalic****).* Qui se rapporte à la tête, ou à la tête d'un os. Ex. : version céphalique (du fœtus), prothèse céphalique du fémur.

**céphalo-rachidien, ienne** a. *(angl.* ***cephalorachidian****).* Qui se rapporte à la tête (plus particulièrement à l'encéphale) et à la colonne vertébrale. V. *liquide céphalo-rachidien.*

**céphalotomie** f. V. *craniotomie.*

**cerclage** m. *(angl.* ***cerclage****).* 1) Procédé de réparation d'une fracture consistant à unir les fragments fracturés en les entourant de fils ou de lames métalliques. 2) Procédé de traitement de certains prolapsus ano-rectaux, par des points de suture sur tout le pourtour de la muqueuse, destinés à la redresser.

**cérébelleux, euse** a. *(angl.* ***cerebellar****).* Qui se rapporte au cervelet. Ex. : artères ou veines cérébelleuses, démarche cérébelleuse. V. *syndrome cérébelleux.*

**cérébellite** f. *(angl.* ***cerebellitis****).* Inflammation du cervelet, d'origine infectieuse ou de cause non élucidée, se traduisant par un syndrome cérébelleux.

**cérébello-rubrique** a. *(angl.* ***cerebellorubral****).* Qui se rapporte au cervelet et au noyau rouge. Se dit notamment du faisceau nerveux qui relie ces deux structures.

**cérébr-, cérébro-** Préfixe d'origine latine indiquant une relation avec le cerveau.

**cérébral, ale, aux** a. *(angl.* ***cerebral****).* Qui se rapporte au cerveau. Ex. : abcès cérébral, circonvolutions cérébrales. V. *encéphale.*

**cérébromalacie** f. *(angl.* ***cerebromalacia****).* Ramollissement de la substance cérébrale.

**cérébro-spinal, ale, aux** a. *(angl.* ***cerebrospinal****).* Qui se rapporte au cerveau et à la moelle épinière. Ex. : méningite cérébrospinale. V. *axe cérébro-spinal.*

C

**certificat final** *(angl.* ***final certificate****).* En France, certificat que le médecin traitant doit établir en double exemplaire lors de la guérison ou de la consolidation des conséquences d'un accident du travail [22].

**certificat initial** *(angl.* ***initial certificate****).* En France, certificat que le médecin traitant doit établir en double exemplaire lors d'un accident du travail ou de la constatation d'une maladie professionnelle [22].

**céruléoplasmine** f. *(angl.* ***ceruloplasmin****).* Protéine plasmatique (glycoprotéine), combinée au cuivre, et qui assure le transport de ce dernier. Son taux est augmenté dans les maladies du foie (*cirrhose*, *hépatite*) et diminué dans le *syndrome néphrotique* et dans la *maladie de Wilson.*

**cérumen** m. *(angl.* ***cerumen, earwax****).* Matière onctueuse, épaisse, jaunâtre, sécrétée par les glandes sébacées du conduit auditif externe. Son accumulation dans le conduit produit des bourdonnements et affaiblit l'ouïe. (a. **cérumineux, euse**)

**cerveau** m. *(angl.* ***brain****).* 1) L'encéphale dans sa totalité. 2) Dans un sens plus restreint, le *prosencéphale*. V. *cérébral.*

**cerveau antérieur**. Syn. de *prosencéphale.*

**cerveau intermédiaire**. Syn. de *diencéphale.*

**cerveau moyen**. Syn. de *mésencéphale.*

**cerveau postérieur**. Syn. de *rhombencéphale.*

**cerveau végétatif** (ou **viscéral**). Syn. d'*hypothalamus.*

**cervelet** m. *(angl.* ***cerebellum****).* Partie de l'encéphale située dans la fosse cérébrale postérieure, en arrière du bulbe rachidien et de la protubérance annulaire. Elle est constituée de trois portions : une médiane, le *vermis*, et deux latérales, les *hémisphères cérébelleux.* Le cervelet est relié au bulbe rachidien, à la protubérance et aux pédoncules cérébraux, par les pédoncules cérébelleux. Il contrôle l'équilibration, le tonus de posture et l'ensemble des mouvements automatiques. (a. **cérébelleux, euse**)

**cervic-, cervico-** Préfixe d'origine latine indiquant une relation avec le cou ou avec le col d'un organe.

**cervical, ale, aux** a. *(angl.* ***cervical****).* Qui se rapporte au cou (ex. : ganglions cervicaux), au col d'un organe, en particulier au col utérin (ex. : glaire cervicale, cavité cervicale), ou au collet d'une dent.

**cervicalgie** f. *(angl.* ***cervicalgia****).* Douleur dans la région du cou ou de la nuque.

**cervicarthrose** f. *(angl.* ***cervical spondylosis****).* Arthrose de la colonne cervicale. Les lésions siègent surtout sur les articulations intervertébrales antérieures, et comportent une discarthrose, presque toujours associée à une arthrose des articulations uncovertébrales *(uncarthrose)* avec présence d'ostéophytes.

**cervicite** f. *(angl.* ***cervicitis****).* Inflammation du col utérin.

**cervico-axillaire** a. *(angl.* ***cervicoaxillary****).* Qui se rapporte au cou et à l'aisselle.

**cervico-brachial, ale, aux** a. *(angl.* ***cervicobrachial****).* Qui se rapporte au cou et au bras. Ex. : paralysie cervico-brachiale.

**cervico-capital, ale, aux** a. *(angl.* ***cervicocapital****).* Qui se rapporte au col et à la tête d'un os. Ex. : ostéosynthèse cervico-capitale du fémur.

**cervico-diaphysaire** a. *(angl.* ***cervicodiaphysal****).* Qui se rapporte au col et à la diaphyse d'un os long. Ex. : angle cervico-diaphysaire du fémur.

**cervico-dorsal, ale, aux** a. *(angl.* ***cervicodorsal****).* Qui se rapporte au cou (ou à la nuque) et au dos. Ex. : colonne cervicodorsale.

**cervicolabial, ale, aux** a. *(angl.* ***labiocervical, cervicolabial****).* Qui se rapporte à la face du collet d'une incisive ou d'une canine située du côté des lèvres.

**cervicolingual, ale, aux** a. *(angl.* ***linguocervical, cervicolingual****).* Qui se rapporte à la face du collet d'une dent située du côté de la langue.

**cervico-occipital, ale, aux** a. *(angl.* ***cervicooccipital****).* Qui se rapporte à la nuque et à l'occiput. Ex. : névralgie cervico-occipitale.

**cervicopexie** f. *(angl.* ***cervicopexy****).* Fixation chirurgicale du col utérin. Syn. : *trachélopexie.*

**cervico-thoracique** a. *(angl.* ***cervicothoracic****).* Qui se rapporte au cou et au thorax. Ex. : ganglions cervico-thoraciques.

**cervicotomie** f. *(angl.* ***cervicotomy****).* 1) Incision pratiquée au niveau du cou. 2) Incision du col utérin.

**cervico-vaginal, ale, aux** a. *(angl.* ***cervicovaginal****).* Qui se rapporte au col de l'utérus et au vagin. Ex. : fistule cervico-vaginale.

**cervico-vaginite** f. *(angl.* ***cervicovaginitis****).* Inflammation du col utérin et de la muqueuse vaginale.

**cervicovestibulaire** a. *(angl.* ***cervicovestibular****).* Qui se rapporte à la face du collet d'une molaire ou d'une prémolaire située du côté du vestibule de la bouche.

**césarienne** f. (ou **opération césarienne**) *(angl.* ***cesarean section****).* Opération consistant à inciser l'utérus gravide, par voie abdominale, pour extraire artificiellement le fœtus et le placenta. Elle peut être *corporéale* ou *segmentaire* (incision du segment inférieur de l'utérus), cette dernière modalité étant de beaucoup la plus fréquente. Ling. : « Césarienne » vient du latin *caesar* (du verbe *caedere,* inciser), enfant *« mis au monde par incision »,* tel le personnage historique de César. Autrefois, on ne pratiquait cette intervention que sur des femmes mortes. C'est Ambroise Paré (1509-1590) qui fit entrer ce mot dans la langue française ; en 1581, Rousset émit l'idée que l'opération pourrait être tentée sur une femme vivante.

**Cestodes** m. pl. *(angl.* ***Cestoda****).* Ordre, de la classe des Plathelminthes, de vers plats, de forme rubanée, segmentés à l'état adulte, dépourvus de tube digestif et munis d'organes de fixation (ventouses et crochets) au niveau de l'extrémité céphalique *(scolex).* À l'état adulte, ils sont parasites du tube digestif ; à l'état larvaire, ils se fixent dans les viscères. Chaque segment ou anneau est hermaphrodite, renfermant les organes génitaux des deux sexes. Les anneaux sont éliminés par les matières fécales. Les genres parasites pour l'homme sont *Taenia* et *Diphyllobothrium.*

**cestodose** f. *(angl.* ***cestodiasis****).* Toute infestation par des *Cestodes.* V. *ecchinococcose.*

**cétoacidose** f. Syn. d'*acidocétose.*

**cétogène** a. et m. *(angl.* ***ketogenic****).* Se dit de toute substance susceptible de donner des corps cétoniques, en particulier chez l'homme diabétique en acidose. Certains acides aminés (leucine, phénylalanine, tyrosine) et les acides gras sont cétogènes.

**cétogenèse** f. *(angl.* ***ketogenesis****).* Ensemble de processus conduisant à la synthèse, dans le foie, de l'acétone et de ses précurseurs, les acides acétylacétique et bêta-hydroxybutyrique. La formation des corps cétoniques est suivie de leur passage dans le sang et de leur utilisation périphérique. Leur surproduction, observée au cours du jeûne glucidique et du diabète, entraîne une augmentation de leur taux dans le sang (*cétonémie*) et leur élimination par les urines (*cétonurie*).

**cétolyse** f. *(angl.* ***ketolysis****).* Destruction des corps cétoniques dans les tissus organiques.

**cétolytique** a. *(angl.* ***ketolytic****).* 1) Qui détruit les corps cétoniques. 2) Qui se rapporte à la cétolyse.

**cétone** f. *(angl.* ***ketone****).* Tout dérivé organique de formule générale R-CO-R' (R et R' étant deux radicaux organiques quelconques). L'*acétone* est la plus simple des cétones.

**cétonémie** f. *(angl.* ***ketonemia****).* Taux dans le sang des corps cétoniques (acide acétylacétique, acide bêta-hydroxybutyrique et acétone). Normalement de 15 à 20 mg par litre, il est plus élevé à jeun et s'élève dans tous les cas où la combustion des lipides augmente par suite d'une utilisation insuffisante des glucides (diabète, jeûne, suppression totale de glucides alimentaires) *(hypercétonémie).* On constate une légère élévation de la cétonémie au cours de la grossesse, dans les affections hépatiques, l'hyperthyroïdisme, le séjour aux hautes altitudes. Elle est plus importante dans l'éclampsie et dans les vomissements incoercibles de la grossesse et peut atteindre plusieurs grammes par litre dans le diabète grave. Les malades cétonémiques ont une haleine caractéristique. Syn. : *acétonémie* (en langage clinique courant). (a. **cétonémique**)

**cétonique** a. *(angl.* ***ketonic****).* Qui se rapporte à la fonction cétone, qui contient une cétone ou en possède les propriétés. Syn. : *acétonique.* V. *corps cétoniques.*

**cétonurie** f. *(angl.* ***ketonuria****).* Élimination de corps cétoniques dans les urines, ne dépassant pas normalement 1 mg par 24 heures; elle est accrue dans les états où la cétonémie augmente (notamment dans le diabète). Syn. : *acétonurie.* (a. **cétonurique**)

**cétose** f. *(angl.* ***ketosis****).* Accumulation dans l'organisme de corps cétoniques se traduisant par une augmentation de la *cétonémie.*

**cétose** m. *(angl.* ***ketose****).* Tout sucre dont la fonction réductrice est portée par le carbone 2. Les cétoses sont très répandus dans la nature, soit comme sucre de réserve (fructose et dérivés), soit comme produit du métabolisme intermédiaire. (a. **cétosique**)

**cétostéroïde** m. *(angl.* ***ketosteroid****).* Tout stéroïde possédant une fonction cétonique (par ex. en position 17 ou en position 20).

**17-cétostéroïde** m. *(angl.* ***17-ketosteroid****).* Chacun des stéroïdes possédant une fonction cétonique en position 17. À ce groupe appartiennent des androgènes surrénaliens, des androgènes testiculaires et les métabolites de ces hormones. Ces différents stéroïdes sont caractérisés par la réaction de Zimmermann (coloration pourpre en présence de métadinitrobenzène) et peuvent être dosés dans le sang et dans l'urine, globalement ou après séparation chromatographique. Cette dernière méthode a l'avantage de distinguer les stéroïdes d'origine surrénalienne de ceux qui sont d'origine testiculaire. Taux normal dans le plasma sanguin : 40 à 130 g chez l'homme, à 100 g chez la femme; dans l'urine : 10 à 18 mg/24 h chez l'homme, 6 à 12 mg/24 h chez la femme. Le taux des 17-cétostéroïdes augmente dans le *syndrome de Cushing*, les tumeurs virilisantes des surrénales; il diminue en cas d'insuffisance surrénale et des glandes génitales (*hypogonadisme*). Abrév. : 17-CS.

**cétosurie** f. *(angl.* ***ketosuria****).* Présence de cétoses dans l'urine.

**CF** En électrocardiographie, symbole d'une dérivation unipolaire précordiale, l'électrode indifférente étant placée sur la jambe gauche (de l'anglais *chest-foot).*

**cg** Symbole du *centigramme.*

**CGMH**. Abrév. de *concentration globulaire moyenne en hémoglobine.* V. *hémoglobine (concentration corpusculaire moyenne en).*

**cgr** Symbole du *centigrade.*

**CGS**. V. *système CGS.*

**CH**. Abrév. de *concentration de l'hémoglobine.*

**Chagas** (**maladie de**). Syn. de *trypanosomiase américaine.*

**chaîne** f. *(angl.* ***chain****).* 1) Succession d'événements liés les uns aux autres (par ex. : chaîne de désintégration nucléaire), d'objets (quelle que soit leur nature), ayant une relation les uns avec les autres, ou d'éléments anatomiques semblables (par ex. : chaîne ganglionnaire). V. *caténaire.* 2) Cellules unies bout à bout (particulièrement certains micro-organismes tels que les streptocoques). 3) *Chaîne carbonée :* série d'atomes de carbone liés entre eux par leurs valences dans la molécule des composés organiques. Cette chaîne peut être fermée (cyclique) ou ouverte (linéaire, ramifiée).

**chaîne sympathique latérovertébrale**. V. *sympathique.*

**chair** f. *(angl.* ***flesh****).* Les tissus mous (en particulier les muscles) du corps de l'homme et de l'animal, par opposition au squelette, dur et rigide. V. *charnu, sarco-.*

**chair de poule** *(angl.* ***goose flesh****).* État particulier de la peau à la suite de l'érection passagère des follicules pileux due à la contraction de leurs fibres musculaires lisses sous l'effet d'un état émotif ou du froid *(réflexe pilomoteur).* Syn. : *réaction ansérine.*

**chalazion** m. *(angl.* ***chalazion****).* Petite tumeur indolore, dure, du bord des paupières, due à l'inflammation chronique d'une glande sébacée palpébrale.

**chalicose** f. Syn. de *silicose.*

**chambre** f. *(angl.* ***chamber****).* En anatomie, espace fermé ou cavité. V. *camérulaire.*

**chambre antérieure de l'œil** *(angl.* ***anterior chamber of eye****).* Espace compris entre l'iris et la cornée, rempli par l'humeur aqueuse et communiquant avec la chambre postérieure par l'intermédiaire de la pupille.

**chambre postérieure de l'œil** *(angl.* ***posterieur chamber of eye****).* Espace compris entre l'iris et le cristallin, et rempli par l'humeur aqueuse.

**champ** m. *(angl.* ***field****).* 1) Espace, surface ou région délimités. 2) En anatomie, syn. d'*aire.*

**champ de conscience** *(angl.* ***field of consciousness****).* En psychologie, espace et laps de temps perçus par un individu « ici et maintenant ».

**champ opératoire** *(angl.* ***operative field****).* 1) Partie du corps qui reste exposée pour que l'opérateur atteigne l'organe visé. 2) (Au pluriel) Linges stériles qui servent à border, isoler et protéger la partie du corps où sera pratiquée l'opération.

**champ visuel** *(angl.* ***visual field****).* Étendue de l'espace qu'embrasse le regard, l'œil restant immobile. Abrév. : CV (2).

**chancre** m. *(angl.* ***chancre****).* Ulcération cutanée ou muqueuse marquant le point d'entrée dans l'organisme de certains agents infectieux, en particulier les ulcérations d'origine vénérienne (ex. : chancre syphilitique) ou l'ulcération tuberculeuse de la primo-infection (chancre tuberculeux).

**chancre mou** (ou **chancrelle** f.) *(angl.* ***chancroid****).* Maladie sexuellement transmissible due au bacille de Ducrey *(Haemophilus ducreyi).* Elle se caractérise par une ulcération profonde, unique ou multiple, remplie d'un enduit jaunâtre, le plus souvent douloureuse, siégeant habituellement sur le fourreau de la verge chez l'homme, aux grandes lèvres chez la femme. Elle peut se compliquer d'un engorgement douloureux des ganglions de l'aine évoluant vers la suppuration. Syn. : *chancroïde.*

**chancrelleux, euse** a. *(angl.* ***chancroidal****).* Qui se rapporte au chancre mou ou qui lui est dû.

**chancreux, euse** a. *(angl.* ***chancrous****).* De la nature du chancre, qui est atteint d'un chancre.

**chancroïde** m. Syn. de *chancre mou.*

**chanvre** m. V. *cannabis.*

**charbon** m. *(angl.* ***anthrax****).* Maladie infectieuse contagieuse commune à l'homme et au bétail, due à la bactéridie charbonneuse *(Bacillus anthracis),* dont les spores, très résistantes, contaminent le sol et divers produits d'origine animale. On distingue une forme externe, par pénétration des bacilles au niveau d'une blessure *(pustule maligne)* et une forme interne *(charbon gastro-intestinal* ou *charbon pulmonaire).* Le charbon est devenu une maladie rare grâce aux mesures sanitaires protégeant les sujets exposés à l'infection et grâce à la vaccination du bétail. Le traitement par les antibiotiques, associé parfois à la sérothérapie, a réduit considérablement la mortalité. (a. **charbonneux, euse**)

**Charcot (maladie de**). Syn. de *sclérose latérale amyotrophique.*

**Charcot-Marie-Tooth (amyotrophie péronière** ou **maladie de**) *(angl.* ***Charcot-Marie-Tooth disease, peroneal muscular atrophy****).* Forme d'atrophie musculaire héréditaire consécutive à une lésion dégénérative primitive des nerfs péroniers, qui débute dans l'enfance ou chez l'adulte jeune par les petits muscles des pieds (pied creux puis pied varus équin). L'atrophie gagne ensuite la loge antéro-externe des jambes, entraînant un steppage bilatéral (marche en « roi de comédie »), la face interne des cuisses et, plus tardivement, les membres supérieurs. (*Charcot* Jean Martin, neurologue français, 1848-1911 ; *Marie* Pierre, neurologue français, 1853-1940; *Tooth* Howard Henry, neurologue anglais, 1856-1925.)

**charge virale**. Quantité de virus dans le sang. L'évaluation de la charge virale est très importante dans les infections à HIV pour apprécier l'efficacité du traitement entrepris.

**Charnley (opération de)** *(angl. 1)* ***Charnley's operation****, 2)* ***Charnley's hip arthroplasty****).* 1) Technique d'arthrodèse tibio-tarsienne ou du genou utilisant un étrier compresseur. 2) Technique d'arthroplastie de la hanche, utilisant une prothèse en acier remplaçant la tête fémorale excisée et une prothèse cotyloïdienne en matière plastique. (*Charnley* Sir John, chirurgien anglais, 1911-1982.)

**charnu, ue** a. *(angl.* ***fleshy****).* Qui est formé de chair.

**chaudepisse** f. *(angl.* ***chaude-pisse****).* Syn. populaire de *blennorragie.*

**Chauffard (syndrome de)** *(angl.* ***Chauffard's syndrome, Chauffard-Still syndrome****).* Polyarthrite avec splénomégalie et lymphadénopathie chez les personnes atteintes de tuberculose non humaine. V. aussi *Minkowski-Chauffard* *(maladie de)*. (*Chauffard* Anatole Marie Émile, médecin français, 1855-1932.)

**Chaussé (incidences de)** *(angl.* ***Chaussé's views****)*. Incidences (II, III, IV) utilisées en radiologie pour mettre en évidence le rocher (oreille moyenne, oreille interne). L'incidence I n'a pas acquis droit de cité. (*Chaussé,* radiologue français du XX^e^ siècle.)

**check-up** m. Terme anglais employé souvent mais à tort, en langage médical, comme synonyme de *bilan de santé* ou d'*examen de santé.*

**chef (d'un muscle)** *(angl.* ***head of a muscle****)*. Chacun des corps musculaires qui peuvent constituer un muscle. Indépendants sur une grande partie de leur trajet, ils se réunissent et se fixent sur un tendon commun à leur insertion distale. Le biceps brachial a deux chefs, l'un d'origine coracoïdienne, l'autre d'origine humérale. Il existe des muscles à trois chefs (triceps) et des muscles à quatre chefs (quadriceps).

**chéil-, chéilo-** Préfixe d'origine grecque indiquant une relation avec les lèvres. On dit aussi *chilo-.*

**chéilite** f. *(angl.* ***cheilitis****)*. Inflammation des lèvres.

**chéiloplastie** f. *(angl.* ***cheiloplasty****)*. Restauration plastique des lèvres, soit après un accident, soit pour corriger leur malformation.

**chéilorraphie** (ou **chilorraphie**) f. *(angl.* ***cheilorrhaphy****)*. Suture d'une lèvre.

**chéiloschisis** m. *(angl.* ***cheiloschisis****)*. Bec-de-lièvre comportant une fissure médiane des lèvres.

**chéilo-stomatoplastie** f. *(angl.* ***cheilostomatoplasty****)*. Toute intervention de chirurgie plastique portant sur les lèvres et la bouche.

**chéiro-** V. *chiro-.*

**chélateur** m. *(angl.* ***chelate****)*. Toute substance capable de fixer des ions métalliques en formant avec eux un complexe soluble et non toxique. On utilise certaines de ces substances dans le traitement des intoxications par les métaux.

**chéloïde** f. *(angl.* ***keloid****)*. Bourrelet dur de la peau, parfois ramifié et en forme de pattes d'écrevisse, constitué au niveau d'une cicatrice, d'une brûlure, ou même d'un traumatisme léger, chez les sujets qui y sont prédisposés, ou, plus rarement, d'apparition spontanée. L'excision d'une chéloïde peut être suivie de récidive. (a. **chéloïdien, ienne**)

**chémo-** V. *chimio-.*

**chémorécepteur** m. Chimiorécepteur.

**chémosensible** a. Chimiosensible.

**chémosis** m. *(angl.* ***chemosis****)*. Infiltration œdémateuse de la conjonctive, le plus souvent d'origine inflammatoire, formant un bourrelet rougeâtre autour de la cornée. Elle se rencontre dans certaines affections oculaires aiguës. (a. **chémotique**)

**chétif, ive** a. *(angl.* ***weakly****)*. Se dit d'une personne de faible constitution, particulièrement d'un enfant malingre, dont l'état général est insuffisant.

**chétivisme** m. *(angl.* ***hypophysial dwarfism****)*. Type d'infantilisme comportant un retard de croissance global.

**chevauchement** m. *(angl.* ***overriding****)*. Déplacement et superposition des fragments d'un os fracturé.

**cheville** f. *(angl.* ***ankle****)*. Partie inférieure de la jambe, comprenant deux saillies, l'une interne (malléole interne du tibia) l'autre externe (malléole externe du péroné).

**Cheyne-Stokes (dyspnée de)** *(angl.* ***Cheyne-Stokes respiration****)*. Dyspnée cyclique comprenant trois phases : accélération, puis ralentissement du rythme respiratoire suivi d'une pause respiratoire. Elle traduit une insuffisance d'oxygénation au niveau du centre respiratoire. (*Cheyne* John, médecin écossais, 1777-1836; *Stokes* William, médecin irlandais, 1804-1878.)

**chiasma** m. *(angl.* ***chiasma****)*. Structure anatomique formée par l'entrecroisement d'éléments axoniques ou fibreux. (a. **chiasmatique**)

**chiasma optique** *(angl.* ***optic chiasma****)*. Zone de substance blanche du cerveau située au-dessus de la selle turcique, où les deux bandelettes optiques s'accolent et paraissent se souder pour se séparer à nouveau, en s'entrecroisant partiellement, et pour former les nerfs optiques.

**chicot** m. V. *moignon* (2).

**chikungunya** *(angl.* ***chikungunya****)*. Fièvre d'Afrique orientale et méridionale causée par le *virus chikungunya.* S'y associent des céphalées, des arthralgies et myalgies, un exanthème maculo-papulaire ou morbilliforme; la guérison survient en général assez rapidement et spontanément. Le diagnostic est virologique (isolement du virus) ou immunologique (test d'inhibition de l'hémagglutination). Syn. : *fièvre à chikungunya.* Ling. : *chikungunya,* mot tanzanien signifiant « maladie qui tord les articulations ».

**chilo**. V. *chéilo-.*

**chilorraphie** f. Chéilorraphie.

**chimérisme** m. *(angl.* ***chimerism****)*. État d'un individu hermaphrodite (possédant des cellules masculines et des cellules féminines).

C

**chimie** f. *(angl. **chemistry**).* 1) Science qui traite de la composition et de la structure intimes de la matière, ainsi que des réactions qui se produisent entre éléments ou molécules, soit spontanément, soit sous l'effet d'agents physiques. 2) Ensemble des propriétés chimiques d'un corps simple ou de composés organiques ou minéraux. Ex. : chimie du fluor, chimie du sang. (a. **chimique**)

**chimie biologique**. Syn. de *biochimie.*

**chimio-** Préfixe d'origine grecque indiquant une relation avec la chimie ou avec des substances chimiques. On dit parfois aussi *chémo-.*

**chimioprophylaxie** f. *(angl. **chemoprophylaxis**).* V. *prophylaxie.*

**chimiorécepteur** (ou **chémorécepteur**) m. *(angl. **chemoreceptor**).* Organe ou région du corps sensible aux excitants chimiques capables de déclencher diverses réactions physiologiques dans l'organisme.

**chimiorésistant**, **ante** a. *(angl. **chemoresistant**).* Qui n'est pas modifié par une substance chimique.

**chimiosensible** (ou **chémosensible**) a. *(angl. **chemosensitive**).* Qui réagit à un stimulus chimique ou à une modification chimique du milieu.

**chimiotaxie** f. *(angl. **chemotaxis**).* Réaction de mouvement orienté et obligatoire d'organismes mobiles, déclenchée et entretenue par une substance chimique, s'effectuant soit dans sa direction *(chimiotaxie positive),* soit dans la direction opposée *(chimiotaxie négative).*

**chimiothérapie** f. *(angl. **chemotherapy**).* Administration d'un produit chimique afin de guérir une maladie ou d'enrayer sa progression. (a. **chimiothérapique** ou **chimiothérapeutique**)

**chimisme** m. *(angl. **chemism**).* 1) Relation, activité ou propriété chimique. 2) Ensemble des phénomènes régis par des lois chimiques.

**chimisme gastrique** *(angl. **gastric chemism**).* Activité du suc gastrique étudiée au cours de certaines épreuves (épreuve à l'histamine, etc.).

**chir-, chiro-** Préfixe d'origine grecque indiquant une relation avec la main. On dit aussi *chéiro-.*

**chiromégalie** (ou **chéiromégalie**) f. *(angl. **cheiromegaly**).* Hypertrophie, surtout en largeur, d'une ou des deux mains.

**chiropracteur** m. *(angl. **chiropractor**).* Personne qui exerce la chiropractie. Syn. : *chiropractor* (terme anglais déconseillé), *chiropraticien* (utilisé surtout en Suisse romande).

**chiropractie** f. *(angl. **chiropractic**).* Méthode thérapeutique consistant à effectuer diverses manipulations et d'autres traitements mécaniques sur certaines parties du corps, principalement la colonne vertébrale *(vertébrothérapie).* Elle est appelée parfois *chiropratique* (notamment en Suisse romande), ou *chiropraxie.* V. *ostéopathie* (2).

**chiropratique** f. V. *chiropractie.*

**chiropraxie** f. V. *chiropractie.*

**chirurgie** f. *(angl. **surgery**).* Partie de la thérapeutique qui comporte une intervention manuelle, sous forme d'interventions sanglantes ou de manœuvres externes. Traditionnellement, la *petite chirurgie* désigne les opérations simples : bandages et plâtres, ponctions, sondages, prélèvements, petites incisions, etc. On distingue diverses spécialités, selon les organes ou appareils intéressés. Chaque spécialité est reconnue en France par un diplôme d'études spécialisées : chirurgie générale, chirurgie infantile, chirurgie maxillo-faciale et stomatologie, chirurgie orthopédique et traumatologie, chirurgie vasculaire, chirurgie thoracique et cardiovasculaire, chirurgie urologique, chirurgie plastique reconstructrice et esthétique, chirurgie viscérale. V. *opération.* (a. **chirurgical**, **ale**, **aux**).

**chirurgie extracorporelle**. V. *ex situ.*

**chirurgie plastique** (ou **réparatrice**) *(angl. **plastic surgery**).* Partie de la chirurgie comprenant les opérations destinées à corriger une anomalie congénitale ou acquise, à combler une perte de substance (le plus souvent au moyen d'une greffe), de façon à rétablir une forme et une fonction proches de la normale.

**chirurgien** m. *(angl. **surgeon**).* Spécialiste qui pratique la chirurgie.

**CHIT**. Abrév. de *Classification histologique internationale des tumeurs.* V. *TNM (classification).*

**chitine** f. *(angl. **chitin**).* Polysaccharide de structure semblable à celle de la cellulose qui constitue la cuticule des insectes et des crustacés. (a. **chitineux**, **euse**)

**Chlamydia**. Genre de micro-organismes de forme sphérique, gram-négatifs, proches à la fois des bactéries (synthèse d'ADN et d'ARN) et des virus (développement à l'intérieur des cellules, culture uniquement sur tissus vivants). Plusieurs espèces de ce genre sont pathogènes chez divers animaux et chez l'homme : *Chlamydia psittaci* (ornithose, psittacose), *Chlamydia trachomatis* (granulome vénérien et trachome). Syn. : *Miyagawanella* (abandonné).

**chlamydiase** (ou **chlamydiose**) f. *(angl. **chlamydiosis**).* Toute infection par des micro-organismes du genre *Chlamydia :* trachome, ornithose, infections génito-urinaires.

**chloasma** m. *(angl.* ***melasma, mask of pregnancy, chloasma****)*. Taches pigmentaires à contour irrégulier, que l'on observe sur le visage au cours de certaines maladies, et surtout au cours de la grossesse. C'est le masque des femmes enceintes ou *masque de grossesse*.

**chlor-, chloro-** 1) Préfixe d'origine grecque signifiant *vert*. 2) En chimie, préfixe indiquant la substitution d'un atome de chlore à un atome d'hydrogène.

**chloramphénicol** m. *(angl.* ***chloramphenicol****)*. (DCI). Antibiotique obtenu par culture de *Streptomyces venezuelae,* et actuellement préparé par synthèse. C'est un bactériostatique à large spectre, actif contre les cocci et les bacilles gram-positifs et gram-négatifs, les rickettsies, les gros virus. Il est bien résorbé dans le tube digestif, mais son élimination est rapide, sa diffusion est excellente dans tous les tissus, en particulier dans le liquide céphalo-rachidien. Il est employé surtout dans le traitement des rickettsioses et des infections à *Salmonella* (typhoïde), à *Shigella* (dysenterie) et à colibacilles.

**chloration** f. *(angl.* ***chlorination****)*. Procédé de purification de l'eau destinée à la consommation, consistant à y introduire en petite quantité du chlore à l'état libre.

**chlore** m. *(angl.* ***chlorine****)*. Corps simple halogène. À l'état pur, il se présente sous forme d'un gaz jaune verdâtre, plus lourd que l'air, d'odeur suffocante. Il est fortement oxydant et possède des propriétés désinfectantes et antiseptiques. Il entre dans la composition d'un grand nombre de sels, dont le plus connu est le chlorure de sodium (sel de cuisine). Symbole : Cl. (a. **chlorique**)

**chloré, ée** a. *(angl.* ***chlorinated****)*. Qui contient du chlore.

**chlore radioactif** *(angl.* ***radioactive chlorine****)*. Chacun des deux radio-isotopes du chlore : le chlore-36 ($^{36}Cl$) et le chlore-38 ($^{38}Cl$). Ils sont utilisés dans certaines études physiologiques : métabolisme minéral, transport des ions à travers les membranes.

**chlorémie** f. *(angl.* ***chloremia****)*. Teneur du sang en chlore. Son taux normal dans le sérum sanguin est de 3,6 g par litre (107 mEq/litre). V. *chlorurémie*.

**chlorer** v. *(angl.* ***chlorinate****)*. Traiter par le chlore, notamment en parlant de l'eau destinée à la consommation.

**chlorhydrate** m. *(angl.* ***hydrochlorate****)*. Sel de l'acide chlorhydrique et d'une base azotée. Ex. : chlorhydrate de morphine, chlorhydrate de cocaïne.

**chlorhydrie** f. *(angl.* ***chlorhydria****)*. Dans l'analyse chimique du suc gastrique, somme de l'acide chlorhydrique libre provenant de la muqueuse de l'estomac et du chlore incorporé aux aliments (repas d'épreuve).

**chlorique** a. *(angl.* ***chloric****)*. Qui se rapporte au chlore.

**chloroforme** m. *(angl.* ***chloroform****)*. Liquide incolore, d'odeur caractéristique. C'est un anesthésique général et un dissolvant. (a. **chloroformique**)

**chloroformé, ée** a. *(angl.* ***chloroformized****)*. Qui contient du chloroforme. Ex. : eau chloroformée.

**chloropénie** f. *(angl.* ***chloropenia****)*. Diminution de la quantité des chlorures contenus dans les liquides de l'organisme, en particulier dans le sang *(hypochlorémie)* et dans le liquide céphalo-rachidien.

**chlorophylle** f. *(angl.* ***chlorophyll****)*. Pigment respiratoire vert caractéristique des végétaux, qui se trouve surtout dans les feuilles; sa structure est proche de celle de l'hémoglobine (présence de magnésium à la place du fer de celle-ci). (a. **chlorophyllien, ienne**)

**chlortétracycline** f. *(angl.* ***chlortetracycline****)*. (DCI). Antibiotique isolé des cultures de *Streptomyces aureofaciens*, à large spectre d'action (cocci et bacilles gram-positifs et gram-négatifs, rickettsies, gros virus, protozoaires, spirochètes), administré par la bouche. Il peut provoquer des troubles digestifs par modification de la flore intestinale avec prédominance de levures. (V. *candidose*).

**chloruration** f. *(angl.* ***chlorination****)*. Administration par voie orale d'une quantité déterminée de chlorure de sodium en vue de combattre l'hypochlorurémie ou de pratiquer l'épreuve de la chlorurie alimentaire.

**chlorure** m. *(angl.* ***chloride****)*. Nom générique des combinaisons du chlore avec les corps simples, des sels de l'acide chlorhydrique et des dérivés chlorés de certains acides organiques.

**chloruré, ée** a. *(angl.* ***chlorinated****)*. Qui contient du chlore ou un chlorure (notamment le chlorure de sodium). Ex. : rétention chlorurée.

**chlorurémie** f. *(angl.* ***chloruremia****)*. Présence normale de chlorures dans le sang. V. *chlorémie*.

**chlorurie** f. *(angl.* ***chloruria****)*. Présence de chlorures dans les urines. Variant avec un grand nombre de facteurs (notamment la teneur en chlore des aliments), elle est comprise normalement entre 12 et 14 g par 24 heures.

**choanes** m. pl. *(angl.* ***choanae****).* Orifices postérieurs des fosses nasales qui s'ouvrent dans le rhinopharynx. (a. **choanal**, **ale**, **aux**)

**choc** m. (ou **état de choc**) *(angl.* ***shock****).* Manifestation brutale d'une insuffisance circulatoire grave, caractérisée par un pouls filant et rapide, une chute de la tension artérielle *(collapsus cardio-vasculaire),* des sueurs froides, un état de prostration, de la cyanose due à une diminution du volume du sang circulant (hémorragie ou mauvaise répartition de la masse sanguine par stase dans les capillaires de divers organes). Ses causes sont très diverses : maladie infectieuse grave, traumatisme, hémorragie brutale, affection cardiaque, insuffisance surrénale aiguë, intoxication. Ling. : L'orthographe anglaise *shock* est à éviter. (a. **choqué**, **ée**)

**choc anaphylactique** *(angl.* ***anaphylactic shock****).* Ensemble des manifestations morbides aiguës (collapsus, asthme, urticaire géante), survenant quelques minutes après l'introduction dans l'organisme d'une substance étrangère à laquelle il a été sensibilisé antérieurement (V. *anaphylaxie*). Ces manifestations sont souvent consécutives à des injections de sérums thérapeutiques, de pénicilline, à des piqûres d'insectes, chez des individus sensibilisés.

**choc de la pointe du cœur**. Syn. de *choc systolique.*

**choc rotulien** *(angl.* ***patellar impact****).* Sensation de choc perçue dans l'épanchement du genou lorsque la rotule, refoulée par les doigts, vient buter contre les condyles du fémur.

**choc systolique** *(angl.* ***apex beat****).* Choc produit par la pointe du cœur au moment de la systole (et synchrone du pouls), normalement perçu au niveau du 4ᵉ espace intercostal gauche, aux environs de la ligne verticale passant par le milieu de la clavicule. Syn. : *choc de la pointe du cœur.*

**chol-**, **chola-**, **cholé-**, **cholo-** Préfixe d'origine grecque indiquant une relation avec la bile.

**cholagogue** m. *(angl.* ***cholagogue****).* Substance qui facilite l'évacuation de la vésicule biliaire. (a. **cholagogue**)

**cholalémie** f. *(angl.* ***cholemia****).* Présence de sels biliaires dans le sang à un taux ne dépassant pas normalement 4 mg par litre. Ce taux augmente de 10 à 100 fois au cours des ictères par rétention.

**cholalurie** f. *(angl.* ***choluria****).* Présence des sels biliaires dans l'urine.

**cholangiectasie** f. *(angl.* ***cholangiectasis****).* Dilatation des canaux biliaires.

**cholangiocarcinome** m. *(angl.* ***cholangiocarcinoma****).* Cancer primitif du foie dont la symptomatologie dépend de son siège : altération de l'état général et hépatalgie en cas de tumeur située loin du hile, ictère avec dilatation des voies intrahépatiques en cas de tumeur hilaire. Il représente environ 10 % de la totalité des cancers primitifs du foie.

**cholangiographie** f. *(angl.* ***cholangiography****).* Radiographie des voies biliaires préalablement opacifiées par un produit de contraste administré par voie intraveineuse *(cholangiographie veineuse),* par voie buccale ou par injection à l'aide d'une sonde ou d'un drain directement dans les voies biliaires au cours d'une opération *(cholangiographie transpariétale, transcutanée* ou *transhépatique).* Syn. : *angiocholégraphie, biligraphie, cholégraphie.*

**cholangiome** m. *(angl.* ***cholangioma****).* Cancer primitif du foie.

**cholangiopancréatographie rétrograde (endoscopique)** *(angl.* ***endoscopic retrograde cholangiopancreatography, ERCP****).* Exploration des canaux bilio-pancréatiques après injection d'un produit de contraste par cathétérisme endoscopique de la papille duodénale. C'est l'examen de référence pour le diagnostic de maladies pancréatiques (cancer, pancréatite chronique calcifiante). Abrév. : CPRE.

**cholangiopathie** f. *(angl.* ***cholangiopathy****).* Toute affection des voies biliaires.

**cholangiotomie** f. *(angl.* ***cholangiotomy****).* Incision d'un canal biliaire.

**cholangite** f. Syn. d'*angiocholite.*

**cholangite sclérosante primitive** *(angl.* ***primary sclerosing cholangitis****).* Affection d'étiologie inconnue caractérisée par une sténose scléro-inflammatoire des voies biliaires extra- ou intrahépatiques entraînant une stase biliaire chronique avec ictère, prurit, douleurs de l'hypochondre droit, hépatomégalie, augmentation des phosphatases alcalines. La maladie est associée dans plus de la moitié des cas à une *colite ulcéreuse.*

**cholécalciférol** m. V. *vitamine D.*

**cholécystectasie** f. *(angl.* ***cholecystectasia****).* Distension de la vésicule biliaire.

**cholécystectomie** f. *(angl.* ***cholecystectomy****).* Ablation de la vésicule biliaire.

**cholécystique** a. *(angl.* ***cholecystic****).* Qui se rapporte à la vésicule biliaire.

**cholécystite** f. *(angl.* ***cholecystitis****).* Inflammation de la vésicule biliaire. Le plus souvent consécutive à l'accumulation de calculs biliaires *(cholécystite calculeuse* ou *lithiasique),* elle peut aussi être due à l'invasion de la vésicule biliaire par des micro-organismes pathogènes provenant habituellement du duodénum *(cholécystite non lithiasique).*

**cholécystocinétique** m. *(angl.* ***cholecystokinetic****).* Substance qui provoque ou favorise la contraction de la vésicule biliaire et, par conséquent, l'évacuation de la bile qui y est contenue.

**cholécysto-duodénostomie** f. *(angl.* ***cholecystoduodenostomy****).* Opération consistant à créer une anastomose entre la vésicule biliaire et le duodénum.

**cholécystographie** f. *(angl.* ***cholecystography****).* Radiographie de la vésicule biliaire après administration d'un produit de contraste, habituellement par la bouche *(cholécystographie orale),* parfois par injection intraveineuse *(cholécystographie intraveineuse).*

**cholécystolithiase** f. *(angl.* ***cholecystolithiasis****).* Présence de calculs dans la vésicule biliaire. Syn. : *lithiase vésiculaire.*

**cholécystopathie** f. *(angl.* ***cholecystopathy****).* Toute affection de la vésicule biliaire.

**cholécystopexie** f. *(angl.* ***cholecystopexy****).* Opération consistant à fixer la vésicule biliaire à la paroi abdominale.

**cholécystotomie** f. *(angl.* ***cholecystotomy****).* Incision de la vésicule biliaire pour en évacuer des calculs ou du pus.

**cholédocectomie** f. *(angl.* ***choledochectomy****).* Excision chirurgicale d'un segment du cholédoque.

**cholédochocèle** f. *(angl.* ***choledochocele****).* Dilatation kystique congénitale de la partie terminale du cholédoque. La malformation peut être asymptomatique, mais peut aussi donner lieu à un syndrome de rétention biliaire.

**cholédocho-duodénostomie** f. *(angl.* ***choledochoduodenostomy****).* Opération consistant à créer une anastomose entre le canal cholédoque et le duodénum.

**cholédocholithiase** f. *(angl.* ***choledocholithiasis****).* Présence de calculs dans le cholédoque.

**cholédocholithotomie** f. *(angl.* ***choledocholithotomy****).* Incision chirurgicale du cholédoque pour en retirer un calcul.

**cholédocholithotripsie** *(angl.* ***choledocholithotripsy****).* Intervention consistant à broyer les calculs qui se trouvent dans le cholédoque.

**cholédochoplastie** f. *(angl.* ***choledochoplasty****).* Opération plastique ayant pour objet de reconstituer le canal cholédoque après son rétrécissement.

**cholédochorraphie** f. *(angl.* ***choledochorrhaphy****).* Suture chirurgicale du cholédoque.

**cholédochotomie** f. *(angl.* ***choledochotomy****).* Incision du canal cholédoque.

**cholédocien, ienne** a. Qui se rapporte au cholédoque.

**cholédocite** f. *(angl.* ***choledochitis****).* Inflammation du cholédoque.

**cholédoque** m. V. *canal cholédoque.*

**cholégraphie** f. Syn. de *cholangiographie.*

**cholélithiase** f. *(angl.* ***cholelithiasis****).* Présence de calculs dans la vésicule *(lithiase vésiculaire)* et les voies biliaires. Syn. : *lithiase biliaire.*

**cholélithotomie** f. *(angl.* ***cholelithotomy****).* Extraction de calculs biliaires pratiquée grâce à une incision des voies biliaires ou de la vésicule biliaire.

**cholémèse** f. *(angl.* ***cholemesis****).* Vomissement de bile.

**cholémie** f. *(angl.* ***cholemia****).* Présence des constituants de la bile dans le sang. V. *bilirubinémie.*

**cholémie simple familiale** *(angl.* ***familial cholemia, Gilbert syndrome****).* Anomalie familiale à transmission probablement autosomique dominante consistant en un déficit partiel de l'hépatocyte en enzyme de conjugaison de la bilirubine (UDP glucuronyl transférase). Elle se manifeste par une augmentation modérée de la bilirubine non conjuguée sans bilirubinurie et une teinte bilieuse des téguments. Les tests hépatiques et l'examen clinique sont normaux ; le pronostic est excellent. Syn. : *maladie de Gilbert.*

**cholépéritoine** m. *(angl.* ***choleperitoneum****).* Épanchement de bile dans la cavité péritonéale, consécutive à la rupture d'un kyste hydatique du foie ou à un traumatisme.

**cholépoïèse** f. *(angl.* ***cholepoiesis****).* Formation de la bile dans le foie.

**choléra** m. *(angl.* ***cholera****).* Infection intestinale grave, très contagieuse, causée par un vibrion *(Vibrio cholerae),* caractérisée par une diarrhée abondante (selles à grains riziformes), des vomissements, des symptômes généraux de déshydratation et de collapsus (période algide). Endémique en Inde et au Pakistan, cette affection peut se manifester aussi par des épidémies quelquefois très graves. La période d'incubation est de quelques heures à 5 jours. La transmission peut se faire par l'eau et les aliments crus contaminés, par contact avec des personnes infectées et des porteurs de germes ou par les mouches. Le vaccin anticholérique peut conférer une protection de 6 mois. (a. **cholérique**)

**cholérèse** f. *(angl. **choleresis**)*. Passage de la bile du foie dans les voies biliaires et dans l'intestin.

**cholérétique** a. et m. *(angl. **choleretic**)*. Qui stimule la sécrétion de la bile par les cellules hépatiques.

**cholériforme** a. *(angl. **choleroid**)*. Qui ressemble au choléra. Ex. : diarrhée cholériforme.

**cholérique** *(angl. **choleraic**)*. 1) a. Qui se rapporte au choléra. 2) a. et n. Qui est atteint du choléra.

**choléstase** f. Cholostase.

**cholestéatome de l'oreille moyenne** *(angl. **cholesteatoma**)*. Amas de lamelles épidermiques, emboîtées les unes dans les autres, constitué dans l'attique ou dans l'antre. Le cholestéatome est en général secondaire à une otite chronique purulente. (a. **cholestéatomateux, euse**)

**cholestérol** m. *(angl. **cholesterol**)*. Substance organique présente dans la plupart des tissus et humeurs de l'organisme humain. Le cholestérol entre dans la constitution des lipoprotéines du sang sous forme libre ou d'esters (V. *cholestérolémie*). Son origine est endogène et exogène. La biosynthèse du cholestérol se fait dans toutes les cellules vivantes, en particulier dans le foie et dans les corticosurrénales. Dans le sang, le cholestérol est véhiculé par les triglycérides et par les lipoprotéines (V. *cholestérol HDL, cholestérol LDL*). Le cholestérol est transformé par oxydation en acides biliaires. Il concourt également à la biosynthèse des hormones stéroïdes. On lui attribue un rôle dans le transport des acides gras insaturés. Les dépôts artériels de cholestérol sont à l'origine de l'*athéromatose*.

**cholestérol HDL** *(angl. **HDL cholesterol**)*. Lipoprotéine de haute densité qui contrôle la clairance du cholestérol dans les parois vasculaires. Son taux est diminué dans de nombreuses circonstances ayant en commun leur fréquente association à une maladie athéromateuse : vieillissement, tabagisme, contraceptifs, diabète. Le dosage du cholestérol HDL est passé dans la pratique courante de laboratoire, lorsque l'on recherche l'existence et l'importance du « risque vasculaire ». Taux sérique normal : 0,35 à 0,80 g/l ou 1,05 à 2,45 mmol/l. Ling. : HDL, abrév. de l'anglais *high density lipoproteins*.

**cholestérol LDL** *(angl. **LDL cholesterol**)*. Lipoprotéine de basse densité, riche en cholestérol (environ 50 %). Son taux sanguin est élevé dans l'hypercholestérolémie familiale. Le contrôle systématique du cholestérol LDL est important pour l'évaluation des risques d'athéromatose et des accidents cardio-vasculaires. Taux normal : 3,9-4,9 mmol/l. Ling. : LDL, abrév. de l'anglais *low density lipoproteins*.

**cholestérolémie** f. *(angl. **cholesterolemia**)*. Taux du cholestérol dans le sang (normalement environ 2,5 g — ou 4,40 à 7,60 mmol — par litre de sérum, avec des variations physiologiques dues à l'âge et aux habitudes alimentaires). V. *hypercholestérolémie*.

**cholestérolurie** f. *(angl. **cholesteroluria**)*. Présence de cholestérol dans l'urine. Le taux normal est voisin de 1 mg par 24 heures.

**cholestéropexie** f. *(angl. **cholesterol deposition**)*. Fixation du cholestérol dans les tissus (*xanthome*, *athérome*) ou dans le foie sous forme de calculs (*lithiase biliaire*).

**cholestérose** f. *(angl. **cholesterosis**)*. État pathologique caractérisé par l'existence de dépôts de cholestérol dans divers tissus.

**choline** f. *(angl. **choline**)*. Alcool azoté possédant une fonction ammonium quaternaire, présent dans les tissus animaux sous forme d'esters choliniques (lécithine, sphingomyéline). Son dérivé acétylé, l'*acétylcholine*, est un médiateur chimique de l'influx nerveux. La choline est un facteur lipotrope nécessaire à l'utilisation des lipides par le foie; son absence entraîne une surcharge en graisses du foie. On l'emploie sous forme de sels, en tant que parasympathomimétique. (a. **cholinique**)

**cholinergique** a. *(angl. **cholinergic**)*. Se dit des fibres nerveuses (nerfs périphériques moteurs, fibres sympathiques préganglionnaires et fibres parasympathiques) qui, sous l'effet de l'excitation, libèrent de l'acétylcholine, médiateur chimique assurant la transmission de l'influx nerveux à l'organe effecteur.

**cholinestérase** f. *(angl. **cholinesterase**)*. Enzyme qui active l'hydrolyse de l'acétylcholine en séparant le radical acétyl de la choline, et qui inhibe ainsi son action de médiateur nerveux.

**cholostase** (ou **choléstase**) f. *(angl. **cholestasis**)*. Arrêt de l'écoulement de la bile dans les voies biliaires intra- ou extrahépatiques. (a. **cholostatique**)

**cholothrombose** f. *(angl. **cholothrombosis**)*. Obstruction des canalicules biliaires distendus par une masse de bile compacte.

**cholurie** f. *(angl. **choluria**)*. Présence dans l'urine de pigments biliaires; elle accompagne généralement un ictère.

**chondr-, chondro-** Préfixe d'origine grecque indiquant une relation avec un cartilage ou avec un tissu cartilagineux.

**chondral, ale, aux** a. *(angl.* ***chondral****).* Qui se rapporte au cartilage.

**chondrectomie** f. *(angl.* ***chondrectomy****).* Résection d'un cartilage.

**chondrite** f. *(angl.* ***chondritis****).* Inflammation d'un cartilage.

**chondroblaste** m. *(angl.* ***chondroblast****).* Cellule cartilagineuse jeune, d'origine conjonctive, plongée dans la substance fondamentale du cartilage en voie de formation, et dont dérive le chondrocyte.

**chondroblastome bénin épiphysaire** *(angl.* ***chondroblastoma****).* Tumeur osseuse bénigne, bien circonscrite, ferme, localisée à la région épiphysaire des os longs chez les sujets jeunes.

**chondrocalcinose articulaire** *(angl.* ***articular chondrocalcinosis****).* Affection relativement fréquente caractérisée par des accès douloureux simulant la goutte, localisés surtout au genou, moins souvent à la hanche, au carpe ou à la symphyse pubienne, à l'épaule, à la colonne vertébrale. À l'examen radiologique, on constate des incrustations de calcium au niveau des cartilages articulaires, sous forme d'opacités linéaires plus ou moins régulières.

**chondrocarcinome** m. *(angl.* ***chondrocarcinoma****).* Épithélioma contenant des éléments cartilagineux.

**chondro-costal, ale, aux** a. *(angl.* ***chondrocostal****).* Qui se rapporte aux cartilages costaux et aux côtes. Ex. : articulations chondro-costales.

**chondrocyte** m. *(angl.* ***chondrocyte****).* Cellule cartilagineuse adulte, provenant du chondroblaste, de forme ovoïde, prise dans les logettes de la substance fondamentale *(chondroplaste)* du cartilage.

**chondrodysplasie** (ou **chondrodystrophie**) f. *(angl.* ***chondrodysplasia****).* Toute affection due à un trouble de la formation et de la croissance des os à partir des cartilages. Syn. : *dysplasie enchondrale.*

**chondroépiphysaire** a. *(angl.* ***chondroepiphyseal****).* Qui se rapporte au cartilage épiphysaire.

**chondroépiphysite** f. *(angl.* ***chondroepiphysitis****).* Inflammation de l'épiphyse et du cartilage épiphysaire d'un os long.

**chondrofibrome** m. *(angl.* ***chondrofibroma****).* Fibrome contenant des éléments cartilagineux. Syn. : *fibrochondrome.*

**chondrogenèse** f. *(angl.* ***chondrogenesis****).* Formation du tissu cartilagineux.

**chondroïde** a. *(angl.* ***chondroid****).* Qui ressemble au cartilage. Ex. : tissu chondroïde.

**chondrolyse** f. *(angl.* ***chondrolysis****).* Destruction du tissu cartilagineux, qui survient normalement au cours de la formation de l'os.

**chondromalacie** f. *(angl.* ***chondromalacia****).* Ramollissement des cartilages.

**chondromatose** f. *(angl.* ***chondromatosis****).* Affection de cause inconnue, caractérisée par la présence de masses cartilagineuses à l'intérieur des os. Les sièges d'élection sont les métaphyses des os longs et les petits os tubulaires des extrémités. Ces masses cartilagineuses, en s'accroissant, peuvent former des tumeurs plus ou moins volumineuses ou modifier la croissance des os atteints.

**chondrome** m. *(angl.* ***chondroma****).* Tumeur bénigne constituée de tissu cartilagineux, localisée surtout aux phalanges des doigts, parfois aussi dans une côte, dans le sternum, dans l'os iliaque ou dans une vertèbre. Le traitement habituel est chirurgical.

**chondropathie** f. *(angl.* ***chondropathy****).* Toute maladie affectant les cartilages.

**chondrophyte** m. *(angl.* ***chondrophyte****).* Excroissance cartilagineuse située au niveau de l'extrémité articulaire d'un os.

**chondroplaste** m. V. *chondrocyte.*

**chondroporose** f. *(angl.* ***chondroporosis****).* Présence de lacunes dans le tissu cartilagineux, lui donnant un aspect poreux. La chondroporose peut être physiologique, au cours de processus d'ossification, ou pathologique, dans certaines affections des cartilages.

**chondrosarcomatose** f. *(angl.* ***chondrosarcomatosis****).* Localisations multiples de chondrosarcomes.

**chondrosarcome** m. *(angl.* ***chondrosarcoma****).* Sarcome constitué aux dépens du tissu cartilagineux. C'est une tumeur bosselée molle, blanchâtre, parfois très volumineuse, développée sur un os long ou un os plat, envahissant les tissus voisins et donnant des métastases.

**chondro-sternal, ale, aux** a. *(angl.* ***chondrosternal****).* Qui se rapporte aux cartilages costaux et au sternum. Ex. : ligament chondro-sternal.

**chondrotomie** f. *(angl.* ***chondrotomy****).* Section ou incision d'un cartilage.

**Chopart (articulation de).** Syn. d'*articulation médiotarsienne.* (*Chopart* François, chirurgien français, 1743-1795.)

**chorée** f. *(angl.* ***chorea****).* Maladie nerveuse caractérisée par des mouvements involontaires et irréguliers, tantôt lents, tantôt rapides, accompagnés d'hypotonie musculaire et de troubles de la coordination. Il existe plusieurs types de chorée. V. *Sydenham (chorée de)*, *Huntington (chorée de)*. (a. **choréique**)

**choréiforme** a. *(angl.* ***choreiform****).* Qui ressemble à la chorée. Ex. : mouvements choréiformes.

**chorioadénome** m. *(angl.* ***chorioadenoma****).* Tumeur souvent nécrotique et hémorragique, envahissant profondément la paroi de l'utérus. Syn. : *môle (hydatiforme) maligne.*

**choriocentèse** f. *(angl.* ***choriocenthesis****).* Prélèvement de villosités choriales (PVC) en vue d'un dépistage prénatal précoce d'éventuelles anomalies génétiques.

**choriome** m. *(angl.* ***chorioma****).* Tumeur constituée par la prolifération des éléments épithéliaux du placenta.

**choriome bénin**. Syn. de *môle (hydatiforme* ou *vésiculaire).*

**chorio-méningite** f. *(angl.* ***choriomeningitis****).* Inflammation des méninges associée à une infiltration lymphocytaire des plexus choroïdes.

**chorion** m. *(angl.* ***chorion****).* 1) Membrane extérieure de l'œuf des mammifères. 2) Couche conjonctive profonde d'une membrane muqueuse ou séreuse, sous-jacente à l'épithélium. (a. **chorial, le, aux** ; **chorionique**)

**chorio-placentaire** a. *(angl.* ***chorioplacental****).* Qui se rapporte au chorion et au placenta.

**chorio-rétinite** f. *(angl.* ***chorioretinitis****).* Inflammation de la choroïde et de la rétine.

**choroïde** a. V. *plexus choroïde.*

**choroïde** f. *(angl.* ***choroid****).* Membrane du globe oculaire, comprise entre la sclérotique en dehors, et la rétine en dedans, à laquelle elle est accolée. Très richement vascularisée elle assure la nutrition de la rétine. La choroïde, avec la couche pigmentaire de la rétine, est un des éléments essentiels de l'œil. (a. **choroïdien, ienne**)

**choroïdite** f. *(angl.* ***choroiditis****).* Inflammation de la choroïde, le plus souvent associée à une atteinte de la rétine (chorio-rétinite).

**CHR**. Abrév. de *centre hospitalier régional.*

**Christmas (facteur)** *(angl.* ***Christmas factor****).* V. *facteur de coagulation.* Ling. : Du nom de Stephen Christmas, patient anglais chez qui la maladie a été étudiée en détail.

**chrom-, chromat-** Préfixe d'origine grecque indiquant une relation avec la couleur.

**chromaffine** a. *(angl.* ***chromaffin****).* Se dit des cellules qui, sous l'action des sels de chrome, présentent sur les coupes histologiques une couleur brunâtre caractéristique. Les cellules chromaffines sont les éléments constitutifs de la médullosurrénale et d'autres structures sécrétrices d'adrénaline.

**chromatide** f. *(angl.* ***chromatid****).* Chacune des deux parties résultant de la division longitudinale d'un chromosome au cours de la mitose ou de la méiose, et qui se séparent ensuite pour donner naissance aux chromosomes fils.

**chromatine** f. *(angl.* ***chromatin****).* Substance basophile présente dans le noyau de toute cellule vivante, où elle apparaît sous forme de granules. La chromatine est essentiellement constituée d'acide désoxyribonucléique (ADN) et de protéines basiques (histones protamines). (a. **chromatinien, ienne**)

**chromatique** a. *(angl. 1)* ***chromatic****, 2)* ***chromatinic****).* 1) Qui se rapporte aux couleurs. 2) Qui se rapporte à la chromatine ; chromatinien.

**chromatographie** f. *(angl.* ***chromatography****).* Procédé de séparation de différentes substances en solution ou en suspension dans un liquide au moyen d'une bande de papier buvard spécial trempée par son extrémité dans le liquide à analyser. Les différents constituants du liquide imprègnent le papier à des vitesses différentes sous forme de zones distinctes. Un réactif colorant approprié permet ensuite d'identifier chacune des substances. (a. **chromatographique**)

**chromatolyse** f. *(angl.* ***chromatolysis****).* Dissolution, disparition de la chromatine du noyau de la cellule au cours de sa nécrose. Syn. : *caryolyse.* (a. **chromatolytique**)

**chromatométrie** f. Syn. de *colorimétrie.*

**chromatopsie** f. *(angl.* ***chromatopsia****).* Impression subjective de voir colorés des objets incolores ou de percevoir des couleurs qui ne correspondent pas à la réalité. On l'observe dans certaines intoxications ou dans des affections des centres optiques.

**chromatoscopie** f. *(angl.* ***chromatoscopy****).* 1) Détermination de la capacité de perception des couleurs. 2) Épreuve rénale fonctionnelle basée sur l'élimination par les urines d'une substance colorée, préalablement administrée par voie intraveineuse ou buccale. V. *phénolsulfonephtaléine.* Syn. : *chromoscopie.*

**chrome** m. *(angl.* ***chromium****).* Corps simple métallique, appartenant au groupe du fer, de consistance dure, de couleur bleuâtre, trouvé souvent dans les gisements de fer. On l'utilise pour la fabrication de divers alliages très résistants. Ses sels sont toxiques et peuvent entraîner des intoxications professionnelles.

Certains de ses dérivés sont employés en thérapeutique. Symbole : Cr.

**chromogène** a. *(angl. **chromogenic**)*. 1) Qui produit de la couleur. 2) Qui donne naissance à des pigments.

**chromométrie** f. Syn. de *colorimétrie.*

**chromopexie** f. *(angl. **chromopexy**)*. Fixation et accumulation d'un pigment ou d'une solution colorée dans certains tissus ou organes, notamment dans les tissus du système réticulo-endothélial. (a. **chromopexique**)

**chromoprotéine** f. *(angl. **chromoprotein**)*. Nom d'ensemble des hétéroprotéines contenant une substance colorée (qui est souvent un élément métallique). L'*hémoglobine*, la *céruléoplasmine*, la *chlorophylle* sont des chromoprotéines.

**chromoscopie** f. Syn. de *chromatoscopie.*

**chromosome** m. *(angl. **chromosome**)*. Chacun des éléments essentiels du noyau cellulaire qui, par leur affinité pour les colorants basiques, peuvent être rendus visibles pendant la division cellulaire. La capacité de coloration des chromosomes est due à la chromatine dont ils sont formés. Le nombre des chromosomes est fixe dans chaque espèce animale ou végétale; chez l'homme, le nombre de chromosomes est de 46. Les chromosomes, essentiellement constitués d'acide désoxyribonucléique (ADN), sont les supports des gènes, facteurs déterminants de l'hérédité. Il existe deux sortes de chromosomes : les *autosomes* et les *hétérochromosomes.* Les *chromosomes homologues* sont les deux chromosomes réunis en paire, de structure fondamentale identique, et provenant chacun de l'un des deux géniteurs. (a. **chromosomique**)

**chromosome sexuel**. Syn. d'*hétérochromosome.*

**chromosome Y** *(angl. **Y chromosome**)*. Chromosome sexuel (*hétérochromosome*) caractéristique du sexe masculin.

**chromosome X** *(angl. **X chromosome**)*. Chromosome sexuel *(hétérochromosome)* qui peut être associé à un chromosome homologue identique (formant une paire XX) chez la femme, ou à un chromosome Y (formant une paire XY) chez l'homme.

**chromosomique** a. *(angl. **chromosomal**)*. Qui se rapporte à un chromosome.

**chron-**, **chrono-** Préfixe d'origine grecque indiquant une relation avec le temps.

**chronicité** f. *(angl. **chronicity**)*. Caractère de ce qui est chronique.

**chronique** a. *(angl. **chronic**)*. Qui est d'évolution lente, de longue durée. Ant. : *aigu.*

**chronopharmacologie** f. *(angl. **chronopharmacology**)*. Étude de l'effet des médicaments en fonction des heures de la journée. Les réactions de l'animal ou de l'homme dépendent de l'état de l'organisme (lipidémie, cortisolémie, inductions enzymatiques, hépatiques, etc.) qui dépend lui-même du rythme des fonctions physiologiques au cours du nycthémère.

**chronotoxicologie** f. *(angl. **chronotoxicology**)*. Étude de la toxicité d'une substance en fonction des heures de la journée. Les réactions de l'animal ou de l'homme dépendant du rythme nycthéméral de nombreuses fonctions physiologiques, l'étude de la toxicité d'un produit montre des variations qui peuvent être liées à l'absorption des aliments ou au rythme des sécrétions endocriniennes.

**chryso-** Préfixe d'origine grecque indiquant une relation avec l'or.

**chrysothérapie** f. *(angl. **chrysotherapy**)*. Emploi thérapeutique des sels d'or (notamment dans la polyarthrite rhumatoïde). Syn. : *aurothérapie.*

**CHU**. Abrév. de *centre hospitalier universitaire.*

**chuintement** m. *(angl. **hissing**)*. Défaut de prononciation consistant à substituer le son *ch* au son *s.*

**Churg-Strauss** (**syndrome de**). Syn. d'*angéite allergique granulomateuse.* (*Churg* Jacob, pathologiste américain, né en 1910; *Strauss* Lotte, pathologiste américain, né en 1913.)

**chyle** m. *(angl. **chyle**)*. Liquide laiteux blanc, résultant de la transformation des aliments dans l'intestin, en une bouillie intimement mélangée aux sucs digestifs, qui tapisse la muqueuse intestinale. Il est absorbé en grande partie par les vaisseaux lymphatiques de l'intestin. (a. **chyleux**, **euse**)

**chylifère** a. et m. *(angl. **chyliferous**)*. Qui transporte le chyle. Ex. : les vaisseaux chylifères de la paroi intestinale.

**chyliforme** a. *(angl. **chyliform**)*. Qui ressemble au chyle. Ex. : épanchement chyliforme.

**chylopéritoine** m. *(angl. **chylous ascites**)*. Épanchement de chyle dans la cavité péritonéale. Syn. : *ascite chyleuse.*

**chylopoïèse** f. *(angl. **chylopoiesis**)*. Formation du chyle.

**chylothorax** m. *(angl. **chylothorax**)*. Épanchement de chyle dans la cavité pleurale, à la suite de la perforation traumatique ou tumorale du canal thoracique. Syn. : *pleurésie chyleuse.*

**chylurie** f. *(angl. **chyluria**)*. Présence de chyle dans l'urine.

**chyme** m. *(angl. **chyme**)*. Masse liquéfiée formée par le bol alimentaire tel qu'il se présente lorsqu'il passe de l'estomac dans le duodénum. (a. **chymeux**, **euse**)

**chymotrypsine** f. *(angl. **chymotrypsin**)*. Enzyme d'origine pancréatique qui provoque la dégradation de certaines protéines, employée pour ses propriétés anti-inflammatoires.

**Ci** Symbole du *curie*.

**CI**. Abrév. de *capacité inspiratoire*.

**CIA**. Abrév. de *communication interauriculaire*.

**CIAV**. Abrév. de *communication interauriculo-ventriculaire*. V. *canal atrio-ventriculaire commun*.

**cicatrice** f. *(angl. **scar**)*. Tissu fibreux, de formation nouvelle, qui remplace une perte de substance, un tissu inflammatoire, ou réunit des parties divisées par une blessure ou une plaie opératoire. (a. **cicatriciel**, **elle**)

**cicatrisant**, **ante** a. *(angl. **cicatrizant**)*. Se dit d'un remède qui favorise la cicatrisation des plaies. (nom : un **cicatrisant**)

**cicatrisation** f. *(angl. **healing**)*. Phénomène complexe de régénération de tissus ou d'organes. La cicatrisation d'une plaie peut se faire d'emblée, sans complication *(cicatrisation par première intention* ou *per primam intentionem),* ou lentement, entravée par divers facteurs tels que : infection, nécrose, perte de substance *(cicatrisation par deuxième intention* ou *per secundam intentionem),* avec une cicatrice plus marquée. Ling. : Le terme anglais *cicatrization* se réfère à la formation d'une cicatrice. (a. **cicatrisé**, **ée**)

**cil** m. *(angl. **cilium**)*. 1) En langage courant, cil *palpébral* : chacun des poils bordant les paupières. 2) Chacun des filaments extrêmement fins, animés de mouvements rapides, qui permettent aux organismes unicellulaires de se déplacer dans un milieu liquide. 3) Prolongement de certaines cellules épithéliales (muqueuse bronchique, muqueuse intestinale).

**ciliaire** a. *(angl. **ciliary**)*. Qui se rapporte aux cils. Ex. : glandes ciliaires. V. aussi *corps ciliaire*.

**cilié**, **ée** a. *(angl. **ciliated**)*. Garni de cils ou d'organes analogues. Ex. : protozoaire cilié.

**cillement** m. Clignotement.

**cimétidine** f. *(angl. **cimetidine**)*. Médicament synthétique utilisé pour le traitement des ulcères gastro-duodénaux. L'administration de 200 mg de cimétidine entraîne dès la première heure une chute de l'acidité gastrique basale ; une dose de 400 mg inhibe la sécrétion acide nocturne pendant environ 8 heures.

**cimier de casque** *(angl. **crest of helmet**)*. Image radiologique du déroulement et de la dilatation de l'aorte, coiffant l'opacité cardiaque.

**ciné-**, **cinéto-** Préfixe d'origine grecque indiquant une relation avec le mouvement. On emploie aussi *kiné-*.

**cinéangiographie** f. *(angl. **cineangiography**)*. Enregistrement cinématographique d'un vaisseau après injection d'un produit opacifiant.

**cinécardioangiographie** f. *(angl. **cineangiocardiography**)*. Enregistrement sur une pellicule cinématographique, des images radiologiques des cavités cardiaques et des gros vaisseaux, après opacification par un milieu de contraste. V. *radiocinématographie*.

**cinématique** a. *(angl. **kinematic**)*. Qui se rapporte au mouvement.

**cinématique** f. *(angl. **kinematics**)*. Branche de la mécanique qui étudie les mouvements.

**cinématisation** (ou **cinéplastie**) f. *(angl. **kineplasty**)*. Opération plastique consistant à modeler un moignon d'amputation de façon à utiliser les tendons musculaires en vue d'un appareil de prothèse articulé. Syn. : *cinéplastique* (ou *kinéplastique), vitalisation des moignons*.

**cinéplastique** *(angl. 1) **kineplastic**, 2) **kineplasty**)*. 1) a. Qui se rapporte à la cinématisation. Ex. : amputation cinéplastique. 2) f. Syn. de *cinématisation*.

**cinéradiographie** f. Syn. de *radiocinématographie*.

**cinèse** f. *(angl. **kinesis**)*. En physiologie, tout mouvement simple ou complexe, actif ou passif.

**cinésiologie** f. *(angl. **kinesiology**)*. Étude des mouvements du corps humain.

**cinésithérapie** f. Kinésithérapie.

**cinétique** a. *(angl. **kinetic**)*. Qui se rapporte ou qui est dû au mouvement.

**cinétique** f. *(angl. **kinetics**)*. Branche de la dynamique qui traite du changement d'un facteur donné.

**cingulum** m. *(angl. **cingulum**)*. Faisceau de fibres associatives, à la face interne des hémisphères cérébraux qui réunissent le lobe frontal au lobe temporal, en entourant le corps calleux (appelé aussi anciennement *circonvolution du corps calleux)*.

**circadien**, **ienne** a. *(angl. **circadian**)*. Qui est caractérisé par une périodicité d'environ 24 heures. V. *nyctémère*.

**circiné**, **ée** a. *(angl. **circinate**)*. Disposé en segments de cercle, laissant une partie centrale relativement indemne. Ex. : herpès circiné.

**circoncis** a. *(angl.* ***circumcised****).* Qui a subi la circoncision.

**circoncision** f. *(angl.* ***circumcision****).* Excision totale ou partielle du prépuce (traitement d'un phimosis, pratique religieuse chez les israélites et les musulmans). Syn. : *posthectomie.*

**circonvolution cérébrale** *(angl.* ***cerebral gyrus****).* Portion de la surface d'un hémisphère cérébral qui est délimitée par des sillons secondaires. Ling. : Terme général de la terminologie anatomique, chaque circonvolution portant un nom anatomique spécifique. (a. **circonvolutionnel, elle**)

**circonvolution du corps calleux**. V. *cingulum.*

**circulaire** a. *(angl.* ***circular****).* Qui rappelle la forme d'un cercle, qui décrit un cercle. Ex. : amputation circulaire, mouvement circulaire.

**circulaires du cordon** *(angl.* ***coiling of umbilical cord****).* Boucles formées par le cordon ombilical lorsqu'il s'enroule autour du cou du fœtus pendant la grossesse.

**circulant, ante** a. *(angl.* ***circulating****).* Qui est en circulation. Ex. : sang circulant.

**circulation** f. *(angl.* ***circulation****).* 1) Mouvement régulier et continu, ou qui s'effectue suivant un circuit déterminé. 2) En langage courant, la *circulation sanguine.* (a. **circulatoire**)

**circulation (grande)** *(angl.* ***general circulation, systemic circulation, greater circulation****).* Circuit sanguin qui, parti du ventricule gauche par l'aorte, distribue le sang artériel à tous les tissus et organes au niveau desquels se font les échanges nutritifs, et ramène ensuite le sang veineux à l'oreillette droite par l'intermédiaire des veines caves supérieure et inférieure. Syn. : *circulation générale.*

**circulation (petite)**. Syn. de *circulation pulmonaire.*

**circulation collatérale** *(angl.* ***collateral circulation, compensatory circulation****).* Circulation compensatrice s'établissant à la suite de l'obstruction d'un vaisseau principal, par dilatation des vaisseaux secondaires qui assurent ainsi l'irrigation du territoire correspondant.

**circulation extracorporelle** *(angl.* ***extracorporeal circulation****).* Technique de dérivation provisoire du sang hors de l'organisme, de façon à assurer la continuité de l'irrigation sanguine, sans passage du sang par le cœur et les poumons, employée dans les opérations à cœur ouvert. Le sang veineux prélevé avant son retour au cœur est rendu incoagulable et maintenu à la température du corps, puis oxygéné et réinjecté en aval du cœur.

**circulation générale**. Syn. de *grande circulation.* V. *circulation (grande).*

**circulation pulmonaire** *(angl.* ***pulmonary circulation, lesser circulation****).* Mouvement du sang qui, chassé du ventricule droit par l'artère pulmonaire, retourne à l'oreillette gauche par les veines pulmonaires, après avoir passé par les poumons où il s'est chargé d'oxygène. Syn. : *petite circulation.*

**circulation sanguine** *(angl.* ***blood circulation****).* Le mouvement du sang dans les artères et les veines de l'organisme. On distingue : 1) la *circulation générale* (*systémique* ou *grande circulation*) dont le circuit, parti du ventricule gauche par l'aorte, distribue le sang artériel aux tissus et organes, puis ramène le sang veineux à l'oreillette droite par l'intermédiaire des veines caves supérieure et inférieure ; 2) la *circulation pulmonaire* (ou *petite circulation*), par laquelle le sang veineux chassé du ventricule droit par l'artère pulmonaire retourne à l'oreillette gauche par les veines pulmonaires, après être passé par les poumons où il se charge en oxygène.

**circulation systémique**. V. *circulation sanguine.*

**circulatoire** a. *(angl.* ***circulatory****).* Qui se rapporte à la circulation sanguine.

**circum-** Préfixe d'origine latine signifiant *autour.*

**circumduction** f. *(angl.* ***circumduction****).* Mouvement circulaire, actif ou passif, autour d'un point ou d'un axe fixes, tels que ceux des yeux, d'un membre ou de la mâchoire.

**cireux, euse** a. *(angl.* ***waxy****).* Qui a l'aspect ou la consistance de la cire. Ex. : dégénérescence cireuse.

**cirrhogène** a. *(angl.* ***cirrhogenous****).* Qui détermine une cirrhose. Ex. : hépatite cirrhogène.

**cirrhose** f. *(angl.* ***cirrhosis****).* Maladie chronique grave du foie dans laquelle le parenchyme normal subit une transformation fibreuse progressive et étendue. L'aspect du foie cirrhotique est roux, dur, bosselé. La cirrhose a différentes causes : alcoolisme, malnutrition, complication d'une hépatite virale, etc. Ling. : Mot créé par Laennec pour désigner la maladie qui donne au foie des granulations roussâtres.

**cirrhotique** *(angl.* ***cirrhotic****).* 1) a. Qui se rapporte à la cirrhose. 2) a. et n. Qui est atteint de cirrhose.

**cirsoïde** a. *(angl.* ***cirsoid****).* Qui ressemble à une varice. Ex. : anévrysme ou tumeur cirsoïde.

**cisternal, ale, aux** a. *(angl.* ***cisternal****).* Qui se rapporte à une citerne.

**cisternographie** f. *(angl.* ***cisternography****).* Examen radiologique des citernes cérébrales, après injection d'un produit de contraste.

**cisternotomie** f. *(angl.* ***cisternotomy****).* Ouverture des citernes de la base du crâne.

**cistron** m. *(angl.* ***cistron****).* Unité génétique remplissant une fonction unique. Cette fonction consiste à servir de modèle pour la synthèse d'une chaîne polypeptidique unique ou encore d'une molécule d'ARN qui n'est pas transcrite, mais fait partie de l'équipement utilisé par la cellule pour la synthèse des protéines (ARN ribosomique et ARN de transfert)[23]. (a. **cistronique**)

**CITE**. Abrév. de *carence immunitaire T épidémique*. V. *SIDA*.

**citerne basale** *(angl.* ***basal citern****).* Confluent de l'espace sous-arachnoïdien, situé à la partie inférieure du cerveau et en avant du tronc cérébral.

**citrate** m. *(angl.* ***citrate****).* Sel de l'acide citrique.

**citraté, ée** a. *(angl.* ***citrated****).* Qui contient de l'acide citrique ou un citrate. Ex. : sang citraté.

**citratémie** (ou **citrémie**) f. *(angl.* ***citremia****).* Présence et taux de l'acide citrique (sous forme de citrates) dans le sang.

**citraturie** f. *(angl.* ***citruria****).* Taux des citrates dans les urines de 24 heures.

**citrin, ine** a. *(angl.* ***lemon-coloured****).* Qui a la couleur jaune du citron.

**citrique** a. V. *acide citrique*.

**CIV**. Abrév. de *communication interventriculaire*.

**civière** f. *(angl.* ***stretcher****).* Dispositif pour le transport des malades et des blessés en position couchée, comportant deux pans de bois reliés par une toile, dont les extrémités servent de bras pour être saisis par les transporteurs. Syn. : *brancard*.

**CK**. Abrév. de *créatine kinase*.

**CK-MB**. Abrév. d'*isoenzyme MB*.

**$C_L$** En électrocardiographie, symbole des dérivations précordiales dans lesquelles l'électrode indifférente est placée au bras gauche (de l'anglais *chest-left*).

**Cl** Symbole chimique du *chlore*.

**$^{36}$Cl** Symbole du *chlore-36*. V. *chlore radioactif*.

**$^{38}$Cl** Symbole du *chlore-38*. V. *chlore radioactif*

**cl** Symbole du *centilitre*.

**clairance** (ou **clearance**) f. *(angl.* ***clearance****).* 1) Rapport entre le débit urinaire par minute d'une substance et sa concentration dans le plasma. Il exprime, en millimètres par minute, le volume virtuel de plasma que le rein est capable de débarrasser complètement (en une minute) de la substance en question. Appliquée d'abord à l'urée, la mesure de la clairance est actuellement pratiquée pour un grand nombre de substances, qu'il s'agisse de constituants normaux de l'urine (par ex. la créatinine) ou de substances étrangères à l'organisme introduites spécialement pour explorer la fonction rénale (mannitol, hyposulfite de sodium, etc.). 2) Coefficient d'épuration plasmatique brute d'un corps, par voie extrarénale aussi bien que rénale; c'est le volume virtuel de plasma sanguin qui peut être complètement débarrassé de la substance étudiée en une minute. On parle aussi de la *clairance hépatique* d'un corps, de sa *clairance intestinale,* de sa *clairance extrarénale,* etc., selon la voie d'épuration qui est spécifiquement étudiée. Abrév. : C. Ling. : *clairance* est le terme officiellement recommandé en France pour remplacer *clearance* qui est un terme anglais.

**clamp** m. *(angl.* ***clamp****).* Pince chirurgicale à deux branches métalliques droites ou courbes, à mors rigides ou souples, munie d'un cran d'arrêt, servant à comprimer un conduit (notamment un vaisseau), une cavité ou des tissus qui saignent, ou à maintenir provisoirement en bonne position opératoire un organe.

**clampage** m. *(angl.* ***clamping****).* Mise en place de clamps au cours d'une opération.

**clamper** v. *(angl.* ***clamp****).* Appliquer un clamp sur un vaisseau, un organe, etc.

**clangor** m. *(angl.* ***clang****).* Accentuation pathologique du deuxième bruit cardiaque, qui est perçu, surtout au foyer aortique, comme un bruit de tôle ou le son d'un gong.

**clapping**. V. *claquade*.

**claquade** f. *(angl.* ***clapping****).* Technique de massage par percussion répétée de masses musculaires avec le plat de la main. V. *battade*.

**claquage** m. *(angl.* ***pulled muscle****).* Rupture des fibres d'un muscle lors d'un effort violent.

**classification des risques d'infection**. Classement, défini par l'Union européenne, des agents biologiques en quatre groupes de risque. Groupe 1 : n'est pas susceptible de provoquer une maladie chez l'homme. Groupe 2 : peut provoquer une maladie chez l'homme et constituer un danger pour les travailleurs; une propagation dans la collectivité est improbable; il existe généralement une prophylaxie ou un traitement efficace. Groupe 3 : peut provoquer une maladie grave chez l'homme et constituer un danger sérieux pour les travailleurs; peut présenter un risque de propagation dans la collectivité, mais il existe généralement une prophylaxie ou un traitement efficace. Groupe 4 : provoque des maladies graves chez l'homme et constitue un danger sérieux pour les travailleurs; il peut présenter un risque élevé de propagation dans la collectivité; il n'existe généralement pas de prophylaxie, ni de traitement efficace.

**classification des tumeurs**. V. *TNM (classification).*

**Claude Bernard-Horner (syndrome de)** *(angl.* ***Bernard-Horner syndrome, Horner's syndrome****).* Syndrome caractérisé par la triade : énophtalmie, myosis, rétrécissement de la fente palpébrale, dû à une atteinte unilatérale du nerf sympathique cervical. Peuvent s'ajouter : des troubles de la sécrétion lacrymale, une baisse de la tension oculaire, une rougeur avec sudation profuse du même côté que la lésion. Syn. : *syndrome oculaire sympathique*. (*Bernard* Claude, physiologiste français, 1813-1878; *Horner* Johann Friedrich, ophtalmologue suisse, 1831-1886.)

**claudication** f. *(angl.* ***claudication, limping****).* Asymétrie de la démarche due au raccourcissement d'un membre inférieur, à une ankylose ou à une lésion douloureuse unilatérales. Syn. : *boiterie (nom courant).*

**claudication intermittente** *(angl.* ***intermittent claudication****).* Crampe douloureuse, en général du mollet, apparaissant après une marche et disparaissant à l'arrêt. Elle est due à un apport de sang insuffisant dans les muscles de la jambe en rapport avec une atteinte artérielle (endartérite oblitérante, le plus souvent).

**claustration** f. *(angl.* ***confinement****).* Isolement total et volontaire que s'imposent certains sujets atteints de névrose ou de psychose pour se protéger du monde extérieur.

**claustrophobie** f. *(angl.* ***claustrophobia****).* Angoisse, crainte maladive, de se trouver dans un local fermé.

**claustrum** m. Syn. d'*avant-mur*.

**clavicule** f. *(angl.* ***clavicle****).* Os long situé à la partie antéro-supérieure du thorax, disposé obliquement en dedans et vers le bras, et articulé, en dehors avec l'acromion, en dedans avec le manubrium sternal. Il constitue, avec l'omoplate, la demi-ceinture scapulaire correspondante. V. *cléido-*. (a. **claviculaire**)

**clearance** f. Mot anglais signifiant *épuration, nettoyage*. V. *clairance.*

**cléido-** Préfixe d'origine grecque indiquant une relation avec la clavicule.

**cléidotomie** f. *(angl.* ***cleidotomy****).* Section de la clavicule. En obstétrique, la section de la clavicule du fœtus est parfois pratiquée pour en faciliter l'extraction lorsque le bassin est anormalement étroit.

**cleptomane** (ou **kleptomane**) a. et n. *(angl.* ***kleptomaniac****).* Qui est sujet à la cleptomanie.

**cleptomanie** (ou **kleptomanie**) f. *(angl.* ***kleptomania****).* Tendance pathologique à voler.

**cliché** m. *(angl.* ***radiography****).* En langage médical courant, *radiographie.*

**climatère** m. *(angl.* ***climacteric****).* Période de la vie au cours de laquelle se produisent dans l'organisme certaines modifications hormonales, somatiques et psychiques qui marquent pour la femme, la fin de l'activité génitale *(ménopause)* et qui, chez l'homme, se manifestent par un ralentissement de l'activité sexuelle. V. *andropause*. Syn. : *âge critique.* (a. **climatérique**)

**clin-, clino-** Préfixe d'origine grecque signifiant *lit, inclinaison.*

**clinicien** m. *(angl.* ***clinician****).* Médecin traitant qui établit ses diagnostics par l'examen direct des malades, que ce soit à l'hôpital ou dans son cabinet privé.

**clinique** *(angl. 1)* ***clinical****, 2) 3)* ***clinical medicine****, 4)* ***clinic****).* 1) a. Qui concerne le malade au lit; qui est effectué, constaté ou enseigné par le médecin au chevet des malades. 2) f. Partie de la médecine qui comprend l'ensemble des connaissances acquises par l'observation directe des malades. 3) f. Enseignement de la médecine donné au chevet ou en présence des malades. 4) f. Établissement public ou privé dans lequel on donne des soins aux malades.

**clinoïde** a. V. *apophyse clinoïde.*

**clinoïdien, ienne** a. *(angl.* ***clinoid****).* Qui se rapporte à l'apophyse clinoïde.

**clinomanie** f. *(angl.* ***clinomania****).* Tendance maladive à rester au lit ou en position couchée, qui s'observe chez certains neurasthéniques.

**clinostatique** a. *(angl.* ***clinostatic****).* Qui se rapporte à la position couchée ou qui lui est dû.

**clinostatisme** m. *(angl.* ***clinostatism****).* Position couchée et modifications physiologiques qui en résultent.

**clip** m. *(angl.* ***clip****).* Agrafe utilisée particulièrement en chirurgie.

**clitoris** m. *(angl.* ***clitoris****).* Organe érectile, médian et impair, de forme légèrement conique, situé à la partie antérieure de la vulve. Il est constitué de deux corps caverneux, de structure analogue à celle des corps caverneux de la verge. (a. **clitoridien**, **ienne**)

**clivage** m. *(angl.* ***cleavage****)*. Séparation de deux tissus ou de deux organes selon un plan naturel.

**cloison** f. *(angl.* ***septum****)*. Formation anatomique qui sépare deux régions (par ex. cloison intermusculaire), deux organes (par ex. cloison recto-vaginale) ou deux cavités organiques (par ex. cloison interauriculaire, cloison nasale). Syn. : *septum.* (a. **cloisonné**, **ée**)

**clonage** m. *(angl.* ***cloning****)*. Technique d'obtention d'un clone.

**clone** m. *(angl.* ***clone****)*. Entité biologique, monocellulaire ou pluricellulaire, issue par manipulation génétique et reproduction asexuée d'une seule cellule ou d'un seul individu. Les membres d'un clone sont génétiquement identiques. (a. **clonal**, **ale**, **aux**)

**clonie** f. *(angl.* ***clonism****)*. Convulsion brève, entraînant un bref déplacement d'une partie ou de tout le corps. V. *myoclonie.* Syn. : *convulsion clonique.*

**clonique** a. *(angl.* ***clonic****)*. Se dit de certaines convulsions saccadées, dues soit à une brève contraction musculaire qui se répète à courts intervalles de temps (convulsion clonique), soit à une contraction musculaire durable s'interrompant de façon intermittente (phase clonique d'une crise convulsive). V. *tonique.*

**clonus** m. *(angl.* ***clonus****)*. Contractions réflexes rythmées et irrépressibles de certains muscles lorsqu'ils sont brusquement étirés (clonus du pied, de la rotule, de la main). Le *clonus du pied* se déclenche par relèvement brusque du pied ; le *clonus de la rotule* par sa traction brusque vers le bas. Ce phénomène est souvent le signe d'une atteinte des voies pyramidales. Syn. : *trépidation épileptoïde* (ou *spinale*).

**Cloquet (ligament de)** *(angl.* ***Cloquet's ligament****)*. Cordon fibreux grêle situé au centre du cordon spermatique, représentant un vestige du canal péritonéo-vaginal du fœtus. (*Cloquet* Jules Germain, chirurgien et anatomiste français, 1790-1883.)

**Clostridium**. Genre de bacilles sporulés gram-positifs, mobiles et ciliés. Il comprend un très grand nombre d'espèces anaérobies dont certaines possèdent un grand pouvoir pathogène. Ex. : *Clostridium botulinum*, responsable du botulisme ; *Clostridium tetani*, agent du tétanos.

**clou** m. *(angl. 1)* ***nail****, 2)* ***furuncle****)*. 1) Tige d'acier, pointue à une extrémité, utilisée en chirurgie osseuse ou orthopédique, pour maintenir réunis des fragments osseux dans certaines fractures, par ex. du col du fémur (ostéosynthèse par enclouage ou enchevillement). Ex. : clou de Küntscher, clou de Smith-Petersen, clou-plaque. 2) Syn. populaire de *furoncle.*

**clystère** m. Syn. désuet de *lavement.*

**cm** Symbole du *centimètre.*

**CM**. 1) Abrév. de *concentration maximale.* 2) Abrév. de *cystographie mictionnelle.*

**cm³** Symbole du *centimètre cube.* V. *millilitre.*

**CMV**. Abrév. de *cytomégalovirus.* V. *herpesvirus humain.*

**CO** 1) Abrév. de *conduction osseuse.* 2) Formule chimique de l'*oxyde de carbone.*

**Co** Symbole chimique du *cobalt.*

**⁶⁰Co** Symbole du *cobalt-60.*

**CO₂** Formule chimique de l'*anhydride carbonique* (gaz carbonique).

**coagulabilité** f. *(angl.* ***coagulability****)*. Propriété de certaines substances de coaguler.

**coagulable** a. *(angl.* ***coagulable****)*. Qui peut coaguler.

**coagulant** m. *(angl.* ***coagulant****)*. Produit chimique utilisé pour provoquer l'agglomération (par floculation ou coagulation) des fines particules en suspension dans un liquide.

**coagulation** f. *(angl.* ***coagulation****)*. Phénomène par lequel un fluide organique (sang, lait) se prend en une masse solide *(coagulum)* et laisse exsuder un liquide transparent *(sérum)*. La coagulation du sang, qui aboutit à la formation d'un caillot, est un phénomène très complexe qui, outre les plaquettes et la fibrine, fait intervenir certains éléments minéraux *(calcium)* et plusieurs protéines à activité enzymatique, appelées *facteurs de coagulation.*

**coagulopathie** f. *(angl.* ***coagulopathy****)*. Maladie due à un trouble de la coagulation sanguine.

**coagulopathie de consommation** *(angl.* ***consumption coagulopathy****,* ***diffuse intravascular coagulation****)*. Coagulation intravasculaire disséminée (petites thromboses dans les capillaires périphériques et dans divers organes) entraînant une baisse du fibrinogène et de certains facteurs de coagulation du sang (facteurs V et VIII notamment). On l'observe dans des circonstances diverses : interventions chirurgicales, complications obstétricales, états de choc, certains cancers, action toxique de certains médicaments.

**coagulum** m. Syn. de *caillot.*

**coalescence** f. *(angl.* ***coalescence****)*. Adhérence qui se forme entre des surfaces tissulaires en contact. (a. **coalescent, ente**)

**coaptation** f. *(angl.* ***coaptation****)*. Procédé chirurgical qui consiste à rapprocher et à ajuster des parties séparées par fracture, luxation ou encore les bords d'une plaie.

**coapteur** m. *(angl.* ***coaptor****)*. Attelle métallique utilisée lors d'une ostéosynthèse pour maintenir en bonne position, après réduction, les deux segments d'un os long fracturé. Il en existe de nombreux modèles.

**coarctation** f. *(angl.* ***coarctation****)*. Rétrécissement d'un conduit naturel. Ex. : coarctation de l'aorte.

**cobalt** m. *(angl.* ***cobalt****)*. Corps simple métallique, de consistance dure, de couleur blanc rosé qui, par ses propriétés, se rapproche du fer et du nickel. Il joue un rôle physiologique important en tant qu'oligoélément; c'est un constituant de la vitamine B12. Symbole : Co.

**cobalt-60** m. *(angl.* ***cobalt 60****)*. Radio-isotope du cobalt, émetteur de rayonnements bêta et gamma. Les caractéristiques du rayonnement gamma en font un élément de choix pour de nombreuses applications pratiques, notamment en radiochimie, radiographie et téléthérapie *(bombe au cobalt)*. Symbole : $^{60}$Co.

**cobaltothérapie** f. *(angl.* ***cobaltotherapy****)*. Utilisation thérapeutique des émanations radioactives du cobalt-60 dans le traitement des tumeurs malignes, au moyen de la *bombe au cobalt*.

**cocaïne** f. *(angl.* ***cocaine****)*. Alcaloïde extrait des feuilles du coca ou obtenu par synthèse. Anesthésique local de surface, employé en solutions pour instillations nasales ou oculaires. La cocaïne est un stupéfiant.

**cocaïnomane** a. et n. *(angl.* ***cocainomaniac****)*. Sujet atteint de cocaïnomanie.

**cocaïnomanie** f. *(angl.* ***cocainomania****)*. Toxicomanie à la cocaïne.

**cocci** m. pl. *(angl.* ***cocci****)*. Pluriel de *coccus*.

**coccobacille** m. *(angl.* ***coccobacillus****)*. Bactérie en forme de bâtonnet court, proche de celle d'un coccus.

**coccobactérie** f. *(angl.* ***coccobacteria****)*. Bactérie de forme intermédiaire entre celle d'un coccus et d'un bacille.

**coccoïde** a. *(angl.* ***coccoid****)*. De forme arrondie, ressemblant à un coccus.

**coccus** m. (pl. cocci*)* *(angl.* ***coccus****)*. Bactérie de forme arrondie. On dit aussi *coque, m.* (staphylocoque, streptocoque).

**coccydynie** (ou **coccygodynie**) f. *(angl.* ***coccygodynia, coccydynia****)*. Douleur très vive dans la région coccygienne, exacerbée par la position assise et la défécation, presque toujours d'origine traumatique (chute ou contusion du coccyx), parfois consécutive à l'accouchement.

**coccyx** m. *(angl.* ***coccyx****)*. Os impair et médian, de forme triangulaire à sommet inférieur, qui constitue l'extrémité inférieure de la colonne vertébrale. Il résulte de la fusion de quatre à six vertèbres; il s'articule avec le sacrum. Ling. : Du nom grec de l'oiseau *coucou,* par ressemblance avec le bec de l'oiseau. (a. **coccygien, ienne**)

**cochléaire** a. *(angl.* ***cochlear****)*. Qui se rapporte au limaçon de l'oreille interne, à son nerf qui contribue à la formation du nerf auditif, aux voies nerveuses et aux centres nerveux correspondants.

**cochlée** f. Syn. de *limaçon osseux*.

**cochléo-vestibulaire** a. *(angl.* ***cochleovestibular****)*. Qui se rapporte au limaçon et au vestibule de l'oreille interne et, par extension, à l'audition et à l'équilibration. Ex. : syndrome cochléo-vestibulaire.

**codéine** f. *(angl.* ***codeine****)*. Alcaloïde extrait de l'opium, utilisé sous forme de sel (notamment phosphate), comme sédatif de la toux; administré par la bouche (sirop, potions, pilules).

**codex** m. *(angl.* ***codex****)*. Recueil officiel des médicaments autorisés.

**coefficient** m. *(angl.* ***coefficient****)*. 1) Facteur numérique qui multiplie une fonction ou une expression algébriques. 2) Chiffre exprimant une propriété physique particulière (d'une substance, d'une fonction physiologique, d'un rayonnement, etc.). Souvent, il s'agit du rapport numérique entre deux données caractérisant cette propriété.

**coefficient d'élasticité** (**pulmonaire**). Syn. d'*élastance*.

**cœli-**, **cœlio-** Préfixe d'origine grecque indiquant une relation avec la cavité abdominale. V. *laparo-*.

**cœliakie** f. Syn. de *maladie cœliaque*.

**cœlialgie** f. *(angl.* ***celialgia****)*. Douleur abdominale de type névralgique siégeant au niveau du plexus solaire, habituellement dans la région située entre l'extrémité du sternum et l'ombilic, légèrement à droite de la ligne médiane. Elle peut avoir des causes très diverses : affection digestive fonctionnelle ou organique, aortite abdominale, pancréatite hémorragique, rein mobile, troubles névropathiques, etc. Syn. : *cœliodynie*.

**cœliaque** a. *(angl. **celiac**)*. Qui se rapporte à la cavité abdominale. Ex. : ganglion cœliaque, région cœliaque.

**cœliodynie** f. Syn. de *cœlialgie*.

**cœlioscopie** f. *(angl. **celioscopy**)*. Examen visuel de la cavité abdominale (préalablement distendue par injection d'air ou de gaz stériles) au moyen d'un endoscope *(cœlioscope)* introduit, soit à travers la paroi abdominale *(cœlioscopie transpariétale)*, soit par voie vaginale à travers le cul-de-sac de Douglas *(cœlioscopie transvaginale* ou *culdoscopie)*. Syn. : *laparoscopie, péritonéoscopie*.

**cœliotomie** f. *(angl. **celiotomy**)*. Syn. de *laparotomie*.

**coenzyme** f. *(angl. **coenzyme**)*. Petite molécule organique ou minérale associée à une protéine enzymatique et qui est nécessaire à son activité. V. *cofacteur*.

**cœur** m. *(angl. **heart**)*. Organe central moteur de la circulation sanguine, situé dans le médiastin, entre les deux poumons. C'est un muscle creux, le myocarde, tapissé intérieurement par l'endocarde et, extérieurement, recouvert par le péricarde séreux, et présentant quatre cavités : deux oreillettes et deux ventricules. L'oreillette et le ventricule droits forment le *cœur droit*, l'oreillette et le ventricule gauches forment le *cœur gauche* ; ces deux parties du cœur sont séparées par les cloisons interauriculaire et interventriculaire *(septum cordis)*. L'oreillette et le ventricule gauches communiquent par l'orifice auriculo-ventriculaire gauche muni d'une valvule mitrale ; l'oreillette et le ventricule droits communiquent par l'orifice auriculo-ventriculaire droit muni d'une valvule tricuspide. Le myocarde est doué de contractions automatiques réglées par un système autonome de fibres neuro-musculaires *(tissu nodal* ou *système cardionecteur)* comprenant : le *nœud de Keith et Flack* situé dans l'oreillette droite et qui déclenche les contractions, le *nœud d'Aschoff-Tawara* situé dans la partie haute de la cloison interventriculaire et qui commande la transmission de l'excitation vers les ventricules, et le *faisceau de His* divisé en deux branches ramifiées dans les parois ventriculaires *(réseau de Purkinje)*. V. *cardiaque*.

**cœur artériel**. Syn. de *cœur gauche*.

**cœur artificiel** *(angl. **artificial heart**)*. Oxygénateur pourvu d'une pompe aspirante et d'une pompe foulante qui remplacent temporairement le cœur. Il en existe divers modèles.

**cœur basedowien**. Syn. de *cardiothyréose*.

**cœur droit** *(angl. **right heart**)*. Les cavités droites du cœur (oreillette et ventricule avec leurs valvules : tricuspide et sigmoïdes pulmonaires), qui assurent la circulation du sang veineux de la périphérie vers les poumons. Syn. : *cœur veineux*.

**cœur gauche** *(angl. **left heart**)*. Les cavités gauches du cœur (oreillette et ventricule avec leurs valvules : mitrale et sigmoïdes aortiques), qui assurent la circulation du sang artériel vers la périphérie. Syn. : *cœur artériel*.

**cœur pulmonaire aigu** *(angl. **acute cor pulmonale**)*. Insuffisance ventriculaire droite aiguë qui se traduit par une dilatation brusque des cavités cardiaques droites ; celle-ci est due à une hypertension artérielle pulmonaire brutale, provoquée le plus souvent directement par une embolie pulmonaire ou par une insuffisance respiratoire aiguë. Abrév. : CPA.

**cœur pulmonaire chronique** *(angl. **chronic cor pulmonale**)*. Surcharge chronique du cœur droit, qui se traduit par une hypertrophie des cavités droites, avec ou sans défaillance cardiaque. Elle est provoquée par des maladies broncho-pulmonaires chroniques (la bronchite chronique et l'asthme bronchique notamment). Abrév. : CPC.

**cœur en sabot** *(angl. **cœur en sabot, sabot heart**)*. Image radiologique du cœur caractéristique de l'hypertrophie ventriculaire droite : ombre cardiaque augmentée de volume, avec élargissement transversal, la pointe étant rejetée en dehors et relevée, rappelant l'extrémité d'un sabot.

**cœur veineux**. Syn. de *cœur droit*.

**cofacteur** m. *(angl. **cofactor**)*. Substance (en général de nature enzymatique, appelée aussi *coenzyme)* augmentant l'action d'une autre substance. On connaît plusieurs cofacteurs qui interviennent dans la coagulation du sang.

**cognitif, ive** a. *(angl. **cognitive**)*. Qui se rapporte à la connaissance, aux capacités intellectuelles. Ex. : déficit cognitif, aptitudes cognitives.

**coiffe des rotateurs** *(angl. **rotator cuff**)*. Renforcement en forme de coiffe tendineuse de la capsule articulaire de l'épaule, par ses quatre muscles rotateurs (sous-scapulaire, sous-épineux, sus-épineux et petit rond) qui y adhèrent intimement.

**coït** m. *(angl. **coitus**)*. Copulation entre l'homme et la femme ; rapport sexuel.

**coït anal** *(angl.* ***anal coitus****)*. Intromission de la verge dans l'anus du partenaire. V. *pédérastie, sodomie.*

**col** m. *(angl.* ***neck****)*. 1) Toute partie rétrécie d'un organe qui relie deux segments plus volumineux. Ex. : col du fémur. 2) Portion d'un organe creux qui circonscrit l'orifice d'entrée de la cavité. Ex. : col de l'utérus, col de la vessie. V. *cervical, trachél-.*

**col-, colo-** Préfixe d'origine grecque indiquant une relation avec le côlon.

**colectasie** f. *(angl.* ***colectasia****)*. Dilatation du côlon.

**colectomie** f. *(angl.* ***colectomy****)*. Résection d'une partie *(colectomie subtotale, segmentaire)* ou de la totalité *(colectomie totale)* du côlon. V. *hémicolectomie.*

**colibacille** m. *(angl.* ***colibacillus****)*. Syn. d'*Escherichia coli.* (a. **colibacillaire**)

**colibacillémie** f. *(angl.* ***colibacillemia****)*. Présence de colibacilles *(Escherichia coli)* dans le sang.

**colibacillose** f. *(angl.* ***colibacillosis****)*. Toute infection provoquée par le colibacille *(Escherichia coli)*. Elle se localise principalement dans l'appareil digestif (entérites, entéro-colites, etc.) et dans l'appareil génito-urinaire (cystites, pyélites, pyélonéphrites). Quelle que soit la localisation, les infections ont tendance à devenir chroniques, évoluant par poussées récidivantes.

**colibacillurie** f. *(angl.* ***colibacilluria****)*. Présence de colibacilles *(Escherichia coli)* dans l'urine.

**colique** *(angl.* ***colic****)*. 1) a. Qui se rapporte au côlon. Ex. : angle colique, artères coliques. 2) f. Primitivement, douleur due à de violentes contractions ou à un spasme du côlon. 3) f. Par extension, douleur survenant sous forme d'accès violent, ayant son origine dans un organe abdominal : colique biliaire, colique hépatique, colique néphrétique.

**colite** f. *(angl.* ***colitis****)*. Inflammation du côlon, totale ou portant sur certains de ses segments, d'origine infectieuse (bactérienne ou amibienne), en rapport avec une mauvaise digestion de certains aliments ou une alimentation mal équilibrée, ou de cause inconnue, comme la *recto-colite ulcéro-hémorragique* (V. ce terme).

**colite ulcéreuse**. Syn. de *recto-colite ulcéro-hémorragique.*

**collabé, ée** a. *(angl.* ***collapsed****)*. Se dit d'une cavité ou d'un conduit dont les parois sont affaissées par un processus pathologique (ex. : vaisseau collabé) ou à la suite d'une intervention (en parlant du poumon lors d'un pneumothorax). V. *collapsus.*

**collagène** *(angl. 1)* ***collagen****, 2)* ***collagenous****)*. 1) m. Protéine complexe, élément constitutif essentiel des fibrilles collagènes qui, groupées en faisceaux, constituent les tissus de soutien : tissu conjonctif, os, tendons, etc. 2) a. Qui se rapporte au collagène. Ex. : fibres collagènes, sclérose collagène.

**collagénose** f. *(angl.* ***collagenosis****)*. Syn. de *maladie du collagène.*

**collapsus** m. *(angl.* ***collapse****)*. 1) Affaissement d'un organe creux ou d'un conduit (artère, veine) dû à un processus pathologique ou provoqué intentionnellement. V. *pneumothorax.* 2) En langage clinique, *collapsus cardio-vasculaire* se traduisant par un état de choc. V. *choc, collabé.*

**collatéral, ale, aux** a. *(angl.* ***collateral****)*. 1) Accessoire, secondaire, en parlant d'un vaisseau ou d'un nerf secondaire, qui se détachent d'un tronc principal. 2) Qui est placé parallèlement de chaque côté d'une structure anatomique. Ex. : sillon collatéral du bulbe ou de la moelle épinière.

**collection** f. *(angl.* ***collection****)*. Accumulation, amas d'une matière, physiologique ou pathologique, dans une partie du corps. Ex. : collection de pus. V. *épanchement.*

**Colles (fracture de)**. Syn. de *fracture de Pouteau-Colles,* utilisé surtout dans les pays anglo-saxons. V. *Pouteau-Colles (fracture de).*

**collet (de la dent)** *(angl.* ***neck [of tooth]****)*. Partie légèrement rétrécie d'une dent, touchant la gencive, par laquelle la racine est réunie à la couronne. V. *cervical.*

**collodion** m. *(angl.* ***collodion****)*. Suspension colloïdale de nitrocellulose qui laisse, après évaporation du solvant, une mince pellicule étanche et adhérente servant à recouvrir et à protéger les plaies. On peut lui incorporer des médicaments (collodion riciné, salicylé, etc.).

**colloïdal, ale, aux** a. *(angl.* ***colloidal****)*. Qui est de la nature d'un colloïde ou en possède les caractères. Ex. : suspension colloïdale.

**colloïde** *(angl.* ***colloid****)*. 1) a. Qui ressemble à la colle ; gélatineux. 2) m. Substance insoluble dans un certain milieu (eau, alcool, éther, etc.) et qui s'y trouve dispersée en particules très fines *(suspension colloïdale),* qui peuvent traverser les filtres usuels. La plupart des milieux organiques sont des suspensions colloïdales. 3) f. Substance incluse dans les vésicules thyroïdiennes et contenant la thyréoglobuline.

**collopexie** f. *(angl.* ***collopexia****)*. Fixation chirurgicale du col de l'utérus. V. *cervicopexie.*

**collutoire** m. *(angl.* ***collutory****)*. Médicament de consistance semi-liquide destiné à être appliqué sur les gencives ou sur les parois internes de la cavité buccale. V. *gargarisme.*

**collyre** m. *(angl.* ***collyrium****)*. Préparation liquide destinée au traitement local des affections oculaires.

**colo-**. V. *col-.*

**colobome** m. *(angl.* ***coloboma****)*. Toute anomalie congénitale que peuvent présenter dans leur développement les paupières, l'iris, le cristallin, la choroïde, la rétine et le nerf optique. La transmission est héréditaire et se fait en général selon le mode dominant.

**colo-colique** a. *(angl.* ***colocolic****)*. Qui se rapporte à deux segments du côlon. Ex. : invagination colo-colique.

**colo-colostomie** f. *(angl.* ***colocolostomy****)*. Création d'une anastomose entre deux segments du côlon.

**colodystonie** f. *(angl.* ***colodystonia****)*. Ensemble de troubles fonctionnels du côlon, se manifestant par des spasmes douloureux, de l'aérocolie, des flatulences, une perturbation du transit intestinal.

**côlon** m. *(angl.* ***colon****)*. Portion du gros intestin, comprise entre le cæcum et le rectum et subdivisée en 4 segments : *côlon ascendant* (ou *droit*), *côlon transverse* (ou *moyen*), *côlon descendant* (ou *gauche*) et *côlon ilio-pelvien* (ou *sigmoïde*). (a. **colique**)

**côlon iliaque** *(angl.* ***iliac colon****)*. Première partie fixe du côlon ilio-pelvien, située dans la fosse iliaque gauche et qui décrit une courbe (en S). Syn. : *S iliaque.*

**côlon irritable** *(angl.* ***irritable bowel syndrome****)*. Syndrome fonctionnel très fréquent (parfois 50 % des motifs de consultation de gastro-entérologie) du gros intestin, sans lésions anatomiques spécifiques. L'étiologie n'en est pas connue : faible teneur en fibres végétales de l'alimentation dans les pays industrialisés, facteurs psychosomatiques. Cliniquement, le côlon irritable se manifeste le plus souvent par de la flatulence, des épisodes de quelques jours de diarrhée avec douleurs abdominales, entrecoupés de constipation ou de selles normales.

**côlon sigmoïde** a. *(angl.* ***sigmoid colon****)*. Dernière partie du côlon, faisant suite au côlon descendant et précédant immédiatement le rectum. Il mesure environ 40 cm de longueur et forme une anse de forme variable (rappelant vaguement la lettre grecque *sigma*, d'où son nom). (a. **sigmoïdien, ienne**)

**colonie bactérienne** *(angl.* ***bacterial colony****)*. Amas de bactéries qui se forme par multiplication, à partir d'une bactérie souche, sur un milieu de culture, et reconnaissable par son aspect, sa consistance et sa couleur. Une colonie bactérienne est visible à l'œil nu lorsqu'elle est composée de plusieurs milliards d'éléments.

**Colonna (opération de)** *(angl.* ***Colonna's operation****)*. Opération plastique pour la correction d'une luxation congénitale de la hanche ou d'une ancienne fracture du col du fémur. (*Colonna* Paul Crenshaw, chirurgien orthopédiste américain, 1892-1966.)

**colonne vertébrale** (ou **rachidienne**) *(angl.* ***vertebral column, spinal column****)*. Longue tige osseuse, flexible, située à la partie postérieure et médiane du tronc, depuis la tête qu'elle soutient, jusqu'au bassin qui la supporte. Elle engaine et protège la moelle épinière contenue dans le canal rachidien. Elle est constituée de 33 à 34 vertèbres distribuées en 5 parties : la *colonne cervicale* (7 vertèbres), la *colonne dorsale* (12 vertèbres), la *colonne lombaire* (5 vertèbres), la *colonne sacrée* (5 vertèbres soudées entre elles), la *colonne coccygienne* ou *coccyx* (4 à 5 vertèbres soudées et atrophiques). Syn. : *rachis.* V. *rachidien, spinal.*

**colonoscopie** f. V. *coloscopie.*

**colopathie** f. *(angl.* ***colonopathy****)*. Toute affection du côlon. (a. **colopathique**)

**colopexie** f. *(angl.* ***colopexy****)*. Fixation du côlon, soit au plan postérieur rétropéritonéal, soit aux parois latérales ou antérieure de l'abdomen.

**coloplicature** (ou **coloplication**) f. *(angl.* ***coloplication****)*. Opération destinée à réduire le volume d'un segment de côlon en plissant les tuniques intestinales par des sutures. Elle est surtout pratiquée au niveau du cæcum *(cæcoplicature).*

**coloptose** f. *(angl.* ***coloptosis****)*. Descente du côlon transverse.

**colorant** m. *(angl.* ***dye****)*. Substance, généralement synthétique, destinée à imprégner la matière organique, afin d'en faciliter l'examen microscopique ou l'analyse histologique et biochimique.

**coloration** f. *(angl.* ***staining****)*. Procédé consistant à imprégner un tissu ou des micro-organismes au moyen d'un colorant en vue de leur examen microscopique.

**colorimétrie** f. *(angl.* ***colorimetry****)*. 1) Procédé d'identification de certains liquides organiques par l'étude de leur couleur ou de leurs réactions colorées. 2) Procédé d'évaluation des concentrations des solutions colorées par l'étude de leur couleur. Syn. : *chromatométrie, chromométrie.* (a. **colorimétrique**)

**coloscopie** f. *(angl.* ***colonoscopy****).* Examen visuel de l'intérieur du côlon au moyen d'un tube flexible pourvu d'un appareillage optique *(coloscope)* introduit par l'anus. Ling. : On dit aussi parfois *colonoscopie* (influence anglo-saxonne).

**colostomie** f. *(angl.* ***colostomy****).* Abouchement du côlon à la peau de l'abdomen ou de la région lombaire. V. *anus artificiel.*

**colostomisé**, **ée** a. et n. *(angl.* ***colostomised****).* Qui a subi une colostomie.

**colostrum** m. *(angl.* ***colostrum****).* Premier lait d'une accouchée : produit de sécrétion de la glande mammaire, qui apparaît après l'accouchement. C'est un liquide jaunâtre, fortement alcalin, riche en protides et en anticorps maternels. Le colostrum est progressivement remplacé par le lait. (a. **colostral**, **ale**, **aux**)

**colp-**, **colpo-** Préfixe d'origine grecque indiquant une relation avec le vagin. V. *élytro-.*

**colpocèle** f. *(angl.* ***colpocele****).* Descente du vagin faisant saillie dans la vulve. Elle peut être due à une cystocèle *(colpocèle antérieure)* ou à une rectocèle *(colpocèle postérieure).* Syn. : *prolapsus vaginal.*

**colpocléisis** m. *(angl.* ***colpocleisis****).* Fermeture chirurgicale du vagin par avivement et suture de ses parois, pratiquée dans certains cas exceptionnels de fistule vésico-vaginale incurable pour supprimer l'écoulement continu des urines par le vagin.

**colpo-cystite** f. *(angl.* ***colpocystitis****).* Inflammation du vagin et de la vessie.

**colpo-cystocèle** f. *(angl.* ***colpocystocele****).* Prolapsus de la paroi antérieure du vagin, dans lequel la vessie fait hernie.

**colpo-cystoplastie** f. *(angl.* ***colpocystoplasty****).* Chirurgie plastique portant sur le vagin et la vessie.

**colpocytologie** f. *(angl.* ***colpocytology****).* Examen histologique des cellules recueillies dans les frottis prélevés du vagin et du col utérin. Ce procédé est utilisé pour le diagnostic hormonal au cours des cycles menstruels, pour le diagnostic de la vitalité de l'œuf au cours de la grossesse, et pour le diagnostic précoce du cancer du col utérin. V. *Papanicolaou (test de).*

**colpo-périnéoplastie** f. *(angl.* ***colpoperineoplasty****).* Opération plastique pratiquée sur le vagin et le périnée, généralement afin de rétrécir le vagin et l'orifice vulvaire en cas de prolapsus vaginal.

**colpo-périnéorraphie** f. *(angl.* ***colpoperineorrhaphy****).* Suture des parois vaginales et du périnée après rupture, ou pour remédier au prolapsus utéro-vaginal.

**colpopexie** f. *(angl.* ***colpopexy****).* Fixation du vagin relâché à un muscle ou à un ligament de la paroi abdominale.

**colpoplastie** f. *(angl.* ***colpoplasty****).* Opération plastique destinée à remédier à l'absence congénitale du vagin ou à reconstituer un canal vaginal qui a été déformé ou détruit. Syn. : *vaginoplastie.*

**colpoptose** f. *(angl.* ***colpoptosis****).* Prolapsus du vagin.

**colporraphie** f. *(angl.* ***colporrhaphy****).* Suture des parois du vagin, pour réparer une déchirure.

**colposcopie** f. *(angl.* ***colposcopy****).* Examen visuel du vagin et du col de l'utérus au moyen d'un instrument appelé *colposcope.* (a. **colposcopique**)

**colpospasme** m. Syn. de *vaginisme.*

**colposténose** f. *(angl.* ***colpostenosis****).* Rétrécissement du vagin par suite de cicatrices, d'adhérences inflammatoires ou d'origine atrophique.

**colposuspension** f. Opération pour incontinence urinaire à l'effort chez la femme qui consiste à mettre en place, par voie vaginale, une bandelette qui, une fois bien tendue au niveau sous-urétral, soutient l'urètre moyen.

**coma** m. *(angl.* ***coma****).* État pathologique caractérisé par une perte de conscience et par une absence de réaction aux stimuli externes (visuels, auditifs, olfactifs, tactiles, etc.) avec conservation des fonctions respiratoire et circulatoire, qui peuvent cependant être réduites ou troublées. Cliniquement, on estime la profondeur du coma selon une échelle nomalisée, dite *échelle de Glasgow.* Par ordre de profondeur croissant, on distingue le *coma vigile* (stade I), le *coma moyen* (stade II), le *coma carus* (stade III) et le *coma dépassé* (stade IV). (a. **comateux**, **euse**)

**coma alcoolique** *(angl.* ***alcoholic coma****).* Coma provoqué par une intoxication alcoolique aiguë (plus de 4 g ‰ d'alcool dans le sang). Il est caractérisé par une respiration rapide et superficielle, avec tachycardie et tendance à l'hypotension. Syn. : *coma éthylique.*

**coma carus** (ou **carus** m.) *(angl.* ***deanimate coma****).* Coma profond avec abolition totale des réflexes et, fréquemment, troubles respiratoires et circulatoires graves. Il correspond au stade III sur l'*échelle de Glasgow.*

**coma dépassé** *(angl. **irreversible coma**)*. Coma très profond caractérisé par l'abolition totale des fonctions de la vie de relation et l'abolition également totale des fonctions de la vie végétative (circulation, respiration, assimilation, sécrétion, excrétion, etc.), la survie étant assurée strictement par des moyens énergiques de réanimation : respiration artificielle, contrôle de la circulation par la noradrénaline en perfusion intraveineuse permanente, etc. De ce fait, la survie d'un malade en coma dépassé cesse aussitôt après la suppression des moyens de réanimation. Le tracé encéphalographique pris au cours du coma dépassé est dans la plupart des cas plat, sans réactivité décelable. Il correspond au stade IV sur l'*échelle de Glasgow*.

**coma diabétique** *(angl. **diabetic coma**)*. Coma compliquant le diabète sucré décompensé avec acidose, dont les signes cliniques caractéristiques sont la respiration de Kussmaul et l'odeur acétonique de l'haleine.

**coma éthylique**. Syn. de *coma alcoolique*.

**coma hépatique** *(angl. **hepatic coma**)*. Coma compliquant une insuffisance hépatique grave (cirrhose, atrophie jaune aiguë), par atteinte cérébrale liée essentiellement à l'accumulation de substances toxiques (notamment d'ammoniaque) dans le sang.

**coma hypoglycémique** *(angl. **hypoglycemic coma**)*. Perte de connaissance s'accompagnant de sueurs abondantes, de secousses musculaires et de convulsions, due à une baisse excessive de la glycémie, le plus souvent consécutive à une injection d'insuline.

**coma urémique** *(angl. **uremic coma**)*. Coma qui constitue la complication majeure d'une augmentation très importante de l'urée sanguine (insuffisance rénale), dont les signes cliniques caractéristiques sont : la dyspnée de Cheyne-Stokes, l'hypothermie, l'abolition des réflexes, l'hypotension et l'odeur urineuse de l'haleine.

**coma vigile** *(angl. **coma vigil**)*. Coma dont on peut tirer le malade par une stimulation vive (bruit, pincement), mais dans lequel il retombe sitôt après. Il correspond au stade I sur l'*échelle de Glasgow*.

**comateux, euse** *(angl. **comatose**)*. 1) a. Qui se rapporte au coma. 2) a. et n. Qui est dans le coma.

**comédon** m. *(angl. **comedo**)*. Petite saillie blanchâtre centrée par un point noir, formée de substance graisseuse accumulée dans une glande sébacée. Les comédons sont localisés de préférence à la face et constituent l'une des manifestations de l'acné. Nom populaire : *point noir*.

**comitial, ale, aux** a. *(angl. **epileptic**)*. Qui se rapporte à l'épilepsie. Ling. : Du latin *comitiales,* relatif aux comices : assemblée ou réunion populaire, parce que l'on interrompait les comices lorsqu'un participant présentait une crise d'épilepsie.

**comminutif, ive** a. *(angl. **comminuted**)*. Se dit d'une fracture en plusieurs petits fragments.

**commissure** f. *(angl. **commissura**)*. 1) Point de jonction de deux formations anatomiques (commissure des lèvres, des paupières), parfois sur la ligne médiane, entre deux éléments pairs et symétriques (commissure de la vulve). 2) Point d'entrecroisement ou de passage, sur la ligne médiane, de faisceaux nerveux unissant des formations droites et gauches du système nerveux central (commissure interhémisphérique). (a. **commissural, ale, aux**)

**commissure postérieure des petites lèvres** *(angl. **posterior commissure of the labia**)*. Repli cutané formé par la réunion de l'extrémité postérieure des petites lèvres. Syn. : *fourchette*.

**commissuroplastie** f. *(angl. **commissuroplasty**)*. Réfection chirurgicale de la commissure d'un orifice cardiaque.

**commissurotomie** f. *(angl. **commissurotomy**)*. Section d'une commissure. Par ex. : commissure des deux valves mitrales, commissure labiale, commissure vulvaire.

**commotion** f. *(angl. **concussion**)*. Violent ébranlement de l'organisme, ou d'une partie de l'organisme, provoqué par un choc direct ou indirect engendrant une série de troubles fonctionnels, sans lésion organique manifeste. (a. **commotionnel, elle**)

**commotionné, ée** a. et n. *(angl. **concussed**)*. Qui souffre des suites d'une commotion.

**communication coronaro-ventriculaire** *(angl. **coronaroventricular fistula**)*. Malformation congénitale caractérisée par la communication directe entre une artère coronaire et l'oreillette ou le ventricule correspondants.

**communication interauriculaire** *(angl. **atrial septal defect**)*. Communication anormale entre les deux oreillettes du cœur. Abrév. : CIA.

**communication interauriculo-ventriculaire**. Syn. de *canal atrio-ventriculaire commun*. Abrév. : CIAV.

**communication interventriculaire** *(angl. **ventricular septal defect**)*. Malformation cardiaque caractérisée par la présence d'un orifice dans la paroi qui sépare les deux ventricules. Abrév. : CIV.

**compatibilité sanguine** *(angl.* ***blood compatibility****)*. Possibilité pour un type donné de sang (déterminé par ses globules rouges) d'être transfusé à un individu appartenant à un groupe sanguin approprié, c'est-à-dire sans risque de destruction des globules rouges injectés.

**compatible** a. *(angl.* ***compatible****)*. Se dit de médicaments qui peuvent être administrés en même temps, ou d'un sang appartenant à un groupe sanguin tel que sa transfusion à un individu donné ne provoque pas d'accident.

**compensation** f. *(angl.* ***compensation****)*. 1) Atténuation ou suppression des effets pathologiques d'une maladie par des réactions de l'organisme qui tendent à rétablir un état d'équilibre physiologique. 2) Processus psychique inconscient par lequel un individu parvient à soulager ou à supprimer un sentiment d'infériorité en recherchant des satisfactions et des plaisirs susceptibles de le lui faire oublier. (a. **compensateur**, **trice**; **compensatoire**)

**compensé**, **ée** a. *(angl.* ***compensated****)*. Se dit d'un trouble ou d'une affection dont les effets pathologiques sont réduits ou stabilisés par les réactions de l'organisme ou de l'organe atteint. Ex. : acidose compensée, diabète compensé.

**compère loriot**. Nom populaire de l'*orgelet*.

**complément** m. *(angl.* ***complement****)*. Système immunitaire non spécifique essentiel dans les réactions de défense de l'organisme, constitué par un ensemble de 11 protéines (globulines) sériques synthétisées dans différents organes (foie, rate, ganglions, intestin grêle) et par différentes cellules (macrophages, monocytes, cellules épithéliales de l'intestin). Normalement inactif, le complément s'attaque à l'antigène reconnu et fixé par l'anticorps spécifique (complexe immun) par des activations successives « en cascade » de ses composants (voie classique toujours immunitaire); il peut aussi réagir à des activateurs non immunitaires (voie alterne) tels que : endotoxines, polysaccharides, certaines immunoglobulines aggrégées. Le système complément joue un rôle important en pathologie, surtout dans les maladies par hypersensibilité et les maladies infectieuses, étant responsable de phénomènes inflammatoires et de lésions tissulaires. V. aussi *réaction de déviation du complément*. Ling. : Le terme *complément*, consacré par l'usage, est actuellement souvent remplacé par *système complément* qui désigne un groupe de substances et leurs activités complexes.

**complémentaire** a. *(angl.* ***complementary****)*. Qui sert à compléter, qui s'ajoute à quelque chose (par ex. : air complémentaire), qui tend à suppléer à une déficience (par ex. : emphysème complémentaire).

**complexe** m. *(angl.* ***complex****)*. 1) Association de plusieurs phénomènes ou éléments constituant une entité ou participant ensemble à une action bien déterminée. 2) En psychanalyse, ensemble de traits psychologiques, surtout d'ordre affectif, organisés de façon inconsciente en partant de souvenirs, d'expériences vécues et de relations avec autrui, et qui influencent le comportement de l'individu, pouvant mener à des conflits et à des troubles psychologiques. Ex. : complexe d'infériorité, complexe d'Œdipe.

**complexe auriculaire**. Syn. d'*onde P*.

**complexe immun** *(angl.* ***immune complex****)*. Agrégat moléculaire soluble formé par l'association d'un antigène et d'un anticorps, et capable de fixer le complément. Les complexes immuns sont normalement éliminés par les phagocytes. Au cours de processus pathologiques, les complexes immuns peuvent se déposer dans les tissus (parois vasculaires, glomérules rénaux, tissu conjonctif, surfaces articulaires, foie, capillaires pulmonaires) et induisent des réactions inflammatoires dans les zones atteintes. Des *maladies des complexes immuns* en résultent, dont la symptomatologie est fonction de l'organe ou des tissus atteints.

**complexe du père**. Syn. de *complexe d'Électre*. V. *Électre (complexe de)*.

**complexe QRS** *(angl.* ***QRS complex****)*. En électrocardiographie, groupe d'ondes traduisant l'activité des ventricules cardiaques et correspondant à la dépolarisation de la musculature ventriculaire. Ling. : Certains cardiologues préfèrent écrire qRs, pour souligner que q et s sont plus petits que R.

**complexe QRST** *(angl.* ***QRST complex****)*. (ou complexe ventriculaire). En électrocardiographie, ensemble formé par le complexe QRS, le segment S-T et l'onde T, auxquels peut se joindre également l'onde U.

**complexe (tuberculeux) primaire**. Syn. d'*infection tuberculeuse primaire*.

**complexuel**, **elle** a. *(angl.* ***complexual****)*. En psychanalyse, qui se rapporte à un complexe.

**compliance** f. *(angl.* ***compliance****)*. 1) Facilité avec laquelle se fait la distension des poumons lors de l'inspiration, exprimée par le rapport de la variation du volume

C

pulmonaire à la variation de la pression correspondante. La compliance peut être perturbée par diverses causes : rigidité thoracique importante, emphysème, atélectasie, épanchement pleural. Symbole : $C_L$. Ant. : *élastance.* 2) Assentiment d'un patient au traitement — généralement de longue durée — qui lui a été prescrit et observance rigoureuse des recommandations quant à la poursuite de ce traitement.

**complication** f. *(angl.* ***complication****).* Tout ensemble de symptômes ou de lésions qui s'ajoutent à ceux d'une maladie existante et qui apparaissent après ces derniers. (a. **compliqué**, **ée**)

**compresse** f. *(angl.* ***compress****).* Pièce de tissu fin (en général de la gaze), utilisée comme pansement, ou au cours de divers actes chirurgicaux.

**compressif**, **ive** a. *(angl.* ***compressive****).* Qui sert à comprimer. Ex. : bandage compressif.

**compression** f. *(angl.* ***compression****).* Pression exercée sur une région quelconque de l'organisme, ou réduction du volume normal d'un organe sous l'influence d'une cause physique.

**comprimé** m. *(angl.* ***tablet****).* Pastille préparée par compression d'une poudre médicamenteuse additionnée ou non d'une substance agglutinante.

**comprimé sublingual**. Syn. de *linguette.*

**comptage** m. Syn. de *numération.*

**compte-gouttes** m. *(angl.* ***dropper****).* Dispositif, habituellement petit tube, permettant de laisser s'écouler un liquide goutte à goutte. Syn. : *stilligoutte.*

**compteur à scintillation** *(angl.* ***scintillation counter****).* Instrument permettant de déceler la présence de particules ionisantes au moyen d'un cristal qui les absorbe et les transforme en un scintillement lumineux visible sur un écran. Il est utilisé en médecine pour déterminer la concentration des isotopes radioactifs introduits dans l'organisme et qui se fixent électivement dans divers organes. V. *scintigraphie.*

**concave** a. *(angl.* ***concave****).* Se dit de toute surface courbe dont le centre est plus déprimé que les bords. V. *convexe.*

**concavité** f. *(angl.* ***concavity****).* 1) État de ce qui est concave. 2) Surface en creux. V. *convexité.*

**concentration** f. *(angl.* ***concentration****).* 1) Action d'augmenter la proportion d'une substance dans une solution, notamment par évaporation du solvant. 2) Proportion d'une substance existant dans une solution. 3) Fixation de l'attention sur un sujet déterminé.

**concentration de l'hémoglobine** *(angl.* ***hemoglobin concentration****).* Taux pondéral de l'hémoglobine du sang, pouvant s'exprimer soit en grammes par litre ou par 100 ml, soit en pourcentage de la normale (impropre, mais habituel). Il peut aussi s'exprimer par rapport au nombre des érythrocytes (taux moyen d'hémoglobine par cellule) ou par rapport à l'hématocrite (concentration hémoglobinique moyenne). Abrév. : CH.

**concentration molaire**. Syn. de *molarité.*

**concentré**, **ée** *(angl. 1)* ***concentrated****, 2)* ***concentrate****).* 1) a. et m. Se dit d'une substance en solution dont on a éliminé une partie du solvant. 2) m. Préparation contenant une forte proportion de produit actif.

**concentrique** a. *(angl.* ***concentric****).* Se dit de plusieurs figures ou structures qui ont le même centre.

**concept** m. *(angl.* ***concept****).* Représentation mentale que se fait l'individu d'une réalité concrète (objets, êtres vivants, phénomènes perceptibles) ou abstraite (idées, sensations, sentiments). (a. **conceptuel, elle**)

**conception** f. *(angl.* ***conception****).* 1) Production d'un nouvel être dans le sein d'une femelle. Physiologiquement, la conception ne désigne pas un seul phénomène, mais à la fois le coït, la fécondation et la formation de l'embryon. 2) Tout acte de pensée s'appliquant à un objet, plus spécialement, opération de l'entendement et de la formation des concepts.

**conceptuel**, **elle** a. *(angl.* ***conceptual****).* Qui se rapporte à un concept.

**concomitant**, **ante** a. *(angl.* ***concomitant****).* Qui survient en même temps qu'un autre fait, qui l'accompagne. Ex. : symptôme concomitant, qui accompagne les symptômes principaux d'une maladie.

**concrétion** f. *(angl.* ***concretion****).* Production solide se développant dans un organe ou un tissu au cours d'une affection. V. *calcul.*

**condensat** m. V. *condensé.*

**condensation** f. *(angl.* ***condensation****).* Processus par lequel une matière devient plus dense ou passe de l'état gazeux à l'état liquide.

**condensé**, **ée** *(angl. 1) 2)* ***condensed****, 3)* ***condensed substance****).* 1) a. Se dit d'un corps qui a diminué de volume. 2) a. Se dit d'un corps qui est passé de l'état gazeux à l'état liquide. 3) m. Produit condensé (appelé aussi *condensat*).

**conditionné, ée** a. *(angl.* ***conditioned****)*. Qui est acquis par conditionnement; qui a subi un conditionnement. V. *réflexe conditionné.*

**conditionnement** m. *(angl. 1)* ***conditioning****, 2)* ***package, packaging****)*. 1) Mécanisme par lequel s'acquiert un *réflexe conditionné.* 2) Forme particulière sous laquelle est présenté un médicament dans le commerce.

**condom** m. Syn. de *préservatif.*

**conducteur, trice** *(angl.* ***conductor****)*. 1) a. Qui est capable de transmettre la chaleur, l'électricité ou le son. (nom : un **conducteur**). 2) m. Ruban flexible en acier destiné à faciliter le passage d'un fil-scie d'un orifice à l'autre au cours d'une trépanation tout en protégeant la dure-mère.

**conductibilité** f. *(angl.* ***conductivity****)*. 1) Propriété que possèdent certaines structures de propager une excitation. La vitesse de conduction dans les fibres nerveuses dépend du calibre de celles-ci. Elle est élevée dans certaines fibres musculaires cardiaques *(tissu nodal)*. 2) Propriété qu'ont certains corps de conduire l'électricité ou la chaleur. (a. **conductible**)

**conduction** f. *(angl.* ***conduction****)*. Transmission des ondes sonores, de la chaleur, de l'électricité, etc. à travers un milieu solide, liquide ou gazeux.

**conduction antérograde** *(angl.* ***anterograde conduction****)*. En cardiologie, conduction normale d'un influx de haut en bas, c'est-à-dire des oreillettes vers la jonction auriculo-ventriculaire et de là vers les ventricules. Ling. : Le terme « antérograde » implique une idée de *mouvement* dans une certaine direction, et doit être préféré à celui de « antégrade », qui implique plutôt une idée de *position*[25]. V. *conduction rétrograde.*

**conduction cellulifuge** *(angl.* ***cellulifugal conduction****)*. Mode de transmission d'une impulsion par lequel l'influx nerveux s'éloigne du corps cellulaire d'un neurone en cheminant dans ses prolongements dendritiques ou cylindraxile. Ant. : *conduction cellulipète.*

**conduction cellulipète** *(angl.* ***cellulipetal conduction****)*. Mode de transmission par lequel l'influx nerveux se rapproche du corps cellulaire d'un neurone. Ant. : *conduction cellulifuge.*

**conduction crânienne** *(angl.* ***cranial conduction****)*. Syn. de *conduction osseuse.*

**conduction nerveuse** *(angl.* ***nerve conduction****)*. Propagation d'une excitation le long d'une voie nerveuse.

**conduction osseuse** *(angl.* ***bone conduction****)*. Mode de transmission des sons à la cochlée par l'intermédiaire des os du crâne. Abrév. : CO. Syn. : *conduction crânienne, conduction ostéo-tympanique.*

**conduction ostéo-tympanique** *(angl.* ***osteo-tympanic conduction****)*. Syn. de *conduction osseuse.*

**conduction rétrograde** *(angl.* ***retrograde conduction****)*. En cardiologie, conduction d'une impulsion nerveuse cardiaque dans une direction inverse de la normale, c'est-à-dire, en pratique, conduction ventriculo-auriculaire. V. *conduction antérograde.*

**conduit auditif externe** *(angl.* ***external acoustic meatus****)*. Canal s'étendant de la conque à la membrane du tympan, fibrocartilagineux dans son tiers externe et osseux dans ses deux tiers internes.

**conduit auditif interne** *(angl.* ***internal acoustic meatus****)*. Canal osseux creusé dans le rocher dont le fond osseux répond aux éléments de l'oreille interne. Le conduit auditif interne donne passage au nerf facial et à plusieurs rameaux du nerf auditif.

**condyle** m. *(angl.* ***condyle****)*. Extrémité osseuse articulaire convexe dont la surface est lisse et ovoïde, et qui s'emboîte habituellement dans une cavité glénoïde. (a. **condylien, ienne**)

**condylomatose** f. *(angl.* ***condylomatosis****)*. Présence de condylomes multiples.

**condylome** m. *(angl.* ***condyloma****)*. Tumeur rosée ressemblant à une verrue localisée aux muqueuses génitales ou à l'anus. Les *condylomes acuminés (crêtes de coq* ou *végétations vénériennes),* d'origine virale, sont pointus et souvent groupés, ayant un aspect de chou-fleur. Les *condylomes plats,* moins saillants (en nappe ou en disques), sont une manifestation de la période secondaire de la syphilis.

**cône** m. *(angl.* ***cone****)*. Toute structure anatomique, pleine ou creuse, ayant à peu près une forme conique (base circulaire opposée à un sommet pointu) : cône artériel (du ventricule droit), cône terminal de la moelle. (a. **conique**)

**cône artériel**. Syn. d'*infundibulum du cœur.*

**cônes efférents**. Syn. de *canaux efférents.*

**cônes de la rétine** (ou **rétiniens**) *(angl.* ***retinal cones****)*. Cellules de la rétine, réceptrices de la lumière, situées surtout dans la région de la macula (tache jaune). Au nombre de 6 millions environ, les cônes assurent la vision diurne, fine et colorée. V. *bâtonnets de la rétine.*

**cônes spermatiques**. Syn. de *canaux efférents.*

**confabulation** f. *(angl.* ***confabulation****)*. Récit imaginaire, spontané ou suggéré, suppléant aux déficits de la mémoire chez certains malades mentaux. V. *fabulation, mythomanie.*

**configuration** f. *(angl.* ***configuration****)*. Forme générale d'un corps, d'un organe.

**conflit** m. *(angl.* ***conflict****)*. En psychiatrie, opposition des tendances instinctives contraires, entre celles-ci et des principes moraux, entre deux tendances affectives contradictoires et pouvant être à l'origine de tensions ou de névroses. (a. **conflictuel**, **elle**)

**confluent** m. *(angl.* ***confluence****)*. Lieu de réunion, élargi, des espaces sous-arachnoïdiens ou de gros vaisseaux veineux ou lymphatiques. V. *citerne basale, Pecquet (citerne de).*

**confusion mentale** *(angl.* ***mental confusion****)*. Trouble psychique caractérisé par l'incohérence et la lenteur de la compréhension, une obnubilation de la conscience, des troubles de la perception et de la mémoire, et une désorientation dans le temps et dans l'espace. Souvent liée à une infection ou à une intoxication, elle peut aussi survenir au cours d'une psychose et s'accompagne très fréquemment d'anxiété et d'hallucinations visuelles. (a. **confusionnel**, **elle**)

**confusion réactionnelle** *(angl.* ***reactive confusion****)*. Troubles mentaux avec obnubilation de la conscience, désorientation (moins marquées cependant que dans la confusion organique), diminution du contact souvent accompagnée d'hyperactivité, et apparemment provoquée par un bouleversement émotionnel[30].

**congénère** a. *(angl.* ***congenerous****)*. Qui est du même genre, de la même espèce.

**congénital**, **ale**, **aux** a. *(angl.* ***congenital****)*. Qui existe à la naissance et dont l'origine remonte à la vie intra-utérine. V. *acquis, héréditaire.*

**congestion** f. *(angl.* ***congestion****)*. Accumulation excessive de sang dans les vaisseaux d'un organe ou d'un tissu. Syn. : *hyperémie* ou *hyperhémie.* (a. **congestif**, **ive**; **congestionné**, **ée**)

**congruence** f. *(angl.* ***congruence****)*. Bonne adaptation, bonne concordance de deux structures matérielles ou de deux phénomènes. Ex. : congruence articulaire après fracture ou luxation, congruence binoculaire des images (projection rétinienne double permettant la fusion harmonieuse des deux images perçues). V. *incongruence.* (a. **congruent**, **ente**)

**coniose** f. *(angl.* ***coniosis****)*. Toute affection provoquée par l'inhalation de poussières. V. *pneumoconiose.*

**conique** a. *(angl.* ***conical****)*. Qui se rapporte à un cône ou en a la forme.

**conisation du col utérin** *(angl.* ***conization of the cervix****)*. Excision au niveau du col utérin d'un fragment de forme conique.

**conjonctif**, **ive** a. *(angl.* ***connective****)*. Qui unit des structures organiques. V. *tissu conjonctif.*

**conjonctive** f. *(angl.* ***conjunctiva****)*. Muqueuse transparente, lisse, qui tapisse la face interne des paupières *(conjonctive palpébrale)* et la face antérieure du globe oculaire jusqu'à la cornée *(conjonctive bulbaire)*; elle unit le fond des paupières au globe oculaire permettant leur glissement. (a. **conjonctival**, **ale**, **aux**)

**conjonctivite** f. *(angl.* ***conjunctivitis****)*. Toute inflammation de la conjonctive provoquée par une infection bactérienne ou virale, un état allergique ou une irritation mécanique (corps étrangers, liquides, etc.). Les principaux symptômes en sont la rougeur et le gonflement de la muqueuse avec augmentation des sécrétions.

**conjugué**, **ée** a. *(angl.* ***conjugate****)*. 1) Se dit de structures anatomiques qui concourent à la même fonction (ex. : nerfs conjugués) ou de mouvements qui s'effectuent en même temps et de façon parallèle (ex. : mouvements conjugués des yeux). 2) Se dit d'un composé organique uni à un autre. Ex. : bilirubine conjuguée, protéine conjuguée (ou hétéroprotéine).

**Conn (syndrome de)** *(angl.* ***Conn's syndrome****)*. Syn. : d'*hyperaldostéronisme primaire.* V. *hyperaldostéronisme.* (*Conn* Jérôme W., médecin interniste américain, né en 1907.)

**connectivite** f. Syn. de *maladie du collagène.*

**conque** f. *(angl.* ***concha of auricle****)*. Excavation profonde de la face externe du pavillon de l'oreille où s'ouvre le conduit auditif externe. Elle est limitée en avant par le *tragus,* en arrière par l'*anthélix* et l'*antitragus.*

**consanguin**, **ine** a. *(angl.* ***consanguineous****)*. 1) Né du même père. 2) Qui provient de proches parents (du côté paternel ou du côté maternel), en parlant aussi du mariage entre proches parents. V. *utérin.*

**consanguinité** f. *(angl.* ***consanguinity****)*. 1) Le fait d'avoir le même père. 2) Chez plusieurs personnes, le fait d'avoir un ascendant commun.

**conscience** f. *(angl.* ***consciousness****)*. État psychique qui permet à un individu de comprendre ce qu'il perçoit du monde extérieur par ses sens, et de prendre connaissance à chaque instant de sa propre existence avec tout ce qu'elle comporte.

**conscient, iente** a. *(angl.* ***conscious****).* Qui est caractérisé par la conscience. Ant. : *inconscient.*

**consensuel, elle** a. *(angl.* ***consensual****).* Qui se produit de façon réflexe, après une stimulation indirecte. Ex. : réflexe consensuel d'une pupille qui se contracte lorsque l'autre pupille est éclairée.

**conservateur**. V. *traitement conservateur.*

**consolidation** f. *(angl.* ***consolidation****).* 1) Soudure des fragments d'un os fracturé, par formation du cal. 2) Dans un sens plus général, stabilisation de lésions, d'une maladie, à la suite d'un traitement. Ling. : Terme employé surtout en médecine légale, mais déconseillé par l'Académie de médecine de Paris qui recommande celui de *stabilisation.*

**consomption** f. *(angl.* ***consumption****).* Épuisement progressif des réserves et des forces de l'organisme, dans des maladies graves et prolongées (terme désuet).

**consonant** a. V. *râle.*

**constipation** f. *(angl.* ***constipation****).* Difficulté ou impossibilité d'évacuer les matières fécales, qui deviennent dures après un séjour plus ou moins prolongé dans le gros intestin. Elle peut être fonctionnelle (simple ou compliquée de colite) ou secondaire à une lésion organique.

**constipé, ée** a. et n. *(angl.* ***constipated****).* Qui souffre de constipation.

**constituant** m. *(angl.* ***constituent****).* 1) Chacun des différents corps simples qui forment un corps composé. 2) Substance entrant dans la composition d'un mélange.

**constitution** f. *(angl. 1) 2)* ***constitution****, 3)* ***composition****).* 1) Ensemble des caractères anatomiques, physiologiques et psychiques propres à un sujet. 2) Dans un sens restrictif, structure morphologique d'un sujet. 3) Composition d'une substance chimique.

**constitution cyclothymique**. Syn. de *cyclothymie.*

**constitution schizoïde**. Syn. de *schizoïdie.*

**constitutionnel, elle** a. *(angl.* ***constitutional****).* Qui se rapporte à la constitution physique d'un individu, qui lui est propre. Ex. : type constitutionnel, pervers constitutionnel.

**constricteur** a. et m. *(angl.* ***constrictor****).* Se dit d'un muscle dont la contraction comprime un organe, ou resserre un canal, un orifice.

**constrictif, ive** a. *(angl.* ***constrictive****).* Qui se rapporte à la constriction, qui produit la constriction. Ex. : péricardite constrictive.

**constriction** f. *(angl.* ***constriction****).* Compression circulaire ; resserrement ou sténose.

**consultant** m. *(angl.* ***consultant****).* Médecin spécialiste sollicité pour donner son avis sur un cas particulier et complexe.

**consultation** f. *(angl.* ***consultation****).* 1) Examen d'un malade effectué par le médecin dans son cabinet et suivi d'avis et de prescriptions relatives au traitement. 2) Recours par un médecin traitant à un ou plusieurs confrères en vue d'étudier un cas difficile. 3) Service, rattaché à un hôpital, dans lequel les malades extérieurs viennent se faire examiner, traiter ou conseiller. Ex. : consultation médico-psycho-pédagogique.

**contactologie** f. *(angl.* ***contactology****).* Ensemble de connaissances sur les prothèses oculaires de contact, leurs indications (optique ou esthétique), leur adaptation sur la surface de l'œil (cornée, limbe et conjonctive) et leur tolérance par l'organisme.

**contage** m. *(angl.* ***contagium****).* Substance par laquelle se fait la transmission d'une contagion : crachats, selles, pus, matières organiques.

**contagion** f. *(angl.* ***contagion****).* Transmission d'une maladie d'une personne à une autre soit par contact direct *(contagion directe),* soit indirectement par contact avec un objet, l'eau, l'air, des aliments, des boissons ou toute autre substance, ou encore des animaux contaminés *(contagion indirecte).* (a. **contagieux, ieuse**)

**contagiosité** f. *(angl.* ***contagiosity, contagiousness****).* Caractère de ce qui est contagieux.

**contaminateur** a. et m. *(angl.* ***contaminator****).* Qui transmet une maladie, notamment une maladie vénérienne.

**contamination** f. *(angl.* ***contamination****).* Envahissement d'une surface par des micro-organismes, suivi ou non de la pénétration de ces derniers à l'intérieur même du corps, de la substance ou de l'objet contaminés. Lorsqu'il s'agit d'un organisme vivant, animal ou végétal, se prêtant à la multiplication et au développement des micro-organismes, la contamination est suivie par un processus d'infection. Ling. : Ne pas confondre *contamination* et *infection.*

**contention** f. *(angl.* ***setting****).* Maintien en position normale d'un organe hernié, des fragments osseux d'une fracture ou d'une extrémité articulaire luxée, par différents moyens : bandage, attelle, plâtre, etc.

C

**contiguïté** f. *(angl.* ***contiguity****).* État de deux ou plusieurs parties, organes, qui sont en contact. V. *solution de contiguïté.* (a. **contigu**, **uë**)

**continence** f. *(angl.* ***continence****).* Abstention de rapports sexuels.

**continent**, **ente** a. *(angl.* ***continent****).* 1) Qui s'abstient de rapports sexuels. 2) Se dit d'un sphincter (anal, vésical) qui fonctionne normalement. V. *incontinent.*

**continuité** f. *(angl.* ***continuity****).* État de tissus ne présentant pas de séparation entre eux. V. *solution de continuité.*

**contondant**, **ante** a. *(angl.* ***blunt****).* Qui écrase les tissus, qui produit une contusion. Ex. : objet contondant.

**contraceptif**, **ive** *(angl.* ***contraceptive****).* 1) a. Qui se rapporte à la contraception. Ex. : méthode contraceptive. 2) m. Produit qui permet d'éviter une grossesse. Les contraceptifs peuvent être appliqués localement (dans le vagin), ou pris par la bouche *(contraceptifs oraux).* V. *anticonceptionnel.*

**contraception** f. *(angl.* ***contraception****).* Emploi de moyens en vue d'éviter que les rapports sexuels puissent entraîner une grossesse.

**contractile** a. *(angl.* ***contractile****).* Qui peut se contracter. Ex. : tissu contractile.

**contractilité** f. *(angl.* ***contractility****).* Propriété de certains tissus (fibres musculaires notamment) de se contracter ou de changer de forme sous l'influence d'un stimulus approprié.

**contraction** f. *(angl.* ***contraction****).* Diminution de volume ou de longueur d'un tissu ou d'un organe, sous l'action d'un stimulus ou de certains agents. Ant. : *relâchement.* (a. **contracté**, **ée**)

**contracture** f. *(angl.* ***contracture****).* Contraction involontaire prolongée, d'un ou de plusieurs muscles, accompagnée de rigidité. V. aussi *convulsion, crampe, spasme.*

**contraste** m. *(angl.* ***contrast****).* Différence entre les parties claires et les parties sombres sur une photographie, une radiographie. V. *milieu de contraste.*

**contrecoup** m. *(angl.* ***contrecoup****).* Répercussion d'un traumatisme sur une partie du corps autre que celle qui a été atteinte directement.

**contre-extension** f. *(angl.* ***contraextension****).* Traction exercée vers la racine d'un membre, lors de la réduction d'une fracture, en vue de faciliter la remise en place des fragments.

**contre-incision** f. *(angl.* ***contraincision****).* Incision que l'on pratique en un point plus ou moins éloigné de l'incision principale.

**contre-indication** f. *(angl.* ***contraindication****).* Toute circonstance qui s'oppose à l'application d'un traitement.

**contrepoison** m. Syn. d'*antidote.*

**contre-traction** f. *(angl.* ***contratraction****).* Réduction de certaines fractures par deux tractions exercées en directions opposées.

**controlatéral**, **ale**, **aux** a. *(angl.* ***contralateral****).* Situé du côté opposé ; qui intéresse le côté opposé. Ex. : réflexe controlatéral, hémiplégie controlatérale (du côté opposé à la lésion cérébrale responsable).

**contrôle des naissances**. Syn. de *planification familiale.*

**contrôle en retour** *(angl.* ***feedback****).* En endocrinologie, système de régulation de la sécrétion d'une glande endocrine par le taux de son propre produit de sécrétion, qui inhibe la stimuline hypophysaire correspondante, si son taux augmente au-delà du seuil physiologique, ou la stimule dans le cas contraire. Syn. : *feedback* (angl.), *rétrocontrôle.*

**contus**, **use** a. *(angl.* ***contused****).* Qui est dû à une contusion. Ex. : plaie contuse.

**contusion** f. *(angl.* ***contusion****).* Lésion produite par un choc, un coup, provoquant une compression violente, généralement brutale, sans blessure de la peau. La contusion peut être légère (ecchymoses simples), ou grave, compliquée de lésions musculaires, vasculaires, nerveuses ou viscérales, selon la région atteinte. V. *contondant.* (a. **contusionné**, **ée**)

**convalescence** f. *(angl.* ***convalescence****).* Période qui s'écoule entre la fin de la phase active d'une maladie et le retour du malade à son état de santé antérieur.

**convalescent**, **ente** a. et n. *(angl.* ***convalescent****).* Qui est en convalescence.

**conventionné**, **ée** a. En France, se dit d'un membre d'une profession de santé ou d'un établissement de soins ayant adhéré à une convention avec les organismes de sécurité sociale[22].

**convergence** f. *(angl.* ***convergence****).* 1) Action de tendre vers un même point et résultat de cette action. 2) Mouvement conjugué des deux globes oculaires dont les axes visuels se rapprochent de façon à atteindre l'objet fixé se trouvant très près. Ant. : *divergence.*

**convergent**, **ente** a. *(angl.* ***convergent****).* Qui se dirige vers un même point, en parlant notamment de lignes, d'axes, etc. Ant. : *divergent.*

**convexe** a. *(angl.* ***convex****).* Qui a une surface bombée, arrondie en dehors. V. *concave.*

**convexité** f. *(angl.* ***convexity****).* 1) État de ce qui est convexe. 2) Surface bombée et arrondie. V. *concavité.*

**convulsion** f. *(angl.* ***convulsion****).* 1) Toute contraction involontaire des muscles, continue (tonique) ou saccadée (clonique). 2) Actuellement, contractions musculaires saccadées et répétées, interrompues par des intervalles de relâchement musculaire. (Dans ce sens, terme employé surtout au pluriel.) V. aussi *contracture, crampe, spasme.* Syn. : *spasme clonique.* (a. **convulsif**, **ive**)

**convulsion clonique**. Syn. de *clonie.*

**convulsivant**, **ante** a. *(angl.* ***convulsant****).* Qui provoque des convulsions.

**Cooley** (**maladie de**) *(angl.* ***Cooley's anemia, Cooley's disease****).* V. *thalassémie.* (*Cooley* Thomas Benton, pédiatre américain, 1871-1945.)

**Coombs** (**épreuve** ou **test de**) *(angl.* ***Coombs' test****).* Épreuve largement utilisée pour reconnaître la présence d'anticorps incomplets des groupes sanguins du système Rh. On identifie des anticorps (qui sont des immunoglobulines) dans le sérum *(test de Coombs indirect)* ou sur les globules rouges du sujet examiné *(test de Coombs direct)* en utilisant un *sérum antiglobuline* provenant de lapins immunisés à ces anticorps, et qui provoque leur agglutination. Syn. : *épreuve à l'antiglobuline.* (*Coombs* Robin, immunologiste anglais, né en 1921.)

**coordination motrice** (ou **des mouvements**) *(angl.* ***motor coordination****).* Activité physiologique comportant la combinaison de la contraction de plusieurs muscles de façon à exécuter convenablement un mouvement déterminé. Elle dépend des centres nerveux du cerveau et du cervelet. La mauvaise coordination des mouvements est appelée *ataxie.*

**cophochirurgie** f. *(angl.* ***cophosurgery****).* Chirurgie de la surdité, comprenant toutes les interventions qui visent à améliorer la fonction auditive perturbée.

**cophose** f. *(angl.* ***anakusis****).* Surdité totale. Syn. *: anacousie.*

**copro-** Préfixe d'origine grecque indiquant une relation avec les matières fécales. V. *scato-, sterco-.*

**coproculture** f. *(angl.* ***fecal culture****).* Culture de micro-organismes à partir de matières fécales.

**coprolalie** f. *(angl.* ***coprolalia****).* Manie irrésistible d'utiliser un langage scatologique, observée notamment dans le *syndrome de Gilles de la Tourette.*

**coprolithe** m. *(angl.* ***coprolith****).* Concrétion de matières fécales durcies.

**coprologie** f. *(angl.* ***coprology****).* Étude et analyse des matières fécales. (a. **coprologique**)

**coprome** m. Syn. de *fécalome.*

**coprophile** a. *(angl.* ***coprophile****).* Qui vit dans les excréments. Ex. : bactérie coprophile. Syn. : *scatophile.*

**coprostase** f. *(angl.* ***coprostasis****).* Accumulation de matières fécales dans le gros intestin.

**copulation** f. *(angl.* ***copulation****).* 1) Rapprochement intime des organes sexuels du mâle et de la femelle, destiné à permettre l'introduction des spermatozoïdes dans les organes génitaux de la femelle. Chez les mammifères — y compris l'homme — il consiste en l'intromission du pénis dans le vagin. On l'appelle plus communément *coït* chez l'homme. 2) Syn. de *fécondation.*

**coque** *(angl.* ***coccus****).* 1) f. Enveloppe de forme arrondie, capsule. 2) m. V. *coccus.*

**coqueluche** f. *(angl.* ***pertussis, whopping cough****).* Maladie infectieuse aiguë, contagieuse et épidémique, due à *Bordetella pertussis.* L'incubation (7 à 10 jours) est suivie d'une période d'invasion avec catarrhe trachéo-bronchique, puis d'une période de quintes typiques de type spasmodique, entrecoupées de reprises inspiratoires (chant de coq), s'accompagnant d'expectorations abondantes et visqueuses, et souvent, chez le nourrisson et l'enfant, de vomissements. La contagion est maximale à la période d'invasion et diminue progressivement au cours de la période des quintes. Cette maladie est devenue rare grâce à la vaccination pratiquée systématiquement chez les nourrissons. (a. **coquelucheux**, **euse**)

**coqueluchoïde** a. *(angl.* ***pertussoid****).* Se dit d'une toux qui ressemble à celle de la coqueluche.

**cor** m. *(angl.* ***corn****).* Épaississement considérable, dur et douloureux, de la couche cornée de l'épiderme, siégeant en général à la face dorsale des orteils, et dû à la compression de la peau entre l'os et la chaussure. Le cor diffère du durillon par l'épaisseur plus grande de sa couche cornée.

**cor-**, **-corie** Préfixe et suffixe d'origine grecque signifiant *pupille.*

**coraco-brachial**, **ale**, **aux** a. *(angl.* ***coracobrachial****).* Qui se rapporte à l'apophyse coracoïde et au bras.

**coraco-claviculaire** a. *(angl.* ***coracoclavicular****).* Qui se rapporte à l'apophyse coracoïde et à la clavicule. Ex. : articulation coraco-claviculaire.

**coracoïde** a. V. *apophyse coracoïde.*

**coracoïdien, ienne** a. *(angl.* ***coracoid****)*. Qui se rapporte à l'apophyse coracoïde.

**coracoïdite** f. *(angl.* ***coracoiditis****)*. Affection douloureuse de l'apophyse coracoïde.

**corbeillage** m. *(angl.* ***basket vessels****)*. Aspect des vaisseaux d'un viscère qui, écartés par le développement d'une tumeur, se disposent en corbeille[34].

**corde spinale**. Syn. de *moelle épinière*.

**cordectomie** f. *(angl.* ***cordectomy****)*. Excision d'une corde vocale.

**cordes vocales inférieures** (ou **vraies**) *(angl.* ***vocal folds, true vocal cords****)*. Les deux replis muqueux du larynx, soulevés par le muscle et le ligament thyro-aryténoïdiens, situés de part et d'autre de la *glotte*. En se rapprochant, ils ferment l'orifice de la glotte pendant la déglutition empêchant ainsi la pénétration des aliments dans la trachée ; en s'écartant, ils maintiennent la glotte ouverte pour permettre le passage de l'air au cours de la respiration. Les cordes vocales constituent l'organe essentiel de la phonation qui est le résultat de leur vibration.

**cordes vocales supérieures** (ou **fausses**) *(angl.* ***vestibular folds, false vocal cords****)*. Syn. incorrect de *bandes ventriculaires*.

**cordial, ale, aux** *(angl. 1)* ***tonic****, 2)* ***cordial****)*. 1) a. Qui réconforte ou qui stimule. 2) m. Potion contenant de l'alcool, des essences de fruits et du sucre, préconisée comme stimulant général.

**cordiforme** a. *(angl.* ***cordiform****)*. Qui est en forme de cœur. Ex. : utérus cordiforme.

**cordite** f. *(angl.* ***corditis****)*. Inflammation des cordes vocales.

**cordon** m. *(angl.* ***cord****)*. Nom donné à certaines structures anatomiques en raison de leur forme. V. *funiculaire*. (a. **cordonal, ale**)

**cordon de la moelle épinière** *(angl.* ***medullary cord****)*. Chacune des bandes longitudinales de substance blanche par lesquelles se fait la conduction de l'influx nerveux tout au long de la moelle. La moelle présente de chaque côté trois cordons : antérieur, latéral et postérieur, chacun constitué par plusieurs faisceaux nerveux. (a. **cordonal, ale, aux**)

**cordon ombilical** *(angl.* ***umbilical cord****)*. Tige conjonctivo-vasculaire qui relie l'ombilic du fœtus au placenta et par laquelle le sang du fœtus va au placenta et en revient.

**cordon spermatique** *(angl.* ***spermatic cord****)*. Pédicule qui soutient le testicule et l'épididyme. Contenu à l'intérieur de la tunique fibreuse des bourses, il se compose de tous les éléments qui vont au testicule et à l'épididyme ou qui en viennent : canal déférent, artères spermatique et déférentielle, filets nerveux, plexus veineux spermatiques antérieur et postérieur, vaisseaux lymphatiques, ligament de Cloquet.

**cordonal, ale, aux** a. *(angl.* ***lemnical****)*. Qui se rapporte aux cordons de la moelle épinière.

**cordotomie** f. *(angl.* ***cordotomy****)*. 1) Section chirurgicale des cordons antéro-latéraux de la moelle, visant à supprimer les douleurs intolérables de certaines affections très graves. 2) Section d'une ou des deux cordes vocales.

**corectopie** f. *(angl.* ***corectopia****)*. Situation anormale de la pupille, qui ne se trouve plus au centre de l'iris. Elle peut être congénitale, créée artificiellement ou consécutive à un traumatisme ou à une inflammation. Syn. : *ectopie pupillaire*.

**cornage** m. *(angl.* ***cornage****)*. Bruit entendu lors de l'inspiration, en cas de rétrécissement de la glotte.

**corne antérieure de la moelle** *(angl.* ***anterior horn of spinal cord****)*. Chacune des deux formations grises de la moelle épinière, s'étendant en avant du canal épendymaire, sous forme d'un renflement de part et d'autre du sillon médian antérieur. Ling. : Ces formations sont appelées *cornes* de par l'aspect qu'elles ont sur une coupe de la moelle, mais forment en réalité deux cordons nerveux, constitués essentiellement de fibres motrices *(cornes motrices)*.

**corne postérieure de la moelle** *(angl.* ***posterior horn of spinal cord****)*. Chacune des deux formations grises de la moelle épinière, situées de chaque côté et en arrière du canal épendymaire. Ling. : Ces formations sont appelées *cornes* de par l'aspect qu'elles ont sur une coupe de la moelle, mais forment en réalité deux cordons nerveux, constitués essentiellement de fibres sensitives *(cornes sensitives)*.

**corne utérine** *(angl.* ***uterine horn****)*. Chacun des deux angles latéraux de la cavité utérine, au point d'implantation de la trompe utérine.

**corné, ée** a. *(angl.* ***horny****)*. Qui ressemble à de la corne. Ex. : couche cornée de l'épiderme.

**cornée** f. *(angl.* ***cornea****)*. Partie antérieure transparente de la tunique fibreuse de l'œil, dont le pourtour s'unit à la sclérotique par le *limbe scléro-cornéen*. La cornée est dépourvue de vaisseaux sanguins et lymphatiques. Grâce à sa forme arrondie et régulière et à sa transparence, la cornée joue le rôle d'une lentille convergente. Ses irrégularités de courbure sont cause de l'*astigmatisme*. V. *kérato-*. (a. **cornéen, éenne**)

**cornée conique**. Syn. de *kératocône*.

**cornets du nez** (ou **nasaux**) *(angl.* ***nasal concha****)*. Lamelles osseuses recourbées et convexes en dedans qui se détachent de la face interne de l'ethmoïde et font saillie dans la cavité des fosses nasales. Il existe deux cornets constants (cornet moyen et cornet supérieur) et deux inconstants (cornet de Santorini et cornet de Zuckerkandl). V. *turbinal*.

**coronaire** a. *(angl. 1)* ***coronary****, 2)* ***coronal****)*. 1) Disposé en couronne (se dit surtout de vaisseaux) : *artères coronaires* : les deux premières collatérales de l'aorte, droite et gauche, qui naissent de la première partie de l'aorte et qui irriguent le cœur; *grande veine coronaire :* veine principale du cœur; *petite veine coronaire :* branche collatérale de la partie terminale de la grande veine coronaire; *artère coronaire stomachique* : artère gastrique gauche; *veine coronaire stomachique* : veine gastrique gauche. 2) Qui se rapporte à la couronne d'une dent.

**coronale** a. V. *suture coronale*.

**coronarien, ienne** a. *(angl.* ***coronary****)*. Qui se rapporte aux artères coronaires. Ex. : insuffisance coronarienne.

**coronarite** f. *(angl.* ***coronaritis****)*. Artérite coronarienne ou athérosclérose des artères coronaires, qui peut être la cause d'une angine de poitrine ou d'un infarctus.

**coronarographie** f. *(angl.* ***coronarography****)*. Angiographie des artères coronaires par injection d'un produit de contraste par une sonde introduite dans l'artère fémorale et poussée à contre-courant jusqu'à l'origine des artères coronaires.

**coronaropathie** f. *(angl.* ***coronaropathy****)*. Toute maladie des artères coronaires.

**Coronavirus**. Genre unique de virus à ARN de la famille des *Coronaviridae*, causant chez l'homme des troubles respiratoires (rhinites et rhinopharyngites) et des gastroentérites (dont probablement l'*entérocolite nécrosante du nouveau-né*).

**coronoïde** a. V. *apophyse coronoïde*.

**coronoïdien, ienne** a. *(angl.* ***coronoid****)*. Qui se rapporte à l'apophyse coronoïde.

**corono-radiculaire** a. *(angl.* ***coronoradicular****)*. Qui se rapporte à la couronne et à la racine d'une dent.

**corporéal, ale, aux** a. *(angl.* ***corporic****)*. Qui se rapporte au corps d'un organe. Ex. : hystéropexie corporéale.

**corporel, elle** a. *(angl.* ***corporal****)*. Qui se rapporte au corps de l'homme ou d'un animal. Ex. : température corporelle. V. *somatique*.

**corps** m. *(angl.* ***body****)*. Partie la plus importante d'un organe ou d'une autre structure anatomique, notamment d'un os.

**corps calleux** *(angl.* ***corpus callosum****)*. Lame de substance blanche, convexe dans le sens antéro-postérieur, constituée par des fibres transversales qui relient les deux hémisphères cérébraux au fond de la scissure interhémisphérique.

**corps caverneux du clitoris** *(angl.* ***cavernous body of clitoris****)*. Chacun des deux organes érectiles du clitoris, l'un droit, l'autre gauche. Ils fusionnent pour donner le corps du clitoris.

**corps caverneux de la verge** *(angl.* ***cavernous body of penis****)*. Chacun des deux organes érectiles de la verge, l'un droit, l'autre gauche. Ils limitent deux gouttières longitudinales dont l'inférieure, large, reçoit le corps spongieux et l'urètre.

**corps cétoniques** *(angl.* ***ketone bodies****)*. Nom d'ensemble de l'acétone, de l'acide bêta-hydroxybutyrique et de l'acide acétylacétique, formés dans l'organisme à partir de substances cétogènes (certains acides aminés et les acides gras). Le sang contient normalement quelques milligrammes par litre de corps cétoniques. Leur taux est augmenté dans certains états pathologiques (notamment dans le diabète, du fait de la perturbation du métabolisme des glucides qui entraîne une utilisation excessive des lipides pour les besoins énergétiques). V. *cétonémie*.

**corps ciliaire** *(angl.* ***ciliary body****)*. Partie de la membrane musculo-vasculaire de l'œil, constituée par les *procès ciliaires* disposés en une couronne de franges à la limite de la choroïde et de l'iris et qui sécrètent l'humeur aqueuse de l'œil, et par le *muscle ciliaire* qui donne insertion au cristallin et intervient, par sa contraction, dans l'accommodation de l'œil.

**corps épineux**. Syn. de *corps muqueux*.

**corps étranger** *(angl.* ***foreign body****)*. Corps inanimé se trouvant de façon anormale dans un tissu, un conduit ou une cavité de l'organisme, provenant de l'extérieur (éclat de verre, de métal, balle, ayant pénétré par une blessure) ou formé sur place (calcul, concrétion).

**corps flottant** *(angl.* ***floaters****)*. Tout corps étranger (particules, filaments, flocons, poussières) vu dans le corps vitré par le médecin lors d'un examen à l'ophtalmoscope et souvent aussi perçu par le malade lui-même

C

(mouches volantes), et qui se déplace lors des mouvements du globe oculaire.

**corps genouillé** *(angl.* ***geniculate body****)*. Chacun des noyaux inférieurs du thalamus, au nombre de deux par hémisphère : le *corps genouillé externe* (ou *corps genouillé latéral*), relais des voies visuelles, et le *corps genouillé interne* (ou *corps genouillé médial*), relais des voies auditives.

**corps gras**. Syn. de *lipide.*

**corps jaune** *(angl.* ***corpus luteum****)*. Formation à fonction de glande endocrine, constituée dans l'ovaire des mammifères, à la place du follicule ovarien (de de Graaf), après rupture de ce dernier et libération de l'ovule. Le corps jaune est caractérisé par la présence de cellules jaunes à *lutéine,* hormone appelée actuellement *progestérone,* qui prépare la muqueuse utérine à l'implantation de l'ovule fécondé *(corps jaune gravidique)* ou qui favorise la reconstitution de la muqueuse utérine si l'ovule n'est pas fécondé (*corps jaune menstruel* disparaissant au cours de chaque cycle).

**corps mamillaire** *(angl.* ***mamillary body****)*. Masse de substance grise faisant saillie au niveau du plancher de l'hypothalamus. V. *trigone cérébral.*

**corps muqueux** *(angl.* ***mucous layer****)*. Ensemble de plusieurs couches de cellules polyédriques reposant sur la couche profonde, basale, de l'*épiderme* (V. ce terme). Syn. : *corps épineux, couche de Malpighi.*

**corps opto-striés**. Syn. de *noyaux gris centraux.*

**corps pinéal**. Syn. d'*épiphyse (cérébrale).*

**corps pituitaire**. Syn. d'*hypophyse.*

**corps spongieux de l'urètre** *(angl.* ***spongy body of male urethra****)*. Chez l'homme, organe érectile, médian et impair, qui engaine l'urètre antérieur dans toute sa longueur. Il est logé dans la gouttière longitudinale inférieure que forment en s'adossant les deux corps caverneux. Ling. : Terme *stricto sensu* impropre, le corps spongieux ne faisant pas partie de l'urètre.

**corps strié** *(angl.* ***striate body****)*. Ensemble constitué par trois amas de substance grise du cerveau : le noyau caudé, le noyau lenticulaire et l'avant-mur (ou claustrum).

**corps thyroïde**. V. *thyroïde.*

**corps vertébral** *(angl.* ***vertebral body****)*. Partie antérieure, renflée et cylindrique, d'une vertèbre. Elle présente deux faces (supérieure et inférieure) appelées *plateaux vertébraux,* et une circonférence d'où se détachent les pédicules qui limitent le *trou vertébral.*

**corps vitré** (ou **vitré** m.). *(angl.* ***vitreous body****)*. Masse de consistance visqueuse qui occupe l'espace compris entre la face postérieure du cristallin et la rétine, et contenue dans une enveloppe transparente, la *hyaloïde.* Elle comprend une partie gélatineuse (*stroma*) dans les interstices de laquelle circule un liquide (*humeur vitrée*). (a. **vitréen, enne**)

**corpusculaire** a. *(angl.* ***corpuscular****)*. Qui se rapporte à des corpuscules, en particulier aux particules atomiques.

**corpuscule** m. *(angl.* ***corpuscle****)*. Élément organique ou pathologique arrondi, de très petites dimensions.

**corpuscule rénal**. Syn. de *glomérule rénal.*

**correctif, ive** a. *(angl.* ***corrective****)*. Substance que l'on ajoute à un médicament pour en améliorer le goût ou en supprimer les effets indésirables. (nom : un **correctif**)

**corrosif, ive** a. *(angl.* ***corrosive****)*. Qui détruit les tissus par une action chimique lente. (nom : un **corrosif**)

**cortectomie** f. *(angl.* ***cortectomy****)*. Excision d'une partie du cortex cérébral. V. *lobotomie.*

**cortex** m. *(angl.* ***cortex****)*. Mot latin signifiant *écorce,* et qui désigne la partie externe d'un organe. (a. **cortical, ale, aux**)

**cortex cérébelleux** *(angl.* ***cerebellar cortex****)*. Zone de substance grise à la surface du cervelet. Syn. : *écorce cérébelleuse.*

**cortex cérébral** *(angl.* ***cerebral cortex****)*. Zone continue de substance grise, de 3 à 4 mm d'épaisseur, qui occupe toute la surface des circonvolutions cérébrales. Syn. : *écorce cérébrale, pallium.*

**cortex surrénal**. Syn. de *corticosurrénale.*

**cortical, ale, aux** a. *(angl.* ***cortical****)*. Qui se rapporte à un cortex, en particulier au cortex cérébral ou surrénal.

**corticoïde** a. et m. Syn. de *corticostéroïde.*

**corticominéralotrope** a. V. *hormone corticominéralotrope.*

**corticoprive** a. *(angl.* ***corticoadrenal deficient****)*. Qui se rapporte ou qui est dû à une insuffisance corticosurrénalienne.

**corticorésistance** f. *(angl.* ***corticosteroid-fastness****)*. Résistance à l'égard des hormones corticosurrénales observée chez certains malades atteints de la maladie d'Addison.

**corticostéroïde** a. et m. *(angl.* ***corticosteroid****)*. Nom d'ensemble des hormones sécrétées par la corticosurrénale, de leurs dérivés, et, par extension, de leurs dérivés synthétiques. Du point de vue pharmacologique et thérapeutique, on distingue deux groupes de corticostéroïdes : 1) les *minéralocorticoïdes* (aldostérone, corticostérone, désoxycortisone, fluorocortisone) dont la principale action est une rétention du sodium, avec rétention d'eau et élimination de potassium; 2) les *glucocorticostéroïdes* (cortisone, hydrocortisone, prednisone) qui exercent des effets multiples : actions anti-inflammatoire, antipyrétique, analgésique, antiallergique, diminution des réactions immunitaires. Ils augmentent l'activation du métabolisme des glucides, des lipides et des protides. Les corticostéroïdes peuvent être dosés dans le sang et dans les urines (surtout sous forme de leurs métabolites : 17-hydroxystéroïdes et 17-cétostéroïdes); leur dosage permet d'évaluer la capacité fonctionnelle de la corticosurrénale. Syn. : *corticoïde.*

**corticostérone** f. *(angl.* ***corticosterone****).* Hormone minéralocorticoïde isolée de la corticosurrénale, et préparée actuellement aussi par synthèse. On l'a employée dans le traitement de la *maladie d'Addison.*

**corticostimuline** f. Syn. de *corticotrophine.*

**corticosurrénal**, **ale**, **aux** a. *(angl.* ***corticoadrenal****).* Qui se rapporte au cortex des capsules surrénales. Ling. : L'adjectif *corticosurrénalien, ienne* se rapporte à la glande surrénale du point de vue fonctionnel. Ex. : insuffisance corticosurrénalienne.

**corticosurrénale** f. *(angl.* ***adrenal cortex****).* Partie périphérique de la glande surrénale sécrétant des hormones qui tiennent sous leur dépendance la plupart des grands métabolismes de l'organisme, en particulier celui de l'eau et des électrolytes. V. *hormone corticosurrénale*. Syn. : *cortex surrénal.*

**corticosurrénalien**, **ienne** a. *(angl.* ***corticoadrenal****).* Qui se rapporte à la glande surrénale du point de vue fonctionnel. V. *corticosurrénal.*

**corticosurrénalome** m. V. *surrénalome.*

**corticothérapie** f. *(angl.* ***corticotherapy****).* Traitement par des hormones du cortex des glandes surrénales (cortisone, en particulier), naturelles ou synthétiques.

**corticotrophine** f. *(angl.* ***corticotropin****).* Hormone sécrétée par les cellules alpha du lobe antérieur de l'hypophyse, obtenue aussi par synthèse, qui favorise la sécrétion des hormones corticosurrénales (à l'exception de l'aldostérone). La corticotrophine est utilisée dans l'exploration de la capacité fonctionnelle des surrénales et, en thérapeutique, pour ses propriétés anti-inflammatoires. Syn. : *adrénocorticotrophine, corticostimuline, ACTH* (de l'anglais *adrenocorticotropic hormone*), *hormone corticotrope, hormone adrénocorticotrope.*

**corticotropin releasing factor** (ou **hormone**). Terme anglais utilisé en français pour désigner une hormone sécrétée par l'hypothalamus, qui agit comme facteur déclenchant de la corticotrophine hypophysaire. Abrév. : CRF ou CRH. V. *releasing factor.*

**cortisol** m. Syn. d'*hydrocortisone.*

**cortisone** f *(angl.* ***cortisone****).* Une des hormones sécrétées par le cortex surrénal. Elle appartient au groupe des glucocorticostéroïdes. On utilise la cortisone pour ses propriétés anti-inflammatoires et antiallergiques, et dans le traitement de la maladie d'Addison. (a. **cortisonique**)

**cortisonothérapie** f. *(angl.* ***cortisone therapy****).* Traitement par la cortisone.

**corymbiforme** a. *(angl.* ***corymbiform****).* Se dit d'une éruption cutanée dont les éléments sont réunis en groupes séparés par des zones de peau seine.

**Corynebacterium**. Genre de bacilles gram-positifs, droits ou légèrement incurvés, immobiles, aérobies ou anaérobies facultatifs. L'espèce type est *Corynebacterium diphtheriae* (bacille de Loeffler), responsable de la diphtérie.

**coryza** m. Syn. de *rhinite.*

**cosmétique** a. et m. *(angl.* ***cosmetic****).* Se dit d'un produit utilisé pour entretenir l'hygiène ou la beauté du corps (savons, shampooings, déodorants, épilatoires, crèmes et lotions faciales, fards).

**cosmique** a. *(angl.* ***cosmic****).* Qui se rapporte à l'univers. Ex. : rayons cosmiques.

**costal**, **ale**, **aux** a. *(angl.* ***costal****).* Qui se rapporte aux côtes. Ex. : cartilage costal, angle costal.

**costalgie** f. *(angl.* ***costalgia****).* Douleur costale ou névralgie intercostale.

**costectomie** f. *(angl.* ***costectomy****).* Résection d'une côte.

**costiforme** a. *(angl.* ***costiform****).* Qui ressemble à une côte. Ex. : apophyses costiformes (apophyses transverses des vertèbres lombaires).

**costo-claviculaire** a. *(angl.* ***costoclavicular****).* Qui se rapporte aux côtes et à la clavicule. Ex. : ligament costo-claviculaire.

**costo-diaphragmatique** a. *(angl.* ***costodiaphragmatic****).* Qui se rapporte aux côtes et au diaphragme.

**costotomie** f. *(angl.* ***costotomy****).* Section chirurgicale d'une ou de plusieurs côtes.

**costo-transversaire** a. *(angl.* ***costotransverse****).* Qui se rapporte aux côtes et aux apophyses transverses des vertèbres. Ex. : ligament costo-transversaire. Syn. : *transverso-costal.*

**costo-vertébral, ale, aux** a. *(angl.* ***costovertebral****).* Qui se rapporte aux côtes et aux vertèbres. Ex. : ligament costo-vertébral.

**côte** f. *(angl.* ***rib****).* Os plat très allongé et incurvé, disposé en arc, articulé en arrière avec la vertèbre correspondante et en avant avec le sternum (sauf les 11e et 12e paires). Au nombre de douze de chaque côté, les côtes sont comptées de haut en bas. Les sept premières sont les *côtes vraies* (articulées directement avec le sternum), les trois suivantes sont les *fausses côtes* (chacune s'articulant avec la côte sus-jacente), et les deux dernières sont les *côtes flottantes.* L'ensemble des côtes constitue le *gril costal,* qui forme, avec les vertèbres dorsales et le sternum, la *cage thoracique.* (a. **costal, ale, aux**)

**côte cervicale** *(angl.* ***cervical rib****).* Malformation fréquente de la colonne vertébrale consistant en la présence d'une côte supplémentaire (unilatérale ou bilatérale), articulée sur l'apophyse transverse de la septième vertèbre cervicale.

**cotyle** m. Syn. de *cavité cotyloïde.*

**cotylédon placentaire** *(angl.* ***placental cotyledon****).* Surface polygonale de la face utérine du placenta, séparée des cotylédons voisins par des cloisons fibreuses dites cloisons intercotylédonaires. La rétention, après la délivrance, d'un cotylédon dit « aberrant », peut occasionner des hémorragies, des infections. (a. **cotylédonaire**)

**cotylédoné, ée** a. *(angl.* ***cotyledoneous****).* Pourvu de cotylédons.

**cotyloïde** a. *(angl.* ***cotyloid****).* En forme de cupule. Ex. : cavité cotyloïde.

**cotyloïdien, ienne** a. *(angl.* ***cotyloid****).* Qui se rapporte à la cavité cotyloïde.

**cou** m. *(angl.* ***neck****).* Segment du corps qui unit la tête au tronc. V. *cervical.*

**couche optique**. Syn. de *thalamus.*

**coude** m. *(angl.* ***elbow****).* Partie du membre supérieur qui répond à l'articulation entre le bras et l'avant-bras, formée par l'extrémité inférieure de l'humérus et les extrémités supérieures du radius et du cubitus. Elle comprend deux régions : l'une antérieure, la région du pli du coude ; l'autre postérieure, la région olécrânienne. V. *cubital.*

**cou-de-pied** m. Syn. de *tarse* (2).

**couenneux, euse** a. *(angl.* ***rindous****).* Caractérisé par la présence d'exsudats ayant l'apparence d'une couenne (lard gras). Ex. : angine couenneuse.

**coulomb** m. *(angl.* ***coulomb****).* Unité de quantité d'électricité dans le Système international d'unités (SI) ; c'est la quantité d'électricité transportée en 1 seconde par un courant d'une intensité de 1 ampère. Symbole : C.

**coumarine** f. *(angl.* ***coumarin****).* Substance présente dans de nombreuses plantes, à odeur de foin coupé, dont les dérivés sont très utilisés comme anticoagulants administrés *per os.*

**coumarinique** m. *(angl.* ***coumarin****).* Médicament dérivé de la coumarine.

**coup de soleil**. Syn. d'*érythème solaire.*

**couperose** f. Syn. d'*acné rosacée.*

**coupole diaphragmatique** *(angl.* ***diaphragmatic cupola****).* Concavité de la face inférieure (abdominale) du diaphragme. Elle est divisée en deux portions, droite et gauche. La coupole droite repose sur le foie ; la coupole gauche repose sur la rate et la grosse tubérosité gastrique.

**coupure** f. *(angl.* ***cut****).* Blessure par instrument tranchant.

**courbature** f. *(angl.* ***muscles sore****).* Douleur musculaire et état de fatigue dus à un effort prolongé ou à un état fébrile. (a. **courbatu, ue ; courbaturé, ée**)

**courbe** f. *(angl. 1)* ***curve****, 2)* ***chart, graph****).* 1) Ligne changeant de direction sans former d'angle. 2) Ligne représentant les relations entre deux grandeurs variables.

**courbure de l'estomac (grande)** *(angl.* ***greater curvature of stomach****).* Bord gauche de l'estomac, s'étendant du cardia au pylore.

**courbure de l'estomac (petite)** *(angl.* ***lesser curvature of stomach****).* Bord droit de l'estomac, qui sépare les faces antérieure et postérieure de l'estomac.

**couronne** f. *(angl.* ***crown****).* Partie de la dent qui fait saillie hors du bord alvéolaire. Elle est reliée à la racine, incluse dans l'alvéole, par le collet. V. *coronaire.*

**couronne** (ou **plaque**) **équatoriale** *(angl.* ***equatorial plate****).* Figure formée par les chromosomes qui se disposent en couronne à l'équateur de la cellule dans la *métaphase* (deuxième phase de la *mitose*).

**couturier** a. et m. V. *muscle couturier.*

**cover-plane T**. Syn. anglais d'*onde de Pardee.* V. *Pardee (onde de).*

**Cowden (maladie de)** *(angl.* ***Cowden disease****).* Maladie systémique, à la fois cutanée et viscérale, associant aux lésions cutanéo-muqueuses (avant tout papuleuses) très caractéristiques, de multiples manifestations viscérales, notamment mammaires, thyroïdiennes, digestives, ovariennes et squelettales. Elle se transmet selon un mode autosomique dominant. Ling : *Cowden,* nom du premier malade identifié. Syn. : *syndrome des hamartomes multiples.*

**Cowper (glande de)** *(angl.* ***Cowper's gland, bulbourethral gland****).* Chacune des deux petites glandes situées à droite et à gauche, au-dessus du bulbe de l'urètre chez l'homme. Leurs canaux excréteurs s'ouvrent sur la paroi inférieure de l'urètre. Syn. : *glande bulbo-urétrale.* (*Cowper* Williams, chirurgien et anatomiste anglais, 1666-1709.)

**cowpérite** f. *(angl.* ***cowperitis****).* Inflammation des glandes bulbo-urétrales de Cowper.

**cowpox** m. V. *vaccine* (2).

**cox-, coxo-** Préfixe d'origine latine indiquant une relation avec la hanche. V. *ischi-.*

**coxa**. Nom latin pour *hanche.*

**coxa adducta**. Syn. de *coxa vara.*

**coxa plana** *(angl.* ***coxa plana****).* Nécrose de la tête du fémur, qui atteint l'enfant de 4 à 10 ans (surtout les garçons). Elle se traduit par des douleurs, de la boiterie et une limitation des mouvements. Après guérison, la tête fémorale reste souvent aplatie (en tampon de wagon ou en béret basque) et il persiste une légère subluxation externe qui favorise le développement de la coxarthrose. Syn. : *ostéochondrite déformante infantile de l'épiphyse fémorale supérieure, maladie de Perthes.*

**coxa valga** *(angl.* ***coxa valga****).* Déviation du membre inférieur en abduction et rotation externe, avec limitation de la rotation interne. Cette déviation est due au redressement du col fémoral, dont l'axe forme avec celui de la diaphyse fémorale un angle plus ouvert que normalement.

**coxa vara** *(angl.* ***coxa vara****).* Déviation du membre inférieur en adduction et rotation interne, due à une anomalie de développement du col du fémur, et caractérisée par la diminution de l'angle d'inclinaison du col fémoral avec la diaphyse. Syn. : *coxa adducta, hanche bote.*

**coxal, ale, aux** a. *(angl.* ***coxal****).* Qui se rapporte à la hanche. Ex. : hauteur coxale, os coxal.

**coxalgie** f. *(angl.* ***coxalgia****).* 1) Toute douleur localisée à la hanche. 2) En langage courant, imprécis, tuberculose coxo-fémorale. (a. **coxalgique**)

**coxarthrose** f. *(angl.* ***coxarthrosis, osteoarthritis of the hip****).* Arthrose de la hanche. Elle peut être secondaire à une malformation congénitale de la hanche, à une arthrite ; ou primitive, apparaissant presque exclusivement après la quarantaine. À la douleur à la marche et à la raideur de la hanche, peuvent s'associer une attitude vicieuse et surtout une limitation douloureuse des mouvements de la hanche. La coxarthrose s'accompagne souvent de déformations de la cavité cotyloïde et de la tête du fémur.

**Coxiella burnetii**. Espèce de *rickettsie* responsable de la *fièvre Q.*

**coxite** f. *(angl.* ***coxitis****).* Arthrite coxo-fémorale.

**coxite transitoire**. Syn. de *synovite aiguë transitoire de la hanche de l'enfant.*

**coxodynie** f. *(angl.* ***coxodynia****).* Douleur localisée à la hanche.

**coxo-fémoral, ale, aux** a. *(angl.* ***coxofemoral****).* Qui se rapporte à la hanche et au fémur. V. *articulation coxo-fémorale.*

**coxométrie** f. *(angl.* ***coxometry****).* Tracé des différents repères anatomiques et des différents angles de l'articulation coxo-fémorale, de manière à dépister, en particulier, une malformation luxante de la hanche.

**coxsackievirus** m. *(angl.* ***coxsackievirus****).* Groupe de virus à ARN, du genre *Enterovirus,* sans enveloppe. On distingue les *coxsackievirus A* et les *coxsackievirus B,* dont plusieurs espèces sont pathogènes pour l'homme (angine, infections respiratoires, myalgie épidémique, méningites).

**CP**. Abrév. d'*infirmité motrice cérébrale* (du terme anglais *cerebral palsy*).

**CPA**. Abrév. de *cœur pulmonaire aigu.*

**CPC**. Abrév. de *cœur pulmonaire chronique.*

**CPK**. Abrév. de *créatine-phosphokinase.* V. *créatine kinase.*

**CPK-MB**. Abrév. ancienne d'*isoenzyme MB.*

**CPT**. Abrév. de *capacité pulmonaire totale.*

**CPUE**. Abrév. de *capacité pulmonaire utilisable à l'effort.*

**CR**. En électrocardiographie, symbole d'une dérivation précordiale dans laquelle l'électrode indifférente est placée sur le bras droit (de l'anglais *chest-right).* V. *aVR.*

**Cr** Symbole chimique du *chrome.*

**crachat** m. *(angl.* ***sputum****).* En langage courant, salive ou mucosités, parfois mélangées à du pus ou du sang, provenant des muqueuses des voies respiratoires : arrière-nez, trachée, bronches, et rejetées par la bouche. V. *expectoration, spume.*

**crampe** f. *(angl.* ***cramp****).* 1) Contraction involontaire, douloureuse, et transitoire d'un muscle ou d'un groupe musculaire. V. aussi *contracture, convulsion, spasme.* 2) Toute douleur de type spasmodique : crampe intestinale, crampe d'estomac.

**crâne** m. *(angl.* ***cranium, skull****)*. Ensemble des pièces osseuses qui forment le squelette de la tête. Il comprend deux parties : le *crâne cérébral* et le *crâne facial*. (a. **crânien, ienne**)

**crâne cérébral** *(angl.* ***braincase****)*. Enveloppe osseuse protectrice de l'encéphale et des organes auditifs, constituant le crâne proprement dit. Elle est formée de 8 os distincts : l'occipital, les 2 temporaux, les 2 pariétaux et le frontal (qui forment la voûte crânienne); l'ethmoïde et le sphénoïde (qui forment la partie inférieure, irrégulièrement aplatie, ou base du crâne). Syn. : *boîte crânienne*.

**crâne facial** *(angl.* ***facial skull****)*. Massif osseux appendu à la partie antérieure de la base du crâne, comprenant des pièces osseuses qui entourent les organes visuels, les cavités nasales et buccale et qui servent d'appui à de nombreux muscles. Il est constitué de 13 os; un seul est impair et médian : le vomer; les autres, pairs et symétriques, sont : les maxillaires, les unguis, les palatins, les cornets inférieurs, les os propres du nez et les os malaires. Syn. : *massif facial osseux*.

**crani-, cranio-** Préfixe d'origine latine indiquant une relation avec le crâne. Ling. : Seul l'adjectif *crânien* s'écrit avec un accent circonflexe.

**craniectomie** f. *(angl.* ***craniectomy****)*. Résection d'un fragment du crâne.

**crânien, ienne** a. *(angl.* ***cranial****)*. Qui se rapporte au crâne.

**craniographie** f. *(angl.* ***craniography****)*. Radiographie du crâne.

**craniologie** f. *(angl.* ***craniology****)*. Étude de la morphologie, de la structure et du développement du crâne humain. (a. **craniologique**)

**craniomalacie** f. *(angl.* ***craniomalacia****)*. Ramollissement de certaines zones du crâne par retard de l'ossification, observé surtout dans le rachitisme du nourrisson.

**craniométrie** f. *(angl.* ***craniometry****)*. Ensemble des procédés de mensurations du crâne humain et de ses différentes parties. (a. **craniométrique**)

**craniopharyngiome** m. *(angl.* ***craniopharyngioma****)*. Tumeur formée aux dépens des vestiges du canal craniopharyngé. Ce néoplasme consiste en masses irrégulières et se développe généralement en un état spongieux des cellules aboutissant parfois à la formation des kystes. Les masses peuvent provoquer une nécrose par compression des tissus et une invasion locale[19].

**cranioplastie** f. *(angl.* ***cranioplasty****)*. Toute opération plastique pratiquée sur le crâne.

**craniosténose** (ou **craniosynostose**) f. *(angl.* ***craniostenosis****)*. Malformation due à l'ossification précoce des sutures crâniennes provoquant un arrêt de développement et des déformations du crâne, avec hypertension intracrânienne pouvant entraîner des lésions cérébrales et oculaires, et des troubles psychiques.

**craniotomie** f. *(angl.* ***craniotomy****)*. Toute opération qui comporte l'ouverture du crâne et plus particulièrement l'ouverture du crâne d'un fœtus mort, destinée à faciliter son extraction (appelée aussi *céphalotomie*).

**cratériforme** a. *(angl.* ***crateriform****)*. En forme de coupe, de cratère. Ex. : ulcère cratériforme.

**craw-craw** m. *(angl.* ***craw-craw****)*. Éruption papulo-pustuleuse très prurigineuse, qui affecte les indigènes de l'Afrique équatoriale. Le craw-craw doit être distingué de la gale ordinaire et de la gale filarienne; néanmoins, nombre d'auteurs désignent par ce nom la *gale filarienne*.

**créatine** f. *(angl.* ***creatine****)*. Substance azotée présente sous forme libre ou combinée au phosphore, dans le muscle (où elle joue un rôle énergétique important), dans le cerveau et le sang. Son produit de déshydratation interne est la créatinine. Dans le sang, la créatine se trouve essentiellement dans les globules rouges au taux de 30 mg par litre. Elle est présente dans les urines du nourrisson, mais disparaît chez l'adulte, sauf en cas de lésions musculaires. V. *créatinurie*.

**créatine kinase** f. *(angl.* ***creatine kinase****)*. Enzyme musculaire qui active la transformation de la créatine en créatine-phosphate (forme de réserve énergétique des muscles). Le taux sanguin de la créatine-kinase s'élève dans l'infarctus du myocarde et dans certaines myopathies. Abrév. : CK. Ling. : Enzyme anciennement dénommée *créatine phosphokinase (CPK)*.

**créatinémie** f. *(angl.* ***creatinemia****)*. 1) Teneur du sang en créatine (taux normal : 30 à 50 mg par litre). 2) Improprement, excès de créatine dans le sang.

**créatine-phosphate** m. *(angl.* ***creatine phosphate****)*. Sel de l'acide créatine-phosphorique (ou l'acide créatine-phosphorique lui-même).

**créatinine** f. *(angl.* ***creatinine****)*. Produit de la transformation de la créatine au cours du métabolisme. C'est une base forte, donnant la *réaction de Jaffé* (coloration orangée avec le picrate de sodium). Elle est présente dans le sang, également répartie entre globules et plasma (10 à 20 mg par litre) et dans l'urine. V. *créatinurie*.

**créatininémie** f. *(angl.* ***creatinemia****)*. Teneur du sang en créatinine (taux normal : 12 à 15 mg par litre). Elle est augmentée dans les néphrites chroniques.

**créatininurie** f. *(angl.* ***creatininuria****)*. Présence physiologique dans les urines de créatinine, provenant de la créatine musculaire. Le taux d'excrétion de la créatinine, constant chez un individu donné, se situe aux environs de 2 g par 24 heures. La créatininurie ne varie qu'au cours des lésions rénales.

**créatinurie** f. *(angl.* ***creatinuria****)*. 1) Présence de créatine dans les urines. Très importante chez le nourrisson et l'enfant, la créatinurie disparaît chez l'adulte pour réapparaître chez le vieillard. L'augmentation de la créatinurie s'observe au cours des myopathies. 2) Improprement, excès de créatine dans l'urine.

**crémaster** m. V. *muscle crémaster*.

**crémation** f. *(angl.* ***cremation****)*. Destruction des cadavres par combustion et réduction en cendres. Syn. : *incinération*.

**crénelé, ée** a. *(angl.* ***crenated****)*. Dont le bord est garni d'encoches, de crans. Ex. : érythrocyte crénelé.

**crénothérapie** f. *(angl.* ***crenotherapy****)*. Emploi thérapeutique des eaux minérales.

**crépitant, ante** a. *(angl.* ***crepitant****)*. Qui produit une crépitation.

**crépitation** f. *(angl.* ***crepitation, crepitus****)*. Succession de petits bruits fins et secs, parfois perceptibles aussi au toucher. V. *râle (crépitant)*.

**crépitation articulaire** *(angl.* ***articular crepitus****)*. Crépitation perçue à la palpation lors de la mobilisation d'une articulation en cas d'arthrite sèche.

**crépitation osseuse** *(angl.* ***bony crepitus****)*. Crépitation résultant du frottement l'une contre l'autre des deux extrémités d'un os fracturé.

**crétacé, ée** a. *(angl.* ***cretaceous****)*. De la nature de la craie; qui a l'aspect de la craie. Ex. : cataracte crétacée.

**crête** f. *(angl.* ***crest****)*. En anatomie, relief allongé soulevant une surface ou la bordant : crête iliaque, crête cubitale, crêtes papillaires de la peau.

**crêtes de coq**. Syn. de *condylomes acuminés*. V. *condylome*.

**crête du détroit supérieur**. Syn. de *ligne innominée*.

**crête iliaque** *(angl.* ***iliac crest****)*. Bord supérieur convexe de l'os iliaque, large, épais et rugueux, contourné en S. Il est renflé à ses deux extrémités, qui constituent l'épine iliaque antéro-supérieure et l'épine iliaque postéro-supérieure.

**crétin, ine** n. *(angl.* ***cretin****)*. Sujet atteint de crétinisme.

**crétin, ine** a. *(angl.* ***cretinous****)*. Atteint de crétinisme.

**crétinisme** m. *(angl.* ***cretinism****)*. État de dégénérescence physique (nanisme, arrêt de développement des organes génitaux, ralentissement des diverses fonctions) et d'arriération mentale (pouvant aller jusqu'à l'idiotie), lié à une insuffisance thyroïdienne. V. *myxœdème*. Celle-ci se manifeste généralement par un goitre parfois assez volumineux, qui augmente avec l'âge, d'autres fois par l'atrophie du corps thyroïde.

**Creutzfeldt-Jakob (maladie de)** *(angl.* ***Creutzfeldt-Jakob disease****)*. Maladie dégénérative progressive du cerveau, du cervelet et de la moelle due à un *prion*, se manifestant par des douleurs et des raideurs des jambes, des troubles de la déglutition, une dysarthrie, des crises épileptiformes et un état de démence rapidement progressive, avec issue fatale en six mois à deux ans. La maladie survient généralement à l'âge adulte, mais on a décrit récemment (1992-1993) des cas chez des enfants avant été traités pour un retard de la croissance par des extraits hypophysaires infectés par le prion. L'autopsie des malades décédés révèle une dégénérescence du cerveau qui a un aspect d'éponge, anatomiquement identique à celle de l'*encéphalite spongiforme bovine* (maladie de la vache folle), qui est aussi une encéphalopathie à prion. La possibilité d'une transmission de la maladie de l'animal à l'homme a été scientifiquement confirmée, mais le mode de l'infection reste à préciser. Une nouvelle variante de maladie dégénérative est décrite chez des personnes jeunes, à incubation courte et évolutive rapidement aggravante. (*Creutzfeldt* Hans Gerhard, neurologue et psychiatre allemand, 1885-1964; *Jakob* Alfons, neurologue allemand, 1884-1931.)

**creux axillaire**. Syn. d'*aisselle*.

**creux poplité** *(angl.* ***popliteal fossa****)*. Creux postérieur du genou.

**crevasse** f. Syn. de *rhagade*.

**CRF**. 1) Abrév. de *capacité résiduelle fonctionnelle*. 2) Abrév. de ***c****orticotropin* ***r****eleasing* ***f****actor*. V. *releasing factor*.

**CRH**. Abrév. de ***c****orticotropin* ***r****eleasing* ***h****ormone*. V. *releasing factor*.

**cri primal (méthode du)**. V. *bioénergie*.

**crico-aryténoïdien, ienne** a. *(angl.* ***crico-arytenoid****).* Qui se rapporte aux cartilages cricoïde et aryténoïde. Ex. : ligament crico-aryténoïdien.

**crico-hyoïdien, ienne** a. *(angl.* ***cricohyoid****).* Qui se rapporte au cartilage cricoïde et à l'os hyoïde.

**cricoïde** m. *(angl.* ***cricoid****).* Cartilage cricoïde.

**cricoïdectomie** f. *(angl.* ***cricoidectomy****).* Ablation chirurgicale du cartilage cricoïde.

**cricoïdien, ienne** a. *(angl.* ***cricoid****).* Qui se rapporte au cartilage cricoïde. Ex. : tubercule cricoïdien.

**crico-pharyngien, ienne** a. *(angl.* ***cricopharyngeal****).* Qui se rapporte au cartilage cricoïde et au pharynx. Ex. : muscle crico-pharyngien.

**crico-thyréotomie** (ou **crico-thyroïdotomie**) f. *(angl.* ***cricothyreotomy****).* Incision pratiquée entre les cartilages cricoïde et thyroïde.

**crico-thyroïdien, ienne** a. *(angl.* ***cricothyroid****).* Qui se rapporte aux cartilages cricoïde et thyroïde. Ex. : ligament crico-thyroïdien.

**cricotomie** f. *(angl.* ***cricotomy****).* Incision du cartilage cricoïde.

**Crile** (**clamp** ou **pince de**) *(angl.* ***Crile's clamp****).* Clamp pour réaliser l'hémostase temporaire lors de la suture des vaisseaux. (*Crile* George, chirurgien américain, 1864-1943.)

**crise** f. *(angl.* ***crisis****).* 1) Au sens le plus large, moment d'une maladie caractérisé par un changement subit et généralement décisif en bien ou en mal : crise salutaire, avec chute de la température, diurèse et sueurs abondantes ; crise funeste, crise fatale. V. *critique.* 2) Plus spécialement, accident qui atteint une personne en bonne santé apparente ou aggravation brusque d'un état chronique : crise d'appendicite, crise d'asthme, crise cardiaque, crise d'épilepsie, etc. En langage courant, on dit aussi *attaque.* V. *accès.*

**crispation** f. *(angl.* ***crispation****).* Contraction involontaire, à peine perceptible, de certains muscles, notamment sous l'effet d'une émotion ou d'un état de nervosité. (a. **crispé, ée**)

**cristallin** m. *(angl.* ***lens****).* Petite lentille transparente, biconvexe, élastique et de consistance ferme, de 4 à 4,5 mm d'épaisseur et de 10 mm de diamètre, située en arrière de l'iris et en avant du corps vitré. C'est un des milieux transparents de l'œil et l'organe de l'*accommodation.* Le vieillissement du cristallin entraîne une diminution progressive de son élasticité (V. *presbytie)* et souvent, une opacification (V. *cataracte).* V. aussi *phaco-.*

**cristallinien, ienne** a. *(angl.* ***lenticular****).* Qui se rapporte au cristallin. Ex. : astigmatisme cristallinien. Syn. : *lenticulaire.*

**cristalloïde** 1) a. *(angl.* ***crystalloid****).* Qui ressemble à un cristal. 2) f. Très fine membrane élastique qui enveloppe le cristallin. Syn. : *capsule du cristallin.* 3) m. Toute substance qui diffuse facilement dans un liquide, qui traverse certaines membranes et qui est susceptible de cristalliser. V. *colloïde.*

**critique** a. *(angl.* ***critical****).* Qui se rapporte à une crise ; de la nature d'une crise. Ex. : état critique.

**Crohn** (**maladie de**). Syn. d'*iléite régionale.* (*Crohn* Burrill Bernard, médecin américain, 1884-1983).

**croissance** f. *(angl.* ***growth****).* 1) En biologie, augmentation de poids et de volume d'une cellule, d'un élément anatomique, d'un organe ou d'un individu vivant. 2) En anthropologie, développement pondéral et statural de l'individu.

**crosse** f. *(angl.* ***arch****).* Nom donné à la partie courbe de certains vaisseaux : crosse de l'aorte, crosse de la saphène, etc.

**crossectomie** f. *(angl.* ***crossectomy****).* Résection de la crosse de la veine saphène interne, comme traitement des varices des membres inférieurs. Le retour veineux se fait alors essentiellement par les veines profondes de la jambe.

**crossing over** m. Syn. anglais d'*enjambement* (souvent utilisé en français).

**croup** m. *(angl.* ***croup****).* Laryngite diphtérique compliquée de dyspnée et d'asphyxie du fait des fausses membranes et de l'œdème important de la muqueuse du larynx empêchant la pénétration de l'air dans la trachée. Cette affection est devenue rare depuis l'emploi de la vaccination antidiphtérique et de la sérothérapie.

**croupal, ale, aux** (ou **croupeux, euse**) a. *(angl.* ***croupous****).* 1) Qui se rapporte au croup. Ex. : toux croupale, angine croupeuse. 2) Qui rappelle le croup, en raison de la présence de fausses membranes. Ex. : bronchite croupale.

**croûte** f. *(angl.* ***crust****).* Petite formation solide constituée à la surface de la peau ou d'une muqueuse par des sérosités, du sang ou du pus desséchés. V. *sous-crustacé.* (a. **croûteux, euse**)

**Crow-Fukase** (**syndrome de**) *(angl.* ***Crow-Fukase syndrome****).* Syn. de *syndrome POEMS.* (*Crow* R.S., médecin anglais,

XX^e^ siècle; *Fukase* Masaichi, médecin japonais, XX^e^ siècle.)

**CRP**. Abrév. de *protéine C-réactive* (du terme anglais *C-reactive protein*).

**cruciforme** a. *(angl.* ***cruciform****)*. En forme de croix. Ex. : incision cruciforme, ligament cruciforme.

**cruenté, ée** a. *(angl.* ***cruentous****)*. Saignant, à vif, en parlant notamment des chairs dépourvues de leur revêtement cutané et qui laissent s'écouler du sang.

**cruorique** a. *(angl.* ***cruoric****)*. Qui est fait de sang, qui a la couleur ou l'aspect du sang.

**crural, ale, aux** a. *(angl.* ***crural****)*. Qui se rapporte à la cuisse. V. *arcade crurale*.

**cruro-pédieux, euse** a. *(angl.* ***cruropedal****)*. Qui se rapporte au membre inférieur, de la cuisse jusqu'au pied. Ex. : plâtre cruro-pédieux.

**crush injury**. Néologisme anglais pour *syndrome d'écrasement* (*crush*, écrasement; *injury*, lésion) (déconseillé).

**cryanesthésie** f. Anesthésie locale de la peau par une substance réfrigérante. Ling. : Le terme anglais *cryanesthesia* signifie «perte de la sensibilité au froid» et ne correspond donc pas au terme français construit sur la même structure.

**cryesthésie** f. *(angl.* ***cryesthesia****)*. Sensibilité exagérée au froid.

**cryo-** Préfixe d'origine grecque indiquant une relation avec le froid.

**cryobiologie** f. *(angl.* ***cryobiology****)*. Étude des effets des basses températures sur la matière vivante.

**cryocautère** m. *(angl.* ***cryocautery****)*. Instrument utilisant la neige carbonique pour le traitement par le froid de certaines affections cutanées (par ex. les angiomes).

**cryoglobuline** f. *(angl.* ***cryoglobulin****)*. Protéine qui précipite spontanément par refroidissement. Immunologiquement, les cryoglobulines ont les propriétés des gamma-globulines, mais elles peuvent se comporter comme des macroglobulines.

**cryoglobulinémie** f. *(angl.* ***cryoglobulinemia****)*. Présence de cryoglobulines dans le sang, dont les manifestations cliniques majeures sont un purpura disséminé prédominant aux membres inférieurs et une atteinte rénale d'évolution grave (le plus souvent une glomérulonéphrite). Les hémopathies lymphoïdes, les affections auto-immunes et les infections virales ou bactériennes sont les principales affections pouvant s'associer à la cryoglobulinémie.

**cryopathie** f. *(angl.* ***cryopathy****)*. Toute affection causée par le froid.

**cryothalamotomie** f. *(angl.* ***cryothalamotomy****)*. Section stéréotaxique de certaines fibres thalamiques au moyen d'une sonde amenée à basse température par circulation d'azote liquide.

**cryothérapie** f. *(angl.* ***cryotherapy****)*. Emploi thérapeutique des basses températures, sous forme de douches ou de bains froids, d'applications locales de glace, de neige carbonique, de chlorure d'éthyle.

**crypt-, crypto-** Préfixe d'origine grecque signifiant *caché*.

**crypte** f. *(angl.* ***crypt****)*. Cavité anfractueuse à la surface d'un organe. (a. **cryptique**)

**cryptococcose** f. *(angl.* ***cryptococcosis****)*. Maladie provoquée par un champignon levuriforme *(Cryptococcus neoformans)* et qui prend le plus souvent la forme d'une méningite subfébrile à évolution chronique avec hypertension intracrânienne et présence de levures dans le liquide céphalo-rachidien. En général, la porte d'entrée du germe est pulmonaire. Syn. : *torulose* (déconseillé).

**cryptogame** a. et n. (m. ou f.) *(angl.* ***cryptogam****)*. Se dit des plantes qui n'ont pas de fleur, telles que les champignons. (a. **cryptogamique**)

**Cryptogames** m. pl. Un des deux grands embranchements du règne végétal, le deuxième étant celui des *Phanérogames*.

**cryptogénétique** (ou **cryptogénique**) a. *(angl.* ***cryptogenic****)*. Dont l'origine ou la cause est obscure, inconnue, indéterminée. Ex. : anémie cryptogénique.

**cryptorchidie** f. (ou **cryptorchidisme** m.) *(angl.* ***cryptorchidism****)*. Malformation congénitale caractérisée par l'absence des testicules dans le scrotum, par suite de leur arrêt dans la cavité abdominale.

**cryptosporidiose** f. *(angl.* ***cryptosporidiosis****)*. Maladie parasitaire causée par un protozoaire *Cryptosporidium sporule*, dont l'incidence pathogène s'est accrue considérablement depuis l'apparition du sida. L'infection se manifeste, surtout chez le jeune enfant, par une entérite non fébrile avec diarrhée profuse qui guérit rapidement; chez le malade atteint de sida, elle peut devenir très grave (maladie opportuniste).

**Cryptosporidium**. Genre de protozoaire coccidien parasite du tube digestif d'un grand nombre de vertébrés, y compris des mammifères, qui peut provoquer la diarrhée chez l'homme. V. *cryptosporidiose*.

**17-CS**. Abrév. de *17-cétostéroïde*.

**C/T (indice)**. Abrév. d'*indice thérapeutique* (ou *chimiothérapique*).

**CSF**. Abrév. de l'anglais ***colony-stimulating factor***. V. *lymphokine*.

**Cu** Symbole chimique du *cuivre*.

**cubital, ale, aux** a. *(angl.* ***cubital, ulnar****)*. 1) Qui se rapporte au cubitus ou à la partie interne de l'avant-bras correspondant au cubitus. Ex. : artère cubitale, côté cubital de l'avant-bras. 2) Plus rarement, qui se rapporte au coude.

**cubito-radial, ale, aux** a. *(angl.* ***cubitoradial****)*. Qui se rapporte au cubitus et au radius.

**cubitus** m. *(angl.* ***ulna****)*. Os long formant la partie interne de l'avant-bras, situé en dedans du radius, entre la trochlée humérale, avec laquelle il est articulé par sa cavité sigmoïde limitée en arrière par l'olécrâne, et le carpe. Il est solidaire du radius par les deux articulations radio-cubitales supérieure (petite cavité sigmoïde) et inférieure (tête cubitale), et par la membrane interosseuse. Son extrémité inférieure présente une saillie, l'apophyse styloïde. Ling. : À noter que dans la terminologie anatomique officielle la plus récente (1997), *cubitus* désigne le coude en tant que région du corps humain.

**cuboïde** m. *(angl.* ***cuboid****)*. Os le plus externe de la rangée antérieure du tarse, situé en avant du calcanéum.

**cuiller** ou **cuillère** f. *(angl.* ***spoon****)*. Instrument de chirurgie ou d'obstétrique (par ex. les branches d'un forceps) dont la forme rappelle une cuiller.

**cuisse** f. *(angl.* ***thigh****)*. Segment du membre inférieur compris entre la hanche et le genou. V. *crural*.

**cuivre** m. *(angl.* ***copper****)*. Métal classé dans la catégorie des oligoéléments. Le corps humain en contient environ 0,0001 % en poids. Il joue un rôle biologique important dans certains processus d'oxydation et dans la formation des globules rouges. Les besoins journaliers en cuivre apporté par l'alimentation sont d'environ 2,5 mg. Symbole : Cu.

**cul-de-sac dural** *(angl.* ***dural cul-de-sac****)*. Portion de la dure-mère rachidienne qui descend au-dessous de la moelle, enveloppe les éléments de la queue de cheval et se termine au niveau de la 2e vertèbre sacrée.

**cul-de-sac oculo-conjonctival** (ou **oculo-palpébral**) *(angl.* ***conjunctival cul-de-sac****)*. Syn. de *fornix*.

**cul-de-sac pleural** *(angl.* ***pleural cul-de-sac****)*. Cul-de-sac formé par l'angle de réflexion de la plèvre pariétale sur la plèvre viscérale.

**cul-de-sac recto-vaginal** (ou **vagino-rectal**). Syn. de *cul-de-sac de Douglas* (chez la femme). V. *Douglas (cul-de-sac de)*.

**cul-de-sac vésico-rectal**. Syn. de *cul-de-sac de Douglas* (chez l'homme). V. *Douglas (cul-de-sac de)*.

**culdoscopie** f. *(angl.* ***culdoscopy****)*. Examen visuel de la cavité pelvienne à l'aide d'un endoscope introduit à travers le vagin dans le cul-de-sac de Douglas. V. *cœlioscopie*.

**culdotomie** f. *(angl.* ***culdotomy****)*. Incision du cul-de-sac de Douglas.

**Culex** *(angl.* ***Culex****)*. Genre de moustiques dont certaines espèces peuvent transmettre des maladies parasitaires. V. *anophèle*.

**culmen** m. *(angl.* ***culmen****)*. En latin, *sommet*. 1) Partie supérieure du lobe supérieur du poumon gauche. 2) Partie la plus élevée du vermis supérieur du cervelet. (a. **culminal, ale**)

**culot globulaire** *(angl.* ***globular sediment****)*. Amas d'érythrocytes tassés au fond du récipient de conservation après centrifugation du plasma sanguin.

**culot urinaire** *(angl.* ***urinary sediment****)*. Amas de cellules et de débris cellulaires qui se dépose au fond d'un tube après sédimentation ou centrifugation de l'urine.

**culture** f. *(angl.* ***culture****)*. En bactériologie, procédé consistant à placer dans un milieu artificiel approprié et dans des conditions voulues, une petite quantité de micro-organismes en vue d'obtenir leur multiplication. Ce mot désigne aussi l'ensemble des micro-organismes ainsi obtenu.

**CUM**. Abrév. de *cysto-urétrographie mictionnelle*.

**cunéiforme** *(angl.* ***cuneate****)*. a. En forme de coin. Ex. : résection cunéiforme d'un os.

**cunéiformisation** f. *(angl.* ***cuneiformation****)*. Modification en forme de coin, le plus souvent d'une vertèbre. (a. **cunéiformisé, ée**)

**cuprémie** f. *(angl.* ***cupremia****)*. Teneur du sang en cuivre (normalement voisine de 1 mg par litre).

**cuprirachie** (ou **cuprorachie**) f. Présence normale de cuivre dans le liquide céphalo-rachidien.

**cupriurie** (ou **cuprurie**) f. *(angl.* ***cupruria****)*. Présence normale de cuivre dans l'urine.

**cuproprotéine** f. *(angl.* ***cuproprotein****)*. Toute protéine contenant du cuivre (par. ex. la céruléoplasmine).

**curage** m. *(angl.* ***curage****)*. 1) Évacuation, à l'aide des doigts, du contenu d'une cavité naturelle ou pathologique. V. *curetage*. 2) Extirpation radicale et sanglante des éléments d'une région : curage ganglionnaire, axillaire, cervical, inguinal.

**curare** m. *(angl.* ***curare****)*. Substance toxique extraite de diverses plantes, avec laquelle les indigènes de l'Amérique du Sud imprègnent l'extrémité de leurs flèches. C'est un paralysant puissant des muscles; la mort survient généralement par paralysie des muscles respiratoires. On a isolé de nombreux alcaloïdes du curare (curarine, tubocurarine, etc.).

**curarisant, ante** a. *(angl.* ***curarizing****)*. Se dit de tout médicament possédant les propriétés paralysantes du curare, qui agit à la jonction neuro-musculaire en arrêtant la transmission de l'influx nerveux. (nom : un **curarisant**)

**curarisation** f. *(angl.* ***curarization****)*. 1) Emploi thérapeutique des extraits de curare pour relâcher la musculature et, par extension, emploi thérapeutique de médicaments ayant une action pharmacologique semblable à celle du curare. 2) Intoxication par le curare et les agents curarisants.

**curatelle** f. *(angl.* ***guardianship****)*. Régime de protection prévu par la loi pour un malade mental dont l'altération durable des facultés nécessite une assistance dans les actes de la vie civile, sans le mettre dans l'incapacité d'agir lui-même[22].

**curatif, ive** a. *(angl.* ***curative****)*. Qui contribue à vaincre la maladie et à amener la guérison. Ex. : traitement curatif.

**cure** f. *(angl.* ***cure****)*. 1) Période de traitement d'une maladie ou d'une lésion en vue de sa guérison. 2) Traitement chirurgical d'une maladie ou d'une lésion, et son résultat. 3) Méthode particulière de traitement (V. aussi *régime*). 4) Séjour dans une station thermale ou climatique dont on utilise les eaux.

**cure radicale** *(angl.* ***radical cure****)*. 1) Guérison complète et définitive. 2) Intervention chirurgicale destinée à remédier de manière complète et permanente à une hernie, à une lésion, ou à un défaut physique.

**curetage** (ou **curettage**) m. *(angl.* ***curettage****)*. Opération consistant à débarrasser, à l'aide d'une curette, une cavité naturelle (utérus, conduit auditif, cavité articulaire, etc.), une plaie ou une cavité pathologique. La même opération effectuée avec le doigt est le *curage*.

**curette** f. *(angl.* ***curet*** *ou* ***curette****)*. Instrument, le plus souvent en forme de cuiller à bords tranchants ou mousses, utilisé pour nettoyer l'intérieur d'une cavité de l'organisme (conduit auditif, utérus) ou pour creuser un tissu osseux ou cartilagineux.

**curie** m. *(angl.* ***curie****)*. Unité de radioactivité. Symbole : Ci (précédemment c).

**curiethérapie** f. *(angl.* ***curietherapy****)*. Traitement par des isotopes radioactifs.

**curviligne** a. *(angl.* ***curvilinear****)*. Qui a la forme d'une courbe.

**Cushing (syndrome de)** *(angl.* ***Cushing's syndrome****)*. Syndrome causé par l'hyperproduction de glucocorticoïdes par la corticosurrénale, d'étiologie variée : tumeur bénigne ou maligne, ou hyperplasie du cortex surrénal associée ou non à une tumeur de l'hypophyse. Plus fréquent chez la femme adulte, ce syndrome, lorsqu'il est complet, comporte : un diabète sucré plus ou moins accusé, une ostéoporose, une faiblesse musculaire, une obésité de la face (faciès lunaire) et du tronc, de l'hirsutisme, des vergetures cutanées pourpres, une hypertension artérielle, une aménorrhée ou impuissance (selon le sexe), l'arrêt de la croissance chez l'enfant, l'augmentation des corticoïdes plasmatiques et de l'excrétion urinaire des 17-hydroxycorticoïdes. On parle de *maladie de Cushing* lorsque l'hyperplasie des surrénales est secondaire à un adénome de l'hypophyse. (*Cushing* Harvey Williams, neurochirurgien américain, 1869-1939.)

**cushingoïde** a. *(angl.* ***cushingoid****)*. Qui rappelle la maladie de Cushing. Ex. : faciès cushingoïde.

**cuspide** f. *(angl.* ***cuspid****)*. Petite saillie à la surface occlusale d'une dent. Le nombre des cuspides varie selon le type de la dent; les molaires possèdent plusieurs cuspides, les prémolaires en ont deux, les canines ont une seule cuspide, les incisives en sont dépourvues. Les cuspides jouent un rôle fondamental dans l'occlusion et dans l'articulé dentaire. (a. **cuspidien, ienne**)

**cuspidé, ée** a. *(angl.* ***cuspidate****)*. Qui se termine en pointe. Ex. : dent cuspidée.

**cutané, ée** a. *(angl.* ***cutaneous****)*. Qui se rapporte à la peau. V. *derm-*.

**cuticole** a. Qui se développe sous la peau. Ex. : larve cuticole d'un insecte.

**cuticule** f. *(angl.* ***cuticle****)*. Fine membrane (ex. : cuticule d'un insecte, de l'émail dentaire) ou mince couche. (a. **cuticulaire**)

**cutiréaction** f. *(angl.* ***cutireaction****)*. 1) Réaction cutanée inflammatoire se produisant après l'introduction dans l'organisme, par injection ou scarification, d'une toxine, d'un autre produit microbien, d'une substance inerte animale ou végétale, auxquels le sujet peut être sensibilisé. Elle donne des renseignements utiles sur l'état d'immunité ou de sensibilité à l'égard d'une maladie. En allergologie, elle renseigne avec précision sur les agents allergisants. 2) En langage clinique, cutiréaction à la tuberculine, provoquée par application de tuberculine après scarification de la peau *(cutiréaction de von Pirquet)*. V. *Mantoux (réaction de)*.

**cutisation** f. *(angl.* ***cutization****)*. Transformation d'une membrane muqueuse en tissu cutané.

**CV**. 1) Abrév. de *capacité (pulmonaire) vitale*. 2) En ophtalmologie, abrév. de *champ visuel*.

**cyan-, cyano-** Préfixe d'origine grecque indiquant une relation avec la couleur bleu foncé.

**cyanocobalamine** f. *(angl.* ***cyanocobalamin****)*. Syn. de *vitamine B12*.

**cyanodermie** f. Syn. de *cyanose*.

**cyanogène** a. *(angl.* ***cyanogen****)*. Qui produit la cyanose. Ex. : cardiopathie cyanogène.

**cyanophile** a. *(angl.* ***cyanophilous****)*. Qui a de l'affinité pour les colorants bleus. Ex. : cellule cyanophile.

**cyanose** f. *(angl.* ***cyanosis****)*. Coloration bleue de la peau, due à un trouble circulatoire, à une altération de l'oxyhémoglobine ou à un trouble de l'hématose. Syn. : *cyanodermie*.

**cyanosé, ée** *(angl.* ***cyanosed****)*. 1) a. Qui a la couleur bleu violacé caractéristique de la cyanose. Ex. : peau cyanosée. 2) a. et n. Qui est atteint de cyanose.

**cyanotique** a. *(angl.* ***cyanotic****)*. Qui se rapporte à la cyanose; caractérisé par la cyanose. Ex. : œdème cyanotique.

**cyanure** m. *(angl.* ***cyanide****)*. Sel ou ester de l'acide cyanhydrique. Ce sont des produits très toxiques.

**cyanurie** f. *(angl.* ***cyanuria****)*. Émission d'urine colorée en bleu (notamment après administration de certaines substances, telles que le bleu de méthylène).

**cybernine** f. *(angl.* ***cybernin****)*. Substance produite par un tissu et capable d'inhiber l'activité fonctionnelle de ce même tissu. La *somatostatine* est une cybernine. Dans le liquide du follicule ovarien, il existe une cybernine qui présente une interaction avec l'hormone lutéinique (LH) et son effet est réversible. Avec ces cybernines l'ovaire dispose donc de moyens locaux lui permettant de moduler les commandes hypophysaires.

**cycle** m. *(angl.* ***cycle****)*. 1) Suite de changements affectant un organisme, ou suite de stades différents d'un phénomène, avec retour au point de départ et répétition indéfinie. 2) Succession de faits ou de phénomènes qui se produisent dans un ordre et un laps de temps déterminés. 3) En physique, série complète des variations d'amplitude présentées par un phénomène périodique. La fréquence d'un phénomène s'exprime généralement en *cycles par seconde (hertz)*. 4) En chimie organique, molécule ou groupement d'atomes se présentant sous forme d'une chaîne fermée. (a. **cyclique**)

**cycle cardiaque**. Syn. de *révolution cardiaque*.

**cycle entéro-hépatique** *(angl.* ***enterohepatic cycle****)*. Trajet anatomique en cercle fermé emprunté par certaines substances contenues dans la bile et qui représente un des modes de régulation de leurs taux dans le sang. Déversées dans l'intestin, ces substances (cholestérol, sels et pigments biliaires et leurs produits de dégradation) sont réabsorbées en totalité ou en partie par la muqueuse intestinale, d'où elles gagnent le foie par la veine porte pour passer à nouveau dans la bile.

**cycle menstruel** (ou **œstral**) *(angl.* ***menstrual cycle****)*. Ensemble des modifications périodiques (tous les 24 à 28 jours) des muqueuses utérine et vaginale, qui ont lieu depuis la puberté jusqu'à la ménopause et qui sont dues à la sécrétion d'hormones ovariennes (V. *œstrogène, progestérone*). Après une période de repos d'environ 12 jours, la muqueuse utérine s'épaissit progressivement pendant environ 10 jours, puis se décolle et saigne pendant quelques jours (menstruation), pour se reconstituer à nouveau (en 2 jours environ).

**cycle ovarien** *(angl.* ***ovarian cycle****)*. Ensemble des modifications périodiques de l'ovaire chez la femme adulte, entre la puberté et la ménopause. L'ovulation (environ 13 à 17 jours après le premier jour des règles), correspondant à la sécrétion d'œstrogènes, est suivie de la rupture du follicule ovarien et de l'expulsion de l'ovule qui est capté par la trompe utérine. Le follicule éclaté se transforme en corps jaune transitoire (vers le 19e jour après l'apparition des règles) qui sécrète la progestérone. Si l'ovule est fécondé, le corps jaune persiste et continue à se développer (corps jaune gravidique), et la progestérone qu'il produit assure la nidation de l'œuf dans l'utérus et l'évolution normale de la grossesse.

**cyclectomie** f. *(angl.* ***cyclectomy****)*. Excision partielle du corps ciliaire.

**cyclique** a. *(angl.* ***cyclic****)*. 1) Qui se rapporte ou qui appartient à un cycle. 2) Qui survient périodiquement et dont les phases se succèdent dans un ordre bien défini (en parlant d'une maladie, d'un phénomène). Ex. : psychose cyclique.

**cyclite** f. *(angl.* ***cyclitis****).* Inflammation du corps ciliaire, habituellement accompagnée d'une inflammation de l'iris (d'où la désignation plus courante d'*irido-cyclite).*

**cycloduction** f. *(angl.* ***cycloduction****).* Mouvement circulaire (circumduction) du globe oculaire.

**cycloïdie** f. *(angl.* ***cycloidia****).* Tendance pathologique oscillant entre l'excitation euphorique et la dépression, forme accentuée de la *cyclothymie.* (a. **cycloïde**)

**cycloplégie** f. *(angl.* ***cycloplegia****).* 1) Paralysie totale de la musculature interne et externe des yeux, qui sont immobilisés en position moyenne avec les pupilles en état de dilatation permanente. 2) Paralysie du muscle ciliaire responsable d'une abolition de l'accommodation de l'œil. (a. **cycloplégique**)

**cyclosporine** f. *(angl.* ***cyclosporine****).* Agent immunosuppresseur polypeptidique produit naturellement par un champignon, actuellement obtenu aussi par synthèse. Agissant sélectivement sur les lymphocytes T, la cyclosporine permet de combattre efficacement les phénomènes de rejet lors de greffes d'organes.

**cyclothymie** f. *(angl.* ***cyclothymia****).* Constitution psychique caractérisée par l'alternance de l'excitation maniaque et de la dépression mélancolique; dans ses formes atténuées, elle peut passer presque inaperçue. Dans ses formes accentuées, c'est la *cycloïdie.* Syn. : *constitution cyclothymique.*

**cyclothymique** *(angl.* ***cyclothymic****).* 1) a. Qui se rapporte à la cyclothymie. 2) a. et n. Qui est atteint de cyclothymie. Syn. (pour 2) : *cyclothyme.*

**cyclotomie** f. *(angl.* ***cyclotomy****).* Section du corps ciliaire.

**cyclotron** m. *(angl.* ***cyclotron****).* Accélérateur de particules lourdes (protons, deutérons) dans lequel un champ électrique de fréquence constante produit de manière répétée des accélérations synchrones de particules suivant une trajectoire circulaire. Les cyclotrons sont utilisés en médecine pour la production de marqueurs radioactifs et dans le traitement de certains cancers. V. *bêtatron, synchrotron.*

**cylindraxe** m. Syn. d'*axone.* (a. **cylindraxile**)

**cylindre urinaire** *(angl.* ***urinary cast, tube cast****).* Moulage de matières protéiques et de cellules provenant des tubes urinaires, que l'on trouve en nombre variable dans le culot urinaire à l'examen au microscope, en cas d'affection rénale. Leur signification pathologique est différente selon leur composition (cylindres hyalins, hématiques, leucocytaires, épithéliaux, granuleux, cireux).

**cylindrurie** f. *(angl.* ***cylindruria****).* Présence de cylindres urinaires dans les urines.

**cynique (spasme)**. Syn. de *rire sardonique.*

**cynophobie** f. *(angl.* ***cynophobia****).* Crainte morbide des chiens.

**Cyon (nerf de)** *(angl.* ***Cyon's nerve****).* Nerf dépresseur, rameau du nerf vague. (*Cyon* Elie de, physiologiste russe, 1842-1912.)

**cypho-scoliose** f. *(angl.* ***kyphoscoliosis****).* Déviation double de la colonne vertébrale, à convexité postérieure et courbure latérale.

**cyphose** f. *(angl.* ***kyphosis****).* Déviation de la colonne vertébrale caractérisée par une convexité postérieure. V. *gibbosité, bosse, lordose, scoliose.*

**cyphose douloureuse des adolescents**. Syn. de *maladie de Scheuermann.* V. *Scheuermann (maladie de).*

**cyphotique** *(angl.* ***kyphotic****).* 1) a. Qui se rapporte à la cyphose. Ex. : bassin cyphotique. 2) a. et n. Qui présente une cyphose.

**cyst-, cysto-** Préfixe d'origine grecque indiquant une relation avec la vessie, avec une vésicule ou un kyste.

**cystalgie** f. *(angl.* ***cystalgia****).* Douleur vésicale. Syn. : *cystodynie*

**cystectasie** f. *(angl.* ***cystectasia****).* Dilatation de la vessie.

**cysticercose** f. *(angl.* ***cysticercosis****).* Infection causée par des cysticerques (larves de vers du genre *Taenia),* survenant après ingestion d'œufs vivants présents dans les aliments crus (notamment dans des légumes souillés par des matières fécales), dont les embryons, libérés dans le tube digestif, pénètrent dans divers tissus et organes (œil, cerveau, cœur) et provoquent des accidents graves.

**cysticerque** m. *(angl.* ***cysticercus****).* Nom générique désignant les formes larvaires de différents vers du genre *Taenia.* V. *cysticercose, Taenia.*

**cysticite** f. *(angl.* ***cysticitis****).* Inflammation du canal cystique.

**cysticotomie** f. *(angl.* ***cysticotomy****).* Incision du canal cystique.

**cystine** f. *(angl.* ***cystine****).* Acide aminé soufré, constituant de nombreuses protéines (notamment de la kératine de l'épiderme et des poils). La cystine est très peu soluble dans l'eau, ce qui explique sa précipitation possible au cours des éliminations urinaires pathologiques.

C

**cystinémie** f. *(angl.* ***cystinemia****).* Présence de cystine dans le sang.

**cystinurie** f. *(angl.* ***cystinuria****).* 1) Présence de cystine dans les urines. 2) Syndrome pathologique héréditaire d'élimination accrue de cystine.

**cystique** a. *(angl.* ***cystic****).* 1) Qui se rapporte à la vessie. V. *vésical.* 2) Qui se rapporte à la vésicule biliaire, surtout en anatomie. Ex. artère cystique, canal cystique. V. aussi *vésiculaire* (2).

**cystite** f. *(angl.* ***cystitis****).* Inflammation aiguë ou chronique de la vessie.

**cystocèle** f. *(angl.* ***cystocele****).* Hernie de la vessie dans le vagin. V. *colpocèle.*

**cysto-cholédocien, enne** a. *(angl.* ***cystocholedochal****).* Qui se rapporte à la vésicule biliaire et au cholédoque.

**cysto-colostomie** f. *(angl.* ***cystocolostomy****).* Opération consistant à créer une communication entre la vessie et le côlon de façon à faire passer l'urine dans le rectum.

**cystodynie** f. *(angl.* ***cystodynia****).* Syn. de *cystalgie.*

**cystographie** f. *(angl.* ***cystography****).* Radiographie de la vessie après injection d'une substance de contraste par l'urètre ou par voie intraveineuse, ou d'un gaz par une sonde urétrale. Syn. : *cystoradiographie.*

**cystographie mictionnelle** *(angl.* ***voiding cystography****).* Étude radiologique de la vessie, au cours de la miction, pouvant être réalisée soit par cystographie rétrograde, soit au terme d'une urographie intraveineuse. Abrév. : CM.

**cystographie rétrograde** *(angl.* ***retrograde cystography****).* Radiographie de la vessie après injection du produit de contraste par l'urètre.

**cystolithiase** f. *(angl.* ***cystolithiasis****).* Syn. de *lithiase vésicale.*

**cystométrie** f. *(angl.* ***cystometry****).* Détermination, à l'aide du *cystomètre*, de la capacité de la vessie et des différentes pressions internes auxquelles correspondent les besoins plus ou moins impérieux d'uriner. (a. **cystométrique**)

**cystopexie** f. *(angl.* ***cystopexy****).* Fixation de la vessie, en général à la paroi abdominale, pour corriger une ptose ou un prolapsus.

**cystoplastie** f. *(angl.* ***cystoplasty****).* Opération plastique portant sur la vessie.

**cystoplégie** f. *(angl.* ***cystoplegia****).* Paralysie vésicale.

**cysto-pyélite** f. *(angl.* ***cystopyelitis****).* Association d'une cystite et d'une pyélite.

**cysto-pyélographie** f. *(angl.* ***cystopyelography****).* Examen radiologique des bassinets, des uretères et de la vessie, après injection d'un produit de contraste.

**cysto-pyélo-néphrite** f. *(angl.* ***cystopyelonephritis****).* Association d'une cystite, d'une pyélite et d'une néphrite.

**cystoradiographie** f. *(angl.* ***cystoradiography****).* Syn. de *cystographie.*

**cystoscope** m. *(angl.* ***cystoscope****).* Sonde métallique munie d'un dispositif d'éclairage et d'un système optique grossissant, utilisée pour l'examen de l'intérieur de la vessie, le cathétérisme des uretères et certaines opérations intravésicales.

**cystoscopie** f. *(angl.* ***cystoscopy****).* Examen visuel de l'intérieur de la vessie à l'aide du *cystoscope.* (a. **cystoscopique**)

**cystostomie** f. *(angl.* ***cystostomy****).* Abouchement de la vessie à la paroi abdominale, entre la symphyse pubienne et l'ombilic, afin de permettre l'écoulement de l'urine de la vessie lorsqu'il existe un obstacle au niveau de l'urètre (cancer, sténose). V. *Pezzer (sonde de de).*

**cystotomie** f. *(angl.* ***cystotomy****).* Incision de la vessie.

**cysto-urétérite** f. *(angl.* ***cystoureteritis****).* Inflammation de la vessie et des uretères (forme clinique rare, l'inflammation s'étendant en général aussi au bassinet : *cystopyélite* ou *pyélo-cystite*).

**cysto-urétrite** f. *(angl.* ***cystourethritis****).* Association d'une cystite et d'une urétrite.

**cysto-urétrocèle** f. *(angl.* ***cystourethrocele****).* Prolapsus de la vessie et de l'urètre chez la femme.

**cysto-urétrographie** f. *(angl.* ***cystourethrography****).* Radiographie de la vessie et de l'urètre après injection d'un milieu opacifiant par l'urètre. Syn. : *urétro-cystographie.*

**cysto-urétrographie mictionnelle** *(angl.* ***voiding cystourethrography****).* Radiographie de la vessie et de l'urètre pendant la miction, après opacification de la vessie. Abrév. : CUM.

**cyt-, cyto-** Préfixe d'origine grecque indiquant une relation avec des cellules.

**cytaphérèse** f. *(angl.* ***cytapheresis****).* Extraction par centrifugation : d'éléments figurés choisis du sang d'un donneur (globules rouges, blancs, plaquettes) afin de répondre à une demande spécifique à fins thérapeutiques. Les fractions sanguines non extraites sont réinjectées au donneur.

**-cyte** Suffixe d'origine grecque désignant une *cellule.* En hématologie, il désigne généralement une *cellule mûre* (exception : myélocyte). V. *blaste.*

**cythémolyse** f. *(angl. **cythemolysis**)*. Syn. d'*hémocytolyse*. (a. **cythémolytique**)

**cytobiologie** f. *(angl. **cytobiology**)*. Biologie cellulaire.

**cytochimie** f. *(angl. **cytochemistry**)*. Étude de la constitution chimique de la cellule et des réactions chimiques (surtout d'ordre enzymatique) dont elle est le siège. (a. **cytochimique**)

**cytochrome** m. *(angl. **cytochrome**)*. Pigment cellulaire contenant un atome de fer et jouant un rôle important dans la respiration cellulaire. Il existe plusieurs types de cytochromes.

**cytocinèse** (ou **cytokinèse**) f. *(angl. **cytokinesis**)*. Ensemble des modifications que subit le cytoplasme au cours de la division cellulaire.

**cytodiagnostic** m. *(angl. **cytodiagnosis**)*. Diagnostic fondé sur l'examen au microscope des cellules présentes dans un liquide organique ou sur des frottis de tissus (de la moelle osseuse, des sécrétions vaginales, d'une glande, etc.). (a. **cytodiagnostique**)

**cytogénétique** f. *(angl. **cytogenetics**)*. Partie de la génétique qui étudie les composants cellulaires jouant un rôle dans la transmission de certains caractères, notamment les anomalies chromosomiques responsables des maladies.

**cytogramme** m. *(angl. **cytogram**)*. Détermination des types de cellules et de leur nombre, dans un liquide organique ou sur un frottis, dans le but d'établir un cytodiagnostic ou d'évaluer l'évolution future d'une maladie.

**cytokine** f. *(angl. **cytokine**)*. Nom d'ensemble d'un grand nombre de substances glycopeptidiques produites et libérées par des cellules de types divers (notamment des lignées hématopoïétiques) en réponse à des stimuli et dont l'action s'exerce sur des cellules cibles porteuses de récepteurs spécifiques. La présence des cytokines dans le sang et dans d'autres liquides extracellulaires n'est pas constante et leurs taux sont variables, dépendant des stimuli spécifiques déclenchants. Les cytokines jouent des rôles physiologiques régulateurs très importants (V. *interleukine*). Font partie de ce groupe : les lymphokines, les interleukines, les interférons, des facteurs divers (de croissance, de nécrose, mitogènes, etc.).

**cytokinèse** f. Cytocinèse.

**cytologie** f. *(angl. **cytology**)*. 1) Science qui étudie la cellule, normale ou pathologique, notamment du point de vue de sa morphologie, de ses propriétés physiques, chimiques et physiologiques et de son évolution. 2) Abusivement, toute méthode de cytodiagnostic, par ex. *cytologie exfoliative* : examen de cellules éliminées dans les sécrétions d'un organe ou à la surface d'une muqueuse. (a. **cytologique**)

**cytolyse** f. *(angl. **cytolysis**)*. Destruction d'une cellule vivante par dissolution des éléments qui la composent. (a. **cytolytique**)

**cytomégalie** f. *(angl. **cytomegalia**)*. État caractérisé par l'augmentation de volume de certaines cellules.

**cytomégalovirus** m. *(angl. **cytomegalovirus**)*. Syn. usuel de l'*herpesvirus humain 5*. V. *maladie à cytomégalovirus, syndrome TORCH*. Abrév. : CMV.

**cytomètre** m. *(angl. **cytometer**)*. Appareil destiné à compter des cellules (notamment sanguines) ou à mesurer leurs dimensions.

**cytopathologie** f. *(angl. **cytopathology**)*. Pathologie cellulaire.

**cytopénie** f. *(angl. **cytopenia**)*. Insuffisance ou diminution du nombre des cellules présentes dans le sang ou dans un tissu.

**cytoplasme** m. *(angl. **cytoplasm**)*. Matière dont est constituée une cellule, à l'exception du noyau. Sa structure, très complexe, a pu être précisée grâce au microscope électronique. (a. **cytoplasmique**)

**cytopoïèse** f. *(angl. **cytopoiesis**)*. Formation et développement des cellules. (a. **cytopoïétique**)

**cytostatique** a. et m. *(angl. **cytostatic**)*. Qui peut bloquer la division cellulaire par un mécanisme variable, et entraîner ainsi la mort de la cellule. Les cytostatiques sont employés dans le traitement du cancer. V. *anticancéreux, cancérostatique*.

**cytotoxine** f. *(angl. **cytotoxin**)*. Toxine ou anticorps pouvant attaquer spécifiquement certaines catégories de cellules. (a. **cytotoxique**)

**cytotrope** a. *(angl. **cytotropic**)*. Qui est attiré par les cellules ou qui se fixe sur elles. Ex. : virus cytotrope.

# D

**D** 1) Abrév. de *vertèbre dorsale* ou de *racine nerveuse dorsale*, à faire suivre du chiffre approprié (par ex. D1, D2, etc.). 2) Abrév. de *coefficient de diffusion pulmonaire*.

**DI, DII, DIII** En électrocardiographie, abrév. de *dérivation I* (première dérivation bras gauche-bras droit), *dérivation II* (deuxième dérivation jambe gauche-bras droit), *dérivation III* (troisième dérivation jambe gauche-bras gauche).

**d**. Abrév. de *densité*.

**d-** Symbole du préfixe *déci-*.

**Δ δ** V. *delta*.

**δ** Symbole de la dioptrie.

**DA.** Abrév. de *délivrance artificielle*.

**dacry-**, **dacryo-** Préfixe d'origine grecque indiquant une relation avec les larmes ou l'appareil lacrymal.

**dacryoadénite** f. *(angl.* ***dacryoadenitis****)*. Inflammation aiguë ou chronique de la glande lacrymale.

**dacryocystite** f. *(angl.* ***dacryocystitis****)*. Inflammation aiguë ou chronique, muco-purulente, du sac lacrymal.

**dacryocystographie isotopique** *(angl.* ***isotopic dacryocystography****)*. Méthode utilisant les substances isotopiques pour évaluer la fonction évacuatrice des voies lacrymales. Elle consiste à déposer au centre de la cornée une goutte de liquide marquée par le technétium-99 et à obtenir des scintigraphies (à raison d'une scintiphoto par minute pendant 10 minutes). On peut ainsi étudier la distribution des larmes dans l'espacement interpalpébral et le système lacrymal excréteur.

**dacryogène** a. *(angl.* ***dacryogenic****)*. Qui favorise la sécrétion lacrymale. V. *lacrymogène*.

**dacryolithe** m. *(angl.* ***dacryolith****)*. Calcul lacrymal (formé dans les conduits lacrymaux).

**dacryo-sinusite** f. *(angl.* ***dacryosinusitis****)*. Inflammation des voies lacrymales et des sinus ethmoïdaux.

**dactyl-**, **dactylo-** Préfixe d'origine grecque indiquant une relation avec les doigts, parfois avec les orteils. V. *digit-*.

**dactylophasie** (ou **dactylolalie**) f. *(angl.* ***dactylophasia****)*. Procédé employé par les sourds-muets pour communiquer entre eux et consistant à faire avec les doigts des signes et des mouvements conventionnels.

**dactyloscopie** f. *(angl.* ***dactyloscopy****)*. Examen des particularités des doigts, notamment de leurs lignes papillaires (empreintes digitales) (V. *dermatoglyphes*), pratiqué pour identifier un individu. (a. **dactyloscopique**)

**Dakin (soluté de)** *(angl.* ***Dakin's fluid, Dakin's solution****)*. Liquide limpide, légèrement rose violacé, de faible odeur chlorée, employé comme antiseptique local, notamment pour le ravage des plaies infectées. (*Dakin* Henry, biochimiste anglais, 1880-1952.)

**daltonien, ienne** a. et n. *(angl.* ***daltonian****)*. Qui est affecté de daltonisme.

**daltonisme** m. *(angl. 1)* ***daltonism****, 2)* ***color blindness****)*. 1) Classiquement, anomalie visuelle héréditaire, plus fréquente chez l'homme que chez la femme, caractérisée par l'abolition de la perception de certaines couleurs, le plus souvent le vert et le rouge. 2) Actuellement, toute anomalie de la perception visuelle colorée. V. *deutéranope*, *dyschromatopsie*, *dichromatisme*. Ling. : D'après *Dalton* John, chimiste, physicien et naturaliste anglais, 1766-1844, qui était atteint de cette anomalie et qui l'a décrite.

**dandy fever**. Syn. anglais de *dengue*.

**danse de Saint-Guy**. Syn. désuet de *chorée de Sydenham*. V. *Sydenham (chorée de)*.

**Darier (maladie de)** *(angl.* ***Darier's disease, keratosis follicularis****)*. Dermatose chronique héréditaire, sans gravité mais incurable, caractérisée par une éruption papulo-kératosique brun jaunâtre en placards mal limités siégeant au dos, au décolleté, aux plis auriculaires et naso-géniens, aux paumes et aux plantes des pieds. S'y associent souvent des lésions muqueuses (palais, gencives, muqueuses génitales). (*Darier* Jean, dermatologue français, 1856-1938.)

**dartos (scrotal)** m. *(angl.* ***dartos****)*. Membrane rougeâtre formant la face profonde du scrotum et composée de fibres musculaires lisses, de fibres conjonctives et de fibres élastiques. (a. **dartoïque**)

**dartre** f. *(angl.* ***dartre****)*. 1) Terme ancien qui désignait diverses affections telles que l'eczéma, le psoriasis, le pityriasis, etc. 2) Actuellement, en langage courant, désigne des lésions cutanées limitées formant des placards rouges isolés, finement squameux et furfuracés. V. *pityriasis*. (a. **dartreux, euse**)

**darwinisme** m. *(angl.* ***darwinism****)*. Théorie énoncée par Charles Darwin (1859) pour expliquer le mécanisme de l'évolution, d'après laquelle des caractères nouveaux qui apparaissent chez certains individus et qui leur sont utiles, concourent à opérer un tri, une *sélection naturelle*, qui entraîne la survivance des plus aptes. (*Darwin* Charles Robert, naturaliste anglais, 1809-1882.)

**DAT** Abréviation désignant un *dispensaire antituberculeux.*

**date de péremption** *(angl.* ***expiry date****).* En France, date limite d'utilisation d'un médicament. Selon que le délai de péremption, laissé à l'appréciation du fabricant, est inférieur ou supérieur à deux ans, la date limite d'utilisation est indiquée sur le médicament, en clair ou non[22].

**davier** m. *(angl.* ***bone forceps, dental forceps****).* Pince utilisée pour l'extraction des dents ou pour maintenir en bonne position les fragments d'un os au cours de l'ostéosynthèse. Il en existe plusieurs modèles.

**dB** Symbole du *décibel.*

**DCI**. Abrév. de *dénomination commune internationale.*

**DD**. Abrév. de *décubitus dorsal.* V. *décubitus.*

**DDT**. Abrév. et appellation courante du *dichlorodiphényl-trichloréthane*, utilisé comme insec-ticide.

**DDTA**. Démence dégénérative de type Alzheimer. V. *Alzheimer (maladie de).*

**débile** a. et n. *(angl.* ***weak****).* Qui est atteint de débilité (surtout mentale).

**débilité** f. *(angl.* ***debility****).* Faiblesse ou manque de force.

**débilité congénitale** *(angl.* ***congenital debility****).* Faiblesse extrême de certains nouveau-nés, ordinairement prématurés, par suite de traumatismes ou de lésions intra-utérines, intoxication ou maladie de la mère, tares génétiques ou malformations congénitales.

**débilité constitutionnelle** *(angl.* ***constitutional debility****).* État de déficience chronique de l'organisme apparaissant dès l'enfance.

**débilité mentale** *(angl.* ***mental deficiency****).* Insuffisance de développement de l'intelligence, caractérisée par des troubles du jugement, une difficulté de s'adapter à des situations nouvelles. C'est le premier degré de l'*arriération mentale.*

**débilité motrice** *(angl.* ***psychomotor retardation****).* Ensemble des troubles moteurs (maladresse des mouvements, exagération des réflexes tendineux) que l'on observe souvent chez les débiles mentaux et chez les idiots.

**débit** m. *(angl.* ***flow, output****).* En physique, volume de liquide écoulé dans l'unité de temps.

**débit cardiaque** *(angl.* ***cardiac output****).* Quantité de sang expulsée par chaque ventricule en une minute. Ses valeurs moyennes varient, chez le sujet sain, entre 5,5 et 6,5 litres. Chaque ventricule agissant séparément, il faut considérer le débit ventriculaire droit et le débit ventriculaire gauche. Normalement et au repos, ces deux débits sont identiques, mais il n'en est pas de même dans les cas pathologiques. Syn. : *volume sanguin minute.* Symbole : Q.

**débit de dose** (ou **d'exposition**) *(angl.* ***dose rate****).* Quantité de rayonnement ionisant à laquelle un individu est exposé ou qu'il reçoit par unité de temps. Elle s'exprime habituellement en *röntgens, rads* ou *rems,* par heure, ou en multiples ou sous-multiples de ces unités (par ex. en milliröntgens par heure). Le débit de dose sert couramment à indiquer le niveau de radioactivité d'une zone contaminée. Syn. : *intensité de dose (d'exposition* ou *d'irradiation).*

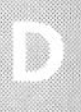

**débit pulmonaire** *(angl.* ***pulmonary output****).* Volume de sang (en ml) franchissant l'orifice de l'artère pulmonaire par minute.

**débit respiratoire**. Syn. de *débit ventilatoire.*

**débit systolique** *(angl.* ***end-systolic volume [ESV]****).* Quantité de sang expulsée à chaque systole par chaque ventricule. Ses valeurs oscillent normalement entre 80 et 90 ml. Syn. : *volume d'éjection systolique.*

**débit urinaire** *(angl.* ***urinary output****).* Quantité d'urine éliminée par les reins en un temps donné.

**débit ventilatoire** *(angl.* ***ventilatory output****).* Volume d'air ventilé par unité de temps. Le débit ventilatoire alvéolaire est désigné par le symbole $V_A$. Syn. : *débit respiratoire.*

**déblocage** m. *(angl.* ***releasing****).* En psychologie et psychanalyse, suppression des inhibitions affectives qui empêchent l'extériorisation d'obsessions ou de conflits inconscients refoulés.

**déboîtement** m. *(angl.* ***dislocation****).* Nom courant de la *luxation.*

**Debray (sonde de)** *(angl.* ***Debray's catheter****).* Sonde à biopsie agissant par aspiration-section, utilisée pour l'exploration de la muqueuse de l'intestin grêle.

**Debré-Fibiger (syndrome de)** *(angl.* ***Debré-Fibiger syndrome****).* Forme grave d'*hyperplasie congénitale des surrénales* due à un déficit en enzyme surrénalienne (21-hydroxylase) se manifestant dès la naissance par une virilisation associée à un déficit de minéralocorticoïdes entraînant un syndrome sévère de perte de sel avec diarrhées graves, vomissements incoercibles et déshydratation rapide. (*Debré* Robert, pédiatre français, 1882-1978; *Fibiger* Johannes Andreas Grib, pathologiste danois, 1867-1928.)

**débridement** m. *(angl.* ***debridement****).* 1) Section ou excision des brides qui compriment des tissus ou des organes, ou qui entravent la circulation. Ex. : débridement du collet dans les hernies étranglées. 2) Large ouverture dans un foyer ou une cavité avec épanchement (le plus souvent infecté).

**décalcifiant**, **ante** a. *(angl. **decalcifying**)*. Qui produit une décalcification. (nom : un **décalcifiant**)

**décalcification** f. *(angl. **decalcification**)*. Diminution de la teneur en calcium de l'organisme, particulièrement au niveau des os et des dents. (a. **décalcifié**, **ée**)

**décantation** f. (ou **décantage** m.) *(angl. **decantation**)*. Procédé consistant à laisser reposer, pendant une période plus ou moins longue, un liquide contenant des matières en suspension, de manière que celles-ci se déposent, afin de retirer le liquide clair surnageant.

**décanulation** f. *(angl. **decannulation**)*. Enlèvement d'une canule trachéale mise en place au cours d'une trachéotomie.

**décapage** m. *(angl. **scouring**)*. 1) Nettoyage d'une surface à l'aide d'un produit chimique approprié. 2) En dermatologie, enlèvement des squames du psoriasis, par applications locales réitérées d'un médicament.

**décapsulation** f. *(angl. **decapsulation**)*. Résection de la capsule d'un organe.

**décarboxylation** f. *(angl. **decarboxylation**)*. Décomposition d'un acide organique, libérant l'anhydride carbonique (ou gaz carbonique) sous l'effet d'enzymes (appelées *décarboxylases*). Les décarboxylations représentent le mode essentiel de formation du gaz carbonique au cours de la respiration cellulaire et de la décomposition des substances organiques.

**déchaussement dentaire**. Syn. populaire de *parodontolyse*.

**déchirure** f. *(angl. **laceration**, **tear**)*. Rupture d'un tissu sous l'effet d'une traction.

**déchloration** f. *(angl. **dechloridation**)*. Élimination du chlore de l'eau de boisson ou des eaux d'égout.

**déchlorurant**, **ante** a. *(angl. **dechlorurant**)*. Qui produit une déchloruration. (nom : un **déchlorurant**).

**déchloruration** f. *(angl. **dechloruration**)*. Diminution de la quantité de chlore de l'organisme. Elle accompagne de nombreux types de déshydratation (vomissements, diarrhée, sudations importantes, etc.). (a. **déchloruré**, **ée**)

**déci-** Préfixe servant à former le nom d'unités de mesure égales à un dixième de l'unité de base. Symbole : d-.

**décibel** m. *(angl. **decibel**)*. Unité de mesure de l'intensité sonore équivalente à la dixième partie du bel, utilisée couramment en audiométrie. Symbole : dB.

**déciduale** f. Syn. de *caduque*. (a. **décidual**, **ale**, **aux**)

**déciduome** m. *(angl. **deciduoma**)*. Tumeur utérine formée de cellules déciduales.

**déciduose** f. *(angl. **deciduomatosis**)*. Lésion bénigne du col utérin caractérisée par la prolifération de cellules déciduales aberrantes sous forme de tumeurs bourgeonnantes ou d'ulcérations saignantes. Elle s'accompagne de métrorragies ou d'un écoulement rosé et fétide. On peut la confondre avec un cancer du col ; seul l'examen histologique après biopsie permet un diagnostic sûr. V. aussi *endométriose*.

**déclampage** m. *(angl. **clamp removal**)*. Action d'enlever un clamp.

**déclin** m. *(angl. **decline**)*. 1) Stade d'une maladie aiguë au cours duquel les symptômes cliniques diminuent graduellement d'intensité. 2) Période de la vie caractérisée par la régression générale des fonctions organiques et qui marque le début de la vieillesse.

**déclive** *(angl. 1) **lowest**, 2) **inclined**, 3) **declive**)*. 1) a. Qui marque le point le plus bas d'une cavité, d'une plaie, d'une lésion ou d'une partie du corps. 2) a. Incliné. Par ex. : position déclive (position couchée sur le dos, sur un plan incliné, la tête se trouvant plus bas que les pieds). 3) m. L'un des lobules du vermis appartenant fonctionnellement au néocervelet.

**décoction** f. *(angl. **decoction**)*. Extraction des principes actifs d'une substance végétale par contact plus ou moins prolongé avec un liquide bouillant ; liquide ainsi obtenu.

**décollement** m. *(angl. **detachment**)*. Séparation d'un tissu ou d'un organe de la région anatomique à laquelle il adhère normalement. Ex. : décollement de la rétine, décollement épiphysaire (du cartilage de conjugaison de l'épiphyse d'un os long chez l'enfant en bas âge). (a. **décollé**, **ée**)

**décompensation** f. *(angl. **decompensation**)*. Déséquilibre dû à la défaillance des mécanismes compensateurs qui empêchaient normalement les troubles fonctionnels ou métaboliques d'une affection d'entraîner des désordres graves dans l'organisme. Ex. : décompensation d'une cardiopathie, décompensation d'un diabète.

**décompensé**, **ée** a. *(angl. **decompensated**)*. Se dit d'une affection lorsqu'elle entre dans un stade où les mécanismes compensateurs ne sont plus capables d'empêcher les troubles fonctionnels ou métaboliques caractérisant cette affection de provoquer des désordres graves dans tout l'organisme. Ex. : cardiopathie décompensée, diabète décompensé.

**décomposition** f. *(angl. **decomposition**)*. 1) Séparation des éléments qui constituent un corps. 2) Putréfaction, dégradation d'une substance organique. (a. **décomposé**, **ée**)

**décompression** f. *(angl. **decompression**)*. 1) Suppression de la pression exercée sur un corps par l'air, un gaz ou un liquide. 2) En médecine, toute technique visant à réduire la pression exercée au niveau de divers organes (incision du péricarde pour l'évacuation d'un hématome, incision de la dure-mère pour la diminution de l'hypertension intracrânienne, etc.) ou à prévenir la maladie des caissons (par abaissement graduel de la pression dans le caisson). 3) En médecine spatiale, baisse très rapide (en quelques secondes) de la pression atmosphérique lors des vols en haute altitude.

**déconditionnement** m. *(angl. **deconditioning**)*. Processus destiné à supprimer un conditionnement en lui associant de façon répétée quelque chose de désagréable (secousse électrique, provocation de nausées). (a **déconditionné**, **ée**)

**décongestif**, **ive** a. *(angl. **decongestive**)*. Qui diminue ou supprime la congestion. (nom : un **décongestif**)

**déconnecté**, **ée** a. *(angl. **disconnected**)*. Qui a subi une déconnexion.

**déconnexion** f. *(angl. **disconnection**)*. Interruption des liaisons entre les différentes fonctions des systèmes nerveux végétatifs, obtenue par l'administration de divers médicaments et destinée à faciliter une anesthésie.

**décontamination** f. *(angl. **decontamination**)*. Réduction ou enlèvement des matières radioactives déposées sur une construction, un espace découvert, un objet ou une personne. (a. **décontaminé**, **ée**)

**décontraction** f. *(angl. **relaxation**)*. Relâchement d'un muscle après sa contraction. Détente du corps. V. *relaxation*. (a. **décontracté**, **ée**)

**décontracturant**, **ante** a. Syn. de *myorelaxant*.

**décortication** f. *(angl. **decortication**)*. 1) Séparation d'un organe de son enveloppe normale ou pathologique (ex. : décortication du poumon par section d'adhérences pleurales). 2) Résection de la substance corticale d'un organe (cortex cérébral ou surrénal, par ex.). (a. **décortiqué**, **ée**)

**décortone** f. Syn. de *désoxycortone*.

**décours** m. *(angl. **decrement**)*. Phase pendant laquelle les symptômes d'une maladie diminuent d'intensité.

**décrépitude** f. *(angl. **decrepitude**)*. État de déchéance totale, stade ultime de la sénilité.

**décubitus** m. *(angl. **decubitus**)*. Attitude du corps en position couchée sur un plan horizontal. Le décubitus peut être dorsal (DD), ventral (DV) ou latéral (DL), latéral droit (DLD), latéral gauche (DLG).

**décussation** f. *(angl. **decussation**)*. Entrecroisement, sur la ligne médiane, de faisceaux nerveux similaires (moteurs, sensitifs ou végétatifs) du système nerveux central. Ex. : décussation des pyramides dans le bulbe rachidien.

**défaillance** f. *(angl. **failure**)*. 1) Dans le langage courant, état de malaise avec ou sans perte de connaissance. 2) En médecine, insuffisance fonctionnelle (surtout en parlant du cœur).

**défécation** f. *(angl. **defecation**)*. 1) Élimination des matières fécales par l'anus. V. *miction*. 2) En chimie, élimination des impuretés d'une solution.

**défécographie** f. *(angl. **defecography**)*. Examen radiologique de la région recto-périnéale après remplissage du rectum par une pâte faite d'un mélange de fécule et de baryte, le malade étant installé sur un siège transparent aux rayons X. Cet examen apporte des renseignements utiles sur la morphologie du rectum et du périnée et sur les troubles fonctionnels de la défécation dans la constipation chronique.

**défense musculaire** (ou **abdominale**) *(angl. **muscular defense**)*. Contraction des muscles de la paroi abdominale, lors de la palpation d'une région douloureuse de l'abdomen, signe d'inflammation localisée du péritoine.

**déférent**, **ente** a. *(angl. **deferent**)*. Qui conduit vers l'extérieur. V. *canal déférent*.

**déférentiel**, **elle** a. *(angl. **deferential**)*. Qui se rapporte au canal déférent.

**déférentectomie** f. Syn. de *vasectomie* (1).

**déférentite** f. *(angl. **deferentitis**)*. Inflammation du canal déférent.

**déférentographie** f. *(angl. **deferentography**)*. Radiographie d'un canal déférent après injection dans sa lumière d'une substance de contraste.

**défervescence** f. *(angl. **defervescence**)*. Dans les maladies fébriles, période durant laquelle la température diminue brusquement ou progressivement. (a. **défervescent**, **ente**)

**défibrillation** f. *(angl. **defibrillation**)*. Technique visant à supprimer une fibrillation ventriculaire par une décharge électrique au travers du thorax, obtenue à l'aide d'un appareil appelé *défibrillateur*. V. *cardioversion*.

**défibriller** v. *(angl.* ***defibrillate****)*. Mettre fin à une fibrillation ventriculaire à l'aide d'un défibrillateur.

**défibrination** f. *(angl.* ***defibrination****)*. Élimination du fibrinogène contenu dans le sang ou dans un autre liquide organique. (a. **défibriné, ée**)

**défibriner** v. *(angl.* ***defibrinate****)*. Priver une substance, notamment le sang, du fibrinogène qu'elle renferme.

**déficience** f. *(angl.* ***deficiency****)*. Insuffisance du développement ou du fonctionnement d'un organe, d'un système ou de l'organisme dans son ensemble. Ex. : déficience mentale. V. *débilité*.

**déficience chromosomique** *(angl.* ***chromosomal deficiency****)*. *Aberration chromosomique* caractérisée par une insuffisance de fonctionnement d'un chromosome.

**déficient, ente** a. *(angl.* ***deficient****)*. Qui présente une déficience. Ex. : déficient sensoriel (dont la vue ou l'ouïe sont très atteints).

**déficit immunitaire** *(angl.* ***immunodeficiency****)*. Défaut du système immunitaire. Ce système comprend plusieurs parties dans son action : d'une part, les cellules qui vont s'activer, proliférer, et parfois tuer le corps étranger *(immunité cellulaire)*; d'autre part, les anticorps qui sont formés après l'activation cellulaire, et qui sont des molécules de protéines solubles *(immunité humorale)*. Il existe des déficits purement cellulaires *(syndrome de DiGeorge)* ou des déficits purement humoraux *(agammaglobulinémie de Bruton)*, mais aussi des déficits immunitaires combinés où il existe une part cellulaire et une part humorale. Les déficits immunitaires cellulaires facilitent surtout les infections virales ou mycotiques, et diminuent les défenses contre les infections bactériennes.

**déficit immunitaire acquis**. Syn. désuet de *sida*.

**défléchi, ie** a. *(angl.* ***extension****)*. Écarté de sa position naturelle de flexion. Se dit notamment de la tête du fœtus lorsqu'elle est fortement inclinée en arrière contre le dos. Ant. : *infléchi*.

**déflexion** f. *(angl. 1)* ***extension****, 2) 3)* ***deflexion****)*. 1) Position en extension de la tête du fœtus lors de l'accouchement, contraire à la flexion naturelle et caractérisant la présentation de la face. 2) En électrocardiographie, toute déviation du tracé au-dessus ou au-dessous de la ligne isoélectrique : déflexion intrinsèque, déflexion extrinsèque. 3) En électroencéphalographie, mouvement qu'exécute le dispositif inscripteur, et dont le résultat graphique donne les caractéristiques du courant cérébral enregistré.

**défloration** f. *(angl.* ***defloration****)*. Rupture de l'hymen, normalement au cours du premier rapport sexuel.

**déflorescence** f. *(angl.* ***deflorescence****)*. Disparition des lésions cutanées dans une maladie éruptivc.

**déformabilité** f. *(angl.* ***deformability****)*. Capacité des globules rouges de modifier leur forme pour permettre leur passage au travers de vaisseaux capillaires très fins. Cette capacité est fortement diminuée dans l'hypothyroïdie.

**déformation** f. *(angl.* ***deformation****)*. Irrégularité acquise, non congénitale, de la forme d'un organe ou d'une partie du corps. V. *difformité*.

**défoulement** m. *(angl.* ***release****)*. Libération et extériorisation conscientes, au cours des séances de psychanalyse, de tendances et sentiments jusqu'alors enfouis dans l'inconscient.

**défrénation** f. *(angl.* ***cardiac denervation****)*. Interruption des influx nerveux qui ralentissent le rythme cardiaque et modèrent la pression artérielle, par section chirurgicale des nerfs dépresseurs (de *Cyon* et de *Hering*) et des zones barosensibles aortiques. Cette dénervation cardiaque est proposée dans le traitement de l'angor sévère rebelle.

**dégagement** m. *(angl.* ***disengagement****)*. Ensemble des mouvements qui permettent à la présentation fœtale de franchir, pendant la période d'expulsion de l'accouchement, le détroit inférieur, le plancher périnéal et l'orifice vulvaire.

**dégénération** f. *(angl.* ***degeneration****)*. Aboutissement d'un processus de dégénérescence. Ling. : Les termes *dégénération* et *dégénérescence* sont souvent utilisés comme synonymes.

**dégénéré, ée** a. et n. *(angl.* ***degenerate****)*. Sujet dont la constitution physique et mentale est atteinte d'anomalies ou d'insuffisances marquées.

**dégénérescence** f. *(angl.* ***degeneration****)*. 1) Modification pathologique de la structure d'une cellule, d'un tissu, d'un organe, avec perte de leurs caractères distinctifs et de leurs fonctions habituelles. 2) Détérioration mentale ou morale. (a. **dégénératif, ive**)

**dégénérescence hépato-lenticulaire**. Syn. de *maladie de Wilson*. V. *Wilson (maladie de)*.

**déglutition** f. *(angl.* ***deglutition****)*. Acte d'avaler le bol alimentaire, un liquide ou de la salive, comportant leur passage de la bouche dans le pharynx, exécuté volontairement, suivi de la progression réflexe dans le pharynx et dans l'œsophage. (a. **dégluti**, **ie**)

**De Graaf** (**follicule de**). Syn. ancien de *follicule ovarien*. (*de Graaf* Reignier, médecin hollandais, 1641-1673.)

**dégranulation** f. *(angl.* ***degranulation****)*. Disparition par lyse des granulations des leucocytes granulés, pendant la destruction des bactéries au cours de la phagocytose.

**degré** m. *(angl.* ***degree****)*. Unité de température.

**degré centigrade**. Syn. de *degré Celsius*. V. *Celsius (degré)*.

**degré Fahrenheit**. V. *Fahrenheit (degré)*.

**degré kelvin**. V. *kelvin*.

**déhiscence** f. *(angl.* ***dehiscence****)*. Séparation naturelle. Ex. : déhiscence d'un ovule de l'ovaire. (a. **déhiscent**, **ente**)

**déhydro-** Préfixe indiquant l'élimination de l'hydrogène d'une molécule.

**déhydrocorticostérone** f. *(angl.* ***dehydrocorticosterone****)*. Hormone corticostéroïde (oxycorticostéroïde) douée d'une activité similaire à celle de la corticostérone. Elle exerce un faible effet sur le métabolisme des protéines et des glucides.

**déjection** f. *(angl. 1)* ***defecation****; 2)* ***feces****)*. 1) Évacuation des excréments. 2) Au pluriel, les excréments.

**délétère** a. *(angl.* ***deleterious****)*. Se dit d'un gaz qui est toxique.

**délétion** f. *(angl.* ***deletion****)*. Aberration chromosomique caractérisée par une amputation partielle ou totale du segment intermédiaire d'un chromosome.

**Delinotte** (**opération de**) *(angl.* ***Delinotte's method****)*. Technique de suspension du col vésical, visant à corriger une incontinence d'urine chez la femme. (*Delinotte* Pierre, urologue français, 1906-1964.)

**délinquance** f. *(angl.* ***delinquency****)*. Conduite caractérisée par des actes répétés contraires à la loi, à la morale ou aux mœurs, envisagée essentiellement sur le plan social.

**délinquant**, **ante** a. et n. *(angl.* ***delinquent****)*. Sujet ayant commis des actes de délinquance.

**délirant**, **ante** a. *(angl.* ***deliriant****)*. Qui se rapporte au délire, qui en a les caractères. Ex. : idée délirante.

**délirant, ante** a. *(angl.* ***delirious****)*. Qui est en proie au délire.

**délire** m. *(angl. 1)* ***delusion****, 2)* ***delirium****)*. 1) Ensemble pathologique d'idées et de croyances absurdes et déraisonnables, sans rapport avec la réalité et qui s'écartent du sens commun. 2) État de confusion mentale accompagné de troubles de la conscience et d'excitation psychomotrice.

**délire onirique**. Syn. d'*onirisme*.

**delirium tremens** *(angl.* ***delirium tremens****)*. Épisode de délire aigu survenant chez les alcooliques chroniques, déclenché par un excès ou par un sevrage brusque de la boisson, un traumatisme ou une infection, et traduisant des lésions toxiques aiguës du cerveau. C'est un état confusionnel avec hallucinations visuelles terrifiantes, parfois associées à des hallucinations olfactives ou auditives, accompagné d'agitation et d'angoisse extrêmes, de tremblements généralisés, de sueurs abondantes et souvent de fièvre. L'accès évolue habituellement en 2 à 5 jours vers la guérison, mais peut quelquefois se compliquer de troubles graves : coma, méningite congestive aiguë, anurie, troubles de la déglutition.

**délivrance** f. *(angl.* ***afterbirth delivery****)*. 1) Acte physiologique correspondant à la sortie spontanée ou artificielle du placenta et des membranes de l'œuf après la sortie du fœtus. 2) Syn. abusif, déconseillé, d'*accouchement*.

**délivrance artificielle** *(angl.* ***afterbirth extraction****)*. Extraction manuelle des annexes du fœtus (placenta et membranes de l'œuf) après expulsion ou extraction du fœtus. Abrév. : DA.

**délivrance post mortem** *(angl.* ***postmortem delivery****)*. Extraction du fœtus de l'utérus par césarienne, après le décès de la mère.

**delta** m. *(angl.* ***delta****)*. 1) Quatrième lettre de l'alphabet grec, Δ (majuscule) et δ (minuscule). 2) Structure ou espace ayant approximativement la forme d'un triangle équilatéral.

**deltacortisone** f. Syn. de *prednisone*.

**deltoïde** *(angl.* ***deltoid****)*. 1) a. En forme de delta (lettre grecque). 2) m. V. *muscle deltoïde*.

**deltoïdien**, **ienne** a. *(angl.* ***deltoid****)*. Qui se rapporte au muscle deltoïde.

**deltoïdite** f. *(angl.* ***deltoiditis****)*. Inflammation du deltoïde.

**delto-pectoral**, **ale**, **aux** a. *(angl.* ***deltopectoral****)*. Qui se rapporte au muscle deltoïde et aux muscles pectoraux.

**démarche cérébelleuse** *(angl.* ***cerebellar gait****)*. Démarche titubante, oscillante et instable, comme celle d'un homme ivre, qui traduit des lésions cérébelleuses bilatérales. Dans les lésions unilatérales du cervelet, on observe une tendance à dévier du côté atteint.

**démarche festinante** *(angl.* ***festinating gait****).* Syn. de *festination.*

**démasculinisation** f. Syn. de *dévirilisation.*

**déméchage** m. Enlèvement d'une mèche hors d'une plaie tamponnée.

**démence** f. *(angl.* ***dementia****).* 1) Appauvrissement du fonds mental ; affaiblissement plus ou moins marqué des facultés intellectuelles sous l'influence de lésions du cerveau. 2) Du point de vue juridique, syn. d'*aliénation mentale* (2). 3) Dans la langue générale et littéraire, syn. de *folie.* (a. **démentiel, elle**)

**dément, ente** a. et n. *(angl.* ***demented****).* Au sens psychiatrique, individu présentant une désorganisation progressive et irréversible de la personnalité psychique.

**déminéralisation** f. *(angl.* ***demineralization****).* 1) Élimination anormalement élevée, en général par l'urine, de substances minérales contenues dans certains tissus de l'organisme (par ex. le calcium et le phosphore des os). On l'observe notamment dans le cancer, la tuberculose, l'inactivité, la vieillesse, etc. 2) Élimination de l'eau des matières minérales qui y sont dissoutes. (a. **déminéralisé, ée**)

**demi-vie** f. *(angl.* ***half-life****).* Temps nécessaire pour que disparaisse la moitié d'une population de cellules (par ex. demi-vie des érythrocytes sanguins), ou que soit réduite de moitié l'activité d'une substance radioactive (on dit aussi *période radioactive).*

**démographie** f. *(angl.* ***demography****).* Science ayant pour objet l'étude des populations humaines, envisagée surtout du point de vue quantitatif. (a. **démographique**)

**démyélinisation** f. *(angl.* ***demyelination****).* Destruction de la myéline du tissu nerveux, observée au cours de certaines maladies (sclérose en plaques). (a. **démyélinisant, ante**)

**dénatalité** f. *(angl.* ***denatality****).* Diminution du nombre des naissances dans une population.

**dénaturation** f. *(angl.* ***denaturation****).* Altération d'une substance par des procédés physiques ou chimiques. (a. **dénaturant, ante ; dénaturé, ée**)

**dendrite** m. *(angl.* ***dendrite****).* Prolongement cytoplasmique de la cellule nerveuse, généralement plus court que l'axone, conduisant l'influx nerveux vers le corps de la cellule. Le plus souvent multiples, les dendrites partent des divers points du corps cellulaire et présentent de nombreuses ramifications qui entrent en contact avec les axones d'autres neurones.

**dendritique** a. *(angl.* ***dendritic****).* 1) Qui est ramifié à la manière d'un arbre ou de racines. 2) Qui se rapporte aux dendrites.

**dénervation** f. Syn. d'*énervation.*

**dénervé, ée** a. Syn. d'*énervé.*

**dengue** f. *(angl.* ***dengue****).* Maladie infectieuse d'origine virale, transmise par des moustiques, du genre *Aedes*, observée dans certaines régions tropicales ou subtropicales et dans la région méditerranéenne. Les virus responsables sont de quatre types distincts mais apparentés. Elle est caractérisée par un début brusque avec fièvre, courbatures, céphalées, douleurs articulaires et musculaires, avec, parfois, une éruption rouge de la peau rappelant la scarlatine. La convalescence est longue et se caractérise par une très grande fatigue. L'affection peut provoquer d'importantes épidémies à évolution brutale et rapide ; elle détermine une immunité durable. Syn. : *fièvre rouge, dandy fever* (anglais). Étym. : Mot espagnol qui signifie *minauderies*, à cause de la démarche raide et compassée des malades.

**dengue hémorragique** *(angl.* ***hemorrhagic dengue****).* Variante de la dengue en Asie du sud-est, présentant des épisodes hémorragiques avec thrombocytopénie et hémoconcentration. L'OMS distingue quatre stades évolutifs. Stade I : fièvres, douleurs articulaires et musculaires, courbatures. Au stade II s'y ajoutent des saignements des gencives, des muqueuses et du tractus gastrointestinal. Au stade III apparaissent des troubles circulatoires et un comportement agité pouvant évoluer en stade IV avec état de choc et disparition des pulsations.

**dénomination commune internationale** *(angl.* ***international nonproprietary names [INN]****).* Chacun des noms proposés depuis 1953 par l'Organisation mondiale de la Santé pour les préparations pharmaceutiques, afin d'éviter l'emploi, dans les textes médicaux et scientifiques, d'une multiplicité de noms concernant la même préparation. L'usage des DCI est obligatoire pour toute mise sur le marché d'une nouvelle substance pharmaceutique. Abrév. : DCI. Syn. : *nom générique.*

**densité** f. *(angl.* ***density****).* 1) Rapport de la masse d'un certain volume d'un corps solide ou liquide homogène à celle du même volume d'eau, mesurée généralement à 4 °C. 2) Rapport de la masse d'un certain volume de gaz à celle du même volume d'air, les mesures étant faites dans les mêmes conditions de température et de pression. Abrév. : d.

**densitométrie osseuse** *(angl.* ***bone densitometry****)*. Détermination de la densité osseuse par la mesure de l'absorption des photons émis par une source radioactive qui traversent l'os.

**dent** f. *(angl.* ***tooth****)*. Petit organe dur, de couleur blanchâtre, dont le rôle est de déchirer et de broyer les aliments. Chaque dent est constituée d'une *racine* implantée dans une alvéole de la mâchoire, de forme variable selon le type de la dent et d'une *couronne*, qui est la partie apparente, elle-même de forme variable ; la couronne et la racine sont séparées par un segment légèrement rétréci dit *collet*. La partie centrale de la dent est occupée par la *pulpe*, qui contient des vaisseaux et des nerfs et qui est entourée d'une substance dure, la *dentine* (ou *ivoire*). Celle-ci est recouverte de *cément* au niveau de la racine, et d'*émail* au niveau de la couronne. Il y a 4 sortes de dents : les *incisives* (4-4), qui coupent, les *canines* (2-2), qui déchirent, les *prémolaires* (4-4), qui écrasent, les *molaires* (6-6), qui broient. Les *dents temporaires* (ou *dents de lait*), au nombre de 20, apparaissent entre 6 et 30 mois et sont remplacées, à partir de 6-7 ans jusqu'à l'âge adulte, par les 32 *dents définitives* (ou *permanentes*). V. *odont-*.

**dent de l'axis**. Syn. d'*apophyse odontoïde*.

**dent de sagesse**. V. *molaire*.

**dentaire** a. *(angl.* ***dental****)*. Qui se rapporte à une dent ou aux dents. V. *arcade dentaire*.

**dentale** a. et f. *(angl.* ***dental****)*. Se dit des consonnes, telles que *d* et *t*, qui se prononcent en appliquant la langue contre les dents.

**dentelé** a. et m. V. *muscle grand dentelé*.

**denti-, dento-** Préfixe d'origine latine indiquant une relation avec les dents. V. *odont-*.

**denticule** m. *(angl.* ***denticle****)*. Dent naine surnuméraire.

**dentine** f. *(angl.* ***dentin****)*. Tissu dentaire constituant la couronne et la racine. Il est formé par une substance fondamentale imprégnée de sels calcaires (65-70 %). C'est un tissu sensible. La dentine de la couronme dentaire est recouverte par l'émail, celle de la racine par le cément. Syn. : *ivoire*. (a. **dentinaire**)

**dentisterie** f. *(angl.* ***dentistry****)*. Étude et pratique médico-chirurgicale de tout ce qui se rapporte aux dents et, par extension, à la bouche et aux mâchoires. V. *stomatologie*, *pédodontie*. Syn. : *médecine dentaire*, *odontostomatologie*.

**dentisterie infantile**. Syn. de *pédodontie*.

**dentition** f. *(angl.* ***dentition****)*. Formation et apparition des dents sur les arcades dentaires. On distingue la dentition temporaire (première dentition ou dentition de lait) et la dentition permanente (ou définitive). V. *denture*. La formule dentaire de l'adulte est la suivante : molaires $\frac{6}{6}$, prémolaires $\frac{4}{4}$, canines $\frac{2}{2}$, incisives $\frac{4}{4}$. V. *denture*.

**dentome** m. *(angl.* ***dentoma, odontoma****)*. Tumeur bénigne constituée par les tissus dentaires adultes (ivoire, cément, émail) et résultant d'un trouble de développement de la dent. Syn. : *odontome*, *paradentome*.

**denture** f. *(angl.* ***dentition****)*. Ensemble des dents naturelles. En stomatologie, on distingue la *denture supérieure* et la *denture inférieure*, selon la mâchoire dont il s'agit. Ling. : Dans le langage courant, on confond souvent *denture* et *dentition*.

**dénudation** f. *(angl.* ***denudation****)*. Action de mettre à nu, par une simple incision, une veine, un organe ou un tissu, ou par une opération plus compliquée, un organe profond. (a. **dénudé**, **ée**)

**dénutrition** f. *(angl.* ***denutrition****)*. Trouble de la nutrition avec phénomènes de dégénérescence d'un organe ou de l'organisme en général, résultant d'une carence nutritionnelle ; les phénomènes de désassimilation prédominent sur les phénomènes d'assimilation. V. *malnutrition*.

**déontologie médicale** *(angl.* ***medical deontology****)*. Ensemble des devoirs qui incombent au médecin dans l'exercice de ses fonctions. Les règles déontologiques se fondent sur les usages et les traditions observées dans la profession. Syn. : *éthique médicale*. (a. **déontologique**)

**dépendance** f. *(angl.* ***dependence****)*. État résultant de l'absorption continuellement répétée de drogues ou de leurs dérivés, caractérisé par le besoin de continuer la prise de la drogue à doses croissantes : dépendance de type amphétaminique, de type barbiturique, de type cannabique, de type cocaïnique, de type morphinique. V. *accoutumance*, *pharmacodépendance*, *toxicomanie*. (a. **dépendant**, **ante**)

**dépendance alcoolique** *(angl.* ***alcohol dependence****)*. Forme de dépendance à l'égard de l'alcool, caractérisée par un besoin irrépressible d'absorber, en quantités entraînant l'ivresse, des boissons alcoolisées que l'alcoolomane se procurera par tous les moyens. On distingue un état de *dépendance alcoolique primaire*, directement liée à la réponse à l'alcool lui-même et qui implique une dépendance physiologique, mais sans exclure une psyché sensible, et un état de *dépendance alcoolique secondaire* qui fait suite à un recours prolongé à l'ivresse alcoolique pour alléger la souffrance ou les difficultés psychiques. Elle implique la dépendance psychologique, sans exclure la dépendance physique au dernier stade[27]. Syn. : *alcoolomanie*.

**dépendance physique** *(angl.* ***physical dependence****)*. État d'adaptation qui se manifeste par des troubles physiques intenses quand l'administration d'un médicament, du tabac ou de l'alcool est suspendue. Ling. : On pourrait assimiler plus ou moins la dépendance physique à la *toxicomanie*[26].

**dépendance psychique** *(angl.* ***psychological dependence****)*. État dans lequel un médicament, le tabac ou l'alcool, produisent un sentiment de satisfaction et une pulsion psychique exigeant l'administration périodique ou continue du médicament pour provoquer le plaisir ou pour éviter le malaise. Ling. : On pourrait assimiler plus ou moins la dépendance psychique à l'*accoutumance*[26].

**dépérioster** v. Enlever le périoste en vue d'une ostéotomie.

**dépersonnalisation** f. *(angl.* ***depersonalization****)*. Impression de ne plus être soi-même, qu'il s'agisse du corps, de la conscience du moi psychique (désanimation) ou de l'ensemble des composantes physiques et psychiques. (a. **dépersonnalisé, ée**)

**dépigmentation** f. *(angl.* ***depigmentation****)*. Disparition du pigment d'un tissu, notamment de la peau.

**dépilation** f. *(angl.* ***depilation****)*. Chute des poils.

**dépilatoire** a. et m. Syn. d'*épilatoire*.

**dépistage** m. *(angl.* ***screening****)*. Recherche active dans une population de signes de maladie latente, généralement à l'aide de méthodes simples et non coûteuses. V. *dépistage précoce*, *dépistage systématique*.

**dépistage précoce** *(angl.* ***early screening****)*. Dépistage visant à découvrir les maladies ayant déjà donné des signes décelables par le médecin, sans que le malade en ait encore ressenti les premiers symptômes.

**dépistage systématique** *(angl.* ***systematic screening****)*. Dépistage qui consiste à identifier présomptivement à l'aide de tests, d'examens ou d'autres techniques susceptibles d'une application rapide, tous les sujets, appartenant à un groupe de population, atteints d'une maladie ou d'une anomalie passées jusque-là inaperçues. On distingue plusieurs formes de dépistage systématique. *Dépistage de masse* : mesures de grande envergure appliquées à des groupes entiers de population; *dépistage sélectif* : dépistage pratiqué dans certains groupes de population choisis en raison des risques élevés auxquels ils sont exposés; *dépistage multiple* : application simultanée de deux ou plusieurs tests de dépistage à des groupes nombreux. À ne pas confondre avec le *dépistage par examens successifs* dans lequel le même sujet est examiné, à la recherche de la même maladie, par deux ou plusieurs personnes appartenant à des catégories professionnelles différentes.

**déplétif, ive** a. *(angl.* ***depletive****)*. 1) Qui provoque la déplétion. 2) Qui diminue la quantité de sang de l'organisme.

**déplétion** f. *(angl.* ***depletion****)*. Diminution ou disparition d'un liquide organique normalement présent dans une cavité ou un organe (en particulier, diminution du volume du sang circulant).

**dépolarisation** f. *(angl.* ***depolarization****)*. Diminution de la polarisation (de la différence de potentiel) et inversion momentanée des charges électriques entre deux points d'un tissu vivant ou entre les faces interne et externe d'une membrane cellulaire. Les phénomènes de dépolarisation-repolarisation interviennent dans la propagation de l'influx nerveux et dans la contraction musculaire. La dépolarisation d'un nerf correspond au passage d'un influx nerveux, celle d'une fibre musculaire correspond à sa contraction. Sur un ECG, l'onde QRS correspond à la dépolarisation des ventricules.

**dépôt** m. *(angl.* ***deposit****)*. 1) Accumulation de substances, d'un produit de sécrétion normale ou pathologique dans un tissu, un organe ou une cavité. 2) Substance, notamment de nature calcaire, adhérant à la surface d'une dent.

**dépressif, ive** a. et n. *(angl.* ***depressive****)*. Qui se rapporte à la dépression, qui est atteint de dépression; qui provoque la dépression.

**dépression** f. *(angl.* ***depression****)*. 1) État mental caractérisé par un fléchissement du tonus neuro-psychique, se manifestant par la lassitude, la fatigabilité, le découragement, la tendance au pessimisme et s'accompagnant quelquefois d'anxiété. Syn. : *état dépressif*. 2) Léger enfoncement d'une surface par rapport à celle qui l'entoure. 3) Baisse de l'amplitude d'un tracé encéphalographique.

**dépression anxieuse**. Syn. de *dépression névrotique*.

**dépression masquée** *(angl.* ***masked depression****)*. Forme particulière et extrêmement fréquente (50 à 60 % des cas) de la dépression nerveuse, caractérisée par le fait que le sujet ne paraît pas triste et ne reconnaît pas son état psychique, mais se plaint de douleurs mal définies ou devenant chroniques et intraitables. Tous les troubles digestifs, abdominaux, cardio-vasculaires, toutes les algies (céphalalgies, dorsalgies, etc.) peuvent être la manifestation de cette affection psychosomatique.

**dépression névrotique** *(angl.* ***neurotic depression****).* Troubles névrotiques caractérisés par une dépression disproportionnée, habituellement consécutive à une expérience pénible reconnue; il n'y a pas d'idées délirantes ni d'hallucinations, mais les préoccupations sont souvent centrées sur le traumatisme psychique qui a précédé la maladie, par exemple, la perte d'un être cher ou d'un bien. L'anxiété est fréquente. La distinction entre psychose et névrose dépressive peut être faite non seulement par le degré de dépression mais aussi par la présence ou l'absence d'autres caractères névrotiques et psychotiques et par le degré de troubles du comportement[30]. Syn. : *dépression anxieuse, état dépressif névrotique.*

**déprimé, ée** a. et n. *(angl.* ***depressed****).* Qui est en état de dépression.

**dépulpation** *(angl.* ***pulp amputation****).* Extirpation totale de la pulpe saine ou enflammée mais encore vivante d'une dent. Acte thérapeutique, la dépulpation d'une dent ne doit se faire, dans un but uniquement prothétique, que dans quelques cas très rares[35].

**dépuratif, ive** a. *(angl.* ***depurative****).* Qui purifie l'organisme; qui favorise l'élimination des toxines et des déchets de l'organisme. (nom : un **dépuratif**)

**déréalisation** f. *(angl.* ***derealization****).* Impression morbide d'irréalité à l'égard du monde ambiant, qui accompagne souvent la dépersonnalisation. (a. **déréel, elle**)

**dérivation** f. *(angl. 1)* ***derivation, lead****, 2)* ***shunt****).* 1) En électrocardiographie, couple d'électrodes destinées à enregistrer les courants électriques du cœur et qui sont placées en des points différents sur le corps du sujet. On emploie couramment *trois dérivations bipolaires* standard : *D I,* dans laquelle une électrode est fixée au bras droit, une autre au bras gauche; *D II,* une électrode est fixée au bras droit, une autre à la jambe gauche; *D III,* une électrode est fixée au bras gauche, une autre à la jambe gauche. Il existe encore *trois dérivations unipolaires* des membres, l'électrode exploratrice étant appliquée sur l'un des membres : bras droit (VR), bras gauche (VL) et jambe gauche (VF); *plusieurs dérivations unipolaires précordiales*, l'électrode exploratrice étant appliquée en divers points de la région thoracique située en avant du cœur (V1, V2, etc.). 2) Intervention chirurgicale qui consiste à dévier, de leur trajet normal, du sang ou des liquides organiques.

**dérivation péritonéo-veineuse** *(angl.* ***peritoneovenous shunt****).* Intervention consistant à relier, par une sonde spéciale munie d'une valve à sens unique *(valve de LeVeen)*, la cavité péritonéale d'un cirrhotique ascitique à sa veine jugulaire interne. Cette intervention entraîne en peu de temps l'assèchement complet de l'ascite et permet de supprimer le traitement diurétique.

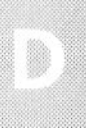

**dérivé** m. *(angl.* ***derivative****).* Corps chimique résultant de la transformation d'un autre corps.

**dérivé xanthique**. V. *xanthine.*

**derm-, dermo-, dermat-, dermato-** Préfixes d'origine grecque indiquant une relation avec la peau.

**dermatite** f. *(angl.* ***dermatitis****).* 1) Inflammation de la peau. Syn. : *dermite.* 2) Dans un sens plus large, affection cutanée qui n'est pas nécessairement inflammatoire.

**dermatite atopique**. Syn. d'*eczéma atopique.*

**dermatite atrophiante lipoïdique**. Syn. de *nécrobiose lipoïdique.*

**dermatite herpétiforme** *(angl.* ***dermatitis herpetiformis****).* Dermatose cutanée auto-immune polymorphe, érythémato-papulo-vésiculeuse disséminée, évoluant par poussées successives douloureuses et prurigineuses. L'immunofluorescence directe révèle des dépôts d'IgA microgranulaires dans le derme papillaire superficiel au niveau du décollement sous-épidermique. La dermatose peut s'associer à une entéropathie par intolérance au gluten d'expression clinique variable, du même type que la *maladie coeliaque* (v. ce terme). Syn. : *maladie de Duhring-Brocq.*

**dermatite vermineuse rampante**. Syn. de *larva migrans cutanée.*

**dermatofibrome** m. *(angl.* ***dermatofibroma****).* Fibrome de la peau.

**dermatoglyphe** m. *(angl.* ***dermatoglyphic****).* Sillon de la pulpe des doigts et de la paume des mains qui constituent les empreintes digitales ou l'empreinte palmaire, caractéristiques pour chaque individu. V. *dactyloscopie.* Des dermatoglyphes anormaux, caractéristiques, sont décrits dans certaines maladies par aberration chromosomique. (a. **dermatoglyphique**)

**dermatologie** f. *(angl.* ***dermatology****)*. Partie de la médecine qui traite des maladies de la peau. Le spécialiste en est le *dermatologue* (ou *dermatologiste*). (a. **dermatologique**)

**dermatomycose** f. *(angl.* ***dermatomycosis****)*. Toute infection cutanée provoquée par des champignons parasites appelés *dermatophytes*. Syn. : *dermatophytose*, *dermatophytie*.

**dermatomyome** m. *(angl.* ***dermatomyoma****)*. Myome de la peau, développé aux dépens de ses fibres musculaires lisses, surtout aux points où celles-ci sont les plus abondantes (seins, parties génitales). Les dermatomyomes sont de petits nodules plus ou moins durs, douloureux à la pression, souvent multiples et apparaissant par poussées. Syn. : *léiomyome cutané*, *myome cutané*.

**dermatomyosite** f. *(angl.* ***dermatomyositis****)*. Affection englobée actuellement dans le groupe des collagénoses, caractérisée par des lésions cutanées (placards rouges à tendance atrophique) et par une inflammation des muscles. V. *myosite*.

**dermatophyte** m. *(angl.* ***dermatophyte****)*. Tout champignon parasite se développant uniquement dans la couche cornée de l'épiderme et dans les phanères (ongles, cheveux). V. *dermatomycose*.

**dermatophytie** (ou **dermatophytose**) f. Syn. de *dermatomycose*.

**dermatosclérose** f. *(angl.* ***dermatosclerosis****)*. Toute sclérose de la peau, secondaire à divers processus pathologiques (eczéma variqueux, radiodermite, etc.).

**dermatoscopie** f. Analyse des lésions cutanées pigmentées par microscopie de surface, aidant à poser le diagnostic des mélanomes.

**dermatose** f. *(angl.* ***dermatosis****)*. Toute affection de la peau. Syn. : *dermopathie*.

**dermatose à IgA linéaire** *(angl.* ***linear IgA bullous disease, chronic bullous dermatosis of childhood****)*. Dermatose bulleuse cliniquement similaire à la *pemphigoïde bulleuse* (v. ce terme), qui s'en distingue sur le plan immunopathologique par l'existence de dépôts linéaires d'IgA à la jonction dermo-épidermique.

**derme** m. *(angl.* ***dermis****)*. Couche conjonctive qui supporte et nourrit l'épiderme; elle est située entre l'épiderme en surface et l'hypoderme en profondeur. (a. **dermique**)

**-dermie** Suffixe d'origine grecque indiquant une relation avec la peau.

**dermite** f. *(angl.* ***dermatitis****)*. Inflammation du derme. En fait, syn. de *dermatite*, surtout lorsqu'elle est due à une action nocive, locale, sur la peau.

**dermoïde** a. *(angl.* ***dermoid****)*. Qui a l'aspect de la peau; dont la structure rappelle celle de la peau. Ex. : kyste dermoïde.

**dermomycose** f. *(angl.* ***dermomycosis****)*. Toute affection cutanée provoquée par des champignons.

**dermopathie** f. Syn. de *dermatose*.

**dérotation** f. *(angl.* ***derotation****)*. Intervention de chirurgie orthopédique destinée à corriger l'attitude vicieuse d'un membre en rotation interne (luxation congénitale de la hanche, rotation interne du bras due à une paralysie du plexus brachial).

**déroulement aortique** *(angl.* ***aortic enlargment****)*. Image radiologique anormale de la crosse aortique, consistant en un redressement et un élargissement de sa courbure. Elle traduit une sclérose aortique.

**désamination** f. V. *transaminase*.

**désanimation** f. *(angl.* ***depersonalization****)*. Impression de ne plus être soi-même sur le plan psychique. V. *dépersonnalisation*. Ling. : En anglais, on ne peut distinguer entre *désanimation* et *dépersonnalisation*.

**désarticulation** f. *(angl.* ***disarticulation****)*. Section pratiquée au niveau d'un interligne articulaire pour enlever un segment de membre ou un membre entier. Syn. : *amputation dans la contiguïté*. (a. **désarticulé**, **ée**)

**désassimilation** f. *(angl.* ***disassimilation****)*. Processus vital par lequel les substances préalablement assimilées par les cellules de l'organisme s'en séparent, puis sont éliminées. V. *catabolisme*.

**Desault** (**appareil de**) *(angl.* ***Desault's apparatus****)*. Bandage pour l'immobilisation du coude contre le thorax, après fracture de la clavicule. (*Desault* Pierre Joseph, chirurgien français, 1744-1795.)

**désaxation** f. Angulation, le plus souvent après fracture, d'une partie du squelette. (a. **désaxé**, **ée**)

**descellement** m. *(angl.* ***unsealing****)*. Rupture du moyen de fixation interne d'une prothèse ou d'un matériel d'ostéosynthèse. (a. **descellé**, **ée**)

**Descemet (membrane de)** *(angl.* ***Descemet's membrane****)*. Syn. de *lame limitante postérieure* de la cornée. (*Descemet* Jean, anatomiste français, 1732-1810.)

**désensibilisation** f. *(angl.* ***desensitization****)*. Diminution, naturelle ou provoquée, de la sensibilité ou de l'intolérance de l'organisme à l'égard de certains agents ou de certaines infections.

**désensibiliser** v. *(angl.* ***desensitize****)*. Pratiquer une désensibilisation.

**déséquilibre** m. *(angl. 1)* ***imbalance****, 2)* ***disequilibrium****)*. 1) Trouble de l'équilibre à la station debout ou à la marche. Il peut avoir diverses origines : atteinte du labyrinthe, altération de la sensibilité profonde, lésion du cervelet et des centres vestibulaires. 2) État psychique qui se manifeste par l'impossibilité de mener une vie harmonieuse (difficultés d'adaptation, sautes d'humeur immotivées, agressivité, etc.).

**déséquilibre psychopathique**. V. *psychopathie* (2).

**déséquilibré, ée** a. et n. *(angl.* ***mentally disturbed****)*. Qui est dépourvu d'équilibre psychique.

**déshydratation** f. *(angl.* ***dehydration****)*. 1) Élimination de l'eau contenue dans un corps. Syn. : *dessiccation*. 2) État résultant d'une diminution excessive de l'eau dans les tissus organiques (surtout dans le sang), par insuffisance de boisson, ou par sudations, vomissements, diarrhées. (a. **déshydraté, ée**)

**déshydrogénase** f. *(angl.* ***dehydrogenase****)*. Toute enzyme de la classe des *oxydo-réductases* qui active une réaction d'oxydation par enlèvement d'atomes d'hydrogène (*déshydrogénation*).

**déshydrogénase lactique**. V. *L-lactate déshydrogénase*.

**désinence** f. *(angl.* ***ending****)*. Terminaison particulière d'un mot servant à indiquer l'appartenance du concept qu'il désigne. Par ex. : *-ase* est la désinence des enzymes.

**désinfectant, ante** a. *(angl.* ***disinfectant****)*. Qui prévient l'infection ou entrave son développement. (nom : un **désinfectant**)

**désinfection** f. *(angl.* ***disinfection****)*. Destruction des agents infectieux hors de l'organisme, par l'application directe d'agents physiques ou chimiques. (a. **désinfecté, ée**)

**désinhibition** f. *(angl.* ***disinhibition****)*. 1) Abolition d'une inhibition. 2) Libération des fonctions normalement ou anormalement inhibées par les fonctions supérieures (manie, ivresse, certaines maladies neurologiques). (a. **désinhibé, ée**)

**désinsertion** f. *(angl.* ***disinsertion****)*. Détachement spontané ou chirurgical, de son point d'attache, d'une aponévrose, d'un muscle, d'un ligament ou d'un tendon. V. *réinsertion*. (a. **désinséré, ée** ; v. **désinsérer**)

**désintoxication** f. *(angl.* ***detoxification****)*. 1) Processus par lequel les toxines ou poisons présents dans l'organisme sont transformés, puis éliminés. 2) Traitement appliqué à un toxicomane ou un alcoolique pour le libérer de sa dépendance à l'égard de la drogue ou de l'alcool. (a. **désintoxiqué, ée**)

**désinvagination** f. *(angl.* ***disinvagination****)*. Réduction d'une invagination.

**desm-, desmo-** Préfixe d'origine grecque signifiant *lien* et indiquant, en général, une relation avec les ligaments. V. *syndesmo-*, *tén-*.

**desmodonte** m. *(angl.* ***periodontium****)*. Partie des tissus de soutien qui fixe la dent dans son alvéole. Syn. : *ligament alvéolodentaire*, *périodonte* (ou *périodontium*). (a. **desmodontal, ale, aux**). Ling. : Le terme anglais *periodontium* désigne à la fois le *desmodonte* et le *paradonte*, dont le *desmodonte* n'est qu'une partie.

**desmoïde** a. *(angl.* ***desmoid****)*. Dur et fibreux. Ex. : tumeur desmoïde.

**désobstruction** (ou **désoblitération**) f. *(angl.* ***disobliteration****)*. Intervention consistant à débarrasser un canal de certaines substances qui bouchent sa lumière (notamment l'enlèvement des caillots sanguins dans un vaisseau). (a. **désobstruant, ante** ; **désobstructif, ive**)

**désodé, ée** a. *(angl.* ***sodium deprived, sodium restricted****)*. Se dit d'un régime, d'une alimentation, très pauvres en sodium.

**désorientation (temporo-spatiale)** f. *(angl.* ***disorientation****)*. Perte de la notion du temps (heure, jour, passé, présent, avenir) et de l'espace (droite, gauche, lieu, etc.). (a. **désorienté, ée**)

**désoxycortone** (ou **désoxycorticostérone**) f. *(angl.* ***deoxycorticosterone****)*. Hormone extraite du cortex surrénal et obtenue par synthèse, intervenant dans la régulation des sels de sodium et de potassium. On la prescrit dans le traitement de la maladie d'Addison et dans l'insuffisance aiguë des surrénales. Syn. : *hormone corticominéralotrope*, *décortone*. Abrév. : DOC (ou DOCA, lorsqu'il s'agit d'acétate).

**désoxyribonucléase** f. *(angl.* ***deoxyribonuclease****)*. Enzyme catalysant l'hydrolyse des acides désoxyribonucléiques.

**désoxyribonucléique** a. V. *acide désoxyribonucléique*.

**désoxyribonucléoprotéine** f. *(angl.* ***deoxyribonucleoprotein****)*. Molécule du noyau cellulaire composée d'acide désoxyribonucléique et de protéine.

**désoxyribose** m. *(angl.* ***deoxyribose****)*. Sucre (pentose) dérivant du ribose par perte d'une fonction alcool (OH).

**desquamation** f. *(angl.* ***desquamation****)*. Élimination des couches superficielles cornées de l'épiderme sous forme de squames plus ou moins épaisses. Syn. : *exfoliation* (2). (a. **desquamatif, ive**; **desquamé, ée**)

**dessiccatif, ive** a. *(angl.* ***dessicative****)*. Se dit d'une substance qui provoque ou favorise le dessèchement, la déshydratation, ou qui, appliquée sur une plaie, en absorbe le pus et exerce une action astringente sur les tissus. (nom : un **dessiccatif**)

**dessiccation** f. Syn. de *déshydratation*.

**Destot** (**troisième malléole de**). Bord postérieur de l'extrémité inférieure du tibia. (*Destot* Étienne, radiologue français, 1864-1918.) Ling. : Cette structure n'est pas reconnue dans la nomenclature anatomique officielle. V. *fracture trimalléolaire*.

**détartrage** m. *(angl.* ***scaling****)*. Action d'enlever le tartre déposé sur les dents.

**détergent, ente** (ou **détersif, ive**) a. *(angl.* ***detergent****)*. Qui nettoie; se dit particulièrement d'une substance servant à nettoyer une plaie torpide et qui favorise sa cicatrisation. (noms : un **détergent**; un **détersif**)

**déterminant antigénique**. Syn. de *site antigénique*.

**détersion** f. *(angl.* ***cleaning****)*. Action de nettoyer la surface d'une plaie au moyen de détersifs.

**détoxication** f. *(angl.* ***detoxication****)*. Transformation dans l'organisme d'un toxique en substance inoffensive.

**détresse** f. *(angl.* ***distress****)*. En médecine, état pathologique caractérisé par la défaillance grave d'une ou de plusieurs fonctions et menaçant la vie de l'individu dans un délai rapide en l'absence de traitement. Ex. : détresse respiratoire, détresse cardio-vasculaire.

**détroit** m. *(angl.* ***strait****)*. Chacun des rétrécissements anatomiques du bassin osseux.

**détroit inférieur** *(angl.* ***inferior pelvic strait****)*. Orifice inférieur du bassin, limité en avant par le bord inférieur de la symphyse pubienne, en arrière par le coccyx, latéralement par le bord inférieur des branches ischio-pubiennes et des ligaments sacro-sciatiques. Il a la forme d'un losange à grand axe antéro-postérieur. Abrév. : DI.

**détroit supérieur** *(angl.* ***superior pelvic strait****)*. Circonférence osseuse qui divise la cavité pelvienne en deux parties : le grand et le petit bassin. Abrév. : DS.

**détrusor** m. *(angl.* ***detrusor****)*. Muscle de la paroi vésicale.

**détubage** m. *(angl.* ***detubation****)*. Enlèvement du tube après intubation laryngée.

**détumescence** f. *(angl.* ***detumescence****)*. 1) Disparition graduelle d'une tuméfaction. 2) Diminution de volume d'un organe érectile.

**deutér-, deutéro-** Préfixe d'origine grecque signifiant *deuxième*.

**deutéranope** a. et n. *(angl.* ***deuteranopic****)*. Qui est atteint de *deutéranopie*.

**deutéranopie** f. *(angl.* ***deuteranopia****)*. Forme de daltonisme caractérisée par l'impossibilité de voir le vert (le vert étant la deuxième des trois couleurs fondamentales : rouge, vert et bleu). V. *dichromatisme, dyschromatopsie*.

**développement embryonnaire**. Syn. d'*embryogenèse*.

**déviation** f. *(angl.* ***deviation****)*. 1) Variation ou écart par rapport à la normale. 2) Direction anormale prise par une structure anatomique, notamment par la colonne vertébrale (scoliose, cyphose). 3) En orthopédie dento-faciale, écartement des maxillaires de la position normale. (a. **dévié, ée**)

**déviation à droite**. V. *Arneth (formule d')*.

**déviation à gauche**. V. *Arneth (formule d')*.

**Devic** (**maladie de**). Syn. de *neuromyélite optique aiguë*.

**dévirilisation** f. *(angl.* ***demasculinization****)*. Atténuation ou disparition des caractères sexuels secondaires masculins chez l'homme. Syn. : *démasculinisation*.

**dévitalisation** f. *(angl.* ***devitalization****)*. Destruction de la pulpe dentaire, élément vital de la dent. (a. **dévitalisé, ée**)

**dexaméthasone** f. *(angl.* ***dexamethasone****)*. Hormone de synthèse qui est parmi les plus puissants médicaments anti-inflammatoires et antiallergiques connus. On l'administre par la bouche, sous forme d'aérosol, ou localement, sous forme de crème (pour la peau) ou en collyre (pour les yeux).

**dextr-, dextro-** Préfixe d'origine latine signifiant *droit, à droite*. Ant. : *lévo-, sinistro-*.

**dextralité** f. *(angl.* ***dextrality****)*. Le fait d'être droitier. Syn. : *droiterie*. Ant. : *sinistralité*.

**dextran** m. *(angl.* ***dextran****)*. Polysaccharide de poids moléculaire élevé employé comme substitut du plasma en perfusion intraveineuse (traitement d'urgence d'une hémorragie massive, état de choc).

**dextrine** f. *(angl.* ***dextrin****)*. Tout polysaccharide issu de la dégradation partielle du glycogène et de l'amidon, dextrogyre, soluble dans l'eau et précipitant dans l'alcool. Syn. : *fécule soluble*.

**dextrocardie** f. *(angl.* ***dextrocardia****)*. Anomalie congénitale de position du cœur qui se trouve dans l'hémithorax droit.

**dextrogastrie** f. *(angl.* ***dextrogastria****)*. Déplacement de l'estomac vers la droite, souvent associé à une dextrocardie.

**dextrogyre** a. *(angl.* ***dextrorotatory, dextrorotary****).* Qui fait tourner vers la droite et, en parlant d'une substance chimique, qui fait tourner la lumière polarisée vers la droite (dans le sens des aiguilles d'une montre). Ant. : *lévogyre.*

**dextroposition de l'aorte** *(angl.* ***overriding aorta****).* Malformation congénitale caractérisée par un déplacement vers la droite de l'orifice aortique, qui se trouve à cheval sur le septum, au niveau d'une communication interventriculaire, et reçoit le sang des deux ventricules. C'est une des anomalies caractéristiques de la *tétrade de Fallot.* Syn. : *inversion de l'aorte.*

**dextroscoliose** f. *(angl.* ***dextroscoliosis****).* Déviation latérale de la colonne vertébrale vers la droite. V. *scoliose, sinistroscoliose.*

**dextrose** m. *(angl.* ***dextrose****).* Glucose naturel dextrogyre (qui tourne la lumière polarisée vers la droite, dans le sens des aiguilles d'une montre).

**DFM**. Abrév. de *dysplasie fibro-musculaire.*

**DI**. 1) Abrév. de *détroit inférieur* (du bassin). 2) Abrév. de *dorso-iliaque.*

**di-** Préfixe d'origine grecque signifiant *deux fois* et indiquant la *duplication.*

**dia-** Préfixe d'origine grecque signifiant *à travers.*

**diabète** m. *(angl.* ***diabetes****).* Nom donné à diverses maladies caractérisées par l'émission d'urines anormalement abondantes et accompagnées d'une sensation de soif intense. Employé seul, le mot *diabète* désigne généralement le *diabète sucré.* (a. **diabétique**)

**diabète asymptomatique** *(angl.* ***subclinical diabetes****).* Diabète sucré sans manifestations cliniques, révélé uniquement par une anomalie de l'épreuve d'hyperglycémie provoquée. Syn. : *diabète subclinique* (ou *infraclinique*).

**diabète bronzé**. Syn. d'*hémochromatose primitive* (ou *idiopathique*).

**diabète fruste**. Syn. de *diabète latent.*

**diabète gras**. V. *diabète sucré.*

**diabète infraclinique**. Syn. de *diabète asymptomatique.*

**diabète insipide** *(angl.* ***diabetes insipidus****).* Affection caractérisée par l'émission abondante d'urine de faible densité, sans glycosurie, accompagnée de soif intense, en rapport avec une insuffisance de la sécrétion d'hormone antidiurétique hypophysaire (vasopressine); de cause inconnue ou dû à une atteinte de la région diencéphalo-hypophysaire (tumeur, inflammation, traumatisme).

**diabète juvénile**. V. *diabète sucré.*

**diabète latent** *(angl.* ***latent diabetes****).* Diabète sucré sans manifestations cliniques, révélé par l'épreuve d'hyperglycémie provoquée sensibilisée par la cortisone, chez un sujet qui a présenté quelques épisodes de diabète à l'occasion d'une grossesse, d'une maladie infectieuse, d'un traumatisme, et qui est, de ce fait, plus exposé à devenir diabétique vrai. Syn. : *diabète fruste.*

**diabète patent** *(angl.* ***overt diabetes****)* Diabète à manifestations cliniques et biologiques caractéristiques. Syn. : *diabète symptomatique.*

**diabète rénal** *(angl.* ***renal diabetes****).* Affection héréditaire caractérisée par une glycosurie permanente, sans hyperglycémie, due à un défaut de réabsorption du glucose par les tubes rénaux.

**diabète stéroïde** *(angl.* ***steroid diabetes****).* Forme généralement légère de diabète sucré, mais ne réagissant pas à l'insuline, due à un excès d'hormones corticosurrénales (11-oxycorticostéroïdes) dans l'organisme, par fonctionnement exagéré de la glande surrénale (primitif ou secondaire à un trouble hypophysaire) ou à la suite d'une administration prolongée de cortisone ou de corticotrophine.

**diabète subclinique**. Syn. de *diabète asymptomatique.*

**diabète sucré** *(angl.* ***diabetes mellitus****).* Affection chronique caractérisée par une polyurie avec polydipsie et glycosurie persistante et hyperglycémie (> 6 mmol/l, norme OMS). Elle est due à une insuffisance de production d'insuline (hormone hypoglycémiante) par le pancréas. En l'absence d'un traitement régulier, elle peut se compliquer d'une acidose grave avec coma et de diverses lésions dégénératives graves (accidents vasculaires, cérébraux ou cardiaques, rétinopathie, lésions rénales, troubles nerveux). Le *diabète juvénile* est une forme particulièrement grave. Le *diabète gras* de l'adulte obèse est plus facile à traiter (souvent par la bouche, sans recours à l'insuline).

**diabète symptomatique**. Syn. de *diabète patent.*

**diabétique** a. et n. *(angl.* ***diabetic****).* Qui se rapporte au diabète; qui est atteint de diabète.

**diadococinésie** f. *(angl.* ***diadochokinesia****).* Aptitude naturelle à exécuter rapidement et alternativement des mouvements opposés, comme la pronation et la supination de l'avant-bras. Cette fonction est troublée lors

D

de certaines maladies nerveuses, particulièrement dans les atteintes du cervelet. V. *adiadococinésie*.

**diagnostic** m. *(angl.* ***diagnosis****)*. Détermination de la nature d'une maladie, d'après les renseignements donnés par le malade, l'étude de ses signes et symptômes, les résultats des épreuves de laboratoire, etc. (a. **diagnostique**; **diagnostiqué, ée**)

**diagnostic biologique** *(angl.* ***biological diagnosis****)*. Tout diagnostic fondé sur des épreuves faites sur le sujet (V. *réaction biologique de grossesse*), sur les résultats des cultures bactériennes ou sur l'analyse de prélèvements organiques.

**diagnostic clinique** *(angl.* ***clinical diagnosis****)*. Diagnostic établi au lit du malade et, par extension, diagnostic posé sur la base de l'examen du malade, sans recours à des investigations de laboratoire.

**diagnostic différentiel** *(angl.* ***differential diagnosis****)*. Détermination de la nature d'une maladie par comparaison de ses symptômes avec ceux de plusieurs affections et par une déduction fondée sur un processus d'élimination.

**diagnostic étiologique** *(angl.* ***etiologic diagnosis****)*. Détermination de la cause d'une maladie.

**diagnostic radiologique** *(angl.* ***radiologic diagnosis****)*. Diagnostic fondé sur les résultats obtenus par une exploration radiologique.

**diagnostic sérologique**. Syn. de *sérodiagnostic*.

**diagnostique** a. *(angl.* ***diagnostic****)*. Qui se rapporte ou qui sert au diagnostic.

**diagnostiquer** v. *(angl.* ***diagnose, diagnosticate****)*. Établir, poser un diagnostic.

**dialysable** a. *(angl.* ***dialysable****)*. Qui peut traverser une membrane naturelle ou artificielle.

**dialysat** m. *(angl.* ***dialysate****)*. Filtrat constitué par les cristalloïdes qui ont traversé une membrane lors de la dialyse.

**dialyse** f. *(angl.* ***dialysis****)*. 1) Procédé utilisé pour séparer différentes substances dissoutes et consistant à les faire passer à travers une membrane; les cristalloïdes traversent facilement la membrane, les colloïdes très lentement ou pas du tout. 2) V. *épuration extrarénale*.

**dialyse péritonéale** *(angl.* ***peritoneal dialysis****)*. Méthode d'épuration extrarénale par irrigation continue et prolongée de la cavité péritonéale, au moyen de plusieurs tubes, avec une solution légèrement hypertonique qui entraîne les substances toxiques accumulées dans le sang (en particulier l'urée) et ayant passé par diffusion à travers le péritoine dans le liquide irrigué. V. *épuration extrarénale*.

**dialyseur** m. *(angl.* ***dialyzer****)*. Appareil utilisé pour effectuer la dialyse.

**diapédèse** f. *(angl.* ***diapedesis****)*. Passage de globules sanguins, notamment de leucocytes, dans les tissus, à travers les parois intactes des capillaires.

**diaphane** a. *(angl.* ***translucent****)*. Qui laisse passer la lumière sans être transparent.

**diaphanoscopie** f. *(angl.* ***diaphanoscopy****)*. Examen de certaines parties du corps (sinus de la face, testicules, etc.), grâce à un éclairage qui les traverse et qui permet d'en préciser le degré de transparence. Syn. : *transillumination*.

**diaphragmatique** a. *(angl.* ***diaphragmatic****)*. Qui se rapporte au diaphragme. Syn. : *phrénique*.

**diaphragme** m. *(angl.* ***diaphragm****)*. 1) Cloison musculo-tendineuse qui sépare la cavité thoracique de la cavité abdominale, en forme de voûte allongée transversalement, fortement concave vers le bas, et divisée en deux parties, *droite* et *gauche* (*coupoles diaphragmatiques*). Par plusieurs ouvertures dites *hiatus*, le diaphragme est traversé par l'œsophage, les nerfs pneumogastriques, l'aorte, le canal thoracique et la veine cave inférieure. C'est un muscle inspirateur de première importance. V. *phrén-*. 2) Type de préservatif féminin, en caoutchouc ou en matière plastique, à bord rigide, destiné à recouvrir le col utérin. V. *pessaire*, *vimule*.

**diaphragme uro-génital**. V. *périnée*.

**diaphyse** f. *(angl.* ***diaphysis****)*. Partie moyenne, allongée, d'un os long, située entre les deux extrémités ou épiphyses, dont elle est séparée par les métaphyses. (a. **diaphysaire**)

**diaphysectomie** f. *(angl.* ***diaphysectomy****)*. Résection d'une partie de la diaphyse d'un os.

**diarrhée** f. *(angl.* ***diarrhea****)*. Évacuation fréquente et rapide de selles liquides.

**diarrhée fonctionnelle** *(angl.* ***functional diarrhea****)*. Diarrhée qui constitue l'une des manifestations du *côlon irritable*.

**diarrhéique** a. et n. *(angl.* ***diarrheal, diarrheic****)*. Qui se rapporte à la diarrhée; qui est atteint de diarrhée.

**diarthrose** f. *(angl.* ***diarthrosis, synovial joint****)*. Articulation mobile, qui permet des mouvements étendus, comportant une cavité articulaire limitée par des extrémités osseuses revêtues d'un cartilage lisse et par la membrane synoviale. L'union des pièces osseuses est assurée par une capsule articulaire, des ligaments capsulaires et extracapsulaires.

**diastase** f. *(angl. **diastase**).* Syn. désuet d'*enzyme*. Ling. : On désigne encore par ce nom l'enzyme de l'orge, responsable de la dégradation de l'amidon, qui fut la première enzyme connue, isolée en 1833.

**diastasis** m. *(angl. **diastasis**).* Écartement anormal de deux surfaces articulaires, le plus souvent d'origine traumatique.

**diastole** f. *(angl. **diastole**).* Période de la révolution cardiaque qui succède à la systole et durant laquelle les cavités du cœur se remplissent de sang (diastole auriculaire, diastole ventriculaire). Ling. : Employé seul ce mot désigne généralement la *diastole ventriculaire*. V. *systole*. (a. **diastolique**)

**diathermie** f. *(angl. **diathermy**).* Procédé d'échauffement local des tissus obtenu par le passage de courants alternatifs de haute fréquence entre deux électrodes placées sur la peau (par ex. par des ondes courtes). (a. **diathermique**)

**diathèse** f. *(angl. **diathesis**).* Prédisposition constitutionnelle ou héréditaire à contracter certaines maladies telles que : asthme, eczéma, goutte, tendance aux hémorragies. (Concept vieilli.)

**diazoréaction** f. *(angl. **Ehrlich's diazo reaction**).* Méthode pour la recherche de la bilirubine dans le sang. Elle permet de distinguer la bilirubine conjuguée à l'acide glucuronique, qui réagit directement avec le réactif d'Ehrlich en donnant une coloration rouge (*réaction directe*), de la bilirubine non conjuguée qui ne réagit avec le réactif d'Ehrlich qu'après adjonction d'alcool (*réaction indirecte*). On parle aussi de *bilirubine directe* et de *bilirubine indirecte*. Syn. : *méthode* (ou *épreuve*) *de Van den Bergh, réaction d'Ehrlich.*

**dichotomie** f. *(angl. **dichotomy**).* 1) Division en deux parties, généralement égales. 2) Partage d'honoraires, consenti par un médecin appelé en consultation ou par un chirurgien qui a opéré un malade, avec le médecin traitant.

**dichromasie** f. Syn. de *dichromatisme.*

**dichromatique** a. *(angl. **dichromatic**).* Qui a deux couleurs. Syn. : *dichrome.*

**dichromatisme** m. (ou **dichromatopsie** f.) *(angl. **dichromasy**, **dichromatopsia**).* Anomalie de la vision dans laquelle l'œil ne perçoit que deux des trois couleurs fondamentales (rouge, vert, bleu). V. *daltonisme, deutéranope, dyschromatopsie*. Syn. : *dichromasie*. (a. **dichromate**)

**dichrome** a. Syn. de *dichromatique.*

**dicoumarine** f. (ou **dicoumarol** m.) *(angl. **dicumarol**).* Substance qui inhibe la synthèse de la prothrombine par le foie en se substituant à la vitamine K, dont elle est très proche par sa constitution. C'est un anticoagulant utilisé dans la prophylaxie et le traitement des thromboembolies : infarctus du myocarde, embolie pulmonaire, etc.

**dicrotisme** m. *(angl. **dicrotism**).* Battement double du pouls pour une seule révolution cardiaque *(pouls dicrote).*

**didelphe** a. *(angl. **didelphic**).* V. *utérus didelphe.*

**diduction** f. *(angl. **diduction**).* Mouvement de latéralité de la mandibule.

**diencéphale** m. *(angl. **diencephalon**).* Portion de l'encéphale située en profondeur entre les hémisphères cérébraux, comprenant le thalamus, l'épithalamus et l'hypothalamus, disposés autour d'une cavité centrale, le troisième ventricule. Syn. : *cerveau intermédiaire*. (a. **diencéphalique**)

**diète** f. *(angl. **diet**).* 1) Régime alimentaire particulier incluant, excluant ou limitant certains aliments ou boissons. 2) Abstention momentanée et plus ou moins complète d'aliments, observée pour des raisons médicales ou hygiéniques (à distinguer du *jeûne*, qui obéit à des impératifs d'ordre moral ou religieux).

**diététicien, ienne** n. *(angl. **dietician**).* 1) Médecin nutritionniste spécialisé en diététique. 2) Personne qui a la charge, dans un établissement hospitalier, d'établir les régimes alimentaires des malades. Syn. : *diététiste.*

**diététique** *(angl. 1) **dietetics** 2) **dietary**).* 1) f. Règles de l'alimentation normale qui contribuent à maintenir la santé ; dans un sens plus strict et plus médical, principes et réalisation des régimes destinés aux malades. 2) a. Qui se rapporte au régime alimentaire, aux règles d'hygiène alimentaire. V. *sitiologie.*

**diététiste** n. Syn. de *diététicien.*

**diéthylstilbestrol** m. *(angl. **diethylstilbestrol**).* (DCI). Médicament œstrogène de synthèse, utilisé notamment dans le traitement de l'insuffisance ovarienne (aménorrhée, troubles de la ménopause) et du cancer de la prostate, par voie orale, rectale ou vaginale. Syn. : *stilbœstrol* (ou *stilbestrol*).

**différence de potentiel**. V. *potentiel.*

**différenciation** f. *(angl. **differentiation**).* Apparition de caractères différents dans les cellules qui, à l'origine, étaient semblables (indifférenciées). La différenciation est un processus normal au cours du développement embryonnaire. (a. **différencié, ée**)

**différenciation sexuelle** *(angl. **sex differentiation**)*. Développement harmonieux d'organes génitaux internes et externes correspondant au sexe génétique et gonadique. V. *dysgénésie gonadique*.

**difformité** f. *(angl. **deformity**)*. Malformation congénitale externe, très apparente. Elle est à distinguer de la déformation, qui est une simple irrégularité de forme, acquise à la suite de divers processus pathologiques.

**diffus, use** a. *(angl. **diffuse**)*. Qui n'est pas bien limité et a tendance à s'étendre aux régions voisines. Ex. : douleur diffuse, érysipèle diffus, sclérose diffuse.

**diffusion** f. *(angl. **diffusion**)*. Dissémination d'une substance dans l'organisme.

**digastrique** a. et m. V. *muscle digastrique*.

**DiGeorge (syndrome de)** *(angl. **DiGeorge's syndrome**)*. Maladie non héréditaire caractérisée par l'absence de parathyroïde (entraînant une tétanie néonatale) et l'absence du thymus (entraînant un syndrome de déficit immunitaire qui peut être traité efficacement par une greffe thymique). (*DiGeorge* Angelo M., pédiatre américain né en 1921.)

**digestibilité** f. *(angl. **digestibility**)*. Propriété que possède un aliment d'être aisément digéré.

**digestible** a. *(angl. **digestible**)*. Facile à digérer.

**digestif, ive** *(angl. 1) **digestive**, 2) **digestant**)*. 1) a. Qui se rapporte à la digestion. 2) m. Toute substance qui stimule ou est censée stimuler la digestion.

**digestion** f. *(angl. **digestion**)*. Ensemble des transformations subies par les aliments dans le tube digestif, avant de parvenir à l'état sous lequel ils sont assimilables par les cellules. V. *peptique*.

**digit-, digito-** Préfixe d'origine latine indiquant une relation avec les doitgs. V. *dactyl-*.

**digital, ale, aux** a. *(angl. **digital**)*. Qui se rapporte aux doigts ou aux orteils; qui est fait avec les doigts. Ex. : curage digital.

**digitale** f. *(angl. **digitalis**)*. Genre de plante herbacée très répandue, dont les diverses espèces (digitale laineuse, digitale pourprée, etc.) contiennent plusieurs principes actifs *cardiotoniques* (glucosides digitaliques).

**digitaline** f. *(angl. **digitalin**)*. Principe actif extrait des graines de la digitale, utilisé comme cardiotonique.

**digitaline cristallisée**. Syn. de *digitoxine*.

**digitalique** a. *(angl. **digitalic**)*. Qui se rapporte à la digitale, qui contient des substances agissant comme la digitale ou qui est provoqué par elle. Ex. : intoxication digitalique, glucoside digitalique.

**digitalisation** f. *(angl. **digitalization**)*. Administration de préparations de digitale, à des doses progressives jusqu'à obtenir l'effet cardiotonique recherché.

**digitiforme** a. *(angl. **digitiform**)*. En forme de doigt. Ex. : empreintes digitiformes (de la face interne du crâne, dues aux circonvolutions).

**digito-palmaire** a. *(angl. **digitopalmar**)*. Qui se rapporte aux doigts et à la paume de la main. Ex. : sillon digito-palmaire.

**digitoxine** f. *(angl. **digitoxin**)*. Glucoside extrait des feuilles de digitale pourprée. C'est un cardiotonique puissant, d'action durable, qui régularise le rythme cardiaque, administré par la bouche. Syn. : *digitaline cristallisée*.

**diglycéride** m. V. *glycéride*.

**digoxine** f. *(angl. **digoxin**)*. Glucoside extrait des feuilles de digitale laineuse. C'est un cardiotonique puissant, d'action rapide, qui ralentit et régularise le rythme cardiaque, prescrit *per os* ou en injections intraveineuses (dans le traitement d'urgence de l'insuffisance cardiaque aiguë).

**diholoside** m. V. *holoside*.

**dihydro-** Préfixe indiquant la présence de deux atomes d'hydrogène dans une molécule.

**dihydrofolliculine** f. Syn. d'*estradiol*.

**dihydrostreptomycine** f. *(angl. **dihydrostreptomycine**)*. Antibiotique dérivé de la streptomycine, peu employé en raison de sa toxicité à l'égard du nerf auditif.

**dihydroxyphénylalanine** f. *(angl. **dihydroxyphenylalanine**)*. Substance dérivant de la tyrosine, intermédiaire de la biosynthèse de l'adrénaline et de la mélanine. Abrév. : DOPA, dopa. Syn. : *dioxyphénylalanine*.

**diiodothyronine** f. *(angl. **diiodothyronine**)*. Hormone élaborée par la thyroïde, de moindre importance que les autres *hormones thyroïdiennes* (V. ce terme).

**diiodotyrosine** f. *(angl. **diiodotyrosine**)*. Dérivé iodé de la tyrosine, présent dans la thyroglobuline, précurseur de l'hormone thyroïdienne. Produit intermédiaire de la synthèse de la thyroxine dans la glande thyroïde, la diiodotyrosine inhibe la fonction thyroïdienne et abaisse le métabolisme de base. Elle est administrée par voie orale dans l'hyperthyroïdisme. Abrév. : DIT.

**dilacération** f. *(angl. **dilaceration**)*. Déchirement violent des tissus. (a. **dilacéré, ée**)

**dilatateur** *(angl.* ***dilator****).* 1) a. Se dit d'un muscle qui produit, en se contractant, une dilatation. 2) m. Instrument permettant d'élargir un canal, un orifice naturel ou artificiel.

**dilatation** f. *(angl.* ***dilatation****).* Augmentation, spontanée ou provoquée, des dimensions d'un organe creux, du calibre d'un canal ou d'un orifice. V. *ectasie*. (a. **dilatant**, **ante**; **dilatateur**, **rice**)

**dilatation des bronches.** Syn. de *bronchectasie*.

**dilution** f. *(angl.* ***dilution****).* 1) Diminution de la concentration d'un liquide, obtenue par l'adjonction d'une quantité supplémentaire de liquide. 2) Le liquide ainsi obtenu.

**dimercaprol** m. *(angl.* ***dimercaprol****).* Produit utilisé en injection intramusculaire comme antidote dans les intoxications par l'arsenic, le mercure et l'or, avec lesquels il donne des composés solubles, inoffensifs, facilement éliminés par le rein. Abrév. : BAL (de l'anglais ***B****ritish* ***a****nti****l****ewisite*).

**dioptrie** f. *(angl.* ***diopter, dioptry****).* Unité de puissance des systèmes optiques : œil, verres optiques, etc. Les verres de lunettes concaves (pour la myopie) sont désignés par – (signe « moins »), les verres convexes (pour l'hypermétropie) par + (signe « plus »). Symbole : δ (parfois encore D).

**dioxyde** m. *(angl.* ***dioxide****).* Tout oxyde qui contient deux atomes d'oxygène par molécule. Syn. : *bioxyde* (couramment utilisé, mais abandonné par les chimistes).

**dioxyphénylalanine** f. Syn. de *dihydroxyphénylalanine*.

**dip** m. Terme anglais signifiant *dépression*, *enfoncement*. En cardiologie, dépression brusque enregistrée sur la courbe de cathétérisme de l'un des deux ventricules cardiaques (surtout le ventricule droit), en cas de péricardite constrictive ou d'endocardite ayant entraîné une rigidité des parois ventriculaires.

**diphasique** a. *(angl.* ***diphasic****).* Qui survient en deux phases, en deux étapes; qui présente deux périodes alternantes dans son évolution. V. *triphasique*.

**diphtérie** f. *(angl.* ***diphtheria****).* Maladie infectieuse et contagieuse, causée par *Corynebacterium diphtheriae*, caractérisée par la production, au niveau des muqueuses du pharynx et du larynx, de fausses membranes et par un état toxi-infectieux n'apparaissant parfois que plusieurs semaines après le début, dû à la toxine soluble que produit le bacille : myocardite, néphropathie avec albuminurie, paralysie des nerfs crâniens (surtout du voile du palais) ou des membres. La maladie confère une immunité durable. Grâce à la vaccination antidiphtérique, la diphtérie est devenue une maladie rare. (a. **diphtérique**)

**Diphyllobothrium.** Genre de vers parasites intestinaux, plats de l'ordre des Pseudophyllidea, dont plusieurs espèces sont pathogènes pour l'homme : *Diphyllobothrium latum*, *Diphyllobothrium parvum*.

**Diphyllobothrium latum.** Espèce de ver parasite intestinal plat, pouvant mesurer 15 mm de large et de 2 à 8 m de long, et pourvu d'une tête à deux ventouses et un très grand nombre d'anneaux. L'infestation se fait par ingestion de poissons ou de crustacés contenant des larves.

**dipl-, diplo-** Préfixe d'origine grecque signifiant *double* et indiquant la dualité, la gémellité.

**diplacousie** f. *(angl.* ***diplacusis, diplacusia****).* Perception d'un même son par les deux oreilles sous forme de deux sons de hauteurs différentes. Elle peut avoir pour cause une lésion cochléaire.

**diplégie** f. *(angl.* ***diplegia****).* Toute paralysie bilatérale et symétrique : paralysie des membres supérieurs, des membres inférieurs (*paraplégie*), de la face (diplégie faciale).

**diplégique** *(angl.* ***diplegic****).* 1) a. Qui se rapporte à la diplégie. 2) a. et n. Qui est atteint de diplégie.

**diplobacille** m. *(angl.* ***diplobacillus****).* Bactérie en forme de bâtonnet se présentant sous la forme de deux éléments accolés. (a. **diplobacillaire**)

**diplococcique** a. *(angl.* ***diplococcal****).* Qui se rapporte à un diplocoque, qui est provoqué par un diplocoque.

**Diplococcus**. Dans l'ancienne taxonomie, genre de cocci gram-positifs, habituellement en paires, très répandus dans la nature, saprophytes ou parasites, aérobies ou anaérobies. Les espèces jadis classées sous ce genre ont été reclassées sous d'autres genres. *Diplococcus pneumoniae* agent de la pneumonie lobaire est aujourd'hui reclassé en *Streptococcus pneumoniae*.

**diplocoque** m. *(angl.* ***diplococcus****).* Toute bactérie généralement sphérique, se présentant sous la forme de deux éléments associés.

**diploé** m. *(angl.* ***diploë****).* Couche d'os spongieux située entre les tables externe et interne des os de la voûte du crâne. (a. **diploïque**)

**diploïde** a. et m. *(angl. **diploid**)*. Double. Se dit d'une cellule qui possède un assortiment double de chromosomes homologues.

**diploïdie** f. *(angl. **diploidy**)*. État d'une cellule et de l'organisme auquel elle appartient, dont le noyau contient deux jeux de chromosomes homologues (deux paires de chromosomes de structure semblable). La formule chromosomique diploïde est exprimée par *2n* (*n* étant le nombre d'exemplaires uniques de chromosomes tel qu'il se présente dans les cellules haploïdes).

**diplopie** f. *(angl. **diplopia**)*. Trouble de la vision caractérisé par la perception de deux images d'un seul objet. C'est le principal symptôme initial d'une paralysie des nerfs oculomoteurs.

**dipsomanie** f. *(angl. **dipsomania**)*. Besoin irrésistible d'absorber des boissons alcooliques, survenant par accès périodiques et intermittents. V. *potomanie*.

**Diptères** m. pl. *(angl. **Diptera**)*. Ordre d'insectes pourvus de deux ailes bien visibles, les ailes postérieures étant atrophiées. Ils possèdent une trompe adaptée à la succion. Les principaux représentants en sont les mouches et les moustiques.

**dis-** Préfixe d'origine latine exprimant l'idée de séparation et quelquefois d'opposition.

**discal, ale, aux** a. *(angl. **discal**)*. Qui se rapporte à un disque, en particulier à un disque intervertébral. Ex. : hernie discale.

**discarthrose** f. *(angl. **diskarthrosis**)*. Affection dégénérative d'un ou de plusieurs disques intervertébraux, caractérisée, en général, par un affaissement de l'espace intervertébral et par la présence d'ostéophytes. V. *bec-de-perroquet*.

**discectomie** f. *(angl. **diskectomy**)*. Extraction totale ou partielle d'un disque intervertébral hernié. L'intervention peut être effectuée sans incision de la peau et des tissus mous par l'introduction, au niveau du dos, par ponction, d'une sonde équipée à son extrémité d'un dispositif de préhension/section. L'intervention se fait sous contrôle télévisuel et amplification de brillance permettant ainsi d'enlever le strict nécessaire.

**discision** (ou **discission**) f. *(angl. **discission**)*. 1) Ouverture chirurgicale de la capsule du cristallin. *2)* Incision des cryptes amygdaliennes à l'aide d'un crochet mousse.

**disco-** Préfixe d'origine grecque signifiant *disque*.

**discoïde** (ou **discoïdal, ale, aux**) a. *(angl. **discoid**)*. En forme de disque. Ex. : placenta discoïdal.

**discopathie** f. *(angl. **discopathy**)*. Toute affection d'un disque intervertébral.

**disco-radiculographie** f. Syn. de *radiculographie*.

**disjonction** f. *(angl. **disjunction**)*. Séparation de deux parties d'un organe ou de deux organes accolés. V. *décollement*.

**dislocation** f. *(angl. **dislocation**)*. 1) Déplacement anormal d'un organe ou d'une partie du corps. (a. **disloqué, ée**). 2) Syn. de *luxation*.

**dispensaire** m. *(angl. **dispensary**)*. Établissement public ou privé sans lit d'hospitalisation, délivrant des soins curatifs simples ou des soins préventifs médico-sociaux. Ex. : dispensaire antituberculeux, dispensaire d'hygiène sociale.

**dispositif intra-utérin**. Syn. de *stérilet*. Abrév. : DIU.

**disque intervertébral** *(angl. **intervertebral disk**)*. Disque fibrocartilagineux intercalé entre les surfaces articulaires de deux corps vertébraux. Il est constitué d'un noyau central dit *noyau pulpeux*, entouré d'un anneau de fibres conjonctives. (a. **discal, ale, aux**)

**dissection** f. *(angl. **dissection**)*. 1) Action d'isoler ou de séparer systématiquement, au moyen d'un scalpel, les éléments constituants d'un corps organisé en vue de leur étude. 2) En chirurgie, action d'isoler, dans le champ opératoire, les éléments sur lesquels doit porter l'intervention. (v. **disséquer** ; a. **disséqué, ée**)

**dissémination** f. *(angl. **dissemination**)*. Envahissement de divers tissus ou de l'organisme entier par des germes infectieux provenant d'un foyer initial, généralement par voie sanguine ou lymphatique. (a. **disséminé, ée**)

**disséquer** v. *(angl. **dissect**)*. Séparer, dissocier les différents éléments anatomiques d'une région.

**dissociation** f. *(angl. **dissociation**)*. Action de séparer des éléments associés. (a. **dissocié, ée**)

**dissociation albumino-cytologique du liquide céphalo-rachidien**. *(angl. **albuminocytologic dissociation of cerebrospinal fluid**)*. Élévation importante du taux de l'albumine dans le liquide céphalo-rachidien, alors que le nombre des cellules reste normal. Elle est observée principalement dans les compressions médullaires, plus rarement dans les tumeurs cérébrales.

**dissociation atrio-** (ou **auriculo-**)**ventriculaire** *(angl. **atrioventricular dissociation**)*. Indépendance des contractions des oreillettes et des ventricules cardiaques, qui répondent à des centres d'automatisme différents, avec la particularité que le rythme auriculaire a une tendance plus lente que le rythme ventriculaire. Les dissociations auriculo-ventriculaires s'observent aussi bien chez des sujets normaux qu'à l'état pathologique (rhumatisme articulaire, infarctus du myocarde). V. *bloc auriculo-ventriculaire*.

**dissociation mentale** *(angl.* ***mental dissociation****)*. Rupture de l'unité psychique, qui constitue la manifestation fondamentale de la schizophrénie.

**dissocié, ée** a. et n. *(angl.* ***dissociated****)*. Qui est caractérisé par la dissociation; qui est atteint de dissociation mentale.

**dissolution** f. *(angl.* ***dissolution****)*. 1) Action de mettre une substance en solution. 2) État d'une substance dissoute. V. *lyo-*, *lyse*.

**dissolvant, ante** a. Syn. de *solvant*. (nom : un **dissolvant**)

**dissymétrie** f. Dyssymétrie.

**dist-, disto-** Préfixe d'origine latine indiquant l'éloignement.

**distal, ale, aux** a. *(angl.* ***distal****)*. Se dit de la partie d'une structure anatomique qui est la plus éloignée du centre du corps, ou du segment d'un membre qui est le plus éloigné de la racine du membre. Ex. : phalange distale d'un doigt. Ant. : *proximal*.

**distance génétique** *(angl.* ***map distance****)*. Distance relative mesurée en unités génétiques (centimorgans), qui sépare deux loci déterminés sur un chromosome.

**distension** f. *(angl.* ***distention****)*. Traction ou tension exercée dans plusieurs sens sur une structure qui, de ce fait, augmente de surface ou de volume; état qui en résulte. (a. **distendu, ue**)

**distillation** f. *(angl.* ***distillation****)*. Procédé physique consistant à convertir un liquide en vapeur, à condenser cette vapeur et à recueillir le liquide ainsi formé *(distillat)*. On l'utilise pour séparer des mélanges de liquides ou pour débarrasser un liquide (par ex. l'eau) des corps solides qu'il contenait.

**distomatose** (ou **distomiase**) f. *(angl.* ***distomiasis****)*. Toute maladie provoquée par les distomes (douves). Il en existe plusieurs formes selon l'espèce de parasite et sa localisation : *distomatose bucco-pharyngée*, *cérébrale*, *hépatique*, *intestinale*.

**distome** m. *(angl.* ***distoma****)*. Ver plat de l'ordre des *Trématodes*, possédant deux ventouses, parasite de l'homme et de nombreux mammifères. Nom courant : *douve*. Ling. : Nom dérivé de l'ancienne nomenclature; le genre Distoma est aujourd'hui abandonné et les espèces qui le composaient ont été reclassées *(Fasciola hepatica*, *Schistosoma haematobium)*.

**distorsion** f. *(angl.* ***distortion****)*. 1) Déformation d'une partie du corps qui s'écarte de son axe normal par un relâchement des ligaments ou par une contraction musculaire. 2) Déformation de l'image des objets vus à travers certaines lentilles. 3) En psychanalyse, déformation inconsciente que certaines personnes apportent à la réalité pour la rendre conforme à leurs désirs.

**DIT**. Abrév. de *diiodotyrosine*.

**DIU**. Abrév. de *dispositif intra-utérin*.

**diurèse** f. *(angl.* ***diuresis****)*. 1) Excrétion urinaire. 2) Excrétion d'urine en excès.

**diurétique** a. et m. *(angl.* ***diuretic****)*. Qui se rapporte à la diurèse, qui favorise ou stimule l'excrétion urinaire.

**diurétique thiazique** *(angl.* ***thiazide diuretic****)*. Nom d'ensemble des diurétiques dérivés des sulfamides inhibiteurs de l'anhydrase carbonique, qui provoquent une élimination importante de sodium et de potassium, sans perturber considérablement l'équilibre acidobasique.

**divergence** f. *(angl.* ***divergence****)*. Mouvement conjugué des deux globes oculaires par lequel les deux axes visuels s'écartent. Il intervient dans l'accommodation de la vision à distance. Ant. : *convergence*.

**divergent, ente** a. *(angl.* ***divergent****)*. Se dit de lignes, d'axes, etc., qui s'écartent en s'éloignant de leur origine. Ant. : *convergent*.

**diverticule** m. *(angl.* ***diverticulum****)*. Cavité en forme de sac, anatomique ou pathologique, communiquant avec un conduit naturel. (a. **diverticulaire**)

**diverticule bronchique** *(angl.* ***bronchial diverticulum****)*. Cul-de-sac congénital ou acquis s'ouvrant en général dans une bronche principale. La forme acquise naît souvent dans une zone fibreuse ou cicatricielle[29].

**diverticule épiphrénique** *(angl.* ***epiphrenic diverticulum****)*. Diverticule de pulsion secondaire à un dysfonctionnement moteur de la jonction œso-gastrique pouvant entraîner un reflux gastro-œsophagien et se manifester par une dysphagie.

**diverticule pharyngo-œsophagien (de Zenker)** *(angl.* ***pharyngoesophageal diverticulum****)*. Évagination de la muqueuse œsophagienne se produisant sur la paroi postérieure du pharynx au-dessus du muscle crico-pharyngien, et qui résulte d'une incoordination entre la pulsion pharyngienne et le relâchement de l'œsophage.

**diverticule de pulsion** *(angl.* ***pressure diverticulum, pulsion diverticulum****).* Diverticule créé par une hernie de la muqueuse d'un organe creux à travers sa tunique musculaire, sous l'effet de l'augmentation de la pression intracavitaire.

**diverticulite** f. *(angl.* ***diverticulitis****).* Inflammation d'un ou de plusieurs diverticules du duodénum, de l'intestin grêle ou du côlon, notamment du diverticule de Meckel.

**diverticulose** f. *(angl.* ***diverticulosis****).* Présence de nombreux diverticules sur la muqueuse d'un ou de plusieurs organes creux, notamment du côlon.

**division acinétique**. Syn d'*amitose*.

**divulsion** f. *(angl.* ***divulsion****).* 1) Dilatation forcée d'un canal rétréci. 2) Déchirement ou rupture des tissus, au moyen d'instruments non tranchants ou des doigts.

**dizygote** a. *(angl.* ***dizygotic****).* V. *grossesse gémellaire biovulaire, jumeaux*.

**DL, DLD, DLG**. Abrév. de *décubitus latéral* (*droit, gauche*). V. *décubitus*.

**DM**. En radiologie, abrév. de *dose maximale*.

**DNA**. Abrév. désignant l'*acide désoxyribonucléique* (du terme anglais ***d****eoxyribo****n****ucleic* ***a****cid).* Ling. : Anglicisme à éviter.

**DNP**. Abrév. de *désoxyribonucléoprotéine*.

**DOC**. Abrév. de *désoxycortone*.

**DOCA**. Abrév. d'*acétate de désoxycortone*, qui est aussi une marque déposée de cette substance.

**Döhle (corps de)** *(angl.* ***Döhle's inclusion bodies****).* Zones basophiles bien délimitées, enclavées dans le cytoplasme des granulocytes neutrophiles, trouvées au cours de maladies infectieuses (surtout scarlatine et pneumonie). (*Döhle* Karl Gottfried Paul, pathologiste allemand, 1855-1928.)

**doigt** m. *(angl. 1)* ***finger****, 2)* ***toe****).* Chacun des cinq prolongements qui terminent la main : pouce, index, médius ou majeur, annulaire, auriculaire. 2) En langage courant, prolongements qui terminent le pied, nommés plus correctement *orteils*. V. *dactyl-, digit-*. (a. **digital, ale, aux**)

**doigts en baguette de tambour, doigts en spatule** *(angl.* ***clubbed finger****).* V. *hippocratisme digital*.

**doigts** (ou **main**) **en coup de vent** *(angl.* ***ulnar deviation of fingers****).* Déformation de la main par déviation de tous les doigts vers son bord cubital; elle est caractéristique de la *polyarthrite rhumatoïde*.

**doigt en marteau** *(angl.* ***mallet finger, drop finger, hammer finger****).* Doigt dont la phalange distale se trouve en flexion du fait de la perte de l'extension active, à la suite d'un traumatisme (notamment déchirure du tendon extenseur avec, souvent, lésion de la capsule articulaire, parfois fracture de la base de la dernière phalange).

**doigts palmés** *(angl.* ***webbed fingers****).* V. *syndactylie*.

**doigt à ressort** *(angl.* ***trigger finger****).* Affection fréquente caractérisée par une gêne dans les mouvements d'un ou de plusieurs doigts (sorte de ressaut qui apparaît pendant le mouvement d'extension du doigt), le malade étant parfois obligé de débloquer son doigt à l'aide de l'autre main. Ce ressaut est dû à un nodule du tendon fléchisseur, qui gêne le glissement du tendon dans sa gaine fibreuse.

**doigt-nez (épreuve)** *(angl.* ***finger-nose test****).* Épreuve neurologique destinée à préciser l'état de la coordination des mouvements volontaires des membres supérieurs. Le malade, les yeux fermés, doit venir toucher rapidement le bout de son nez avec son index. V. *dysmétrie, talon-genou (épreuve)*.

**Doléris**. V. *Beck-Doléris (opération de)*.

**dolicho-** Préfixe d'origine grecque signifiant *allongé*. Ant. : *brachy-*.

**dolichocéphalie** f. *(angl.* ***dolichocephaly****).* État caractérisé par une tête haute et étroite. C'est un caractère racial (par ex. dans la race eskimo ou la race éthiopienne).

**dolichocôlon** m. *(angl.* ***dolichocolon****).* Allongement d'un segment de côlon, le plus souvent du côlon sigmoïde, sans modification anatomique de son calibre et de ses parois.

**dolichosigmoïde** m. *(angl.* ***dolichosigmoid****).* Allongement anormal du côlon sigmoïde.

**dôme pleural** *(angl.* ***pleural dome****).* Partie la plus élevée de la plèvre qui coiffe le sommet du poumon.

**dominant, ante** a. *(angl.* ***dominant****).* Se dit d'un caractère génétique (ou du gène qui le porte) qui se manifeste quand il est présent sur un seul des deux chromosomes homologues (l'autre chromosome portant un gène récessif). Une affection héréditaire dominante se transmet à la descendance quand elle est présente chez le père ou chez la mère. Ant. : *récessif*.

**Donati**. V. *Blair-Donati (point de)*.

**donneur universel** *(angl.* ***universal donor****).* Nom donné traditionnellement à tout sujet qui appartient au groupe sanguin O, dont le sang peut, théoriquement, être transfusé aux sujets de tous les groupes ABO, car il possède très peu ou pas d'agglutinogène A ou B. Ce terme est cependant impropre, car il ne tient compte que du système ABO et que, même dans ce système, il existe des « donneurs universels » dangereux, dont les agglutinines, d'un type particulier, peuvent agglutiner les globules rouges d'un receveur appartenant à un autre groupe.

**donovanose** f. *(angl.* ***donovanosis****)*. Syn. de *granulome inguinal*.

**DOPA** (ou **dopa**). Abrév. de *dihydroxyphénylalanine* couramment utilisée pour désigner la substance.

**dopage** m. *(angl.* ***doping****)*. Tout procédé utilisé pour augmenter d'une manière anormale le rendement général, physique ou mental, d'un individu. Ce but est obtenu au moyen de substances chimiques (*dopants*) qui exercent une action stimulante ou défatigante (telles que l'amphétamine, les hormones anabolisantes, certaines vitamines). Le dopage sans surveillance médicale est dangereux.

**dopamine** f. *(angl.* ***dopamine****)*. Médiateur chimique synthétisé par certaines cellules nerveuses, présent dans les systèmes nerveux central et périphérique. Dans la chaîne des catécholamines, la dopamine est le maillon intermédiaire entre la dopa, dont elle dérive, et la noradrénaline, dont elle est le précurseur. Son action est semblable à celle de la noradrénaline (moins intense et plus stable) sauf au niveau des coronaires, des reins et de l'intestin, où elle est vasodilatatrice. Le déficit en dopamine de certaines structures nerveuses centrales explique en partie la symptomatologie de la *maladie de Parkinson*. Nom chimique : dihydroxyphényléthylamine.

**dopaminergique** a. *(angl.* ***dopaminergic****)*. Qui libère la dopamine, qui stimule sa libération ou sa production. Ex. nerf dopaminergique, récepteur dopaminergique, médicaments dopaminergiques (appelés aussi *agonistes dopaminergiques*).

**dopant**, **ante** a. *(angl.* ***doping agent****)*. Se dit d'un agent utilisé pour obtenir un dopage. (nom : un **dopant**)

**dopa-oxydase** f. *(angl.* ***dopaoxidase****)*. Enzyme qui joue un rôle important dans la formation du pigment de la peau en transformant, par oxydation, la dihydroxyphénylalaline (dopa) en mélanine. Syn. : *dopase*.

**doparéaction** f. *(angl.* ***dopareaction****)*. Technique utilisée pour mettre en évidence le pouvoir de certaines cellules de fabriquer la mélanine par oxydation de la dihydroxyphénylalanine (dopa). Les cellules « dopa-positives » apparaissent, à l'examen microscopique, colorées en brun foncé. Ce sont les mélanoblastes de la couche basale de l'épiderme.

**dopase** f. Syn. de *dopa-oxydase*.

**doping** m. Terme anglais pour *dopage*.

**Doppler**. V. *effet Doppler*, *ultrasonographie Doppler*.

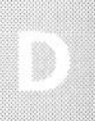

**dorsal**, **ale**, **aux** a. *(angl.* ***dorsal****)*. Qui se rapporte au dos. Ex. : région dorsale du corps, face dorsale de la main (dos de la main).

**dorsalgie** f. *(angl.* ***dorsalgia****)*. Douleur de la région dorsale.

**dorsalisation** f. *(angl.* ***cervical rib****)*. Malformation fréquente de la 7$^{e}$ vertèbre cervicale, qui paraît appartenir à la colonne dorsale du fait d'un développement en forme de côte *(côte cervicale)* de l'une ou de ses deux apophyses transverses.

**dorsarthrose** f. *(angl.* ***dorsal spondylosis****)*. Arthrose de la colonne dorsale.

**dorso-iliaque** a. *(angl.* ***dorsoiliac****)*. Qui se rapporte au dos et à la région iliaque. Abrév. : DI.

**dorso-latéral**, **ale**, **aux** a. *(angl.* ***dorsolateral****)*. Qui se rapporte au dos et aux parties latérales du thorax.

**dorso-lombaire** a. *(angl.* ***dorsolumbar****)*. Qui se rapporte aux régions dorsale et lombaire. Ex. : colonne dorso-lombaire.

**dos** m. *(angl.* ***back****)*. Partie postérieure du tronc, s'étendant des épaules jusqu'aux lombes. V. *dorsal*.

**dosage** m. *(angl.* ***dosage****)*. Action de déterminer une dose.

**dosage radio-immunologique** *(angl.* ***radioimmunoassay****)*. Dosage d'un antigène par l'évaluation de la fixation compétitive de cet antigène sur un anticorps donné par rapport à celle d'un antigène marqué, de même nature. La radioactivité du complexe formé sera d'autant plus faible qu'il aura une plus grande concentration d'antigène à doser fixé.

**dose** f. *(angl.* ***dose****)*. 1) Quantité de médicament à prendre ou à administrer en une seule fois ou par unité de temps. V. *posologie*. 2) Quantité de rayonnement ionisant administrée à titre thérapeutique ou reçue lors d'une exposition accidentelle. 3) Quantité de substance à utiliser dans une réaction ou dans la préparation d'une réaction.

**dose maximale** *(angl.* ***maximum permissible dose****)*. En radiologie, dose de rayonnement ionisant au-delà de laquelle peuvent survenir des effets nocifs. Abrév. : DM.

**dosimètre** m. *(angl.* ***dosimeter****)*. Appareil de mesure des quantités de rayons X ou gamma, ou de rayonnements corpusculaires (rayons alpha, bêta).

**double contraste**. V. *technique du double contraste*.

**Douglas** (**cri** ou **signe du**) (*angl.* ***Douglas cry***). Douleur violente à la compression digitale du cul-de-sac de Douglas lors du toucher vaginal. On l'observe lorsqu'il existe du sang dans le cul-de-sac à la suite d'une hémorragie dans la grossesse extra-utérine. Ling. : Le *douglas*, abrév. courante de *cul-de-sac de Douglas*.

**Douglas** (**cul-de-sac de**) (*angl.* ***Douglas cul-de-sac***). Point le plus bas de la cavité péritonéale. Chez l'homme, il est formé par la réflexion du péritoine de la face antérieure du rectum sur la face postérieure de la vessie. Chez la femme, il est formé par la réflexion du péritoine de la face antérieure du rectum sur la face postérieure du vagin. Syn. : *cul-de-sac vésico-rectal* chez l'homme ; *cul-de-sac vagino-rectal* (ou *recto-vaginal*) chez la femme. (*Douglas* James, anatomiste et chirurgien anglais, 1675-1742.)

**douleur** f. (*angl.* ***pain***). Sensation anormale et pénible résultant de la stimulation des terminaisons nerveuses dans les organes ou régions sensibles. V. *-algie*, *algo-*, *-odynie*. (a. **douloureux, euse**)

**douleur exquise** (*angl.* ***exquisite pain***). Vive douleur localisée en un point précis, notamment lorsqu'elle est provoquée par la pression.

**douve** f. (*angl.* ***fluke***). Nom courant du *distome*.

**Down** (**syndrome de**) (*angl.* ***Down syndrome***). Affection malformative due à une aberration chromosomique (le plus souvent trisomie 21), caractérisée par une arriération mentale et des anomalies morphologiques dont la plus caractéristique est le faciès rappelant le visage des Mongols (faciès mongolien) : yeux bridés, racine du nez aplatie, bouche tombante à lèvres épaisses. Peuvent s'y associer d'autres malformations (du cœur, des os, du palais, etc.). Syn. : *mongolisme* (actuellement rejeté). (*Down* John, médecin anglais, 1828-1896.)

**dp**. En France, mention particulière portée par un praticien sur la feuille de soins d'un assuré, pour justifier son dépassement du tarif d'honoraires par son *droit permanent à dépassement*. Ce droit lui a été accordé par la commission médico-sociale paritaire départementale s'il est médecin, par la commission paritaire s'il est chirurgien-dentiste[22].

**dracunculose** (ou **dracontiase**) f. (*angl.* ***dracunculiasis, dracontiasis***). Infection par la femelle de la filaire de Médine ou ver de Guinée (*Dracunculus medinensis*). Elle se manifeste par une ou plusieurs tumeurs sous-cutanées, très prurigineuses, qui abcèdent et s'ouvrent à la peau, libérant ainsi les embryons dans le milieu extérieur.

**Dragstedt** (**opération de**) (*angl.* ***bilateral vagotomy, Dragstedt's operation***). Traitement chirurgical de l'ulcère duodénal, par vagotomie double (résection des deux nerfs pneumogastriques, droit et gauche) pour freiner la sécrétion du suc gastrique. Syn. *vagotomie bilatérale*. (*Dragstedt* Lester Reynold, chirurgien américain, 1893-1975.)

**drain** m. (*angl.* ***drain***). Tube souple ou rigide, en caoutchouc, matière plastique, métal, etc., servant à évacuer d'une plaie les liquides pathologiques. Il peut aussi être constitué d'une lame ondulée en caoutchouc.

**drainage** m. (*angl.* ***drainage***). Procédé consistant à faire écouler les liquides contenus dans une plaie, un organe creux ou une cavité pathologique, au moyen d'un tube (*drain*) ou de mèches qu'on laisse en place plus ou moins longtemps.

**drastique** a. (*angl.* ***drastic***). Dont l'action est particulièrement énergique. Ex. : purgatif drastique.

**drépanocyte** m. (*angl.* ***drepanocyte, sickle cell***). Érythrocyte en forme de faucille ou de croissant, caractéristique de la *drépanocytose*. Syn. : *érythrocyte falciforme*. (a. **drépanocytaire**)

**drépanocytose** f. (*angl.* ***sickle cell anemia***). Anomalie héréditaire du sang, caractérisée par la présence d'une hémoglobine anormale (hémoglobine S) et par un aspect en faucille des globules rouges. Propre à la race noire, elle peut être cliniquement inapparente (forme hétérozygote) ou peut provoquer une *anémie hémolytique* très grave (forme homozygote). Syn. : *sicklémie* (influence de l'anglais).

**drip feeding** m. (*angl.*). Procédé d'alimentation par injection lente d'une solution dans l'estomac au moyen d'une sonde.

**drip transfusion** f. (*angl.*). Transfusion sanguine effectuée très lentement, goutte à goutte.

**drogue** f. (*angl.* ***drug***). 1) Primitivement, toute matière première, de nature organique ou inorganique, utilisée dans la préparation des médicaments. 2) Par extension abusive, sous l'influence de l'anglais, synonyme de *médicament*. 3) Actuellement, surtout dans le langage courant, synonyme de *stupéfiant*. (a. **drogué, ée**)

**droiterie** f. Syn. de *dextralité*. Ant. : *gaucherie*.

**droitier**, **ière** a. et n. *(angl.* ***right-handed****)*. Celui qui se sert plus facilement de la main droite que de la main gauche, qui présente une plus grande facilité de mouvement au niveau du bras, du pied et de l'œil droits. V. *dextralité*. Ant. : *gaucher*.

**DS**. Abrév. de *détroit supérieur* (du bassin).

**DT**. V. *vaccin DT*.

**DTC**. V. *vaccin DTC*.

**DT TAB**. V. *vaccin TABDT*

**Dubin-Johnson** (**syndrome de**) *(angl.* ***Dubin-Johnson syndrome****)*. Syndrome familial rare, transmis selon le mode autosomique récessif, dû à des troubles de l'excrétion biliaire de la bilirubine conjuguée de nature enzymatique, avec ictère d'intensité variable et bilirubinurie. Les tests hépatiques sont normaux. Le pronostic est excellent. (*Dubin* Isidore Nathan, pathologiste américain, 1913-1981 ; *Johnson* Frank B., pathologiste américain, né en 1919.)

**Dubreuilh** (**mélanose de**) *(angl.* ***circumscribed precancerous melanomia of Dubreuilh, lentigomaligna melanoma****)*. Tache pigmentaire plane ou légèrement infiltrée et mamelonée du sujet âgé, siégeant le plus souvent au visage. Elle peut dégénérer en cancer (*nævocarcinome*). (*Dubreuilh* William Auguste, dermatologue français, 1894-1970.)

**Duchenne** (**myopathie pseudo-hypertrophique de**) *(angl.* ***Duchenne's muscular dystrophy****)*. Forme de *myopathie progressive* qui atteint successivement les membres inférieurs, puis les membres supérieurs et la musculature du tronc, transmise sur le mode récessif lié au chromosome X (observée uniquement chez les garçons). Elle débute par des anomalies de la statique et de la marche et s'accompagne d'une pseudo-hypertrophie musculaire caractéristique, précocément décelable aux mollets (tissu musculaire remplacé par un abondant tissu adipeux). L'affection évolue en quelques années vers les rétractions musculaires et l'état grabataire ; les complications cardio-respiratoires sont fréquentes. V. *dystrophinopathie*. Syn. : *paralysie pseudo-hypertrophique type Duchenne*. (*Duchenne* [de Boulogne] Guillaume B. A., neurologue français, 1806-1875.)

**Ducrey** (**bacille de**). Syn. de *Haemophilus ducreyi*.

**duction** f. *(angl.* ***duction****)*. Tout mouvement d'un seul œil. Selon la direction, on distingue l'*abduction*, l'*adduction*, la *supraduction*, l'*infraduction* et la *cycloduction*.

**Duhring-Brocq** (**maladie de**). Syn. de *dermatite herpétiforme*. (*Duhring* Louis Adolphus, dermatologue américain, 1845-1913 ; *Brocq* Jean, médecin français, 1856-1928.)

**Duke** (**épreuve de**). V. *temps de saignement*.

**dumping syndrome** *(angl.* ***dumping syndrome****)*. Ensemble de troubles digestifs et de troubles circulatoires (sensation d'oppression, nausées, sueurs, palpitations, vertiges, maux de tête, etc.) observés après le repas chez les gastrectomisés dont l'estomac restant a été abouché au jéjunum et attribués à l'arrivée soudaine des aliments dans le jéjunum. Syn. : *syndrome de chasse* (ou *de décharge*).

**Dunn** (**incidence de**) *(angl.* ***Dunn's view****)*. En radiologie, incidence destinée à mettre en évidence l'angle de torsion en avant du col fémoral.

**duodénal**, **ale**, **aux** a. *(angl.* ***duodenal****)*. Qui se rapporte au duodénum.

**duodénectomie** f. *(angl.* ***duodenectomy****)*. Résection partielle ou totale du duodénum.

**duodénite** f. *(angl.* ***duodenitis****)*. Inflammation du duodénum.

**duodénotomie** f. *(angl.* ***duodenotomy****)*. Incision du duodénum.

**duodénum** m. *(angl.* ***duodenum****)*. Partie initiale, fixe, de l'intestin grêle, qui fait suite au pylore. Le duodénum comprend quatre segments qui décrivent autour de la tête du pancréas un anneau incomplet ou *cadre duodénal :* la première portion, horizontale, est unie à la deuxième portion, verticale, par le *genu superius*, la troisième portion, horizontale, est unie à la deuxième par le *genu inferius* et se continue par la quatrième portion, ascendante. La deuxième portion reçoit le cholédoque et les deux canaux pancréatiques. Ling. : Du latin *duodeni*, douze, parce que sa longueur était estimée à douze travers de doigt. (a. **duodénal**, **ale**, **aux**)

**duplication** f. *(angl.* ***duplication****)*. Malformation d'un organe qui est présent en double ou qui est divisé en deux parties égales. Ex. : duplication intestinale.

**duplication chromosomique** *(angl.* ***chromosome duplication****)*. Aberration chromosomique caractérisée par la présence d'une paire ou d'un segment de chromosomes supplémentaires.

**duplicité** f. *(angl.* ***duplicitas****)*. État d'un organe atteint de duplication. Ex. : duplicité urétérale (présence d'un double uretère pour un seul rein, avec abouchement dans la vessie par deux orifices distincts).

**Dupuytren** (**maladie de**) *(angl.* ***Dupuytren's contracture****)*. Maladie d'étiologie inconnue, caractérisée par une sclérose avec rétraction de l'aponévrose palmaire, débutant par des nodules palmaires et entraînant une flexion progressive d'un ou de plusieurs doigts (en particulier 4^e^ et 5^e^). Elle affecte souvent les deux mains. (*Dupuytren* Guillaume, chirurgien et anatomopathologiste français, 1777-1835.)

**dural, ale, aux** a. *(angl.* ***dural****).* Qui se rapporte à la dure-mère.

**dure-mère** f. *(angl.* ***dura mater****).* Membrane fibreuse, épaisse, résistante, constituant la méninge externe. Sa surface externe est hérissée de villosités et adhère à l'os au niveau du crâne, mais en reste séparée au niveau du rachis formant ainsi l'*espace épidural*. Au niveau du crâne (*dure-mère crânienne*), la face interne de la dure-mère émet des prolongements qui séparent les unes des autres les différentes parties de l'encéphale (tente du cervelet, faux du cervelet, faux du cerveau, tente de l'hypophyse, loge de l'hypophyse en tapissant la selle turcique). Dans l'épaisseur de la dure-mère cheminent d'importantes veines formant de véritables lacs sanguins appelés *sinus veineux*. La dure-mère crânienne se continue au niveau du trou occipital par la *dure-mère spinale* (ou *rachidienne*), qui se prolonge jusqu'à la deuxième vertèbre sacrée où elle se termine en cul-de-sac. V *ponction lombaire*. (a. **dural**, **ale**, **aux** ; **dure-mérien**, **ienne**)

**durillon** m. *(angl.* ***callus, corn****).* Épaississement de forme arrondie, légèrement bombé, de la couche cornée de l'épiderme, se développant sur la peau des mains ou des pieds aux endroits soumis à des pressions fortes et répétées.

**DV**. Abrév. de *décubitus ventral*. V. *décubitus*.

**dyade** f. *(angl.* ***dyad****).* Ensemble de deux chromosomes accolés au moment de la première mitose de maturation, l'un d'origine paternelle, l'autre d'origine maternelle. Leur séparation est à la base de la disjonction des caractères héréditaires.

**dydrogestérone** f. *(angl.* ***dydrogesterone****).* Progestatif n'inhibant pas l'ovulation et n'influençant pas la courbe thermique, dépourvu d'action androgène et œstrogène. Active par voie buccale, la dydrogestérone est utilisée dans l'aménorrhée primitive, dans certaines ménorragies et métrorragies, et pour prévenir l'avortement.

**dye-test**. V. *Sabin-Feldman (dye-test de)*.

**dyn** Symbole de la *dyne*.

**dynamogène** a. *(angl.* ***dynamogenic****).* Qui donne de la force, qui stimule la production d'énergie, qui augmente l'excitabilité d'un organe.

**dynamométrie** f. *(angl.* ***dynamometry****).* Mesure de la force musculaire au moyen du *dynamomètre*.

**dyne** f. *(angl.* ***dyne****).* Unité de force du système CGS ; c'est la force qui, appliquée à un corps ayant une masse de 1 gramme, lui communique une accélération de 1 centimètre par seconde. Symbole : dyn. Dans le Système international d'unités (SI), l'unité de force est le *newton* (N).

**dys-** Préfixe d'origine grecque signifiant *mal* et exprimant l'idée de difficulté, d'imperfection, de perturbation, de privation. Ant. : *eu-*.

**dysacousie** f. *(angl.* ***dysacusis****).* Difficulté à entendre.

**dysarthrie** f. *(angl.* ***dysarthria****).* Difficulté de la parole due à des troubles moteurs des organes de la phonation : langue, lèvre, voile du palais, etc., lors d'atteintes bulbaires, cérébelleuses. (a. **dysarthrique**)

**dysarthrose** f. *(angl.* ***dysarthrosis****).* Difformité congénitale ou acquise d'une articulation.

**dysbasie** f. *(angl.* ***dysbasia****).* Trouble de la marche qui peut être précipitée (*tachybasie*) ou à petits pas (*brachybasie*). (a. **dysbasique**)

**dyschromatopsie** f. *(angl.* ***dyschromatopsia****).* Anomalie de la perception des couleurs. Elle peut être acquise ou congénitale. Le daltonisme est une dyschromatopsie. V. *deutéranope*, *dichromatisme*. (a. **dyschromatope**)

**dyschromie** f. *(angl.* ***dyschromia****).* Toute anomalie de la pigmentation de la peau.

**dyscinésie** f. Dyskinésie.

**dyscrasie** f. *(angl.* ***dyscrasia****).* Toute perturbation de la crase sanguine.

**dysectasie du col de la vessie** *(angl.* ***bladder dysectasia****).* Difficulté d'ouverture du col vésical avec difficulté à la miction et souvent rétention d'urine. Elle est due à une lésion organique du col ou à des troubles nerveux.

**dysembryome** m. *(angl.* ***dysembryoma****).* Tumeur composée de vestiges embryonnaires inclus dans certains tissus. V. *tératome*.

**dysendocrinie** (ou **dysendocrinose**) f. *(angl. dysendocrinia).* Toute perturbation fonctionnelle des glandes endocrines. (a. **dysendocrinien**, **ienne**)

**dysenterie** f. *(angl.* ***dysentery****).* Infection intestinale (surtout du gros intestin) se manifestant par des douleurs abdominales, des ténesmes et une diarrhée grave avec présence de sang, de pus et de mucus. Elle peut être causée par plusieurs espèces de bacilles dysentériques (*Shigella*) : *dysenterie bacillaire*, ou par des amibes : *dysenterie* *amibienne*. On parle de *syndrome dysentérique* lorsque les mêmes manifestations sont dues à d'autres causes (vers parasites, infections bactériennes diverses). (a. **dysentérique**)

**dysentériforme** a. *(angl.* ***dysenteriform****)*. Qui ressemble à la dysenterie, qui en a les caractères.

**dysesthésie** f. *(angl.* ***dysesthesia****)*. 1) Tout trouble de la sensibilité, notamment de la sensibilité tactile. 2) Syn. de *paresthésie*.

**dysfibrinogénémie acquise** *(angl.* ***acquired dysfibrinogenemia****)*. Anomalie qualitative du fibrinogène pouvant se rencontrer au cours des affections hépatiques sévères (hépatite grave, cirrhoses, hépatomes). Sur le plan clinique, on observe un allongement du temps de thrombine sans signes de défibrination.

**dysfibrinogénémie congénitale** *(angl.* ***congenital dysfibrinogenemia****)*. Anomalie qualitative de comportement de la molécule de fibrinogène décelée par l'étude systématique de l'hémostase. Elle est transmise selon le mode autosomique dominant. Dans plus de la moitié des cas, il n'existe aucune manifestation clinique et l'anomalie est une découverte d'examen de laboratoire. Dans d'autres cas, on observe une tendance aux saignements ou au contraire aux thromboses. Il existe deux grands groupes de dysfibrinogénémie congénitale : a) avec anomalie de la libération des fibrinopeptides ; b) avec anomalie de la polymérisation des monomères de fibrine.

**dysfonctionnement** m. (ou **dysfonction** f.) *(angl.* ***dysfunction****)*. Toute perturbation dans le fonctionnement d'un organe.

**dysgammaglobulinémie** f. *(angl.* ***dysgammaglobulinemia****)*. Tout déficit dissocié en immunoglobulines.

**dysgénésie gonadique** *(angl.* ***gonadal dysgenesis****)*. Toute anomalie de la différenciation sexuelle accompagnée d'une malformation congénitale des gonades. V. *hermaphroditisme*, *pseudo-hermaphrodite*.

**dysglobulinémie** f. Syn. de *gammapathie*.

**dysgravidie** f. *(angl.* ***eclamptic toxemia****)*. Syndrome vasculo-rénal spécifique de la grossesse, survenant au dernier trimestre de celle-ci, le plus souvent chez la primigeste, et qui associe, d'une manière variable, une hypertension, une protéinurie et des œdèmes. Le plus souvent réversible, elle peut récidiver aux grossesses suivantes ou constituer la modalité du début d'une hypertension permanente. Elle peut évoluer vers sa complication majeure, l'*éclampsie*, susceptible de mettre en danger la vie de la mère et celle de l'enfant qui est fréquemment de petit poids, mais qui résiste mieux que les enfants d'âge égal à la naissance prématurée. L'origine précise de la dysgravidie est encore inconnue, mais les phénomènes biologiques qui s'associent à elle semblent apparaître dès le début de la gestation. Syn. : *gestose*, *toxémie* (ou *toxicose*) *gravidique tardive*.

**dysgueusie** f. *(angl.* ***dysgeusia****)*. Perception altérée, constante, de la saveur des aliments.

**dyshidrose** (ou **dysidrose**) f. *(angl.* ***dyshidrosis****)*. Éruption de vésicules sur les mains et les pieds dont l'origine peut être parasitaire, médicamenteuse ou allergique. Elle est à rapprocher de l'*eczéma*.

**dysinsulinisme** m. *(angl.* ***dysinsulinism****)*. Perturbation de la fonction des îlots de Langerhans, entraînant une sécrétion exagérée ou insuffisante d'insuline.

**dyskératome verruqueux**. Syn. de *dyskératose folliculaire isolée*.

**dyskératose folliculaire isolée** *(angl.* ***isolated dyskeratosis follicularis*****,** ***warty dyskeratoma****)*. Petit kyste de la peau formé par invagination de l'épiderme dans un follicule pileux. Il siège le plus souvent au cuir chevelu, à la face ou au cou. Syn. : *dyskératome verruqueux*.

**dyskinésie** (ou **dyscinésie**) f. *(angl.* ***dyskinesia****)*. Toute perturbation des mouvements ou de la motilité d'un organe, quelle qu'en soit la cause : incoordination, spasmes, parésie, etc. Ex. : dyskinésie biliaire. Ling. : Le terme *dyskinésie* est plus usité. (a. **dyskinétique**)

**dyslalie** f. *(angl.* ***dyslalia****)*. Difficulté de la prononciation des mots due à une atteinte organique (lésion, malformation) ou à un trouble fonctionnel des organes de la phonation : langue, lèvres, voile du palais, dents, larynx.

**dyslexie** f. *(angl.* ***dyslexia****)*. Perturbation de la capacité de lire, se traduisant par des erreurs, des omissions, des inversions de lettres, de syllabes ou de chiffres, observée chez l'enfant en âge d'apprendre à lire, qui ne présente, par ailleurs, aucun trouble susceptible d'expliquer cette perturbation (vision, audition, capacités intellectuelles normales).

**dyslexique** *(angl.* ***dyslexic****)*. 1) a. Qui se rapporte à la dyslexie. 2) a. et n. Qui est atteint de dyslexie.

**dyslipémie** (ou **dyslipidémie**) f. *(angl.* ***dyslipemia****)*. Anomalie quantitative ou qualitative des lipides du sérum.

D

**dysménorrhée** f. *(angl. **dysmenorrhea**)*. Menstruation pénible et douloureuse. (a. **dysménorrhéique**)

**dysmétrie** f. *(angl. **dysmetria**)*. Trouble de l'amplitude des mouvements, visible surtout lors des actes commandés exécutés rapidement (épreuves doigt-nez et talon-genou). Ce trouble est rencontré dans les lésions des voies et des centres cérébelleux. V. *hypermétrie*. (a. **dysmétrique**)

**dysmnésie** f. *(angl. **dysmnesia**)*. Altération de la mémoire. (a. **dysmnésique**)

**dysmorphie** f. *(angl. **dysmorphism**)*. Toute anomalie congénitale d'ordre morphologique.

**dysmyélopoïèse** f. Syn. de *myélodysplasie* (2).

**dysocclusion** f. Syn. de *malocclusion*.

**dysorique** a. V. *nodule dysorique*.

**dyspareunie** f. *(angl. **dyspareunia**)*. Douleur ressentie par la femme lors d'un rapport sexuel, sans qu'il se produise une contracture du vagin.

**dyspepsie** f. *(angl. **dyspepsia**)*. Trouble de la digestion; digestion difficile et douloureuse, quelle qu'en soit la cause. (a. **dyspepsique** ou **dyspeptique**)

**dysphagia lusoria** *(angl. **dysphagia lusoria**)*. Difficulté à la déglutition dont la cause peut être une anomalie fréquente de l'artère sous-clavière droite qui naît à gauche, et passe derrière l'œsophage pour gagner le côté droit *(arteria lusoria)*.

**dysphagie** f. *(angl. **dysphagia**)*. Difficulté d'avaler et, par extension, toute anomalie du passage des aliments jusqu'au cardia.

**dysphasie** f. *(angl. **dysphasia**)*. Trouble du langage consistant en une mauvaise coordination des mots, lié à une lésion cérébrale.

**dysphonie** f. *(angl. **dysphonia**)*. Toute difficulté de la phonation, par lésion des centres nerveux (*dysarthrie*) ou des organes de la phonation (*dyslalie*).

**dysphorie** f. *(angl. **dysphoria**)*. État de malaise, d'agitation anxieuse.

**dysplasie** f. *(angl. **dysplasia**)*. Toute anomalie au cours du développement d'un tissu ou d'un organe. (a. **dysplasique**)

**dysplasie enchondrale**. Syn. de *chrondrodysplasie*.

**dysplasie fibreuse des os** *(angl. **fibrous dysplasia of bone**)*. Maladie de l'enfant caractérisée par l'envahissement d'un ou de plusieurs os par du tissu fibreux, se produisant par des douleurs osseuses et des fractures spontanées. Syn. : *maladie de Jaffe-Lichtenstein*.

**dysplasie fibreuse polyostotique**. Syn. de *syndrome d'Albright*. V. *Albright (syndrome d')*.

**dysplasie fibro-musculaire (artérielle)**. Syn. de *fibrodysplasie (artérielle)*. Abrév. : DFM.

**dysplasie osseuse**. Syn. d'*ostéodysplasie*.

**dyspnée** f. *(angl. **dyspnea**)*. Difficulté à respirer accompagnée d'une sensation d'oppression et de gêne. V. *apnée*, *orthopnée*, *polypnée*.

**dyspnée de décubitus**. Syn. d'*orthopnée*.

**dyspnéique** *(angl. **dyspneic**)*. 1) a. Qui se rapporte à la dyspnée. 2) a. et n. Qui souffre de dyspnée.

**dyspraxie** f. *(angl. **dyspraxia**)*. 1) Difficulté à exécuter des mouvements volontaires coordonnés, sans rapport avec une parésie ou avec l'ataxie. 2) Chez l'enfant, trouble évolutif se traduisant par des difficultés importantes lors des activités constructives (maladresse, incoordination des mouvements), associé à un retard du développement psychique et affectif.

**dysprotéinémie** (ou **dysprotidémie**) f. *(angl. **dysproteinemia**)*. Modification pathologique quantitative et qualitative des protéines plasmatiques.

**dysspermatisme** m. (ou **dysspermie** f.) *(angl. **dysspermia**)*. Difficulté de l'éjaculation.

**dyssymétrie** f. *(angl. **dyssymmetry**)*. Absence de symétrie par rapport à un point, à un axe ou à un plan.

**dyssynergie recto-anale** *(angl. **anorectal dyssynergia**)*. Difficulté de l'évacuation des selles caractérisée par une absence de relâchement du sphincter anal externe et du muscle pubo-rectal lors des efforts de défécation. Syn. : *anisme*.

**dysthymie** f. *(angl. **dysthymia**)*. Toute altération pathologique de l'humeur : excitation maniaque, dépression, indifférence affective, anxiété. (a. **dysthymique**)

**dysthyroïdie** f. (ou **dysthyroïdisme** m.) *(angl. **dysthyroidism**)*. Tout trouble de la fonction thyroïdienne.

**dystocie** f. *(angl. **dystocia**)*. Accouchement difficile quelle qu'en soit la cause. Ant. : *eutocie*. (a. **dystocique**)

**dystonie** f. *(angl. **dystonia**)*. Perturbation du tonus musculaire, de la tonicité d'un organe, ou de l'équilibre neurovégétatif (avec prédominance du système sympathique ou parasympathique). (a. **dystonique**)

**dystopie** f. *(angl. **dystopia**)*. Situation anormale d'un organe.

**dystrophie** f. *(angl. **dystrophy**)*. 1) Modification pathologique de la forme et du fonctionnement d'un organe à la suite d'une nutrition déficiente. 2) Anomalie de développement ou dégénérescence. (a. **dystrophique**)

**dystrophinopathie** f. *(angl.* ***dystrophinopathy****)*. Nom d'ensemble des dystrophies musculaires (*myopathies*) liées à une anomalie de la *dystrophine* - protéine dont le gène est situé sur le bras court du chromosome X; la transmission de la maladie se fait selon le mode récessif lié à l'X. La forme type de dystrophinopathie est la *myopathie pseudo-hypertrophique de Duchenne* (V. *Duchenne [myopathie pseudo-hypertrophique de]*) et les variantes : *myopathie de Becker* et *myopathie d'Emery-Dreifuss* (V. ces termes).

**dysurie** f. *(angl.* ***dysuria****)*. Miction difficile ou douloureuse, généralement en rapport avec une affection du segment inférieur des voies urinaires : cystite, urétrite, rétrécissement urétral, hypertrophie de la prostate. (a. **dysurique**)

# E

**Eaton (agent d')**. V. *Mycoplasma pneumoniae*.

**eau** f. *(angl.* ***water****)*. Liquide incolore, inodore, qui se solidifie à 0 °C (glace) et bout à 100 °C (vapeur d'eau), composé d'hydrogène et d'oxygène ($H_20$). L'eau est très répandue dans la nature et est indispensable à la vie ; elle constitue environ 80 % des tissus animaux et végétaux. Dans l'organisme, elle prend part à divers processus métaboliques, sert au transport des éléments nutritifs. Elle joue un rôle essentiel dans les phénomènes de régulation thermique. V. *hydr-*. (a. **aqueux**, **euse**)

**eau-forte** f. *(angl.* ***aqua fortis****)*. Nom courant de l'*acide nitrique*.

**eau oxygénée** *(angl.* ***hydrogen peroxide****)*. Liquide sirupeux incolore (formule : $H_20_2$) qui dégage de l'oxygène ; en solution aqueuse, on l'utilise pour le lavage des plaies.

**ébauche** f. *(angl.* ***primordium, anlage, rudiment****)*. 1) Commencement, première manifestation. 2) Partie de l'embryon dont les éléments cellulaires donneront naissance à un organe ou à une partie anatomique.

**Eberth** (**bacille d'**). Syn. désuet de *Salmonella typhi*.

**Ebola**. V. *maladie à virus Ebola*.

**ébriété** f. *(angl.* ***drunkenness****)*. État d'ivresse.

**éburnation** f. *(angl.* ***eburnation****)*. Augmentation pathologique de la densité et de la dureté du tissu osseux qui devient aussi compact que l'ivoire. V. *marmorisation*.

**éburné**, **ée** a. *(angl.* ***eburneous****)*. Qui a pris l'apparence de l'ivoire.

**EBV**. Abrév. de *virus d'Epstein-Barr*. V. *herpèsvirus humain 4*.

**Ec**. Abrév. d'*érythrocyte*.

**écaille de l'occipital** *(angl.* ***occipital squama****)*. Portion de l'os occipital située en arrière et au-dessus du trou occipital, constituant la partie postérieure du crâne.

**écaille du temporal** *(angl.* ***temporal squama****)*. Portion de l'os temporal située au-dessus et en dehors du rocher et au-dessus de l'os tympanal (région des tempes). Sa partie postérieure entre dans la constitution de la mastoïde.

**écarteur** m. *(angl.* ***retractor****)*. Instrument servant à écarter les lèvres d'une plaie ou d'une incision chirurgicale, les parois d'une cavité naturelle, les côtes, etc. Il peut être simple, muni d'un manche, à crémaillère, à deux ou trois valves.

**ecchondrome** m. *(angl.* ***ecchondroma****)*. 1) Tumeur cartilagineuse à la surface d'un os. 2) Syn. d'*ostéochondrome*.

**ecchondrose** f. *(angl.* ***ecchondrosis****)*. État caractérisé par le développement d'ecchondromes multiples.

**ecchymose** f. *(angl.* ***ecchymosis****)*. Tache noirâtre ou bleutée due à une infiltration diffuse de sang dans le tissu sous-cutané. Elle survient le plus souvent après un traumatisme, mais peut aussi apparaître spontanément chez un sujet présentant une fragilité capillaire ou une coagulopathie. Après un temps variable, l'ecchymose s'efface en passant par plusieurs nuances : violacée, brunâtre, verdâtre et jaunâtre. Nom populaire : *bleu*. V. *pétéchie*. (a. **ecchymotique**)

**ECG**. Abrév. d'*électrocardiogramme* ou d'*électrocardiographie*.

**échancrure** f. Syn. d'*incisure*.

**échauffement** m. Syn. populaire de *blennorragie*.

**échinococcose** f. *(angl.* ***echinococcosis****)*. Affection due au développement dans les viscères, notamment dans le foie et les poumons, de larves de *Taenia echinococcus*, sous forme de tumeur vermineuse (*kyste hydatique*). Le ver adulte vit surtout dans l'intestin du chien.

**échinocoque** m. *(angl.* ***echinococcus****)*. Forme larvaire des vers parasites du genre *Echinococcus*, appartenant à la famille des ténias.

**écho** m. *(angl.* ***echo****)*. En rythmologie cardiaque, retour d'une impulsion à l'endroit d'où elle est partie, d'où elle a pris naissance : *écho auriculaire*, *écho ventriculaire*. Le chemin parcouru pour le retour peut se situer dans la chambre d'origine, ou dans une autre région du cœur [25].

**échoacousie** f. *(angl.* ***echoacousia****)*. Impression qu'un son unique est perçu deux fois, comme deux sons successifs, par l'une ou par les deux oreilles.

**échocardiographie** m. *(angl.* ***echocardiography, ultrasonic cardiography****)*. Étude des structures cardiaques par réflexion de faisceaux d'ultrasons selon le principe du sonar. Couplé à l'échographie, le Doppler pulsé (effet Doppler avec émission intermittente) évalue les flux intracardiaques. L'échocardiographie permet encore l'étude des vaisseaux de la base du crâne et de l'origine des artères coronaires, des cardiopathies congénitales, des épanchements péricardiques et des tumeurs cardiaques. Cette technique non effractive, atraumatique, aisément renouvelable, est d'utilisation très large en clinique. Elle est en constante évolution (analyses informatisées, représentations tridimensionnelles, etc.). V. aussi *échodiagnostic*.

**échodiagnostic** m. *(angl.* ***echodiagnosis****)*. Utilisation de l'*échographie* (V. ce terme) comme moyen de diagnostic en ophtalmologie (localisation de corps étrangers intraoculaires, repérage d'un décollement de la rétine), en neurologie et neurochirurgie (V. *échoencéphalographie*), en chirurgie générale et vasculaire (anévrysmes de l'aorte abdominale, occlusions artérielles périphériques, thromboses des veines profondes, tumeurs abdominales), en obstétrique (localisation de la position du placenta, enregistrement des mouvements du fœtus ou des modifications survenant au niveau du cordon ombilical et du placenta, etc.), en cardiologie (diagnostic d'un épanchement péricardique ou de malformations valvulaires), en traumatologie (épanchements intracrâniens).

**échoencéphalographie** f. *(angl.* ***echoencephalography****)*. Technique d'exploration cérébrale en vue du dépistage de tumeurs, hématomes, abcès, etc., intracrâniens, au moyen des ultrasons. L'appareil utilisé est un *échoencéphalographe* et le tracé enregistré *un échoencéphalogramme*.

**écho-endoscopie digestive** *(angl.* ***gastroenterological endoscopic ultrasonography****)*. Exploration du tube digestif à tous les niveaux (œsophage, estomac, duodénum, gros intestin, rectum), combinant l'endoscopie et l'échographie (technique introduite en 1980). Elle permet notamment de préciser le stade évolutif des lésions cancéreuses identifiées par endoscopie, ainsi que leur extension aux tissus voisins. L'écho-endoscopie est également indiquée pour l'évaluation de diverses affections bilio-pancréatiques (lithiase, pancréatite, tumeurs).

**échogène** a. *(angl.* ***echogenic****)*. En échographie ou en ultrasonographie, se dit d'une structure qui engendre des échos. V. *anéchogène*, *hyperéchogène*, *hypoéchogène*.

**échographie** f. *(angl.* ***echography****)*. Enregistrement des échos produits par les ultrasons lors de leur passage à travers divers milieux et structures de l'organisme, employé comme moyen de diagnostic (V. *échodiagnostic*). Cet enregistrement est fait après la transformation des échos en signaux électriques ou en signes lumineux (au moyen d'un *sonographe* ; l'examen obtenu est une *ultrasonographie*). (a. **échographique**)

**échographiste** m. Technicien spécialisé en échographie.

**écholalie** f. *(angl.* ***echolalia****)*. Répétition automatique, en écho, de paroles ou de sons entendus. Syn. : *échophrasie*.

**échomimie** f. *(angl.* ***echomimia****)*. Imitation automatique des gestes d'un interlocuteur, observée dans certains états démentiels et confusionnels.

**échophrasie** f. Syn. de *écholalie*.

**échotomographie** f. *(angl.* ***echotomography****)*. Enregistrement et étude des échos de différents milieux ou structures organiques provoqués par l'application d'ultrasons selon les principes de la *tomographie*. Ce procédé est notamment utilisé pour surveiller l'évolution d'une grossesse. Abrév. : ET.

**echovirus** m. *(angl.* ***echovirus****)*. Virus à acide ribonucléique et symétrie cubique du genre *Enterovirus*, dont on connaît une trentaine de sérotypes. Les échovirus sont responsables d'infections fébriles, de méningites lymphocytaires, d'exanthèmes, d'infections respiratoires. Abrév. : echo (de l'anglais ***e****nteric* ***c****ytopathic* ***h****uman* ***o****rphan.)* Ling. : On écrit aussi ECHO.

**éclampsie** f. *(angl.* ***eclampsia****)*. Accident aigu paroxystique de la *toxémie gravidique*, se produisant pendant les trois derniers mois de la grossesse et pendant ou après l'accouchement. Il consiste en accès répétés de convulsions suivies d'un état comateux. Il est précédé du cortège de symptômes constituant l'*éclampsisme* : augmentation de l'albuminurie, hypertension artérielle, œdèmes, oligurie, vertiges, bourdonnements d'oreilles, céphalées tenaces, fatigue, somnolence, vomissements. V. *prééclampsie*, *dysgravidie*. (a. **éclamptique**)

**éclissage** m. *(angl.* ***splinting****)*. Fixation de fragments osseux par des plaques vissées (éclisses).

**éclisse** f. Syn. d'*attelle* (2).

**ECoG**. Abrév. d'*électrocorticographie* ou d'*électrocorticogramme*.

**écologie** f. *(angl.* ***ecology****)*. Étude des milieux où vivent et se reproduisent les êtres vivants, des rapports de ces êtres avec le milieu ambiant et de leurs influences réciproques. Le spécialiste en écologie est l'*écologue* (ou *écologiste*). (a. **écologique**)

**écorce cérébelleuse**. Syn. de *cortex cérébelleux*.

**écorce cérébrale**. Syn. de *cortex cérébral*.

**écouvillonnage** m. *(angl.* ***ecouvillonage, scrubbing****)*. Nettoyage d'une cavité naturelle, en particulier de la cavité utérine, au moyen d'un *écouvillon* (brosse cylindrique montée à l'extrémité d'une tige souple).

**écriture Braille**. V. *braille*.

E

**ECT**. V. *électrochoc*.

**ectasie** f. *(angl.* ***ectasia****)*. Dilatation d'un vaisseau ou d'un organe creux. Ling. : On emploie aussi le suffixe *-ectasie*. Ex. : télangiectasie.

**ecthyma** m. *(angl.* ***ecthyma****)*. Infection cutanée due au streptocoque, caractérisée par des pustules agglomérées, qui deviennent rapidement ulcéreuses, longues à guérir et laissant toujours une cicatrice. On l'observe surtout aux jambes chez des sujets affaiblis.

**ectoblaste** m. Syn. d'*ectoderme*.

**ectoderme** m. *(angl.* ***ectoderm****)*. Feuillet externe de l'embryon (au stade de blastoderme) dont dérivent le système nerveux et les organes des sens, d'une part, et l'épiderme avec ses annexes (phanères et glandes), d'autre part. Syn. : *ectoblaste*. (a. **ectodermique**)

**ectodermose pluriorificielle de Fiessinger-Rendu**. Syn. de *syndrome de Stevens-Johnson*. V. *Stevens-Johnson (syndrome de)*.

**ectomère** m. *(angl.* ***ectomere****)*. Chacun des blastomères qui concourent à la formation de l'ectoderme.

**-ectomie** Suffixe d'origine grecque indiquant une ablation.

**ectopie** f. *(angl.* ***ectopia****)*. Situation anormale d'un organe ou d'un tissu, en général d'origine congénitale. (a. **ectopique**)

**ectopie pupillaire**. Syn. de *corectopie*.

**ectoplasme** m. *(angl.* ***ectoplasm****)*. Partie superficielle du cytoplasme, de structure légèrement différente de celle des couches profondes, et limitée extérieurement par la membrane plasmatique. (a. **ectoplasmique**)

**ectrodactylie** f. *(angl.* ***ectrodactyly****)*. Absence congénitale d'un ou de plusieurs doigts ou orteils.

**ectromèle** m. *(angl.* ***ectromelus****)*. Monstre caractérisé par l'arrêt de développement d'un ou de plusieurs membres (malformation appelée *ectromélie*). (a. **ectromèle**)

**ectropion** m. *(angl.* ***ectropion****)*. 1) Renversement en dehors du bord d'une paupière (le plus souvent la paupière inférieure) mettant à découvert la conjonctive. Ant. : *entropion*. 2) Éversion de la muqueuse du col utérin.

**ectropodie** f. *(angl.* ***ectropodia****)*. Absence congénitale, partielle ou totale, d'un ou des deux pieds. V. *apodie*.

**eczéma** m. *(angl.* ***eczema****)*. Affection cutanée très fréquente caractérisée par des plaques rouges très prurigineuses, couvertes de petites vésicules qui se rompent, suintent et forment des croûtes et des squames. Elle est le plus souvent due à une cause externe (manifestation allergique au contact avec diverses substances). (a. **eczémateux, euse**; **eczématique**)

**eczéma atopique** (ou **constitutionnel**) *(angl.* ***atopic dermatitis****)*. Dermatose du nourrisson évoluant par poussées successives sur un terrain constitutionnel d'*atopie* (v. ce terme). Les lésions érythémato-vésiculeuses, suintantes et très prurigineuses, siègent surtout aux plis cutanés (coudes, creux poplité, nuque) et aux joues. Dans la majorité des cas, elles disparaissent avant l'âge de 3 ans. Dans les formes persistantes chez l'adulte, les lésions subissent une lichenification sous forme de placards épaissis, blanchâtres. V. *névrodermite*. Syn. : *dermatite atopique*.

**eczématiforme** a. *(angl.* ***eczematiform****)*. Qui ressemble à l'eczéma. Ex. : dermatite eczématiforme.

**Eden-Hybbinette (opération d')** *(angl.* ***Eden-Hybbinette's operation****)*. Technique chirurgicale pour la correction d'une luxation récidivante de l'épaule, par greffe articulaire préglénoïdienne. (*Eden* Rudolf, chirurgien allemand contemporain; *Hybbinette* S., chirurgien suédois contemporain.)

**édenté, ée** a. et n. *(angl.* ***edentulous, edentate****)*. Qui est dépourvu de dents ou qui a perdu ses dents.

**édétique** a. V. *acide édétique*.

**EDTA**. Abrév. d'*acide édétique*.

**édulcorant, ante** a. *(angl.* ***edulcorant, sweetening****)*. Qui donne une saveur douce à un médicament, une potion, un produit alimentaire. Le sucre, le sirop, le miel, sont des édulcorants naturels. Un des principaux édulcorants artificiels employés est la saccharine. (nom : un **édulcorant**)

**EEG**. Abrév. d'*électroencéphalogramme* ou d'*électroencéphalographie*.

**effecteur** *(angl.* ***effector****)*. 1) a. Se dit d'un organe qui exerce une action ou une activité en réponse à une stimulation nerveuse. 2) m. Terminaison nerveuse qui transmet un influx nerveux provoquant une contraction musculaire ou une sécrétion glandulaire.

**efférent, ente** a. *(angl.* ***efferent****)*. Qui emmène hors d'un organe, ou du centre vers la périphérie (vaisseau, nerf, canal). V. *centrifuge*. Ant. : *afférent*.

**effervescence** f. *(angl.* ***effervescence****)*. Dégagement rapide de petites bulles gazeuses dans un liquide. (a. **effervescent, ente**)

**effervette** f. Comprimé effervescent.

**effet Doppler** *(angl.* ***Doppler effect****)*. Changement de fréquence d'une onde (sonore, lumineuse, ultrasonique, etc.) dû au rapprochement ou à l'éloignement de la source qui la produit. V. *vélocimétrie ultrasonique*. (*Doppler* Christian Johann, physicien et mathématicien autrichien, 1803-1853.)

**effet nocebo**. V. *nocebo*.

**effet placebo**. V. *placebo*.

**effractif, ive** a. *(angl.* ***invasive****)*. Se dit d'un acte médical comportant l'effraction du revêtement cutané ou d'une muqueuse. V. *invasif*.

**effusion** f. *(angl.* ***effusion****)*. Épanchement d'un liquide hors de l'organe qui le contenait (par ex. du sang hors des vaisseaux lésés).

**égocentrique** a. et n. *(angl.* ***egocentric****)*. Qui se rapporte à l'égocentrisme, qui est caractérisé par l'égocentrisme.

**égocentrisme** m. *(angl.* ***egocentrism****)*. Tendance à concentrer sur soi son activité et sa pensée.

**Ehlers-Danlos (syndrome de)** *(angl.* ***Ehlers-Danlos syndrome****)*. Affection congénitale caractérisée par une hyperélasticité de la peau et des articulations avec fragilité des téguments (hématomes, ecchymoses, cicatrices flasques). L'hyperélasticité est susceptible de modifier la statique rachidienne et d'entraîner des déviations de la colonne vertébrale. (*Ehlers* Edvard Lauritz, dermatologue danois, 1863-1937; *Danlos* Henri Alexandre, dermatologue français, 1844-1912.)

**Ehrlich (réaction d')**. Syn. de *diazoréaction*.

**Ehrlich-Heinz (corps de)** *(angl.* ***Ehrlich-Heinz granules****)*. Syn. de *corps de Heinz*. V. *Heinz (corps de)*. (*Ehrlich* Paul, médecin allemand, 1854-1915; *Heinz* Robert, pathologiste allemand, 1865-1924.)

**éjaculateur** a. *(angl.* ***ejaculatory****)*. Qui sert à l'éjaculation. V. *canal éjaculateur*.

**éjaculation** f. *(angl.* ***ejaculation****)*. Acte physiologique réflexe par lequel le sperme, parvenu dans l'urètre, est expulsé hors du pénis lors de l'orgasme. (a. **éjaculatoire**; v. **éjaculer**)

**ejecta** m. pl. Syn. d'*excreta*.

**El**. Abrév. d'*élastance*.

**élaboration** f. *(angl.* ***elaboration****)*. Formation d'un produit de sécrétion par une glande, ou d'un produit d'excrétion (urine, bile, etc.).

**élancement** m. *(angl.* ***twinge****)*. Douleur vive aiguë.

**élastance** f. *(angl.* ***elastance****)*. Rapport de la variation de la pression d'un fluide à la variation correspondante du réservoir élastique qui le contient. C'est l'inverse de la *compliance*. Abrév. : E.

**élastance pulmonaire** *(angl.* ***pulmonary elastance****)*. Variation de la pression pulmonaire nécessaire pour produire une variation du volume pulmonaire d'une unité. Abrév. : $E_L$.

**élastéidose cutanée nodulaire (de Favre et Racouchot)** *(angl.* ***Favre-Racouchot nodular elastosis****)*. Affection cutanée caractérisée par le développement, après la cinquantaine, de comédons et nodules kystiques siégeant aux tempes, autour des orbites, à la nuque et à la face postérieure du pavillon des oreilles. Syn. : *maladie de Favre et Racouchot*. (*Favre* Maurice Jules, dermatologue français, 1876-1954; *Racouchot* Jean, dermatologue français, né en 1908.)

**élasticité** f. *(angl.* ***elasticity****)*. Propriété d'un corps de se laisser distendre, puis de revenir à sa forme primitive. (a. **élastique**)

**élastorrhexie** (ou **élastorrhexis**) f. *(angl.* ***elastorrhexis****)*. Rupture des fibres élastiques de la peau à la suite de leur dégénérescence.

**électivité** f. *(angl.* ***elective affinity****)*. Propriété de certaines substances (*propriété élective*) de se fixer sur un type déterminé de cellules ou de tissus.

**Électre (complexe d')** *(angl.* ***Electra complex****)*. Attachement érotique de la fille au père. Syn. : *complexe du père*. Ling. : *Électre*, personnage de l'histoire grecque antique, fille d'Agamemnon et de Clytemnestre.

**électrique** a. *(angl.* ***electric****)*. Qui se rapporte à l'électricité.

**électrisé, ée** a. *(angl.* ***electrified****)*. Se dit d'un corps chargé d'électricité.

**électrocardiogramme** m. *(angl.* ***electrocardiogram****)*. Tracé obtenu à l'aide d'un *électrocardiographe* et représentant l'enregistrement des courants d'action produits par l'activité du cœur, en fonction du temps. (V. *dérivation*). Il comporte une succession d'ondes et de segments désignés par les lettres P, Q, R, S, T, U, se reproduisant au rythme des révolutions cardiaques. Ce sont : l'onde P (auriculaire *[atriogramme]*, due à la contraction des oreillettes), l'intervalle P-R (ou P-Q s'il y a une onde Q), l'onde Q, le complexe QRS (ventriculaire, *[ventriculogramme]*), le segment S-T, l'onde T, l'onde U. Abrév. : ECG.

**électrocardiogramme vectoriel**. Syn. de *vectocardiogramme*.

**électrocardiographie** f. *(angl.* ***electrocardiography****)*. Procédé d'exploration cardiaque recueillant les courants d'action produits par le cœur à l'aide d'un *électrocardiographe*, et les traduisant graphiquement sous forme d'*électrocardiogramme*. Abrév. : ECG.

**électrocautère** m. *(angl.* ***electrocautery****)*. Instrument pour la cautérisation des tissus à l'aide d'un conducteur porté à température élevée par un courant électrique. V. *galvanocautère*.

**électrochoc** m. *(angl.* ***electroconvulsive therapy [ECT]****)*. Provocation d'une perte de conscience suivie de convulsions par le passage à travers la boîte crânienne d'un courant électrique appliqué pendant un ou deux dixièmes de seconde au moyen d'appareils permettant de doser l'intensité du courant et le temps de passage. Ce procédé a été utilisé avec succès dans le traitement de certaines affections mentales; actuellement, il est remplacé de plus en plus par la chimiothérapie.

**électrocoagulation** f. *(angl.* ***electrocoagulation****)*. Destruction circonscrite d'un tissu par la chaleur dégagée lors du passage d'un courant électrique de haute fréquence par une électrode en forme d'aiguille.

**électrocochléographie** f. *(angl.* ***electrocochleography****)*. Exploration fonctionnelle de l'audition consistant à enregistrer et à mesurer les signaux électriques qui se produisent au niveau de la cochlée et du nerf auditif, en réponse à une série de stimulations sonores très brèves et répétées, de phases alternativement opposées; en d'autres termes, c'est la réponse globale et moyenne de la cochlée et du nerf auditif, à une stimulation donnée.

**électrocorticographie** f. *(angl.* ***electrocorticography****)*. Enregistrement graphique des rythmes électriques cérébraux, les électrodes étant placées au contact direct du cortex cérébral; le tracé ainsi obtenu est un *électrocorticogramme*. Abrév. : ECoG.

**électrocution** f. *(angl.* ***electrocution****)*. Effets nocifs provoqués par le passage d'un courant électrique à travers le corps. L'électrocution peut entraîner la mort instantanée, une perte de connaissance plus ou moins prolongée, des convulsions, et des brûlures au point de contact. Ce sont les courants alternatifs de bas voltage (les courants industriels) qui sont les plus dangereux. (a. **électrocuté**, **ée**)

**électrode** f. *(angl.* ***electrode****)*. En physique médicale, pièce métallique branchée sur un circuit électrique et que l'on applique sur une partie du corps pour recueillir le courant qui y est produit ou pour un traitement électrique.

**électrode négative**. Syn. de *cathode*.

**électrode positive**. Syn. d'*anode*.

**électrodiagnostic** m. *(angl.* ***electrodiagnosis****)*. Méthode de diagnostic comportant soit l'utilisation des divers courants électriques pour obtenir des renseignements sur le fonctionnement des nerfs et des muscles, soit l'étude des phénomènes électriques produits par les tissus (électrocardiogramme, électroencéphalogramme).

**électroencéphalogramme** m. *(angl.* ***electroencephalogram****)*. Tracé graphique des rythmes électriques cérébraux, les électrodes étant placées sur le cuir chevelu. Abrév. : EEG.

**électroencéphalographie** f. *(angl.* ***electroencephalography****)*. Technique d'enregistrement de l'activité électrique du cerveau, à travers le crâne et le cuir chevelu, à l'aide d'un *électroencéphalographe*, grâce auquel on obtient un *électroencéphalogramme*. L'électroencéphalographie fournit des renseignements importants sur la localisation des lésions cérébrales (traumatismes, tumeurs), sur l'existence d'une épilepsie, sur le fonctionnement normal ou pathologique du cerveau. Abrév. : EEG.

**électrogramme cardiaque** *(angl.* ***cardiac electrogram****)*. Enregistrement uni- ou bipolaire de l'activité électrique du cœur, réalisé avec une ou des électrodes dans une cavité cardiaque, ou en contact direct avec le myocarde : *électrogramme intracavitaire*, *électrogramme épicardique*, etc. Les électrogrammes peuvent être définis de façon plus précise selon la position et la proximité des électrodes d'enregistrement par rapport à une structure déterminée. Par exemple, un *électrogramme endocavitaire* peut être enregistré dans l'oreillette gauche ou droite, au niveau de la jonction, au niveau des ventricules, etc. L'*électrogramme fonctionnel* ne doit être appelé *électrogramme hissien* que lorsqu'une déflexion hissienne est enregistrée[25].

**électrologie** f. *(angl.* ***electrology****)*. Partie de la physique qui traite de l'électricité. L'*électrologie médicale* comprend toutes les applications de l'électricité en médecine (traitements, électrodiagnostics).

**électrolyse** f. *(angl.* ***electrolysis****)*. Ensemble des modifications chimiques dues au passage du courant dans un corps. En thérapeutique, on utilise l'électrolyse pour détruire certaines tumeurs, supprimer les poils superflus (*épilation électrique*), sectionner des parois rétrécies.

**électrolyseur** m. *(angl.* ***electrolyser****)*. Appareil utilisé pour l'électrolyse thérapeutique en cas de rétrécissement de l'œsophage ou de l'urètre.

**électrolyte** m. *(angl.* ***electrolyte****)*. Toute substance qui, en solution aqueuse, se dissocie plus ou moins en ions (*anions* porteurs de charge électrique négative et *cations à* charge électrique positive). Les liquides organiques (notamment le sérum sanguin) contiennent des électrolytes à des concentrations remarquablement constantes sous forme de cations (sodium, potassium, calcium) et d'anions (chlorures, bicarbonate, anhydride carbonique). Ils jouent des rôles importants dans la répartition de l'eau à l'intérieur et à l'extérieur des cellules, dans le maintien du pH (équilibre acido-basique) du sang. Leur concentration est exprimée en *milliéquivalent* (mEq).

**électrolytique** a. *(angl.* ***electrolytic****)*. 1) Qui se rapporte ou qui est dû à l'électrolyse. Ex. : potentiel électrolytique. 2) Qui possède les propriétés d'un électrolyte. Ex. : colloïde électrolytique.

**électromagnétique** a. V. *ondes électromagnétiques.*

**électromassage** m. *(angl.* ***electric massage****)*. Massage au moyen d'un appareil électrique.

**électromyogramme** m. *(angl.* ***electromyogram****)*. Tracé enregistrant les variations des courants qui se produisent dans les muscles au repos ou lors de la contraction musculaire; la technique d'enregistrement est l'*électromyographie*. Abrév. : EMG.

**électron** m. *(angl.* ***electron****)*. Particule élémentaire ayant la plus petite charge d'électricité. Les électrons de charge électrique négative (*électrons négatifs* ou *négatons*) sont les constituants normaux de tous les atomes; ils gravitent autour du noyau sur diverses orbites. Le nombre des électrons d'un atome neutre est égal à celui des protons du noyau et représente le *nombre atomique* de l'élément. Les *électrons positifs* (*positons*) sont produits lors de la désintégration de certains radio-isotopes et sont aussi trouvés dans les rayonnements cosmiques.

**électronique** *(angl. 1)* ***electronic****, 2)* ***electronics****)*. 1) a. Qui se rapporte aux électrons. 2) f. Science qui étudie les phénomènes de conduction des électrons dans le vide, dans les gaz ou dans les semi-conducteurs, et les techniques utilisant les dispositifs basés sur ces phénomènes (tubes électroniques, transistors).

**électronothérapie** f. *(angl.* ***electronotherapy****)*. Traitement par les électrons de haute énergie, utilisé notamment contre les tumeurs cancéreuses.

**électronvolt** m. *(angl.* ***electronvolt****)*. Unité d'énergie utilisée en physique nucléaire correspondant à l'énergie cinétique acquise par un électron sous une différence de potentiel d'un volt dans le vide. Un électronvolt = $1{,}6 \times 10^{-19}$ joules. Symbole : eV.

**électronystagmographie** f. *(angl.* ***electronystagmography****)*. Méthode d'exploration de la fonction vestibulaire à l'aide d'électrodes recueillant les variations des potentiels cornéo-rétiniens qui se produisent lors d'un nystagmus spontané ou provoqué (par l'épreuve calorique ou par l'épreuve rotatoire).

**électro-oculographie** f. *(angl.* ***electro-oculography****)*. Enregistrement des mouvements oculaires volontaires ou réflexes. Le tracé enregistré est l'*électro-oculogramme*. Abrév. : EOG.

**électrophorèse** f. *(angl.* ***electrophoresis****)*. Méthode de laboratoire permettant de séparer, au moyen d'un champ électrique, les différents composants d'une solution. Elle est largement utilisée en médecine pour la séparation des diverses fractions protidiques du sérum qui se déplacent sous l'effet du courant à des vitesses différentes et constantes pour chacune des fractions. (a. **électrophorétique**)

**électroprotéinogramme** m. *(angl.* ***proteinogram****)*. Graphique obtenu par l'enregistrement du taux des protéines sanguines séparées par électrophorèse.

**électropupillographie** f. *(angl.* ***electropupillography****)*. Enregistrement graphique des variations du courant électrique produit par les modifications des diamètres pupillaires, provoquées par des stimuli, en particulier par excitation lumineuse. Le tracé enregistré est l'*électropupillogramme*. Abrév. : EPG.

**électrorétinographie** f. *(angl.* ***electroretinography****)*. Méthode d'enregistrement graphique des variations du courant électrique produit par la rétine à la suite d'une stimulation lumineuse. Le tracé enregistré est un *électrorétinogramme*. Abrév. : ERG.

**électrosystolie** f. *(angl.* ***electrosystoly****)*. Activation des battements cardiaques au moyen de stimulations électriques rythmées.

**électrothérapie** f. *(angl.* ***electrotherapy****)*. Emploi thérapeutique de courant continu (galvanique), de courants alternatifs de basse fréquence, de courants de moyenne fréquence ou de courants de haute fréquence (diathermie et ondes courtes).

**électuaire** m. *(angl.* ***electuary****)*. Désignation ancienne des médicaments de consistance molle, composés de poudres incorporées à des substances diverses : sirops, miel, résines, etc.

**élément** m. *(angl.* ***element****)*. 1) Substance généralement non décomposable, constituée d'atomes identiques et servant à constituer les corps simples. 2) Objet faisant partie d'un ensemble.

**éléphantiasis** m. *(angl.* ***elephantiasis****)*. Augmentation anormale du volume d'un membre ou d'une partie du corps due à une obstruction lymphatique, secondaire à une infection parasitaire (filarienne), à un cancer, ou de cause non élucidée. L'éléphantiasis affecte surtout les membres inférieurs, les organes génitaux externes et la face. La région atteinte est tuméfiée, distendue, les téguments sont fortement épaissis et recouverts de verrucosités. V. *pachydermie*. (a. **éléphantiasique**)

**élimination** f. *(angl.* ***elimination****)*. Évacuation des substances nuisibles et inutiles, de tous les déchets résultant du métabolisme (par l'urine, les matières fécales, l'expiration pulmonaire, la sueur).

**ELISA** (**réaction** ou **test**) *(angl.* ***ELISA****)*. Méthode de titrage immuno-enzymatique très sensible permettant la détection d'anticorps antibactériens et antiviraux comme ceux de l'hépatite A, de l'hépatite B et du virus de l'immunodéficience humaine. Elle comporte plusieurs étapes, en partant de la fixation de l'antigène sur un support artificiel (par ex. polystyrène), puis la mise en contact du sérum à tester avec des immunoglobulines animales anti-Ig humaines sur lesquelles on a fixé une enzyme (phosphatase ou péroxydase) et un réactif chromogène. Après lavages du substrat, sa dégradation enzymatique entraîne l'oxydation du chromogène qui, incolore au départ, devient jaune orangé. Ling. : ELISA, de l'anglais ***e****nzyme-****l****inked* ***i****mmuno-****s****orbent* ***a****ssay*.

**élixir** m. *(angl.* ***elixir****)*. Médicament liquide, pour usage oral, composé d'extraits alcooliques et de sirops destinés à masquer le goût des substances médicamenteuses qui y sont dissoutes.

**ellipse** f. *(angl.* ***ellipsis****)*. En psychanalyse, omission d'un ou de plusieurs mots d'une phrase. Elle résulte du désir inavoué de ne pas se livrer entièrement au psychanalyste.

**elliptocytose** f. *(angl.* ***elliptocytosis****)*. Anomalie génétique caractérisée morphologiquement par la forme ovale de la plupart des érythrocytes circulants (*elliptocytes* ou *ovalocytes*). Elle est peu fréquente et n'entraîne, le plus souvent, aucun trouble, parfois une hémolyse. Syn. : *ovalocytose*.

**Elmslie** (**opération d'**) *(angl.* ***Elmslie procedure****)*. Ostéotomie et latéralisation de la crête tibiale antérieure pour traitement d'une chondromalacie rotulienne.

**élongation** f. *(angl. 1)* ***elongation****, 2)* ***traction****)*. 1) Allongement traumatique, par ex. d'un ligament. 2) Étirement par traction plus ou moins forte ou progressive exercée sur la colonne vertébrale au moyen d'un dispositif mécanique dans le but de faire disparaître certaines douleurs du dos dues à la compression des racines nerveuses rachidiennes. (v. **élonger**)

**élytro-** Préfixe d'origine grecque indiquant une relation avec le vagin ; moins usité que *colpo-*.

**élytrocèle** f. *(angl.* ***elytrocele****)*. Hernie de l'intestin descendu dans le cul-de-sac de Douglas et refoulant la paroi vaginale postérieure à travers la vulve. V. *colpocèle*.

**émaciation** f. *(angl.* ***emaciation****,* ***wasting****)*. Amaigrissement extrêmement marqué. V. *athrepsie*, *cachexie*. (a. **émacié, ée**)

**émail** m. *(angl.* ***enamel****)*. Tissu dur, renfermant 97 % d'éléments minéraux, et qui constitue la partie externe de la couronne de la dent. V. *adamantin*.

**émanation** f. *(angl.* ***emanation****)*. Gaz radioactif produit par la désintégration de certains corps radioactifs (notamment du radium).

**émasculation** f. *(angl.* ***emasculation****)*. Castration chez l'homme.

**embarrure** f. *(angl.* ***depressed skull fracture****)*. Fracture de la boîte crânienne avec enfoncement de la partie fracturée de l'os.

**embaumement** m. *(angl.* ***embalming****)*. Traitement appliqué aux cadavres pour en empêcher la putréfaction (actuellement par injection dans les artères de diverses substances). Syn. : *thanatopraxie*.

**embole** (ou **embolus**) m. *(angl.* ***embolus****)*. Corps étranger dont le déplacement et l'arrêt dans un vaisseau provoquent l'embolie. Sa nature est variable : caillot sanguin, bulle d'air ou de gaz, amas de bactéries, corps étranger, etc.

**embolectomie** f. *(angl.* ***embolectomy****)*. Ablation chirurgicale d'un embole dans un vaisseau.

**embolectomie rétrograde** *(angl.* ***retrograde embolectomy****)*. Méthode d'ablation d'un embole au moyen d'un cathéter de Fogarty, en remontant le flux sanguin. V. *Fogarty (cathéter de)*.

**embolie** f. *(angl.* ***embolism****)*. Obstruction brutale d'un vaisseau, généralement d'une artère, par la migration d'un corps étranger (embole). (a. **embolique**)

**embolie pulmonaire** *(angl.* ***pulmonary embolism****).* Obstruction soudaine et brutale de l'artère pulmonaire ou d'une de ses branches par un caillot sanguin, se traduisant cliniquement par une douleur thoracique angoissante, une tachypnée, des râles pulmonaires avec toux sèche et fièvre, et des signes de cœur pulmonaire aigu dans les formes graves.

**embolisation** f. *(angl.* ***embolization****).* Formation de l'embolie.

**embolisation artérielle** *(angl.* ***arterial embolization****).* Création d'une thrombose dans une ou plusieurs artères, dans le but de diminuer l'apport de sang au niveau d'un organe (poumon, cerveau, foie) notamment lorsqu'il s'agit d'une tumeur cancéreuse ou d'un anévrysme. On l'obtient par cathétérisme de l'artère fémorale avec injection de particules solides (spongel).

**embrasure gingivale** *(angl.* ***interdental embrasure****).* Espace délimité dans un plan sagittal par un point (ou la surface) de contact de deux dents adjacentes, par le septum interdentaire et latéral et par une partie des faces proximales de ces deux dents. Normalement comblée par la papille gingivale, l'embrasure gingivale devient visible lorsqu'il y a retrait de la gencive.

**embrasure occlusale** *(angl.* ***occlusal embrasure****).* Angle formé par deux dents adjacentes au-dessus de leur point (ou de leur surface) de contact, dans un plan sagittal ou dans un plan horizontal.

**embrochage** m. *(angl.* ***pinning****).* Technique d'ostéosynthèse d'une fracture avec une ou deux broches de Kirschner. V. *brochage*. (a. **embroché, ée**)

**embryogenèse** f. *(angl.* ***embryogenesis****).* Série de transformations subies par l'œuf fécondé et aboutissant à la formation de l'embryon. Ses phases principales sont : la segmentation de l'œuf, la gastrulation, la formation des feuillets embryonnaires, l'histogenèse et l'organogenèse. Syn. : *développement embryonnaire*.

**embryoïde** a. *(angl.* ***embryoid****).* Qui rappelle l'embryon par sa structure ou son mode de développement. Ex. : tumeur embryoïde.

**embryologie** f. *(angl.* ***embryology****).* Étude du développement d'un organisme depuis l'œuf fécondé jusqu'à sa forme définitive.

**embryon** m. *(angl.* ***embryo****).* Produit de la fécondation jusqu'à la fin du 2<sup>e</sup> mois de la grossesse. À partir du 3<sup>e</sup> mois, on parle de *fœtus*.

**embryonnaire** a. *(angl.* ***embryonal, embryonic****).* Qui se rapporte à l'embryon, aux structures qui ressemblent à celle d'un embryon. Ex. : cartilage embryonnaire, épithélioma embryonnaire.

**embryopathie** f. *(angl.* ***embryopathy****).* Toute maladie ou lésion atteignant l'embryon, qui survient pendant les trois premiers mois de la grossesse et qui est responsable de malformations (par ex. l'embryopathie rubéoleuse qui entraîne des malformations oculaires et même la cécité). V. *fœtopathie*.

**émétique** a. et m. *(angl.* ***emetic****).* Qui provoque le vomissement, en parlant d'une substance, d'un médicament. Syn. : *vomitif*.

**émétisant, ante** a. *(angl.* ***emetic****).* Qui provoque le vomissement, en parlant d'un état pathologique (ex. : toux émétisante), mais non d'un médicament.

**EMG**. Abrév. d'*électromyogramme*.

**-émie** Suffixe d'origine grecque indiquant une relation avec le sang.

**éminence** f. *(angl.* ***eminence****).* En anatomie, nom donné à certaines saillies.

**éminence hypothénar** *(angl.* ***hypothenar, hypothenar eminence****).* Saillie arrondie de la partie interne (cubitale) de la paume de la main. Elle est formée par les muscles courts annexés au cinquième doigt.

**éminence thénar** *(angl.* ***thenar, thenar eminence****).* Saillie arrondie de la partie externe (radiale) de la paume de la main. Elle est formée par les muscles courts annexés au pouce (fléchisseur, adducteur et opposant).

**EMIscanner** m. *(angl.* ***EMIscanner****).* Le premier appareil de *tomographie axiale informatisée,* mis au point en 1972 dans les laboratoires de recherche de la firme EMI (Electrical Musical Instruments). C'est un tomographe à rayons X qui utilise toute l'information résultant de la traversée des rayons X. Ling. : Le nom est aujourd'hui désuet. V. *tomodensitométrie*.

**émission** f. *(angl.* ***emission****).* 1) Écoulement d'un liquide ou d'un gaz, généralement sous pression. 2) Libération d'énergie rayonnante par la matière.

**emménagogue** a. et m. *(angl.* ***emmenagogue****).* Qui favorise ou régularise l'écoulement des règles.

**emmétropie** f. *(angl.* ***emmetropia****).* État normal du pouvoir de réfraction de l'œil (qui n'est ni myope, ni presbyte, ni hypermétrope, ni astigmate). Ling. : Prononcer *émétropie* pour éviter la confusion avec *amétropie*. Ant. : *amétropie*. (a. **emmétrope**)

**émollient, ente** a. *(angl.* ***emollient****).* Qui adoucit ou amollit les tissus, notamment la peau. Ex. : crème émolliente, cataplasme émollient. (nom : un **émollient**)

**émonctoire** m. *(angl. **emunctory**)*. Organe qui élimine les déchets (principalement le rein et les poumons).

**émondage** m. *(angl. **clean excision**)*. Excision à l'aide de ciseaux des tissus meurtris d'une plaie, pour en favoriser la cicatrisation. (a. **émondé, ée**)

**émotif, ive** *(angl. 1) **emotive**, 2) **emotional**)*. 1) a. et n. Qui réagit vivement aux émotions. 2) a. Qui est dû à l'émotion. Ex. : choc émotif. V. *émotionnel*.

**émotion** f. *(angl. **emotion**)*. Réaction affective vive, accompagnée de manifestations neurovégétatives, déclenchée par une situation troublante, agréable ou désagréable. Les quatre émotions fondamentales sont la joie, la tristesse, la colère et la peur.

**émotionnel, elle** a. *(angl. **emotional**)*. Qui se rapporte à l'émotion. Ex. : tension émotionnelle.

**émotivité** f. *(angl. **emotivity**)*. Capacité de réagir affectivement aux impressions perçues.

**émoussé, ée** a. *(angl. **blunt**)*. Qui a été rendu moins aigu, moins coupant. Ex. : pointe émoussée.

**empâtement** m. *(angl. **pastiness**)*. Infiltration diffuse, non inflammatoire, du tissu sous-cutané. V. *cellulite, œdème*.

**empathie** f. *(angl. **empathy**)*. Identification avec un autre être au point d'éprouver ses sentiments. (a. **empathique**)

**empéripolèse** f. *(angl. **emperipolesis**)*. Aptitude des petits lymphocytes à traverser d'autres cellules, en particulier celles des revêtements endothéliaux vasculaires.

**emphysémateux, euse** *(angl. **emphysematous**)*. 1) a. Qui a les caractères de l'emphysème. 2) a. et n. Qui est atteint d'emphysème.

**emphysème** m. *(angl. **emphysema**)*. 1) Infiltration anormale et diffuse d'air ou d'un autre gaz dans les tissus. 2) Spécifiquement, *emphysème pulmonaire* : gonflement du poumon, du fait de la présence d'un volume d'air excessif dans les alvéoles. L'*emphysème pulmonaire chronique* est caractérisé par la dilatation permanente des alvéoles et des bronchioles, consécutive à une sclérose avec atrophie de leur charpente. Il peut compliquer une bronchite chronique ou une pneumoconiose.

**emphysème complémentaire**. V. *hyperventilation pulmonaire compensatoire*.

**emphysème ectasique**. V. *hyperventilation pulmonaire compensatoire*.

**emphysème lobaire congénital**. V. *hyperventilation lobaire infantile*.

**emphysème lobaire infantile**. V. *hyperventilation lobaire infantile*.

**emphysème localisé**. V. *hyperventilation pulmonaire compensatoire*.

**emphysème médiastinal spontané**. Syn. de *pneumomédiastin spontané*.

**emphysème secondaire**. V. *hyperventilation pulmonaire compensatoire*.

**empirique** a. *(angl. **empirical**)*. Qui se fonde sur l'expérience et non sur des données scientifiques. Ex. : remède empirique.

**emplâtre** m. *(angl. **plaster**)*. Toute préparation, pour usage externe, se ramollissant légèrement à la chaleur du corps et devenant alors adhésive. On peut incorporer aux emplâtres des poudres absorbantes.

**empoisonnement** m. Syn. d'*intoxication*.

**empreinte** f. *(angl. **impression**, **print**)*. 1) Rugosité osseuse sur laquelle se fixe un muscle, un tendon ou un ligament. 2) Dépression imprimée sur la surface d'un organe par une structure anatomique contiguë.

**empreinte deltoïdienne**. Syn. de *V deltoïdien*.

**empreintes digitales** *(angl. **fingerprints**)*. Traces laissées par les doigts sur un objet, dont le dessin est caractéristique pour chaque individu. On les enregistre à des fins d'identification, en criminalistique, par application de la pulpe des doigts préalablement encrée sur une feuille de papier. V. *dactyloscopie*.

**empreintes digitiformes**. Syn. d'*impressions digitales*.

**empyème** m. *(angl. **empyema**)*. Accumulation de pus dans une cavité naturelle. Ling. : Ce terme employé seul signifie, presque toujours, *pleurésie purulente* (*pyothorax*).

**émulsifiable** a. Syn. d'*émulsionnable*.

**émulsifiant, ante** *(angl. **emulsifier**)*. 1) a. Qui peut provoquer la formation d'une émulsion ou la rendre stable. Syn. : *émulsificateur, émulsionneur*. 2) m. (*angl.* **emulsifier**) Substance capable de déterminer la formation d'une émulsion et de la stabiliser.

**émulsificateur** a. Syn. d'*émulsifiant*.

**émulsification** f. *(angl. **emulsification**)*. Dispersion d'un liquide insoluble dans un autre liquide, notamment d'une substance huileuse dans l'eau.

**émulsifier** v. *(angl. **emulsify**)*. Faire une émulsion.

**émulsion** f. *(angl. **emulsion**)*. Dispersion d'un liquide insoluble dans un autre liquide. Le liquide qui est en proportion moindre se présente sous forme de particules en suspension dans l'autre liquide. On peut avoir une émulsion d'huile dans l'eau (*émulsion h/e*) ou d'eau dans l'huile (*émulsion e/h*). Les préparations pharmaceutiques liquides, sous forme d'émulsion, sont destinées à faciliter l'absorption des substances huileuses. (v. **émulsionner**)

**émulsionnable** a. (*angl.* ***emulsifiable***). Qui peut être mis en émulsion. Syn. : *émulsifiable*.

**émulsionneur** a. Syn. d'*émulsifiant*.

**ENA**. Abrév. de l'anglais *e**x**tractible* ***n**uclear* ***a**ntigens*. V. *anticorps antinucléaires*.

**énanthème** m. (*angl.* ***enanthema***). Lésions plus ou moins étendues d'une muqueuse au cours d'une maladie éruptive, analogues à l'exanthème cutané (par ex. les *taches de Koplik* sur la muqueuse buccale, caractéristiques de la rougeole).

**énarthrose** f. (*angl.* ***enarthrosis, spheroidal joint***). Articulation mobile (*diarthrose*), aux surfaces sphériques, dont l'une est convexe, l'autre concave (par ex. l'articulation coxo-fémorale). Les mouvements s'y exécutent dans trois directions principales : flexion-extension, abduction-adduction, rotation.

**encanthis** f. (*angl.* ***encanthis***). Toute inflammation chronique de l'angle interne de l'œil intéressant la caroncule lacrymale et le repli semi-lunaire.

**encapsulé, ée** a. (*angl.* ***encapsulated***). Qui est enfermé dans une capsule, dans une enveloppe fibreuse. Ex. : tumeur encapsulée.

**encastrement** m. (*angl.* ***1) inlay, 2) fitting***). 1) En chirurgie osseuse, incrustation d'un greffon dans un os. 2) En prothèse dentaire, assemblage précis d'un ancrage et d'un élément prothétique. On parle ainsi de bridge à simple, double ou triple encastrement, pour désigner les assemblages à un, deux ou trois piliers.

**encéphale** m. (*angl.* ***brain, encephalon***). Partie du système nerveux central logée dans la boîte crânienne, c'est-à-dire les hémisphères cérébraux et le diencéphale (*cerveau* proprement dit), le cervelet et le tronc cérébral (pédoncules cérébraux, protubérance annulaire et bulbe rachidien). Syn. : *cerveau* (1). (a. **encéphalique**)

**encéphalite** f. (*angl.* ***encephalitis***). Inflammation de l'encéphale d'origine bactérienne, virale ou parasitaire.

**encéphalite périaxiale diffuse**. Syn. de *maladie de Schilder*. V. *Schilder (maladie de)*.

**encéphalocèle** f. (*angl.* ***encephalocele***). Hernie d'une partie du cerveau ou du cervelet à travers une ouverture congénitale ou accidentelle du crâne.

**encéphalographie** f. (*angl.* ***encephalography***). Examen radiologique des espaces sous-arachnoïdiens et des ventricules cérébraux, après injection d'un produit de contraste gazeux (*encéphalographie gazeuse* ou *pneumoencéphalographie*) ou opaque, par voie lombaire ou sous-occipitale. (a. **encéphalographique**)

**encéphaloïde** a. (*angl.* ***encephaloid***). Se dit d'une tumeur ayant l'aspect et la consistance du cerveau.

**encéphalomalacie** f. (*angl.* ***encephalomalacia***). Ramollissement cérébral. C'est un foyer de nécrose du tissu cérébral due à un défaut d'apport sanguin par thrombose ou embolie artérielle, se traduisant cliniquement par une apoplexie. V. *malacie*.

**encéphalo-méningocèle** f. (*angl.* ***encephalomeningocele***). Malformation constituée par une protrusion herniaire du cerveau et de ses méninges à travers une fissure du crâne.

**encéphalomyélite** f. (*angl.* ***encephalomyelitis***). Toute inflammation du cerveau et de la moelle épinière.

**encéphalo-myélopathie** f. (*angl.* ***encephalomyelopathy***). Toute affection touchant à la fois le cerveau et la moelle épinière.

**encéphalopathie** f. (*angl.* ***encephalopathy***). Toute affection du cerveau, en général d'origine toxique, dégénérative ou vasculaire.

**enchatonnement du placenta** (*angl.* ***incarceration of placenta***). Rétention d'une partie du placenta par suite de la contraction spasmodique et irrégulière d'une zone de l'utérus. V. *incarcération du placenta*.

**enchevillement** m. (*angl.* ***pegging***). Introduction d'un greffon osseux ou d'une forte cheville d'acier dans la cavité médullaire d'un os fracturé ou à travers deux surfaces articulaires, afin de réaliser leur immobilisation.

**enchondral, ale, aux** a. (*angl.* ***enchondral, endochondral***). Qui se trouve, se forme, à l'intérieur d'un cartilage ou du tissu cartilagineux. Syn. : *endochondral*.

**enchondromatose** f. (*angl.* ***enchondromatosis***). Maladie osseuse caractérisée par la présence de chondromes multiples siégeant dans la région métaphysaire des os longs, qui entraînent des raccourcissements asymétriques des os atteints.

**enchondrome** m. (*angl.* ***enchondroma***). Chondrome constitué aux dépens de la substance médullaire des os. (a. **enchondromateux, euse**)

**enclavement** m. *(angl. **enclavement**)*. 1) Rétention d'un corps étranger dans un tissu ou dans un organe. 2) Immobilisation d'un os dans son articulation.

**enclavement de la tête fœtale** *(angl. **incarceration of the fetal head**)*. Immobilisation de la tête du fœtus lors de sa descente dans le canal pelvien au cours du travail; c'est une complication redoutable de l'accouchement pouvant entraîner la mort du fœtus et la rupture de l'utérus.

**enclouage** m. *(angl. **nailing**)*. Implantation de clous dans un os fracturé, afin de maintenir les fragments osseux en bonne position. V. *embrochage*. (a. **encloué, ée**)

**enclume** f. *(angl. **incus**)*. Osselet de la caisse du tympan, situé entre le marteau en dehors et en avant, et l'étrier en dedans.

**encoprésie** f. *(angl. **encopresis**)*. Incontinence des matières fécales, d'origine fonctionnelle.

**end-, endo-** Préfixe d'origine grecque signifiant *en dedans*. Ant. : *ex (o)-*.

**endapexien, ienne** a. *(angl. **endapexian**)*. Qui siège en dedans de la pointe du cœur. Ex. : souffle cardiaque endapexien.

**endartère** f. *(angl. **endartery**)*. *Tunique interne* d'une artère. (a. **endartériel, elle**)

**endartériectomie** f. *(angl. **endarterectomy**)*. Intervention chirurgicale pratiquée dans le traitement des artérites oblitérantes pour rétablir le courant artériel, consistant en l'extirpation du thrombus responsable de l'obstruction.

**endartérite** f. *(angl. **endarteritis**)*. Inflammation de la tunique interne des artères, souvent associée à une inflammation des autres tuniques.

**endartérite oblitérante** *(angl. **endarteritis obliterans**)*. Forme d'endartérite qui atteint surtout les petites artères des membres inférieurs avec épaississement circonscrit rétrécissant ou obstruant la lumière des vaisseaux. Elle peut compliquer un diabète.

**endémicité** f. *(angl. **endemicity**)*. Caractère endémique d'une maladie.

**endémie** f. *(angl. **endemic disease**)*. Présence habituelle d'une maladie dans une région géographique donnée, et qui s'y manifeste soit d'une façon constante, soit à des époques déterminées. (a. **endémique**)

**endémo-épidémique** a. *(angl. **endemo-epidemic**)*. Se dit d'une maladie qui est endémique mais peut aussi provoquer des épidémies.

**endoblaste** m. Syn. d'*endoderme*.

**endocarde** m. *(angl. **endocardium**)*. Membrane lisse tapissant l'intérieur des cavités cardiaques; elle adhère à la face profonde du myocarde et se continue par l'endothélium des gros vaisseaux de la base du cœur. (a. **endocardique**)

**endocardiaque** a. *(angl. **endocardial**)*. 1) Qui se trouve à l'intérieur du cœur. 2) Qui se rapporte à l'endocarde.

**endocardite** f. *(angl. **endocarditis**)*. Inflammation de l'endocarde; elle peut être localisée au niveau des valvules (*endocardite valvulaire*) ou étendue aux parois (*endocardite pariétale*).

**endocardite bactérienne lente** (ou **subaiguë**) *(angl. **subacute bacterial endocarditis, SBE**)*. Forme d'endocardite bactérienne, due à des streptocoques alpha-hémolytiques (anciennement connus comme *Streptococcus viridans*), à évolution relativement longue, caractérisée par un état fébrile peu accusé, une anémie, des embolies, des pétéchies et des lésions cardiaques valvulaires. Avant l'usage des antibiotiques le pronostic était généralement fatal. Syn. : *maladie d'Osler*.

**endocavitaire** a. *(angl. **endocavitary**)*. Qui se trouve ou se produit à l'intérieur d'une cavité organique (en parlant surtout des cavités du cœur). Ex. : électrocardiogramme endocavitaire.

**endocellulaire** a. *(angl. **endocellular**)*. Syn. d'*intracellulaire*.

**endocervical, ale, aux** a. *(angl. **endocervical**)*. Qui est situé ou se produit à l'intérieur du col de l'utérus. Ex. : muqueuse endocervicale.

**endocervicite** f. *(angl. **endocervicitis**)*. Inflammation de la muqueuse interne du col utérin.

**endocervix** m. *(angl. **endocervix**)*. Muqueuse interne du col utérin.

**endochondral**. Syn. d'*enchondral*.

**endocrâne** m. *(angl. **endocranium**)*. 1) Surface intérieure du crâne. 2) Parfois aussi la dure-mère cérébrale. (a. **endocrânien, ienne**)

**endocrine** a. *(angl. **endocrine**)*. V. *glande endocrine*.

**endocrinien, ienne** a. *(angl. **endocrine**)*. Qui se rapporte aux glandes endocrines et à leurs sécrétions. Ex. : obésité endocrinienne.

**endocrinologie** f. *(angl. **endocrinology**)*. Partie de la médecine qui traite des glandes à sécrétion interne et de leurs hormones, en particulier au point de vue physiologique et pathologique.

**endocrinopathie** f. *(angl. **endocrinopathy**)*. Toute affection des glandes endocrines.

**endocrinopathie auto-immunitaire** *(angl. **autoimmune endocrinopathy**)*. Toute affection d'une ou de plusieurs glandes endocrines résultant d'un processus d'auto-immunisation à répercussions pathologiques. Telles sont : les dysthyroïdies auto-immunitaires (*myxœdème primitif, maladie de Basedow, thyroïdite de Hashimoto*), le diabète insipide juvénile insulinodépendant, les insuffisances surrénalienne, parathyroïdienne, ovarienne et antéhypophysaire, les polyendocrinopathies auto-immunitaires.

**endocrinothérapie** f. *(angl.* ***endocrine therapy, endocrinotherapy****).* Emploi thérapeutique d'extraits des glandes endocrines.

**endoderme** (ou **entoderme**) m. *(angl.* ***entoderm****).* Feuillet interne de l'embryon, dont dérivent la muqueuse intestinale et les glandes annexes du tube digestif. Syn. : *endoblaste* (ou *entoblaste*).

**endogamie** f. *(angl.* ***endogamy****).* Tout système de reproduction d'une population qui implique une fréquence de croisements consanguins plus forte que celle qui résulterait de la rencontre au hasard des gamètes (panmixie). L'endogamie entraîne pour une population une fréquence d'homozygotes plus élevée que celle qui serait caractéristique de la panmixie[23]. V. *exogamie, panmixie*. (a. **endogamique**)

**endogastrique** a. *(angl.* ***endogastric****).* Qui est situé ou se produit à l'intérieur de l'estomac.

**endogène** a. *(angl.* ***endogenous****).* 1) Qui est dû à des causes internes. Ex. : intoxication endogène. 2) Qui est produit, qui se développe à l'intérieur de l'organisme. Ex. : pigment endogène.

**endolaryngé, ée** a. *(angl.* ***endolaryngeal****).* Qui est situé à l'intérieur du larynx.

**endolymphe** f. *(angl.* ***endolymph****).* Liquide qui remplit les cavités du labyrinthe membraneux et le canal cochléaire (alors que la *périlymphe* remplit l'espace compris entre le labyrinthe membraneux et les parois du labyrinthe osseux). (a. **endolymphatique**)

**endomètre** m. *(angl.* ***endometrium****).* Muqueuse qui tapisse l'intérieur de la cavité utérine. Au cours de la vie de la femme, l'endomètre présente une série de modifications anatomofonctionnelles en rapport avec le stade du développement génital, le cycle menstruel et la gestation. Syn. : *muqueuse utérine*. (a. **endométrial, ale, aux**)

**endométriome** m. *(angl.* ***endometrioma****).* Endométriose surtout lorsqu'elle prend la forme d'une véritable tumeur.

**endométrioïde** a. *(angl.* ***endometrioid****).* Qui ressemble à l'endomètre. Ex. : kyste endométrioïde de l'ovaire.

**endométriose** f. *(angl.* ***endometriosis****).* Présence ectopique, en dehors de la muqueuse utérine, de tissu endométrial. Elle peut siéger dans la profondeur du muscle utérin, dans un organe pelvien (trompe, ovaire, rectum) ou dans un lieu plus éloigné (tube digestif). Syn. : *adénomyose*.

**endométrite** f. *(angl.* ***endometritis****).* Inflammation de la muqueuse utérine.

**endoneural, ale, aux** a. *(angl.* ***endoneural****).* Qui se trouve, s'effectue, à l'intérieur d'un nerf. Ex. : anesthésie endoneurale.

**endonèvre** m. *(angl.* ***endoneurium****).* Tissu conjonctif fibrillaire engainant chacune des fibres nerveuses à l'intérieur d'un faisceau nerveux. V. *périnèvre*.

**endo-oculaire** a. *(angl.* ***endocular****).* Qui se trouve, s'effectue, à l'intérieur du globe oculaire.

**endoparasite** m. *(angl.* ***endoparasite****).* Parasite vivant à l'intérieur de son hôte. (a. **endoparasitaire**)

**endoprothèse** f. *(angl.* ***endoprosthesis****).* Prothèse placée à l'intérieur de l'organisme, généralement pour remplacer définitivement un segment d'os, de vaisseau, une valvule cardiaque, etc.

**endorphine** f. *(angl.* ***endorphin****).* Chacun des polypeptides isolés du cerveau de mammifères, doués d'activité analgésique analogue à la morphine. Ces peptides se fixent sur les récepteurs de certains neurones par un mécanisme semblable à celui des opiacés. Les endorphines augmentent dans le cerveau dans de nombreuses circonstances physiologiques et psychologiques entraînant une lutte contre la douleur : stress, acupuncture, etc. V. aussi *enképhaline*.

**endoscope** m. *(angl.* ***endoscope****).* Tube creux muni d'une source lumineuse permettant d'éclairer l'organe à explorer. Il en existe de différentes formes, appropriées aux différents organes : laryngoscope, bronchoscope, cystoscope, etc. (a. **endoscopique**)

**endoscopie** f. *(angl.* ***endoscopy****).* Exploration visuelle de l'intérieur d'une cavité ou d'un conduit de l'organisme, à l'aide d'un *endoscope*.

**endoste** m. *(angl.* ***endosteum****).* Tissu conjonctif mince qui tapisse la cavité médullaire des os longs.

**endostose** f. Syn. d'*énostose*.

**endothélial, ale, aux** a. *(angl.* ***endothelial****).* Qui se rapporte à un endothélium. Ex. : cellule endothéliale, cancer endothélial. V. *système réticulo-endothélial*.

**endothéliite** f. *(angl.* ***endotheliitis****).* Inflammation d'un endothélium.

**endothéliome** m. *(angl.* ***endothelioma****)*. Toute tumeur composée de cellules endothéliales.

**endothélium** m. *(angl.* ***endothelium****)*. Tissu extrêmement mince, formé d'une couche de cellules endothéliales, qui tapisse l'intérieur du cœur, des vaisseaux sanguins et lymphatiques. (a. **endothélial**, **ale**, **aux**)

**endoveine** f. *(angl.* ***tunica intima of vein****)*. Tunique interne d'une veine. V. *intima*.

**endovitréen**, **enne** a. *(angl.* ***endovitreous****)*. Qui est situé à l'intérieur du corps vitré.

**énéma** m. *(angl.* ***enemator****)*. Poire aspirante et refoulante, en caoutchouc, utilisée en oto-rhino-laryngologie, pour le lavage du conduit auditif. Ling. : Le terme anglais *enema* désigne le liquide utilisé et non l'instrument.

**énergétique** *(angl. 1)* ***energetic****, 2)* ***energetics****)*. 1) a. Qui se rapporte à l'énergie, qui fournit de l'énergie. Ex. : aliments énergétiques, dépense énergétique. 2) f. Science qui traite de l'énergie sous toutes ses formes : chaleur, mouvement, influx nerveux, etc.

**énervation** f. *(angl.* ***enervation****)*. Section d'un nerf ou d'un groupe de nerfs desservant une région du corps. Syn. : *dénervation*.

**énervé**, **ée** a. *(angl.* ***enervated****)*. Qui a subi une énervation. Syn. : *dénervé*.

**enflammé**, **ée** a. *(angl.* ***inflamed****)*. Qui est le siège d'une inflammation.

**enfoncement** m. *(angl.* ***traumatic depression****)*. Fracture incomplète d'un os, observée surtout au niveau du crâne, du bassin, des côtes.

**enfouissement** m. *(angl.* ***turning in****)*. Au cours d'une opération sur un organe abdominal, recouvrement de la surface de section de l'organe par une suture du péritoine de revêtement voisin, de façon à l'isoler de la cavité péritonéale.

**engagement** m. *(angl.* ***engagement****)*. En obstétrique, passage de la tête du fœtus dans le détroit supérieur du bassin. (v. **engager**)

**engelure** f. *(angl.* ***chilblain****)*. Rougeur violacée et douloureuse, avec tuméfaction de la peau apparaissant pendant la saison froide, surtout au nez, aux oreilles, aux doigts et aux orteils. *V. gelure*.

**engorgement** m. *(angl.* ***engorgement****)*. Accumulation de liquide (sang, sérosité, produit de sécrétion glandulaire) dans un organe qui devient dur et augmente de volume. (a. **engorgé**, **ée**)

**engouement** m. *(angl.* ***choking****)*. Obstruction d'un conduit ou d'une cavité par accumulation de matières.

**engourdissement** m. *(angl.* ***numbness****)*. Sensation de pesanteur éprouvée dans un membre, avec gêne lors des mouvements; elle est due le plus souvent à une stase circulatoire, à une compression nerveuse périphérique. (a. **engourdi**, **ie**)

**engrènement** m. *(angl.* ***impaction****)*. Pénétration l'un dans l'autre des fragments d'un os fracturé. (a. **engrené**, **ée**)

**Engström** (**appareil d'**) *(angl.* ***Engström respirator****)*. Appareil de ventilation pulmonaire artificielle d'un malade. *(Engström* C.G., anesthésiste suédois contemporain.)

**enjambement** *(angl.* ***crossing over****)*. Entrecroisement des chromosomes avec échange de segments et recombinaison des gènes par ces segments. Ling. : Le terme anglais *crossing over* est souvent utilisé en français.

**enképhaline** f. *(angl.* ***enkephalin****)*. Chacun des pentapeptides isolés du cerveau de mammifères, doués d'activité analgésique analogue à la morphine. Ces peptides se fixent sur les récepteurs de certaines cellules nerveuses par l'extrémité de leur chaîne tyrosine *N*-terminale, dont la conformation est semblable à celle des opiacés. V. aussi *endorphine*.

**enkysté**, **ée** a. *(angl.* ***encysted****)*. Enfermé dans une couche de tissu conjonctif dense. Ex. : abcès enkysté, pleurésie enkystée.

**enkystement** m. *(angl.* ***encystment****)*. Constitution d'une couche de tissu conjonctif plus ou moins dure autour d'un corps étranger ou d'une production pathologique, qui sont ainsi isolés des tissus environnants.

**énophtalmie** f. *(angl.* ***enophthalmos****)*. Enfoncement anormal du globe oculaire dans l'orbite. Ant. : *exophtalmie*.

**énostose** f. *(angl.* ***enostosis****)*. Prolifération circonscrite de tissu osseux se produisant dans la profondeur d'un os. Syn. : *endostose*.

**enrouement** m. *(angl.* ***hoarseness****)*. Altération du timbre de la voix qui est voilée, sourde ou rauque; elle est due à une affection du larynx (le plus souvent à une laryngite). (a. **enroué**, **ée**)

**ensellure lombaire** *(angl.* ***saddle back****)*. Courbure normale (lordose) de la colonne vertébrale lombaire.

**ensemencement** m. *(angl.* ***seeding****)*. Introduction (inoculation) d'un micro-organisme dans un milieu de culture. V. *coproculture*, *hémoculture*. (v. **ensemencer**)

**Entamoeba**. Genre d'amibes parasites vivant dans le tube digestif de nombreux vertébrés.

**Entamoeba dysenteriae**. Syn. désuet de *Entamoeba histolytica*.

**Entamoeba histolytica**. Amibe pathogène responsable de l'*amibiase*.

**entér-, entéro-** Préfixe d'origine grecque indiquant une relation avec l'intestin.

**entéral, ale, aux** a. *(angl.* ***enteral****).* Qualifie l'introduction directe dans la voie digestive d'aliments ou de médicaments, à l'aide d'une sonde ou de tout autre appareillage, par opposition à la voie *parentérale*. Ling. : On parle ainsi de nutrition entérale, voie entérale, etc.[33].

**entéralgie** f. *(angl.* ***enteralgia****).* Douleur intestinale.

**entérique** a. *(angl.* ***enteric****).* Qui se rapporte à l'intestin grêle (peu usité). V. *intestinal*.

**entérite** f. *(angl.* ***enteritis****).* Inflammation de la muqueuse de l'intestin grêle. (a. **entéritique**)

**entéroanastomose** f. *(angl.* ***enteroanastomosis****).* Création chirurgicale d'une anastomose entre deux anses intestinales.

**entérobactérie** f. *(angl.* ***enterobacterium****).* Toute bactérie appartenant à la famille des *Enterobacteriaceae*.

**Enterobacteriaceae** f. pl. Famille de bacilles gram-négatifs, droits, mobiles ou immobiles, aérobies ou anaérobies facultatifs, parasites habituels de l'intestin de l'homme et des animaux; beaucoup d'entre eux sont pathogènes. Les genres les plus importants appartenant à cette famille sont : *Salmonella, Shigella, Escherichia, Klebsiella, Proteus*.

**entérocèle** f. *(angl.* ***enterocele****).* Hernie contenant une ou des anses intestinales.

**entérococcie** f. *(angl.* ***enterococcia****).* Tout état infectieux dû à l'entérocoque.

**entérococcique** a. *(angl.* ***enterococcic****).* Qui se rapporte aux entérocoques.

**Enterococcus**. Genre de bactéries gram-positives, facultativement anaérobies de la famille des *Streptococcaceae*. Les espèces appartenant à ce genre étaient anciennement classées sous le genre *Streptococcus*.

**Enterococcus faecalis**. Espèce de bactéries du genre *Enterococcus* (anciennement *Streptococcus faecalis*), hôte normal de l'intestin de l'homme et des animaux, mais pouvant provoquer des infections intestinales et urinaires, parfois aussi une endocardite.

**entérocolite** f. *(angl.* ***enterocolitis****).* Inflammation de la muqueuse de l'intestin grêle et du côlon.

**entérocolite nécrosante du nouveau-né** *(angl.* ***necrotizing enterocodites of the newborn****).* Maladie grave, touchant des nouveau-nés, surtout prématurés, caractérisée, dès les premiers jours par une distension abdominale, des vomissements et des hémorragies digestives. Cette maladie serait due à une infection à *Coronavirus*.

**entéro-colostomie** f. *(angl.* ***enterocolostomy****).* Anastomose chirurgicale entre l'intestin grêle et le côlon.

**entérocoque** m. *(angl.* ***enterococcus****).* Toute espèce de bactérie du genre *Enterococcus*, notamment *Enterococcus faecalis* (anciennement *Streptococcus faecalis*). (a. **entéroccique**)

**entérocystoplastie** f. *(angl.* ***enterocystoplasty****).* Procédé chirurgical ayant pour but d'agrandir une petite vessie, ou de créer une nouvelle vessie au moyen d'un segment d'intestin grêle ou de côlon.

**entéro-entérostomie** f. *(angl.* ***enteroenterostomy****).* Anastomose chirurgicale entre deux parties différentes de l'intestin.

**entéroïde** a. *(angl.* ***enteroid****).* Qui a une structure semblable à celle de l'intestin.

**entérokinase** f. *(angl.* ***enterokinase****).* Nom ancien de l'*entéropeptidase*.

**entéropathie** f. *(angl.* ***enteropathy****).* Toute affection de l'intestin grêle. (a. **entéropathique**)

**entéropathie exsudative** *(angl.* ***protein-loosing enteropathy****).* Maladie de l'intestin grêle, d'étiologie variée, dans laquelle l'exsudation entraîne une déperdition protéique importante et une hypoprotéinémie.

**entéropeptidase** f. *(angl.* ***enteropeptidase****).* Enzyme sécrétée par la muqueuse duodénale, dont l'action est nécessaire pour transformer le trypsinogène en trypsine. Anciennement : entérokinase.

**entéropexie** f. *(angl.* ***enteropexy****).* Fixation de l'intestin à la paroi abdominale.

**entéroplastie** f. *(angl.* ***enteroplasty****).* Opération visant à corriger un rétrécissement ou à réparer une perforation de l'intestin.

**entéroptose** f. *(angl.* ***enteroptosis****).* Descente dans la cavité abdominale d'une partie quelconque de l'intestin, due au relâchement de ses tissus de soutien.

**entérorragie** f. *(angl.* ***enterorrhagia****).* Hémorragie intestinale avec évacuation par l'anus de sang rouge; elle se distingue du *méléna,* caractérisé par l'évacuation de sang noir.

**entérospasme** m. *(angl.* ***enterospasm****).* Spasme douloureux de l'intestin.

**entérotrope** a. *(angl.* ***enterotropic****).* Qui a de l'affinité pour l'intestin.

**Entérovirus** m. Genre de virus qui se multiplient de préférence dans le tube digestif, regroupant avec les anciens enterovirus les espèces de divers anciens genres : *poliovirus, echovirus, coxsackievirus*. Ling. : Les anciens genres restent en usage, mais les nouvelles espèces sont classées sous le genre *Entérovirus* exclusivement.

E

**enthèse** f. *(angl.* ***enthesis****)*. Zone d'insertion osseuse des tendons et des ligaments. (a. **enthésique**)

**enthésiopathie** f. *(angl.* ***enthesopathy****)*. Toute atteinte, notamment inflammatoire, au lieu d'insertion osseuse d'un tendon ou d'un ligament.

**entité morbide** f. *(angl.* ***morbid entity****)*. Ensemble de manifestations pathologiques caractérisées par leur constance et leur groupement, qui en font un tout individualisé. V. *maladie*, *syndrome*.

**entoblaste** m. Syn. d'*endoderme*.

**entoderme** m. *(angl.* ***entoderm****)*. Endoderme.

**entomo-** Préfixe d'origine grecque indiquant une relation avec les insectes.

**entomologie** f. *(angl.* ***entomology****)*. Partie de la zoologie qui traite des insectes.

**entorse** f. *(angl.* ***sprain****)*. Lésion traumatique d'une articulation, avec élongation, arrachement ou déchirure d'un ou de plusieurs ligaments, sans déplacement des surfaces articulaires. V. *luxation*.

**entraînement autogène**. Syn. de *training autogène*.

**entrecroisement** m. V. *chiasma*, *décussation*, *enjambement*.

**entropion** m. *(angl.* ***entropion****)*. Renversement en dedans du bord de la paupière. Ant. : *ectropion*.

**énucléation** f. *(angl.* ***enucleation****)*. 1) Extirpation totale d'un corps, d'un organe ou d'une tumeur encapsulée, à travers une incision. 2) Extirpation chirurgicale du globe oculaire. (a. **énucléé**, **éée**)

**énucléer** v. *(angl.* ***enucleate****)*. Pratiquer une énucléation.

**énurèse** (ou **énurésie**) f. *(angl.* ***enuresis****)*. Incontinence d'urine, sans cause organique, le plus souvent nocturne, se produisant à un âge où le contrôle sphinctérien devrait fonctionner normalement.

**envahissant**, **ante** a. Syn. d'*invasif*.

**enzyme** f. *(angl.* ***enzyme****)*. Substance de nature protéinique, qui active une réaction chimique organique. Syn. (désuets) : *diastase*, *ferment*. V. *-ase*. (a. **enzymatique**)

**enzyme adaptative** *(angl.* ***adaptive enzyme****)*. Syn. désuet d'*enzyme induite*.

**enzyme induite** *(angl.* ***induced enzyme****)*. Enzyme qui n'est synthétisée par la cellule qu'en réponse à la présence ou à l'absence dans le milieu d'une substance qui joue le rôle d'effecteur négatif ou positif dans la répression du gène de structure correspondant.

**enzymopathie** f. *(angl.* ***enzymopathy****)*. Toute affection due à un trouble héréditaire enzymatique (déficit, mauvais fonctionnement, production en excès ou anomalie de synthèse d'une ou de plusieurs enzymes). Ex. : l'oligophrénie phénylpyruvique, les glycogénoses.

**EOG**. Abrév. d'*électro-oculogramme* ou d'*électro-oculographie*.

**éonisme** m. *(angl.* ***eonism****)*. Syn. de *transvestisme*. Ling. : Du nom du *Chevalier d'Éon*, qui se travestissait souvent en femme.

**éosine** f. *(angl.* ***eosin****)*. Colorant acide rose ou rouge (solution aqueuse) ou violacé (solution alcoolique), employé comme antiseptique externe et pour la coloration des préparations histologiques et bactériologiques, et des produits cosmétiques.

**éosinocyte** m. *(angl.* ***eosinocyte****)*. Cellule fixant l'éosine qui la colore en rose.

**éosinopénie** f. *(angl.* ***eosinopenia****)*. Diminution du nombre normal des granulocytes éosinophiles du sang. Elle s'observe au début des maladies infectieuses, des intoxications et après administration d'hormones glucocorticoïdes de la surrénale ou de corticotrophine hypophysaire.

**éosinophile** *(angl. 1)* ***eosinophilic****, 2)* ***eosinophil****)*. 1) a. Qui a de l'affinité pour l'éosine. V. *acidophile*. Syn. : *oxyphile*. 2) m. Granulocyte (polynucléaire) à granulations éosinophiles du sang.

**éosinophilie** f. *(angl.* ***eosinophilia****)*. 1) Affinité d'une cellule ou d'un tissu pour les colorants à base d'éosine. Syn. : *oxyphilie*. 2) Par extension, augmentation anormale du nombre des granulocytes éosinophiles dans le sang. Syn. : *granulocytose éosinophile*.

**éosinophilie infiltrante**. Syn. de *pneumonie éosinophile*.

**éosinophilie pulmonaire**. Syn. de *pneumonie éosinophile*.

**éosinophilie tissulaire** *(angl.* ***tissular eosinophilia****)*. Présence de polynucléaires éosinophiles en nombre anormalement élevé à l'intérieur des tissus, déterminante pour le diagnostic de certaines affections tumorales ou inflammatoires. Elle peut en particulier orienter la recherche étiologique vers une parasitose ou une allergie, notamment médicamenteuse.

**éosinophilie tropicale**. Syn. de *pneumonie éosinophile tropicale*.

**éosinophilose du poumon** (ou **pulmonaire**). Syn. de *pneumonie éosinophile tropicale*.

**épaississement périosté**. Syn. de *réaction périostée*.

**épanchement** m. *(angl.* ***effusion****)*. Présence d'un liquide normal ou pathologique dans une cavité ou un tissu qui n'en renferment pas normalement ; le liquide même qui s'accumule ainsi.

**épanchement pleural tuberculeux**. Syn. de *tuberculose pleurale*.

**épaule** f. *(angl.* ***shoulder****)*. Segment d'union du bras au thorax. L'épaule comprend trois régions : la région axillaire (aisselle), la région scapulaire et la région deltoïdienne, disposées autour de l'articulation scapulo-humérale. V. *scapulaire*.

**épaule bloquée** *(angl.* ***frozen shoulder****)*. Forme de périarthrite scapulo-humérale caractérisée par un blocage des mouvements actifs et passifs de l'articulation, dû en général à une *capsulite rétractile*. Syn. : *épaule gelée*.

**épaule gelée**. Syn. d'*épaule bloquée*.

**épendyme** m. *(angl.* ***ependyma****)*. Canal qui occupe le centre de la moelle épinière et débouche dans le quatrième ventricule. (a. **épendymaire**)

**épendymite** f. *(angl.* ***ependymitis****)*. Inflammation de l'endothélium qui tapisse l'épendyme.

**épendymome** m. *(angl.* ***ependymoma****)*. Tumeur histologiquement bénigne, essentiellement composée de cellules épendymaires uniformes dessinant des rosettes, des canaux et des pseudo-rosettes périvasculaires. Les rosettes épendymaires ont une valeur diagnostique. L'évolution habituelle est celle d'une tumeur à croissance lente pendant un certain nombre d'années, mais on admet l'existence de formes anaplasiques.

**éperon** m. *(angl.* ***carina****)*. Structure anatomique en saillie dans une cavité ou un conduit qu'elle tend à diviser ou dans un tissu qu'elle tend à renforcer.

**éperon trachéal** *(angl.* ***carina of trachea****)*. Crête médiane antéro-postérieure qui sépare, au niveau de la bifurcation trachéale, les orifices supérieurs des bronches souches droite et gauche. Syn. : *carène*.

**EPG**. Abrév. d'*électropupillogramme* ou d'*électropupillographie*.

**éphédrine** f. *(angl.* ***ephedrine****)*. Alcaloïde extrait des arbustes du genre *Ephedra* et obtenu aussi par synthèse. C'est un *sympathomimétique* prescrit comme bronchodilatateur (asthme bronchique), comme décongestionnant nasal (sous forme de gouttes) et comme dilatateur de la pupille (sous forme de collyre).

**éphélide** f. *(angl.* ***ephelis, freckle****)*. Chacune des petites taches pigmentaires, arrondies, planes, de teinte jaune pâle, café au lait ou brunâtre ; en général assez nombreuses, elles sont localisées de façon symétrique sur le visage, les mains, les avant-bras, les épaules. Syn. : *tache de rousseur*.

**épi-** Préfixe d'origine grecque signifiant *sur*, *au-dessus de*.

**épicanthus** m. *(angl.* ***epicanthus****)*. Repli semi-lunaire de la peau, presque vertical et habituellement symétrique, qui recouvre parfois l'angle interne de l'œil, sans lui adhérer. L'épicanthus est normalement présent dans certaines races, notamment la race jaune.

**épicondylalgie** f. *(angl.* ***epicondylalgia****)*. Douleur localisée à l'épicondyle, en général due à une inflammation de la région. V. *épicondylite*.

**épicondyle** m. *(angl.* ***epicondyle****)*. Apophyse rugueuse située au-dessus et en dehors du condyle de l'extrémité inférieure de l'humérus. Elle donne insertion au ligament latéral externe du coude et aux muscles épicondyliens. (a. **épicondylien, ienne**)

**épicondylite** f. *(angl.* ***epicondylitis****)*. Inflammation de l'épicondyle ou des tendons musculaires qui s'y insèrent, caractérisée par une douleur très localisée à la pression (*épicondylalgie*), irradiant parfois le long du bord radial de l'avant-bras et réveillée par les mouvements d'extension et de supination.

**épicutané, ée** a. *(angl.* ***epicutaneous****)*. Qui se trouve ou se fait sur la peau. Ex. : test épicutané (recherche d'une allergie par application sur la peau d'une substance présumée allergisante).

**épidémicité** f. *(angl.* ***epidemicity****)*. Caractère épidémique d'une affection.

**épidémie** f. *(angl.* ***epidemic****)*. 1) Au sens classique, augmentation inhabituelle du nombre des cas d'une maladie transmissible, dans une région ou au sein d'une population donnée. 2) Au sens moderne et par extension, multiplication considérable des cas de toute maladie ou de tout autre phénomène (accidents, suicides, etc.). (a. **épidémique**)

**épidémiologie** f. *(angl.* ***epidemiology****)*. 1) Étude des maladies épidémiques (infectieuses). 2) Dans un sens plus moderne, étude des maladies et de divers phénomènes biologiques ou sociaux du point de vue de leur fréquence, de leur distribution, et des facteurs susceptibles de les influencer (par ex. épidémiologie des maladies cardio-vasculaires, des accidents, des divorces, des suicides, etc.). (a. **épidémiologique**)

**épiderme** m. *(angl.* ***epidermis****)*. Partie superficielle de la peau, faite d'un épithélium constitué par plusieurs couches de cellules, qui subissent, en arrivant vers la surface la transformation cornée (kératinisation). Ces couches sont, en allant de l'intérieur vers la surface : la *couche basale,* le *corps muqueux* ou *corps épineux* (*couche de Malpighi*), la *couche granuleuse*, la *couche claire* et la *couche cornée*. (a. **épidermique**)

**épidermoïde** a. *(angl.* ***epidermoid****).* Qui a l'aspect ou les caractères histologiques de l'épiderme. Ex. : kyste épidermoïde.

**épidermolyse bulleuse toxique** *(angl.* ***toxic epidermal necrolysis****).* Syndrome cutané grave, caractérisé par un décollement épidermique aigu sous forme de grosses bulles, qui fait suite à un érythème en nappe ou en macules. Les lésions sont d'emblée diffuses ou débutent par le visage et les extrémités. Les muqueuses sont aussi gravement atteintes (conjonctivite, kératite, stomatite, pharyngite). Le malade a un aspect de grand brûlé. Dans environ 3/4 des cas la cause de la dermatose est médicamenteuse (anti-inflammatoires non-stéroïdiens, sulfamides, anticonvulsivants, carbamazépine). L'évolution des lésions cutanées est favorable dans 60 à 80 % des cas, à condition d'instituer rapidement un traitement adéquat en milieu hospitalier. Les lésions oculaires peuvent laisser des séquelles graves. Syn. : *nécrolyse épidermique toxique*, *syndrome de Lyell.*

**épididyme** m. *(angl.* ***epididymis****).* Organe allongé d'avant en arrière, coiffant le bord supérieur du testicule et qui comprend : une partie antérieure renflée, la tête ; une partie moyenne, le corps ; et une extrémité postérieure, la queue. Il est formé par l'enroulement en peloton du canal épididymaire qui se continue par le canal déférent. (a. **épididymaire**)

**épididymite** f. *(angl.* ***epididymitis****).* Inflammation de l'épididyme. Elle s'accompagne très souvent d'*orchite.*

**épididymo-déférentiel, elle** a. *(angl.* ***epididymodeferential****).* Qui se rapporte à l'épididyme et au canal déférent. Ex. : anse épididymo-déférentielle.

**épidural, ale, aux** a. *(angl.* ***epidural****).* Qui est situé ou a lieu à la surface externe de la dure-mère. V. *espace épidural.*

**épidurite** f. *(angl.* ***epiduritis****).* Inflammation des tissus en contact direct avec la face externe de la dure-mère.

**épigastre** m. *(angl.* ***epigastrium****).* Partie médiane supérieure de la paroi abdominale, délimitée de façon très relative et imprécise, en haut par les rebords des arcs costaux réunis au sternum, et en bas par une ligne horizontale passant au niveau des extrémités antérieures des dixièmes côtes. Normalement, un peu déprimé *(creux épigastrique)*, l'épigastre répond en profondeur, approximativement, à l'estomac et au lobe gauche du foie. Syn. : *région épigastrique.* (a. **épigastrique**)

**épiglotte** f. *(angl.* ***epiglottis****).* Lame fibro-cartilagineuse médiane, qui surplombe la glotte et fait saillie à la limite postérieure de la cavité buccale, en arrière de la langue. Au moment de la déglutition, l'épiglotte bascule en arrière pour obstruer l'orifice supérieur du larynx. (a. **épiglottique**)

**épilation** f. *(angl.* ***epilation****).* Arrachement des poils à la pince ou enlèvement des poils au moyen d'une substance chimique (*épilatoire*), par électrocoagulation ou électrolyse (épilation électrique).

**épilatoire** a. et m. *(angl.* ***epilatory****).* Qui peut enlever ou détruire les poils. Syn. : *dépilatoire.*

**épilepsie** f. *(angl.* ***epilepsy****).* Maladie neurologique chronique caractérisée par la répétition plus ou moins fréquente de *crises* dites *épileptiques*, de formes cliniques variables (notamment des crises convulsives, partielles ou généralisées). V. *absence*, *comitial*, *grand mal*, *petit mal.*

**épilepsie de la télévision** *(angl.* ***photogenic epilepsy****).* Variété d'épilepsie réflexe visuelle dont les crises surviennent régulièrement, chez des sujets luminosensibles, lorsqu'ils regardent de trop près et dans une ambiance lumineuse trop faible un écran de télévision. Le diagnostic est facilité par la mise en évidence de la luminosensibilité au cours d'un enregistrement électroencéphalographique avec stimulation lumineuse intermittente[24].

**épileptiforme** a. *(angl.* ***epileptiform****).* Qui ressemble à l'épilepsie. Ex. : hystérie épileptiforme.

**épileptique** *(angl.* ***epileptic****).* 1) a. Qui se rapporte à l'épilepsie. 2) a. et n. Personne souffrant d'épilepsie.

**épileptoïde** a. *(angl.* ***epileptoid****).* Qui rappelle l'épilepsie. Ex. : trépidation épileptoïde.

**épine iliaque**. V. *crête iliaque.*

**épineux, euse** a. V. *apophyse épineuse*, *muscle épineux.*

**épinèvre** m. *(angl.* ***epineurium****).* Tissu conjonctif lâche qui enveloppe un nerf ; il est parcouru par de fins vaisseaux sanguins. V. *périnèvre.*

**épiphrénique** a. *(angl.* ***epiphrenal****).* Qui est situé au-dessus du diaphragme.

**épiphysaire** a. *(angl.* ***epiphyseal****).* 1) Qui se rapporte à l'épiphyse d'un os. Ex. : dysplasie épiphysaire. 2) Qui se rapporte à l'épiphyse cérébrale. Ex. : tumeur épiphysaire.

**épiphyse** f. *(angl.* ***epiphysis****).* Chacune des deux extrémités renflées d'un os long, qui portent les surfaces articulaires de l'os. Pendant toute la croissance osseuse, les épiphyses sont séparées de la diaphyse par les cartilages de conjugaison.

**épiphyse (cérébrale)** *(angl.* ***pineal body****).* Glande de la grosseur d'un pois, située à la jonction des faces postérieure et supérieure du 3e ventricule. Le rôle de l'épiphyse comme glande endocrine est encore mal connu. Il semble que des hormones épiphysaires règlent les réactions de l'organisme à la lumière et à l'obscurité (la lumière inhibant la transformation de la sérotonine en mélatonine), ainsi que le métabolisme hydrosalin. V. *pinéal*. Syn. : *glande pinéale*, *corps pinéal*.

**épiphysiodèse** f. *(angl.* ***epiphysiodesis****).* Séparation des cartilages de conjugaison d'un os long par un greffon, afin d'en freiner la croissance.

**épiphysiolyse** (ou **épiphyséolyse**) f. *(angl.* ***epiphysiolysis****).* Séparation de l'épiphyse d'un os long due à un trouble du développement de son cartilage de conjugaison. La *coxa vara* de l'enfant a pour cause une épiphysiolyse de la tête du fémur.

**épiphysite** f. *(angl.* ***epiphysitis****).* Inflammation d'une épiphyse.

**épiphysite vertébrale de croissance**. Syn. de *maladie de Scheuermann*. V. *Scheuermann (maladie de)*.

**épiplocèle** f. *(angl.* ***epiplocele****).* Hernie de l'épiploon.

**épiploïque** a. *(angl.* ***epiploic****).* Qui se rapporte à l'épiploon. Ex. : hernie épiploïque.

**épiploon** m. *(angl.* ***epiploon, omentum****).* Repli du péritoine qui s'étend entre deux organes de la cavité abdominale. Le *grand épiploon* relie la grande courbure de l'estomac au côlon transverse; le *petit épiploon* relie le sillon transverse du foie à l'œsophage abdominal, à la petite courbure de l'estomac et à la première portion du duodénum. V. *oment-*.

**épiploopexie** f. Syn. d'*omentopexie*.

**épiscléral, ale, aux** a. *(angl.* ***episcleral****).* Qui est situé sur la sclérotique. Ex. : abcès épiscléral.

**épisio-périnéoplastie** f. *(angl.* ***episioperineoplasty****).* Intervention de chirurgie plastique destinée à restaurer la vulve et le périnée.

**épisiotomie** f. *(angl.* ***episiotomy****).* Incision du périnée en partant de la commissure postérieure de la vulve. Son but est d'empêcher la déchirure du périnée au cours de l'accouchement et surtout de faciliter la sortie du fœtus.

**épisome** m. V. *plasmide*.

**épispadias** m. *(angl.* ***epispadias****).* Anomalie de position du méat urétral qui s'ouvre à la face dorsale du gland (*épispadias balanique*) ou de la verge (*épispadias pénien*).

**épistaxis** f. *(angl.* ***epistaxis****).* Saignement de nez provenant de la muqueuse nasale. V. *rhinorragie*.

**épithalamus** m. *(angl.* ***epithalamus****).* Partie profonde de l'encéphale comprenant l'épiphyse cérébrale, l'habenula et les structures avoisinantes. Elle appartient au *diencéphale*. (a. **épithalamique**)

**épithélial, ale, aux** a. *(angl.* ***epithelial****).* Qui se rapporte à un épithélium, qui constitue un épithélium. Ex. : cellule épithéliale, tissu épithélial.

**épithélioïde** a. *(angl.* ***epitheloid****).* Qui ressemble à un épithélium ou à une cellule épithéliale.

**épithélioma** (ou **épithéliome**) m. *(angl.* ***carcinoma****).* Tumeur maligne développée à partir d'un tissu épithélial. Ling. : Nom utilisé traditionnellement en français de préférence à *carcinome* dont l'équivalent anglais *carcinoma* était habituellement employé par les auteurs anglo-saxons, pour qui *épithelioma* désigne uun néoplasme d'origine épithéliale tant bénin que malin. Depuis 1980 le terme *carcinome* est officiellement recommandé en français par l'Institut national de la Santé et l'OMS.

**épithélioma adénoïde kystique** *(angl.* ***epithelioma adenoides cysticum****).* Forme de *trichoépithéliome* à localisation multiple. V. *trichoépithéliome*.

**épithélioma squirrheux de l'estomac**. Syn. de *linite plastique*.

**épithéliomateux, euse** a. *(angl.* ***epitheliomatous****).* Qui se rapporte à un épithélioma, qui est de la nature d'un épithélioma.

**épithélisation** f. *(angl.* ***epithelialization****).* 1) Recouvrement d'une zone dénudée par un épithélium. 2) Transformation d'un tissu en épithélium.

**épithélium** m. *(angl.* ***epithelium****).* Tissu de revêtement constitué de cellules juxtaposées disposées en une couche ou en plusieurs couches. C'est le tissu qui recouvre la surface externe des muqueuses et les surfaces des cavités internes de l'organisme. (a. **épithélial, ale, aux**)

**épitope** m. *(angl. **epitope**)*. Syn. de *site antigénique*.

**épitrochlée** f. *(angl. **epitrochlea, medial epicondyle of humerus**)*. Apophyse située à la partie distale et médiale de l'humérus au-dessus et en dedans de la trochlée humérale. Dans une gouttière de sa face postérieure passe le nerf cubital. (a. **épitrochléen, enne**)

**épitrochléite** (ou **épitrochléalgie**) f. *(angl. **epitrochleitis**)*. Inflammation de l'épitrochlée caractérisée par une douleur à la pression et aux mouvements d'extension et de pronation de l'avant-bras.

**épitympanite** f. Syn. d'*atticite*.

**épreintes** f. pl. *(angl. **tenesmus**)*. Douleurs abdominales très violentes, accompagnées d'une envie impérieuse d'aller à la selle.

**épreuve** f. *(angl. **test**)*. Tout moyen (manipulation, manœuvre, réaction, analyse de laboratoire, etc.) destiné à rechercher, à mettre en évidence ou à évaluer une propriété, un caractère, une fonction normale ou anormale d'un organisme ou d'une de ses parties. De nombreuses épreuves sont souvent désignées sous les noms de : *méthode, procédé, réaction, test*.

**épreuve anonyme**. V. *placebo*.

**épreuve à l'antiglobuline**. Syn. d'*épreuve* (ou *test*) *de Coombs*. V. *Coombs (épreuve ou test de)*.

**épreuve** (ou **test**) **de tolérance au glucose**. Syn. d'*hyperglycémie provoquée (épreuve d')*.

**Epstein** (**maladie de**). Syn. de *néphrose lipoïde*. V. *néphrose*. (*Epstein* Albert Arthur, médecin américain, 1880-1965.)

**Epstein-Barr** (**virus d'**) *(angl. **Epstein-Barr virus**)*. Syn. usuel de l'*herpèsvirus humain 4*. Abrév. EBV. *(Epstein* Michael Antony, médecin anglais né en 1921 ; *Barr* Yvonne, virologiste anglaise contemporaine.)

**épuration** f. *(angl. **purification**)*. Purification par entraînement des impuretés.

**épuration extrarénale** *(angl. **extrarenal dialysis**)*. Élimination artificielle des substances toxiques contenues dans le sang, effectuée hors de l'appareil rénal, lorsque le rein, à la suite de graves altérations, n'est plus capable d'assurer cette élimination. Les méthodes les plus employées sont : le rein artificiel (hémodialyse) et la dialyse péritonéale.

**Eq**. Abrév. d'*équivalentgramme*.

**équilibration** f. *(angl. **equilibration**)*. Ensemble des réactions qui permettent de conserver ou de retrouver l'équilibre. Le saccule et l'utricule (de l'oreille interne) jouent un rôle prépondérant dans le déclenchement des réflexes d'équilibration. Le cervelet contrôle le tonus de posture et les mouvements d'équilibration.

**équilibre** m. *(angl. **balance, equilibrium**)*. 1) État d'un corps qui, soumis à l'action de diverses forces, reste au repos. 2) État résultant de la neutralisation réciproque de forces ou d'effets qui s'opposent.

**équimolaire** a. *(angl. **equimolar**)*. Se dit de solutions contenant le même nombre de molécules-grammes pour un volume donné.

**équinisme** m. *(angl. **talipes equinus**)*. Déformation congénitale ou acquise du pied qui est en hyperextension maximale et rappelle le sabot d'un cheval.

**équivalentgramme** m. *(angl. **equivalent**)*. Unité chimique de masse égale au nombre de grammes que représente le poids moléculaire d'une substance divisé par sa valence. Abrév. : Eq.

**éradication** f. *(angl. **eradication**)*. Suppression totale d'une maladie endémique ou du vecteur d'une telle maladie. Ex. : éradication de la variole. Ling. : L'OMS distingue l'*éradication* de l'*élimination*, qui définit une situation où la maladie, sans être totalement supprimée, est cependant jugulée et ne pose plus de problème de santé publique.

**Erb** (**myopathie scapulo-humérale d'**) *(angl. **Erb's muscular dystrophy, limb-girdle muscular dystrophy, scapulo-humeral muscular dystrophy**)*. Forme de myopathie progressive à évolution très lente, qui débute pendant l'adolescence par les épaules et les bras, avec pseudo-hypertrophie musculaire ou hypertrophie vraie, temporaire. L'atteinte de la face est tardive et inconstante. (*Erb* Wilhelm Heinrich, neurologiste allemand, 1840-1921.)

**Erb-Goldflam** (**maladie de**) *(angl. **Erb-Goldflam disease**)*. Syn. de *myasthénie (grave)*. *(Erb* Wilhelm Heinrich, neurologiste allemand, 1840-1921 ; *Goldflam* Samuel, neurologiste polonais, 1852-1932.)

**érectile** a. *(angl. **erectile**)*. Qui peut se gonfler et durcir par afflux de sang dans ses vaisseaux. Ex. : tissu érectile, tumeur érectile.

**érection** f. *(angl. **erection**)*. Augmentation de volume et durcissement des organes ou tissus érectiles (verge, clitoris, mamelon du sein), due à une importante vasodilatation ; état qui en résulte.

**érésipèle** m. V. *érysipèle*.

**éréthisme** m. *(angl. **erethism**)*. Excitabilité accrue d'un organe. Ex. : éréthisme cardiaque.

**ERG**. Abrév. d'*électrorétinographie* ou d'*électrorétinogramme*.

**erg** m. *(angl.* ***erg****).* Unité d'énergie dans le système CGS ; c'est le travail effectué par une force de 1 dyne dont le point d'application se déplace de 1 cm dans la direction de la force. Dans le Système international d'unités (SI), l'unité d'énergie est le *joule.*

**erg- ergo-**. Préfixe d'origine grecque indiquant une relation avec le travail.

**ergastoplasme** m. *(angl.* ***ergastoplasm****).* Ensemble des éléments bien structurés du cytoplasme des cellules glandulaires correspondant au réticulum endoplasmique granuleux. V. *réticulum.*

**ergocalciférol** m. *(angl.* ***ergocalciferol****).* Syn. de *vitamine D2.* V. *vitamine D.*

**ergomètre** m. *(angl.* ***ergometer****).* Appareil pour la mensuration du travail musculaire.

**ergométrie** f. *(angl.* ***ergometry****).* Méthode d'examen qui a pour objet la mesure du travail fourni par l'organisme et du rapport entre le travail et le temps, c'est-à-dire de la puissance. Elle est à la base d'explorations fonctionnelles très utiles qui trouvent des applications multiples aussi bien en médecine interne qu'en médecine du travail, en médecine sportive ou en médecine d'assurance.

**ergonomie** f. *(angl.* ***ergonomics****).* Étude des conditions de travail psycho-physiologiques, des relations homme-machine.

**ergophtalmologie** f. *(angl.* ***ergometric ophthalmology****).* 1) Science qui permet d'adapter ou de proportionner le travail à la vision humaine. 2) Par extension, *ophtalmologie du travail* dans le sens d'une action préventive des accidents oculaires.

**ergot de seigle** *(angl.* ***ergot****).* Champignon parasite (*Claviceps purpurea*) se développant sur les épis de quelques céréales (seigle, froment, riz). Il contient plusieurs alcaloïdes, dont l'*ergotamine.*

**ergotamine** f. *(angl.* ***ergotamine****).* Alcaloïde provenant de l'*ergot de seigle,* vasoconstricteur et stimulant des fibres lisses de l'utérus, que l'on prescrit pour combattre les hémorragies utérines.

**ergothérapeute** n. *(angl.* ***ergotherapist****).* Professionnel de santé pratiquant l'ergothérapie. En France, la profession d'ergothérapeute est une profession paramédicale inscrite au Code de la santé publique (profession d'auxiliaires médicaux).

**ergothérapie** f. *(angl.* ***ergotherapy****).* Méthode de traitement et de rééducation active des invalides et des infirmes, consistant à leur faire exécuter un travail approprié à leurs capacités fonctionnelles diminuées, qui permet d'améliorer aussi leur équilibre psychique.

**érodé, ée** a. *(angl.* ***eroded****).* Qui a subi une érosion.

**érogène** (ou **érotogène**) a. *(angl.* ***erogenous, erotogenic****).* Qui produit une sensation de plaisir sexuel, qui en est l'objet ou le point de départ. Ex. : zone érogène (bouche, mamelons, clitoris, etc.).

**érosif, ive** a. *(angl.* ***erosive****).* Qui produit une érosion. Ex. : inflammation érosive.

**érosion** f. *(angl.* ***erosion****).* Perte de substance superficielle de la peau ou d'une muqueuse qui guérit sans laisser de cicatrice. Syn. : *exulcération.*

**érotogène** a. Érogène.

**éructation** f. *(angl.* ***eructation****).* Émission bruyante, par la bouche, de gaz provenant de l'estomac.

**éruptif, ive** a. *(angl.* ***eruptive****).* Qui est caractérisé par une éruption cutanée, qui est accompagné d'une éruption cutanée. Ex. : fièvre éruptive.

**éruption** f. *(angl.* ***eruption****).* Apparition de lésions diverses sur la peau et, par extension, les lésions elles-mêmes. V. *rash.*

**érysipèle** m. *(angl.* ***erysipelas****).* Maladie cutanée infectieuse et contagieuse aiguë, due aux streptocoques hémolytiques, se présentant sous la forme d'un placard rouge et œdématié, délimité par un bourrelet et accompagné de signes généraux plus ou moins marqués. La porte d'entrée de l'infection peut être une petite excoriation cutanée ou une lésion des muqueuses (bouche, nez, conjonctive, etc.). On distingue plusieurs formes d'érysipèle. L'orthographe *érésipèle* est devenue rare.

**érysipèle nécrosant** *(angl* ***necrotizing erysipelas****).* Syn. de *fasciite nécrosante.*

**érythème** m. *(angl.* ***erythema****).* Rougeur congestive de la peau, disparaissant à la pression. L'érythème est une manifestation courante dans un grand nombre d'affections cutanées. V. *flush.* (a. **érythémateux, euse**)

**érythème noueux** *(angl.* ***erythema nodosum****).* Éruption de nodosités dermo-hypodermiques violacées, fermes, chaudes et douloureuses au toucher, localisées principalement aux jambes. Les lésions évoluent par poussées successives et guérissent sans suppurer. L'érythème noueux est une manifestation allergique à des causes diverses : tuberculose (invoquée surtout dans le passé), autres maladies infectieuses, parasitoses, intoxications.

**érythème polymorphe** *(angl.* ***erythema multiforme****).* Syndrome caractérisé par une éruption cutanée érythémato-papuleuse, vésiculeuse et bulleuse, siégeant symétriquement aux faces d'extension des membres, au front, à la nuque et quelquefois aussi aux muqueuses. Les lésions typiques, de forme arrondie, sont disposées en plusieurs zones concentriques, « en cocarde » (zone périphérique de petites vésicules, zone moyenne congestive, rouge violacé, et partie centrale déprimée ou bulleuse). L'éruption s'accompagne de prurit, de brûlures et de symptômes généraux (fièvre, arthralgies). L'*érythème polymorphe* est un syndrome réactionnel à des causes variées : infections, allergies aux médicaments, réaction au froid. V. *Stevens-Johnson (syndrome de), Sweet (syndrome de).*

**érythème solaire** *(angl.* ***erythema solar, sunburn****).* Rougeur de la peau consécutive à une exposition trop longue au soleil, parfois accompagnée d'une sensation de brûlure et de lésions bulleuses. Syn. : *coup de soleil.*

**érythermalgie** f. Syn. d'*érythromélalgie.*

**érythr-, érythro-** Préfixe d'origine grecque signifiant *rouge.* V. *rhodo-.*

**érythrémie aiguë (de Di Guglielmo)** *(angl.* ***Di Guglielmo's disease, erythremic myelosis****).* Maladie apparentée à la *leucémie aiguë* consistant en une prolifération systémique progressive d'érythroblastes néoplasiques et ayant l'allure clinique des *leucémies aiguës.* (*Di Guglielmo* Giovanni, hématologiste italien, 1886-1961.)

**érythrémie des hautes altitudes**. V. *mal des montagnes.*

**érythroblaste** m. *(angl.* ***erythroblast; normoblast****).* Cellule nucléée de la moelle osseuse qui deviendra, par maturation, le globule rouge du sang. La présence d'érythroblastes dans le sang circulant est pathologique (certaines anémies ou leucémies). Syn. : *normoblaste* (lorsqu'il s'agit d'un érythroblaste normal de la moelle osseuse). (a. **érythroblastique**)

**érythroblastémie** f. *(angl.* ***erythroblastemia****).* Présence anormale d'érythroblastes dans le sang.

**érythroblastopénie** f. *(angl.* ***erythroblastopenia****).* Absence ou rareté des érythroblastes dans la moelle osseuse ayant pour conséquence une anémie.

**érythroblastopénie acquise idiopathique** *(angl.* ***acquired idiopathic erythroblastopenia****).* Affection relativement fréquente de l'adulte, caractérisée par une disparition presque totale des érythroblastes de la moelle osseuse qui peut évoluer vers la leucémie. Son origine pourrait être immunitaire. Une tumeur du thymus peut aussi être incriminée.

**érythroblastose** f. *(angl.* ***erythroblastosis****).* Augmentation du nombre des érythroblastes dans la moelle osseuse ou présence d'érythroblastes dans un tissu qui en est normalement dépourvu (notamment dans le sang) et ensemble des troubles qui en résultent.

**érythroblastose fœtale** (ou **périnatale**) *(angl.* ***erythroblastosis fetalis, erythroblastosis neonatorum****).* Syndrome hémolytique congénital provoqué par une incompatibilité des types sanguins Rhésus entre la mère et l'enfant. La mère étant Rh–, le père Rh+ et le fœtus Rh+, des agglutinines anti-Rh apparaissent dans le sang de la mère et, par voie transplacentaire, agglutinent les érythrocytes du fœtus. En général, le premier enfant est normal et l'érythroblastose ne se manifeste qu'à partir de la deuxième grossesse, mais avec une sévérité de plus en plus grave. Ses principales manifestations sont l'ictère, l'anémie, des œdèmes généralisés ; dans les formes graves apparaissent des complications neurologiques tardives dues à la fixation dans les noyaux gris du cerveau de la bilirubine provenant de la destruction de l'hémoglobine *(ictère nucléaire).* Syn. : *anémie érythroblastique du nouveau-né, maladie hémolytique du nouveau-né.*

**érythrocupréine** f. *(angl.* ***erythrocuprein****).* Protéine contenant du cuivre, de couleur bleue, présente dans les globules rouges et ayant une activité enzymatique (*superoxide dismutase*).

**érythrocyanose sus-malléolaire des jeunes filles** *(angl.* ***erythrocyanosis****).* Gonflement violacé du bas des jambes avec présence de petits points durs rouges obstruant les follicules pileux : on l'observe uniquement chez les jeunes femmes.

**érythrocyte** m. *(angl.* ***erythrocyte****).* Cellule anucléée du sang, de couleur rose-rouge, en forme de disque biconcave, qui contient de l'hémoglobine et transporte l'oxygène nécessaire à l'organisme. Elle se colore en rose vif par le giemsa, le centre de la cellule restant moins coloré. Un millimètre cube de sang en contient environ 5 millions. L'érythrocyte provient de cellules formées dans la moelle osseuse (*lignée* ou *série érythrocytaire*), son précurseur direct étant l'*érythroblaste.* Syn. : *globule rouge, hématie, normocyte.* Abrév. : Ec. (a. **érythrocytaire**)

**érythrocyte falciforme**. Syn. de *drépanocyte.*

**érythrocytémie** (ou **érythrocytose**) f. *(angl.* ***erythrocytosis****).* Syn. de *polyglobulie.*

**érythrocytopénie** f. *(angl.* ***erythrocytopenia****).* Présence d'un nombre anormalement faible d'érythrocytes dans le sang. Syn. : *érythropénie.*

**érythrocytopoïèse** f. Syn. d'*érythropoïèse.*

**érythrocytose** f. Syn. de *polyglobulie.*

**érythrodermie** f. *(angl.* ***erythroderma****).* Nom d'ensemble des affections cutanées caractérisées par une rougeur diffuse, de type inflammatoire, des téguments, parfois compliquée de bulles, et en général, suivie de desquamation. La gravité est variable et les causes diverses : intoxication médicamenteuse, maladie infectieuse, leucémie, aggravation et généralisation d'un eczéma, d'un psoriasis etc. Il existe aussi une forme congénitale, apparaissant dès la naissance.

**érythroïde** a. *(angl.* ***erythroid****).* Rougeâtre.

**érythroleucémie** f. *(angl.* ***erythroleukemia****).* Maladie apparentée à la leucémie aiguë caractérisée par une prolifération systémique, progressive et simultanée, de cellules immatures et atypiques de la lignée érythrocytaire aussi bien que granulocytaire. Elle présente à la fois les caractères hématologiques de l'érythrémie aiguë et de la leucémie myéloïde aiguë. La maladie peut évoluer en leucémie myéloïde aiguë sans participation notable des éléments érythroïdes immatures.

**érythromélalgie** f. *(angl.* ***erythromelalgia****).* Crises de douleurs à type brûlures, tuméfaction et rougeur des extrémités (surtout des orteils), déclenchées par l'exposition à la chaleur et calmées par le froid. Il en existe deux formes : une forme primitive, idiopathique, et une forme secondaire, en général liée à une hémopathie (*lymphome, maladie de Vaquez, thrombocytémie*). Syn. : *érythermalgie.*

**érythropathie** f. *(angl.* ***erythropathy****).* Toute modification pathologique, qualitative ou quantitative, des érythrocytes.

**érythropénie** f. *(angl.* ***erythropenia****).* Syn. d'*érythrocytopénie.*

**érythroplasie** f. *(angl.* ***erythroplasia****).* Lésion précancéreuse d'une muqueuse, localisée le plus souvent au gland ou à la vulve, ayant l'aspect d'un placard rouge, brillant, lisse ou partiellement érosif. Lentement extensive, la lésion dégénère en carcinome spinocellulaire invasif. Syn. : *maladie de Queyrat.*

**érythropoïèse** f. *(angl.* ***erythropoiesis****).* Formation des érythrocytes dans la moelle osseuse, qui comporte un ensemble de transformations des cellules de la série érythrocytaire, par étapes successives, depuis la cellule-souche (*proérythroblaste*), en passant par l'*érythroblaste* et jusqu'à l'érythrocyte adulte. Syn. : *érythrocytopoïèse.* (a. **érythropoïétique**)

**érythropsine** f. *(angl.* ***erythropsin****).* Syn. de *rhodopsine.*

**érythrose** f. *(angl.* ***erythrosis****).* Coloration rouge vif de la peau et des muqueuses due à une congestion cutanée. Elle caractérise surtout la *maladie de Vaquez*, mais peut être observée aussi dans l'acné rosacée et d'autres affections de la peau.

**escarre** (ou **eschare**) f. *(angl.* ***eschar, decubitus ulcer****).* Nécrose cutanée provoquée par une brûlure ou par une substance caustique ou qui se forme aux points de pression et d'irritation du corps chez les malades alités depuis longtemps *(escarre de décubitus)*, ou chez les individus atteints d'une affection du système nerveux. (a. **escarrotique**)

**escarrification** f. Formation d'une escarre.

**Escherichia coli** *(angl.* ***Escherichia coli****).* Bacille gram-négatif, coccoïde, filamenteux, isolé, en paires ou en chaînettes, mobile, anaérobie facultatif; il est très répandu dans le sol, les eaux et le lait, et peut être isolé des selles de l'homme et des animaux. Il est responsable des diarrhées infantiles et d'infections (*colibacillose*) intestinales et urinaires. Syn. : *colibacille.*

**Esmarch (bande d')** *(angl.* ***Esmarch's bandage****).* Bande en caoutchouc qu'on enroule autour d'un membre, depuis son extrémité jusqu'à sa racine, pour en chasser temporairement le sang, avant une intervention chirurgicale. Puis, un garrot est posé à la racine du membre exsangue pour empêcher le retour du sang, et la bande d'Esmarch est enlevée. (*Esmarch* Johann Friedrich August von, chirurgien allemand, 1823-1908.)

**espace épidural** *(angl.* ***epidural space****).* Espace séparant la face externe de la dure-mère du canal rachidien.

**espace intercostal** *(angl.* ***intercostal space****).* Espace occupé par des parties molles, compris entre deux côtes voisines et leurs cartilages, et limité en arrière par la colonne vertébrale, et en avant par le sternum.

**espace (lymphatique) intrapial** *(angl.* ***intrathecal space****).* Fente lymphatique comprise entre les couches externe et interne de la pie-mère rachidienne. Elle communique avec les espaces sous-arachnoïdiens.

**espace périlymphatique** *(angl.* ***perilymphatic space****).* Espace qui sépare le labyrinthe membraneux du labyrinthe osseux, et qui contient la périlymphe.

**espace porte** *(angl.* ***portal space****).* Chacun des espaces conjonctivo-vasculaires constitués par l'élargissement des fissures interlobulaires du parenchyme hépatique. Ils contiennent un rameau de la veine porte, un rameau de l'artère hépatique, un canal biliaire interlobulaire, des lymphatiques et des nerfs.

**espace prévésical**. Syn. d'*espace de Retzius*. V. *Retzius (espace de)*.

**espace Q-T**. Syn. d'*intervalle Q-T*.

**espace sous-arachnoïdien** *(angl.* ***subarachnoid space****)*. Espace situé entre l'arachnoïde et la pie-mère, qui entoure de toutes parts le système nerveux central et qui est occupé par le liquide céphalo-rachidien. Il est élargi au niveau des confluents (ou citernes).

**espace sous-dural** *(angl.* ***subdural space****)*. Espace virtuel compris entre la face profonde de la dure-mère et l'arachnoïde, appelé aussi *espace sus-arachnoïdien*. Il peut être le siège d'une hémorragie (*hématome sous-dural*).

**espérance de vie** *(angl.* ***life expectancy****)*. Nombre moyen d'années qu'un individu peut espérer vivre à la naissance, compte tenu des conditions socio-économiques et environnementales dans lesquelles vit la population à laquelle il appartient.

**esquille** f. *(angl.* ***splinter****)*. Fragment osseux détaché d'un os fracturé ou nécrosé. (a. **esquilleux**, **euse**)

**essentiel**, **elle** a. Syn. d'*idiopathique*.

**ester** m. *(angl.* ***ester****)*. Toute substance qui résulte de la combinaison d'un acide et d'un alcool, avec élimination d'eau.

**estérase** f. *(angl.* ***esterase****)*. Toute enzyme qui hydrolyse une liaison ester. Il en existe de nombreux types. Certains sont très spécifiques, comme l'acétylcholinestérase du tissu nerveux, qui hydrolyse l'acétylcholine. D'autres, au contraire, hydrolysent une grande variété d'esters.

**estérification** f. *(angl.* ***esterification****)*. Réaction de chimie organique au cours de laquelle se forme un ester, par combinaison d'un alcool et d'un acide. V. *saponification*.

**esthésie** f. *(angl.* ***esthesia****)*. Sensibilité, capacité de percevoir une sensation.

**esthésio-**, **-esthésie** Préfixe et suffixe d'origine grecque signifiant *sensation* et indiquant une relation avec la sensibilité.

**estomac** m. *(angl.* ***stomach****)*. Partie dilatée du tube digestif, communiquant en haut avec l'œsophage par le cardia, et en bas avec le duodénum par le pylore. Il occupe la plus grande partie de la loge sous-phrénique gauche. L'estomac comprend : 1) une portion verticale ou descendante, la plus longue et la plus volumineuse, limitée en haut par le cardia, formée par une portion renflée, la *grosse tubérosité* (*fundus*) et, au-dessous de celle-ci, par le corps de l'estomac, dont l'extrémité inférieure, la plus déclive de l'organe, est la *petite tubérosité*; 2) une portion horizontale (*antre gastrique*), dirigée de gauche à droite, qui se termine par le pylore. La muqueuse de l'estomac sécrète le *suc gastrique*, qui joue un rôle important dans la digestion des aliments. V. *gastr-*, *stomacal*, *stomachique*. (a. **gastrique**)

**estradiol** (ou **œstradiol**) m. *(angl.* ***estradiol****)*. Le plus puissant des œstrogènes naturels, sécrété par les cellules de la thèque interne des follicules ovariens, sous l'influence de la folliculostimuline (gonadotrophine A) et de l'hormone lutéinisante (gonadotrophine B) de l'hypophyse. Chez la femme enceinte, c'est le placenta qui devient la source principale d'estradiol. L'estradiol est administré par voie intramusculaire dans l'aménorrhée, la stérilité, les troubles de la ménopause. Syn. : *dihydrofolliculine*.

**estriol** (ou **œstriol**) m. *(angl.* ***estriol****)*. Substance liposoluble obtenue à partir de l'urine de femme enceinte et possédant les propriétés des œstrogènes.

**estrone** (ou **œstrone**) f. *(angl.* ***estrone****)*. Œstrogène naturel sécrété, à côté de l'estradiol, par les cellules de la thèque interne des follicules ovariens, et, en faible quantité, par le testicule. Le placenta est la source essentielle au cours de la grossesse. Ses indications sont celles de l'*estradiol*. Syn. : *folliculine*, *hormone folliculaire*.

**ET**. Abrév. d'*échotomographie*.

**établissement public de santé** *(angl.* ***public health facility****)*. En France, tout établissement personne moral de droit public doté d'autonomie administrative et financière et s'occupant de la santé dans une perspective qui n'est ni industrielle, ni commerciale. Ils peuvent être communaux, intercommunaux, départementaux, interdépartementaux ou nationaux. Depuis la loi de 1991, on distingue 2 types : les *centres hospitaliers* et les *hôpitaux locaux*.

**étalon** m. *(angl.* ***standard****)*. 1) Modèle, matériel de base choisi par une autorité compétente nationale ou internationale. V. *standard*. 2) Grandeur type servant à définir une unité. (a. **étalonné**, **ée**)

**état de besoin** *(angl.* ***addiction****)*. État traduisant le désir insurmontable qu'éprouve un individu privé d'un toxique auquel il est accoutumé de recevoir encore ce toxique et de se le procurer par tous les moyens. V. *dépendance*, *pharmacodépendance*, *toxicomanie*.

**état crétinoïde** *(angl.* ***cretinoid****)*. Forme atténuée de *crétinisme*.

**état dépressif**. Syn. de *dépression*.

**état dépressif névrotique**. Syn. de *dépression névrotique*.

**état lacunaire**. V. *lacune*.

**état de mal** *(angl.* ***subintrant crisis****)*. Succession de paroxysmes au cours de certaines maladies (angine de poitrine, asthme, épilepsie, etc.) sans périodes de repos entre les poussées.

**éternuement** m. *(angl.* ***sneeze, sneezing****)*. Expulsion brusque et bruyante d'air par le nez et par la bouche, provoquée par l'irritation des muqueuses nasales.

**éthanol** m. Syn. d'*alcool éthylique*.

**éther** m. *(angl.* ***ether****)*. 1) Tout corps constitué par la condensation de deux molécules d'alcool avec perte d'une molécule d'eau. 2) En langage courant, syn. d'*éther éthylique*.

**éther éthylique** *(angl.* ***ethyl-ether****)*. Liquide mobile, volatil, inflammable, peu soluble dans l'eau, miscible à l'alcool, employé comme dissolvant en chimie organique, et comme anesthésique (anesthésie générale par inhalation). Peu toxique et très maniable, il a l'inconvénient d'agir lentement, et d'être explosif. Il sert aussi au lavage des plaies. Syn. : *éther ordinaire*, *éther sulfurique*.

**éther ordinaire**. Syn. d'*éther éthylique*.

**éther rectifié** *(angl.* ***adjusted ether****)*. Éther éthylique qui contient de petites quantités d'alcool et d'eau; il ne peut ni être utilisé comme anesthésique, ni administré par voie interne.

**éther sulfurique**. Syn. d'*éther éthylique*.

**éthéré, ée** a. *(angl.* ***ethereal****)*. Qui possède les propriétés de l'éther éthylique (odeur, volatilité), qui contient de l'éther. Ex. : teinture éthérée.

**éthique médicale** *(angl.* ***medical ethics****)*. Syn. de *déontologie médicale*.

**ethmoïde** m. *(angl.* ***ethmoid, ethmoidal bone****)*. Os de la base du crâne, impair et médian, situé en arrière du frontal, creusé au niveau des masses latérales des cavités pneumatiques (*sinus ethmoïdaux*). Il forme, avec d'autres os, les parois des fosses nasales et des cavités orbitaires. (a. **ethmoïdal, ale, aux**)

**ethmoïdite** f. *(angl.* ***ethmoiditis****)*. Inflammation de la muqueuse qui tapisse les sinus ethmoïdaux et parfois de l'os lui-même.

**éthologie** f. *(angl.* ***ethology****)*. Étude du comportement des animaux dans leur milieu naturel.

**éthylique** *(angl. 1)* ***alcoholic****, 2)* ***ethylic****)*. 1) a et n. Se dit d'un individu alcoolique. 2) a. Se dit de tout corps contenant le groupement éthyle qui est un dérivé du gaz éthane (hydrocarbure présent dans les puits de pétrole).

**éthylisme** m. Syn. d'*alcoolisme*.

**étiologie** f. *(angl.* ***etiology****)*. Étude des causes des maladies et, abusivement, ces causes elles-mêmes. (a. **étiologique**)

**étio-pathogénie** f. *(angl.* ***pathogenesis****)*. Origine et mode de développement d'une maladie.

**étranglement** m. *(angl.* ***strangulation****)*. 1) Constriction violente s'exerçant sur un organe et qui y provoque une interruption de la circulation. 2) Syn. de *strangulation*.

**étranglement herniaire**. Syn. de *hernie étranglée*.

**étrier** m. *(angl. 1)* ***stirrup****, 2)* ***stapes****)*. 1) Instrument en forme de fer à cheval, utilisé pour réduire une fracture, ou pour en maintenir la réduction. 2) Osselet interne de la caisse du tympan, situé en dedans de l'enclume et s'étendant jusqu'à la fenêtre ovale. V. *stapédien*.

**étuve** f. *(angl. 1)* ***sweating room****, 2)* ***sterilizing room, incubator****)*. 1) Endroit clos dont on élève la température pour obtenir la sudation. 2) Appareil (armoire, four, enceinte close) pourvu d'un dispositif de chauffage. Certains servent à la désinfection par la vapeur de vêtements et linges, d'autres à la stérilisation à sec à haute température (160 °C-180 °C) d'instruments, d'autres encore au maintien à une température constante de divers produits biologiques (cultures bactériennes).

**eu-** Préfixe d'origine grecque indiquant l'harmonie, ce qui est normal.

**eugénie** (ou **eugénique**) f. *(angl.* ***eugenics****)*. Science qui étudie les méthodes propres à améliorer la qualité des populations, notamment par le jeu de l'hérédité. V. *orthogénie*. (a. **eugénique**)

**eunuchoïde** a. *(angl.* ***eunuchoid****)*. Qui rappelle un eunuque ou qui en a les caractères. Ex. : voix eunuchoïde.

**eunuque** m. *(angl.* ***eunuch****)*. 1) Homme à qui l'on a enlevé les testicules; castrat. L'eunuque a une verge atrophiée, une voix aiguë et grêle, une apparence féminine (absence de barbe, pilosité et obésité de type féminin, etc.). 2) Homme qui, à la suite d'une insuffisance précoce de la fonction testiculaire, a subi les modifications morphologiques décrites plus haut.

**eupepsie** f. *(angl.* ***eupepsia****)*. Digestion normale.

**eupeptique** a. et m. *(angl.* ***eupeptic****)*. Qui digère normalement ou qui est bien digéré, qui facilite la digestion.

**euphorie** f. *(angl.* ***euphoria****)*. Sensation intense de bien-être pouvant aller jusqu'à l'exaltation. (a. **euphorique**)

**eurythmie** f. *(angl.* ***eurhythmia****)*. Régularité des battements cardiaques et du pouls. (a. **eurythmique**)

**Eustache** (**trompe d'**) *(angl.* ***eustachian tube****)*. Conduit ostéo-cartilagineux aérifère qui unit la caisse du tympan à la paroi latérale du rhinopharynx. Il assure l'équilibre de la pression atmosphérique sur les deux faces de la membrane du tympan. V. *salping-*. (*Eustache* ou *Eustachi*, *Eustachio*, *Eustachius* Bartolomeo, médecin et anatomiste italien, 1520-1574.)

**euthanasie** f. *(angl.* ***euthanasia****)*. Usage de procédés qui permettent de donner, sans souffrance, la mort à un être humain qui la souhaite – ou qu'on suppose la souhaiter –, tant son état est douloureux. (a. **euthanasique**)

**euthyscopie** f. *(angl.* ***euthyscopy****)*. Méthode de traitement de certaines amblyopies consistant à éclairer par intermittence le fond de l'œil qui projette une plage lumineuse dont le centre reste noir, à l'aide d'un ophtalmoscope spécial *(euthyscope)*, ce qui produit une post-image permettant de localiser la fovea centralis dans l'espace et de rééduquer une fixation excentrique.

**eutocie** f. *(angl.* ***eutocia****)*. Accouchement normal. Ant. : *dystocie*.

**eutocique** a. *(angl.* ***eutocic****)*. 1) Qui se rapporte à l'eutocie. 2) Qui facilite l'accouchement.

**eV** Symbole de l'*électronvolt*.

**évagination** f. *(angl.* ***evagination****)*. Saillie, protrusion d'un organe ou d'une partie d'organe, en dehors de leurs limites normales. (a. **évaginé**, **ée**)

**éveinage** m. *(angl.* ***stripping****)*. Excision de segments plus ou moins importants d'une ou de plusieurs veines. V. *stripping*.

**éventration** f. *(angl.* ***eventration****)*. Hernie des intestins hors de l'abdomen, à travers la paroi abdominale; elle peut être spontanée (par relâchement de la musculature), post-opératoire (par relâchement d'une cicatrice de laparotomie) ou traumatique (ouverture accidentelle de l'abdomen). (a. **éventré**, **ée**)

**éversion** f. *(angl.* ***eversion****)*. Saillie d'une muqueuse au niveau d'un orifice naturel, avec formation d'un bourrelet extérieur. (a. **éversé**, **ée**)

**évidement** m. *(angl.* ***évidement****)*. Action de vider chirurgicalement une cavité de son contenu. Ex. : évidement des cavités de l'oreille moyenne.

**éviscération** f. *(angl.* ***evisceration****)*. 1) Sortie d'un viscère ou des viscères hors de la cavité abdominale (traumatisme abdominal ou complication opératoire). V. *éventration*. 2) Syn. d'*exentération*.

**évolutif**, **ive** a. *(angl.* ***evolutive****)*. 1) Qui est susceptible d'évoluer. 2) Qui se modifie d'une manière continue, en général dans le sens d'une aggravation, en désignant une affection ou une lésion. Ex. : processus évolutif.

**ex-**, **exo-**. Préfixe d'origine grecque signifiant *en dehors*. Ant. : *end (o)-*.

**exacerbation** f. *(angl.* ***exacerbation****)*. Aggravation passagère d'un symptôme ou d'une maladie. (a **exacerbé**, **ée**)

**examen de santé**. V. *bilan de santé*, *check-up*.

**exanthème** m. *(angl.* ***exanthem***, ***exanthema****)*. Manifestation cutanée caractéristique d'une maladie infectieuse et contagieuse, notamment d'une *fièvre éruptive* (scarlatine, rougeole, rubéole, varicelle, variole) ou d'une *fièvre* dite *exanthématique* (typhus exanthématique, diverses rickettsioses). V. *énanthème*. (a. **exanthémateux**, **euse**; **exanthématique**)

**excavateur** m. *(angl.* ***excavator****)*. Sorte de curette destinée au nettoyage chirurgical d'une cavité.

**excavation pelvienne**. Syn. de *cavité pelvienne*.

**excipient** m. *(angl.* ***excipient****)*. Substance pharmacologiquement inactive dans laquelle on incorpore une ou plusieurs substances actives afin de les rendre consommables ou manipulables. Par ex. la vaseline est l'excipient de diverses pommades.

**exciser** v. *(angl.* ***excise****)*. Pratiquer une excision.

**excision** f. *(angl.* ***excision****)*. Ablation, à l'aide d'un instrument tranchant, d'une partie peu volumineuse d'organe ou de tissu. Une excision faite dans le but d'un examen histologique est une *biopsie*. (a. **excisé**, **ée**)

**excision-biopsie** f. *(angl.* ***biopsy excision****)*. Biopsie par laquelle on enlève la totalité de la lésion.

**excitabilité** f. *(angl.* ***excitability****)*. Propriété commune aux tissus vivants de réagir d'une façon spécifique aux excitations. Elle est particulièrement développée dans le tissu musculaire et dans le tissu nerveux. Syn. : *sensibilité* (1), *irritabilité* (1).

**excitable** a. *(angl.* ***excitable****).* Qui est susceptible de réagir à une excitation.

**excitant, ante** a. *(angl. 1)* ***exciting, stimulating****, 2)* ***excitant, stimulant****).* 1) Qui stimule l'esprit, l'organisme en général ou l'une de ses fonctions. 2) m. Substance ou agent capable de produire une excitation. V. *stimulus.*

**excitatif, ive** a. *(angl.* ***excitatory****).* Qui résulte d'une excitation, d'une stimulation. Ex. : polyglobulie excitative.

**excitation** f. *(angl.* ***excitation****).* 1) Toute variation, de nature physique, chimique ou psychique, produite dans le corps ou à sa surface, qui déclenche une réponse spécifique dans un organe ou un tissu. Syn. : *irritation* (1), *incitation.* 2) En psychiatrie, état d'agitation mentale ou physique due à un surcroît de tension émotionnelle (par ex. une excitation maniaque).

**excoriation** f. *(angl.* ***excoriation****).* Perte de substance limitée aux couches superficielles de la peau, d'une muqueuse ou d'une membrane superficielle telle que la cornée. Sur la peau, elle peut être provoquée par le grattage.

**excrémenteux, euse** a. *(angl.* ***excrementitious****).* Qui est de la nature des excréments.

**excréments** m. pl. *(angl.* ***feces****).* Matières fécales éliminées par la défécation. V. *copro-, scato-, sterco-.* (a. **excrémentiel, elle**)

**excreta** m. pl. *(angl.* ***excreta****).* Matières éliminées par l'organisme, consistant principalement en déchets de la nutrition et du métabolisme : fèces, urines, sueur, etc. Syn. : *ejecta.*

**excréteur, trice** a. *(angl.* ***excretory****).* Qui sert aux excrétions. Ex. : canal excréteur d'une glande.

**excrétion** f. *(angl.* ***excretion****).* 1) Élimination des déchets de l'organisme par les voies naturelles. 2) Déversement d'un produit de sécrétion par les canaux excréteurs.

**excrétoire** a. *(angl.* ***excretory****).* Qui se rapporte à l'excrétion. Ex. : activité excrétoire.

**excroissance** f. *(angl.* ***excrescence, outgrowth****).* Petite tumeur bénigne formée par la prolifération d'un tissu (condylome, verrue, ostéophytes, etc.).

**exentération** f. *(angl.* ***exenteration****).* Ablation chirurgicale de la totalité d'un organe (exentération du globe oculaire) ou d'une région (exentération pelvienne). Syn. : *éviscération* (2).

**exercice actif** *(angl.* ***active exercise****).* Tout exercice accompli volontairement.

**exercice passif** *(angl.* ***passive exercise****).* Série de mouvements imprimés à une partie du corps par une action mécanique directe sur cette partie, et non par l'action musculaire normale commandée par la volonté. On soumet notamment à des exercices passifs une partie du corps affectée de paralysie.

**exérèse** f. *(angl.* ***exeresis****).* Ablation chirurgicale d'une tumeur, d'un tissu pathologique ou d'un organe. V. *excision, extirpation.*

**exfoliation** f. *(angl.* ***exfoliation****).* 1) Élimination, sous forme de lamelles, de certaines parties nécrosées. 2) Syn. de *desquamation.*

**exhalation** f. *(angl.* ***exhalation****).* Élimination d'air chargé de vapeur lors de l'expiration. Ant. : *inhalation* (a. **exhalé, ée**).

**exhibitionnisme** m. *(angl.* ***exhibitionism****).* Tendance pathologique de certains sujets à montrer leurs organes génitaux.

**exhibitionniste** m. *(angl.* ***exhibitionist****).* Individu qui pratique l'exhibitionnisme.

**exhumation** f. *(angl.* ***exhumation****).* Action de déterrer un cadavre, notamment en vue de le soumettre à un examen médicolégal. (v. **exhumer**)

**exitus** m. *(angl.* ***exitus****).* Décès.

**exocervical, ale, aux** a. *(angl.* ***ectocervical, exocervical****).* Qui est situé ou qui se produit à la surface du col de l'utérus.

**exocervicite** f. *(angl.* ***ectocervicitis, exocervicitis****).* Toute inflammation de la surface du col utérin : rougeur, granulations, ulcération.

**exocol** m. Syn. de *museau de tanche.*

**exocrine** a. V. *glande exocrine.*

**exogamie** f. *(angl.* ***exogamy****).* Reproduction de deux individus de même race mais n'ayant pas de lien de parenté (non consanguins). V. *endogamie, panmixie.*

**exogène** a. *(angl.* ***exogenous****).* Qui est dû à des causes externes, qui provient de l'extérieur. Ex. : intoxication exogène, obésité exogène.

**exonération** f. *(angl.* ***defecation****).* Défécation ; décharge du contenu intestinal.

**exophtalmie** f. *(angl.* ***exophthalmos****).* Saillie, protrusion plus ou moins accusée du globe oculaire hors de l'orbite. C'est un symptôme presque constant des affections de l'orbite et de l'hyperthyroïdie. Ant. : *énophtalmie.* (a. **exophtalmique**)

**exostose** f. *(angl.* ***exostosis****).* Excroissance osseuse circonscrite formée à la surface d'un os. Son origine peut être inflammatoire, traumatique, ou congénitale. V. *ostéophyte.*

**exostose cartilagineuse**. Syn. d'*ostéochondrome.*

**expectation** f. *(angl.* ***expectation****).* Méthode qui consiste à laisser agir les défenses naturelles

E

de l'organisme et à n'employer que des moyens hygiéniques et diététiques jusqu'à l'apparition de symptômes précis qui appellent un traitement spécifique. Syn. : *méthode expectante*.

**expectorant, ante** a. *(angl.* ***expectorant****)*. Qui favorise ou provoque l'expectoration. (nom : un **expectorant**)

**expectoration** f. *(angl.* ***expectoration****)*. 1) Expulsion par la bouche de sécrétions provenant des voies respiratoires. 2) Matières ainsi expulsées. V. *crachat*. Syn. : *sputum*.

**expiration** f. *(angl.* ***expiration****)*. Phase de la respiration pendant laquelle l'air est chassé des poumons. V. *inspiration*. (a. **expiratoire**)

**expirium** m. *(angl.* ***expirium****)*. Air expiré. V. *inspirium*.

**explorateur, trice** *(angl. 1)* ***exploratory****, 2)* ***explorer****)*. 1) a. Se dit d'une opération, d'un procédé, qui a pour but de faire connaître l'état d'un organe interne ou d'une partie du corps non visible directement. Ex. : laparotomie exploratrice. 2) m. Instrument souple ou rigide pour explorer un conduit ou une cavité naturelle.

**exploration** f. *(angl.* ***exploration****)*. Tout acte diagnostique par lequel on cherche à connaître l'état d'un organe interne ou d'une partie non directement accessible du corps, par exemple au moyen de l'ouïe (*auscultation*), d'une opération manuelle (*palpation*, *percussion*), d'instruments (*endoscopie*, *radioscopie*, *radiographie*) ou d'une opération chirurgicale.

**expression** f. *(angl. 1)* ***expression****, 2)* ***expressivity****)*. 1) Élimination, évacuation, par compression. Terme utilisé surtout en chirurgie, en obstétrique (expression du placenta par compression de l'utérus à travers la paroi abdominale) et en dermatologie (expression d'un comédon). 2) Extériorisation d'une pensée, d'une sensation, d'une émotion, etc., par la voix, la mimique, l'attitude. (a. **exprimé, ée**)

**expulsion** f. *(angl.* ***expulsion****)*. Évacuation par les voies naturelles d'un corps contenu dans l'organisme. Se dit notamment de l'élimination d'un calcul, de la sortie du fœtus ou du placenta, de l'évacuation des matières fécales. (a. **expulsif, ive**)

**exsangue** a. *(angl.* ***exsanguine****)*. Qui a perdu beaucoup de sang.

**exsanguinotransfusion** f. *(angl.* ***exsanguinotransfusion****)*. Remplacement d'une partie du sang d'un malade par du sang normal frais. Elle consiste en une perfusion dans une veine simultanément avec l'extraction de quantités équivalentes de sang par une veine du côté opposé. Les indications majeures de l'exsanguinotransfusion sont, chez le nouveau-né, l'érythroblastose fœtale et, chez l'adulte, les hémolyses aiguës gravissimes avec état de choc. Syn. : *transfusion totale*.

**ex situ**. Expression latine désignant une intervention chirurgicale au cours de laquelle un viscère, détaché (complètement ou non) de ses connexions anatomiques normales, est soumis à différents gestes opératoires, puis réintégré dans l'organisme (à sa place antérieure ou non). V. *in situ*. Ling. On parle aussi de *chirurgie extracorporelle* [33].

**exsudat** m. *(angl.* ***exudate****)*. Liquide organique de nature inflammatoire, riche en albumine, formé par le passage de sérum à travers les parois vasculaires dans les tissus voisins. V. *transsudat*.

**exsudat cotonneux**. Syn. de *nodule dysorique*.

**exsudatif, ive** a. *(angl.* ***exudative****)*. Qui se rapporte à l'exsudation, qui est caractérisé par un exsudat. Ex. : eczéma exsudatif, pleurésie exsudative.

**exsudation** f. *(angl.* ***exudation****)*. Suintement d'un liquide organique à travers les parois de son réservoir naturel. Plus particulièrement, passage de certains constituants du sang à travers la paroi des vaisseaux dans les tissus ou cavités adjacentes, se produisant au cours d'une inflammation.

**extemporané, ée** a. *(angl.* ***extemporaneous****)*. Qui se fait immédiatement, sur-le-champ. Plus particulièrement, se dit d'une biopsie effectuée pendant une intervention chirurgicale et dont on attend le résultat de l'examen histologique pour la suite de l'intervention.

**extenseur** a. et m. *(angl.* ***extensor****)*. Se dit d'un muscle dont la contraction produit une extension. Ex. : (le muscle) extenseur des orteils. Ant. : *fléchisseur*.

**extension** f. *(angl.* ***extension****)*. 1) Mouvement physiologique par lequel deux segments de membres contigus tendent à se placer dans un même axe. Ant. : *flexion*. 2) Action d'étendre deux extrémités en sens contraire. L'*extension continue* est une méthode pour le maintien en position immobile d'un membre atteint de fracture après la réduction de celle-ci, de façon à assurer une consolidation de l'os sans déviation ni raccourcissement. Elle est obtenue par une traction continue exercée sur le membre, par l'intermédiaire de broches, au moyen de poids.

**extériorisation** f. *(angl.* ***exteriorization****)*. 1) Fixation chirurgicale d'un organe interne en dehors des limites naturelles du corps, en vue de pratiquer un drainage ou une ablation. 2) En psychologie, action de reporter hors de soi ce qu'on ressent. Ant. : *intériorisation*. (a. **extériorisé**, **ée**)

**externa** f. Syn. d'*adventice*.

**externe** a. *(angl. 1)* ***exterior**, 2)* ***external**, 3)* ***lateral**)*. 1) Qui se trouve à l'extérieur ou qui provient de l'extérieur du corps. 2) Qui se rapporte, qui s'effectue ou qui reste limité à la surface du corps. Ex. : sécrétion externe, médicament d'usage externe. 3) Se dit de celle des deux parties ou structures anatomiques qui est la plus éloignée du plan médian du corps (dans ce sens, on emploie plus correctement *latéral*. Ex. : ligament externe [ou latéral] du genou.) V. *interne*.

**extérocepteur** m. *(angl.* ***exteroceptor**)*. Récepteur périphérique des organes des sens (vue, ouïe, odorat, goût, toucher) recueillant les stimuli venus du monde extérieur. V. *intérocepteur*.

**extéroceptif**, **ive** a. *(angl.* ***exteroceptive**)*. Qui provient de stimuli de l'extérieur, qui se rapporte à des stimuli venant de l'extérieur. Ex. : excitation extéroceptive, sensibilité extéroceptive.

**extirpation** f. *(angl.* ***extirpation**)*. Ablation totale d'une formation pathologique, d'un corps étranger. V. *excision*, *exérèse*.

**extra-** Préfixe d'origine latine signifiant *à l'extérieur de*. Ant. : *intra-*.

**extra-articulaire** a. *(angl.* ***extra-articular**)*. Qui est situé ou qui survient à l'extérieur d'une articulation. Ex. : ankylose extra-articulaire.

**extracardiaque** a. *(angl.* ***extracardial**)*. Qui est extérieur au cœur. Se dit notamment de certains bruits (souffles) perçus à l'auscultation cardiaque, mais qui ne proviennent pas du cœur même.

**extracorporel**, **elle** a. *(angl.* ***extracorporeal**)*. Hors du corps, qui est dérivé vers l'extérieur du corps. V. *circulation extracorporelle*.

**extraction** f. *(angl.* ***extraction**)*. 1) Action d'extraire, de retirer de l'organisme un corps étranger, une formation anatomique (par ex. le cristallin), un fœtus (par les voies naturelles), une dent de son alvéole (*avulsion dentaire*). 2) Action de séparer une substance du composé dont elle fait partie.

**extradural**, **ale**, **aux** a. *(angl.* ***extradural**)*. Qui est situé ou qui s'effectue à l'extérieur de la dure-mère. Ex. : abcès extradural.

**extrait** m. *(angl.* ***extract**)*. 1) Substance séparée d'une autre avec laquelle elle était mélangée ou combinée. 2) Plus spécifiquement, produit d'évaporation obtenu en traitant une substance par un véhicule vaporisable tel que l'eau, l'alcool, l'éther.

**extramédullaire** a. *(angl.* ***extramedullary**)*. 1) Qui se produit en dehors de la moelle osseuse. Ex. : hématopoïèse extramédullaire. 2) Qui est situé en dehors de la moelle épinière. Ex. : tumeur extramédullaire.

**extrapyramidal**, **ale**, **aux** a. V. *système extrapyramidal*.

**extrasystole** f. *(angl.* ***extrasystole**)*. Contraction anormale (prématurée ou anticipée) du cœur, se traduisant par une irrégularité du rythme cardiaque.

**extrasystolie** f. *(angl.* ***extrasystoly**)*. Tout trouble du rythme cardiaque caractérisé par la présence d'extrasystoles.

**extra-utérin**, **ine** a. *(angl.* ***extrauterine**)*. Qui est situé hors de la cavité utérine. Ex. : grossesse extra-utérine.

**extravasation** f. *(angl.* ***extravasation**)*. Passage d'un liquide organique (sang, lymphe, urine, etc.) dans les tissus, après lésion ou rupture des vaisseaux ou de l'organe qui le contiennent.

**extraverti**, **ie** (ou **extroverti**, **ie**) a. et n. *(angl.* ***extrovert**)*. Individu qui, selon Jung, attache de l'importance surtout au monde extérieur, y trouvant ses plaisirs, qui exprime facilement ses sentiments et ses pensées, et s'adapte bien au milieu ambiant (tendance appelée *extraversion* ou *extroversion*). Ant. : *introverti*.

**extrémité** f. *(angl.* ***extremity**)*. La main ou le pied, et par extension, membre supérieur ou inférieur. Par analogie, on appelle *extrémités* les parties périphériques proéminentes du corps : nez, oreilles, menton. V. *acro-*.

**extrinsèque** a. *(angl.* ***extrinsic**)*. Qui provient de l'extérieur ou d'une autre région de l'organisme. Ex. : asthme extrinsèque, ligament extrinsèque. Ant. : *intrinsèque*.

**extroverti**, **ie** a. et n. Extraverti.

**exubérant**, **ante** a. *(angl.* ***exuberant**)*. En pathologie, qui est caractérisé par une prolifération ou une production abondante, excessive. Ex. : cal exubérant.

**exulcération** f. Syn. d'*érosion* (a. **exulcéré**, **ée**).

E

# F

**F** 1) Symbole chimique du *fluor*. 2) Symbole du *farad*.

**°F** Symbole du *degré Fahrenheit*. V. *Fahrenheit*.

**f** Symbole de la *fréquence respiratoire*.

**fabella** f. *(angl.* ***fabella****)*. Os sésamoïde situé dans l'épaisseur du muscle jumeau externe de la jambe (derrière le genou) ; sur les radiographies, il est parfois confondu avec un fragment osseux ou un corps étranger.

**Fabry (maladie de)** *(angl.* ***Fabry's disease, angiokeratoma corporis diffusum****)*. Maladie héréditaire liée au sexe, propre à l'homme, due à un trouble du métabolisme des glycosphingolipides par déficit de l'enzyme $\alpha$-galactosidase, dont les conséquences sont une accumulation de glycolipides dans les cellules endothéliales (reins, cœur, système nerveux) et le développement d'angiokératomes cutanés de la partie inférieure du corps. (*Fabry* Johannes, dermatologue allemand, 1860-1930.)

**fabulation** f. *(angl.* ***confabulation, fabrication****)*. Présentation d'un récit imaginaire, souvent vraisemblable, comme étant réel. La fabulation est fréquente et normale chez le jeune enfant ; elle devient pathologique chez certains mythomanes. V. *confabulation*.

**face** f. *(angl.* ***face****)*. Partie antérieure et inférieure de la tête, dont le massif osseux (massif facial) est appendu à la moitié antérieure de la base du crâne. La face est constituée par la mâchoire supérieure, le nez, les orbites et la mâchoire inférieure. Elle est le siège des voies aériennes et digestives supérieures. (a. **facial, ale, aux**)

**faciès** m. *(angl.* ***facies****)*. Expression ou aspect de la face. Ex. : faciès cushingoïde.

**faciès grippé** *(angl.* ***facies abdominalis****)*. Visage à traits contractés décrit dans certaines affections abdominales graves.

**facteur** m. *(angl.* ***factor****)*. Nom d'ensemble de certaines substances de natures très diverses, à effets physiologiques et/ou biochimiques bien définis, et dont la composition chimique exacte n'est pas toujours identifiable. Ex. : facteurs de coagulation, facteur extrinsèque (ou antipernicieux) du foie, facteur intrinsèque du suc gastrique, facteur Rhésus, facteurs sanguins, etc.

**facteur d'activation lymphocytaire** *(angl.* ***lymphocyte activating factor****)*. Substance produite par les macrophages, les monocytes et certains lymphocytes, lorsque ceux-ci sont stimulés, soit par les divers agents doués d'un pouvoir d'« activation » directe des macrophages, soit même par les lymphokines capables de modifier profondément les macrophages. Le facteur d'activation lymphocytaire agit sur les lymphocytes T en stimulant leur prolifération. Il n'y a pas d'action directe sur les lymphocytes B, mais ceux-ci peuvent voir leur fabrication d'anticorps indirectement accrue sous l'effet des lymphocytes T stimulés. Abrév. : LAF (de l'anglais *lymphocyte activating factor)*. Ling. : Ce terme est aujourd'hui abandonné et remplacé par *interleukine-1*.

**facteur d'activation plaquettaire** *(angl.* ***platelet activating factor****)*. Facteur capable d'agglomérer les plaquettes et de libérer leur contenu. L'existence de ce facteur a été démontrée chez l'homme, le lapin et le porc. Dans le sang périphérique il est essentiellement libéré par les polynucléaires basophiles ; il peut également être libéré par des cellules tissulaires, en particulier par les macrophages alvéolaires. Abrév. : PAF (de l'anglais *platelet activating factor)*.

**facteur antihémorragique**. Syn. de *vitamine K*.

**facteur antiscorbutique**. Syn. de *vitamine C*.

**facteur de coagulation** *(angl.* ***coagulation factor****)*. Chacun des facteurs présents dans le sang ou dans les tissus et qui jouent un rôle dans le mécanisme complexe de la coagulation du sang. Selon la nomenclature officielle, on reconnaît 12 facteurs désignés par des chiffres romains de I à XIII (le chiffre VI n'est pas officiellement attribué, mais pour certains, il désigne l'*accélérine*, globuline du sang qui accélère la formation de la thrombine et des thromboplastines). Les facteurs de coagulation portent aussi d'autres noms, souvent plus connus. Ce sont : le facteur I (*fibrinogène*), le facteur II (*prothrombine*), le facteur III (*thromboplastine tissulaire* ou *thrombokinase*), le facteur IV (le *calcium* en tant qu'élément nécessaire à la coagulation), le facteur V (*proaccélérine* ou *prothrombokinase*), le facteur VII (*proconvertine*), le facteur VIII (*prothromboplastine* ou *thromboplastinogène*), le facteur IX (*facteur antihémophilique B*, *facteur Christmas* ou *plasma thromboplastin component* [anglais]), le facteur X (facteur *Stuart* ou *Prower*), le facteur XI (*facteur de Rosenthal* ou *plasma thromboplastin antecedent* [anglais]), le facteur XII (*facteur Hageman*), le facteur XIII (*fibrin stabilizing factor*. V. *FSF*).

**facteur inhibiteur de la prolactine** *(angl.* ***prolactin inhibiting factor****)*. Facteur sécrété par l'hypothalamus et assurant la limitation active permanente de la sécrétion prolactinique hypophysaire à l'état normal. Abrév. : PIF (de l'anglais ***p**rolactin **i**nhibiting **f**actor*).

**facteur mitogénique** *(angl. **mitogenic factor**).* Lymphokine produite par une sous-classe de lymphocytes T quand ils sont stimulés par un antigène. Ce facteur mitogénique est capable d'induire la prolifération des lymphocytes T et des lymphocytes B, et cette action est assez importante pour qu'un anticorps agissant contre cette lymphokine inhibe purement et simplement la réaction immune dans la culture leucocytaire mixte. Abrév. MF (de l'anglais ***m**itogenic **f**actor*).

**facteur PP**. Syn. d'*acide nicotinique* ou de *nicotinamide*.

**facteur rhumatoïde** *(angl. **rheumatoid factor**).* Autoanticorps agissant à la manière des immunoglobulines IgG et de structure semblable aux immunoglobulines IgM, présent dans le sérum des malades atteints de *polyarthrite rhumatoïde* (V. ce terme).

**Fahrenheit** (**degré**) *(angl. **Fahrenheit [degree]**).* Unité anglo-américaine de mesure de la température de l'échelle Fahrenheit. Les points de congélation et d'ébullition de l'eau sont respectivement 32° et 212°. Un degré Fahrenheit est égal à 5/9 °C. Symbole : °F. V. *Celsius*. (*Fahrenheit* Gabriel Daniel, physicien allemand, 1686-1736.)

**faisceau** m. *(angl. **bundle**, **tract**).* Ensemble de structures de forme allongée (fibres), disposées parallèlement (faisceau nerveux, faisceau musculaire). (a. **fasciculaire**)

**faisceau atrio-ventriculaire**. Syn. de *faisceau de His*. V. *His (faisceau de)*.

**faisceau géniculé** *(angl. **corticonuclear fibers**).* Faisceau de la motricité volontaire des nerfs crâniens, qui prend naissance au niveau de la circonvolution frontale ascendante.

**faisceau pyramidal** *(angl. **pyramidal tract**).* Faisceau nerveux principal de la motricité volontaire, dont les fibres proviennent des cellules pyramidales (ayant la forme de pyramides) situées dans la zone motrice du cortex cérébral.

**falciforme** a. *(angl. **falciform**).* En forme de faucille ou de croissant. Ex. : érythrocyte falciforme (ou *drépanocyte*).

**Fallope** (**trompe de**) *(angl. **fallopian tube**, **uterine tube**).* Chacun des deux conduits, à droite et à gauche de l'utérus, s'étendant jusqu'aux ovaires où ils se terminent par un entonnoir muni de franges (le *pavillon de la trompe*). C'est par la trompe de Fallope que l'ovule mûr, détaché de l'ovaire et capté par le pavillon, est conduit dans l'utérus. V. *salping-*, *tub-*. Syn. : *trompe utérine*. (*Fallope [Fallopia, Fallopio ou Fallopius]* Gabriello, anatomiste italien, 1523-1562.)

**Fallot** (**pentalogie de**) *(angl. **pentalogy of Fallot**).* Cardiopathie congénitale comportant les malformations anatomiques d'une *tétrade de Fallot*, auxquelles s'ajoute une cinquième anomalie : la communication interauriculaire. Le tableau clinique diffère peu de celui de la *tétrade de Fallot*. V. aussi *tétrade* et *triade de Fallot*. (*Fallot* Étienne, médecin français, 1850-1911.)

**Fallot** (**tétrade** [ou **tétralogie de**]) *(angl. **tetralogy of Fallot**).* La plus fréquente des malformations cardiaques congénitales cyanogènes, comportant une sténose pulmonaire, une dextroposition de l'origine de l'aorte (aorte à cheval sur le septum interventriculaire), une communication interventriculaire haute et une hypertrophie ventriculaire droite. Elle représente la forme typique de la *maladie bleue*, avec signes d'anoxémie plus ou moins importants, mais généralement précoces. Son pronostic, autrefois très grave, a été favorablement modifié par la chirurgie cardiaque. Ling. : Étymologiquement, le mot *tétrade* (ensemble de quatre choses) est plus correct que *tétralogie* (suite de quatre discours ou de quatre récits).

**Fallot** (**triade** [ou **trilogie de**]) *(angl. **trilogy of Fallot**).* Malformation cardiaque congénitale comportant une sténose de l'orifice de l'artère pulmonaire, une communication interauriculaire, avec un septum ventriculaire intact. Son pronostic a été favorablement transformé par la chirurgie cardiaque. Ling. : Étymologiquement, *triade* (assemblée de trois choses) est plus correct que *trilogie* (suite de trois discours ou de trois récits); le terme *triade* tend à remplacer *trilogie*.

**Fam**. Procédé d'investigation de haute précision utilisé pour évaluer diverses lésions (notamment en cancérologie), comportant le couplage d'une scintigraphie et d'un scanner (scanographie). La surexposition de l'image fonctionnelle de la scintigraphie avec l'image anatomique du scanner est obtenue grâce à un logiciel intégré. Ling. : *Fam*, de l'anglais *functional **a**natomical **m**apping*.

**Fanconi** (**anémie** ou **maladie de**) *(angl. **Fanconi's syndrome**).* Maladie rare du jeune garçon, transmissible sur le mode autosomique récessif par anomalie probable du chromosome 20q, caractérisée par une anémie hyper- ou normochrome progressive, avec leucopénie et thrombopénie, due à une aplasie médullaire congénitale. Peuvent s'y associer certaines malformations : microcéphalie, atrophie des testicules, anomalies rénales, retard de croissance. La maladie évolue vers la leucémie aiguë; la mort peut survenir aussi par hémorragie. (*Fanconi* Guido, pédiatre suisse, 1892-1979.)

**fango** m. *(angl.* ***fango****)*. Boue argileuse utilisée en applications locales pour le traitement des rhumatismes. V. *parafango*.

**fantasme** (ou **phantasme**) m. *(angl.* ***phantasm****)*. Production de l'imagination, rêve éveillé.

**farad** m. *(angl.* ***farad****)*. Unité de capacité électrique dans le Système international d'unités (SI). Symbole : F. (a. **faradique**)

**fascia** m. *(angl.* ***fascia****)*. Membrane conjonctive fibreuse constituée par la réunion des aponévroses de revêtement des muscles superficiels d'une partie du corps et qui les sépare des téguments, ou membrane fibreuse formant une cloison entre certains plans musculaires V. *aponévrose*. (a. **fascial**, **ale**, **aux**)

**fascia lata** *(angl.* ***fascia lata****)*. Partie latérale, plus épaisse, de l'aponévrose superficielle qui entoure la cuisse, allant de la crête iliaque jusqu'au tibia.

**fascia superficialis** *(angl.* ***fascia superficialis****)*. Membrane fibreuse ou fibro-celluleuse qui limite en profondeur le pannicule adipeux sous-cutané. V. *muscle peaucier*.

**fasciculaire** a. *(angl.* ***fascicular****)*. 1) Syn. de *fasciculé*. 2) Qui se rapporte aux faisceaux musculaires. Ex. : dégénérescence fasciculaire.

**fasciculation** f. *(angl.* ***fasciculation****)*. Contraction involontaire rythmique et indolore d'un faisceau musculaire n'entraînant pas de mouvement segmentaire.

**fasciculé**, **ée** a. *(angl.* ***fasciculated****)*. Qui est disposé en faisceaux. Ex. : névrome fasciculé. Syn. : *fasciculaire*.

**fasciite** (ou **fascéite**) f. *(angl.* ***fasciitis****)*. Atteinte inflammatoire d'une ou de plusieurs aponévroses.

**fasciite nécrosante** *(angl.* ***necrotizing fasciitis****)*. Nécrose rapidement envahissante du tissu sous-cutané, consécutive à un traumatisme souvent minime, et provoquée par divers micro-organismes (streptocoques, staphylocoques, *Pseudomonas aeruginosa*). L'état fébrile est modéré, la région atteinte est très enflée et douloureuse. Syn. : *érysipèle nécrosant*, *gangrène hospitalière*.

**fatal**, **ale**, **als** a. *(angl.* ***fatal****)*. Qui entraîne la mort. V. *létal*.

**fausse couche** f. *(angl.* ***miscarriage****)*. Avortement spontané.

**fausse route** f. *(angl.* ***false passage****)*. Au cours d'un cathétérisme (ou d'un sondage), passage du cathéter (ou de la sonde) dans les tissus mous à proximité du conduit exploré.

**faux du cerveau** *(angl.* ***falx cerebri****)*. Prolongement médian de la dure-mère, situé dans la scissure qui sépare les deux hémisphères cérébraux. Sa base postérieure se continue par la tente du cervelet.

**Favre et Racouchot (maladie de)**. Syn. de *élastéidose cutanée nodulaire de Favre et Racouchot*.

**faux du cervelet** *(angl.* ***falx cerebelli****)*. Prolongement médian de la dure-mère, situé entre les deux hémisphères cérébelleux. Sa partie supérieure est unie à la face inférieure de la tente du cervelet.

**favus** m. *(angl.* ***favus****)*. Teigne très contagieuse due à un champignon parasite (*Trichophyton schoenleinii*), qui atteint surtout le cuir chevelu, s'attaquant aux cheveux jusqu'à leur racine. La lésion caractéristique est une petite dépression arrondie, suppurée, de couleur jaune, centrée par un poil (godet favique). Le favus entraîne la chute définitive des cheveux atteints, en laissant des cicatrices. (a. **favique** ou **faveux**, **euse**)

**Fe** Symbole chimique du *fer*.

**fébricule** f. *(angl.* ***febricule****)*. Légère élévation de la température; elle peut être transitoire ou prolongée.

**fébrifuge** a. et m. Syn. d'*antipyrétique*.

**fébrile** a. *(angl.* ***febrile****)*. 1) Caractérisé par la fièvre. Ex. : poussée fébrile. 2) Qui a de la fièvre. Ex. : maladie fébrile. V. *fiévreux*, *pyrétique*.

**fébrilité** f. *(angl.* ***febricity****)*. État fébrile.

**fécal**, **ale**, **aux** a. *(angl.* ***fecal****)*. Qui se rapporte aux fèces (matières fécales). Ex. : fistule fécale. V. *excréments*.

**fécaloïde** a. *(angl.* ***fecaloid****)*. Qui ressemble aux matières fécales. Ex. : vomissements fécaloïdes.

**fécalome** m. *(angl.* ***fecaloma****)*. Masse dure de matières fécales accumulées dans le gros intestin, simulant une tumeur. Syn. : *coprome*, *scatome*, *stercorome*.

**fèces** f. pl. Syn. de *matières fécales*.

**fécond**, **onde** a. *(angl.* ***fertile****)*. Qui est doué de fécondité.

**fécondant**, **ante** a. *(angl.* ***fertilizing****)*. Qui entraîne la fécondation.

**fécondation** f. *(angl.* ***fertilization****)*. Stade de la reproduction sexuée au cours duquel le gamète mâle (spermatozoïde), petit et mobile, pénètre dans le gamète femelle (ovule), grand et immobile, se fusionne avec lui pour constituer l'œuf (ou *zygote*) qui donnera un nouvel individu.

**fécondation in vitro** *(angl. **in vitro fertilization**)*. Mise en contact des spermatozoïdes prélevés du sperme avec un ou plusieurs ovules, en éprouvette, sur lame ou dans un tube en verre. Abrév. : FIV.

**fécondité** f. *(angl. **fecundity**)*. Aptitude à la reproduction, elle dépend essentiellement de la formation des spermatozoïdes par les organes génitaux mâles et de celle des ovules par les organes génitaux femelles.

**fécondité (taux de)** *(angl. **fertility rate**)*. En démographie et en épidémiologie, rapport du nombre de naissance par an au nombre de femmes en âge de procréer dans une population donnée.

**fécule soluble**. Syn. de *dextrine*.

**feedback** m. Terme anglais utilisé parfois en langage médical pour désigner un *contrôle en retour*.

**Fehling** (**liqueur** ou **solution de**) *(angl. **Fehling's solution**)*. Solution de cuprotartrate de sodium utilisée comme réactif du glucose, avec lequel il forme un précipité rouge d'oxyde cuivreux. On l'utilise pour la recherche du glucose dans l'urine. (*Fehling* Hermann von, chimiste allemand, 1812-1885.)

**Feldman**. V. *Sabin-Feldman (dye-test de)*.

**Félix**. V. *Weil-Félix (réaction de)*.

**Felty (syndrome de)** *(angl. **Felty's syndrome**)*. Syndrome associant une polyarthrite rhumatoïde de gravité variable, une splénomégalie avec granulocytopénie, thrombopénie et anémie, et une coloration jaunâtre des téguments. La présence d'anticorps antinucléaires rapproche ce syndrome du lupus érythémateux disséminé et de la périartérite noueuse. (*Felty* Augustus Roi, médecin américain, 1895-1963.)

**fêlure** f. En langage courant, syn. de *fissure*.

**féminisant, ante** a. *(angl. **feminizing**)*. Qui provoque l'apparition de caractères sexuels secondaires féminins. Ex. : hormone féminisante, gène féminisant.

**féminisation** f. *(angl. **feminization**)*. Apparition chez l'homme de caractères sexuels secondaires féminins : développement des seins, diminution de la pilosité, etc. On l'observe dans l'insuffisance testiculaire, lors de traitements prolongés et à fortes doses par les œstrogènes notamment.

**fémoral, ale, aux** a. *(angl. **femoral**)*. Qui se rapporte au fémur, ou à la cuisse. Ex. : condyle fémoral, artère fémorale.

**fémoro-patellaire** a. *(angl. **patellofemoral**)*. Qui se rapporte au fémur et à la rotule. Ex. : articulation fémoro-patellaire.

**fémoro-tibial, ale, aux** a. *(angl. **tibiofemoral**)*. Qui se rapporte au fémur et au tibia. Ex. : congruence articulaire fémoro-tibiale.

**fémur** m. *(angl. **femur**)*. Os long constituant à lui seul le squelette de la cuisse. La diaphyse présente trois faces et trois bords, dont le postérieur forme un relief très accentué, la ligne âpre. L'extrémité supérieure porte la tête fémorale qui s'emboîte, par sa surface articulaire, dans la cavité cotyloïde de l'os iliaque. La tête fémorale est supportée par une partie rétrécie, le col du fémur. À la jonction du col avec la diaphyse fémorale se trouvent deux grosses apophyses : le grand et le petit trochanters, où s'insèrent plusieurs muscles. L'extrémité inférieure est renflée en deux condyles, médial et latéral, séparés en arrière par une profonde échancrure (échancrure intercondylienne) et réunis en avant, au niveau de la trochlée, qui s'articule avec la rotule. Les deux condyles fémoraux s'articulent avec l'extrémité proximale du tibia, appelée *plateau tibial*. (a. **fémoral, ale, aux**)

**fenestration** f. *(angl. **fenestration**)*. Création d'une ouverture dans la paroi d'une cavité organique, par ex. l'opération de l'oreille pour la récupération ou l'amélioration de l'ouïe en cas de sclérose, comportant la trépanation d'un canal semi-circulaire avec création d'une ouverture destinée à remplacer la fenêtre ovale bouchée.

**fente** f. *(angl. **fissure**)*. En anatomie et embryologie, espace allongé entre deux ou plusieurs éléments anatomiques. V. *fissure*, *hiatus*.

**fer** m. *(angl. **iron**)*. Métal classé dans la catégorie des oligoéléments. Le corps humain en contient environ 0,005 % en poids. Il joue un rôle important dans l'érythropoïèse comme constituant de l'hémoglobine. Les quantités journalières en fer apportées par l'alimentation sont de 7 à 15 mg, selon l'âge, le sexe et l'état physiologique. Symbole : Fe. V. *sidérémie*.

**ferment** m. *(angl. **ferment**)*. 1) Syn. désuet d'*enzyme*. 2) Désignation ancienne, incorrecte, de micro-organismes qui provoquent une fermentation.

**fermentation** f. *(angl. **fermentation**)*. 1) Transformation anaérobie que subissent certaines substances organiques, notamment les sucres, sous l'influence d'enzymes produites par divers micro-organismes, et plus particulièrement la transformation du sucre en alcool éthylique. 2) Dégradation des substances organiques sous l'action des enzymes.

**Fermi (vaccin de)** *(angl.* ***Fermi vaccine****)*. Type de *vaccin antirabique*. (*Fermi* Claudio, hygiéniste italien, 1862-1952.)

**ferreux, euse** a. *(angl.* ***ferrous****)*. Se dit des composés de fer dans lesquels cet élément est bivalent.

**ferrihémoglobine** f. Syn. de *méthémoglobine*.

**ferriprive** a. *(angl.* ***sideropenic****)*. Qui est provoqué par le manque de fer. Ex. : anémie ferriprive. V. *sidéropénie*.

**ferrique** a. *(angl.* ***ferric****)*. Qui se rapporte au fer; plus particulièrement, se dit des composés de fer dans lesquels cet élément est trivalent.

**ferritine** f. *(angl.* ***ferritin****)*. Protéine contenant du fer, dont elle constitue la forme de réserve de l'organisme (dans la rate, le foie, la moelle osseuse).

**ferropexie** f. *(angl.* ***ferropexy****)*. Fixation ou rétention de fer.

**fertilité** f. V. *fécondité*.

**fesse** f. *(angl.* ***nates****)*. Chacune des deux saillies charnues convexes situées au bas du dos et constituées essentiellement par les *muscles fessiers*. (a. **fessier, ière**)

**fessier, ière** a. *(angl.* ***gluteal****)*. Qui appartient ou qui se rapporte aux fesses. V. *muscles fessiers*.

**festination** f. *(angl.* ***festination****)*. Démarche caractéristique des parkinsoniens, qui consiste en une accélération involontaire de la marche à petits pas, le corps penché en avant; le malade «court après son centre de gravité». Syn. : *démarche festinante*. (a. **festinant, ante**)

**festonnement** m. *(angl.* ***scalloping****)*. Aspect radiologique de certains viscères, caractérisé par des contours onduleux en forme de festons. (a. **festonné, ée**)

**fétichisme** m. *(angl.* ***fetishism****)*. Déviation sexuelle dans laquelle l'apparition et la satisfaction des désirs sexuels sont conditionnés par la vue ou le contact de certains objets (lingerie, bas, chaussures, etc.). Celui ou celle qui s'adonne au fétichisme est un ou une *fétichiste*.

**fétide** a. *(angl.* ***fetid****)*. Qui répand une odeur forte et répugnante.

**fétuine** f. Syn. d'*alpha-fœtoprotéine*.

**fibrate** m. *(angl.* ***fibrate****)*. Classe de médicaments prescrits dans les hyperlipidémies. V. *hypercholestérolémie*.

**fibre** f. *(angl.* ***fiber****)*. Structure élémentaire, végétale ou animale, d'aspect filamenteux. (a **fibreux, euse**)

**fibre alimentaire** *(angl.* ***dietary fiber****)*. Constituant des aliments végétaux non absorbés au niveau de l'intestin grêle et parvenant inchangés dans le gros intestin. Du point de vue chimique, on distingue, d'une part, les fibres d'origine hydrocarbonée (*cellulose*, *hémicellulose*), d'autre part, les fibres non polyosiques, représentées par la *lignine* (qui traverse tout le gros intestin presque intacte). Les fibres alimentaires jouent un rôle important comme régulateur du transit intestinal, du fait de leurs propriétés laxatives liées à leur pouvoir absorbant pour l'eau (V. *laxatif osmotique*). L'ingestion de fibres alimentaires est recommandée dans la prévention de la constipation, et dans le traitement de la *diverticulose intestinale* et du *côlon irritable*. Syn. : *fibre diététique*.

**fibre diététique**. Syn. de *fibre alimentaire*.

**fibriforme** a. *(angl.* ***fibriform****)*. En forme de fibre.

**fibrillaire** a. *(angl.* ***fibrillar****)*. 1) Qui est formé de fibrilles. Ex. : névrome fibrillaire. 2) Qui se rapporte à une ou à des fibrilles. Ex. : contraction fibrillaire.

**fibrillation** f. *(angl.* ***fibrillation****)*. Activité continue, non coordonnée, anormale, du myocarde, du diaphragme ou d'autres muscles, caractérisée par une succession rapide et irrégulière de contractions et de relaxations. La *fibrillation auriculaire* (des oreillettes) est la cause habituelle d'une arythmie complète; elle peut être transitoire, paroxystique ou permanente. La *fibrillation ventriculaire* (des ventricules) est un trouble cardiaque très grave, entraînant l'arrêt cardiaque.

**fibrille** f. *(angl.* ***fibril****)*. Petite fibre.

**fibrille musculaire**. Syn. de *myofibrille*.

**fibrillo-flutter** m. *(angl.* ***flutter-fibrillation****)*. Anomalie de la contraction des oreillettes se situant à la limite entre la fibrillation et le flutter.

**fibrine** f. *(angl.* ***fibrin****)*. Protéine résultant de l'action de la thrombine sur le fibrinogène, responsable de la formation du caillot sanguin. Cette protéine forme des «fibres» enchevêtrées renfermant des thrombocytes.

**fibrineux, euse** a. *(angl.* ***fibrinous****)*. Qui se rapporte à la fibrine, qui est constitué de fibrine. Ex. : exsudat fibrineux, péricardite fibrineuse.

**fibrinogène** m. *(angl.* ***fibrinogen****)*. Protéine soluble du plasma, synthétisée par le foie, qui, sous l'action de la thrombine, se transforme en fibrine (formation du caillot sanguin). Syn. : *facteur I de coagulation*.

**fibrinolyse** f. *(angl. **fibrinolysis**)*. Dégradation et dissolution de la fibrine, sous l'action d'une enzyme, la *fibrinolysine*. C'est un processus normal ayant pour effet la désagrégation et la dissolution des caillots sanguins. Dans certaines circonstances pathologiques, la fibrinolyse peut être accélérée ou, à l'inverse, retardée (thrombose). Dans le traitement d'urgence de l'infarctus du myocarde, on peut avoir recours à la fibrinolyse pour dissoudre le thrombus responsable de l'obstruction coronarienne. (a. **fibrinolytique**)

**fibrinolysine** f. *(angl. **fibrinolysin**)*. Enzyme du plasma qui peut dégrader la fibrine et le fibrinogène et accélérer ainsi la dissolution des caillots sanguins. On l'utilise par voie intraveineuse dans le traitement des thromboses. Syn. : *plasmine*.

**fibroadénome** m. *(angl. **fibroadenoma**)*. Adénome caractérisé par la présence d'un abondant tissu conjonctif fibreux. Syn. : *adénofibrome*.

**fibroblaste** m. *(angl. **fibroblast**)*. Cellule du tissu conjonctif très allongée, généralement appliquée contre des faisceaux collagènes.

**fibrocartilage** m. *(angl. **fibrocartilage**)*. Tissu cartilagineux dont la substance fondamentale renferme des faisceaux fibreux. Ce tissu se rencontre en particulier dans les disques intervertébraux. Syn. : *cartilage fibreux*. (a. **fibrocartilagineux**, **euse**)

**fibrochondrome** m. Syn. de *chondrofibrome*.

**fibrodysplasie de l'artère rénale** *(angl. **fibrodysplasia of renal artery**)*. Dysplasie de l'artère rénale entraînant, comme l'athérosclérose, une sténose de cette artère (souvent elle-même facteur d'hypertension artérielle). Les complications essentielles sont la dissection avec épaississement de la paroi et la formation d'un véritable anévrysme pouvant se rompre.

**fibrodysplasie artérielle** *(angl. **arterial fibrodysplasia**)*. Maladie systémique d'origine inconnue, qui touche des territoires artériels très divers, caractérisée par des anomalies de structure pariétale intéressant les trois tuniques artérielles et réalisant une association de sténose et de dilatations anévrysmales. Syn. : *dysplasie fibro-musculaire* (abrév. : DFM).

**fibroïde** a. *(angl. **fibroid**)*. Qui a la consistance ou l'aspect du tissu fibreux. Ex. : induration fibroïde.

**fibro-kystique** a. *(angl. **fibrocystic**)*. Se dit d'un tissu à composantes fibromateuse et kystique. Ex. : dysplasie fibro-kystique du sein.

**fibrolyse** f. *(angl. **fibrolysis**)*. Lyse ou destruction du tissu fibreux.

**fibromateux**, **euse** a. *(angl. **fibromatous**)*. Qui se rapporte à un fibrome, ou en a les caractères. Ex. : adénome fibromateux.

**fibromatose** f. *(angl. **fibromatosis**)*. Présence de fibromes multiples.

**fibromatose abdominale** *(angl. **abdominal desmoid tumor**)*. Formation fibroblastique pseudo-tumorale infiltrante, locale, agressive, de pathogénie inconnue, provenant des structures musculo-aponévrotiques du muscle droit et des muscles adjacents de la paroi abdominale. Elle diffère du fibrosarcome principalement par l'uniformité de sa croissance, l'abondance du collagène et la rareté des figures mitotiques. On l'observe surtout chez la femme pendant ou après une grossesse, mais elle se voit également chez l'homme et chez le jeune enfant des deux sexes[3]. Syn. : *tumeur desmoïde abdomidale*.

**fibrome** m. *(angl. **fibroma**)*. Tumeur bénigne constituée par une prolifération du tissu fibreux. En général bien limitée, elle peut se développer en des endroits très divers : peau, tissus mous, rein, ovaire, rhinopharynx, etc. Elle ne récidive pas après ablation chirurgicale. Le *léiomyome* de l'utérus est appelé improprement *fibrome*. (a. **fibromateux**, **euse**)

**fibrome ossifiant**. V. *ostéome ostéoïde*.

**fibromectomie** f. *(angl. **fibromectomy**)*. Excision d'un fibrome.

**fibro-musculaire** a. *(angl. **fibromuscular**)*. Qui se rapporte au tissu fibreux et au tissu musculaire, ou qui est formé de ces deux tissus. Ex. : enveloppe fibro-musculaire de la prostate.

**fibromyome** m. *(angl. **fibromyoma**)*. Tumeur bénigne formée de tissu fibreux et de tissu musculaire lisse, le plus souvent au niveau de l'utérus. Syn. : *myofibrome*.

**fibromyome de l'utérus**. Syn. de *léiomyome de l'utérus*.

**fibrorecto-sigmoïdoscopie** f. *(angl. **fibrorecto-sigmoidoscopy**)*. Méthode d'examen endoscopique du rectum et du côlon sigmoïde utilisant un coloscope court à fibre de verre (*fibro-recto-sigmoïdoscope*).

**fibrosarcome** m. *(angl. **fibrosarcoma**)*. Tumeur souvent hautement maligne, envahissante, récidivante et métastatisante, constituée par une prolifération plus ou moins anarchique de tissu fibreux. Elle peut se rencontrer dans n'importe quel point de l'organisme (parties molles, abdomen ou os).

**fibroscopie** f. *(angl.* ***fiberoptic endoscopy****)*. Examen endoscopique réalisé au moyen d'une sonde souple en fibre de verre munie d'un dispositif éclairant et grossissant.

**fibroscopie bronchique**. Syn. de *broncho-fibroscopie*.

**fibrose** f. *(angl.* ***fibrosis****)*. Formation pathologique de tissu fibreux.

**fibrose hépatique congénitale** *(angl.* ***congenital hepatic fibrosis****)*. Maladie héréditaire transmise probablement selon le mode autosomique récessif, révélée le plus souvent par des signes d'une hypertension portale et d'une angiocholite. Le foie est volumineux et ferme. Le diagnostic repose sur la ponction biopsie du foie. Des hémorragies digestives récidivantes par rupture de varices œsophagiennes peuvent compliquer l'évolution. La fibrose hépatique congénitale peut être associée à la *maladie de Caroli*. V. *Caroli (maladie de)*.

**fibrose kystique du pancréas** ou **du poumon**. Syn. de *mucoviscidose*.

**fibrosite** f. *(angl.* ***fibrositis****)*. Inflammation douloureuse du tissu fibreux, notamment des gaines musculaires et des aponévroses, avec limitation des mouvements.

**fibrothorax** m. *(angl.* ***fibrothorax****)*. État du poumon caractérisé radiologiquement par une fibrose diffuse (poumon opaque), le plus souvent consécutive à une tuberculose fibreuse stabilisée.

**fibroxanthome** m. *(angl.* ***fibroxanthoma****)*. Formation bénigne non encapsulée, souvent abondamment vascularisée, formée d'histiocytes et de cellules leur ressemblant, productrices de collagène, disposées en spirales ou en rayons de roue. Elle contient fréquemment des macrophages lipidiques et peut apparaître en toute localisation, mais est surtout courante dans le derme[3]. Syn. : *histiocytome fibreux*.

**fibula** f. *(angl.* ***fibula****)*. Péroné. (a. **fibulaire**)

**FID**. Abrév. *de fosse iliaque droite*.

**Fiessinger-Leroy (syndrome conjonctivo-urétro-synovial de)** *(angl.* ***Reiter's syndrome, Fiessinger-Leroy-Reiter syndrome****)*. Syndrome débutant par un épisode diarrhéique, suivi d'une urétrite subaiguë, d'une conjonctivite légère et d'arthrites frappant successivement plusieurs grosses articulations. Peut s'y associer un érythème papulo-pustuleux siégeant le plus souvent à la verge et au scrotum. L'affection est attribuée à une réaction anormale d'hypersensibilité à divers agents infectieux (*Chlamydia, Yersinia, Shigella, Salmonella*) du fait de la présence de taux élevés d'antigènes HLA-$B_{27}$. Syn. : *maladie* (ou *syndrome*) *de Reiter, pseudo-gonococcie entéritique*. (*Fiessinger* Noël Armand, médecin français, 1881-1946; *Leroy* Edgar Auguste, médecin français du XX<sup>e</sup> siècle.)

**Fiessinger-Rendu (ectodermose pluriorificielle de)**. Syn. de *syndrome de Stevens-Johnson*. V. *Stevens-Johnson (syndrome de)*.

**fièvre** f. *(angl.* ***fever****)*. Élévation de la température du corps au-dessus de 38 °C (pour une température entre 37 °C et 38 °C on dit *état subfébrile*.) V. *hyperthermie, fébrile, pyrétique*. Syn. : *pyrexie*. (a. **fiévreux, euse**)

**fièvre doum-doum**. Syn. de *kala-azar*.

**fièvre ganglionnaire**. Syn. de *mononucléose infectieuse*.

**fièvre jaune** *(angl.* ***yellow fever****)*. Maladie infectieuse, endémo-épidémique dans certaines régions tropicales de l'Amérique centrale, de l'Amérique du Sud et de l'Afrique au sud du Sahara, causée par un *arbovirus* (*virus de la fièvre jaune*) et transmise par la piqûre d'un moustique (*Aedes aegypti*). Elle est caractérisée par un début brusque avec frissons, fièvre, céphalées, prostration, congestion des muqueuses, troubles digestifs (nausées, vomissements), par un ictère compliqué de troubles rénaux et d'un syndrome hémorragique sévère, dont la manifestation la plus caractéristique est le vomissement noir *(vomito negro)*. Souvent mortelle, la maladie peut, parfois, évoluer favorablement, mais l'ictère persiste pendant plusieurs semaines et la convalescence est très longue. La période d'incubation varie de trois à six jours. La maladie confère une immunité durable. Le vaccin antiamaril assure une immunité de plusieurs années. Syn. : *typhus amaril*.

**fièvre méditerranéenne familiale** *(angl.* ***familial Mediterranean fever****)*. Maladie autosomique récessive se manifestant par des épisodes d'apparition soudaine, à symptomatologie distincte, alternants ou successifs : crises d'arthralgies aiguës sans signes inflammatoires accusés, crises abdominales douloureuses simulant l'appendicite aiguë, crises fébriles rappelant celles du paludisme. En général bénigne, la maladie peut parfois entraîner des complications rénales. Elle atteint surtout les habitants du pourtour méditerranéen juifs séfarades, Arméniens, Turcs, Magrébins. Syn. *maladie périodique*.

**fièvre paratyphoïde**. V. *paratyphoïde*.

**fièvre Q** *(angl.* ***Q fever****)*. Infection aiguë causée par la rickettsie *Coxiella burnetii*, identifiée initialement au Queensland et observée par la suite dans d'autres régions. Elle débute souvent brutalement par une fièvre irrégulière, des céphalées rétro-orbitaires, des myalgies, et s'accompagne fréquemment de broncho-pneumopathies à foyers multiples. L'infection est transmise à l'homme par des animaux domestiques et sauvages; elle peut sévir sous forme épidémique. Ling. : *Q*, de Queensland. Syn. : *fièvre du Queensland.*

**fièvre récurrente** *(angl.* ***relapsing fever****).* Toute maladie infectieuse causée par diverses espèces de *Borrelia*, ainsi dénommée à cause de son évolution par accès fébriles qui se répètent après des périodes de rémission totale. Un *rash pétéchial* et une *hépatosplénomégalie* peuvent accompagner la fièvre. Les fièvres récurrentes sont transmises par les poux (forme cosmopolite) ou les tiques (formes géographiquement localisées en Afrique, Asie, Amérique du Sud). La mortalité en l'absence d'un traitement peut atteindre 70 %; après traitement par la tétracycline ou par l'érythromycine, elle tombe à 5 %.

**fièvre rouge**. Syn. de *dengue.*

**fièvre typhoïde**. V. *typhoïde.*

**fiévreux, euse** a. *(angl.* ***feverish****).* Qui a de la fièvre. V. *fébrile.*

**FIG**. Abrév. de *fosse iliaque gauche.*

**filaire** f. *(angl.* ***filaria****).* Tout ver parasite des tissus, de l'ordre des *Nématodes*, dont les principaux sont : la filaire de Médine *(Dracunculus medinensis)*, qui provoque la *draconculose*; la filaire de Bancroft *(Wuchereria bancrofti)*, qui provoque la *filariose*, et l'onchocerque *(Onchocerca volvulus)*, responsable de l'*onchocercose*. (a. **filarien, ienne**)

**filariose** f. *(angl.* ***filariasis****).* Toute maladie provoquée par des filaires et plus spécifiquement celle causée par la *filaire de Bancroft* (*Wuchereria bancrofti*), répandue dans les régions tropicales et subtropicales. Le ver adulte, filiforme, long de 60 à 80 cm, se tient enroulé dans le tissu sous-cutané en provoquant des abcès, une inflammation et une obstruction des lymphatiques aboutissant à l'*éléphantiasis.*

**filet**. Syn. de *frein de la langue.*

**filiforme** a. *(angl. 1)* ***filiform****, 2)* ***wiry****).* 1) En forme de fil. Ex. : papille filiforme. 2) Se dit d'un pouls faible, perçu à la palpation comme un fil.

**fil-scie** m. *(angl.* ***wire saw****).* Fil d'acier trempé portant des aspérités plus ou moins aiguës, utilisé pour sectionner certains os : pubis, crâne, etc. V. *Gigli (fil-scie de).*

**filtrable** (ou **filtrant, ante**) a. *(angl.* ***filterable****).* Qui peut passer au travers d'un filtre.

**filtration** f. *(angl.* ***filtration****).* 1) Séparation des matières solides du liquide qui les tient en suspension. Syn. : *filtrage.* 2) En bactériologie, procédé de séparation qui consiste à faire passer des suspensions de germes à travers des parois poreuses ou des couches de cellulose dont les pores sont assez fins pour arrêter les micro-organismes d'un certain diamètre.

**Finsterer (opération de)** *(angl.* ***Hofmeister gastrectomy****).* Gastrectomie partielle. Syn. : *opération d'Hofmeister.* (*Finsterer* Hans, chirurgien autrichien, 1877-1955.)

**fission nucléaire** *(angl.* ***nuclear fission****).* Rupture du noyau d'un atome lourd, avec émission de neutrons et de rayons gamma et libération d'une quantité considérable d'énergie.

**fissiparité** f. Syn. de *scissiparité.*

**fissure** f. *(angl.* ***fissure****).* Fente anatomique ou pathologique. *Fissure osseuse* : fente, sans fracture totale, d'un os (appelée aussi, en langage courant, *fêlure*). *Fissure cutanée* : crevasse ou rhagade. (a. **fissuré, ée**)

**fistule** f. *(angl.* ***fistula****).* Orifice ou conduit anormal, accidentel ou congénital, donnant passage à des matières organiques (matières fécales, urine), à des produits de sécrétion ou à du pus. (a. **fistuleux, euse**)

**fistulographie** f. *(angl.* ***fistulography****).* Radiographie d'un trajet fistuleux après injection directe d'un produit de contraste dans son orifice externe.

**fistulographie thermique** *(angl.* ***thermic fistulography****).* Technique d'examen permettant de visualiser les fistules artério-veineuses des hémodialysés chroniques. Elle est fondée sur la propriété qu'ont les cristaux liquides de changer de couleur sous l'effet de variations de température. Elle permet de suivre le développement normal ou anormal des fistules, d'étudier leurs rapports avec les collatérales qui gênent l'accroissement du débit sanguin et de reconnaître les éventuelles complications (thrombose, anévrysme, etc.).

**fitting**. V. *encastrement* (2).

**FIV**. Abrév. de *fécondation in vitro.*

**FIVETE**. Abrév. de *fécondation in vitro et transfert d'embryon.*

**flaccidité** f. *(angl.* ***flaccidity****).* État de relâchement, absence totale de tonicité d'un tissu ou d'un organe (par ex. flaccidité musculaire dans certaines paralysies). (a. **flaccide**)

**Flack**. V. *Keith et Flack (nœud de).*

F

**flagellation** f. *(angl. **flagellation**)*. Forme de massage qui consiste à frapper successivement avec les doigts la partie du corps intéressée.

**flagelle** m. *(angl. **flagellum**)*. Filament protoplasmique mobile que possèdent certains micro-organismes et les spermatozoïdes, leur permettant de se déplacer. (a. **flagellaire**)

**flagellé** m. *(angl. **flagellate**)*. Organisme unicellulaire pourvu d'un ou de plusieurs flagelles.

**Flagellés** m. pl. *(angl. **Flagellata**)*. Classe de *Protozoaires* dont certains sont parasites de l'homme (*trichomonas, trypanosomes*).

**flake-fracture** *(angl. **flake fracture**)*. Petit arrachement ostéo-cartilagineux associé à une lésion traumatique capsulo-ligamentaire d'une articulation. Ling. : De l'anglais *flake* : flocon, écaille.

**flanc** m. *(angl. **flank**)*. Chacune des deux parties latérales, droite et gauche, du tronc, comprise entre l'hypocondre et la fosse iliaque correspondante, de part et d'autre de la région ombilicale.

**flapping tremor**. V. *astérixis*.

**flatulence** f. *(angl. **flatulence**)*. Accumulation de gaz dans les intestins, provoquant un ballonnement souvent accompagné d'expulsion de gaz par l'anus. V. *météorisme*.

**flatulent, ente** a. *(angl. **flatulent**)*. Se dit d'un trouble digestif qui s'accompagne d'une production de gaz. Ex. : colite flatulente.

**fléchi, ie** a. *(angl. **sagged**)*. Qui est en flexion.

**fléchisseur** a. et m. *(angl. **flexor**)*. Se dit d'un muscle dont l'action provoque une flexion. Ex. : (le muscle) fléchisseur de l'avant-bras. Ant. : *extenseur*.

**flexion** f. *(angl. 1) **flexion**, 2) **flexure**)*. 1) Mouvement par lequel un membre, un segment de membre ou une partie du corps font un angle plus ou moins accusé avec le segment voisin. 2) La position ainsi acquise. Ant. : *extension*.

**flocculus** m. *(angl. **flocculus**)*. Petit lobule pair et symétrique, situé à la face antérieure du cervelet.

**floculation** f. *(angl. **flocculation**)*. Processus par lequel les particules fines en suspension dans un liquide sont rassemblées en flocons. Certaines épreuves de laboratoire sont fondées sur la floculation du sérum. Ex. : floculation au thymol (*test de MacLagan*) pour l'exploration fonctionnelle du foie ; floculation de céphaline-cholestérol (*réaction de Hanger*), dans le diagnostic des lésions du foie.

**flore bactérienne** *(angl. **bacterial flora**)*. Ensemble des micro-organismes vivant à l'intérieur du corps et dont la présence peut être physiologique ou pathologique.

**flore intestinale** *(angl. **intestinal flora**)*. Ensemble des bactéries vivant dans l'intestin.

**floride** a. *(angl. **florid**)*. Se dit d'un teint coloré, rouge vif, ou de certaines lésions cutanées bourgeonnantes et rouges (par ex. papillomatose floride).

**fludrocortisone** f. *(angl. **fludrocortisone**)*. Glucocorticostéroïde de synthèse, plus puissant que l'hydrocortisone, utilisé sous forme de pommade pour ses propriétés anti-inflammatoires et antiallergiques.

**fluide gingival** (ou **parodontal**) *(angl. **gingival fluid**)*. Exsudat séreux provenant de l'attache épithéliale, suintant au niveau du sillon gingival, jouant un rôle de nettoyage physiologique et comprenant des micro-organismes, des cellules épithéliales, des leucocytes. Le fluide gingival peut exister dans un parodonte sain et son taux augmente en fonction du degré clinique de l'inflammation gingivale[36].

**fluor** m. *(angl. **fluorine**)*. Corps simple, se présentant sous forme de gaz jaune, d'odeur irritante ; il est toxique, corrosif et dangereux pour tout tissu vivant. Le fluor est très répandu dans la nature sous forme de sels. On le trouve également sous forme de sels complexes dans les os, et surtout dans l'émail des dents qu'il protège contre la carie. On l'administre par voie orale et il peut être incorporé aux pâtes dentifrices. Symbole : F. (a. **fluoré, ée**)

**fluoration** f. *(angl. **fluorination**)*. Adjonction de fluor (sous forme de fluorures) à l'eau de boisson, en vue de prévenir les caries dentaires.

**fluorose** f. *(angl. **fluorosis**)*. Intoxication par le fluor et ses dérivés. La *fluorose dentaire*, due à la consommation prolongée d'une eau trop riche en fluor, se manifeste par des taches blanches et brunes de l'émail, qui sont irréversibles.

**flush** m. Rougeur cutanée passagère provoquée par une vasodilatation. V. *érythème*. Ling. : Mot anglais employé quelquefois en français.

**flutter** m. *(angl. **flutter**)*. Rythme cardiaque très rapide (entre 200 et 400 contractions par minute), en général régulier, et dû le plus souvent à des contractions ininterrompues des oreillettes (visibles sur l'ECG sous forme d'une succession « en dents de scie » qui remplace l'onde P auriculaire) ; toujours grave, il est lié à une lésion organique. Ling. : Néologisme anglais d'usage courant.

**flux** m. *(angl. **flux**)*. Écoulement d'un liquide ou d'une autre matière organique : flux menstruel, flux sanguin.

**fluxion** f. *(angl. **congestion**)*. Nom donné autrefois à la congestion inflammatoire d'un organe. Actuellement, on parle encore, en langage courant, de *fluxion dentaire* (gonflement de la joue compliquant une infection dentaire).

**FO**. Abrév. de *fond d'œil*.

**focal, ale, aux** a. *(angl. **focal**)*. Qui se rapporte à un foyer (foyer d'une lentille optique, foyer infectieux). Ex. : inflammation focale, distance focale.

**fœto-maternel, elle** a. *(angl. **fetomaternal**)*. Qui se rapporte au fœtus et à la mère. Ex. : immunisation fœto-maternelle.

**fœtopathie** f. *(angl. **fetopathy**)*. Toute affection survenant au-delà du troisième mois de vie intra-utérine, à distinguer de l'*embryopathie*.

**fœto-pelvien, ienne** a. Qui se rapporte au fœtus et au bassin de la mère.

**fœto-placentaire** a. *(angl. **fetoplacental**)*. Qui se rapporte au fœtus et au placenta. Ex. : anasarque fœto-placentaire.

**fœtor ex ore** *(angl. **fetor ex ore**)*. Expression latine signifiant *mauvaise haleine*.

**fœtor hepaticus** *(angl. **fetor hepaticus, liver breath**)*. Haleine d'odeur doucereuse et fétide dégagée par les malades dans le coma hépatique.

**fœtus** m. *(angl. **fetus**)*. Dans l'espèce humaine, produit de la conception à partir du 3e mois de la grossesse ; auparavant c'est un *embryon*. Le fœtus à terme pèse environ 3 200 g et mesure 50 cm de longueur. Un enduit sébacé (*vernix caseosa*) recouvre son corps à la naissance ; la région cervicale, les épaules, les aisselles et les aines sont revêtues d'un fin duvet, le *lanugo*. Son rythme cardiaque normal est de 130 à 160 par minute. (a. **fœtal, ale, aux**)

**Fogarty (cathéter** ou **sonde à ballonnet de)** *(angl. **Fogarty balloon catheter**)*. Sonde souple à ballonnet utilisée pour l'extraction des caillots ou des thrombus vasculaires (*embolectomie rétrograde*). *(Fogarty* Thomas, médecin américain contemporain.)

**foie** m. *(angl. **liver**)*. Très volumineuse glande brun-rouge, d'un poids moyen de 1 500 g, qui sécrète la bile et assure un grand nombre de fonctions biochimiques indispensables à la vie. Elle est située dans la loge sous-diaphragmatique droite, dans la partie supérieure de l'abdomen. On lui décrit trois faces : supérieure, inférieure et postérieure. Organe très malléable, le foie se moule sur la coupole diaphragmatique et les viscères voisins. Des ligaments le maintienment en place ; ce sont : le petit épiploon, le ligament coronaire, les ligaments triangulaires droit et gauche, le ligament falciforme avec le ligament rond. Sa face inférieure est parcourue par 3 sillons profonds qui divisent le foie en 4 lobes : *lobe droit*, *lobe gauche*, *lobe carré* et *lobe caudé* (ou *lobe de Spighel*). Du point de vue physiologique, le foie est une glande à double activité : exocrine par la sécrétion de la bile, endocrine par ses fonctions dans le métabolisme des glucides, des lipides et des protides et ses fonctions d'épuration et de détoxication. Le foie joue un rôle important dans la synthèse du fibrinogène, de la prothrombine et de l'héparine, et constitue un lieu de stockage des vitamines A, B, D et K. V. *hépatique*.

**folie** f. *(angl. **madness**)*. Trouble mental, quelle qu'en soit la nature, appelé aussi *démence*. Ling. : Très utilisé autrefois, ce terme est tombé en désuétude, étant remplacé dans le langage administratif par *aliénation* et dans le langage clinique par *psychose* ou par des termes plus précis tels que *délire*, *obsession*, *phobie* et *manie*.

**folique** a. V. *acide folique*.

**folium** m. *(angl. **folium vermis**)*. Lobule du vermis supérieur appartenant au lobe postérieur du néocervelet.

**follicule** m. *(angl. **follicle**)*. Petite formation anatomique ou pathologique en forme de sac, ou d'amas cellulaire. (a. **folliculaire**)

**follicule lymphatique** *(angl. **lymph follicle**)*. Amas arrondi de lymphocytes et de lymphoblastes contenu dans la région corticale d'un ganglion lymphatique.

**follicule ovarien** (ou **follicule de De Graaf**) *(angl. **graafian follicle**)*. Petite vésicule faisant saillie à la surface de l'ovaire, renfermant un ovule mûr entouré de deux enveloppes ou thèques. C'est l'aboutissement évolutif d'un seul *ovocyte* parvenu à maturité au cours de chaque cycle menstruel. Au stade de l'ovulation, le follicule ovarien se rompt et libère l'ovule, qui gagne la trompe utérine.

**follicule pileux** *(angl. **hair follicle**)*. Ensemble formé par les enveloppes (ou gaines) épithéliales qui entourent la racine d'un poil dans l'épaisseur de la peau.

**follicule pilo-sébacé** *(angl. **pilosebaceous follicle**)*. Ensemble formé par le follicule pileux et la glande sébacée annexe.

**folliculine** f. Syn. d'*estrone*.

F

**folliculite** f. *(angl. **folliculitis**)*. Inflammation des follicules pileux.

**folliculostimuline** f. Syn. de *gonadotrophine A*.

**Fölling** (**maladie** ou **syndrome de**) (angl. **Fölling's disease**). Syn. d'*oligophrénie phénylpyruvique*. (*Fölling* Ivan, médecin norvégien, 1888-1973.)

**fonction** f. *(angl. **function**)*. Ensemble des actes accomplis par une structure organique définie (cellule, tissu, organe ou système) en vue d'un résultat déterminé.

**fonction uropoïétique** (ou **uréogénique**) *(angl. **uropoiesis**)*. Capacité du rein à produire l'urine (à assurer l'*uropoïèse*).

**fonctionnel, elle** a. *(angl. **functional**)*. 1) Qui se rapporte à une fonction. 2) Qui n'est pas déterminé par une lésion ou une anomalie de l'organe lui-même, mais qui est dû uniquement à une perturbation de son fonctionnement. Syn. : *anorganique*, *inorganique* (4).

**fond de l'estomac**. Syn. de *tubérosité gastrique (grosse)*.

**fond d'œil** *(angl. **fundus oculi**)*. Partie de l'œil que l'on peut observer directement au travers de ses milieux transparents avec un ophtalmoscope (c'est-à-dire la papille optique, la rétine qui l'entoure et ses vaisseaux). L'examen du fond d'œil donne des renseignements non seulement sur l'état de la rétine, mais aussi sur l'état des vaisseaux en général (artériosclérose, hypertension artérielle) et sur la pression intracrânienne. Abrév. : FO.

**fong-** Préfixe d'origine latine indiquant une relation avec les champignons. V. *myco-*.

**fongicide** a. et m. *(angl. **fungicide**)*. Qui détruit les champignons. V. *antifongique*.

**fongiforme** a. *(angl. **fungiform**)*. En forme de champignon.

**fongique** a. *(angl. **fungal**)*. Qui se rapporte ou qui est dû aux champignons. Ex. : intoxication fongique.

**fongistatique** (ou **fongostatique**) a. et m. *(angl. **fungistatic**)*. Qui empêche la croissance et la multiplication des champignons microscopiques. Syn. : *mycostatique*.

**fongoïde** a. *(angl. **fungoid**)*. Qui ressemble à un champignon. V. *mycosis fongoïde*.

**fongosité** f. *(angl. **fungosity**)*. Végétation charnue et molle, en général très vascularisée, se développant à la surface d'une plaie cutanée ou d'une ulcération muqueuse. Les lésions sont en général multiples.

**fongostatique** a. et m. Fongistatique.

**fongueux, euse** a. *(angl. **fungous**)*. 1) Qui a l'aspect d'un champignon ou d'une éponge. Ex. : tumeur fongueuse. 2) Qui présente des fongosités. Ex. : arthrite fongueuse.

**fontanelle** f. *(angl. **fontanelle**)*. Espace membraneux, non encore ossifié, du crâne du nouveau-né, au point de rencontre des sutures de la voûte du crâne.

**fontanelle antérieure** (**bregmatique** ou **grande fontanelle**) *(angl. **anterior fontanelle**)*. Fontanelle médiane antérieure, en forme de losange, située entre le frontal et les deux pariétaux au niveau du *bregma*. Elle se ferme tardivement, à l'âge de deux ou trois ans.

**fontanelle postérieure** (**lambdatique** ou **petite fontanelle**) *(angl. **posterior fontanelle**)*. Fontanelle médiane postérieure, triangulaire, située entre l'occipital et les deux pariétaux, au niveau du *lambda*.

**forage** m. *(angl. **drilling**)*. Tout geste chirurgical utilisant un *foret* (instrument tranchant servant à percer des trous) : forage d'un os, forage d'un organe en vue d'une biopsie ou d'une exploration.

**foramen** m. *(angl. **foramen**)*. Mot latin signifiant *trou*; il est employé en anatomie pour désigner certains orifices. Ex. : foramen ovale de l'oreillette droite (trou de Botal).

**forceps** m. *(angl. **forceps**)*. Instrument comportant deux branches articulées, facilement démontable, avec mors en forme de cuillers fenêtrées, pour extraire le fœtus de l'utérus.

**forcipressure** f. *(angl. **forcipressure**)*. Méthode d'hémostase provisoire consistant à appliquer sur un vaisseau lésé une pince qui le saisit et le comprime.

**Forestier** (**syndrome de**) *(angl. **Forestier's disease**)*. Spondylose ankylosante progressive du sujet âgé (ostéophytes, calcifications étendues des ligaments intervertébraux, ponts calcifiés entre les vertèbres). Peuvent s'y associer d'autres calcifications (bassin, phalanges), souvent aussi un diabète sucré. (*Forestier* Jacques, médecin français né en 1890.)

**Forestier-Certonciny** (**syndrome de**). Syn. de *pseudo-polyarthrite rhizomélique*.

**foret** m. *(angl. **drill**)*. Instrument tranchant en acier qui, animé d'un mouvement de rotation, sert à percer des trous dans les os. Syn. : *mèche* (2).

**formol** m. *(angl. **formaldehyde**)*. Mélange d'aldéhyde formique et d'alcool méthylique; liquide incolore, à odeur et à saveur piquantes, très irritant pour les muqueuses oculaire et nasale. C'est un antiseptique énergique utilisé surtout pour la désinfection des locaux et des instruments. On l'utilise dans la préparation des anatoxines, et en solution concentrée, comme conservateur en histologie et en anatomie pathologique.

**formule leucocytaire** *(angl.* ***differential leukocyte count****)*. Nombre de leucocytes dans un millimètre cube de sang avec le pourcentage des divers types. Formule normale : nombre total de leucocytes 4 000 à 10 000 par $mm^3$ ; polynucléaires neutrophiles 45 à 70 % ; polynucléaires éosinophiles 1 à 3 % ; polynucléaires basophiles 0 à 0,5 % ; lymphocytes 20 à 40 % ; monocytes 3 à 7 %. Syn. : *leucogramme*.

**fornix de l'œil** m. *(angl.* ***conjunctival fornix****)*. Cul-de-sac irrégulièrement circulaire formé par la conjonctive qui passe de la face postérieure des paupières sur la face antérieure du globe oculaire. Syn. : *cul-de-sac oculo-conjonctival* (ou *oculo-palpébral*).

**fosse** f. *(angl.* ***fossa****)*. Cavité plus ou moins profonde au sein de diverses structures anatomiques.

**fosse iliaque** *(angl.* ***iliac fossa****)*. Chacune des deux régions inférieures de l'abdomen, limitées à l'extérieur par l'os iliaque, à l'intérieur par une ligne reliant le nombril au pubis. On distingue la *fosse iliaque droite* (FID) et la *fosse iliaque gauche* (FIG).

**fosses nasales** *(angl.* ***nasal fossa****)*. Les deux cavités de la face, séparées l'une de l'autre par une mince cloison médiane, situées au-dessus de la cavité buccale, au-dessous de la cavité crânienne et en dedans des cavités orbitaires, et tapissées par la muqueuse pituitaire. Elles s'ouvrent en arrière dans le rhinopharynx par les choanes.

**fosse pituitaire**. Syn. de *selle turcique*.

**fossette** f. *(angl.* ***fovea, foveola, dimple****)*. Cavité de petite dimension ou légère dépression à la surface d'un os ou d'une autre structure anatomique. V. *fovéal*.

**fourchette** f. *(angl.* ***fourchette****)*. Syn. de *commissure postérieure des petites lèvres*.

**fourchette sternale** *(angl.* ***suprasternal notch****)*. Échancrure médiane que présente le bord supérieur du manubrium sternal.

**fourreau de la verge**. Syn. de *prépuce*.

**fovea** f. *(angl.* ***fovea****)*. 1) Fossette. 2) En langage clinique courant, *fovea centralis* : dépression située au centre de la *macula lutea*.

**fovéal**, **ale**, **aux** a. *(angl.* ***foveolate****)*. Qui se rapporte à une fossette, et plus particulièrement à la *fovea centralis*.

**Fowler** (**segment** ou **sommet de**). Syn. de *segment de Nelson*. V. *Nelson (segment de)*.

**foyer** m. *(angl.* ***focus****)*. 1) Siège principal d'une maladie ou d'une lésion. Ex. : foyer infectieux. 2) Point servant à définir les propriétés d'un système optique. V. *focal*.

**fraction sanguine** *(angl.* ***blood fraction****)*. Toute partie du sang d'un donneur séparée spécifiquement des autres, par centrifugation, afin de répondre à un besoin thérapeutique particulier. Ex. concentré globulaire, concentré plaquettaire, etc.

**fracture** f. *(angl.* ***fracture****)*. Cassure totale ou partielle d'un os, provoquée le plus souvent par une action brusque et violente. (a. **fracturé, ée** ; **fracturaire**)

**fracturé**, **ée** a. *(angl.* ***fractured****)*. Qui présente une fracture. Ex. : os fracturé.

**fracture en bois vert** *(angl.* ***greenstick fracture, willow fracture****)*. Fracture sans déplacement des fragments, observée surtout chez l'enfant, ou compliquant, chez l'adulte, une décalcification importante du squelette. Elle s'accompagne d'une importante réaction du périoste avec constitution d'un cal fibreux fusiforme.

**fracture des boxeurs**. 1) Syn. de *fracture de Bennett*. V. *Bennett (fracture de)*. 2) Syn. de *fracture de Lenoir*. V. *Lenoir (fracture de)*.

**fracture comminutive** *(angl.* ***comminuted fracture****)*. Fracture dans laquelle il existe de nombreux fragments osseux plus ou moins dispersés, dont les plus petits portent le nom d'*esquilles*.

**fracture cunéenne** (ou **en coin**) *(angl.* ***V-shaped fracture****)*. Fracture détachant un fragment osseux en forme de coin, siégeant presque exclusivement au niveau des épiphyses.

**fracture dia-épiphysaire** *(angl.* ***diaepiphyseal fracture****)*. Fracture d'un os long située à la jonction de l'épiphyse avec la diaphyse et qui correspond au cartilage de croissance chez l'enfant.

**fracture par engrenage** (ou **engrenée**) *(angl.* ***impacted fracture****)*. Fracture dont les fragments osseux sont demeurés bout à bout plus ou moins l'un dans l'autre. V. *fracture par télescopage*.

**fracture épiphysaire** *(angl.* ***epiphyseal fracture****)*. Fracture située au niveau de l'épiphyse d'un os long.

**fracture esquilleuse** *(angl.* ***splintered fracture****)*. Fracture dans le foyer de laquelle il existe de multiples petits fragments osseux (par écrasement ou éclatement).

**fracture de fatigue** *(angl.* ***stress fracture, fatigue fracture****)*. Fracture qui survient à la suite de traumatismes répétés, surtout au niveau des membres inférieurs. V. *fracture de marche*.

**fracture fermée** *(angl.* ***closed fracture, simple fracture****)*. Fracture courante dans laquelle les parties molles, plus ou moins lésées, ne présentent pas de brèche communiquant avec l'extérieur.

**fracture hélicoïdale**. Syn. *de fracture spiroïde*.

**fracture de marche** *(angl.* ***march fracture****)*. Fracture du deuxième ou du troisième métatarsien en rapport avec un trouble statique ou à la suite d'une marche forcée. Elle se caractérise par l'apparition brusque, sans cause traumatique, d'une tuméfaction douloureuse du pied, rendant la marche impossible. Syn. : *fracture des recrues*.

**fracture marginale** *(angl.* ***marginal fracture****)*. Fracture en bordure d'un os.

**fracture en motte de beurre**. Chez l'enfant, fracture métaphysaire incomplète, avec tassement de plusieurs travées spongieuses, la corticale n'étant pas complètement fracturée.

**fracture ouverte** *(angl.* ***compound fracture, open fracture****)*. Fracture qui communique avec l'extérieur par une brèche des parties molles.

**fracture pathologique** *(angl.* ***pathologic fracture****)*. Fracture se produisant au niveau d'une lésion osseuse préexistante, spontanément ou à la suite d'un traumatisme minime. Syn. : *fracture spontanée* (impropre).

**fracture plurifocale** *(angl.* ***plurifocal fracture****)*. Fracture caractérisée par la présence d'un ou de plusieurs fragments intermédiaires et souvent compliquée de déplacements secondaires.

**fractures des recrues**. Syn. de *fracture de marche*.

**fracture sous-capitale** *(angl.* ***subcapital fracture****)*. Fracture du fémur dont le trait est localisé immédiatement au-dessous de la tête du fémur.

**fracture spiroïde** (ou **en spirale**) *(angl.* ***spiral fracture****)*. Fracture d'un os long dont le trait a une forme de spirale, généralement due à un traumatisme par torsion. Syn. : *fracture hélicoïdale*.

**fracture spontanée**. Syn. impropre de *fracture pathologique*.

**fracture stellaire** *(angl.* ***stellate fracture****)*. Fracture d'un os plat dans laquelle les traits de fracture affectent grossièrement la forme d'une étoile.

**fracture par télescopage** *(angl.* ***telescoping fracture****)*. Fracture dans laquelle les fragments fracturés sont emboîtés les uns dans les autres par un choc violent. Si la fracture par télescopage montre une stabilité, on parle de *fracture par engrenage*.

**fracture en timbre-poste**. Fracture dont le trait est dentelé, rappelant le bord d'un timbre-poste.

**fracture trimalléolaire** *(angl.* ***trimalleolar fracture****)*. Fracture des deux malléoles, médiale et latérale, et du bord postérieur du tibia (désigné quelquefois sous le nom de « troisième malléole de Destot »).

**frambœsia** f. Syn. de *pian*.

**Franceschetti-Jadassohn** (**syndrome de**). V. *Naegli-Franceschetti-Jadassohn (syndrome de)*.

**Francisella tularensis**. Petit bacille gram-négatif, immobile, aérobie, responsable de la tularémie.

**fratrie** f. *(angl.* ***sibship****)*. Ensemble des frères et sœurs d'une famille.

**Freiberg-Köhler** (**maladie de**) ou **Freiberg** (**maladie de**). Syn. d'*épiphysite métatarsienne de Köhler*. V. *Köhler* (*épiphysite métatarsienne de*).

**frein** m. *(angl.* ***frenulum****)*. Structure anatomique en forme de repli, qui peut être muqueux (frein de la langue, frein du prépuce, frein des lèvres) ou plus rarement tendineux (frein méniscal de l'articulation temporo-mandibulaire).

**frein de l'épiphyse**. Syn. de *habenula*.

**frein de la langue** *(angl.* ***frenulum linguae****)*. Repli muqueux médian à la face inférieure de la langue. Syn. : *filet*. V. *langue*.

**frein du prépuce** (ou **frein de la verge**) *(angl.* ***frenulum of prepuce of penis****)*. Repli cutané qui prolonge en avant le revêtement de la verge, à la face inférieure du gland.

**frémissement** m. *(angl.* ***thrill****)*. Fine vibration perçue par palpation. Syn. : *thrill* (anglais).

**frémissement cataire** *(angl.* ***purring thrill****)*. Sensation tactile perçue à la palpation du cœur en cas de rétrécissement mitral, comparable à celle que donne à la main le ronronnement du chat.

**frémitus** m. *(angl.* ***fremitus****)*. Frémissement perçu à la palpation.

**frénateur** m. *(angl.* ***braking****)*. Qui modère ou inhibe l'activité de certains organes, ou toute activité organique en général.

**frénotomie** f. *(angl.* ***frenotomy****)*. Section d'un frein (de la langue, du prépuce).

**fréquence respiratoire** *(angl.* ***respiration frequency****)*. Nombre de cycles respiratoires (inspiration et expiration) par minute. Symbole : f.

**freudien, ienne** a. *(angl.* ***freudian****)*. Se dit des conceptions psychiatriques de Sigmund Freud ou de ce qui s'y rapporte. (*Freud* Sigmund, psychiatre autrichien, 1856-1939.)

**Friderichsen-Waterhouse (syndrome de)**. V. *Waterhouse-Friderichsen (syndrome de).*

**frigidité** f. *(angl. **frigidity**)*. Incapacité d'obtenir l'orgasme qui affecte surtout la femme (exceptionnelle chez l'homme). (a. **frigide**)

**Frimodt-Möller (syndrome de)**. Syn. de *pneumonie éosinophile tropicale.*

**frisson** m. *(angl. **chill**)*. Tremblement irrégulier qui s'accompagne d'une sensation de froid.

**froidure** f. *(angl. **cold injury**)*. Toute lésion causée par le froid. V. *engelure, gelure.*

**front en carène** *(angl. **carina forehead**)*. Front présentant sur la ligne médiane une saillie due à un épaississement de la suture osseuse médiofrontale (syphilis congénitale).

**frontal, ale, aux** a. *(angl. **frontal**)*. Qui se rapporte au front. V. aussi *os frontal.*

**fronto-pariétal, ale, aux** a. *(angl. **frontoparietal**)*. Qui se rapporte ou qui appartient au front et à la région pariétale, ou à leurs os (frontal et pariétal). Ex. : suture fronto-pariétale. Syn. : *pariéto-frontal.*

**fronto-temporal, ale, aux** a. *(angl. **frontotemporal**)*. Qui se rapporte au front et à la tempe, ou à leurs os (frontal et temporal). Ex. : région fronto-temporale.

**frottis** m. *(angl. **smear**)*. Préparation obtenue par étalement sur une lame de verre, en couche mince, d'un produit destiné à être examiné au microscope (sang, moelle osseuse, culture de bactéries, sécrétions organiques).

**fructose** m. *(angl. **fructose**)*. Sucre simple (non hydrolysable), hexose abondant dans les fruits, où il existe souvent avec le glucose dont il est chimiquement très proche (même formule brute). Le fructose est décomposé dans le foie sous l'action d'une enzyme, la *fructokinase*. L'*intolérance au fructose* (due à un déficit héréditaire en fructokinase) est une maladie grave du nouveau-né. Syn. : *lévulose* (vieilli).

**fruste** a. *(angl. **rough**)*. Caractère d'un état pathologique avec peu de manifestations. Ex. : diabète fruste.

**frustration** f. *(angl. **frustration**)*. État de souffrance psychique créé par une situation ou un événement qui prive l'individu d'une satisfaction vitale à laquelle il pense avoir droit. La frustration peut s'extérioriser par un comportement agressif, ou être refoulée et conduire à divers troubles psychiques. (a. **frustré, ée**)

**fsa**. Abrév. du latin *fac secundum artem* (faire selon les règles de l'art), formule parfois indiquée à la suite d'une prescription.

**FSF**. Abrév. désignant le *facteur XIII*, facteur de coagulation qui, en présence de calcium, stabilise la structure de la fibrine. Ling. : De l'anglais ***fibrin stabilizing factor***. V. *facteur de coagulation.*

**FSH**. Abrév. désignant la *gonadotrophine A*. Ling. : De l'anglais ***follicle stimulating hormone***.

**fuchsine** f. *(angl. **fuchsin**)*. Colorant utilisé en bactériologie et en histologie. Syn. : *rouge d'aniline.*

**fugace** a. *(angl. **transient**)*. Qui ne dure pas longtemps. Se dit notamment de manifestations cliniques de brève durée. Ex. : amaurose fugace, érythème fugace.

**fulgurant, ante** a. *(angl. **fulgurant**)*. Rapide comme l'éclair. Ex. : douleur fulgurante.

**fulguration** f. *(angl. **fulguration**)*. 1) Action de la foudre sur le corps humain et animal. 2) Par extension, ensemble des effets morbides provoqués par la foudre.

**fundique** a. *(angl. **fundic**)*. Qui appartient ou qui se rapporte au fond d'un organe creux (surtout estomac et utérus). Ex. : hystéropexie fundique, résection fundique de l'estomac.

**fundoplication** (ou **fundoplicature**) f. *(angl. **fundoplication**)*. Intervention chirurgicale remédiant à une hernie hiatale par glissement, qui consiste en une invagination (repliement) de la région œsophagienne proche du cardia dans la partie haute gauche de l'estomac (*fundus*).

**fundus** m. *(angl. **fundus**)*. Mot latin signifiant *fond*. (a. **fundique**)

**fundus gastrique** *(angl. **gastric fundus**)*. Syn. de *tubérosité gastrique (grosse).*

**fungus ball**. V. *pseudoallescheriose.*

**funiculaire** a. *(angl. **funicular**)*. 1) Qui se rapporte à un cordon, notamment au cordon spermatique. Ex. : hématocèle funiculaire. 2) Qui se rapporte au segment de la racine nerveuse compris dans le trou de conjugaison intervertébral. Ex. : myélite funiculaire.

**funiculite** f. *(angl. **funiculitis**)*. 1) Inflammation du cordon spermatique. 2) Inflammation d'une racine nerveuse dans son trajet intrarachidien.

**furfuracé, ée** a. *(angl. **furfuraceous**)*. Qui a l'aspect du son. Ex. : desquamation furfuracée de la peau.

**furoncle** m. *(angl. **furuncle**)*. Inflammation d'un follicule pilo-sébacé due au staphylocoque doré. Il se présente sous la forme d'un bourbillon jaunâtre entouré d'un halo rouge et situé sur une base tuméfiée.

**furonculeux, euse** *(angl. 1)* ***furuncular****, 2)* ***furunculous****)*. 1) a. Qui se rapporte aux furoncles. 2) a. et n. Qui présente des furoncles, qui en est atteint.

**furonculose** f. *(angl.* ***furonculosis****)*. État carac-térisé par l'apparition simultanée ou successive de plusieurs furoncles disséminés dans divers endroits.

**fuseau achromatique** *(angl.* ***spindle****)*. Structure apparaissant dans le noyau cellulaire lors de la *métaphase* (V. *mitose*) constitué de microtubules irradiant à partir des centrioles et reliés aux centromères des chromosomes.

**fusible** a. *(angl.* ***fusible****)*. Qui peut fondre sous l'effet de la chaleur.

**fusiforme** a. *(angl.* ***fusiform****)*. En forme de fuseau. Ex. : anévrysme fusiforme.

**fusion** f. *(angl. 1)* ***fusion****, 2)* ***melting****)*. 1) Union, combinaison. V. *syn-*. (a. **fusionné**, **ée**). 2) Passage d'un corps de l'état solide à l'état liquide sous l'influence de la chaleur.

# G

**G** Symbole du préfixe *giga-*.

**g** Symbole du *gramme.*

**γ** V. *gamma.*

**galact-, galacto-** Préfixe d'origine grecque indiquant une relation avec le lait. V. *lact-*.

**galactogène** a. *(angl.* ***galactogenous****)*. Qui détermine la sécrétion lactée. Ex. : hormone galactogène (hormone lutéotrope).

**galactophore** a. *(angl.* ***galactophorous****)*. Qui conduit le lait. Ex. : canaux galactophores, qui conduisent le lait sécrété par la glande mammaire jusqu'au mamelon.

**galactopoïèse** f. *(angl.* ***galactopoiesis****)*. Élaboration du lait par la glande mammaire. (a. **galactopoïétique**)

**galactorrhée** f. *(angl.* ***galactorrhea****)*. 1) Sécrétion excessive de lait par la glande mammaire chez une femme qui allaite. 2) Écoulement spontané de lait par les mamelons en dehors de la période de lactation.

**galactose** m. *(angl.* ***galactose****)*. Sucre simple, hexose proche du glucose (même formule chimique brute), très répandu dans la nature (gommes, mucilages, et sous forme combinée dans le lactose, les glycolipides et les glycoprotéines). Il se transforme en glucose dans l'organisme pour être utilisé. L'impossibilité de transformer le galactose en glucose entraîne la *galactosémie*.

**galactosémie** f. *(angl.* ***galactosemia****)*. Présence excessive de galactose dans le sang. Elle est due à un déficit héréditaire en une des trois enzymes intervenant dans le métabolisme du galactose, rendant impossible la transformation du galactose, apporté par l'alimentation, en glucose assimilable. C'est une maladie congénitale grave du nourrisson pouvant entraîner une cirrhose et des lésions cérébrales irréversibles (*arriération mentale*).

**gale** f. *(angl.* ***scabies****)*. Maladie cutanée parasitaire, contagieuse, très prurigineuse, causée par un acarien, le *sarcopte*. Ses lésions caractéristiques sont de fines traînées grisâtres dues aux sillons creusés dans la peau par les parasites femelles. Syn. : *scabies, acariose*.

**gale filarienne** *(angl.* ***filarial itch****)*. Éruption prurigineuse causée par les onchocerques. V. *craw-craw, onchocercose*.

**galénique** a. *(angl.* ***galenic****)*. Se dit des remèdes tirés des végétaux, par opposition aux remèdes préparés avec des substances chimiques pures.

**galeux, euse** a. et n. *(angl.* ***scabietic****)*. Qui est atteint de gale. V. *scabieux*.

**galop** m. V. *bruit de galop*.

**galvano-** Préfixe indiquant une relation avec le courant électrique continu.

**galvanocautère** m. *(angl.* ***galvanocautery****)*. Cautère dont la pointe, généralement en platine, est échauffée par le passage d'un courant électrique de basse tension mais de forte intensité.

**gamète** m. *(angl.* ***gamete****)*. Chacune des deux cellules qui s'unissent pendant la fécondation pour former l'œuf (ou *zygote*), premier stade dans le développement d'un individu (chez le *mâle*, le gamète est le *spermatozoïde*, chez la *femelle*, c'est l'*ovule*). Syn. : *cellule sexuelle*.

**gamétogenèse** f. *(angl.* ***gametogenesis****)*. Formation des gamètes mâles ou femelles à partir des cellules germinatives primordiales ; chez l'homme, formation successive des spermatogonies, spermatocytes, spermatides et spermatozoïdes ; chez la femme, formation successive des ovogonies, des ovocytes et des ovules.

**gamma** m. *(angl.* ***gamma****)*. Troisième lettre de l'alphabet grec (γ). V. aussi *rayonnement ionisant*.

**gamma-cardiographie** f. *(angl.* ***gammacardiography****)*. Évaluation de la fonction cardiaque, du débit cardiaque et de la circulation pulmonaire au moyen de la *scintigraphie* (V. ce terme), fondée sur l'étude de la dilution que subit une substance radioactive (en général une albumine sérique marquée à l'iode radioactif) émettant des rayonnements gamma, introduite dans la circulation. Son passage et sa concentration dans le sang sont enregistrés au moyen du *scintiscanner* placé sur la région précordiale. Syn. : *gammagraphie cardiaque, radiocardiographie*.

**gamma-diagnostic** m. *(angl.* ***gammagraphy****)*. Diagnostic au moyen de corps radioactifs émettant des rayonnements gamma. V. *scintigraphie*.

**gamma-encéphalographie** f. *(angl.* ***brain scintigraphy****)*. Diagnostic des lésions cérébrales circonscrites (tumeurs, abcès, hématome) au moyen de la *scintigraphie* (V. ce terme). La substance radioactive (habituellement une albumine sérique marquée à l'iode radioactif) est injectée dans un vaisseau et la mesure de la radioactivité se fait à la surface du crâne. Syn. : *gammagraphie cérébrale*.

**gamma-globuline** (ou **γ-globuline**) f. *(angl.* ***gamma globulin****)*. Toute globuline faisant partie du groupe des globulines plasmatiques dont la mobilité à l'électrophorèse est la plus faible. Elles constituent 10 à 15 % des globulines plasmatiques. Les gamma-globulines possèdent des propriétés immunitaires (*immunoglobulines*) servant de support pour la majorité des anticorps.

**gammaglobulinopathie** f. Syn. de *gammapathie*.

**gamma-glutamyltransférase** (ou **transpeptidase**) f. *(angl.* ***gamma-glutamyltransferase****)*. Enzyme dont le dosage sanguin permet d'apprécier la fonction hépatique et biliaire. Son taux s'élève en cas d'hépatite, plus rapidement que celui des transaminases, et sa diminution est plus lente lors de la régression de l'hépatite. Le taux sanguin de la gamma-glutamyl-transférase est également augmenté dans la stase biliaire, les cirrhoses et certaines tumeurs hépatiques. Abrév. : γ-GT, GGT.

**gammagraphie** f. Syn. de *scintigraphie*.

**gammagraphie cardiaque**. Syn. de *gammacardiographie*.

**gammagraphie cérébrale**. Syn. de *gammaencéphalographie*.

**gammapathie** f. *(angl.* ***gammopathy****)*. Toute anomalie quantitative ou qualitative des immunoglobulines plasmatiques, telles que : agammaglobulinémie, hyperglobulinémie, macroglobulinémie. Syn. : *dysglobulinémie*, *gammaglobulinopathie*, *immunoglobulinopathie*, *paraprotéinémie*. (a. **gammapathique**)

**gammapathie monoclonale** *(angl.* ***monoclonal gammapathy****)*. État caractérisé par la présence dans le plasma d'une immunoglobuline anormale produite par un clone unique de cellules lymphoïdes. Dans un grand nombre de cas, il ne s'agit que d'une curiosité biologique bénigne, sans manifestations cliniques, mais une surveillance régulière est nécessaire car l'évolution peut se faire, même tardivement, vers une gammapathie maligne (*lymphome*, *macroglobulinémie de Waldenström*, *myélome*).

**gangliectomie** f. *(angl.* ***gangliectomy****)*. Ablation d'un ganglion, notamment d'un ganglion nerveux de la chaîne sympathique lombaire.

**gangliocytome** m. *(angl.* ***gangliocytoma****)*. Tumeur essentiellement composée de cellules ganglionnaires matures, souvent calcifiée et kystique, à croissance lente et généralement bénigne.

**gangliogliome** m. *(angl.* ***ganglioglioma****)*. Tumeur composée de cellules ganglionnaires et de cellules gliales qui peuvent subir une transformation maligne, mais dont l'évolution est lente.

**gangliome** m. *(angl.* ***ganglioneuroma****)*. Tumeur des ganglions sympathiques. (a. **gangliomateux, euse**)

**ganglion** m. *(angl.* ***ganglion****)*. 1) Ganglion lymphatique. V. *adén-*. 2) Ganglion nerveux. (a. **ganglionnaire**)

**ganglion cérébro-spinal**. V. *ganglion nerveux*.

**ganglion cœliaque** *(angl.* ***celiac ganglion****)*. Ganglion nerveux viscéral prévertébral, pair, situé à droite et à gauche de l'aorte en regard du tronc cœliaque. Ses filets efférents contribuent à la formation du *plexus cœliaque*. Syn. : *ganglion semi-lunaire*.

**ganglion latérovertébral**. V. *ganglion nerveux*.

**ganglion lymphatique** *(angl.* ***lymph node****)*. Petit renflement situé sur le trajet des vaisseaux lymphatiques, constitué d'un amas de cellules lymphoïdes. Les ganglions lymphatiques sont des organes lymphopoïétiques (production de lymphocytes) et des centres de phagocytose. V. *follicule lymphatique*.

**ganglion nerveux** *(angl.* ***ganglion****)*. Amas de cellules nerveuses situé sur le trajet d'un nerf. Les *ganglions cérébro-spinaux* sont situés sur les racines dorsales des nerfs rachidiens ou sur les nerfs crâniens sensitifs. Les *ganglions sympathiques*, situés de part et d'autre de la colonne vertébrale (*ganglions latérovertébraux*), forment la chaîne sympathique latérovertébrale, ceux accolés aux viscères participant à la formation des plexus sympathiques viscéraux (par ex., le plexus solaire).

**ganglion semi-lunaire**. Syn. de *ganglion cœliaque*.

**ganglion semi-lunaire du nerf trijumeau**. Syn. de *ganglion de Gasser*. V. *Gasser (ganglion de)*.

**ganglion stellaire**. Ganglion nerveux de la chaîne sympathique latérovertébrale, situé devant la première côte, en arrière et au-dessous de l'artère vertébrale, résultant de la fusion du ganglion cervical inférieur et du premier ganglion thoracique, dont émergent des fibres sympathiques du plexus cardiaque.

**ganglion sympathique**. V. *ganglion nerveux*.

**ganglion trigéminal**. Syn. de *ganglion de Gasser*. V. *Gasser (ganglion de)*.

**ganglioneurome** m. *(angl.* ***ganglioneuroma****)*. Tumeur bénigne du tissu nerveux sympathique dont la structure rappelle celle d'un ganglion sympathique. Syn. : *neurogliome*.

**ganglionnaire** a. *(angl.* ***ganglionic****)*. Qui se rapporte à un ganglion (lymphatique ou nerveux). Ling. : Le terme anglais ne se rapporte qu'au ganglion nerveux.

**ganglioplégique** a. *(angl.* ***ganglioplegic****)*. Qui produit un blocage de la transmission des influx nerveux au niveau des ganglions sympathiques et parasympathiques. Les médicaments ganglioplégiques sont prescrits essentiellement dans le traitement de l'*hypertension artérielle*. (nom : un **ganglioplégique**)

**gangrène** f. *(angl.* ***gangrene****)*. Nécrose des tissus, secondaire à une interruption locale de la circulation sanguine, d'origine diverse : embolie, athérosclérose, etc. ; elle est parfois compliquée d'une surinfection par des germes anaérobies (*gangrène gazeuse*). (a. **gangréneux, euse**)

**gangrène hospitalière**. Syn. de *fasciite nécrosante*.

**Gardner (syndrome de)** *(angl.* ***Gardner's syndrome****)*. Association d'une *polypose adénomateuse familiale recto-colique* à des tumeurs multiples de la peau (kystes épidermoïdes et sébacés), des tissus mous (lipomes, fibromes, léiomes) et des os (ostéome souvent récidivant). (*Gardner* Eldon John, généticien américain, né en 1909.)

**gargarisme** m. *(angl.* ***gargle****)*. Médicament liquide destiné à laver et à désinfecter la bouche, l'arrière-bouche et la gorge; il diffère du *collutoire*, qui est plus concentré et appliqué avec un pinceau.

**gargoïlisme** (ou **gargoylisme**) m. Syn. de *maladie de Hurler*. V. *Hurler (maladie de)*.

**garrot** m. *(angl.* ***garrot****)*. Lien élastique servant à exercer une compression externe, circulaire, sur un membre, afin d'arrêter ou de prévenir une hémorragie.

**Gasser (ganglion de)** *(angl.* ***trigeminal ganglion****)*. Volumineux ganglion sensitif du nerf trijumeau, en forme de croissant, dont naissent trois branches : *nerf ophtalmique*, *nerf maxillaire supérieur* et *nerf mandibulaire* (ou *nerf maxillaire inférieur*). Il est situé sur la pointe du rocher. Syn. : *ganglion semi-lunaire du nerf trijumeau*, *ganglion trigéminal*. (a. **gassérien, ienne**). (*Gasser* Johann Laurentius, anatomiste de Vienne, 1723-1765.)

**gassérectomie** f. *(angl.* ***gasserectomy****)*. Ablation du *ganglion de Gasser*, pratiquée surtout en cas de névralgie faciale rebelle.

**gastr-, gastro-** Préfixe d'origine grecque indiquant une relation avec l'estomac.

**gastralgie** f. *(angl.* ***gastralgia****)*. Douleur à l'estomac, généralement très vive, localisée à l'épigastre.

**gastrectomie** f. *(angl.* ***gastrectomy****)*. Résection partielle ou totale de l'estomac.

**gastrectomisé, ée** a. et n. *(angl.* ***gastrectomized****)*. Qui a subi la gastrectomie.

**gastrine** f. *(angl.* ***gastrin****)*. Chacune des substances de nature hormonale sécrétées par la muqueuse gastrique et duodénale, plus précisément au niveau de l'antre pylorique. Elles stimulent la sécrétion gastrique d'acide chlorhydrique et de pepsine. Une hypersécrétion de gastrines peut être la cause d'un ulcère gastrique ou duodénal.

**gastrique** a. *(angl.* ***gastric****)*. Qui se rapporte à l'estomac. Ex. : tubérosité gastrique, suc gastrique. Syn. : *stomacal* (surtout en langage courant).

**gastrite** f. *(angl.* ***gastritis****)*. Inflammation aiguë ou chronique de la muqueuse de l'estomac.

**gastro-duodénal, ale, aux** a. *(angl.* ***gastro-duodenal****)*. Qui se rapporte à l'estomac et au duodénum. V. *ulcère gastro-duodénal*.

**gastro-duodénite** f. *(angl.* ***gastroduodenitis****)*. Inflammation associée de l'estomac et du duodénum.

**gastro-entérite** f. *(angl.* ***gastroenteritis****)*. Inflammation aiguë ou chronique des muqueuses de l'estomac et de l'intestin.

**gastro-épiploïque** a. *(angl.* ***gastroepiploic****)*. Qui se rapporte à l'estomac et à l'épiploon. Ex. : artères gastro-épiploïques.

**gastro-intestinal, ale, aux** a. *(angl.* ***gastrointestinal****)*. Qui se rapporte à l'estomac et à l'intestin. Ex. : troubles gastro-intestinaux.

**gastro-jéjunostomie** f. *(angl.* ***gastrojejunostomy****)*. Création d'une anastomose entre l'estomac et le jéjunum.

**gastro-œsophagien, ienne** a. *(angl.* ***gastroesophageal****)*. Qui se rapporte à l'estomac et à l'œsophage.

**gastropathie** f. *(angl.* ***gastropathy****)*. Toute affection de l'estomac.

**gastro-phrénique** a. *(angl.* ***gastrophrenic****)*. Qui se rapporte à l'estomac et au diaphragme.

**gastroplication** (ou **gastroplicature**) f. *(angl.* ***gastroplication****)*. Opération qui consiste à réduire le volume d'un estomac dilaté, par plissement de sa paroi.

**gastroptose** f. *(angl.* ***gastroptosis****)*. Ptose de l'estomac due au relâchement des organes assurant sa fixité.

**gastro-pylorique** a. *(angl.* ***gastropyloric****)*. Qui se rapporte au corps de l'estomac et au pylore.

**gastroscopie** f. *(angl.* ***gastroscopy****)*. Examen visuel direct de l'intérieur de l'estomac à l'aide d'un endoscope (*gastroscope*) introduit par l'œsophage. (a. **gastroscopique**)

**gastrula** f. *(angl.* ***gastrula****)*. Stade de développement embryonnaire, succédant à la blastula, pendant lequel se forment les feuillets embryonnaires (au nombre de trois dans l'espèce humaine : ectoderme, mésoderme et endoderme).

**gâteux**, **euse** a. et n. *(angl.* ***senile****)*. Se dit d'un infirme ou d'un aliéné qui est atteint d'incontinence d'urine et des matières fécales.

**gâtisme** m. *(angl.* ***gatism****)*. 1) État de décrépitude physique et mentale profonde de certains malades paralysés, aliénés ou très âgés, qui présentent une incontinence sphinctérienne, souvent compliquée de lésions de décubitus. 2) Abusivement, affaiblissement intellectuel.

**gaucher**, **ère** a. et n. *(angl.* ***left-handed****)*. Qui se sert plus facilement de la main gauche que de la main droite. Ant. : *droitier*.

**gaucherie** f. Syn. de *sinistralité*. Ant. : *droiterie*.

**Gauss** (**courbe de**) *(angl.* ***gaussian curve****)*. Courbe en cloche indiquant la distribution normale probable d'un ensemble de données. (*Gauss* Carl Friedrich, mathématicien et physicien allemand, 1777-1855.)

**gavage** m. *(angl.* ***forced feeding****)*. Introduction d'aliments dans l'estomac à l'aide d'un tube.

**gaz carbonique**. Syn. d'*anhydride carbonique*.

**gaze** f. *(angl.* ***gauze****)*. Étoffe légère et transparente, en lin ou en coton, présentée en emballages stériles, servant au pansement des plaies. Ling. : Le nom vient de *Gaza,* ville de Palestine renommée pour ses tissages de toile fine.

**gélatine** f. *(angl.* ***gelatin****)*. Substance protidique obtenue par chauffage à l'autoclave de collagène animal (tendons, cartilages, peau), présentée sous forme de feuilles translucides cassantes, solubles dans l'eau chaude. On l'utilise en thérapeutique comme substitut de plasma et en pharmacie comme agent solidifiant pour la préparation d'ovules ou de suppositoires.

**gélatine de Chine**. Syn. d'*agar-agar*.

**Gelfoam** *(angl.* ***Gelfoam****)*. Produit hémostatique d'aspect poreux (mousse) obtenu en chauffant une solution de gélatine imbibée de formol et de thrombine, employé en chirurgie. Nom de marque déposée.

**Gélineau (syndrome de)** *(angl.* ***Gélineau's syndrome****)*. Affection caractérisée par un besoin invincible de sommeil (*narcolepsie*) et la résolution totale du tonus musculaire (*catalepsie*), responsable de chutes. Peuvent s'y ajouter des hallucinations terrifiantes à l'endormissement et la paralysie du sommeil. (*Gélineau* Jean-Baptiste, Édouard, neurologue français, 1859-1906.)

**gélose** f. Syn. d'*agar-agar*.

**gélule** f. *(angl.* ***capsule****)*. Capsule constituée de deux enveloppes gélatineuses qui s'emboîtent l'une dans l'autre, renfermant une substance médicamenteuse. Les gélules sont facilement dissoutes dans le tube digestif. V. *capsule médicamenteuse*.

**gelure** f. *(angl.* ***frostbite****)*. Lésion cutanée grave due au froid très intense, caractérisée par la formation de phlyctènes et d'escarres.

**gémellaire** a. *(angl.* ***twin****)*. Qui se rapporte aux jumeaux. Ex. : grossesse gémellaire.

**gémellipare** a. *(angl.* ***gemellipara****)*. 1) Qui a accouché de jumeaux. 2) Qui porte des jumeaux.

**gémellité** f. *(angl.* ***twinning****)*. État de fœtus ou d'enfants jumeaux.

**géminé**, **ée** a. *(angl.* ***geminate****)*. Qui est double ou disposé par paires. Ex. : pouls géminé, dent géminée.

**gencive** f. *(angl.* ***gum, gingiva****)*. Partie épaissie de la muqueuse buccale qui recouvre les arcades alvéolaires en adhérant intimement au périoste des maxillaires et qui entoure extérieurement les collets des dents. (a. **gingival**, **ale**, **aux**)

**gène** m. *(angl.* ***gene****)*. Particule élémentaire d'un chromosome, constituée essentiellement d'acide désoxyribonucléique (ADN) et qui est responsable de la transmission héréditaire d'un caractère. Le gène est localisé en un point défini *(locus)* d'un chromosome. Les gènes peuvent être le siège de mutations. (a. **génique**)

**gène allélomorphe**. Syn. désuet d'*allèle*.

**-gène** Suffixe d'origine grecque signifiant *qui engendre*, *qui produit*.

**général**, **ale**, **aux** a. *(angl.* ***general****)*. Qui se rapporte ou s'étend à l'organisme entier. Ex. : circulation générale, anesthésie générale. Ant. : *local*.

**généraliste** m. Syn. d'*omnipraticien*.

**générique** a. *(angl.* ***generic****)*. 1) Qui se rapporte à un genre (de plantes, d'animaux ou de bactéries). 2) V. *dénomination commune internationale*.

**genèse** f. *(angl.* ***genesis****)*. 1) Mode de formation, de production. 2) Origine. 3) Étiologie, en parlant d'une maladie. Ling. : On emploie aussi le suffixe *-genèse*. Ex. : embryogenèse.

**génésique** a. *(angl.* ***reproductive****)*. Qui se rapporte à la reproduction. Ex. : fonction génésique, santé génésique.

**généticien**, **ienne** a. et n. *(angl.* ***geneticist****).* Spécialiste de la génétique.

**génétique** *(angl. 1)* ***genetics****, 2)* ***genetic****).* 1) f. Science de l'hérédité. 2) a. Qui se rapporte aux études concernant l'hérédité (par ex. psychologie génétique) ou aux gènes mêmes (par ex. matériel génétique).

**Gengou**. V. *Bordet-Gengou (coccobacille de).*

**géniculé**, **ée** a. *(angl.* ***geniculate****).* En anatomie, se dit de structures ou de formations anguleuses comme un genou.

**génie biomédical** *(angl.* ***biomedical engineering****).* Ensemble des personnels et des activités intellectuelles, industrielles ou techniques (utilisant la mécanique, l'électronique, etc.) qui contribuent à l'élaboration, à la construction et à l'entretien des appareils utilisés pour le diagnostic médical et les thérapeutiques. Syn. : *ingénierie biomédicale.*

**génie génétique** *(angl.* ***genetic engineering****).* Ensemble de manipulations génétiques permettant d'obtenir, en court-circuitant le cycle sexuel normal, un individu possédant une nouvelle combinaison de caractères génétiques. Le génie génétique utilise deux types d'expérimentation : 1) la voie cellulaire, avec la culture de cellules haploïdes et l'hybridation cellulaire somatique ; 2) la voie moléculaire, avec la manipulation directe de l'ADN et de l'ARN par le clonage moléculaire et l'utilisation de vecteurs tels que phages ou plasmides. Syn. : *ingénierie génétique.*

**génien**, **ienne** a. Syn. de *mentonnier.*

**génioplastie** f. *(angl.* ***genioplasty****).* Toute opération plastique effectuée au niveau du menton.

**génique** a. *(angl.* ***genic****).* Qui se rapporte aux gènes. Ex. : échange génique. V. *génétique, thérapie génique.*

**génital**, **ale**, **aux** a. *(angl.* ***genital****).* Qui se rapporte à la reproduction sexuée. Ex. : organes génitaux.

**génito-crural**, **ale**, **aux** a. *(angl.* ***genito-crural****).* Qui se rapporte aux organes génitaux et à la cuisse. Ex. : nerf génito-crural.

**génito-urinaire** a. *(angl.* ***genitourinary****).* Qui se rapporte aux fonctions de la reproduction et de l'élimination urinaire. Ex. : appareil génito-urinaire. Syn. : *uro-génital.*

**génodermatose** f. *(angl.* ***genodermatosis****).* Toute affection cutanée due à une anomalie transmise génétiquement sur le mode autosomique dominant ou récessif, ou lié au chromosome X. L'expression clinique des génodermatoses peut être purement cutanée ou traduire aussi des anomalies touchant d'autres organes : œil, système nerveux, appareil locomoteur, tube digestif.

**génome** m. *(angl.* ***genome****).* Ensemble des chromosomes d'un gamète (cellule sexuelle), dont le nombre est caractéristique pour chaque espèce et qui sont présents en simple exemplaire (à la différence des chromosomes des cellules somatiques qui y sont présents par paire, les cellules somatiques possédant donc deux génomes). Dans l'espèce humaine, le génome est formé de 23 chromosomes. (a. **génomique**)

**génotype** m. *(angl.* ***genotype****).* Ensemble des gènes contenus dans les cellules d'un organisme et qui constituent son patrimoine héréditaire. V. *phénotype.* (a. **génotypique**)

**genou** m. *(angl.* ***knee****).* Partie du membre inférieur répondant à l'articulation du fémur avec le tibia et la rotule. V. *gon-.*

**genou cagneux**. Syn. de *genu valgum.*

**genu inferius**. V. *duodénum.*

**genu recurvatum** *(angl.* ***genu recurvatum****).* Déformation congénitale ou acquise du genou, caractérisée par la présence d'un angle ouvert en avant, formé par la jambe et la cuisse lors de leur extension maximale.

**genu superius**. V. *duodénum.*

**genu valgum** *(angl.* ***genu valgum****).* Déformation du membre inférieur caractérisée par une déviation en dehors de la jambe, avec saillie du genou en dedans. Syn. : *genou cagneux.*

**genu varum** *(angl.* ***genu varum****).* Déformation du membre inférieur consistant en une incurvation à concavité interne de la cuisse et de la jambe, avec saillie du genou en dehors. Syn. : *jambe arquée.*

**genu-pectorale** a. V. *position genu-pectorale.*

**géode** f. *(angl.* ***geode****).* 1) Cavité bien délimitée, située à l'intérieur d'un tissu et résultant d'un processus pathologique. 2) Cavité, réelle ou fictive, apparaissant sur l'image radiologique d'un os, comme une tache claire arrondie. (a. **géodique**)

**gér-, géro-, géronto-** Préfixe d'origine grecque indiquant une relation avec la vieillesse ou le vieillissement.

**gériatrie** f. *(angl.* ***geriatrics****).* Partie de la médecine qui traite des maladies de la vieillesse. V. *gérontologie.* (a. **gériatrique**)

**germe** m. *(angl.* ***germ****).* 1) Micro-organisme, surtout en parlant de ceux susceptibles de causer une maladie. 2) Ébauche embryonnaire de certaines structures anatomiques et, par extension, l'embryon lui-même.

**germen** m. *(angl.* ***germen****)*. Ensemble des cellules de l'organisme qui jouent un rôle dans la reproduction, par opposition à *soma* (V. ce terme).

**germ free**. Syn. anglais d'*axénique*.

**germinal**, **ale**, **aux** (ou **germinatif**, **ive**) a. *(angl.* ***germinative****)*. Qui est à l'origine d'une prolifération cellulaire. Ex. : épithélium germinal (ou germinatif).

**gérontisme** m. Syn. de *sénilisme*.

**gérontologie** f. *(angl.* ***gerontology****)*. Étude de la vieillesse sous tous ses aspects. V. *gériatrie*.

**gérontoxon** m. Syn. d'*arc sénile*.

**gestation** f. *(angl.* ***gestation****)*. Temps pendant lequel une femelle porte ses petits à l'intérieur de l'utérus. Chez la femme, c'est la *grossesse*. (a. **gestationnel**, **elle**)

**gestose** f. Syn. de *dysgravidie*.

**GGT**. Abrév. de *gamma-glutamyl transférase* (ou *transpeptidase*).

**gibbeux**, **euse** a. *(angl.* ***gibbous****)*. Qui présente une saillie en forme de bosse.

**gibbosité** f. *(angl.* ***gibbosity****)*. Bosse due à une convexité postérieure (*cyphose*) de la colonne vertébrale; elle peut être d'origine traumatique, infectieuse ou congénitale.

**Giemsa** (**coloration de**) *(angl.* ***Giemsa stain****)*. Procédé de coloration de cellules ou de micro-organismes au moyen d'une solution de Giemsa (mélange d'éosine jaune, de bleu et de violet de méthylène et d'azur). Ling. : En langage clinique courant on dit aussi « le giemsa ». V. *May-Grünwald-Giemsa* (*coloration de*). (*Giemsa* Gustave, médecin, chimiste et bactériologiste allemand, 1867-1948.)

**Gierke, von (maladie de)** *(angl.* ***glycogen storage disease, type I****)*. Maladie métabolique héréditaire, transmise selon le mode autosomique récessif, due à un déficit en glucose-6 phosphatase, ayant pour conséquence une accumulation massive de glucogène dans le foie et les reins. Elle débute dès la première enfance par des troubles de la glycogénolyse (hypoglycémie à jeun, acidose), hypercholestérolémie, hyperlipidémie, un retard du développement statural, une obésité et parfois aussi un infantilisme. L'évolution est chronique et en général favorable. Syn. : *glycogénose hépato-rénale, type I, maladie de van Creveld-Gierke*. (*von Gierke*, Edgard Otto Conrad, anatomopathologiste allemand, 1877-1945.)

**gigantisme** m. *(angl.* ***gigantism****)*. Anomalie caractérisée par un développement exagéré du squelette, aussi bien en longueur qu'en largeur, par rapport au développement normal pour les individus de la même race et du même âge. Elle peut être liée à des troubles endocriniens hypophysaires.

**Gigli** (**fil-scie** ou **scie de**) *(angl.* ***Gigli's wire saw****)*. Fil d'acier comportant de fines aspérités sur toute sa longueur, et muni d'une poignée à chaque extrémité; utilisé en chirurgie osseuse. (*Gigli* Leonardo, gynécologue italien, 1863-1908.)

**Gilbert** (**maladie de**). Syn. de *cholémie simple familiale*. (*Gilbert* Nicolas Augustin, médecin français, 1858-1927.)

**Gilford** (**maladie** ou **syndrome de**). Syn. de *progéria (de Gilford)*.

**Gilles de la Tourette (syndrome de)** *(angl.* ***Gilles de la Tourette's syndrome****)*. Maladie d'évolution progressive, débutant dans l'enfance, caractérisée par des tics faciaux et vocaux, avec écholalie et coprolalie. Syn. *maladie des tics* (*Gilles de la Tourette* Georges, médecin français, 1857-1904.)

**gingival**, **ale**, **aux** a. *(angl.* ***gingival****)*. Qui se rapporte à la gencive. Ex. : arcade gingivale.

**gingivite** f. *(angl.* ***gingivitis****)*. Inflammation de la gencive.

**gingivo-labial**, **ale**, **aux** a. *(angl.* ***gingivolabial****)*. Qui se rapporte aux gencives et aux lèvres. Ex. : sillon gingivo-labial.

**gingivorragie** f. *(angl.* ***gingivorrhagia****)*. Hémorragie au niveau de la gencive.

**ginseng** m. *(angl.* ***ginseng****)*. Drogue extraite des racines de deux plantes (*Panax schinseng* et *Panax quinquefolius*) de la famille des *Araliacées*, dont la première est connue depuis longtemps en Chine pour ses propriétés toniques.

**giration** f. Syn. de *torsion* (2).

**glabelle** f. *(angl.* ***glabella****)*. Saillie médiane, large, sans limites bien définies, située sur la face externe de l'os frontal, entre les deux arcades sourcilières. C'est un point de repère anthropométrique. Syn. : *bosse frontale moyenne*. (a. **glabellaire**)

**glaire** f. *(angl.* ***slime****)*. Liquide clair, un peu plus épais que le mucus, sécrété par certaines muqueuses. (a. **glaireux**, **euse**)

**glaire cervicale** *(angl.* ***cervical mucus****)*. Sécrétion muqueuse alcaline des glandes du col de l'utérus, particulièrement abondante au moment de l'ovulation, sous l'influence de l'estrone, et qui protège les spermatozoïdes et favorise leur passage dans l'utérus. Elle diminue sous l'effet de la progestérone et des contraceptifs contenant cette hormone. V. *Huhner* (*test de*).

**gland (de la verge)** *(angl.* ***glans of penis****)*. Renflement conique constituant la partie antérieure de la verge. Il est recouvert d'une muqueuse lisse et est entouré par un repli cutané, le prépuce. À son sommet s'ouvre le méat urinaire. V. *balanique*.

**glande** f. *(angl.* ***gland****)*. 1) Organe constitué de cellules épithéliales dont la propriété est de sécréter des substances déterminées. On distingue : les *glandes exocrines* qui libèrent leur sécrétion à l'extérieur (par ex. glandes sudoripares) ou dans une cavité du corps (par ex. au niveau du tube digestif), et les *glandes endocrines* qui déversent leur sécrétion dans le sang. V. *adén-*. (a. **glandulaire**). 2) Nom populaire du *ganglion lymphatique*.

**glande apocrine** *(angl.* ***apocrine gland****)*. Glande dont le produit sécrété est expulsé en même temps qu'une partie des cellules qui se trouvent vers la partie terminale de son canal excréteur. La glande mammaire est une glande apocrine.

**glande bulbo-urétrale**. Syn. de *glande de Cowper*. V. *Cowper (glande de)*.

**glande eccrine** *(angl.* ***eccrine gland****)*. Glande dont le canal excréteur s'ouvre par un pore directement à la surface de la peau. C'est le type des glandes sudoripares de petite taille, disséminées sur la presque totalité de la peau.

**glande endocrine** *(angl.* ***endocrine gland****)*. Glande dont les produits de sécrétion se déversent directement dans le sang (sécrétion endocrine ou interne).

**glande exocrine** *(angl.* ***exocrine gland****)*. Glande dont les produits de sécrétion se déversent à la surface de la peau ou d'une muqueuse, c'est-à-dire qui parviendront, par l'intermédiaire de canaux excréteurs, à l'extérieur de l'organisme.

**glande holocrine** *(angl.* ***holocrine gland****)*. Glande dont le produit d'excrétion entraîne la fonte des cellules sécrétrices. Les glandes sébacées sont des glandes holocrines.

**glande mérocrine** *(angl.* ***merocrine gland****)*. Glande dont le produit de sécrétion est excrété au-dehors sans entraîner la mort des cellules environnantes.

**glande parathyroïde**. V. *parathyroïde*.

**glande parotide**. V. *parotide*.

**glande pinéale**. Syn. d'*épiphyse (cérébrale)*.

**glande pituitaire**. Syn. d'*hypophyse*.

**glande sous-maxillaire** *(angl.* ***submandibular gland****)*. Glande salivaire paire, située entre la face interne du maxillaire inférieur et la face latérale de la base de la langue. Son canal excréteur, le *canal de Wharton*, s'ouvre au voisinage du frein de la langue.

**glande surrénale**. V. *surrénale*.

**glande thyroïde**. V. *thyroïde*.

**glande vulvo-vaginale**. Syn. de *glande de Bartholin*. V. *Bartholin (glande de)*.

**glandulaire** a. *(angl.* ***glandular****)*. Qui se rapporte à une glande.

**Glasgow (échelle de)** *(angl.* ***Glasgow coma scale****)*. Échelle normalisée d'évaluation de la profondeur du coma. Les valeurs sont calculées en additionnant des estimations relatives au clignement des yeux, à la faculté verbale et aux réponses motrices aux stimulations. Les valeurs les plus basses correspondent aux stades les plus graves.

**glaucome** m. *(angl.* ***glaucoma****)*. Affection de l'œil caractérisée par l'augmentation considérable de la pression intraoculaire, déterminant un durcissement du globe oculaire, une atrophie du nerf optique et une diminution plus ou moins marquée de l'acuité visuelle. (a. **glaucomateux**, **euse**)

**glène** f. *(angl.* ***glenoid cavity****)*. Cavité arrondie d'un os dans laquelle vient s'emboîter un autre os (par ex. la cavité glénoïde de l'omoplate ou du temporal). Syn. : *cavité glénoïde*. (a. **glénoïdien**, **ienne**)

**gléno-huméral**, **ale**, **aux** a. *(angl.* ***glenohumeral****)*. Qui se rapporte à la glène et à la tête de l'humérus.

**glénoïde** a. *(angl.* ***glenoid****)*. Qui est en forme de glène. Ex. : cavité glénoïde de l'omoplate.

**glial**, **ale**, **aux** a. *(angl.* ***glial****)*. Qui se rapporte à la névroglie. Ex. : prolifération gliale.

**glie** f. Syn. de *névroglie*.

**glioblastome** m. *(angl.* ***glioblastoma****)*. Tumeur cérébrale maligne constituée par la prolifération de cellules gliales indifférenciées.

**gliome** m. *(angl.* ***glioma****)*. Toute tumeur développée à partir de la névroglie. (a. **gliomateux**, **euse**)

**gliome périphérique**. Syn. de *neurinome*.

**globe oculaire** *(angl.* ***eye ball****)*. Organe de la vue, de forme approximativement sphérique, logé dans l'orbite. Sa paroi est constituée de trois membranes qui sont, de dehors en dedans : la *sclérotique* se continuant en avant par la *cornée* (membrane fibreuse), le *tractus uvéal* (membrane vasculaire) et la *rétine* (membrane nerveuse). Il contient les milieux transparents : le cristallin, l'humeur aqueuse et le corps vitré.

**globe vésical** *(angl.* ***bladder distention****)*. Masse sus-pubienne sphérique, tendue, perçue à la palpation et correspondant à la distension ou à la réplétion simple de la vessie.

**globine** f. *(angl.* ***globin****)*. Protéine dont la liaison avec l'hème constitue l'hémoglobine.

**globulaire** a. *(angl.* ***corpuscular****)*. Qui se rapporte à certains globules, plus particulièrement aux globules rouges (érythrocytes). Ex. : volume globulaire, sédimentation globulaire.

**globule** m. *(angl.* ***globule****)*. Particule ou cellule libre ayant une forme plus ou moins sphérique. Ex. : globule blanc *(leucocyte)*; globule rouge *(érythrocyte)*.

**globuleux**, **euse** a. *(angl.* ***globose****)*. Qui a la forme d'un globe ou d'un globule. Ex. : cornée globuleuse.

**globuline** f. *(angl.* ***globulin****)*. Nom d'ensemble des protéines se distinguant des albumines par un poids moléculaire plus élevé. Les globulines sériques représentent toutes les protéines du sang à l'exclusion de l'albumine. Les globulines sont classées en trois catégories en fonction de leur vitesse de migration électrophorétique, des plus rapides aux plus lentes : les *alpha-globulines* (α-globulines ou globulines α); les *bêta-globulines* (β-globulines ou globulines β); les *gamma-globulines* (γ-globulines ou globulines γ).

**globulinémie** f. *(angl.* ***globulinemia****)*. Présence normale et taux de globulines dans le sérum sanguin.

**globulinurie** f. *(angl.* ***globinuria****)*. Présence de globulines dans l'urine.

**globus pallidus**. Syn. de *pallidum*.

**glomérulaire** a. *(angl.* ***glomerular****)*. Qui se rapporte aux glomérules rénaux. Ex. : filtration glomérulaire.

**glomérule** m. *(angl.* ***glomerulus****)*. Petite structure ayant l'aspect d'un peloton plus ou moins compact et arrondi. Il peut s'agir de capillaires sanguins, comme dans le glomérule rénal, de tubes glandulaires, comme dans le segment sécréteur des glandes sudoripares, ou de fibres nerveuses (glomérule olfactif, glomérule cérébelleux).

**glomérule rénal** *(angl.* ***renal glomerulus****)*. Élément initial du néphron, formé d'un peloton de capillaires artériels coiffé par une portion amincie du tube urinifère, la *capsule de Bowman*. Il possède deux pôles : un *pôle vasculaire*, par où arrive l'artère afférente glomérulaire et d'où sort l'artère efférente glomérulaire, et un *pôle urinaire*, où naît le tube urinifère. Syn. : *corpuscule* (ou *glomérule) de Malpighi, corpuscule rénal*.

**glomérulonéphrite** f. *(angl.* ***glomerulonephritis****)*. Nom d'ensemble des néphrites caractérisées par une inflammation aiguë, subaiguë ou chronique des glomérules rénaux, généralement secondaire à une infection. On en distingue de nombreuses variétés. Syn. : *néphrite glomérulaire*.

**glomus** m. *(angl. 1)* ***glomus****, 2)* ***glomus tumor****)*. 1) Structure anatomique ayant l'aspect d'un peloton ou d'une petite boule. Ex. : glomus carotidien (à la bifurcation de la carotide primitive) qui est un *paraganglion*. 2) Petite tumeur bénigne cutanée ou sous-cutanée, ressemblant à un angiome, mais douloureuse en raison des nombreux filets nerveux qu'elle renferme. Elle siège le plus souvent sous l'ongle, parfois aux membres ou aux oreilles. Syn. : *tumeur glomique*.

**gloss-, glosso-** Préfixe d'origine grecque indiquant une relation avec la langue.

**glossite** f. *(angl.* ***glossitis****)*. Inflammation de la langue.

**glosso-labial**, **ale**, **aux** a. *(angl.* ***glossolabial****)*. Qui se rapporte à la langue et aux lèvres.

**glosso-palatin**, **ine** a. *(angl.* ***glossopalatine****)*. Qui se rapporte à la langue et au palais.

**glosso-pharyngien**, **ienne** *(angl. 1)* ***glossopharyngeal****, 2)* ***glossopharyngeal nerve****)*. 1) a. Qui se rapporte à la langue et au pharynx. 2) m. Le *nerf glosso-pharyngien*, nerf crânien appartenant à la neuvième paire, qui fournit l'innervation motrice et sensitive du pharynx et de la langue.

**glotte** f. *(angl.* ***glottis****)*. Partie de l'étage moyen du larynx, limitée par le bord libre des cordes vocales en avant, et les apophyses vocales des cartilages aryténoïdes en arrière. (a. **glottique**)

**gluc-, gluco-** Préfixe d'origine grecque indiquant une relation avec le sucre, et plus spécialement avec le glucose. On emploie aussi *glyc (o)-*.

**glucagon** m. *(angl.* ***glucagon****)*. Hormone sécrétée par les cellules alpha des îlots de Langerhans du pancréas et augmentant la glycémie. Son action est antagoniste de celle de l'insuline.

**glucide** m. *(angl.* ***carbohydrate****)*. Substance naturelle ou artificielle composée de carbone, d'hydrogène et d'oxygène. Les glucides se subdivisent en deux grandes classes, les *oses* et les *osides*. Ils représentent en général plus de la moitié des aliments énergétiques (amidon, glucose, saccharose, lactose). Leur combustion complète fournit 4 kilocalories par gramme. Syn. : *hydrate de carbone*, *sucre* (en langage courant).

**glucidique** a. *(angl.* ***glucidic****)*. Qui se rapporte aux glucides, qui en contient. Ex. : métabolisme glucidique, substance glucidique.

**glucocorticostéroïde** (ou **glucocorticoïde**) a. et m. *(angl.* ***glucocorticoid****)*. Nom d'ensemble des hormones sécrétées par la corticosurrénale et de leurs homologues synthétiques, à action semblable à celle de la cortisone (principalement synthèse du glucose à partir de substances non glucidiques). Leur effet principal en thérapeutique est de diminuer les réactions inflammatoires.

**glucogenèse** f. Glycogenèse.

**glucoprotéide** m. (ou **glucoprotéine** f.) Glycoprotéide.

**glucose** m. *(angl.* ***glucose****).* Sucre simple (non hydrolysable), hexose le plus répandu dans la nature (sous forme de glucose dextrogyre ou *dextrose),* servant de référence à la classe des glucides. Aliment énergétique essentiel, il constitue la forme principale sous laquelle les sucres peuvent être utilisés par l'organisme. Son taux dans le sang est la *glycémie.* Il peut être administré par voie intraveineuse (sérum glucosé). On le prépare par hydrolyse de matières amylacées. Syn. : *sucre d'amidon, sucre de raisin.*

**glucose** (**test** ou **épreuve de tolérance au**). Syn. d'*hyperglycémie provoquée.*

**glucosé, ée** a. *(angl.* ***glucose-added****).* Qui a été additionné de glucose. Ex. : gélose glucosée.

**glucoside** m. *(angl.* ***glucoside****).* Hétéroside dont le sucre est le glucose. Le saccharose, le maltose, les médicaments cardiotoniques extraits de la digitale sont des glucosides. (a. **glucosidique**)

**glucosurie** f. Glycosurie.

**glucuronique** a. V. *acide glucuronique.*

**glutamate** m. *(angl.* ***glutamate****).* Sel ou ester de l'acide glutamique.

**glutamate-oxaloacétate-transaminase** f. *(angl.* ***glutamic-oxaloacetatic transaminase****).* Nom usuel de l'*aspartate aminotransférase,* transaminase très active, particulièrement abondante dans le myocarde. Le passage de cette enzyme dans le sang est très important dans l'infarctus du myocarde, d'où l'intérêt du dosage comme moyen de diagnostic et de pronostic. Son taux normal dans le sérum humain est généralement compris entre 5 et 26 unités internationales par litre; il augmente dans l'infarctus du myocarde. Abrév. : GOT, SGOT, TGO, TOG. Syn. : *transaminase glutamo-oxaloacétique.*

**glutamate-pyruvate-transaminase** f. *(angl.* ***glutamic pyruvic transaminase****).* Nom usuel de l'*alanine aminotransférase,* transaminase particulièrement abondante dans le foie, son taux normal dans le sérum humain est de 4 à 25 unités internationales par litre; il augmente au cours des hépatites. Abrév. : GPT, SGPT, TGP. Syn. : *transaminase glutamo-pyruvique.*

**glutamique** a. V. *acide glutamique.*

**gluten** m. *(angl.* ***gluten****).* Mélange de protéines présent dans les farines de céréales (surtout dans la farine de blé). L'intolérance au gluten est la cause de la *maladie cœliaque* (V. ce terme).

**glyc-, glyco-** V. *gluc(o)-.*

**glycémie** f. *(angl.* ***glycemia****).* Teneur du sang en glucose. Le taux normal est de 0,90 à 1,10 g/L (< 5,3 mmol/L, norme OMS); en-dehors de ces limites, il y a *hypoglycémie* ou *hyperglycémie.* (a. **glycémique**)

**glycéride** m. *(angl.* ***glyceride****).* Nom générique des lipides simples constitués par des esters du glycérol et d'un ou plusieurs acides gras. Selon le nombre des molécules d'acides gras combinés avec le glycérol, on distingue : les *monoglycérides,* les *diglycérides* et les *triglycérides.*

**glycérine** f. *(angl.* ***glycerin****).* Syn. de *glycérol* (désignant surtout le produit commercial).

**glycériné, ée** a. *(angl.* ***glycerinated****).* Qui renferme de la glycérine.

**glycérol** m. *(angl.* ***glycerol****).* Liquide sirupeux de saveur sucrée (qui est chimiquement un trialcool), sous-produit industriel de la fabrication des savons, existant dans les tissus vivants, combiné sous forme d'esters dans les lipides simples (glycérides) ou sous forme de glycérophosphates. Il sert d'excipient émollient pour les produits cosmétiques et est utilisé aussi comme laxatif et pour la fabrication des explosifs (nitroglycérine). Syn. : *glycérine* (qui désigne surtout le produit commercial).

**glycérolipide** m. *(angl.* ***glycerolipid****).* Lipide constitué par un acide gras et du glycérol.

**glycocolle** m. *(angl.* ***glycine****).* Acide aminé non indispensable à l'alimentation (synthétisé dans l'organisme), présent dans un grand nombre de protéines et qui participe à la synthèse de divers glucides. Syn. : *acide aminoacétique.*

**glycogène** m. *(angl.* ***glycogen****).* Substance glucidique (polyoside ou polysaccharide) constituant une forme de réserve importante du glucose de l'organisme (notamment dans les muscles et dans le foie). (a. **glycogénique**)

**glycogenèse** (ou **glucogenèse**) f. *(angl.* ***glycogenesis****).* Synthèse du glucose dans la cellule vivante, en particulier dans le foie, aux dépens du glycogène. (a. **glycogénétique**)

**glycogénolyse** f. *(angl.* ***glycogenolysis****).* Transformation en glucose du glycogène hépatique ou musculaire sous l'action d'enzymes.

**glycogénose** f. *(angl.* ***glycogenosis****).* Toute affection due à l'accumulation excessive de glycogène dans un ou plusieurs organes ou tissus, par déficit congénital d'une des enzymes intervenant dans le métabolisme du glycogène. Selon la localisation prédominante de l'infiltration glycogénique, on distingue plusieurs variétés :

glycogénose hépato-rénale (type I, *maladie de von Gierke*), glycogénose cardiaque (type II, maladie de Pompe), glycogénose hépato-musculaire (type III, *maladie de Forbes*), glycogénose spléno-hépato-lymphatique (type IV, maladie d'Andersen) glycogénose musculaire (type V, *maladie de McArdle*), glycogénose généralisée (type VI, *maladie de Hers*). Syn. : *maladie glycogénique*.

**glycogénose cardiaque**. Syn. de *maladie de Pompe*. V. *Pompe (maladie de)*.

**glycolipide** m. *(angl.* ***glycolipid****)*. Lipide dont la molécule contient un sucre.

**glycolyse** f. *(angl.* ***glycolysis****)*. Destruction du glucose dans un organisme vivant sous l'effet d'enzymes. (a. **glycolytique**)

**glyconéogenèse** f. *(angl.* ***glyconeogenesis****)*. Production dans l'organisme de glucose à partir de substances organiques non glucidiques (notamment à partir des acides aminés ou du glycérol des lipides).

**glycopexie** f. *(angl.* ***glycopexis****)*. Fixation et mise en réserve du glucose sous forme de glycogène dans les tissus, en particulier dans le foie et dans les muscles. (a. **glycopexique**)

**glycoprotéide** m. (ou **glycoprotéine** f.) *(angl.* ***glycoprotein****)*. Hétéroprotéide formé d'une protéine et d'un glucide. On dit aussi parfois *glucoprotéide* ou *glucoprotéine*.

**glycorachie** f. *(angl.* ***glycorrhachia****)*. Présence physiologique de glucose dans le liquide céphalo-rachidien. Son taux normal est de 0,60 g/l.

**glycosphingolipide** m. *(angl.* ***glycosphingolipid****)*. Sphingolipide dont la molécule contient des sucres.

**glycosurie** (ou **glucosurie**) f. *(angl.* ***glycosuria****)*. Présence anormale de glucose dans les urines, en rapport avec une élévation du glucose dans le sang (hyperglycémie).

**glycuronique** a. V. *acide glucuronique*.

**gnath-**, **gnatho-** Préfixe d'origine grecque indiquant une relation avec la mâchoire.

**gnathoschisis** m. *(angl.* ***gnathoschisis****)*. Scission médiane du maxillaire supérieur dans le bec-de-lièvre. Syn. : *schizognathie* (ou *schizognathisme*).

**gnosie** f. *(angl.* ***gnosia****)*. Faculté permettant de reconnaître un objet ou un fait par l'un des sens (toucher, vue, etc.). Ling. : On emploie aussi le suffixe *-gnosie* (par ex. : agnosie, somatognosie).

**godet** m. *(angl.* ***pitting****)*. Empreinte provoquée par la pression du doigt sur la peau infiltrée par de l'œdème.

**goitre** m. *(angl.* ***goiter****)*. Toute augmentation de volume, diffuse ou nodulaire, de la glande thyroïde. Nom latin : *struma*.

**goitre exophtalmique** *(angl.* ***exophthalmic goiter****)*. Syn. de *maladie de Basedow*. V. *Basedow (maladie de)*.

**goitreux**, **euse** *(angl.* ***goitrous****)*. 1) a. Qui se rapporte au goitre. Ex. : asthme goitreux. 2) a. et n. Qui est atteint de goitre.

**Golgi** (**appareil de**) *(angl.* ***Golgi apparatus****)*. Structure complexe du cytoplasme cellulaire (constituée de vésiculettes et de saccules) qui joue un rôle important dans les processus de sécrétion et d'absorption de la cellule. V. *réticulum*. (*Golgi* Camillo, histologiste italien, prix Nobel de médecine en 1906, 1843-1926.)

**gomme** f. *(angl.* ***gumma****)*. Production pathologique nodulaire, de nature infectieuse (syphilis tertiaire, tuberculose), qui évolue vers le ramollissement, l'ulcération et la cicatrisation scléreuse.

**gon-**, **gono-** 1) Préfixe d'origine grecque indiquant une relation avec la reproduction, la progéniture. 2) Préfixe d'origine grecque indiquant une relation avec le genou.

**gonade** f. *(angl.* ***gonad****)*. Glande génitale qui produit des gamètes; chez les animaux supérieurs et l'être humain, le *testicule* et l'*ovaire*. (a. **gonadique**)

**gonadostimuline** f. Syn. de *gonadotrophine*.

**gonadotrope** a. *(angl.* ***gonadotropic****)*. Qui agit sur les glandes sexuelles. Ex. : hormone gonadotrope (ou gonadotrophine).

**gonadotrophine** (ou **gonadotropine**) f. *(angl.* ***gonadotropin****)*. Toute hormone agissant sur le développement et l'activité des glandes sexuelles (gonades). On distingue : les *gonadotrophines hypophysaires* (gonadotrophines A et B et l'hormone lutéotrope) et la *gonadotrophine chorionique* (ou *placentaire*). Syn. : *gonadostimuline*, *hormone gonadotrope*.

**gonadotrophine A** *(angl.* ***gonadotropin A****)*. Hormone sécrétée par le lobe antérieur de l'hypophyse. Chez la femme, elle provoque la maturation du follicule ovarien et de l'ovule. Chez l'homme, elle active la spermatogenèse. Elle peut être mise en évidence dans les urines, où elle constitue le *prolan A*. Syn. : *folliculostimuline*, *hormone folliculostimulante*. Abrév. : FSH (de l'anglais *follicle stimulating* ***h****ormone*).

**gonadotrophine B** *(angl.* ***gonadotropin B****)*. Hormone sécrétée par le lobe antérieur de l'hypophyse. Chez la femme, elle favorise le développement du corps jaune. Chez l'homme, elle a une action sur les cellules interstitielles du testicule, stimulant la production de testostérone. Elle peut être mise en évidence dans les urines, où elle constitue le *prolan B*. Syn. : *hormone lutéinisante, lutéostimuline*. Abrév. : ICSH (de l'anglais ***interstitial-cell stimulating hormone***), LH (de l'anglais ***luteinizing hormone***).

**gonadotrophine chorionique** (ou **placentaire**). *(angl.* ***chorionic gonadotropin****)*. Hormone sécrétée par le chorion, puis le placenta, au cours de la gestation. Éliminée par les urines, elle permet d'effectuer un diagnostic précoce de grossesse. Obtenue à partir d'urine de femme enceinte ou de jument gravide, elle est utilisée en thérapeutique en tant qu'hormone gonadotrope, par voie intramusculaire, comme stimulant de l'ovaire et du testicule. Abrév. : HCG (de l'anglais ***human chorionic gonadotrophin***).

**gonadotrophine sérique** *(angl.* ***serum gonadotropin****)*. Préparation hormonale extraite du sérum de jument gravide, qui contient de la gonadotrophine A et des traces de gonadotrophine B. Elle est standardisée en unités et administrée par voie intramusculaire comme stimulant de l'ovaire ou du testicule.

**gonadotropine** f. Syn. de *gonadotrophine*.

**gonarthrite** f. *(angl.* ***gonarthritis****)*. Arthrite du genou.

**gonarthrose** f. *(angl.* ***gonarthrosis****)*. Arthrose du genou, se traduisant par des douleurs, une tuméfaction du genou et une limitation douloureuse de la flexion.

**gonie** f. *(angl.* ***gonium****)*. Cellule sexuelle au stade initial de son développement. Ling. : On utilise aussi le suffixe *-gonie*. Ex. : ovogonie, spermatogonie.

**goniomètre** m. *(angl.* ***goniometer****)*. Instrument pour mesurer l'ampleur des angles que forment les articulations au cours des divers mouvements.

**gonocèle** f. Syn. de *spermatocèle*.

**gonococcie** f. *(angl.* ***gonococcal infection****)*. Toute infection due au gonocoque.

**gonococcique** a. *(angl.* ***gonococcal****)*. Qui se rapporte au gonocoque ou à la gonococcie.

**gonocoque** m. *(angl.* ***gonococcus****)*. Agent responsable de la blennorragie *(Neisseria gonorrhœae)*. C'est un diplocoque gram-négatif, immobile, présent dans le pus de la blennorragie à l'intérieur des leucocytes polynucléaires. (a. **gonococcique**)

**gonorrhée** f. Syn. de *blennorragie*. (a. **gonorrhéique**)

**gonosome** m. Syn. d'*hétérochromosome*.

**Goodpasture** (**syndrome de**) *(angl.* ***Goodpasture's syndrome****)*. Maladie auto-immune rare caractérisée par l'association d'une pneumopathie interstitielle avec hémosidérose, se manifestant par des hémoptysies souvent graves et une glomérulonéphrite avec insuffisance rénale progressive. Le diagnostic est précisé par la présence dans le sérum d'auto-anticorps anti-membrane alvéolaire et anti-membrane basale glomérulaire. Le pronostic de la maladie s'est amélioré grâce aux nouveaux traitements. (*Goodpasture* Ernest William, pathologiste américain, 1886-1960.)

**Gorlin** (**syndrome de**). Syn. de *syndrome LEOPARD*.

**gosier** m. *(angl.* ***guttur, throat****)*. Région des voies digestives située entre la cavité buccale et l'oropharynx, au niveau du voile du palais, de ses piliers et des amygdales. V. *guttural*.

**GOT**. Abrév. de *glutamate-oxaloacétate-transaminase*.

**Gottron** (**syndrome de**). Syn. d'*acrogéria*.

**gouge** f. *(angl.* ***gouge****)*. Instrument en forme de lame allongée, creusée en gouttière, à bout tranchant, servant à sectionner les os.

**Gougerot-Sjögren** (**syndrome de**). Syn. de *syndrome de Sjögren*. V. *Sjögren (syndrome de)*. (*Gougerot* Henri, médecin français, 1881-1955.)

**gourme** f. Syn. populaire d'*impétigo*.

**goût** m. *(angl.* ***taste****)*. Sens permettant de percevoir les saveurs. V. *gustatif*.

**goutte** f. *(angl.* ***gout****)*. Affection due à un trouble du métabolisme de l'acide urique, survenant presque exclusivement chez l'homme. Elle se manifeste par des crises d'arthrite aiguë localisée surtout à l'articulation du gros orteil, et par des dépôts d'urates (tophi) sous-cutanés, surtout périarticulaires. Le taux de l'acide urique du sang est augmenté *(hyperuricémie)*.

**goutte-à-goutte** m. *(angl.* ***drip****)*. Administration très lente et prolongée d'un liquide médicamenteux, généralement par voie intraveineuse. V. *perfusion*.

**goutteux, euse** *(angl.* ***gouty****)*. 1) a. Qui se rapporte à la goutte. Ex. : arthrite goutteuse. 2) a. et n. Qui est atteint de goutte.

**gouttière** f. *(angl.* ***splint, sulcus****)*. 1) Appareil, généralement en fil métallique, utilisé pour immobiliser un membre fracturé. 2) En anatomie, rainure à la surface d'un os, dans laquelle passe un nerf, un tendon ou un vaisseau (par ex. gouttière bicipitale, gouttière calcanéenne).

**GPT**. Abrév. de *glutamate-pyruvate-transaminase*.

**Graaf**. V. *De Graaf*.

**grabataire** a. et n. *(angl. **bedridden**)*. Se dit d'un malade qui ne peut plus quitter le lit.

**Gradenigo (syndrome de)** *(angl. **Gradenigo's syndrome**)*. Syndrome associant une otite, une paralysie du nerf oculomoteur externe (strabisme, diplopie) et des douleurs faciales paroxystiques dans le territoire du nerf trijumeau. Il est dû à une inflammation du rocher consécutive à une mastoïdite. (*Gradenigo* Giuseppe Conte, oto-rhino-laryngologiste italien, 1859-1926.)

**gradient** m. *(angl. **gradient**)*. 1) Taux de variation d'une grandeur physique en fonction d'une distance ou du temps. 2) Axe le long duquel on enregistre diverses variations de l'organisme ou d'une fonction, ces variations présentant leur maximum à une des extrémités de l'axe : gradient de concentration du rein, gradient de pression, gradient ventriculaire.

**Gram (coloration** ou **méthode de)** *(angl. **Gram staining**)*. Méthode de coloration double des bactéries d'usage très courant, comportant une première coloration par le violet de gentiane, suivie d'une décoloration par l'alcool, puis d'une coloration par la fuchsine. Elle permet de distinguer les *bactéries gram-positives* (qui gardent la première coloration violette) des *bactéries gram-négatives* (décolorées, puis recolorées en rose par la fuchsine). (*Gram* Hans Christian, bactériologiste, pharmacologiste et médecin danois, 1853-1938.)

**gram-négatif, ive** a. *(angl. **gram-negative**)*. Se dit d'un micro-organisme qui se colore en rose par la coloration de Gram.

**gram-positif, ive** a. *(angl. **gram-positive**)*. Se dit d'un micro-organisme qui se colore en violet par la coloration de Gram.

**grand droit** m. V. *muscle grand droit de l'abdomen*.

**grand mal** *(angl. **grand mal**)*. Forme d'épilepsie caractérisée par des convulsions toniques et cloniques. V. *petit mal*.

**grand oblique** m. V. *muscle grand oblique de l'abdomen*.

**grand pectoral** m. V. *muscle grand pectoral*.

**grande calorie**. Syn. de *kilocalorie*.

**grande circulation**. V. *circulation générale*.

**grande papille duodénale**. Syn. de *grande caroncule*. V. *caroncules duodénales*.

**granulation** f. *(angl. **granulation**)*. Toute formation, normale ou pathologique, au sein d'une cellule ou d'un tissu, ayant l'aspect d'une petite masse arrondie. V. *bourgeonnement d'une plaie*. (a. **granulé, ée**)

**granulations arachnoïdiennes**. Syn. de *granulations de Pacchioni*. V. *Pacchioni (granulations de)*.

**granulocyte** m. *(angl. **granulocyte**)*. Globule blanc du sang (leucocyte) dont le cytoplasme contient des granulations et qui possède un noyau à plusieurs lobes (et non pas plusieurs noyaux comme l'indique le nom *polynucléaire* qui lui est encore couramment mais improprement donné). D'après l'affinité des granulations pour les divers types de colorants, on distingue trois variétés : *granulocyte éosinophile*, *granulocyte basophile*, *granulocyte neutrophile*.

**granulocytopénie** f. Syn. de *granulopénie*.

**granulocytose** f. *(angl. **granulocytosis**)*. Présence d'une quantité anormalement élevée de granulocytes dans le sang.

**granulocytose basophile**. Syn. de *basophilie* (2).

**granulocytose éosinophile**. Syn. d'*éosinophilie* (2).

**granulocytose neutrophile**. Syn. de *neutrophilie* (2).

**granulomatose** f. *(angl. **granulomatosis**)*. Toute affection inflammatoire chronique caractérisée par la formation de granulomes ou de masses d'aspect tumoral.

**granulome** m. *(angl. **granuloma**)*. 1) Formation pathologique nodulaire constituée par un amas de cellules présentant des aspects différents. 2) Sorte de petit bourgeon de tissu conjonctif, très riche en vaisseaux capillaires, de nature inflammatoire, et qui se forme sur une plaie en voie de cicatrisation. (a. **granulomateux, euse**)

**granulome éosinophile** *(angl. **eosinophilic granuloma**)*. Prolifération pseudo-tumorale d'histiocytes bien différenciés qui ne possèdent pas les caractères morphologiques des cellules malignes et sont souvent entremêlés avec de nombreux polynucléaires éosinophiles matures. Chez les enfants, la maladie peut affecter aussi bien les os que des localisations extraosseuses (généralement les ganglions). Chez les nourrissons et les jeunes enfants, c'est généralement une manifestation clinique précoce de l'histiocytose X. Chez les adultes, la maladie tend à se localiser soit dans un site unique, soit en plusieurs points osseux ou extraosseux, et ne se dissémine pas forcément de façon importante [14].

**granulome inguinal** *(angl. **inguinal granuloma**)*. Maladie sexuellement transmissible, chronique, due à une bactérie capsulée intracellulaire (*Calymmatobacterium granulomatis*, anciennement *Donovania granulomatis*) et caractérisée par le développement progressif d'une ulcération granulomateuse bourgeonnante des organes génitaux externes, s'étendant aux ganglions de l'aine et pouvant entraîner des cicatrices déformantes. Syn. : *donovanose* (qui tend à remplacer celui de granulome, qui prête à confusion avec le *lymphogranulome vénérien*).

**granulome malin** *(angl.* ***malignant granuloma****).* Formation nodulaire inflammatoire observée au cours de la maladie de Hodgkin, et, par extension, syn. de *maladie de Hodgkin*. V. *Hodgkin (maladie de).*

**granulopénie** f. *(angl.* ***granulocytopenia****).* Diminution du nombre des granulocytes dans le sang. V. *leucopénie*. Syn. : *granulocytopénie*. (a. **granulopénique**)

**graph-, grapho-** Préfixe d'origine grecque indiquant une relation avec l'écriture.

**graphique** m. *(angl.* ***graph****).* En médecine clinique, feuille sur laquelle on enregistre tous les jours la température, la tension artérielle, le pouls, etc., d'un patient.

**grasping** m. Syn. anglais de *réflexe de préhension*.

**gravatif, ive** a. *(angl.* ***heavy****).* Se dit d'une douleur qui s'accompagne d'une sensation de pesanteur.

**gravelle** f. *(angl.* ***gravel****).* Nom désuet de la *lithiase rénale*, surtout lorsqu'il s'agit de très petits calculs (ressemblant à du gravier).

**gravide** a. *(angl.* ***gravid****).* Se dit d'un utérus contenant un embryon ou un fœtus; de la femelle qui le porte et, plus rarement, de la femme enceinte.

**gravidique** a. *(angl.* ***gravidic****).* Qui se rapporte à la grossesse. Ex. : albuminurie gravidique.

**gravidité** f. *(angl.* ***gravidity****).* 1) État de l'utérus ou de la femelle gravides. 2) Chez la femme, syn. de *grossesse*.

**gravidocardiaque** a. *(angl.* ***gravidocardiac****).* Se dit de troubles cardiaques observés pendant la grossesse et directement liés à elle.

**gravidotoxique** a. *(angl.* ***gravidotoxic****).* Se dit d'un état toxique survenant pendant la grossesse. Ex. : néphropathie gravidotoxique.

**greffe** f. *(angl.* ***graft****).* 1) Opération par laquelle on opère le transfert d'un tissu ou d'un organe sur une autre partie du même individu *(autogreffe)* ou d'un individu différent *(hétérogreffe)*, de sorte qu'il reste vivant. 2) Syn. de *greffon*. V. *transplantation*.

**greffe autoplastique** (ou **autologue**). Syn. d'*autogreffe*.

**greffe cornéenne**. Syn. de *kératoplastie*.

**greffe hétéroplastique** (ou **hétérologue**). Syn. d'*hétérogreffe*.

**greffe homéoplastique**. Syn. d'*allogreffe*.

**greffe homologue**. Syn. d'*allogreffe*.

**greffe isogénique**. Syn. d'*isogreffe*.

**greffe isologue**. Syn. d'*isogreffe*.

**greffe syngénique**. Syn. d'*isogreffe*.

**greffon** m. *(angl.* ***graft****).* Fragment de tissu ou partie d'un organe transplanté dans l'opération de la greffe. Syn. : *greffe* (2), *transplant*.

**grêle** m. Par abrév., *intestin grêle*.

**grêle radique** *(angl.* ***radiation small intestine****).* Complication intestinale de la radiothérapie, survenant surtout après l'association radiothérapie-chirurgie (pour cancer du col de l'utérus) et irradiation très étendue (pour maladie de Hodgkin). Il existe deux formes de complications : l'*iléite radique* (par brûlure des villosités), entraînant des diarrhées importantes mais réversibles à l'arrêt du traitement, et le *grêle radique vrai*, qui apparaît entre le septième mois et le vingt-septième mois après la fin de l'irradiation, et est caractérisé par la formation d'une sténose organisée ou de plusieurs sténoses étagées qui rendent obligatoire le recours à la chirurgie.

**gril costal** m. *(angl.* ***rib cage****).* Ensemble des côtes, tel qu'il est disposé en formant les parties latérales de la cage thoracique.

**grinding test** *(angl.).* Manœuvre pour le diagnostic clinique d'une lésion du ménisque interne ou externe du genou (douleur provoquée par la rotation interne ou externe du genou). Ling. : Terme anglais utilisé en français.

**grippal, ale, aux** a. *(angl.* ***influenzal****).* Qui se rapporte à la grippe.

**grippe** f. *(angl.* ***influenza, flu****).* Maladie infectieuse très contagieuse, presque toujours épidémique, due à divers myxovirus, de la famille des *Orthomyxoviridae :* l'*influenza A virus* (genre *Influenzavirus A*), l'*influenza B virus* (genre *Influenzavirus B*) et l'*influenza C virus* (genre *Influenzavirus C*). Après une incubation courte de 1 à 3 jours, elle débute brutalement et se caractérise par une fièvre avec courbatures, asthénie et rhino-pharyngite, parfois suivie de complications pulmonaires. La transmission de la maladie se fait essentiellement par contact direct. Syn. : *influenza*.

**grippe de hanche de l'enfant**. Syn. de *synovite aiguë transitoire de la hanche de l'enfant*.

**grippé, ée** a. *(angl.* ***suffering from influenza****).* 1) Qui est atteint de grippe. 2) V. *faciès grippé*.

G

**Gritti (amputation de)** *(angl. **Gritti's amputation**).* Amputation de la cuisse au-dessus du genou, avec conservation de la rotule que l'on fixe sur la surface de section du fémur. (*Gritti* Rocco, chirurgien italien, 1828-1920.)

**grosse tubérosité gastrique**. V. *tubérosité gastrique*.

**grosse tubérosité de l'humérus**. Syn. de *trochiter*.

**grossesse** f. *(angl. **pregnancy**).* État d'une femme enceinte. Syn. : *gravidité* (2). V. *gestation*, *gravidique*.

**grossesse extra-utérine** (ou **ectopique**) *(angl. **ectopic pregnancy**).* Grossesse dans laquelle le fœtus se développe hors de la cavité utérine. Elle est presque toujours tubaire, plus rarement ovarienne, abdominale ou péritonéale.

**grossesse gémellaire** (ou **double**) *(angl. **gemellary pregnancy**).* Développement simultané de deux fœtus dans l'utérus (appelés *jumeaux*).

**grossesse gémellaire biovulaire** (**dizygote** ou **bivitelline**) *(angl. **biovular gemellary pregnancy**).* Grossesse gémellaire dans laquelle deux ovules ont été fécondés par deux spermatozoïdes distincts, les deux oeufs étant indépendants. Chaque fœtus a un patrimoine héréditaire propre. V. *jumeaux*.

**grossesse gémellaire uniovulaire** (**monozygote** ou **univitelline**) *(angl. **uniovular gemellary pregnancy**).* Grossesse gémellaire dans laquelle un seul ovule a été fécondé par un seul spermatozoïde. Les deux fœtus ont un patrimoine génétique identique et sont toujours du même sexe. V. *jumeaux*.

**groupage** m. *(angl. **grouping**, **typing**).* En médecine, détermination des groupes sanguins, y compris les facteurs Rh.

**groupe sanguin** *(angl. **blood group**).* Catégorie dans laquelle on range chaque individu d'après la variété d'agglutinogènes qu'il possède ou qu'il ne possède pas dans son sang, chaque catégorie appartenant à un système bien défini. Le système principal de groupes sanguins érythrocytaires (dépendant essentiellement des agglutinogènes situés sur les globules rouges) est le *système ABO* comprenant quatre groupes sanguins : A (présence de l'agglutinogène A), B (présence de l'agglutinogène B), AB (présence des deux agglutinogènes A et B), O (absence d'agglutinogène). Les agglutinines anti-A ou anti-B sont présentes dans le plasma, mais jamais en même temps que les agglutinogènes correspondants, de sorte qu'une agglutinine anti-A n'existe pas chez un sujet du goupe A, une agglutinine anti-B n'existe pas chez un sujet du groupe B et les deux agglutinines A et B sont absentes chez un sujet du groupe AB. D'autres systèmes de groupes sanguins érythrocytaires sont aussi importants. Le système *Rhésus* joue un grand rôle dans l'*immunisation fœto-maternelle* ; de nombreux autres systèmes (Kell, Duffy, Lewis, etc.) sont aussi importants pour les transfusions sanguines, notamment chez les polytransfusés. Il existe aussi des groupes sanguins plaquettaires et leucocytaires.

**Grünwald**. V. *May-Grünwald-Giemsa (coloration de)*.

**γ-GT**. Abrév. de *gamma-glutamyltransférase* (ou *transpeptidase*).

**guanine** f. *(angl. **guanine**).* Base purique qui entre dans la constitution des acides désoxyribonucléiques et ribonucléiques.

**Guérin**. V. *Calmette et Guérin (vaccin de)*.

**guérison** f. *(angl. **cure**, **healing**, **recovering**).* Rétablissement de l'état de santé, tel qu'il était avant une maladie. (a. **guéri**, **ie**)

**gueule-de-loup** f. *(angl. **bilateral cleft lip**).* Malformation caractérisée par un bec-de-lièvre complexe avec séparation des maxillaires supérieurs et fissure de la voûte palatine ; elle est aussi appelée *bec-de-lièvre bilatéral total*.

**Guillain-Barré (syndrome de)** *(angl. **Barré-Guillain syndrome**).* Syn. de *polyradiculonévrite aiguë*. (*Guillain* Georges, neurologue français, 1876-1951 ; *Barré* Jean Alexandre, neurologue français, 1880-1967.)

**gustatif**, **ive** a. *(angl. **gustatory**).* Qui se rapporte au goût. Ex. : papille gustative.

**gustation** f. *(angl. **gustation**).* Le sens du goût : sensibilité aux saveurs (salé, sucré, amer, acide).

**gustatoire** a. *(angl. **gustatory**).* Qui se rapporte aux organes du goût. Ex. : centre gustatoire.

**Guthrie (épreuve de)** *(angl. **Guthrie test**).* Recherche de la phénylalanine dans le sang, comme moyen de dépistage de la *phénylcétonurie*. (*Guthrie* Robert, pédiatre américain, né en 1916.)

**guttural**, **ale**, **aux** a. *(angl. **guttural**).* Qui se rapporte au gosier, qui est émis par le gosier. Ex. : son guttural, toux gutturale.

**gyn-**, **gyné-**, **gynéco-** Préfixe d'origine grecque indiquant une relation avec la femme.

**gynandrie** f. *(angl. **gynandrism**).* Pseudohermaphrodisme partiel chez la femme qui, tout en étant du sexe féminin par ses caractères génétiques *(chromosomes)* et gonadiques *(ovaires)*, présente certains caractères sexuels secondaires masculins.

**gynécologie** f. *(angl.* ***gynecology****).* Branche de la médecine qui traite des maladies de l'appareil génital de la femme, y compris les seins. Le spécialiste en est le *gynécologue*. (a. **gynécologique**)

**gynécomastie** f. *(angl.* ***gynecomastia****).* Hypertrophie des glandes mammaires chez l'homme.

**gynoïde** a. *(angl.* ***gynoid****).* Se dit d'un individu mâle qui présente certains caractères de type féminin (bassin large, pilosité réduite, etc.).

**gypsotomie** f. *(angl.* ***gypsotomy****).* En langage clinique courant, section partielle ou totale d'un appareil plâtré.

**gyrus** m. *(angl.* ***gyrus****).* Circonvolution cérébrale.

# H

**H** Symbole chimique de l'*hydrogène*.

**h** Symbole de l'*heure*.

**habenula** f. *(angl.* ***habenula****)*. Chacun des deux minces faisceaux de substance blanche, émanant de part et d'autre de l'épiphyse cérébrale, appelés aussi *freins* ou *pédoncules de l'épiphyse*.

**habitus** m. *(angl.* ***habitus, physique****)*. Apparence générale du corps, reflétant l'état de santé d'un sujet.

**hachisch** m. Haschisch.

**Haemophilus ducreyi**. Bacille gram-négatif transmissible par voies sexuelles et responsable du chancre mou. Syn. : *bacille de Ducrey*.

**Haemophilus influenzae** *(angl.* ***Haemophilus influenzae****)*. Bacille gram-négatif, court, isolé, en paires ou parfois en courtes chaînes, responsable d'infections respiratoires, de complications de la grippe, de conjonctivites, de méningites et d'arthrites purulentes, de sinusites. Nom commun, vieilli : *bacille de Pfeiffer*.

**Haemophilus pertussis**. Syn. ancien nom de *Bordetella pertussis*.

**Hageman** (**facteur**). Facteur XII de coagulation. V. *facteur de coagulation*.

**Hakim et Adams** (**syndrome de**) *(angl.* ***Hakim-Adams syndrome, normal-pressure hydrocephalus****)*. Hydrocéphalie à pression normale, secondaire à un trouble de la dynamique du liquide céphalo-rachidien : défaut de résorption compliquant une pathologie méningée (hémorragie, méningite), ou une gêne à l'écoulement (malformation, tumeur, sténose de l'aqueduc de Sylvius). Ses principales manifestations sont cliniques : troubles de la marche et de l'équilibre, détérioration intellectuelle, troubles sphinctériens, surtout urinaires.

**halitose** f. *(angl.* ***halitosis****)*. Mauvaise haleine.

**hallucination** f. *(angl.* ***hallucination****)*. Perception imaginaire, en l'absence de toute stimulation venant de l'extérieur. Les hallucinations peuvent être auditives, visuelles, olfactives, gustatives, tactiles, etc. V. *vision* (2). (a. **hallucinatoire**)

**halluciné, ée** a. et n. *(angl.* ***hallucinated****)*. Qui est affecté d'hallucinations.

**hallucinogène** *(angl.* ***hallucinogenic****)*. 1) a. Qui provoque des hallucinations. 2) a. et m. Syn. de *psychodysleptique*.

**hallus** (ou **hallux**) **rigidus** *(angl.* ***hallux rigidus****)*. Limitation de la flexion et de l'extension du gros orteil, due en général à une arthrose de l'articulation métatarso-phalangienne.

**hallus** (ou **hallux**) **valgus** *(angl.* ***hallux valgus****)*. Déviation du gros orteil vers le bord latéral du pied, avec chevauchement éventuel du deuxième orteil.

**hallus** (ou **hallux**) **varus** *(angl.* ***hallux varus****)*. Déviation du gros orteil vers le bord médial du pied, qui se trouve ainsi écarté des autres orteils.

**halogène** m. *(angl.* ***halogen****)*. Chacun des éléments chimiques du groupe constitué par le fluor (F), le chlore (Cl), le brome (Br) et l'iode (I).

**Halsted** (**opération de**) *(angl.* ***Halsted's operation****)*. Cure chirurgicale d'un cancer du sein par exérèse totale de la glande mammaire, des muscles pectoraux et des ganglions axillaires. (*Halsted* William, chirurgien américain, 1852-1922.)

**hamartome** m. *(angl.* ***hamartoma****)*. 1) Tumeur ressemblant à un nævus résultant d'une prolifération d'éléments normaux de la peau, ou de la prolifération d'un tissu embryonnaire. 2) Tumeur due à l'hyperplasie de cellules næviques ou au développement de tissu tumoral à un endroit où l'on ne le trouve pas normalement.

**Hamman** (**signe de**) *(angl.* ***Hamman's sign****)*. V. *pneumomédiastin spontané*.

**Hampton** (**ligne de**) *(angl.* ***Hampton's line****)*. En radiologie ligne claire séparant une niche gastrique de la paroi saine de l'estomac.

**Hamolsky** (**épreuve** ou **test de**) *(angl.* ***Hamolsky test****)*. Épreuve pour l'évaluation de la fonction thyroïdienne basée sur l'étude de la fixation de la triiodothyronine ($T_3$) marquée à l'iode radioactif par les protéines spécifiques du plasma, le taux de fixation étant fonction du degré de saturation de ces protéines en hormones thyroïdiennes. Syn. : *$T_3$ test*.

**hanche** f. *(angl.* ***hip****)*. Région du membre inférieur unissant la cuisse au bassin, dont le centre est occupé par l'articulation coxo-fémorale (entre la cavité cotyloïde de l'os iliaque et la tête du fémur). Elle comprend les parties molles des régions inguino-crurale (en avant), fessière (en arrière) et obturatrice ou ischio-pubienne (du côté interne). V. *coxal*, *sciatique*.

**hanche bote**. Syn. de *coxa vara*.

**handicapé, ée** a. et n. *(angl.* ***handicapped****)*. Se dit d'une personne dont les possibilités d'acquérir ou de conserver une activité professionnelle sont réduites par suite d'une insuffisance ou d'une diminution de ses capacités physiques ou mentales.

**Hand-Schüller-Christian** (**maladie de**) *(angl.* ***Hand-Schüller-Christian disease****)*. Maladie due à un trouble du métabolisme des lipides (forme chronique d'histiocytose X, réticuloendothéliose dyslipoïdique), caractérisée par la triade : lacunes du crâne (ostéoporose), exophtalmie et diabète insipide. Elle frappe surtout les jeunes garçons. On la rapproche de la maladie de Letterer-Siwe. V. *Letterer-Siwe (maladie de)*. (*Hand* Alfred Jr., pédiatre américain, 1868-1949 ; *Schüller* Arthur, neurologue autrichien, 1874-1958 ; *Christian* Henry A., médecin américain, 1876-1951.)

**Hanger** (**épreuve** ou **réaction de**) *(angl.* ***Hanger's test****)*. Réaction de floculation de céphaline-cholestérol, pour le diagnostic différentiel des lésions du foie. Elle est positive dans les ictères par hépatite ou cirrhose, négative dans les ictères par rétention. (*Hanger* Franklin McCue Jr., médecin américain, 1894-1971.)

**Hansen** (**bacille de**) Nom vieilli de *Mycobacterium leprae*. (*Hansen*, Gerhard, médecin norvégien, 1841-1912.)

**haplo-** Préfixe d'origine grecque signifiant *simple*.

**haploïde** a. et m. *(angl.* ***haploid****)*. Se dit des cellules qui ne possèdent qu'un exemplaire de chacun des chromosomes propres à l'espèce (23 pour l'homme). Les gamètes sont haploïdes.

**haptène** m. *(angl.* ***hapten****)*. Structure antigénique de très petit poids moléculaire, qui n'est pas capable d'induire la production d'une réponse immunitaire du fait de sa petite taille mais qui, greffée sur une molécule de plus grande taille (appelée transporteur ou « carrier »), devient immunogénique, conférant à la réponse immunitaire sa spécificité. V. *immunogène*.

**Hargraves** (**cellule de**). Syn. peu usité de *cellule LE*.

**Hargraves** (**phénomène de**). V. *Haserick* (*test de*).

**Harris** (**lignes de**). Syn. de *lignes de croissance*.

**haschisch** (ou **hachisch**) m. *(angl.* ***hashish****)*. 1) Préparation à base de feuilles séchées de chanvre indien. Son ingestion et l'absorption de sa fumée provoquent l'ivresse cannabique. L'usage répété du haschisch est à l'origine d'une toxicomanie accompagnée de troubles mentaux sévères (*cannabisme*). V. *kif, marihuana*. 2) Le chanvre indien lui-même.

**haschischisme** m. Syn. de *cannabisme*.

**Haserick** (**test de**) *(angl.* ***Haserick's test****)*. Technique de mise en évidence d'autoanticorps dans le plasma de malades atteints de lupus érythémateux aigu. Il se caractérise par l'apparition de cellules LE lorsqu'on mélange le plasma provenant d'un malade atteint de lupus érythémateux aigu avec la moelle osseuse ou une suspension de leucocytes d'un sujet sain. Ce phénomène (dit *phénomène de Haserick*) est dû à la présence, dans le plasma, d'un autoanticorps, le *facteur plasmatique de Haserick*. Syn. : *phénomène de Hargraves*. (*Haserick* John, médecin américain contemporain.)

**Hashimoto** (**thyroïdite de**) *(angl.* ***Hashimoto's disease, Hashimoto's thyroiditis****)*. Thyroïdite chronique qui atteint presque exclusivement la femme vers la ménopause, se manifestant par un goître diffus, ferme et indolore. C'est une maladie auto-immune (présence d'anticorps anti-thyroïdiens). Elle peut aboutir à une hypothyroïdie définitive. Syn. : *strumite lymphomateuse*. (*Hashimoto* Hakaru, pathologiste japonais, 1881-1934.)

**Hassall** (**corpuscule de**) *(angl.* ***Hassall's corpuscules****)*. V. *thymus*. Ling. : L'orthographe *Hassal*, fréquemment rencontrée, est incorrecte.

**haubanage** m. *(angl.* ***cerclage****)*. Technique d'ostéosynthèse utilisant un cerclage de fil métallique ancré sur une ou deux broches pour solidariser un fragment osseux trop petit ou difficile à maintenir par vis.

**haustration** f. *(angl.* ***haustration****)*. Sur les images radiographiques, chacun des sillons transversaux qui séparent les bosselures du côlon. Leur aspect, leur nombre et leur répartition sont modifiés selon l'état physiologique du côlon. L'absence d'haustrations donne au côlon un aspect tubulé. (a. **haustral**, **ale**, **aux**)

**HAV**. Abrév., dans la nomenclature internationale, de *virus de l'hépatite A*. V. *hépatite A (virus de l')*.

**Havers** (**canaux de**) *(angl.* ***haversian canals****)*. Canaux anastomosés constituant un réseau à l'intérieur du tissu osseux compact de la diaphyse d'un os. Ils contiennent les vaisseaux sanguins et les nerfs de l'os, et s'ouvrent à la surface de l'os et dans la cavité médullaire. (*Havers* Clopton, anatomiste anglais, 1650-1702.)

**Hayem** (**méthode de**) *(angl.* ***Hayem's method****)*. Détermination du temps de coagulation effectuée avec le sang prélevé par ponction veineuse et mis dans deux tubes que l'on place à l'étuve. Un sang normal coagule entre 8 et 12 minutes. Les mêmes échantillons serviront à étudier la rétraction du caillot, qui se produit normalement en 1 à 3 heures. (*Hayem* Georges, médecin français, 1841-1933.)

**Hb**. Abrév. d'*hémoglobine*.

**HbGM**. Abrév. d'*hémoglobine globulaire moyenne*. V. *hémoglobine* (*teneur corpusculaire moyenne en*).

**$HbO_2$**. Abrév. d'*oxyhémoglobine*.

**HBsAg**. V. *hépatite B*.

**HBV**. Abrév., dans la nomenclature internationale, de *virus de l'hépatite B*. V. *hépatite B (virus de l')*.

**HCG**. Abrév. de *gonadotrophine chorionique* (de l'anglais ***h****uman* ***c****horionic* ***g****onadotropin*).

**HCV**. Abrév., dans la nomenclature internationale, de *virus de l'hépatite C*.

**HDL**. Abrév. désignant les *alpha-lipoprotéines* ou *lipoprotéines de haute densité* (de l'anglais ***h****igh* ***d****ensity* ***l****ipoproteins*). V. *cholestérol HDL*, *lipoprotéine*.

**HDV**. Abrév., dans la nomenclature internationale, de *virus de l'hépatite D*.

**hébéphrénie** f. (*angl.* ***hebephrenia***). Forme de schizophrénie débutant généralement pendant l'adolescence et entraînant rapidement une détérioration mentale. (a. **hébéphrénique**)

**Heberden** (**nodosités** ou **nodules d'**) (*angl.* ***Heberden's nodes***). Nodosités dures siégeant à la face dorsale des articulations interphalangiennes distales, caractéristiques de l'arthrose, douloureuses pendant la période de leur formation. (*Heberden* William, médecin anglais, 1710-1801.)

**hébétude** f. (*angl.* ***hebetude***). État d'abrutissement intellectuel total à la suite d'un choc émotif ou en rapport avec une confusion mentale. (a. **hébété**, **ée**)

**hédonisme** m. (*angl.* ***hedonism***). Tendance à rechercher le plaisir, à éviter ce qui est désagréable. (a. **hédoniste**; **hédonistique**)

**Hegar** (**bougies de**) (*angl.* ***Hegar's dilators***). Tiges métalliques pour dilater le col de l'utérus ou le rectum. La série complète comporte des calibres de 2 à 30 mm, se suivant à intervalle d'un millimètre. (*Hegar* Alfred, gynécologue allemand, 1830-1914.)

**Hegar** (**signe de**) (*angl.* ***Hegar's sign***). Ramollissement de l'isthme utérin perçu au toucher vaginal combiné au palper abdominal, le corps et le col paraissant indépendants l'un de l'autre; c'est un signe précoce de grossesse. (*Hegar* Alfred, gynécologue allemand, 1830-1914.)

**Heine-Medin** (**maladie de**) (*angl.* ***Heine-Medin disease***). Syn. de *poliomyélite antérieure aiguë*. (*Heine* Jacob von, médecin allemand, 1800-1879; *Medin* Karl, médecin suédois, 1847-1927.)

**Heinz** (**corps de**) (*angl.* ***Heinz-Ehrlich bodies***). Corpuscules arrondis, peu nombreux, visibles dans les globules rouges non fixés, notamment après une coloration vitale. On les observe surtout dans diverses intoxications (aniline, naphtaline, nitrate et chlorate de sodium). Syn. : *corps d'Ehrlich-Heinz*. (*Heinz* Robert, pathologiste allemand, 1865-1924.)

**Helicobacter pylori** (*angl.* ***Helicobacter pylori***). Bactérie isolée en 1983 par biopsie de l'estomac de malades souffrant de gastrite chronique ou d'ulcère gastro-duodénal. Cette bactérie, autrefois connue sous le nom de *Campylobacter pylori*, est l'agent responsable de la majorité des cas de gastrite chronique. L'éradication de cette bactérie est un but recherché, mais difficile à atteindre. Toutefois, la vaccination contre les infections à *Helicobacter pylori* n'est déjà plus du domaine de la fiction mais de celui du faisable.

**hélicoïdal**, **ale**, **aux** a. (*angl.* ***helical***, ***helicoid***). En forme de spirale. Ex. : symétrie hélicoïdale.

**hélio-** Préfixe d'origine grecque indiquant une relation avec la lumière solaire.

**héliodermite** f. (*angl.* ***heliosis***). Toute affection cutanée provoquée par une exposition prolongée aux rayons solaires. V. *actinite*, *érythème solaire*, *lucite*.

**héliothérapie** f. (*angl.* ***heliotherapy***). Utilisation de la lumière solaire à des fins thérapeutiques ou prophylactiques. V. *solarium*.

**hélix** m. (*angl.* ***helix of ear***). Repli saillant, en demi-cercle, bordant le pavillon de l'oreille, depuis la conque jusqu'à la partie supérieure du lobule.

**Heller** (**démence infantile de**). Syn. de *psychose désintégrative*.

**Heller-Zappert** (**syndrome de**). Syn. de *psychose désintégrative*.

**HELLP**. V. *syndrome HELLP*.

**helminth-** Préfixe d'origine grecque indiquant une relation avec les vers parasites.

**helminthe** m. (*angl.* ***helminth***). Tout ver parasite de l'homme ou des animaux. (a. **helminthique**)

**helminthiase** f. (*angl.* ***helminthiasis***). Toute manifestation morbide causée par des vers parasites.

**hém-**, **hémat-**, **hémo-** Préfixe d'origine grecque indiquant une relation avec le sang.

**hémagglutination** (ou **hémoagglutination**) f. *(angl. **hemagglutination**)*. 1) Agglutination des érythrocytes du sang sous l'action d'agglutinines spécifiques. 2) Agglutination d'une suspension de bactéries par le sang d'un sujet ayant élaboré des anticorps à leur égard. On y recourt parfois pour préciser le diagnostic d'une infection. V. *hémodiagnostic*.

**hémagglutinine** f. *(angl. **hemagglutinin**)*. Anticorps qui provoque l'agglutination des érythrocytes.

**hémangiomatose** f. *(angl. **hemangiomatosis**)*. Développement d'hémangiomes multiples dans divers tissus et organes.

**hémangiome** m. *(angl. **hemangioma**)*. Tumeur bénigne constituée par des vaisseaux néoformés et dilatés.

**hémangiome plan**. Angiome plan.

**hémarthrose** f. *(angl. **hemarthrosis**)*. Épanchement de sang dans une articulation, le plus souvent d'origine traumatique.

**hématémèse** f. *(angl. **hematemesis**)*. Vomissement de sang, quel que soit le siège de l'hémorragie.

**hématie** f. Syn. d'*érythrocyte*.

**hématimètre** m. *(angl. **hemocytometer**)*. Petit récipient, d'épaisseur très faible et bien déterminée, gradué pour permettre le décompte sous le microscope du nombre de cellules par unité de surface dans un prélèvement sanguin. Syn. : *hémocytomètre*.

**hématine** f. *(angl. **hematin**)*. Forme chimique particulière de l'hème dont l'atome de fer est oxydé. Elle peut se former dans le sang au cours de certains états pathologiques tels que l'anémie pernicieuse. (a. **hématinique**)

**hématinémie** f. *(angl. **hematinemia**)*. Présence d'hématine dans le plasma, qui s'observe dans certains syndromes hémolytiques.

**hématique** a. *(angl. **hematic**)*. Qui se rapporte au sang ou qui est d'origine sanguine. Ex. : kyste hématique.

**hématocèle** f. *(angl. **hematocele**)*. 1) Toute tumeur formée par une accumulation de sang. 2) Collection de sang dans le scrotum ou dans le cul-de-sac de Douglas.

**hématocrite** m. *(angl. **hematocrit**)*. 1) Rapport des érythrocytes du sang à son volume total. Il s'obtient par centrifugation rapide d'un prélèvement de sang rendu incoagulable, dans un tube étroit, gradué. Abrév. : Ht. 2) Tube gradué servant à la détermination de la vitesse de sédimentation ou à l'évaluation du rapport décrit sous 1.

**hématodermie** f. *(angl. **lymphoma cutis**)*. Toute manifestation cutanée liée à une maladie du sang (leucémie) ou des organes hématopoïétiques, ou traduisant une prolifération d'emblée, en général maligne, des cellules sanguines ou de leurs précurseurs.

**hématogène** a. *(angl. **hematogenic**)*. Qui se fait par voie sanguine (ex. : infection hématogène), qui provient du sang (ex. : pigment hématogène).

**hématologie** f. *(angl. **hematology**)*. Science qui traite de la physiologie et de la pathologie des tissus hématopoïétiques et du sang. Le spécialiste en est l'*hématologue* ou *hématologiste*. (a. **hématologique**)

**hématome** m. *(angl. **hematoma**)*. Collection de sang dans un tissu, résultant d'un traumatisme avec rupture de vaisseaux ou d'un trouble de la crase sanguine.

**hématome sous-dural**. Accumulation de sang dans l'*espace sous-dural*.

**hématomètre** m. Syn. d'*hémoglobinomètre*.

**hématométrie** f. *(angl. **hematometra**)*. Rétention de sang menstruel dans l'utérus.

**hématophage** a. *(angl. **hematophagous**)*. Qui se nourrit de sang. Ex. : insecte hématophage. Syn. : *hémophage*.

**hématopoïèse** f. *(angl. **hematopoiesis**)*. Formation des éléments figurés du sang. Syn. : *hémocytopoïèse*, *hémopoïèse*.

**hématopoïétique** a. *(angl. **hemopoietic**)*. Qui se rapporte à l'hématopoïèse. La moelle osseuse, la rate, les ganglions lymphatiques sont des organes hématopoïétiques. Syn. : *sanguiformateur*, *hémoformateur*.

**hématosalpinx** m. *(angl. **hematosalpinx**)*. Accumulation de sang dans une trompe utérine, généralement consécutive à une grossesse tubaire.

**hématosarcome** m. *(angl. **lymphoma**)*. Tumeur maligne développée aux dépens des cellules lymphoïdes ou réticulaires, bien circonscrite à son début, mais évoluant assez rapidement vers la dissémination. V. *myélome*.

**hématose** f. *(angl. **hematosis**)*. Échanges gazeux entre l'air et le sang au niveau du poumon, grâce auxquels le sang se charge d'oxygène et se débarrasse d'une partie de son anhydride carbonique.

**hématosinus** m. V. *hémosinus*.

**hématospermie** f. Syn. d'*hémospermie*.

**hématothorax** m. V. *hémothorax*.

**hématozoaire** m. *(angl. **hematozoon**)*. Tout parasite qui vit dans le sang, et plus particulièrement le protozoaire parasite responsable du paludisme *(Plasmodium)*.

**hématurie** f. *(angl. **hematuria**)*. Émission d'urine contenant du sang. Elle peut être d'origine rénale, urétérale, vésicale ou urétrale. Elle est dite *macroscopique* quand l'urine est franchement rouge ou brunâtre, et *microscopique* quand la présence d'hématies ne peut être décelée qu'au microscope. (a. **hématurique**)

**hème** m. *(angl.* ***heme****).* Fraction non protéique (groupement prosthétique) de l'hémoglobine, qui lui donne sa couleur rouge du fait qu'elle renferme du fer.

**héméralopie** f. *(angl.* ***night blindness, nyctalopia****).* Diminution plus ou moins marquée de la vision dès que la lumière du jour diminue, ou lorsque l'éclairage artificiel est très faible. Ling. : Les anglophones attribuent au mot *hemeralopia* un sens opposé au français *héméralopie* : cécité diurne, c'est-à-dire acuité visuelle diminuée sous un éclairage intense. V. *nyctalopie*. (a. **héméralope**)

**hémi-** Préfixe d'origine grecque signifiant *(à) moitié*.

**hémianesthésie** f. *(angl.* ***hemianesthesia****).* Abolition de la sensibilité dans une moitié du corps.

**hémianopie** (ou **hémianopsie**) f. *(angl.* ***hemianopia, hemianopsia****).* Affaiblissement ou perte complète de la vision dans une moitié du champ visuel d'un œil, ou des deux yeux.

**hémicellulose** f. *(angl.* ***hemicellulose****).* Groupe de polysaccharides isolés des végétaux, employés comme laxatif oral.

**hémicolectomie** f. *(angl.* ***hemicolectomy****).* Résection du côlon droit ou du côlon gauche.

**hémicorps** m. *(angl.* ***hemibody****).* Chacune des moitiés, gauche ou droite, du corps.

**hémicrânie** f. *(angl.* ***hemicrania****).* 1) Douleur ou névralgie localisée à un côté du crâne. 2) Dans un sens plus restreint, syn. de *migraine*.

**hémiface** f. *(angl.* ***hemiface****).* Chacune des moitiés, gauche ou droite, de la face. (a. **hémifacial**, **ale**, **aux**)

**hémilaminectomie** f. *(angl.* ***hemilaminectomy****).* Résection de la moitié d'une lame vertébrale.

**hémilatéral**, **ale**, **aux** a. *(angl.* ***hemilateral****).* Qui affecte une moitié, gauche ou droite, du corps. Ex. : convulsions hémilatérales.

**hémiparaplégie spinale**. Syn. de *syndrome de Brown-Séquard*. V. *Brown-Séquard (syndrome de)*.

**hémiparésie** f. *(angl.* ***hemiparesis****).* Légère paralysie affectant un côté du corps.

**hémiplégie** f. *(angl.* ***hemiplegia****).* Paralysie de la moitié, gauche ou droite, du corps. V. *paraplégie*.

**hémiplégique** *(angl.* ***hemiplegic****).* 1) a. Qui se rapporte à l'hémiplégie. Ex. : démarche hémiplégique. 2) a. et n. Qui est atteint d'hémiplégie.

**hémiprostatectomie** f. *(angl.* ***hemiprostatectomy****).* Ablation chirurgicale d'une des moitiés latérales de la prostate.

**hémisacralisation** f. *(angl.* ***hemisacralization****).* Anomalie caractérisée par la fusion, plus ou moins complète, d'une des moitiés latérales de la cinquième vertèbre lombaire avec la partie correspondante du sacrum. V. *sacralisation*. (a. **hémisacralisé**, **ée**)

**hémisphère cérébelleux** *(angl.* ***cerebellar hemisphere****).* Chacune des deux parties latérales constituantes du cervelet, situées de chaque côté du vermis. Syn. : *lobe latéral du cervelet*.

**hémisphère cérébral** *(angl.* ***cerebral hemisphere****).* Chacune des deux moitiés du cerveau antérieur proprement dit *(télencéphale)*, séparées par la faux du cerveau, disposées symétriquement par rapport au plan sagittal médian. La surface de l'hémisphère est parcourue par des scissures qui délimitent des lobes, et par des sillons qui séparent des circonvolutions. Au niveau de chaque hémisphère existent six lobes cérébraux : *lobe frontal*, *lobe pariétal*, *lobe occipital*, *lobe temporal*, *lobe de l'insula* et *lobe du corps calleux*.

**hémithorax** m. *(angl.* ***hemithorax****).* Chacune des deux moitiés, gauche ou droite, du thorax. (a. **hémithoracique**)

**hemmage** (ou **hem**) m. *(angl.* ***hemming****).* Raclement, toussotement particulier, dû soit à un tic, soit à la présence de mucosités dans le larynx ou le pharynx, que le sujet cherche à évacuer. Ling : « Hem », onomatopée.

**hémo-** V. *hém-*.

**hémoagglutination** f. *(angl.* ***hemoagglutination****).* Hémagglutination.

**hémoaspiration** f. *(angl.* ***hemoaspiration****).* Aspiration continue du sang d'un champ opératoire par un aspirateur mécanique.

**hémochromatose** f. *(angl.* ***hemochromatosis****).* État pathologique caractérisé par une surcharge diffuse en fer, sous forme de ferritine et hémosidérine (V. *hémosidérose*), de divers tissus et organes, aboutissant à des lésions dégénératives. Il existe une forme idiopathique héréditaire, appelée aussi *diabète bronzé*.

**hémochromatose primitive** (ou **idiopathique**) *(angl.* ***idiopathic haemochromatosis****).* Maladie héréditaire transmise selon le mode autosomique récessif, due à un trouble du métabolisme du fer, avec présence de dépôts de fer dans divers tissus et organes et caractérisée cliniquement par l'association d'un diabète grave, d'une pigmentation foncée de la peau (mélanodermie) et d'une cirrhose hypertrophique. Syn. : *diabète bronzé*.

**hémocrinie** f. *(angl.* ***hemocrinia****)*. Processus selon lequel une glande endocrine déverse son hormone directement dans le courant sanguin.

**hémoculture** f. *(angl.* ***hemoculture****)*. Ensemencement d'un milieu de culture avec du sang prélevé du malade et présumé contenir des germes pathogènes, comme moyen de diagnostic bactériologique d'une infection.

**hémocytolyse** f. *(angl.* ***hemocytolysis****)*. Destruction des globules sanguins (érythrocytes et leucocytes). Syn. : *cythémolyse*. (a. **hémocytolytique**)

**hémocytomètre** m. Syn. d'*hématimètre*.

**hémocytopoïèse** f. Syn. d'*hématopoïèse*.

**hémodiagnostic** m. *(angl.* ***hemodiagnosis****)*. Méthode de diagnostic rapide permettant de faire, au lit du malade, le diagnostic de certaines infections par agglutination directe (sur lame de verre ou sur papier) d'une suspension de bactéries par le sang du malade qui a élaboré des anticorps contre ces bactéries *(hémagglutination)*.

**hémodialyse** f. *(angl.* ***hemodialysis****)*. Extraction de certains produits du sang (urée ou électrolytes en excès, hémoglobine libre) par diffusion à travers une membrane semi-perméable, le plus souvent artificielle. Le sang du malade, dérivé entre une artère et une veine et rendu incoagulable, est passé lentement dans un tube semi-perméable plongé dans un bain de composition appropriée. C'est le principe du *rein artificiel*.

**hémodialysé**, **ée** a. et n. *(angl.* ***hemodialized****)*. Qui subit une hémodialyse.

**hémodialyseur** m. Syn. de *rein artificiel*.

**hémodilution** f. *(angl.* ***hemodilution****)*. Dilution anormale de la masse érythrocytaire dans le volume plasmatique. C'est le premier phénomène compensateur qui suit une hémorragie grave — c'est-à-dire la restauration de la volémie totale par expansion du volume plasmatique — avant la régénération, plus tardive, du volume globulaire normal. L'hémodilution peut s'observer aussi dans des états pathologiques ou à la suite d'une réanimation mal conduite.

**hémodynamique** *(angl. 1)* ***hemodynamic****, 2)* ***hemodynamics****)*. 1) a. Qui se rapporte aux mécanismes de la circulation sanguine (pression, débit, vitesse, vasomotricité, etc.). 2) f. Discipline qui étudie les mécanismes de la circulation sanguine.

**hémoformateur** a. Syn. d'*hématopoïétique*.

**hémoglobine** f. *(angl.* ***hemoglobin****)*. Protéine renfermant du fer sous forme d'une fraction appelée *hème*, contenue dans les globules rouges auxquels elle donne sa couleur. L'hémoglobine est le véhicule de l'oxygène dans le sang. Son taux oscille normalement entre 14 et 16 g pour 100 ml de sang. Le taux d'hémoglobine ne varie pas nécessairement en rapport avec le nombre de globules rouges. V. *anémie*. Il existe un grand nombre de types d'hémoglobines; chez l'homme normal, il existe trois hémoglobines : une de type fœtal, l'hémoglobine F, et deux de type adulte, les hémoglobines A et $A_2$. Abrév. : Hb. (a. **hémoglobinique**)

**hémoglobine (concentration corpusculaire moyenne en)** *(angl.* ***mean corpuscular hemoglobin concentration****)*. Teneur moyenne des globules rouges en hémoglobine. Sa valeur normale se situe entre 32 et 38 % ou 0,32 et 0,38 g/ml. Abrév. : CCMH ou MCHC (de l'anglais *mean corpuscular hemoglobin concentration*). Syn. : *concentration globulaire moyenne en hémoglobine*. Abrév. : CGMH.

**hémoglobine S** *(angl.* ***hemoglobin S****)*. Forme anormale d'hémoglobine causée par la substitution d'une molécule de valine pour une molécule d'acide glutamique dans la chaîne bêta de la molécule. La forme homozygote de ce changement entraîne la *drépanocytose*. V. *drépanocytose*.

**hémoglobine (teneur corpusculaire moyenne en)** *(angl.* ***mean corpuscular hemoglobin****)*. Quantité moyenne d'hémoglobine contenue dans un globule rouge. Sa valeur normale se situe entre 27 et 34 picogrammes (taux moyen 29 pg). Abrév. : TCMH ou MCH (de l'anglais ***m****ean* ***c****orpuscular* ***h****emoglobin*). Syn. : *teneur globulaire moyenne en hémoglobine*. Abrév. : TGMH.

**hémoglobinémie** f. *(angl.* ***hemoglobinemia****)*. Présence d'hémoglobine libre dans le plasma sanguin par suite de la destruction d'érythrocytes. (a. **hémoglobinémique**)

**hémoglobinique** a. *(angl.* ***hemoglobic****)*. Qui se rapporte à l'hémoglobine.

**hémoglobinométrie** f. *(angl.* ***hemoglobinometry****)*. Dosage de l'hémoglobine contenue dans le sang à l'aide d'un *hémoglobinomètre (hémoglobinimètre)*.

**hémoglobinopathie** f. *(angl.* ***hemoglobinopathy****)*. Toute affection traduisant une altération de l'hémoglobine, d'origine le plus

H

souvent congénitale et se manifestant principalement par une anénie hémolytique. V. *hémoglobinose*.

**hémoglobinose** f. (*angl.* ***hemoglobinopathy***). État caractérisé par la présence, dans le sang, d'une ou de plusieurs hémoglobines anormales (hémoglobines C, E, S, etc.). Il peut être cliniquement inapparent ou provoquer des accidents, parfois très graves (surtout une anémie hémolytique). Ling. : Hémoglobinose et hémoglobinopathie sont souvent traités commes synonymes. V. *drépanocytose*.

**hémoglobinurie** f. (*angl.* ***hemoglobinuria***). Présence d'hémoglobine dans les urines sous forme de pigments sanguins en solution et non à l'intérieur d'érythrocytes (*hématurie*). (a. **hémoglobinurique**)

**hémoglobinurie paroxystique nocturne** (*angl.* ***paroxysmal nocturnal hemoglobinuria***). Affection rare de l'adulte caractérisée par des accès d'hémoglobinurie survenant la nuit, associés à une anémie hémolytique acquise avec neutropénie, thrombocytopénie et hémosidérinurie. La présence d'hémoglobine dans les urines est due à la fragilité anormale de la membrane de certains globules rouges. Des complications graves thrombo-emboliques et hémorragiques peuvent survenir. Syn. : *maladie de Marchiafava-Micheli*.

**hémogramme** m. (*angl.* ***hemogram***). Résultat de l'analyse quantitative et qualitative des éléments figurés contenus dans 1 $mm^3$ de sang : numération des érythrocytes, des leucocytes, des réticulocytes et des thrombocytes, taux de l'hémoglobine, formule leucocytaire.

**hémolyse** f. (*angl.* ***hemolysis***). Destruction des érythrocytes et libération de l'hémoglobine dans le sang circulant (*hémolyse intravasculaire*) ou dans un tissu (*hémolyse extravasculaire*). Il existe une *hémolyse physiologique*, due au vieillissement globulaire et qui a lieu essentiellement dans les cellules du système réticulo-endothélial de la rate, du foie et surtout de la moelle. L'hémoglobine libérée sera dégradée en bilirubine, avant de repasser dans le sang. Il en est de même dans la majeure partie des hémolyses pathologiques, mais en cas d'hémolyse massive et brutale, l'hémoglobine se dissout dans le sang (hémoglobinémie) et passe dans l'urine (hémoglobinurie). (a. **hémolytique**)

**hémolysine** f. (*angl.* ***hemolysin***). Substance toxique, le plus souvent d'origine bactérienne, douée de la propriété de provoquer la lyse d'hématies (*hémolyse*). Ex. : hémolysine streptococcique.

**hémolytique** a. (*angl.* ***hemolytic***). Qui se rapporte à l'hémolyse.

**hémomédiastin** m. (*angl.* ***hemomediastinum***). Épanchement de sang dans le médiastin.

**hémopathie** f. (*angl.* ***hemopathy***). Toute affection du sang et des organes hématopoïétiques. (a. **hémopathique**)

**hémopéricarde** m. (*angl.* ***hemopericardium***). Épanchement de sang dans la cavité péricardique.

**hémopéritoine** m. (*angl.* ***hemoperitoneum***). Épanchement de sang dans la cavité péritonéale.

**hémophage** a. et m. Syn. d'*hématophage*.

**hémophile** (*angl. 1)* ***hemophilic****, 2)* ***hemophiliac***). 1) a. Qui est atteint d'hémophilie. 2) n. Personne atteinte d'hémophilie.

**hémophilie** f. (*angl.* ***hemophiliac***). Affection héréditaire familiale liée au chromosome sexuel X, transmise selon le mode récessif par les femmes aux seuls enfants mâles, et caractérisée par un retard de la coagulation et une tendance aux hémorragies graves (par déficit de certains facteurs de coagulation). (a. **hémophilique**)

**hémopoïèse** f. Syn. d'*hématopoïèse*. (a. **hémopoïétique**)

**hémoptysie** f. (*angl.* ***hemoptysis***). Crachement de sang provenant de la trachée, des bronches ou des poumons.

**hémoptysique** (*angl.* ***hemoptysic***). 1) a. Qui se rapporte à l'hémoptysie. 2) a. et n. Qui est sujet aux hémoptysies.

**hémorragie** f. (*angl.* ***hemorrhage***). Écoulement de sang hors d'un vaisseau sanguin lésé, à la surface du corps (*hémorragie externe*) ou à l'intérieur d'un organe ou d'un tissu (*hémorragie interne*). (a. **hémorragique**)

**hémorroïdaire** a. et n. (*angl.* ***hemorrhoidal***). Qui est sujet aux hémorroïdes.

**hémorroïdal**, **ale**, **aux** a. (*angl.* ***hemorrhoidal***). 1) Qui se rapporte aux hémorroïdes. Ex. : saignement hémorroïdal. 2) Se dit des artères, veines et nerfs qui se distribuent à la partie inférieure du rectum, au canal anal et aux téguments qui entourent l'anus.

**hémorroïde** f. (*angl.* ***hemorrhoid***). Dilatation variqueuse des veines de la muqueuse de l'anus et du rectum. Les hémorroïdes sont dites *externes* lorsqu'elles se situent au-dessous du sphincter anal, et *internes* lorsqu'elles se situent au-dessus de ce sphincter.

**hémosidérine** f. *(angl.* ***hemosiderin****)*. Pigment jaune brunâtre constitué par une substance protéique riche en fer. Elle représente, dans l'organisme, une forme de réserve du fer. Syn. : *sidérine*, *rubigine*.

**hémosidérinurie** f. *(angl.* ***hemosiderinuria****)*. Présence d'hémosidérine dans les urines, observée notamment dans l'hémoglobinurie paroxystique.

**hémosidérose** f. *(angl.* ***hemosiderosis****)*. Surcharge des tissus, en particulier du foie, par l'hémosidérine. V. *hémochromatose*.

**hémosinus** (ou **hématosinus**) m. *(angl.* ***hemosinus****)*. Épanchement sanguin dans un sinus.

**hémospermie** f. *(angl.* ***hemospermia****)*. Présence de sang dans le sperme émis au moment de l'éjaculation, due généralement à une inflammation de la prostate ou des vésicules séminales. Syn. : *hématospermie*.

**hémostase** f. *(angl.* ***hemostasis****)*. 1) Ensemble des phénomènes physiologiques responsables de l'arrêt d'une hémorragie, et comportant : a) la vasoconstriction, b) la formation du clou plaquettaire, c) la coagulation. 2) Interruption d'une hémorragie par des moyens physiques ou chimiques *(hémostase provoquée)*.

**hémostatique** *(angl.* ***hemostatic****)*. 1) a. Qui se rapporte à l'hémostase. 2) m. Substance capable d'arrêter une hémorragie. 3) f. Partie de la physiologie qui traite de l'équilibre du sang à l'intérieur des vaisseaux.

**hémothorax** (ou **hématothorax**) m. *(angl.* ***hemothorax****)*. Épanchement de sang dans la cavité pleurale.

**Henle (anse de)** *(angl.* ***Henle's loop****)*. Portion du tube urinifère qui fait suite au tube contourné. Elle comporte une branche descendante qui pénètre dans la substance médullaire du rein, et une branche ascendante qui remonte dans le cortex rénal. (*Henle* Friedrich Gustav Jacob, anatomiste allemand, 1809-1885.)

**héparine** f. *(angl.* ***heparin****)*. Substance anticoagulante, à action puissante et rapide, qui inhibe la formation et l'action de la thromboplastine et de la thrombine. Elle est présente dans tous les tissus, notamment dans le foie et les poumons. On la prescrit par voie intraveineuse pour combattre les affections thrombo-emboliques (phlébite, embolie, infarctus du myocarde). (a. **hépariné, ée**)

**héparinémie** f. *(angl.* ***heparinemia****)*. Présence et taux d'héparine dans le sang.

**hépariniser** v. *(angl.* ***heparinize****)*. Traiter par l'héparine afin d'obtenir un accroissement du temps de coagulation ou une incoagulabilité.

**hépat-, hépato-** Préfixe d'origine grecque indiquant une relation avec le foie.

**hépatectomie** f. *(angl.* ***hepatectomy****)*. Résection d'une partie du foie.

**hépatique** *(angl.* ***hepatic****)*. 1) a. Qui se rapporte au foie. Ex. : bile hépatique, coma hépatique. V. *canal hépatique*. 2) a. et n. Qui est atteint d'une affection du foie.

**hépatite** f. *(angl.* ***hepatitis****)*. Toute affection inflammatoire du foie et plus particulièrement celle de nature virale.

**hépatite A** *(angl.* ***hepatitis A****)*. Forme d'hépatite virale transmise par voie orale, le plus souvent par l'eau, le lait, les salades et les huîtres. Le virus (HAV) a été identifié dans les selles et son antigène a été mis en évidence par le microscope électronique. La période d'incubation est de 15 à 45 jours. Le début est marqué par un état grippal avec nausées, vomissements et diarrhées, puis ictère. À moins de complications, l'évolution se fait vers la guérison en 2-3 semaines. Syn. : *hépatite épidémique*, *hépatite infectieuse*, *ictère catarrhal*, *ictère épidémique*.

**hépatite A (virus de l')** *(angl.* ***hepatitis A virus****)*. Virus à ARN du genre *Hepatovirus* (famille des *Picornaviridae*) à virion encapsulé et à symétrie icosaédrique. Il est responsable de l'hépatite A. Abrév. HAV.

**hépatite B** *(angl.* ***hepatitis B****)*. Forme d'hépatite virale dont l'agent responsable (HBV) se transmet par le sang et d'autres liquides organiques (salive, sperme), notamment par des injections utilisant du matériel non stérilisé. L'incubation est de plus de 6 semaines. L'évolution, généralement plus longue que celle de l'hépatite A, peut aussi être fulminante. Des manifestations extrahépatiques, liées à des complexes immuns circulants peuvent survenir : périartérite noueuse, polyarthrite, glomérulonéphrite, polyradiculonévrite. On dispose actuellement d'un vaccin fiable contre l'hépatite B. L'antigène spécifique de l'hépatite B, initialement appelé *antigène Australie* (identifié chez un aborigène d'Australie) est désigné actuellement $HB_SAg$ (de l'anglais ***h****epatitis* ***B*** *surface* ***a****ntigen*). Syn. : *hépatite sérique*, *hépatite à antigène Australie* (abandonné), *ictère par sérum homologue* (vieilli), *hépatite post-transfusionnelle*, *hépatite d'inoculation*.

**hépatite B (virus de l')** *(angl.* ***hepatitis B virus****)*. Virus à ADN du genre *Orthohepadnavirus* (famille des *Hepadnaviridae*) de forme variable et présentant sur leur surface des particules ($HB_SAg$) lipoprotéiniques dépourvue d'acide nucléique à fort pouvoir antigénique. Il est responsable de l'hépatite B. Abrév. : HBV.

**hépatite C** *(angl. **hepatitis C**)*. Forme d'hépatite virale proche de l'hépatite B, dont l'agent responsable (HCV) est transmis par voie sanguine (post-transfusionnelle, injections i.v. par matériel contaminé chez les toxicomanes) et aussi par voie sexuelle. Le tableau clinique est proche de celui des autres hépatites virales, avec une fréquence élevée de passage à la chronicité, et l'association à la cirrhose et au cancer primitif du foie. Le diagnostic est posé par la détection d'anticorps spécifiques dans le sérum au moyen de diverses techniques (V. *ELISA)*. L'hépatite C était, jusqu'à il y a peu de temps, englobée dans le groupe des hépatites « non-A, non-B ». Grâce à l'identification précise des virus responsables, le groupe « non-A, non-B » est démembré en hépatites C et hépatites E.

**hépatite C (virus de l')** *(angl. **hepatitis C virus**)*. Virus à ARN du genre *Hepacivirus* (famille des *Flaviviridae*). Le virus n'a pu être vu au microscope électronique. Il est responsable de l'hépatite C. Abrév. : HCV.

**hépatite chronique auto-immune** *(angl. **autoimmune chronic hepatitis**)*. Hépatite caractérisée par la présence dans le sérum d'auto-anticorps appartenant à deux catégories : *anticorps anti-muscles lisses* et *anticorps anti-liver kidney microsomal* (LKM). Plus fréquente chez la femme jeune, elle débute par une poussée simulant une hépatite virale aiguë mais qui évolue vers la chronicité. Des manifestations systémiques évoquant une origine auto-immune sont fréquentes : arthralgies et arthrites, aménorrhée, entérocolites, sclérodermie.

**hépatite D** *(angl. **hepatitis D**)*. Hépatite causée par un virus défectif (HDV). Cette hépatite atteint surtout les drogués et les polytransfusés. Le diagnostic est précisé par la détection de l'antigène Delta dans le foie au moyen de l'immunofluorescence.

**hépatite D (virus de l')** *(angl. **hepatitis D virus**)*. Virus à ARN du genre *Deltavirus* dont la réplication est conditionnée par la présence du HBV, dont il emprunte l'enveloppe. Sa capside constitue l'antigène ou agent Delta. Il est responsable de l'hépatite D, qui peut prendre une forme particulièrement grave chez les porteurs chroniques d'HBV. Abrév. : HDV.

**hépatite E** *(angl. **hepatitis E**)*. Forme d'hépatite virale aiguë liée à une transmission digestive du virus (HEV), à incubation rapide (2 à 10 semaines), particulièrement grave chez la femme enceinte, et qui survient par épidémies en Inde, en Afrique et en Amérique du Sud. Le diagnostic est obtenu par immunomicroscopie électronique à partir de selles. L'hépatite E faisait partie jusqu'à il y a peu de temps, du groupe des hépatites « non-A, non-B ».

**hépatite E (virus de l')** *(angl. **hepatitis E virus**)*. Virus à ARN probablement rattaché au genre *Calicivirus* (famille des *Caliciviridae*) responsable de l'hépatite E. Abrév. : HEV.

**hépatite épidémique**. Syn. d'*hépatite A*.

**hépatite infectieuse**. Syn. d'*hépatite A*.

**hépatite « non-A, non-B »**. Désignation aujourd'hui abandonnée d'hépatites, dont l'agent infectieux n'avait pu être déterminé, sinon pour dire qu'il ne s'agissait ni du virus de l'hépatite A, ni du virus de l'hépatite B. Les agents responsables ont désormais été identifiés comme HCV et HEV. V. *hépatite C*, *hépatite E*.

**hépatite sérique**. Syn. d'*hépatite B*.

**hépatoblastome** m. *(angl. **hepatoblastoma**)*. Tumeur maligne du foie survenant chez l'enfant, composée de cellules ressemblant aux cellules primitives du parenchyme hépatique, avec ou sans présence d'éléments mésenchymateux. Elle évolue rapidement vers la mort.

**hépatocyte** m. *(angl. **hepatocyte**)*. Cellule du parenchyme hépatique, assez volumineuse et de forme polygonale, qui constitue l'élément sécréteur endocrine et exocrine, du foie. Syn. : *cellule hépatique*.

**hépatogène** a. *(angl. **hepatogenic**)*. Qui a son origine dans le foie.

**hépatome** m. *(angl. **hepatoma**)*. En langage clinique, cancer primitif du foie. Ling. : *Hépatome malin* est le terme exact puisqu'il existe aussi des tumeurs non cancéreuses du foie dont le nom est *hépatome bénin*.

**hépatomégalie** f. *(angl. **hepatomegaly**)*. Augmentation du volume du foie.

**hépato-rénal, ale, aux** a. *(angl. **hepatorenal**)*. Qui se rapporte au foie et aux reins. Ex. : syndrome hépato-rénal, ligament hépato-rénal.

**hépato-splénique** a. *(angl. **hepatosplenic**)*. Qui se rapporte au foie et à la rate.

**hépato-splénomégalie** f. *(angl. **hepatosplenomegaly**)*. Augmentation de volume du foie et de la rate.

**hépatothérapie** f. *(angl. **hepatotherapy**)*. Administration d'extraits hépatiques par voie parentérale ou orale, à des fins thérapeutiques.

**hépatotoxique** a. *(angl. **hepatotoxic**)*. Qui est toxique pour le foie.

**héréditaire** a. *(angl. **hereditary**)*. Qui est transmis aux descendants par l'intermédiaire des cellules reproductrices (spermatozoïde et ovule). Une maladie transmise par la mère au fœtus pendant la grossesse est *congénitale*, mais non héréditaire.

**hérédité** f. *(angl. **heredity**)*. Transmission des caractères d'un individu à ses descendants par l'intermédiaire des gènes.

**Hering (nerf de)** *(angl. **Hering's nerve**)*. Branche du nerf glossopharyngien innervant le sinus carotidien et ayant un effet dépresseur. (*Hering* Heinrich Ewald, physiologiste allemand, 1842-1948.)

**hermaphrodisme** m. *(angl. **hermaphroditism**)*. Présence simultanée, chez un seul et même individu, d'organes génitaux mâles et femelles, le rendant apte à la fois à féconder et à être fécondé. Normal chez certains invertébrés, l'hermaphrodisme est anormal et très rare chez l'homme; chez ce dernier, il n'existe que sous une forme plus ou moins incomplète *(pseudo-hermaphrodisme)*, ne permettant pas la double fonction de féconder et d'être fécondé. (a. et n. **hermaphrodite**)

**hernie** f. *(angl. **hernia**)*. Saillie ou issue d'un viscère ou d'une partie de viscère hors de ses limites normales, à travers les parois affaiblies de la cavité qui le contient ou par un orifice naturel, accidentel ou pathologique. *V. -cèle*. (a. **herniaire**)

**hernié, ée** a. *(angl. **herniated**)*. Qui fait hernie.

**hernie crurale** *(angl. **crural hernia**)*. Hernie d'un segment intestinal à travers l'anneau crural, visible au-dessous de l'arcade crurale et pouvant s'étaler à la face interne de la racine de la cuisse.

**hernie diaphragmatique** *(angl. **diaphragmatic hernia**)*. 1) Hernie congénitale ou acquise (par traumatisme) d'un viscère abdominal (généralement l'estomac) à travers le diaphragme. 2) Dans un sens plus restreint, syn. de *hernie hiatale*.

**hernie discale** (ou **d'un disque intervertébral**) *(angl. **herniated disc**)*. Glissement vers le canal rachidien, du noyau pulpeux d'un disque intervertébral, par rupture de son anneau fibreux. Il en résulte une compression des racines nerveuses situées à ce niveau. La hernie discale peut être intermittente ou permanente.

**hernie épigastrique** *(angl. **epigastric hernia**)*. Hernie d'un segment intestinal à travers les fibres d'entrecroisement de la ligne blanche abdominale, au-dessus de l'ombilic. Syn. : *hernie sus-ombilicale*.

**hernie étranglée** *(angl. **strangulated hernia**)*. Hernie compliquée plus ou moins subitement par une constriction serrée et permanente de son contenu. Il en résulte une gêne de la circulation sanguine dans les viscères herniés, aboutissant rapidement à une nécrose, d'où la gravité et l'urgence. Syn. : *étranglement herniaire*.

**hernie hiatale** *(angl. **hiatal hernia**)*. Pénétration dans la cavité thoracique d'une partie de l'estomac à travers l'orifice *(hiatus)* œsophagien du diaphragme. Syn. : *hernie diaphragmatique* (2). Abrév. : HH.

**hernie inguinale** *(angl. **inguinal hernia**)*. Hernie de viscères abdominaux, généralement d'anses intestinales, à travers le canal inguinal. Elle peut être congénitale ou acquise.

**hernie inguino-crurale** *(angl. **inguinocrural hernia**)*. Hernie inguinale qui se dirige latéralement dans l'aine.

**hernie inguino-scrotale** (ou **scrotale**) *(angl. **scrotal hernia**)*. Hernie inguinale oblique externe dont le sac descend dans le scrotum.

**hernie intraspongieuse** (ou **intrasomatique**) *(angl. **intrabody disk herniation**)*. Pénétration du noyau pulpeux du disque intervertébral dans le corps vertébral. Elle peut être d'origine traumatique ou, plus souvent, survenir comme complication d'une maladie de Scheuermann, lorsque la plaque cartilagineuse d'un ou de plusieurs plateaux vertébraux est ramollie par des îlots de nécrose. Elle dessine sur les radiographies une encoche circulaire bien délimitée, entourée d'un liseré opaque. Syn. : *nodule de Schmorl*.

**hernie de la ligne blanche** *(angl. **linea alba hernia**)*. Hernie d'un segment intestinal à travers les fibres d'entrecroisement de la ligne blanche. Selon son siège, elle peut être épigastrique, juxtaombilicale ou sous-ombilicale.

**hernie musculaire** *(angl. **muscular hernia**)*. Hernie d'une portion de muscle à travers une déchirure accidentelle de son aponévrose.

**hernie ombilicale** *(angl. **umbilical hernia**)*. Hernie d'une anse intestinale au niveau de l'ombilic. Chez l'enfant, elle est due à l'absence de fermeture de l'anneau fibreux. Chez l'adulte, elle provient d'une faiblesse de la cicatrice ombilicale. Syn. : *omphalocèle*.

**hernie du poumon** *(angl. **pneumocele**)*. Protrusion de tissu pulmonaire dans un sac de plèvre pariétale, au-delà des limites de la

H

cavité thoracique, au travers d'un orifice anormal dû à une anomalie de développement ou à un traumatisme. Affection rare[29]. Syn. : *pneumocèle*, *pneumonocèle*.

**hernie scrotale**. V. *hernie inguino-scrotale*.

**hernie sus-ombilicale**. Syn. de *hernie épigastrique*.

**hernieux**, **euse** *(angl.* ***herniated****)*. 1) a. Qui résulte d'une hernie. 2) a. et n. Qui souffre d'une hernie (terme désuet).

**héroïne** f. *(angl.* ***heroin****)*. Dérivé de l'opium, se présentant sous la forme d'une poudre blanche, de saveur amère. C'est un analgésique et un hypnotique puissant, plus actif que la morphine. Il n'est plus employé en médecine car il expose à des formes graves de toxicomanie.

**héroïnomanie** f. *(angl.* ***heroinism, heroinomania****)*. Toxicomanie à l'héroïne.

**herpès** m. *(angl.* ***herpes****)*. Affection cutanée aiguë due à une série de virus, caractérisée par une éruption de petites vésicules transparentes, souvent groupées sur un fond de rougeur. L'herpès siège de préférence à la face, autour de la bouche et du nez (bouton de fièvre), aussi aux parties génitales ; il peut récidiver aux mêmes endroits. L'herpès génital de la femme peut être la cause d'une infection grave du nouveau-né (méningite herpétique), contractée lors de l'accouchement. L'herpès génital est sexuellement transmissible. C'est une complication fréquente du sida. (a. **herpétique**)

**herpes gestationis** *(angl.* ***herpes gestationis****)*. Dermatose rare qui se développe vers le milieu de la grossesse et lors des grossesses suivantes, débutant par une éruption périombilicale papulo-érythémato-bulleuse très prurigineuse et qui se généralise par la suite. Elle guérit spontanément après l'accouchement. C'est une maladie auto-immune qu'on rapproche de la *dermatite herpétiforme* (V. ce terme).

**Herpesviridae**. Famille de virus à ADN, à virions enveloppés et à symétrie sphérique. Elle comprend de nombreux virus, notamment du genre *Simplexvirus* (*herpesvirus humain 1* et *2* ou virus de l'herpès simple), du genre *Varicellovirus* (*herpesvirus humain 3* ou virus varicelle-zona), du genre *Cytomegalovirus* (*herpesvirus humain 5* ou cytomégalovirus) ou du genre *Lymphocryptovirus* (*herpesvirus humain 4* ou virus d'Epstein-Barr).

**herpèsvirus** m. Tout virus appartenant à la famille des *Herpesviridae*.

**herpèsvirus humain 1** *(angl.* ***human herpesvirus 1****)*. Un des virus du genre *Simplexvirus* (famille *Herpesviridae*, sous-famille *Alpha-Herpesvirinae*) responsable de l'herpès simple. Abrév. HHV-1. Syn. usuel : *virus de l'herpès simple* (HSV-1).

**herpèsvirus humain 2** *(angl.* ***human herpesvirus 2****)*. Un des virus du genre *Simplexvirus* (famille *Herpesviridae*, sous-famille *Alpha-Herpesvirinae*) responsable de l'herpès simple. Abrév. HHV-2. Syn. usuel : *virus de l'herpès simple* (HSV-2).

**herpèsvirus humain 3** *(angl.* ***human herpesvirus 3****)*. Virus du genre Varicellovirus (famille *Herpesviridae*, sous-famille *Alpha-Herpesvirinae*) responsable de la varicelle et du zona. Abrév. HHV-3. Syn. usuel : *virus varicelle-zona* (VZV).

**herpèsvirus humain 4** *(angl.* ***human herpesvirus 4****)*. Virus du genre *Lymphocryptovirus* (famille *Herpesviridae*, sous-famille *Gamma-Herpesvirinae*) responsable de la mononucléose infectieuse et associé au lymphome de Burkitt et à une forme de cancer du nasopharynx. Abrév. HHV-4. Syn. usuel : *virus d'Epstein-Barr* (EBV).

**herpèsvirus humain 5** *(angl.* ***human herpesvirus 5****)*. Virus du genre *Cytomegalovirus* (famille *Herpesviridae*, sous-famille *Beta-Herpesvirinae*) responsable d'infections très diverses et souvent sévères : hépatite, pneumonie, infections gastro-intestinales. Abrév. HHV-5. V. *maladie à cytomégalovirus, syndrome TORCH*. Syn. usuel : *cytomégalovirus* (CMV).

**herpès zoster**. Syn. de *zona*.

**herpétiforme** a. *(angl.* ***herpetiform****)*. Qui ressemble à l'herpès. Ex. : impétigo herpétiforme.

**herpétique** a. *(angl.* ***herpetic****)*. Qui se rapporte à l'herpès.

**Hers (maladie de)** *(angl.* ***glycogen storage disease, type VI****)*. Maladie métabolique transmise selon le mode autosomique récessif, due à un déficit partiel en phosphorylase avec accumulation de glycogène dans le foie et la rate, retard de la croissance et hypoglycémie modérée. Le pronostic de la maladie est favorable. Syn. : *glycogénose, type VI*. (*Hers* Henry Gery, biochimiste belge, né en 1923.)

**Herter** (**maladie de**) *(angl.* ***Herter's disease****)*. Syn. de *maladie cœliaque*. (*Herter* Christian Archibald, médecin américain, 1865-1910.)

**hertz** m. *(angl.* ***hertz****)*. Unité de fréquence du Système international d'unités et du système CGS, correspondant à 1 période (ou 1 cycle) par seconde. L'oreille humaine perçoit des fréquences s'échelonnant entre 16 et

16 000 Hz. Symbole : Hz. (*Hertz* Heinrich Rudolf, physicien de Bonn, 1857-1894.)

**hertzien, ienne** a. *(angl.* ***hertzian****)*. Qualifie les ondes électromagnétiques découvertes par Hertz (1886). V. *ondes hertziennes.*

**Herxheimer (réaction de)** *(angl.* ***Herxheimer's reaction****)*. Exagération passagère de certaines manifestations de la syphilis sous l'effet du traitement par la pénicilline (autrefois par le mercure et les arsenicaux), ou poussée fébrile survenant au début du traitement antisyphilitique. (*Herxheimer* Karl, dermatologue allemand, 1861-1944.)

**hétér-, hétéro-** Préfixe d'origine grecque signifiant *autre* et indiquant une inégalité, une irrégularité. Ant. : *homo-.*

**hétéroanticorps** m. *(angl.* ***heteroantibody****)*. Anticorps capable de réagir avec un antigène appartenant à une espèce différente.

**hétérochromie** f. *(angl.* ***heterochromia****)*. 1) Coloration différente de parties qui devraient, normalement, avoir la même couleur. 2) En ophtalmologie, coloration différente des deux iris. V. *vairon* (2). (a. **hétérochromique**)

**hétérochromosome** m. *(angl.* ***heterochromosome, sex chromosome****)*. Chromosome qui, chez les invertébrés supérieurs et les vertébrés (y compris l'homme), intervient dans la détermination du sexe. Habituellement, il existe une paire d'hétérochromosomes, les *chromosomes X et Y.* Les cellules somatiques de la femme portent deux chromosomes X (*génotype XX*) et celles de l'homme un chromosome X et un chromosome Y (*génotype XY*). Toutes les cellules sexuelles (gamètes) de la femme portent un chromosome X, tandis que celles de l'homme portent, soit un chromosome X, soit un chromosome Y. Syn. : *chromosome sexuel, gonosome, hétérosome.*

**hétérodrome** a. *(angl.* ***heterodromus****)*. En cardiologie, désigne une excitation qui ne suit pas les voies habituelles.

**hétérogène** a. *(angl.* ***heterogenous****)*. 1) Qui est constitué d'éléments dissemblables ou disparates. Ex. : rayonnement hétérogène. 2) Qui provient d'une espèce ou d'une source différentes. Ex. : albumines hétérogènes. Ant. : *homogène.*

**hétérogreffe** f. *(angl.* ***heterograft****)*. Greffe pratiquée avec un tissu ou un organe provenant d'une espèce différente que celle de l'organisme receveur. Syn. : *greffe hétéroplastique* (ou *hétérologue*), *hétéroplastie, hétérotransplantation, xénogreffe.*

**hétérologue** a. *(angl.* ***heterologous****)*. 1) Dont la structure diffère de celle de l'ensemble auquel il appartient. Ex. : tissu hétérologue. 2) Qui provient d'une espèce différente. Ex. : greffe hétérologue. 3) Qui présente des formes très différentes dans la même espèce. Ex. : souche hétérologue d'un micro-organisme.

**hétéroplastie** f. Syn. d'*hétérogreffe.* (a. **hétéroplastique**)

**hétéroprotéide** m. (ou **hétéroprotéine** f.) *(angl.* ***conjugated protein****)*. Nom d'ensemble des composés organiques formés de protéines associées à des substances non protidiques : chromoprotéines, glycoprotéines, lipoprotéines, nucléoprotéines et phospho-protéines.

**hétérosexuel, elle** a. et n. *(angl.* ***heterosexual****)*. Se dit d'un individu attiré sexuellement par une personne de l'autre sexe (par opposition à *homosexuel*).

**hétéroside** m. *(angl.* ***oside****)*. Composé glucidique qui donne, par hydrolyse, un ou plusieurs oses (glucose, ribose, galactose, etc.) et une substance non glucidique (telle que stérol, phénol). Ce sont notamment des substances végétales douées de diverses propriétés pharmacologiques (telles que la digitaline). Les nucléosides sont aussi des hétérosides. V. *glucoside.*

**hétérosome** m. Syn. d'*hétérochromosome.*

**hétérotopie** f. *(angl.* ***heterotopia****)*. Emplacement anormal de certaines parties d'un organe ou de certains tissus.

**hétérotransplantation** f. Syn. d'*hétérogreffe.*

**hétérotrope** (ou **hétérotropique**) a. *(angl.* ***heterotropic****)*. 1) Qui prend origine dans un endroit anormal. 2) En électrocardiographie, se dit d'une excitation née en dehors du nœud sinusal, ou d'un rythme dont la commande n'est plus sinusale.

**hétérozygote** a. et m. *(angl.* ***heterozygous****)*. Se dit de la cellule ou de l'individu qui possède dans ses chromosomes homologues deux gènes différents mais ayant la même localisation (le même locus). Ant. : *homozygote.*

**HEV**. Abrév., dans la nomenclature internationale, de *virus de l'hépatite E.*

**hexadactylie** f. *(angl.* ***hexadactylia, hexadactyly****)*. Malformation congénitale qui consiste en l'existence de 6 doigts ou de 6 orteils.

**hexose** m. *(angl.* ***hexose****)*. Sucre simple (non hydrolysable) à six atomes de carbone. Les principaux hexoses naturels sont le glucose, le galactose, le mannose et le fructose.

**Hg** Symbole chimique du *mercure.*

**HH**. Abrév. de *hernie hiatale.*

**hiatus** m. *(angl.* ***hiatus****)*. Mot latin signifiant *fente.* En anatomie, ce terme désigne certains orifices étroits et allongés. Ex. : *hiatus œsophagien*, orifice du diaphragme par lequel l'œsophage passe du thorax dans l'abdomen. (a. **hiatal**, **ale**, **aux**)

**hiatus leucémique** *(angl.* ***hiatus leukemicus****)*. Aspect particulier de la formule leucocytaire sanguine dans la leucémie aiguë, caractérisé par l'absence de formes intermédiaires entre les myéloblastes et les granulocytes neutrophiles adultes.

**hibernation artificielle** *(angl.* ***artificial hibernation****)*. Ralentissement des fonctions vitales (baisse de la température et du métabolisme, diminution de l'excitabilité), réalisé au moyen de médicaments ou par le froid en vue de certaines interventions chirurgicales ou comme traitement (brûlures graves, intoxications).

**HIC**. Abrév. d'*hypertension intracrânienne*.

**hidr-, hidro-** Préfixe d'origine grecque indiquant une relation avec la sueur. Ling. : À ne pas confondre avec *hydro-*, eau.

**hidradénome** m. *(angl.* ***hidradenoma****)*. Petite tumeur bénigne ayant comme point de départ un canal sudoripare, localisée le plus souvent aux paupières.

**hidrorrhée** f. *(angl.* ***hidrorrhea****)*. Transpiration abondante.

**hidrosadénite** (ou **idrosadénite**) f. *(angl.* ***hidradenitis****)*. Infection staphylococcique des glandes sudoripares de l'aisselle ou de la région périanale, provoquant la formation d'une ou de plusieurs collections purulentes. Ling. : L'orthographe *hydrosadénite* est incorrecte, car ce mot est dérivé du grec *hudor*, eau et non de *hidros*, sueur.

**hidrose** f. *(angl.* ***hidrosis****)*. Tout trouble fonctionnel de la sécrétion sudorale.

**Highmore (corps de)** *(angl.* ***Highmore's body****)*. Partie épaissie de l'albuginée du testicule, située sur le bord supérieur de celui-ci. (*Highmore* Nathaniel, médecin anglais, 1613-1685.)

**hile** m. *(angl.* ***hilum****)*. Région souvent déprimée de la surface d'un organe, par où pénètrent ou sortent les vaisseaux sanguins ou lymphatiques et les nerfs. Ex. : hile du foie, du poumon, de la rate, du rein. (a. **hilaire**)

**Hippel-Lindau, von (angiomatose de)** *(angl.* ***von Hippel-Lindau disease****)*. Affection malformative congénitale souvent familiale caractérisée par des tumeurs angioblastiques multiples du cervelet, de la rétine et de certains viscères, associés à des angiomes cutanés. Les manifestations cliniques dépendent de la localisation des tumeurs : céphalées, hypertension intracrânienne, troubles de la vue. Syn. : *angiomatose rétino-cérébelleuse*. (*Hippel* Eugen von, ophtalmologue allemand, 1867-1939; *Lindau* Arvid Wilhelm, pathologiste suédois, 1892-1958.)

**hippocampe** m. *(angl.* ***hippocampus****)*. Saillie que fait dans le plancher de la corne latérale du ventricule cérébral latéral la cinquième circonvolution temporale, appelée aussi *circonvolution de l'hippocampe* en raison de sa forme recourbée, à extrémité supérieure renflée (tête) et extrémité postérieure allongée (queue). Le segment recourbé de la circonvolution est appelé *uncus*. C'est une formation en rapport étroit avec les aires olfactives du cerveau.

**hippocratique** a. *(angl.* ***hippocratic****)*. Qui se rapporte à la médecine d'Hippocrate, médecin grec, né en 460 avant Jésus-Christ.

**hippocratisme digital** *(angl.* ***clubbing****)*. Déformation de l'extrémité des doigts ou des orteils, n'intéressant que les parties molles et affectant divers types : doigts en spatule, en baguettes de tambour, à ongles bombés en verre de montre. Elle est consécutive à une cyanose prolongée et témoigne d'une mauvaise oxygénation des tissus (cardiopathies congénitales, affections pulmonaires chroniques, etc.).

**hippuricurie provoquée** *(angl.* ***Quick's test for liver function*****,** ***hippuric acid test****)*. Épreuve fonctionnelle hépatique permettant d'évaluer la capacité du foie à conjuguer l'acide benzoïque avec le glycocolle, sous forme d'acide hippurique qui est éliminé par les urines (fonction antitoxique).

**hippurique** a. V. *acide hippurique*.

**Hirschsprung (maladie de)** *(angl.* ***Hirschsprung's disease****)*. Dilatation du côlon qui peut se manifester précocement chez le nouveau-né par une grave occlusion ou, plus tardivement, par la constipation et la distension de l'abdomen. Syn. : *mégacôlon congénital*. (*Hirschsprung* Harald, pédiatre danois, 1830-1916.)

**hirsutisme** m. *(angl.* ***hirsutism****)*. Développement exagéré du système pileux. Chez l'homme, il s'agit d'une exagération de la pilosité normale, alors que chez la femme la distribution des poils est anormale, de type masculin, en rapport avec des troubles de la fonction corticosurrénalienne. V. *virilisme*.

**Hirtz (incidence de)** *(angl.* ***Hirtz view****)*. Incidence bilatérale perpendiculaire à la base du crâne, pour une radiographie mettant en évidence la pointe du rocher.

**His** (**angle** ou **incisure de**). Syn. d'*incisure cardio-tubérositaire*.

**His** (**faisceau de**) *(angl. **atrioventricular bundle, bundle of His**)*. Lame mince et aplatie de tissu cardiaque différencié *(tissu nodal)* qui prolonge sans ligne de démarcation nette le nœud d'Aschoff-Tawara, à travers la paroi atrio-ventriculaire, jusque dans les ventricules où elle se divise en deux branches : une branche droite, destinée au ventricule droit; une branche gauche, destinée au ventricule gauche. Les deux branches s'épanouissent ensuite dans le myocarde des deux ventricules pour former le *réseau de Purkinje*. Le faisceau de His, ses deux branches et le réseau de Purkinje permettent la diffusion ultrarapide des stimuli du nœud d'Aschoff-Tawara jusqu'aux parois des ventricules. Syn. : *faisceau atrio-ventriculaire*. (*His* Wilhelm Jr., anatomiste suisse, 1863-1934.)

**hissien, enne** a. *(angl. **hisian**)*. Qui se rapporte au faisceau de His.

**hist-, histio-, histo-** Préfixe d'origine grecque indiquant une relation avec les tissus de l'organisme.

**histamine** f. *(angl. **histamine**)*. Substance aminée présente en abondance dans presque tous les tissus, en particulier dans le poumon et le foie. L'histamine provoque la dilatation des capillaires, ayant pour conséquence une hypotension et augmente toutes les sécrétions. Elle joue un rôle pathogène comme intermédiaire dans les phénomènes d'origine allergique : toxi-infection, choc anaphylactique, asthme, urticaire. On l'utilise pour provoquer la sécrétion gastrique (lors du tubage gastrique), comme agent de désensibilisation dans les maladies allergiques, dans le traitement des myalgies, dans le traitement du vertige de Ménière, etc. (a. **histaminique**)

**histioblaste** m. *(angl. **histioblast**)*. Grande cellule de forme ovale, colorée en rose, qui représente la forme primitive et immature de l'histiocyte.

**histiocyte** m. *(angl. **histiocyte**)*. Cellule mésenchymateuse de forme variable, issue du monocyte, pouvant évoluer en diverses autres formes cellulaires, et constituant l'élément fondamental du tissu réticulo-endothélial. L'histiocyte est doué d'un grand pouvoir phagocytaire. (a. **histiocytaire**)

**histiocytofibrome** m. *(angl. **fibrous histiocytoma**)*. Tumeur bénigne rare de l'adulte jeune, constituée de fibroblastes et de collagène. Elle siège surtout sur les os longs et se présente radiologiquement comme une zone transparente diaphyso-métaphysaire. Une exérèse large est nécessaire pour éviter la récidive.

**histiocytome fibreux**. Syn. de *fibroxanthome*.

**histiocytose** f. *(angl. **histiocytosis**)*. Présence d'histiocytes dans le sang.

**histiocytose maligne** *(angl. **malignant histiocytosis**)*. Maladie apparentée à la leucémie aiguë, consistant en une prolifération néoplasique, systémique, progressive et invasive, de cellules ayant les caractères morphologiques d'histiocytes atypiques ou d'autres phagocytes mononucléaires. Syn. : *réticulose médullaire histiocytaire*.

**histiocytose X** *(angl. **histiocytosis X**)*. Toute affection caractérisée par la prolifération localisée ou disséminée, de cause inconnue, d'histiocytes anormaux, dont les manifestations cliniques sont polymorphes (granulome éosinophile des os, maladie de Letterer-Siwe, maladie de Hand-Schüller-Christian).

**histocompatibilité** f. *(angl. **histocompatibility**)*. Ensemble des conditions qui assurent le succès d'une greffe et qui sont déterminées par la concordance des particularités tissulaires immunitaires du donneur et du receveur.

**histogenèse** f. *(angl. **histogenesis**)*. Formation et développement des tissus à partir de cellules embryonnaires indifférenciées.

**histologie** f. *(angl. **histology**)*. Science qui étudie, à l'aide du microscope, la structure des tissus et des cellules constitutives des êtres vivants. Le spécialiste en est l'*histologiste* ou *histologue*. (a. **histologique**)

**histone** f. *(angl. **histone**)*. Toute protéine basique simple, hydrosoluble, coagulable sous l'action de la chaleur et précipitable par l'ammoniaque sans être dénaturée. Les histones sont présentes dans les noyaux cellulaires, combinées aux acides désoxyribonucléiques.

**histopathologie** (ou **histologie pathologique**) f. *(angl. **histopathology**)*. Étude microscopique des tissus malades.

**histophysiologie** f. *(angl. **histophysiology**)*. Étude des fonctions normales des cellules et des tissus.

**histoplasmose** f. *(angl. **histoplasmosis**)*. Maladie provoquée par des champignons microscopiques levuriformes *(Histoplasma)*, parasites intracellulaires, qui envahissent surtout les cellules du système réticulo-endothélial. L'*histoplasmose classique* (ou *américaine*), due à *Histoplasma capsulatum*, fréquente aux États-Unis et sporadique en Europe, peut revêtir des formes très diverses : accès intermittents de fièvre avec asthénie et anémie, atteintes pleuro-pulmonaires d'allure grippale, spléno-hépatomégalie, adénopathies ; sa forme généralisée, observée surtout chez le petit enfant, peut être très grave et même mortelle. L'infection se transmet par l'inhalation des spores contenues dans l'air. L'*histoplasmose africaine*, due à *Histoplasma duboisii*, sévit dans de nombreux pays de l'Afrique Noire et se manifeste par des nodules et abcès ulcérés de la peau, des muqueuses, des os, parfois des organes internes.

**HIV**. Abrév. dans la nomenclature internationale du *virus de l'immunodéficience humaine*, responsable du sida. De l'anglais *human* ***immunodeficiency*** *virus*, souvent utilisée en français. V. *VIH*.

**HLA**. V. *système HLA*.

**Hodgkin (maladie de)** *(angl.* ***Hodgkin's disease****)*. Affection maligne caractérisée par une prolifération de type tumoral des histiocytes et des cellules réticulaires de divers organes atteignant surtout les ganglions lymphatiques. Syn. : *lymphogranulomatose maligne, granulome malin, lymphome malin*. (*Hodgkin* Thomas, médecin anglais, 1798-1866.)

**hodgkinien, ienne** a. et n. *(angl.* ***hodgkinian****)*. 1) Qui se rapporte à la maladie de Hodgkin. 2) Qui est atteint de la maladie de Hodgkin.

**Hoffa (maladie de)** *(angl.* ***Hoffa's disease****)*. Développement anormal, localisé ou diffus, du tissu adipeux qui entoure la rotule et la synoviale du genou, avec empâtement douloureux et gêne dans les mouvements. Son étiologie est mal définie : il existe des formes favorisées par un traumatisme, d'autres apparemment idiopathiques. (*Hoffa* Albert, chirurgien-orthopédiste allemand, 1859-1907.)

**Hofmeister (opération de)** *(angl.* ***Hofmeister's operation, Hofmeister gastrectomy****)*. Syn. d'*opération de Finsterer*. V. *Finsterer (opération de)*. (*Hofmeister* Franz von, chirurgien allemand, 1867-1926.)

**Hohmann (opération de)** *(angl.* ***Hohmann's operation****)*. Opération correctrice des orteils en griffe par résection de l'extrémité distale de la phalange proximale et fixation de l'orteil dans un bon axe. (*Hohmann* Georg, médecin orthopédiste allemand), 1880-1970.)

**holisme** m. *(angl.* ***holism****)*. En psychologie, concept qui définit l'organisme comme un tout fonctionnellement supérieur à la somme des parties qui le composent.

**holistique** a. *(angl.* ***holistic****)*. Terme employé pour décrire une approche globale de la personne, tant sur le plan physique que psychique ou social. Ex. : vision holistique de la santé.

**holo-** Préfixe d'origine grecque signifiant *entier*. Ant. : *méro-*.

**holodiastolique** a. *(angl.* ***holodiastolic****)*. Qui se rapporte ou qui s'étend à l'ensemble de la diastole. Ex. : souffle holodiastolique.

**holoprotéide** m. (ou **holoprotéine** f.) *(angl.* ***simple protein****)*. Protéine dont l'hydrolyse complète ne libère que des acides aminés, à l'exclusion de toute autre substance, par opposition aux hétéroprotéides. Ling. : Le mot « protéine » lui-même désigne habituellement une holoprotéine.

**holoside** m. *(angl.* ***oside****)*. Substance glucidique constituée par plusieurs oses (sucres simples), qui se scinde par hydrolyse en molécules d'oses (di-, tri-, polyholoside selon le nombre d'oses). Syn. : *saccharide* (terme abandonné par les biochimistes).

**holosystolique** a. *(angl.* ***holosystolic****)*. Se dit d'un souffle cardiaque qui dure pendant toute la systole.

**Holter (méthode** ou **monitorage de)** *(angl.* ***Holter's recording, ambulatory electrocardiographic monitoring****)*. Méthode diagnostique d'enregistrement électrocardiographique continu d'une dérivation thoracique bipolaire, effectué sur une bande magnétique à très faible vitesse de déroulement. Un système de lecture accélérée permet de déceler rapidement les passages intéressants sur le tracé. Cette méthode est aussi utilisée pour la surveillance du traitement des troubles du rythme et de conduction, et pour l'étude de l'insuffisance coronaire (où elle montre souvent l'existence de modifications asymptomatiques de la repolarisation surtout dans les formes aiguës d'insuffisance coronaire). Ling. : En langage clinique courant on dit : « un holter ». (*Holter* Norman, biophysicien américain, 1914-1983.)

**homéo-** Préfixe d'origine grecque signifiant *semblable* et ayant à peu près le même sens que *homo-*.

**homéopathe** a. et n. *(angl.* ***homeopath****)*. Qui est partisan de l'homéopathie et qui la pratique.

**homéopathie** f. *(angl.* ***homeopathy****)*. Méthode de traitement inventée par Samuel Hahnemann (1755-1843), dont le principe de base est d'administrer contre une maladie des remèdes susceptibles de produire des effets semblables à ceux que détermine la maladie elle-même, mais à des doses infinitésimales, en partant de l'idée que l'activité du médicament augmente en proportion de sa dilution. V. *allopathie*. (a. **homéopathique**)

**homéostasie** f. *(angl. **homeostasis**)*. Tendance de l'organisme à maintenir constantes les conditions physiologiques. (a. **homéostasique**)

**homéotherme** *(angl. **homeothermal**)*. Se dit d'un animal dont la température interne est maintenue constante par un mécanisme de régulation (l'homme, les mammifères, les oiseaux). V. *poïkilotherme*. (nom : un **homéotherme**).

**homo-** Préfixe d'origine grecque signifiant *le même* et indiquant l'égalité, la similitude, la régularité, l'uniformité. Ant. : *hétéro-*.

**homogène** a. *(angl. **homogeneous**)*. Qui est de structure uniforme ou constitué d'éléments de même nature ou uniformément répartis. Ant. : *hétérogène*.

**homogreffe** f. *(angl. **homograft**)*. Syn. d'*allogreffe*.

**homologue** a. *(angl. **homologous**)*. 1) Se dit de deux chromosomes qui forment une paire. 2) Se dit de substances chimiques semblables.

**homoplastie** f. Syn. d'*allogreffe*.

**homosexualité** f. *(angl. **homosexuality**)*. Affinité sexuelle pour les personnes du même sexe. V. *lesbianisme*, *pédérastie*, *uranisme*. Syn. désuet et déconseillé : *inversion sexuelle*.

**homosexuel**, **elle** *(angl. **homosexual**)*. 1) a. Qui se rapporte à l'homosexualité. 2) a. et n. Se dit de l'individu dont l'instinct sexuel se dirige vers des personnes de son propre sexe. V. *hétérosexuel, pédéraste, lesbienne*. Syn. désuet et déconseillé : *inverti*.

**homotransplantation** f. *(angl. **homotransplant**)*. Syn. d'*allogreffe*.

**homozygote** a. *(angl. **homozygous**)*. Se dit de la cellule, de l'individu, qui possède dans ses chromosomes homologues deux gènes identiques, ayant la même localisation (le même locus). Ant. : *hétérozygote*. (nom : un **homozygote**).

**honteux**, **euse** a. *(angl. **pudendal**)*. Qui se rapporte aux artères, aux veines et aux nerfs qui se distribuent aux organes génitaux externes, aux téguments voisins, au périnée et à la partie inférieure du petit bassin : artères (et veines) honteuses externes, artère (et veine) honteuse interne, nerfs et plexus honteux.

**hoquet** m. *(angl. **hiccup**)*. Contraction spasmodique involontaire du diaphragme déterminant une brusque secousse de l'abdomen et du thorax, et qui s'accompagne d'un bruit rauque caractéristique dû à la constriction de la glotte avec vibration des cordes vocales.

**hormone** f. *(angl. **hormone**)*. 1) Toute substance élaborée par une glande endocrine et qui, déversée dans le sang, exerce une action physiologique spécifique au niveau de divers organes. 2) Par extension, toute substance synthétique possédant les propriétés d'une hormone naturelle. (a. **hormonal**, **ale**, **aux**)

**hormone adrénocorticotrope**. Syn. de *corticotrophine*.

**hormones androgènes**. V. *androgène*.

**hormone antéhypophysaire** *(angl. **adenohypophysial hormone**, **anterior pituitary hormone**)*. Chacune des hormones sécrétées par le lobe antérieur de l'hypophyse. Leur rôle est de déclencher ou de stimuler les sécrétions d'autres glandes endocrines (V. *corticotrophine*, *gonadotrophine*, *mélanostimuline*, *somatotrophine*, *thyrotrophine*). La mise en jeu de chacune de ces stimulines est également sous la dépendance d'un facteur spécifique sécrété par l'hypothalamus et appelé *releasing factor*.

**hormone antidiurétique**. Syn. de *vasopressine*.

**hormone corticominéralotrope**. Syn. de *désoxycortone*.

**hormone corticosurrénale** *(angl. **adrenocortical hormone**)*. Toute hormone sécrétée par le cortex surrénal. On en distingue une trentaine, toutes des stéroïdes, réparties en 3 groupes : les *minéralocorticoïdes* (aldostérone, désoxycortone), qui agissent sur le métabolisme de l'eau et des électrolytes et exercent une puissante action anti-inflammatoire, les *glucocorticoïdes* ou *11-oxycorticostéroïdes* (cortisone, hydrocortisone et ses dérivés), qui agissent sur le métabolisme glucidique et les *hormones androgènes* ou *17-cétostéroïdes*.

**hormone corticotrope**. Syn. de *corticotrophine*.

**hormone de croissance**. Syn. de *somatotrophine*.

**hormone folliculaire**. Syn. d'*estrone*.

**hormone folliculostimulante**. Syn. de *gonadotrophine A*.

**hormone galactogène**. Syn. d'*hormone lutéotrope*.

**hormone gonadotrope**. Syn de *gonadotrophine*.

**hormone hypophysaire** *(angl. **hypophysial hormone**)*. Chacune des hormones sécrétées par l'hypophyse : les *hormones antéhypophysaires* (du lobe antérieur de l'hypophyse), stimulines qui tiennent sous contrôle la plupart des sécrétions endocrines de l'organisme, dont les *gonadotrophines* et la *thyrotrophine*; les *hormones post-hypophysaires* emmagasinées ou produites dans le lobe postérieur de l'hypophyse *(vasopressine* et

H

*oxytocine)*, auxquelles s'ajoutent encore les *hormones hypothalamiques*, qui sont des facteurs contrôlant la sécrétion des stimulines (appelées aussi de ce fait *hormones hypothalamohypophysaires*).

**hormone hypothalamique** (ou **hypothalamo-hypophysaire**). V. *hormone hypophysaire*.

**hormone lutéale**. Syn. de *progestérone*.

**hormone lutéinisante** (**lutéinostimulante** ou **lutéostimulante**) *(angl.* ***luteinizing hormone****)*. Syn. de *gonadotrophine B*.

**hormone lutéotrope** *(angl.* ***luteotropic hormone****)*. Hormone sécrétée par le lobe antérieur de l'hypophyse. Elle favorise la sécrétion de progestérone, a un effet protecteur sur la muqueuse utérine pendant la grossesse, et déclenche la lactation après l'accouchement. Syn. : *hormone galactogène*, *lutéotrophine* (ou *lutéotropine*), *mammotrophine* (ou *mammotropine*), *prolactine*. Abrév. : LTH (de l'anglais *luteotropic hormone*).

**hormone mélanostimulante** (ou **mélanotrope**). Syn. de *mélanostimuline*.

**hormone neurohypophysaire**. Syn. d'*hormone post-hypophysaire*.

**hormone œstrogène**. V. *œstrogène*.

**hormone parathyroïdienne** *(angl.* ***parathyroid hormone****)*. Syn. de *parathormone*.

**hormones placentaires** *(angl.* ***placental hormones****)*. Hormones sécrétées par le placenta. Ce sont : la *progestérone* et les *œstrogènes*, dont le taux augmente progressivement à partir du 3e mois de la grossesse, et une gonadotrophine (chorionique ou placentaire) qui apparaît dans les urines dès les premiers jours de la grossesse et en permet le diagnostic précoce (et dont les propriétés sont proches de la gonadotrophine B de l'hypophyse).

**hormone post-hypophysaire** *(angl.* ***neurohypophyseal hormone, posterior pituitary hormone****)*. Chacune des hormones emmagasinées dans le lobe postérieur de l'hypophyse, mais provenant de sécrétions des structures nerveuses voisines : la *vasopressine*, sécrétée par les noyaux supraoptiques de l'hypothalamus et l'*oxytocine*, sécrétée par les noyaux paraventriculaires. Syn. : *hormone neurohypophysaire*.

**hormone somatotrope**. Syn. de *somatotrophine*.

**hormone thyréotrope**. Syn. de *thyrotrophine*.

**hormone thyroïdienne** *(angl.* ***thyroid hormone****)*. Chacune des hormones sécrétées par la thyroïde. Ce sont : la *triiodothyronine* et la thyroxine, et, accessoirement, la *diiodothyronine*. Leur secrétion dépend de la thyrotrophine hypophysaire. L'action physiologique principale des hormones thyroïdiennes est d'augmenter le métabolisme basal et d'accélérer la croissance.

**hormonothérapie** f. *(angl.* ***hormonotherapy****)*. Emploi d'hormones naturelles ou synthétiques à des fins thérapeutiques. (a. **hormonothérapique**)

**Horton** (**maladie de**) *(angl.* ***Horton's syndrome, temporal arteritis, giant cell arteritis****)*. Inflammation de l'artère temporale se traduisant par des douleurs et une tuméfaction rouge de la tempe, compliquée souvent de lésions oculaires (thrombose ou embolie de l'artère rétinienne, névrite optique, amaurose). V. *pseudo-polyarthrite rhizomélique*. Syn. : *artérite temporale*. (*Horton* Bayard T., médecin américain, 1895-1980.)

**hospitalier**, **ière** a. *(angl.* ***hospital****)*. Qui se rapporte à l'hôpital.

**hospitalisation** f. *(angl.* ***hospitalization****)*. Placement et séjour d'un malade dans un hôpital.

**hospitalisé**, **ée** a. *(angl.* ***in-patient****)*. Se dit d'un malade qui séjourne dans un hôpital.

**hospitalisme** m. *(angl.* ***hospitalism****)*. Retard du développement physique et mental d'un jeune enfant consécutif à son séjour prolongé à l'hôpital ou dans une institution où il ne trouve pas les contacts affectifs qui lui sont nécessaires. V. *situation anaclitique*.

**hôte** m. *(angl.* ***host****)*. Homme ou animal vivant (y compris les oiseaux et les arthropodes) qui, dans des conditions naturelles, entretient ou héberge un agent infectieux (bactéries, virus, parasites).

**Hottentotes**. V. *tablier des Hottentotes*.

**Hounsfield** (**unité**) *(angl.* ***Hounsfield unit****)*. En tomodensitométrie, unité de mesure de la densité d'un carré élémentaire *(pixel)*. Les unités Hounsfield sont réparties arbitrairement sur une échelle – 1000 (l'air) à + 1000 (l'os dense), l'eau étant à 0. (*Hounsfield* Sir Godfrey Newbold, chercheur anglais, prix Nobel 1579; co-inventeur avec Allan Mac Leod Cormack du tomodensitomètre, né en 1919.)

**Howell** (**temps de**) *(angl.* ***Howell's method****)*. Temps de coagulation mesuré sur un plasma obtenu après sédimentation ou centrifugation du sang prélevé sur anticoagulant. Chez le sujet normal, il varie entre 1 minute 45 secondes et 3 minutes (suivant l'anticoagulant employé, le volume du sang, et selon qu'il s'agit d'un plasma de centrifugation ou de sédimentation). Il est allongé dans les thrombopénies et les dysfonctions plaquettaires.

(*Howell* William Henry, physiologiste américain, 1860-1945.)

**HSG**. Abrév. d'*hystéro-salpingographie*.

**HSV**. Abrév. d'*herpèsvirus humain 1 et 2*.

**Ht**. Abrév. d'*hématocrite*.

**HTA**. Abrév. d'*hypertension artérielle*.

**Huhner (test de)** *(angl.* ***Huhner test, postcoital test****)*. Examen microscopique de la glaire endocervicale, recueillie 6 à 20 heures après un rapport sexuel, en vue de déterminer si le mucus cervical constitue un obstacle à l'ascension des spermatozoïdes. Syn. : *test postcoïtal*. (*Huhner* Max, urologue américain, 1873-1947.) (*Hühner*, erreur d'orthographe souvent commise.)

**huméro-cubital, ale, aux** a. *(angl.* ***humero-ulnar****)*. Qui se rapporte à l'humérus et au cubitus. Ex. : luxation huméro-cubitale.

**huméro-radial, ale, aux** a. *(angl.* ***humeroradial****)*. Qui se rapporte à l'humérus et au radius. Ex. : luxation huméro-radiale.

**humérus** m. *(angl.* ***humerus****)*. Os long qui forme à lui seul le squelette du *bras*. Il comprend : une diaphyse ou *corps*; une épiphyse supérieure présentant trois reliefs, la *tête* qui s'articule avec la cavité glénoïde de l'omoplate, et deux massifs d'insertions musculaires, le *trochiter* en dehors et le *trochin* en avant séparés par la *coulisse bicipitale*; une épiphyse inférieure portant une surface articulaire avec l'extrémité supérieure des deux os de l'avant-bras et constituée en dedans par la *trochlée* et en dehors par le *condyle*, et par deux apophyses latérales d'insertions musculaires, l'*épitrochlée* et l'*épicondyle*. (a. **huméral, ale, aux**)

**humeur** f. *(angl. 1)* ***mood****, 2) 3)* ***humor****)*. 1) Disposition affective fondamentale qui donne aux états d'âme un caractère agréable ou désagréable (que l'on attribuait autrefois à la composition des « humeurs » du corps). 2) Terme utilisé en latin dans la nomenclature anatomique désignant certains fluides du corps humain. V. *humeur aqueuse*, *humeur vitrée*. 3) Terme quasiment abandonné qui désignait tout liquide organique.

**humeur aqueuse** *(angl.* ***aqueous humor****)*. Liquide transparent contenu dans les chambres antérieure et postérieure de l'œil. Il contribue au maintien de la pression intraoculaire et fournit les éléments nutritifs nécessaires au cristallin. L'humeur aqueuse constitue le milieu interne de l'œil.

**humeur vitrée** *(angl.* ***humor vitreus****)*. Liquide occupant les interstices du stroma du *corps vitré* de l'œil.

**humoral, ale, aux** a. *(angl.* ***humoral****)*. Qui se rapporte aux liquides organiques. Ex. : bilan humoral.

**Hunter (canal de)** *(angl.* ***Hunter's canal****)*. Segment distal du canal fémoral, s'étendant sur toute la hauteur du tiers distal de la cuisse. (*Hunter* John, anatomiste et chirurgien écossais, 1728-1793.)

**Huntington (chorée de)** *(angl.* ***Huntington's chorea****)*. Maladie neurodégénérative génétique de l'adulte, à évolution chronique, associant un syndrome choréique, qui touche d'abord les mains et la face, puis l'ensemble de la musculature, et des troubles des fonctions supérieures, à début souvent insidieux : dépression, irritabilité, baisse de la mémoire et de l'attention, aboutissant à la démence. Elle est due à une dégénérescence atrophique du noyau caudé, du putamen et du cortex cérébral. (*Huntington* George, médecin américain, 1851-1916.)

**Hurler (maladie de)** *(angl.* ***Hurler syndrome, gargoylism****)*. Maladie familiale et héréditaire caractérisée par des malformations multiples et complexes, essentiellement de la tête et de la face (aspect rappelant celui des gargouilles moyenâgeuses : faciès grotesque avec front très saillant, sourcils épais, nez large et aplati, lèvres épaisses). Il s'agit d'un trouble métabolique de la famille des *mucopolysaccharidoses*. Syn. : *gargoïlisme* (ou *gargoylisme*). (*Hurler* Gertrud, pédiatre autrichienne, 1889-1965.)

**Hutchinson-Gilford (syndrome de)** *(angl.* ***Hutchinson-Gilford syndrome****)*. Syn. de *progéria (de Gilford)*. (*Hutchinson* Sir Jonathan, chirurgien anglais, 1828-1913; *Gilford* Hastings, médecin anglais, 1861-1941.)

**HVD**. Abrév., employée surtout en électrocardiographie, d'*hypertrophie ventriculaire droite*.

**HVG**. Abrév., employée surtout en électrocardiographie, d'*hypertrophie ventriculaire gauche*.

**hyal-, hyalo-** Préfixe d'origine grecque indiquant une relation avec le verre ou exprimant l'idée de transparence.

**hyalin, ine** a. *(angl.* ***hyaline****)*. Qui a la transparence du verre. Ex. : cartilage hyalin, dégénérescence hyaline.

**hyalite** f. *(angl.* ***hyalitis****)*. Inflammation du corps vitré.

**hyaloïde** *(angl. 1)* ***hyaloid****, 2)* ***membrana vitrea****)*. 1) a. Qui a l'apparence ou la transparence du verre. 2) f. Membrane transparente enveloppant le corps vitré. Syn. : *membrane hyaloïde* (ou *hyaloïdienne*), *membrane vitrée*.

**hyaloïdien, ienne** a. *(angl.* ***hyaloid****).* Qui se rapporte à la membrane hyaloïde.

**hyaloplasme** m. *(angl.* ***hyaloplasm****).* Protoplasma non figuré d'une cellule, constitué par un système colloïdal peu réfringent.

**hyaluronidase** f. *(angl.* ***hyaluronidase****).* Nom générique de trois enzymes, l'*hyaluronate lyase*, l'*hyaluronoglucosaminidase* et l'*hyaluronoglucuronidase* produites par certaines bactéries (pneumocoque, streptocoque) et par certaines cellules humaines (cellules du testicule, spermatozoïde) et animales (par ex. les sangsues) ; elles favorisent l'hydrolyse de l'acide hyaluronique et des polyosides (polysaccharides), rendant ainsi moins visqueux les milieux organiques qui en sont riches. On les utilise comme facteur de diffusion, favorisant la résorption des substances injectées par voie sous-cutanée.

**Hybbinette (opération de)**. V. *Eden-Hybbinette (opération de ).*

**hybridation** f. *(angl.* ***hybridization****).* Croisement naturel ou artificiel de deux individus (plantes ou animaux), d'espèces, de races ou de variétés différentes. Le produit de ce croisement est un *hybride*. V. *métis.*

**hydarthrose** f. *(angl.* ***hydrarthrosis****).* Accumulation de liquide séreux dans une cavité articulaire.

**hydatide** f. *(angl.* ***hydatid****).* 1) Stade larvaire du ver *Echinococcus granulosus*, ayant la forme d'une vésicule plus ou moins volumineuse, de forme sphérique, remplie de liquide incolore et renfermant le scolex (la tête) du ver. 2) Petit corps lisse fixé à l'extrémité antérieure du testicule ou de l'épididyme, représentant un vestige embryonnaire.

**hydatiforme** a. *(angl.* ***hydatidiform****).* Qui ressemble à une poche d'eau, à une hydatide. V. *môle hydatiforme.*

**hydatique** a. *(angl.* ***hydatic****).* Qui se rapporte aux hydatides, qui en contient. V. *kyste hydatique.*

**hydr-, hydro-, -hydrie** 1) Préfixe et suffixe d'origine grecque indiquant une relation avec l'eau (à ne pas confondre avec *hidro-*, sueur). 2) En chimie, préfixes indiquant la fixation d'hydrogène ou d'eau sur un corps.

**hydramnios** m. *(angl.* ***hydramnios****).* Présence d'une quantité excessive (plus de 2 litres) de liquide amniotique dans la cavité qui entoure le fœtus.

**hydrargyrie** f. (ou **hydrargyrisme** m.) *(angl.* ***hydrargyria, hydrargyrism****).* Intoxication par le mercure ou ses composés (surtout par inhalation de vapeurs chez des ouvriers manipulant des composés mercuriels), se manifestant essentiellement par des troubles rénaux et nerveux.

**hydratation** f. *(angl.* ***hydration****).* 1) Introduction d'eau dans l'organisme. 2) Fixation d'eau sur un corps quelconque. (a. **hydraté, ée**)

**hydrate de carbone**. V. sous *glucide.*

**hydrémie** f. *(angl.* ***hydremia****).* Teneur en eau du sang. On distingue l'*hydrémie plasmatique* et l'*hydrémie globulaire* (des globules sanguins).

**hydrique** a. *(angl.* ***hydric****).* Qui se rapporte à l'eau.

**hydro-aérique** a. *(angl.* ***hydroaeric****).* En radiologie, se dit d'une image caractérisée par la présence, dans une cavité, d'un épanchement liquide et d'un épanchement gazeux.

**hydrocarbone** m. *(angl.* ***hydrocarbon****).* Substance constituée d'hydrogène et de carbone. (a. **hydrocarboné, ée**)

**hydrocèle** f. *(angl.* ***hydrocele****).* Accumulation de liquide séreux dans la tunique vaginale des testicules ou dans les enveloppes du cordon spermatique.

**hydrocéphale** a. et n. *(angl.* ***hydrocephalic****).* Qui est atteint d'hydrocéphalie.

**hydrocéphalie** f. *(angl.* ***hydrocephalus****).* Augmentation pathologique de la quantité de liquide céphalo-rachidien contenue dans le crâne (le plus souvent dans les ventricules cérébraux). V. *Hakim et Adams (syndrome de).* (a. **hydrocéphalique**)

**hydrocholécyste** m. *(angl.* ***hydrocholecystis****).* Vésicule biliaire contenant une bile anormalement liquide.

**hydrocortisone** f. *(angl.* ***hydrocortisone****).* Hormone glucocorticostéroïde isolée du cortex surrénal, où elle est synthétisée sous l'action de la corticotrophine (ACTH) à partir du cholestérol et de la progestérone. On l'utilise sous forme de sels, principalement pour ses propriétés anti-inflammatoires. Syn. : *cortisol.*

**hydrocution** f. *(angl.* ***immersion syncope****).* Syncope cardio-respiratoire survenant brutalement lors d'un bain froid et pouvant entraîner la noyade. (a. **hydrocuté, ée**)

**hydro-électrolytique** a. *(angl.* ***hydroelectrolytic****).* Qui se rapporte à l'eau et aux électrolytes, ainsi qu'à leur équilibre dans l'organisme. Ex. : bilan hydro-électrolytique.

**hydrogène** m. *(angl.* ***hydrogen****).* Corps simple, gaz incolore et inodore, le plus léger de tous les gaz, doué d'un grand pouvoir réducteur. L'hydrogène est un élément constitutif important des êtres vivants (sous forme d'eau et de substances organiques). Symbole : H.

**hydrolase** f. *(angl. **hydrolase**)*. Toute enzyme qui catalyse la rupture d'une liaison chimique en présence d'eau (*hydrolyse*).

**hydrologie médicale** *(angl. **medical hydrology**)*. Étude des propriétés et de l'utilisation thérapeutique des eaux naturelles ou artificielles.

**hydrolyse** f. *(angl. **hydrolysis**)*. 1) Décomposition d'un corps par fixation d'eau, ayant pour conséquence la formation de nouvelles molécules. Ex. : hydrolyse des protéines en acides aminés. 2) Par extension, dissociation des électrolytes présents dans l'eau. (a. **hydrolytique** ; v. **hydrolyser**)

**hydroméningocèle** f. *(angl. **hydromeningocele**)*. Syn. de *méningocèle*.

**hydronéphrose** f. *(angl. **hydronephrosis**)*. Dilatation du bassinet et des calices du rein avec accumulation d'urine, due à un obstacle permanent ou temporaire siégeant sur les voies urinaires, ou à un défaut de la tonicité du bassinet.

**hydropéricarde** m. *(angl. **hydropericardium**)*. Épanchement de liquide séreux, non inflammatoire, dans la cavité péricardique.

**hydrophile** a. *(angl. **hydrophilic**)*. Qui a de l'affinité pour l'eau ; qui absorbe ou qui retient l'eau. Ant. : *hydrophobe*.

**hydrophobie** f. *(angl. **hydrophobia**)*. Crainte morbide de l'eau. (a. **hydrophobe**)

**hydrophtalmie** f. *(angl. **hydrophthalmos**)*. Syn. de *buphtalmie*.

**hydropisie** f. Syn. désuet d'*anasarque*.

**hydro-pneumopéritoine** m. *(angl. **hydropneumoperitoneum**)*. Accumulation de liquide séreux et de gaz dans la cavité péritonéale.

**hydro-pneumothorax** m. *(angl. **hydropneumothorax**)*. V. *hydrothorax*.

**hydro-pyonéphrose** f. *(angl. **hydropyonephrosis**)*. Accumulation d'urine et de pus dans le bassinet et les calices rénaux dilatés par suite d'un obstacle dans les voies urinaires inférieures (en général, une obstruction de l'uretère).

**hydro-pyosalpinx** m. *(angl. **hydropyosalpinx**)*. Distension de la trompe utérine par une accumulation de liquide séreux et de pus.

**hydrorrhée** f. *(angl. **hydrorrhea**)*. Écoulement abondant de liquide clair, séreux, par un conduit naturel, dû à l'inflammation de sa muqueuse.

**hydrosalpinx** m. *(angl. **hydrosalpinx**)*. Épanchement de liquide séreux enkysté dans une trompe utérine.

**hydro-sodique** a. *(angl. **hydrosodic**)*. Qui se rapporte à l'eau et au sodium.

**hydrosoluble** a. *(angl. **hydrosoluble**)*. Qui est soluble dans l'eau. Ex. : vitamine hydrosoluble.

**hydrothérapie** f. *(angl. **hydrotherapy**)*. Emploi de l'eau sous toutes ses formes (douches, bains, enveloppements humides, séjour dans une étuve humide) à des fins thérapeutiques. (a. **hydrothérapique**)

**hydrothorax** m. *(angl. **hydrothorax**)*. Épanchement pleural d'une sérosité non inflammatoire, observé notamment dans l'insuffisance du cœur gauche. Syn. : *hydro-pneumothorax*, *pleurorrhée*, *sérothorax*, *transsudat pleural*.

**hydro-uretère** m. Syn. d'*urétérohydrose*.

**hydroxy-** Préfixe désignant la présence du radical OH dans un composé chimique, ou la substitution d'un hydrogène par ce radical. V. *oxy-*.

**β-hydroxybutyrique** a. V. *acide β-hydroxybutyrique*.

**hydroxy-11 corticostéroïde** (ou **11-hydroxycorticostéroïde**) m. *(angl. **11-hydroxycorticosteroid**)*. Chacune des hormones stéroïdes de la corticosurrénale ayant une fonction alcool en position 11 (cortisol, corticostérone, aldostérone), appelées aussi *11-oxycorticostéroïdes*.

**hydroxy-17 corticostéroïde** (ou **17-hydroxycorticostéroïde**) m. *(angl. **17-hydroxycorticosteroid**)*. Chacun des stéroïdes de la corticosurrénale ayant une fonction alcool en position 17. Ce sont des métabolites du cortisol et de la cortisone trouvés dans l'urine. Abrév. : 17-OHCS.

**hydroxystéroïde** m. *(angl. **hydroxysteroid**)*. Nom d'ensemble des hormones stéroïdes et de leurs métabolites, possédant une ou plusieurs fonctions alcool dans leur molécule. Appartiennent à ce groupe : les hormones de la corticosurrénale, la testostérone, des dérivés de la progestérone. Syn. : *oxystéroïde*.

**hygiène** f. *(angl. **hygiene**)*. Ensemble des moyens visant à assurer le bien-être physique et mental de l'individu, et à faciliter son adaptation harmonieuse au milieu ambiant. Le spécialiste en matière d'hygiène est l'*hygiéniste*. (a. **hygiénique**)

**hygiène du milieu** *(angl. **environmental hygiene**)*. 1) Ensemble des moyens utilisés et des mesures mises en œuvre sur l'environnement pour favoriser le bien-être de l'individu et de son groupe, pour empêcher les nuisances et éventuellement y remédier. 2) État sanitaire d'un milieu : on parle par exemple de l'« hygiène » défectueuse d'un local ou d'un pays.

**hygiéniste dentaire** *(angl.* ***dental hygienist****)*. Dans certains pays, personne ayant reçu une formation qui lui permet de donner des soins limités (détartrage, application topique de certaines solutions) sous la surveillance personnelle du dentiste et d'enseigner aux parents et aux enfants les principes de l'hygiène buccale[26].

**hygro-** Préfixe d'origine grecque indiquant une relation avec l'humidité.

**hygroma** m. Syn. de *bursite*.

**hymen** m. *(angl.* ***hymen****)*. Mince membrane formée par un repli de la muqueuse vaginale, séparant partiellement le vagin de la vulve. L'hymen se déchire au premier rapport sexuel, cicatrisant en lambeaux *(lobules hyménaux)*. Après le premier accouchement, les restes de l'hymen se modifient et prennent le nom de *caroncules myrtiformes*. (a. **hyménal**, **ale**, **aux** ou **hyménéal**, **ale**, **aux**)

**hyo-épiglottique** a. *(angl.* ***hyoepiglottic****)*. Qui se rapporte à l'os hyoïde et à l'épiglotte. Ex. : membrane hyo-épiglottique.

**hyoïde** m. V. *os hyoïde*.

**hyper-** Préfixe d'origine grecque signifiant *au-dessus* et indiquant un excès, une augmentation ou une position supérieure. Ant. : *hypo-*.

**hyperacanthose** f. Syn. d'*acanthose*.

**hyperacidité gastrique**. Syn. d'*hyperchlorhydrie*.

**hyperalbuminémie** f. *(angl.* ***hyperalbuminemia****)*. Excès d'albumine dans le sang.

**hyperaldostéronisme** m. *(angl.* ***hyperaldosteronism****)*. Excès d'aldostérone dans l'organisme, par suite d'une production exagérée de cette hormone, et les troubles qui en résultent. On distingue : l'*hyperaldostéronisme primitif* (ou *primaire*), dû à la sécrétion autonome d'aldostérone par la corticosurrénale (*syndrome de Conn*), se traduisant par une hypertension artérielle avec hypokaliémie et alcalose métabolique ; l'*hyperaldostéronisme secondaire*, en rapport avec une stimulation du système rénine-angiotensine consécutif à diverses maladies (syndrome néphrotique avec œdèmes, insuffisance cardiaque congestive, cirrhose du foie avec ascite.)

**hyperalgésie** f. *(angl.* ***hyperalgesia****)*. Sensibilité exagérée à une stimulation nociceptive.

**hyperandrogénie** f. (ou **hyperandrogénisme** m.) *(angl.* ***hyperandrogenism****)*. Présence d'hormones masculinisantes (androgènes) en quantité excessive dans l'organisme. Chez la femme, l'hyperandrogénie se manifeste par l'hirsutisme et le virilisme.

**hyperanxiété** f. *(angl.* ***hyperanxiety****)*. État d'angoisse intense.

**hyperanxieux**, **euse** a. *(angl.* ***hyperanxious****)*. Qui se rapporte à l'hyperanxiété, qui souffre d'hyperanxiété.

**hyperazotémie** f. *(angl.* ***hyperazotemia****)*. Élévation de l'azotémie à un niveau pathologique, observée principalement dans l'insuffisance rénale grave. V. *urémie*.

**hyperbare** a. *(angl.* ***hyperbaric****)*. Se dit d'un liquide dont le poids spécifique est supérieur à celui du milieu ambiant. Ex. : *rachianesthésie hyperbare*, par injection d'une solution plus lourde que le liquide céphalo-rachidien.

**hyperbarie** f. *(angl.* ***hyperbaria****)*. Condition physique d'environnement dans laquelle la pression de l'air ambiant est supérieure à la pression barométrique au niveau de la mer (soit approximativement 1 bar), ou la pression partielle de l'un des gaz composants est supérieure à la normale. V. *médecine hyperbare*.

**hyperbilirubinémie** f. *(angl.* ***hyperbilirubinemia****)*. Excès de bilirubine dans le sang. V. *bilirubinémie*.

**hypercalcémie** f. *(angl.* ***hypercalcemia****)*. Taux anormalement élevé de calcium dans le sang (par ex. dans l'hyperparathyroïdie).

**hypercapnie** f. *(angl.* ***hypercapnia****)*. Augmentation du gaz (anhydride) carbonique du sang, telle qu'on l'observe par ex. dans les asphyxies. (a. **hypercapnique**)

**hypercétonémie** f. V. *cétonémie*.

**hyperchlorémie** f. *(angl.* ***hyperchloremia****)*. Augmentation de la quantité de chlore dans le sang. On l'observe dans la néphrose, l'éclampsie et certaines acidoses d'origine rénale. Syn. : *hyperchlorurémie*.

**hyperchlorhydrie** f. *(angl.* ***hyperchlorhydria****)*. Présence excessive d'acide chlorhydrique dans le suc gastrique. Elle peut se manifester cliniquement par des troubles tels que renvois acides, brûlures ou douleurs gastriques. Syn. : *hyperacidité gastrique*. (a. **hyperchlorhydrique**)

**hyperchlorurémie** f. Syn. d'*hyperchlorémie*.

**hyperchlorurie** f. *(angl.* ***hyperchloruria****)*. Présence d'un excès de chlore dans l'urine. On l'observe dans l'insuffisance rénale.

**hypercholémie** f. *(angl.* ***hypercholemia****)*. Augmentation des pigments biliaires dans le sérum sanguin. V. *bilirubinémie*.

**hypercholestérolémie** f. *(angl.* ***hypercholesterolemia****)*. Augmentation de la quantité de cholestérol dans le sang (plus de 3 g par litre de sérum). Il existe une *hypercholestérolémie primitive*, *familiale*, transmise génétiquement qui, en l'absence d'un régime pauvre en graisses et d'un traitement médicamenteux adéquat (notamment par les fibrates), peut entraîner des complications cardio-vasculaires graves.

**hyperchrome** a. *(angl.* ***hyperchromatic, hyperchromic****).* 1) Qui est fortement coloré. 2) Qui est caractérisé par l'hyperchromie.

**hyperchromie** f. *(angl.* ***hyperchromia****).* Toute augmentation localisée ou étendue de la pigmentation normale de la peau.

**hypercinésie** (ou **hyperkinésie**) f. *(angl.* ***hyperkinesis, hyperkinesia****).* 1) Mouvements excessifs. Ex. : hypercinésie vésiculaire. 2) Mouvements involontaires observés dans certaines affections du système nerveux central. (a. **hypercinétique** ou **hyperkinétique**)

**hypercoagulabilité** f. *(angl.* ***hypercoagulability****).* Augmentation de la coagulabilité du sang dont les causes sont diverses, telles que anomalies des facteurs de coagulation ou anomalies plaquettaires.

**hypercorticisme** m. *(angl.* ***hypercorticism****).* Sécrétion excessive d'hormones corticosurrénaliennes (le plus souvent de glucocorticoïdes), et troubles qui en résultent. V. *Cushing (syndrome de), hyperaldostéronisme, syndrome génito-surrénal.* L'hypercorticisme peut aussi compliquer un traitement prolongé par les corticostéroïdes.

**hypercrinie** f. *(angl.* ***hypercrinism****).* Augmentation d'une sécrétion endocrine et ensemble des troubles qu'elle entraîne.

**hypercytose** f. *(angl.* ***hypercytosis****).* Présence d'un nombre élevé de cellules (généralement de leucocytes) dans un liquide organique. V. *pléïocytose.*

**hyperdensité** f. *(angl.* ***hyperdensity****).* En tomodensitométrie, zone de densité supérieure à la densité moyenne normale d'une structure donnée. Elle peut être physiologique (par ex. calcification des plexus choroïdes) ou bien pathologique (tumeur ou hémangiome).

**hyperdiploïdie** f. *(angl.* ***hyperdiploidy****).* Anomalie du caryotype caractérisée par la présence d'un ou plusieurs chromosomes surnuméraires.

**hyperéchogène** a. *(angl.* ***hyperechoic****).* En échographie, se dit d'une structure très riche en échos. V. *échogène.*

**hyperémèse** f. *(angl.* ***hyperemesis****).* Vomissements abondants et prolongés, en particulier ceux qui surviennent au début de la grossesse.

**hyperémie** (ou **hyperhémie**) f. *(angl.* ***hyperemia****).* Syn. de *congestion.* (a. **hyperémié, ée**; **hyperémique**)

**hyperesthésie** f. *(angl.* ***hyperesthesia****).* Exagération de la sensibilité. (a. **hyperesthésique**)

**hyperextension** f. *(angl.* ***hyperextension****).* Extension forcée.

**hyperflexion** f. *(angl.* ***hyperflexion****).* Flexion forcée.

**hyperfonctionnement** m. *(angl.* ***hyperfunction****).* Activité exagérée d'un organe, d'une glande.

**hyperglobulie** f. Syn. de *polyglobulie.*

**hyperglobulinémie polyclonale** *(angl.* ***polyclonal hyperglobulinemia****).* Augmentation des immunoglobulines de façon diffuse, aux dépens de plusieurs catégories d'anticorps. Il existe une hyperglobulinémie polyclonale chaque fois qu'il y a une réaction immunitaire importante (inflammation, infection) ou lorsqu'il existe une prolifération lymphoïde (par exemple lymphadénopathie angioimmunoblastique).

**hyperglucocorticisme** m. *(angl.* ***hyperglycocorticism****).* Production endogène excessive de glucocorticoïdes, essentiellement d'hydrocortisone. Elle peut être *autonome*, par lésion de la surrénale ou de l'hypophyse, ou *fonctionnelle*, résultant d'une hyperactivation de l'axe corticotrope (hypophyse-surrénale). Les signes cliniques évocateurs en sont : une obésité facio-tronculaire avec gracilité des jambes, une fragilité cutanée avec tendance aux ecchimoses, une ostéoporose avec tassements vertébraux.

**hyperglycémie** f. *(angl.* ***hyperglycemia****).* Élévation de la quantité de glucose dans le sang. Elle est considérée pathologique à partir de 5,3 à 6,1 mmol/l, c'est le stade intermédiaire vers le diabète ; > 6,1 mmol, c'est le diabète (normes OMS). (a. **hyperglycémique**)

**hyperglycémie provoquée (épreuve d')** *(angl.* ***glucose tolerance test****).* Épreuve consistant à surcharger l'organisme en glucose, puis à suivre les variations consécutives de la glycémie. Après avoir reçu un régime normal en glucides pendant deux à trois jours, le sujet absorbe à jeun 100 ou 50 g de glucose. On mesure le taux de la glycémie, à jeun et pendant les 3 heures qui suivent le début de l'épreuve, généralement toutes les demi-heures, en prélevant du sang capillaire. Normalement, la glycémie s'élève après 30 à 45 minutes, puis elle s'abaisse jusqu'aux valeurs normales de 1 à 2 heures après l'ingestion du glucose. Pendant toute la durée de l'épreuve, il ne doit pas y avoir de sucre dans l'urine. Dans la plupart des maladies du foie et chez les sujets atteints de diabète, la glycémie dépasse 1,80 g dans la première heure et n'est pas revenue aux valeurs normales au bout de 2 heures. Syn. : *épreuve* (ou *test*) *de tolérance au glucose*.

**hyperglycémie** (**triangle d'**) *(angl. **triangle of hyperglycemia**)*. Espace de forme triangulaire observé sur le graphique d'une hyperglycémie provoquée (le taux de glycémie étant porté en ordonnée et les temps en abscisse) ; il correspond à la hausse de la glycémie qui suit l'ingestion du glucose. Sa surface est particulièrement importante chez les diabétiques.

**hyperhémie**. Syn. de *congestion*.

**hyperhidrose** (ou **hyperidrose**) f. *(angl. **hyperhidrosis**)*. Transpiration anormalement abondante localisée (aisselles, mains, pieds) ou généralisée.

**hyperimmun** a. V. *sérum hyperimmun*.

**hyperinsulinisme** m. *(angl. **hyperinsulinism**)*. Ensemble de symptômes liés à une sécrétion exagérée d'insuline (tumeur bénigne ou maligne des îlots de Langerhans), qui provoque la crise d'hypoglycémie se traduisant par de la tachycardie, des sueurs abondantes, des tremblements, des céphalées.

**hyperkaliémie** f. *(angl. **hyperkalemia**)*. Augmentation du potassium dans le plasma au-delà des limites normales (plus de 200 mg ou de 5 mEq par litre). Elle peut être d'origines diverses : insuffisance rénale, insuffisance corticosurrénale aiguë, état de déshydratation grave, anoxémie grave. V. *kaliémie*.

**hyperkératose** f. *(angl. **hyperkeratosis**)*. Épaississement considérable de la couche cornée de l'épiderme, qui se rencontre dans nombre d'affections cutanées (par ex. l'ichtyose). (a. **hyperkératosique**)

**hyperkinésie** f. Hypercinésie.

**hyperlactacidémie** f. *(angl. **hyperlactacidemia**)*. Concentration plasmatique de l'acide lactique supérieure à la normale ($\geq$ 2 mmol/l). La lactacidémie s'élève après les efforts musculaires. Les principales conditions pathologiques dans lesquelles on peut observer une hyperlactacidémie sont les hypoxies, les états de choc, le diabète, l'intoxication alcoolique, les glycogénoses de Von Gierke. La reprise de la circulation après la pose d'un garrot suffit à élever la lactacidémie. Parmi les conséquences de l'hyperlactacidémie, il faut citer l'acidose et la rétention d'acide urique.

**hyperlipémie** (ou **hyperlipidémie**) f. *(angl. **hyperlipemia**)*. Augmentation du taux des lipides contenus dans le sang. Elle peut être physiologique (digestion, grossesse, lactation) ou pathologique (néphrose, diabète, ictère, myxœdème).

**hyperlipémie provoquée** (**épreuve d'**) *(angl. **lipemia tolerance test**)*. Épreuve pour la mesure de la capacité d'épuration des lipides dans l'organisme, fondée sur l'étude de la turbidité du plasma après administration par voie orale ou veineuse d'une quantité déterminée de lipides. Normalement, la turbidité passe par un maximum autour de la 3e heure et disparaît à la 6e heure après administration *per os*, le maintien d'une turbidité au-delà de ce délai traduisant une anomalie de l'épuration lipidique due souvent à une athérosclérose.

**hyperlordose** f. *(angl. **hyperlordosis**)*. Exagération de la lordose lombaire physiologique, de causes diverses : obésité, grossesse, luxation congénitale de la hanche. (a. **hyperlordosique**)

**hyperlymphocytose** f. *(angl. **hyperlymphocytosis**)*. Augmentation très importante des lymphocytes dans le sang, telle qu'on la trouve dans la leucémie lymphoïde chronique.

**hyperménorrhée** f. *(angl. **hypermenorrhea**)*. Écoulement anormalement abondant des règles.

**hypermétrie** f. *(angl. **hypermetria**)*. Trouble de la coordination des mouvements qui dépassent le but fixé (surtout lors de l'épreuve doigt-nez ou talon-genou). C'est un signe d'atteinte du cervelet (syndrome cérébelleux). V. *dysmétrie*.

**hypermétropie** f. *(angl. **hypermetropia**)*. Mauvaise vue des objets très proches, due à une anomalie de la réfraction, dans laquelle le point de convergence des rayons lumineux se trouve en arrière de la rétine. On corrige ce défaut par des verres convexes. V. *dioptrie*, *myopie*. (a. et n. **hypermétrope**)

**hypernatrémie** f. *(angl. **hypernatremia**)*. Augmentation du taux de sodium sanguin au-delà des limites normales (à plus de 350 mg ou de 150 mEq par litre) dont la cause peut être l'hypercorticisme, la déshydratation, l'insuffisance rénale aiguë ou chronique, l'insuffisance cardiaque.

**hyperorexie** f. *(angl. **hyperorexia**)*. Syn. de *boulimie*.

**hyperostose** f. *(angl. **hyperostosis**)*. Épaississement anormal, circonscrit ou diffus, d'un ou de plusieurs os, entraînant des déformations osseuses. (a. **hyperostosique**)

**hyperparathyroïdie** f. (ou **hyperparathyroïdisme** m.) *(angl. **hyperparathyroidism**)*. Activité exagérée de la glande thyroïde, se traduisant cliniquement par des troubles du métabolisme du calcium et du phosphore, avec déminéralisation osseuse accusée, fractures multiples et déformations osseuses.

**hyperparathyroïdien, ienne** *(angl.* ***hyperparathyroid****)*. 1) a. Qui se rapporte à l'hyperparathyroïdie. 2) a. et n. Qui est atteint d'hyperparathyroïdie.

**hyperpathie** f. *(angl.* ***hyperpathia****)*. Perception excessive de douleur lors de stimulations minimes, ou douleur spontanée, observée dans les atteintes hypothalamiques. C'est une douleur mal définie, intense, intolérable, exacerbée par le froid et le pincement. (a. **hyperpathique**)

**hyperphagie** f. Syn. de *boulimie*.

**hyperplaquettose** f. Syn. de *thrombocytose* (1).

**hyperplasie** f. *(angl.* ***hyperplasia****)*. Prolifération anormale des cellules dans un tissu dont la conséquence est une augmentation de volume *(hypertrophie)*. (a. **hyperplasique**)

**hyperplasie angiofolliculaire**. Syn. de *lymphome de Castleman*. V. *Castleman (lymphome de)*.

**hyperplasie congénitale des surrénales** *(angl.* ***congenital adrenal hyperplasia****)*. Groupe de maladies transmises sur le mode autosomique récessif, caractérisé par un déficit en enzymes diverses responsables de la synthèse des hormones corticostéroïdes. V. *Debré-Fibiger (syndrome de)*.

**hyperpnée** f. *(angl.* ***hyperpnea****)*. Respiration anormalement rapide et profonde, ayant pour conséquence une *hyperventilation*. (a. **hyperpnéique**)

**hyperprotéinémie** (ou **hyperprotidémie**) f. *(angl.* ***hyperproteinemia****)*. Élévation du taux des protéines dans le sérum sanguin, le plus souvent due à un excès en globulines. Elle peut avoir des causes diverses (déshydratation, maladies infectieuses, myélome, etc.). (a. **hyperprotéinémique**)

**hyperréflectivité** (ou **hyperréflexie**) f. *(angl.* ***hyperreflexia****)*. Exagération des réflexes.

**hypersalivation** f. Syn. de *ptyalisme*.

**hypersarcosinémie** f. *(angl.* ***hypersarcosinemia****)*. Maladie héréditaire caractérisée par la présence à un taux élevé de sarcosine dans le sang et les urines, due à une déficience en sarcosine-déshydrogénase, enzyme transformant normalement la sarcosine en glycocolle. Apparaissant chez le jeune enfant, elle entraîne des désordres neuro-musculaires sévères et un retard de croissance.

**hypersécrétion** f. *(angl.* ***hypersecretion****)*. Exagération d'une sécrétion glandulaire.

**hypersensibilité** *(angl.* ***hypersensitivity****)*. Disposition d'un organisme à réagir de façon masquée, voire pathologique, lors d'une rencontre antigène-anticorps.

**hypersensibilité immédiate (réaction de)** *(angl.* ***immediate hypersensitivity reaction****)*. Manifestation pathologique, de nature immunitaire (*allergie humorale*) apparaissant rapidement (de quelques secondes à quelques heures) lors du contact d'un antigène avec un organisme probablement exposé et sensibilisé, et donc déjà porteur d'anticorps. Les manifestations vont de la crise d'asthme ou de la poussée d'urticaire à des accidents anaphylactiques plus sévères pouvant entraîner la mort (*choc anaphylactique*).

**hypersensibilité retardée (réaction de)** *(angl.* ***delayed hypersensitivity reaction****)*. Manifestation de nature immunitaire, à médiation cellulaire, observée chez les sujets non sensibilisés et provoquée par la production de lymphokines par les lymphocytes T, ou réaction à l'intrusion dans l'organisme de certains antigènes. La réaction se manifeste dans un délai de 24 à 36 heures après l'exposition.

H

**hypersialie** f. Syn. de *ptyalisme*.

**hypersidérémie** f. *(angl.* ***hypersideremia****)*. Augmentation du taux de fer sérique.

**hypersomnie** f. *(angl.* ***hypersomnia****)*. Sommeil anormalement prolongé.

**hyperspermie** f. *(angl.* ***important ejaculation****)*. Éjaculation de volume important[33].

**hypersurrénalisme** m. Syn. d'*hypercorticisme*.

**hypertélorisme** m. *(angl.* ***hypertelorism****)*. Écartement exagéré de deux organes. L'*hypertélorisme oculaire* est une malformation cranio-faciale congénitale caractérisée par un écartement excessif des yeux.

**hypertendu, ue** a. et n. *(angl.* ***hypertensive****)*. Qui souffre d'hypertension.

**hypertensif, ive** a. *(angl.* ***hypertensive****)*. Qui se rapporte à l'hypertension, qui est caractérisé par l'hypertension ou qui la provoque. Ex. : artériosclérose hypertensive, crise hypertensive.

**hypertensine** f. Syn. d'*angiotensine*.

**hypertension** f. *(angl.* ***hypertension****)*. 1) Tension supérieure à la normale. Syn. : *hypertonie*. 2) En langage clinique, habituellement, l'*hypertension artérielle* : élévation de la pression artérielle au-dessus de 150/100 mm de mercure. Abrév. : HTA.

**hypertension intracrânienne** *(angl.* ***intracranial hypertension****)*. Hypertension du liquide céphalo-rachidien provoquée par une tumeur cérébrale, un œdème ou tout obstacle à l'écoulement du liquide céphalo-rachidien. Abrév. : HIC.

**hypertension intracrânienne bénigne** *(angl. **pseudotumor cerebri**)*. Affection qui survient surtout chez la femme jeune, souvent obèse, caractérisée par des céphalées, des troubles de la vue (diplopie, baisse de l'acuité visuelle) avec – parfois – œdème papillaire à l'examen du fond de l'œil. Le scanner ou l'IRM révèle une petitesse anormale des ventricules cérébraux latéraux. Le pronostic est en général favorable, à condition d'instituer un traitement adéquat (ponctions lombaires déplétives répétées). Syn. : *pseudotumor cerebri.*

**hypertension portale** *(angl. **portal hypertension**)*. Élévation de la pression dans le territoire de la veine porte, d'origine intrahépatique (cirrhose, fibrose congénitale), ou extrahépatique (sténose congénitale, atrésie, thrombose sus-hépatique). Ses principales manifestations sont les varices œsophagiennes et gastriques susceptibles d'entraîner des hémorragies digestives récidivantes.

**hyperthermie** f. *(angl. **hyperthermia**)*. Élévation de la température du corps au-dessus de la normale. Ling. : *Hyperthermie* est souvent employée comme synonyme de *fièvre*; cependant, *fièvre* possède une acception plus large, car elle désigne également les symptômes entraînés par l'hyperthermie : accélération du pouls et de la respiration, frissons. (a. **hyperthermique**)

**hyperthyréose** f. *(angl. **hyperthyreosis**)*. Syn. d'*hyperthyroïdie*. Ling. : terme utilisé surtout en Suisse.

**hyperthyroïdie** f. (ou **hyperthyroïdisme** m.) *(angl. **hyperthyroidism**)*. Accroissement anormal des sécrétions de la glande thyroïde et troubles qui en résultent. V. *Basedow (maladie de)*. Syn. : *hyperthyréose*.

**hyperthyroïdien, ienne** *(angl. **hyperthyroid**)*. 1) a. Qui se rapporte à l'hyperthyroïdie. 2) a. et n. Qui est atteint d'hyperthyroïdie.

**hypertonie** f. *(angl. **hypertonia**)*. 1) Augmentation anormale du tonus musculaire, ou du tonus d'un organe. 2) Syn. d'*hypertension*.

**hypertonique** a. *(angl. **hypertonic**)*. 1) Qui se rapporte à l'hypertonie. 2) Se dit d'une solution dont la pression osmotique est supérieure à celle du sang.

**hypertrichose** f. *(angl. **hypertrichosis**)*. Développement anormal des poils dans une région qui n'en a pas ou qui ne présente normalement que du duvet. Elle peut être congénitale ou acquise, localisée ou généralisée. V. *hirsutisme*.

**hypertrophie** f. *(angl. **hypertrophy**)*. Augmentation anormale du volume d'un organe ou d'un tissu, du fait d'une prolifération exagérée de ses cellules *(hyperplasie)*, plus rarement par augmentation du volume de ses cellules. (a. **hypertrophique**)

**hypertrophié, ée** a. *(angl. **hypertrophic**)*. Qui est atteint d'hypertrophie.

**hypertrophie ventriculaire droite** *(angl. **right ventricular hypertrophy**)*. Épaississement des parois du ventricule droit du cœur. Abrév. : HVD.

**hypertrophie ventriculaire gauche** *(angl. **left ventricular hypertrophy**)*. Épaississement des parois du ventricule gauche du cœur. Abrév. : HVG.

**hyperuricémie** f. *(angl. **hyperuricemia**)*. Augmentation du taux de l'acide urique du sang (au-delà de 0,06 g/l chez la femme et de 0,07 g/l chez l'homme). On l'observe surtout dans la goutte, ainsi que dans diverses affections accompagnées d'une exagération de la dégradation des nucléoprotéines, telles que brûlures étendues, leucémies.

**hypervascularisé, ée** a. *(angl. **hypervascularized**)*. Dont l'irrigation sanguine est exagérément développée.

**hypervasopressinisme** m. *(angl. **hypervasopressinism**)*. Augmentation du taux plasmatique de l'hormone antidiurétique (vasopressine) ayant pour conséquence une hyponatrémie de dilution, avec hyperhydratation intracellulaire. Elle peut résulter d'une sécrétion inappropriée de l'hormone ou être réactionnelle à une hypovolémie. V. *Schwartz-Bartter (syndrome de)*.

**hyperventilation** f. *(angl. **hyperventilation**)*. Augmentation de la ventilation pulmonaire (généralement avec augmentation des échanges gazeux respiratoires) liée à une augmentation de la fréquence ou de la profondeur des inspirations. (a. **hyperventilé, ée**)

**hyperventilation alvéolaire** *(angl. **alveolar hyperventilation syndrome**)*. Syndrome caractérisé par une hyperpnée ou une hyperventilation alvéolaire suffisante pour provoquer l'hypocapnie. Les symptômes sont variables, mais comprennent étourdissements et crampes dus à l'alcalose respiratoire aiguë : palpitations et sentiments d'appréhension sont fréquents, et la maladie peut évoluer vers la tétanie *(tétanie hyperpnéique)*. Elle est souvent d'origine psychogène[29]. Syn. (en cas d'origine psychogène) : *hyperventilation forcée, névrose respiratoire*.

**hyperventilation forcée**. Syn. d'*hyperventilation alvéolaire*.

**hyperventilation lobaire infantile** *(angl.* ***infantile lobar hyperventilation****)*. Dilatation des acini d'un lobe pulmonaire, généralement du lobe supérieur, provoquée par une obstruction bronchique valvulaire, qui entraîne la distension du lobe et une déviation médiastinale. L'affection est parfois due à un défaut du cartilage pariétal d'une bronche. Les symptômes apparaissent chez le nourrisson quelques jours à quelques semaines après la naissance, avec une détresse respiratoire progressive simulant un pneumothorax. Il peut y avoir association avec une malformation congénitale du cœur ou des gros vaisseaux. Ling. : Les expressions *emphysème lobaire congénital* et *emphysème lobaire infantile* ont été appliquées à cette maladie, mais elles sont incorrectes puisqu'il ne s'agit pas d'emphysème[29].

**hyperventilation pulmonaire compensatoire** *(angl.* ***compensatory pulmonary hyperventilation****)*. Distension d'une partie ou de la totalité d'un poumon par suite de l'oblitération de cavités alvéolaires situées dans d'autres territoires, conséquence d'une atélectasie, d'une atrésie ou d'une intervention chirurgicale. Ling. : Cette affection a été désignée aussi sous les noms de *emphysème complémentaire*, *emphysème ectasique*, *emphysème localisé* et *emphysème secondaire*; ces termes sont incorrects car les troubles en question ne constituent pas une forme d'emphysème[29].

**hypervitaminose** f. *(angl.* ***hypervitaminosis****)*. Troubles provoqués par l'administration de quantités excessives de vitamines, en général sous forme de médicaments.

**hypervolémie** f. *(angl.* ***hypervolemia****)*. Augmentation du volume du sang circulant. (a. **hypervolémique**)

**hyphe** f. *(angl.* ***hypha****)*. Chacun des filaments très ramifiés constituant l'appareil végétatif des champignons.

**hypn-, hypno-** Préfixe d'origine grecque indiquant une relation avec le sommeil.

**hypnogène** a. *(angl.* ***hypnogenic****)*. Qui provoque le sommeil.

**hypnose** f. *(angl.* ***hypnosis****)*. 1) État proche du sommeil provoqué par l'hypnotisme. 2) Dans un sens moins courant, sommeil provoqué artificiellement par un médicament.

**hypnotique** *(angl.* ***hypnotic****)*. 1) a. Qui se rapporte à l'hypnotisme. Ex. : état hypnotique. 2) a. et m. Se dit d'un médicament qui provoque le sommeil. Syn. : *somnifère*, *soporifique*.

**hypnotisme** m. *(angl.* ***hypnotism****)*. Ensemble des techniques permettant de provoquer, par des mécanismes de suggestion, un état proche du sommeil, mais dans lequel le sujet perçoit et exécute les ordres qui lui sont donnés, et peut conserver longuement, du fait d'une raideur musculaire particulière, des positions qui seraient impossibles à l'état de veille.

**hypo-** Préfixe d'origine grecque signifiant *au-dessous de* et indiquant une insuffisance, une diminution ou une position inférieure. Ant. : *hyper-*.

**hypoaccélérinémie** f. *(angl.* ***proaccelerin deficiency****)*. Diminution du taux de proaccélérine (facteur V) dans le sang, pouvant entraîner des hémorragies sévères. On l'observe souvent dans l'insuffisance hépatique grave et dans certains syndromes de défibrination.

**hypoacousie** f. *(angl.* ***hypoacusis, hypoacusia****)*. Diminution de l'acuité auditive. Syn. : *surdité partielle*. V. *cophose*.

**hypoalgésie** f. *(angl.* ***hypalgesia, hypoalgesia****)*. Forme particulière d'hypoesthésie caractérisée par une diminution de la sensibilité lors d'une stimulation nociceptive.

**hypobarisme** m. V. *mal des montagnes*.

**hypocalcémiant, ante** a. *(angl.* ***hypocalcemic****)*. Qui fait baisser le taux du calcium sanguin. Ex. : hormone hypocalcémiante (V. *parathormone*, *calcitonine*).

**hypocalcémie** f. *(angl.* ***hypocalcemia****)*. Diminution du taux de calcium dans le sang. On l'observe dans l'insuffisance parathyroïdienne, la tétanie, certains rachitismes et néphrites, le scorbut. (a. **hypocalcémique**)

**hypocalcémie provoquée (épreuve de l')** *(angl.* ***EDTA tolerance test****)*. Épreuve pour le diagnostic de l'hypoparathyroïdie consistant à injecter le sel sodique de l'acide édétique (EDTA), qui produit une hypocalcémie rapidement réversible chez le sujet normal, mais lentement réversible chez le sujet manquant de parathormone.

**hypocapnie** f. *(angl.* ***hypocapnia****)*. Diminution du taux de l'anhydride carbonique dans le sang artériel, consécutive à une hyperventilation. (a. **hypocapnique**)

**hypochlorémie** f. *(angl.* ***hypochloremia****)*. Diminution du taux des chlorures dans le sang, observée notamment en cas de vomissements abondants et de diarrhées, et dans le coma diabétique. (a. **hypochlorémique**)

**hypochlorhydrie** f. *(angl.* ***hypochlorhydria****)*. Abaissement du taux de l'acide chlorhydrique dans le suc gastrique. Symptôme observé dans les gastrites, les cancers de l'estomac, ou même parfois en l'absence de toute maladie. (a. **hypochlorhydrique**)

**hypocholestérolémiant, ante** a. et m. *(angl.* ***hypocholesterolemic****)*. Se dit d'un médicament susceptible d'abaisser le taux du cholestérol sanguin.

**hypocholestérolémie** f. *(angl.* ***hypocholesterolemia****)*. Diminution de la quantité de cholestérol en circulation dans le sang (moins de 1,50 g par litre de sérum). Elle est observée dans les affections hépatiques graves, dans certaines maladies infectieuses chroniques. (a. **hypocholestérolémique**)

**hypochondrie**. V. *hypocondrie*.

**hypochrome** a. *(angl.* ***hypochromic****)*. Caractérisé par la diminution de la teneur en hémoglobine.

**hypochromie** f. *(angl.* ***hypochromia****)*. 1) Diminution de la coloration normale d'un tissu ou d'un organe. 2) Diminution de la pigmentation cutanée. 3) Diminution anormale de la teneur en hémoglobine des érythrocytes.

**hypocinétique** (ou **hypokinétique**) a. *(angl.* ***hypokinetic****)*. Qui est caractérisé par des mouvements ralentis. Ex. : vésicule hypocinétique.

**hypocoagulabilité** f. *(angl.* ***hypocoagulability****)*. Diminution de l'aptitude à coaguler d'un liquide organique, en particulier du sang.

**hypocondre** m. *(angl.* ***hypochondrium****)*. Partie de l'abdomen située de part et d'autre de la région épigastrique (épigastre), au-dessous du rebord costal correspondant : *hypocondre droit, hypocondre gauche*.

**hypocondriaque** *(angl.* ***hypochondriac****)*. 1) a. Qui se rapporte à l'hypocondrie. 2) a. et n. Se dit d'une personne toujours inquiète au sujet de sa santé.

**hypocondrie** f. *(angl.* ***hypochondria****)*. Préoccupation angoissante et même obsédante, manifestée par un individu au sujet de l'état de sa santé (rattachée autrefois à des troubles des organes contenus dans l'abdomen : « maladie des hypocondres »). Ling. : L'orthographe *hypochondrie* est pratiquement abandonnée.

**hypocorticisme** m. *(angl.* ***hypoadrenocorticism****)*. Insuffisance des sécrétions hormonales du cortex surrénal.

**hypocrinie** f. *(angl.* ***hypocrinia****)*. Diminution de la sécrétion endocrine d'une ou de plusieurs glandes, et troubles qui en résultent. (a. **hypocrine**)

**hypodensité** f. *(angl.* ***hypodensity****)*. En tomodensitométrie, zone de densité inférieure à la moyenne normale pour un tissu donné. Elle peut être physiologique (p. ex. les ventricules cérébraux remplis de liquide céphalo-rachidien) ou bien pathologique (lacunes, kystes, collection de liquide).

**hypoderme** m. *(angl.* ***hypoderm****)*. Couche de tissu cellulaire, d'épaisseur variable, située immédiatement en dessous du derme. Syn. : *tissu sous-cutané*.

**hypodermique** a. Syn. de *sous-cutané*. V. *seringue*.

**hypodiploïdie** f. *(angl.* ***hypodiploidy****)*. Anomalie du caryotype caractérisée par la perte d'un ou plusieurs chromosomes.

**hypoéchogène** a. *(angl.* ***hypoechoic****)*. En échographie, se dit d'une structure pauvre en échos. V. *échogène*.

**hypoesthésie** f. *(angl.* ***hypoesthesia****)*. Diminution de diverses formes de sensibilité. V. *hypoalgésie*. (a. **hypoesthésique**)

**hypofolliculinie** f. (ou **hypofolliculinisme** m.) *(angl.* ***hypofolliculinism****)*. Insuffisance de la sécrétion d'hormones œstrogènes, se traduisant cliniquement par l'aménorrhée ou par l'irrégularité des règles.

**hypogastre** m. *(angl.* ***hypogastrium****)*. Région de la paroi abdominale antérieure, située sur la ligne médiane, entre les deux fosses iliaques, au-dessous de la région ombilicale, au-dessus du pubis : Syn. : *région hypogastrique*. (a. **hypogastrique**)

**hypoglosse** m. *(angl.* ***hypoglossal nerve****)*. *Nerf hypoglosse* ou *nerf grand hypoglosse* : 12e paire des nerfs crâniens, destinée à la musculature de la langue.

**hypoglycémiant, ante** a. et m. *(angl.* ***hypoglycemic****)*. Qui peut abaisser le taux du glucose dans le sang.

**hypoglycémie** f. *(angl.* ***hypoglycemia****)*. Diminution de la quantité de glucose dans le sang au-dessous de la limite normale de 5,3 mmol/l. Elle peut se produire à la suite d'un surdosage d'insuline (dans le traitement du diabète). V. *syndrome hypoglycémique*. (a. **hypoglycémique**)

**hypoglycémie provoquée (épreuve de l')** *(angl.* ***insulin tolerance test****)*. Épreuve permettant de préciser la sensibilité d'un sujet à l'insuline, qui consiste à déterminer la glycémie pendant les 2 heures qui suivent l'injection à jeun de 12 unités d'insuline.

**hypogonadisme** m. *(angl.* ***hypogonadism****)*. Ensemble des manifestations dues à une insuffisance de sécrétion des glandes génitales (ovaires ou testicules).

**hypo-insulinisme** m. *(angl.* ***hypoinsulinism****).* Sécrétion insuffisante d'insuline par le pancréas.

**hypokaliémie** f. *(angl.* ***hypokalemia****).* Diminution du taux de potassium dans le sang au-dessous des limites normales (à moins de 160 mg ou de 4 mEq par litre) qui peut avoir pour cause une insuffisance de l'apport alimentaire ou une perte de potassium par vomissements et diarrhée. V. *kaliémie.* (a. **hypokaliémique**)

**hypokinétique** a. Hypocinétique.

**hypolipémiant** a. et m. Syn. de *normolipémiant.*

**hypolipémie** (ou **hypolipidémie**) f. *(angl.* ***hypolipemia****).* Diminution du taux des lipides contenus dans le sang.

**hypomaniaque** *(angl.* ***hypomanic****).* 1) a. Qui se rapporte à l'hypomanie. 2) a. et n. Qui est atteint d'hypomanie.

**hypomanie** f. *(angl.* ***hypomania****).* État d'excitation passager ou habituel qui rappelle, sous une forme atténuée, l'excitation maniaque.

**hyponatrémie** f. *(angl.* ***hyponatremia****).* Diminution du taux de sodium dans le sang, au-dessous des limites normales (à moins de 350 mg ou de 140 mEq par litre), s'accompagnant toujours d'une perte d'eau. (a. **hyponatrémique**)

**hypoparathyroïdie** f. (ou **hypoparathyroïdisme**) m. *(angl.* ***hypoparathyroidism****).* État pathologique résultant de la suppression d'hormone parathyroïdienne (ablation chirurgicale des glandes parathyroïdes ou leur destruction par irradiation, compliquant une intervention sur la glande thyroïde). Il est caractérisé avant tout par la tétanie *(tétanie parathyréoprive).*

**hypoparathyroïdien, ienne** *(angl.* ***hypoparathyroidal****).* 1) a. Qui se rapporte à l'hypoparathyroïdie. 2) a. et n. Qui est atteint d'hypoparathyroïdie.

**hypophosphatémiant, ante** a. *(angl.* ***hypophosphatemic****).* Qui fait baisser le taux des phosphates sanguins. Ex. : action hypophosphatémiante de la thyrocalcitonine.

**hypophosphatémie** f. *(angl.* ***hypophosphatemia****).* Diminution du taux des phosphates dans le sang (dans certains rachitismes, dans l'hyperparathyroïdie).

**hypophysaire** a. *(angl.* ***hypophysial, hypophyseal****).* Qui se rapporte à l'hypophyse. V. *hormone hypophysaire.* Syn. : *pituitaire.*

**hypophyse** f. *(angl.* ***hypophysis, pituitary gland****).* Petite glande endocrine (poids moyen 0,6 g), logée dans la selle turcique, sous la face inférieure du cerveau. Elle est constituée de deux *lobes* : le *lobe postérieur,* cérébral ou nerveux *(posthypophyse* ou *neurohypophyse),* est relié à l'hypothalamus par la *tige pituitaire* ; il emmagasine la *vasopressine* et produit l'*oxytocine* ; le *lobe antérieur,* ou glandulaire *(antéhypophyse* ou *adénohypophyse),* a la forme d'un croissant qui embrasse le lobe postérieur dans sa concavité ; il exerce une fonction endocrine régulatrice de la plupart des glandes endocrines, par l'intermédiaire des stimulines. V. *hormone hypophysaire.* Syn. : *corps* (ou *glande) pituitaire.*

**hypophysiolyse** f. *(angl.* ***functional hypophysectomy****).* Destruction du lobe antérieur de l'hypophyse par les isotopes, préconisée dans le traitement de certaines rétinopathies diabétiques avancées.

**hypopituitarisme** m. *(angl.* ***hypopituitarism****).* Toute insuffisance de la sécrétion d'une ou de plusieurs hormones hypophysaires.

H

**hypoplasie** f. *(angl.* ***hypoplasia****).* Diminution du volume d'un organe par suite d'une insuffisance du nombre des cellules qui constituent ses tissus. (a. **hypoplasique**)

**hypoprotéinémie** (ou **hypoprotidémie**) f. *(angl.* ***hypoproteinemia****).* Diminution du taux des protéines dans le sérum sanguin. (a. **hypoprotéinémique**)

**hypopyon** m. *(angl.* ***hypopyon****).* Petite collection de pus située dans la partie inférieure de la chambre antérieure de l'œil, dont le niveau change d'inclinaison suivant les mouvements de la tête. Ling. : L'orthographe « hypopion » est incorrecte.

**hyporéflectivité** (ou **hyporéflexie**) f. *(angl.* ***hyporeflexia****).* Diminution des réflexes.

**hypospadias** m. *(angl.* ***hypospadias****).* Anomalie de position du méat urinaire qui s'ouvre à la face inférieure de la verge.

**hypospermie** f. *(angl.* ***feeble ejaculation****).* Éjaculation de faible volume[33].

**hypotenseur** a. et m. *(angl.* ***hypotensor****).* Qui diminue la tension artérielle.

**hypotensif, ive** a. *(angl.* ***hypotensive****).* Qui est provoqué par l'hypotension ou qui s'y rapporte.

**hypotension** f. *(angl.* ***hypotension****).* 1) Tension inférieure à la normale. 2) En langage clinique courant, habituellement, *hypotension artérielle* : baisse de la pression artérielle systolique au-dessous de 100 mm de mercure (ou bien d'environ 40 mm de mercure par rapport à la pression habituelle).

**hypotension orthostatique chronique neurogène** *(angl.* ***chronic idiopathic orthostatic hypotension****).* Baisse anormale de la pression artérielle (plus de 20 mmHg de pression systolique ou plus de 10 mmHg de pression diastolique) lors du passage de la position couchée à la position debout. Sa chronicité exclut la possibilité d'une hypotension orthostatique transitoire du sujet normal vagotonique, ainsi que les hypotensions orthostatiques ou celles liées à la prise de certains médicaments. L'hypotension orthostatique chronique neurogène peut être responsable de troubles visuels, de faux vertiges, de lipothymies, de perte de conscience. Dans certains cas, son origine est centrale : tumeurs, accidents vasculaires cérébraux, maladie de Parkinson, syringomyélie.

**hypothalamo-hypophysaire** a. *(angl. **hypothalamopituitary**).* Qui se rapporte à l'hypothalamus et à l'hypophyse. Ex. : tractus hypothalamo-hypophysaire, syndrome hypothalamo-hypophysaire.

**hypothalamus** m. *(angl. **hypothalamus**).* Ensemble des formations grises du cerveau situées autour du troisième ventricule, en avant et en dedans de la région sous-thalamique. Il représente le centre principal de la vie végétative. L'hypothalamus est relié à l'hypophyse par la tige pituitaire. Syn. : *cerveau végétatif* (ou *viscéral*). (a. **hypothalamique**)

**hypothénar**. V. *éminence hypothénar.*

**hypothermie** f. *(angl. **hypothermia**).* Abaissement de la température du corps au-dessous de 36 °C. V. *hibernation artificielle.* (a. **hypothermique**)

**hypothèse** f. *(angl. **hypothesis**).* Supposition vraisemblable que l'on fait d'une chose et que l'on admet provisoirement, avant de la soumettre au contrôle de l'expérience. (a. **hypothétique**)

**hypothymie** f. *(angl. **hypothymia**).* Diminution anormale du tonus affectif, se traduisant par l'apathie et l'indifférence.

**hypothyroïdie** f. (**hypothyroïdisme** m. ou **hypothyréose** f.) *(angl. **hypothyroidism**).* Ensemble des troubles dus à l'insuffisance de la sécrétion hormonale de la glande thyroïde.

**hypothyroïdien, ienne** *(angl. **hypothyroid**).* 1) a. Qui se rapporte à l'hypothyroïdie. 2) a. et n. Qui est atteint d'hypothyroïdie.

**hypotonie** f. *(angl. **hypotonia**).* Diminution du tonus musculaire, ou de la tonicité d'un organe.

**hypotonique** a. *(angl. **hypotonic**).* 1) Qui se rapporte à l'hypotonie. 2) Se dit d'une solution dont la pression osmotique est inférieure à celle du sang.

**hypotrichose** f. *(angl. **hypotrichosis**).* Développement réduit du système pileux (poils axillaires et pubiens, en particulier).

**hypotrophie** f. *(angl. **hypotrophy**).* Nutrition insuffisante dont la conséquence, chez le petit enfant, est un développement insuffisant de la taille. (a. **hypotrophique**)

**hypoventilation** f. *(angl. **hypoventilation**).* Diminution de la ventilation alvéolaire, suivie de rétention de gaz carbonique dans le sang (hypercapnie, acidose respiratoire). (a. **hypoventilé, ée**)

**hypovitaminose** f. *(angl. **hypovitaminosis**).* Ensemble des troubles provoqués par un apport insuffisant d'une ou de plusieurs vitamines. V. *avitaminose.*

**hypovolémie** f. *(angl. **hypovolemia**).* Diminution du volume du sang circulant. (a. **hypovolémique**)

**hypoxie** f. *(angl. **hypoxia**).* Diminution de la teneur du sang en oxygène. (a. **hypoxique**)

**hystér-, hystéro-** Préfixe d'origine grecque indiquant une relation avec l'utérus. V. *métr-* (2).

**hystéralgie** f. Syn. de *métralgie.*

**hystérectomie** f. *(angl. **hysterectomy**).* Ablation de l'utérus par voie abdominale *(hystérectomie par voie haute)* ou par voie vaginale *(hystérectomie par voie basse)*, pouvant comporter également l'ablation de ses annexes (trompes et ligaments).

**hystérie** f. *(angl. **hysteria**).* Terme largement utilisé autrefois par les psychiatres pour désigner diverses manifestations psychosomatiques aujourd'hui classées parmi les *névroses.* Les symptômes majeurs (paralysies, convulsions, contractures) simulent une affection organique; les troubles psychiques (catalepsie, hallucinations, angoisse), souvent spectaculaires, peuvent néanmoins être influencés par la suggestion.

**hystériforme** a. *(angl. **hysteriform**).* Qui ressemble à l'hystérie. Ex. : crise hystériforme.

**hystérique** *(angl. **hysteric**).* 1) a. Qui se rapporte à l'hystérie. 2) a. et n. Qui est atteint d'hystérie.

**hystérocèle** f. *(angl. **hysterocele**).* Saillie de la muqueuse utérine dans le vagin.

**hystéro-cystocèle** f. *(angl. **hysterocystocele**).* Hernie de l'utérus et de la vessie dans le vagin.

**hystéro-cystopexie** f. *(angl. **hysterocystopexy**).* Fixation chirurgicale de l'utérus et de la vessie à la paroi abdominale, dans certains cas de prolapsus.

**hystérographie** f. *(angl. **hysterography**)*. Radiographie de l'utérus après injection dans sa cavité d'un produit opaque aux rayons X.

**hystérométrie** f. *(angl. **hysterometry**)*. Mensuration de la cavité utérine au moyen d'un *hystéromètre* introduit par le col de l'utérus.

**hystéropexie** f. *(angl. **hysteropexy**)*. Fixation chirurgicale d'un utérus dévié.

**hystéro-salpingectomie** f. *(angl. **hysterosalpingectomy**)*. Ablation de l'utérus et des trompes utérines.

**hystéro-salpingographie** f. *(angl. **hysterosalpingography**)*. Examen radiologique de l'utérus et des trompes utérines après injection d'une substance opaque aux rayons X. Syn. : *hystéro-tubographie*. Abrév. : HSG.

**hystéroscopie de contact** *(angl. **contact hysteroscopy**)*. Examen endoscopique de la cavité utérine n'exigeant pas la dilatation de celle-ci par l'injection d'un fluide sous pression ; la vision est obtenue en appliquant l'extrémité de l'appareil contre la muqueuse utérine.

**hystérotomie** f. *(angl. **hysterotomy**)*. Incision de la paroi utérine. V. *césarienne*.

**hystéro-tubographie** f. Syn. d'*hystéro-salpingographie*.

**Hz** *(angl. **Hz**)*. Symbole du *hertz*.

# I

**I** 1) Symbole chimique de l'*iode*. 2) Abrév. d'*incidence*, d'*intensité*.

**IA**. Abrév. d'*insuffisance aortique*.

**IAP**. Abrév. d'*Institut d'Anatomie Pathologique*.

**iatr-**, **iatro-** Préfixe d'origine grecque indiquant une relation avec le médecin ou avec la médecine.

**iatrogène** (ou **iatrogénique**) a. *(angl.* ***iatrogenic****)*. Se dit d'un trouble ou d'une maladie qui est provoqué par le médecin (le plus souvent à la suite des traitements prescrits).

**iatropathologie** f. (ou **pathologie iatrogène**) *(angl.* ***iatrogenic pathology****)*. Ensemble des manifestations pathologiques, des maladies induites par un excès de soins hospitaliers (notamment en gériatrie) et par la prescription d'un trop grand nombre de médicaments dont les effets cumulatifs et secondaires peuvent aggraver l'état du malade. En outre, chez le sujet âgé, un médicament prescrit à des doses habituelles peut être mal toléré et provoquer des effets inattendus, nuisibles. L'iatropathologie peut être mise en cause dans nombre de cas de grabatisation du malade âgé.

**IBP**. Abrév. d'*indice biliaire plasmatique*.

**Ic**. Abrév. d'*index colorimétrique*.

**ichtyo-** (ou **ichthyo-**) Préfixe d'origine grecque indiquant une relation avec les poissons.

**ichtyose** f. *(angl.* ***ichthyosis****)*. Malformation cutanée caractérisée par un épaississement diffus et généralisé de la peau, qui lui donne un aspect sec et rugueux rappelant les écailles des poissons; elle se développe progressivement dès la naissance. (a. **ichtyosique**)

**ICSH**. Abrév. désignant la *gonadotrophine B* (de l'anglais *interstitial cell-stimulating hormone*).

**ictère** m. *(angl.* ***icterus, jaundice****)*. Coloration jaune plus ou moins intense des téguments et des muqueuses due à l'imprégnation des tissus par les pigments biliaires. Ses causes principales sont : l'atteinte des cellules hépatiques (ictère des hépatites, des cirrhoses, de certaines intoxications), l'obstruction des voies biliaires extrahépatiques, la destruction massive des globules rouges (hémolyse). Syn. : *jaunisse* (populaire). (a. **ictérique**)

**ictère catarrhal**. Syn. d'*hépatite A*.

**ictère épidémique**. Syn. d'*hépatite* A.

**ictère nucléaire**. V. *érythroblastose fœtale*.

**ictère par sérum homologue**. Syn. d'*hépatite B*.

**ictérique** *(angl.* ***icteric****)*. 1) a. Qui se rapporte à l'ictère. 2) a. et n. Qui est atteint d'ictère.

**ictus** m. *(angl.* ***ictus****)*. Manifestation neurologique morbide survenant brusquement. Il s'agit le plus souvent d'une *apoplexie* (attaque cérébrale), appelée aussi *ictus apoplectique* (ou *cérébral*).

**ictus amnésique** *(angl.* ***amnesic ictus****)*. Amnésie d'apparition brutale et de durée brève, frappant exclusivement des sujets de plus de 50 ans. C'est une amnésie antérograde, un oubli à mesure : le malade est incapable de se rappeler ce qu'il vient de faire, ce qu'on vient de lui dire, la visite que vient de lui rendre son médecin. Cependant il n'est pas confus, il sait qui il est, reconnaît ses proches. Par ailleurs, l'examen neurologique est normal. L'accès dure de 6 à 24 heures et cesse aussi brusquement qu'il a commencé; cependant une amnésie lacunaire persiste.

**idée de grandeur**. Syn. de *mégalomanie*.

**identification** f. *(angl.* ***identification****)*. Processus psychologique fondamental dans le développement de la personnalité, par lequel un sujet adopte des caractéristiques appartenant à un autre individu pris comme modèle.

**idio-** Préfixe d'origine grecque signifiant *particulier à*, *propre à*.

**idiogramme** m. *(angl.* ***idiogram****)*. Représentation graphique schématique du caryotype dans laquelle les chromosomes sont rangés et numérotés de façon à faciliter leur identification. Syn. : *caryogramme*.

**idiopathique** a. *(angl.* ***idiopathic****)*. 1) Qui existe par soi-même. 2) D'origine inconnue. Ex. : névralgie idiopathique. V. aussi *primitif*. Syn. : *essentiel*.

**idiosyncrasie** f. *(angl.* ***idiosyncrasy****)*. Susceptibilité particulière, en général innée, que présente un individu envers certains facteurs physiques ou chimiques, et qui se manifeste par une réaction rappelant l'allergie ou l'anaphylaxie. Depuis les progrès faits en allergologie et immunologie, ce concept est devenu très discutable. (a. **idiosyncrasique**)

**idiot, ote** n. *(angl.* ***idiot****)*. Individu atteint d'idiotie (arriéré mental profond).

**idiotie** f. *(angl.* ***idiocy****)*. Degré le plus grave de l'arriération mentale, caractérisé par un quotient intellectuel inférieur à 20 et un âge mental qui ne dépasse pas trois ans. Le sujet atteint d'idiotie est incapable de parler ou a un langage très rudimentaire et ne peut subvenir même aux besoins très élémentaires, il nécessite une surveillance et une assistance permanentes. V. *arriération mentale*. Syn. : *arriération mentale profonde*.

**idiotype** m. *(angl.* ***idiotype****)*. Déterminant antigénique porté par la partie variable d'une immunoglobuline, spécifique de son activité anticorps et, de ce fait, de l'antigène immunisant. Chaque anticorps porte plusieurs idiotypes. Les idiotypes sont spécifiquement immunogènes. V. *allotype*.

**idiotypie** f. *(angl.* ***idiotypy****)*. Particularité de certains anticorps d'avoir une spécificité antigénique variable selon les antigènes avec lesquels ils se combinent et selon les sujets qui les ont élaborés. V. *allotypie*.

**idioventriculaire** a. *(angl.* ***idioventricular****)*. Qui est propre aux seuls ventricules cardiaques. Ex. : rythme idioventriculaire.

**IDR**. Abrév. d'*intradermoréaction*.

**idrosadénite** f. Hidrosadénite.

**Ig** Symbole de l'*immunoglobuline*. On le fait suivre de la lettre indiquant la classe à laquelle appartient l'immunoglobuline (par ex. IgA, IgM, pour immunoglobuline A et M respectivement).

**igni-** Préfixe d'origine grecque indiquant une relation avec le feu.

**ignifuge** a. et m. *(angl.* ***fireproof****)*. Qui protège de la combustion, ou tout au moins de l'échauffement, les matières ou les objets combustibles.

**IL** Abrév. d'*interleukine*, suivie du numéro correspondant de la nomenclature (IL-1, IL-2, etc.).

**iléite** f. *(angl.* ***ileitis****)*. Inflammation de l'iléon, dernière partie de l'intestin grêle.

**iléite radique** *(angl.* ***radiation ileitis****)*. Iléite apparaissant à la suite ou pendant une irradiation importante (par les doses ou par l'étendue) de la région abdomino-pelvienne (pour cancer du col de l'utérus, cancer de l'ovaire, maladie de Hodgkin). Elle est due à des brûlures des villosités et se manifeste d'abord par de petits épisodes diarrhéiques intermittents, puis par une accélération permanente de transit, enfin par une diarrhée avec perte massive d'électrolytes et hypersécrétion compliquée de fermentation et de pullulation bactérienme. Ce n'est qu'au bout de plusieurs mois que se constitue le véritable *grêle radique*.

**iléite régionale** *(angl.* ***Crohn's disease, regional ileitis****)*. Inflammation chronique d'un segment de l'intestin grêle, le plus souvent de l'iléon terminal. Elle se traduit cliniquement par des douleurs abdominales spastiques évoluant par poussées, et par la présence de sang et de pus dans les selles. Syn. : *maladie de Crohn*.

**iléo-cæcal, ale, aux** a. *(angl.* ***ileocecal****)*. Qui se rapporte à l'iléon et au cæcum. Ex. : valvule iléo-cæcale.

**iléo-colique** a. *(angl.* ***ileocolic****)*. Qui se rapporte ou qui appartient à l'iléon et au côlon. Ex. : angle iléo-colique, valvule iléo-colique.

**iléo-colite** f. *(angl.* ***ileocolitis****)*. Inflammation associée de l'iléon et du côlon.

**iléon** m. *(angl.* ***ileum****)*. Partie terminale de l'intestin grêle. L'iléon fait suite au jéjunum et s'abouche au cæcum au niveau de la *valvule iléo-colique* (ou *iléo-cæcale*). (a. **iléal, ale, aux**)

**iléostomie** f. *(angl.* ***ileostomy****)*. Abouchement de l'iléon à la paroi abdominale dans le but de créer un anus artificiel.

**iléus** m. Syn. d'*occlusion intestinale*.

**iliaque** a. *(angl.* ***iliac****)*. Qui se rapporte au flanc. V. *os iliaque*.

**iliite** f. Inflammation de l'os iliaque.

**ilio-fémoral, ale, aux** a. *(angl.* ***iliofemoral****)*. Qui se rapporte à l'os iliaque et au fémur. Ex. : ligament ilio-fémoral.

**ilion** m. *(angl.* ***ilium****)*. Segment supérieur, large et aplati, de l'*os iliaque*.

**ilio-sacré, ée** a. *(angl.* ***iliosacral****)*. Qui se rapporte à l'ilion et au sacrum.

**îlots pancréatiques**. Syn. d'*îlots de Langerhans*. V. *Langerhans (îlots de)*.

**IM.** Abrév. d'*insuffisance mitrale*.

**i.m.** Abrév. d'*intramusculaire* (pour désigner l'injection intramusculaire).

**imagerie médicale** *(angl.* ***medical imaging****)*. Ensemble des techniques de diagnostic médical fournissant au médecin une image visuelle des diverses parties du corps humain, quelle que soit la radiation ou l'onde utilisée pour l'exploration du malade. V. *résonnance magnétique nucléaire*.

**IMAO** *(angl.* ***MAOI****)*. Abrév. d'*inhibiteur de la monoamine-oxydase* : nom d'ensemble des substances qui s'opposent à la dégradation enzymatique des diverses amines (dont l'adrénaline) ; certaines sont utilisées comme antidépresseurs.

**imbécile** a. et n. *(angl.* ***imbecile****)*. Se dit d'un sujet atteint d'imbécillité.

**imbécillité** f. *(angl.* ***imbecility****)*. Arriération mentale correspondant à un âge mental qui se situe entre 3 et 7 ans et à un quotient intellectuel compris entre 30 et 50. L'imbécile est incapable de subvenir à ses besoins, d'apprendre à lire. Son langage oral et sa mémoire sont peu développés. Il peut se protéger contre les dangers ordinaires, tels que le feu ou les déplacements dans la rue, mais il nécessite une surveillance constante. Des malformations ou des troubles neurologiques sont parfois associés à l'imbécillité. L'imbécillité se situe entre la *débilité mentale* et l'*idiotie*. V. *arriération mentale*.

**IMC**. Abrév. d'*infirmité motrice cérébrale* ou d'*infirme moteur cérébral*.

**Imerslund (syndrome de)** *(angl.* ***Imerslund-Gräsbeck syndrome****)*. Syndrome dû à un trouble familial et héréditaire de l'absorption de la vitamine B12 par l'intestin, ayant pour conséquence une anémie mégaloblastique qui apparaît au cours de la première enfance et qui disparaît spontanément vers l'âge adulte. (*Imerslund* Olga, pédiatre norvégienne, XXe siècle.)

**immature** a. *(angl.* ***immature****)*. Qui n'est pas parvenu à son stade de maturité, qui n'a pas encore atteint son développement complet. Ex. : globule rouge immature. Ant. : *mature*.

**immaturité** f. *(angl.* ***immaturity****)*. État de ce qui est immature.

**immédiat, ate** a. *(angl.* ***immediate****)*. 1) Qui se produit sur-le-champ. Ex. : allergie immédiate. 2) Qui a lieu sans intermédiaire. Ex. : auscultation immédiate (faite en appliquant l'oreille, par opposition à *auscultation médiate* au moyen d'un stéthoscope).

**immobilisation** f. *(angl.* ***immobilization****)*. Action d'immobiliser un membre ou toute autre partie mobile de l'organisme, afin d'en faciliter la guérison. (a. **immobilisé, ée**)

**immun** a. *(angl.* ***immune****)*. Se dit d'un sérum contenant des anticorps spécifiques à la suite d'un processus immunitaire. V. *immunsérum, complexe immun*.

**immunisant, ante** a. *(angl.* ***immunizing****)*. Qui procure l'immunité.

**immunisation** f. *(angl.* ***immunization****)*. Action par laquelle on confère l'immunité, soit par injection d'antigènes *(immunisation active)*, soit par injection de sérum contenant des anticorps spécifiques *(immunisation passive* ou *séroprotection)*.

**immunisé, ée** a. *(angl.* ***immunized****)*. Se dit d'une personne ou d'un animal qui possède des anticorps protecteurs spécifiques formés à la suite d'une infection antérieure et produits par une immunisation active.

**immunitaire** a. *(angl. 1)* ***immunological****, 2)* ***immune****)*. 1) Qui se rapporte à l'immunité. 2) Qui est caractérisé par l'immunité. V. *immunologique*.

**immunité** f. *(angl.* ***immunity****)*. 1) État de résistance d'un organisme à l'égard d'un facteur pathogène. 2) État de résistance d'un organisme vis-à-vis d'un facteur pathogène (en général un germe infectieux), avec lequel il a déjà été en contact. Cet état de résistance est alors le plus souvent dû à la présence dans l'organisme immunisé d'anticorps circulants.

**immunité (à médiation) cellulaire** *(angl.* ***cell-mediated immunity****)*. Immunité assurée par les lymphocytes T (dont la maturation s'est produite dans le thymus sous l'influence des hormones thymiques) qui a pour fonction d'éliminer les antigènes insolubles, cellulaires. Les mécanismes physiologiques de l'immunité cellulaire sont complexes, impliquant tout un réseau de cellules à fonctions spécialisées (monocytes, lymphocytes) et de messagers chimiques (cytokines, lymphokines), vecteurs de la communication intercellulaire. V. *hypersensibilité retardée (réaction d')*.

**immunité humorale** *(angl.* ***humoral immunity****)*. Immunité assurée par les lymphocytes B qui produisent les immunoglobulines porteuses d'anticorps. La réponse immunitaire humorale a pour but d'éliminer les antigènes solubles. V. *hypersensibilité immédiate (réaction d')*.

**immunoadhérence** (ou **immunocytoadhérence**) f. *(angl.* ***immunoadherence****)*. Phénomène qui consiste en l'adhérence d'un antigène sur un récepteur à la surface des cellules spécifiquement sensibles (érythrocytes, lymphocytes, macrophages). L'antigène peut être porté par différents supports, notamment des cellules (telles que les globules rouges de mouton ou de lapin sensibilisés) ou des bactéries. Ces cellules (ou bactéries) entourent souvent, sous forme de rosettes, les cellules sensibles. Le *test des rosettes* est utilisé notamment pour le diagnostic de la polyarthrite rhumatoïde.

**immunodéficience** f. *(angl.* ***immunodeficiency****)*. Absence ou diminution des réactions immunitaires. V. *sida*.

**immunodépresseur** a. et m. Syn. d'*immunosuppresseur*.

**immunodépression** f. *(angl.* ***immunosuppression****)*. Diminution ou suppression des réactions immunitaires de l'organisme qui peut avoir une origine infectieuse, ou être obtenue par des moyens thérapeutiques (notamment des médicaments immunodépresseurs). (a. et m. **immunodéprimé, ée**)

**immunodiffusion** f. *(angl.* ***immunodiffusion****)*. Méthode d'investigation immunologique permettant le dosage de protéines. La technique généralement utilisée est l'*immunodiffusion radiale (de Mancini)* : on dépose un antigène au milieu d'un gel qui contient un anticorps spécifique; l'antigène diffuse de façon radiale et précipite après réaction avec l'anticorps. Le diamètre du cercle de précipitation est proportionnel à la dose de l'antigène.

**immunoélectrophorèse** f. *(angl.* ***immunoelectrophoresis****).* Méthode d'analyse des composants antigéniques d'un liquide biologique, combinant leur séparation par *électrophorèse* et leur mise en évidence par précipitation au moyen d'anticorps spécifiques.

**immunofluorescence** f. *(angl.* ***immunofluorescence****).* Méthode immunologique histochimique d'identification des antigènes permettant, par conjugaison des anticorps de référence avec un colorant fluorescent, de rendre visibles les complexes immuns (antigènes/anticorps) au microscope, en lumière ultraviolette. La *méthode directe* consiste à fixer directement l'anticorps de référence, rendu fluorescent, sur la préparation antigénique étudiée. Elle est fréquemment utilisée pour la recherche des dépôts d'immunoglobulines, de complément ou de fibrine dans les biopsies tissulaires (peau, rein). La *méthode indirecte* consiste à mettre en présence la préparation antigénique étudiée (coupe tissulaire, frottis cellulaire) et le sérum à tester supposé contenir les anticorps correspondants, puis à appliquer des antigammaglobulines, provenant d'un mélange de sérums obtenus par immunisation d'animaux aux gammaglobulines humaines. Le triple complexe immun fluorescent est visible au microscope, en lumière ultraviolette.

**immunogène** m. *(angl.* ***immunogen****).* Substance douée du pouvoir de provoquer une réaction immunitaire. Le plus souvent il s'agit d'un antigène. Certains antigènes, comme les haptènes, ne sont pas immunogènes par eux-mêmes, mais le deviennent en combinaison avec d'autres. (a. **immunogène**, **immunogénique**)

**immunogénétique** f. *(angl.* ***immunogenetics****).* Partie de la génétique qui étudie les mécanismes de transmission héréditaire des antigènes et d'autres caractères jouant un rôle dans la réponse immunitaire.

**immunogénicité** f. *(angl.* ***immunogenicity****).* Capacité de susciter une réaction immunitaire, en parlant d'une molécule antigénique, ou d'une fraction d'antigène. V. *antigénicité*. (a. **immunogénique**)

**immunoglobuline** f. *(angl.* ***immunoglobulin****).* Toute globuline plasmatique douée de propriétés immunitaires et ayant une fonction d'anticorps dans l'organisme. Les immunoglobulines, dont la majorité sont identifiées à l'électrophorèse dans la fraction des gammaglobulines, sont subdivisées, dans l'ordre de leur importance et en fonction de leur structure et de leur activité, en 5 classes : *immunoglobulines G*, *immunoglobulines A*, *immunoglobulines M*, *immunoglobulines D* et *immuno-globulines E*. Symbole : Ig, suivi de leur indice spécifique : IgA, IgG, IgM.

**immunoglobulinopathie** f. Syn. de *gammapathie*.

**immuno-inhibiteur** a. et m. Syn. d'*immunosuppresseur*.

**immunologie** f. *(angl.* ***immunology****).* Partie de la médecine étudiant les réactions immunitaires de l'organisme (essentiellement les réactions entre anticorps et antigènes et tout ce qui s'y rapporte). Le spécialiste en est l'*immunologiste*.

**immunologique** a. *(angl.* ***immunological****).* Qui se rapporte à l'immunologie. Ling. : Ce terme est utilisé parfois à tort comme synonyme d'*immunitaire*.

**immunomodulateur** a. et m. *(angl.* ***immunomodulator****).* Se dit d'un agent, d'un médicament qui agit sur les réponses immunitaires en les augmentant (immunostimulant) ou en les diminuant (immunodépresseur ou immunosuppresseur).

**immunopathologie** f. *(angl.* ***immunopathology****).* Étude des altérations de l'immunorégulation et des maladies qui en résultent.

**immunoscintigraphie** f. *(angl.* ***immunoscintigraphy****).* Après injection d'un anticorps porteur d'un élément radioactif (généralement d'iode-123) détection par une caméra spéciale d'une éventuelle liaison de ce complexe (anticorps/élément radioactif) à la tumeur et enregistrement de l'image donnant les contours de la tumeur. Le rayonnement émis par l'iode radioactif est très faible, sans danger pour le malade. Grâce à cette méthode on peut identifier des tumeurs d'une taille de 1-2 cm de diamètre (par ex. une tumeur cancéreuse incipiente du côlon). V. *radio-immunothérapie*.

**immunosuppresseur** a. *(angl.* ***immunosuppressive****).* Se dit de substances qui atténuent les réactions immunitaires de l'orga-nisme. Les immunosuppresseurs sont préconisés notamment lors de greffes d'organe pour en empêcher le rejet. Syn. : *immunodépresseur*, *immuno-inhibiteur*. (nom : un **immunosuppresseur**).

**immunothérapie** f. *(angl.* ***immunotherapy****).* Tout traitement qui agit au niveau du système immunitaire : immunisation passive (par injection d'un sérum spécifique), immunisation active (par vaccination), traitement immunodépresseur (pour éviter le rejet d'une greffe d'organe, pour modifier le cours d'une maladie auto-immune), traitement immunostimulant (pour augmenter les défenses de l'organisme), désensibilisation dans les maladies allergiques, greffe de moelle osseuse.

**immunsérum** m. *(angl.* ***immune serum****)*. Sérum d'un animal immunisé activement contre un antigène donné, destiné au traitement de certaines maladies. V. *sérum hyperimmun*.

**IMP**. Abrév. d'*Institut Médico-Pédagogique*.

**impaction** f. *(angl.* ***impaction****)*. 1) Fracture dans laquelle les fragments font saillie, les uns au-dedans, les autres au-dehors. 2) Geste par lequel, au cours de la réduction d'une fracture, on essaie d'appliquer fortement les deux surfaces osseuses au contact l'une de l'autre. (a. **impacté**, **ée**)

**impaludé**, **ée** a. *(angl.* ***malarious****)*. Qui est atteint de paludisme. Se dit aussi bien d'une personne que d'une région.

**imperforation** f. *(angl.* ***imperforation****)*. Malformation congénitale consistant en l'absence d'ouverture d'un conduit ou d'un orifice naturel. (a. **imperforé**, **ée**)

**impétiginisation** f. *(angl.* ***impetiginization****)*. Surinfection par des germes pyogènes d'une affection cutanée préexistante ou d'une plaie, caractérisée par la formation de croûtes semblables à celles de l'impétigo.

**impétigo** m. *(angl.* ***impetigo****)*. Infection cutanée superficielle, contagieuse, due aux germes pyogènes (staphylocoques ou streptocoques), caractérisée par des pustules à tendance extensive qui se recouvrent de croûtes jaunâtres et épaisses. Syn. : *gourme* (populaire).

**implant** m. *(angl.* ***implant****)*. Comprimé médicamenteux, substance radioactive, ou fragment de tissu, destinés à une implantation. V. *pellet*.

**implantation** f. *(angl.* ***implantation****)*. 1) Introduction dans le tissu cellulaire sous-cutané de médicaments solides, notamment de comprimés d'hormones *(implants* ou *pellets)*, dont la résorption lente et régulière exerce sur l'organisme une action thérapeutique de longue durée. Ce procédé est utilisé surtout pour les hormones sexuelles et corticosurrénales. 2) En radiothérapie, action de planter des aiguilles ou d'autres pièces métalliques radioactives dans un tissu cancéreux. 3) Procédé opératoire destiné à rétablir la continuité d'un conduit obstrué par section de la partie bouchée et insertion de la portion rendue perméable dans un endroit approprié. Ex. : implantation de la trompe dans la corne utérine, implantation de l'uretère dans le côlon.

**impotence** f. *(angl.* ***functional disability****)*. État d'un individu privé de l'usage d'un ou de plusieurs membres, ou d'un membre qui a perdu ses fonctions. (a. et n. **impotent**, **ente**)

**impressions digitales** *(angl.* ***digital impressions****)*. Aspect radiologique de la voûte du crâne dû à des dépressions de la table interne des os de la boîte crânienne, en rapport avec les circonvolutions cérébrales. Au cours du développement, c'est l'ossification qui moule ses reliefs sur ceux du cerveau. Syn. : *empreintes digitiformes*.

**impubère** a. *(angl.* ***impuberal****)*. Qui n'a pas encore atteint la puberté.

**impuissance** f. *(angl.* ***impotence****)*. Incapacité pour l'homme de pratiquer l'acte sexuel. En langage juridique, c'est aussi l'impossibilité, en pratiquant l'acte, d'engendrer un enfant. (a. **impuissant**)

**impulsif**, **ive** a. et n. *(angl.* ***impulsive****)*. Qui est incapable de résister à ses impulsions.

**impulsion** f. *(angl. 1)* ***impulse****, 2)* ***impulsion****)*. 1) Force qui pousse en avant. 2) Force intérieure soudaine, généralement irraisonnée et irrépressible, qui pousse à agir.

**impulsivité** f. *(angl.* ***impulsiveness****)*. Tendance à agir de manière subite et irréfléchie.

**inactif**, **ive** a. *(angl.* ***inactive****)*. Se dit d'une substance, d'un corps ou d'un médicament, qui n'exerce pas une action déterminée, qui n'exerce aucun effet thérapeutique.

**inactivation** f. *(angl.* ***inactivation****)*. Suppression de l'activité biochimique ou biologique d'une substance ou du pouvoir pathogène d'un germe par la chaleur ou par tout autre agent physique ou chimique. L'inactivation est un procédé largement utilisé dans la préparation des vaccins.

**inadapté**, **ée** a. et n. *(angl.* ***maladjusted****)*. Se dit d'une personne qui est dans l'impossibilité de faire face aux conditions du milieu social dans lequel elle vit en raison d'un déficit intellectuel, d'un déséquilibre affectif ou d'une déficience physique.

**inanimé**, **ée** a. *(angl.* ***inanimate****)*. Qui a perdu connaissance ou qui a perdu la vie.

**inanition** f. *(angl.* ***inanition, starvation****)*. État dans lequel se trouve l'organisme privé de nourriture pendant une période prolongée.

**inappétence** f. *(angl.* ***inappetence****)*. 1) Diminution de l'appétit. 2) Diminution des désirs sexuels.

**incapacité** f. *(angl.* ***disability, inability****).* Réduction de la capacité à mener une existence quotidienne fructueuse. On parle d'*incapacité de travail*, lorsque le sujet est dans un état d'impossibilité d'exécuter le travail professionnel par suite d'un accident ou de maladie.

**incarcération du placenta** *(angl.* ***incarcerated placenta****).* Accident de la délivrance consistant en un emprisonnement de tout le placenta par un anneau de contracture musculaire situé à la partie basse de l'utérus. V. *enchatonnement du placenta*.

**incarcéré, ée** a. *(angl.* ***incarcerated****).* Qui est enchatonné, fixé (calcul vésical, placenta) ou étranglé (hernie).

**incidence** f. *(angl. 1) 2)* ***projection****, 3)* ***incidence****).* 1) Direction selon laquelle un rayon ou un corps rencontre une surface. 2) En radiologie, angle sous lequel est prise une radiographie; cet angle dépend de la position du sujet à radiographier par rapport à la direction des rayons X et à la situation du film radiographique. 3) En épidémiologie, nombre des cas nouveaux d'une maladie ou de personnes tombées malades pendant une période de temps donnée et dans une population déterminée. Ling. : À ne pas confondre avec *prévalence* (V. ce terme). Abrév. : I.

**incinération** f. Syn. de *crémation*.

**incipiens** a. *(angl.* ***incipient****).* Se dit d'une maladie pendant son stade initial.

**inciser** v. *(angl.* ***incise****).* Pratiquer une incision.

**incision** f. *(angl.* ***incision****).* Section des parties molles à l'aide d'un instrument tranchant (couteau, bistouri), et, par extension, résultat de cette intervention. V. *-tomie*. (a. **incisé, ée**)

**incisive** (ou **dent incisive**) f. *(angl.* ***incisor****).* Chacune des dents (4 inférieures et 4 supérieures) qui occupent la partie antérieure de l'arcade dentaire.

**incisure** f. *(angl.* ***incisure****).* Encoche ou dépression, d'aspect généralement tranché et aigu, à la surface ou sur le bord d'un organe. Syn. : *échancrure*.

**incisure cardio-tubérositaire** *(angl.* ***cardiac incisure of stomach****).* Angle aigu, ouvert en haut, formé par le bord gauche de l'œsophage abdominal et par le bord droit de la grosse tubérosité de l'estomac. Syn. : *angle (*ou *incisure) de His*.

**incitation** f. En physiologie, syn. d'*excitation*.

**inclusion** f. *(angl.* ***inclusion****).* État d'un corps qui est contenu dans un autre et, par extension, le corps lui-même (notamment toute particule étrangère ou pathologique à l'intérieur d'une cellule). (a. **inclus, use**)

**incoercible** a. *(angl.* ***incoercible****).* Qui ne peut être arrêté ou retenu. Ex. : vomissements incoercibles de la grossesse.

**incohérence** f. *(angl.* ***incoherence****).* Manque de suite dans les idées, dans le langage ou dans les actes. (a. **incohérent, ente**)

**incompatibilité** f. *(angl.* ***incompatibility****).* Impossibilité pour certaines substances d'être présentes ensemble, sans subir des modifications. C'est le cas d'un antigène et de son anticorps spécifique. (a. **incompatible**)

**incompatibilité sanguine** *(angl.* ***ABO incompatibility****).* État résultant de la présence dans le sang d'un sujet, à la suite d'une transfusion ou d'un processus pathologique (par ex. érythroblastose fœtale), de globules rouges susceptibles d'être agglutinés par les agglutinines (anticorps) qui existent à l'état naturel dans son sang. Ainsi, un sujet appartenant au groupe A ne peut recevoir du sang B ou AB, qui contient des globules rouges porteurs d'agglutinogène B, car ces globules seraient agglutinés par l'agglutinine anti-B du receveur.

**incongruence** (ou **incongruité**) f. *(angl.* ***incongruity****).* Défaut d'adaptation de deux extrémités d'un os fracturé, principalement lors des fractures avec perte de substance. V. *congruence*. (a. **incongruent, ente**)

**inconscience** f. *(angl.* ***unconsciousness****).* 1) Privation permanente ou abolition momentanée de la conscience. (*Robert*) 2) En psychologie, caractère de phénomènes qui, par nature, échappent à la conscience. (*Robert*)

**inconscient** *(angl.* ***unconscious****).* 1) m. Tout ce qui, dans le domaine de l'activité psychique, échappe à la conscience, et plus particulièrement (selon Freud), ensemble de désirs secrets et inavoués envers soi-même et qui influencent la conduite de l'individu. V. *subconscient*. 2) a. En langage courant, se dit des fonctions indépendantes de la volonté : respiration, circulation, etc., appelées en physiologie *fonctions végétatives*. 3) a. et n. Personne qui a perdu connaissance.

**incontinence** f. *(angl.* ***incontinence****).* Incapacité de contrôler volontairement l'émission d'urines ou de matières fécales.

**incontinence verbale**. Syn. de *logorrhée*.

**incontinent, ente** a. et n. *(angl.* ***incontinent****).* Qui est atteint d'incontinence. V. *continent* (2).

**incontinentia pigmenti** *(angl.* ***incontinentia pigmenti****).* Maladie cutanée héréditaire, à transmission dominante liée à l'X, caractérisée par des pigmentations gris ardoisé en éclaboussures, siégeant au thorax et aux membres. Elles peuvent occasionnellement être accompagnées de malformation de l'œil, des dents, du squelette ou du cœur. Syn. *syndrome de Bloch-Sulzberger*.

**incoordination** f. *(angl.* ***incoordination****)*. Trouble de la coordination des mouvements. V. *dysmétrie*, *hypermétrie*.

**incubation** f. *(angl.* ***incubation****)*. 1) Temps qui s'écoule entre la pénétration des micro-organismes pathogènes dans l'organisme et l'apparition des symptômes de la maladie. 2) Maintien, pendant un certain temps, d'une culture bactérienne, d'un mélange de produits, à une température appropriée et constante (dans un autoclave).

**incurable** *(angl.* ***incurable****)*. 1) a. Se dit d'une maladie qui ne peut être guérie. 2) a. et n. Se dit d'un malade qui ne peut guérir.

**index** m. *(angl. 1)* ***forefinger****, 2) 3)* ***index****)*. 1) Deuxième doigt de la main. Il doit son nom au fait qu'il sert à montrer, à indiquer. Constitué de trois phalanges, doué d'une certaine indépendance fonctionnelle par rapport aux trois derniers doigts, il joue un rôle primordial dans la préhension, car il s'oppose efficacement au pouce *(pièce pollici-digitale)*. 2) Table alphabétique des termes cités dans un livre, donnée à la fin de l'ouvrage avec indication des numéros des pages. 3) Syn. d'*indice*.

**index colorimétrique** *(angl.* ***color index****)*. Indice représentant la quantité d'hémoglobine par érythrocyte, rapportée à la valeur normale pour le sexe et l'âge considérés. Il s'exprime par la formule : concentration d'hémoglobine (en pourcentage de la normale) divisé par le nombre d'érythrocytes (en pourcentage de la normale). Sa valeur normale est comprise entre 0,9 et 1,0. Abrév. : Ic.

**index mitotique** *(angl.* ***mitotic index****)*. Nombre de cellules en cours de mitose dans un tissu pour mille cellules comptées.

**index pycnotique** *(angl.* ***pycnotic index****)*. Nombre de cellules vaginales à noyau pycnotique rapporté à 100 cellules d'un frottis vaginal, permettant d'évaluer grossièrement l'activité œstrogénique de l'ovaire.

**indican urinaire** *(angl.* ***urine indican****)*. Forme sous laquelle l'indole provenant de la dégradation des protéines dans l'intestin est éliminé dans les urines.

**indicateur** m. *(angl.* ***indicator****)*. Toute substance qui, par le changement de coloration qu'elle produit dans un milieu, indique la présence d'un corps chimique ou l'accomplissement d'une réaction. Ex. : papier de tournesol indicateur de pH.

**indicateur de santé publique** *(angl.* ***public health indicator****)*. Tout rapport chiffré pouvant être établi entre : a) les caractéristiques sanitaires et démographiques présentes d'une collectivité, b) les moyens dont elle dispose ou souhaite disposer pour maintenir ou améliorer son état de santé, ou c) les buts qu'elle s'assigne dans le domaine sanitaire en s'efforçant de les atteindre dans les meilleures conditions.

**indice** m. *(angl.* ***index****)*. Nombre qui exprime le rapport entre deux grandeurs. Syn. : *index* (3).

**indice biliaire plasmatique** *(angl.* ***plasmatic biliary index****)*. Indice exprimant la concentration des pigments biliaires dans le plasma. Il est établi par colorimétrie. Abrév. : IBP.

**indice thérapeutique** (ou **chimiothérapique**) *(angl.* ***therapeutic index****)*. Rapport entre la dose curative (C) et la dose maximale tolérée (T) d'un médicament. Abrév. : indice C/T.

**indifférencié, ée** a. *(angl.* ***undifferentiated****)*. Se dit d'une cellule ou d'un tissu qui conservent des caractères embryonnaires, ne présentant aucune tendance à la différenciation et que l'on ne peut, de ce fait, classer dans une catégorie bien déterminée.

**indigène** a. et n. Syn. d'*autochtone*.

**indigestion** f. *(angl.* ***indigestion****)*. Terme vague qui désigne un trouble gastro-intestinal passager se traduisant par une sensation de gêne, de lourdeur épigastrique, accompagnée parfois de nausées et de vomissements.

**indole** m. *(angl.* ***indole****)*. Produit de dégradation du tryptophane, que l'on trouve surtout dans l'intestin (par l'action des bactéries sur les substances protidiques). La substance purifiée est un agent de synthèse et un réactif chimique.

**indolent, ente** a. *(angl.* ***indolent****)*. Qui n'est pas le siège d'une douleur, indolore.

**inducteur** m. *(angl.* ***starter****)*. En anesthésiologie, se dit de certains produits chimiques ou de leurs associations, utilisés pour déclencher une anesthésie générale.

**induction** f. *(angl.* ***induction****)*. Stade de l'anesthésie générale pendant lequel commence l'endormissement; on l'obtient par des méthodes diverses : injection intraveineuse d'un barbiturique, inhalation d'un anesthésique (éther), etc. (a. **inductif, ive**)

**induration** f. *(angl.* ***induration****)*. Durcissement des tissus. (a. **induré, ée**)

**inerte** a. *(angl.* ***inert****)*. Qui n'a aucune activité. Ex. : gaz inerte.

**inertie** f. *(angl.* ***inertia****)*. 1) Mollesse, torpeur, incapacité d'action. 2) État d'un organe qui a perdu ses facultés contractiles. Ex. : inertie utérine pendant l'accouchement.

**infantile** a. *(angl.* ***infantile****)*. 1) Qui se rapporte à l'enfance ou à l'enfant. 2) Par extension, qui rappelle, par certains caractères, l'enfance ou l'enfant. Ex. : utérus infantile, comportement infantile.

**infantilisme** m. *(angl.* ***infantilism****)*. État caractérisé par la persistence, chez un individu adulte, de certains caractères propres à l'enfance. Il se manifeste par un retard de développement s'accompagnant parfois de nanisme, un retard dans l'apparition ou une absence des caractères sexuels secondaires, parfois une arriération mentale.

**infarci, ie** a. *(angl.* ***infarcted****)*. Se dit d'un organe atteint d'infarctus.

**infarcissement** m. *(angl.* ***infarction****)*. Formation et développement d'un infarctus.

**infarctus** m. *(angl.* ***infarct, infarction****)*. Nécrose d'un tissu à la suite d'un apport de sang insuffisant.

**infarctus du myocarde** *(angl.* ***myocardial infarction****)*. Nécrose d'une partie du muscle cardiaque due à l'obstruction, généralement par thrombose, de l'artère coronaire correspondante. Les manifestations cliniques en sont : angine de poitrine intense et prolongée ne cédant pas à la trinitrine, état de malaise, transpiration profuse, extrémités froides, palpitations.

**infécond, onde** a. Syn. de *stérile* (2).

**infectant, ante** a. *(angl.* ***infective****)*. Qui est susceptible de causer ou de transmettre une infection. Ex. : anophèle infectant.

**infectieux, euse** a. *(angl.* ***infectious****)*. Qui produit l'infection (par ex. germe infectieux), qui héberge un micro-organisme doué du pouvoir de provoquer une infection (par ex. réservoir infectieux), ou qui est dû à une infection (par ex. conjonctivite infectieuse).

**infectiologie** f. Discipline médicale qui traite des maladies infectieuses (bactériennes, virales, mycosiques). Le spécialiste en est l'*infectiologue*.

**infection** f. *(angl.* ***infection****)*. Envahissement d'un organisme par un agent étranger (bactérie, virus, champignon, parasite) capable de s'y multiplier, et ensemble des modifications pathologiques qui peuvent en résulter. V. *contamination*. (a. **infecté, ée**)

**infection nosocomiale** *(angl.* ***nosocomial infection****)*. Infection contractée à l'hôpital, due à des germes souvent résistants à un grand nombre d'antibiotiques, chez des malades dont le système immunitaire de défense est affaibli. Les plus redoutables sont les infections par le staphylocoque doré.

**infection opportuniste** *(angl.* ***opportunistic infection****)*. Infection causée par un micro-organisme habituellement non pathogène, mais qui le devient lorsque le système immunitaire d'un sujet est déficient. V. *sida*.

**infection tuberculeuse primaire** *(angl.* ***primary tuberculosis****)*. Infection initiale d'un organe et des ganglions lymphatiques de drainage par *Mycobacterium tuberculosis* ou *M. bovis* chez un sujet antérieurement non sensible à la tuberculine. L'infection se produit en général chez l'enfant et l'adulte jeune et atteint principalement le poumon. La sensibilité à la tuberculine se développe 2-10 semaines après l'infection initiale. Très souvent, l'infection ne se traduit par aucun signe ou manifestation clinique (parfois fièvre et lassitude passagère). Dans la plupart des cas, le processus évolue vers la guérison, avec ou sans calcification, ou bien il reste stationnaire. Parfois il s'étend activement à d'autres territoires pulmonaires *(tuberculose pulmonaire primaire progressive)* ou se dissémine, en empruntant les vaisseaux lymphatiques ou le courant sanguin, à la plèvre ou à d'autres tissus (*tuberculose miliaire*, *tuberculose méningée* et diverses localisations respiratoires). L'évolution dépend de l'interaction qui se produit entre la résistance de l'hôte et l'importance de l'infection [29]. Syn. : *complexe tuberculeux primaire*.

**infestation** f. *(angl.* ***infestation****)*. 1) Fixation de parasites externes (par ex. les poux) sur un hôte (sur sa peau, ses poils, ses vêtements) ou pénétration dans un organisme vivant de parasites visibles sans l'aide du microscope. 2) Présence dans un lieu, d'insectes ou autres animaux nuisibles ou incommodants. Ex. : infestation par des moustiques.

**infesté, ée** a. *(angl.* ***infested****)*. 1) Se dit d'un individu dont les téguments ou les vêtements sont envahis par des parasites externes (qui vivent sur la peau). 2) Se dit d'une région dans laquelle on trouve souvent certains agents infectieux ou animaux nuisibles. Ex. : un pays est infesté (et non « infecté ») par le paludisme.

**infiltrat** m. *(angl.* ***infiltrate****)*. 1) En radiologie, opacité pulmonaire homogène et peu étendue. 2) En anatomie pathologique, agglomération plus ou moins dense et étendue de cellules de types divers dans un tissu ou dans un organe.

**infiltration** f. *(angl.* ***infiltration****)*. Toute modification pathologique d'un tissu caractérisée par la présence de produits (liquides organiques, liquide injecté, gaz, matières organiques ou minérales) ou de cellules qui ne s'y trouvent pas normalement.

**infiltration pulmonaire avec éosinophilie**. Syn. de *pneumonie éosinophile*.

**infirme** a. et n. *(angl.* ***cripple, disabled****)*. Qui est atteint d'une infirmité.

**infirmier** m. (**infirmière** f.) *(angl.* ***nurse****)*. Personne qui, ayant suivi des études professionnelles de base, est apte et habilitée à assumer dans son pays la responsabilité de l'ensemble des soins que requièrent la promotion de la santé, la prévention de la maladie et les soins aux malades (Association internationale des infirmières, 1965). En France, la profession d'infirmier et d'infirmière fait partie des professions d'*auxiliaires médicaux*.

**infirmité** f. *(angl.* ***infirmity****)*. État d'un individu qui, congénitalement ou à la suite d'un accident, ne possède plus son intégrité corporelle ou fonctionnelle, sans que sa santé générale soit totalement compromise. V. *incapacité*, *invalidité*.

**infirmité motrice cérébrale** *(angl.* ***cerebral palsy****)*. Ensemble des manifestations neurologiques dues à des lésions cérébrales congénitales (anomalie du développement au cours du premier trimestre de la grossesse) ou acquises (occasionnées par un accouchement difficile ou par des traumatismes accidentels pendant les premiers mois de la vie). Ce sont notamment : des paralysies spastiques de localisations diverses, une incoordination des mouvements, des mouvements involontaires lents et ondulants, auxquels peuvent s'ajouter un retard du développement mental et des troubles sensoriels (déficit de la vue et de l'ouïe). Abrév. : IMC, CP (du terme anglais *cerebral palsy*).

**inflammation** f. *(angl.* ***inflammation****)*. Ensemble des réactions qui se produisent dans l'organisme en réponse à l'action irritante ou à la perturbation créées par divers facteurs (micro-organismes pathogènes, agents physiques ou chimiques, etc.). Ses signes principaux sont la chaleur, la douleur, la rougeur et la tuméfaction. V. *enflammé*, *-ite*, *phlog-*.

**inflammatoire** a. *(angl.* ***inflammatory****)*. Qui se rapporte à l'inflammation, qui est caractérisé par une inflammation. Ex. : œdème inflammatoire, réaction inflammatoire. Syn. : *phlogistique* (désuet).

**infléchi, ie** a. *(angl.* ***bent, inflected****)*. Qui se trouve en position de flexion, en général de flexion forcée. Ant. : *défléchi*.

**inflexion** f. *(angl.* ***inflection****)*. 1) Mouvement par lequel une chose s'infléchit, se détourne de son parcours, selon une courbe. Un organe infléchi est un organe dévié ou replié sur lui-même. 2) Changement subit d'accent ou de ton dans la voix.

**influenza** f. Syn. de *grippe*.

**influenza virus** *(angl.* ***influenza virus****)*. Un des trois virus de la grippe, de la famille des *Orthomyxoviridae*. Abrév. : FLUA, FLUB, FLUC.

**influx nerveux** *(angl.* ***nerve impulse****)*. Modification physico-chimique physiologique se propageant le long d'un nerf sous l'effet d'une excitation. Le phénomène électrique qui se produit lors de la propagation de l'influx est appelé *potentiel d'action*. Les substances libérées par une fibre nerveuse excitée et qui jouent un rôle dans la transmission de l'influx nerveux sont des *médiateurs chimiques*.

**infra-** Préfixe d'origine latine signifiant *au-dessous de* et indiquant une position inférieure. Ant. : *supra-*.

**infraclaviculaire** a. *(angl.* ***infraclavicular****)*. Qui est situé au-dessous de la clavicule.

**infraclinique** a. Syn. de *subclinique*.

**infraduction** f. *(angl.* ***infraduction****)*. Mouvement du globe oculaire vers le bas. V. *duction*.

**infraliminaire** a. *(angl.* ***subliminal****)*. Qui est inférieur au seuil de perception ou de réaction. Se dit notamment d'un stimulus dont l'intensité est insuffisante pour lui permettre de se manifester. Syn. : *subliminal*.

**inframamelonnaire** (ou **inframamillaire**) a. *(angl.* ***inframamillary****)*. Qui est situé au-dessous du mamelon. Ex. : nodule inframamelonnaire.

**infrarouge** a. *(angl.* ***infrared****)*. V. *rayonnement infrarouge*.

**infrason** m. *(angl.* ***infrasound****)*. Onde sonore de fréquence trop basse (moins de 16 Hz environ) pour être perçue par l'oreille humaine.

**infundibulaire** a. *(angl.* ***infundibular****)*. Qui se rapporte à un infundibulum. Ex. : sténose infundibulaire (de l'aorte).

**infundibuliforme** a. *(angl.* ***infundibuliform****)*. Qui est en forme d'entonnoir.

**infundibulotomie pulmonaire** *(angl.* ***pulmonary infundibulotomy****)*. Section de l'infundibulum du cœur, pratiquée dans certaines formes de tétrade de Fallot où l'infundibulum est rétréci, ou pour permettre un accès vers l'intérieur du ventricule.

**infundibulum** m. *(angl.* ***infundibulum****).* Toute partie d'organe en forme d'entonnoir. (a. **infundibulaire**)

**infundibulum du cœur** *(angl.* ***conus arteriosus****).* Partie la plus élevée, en forme d'entonnoir évasé en bas, de la cavité du ventricule droit, et qui conduit vers l'orifice de l'artère pulmonaire. Syn. : *cône artériel.*

**infundibulum tubérien** *(angl.* ***infundibulum of hypothalamus****).* Partie antérieure du plancher du troisième ventricule qui, par son extrémité inférieure, peut se prolonger dans la tige pituitaire (de l'hypophyse).

**Infusoires** *(angl.* ***Infusoria****).* Classe de protozoaires pourvus de cils vibratiles. La plupart des infusoires vivent à l'état libre; certains sont parasites des mammifères et de l'homme (par ex. : *Balantidium coli*).

**ingénierie biomédicale**. Syn. de *génie biomédical.*

**ingénierie génétique**. Syn. de *génie génétique.*

**ingénieur biomédical** *(angl.* ***biomedical engineer****).* Spécialiste d'électronique et d'informatique appliquées à la médecine. Son rôle dans un hôpital moderne est de conseiller les médecins et la direction de l'hôpital pour l'acquisition de tel ou tel appareil, d'en surveiller la mise en place, l'utilisation et l'entretien, d'avoir des contacts permanents avec les fabricants d'appareillage.

**ingéré**, **ée** a. *(angl.* ***ingested****).* Qui est absorbé par l'ingestion.

**ingesta** m. pl. *(angl.* ***ingesta****).* Ensemble des aliments solides ou liquides ingérés.

**ingestion** f. *(angl.* ***ingestion****).* Action de prendre par la bouche et d'avaler un aliment, une boisson, un médicament, ou même un produit non comestible ou toxique. V. *absorption* (4). (a. **ingéré**, **ée**)

**inguinal**, **ale**, **aux** a. *(angl.* ***inguinal****).* Qui se rapporte à l'aine. Ex. : ganglions inguinaux. V. *canal inguinal.*

**inguino-crural**, **ale**, **aux** a. *(angl.* ***inguino-crural****).* Qui se rapporte à l'aine et à la cuisse. Ex. : région inguino-crurale.

**inguino-scrotal**, **ale**, **aux** a. *(angl.* ***inguino-scrotal****).* Qui se rapporte à l'aine et au scrotum. Ex. : hernie inguino-scrotale.

**inhalation** f. *(angl.* ***inhalation****).* 1) Absorption, par inspiration, de vapeur d'eau ou d'un gaz dans les voies respiratoires. Ant. : *exhalation.* 2) Méthode thérapeutique qui consiste à absorber par inspiration de la vapeur d'eau chargée de médicaments volatils ou divers gaz. (a. **inhalé**, **ée**)

**inhalothérapie** f. *(angl.* ***inhalation therapy****).* Utilisation thérapeutique des inhalations (aérosols, oxygène, ventilation mécanique prolongée).

**inhibine** f. *(angl.* ***inhibin****).* Substance polypeptidique sécrétée par les cellules de Sertoli du testicule (qui peut être dosée dans le liquide séminal), qui agit sur la synthèse de la gonadotrophine A dont elle inhibe la libération.

**inhibiteur**, **inhibitrice** *(angl. 1)* ***inhibitory****, 2) 3)* ***inhibitor****).* 1) a. Qui provoque l'inhibition. En physiologie, se dit d'un nerf qui freine l'activité de l'organe ou de la structure qu'il innerve; en génétique, se dit d'un gène qui contrarie l'action d'un autre gène. 2) m. En biochimie, substance réduisant la vitesse d'une réaction enzymatique. 3) m. En biologie et microbiologie, toute substance qui diminue ou arrête le développement ou la multiplication d'un organisme.

**inhibiteur de la monoamine-oxydase**. V. *IMAO.*

**inhibiting factor** *(angl.).* Hormone sécrétée par l'hypothalamus et qui agit en inhibant la sécrétion d'une hormone hypophysaire. V. *releasing factor.*

**inhibition** f. *(angl.* ***inhibition****).* 1) Ralentissement ou suppression d'une fonction, d'une activité physiologique, d'une réaction chimique. Ant. : *activation.* 2) État caractérisé par un ralentissement ou une diminution de l'activité psychique ou physique. (a. **inhibé**, **ée**; **inhibitoire**)

**inhomogène** a. *(angl.* ***inhomogeneous****).* Se dit parfois, en radiologie, de la structure d'un os qui présente des plages claires et des plages foncées.

**inhumation** f. *(angl.* ***burial****).* Mise en terre d'un cadavre. (a. **inhumé**, **ée**)

**injection** f. *(angl.* ***injection****).* 1) Introduction d'un liquide ou d'un gaz dans les tissus, dans un canal ou dans une cavité naturelle de l'organisme, à l'aide d'une seringue ou d'un autre instrument. Ex. : injection intramusculaire (Abrév. : i.m.), injection intraveineuse (Abrév. : i.v.). 2) La substance que l'on injecte. (a. **injecté**, **ée**; v. **injecter**)

**injection paraveineuse** *(angl.* ***paravenous injection****).* Injection faite par erreur dans les tissus qui entourent la veine.

**inlay** m. Terme anglais utilisé souvent pour *encastrement* (1).

**in loco**. Expression latine signifiant *localement.*

**in loco dolenti**. Locution latine s'appliquant généralement à toute injection médicamenteuse pratiquée *dans la zone douloureuse.*

**innervation** f. *(angl.* ***innervation****)*. Distribution des nerfs dans un organe ou dans une région de l'organisme. (a. **innervé**, **ée**)

**innocuité** f. *(angl.* ***harmlessness****)*. Caractère de ce qui n'est pas nuisible. Se dit souvent en parlant d'un médicament. Ant. : *nocuité*.

**innominée** a. V. *ligne innominée*.

**inoculable** a. *(angl.* ***inoculable****)*. Qui peut être transmis par inoculation.

**inoculation** f. *(angl.* ***inoculation****)*. 1) Action d'introduire un germe dans un organisme vivant par injection, ou ensemencement d'un milieu de culture. 2) Pénétration dans l'organisme d'un micro-organisme pathogène à travers une plaie cutanée ou muqueuse. (a. **inoculé**, **ée** ; v. **inoculer**)

**inorganique** a. *(angl.* ***inorganic****)*. 1) Qui se rapporte aux corps chimiques dépourvus de carbone, à l'exception des carbonates et des cyanures. Ex. : chimie inorganique. Syn. : *minéral*. 2) Qui n'est pas produit par un organisme animal ou végétal. 3) Syn. de *fonctionnel* (2).

**inotrope** a. *(angl.* ***inotropic****)*. Qui se rapporte à l'énergie de contraction des fibres musculaires.

**insalivation** f. *(angl.* ***insalivation****)*. Imprégnation des aliments par la salive ; c'est le premier temps de la digestion. (a. **insalivé**, **ée**)

**insémination** f. *(angl.* ***insemination****)*. Dépôt de sperme dans le vagin lors de la copulation *(insémination naturelle)*, ou introduction de sperme d'un donneur dans le vagin ou dans l'orifice du col utérin pour obtenir la fécondation *(insémination artificielle)*.

**insensibilisation** f. *(angl.* ***desensitization****)*. Abolition de la sensibilité locale ou générale. (a. **insensibilisé**, **ée**)

**insert** m. Forme galénique d'application oculaire d'un médicament (anesthésique, dilatateur de la pupille) au moyen d'une petite éponge imbibée de ce produit.

**insertion** f. *(angl.* ***insertion****)*. 1) Point d'attache d'une structure anatomique (notamment d'un tendon musculaire ou d'un ligament sur un os). 2) Action d'implanter. (a. **inséré**, **ée** ; v. **insérer**)

**insertionite** f. *(angl.* ***insertionitis****)*. Inflammation de l'insertion, du point d'attache d'un tendon musculaire, d'un ligament.

**insidieux**, **euse** a. *(angl.* ***insidious****)*. Se dit de l'évolution d'une maladie qui ne paraît pas, à ses débuts, aussi grave qu'elle l'est réellement.

**insipide** a. *(angl.* ***tasteless****)*. Qui n'a pas de goût.

**in situ** *(angl.* ***in situ****)*. Expression latine signifiant *à sa place normale, en position habituelle*. V. *ex situ*.

**insolation** f. *(angl.* ***insolation****)*. Conséquence d'une exposition trop prolongée aux rayons solaires. Il peut se produire des brûlures cutanées dans les régions découvertes, une conjonctivite grave et des altérations rétiniennes parfois irréversibles. Il y a généralement de la fièvre, quelquefois une irritation méningée (maux de tête, raideur de la nuque, vomissements).

**insoluble** a. *(angl.* ***insoluble****)*. Qui ne se dissout pas, ou qui se dissout très faiblement dans un autre corps.

**insomniaque** a. *(angl.* ***insomniac****,* ***insomnic****)*. Qui souffre d'insomnie. (nom : un **insomniaque**).

**insomnie** f. *(angl.* ***insomnia****,* ***sleeplessness****)*. Impossibilité ou difficulté à trouver le sommeil. (a. **insomnieux**, **ieuse** ; **insomniant**, **ante**)

**inspirateur** *(angl. 1)* ***inspiratory****, 2)* ***inspirator****)*. 1) a. Se dit d'un muscle qui participe à l'inspiration en favorisant l'expansion de la cage thoracique et la pénétration de l'air dans les poumons. Le diaphragme est un muscle inspirateur. 2) m. Tout appareil permettant d'effectuer la respiration artificielle ou la respiration dans un espace réduit (caisson à air comprimé).

**inspiration** f. *(angl.* ***inspiration****)*. Temps de la respiration pendant lequel de l'air est attiré dans les poumons par dilatation de la cage thoracique. Ant. : *expiration*. (a. **inspiratoire**)

**inspirium** m. *(angl.* ***inspirium****)*. Terme latin désignant l'*inspiration*. V. *expirium*.

**instabilité génétique** *(angl.* ***genetic instability****)*. Caractère commun à un ensemble assez disparate de phénomènes dans lesquels interviennent des éléments génétiques qui, au moins dans certaines circonstances, présentent des changements avec une fréquence tout à fait exceptionnelle et paraissent ainsi échapper aux règles classiques d'invariance du matériel génétique.

**instabilité psychomotrice** *(angl.* ***restlessness****)*. Trait de caractère entraînant le sujet à ne pas pouvoir se fixer à une tâche, à persévérer dans une entreprise, par suite d'une insuffisance des contrôles psychiques et moteurs.

**instable** a. *(angl.* ***unstable****)*. Se dit d'un corps chimique qui subit facilement une altération, ou d'un équilibre qui se modifie spontanément ou très rapidement, sous l'effet d'une cause minime.

**instillation** f. *(angl.* ***instillation****)*. Introduction goutte à goutte d'une solution médicamenteuse dans une cavité organique.

**instinct** m. *(angl.* ***instinct****)*. Sollicitation interne qui pousse l'animal ou l'homme, sans participation de l'intelligence ou de la volonté, à un acte déterminé. Ex. : instinct de conservation, instinct sexuel.

**instinctif, ive** a. *(angl.* ***instinctive****)*. Qui est de la nature d'un instinct, qui est dû à un instinct. Ex. : réaction instinctive.

**instinctuel, elle** a. *(angl.* ***instinctual****)*. Qui se rapporte à l'instinct. Ex. : stade instinctuel du développement sexuel.

**institutionnel, elle** a. *(angl.* ***institutional****)*. En psychologie, qui concerne les influences des facteurs sociaux (famille, groupe social, culture dont dépend ce dernier) sur la formation de la personnalité.

**insuffisance** f. *(angl.* ***failure, insufficiency****)*. État déficitaire d'un organe ou d'une glande, qui n'est plus capable de remplir normalement ses fonctions. Ex. : insuffisance ventriculaire droite (IVD) ou insuffisance ventriculaire gauche (IVG) du cœur, insuffisance cardiaque globale.

**insuffisance aortique** *(angl.* ***aortic insufficiency****)*. Défaut de fermeture des valvules sigmoïdes aortiques, entraînant un reflux du sang dans le ventricule gauche lors de la diastole. Ses causes sont diverses (rhumatisme articulaire aigu, dilatation due à un traumatisme, à un anévrysme, à la syphilis, à une endocardite maligne). Abrév. : IA.

**insuffisance coronarienne** *(angl.* ***coronary insufficiency****)*. Trouble fonctionnel du cœur dû à une mauvaise irrigation du myocarde, le plus souvent en rapport avec une athérosclérose des artères coronaires (parfois aussi un spasme de ces artères). Il se manifeste cliniquement par l'*angine de poitrine*.

**insuffisance mitrale** *(angl.* ***mitral insufficiency****)*. Défaut de fermeture de la valvule mitrale entraînant un reflux du sang du ventricule dans l'oreillette gauche. Les lésions responsables sont le plus souvent dues au rhumatisme articulaire aigu ou a une endocardite maligne. Abrév. : IM.

**insuffisance tricuspidienne** *(angl.* ***tricuspid insufficiency****)*. Défaut de fermeture des valvules tricuspides lors de la systole, dû à une lésion organique (endocardite rhumatismale), ou à un trouble fonctionnel (insuffisance ventriculaire droite).

**insufflation** f. *(angl.* ***insufflation****)*. Introduction sous pression, d'air, de gaz ou de substances pulvérisées, dans une cavité naturelle du corps.

**insula (de Reil)** *(angl.* ***insula****)*. f. Lobe de l'hémisphère cérébral caché au fond de la scissure de Sylvius. (*Reil* Johann Christian, anatomiste allemand, 1759-1813.)

**insulaire** a. *(angl.* ***insular****)*. 1) Qui se rapporte à l'insula. Ex. : épilepsie insulaire. 2) Qui se rapporte aux îlots de Langerhans. Ex. : adénome insulaire du pancréas.

**insuline** f. *(angl.* ***insulin****)*. Hormone du pancréas, sécrétée par les cellules bêta des îlots de Langerhans. Elle favorise l'utilisation du sucre par les tissus et abaisse le taux de la glycémie. Son antagoniste est le *glucagon*. Standardisée en unités internationales, l'insuline est administrée par voie sous-cutanée dans le traitement du diabète. Pour limiter le nombre d'injections, tout en assurant une activité régulière, on préfère souvent à l'*insuline ordinaire* (IO), des préparations retard (insuline-zinc protamine notamment).

**insulinémie** f. *(angl.* ***insulinemia****)*. Taux d'insuline dans le sang. Son étude est très importante au cours de l'exploration de la glycémie.

**insulinorésistance** f. *(angl.* ***insulin resistance****)*. État de l'organisme caractérisé par l'absence d'une diminution de la glycémie *(insulinorésistance totale)* ou par sa diminution très faible *(insulinorésistance partielle)* à la suite d'une injection d'insuline. V. *Somogyi (effet de)*.

**insulinothérapie** f. *(angl.* ***insulinotherapy****)*. Administration d'insuline dans le traitement du diabète.

**intempérance** f. *(angl.* ***intemperance****)*. Usage immodéré des aliments et des boissons, notamment alcooliques. (a. **intempérant, ante**)

**intensité** f. *(angl.* ***intensity****)*. Valeur numérique d'une grandeur. Abrév. : I.

**intensité de dose (d'exposition ou d'irradiation)**. Syn. de *débit de dose*.

**intention** f. Dans les expressions : *par première intention, par deuxième intention*. V. *cicatrisation*.

**inter-** Préfixe d'origine latine signifiant *entre, parmi*.

**interarticulaire** a. *(angl.* ***interarticular****)*. Situé entre deux ou plusieurs parties osseuses qui s'articulent. Ex. : fibrocartilage interarticulaire.

**interauriculaire** a. *(angl.* ***interatrial****)*. Situé entre les deux oreillettes. Ex. : cloison (septum) interauriculaire.

**intercarotidien, ienne** a. *(angl. **intercarotic**)*. Situé à la bifurcation de l'artère carotide primitive (en carotide externe et carotide interne). Ex. : plexus intercarotidien.

**intercarpien, ienne** a. *(angl. **intercarpal**)*. Qui est situé entre les os du carpe. Ex. : ligament intercarpien.

**intercondylien, ienne** a. *(angl. **intercondylar**)*. Qui est situé entre deux condyles. Ex. : fracture intercondylienne (du fémur ou de l'humérus).

**intercostal, ale, aux** a. *(angl. **intercostal**)*. Situé entre les côtes. Ex. : muscle intercostal, espace intercostal.

**intercurrent, ente** a. *(angl. **intercurrent**)*. Se dit d'une complication ou d'une maladie survenant au cours d'une autre maladie. Ex. : fièvre intercurrente.

**interdigital, ale, aux** a. *(angl. **interdigital**)*. Situé entre deux doigts ou deux orteils adjacents. Ex. : mycose interdigitale.

**interépineux, euse** a. *(angl. **interspinal**)*. Situé entre les apophyses épineuses de deux vertèbres. Ex. : muscle interépineux.

**interférence** f. *(angl. **interference**)*. En électrocardiographie, anomalie du tracé, due au fait qu'une excitation ne peut pas agir sur la région du myocarde à laquelle elle est destinée, celle-ci se trouvant encore en période réfractaire à la suite de l'action d'une excitation venue d'un autre centre d'automatisme.

**interféron** m. *(angl. **interferon**)*. Nom d'ensemble des glycoprotéines synthétisées par des cellules de l'organisme quand elles sont infectées par un virus. On en distingue trois grands types : l'*interféron* $\alpha$, extrait des leucocytes et des lymphoblastes, l'*interféron* $\beta$, fibroblastique, et l'*interféron* $\gamma$, ou immun, obtenu à partir de lymphocytes stimulés. Les interférons exercent des activités antivirales et immunomodulatrices, et s'avèrent utiles dans le traitement de certaines hépatites virales. L'interféron $\gamma$ est capable de stimuler les cellules NK (élimination de cellules tumorales et destruction des bactéries pathogènes).

**intériorisation** f. *(angl. **internalization**)*. Processus mental par lequel l'individu se détache des réalités et des contingences extérieures pour se recueillir et s'isoler dans l'intimité de son moi. Ce processus peut devenir pathologique dans certaines maladies mentales et s'appelle alors *autisme*. Ant. : *extériorisation* (2). (a. **intériorisé, ée**; v. **intérioriser**)

**interlabial, ale, aux** a. *(angl. **interlabial**)*. Qui est situé entre deux lèvres.

**interleukine** f. *(angl. **interleukin**)*. Nom d'ensemble des cytokines à fonctions multiples et complexes produites par des lymphocytes T stimulés et par d'autres cellules (monocytes, macrophages, fibroblastes, cellules endothéliales), qui exercent leur action principalement sur les lymphocytes T et B mais aussi sur d'autres éléments cellulaires et hormonaux. Grâce aux progrès de la biologie cellulaire et moléculaire, les recherches concernant les interleukines ont pris un grand essor, de nouvelles entités étant identifiées et répertoriées (16 interleukines répertoriées en 1994). Leurs activités physiologiques sont très importantes : régulation des réponses immunitaires, de l'hématopoïèse, des réactions inflammatoires et de la fièvre, contrôle de la prolifération, de la maturation et de la différenciation cellulaire, contrôle de l'activité cytotoxique et phagocytaire, maintien de l'homéostasie, cicatrisation des plaies. Le dysfonctionnement des interleukines joue un rôle dans la pathogénie du cancer et des maladies auto-immunes. Ling. : Le terme *interleukine* fut proposé en 1979 pour souligner l'action interleucocytaire des substances, et unanimement adopté bien que cette action ne se soit pas avérée prépondérante. Dans les nomenclatures récentes, les interleukines englobent les *lymphokines*. Abrév. : IL, suivi du numéro correspondant de la nomenclature (IL-1, IL-2, etc.).

**interligne articulaire** *(angl. **joint space**)*. Zone linéaire, claire, que donne sur la radiographie la projection de l'espace compris entre les deux surfaces osseuses d'une articulation, espace normalement occupé par les cartilages qui sont transparents aux rayons X.

**interlobaire** a. *(angl. **interlobar**)*. Qui est situé entre deux lobes d'un organe, notamment entre deux lobes pulmonaires. Ex. : scissure interlobaire.

**intermittent, ente** a. *(angl **intermittent**)*. Se dit d'une maladie, d'un phénomène, d'un signe, qui se produisent à des intervalles réguliers ou irréguliers. Ex. : fièvre intermittente, pouls intermittent.

**intermusculaire** a. *(angl. **intermuscular**)*. Situé entre deux ou plusieurs muscles. Ex. : cloison intermusculaire.

**interne** *(angl. 1) 2) 3) **internal**, 4) **intern, resident**)*. 1) a. Qui se trouve à l'intérieur du corps 2) a. Se dit de celle de deux structures anatomiques qui est la plus proche du plan sagittal médian du corps. Syn. : *médial*. Ant. (1-2) : *externe*. 3) a. Qui se rapporte ou qui s'effectue à l'intérieur du corps, qui est introduit dans l'organisme par voie orale ou parentérale. 4) m. Interne des hôpitaux. Étudiant ou étudiante en médecine exerçant les fonctions de médecin dans un hôpital sous la supervision et la responsabilité d'un chef de service, en vue de l'obtention d'une qualification en médecine générale ou en spécialité.

**interniste** n. *(angl.* ***internist****)*. Médecin spécialisé en médecine interne.

**intérocepteur** m. *(angl.* ***interoceptor****)*. Récepteur sensitif (fibre nerveuse sensitive) excité par des changements survenant dans le milieu intérieur, notamment par des stimuli partant des muscles et du labyrinthe *(propriocepteur)* ou par des stimuli partant des viscères : tube digestif, cœur, vaisseaux, vessie, etc. *(viscérocepteur)*. V. *extérocepteur*.

**intéroceptif**, **ive** a. *(angl.* ***interoceptive****)*. Se dit de la sensibilité aux variations qui se produisent à l'intérieur du corps (sensibilité profonde), des récepteurs et des voies qui s'y rapportent.

**interosseux**, **euse** a. *(angl.* ***interosseous****)*. Qui sépare ou qui relie deux os, ou deux parties osseuses. Ex. : ligament interosseux.

**interpariétal**, **ale**, **aux** a. *(angl.* ***interparietal****)*. Situé entre deux os pariétaux. Ex. : suture interpariétale.

**interpédonculaire** a. *(angl.* ***interpeduncular****)*. Qui se situe entre deux pédoncules cérébraux.

**interphalangien**, **ienne** a. *(angl.* ***interphalangeal****)*. Qui est situé entre deux phalanges. Ex. : articulation interphalangienne.

**interphase** f. *(angl.* ***interphase****)*. Intervalle entre deux divisions cellulaires successives pendant lequel les chromosomes ne sont pas visibles.

**interruption volontaire de grossesse**. En France, avortement pratiqué dans des conditions sanitaires adéquates par des personnels de santé aux compétences reconnues, à la demande d'une femme dont la grossesse ne dépasse pas 12 semaines. Les conditions de l'interruption volontaire de grossesse sont définies par la loi. Abrév. : IVG.

**interscapulaire** a. *(angl.* ***interscapular****)*. Qui est situé entre les omoplates. Ex. : région interscapulaire.

**interstitiel**, **elle** a. *(angl.* ***interstitial****)*. Se dit de tout ce qui est situé dans les interstices d'un tissu ou d'un organe ; plus particulièrement, ce qui se rapporte au tissu conjonctif de soutien d'un organe. Ex. : néphrite interstitielle.

**intertransversaire** a. *(angl.* ***intertransverse****)*. Qui est situé entre les apophyses transverses des vertèbres. Ex. : ligament intertransversaire.

**intertrigo** m. *(angl.* ***intertrigo****)*. Inflammation de la peau résultant du frottement de deux surfaces cutanées contiguës, sous forme de simple rougeur ou d'un eczéma suintant. On l'observe surtout chez les obèses au niveau des plis cutanés, chez les nouveau-nés aux fesses et aux parties génitales, et parfois dans les espaces interdigitaux, du fait d'une transpiration abondante. (a. **intertrigineux**, **euse**)

**intertrochantérien**, **enne** a. *(angl.* ***intertrochanteric****)*. Qui se produit entre le grand et le petit trochanters. Ex. : fracture intertrochantérienne.

**intervalle** (ou **espace**) **Q-T** (ou **QRST**) *(angl.* ***Q-T*** *or* ***QRST interval****)*. En électrocardiographie, intervalle de temps correspondant à la durée de la systole ventriculaire, variable selon la fréquence cardiaque. Il est allongé lors de diverses conditions pathologiques, raccourci surtout lors d'un traitement digitalique.

**interventriculaire** a. *(angl.* ***interventricular****)*. Situé entre les deux ventricules du cœur. Ex. : cloison interventriculaire.

**intervertébral**, **ale**, **aux** a. *(angl.* ***intervertebral****)*. Qui est situé entre deux vertèbres. Ex. : disque intervertébral.

**intestin** m. *(angl.* ***bowel, gut, intestine****)*. Partie du tube digestif s'étendant du pylore à l'anus, qui se subdivise en *intestin grêle*, constitué par le duodénum, le jéjunum et l'iléon, et *gros intestin*, constitué par le cæcum, le côlon ascendant, le côlon transverse, le côlon descendant, le côlon sigmoïde et le rectum avec le canal anal. V. *entér-*, *anse intestinale*.

**intestinal**, **ale**, **aux** a. *(angl.* ***intestinal****)*. Qui se rapporte à l'intestin. Ex. : villosités intestinales, stase intestinale. V. *entérique*.

**intima** f. *(angl.* ***intima****)*. Tunique interne d'une artère *(endartère)* ou d'une veine *(endoveine)*.

**intimité** f. *(angl.* ***depth****)*. Profondeur, lorsqu'il est question de l'épaisseur d'un tissu ou d'un organe.

**intolérance** f. *(angl.* ***intolerance****)*. Réaction anormalement intense de l'organisme à l'égard d'une agression quelconque (substances médicamenteuses, agents physiques ou chimiques, aliments), que la majorité des individus supporte sans aucune manifestation pathologique. Elle peut revêtir diverses formes : choc anaphylactique, urticaire, eczéma, troubles digestifs. Ant. : *tolérance*.

**intolérance au gluten**. Réaction de l'organisme du jeune enfant contre l'absorption de gluten. Elle détermine le tableau clinique de la *maladie cœliaque*.

**in toto**. Expression latine signifiant *en totalité, totalement*.

**intoxication** f. *(angl.* ***intoxication****)*. Action qu'exerce une substance toxique (un poison) sur l'organisme et ensemble des troubles qui en résultent. Syn. : *empoisonnement* (populaire).

**intoxication alimentaire** *(angl.* ***food poisoning****)*. Ensemble de troubles consécutifs à l'ingestion d'aliments et provenant : a) de la contamination par des bactéries pathogènes, b) de produits toxiques du métabolisme bactérien, c) d'une réaction allergique à certaines protéines et à d'autres constituants des aliments, ou d) de contaminants chimiques[26].

**intoxication endogène**. Syn. de *toxicose*.

**intoxiqué, ée** a. et n. *(angl.* ***poisoned****)*. Qui est victime d'une intoxication.

**intra-, intro-** Préfixe d'origine latine signifiant *à l'intérieur de*. Ant. : *extra-*.

**intra-artériel, elle** a. *(angl.* ***intra-arterial****)*. Qui est situé ou a lieu à l'intérieur d'une artère ou des artères. Ex. : injection intra-artérielle.

**intra-articulaire** a. *(angl.* ***intra-articular****)*. Qui se trouve ou qui s'effectue à l'intérieur d'une articulation. Ex. : épanchement intra-articulaire.

**intra-auriculaire** a. *(angl.* ***intra-atrial****)*. Qui est produit ou se trouve à l'intérieur d'une oreillette.

**intracardiaque** a. *(angl.* ***intracardiac****)*. Qui se trouve, a lieu, à l'intérieur du cœur.

**intracellulaire** a. *(angl.* ***intracellular****)*. Qui se trouve ou se produit à l'intérieur d'une cellule. Ex. : lésion intracellulaire. Syn. : *endocellulaire*.

**intracrânien, ienne** a. *(angl.* ***intracranial****)*. Qui se trouve ou a lieu à l'intérieur du crâne. Ex. : hypertension intracrânienne.

**intracutané, ée** a. *(angl.* ***intracutaneous****)*. Qui se fait dans la peau. Ex. : injection intracutanée.

**intradermique** a. *(angl.* ***intradermal****)*. Qui se trouve ou s'effectue dans l'épaisseur du derme. Ex. : injection intradermique.

**intradermoréaction** f. *(angl.* ***intradermoreaction****)*. Réaction inflammatoire locale provoquée par l'injection intradermique d'une petite quantité d'antigène ou de toxine, et qui permet d'étudier le degré d'immunité ou de réceptivité du sujet à l'égard des maladies correspondantes. Abrév. : IDR.

**intradural, ale, aux** a. *(angl.* ***intradural****)*. Qui se trouve ou qui s'effectue à l'intérieur de la dure-mère. Ex. : hématome intradural.

**intradurographie** f. Syn. de *radiculographie*.

**intrahépatique** a. *(angl.* ***intrahepatic****)*. Qui se trouve ou se produit à l'intérieur du foie. Ex. : voies biliaires intrahépatiques.

**intralobulaire** a. *(angl.* ***intralobular****)*. Qui est situé à l'intérieur d'un lobule hépatique ou pulmonaire.

**intraluminal, ale, aux** a. *(angl.* ***intraluminal****)*. Qui est situé, qui se passe dans la lumière d'un vaisseau ou d'un conduit (artère, œsophage, uretère).

**intramédullaire** a. *(angl.* ***intramedullary****)*. Qui se trouve dans la moelle épinière. Ex. : vaisseaux intramédullaires.

**intramural, ale, aux** a. *(angl.* ***intramural****)*. Qui est situé dans la paroi d'un organe creux ou d'un conduit. Ex. : anévrysme intramural.

**intramusculaire** a. *(angl.* ***intramuscular****)*. Qui se trouve ou s'effectue dans le muscle. Ex. : injection intramusculaire.

**intraoculaire** a. *(angl.* ***intraocular****)*. Qui se trouve ou se produit à l'intérieur du globe oculaire. Ex. : hémorragie intraoculaire.

**intraparenchymateux, euse** a. *(angl.* ***intraparenchymatous****)*. Qui est situé dans le parenchyme d'un organe.

**intra partum**. Locution latine signifiant *pendant l'accouchement*.

**intrarachidien, ienne** a. *(angl.* ***intraspinal****)*. Qui se trouve, se produit ou s'effectue dans le canal rachidien. Abrév. : i.r. (le plus souvent pour désigner une injection intrarachidienne).

**intrasellaire** a. *(angl.* ***intrasellar****)*. Qui est situé à l'intérieur de la selle turcique.

**intrathoracique** a. *(angl.* ***endothoracic, intrathoracic****)*. Qui se trouve ou se produit à l'intérieur du thorax. Ex. : pression intrathoracique.

**intratrachéal, ale, aux** a. *(angl.* ***endotracheal, intratracheal****)*. Qui se trouve ou se fait à l'intérieur de la trachée. Ex. : anesthésie intratrachéale.

**intra-utérin, ine** a. *(angl.* ***intrauterine****)*. Qui se trouve, se produit ou s'effectue à l'intérieur de l'utérus. Ex. : mortalité intra-utérine.

**intravasculaire** a. *(angl.* ***intravascular****)*. Qui se trouve, se produit ou s'effectue à l'intérieur d'un vaisseau sanguin. Ex. : hémolyse intravasculaire.

**intraveineux, euse** a. *(angl.* ***intravenous****)*. Qui se trouve, se produit ou s'effectue à l'intérieur d'une veine. Ex. : injection intraveineuse.

**intraventriculaire** a. *(angl.* ***intraventricular****)*. Qui se trouve, se produit ou s'effectue à l'intérieur d'un ventricule cardiaque ou cérébral. Ex. : liquide intraventriculaire, bloc (cardiaque) intraventriculaire.

**intra vitam**. Locution latine signifiant *pendant la durée de la vie*.

**intrinsèque** a. *(angl. **intrinsic**)*. Propre à un organe. Ex. : muscles intrinsèques de l'œil. Ant. : *extrinsèque*.

**introspection** f. *(angl. **introspection**)*. Exploration que le sujet fait de sa vie intérieure.

**introverti, ie** a. et n. *(angl. **introvert**)*. Se dit d'un individu qui a tendance à s'isoler, à se replier sur soi-même (tendance appelée *introversion*). Ant. : *extraverti*.

**intubation** f. *(angl. **intubation**)*. Introduction d'un tube dans un conduit naturel, et plus particulièrement, introduction d'une canule dans la trachée, à travers le larynx, afin d'assurer le passage de l'air dans les voies aériennes. (a. **intubé, ée**)

**intumescence** f. Syn. de *tuméfaction*.

**intumescent, ente** a. *(angl. **intumescent**)*. Qui se gonfle, qui augmente de volume. Ex. : cataracte intumescente.

**inuline** f. *(angl. **inulin**)*. Substance glucidique (polymère du fructose), préparée à partir des racines de chicorée et des tubercules de dahlia. Elle est utilisée pour l'étude de la fonction glomérulaire du rein *(clairance de l'inuline)*.

**in utero**. Expression latine signifiant *dans l'utérus* et s'appliquant à ce qui s'effectue ou se produit à l'intérieur de l'utérus.

**invagination** f. *(angl. **invagination**)*. Pénétration d'un segment de l'intestin, à la manière d'un doigt de gant retourné, dans un autre segment supérieur ou inférieur. (a. **invaginé, ée**)

**invalide** a. et n. *(angl. **disabled, invalid**)*. Se dit d'une personne qui n'est pas en état d'exercer une activité professionnelle normale du fait d'une maladie, d'un accident ou d'une infirmité. V. *incapacité*.

**invalidité** f. *(angl. **disability**)*. État d'une personne invalide.

**invasif, ive** a. *(angl. **invasive**)*. Qualifie un processus pathologique envahissant rapidement l'organisme, par exemple de nature infectieuse ou cancéreuse. V. *effractif*. Syn. : *envahissant*.

**invasion** f. *(angl. **invasion**)*. Période de début d'une maladie caractérisée par l'apparition progressive de ses symptômes.

**inversion** f. *(angl. **inversion**)*. 1) Position d'un organe inverse par rapport à celle qui est habituelle, soit en ce qui concerne ses éléments constitutifs (par ex. inversion testiculaire, le testicule et l'épididyme ayant une position horizontale et non verticale dans les bourses), soit en tant que situation dans le corps, un organe situé habituellement à gauche se trouvant du côté droit et vice versa. V. *situs inversus*. 2) Plus rarement, retournement d'un organe creux sur lui-même, *invagination* (par ex. inversion utérine). (a. **inversé, ée**)

**inversion de l'aorte**. Syn. de *dextroposition de l'aorte*.

**inversion sexuelle**. En langage freudien, syn. d'*homosexualité*.

**inversion splanchnique** (ou **viscérale**). Syn. de *situs inversus*.

**inverti, ie** n. En langage freudien, syn. d'*homosexuel*.

**in vitro**. Expression latine signifiant *dans le verre* et s'appliquant à ce qui s'effectue ou se produit en dehors d'un organisme vivant.

**in vivo**. Expression latine signifiant *dans l'être vivant* et s'appliquant à ce qui s'effectue ou se produit dans l'organisme ou chez un animal d'expérience.

**involution** f. *(angl. **involution**)*. 1) Transformation, physiologique ou pathologique, dans le sens d'une régression, d'un organe, d'une tumeur ou de l'organisme entier. 2) Retour à un stade évolutif antérieur (par ex. l'involution utérine après un accouchement). (a. **involutif, ive**)

**IO**. Abrév. d'*insuline ordinaire* (ou insuline cristallisée). V. *insuline*.

**iodage** m. *(angl. **iodization**)*. Badigeonnage à l'iode effectué soit en vue d'une intervention chirurgicale, soit pour la désinfection d'une plaie.

**iode** m. *(angl. **iodine**)*. Élément du groupe des halogènes, très répandu dans les trois règnes, abondant dans la végétation marine. L'iode est un élément indispensable à l'organisme humain, étant utilisé par la *thyroïde* dans la synthèse des hormones thyroïdiennes. La carence en iode du régime alimentaire est la cause du goitre endémique et du myxœdème. Les usages de l'iode et de ses dérivés sont très nombreux en pharmacie et en thérapeutique. Par voie externe, c'est un antiseptique puissant, utilisé essentiellement sous forme de teinture d'iode. Sous forme d'isotope radioactif (notamment l'*iode-131*), on l'utilise pour le diagnostic des affections thyroïdiennes, et dans le traitement des hyperthyroïdies et des cancers de la thyroïde. Symbole : I.

**iodémie** f. *(angl. **iodemia**)*. Taux de l'iode dans le sang, sous forme inorganique (iode minéral) et sous forme organique (iode protéique, lié aux protéines, désigné par PBI, de l'expression anglaise *protein bound iodine)*. Le dosage de

I

l'iode protéique constitue une investigation courante du métabolisme thyroïdien.

**iodides** f. pl. *(angl.* ***iododerma****).* Lésions bulleuses ou végétantes dues à l'ingestion de médicaments à base d'iode. V. *bromides.*

**iodoforme** m. *(angl.* ***iodoform****).* Antiseptique énergique utilisé comme topique externe dans le traitement des plaies, sous forme de pommades, poudres, solutions.

**iodopsine** f. *(angl.* ***iodopsin****).* Pigment des cônes de la rétine.

**iodothyronine** f. *(angl.* ***iodothyronine****).* Composé iodé dérivé de la thyronine. V. *hormones thyroïdiennes.*

**iodurie** f. *(angl.* ***ioduria****).* Présence d'iode dans les urines.

**ion** m. *(angl.* ***ion****).* Atome ou molécule primitivement neutre et devenu chargé électriquement par perte ou acquisition d'un ou de plusieurs électrons. La perte d'électrons donne naissance à un ion positif *(cation)*, qui est attiré par la cathode ; l'acquisition d'électrons donne naissance à un ion négatif *(anion)*, qui est attiré par l'anode. (a. **ionique**)

**ionisation** f. *(angl.* ***ionization****).* Production d'ions à partir de molécules électriquement neutres. L'ionisation peut se produire spontanément par dissociation des électrolytes en solution, ou être obtenue, soit en faisant passer un courant électrique dans une solution (électrolyse), soit par l'action de rayonnements. V. *ionothérapie.*

**ionogramme** m. *(angl.* ***electrophoretogram****).* Tableau de chiffres indiquant la quantité d'ions basiques (cations) et d'ions acides (anions) dans le plasma *(ionogramme sanguin)* ou dans l'urine *(ionogramme urinaire)*. Les cations du plasma sont représentés par : le sodium, le potassium, le calcium et le magnésium ; les anions sont représentés par : le chlore, le bicarbonate, les phosphates acides, les sulfates, les acides organiques et les protéinases. Les quantités d'anions et de cations du plasma exprimées en milliéquivalents par litre (mEq/l), sont normalement égales.

**ionothérapie** f. *(angl.* ***iontophoresis****).* Introduction de médicaments à travers la peau par ionisation au moyen d'un courant électrique.

**IQ**. Abrév. anglaise de *quotient intellectuel.*

**i.r.** Abrév. d'*intrarachidien* (pour désigner une ponction ou une injection intrarachidienne).

**iridectomie** f. *(angl.* ***iridectomy****).* Résection d'une partie de l'iris au cours d'une extraction du cristallin atteint de cataracte, dans l'intention de créer une pupille artificielle pour réduire l'hypertension intraoculaire (glaucome) ou pour atténuer les manifestations inflammatoires d'une irido-cyclite.

**iridien, ienne** a. *(angl.* ***iridic, iridial, iridian****).* Qui se rapporte à l'iris.

**irido-choroïdite** f. *(angl.* ***iridochoroiditis****).* Inflammation de l'iris et de la choroïde.

**irido-ciliaire** a. *(angl.* ***iridociliary****).* Qui se rapporte à l'iris et au corps ciliaire. Ex. : angle irido-ciliaire.

**irido-cyclite** f. *(angl.* ***iridocyclitis****).* Inflammation de l'iris *(iritis)* et du corps ciliaire *(cyclite).*

**irido-kératite** f. *(angl.* ***iridokeratitis****).* Inflammation de l'iris et de la cornée.

**iridoplégie** f. *(angl.* ***iridoplegia****).* Paralysie de l'iris, la pupille étant dilatée et immobile.

**iris** m. *(angl.* ***iris****).* Membrane de l'œil qui forme un diaphragme circulaire séparant les chambres antérieure et postérieure et dont le centre est percé d'un orifice, la *pupille*. C'est l'iris qui, par sa pigmentation, donne la couleur des yeux. Le muscle sphincter et le muscle dilatateur de l'iris déterminent respectivement la contraction et la dilatation de la pupille. (a. **iridien, ienne**)

**iritis** f. *(angl.* ***iritis****).* Inflammation de l'iris, le plus souvent associée à celle du corps ciliaire *(irido-cyclite).*

**IRM.** Abrév. d'*imagerie par résonance magnétique*, couramment employée en langage clinique. V. *imagerie médicale, résonance magnétique nucléaire.*

**irradiation** f. *(angl.* ***irradiation****).* 1) Exposition à une source de rayonnements lumineux, ultraviolets ou ionisants (radio-exposition), généralement dans un but thérapeutique. 2) Propagation d'une douleur d'une région lésée dans une région saine. L'irradiation dans le bras gauche des douleurs cardiaques est l'angine de poitrine.

**irradié, ée** a. *(angl.* ***irradiated****).* 1) Qui a subi une irradiation, notamment par les rayons X. 2) Qui se propage en s'écartant de son point d'origine (surtout en parlant de certaines douleurs).

**irréductible** a. *(angl.* ***irreducible****).* Qui ne peut être remis dans sa position normale. Ex. : fracture irréductible, hernie irréductible.

**irritabilité** f. *(angl.* ***irritability****).* 1) Syn. d'*excitabilité.* 2) État pathologique d'un tissu ou d'un organe qui réagit à l'excès à une simple stimulation. (a. **irritable**)

**irritatif, ive** a. *(angl.* ***irritant****).* Qui est provoqué par une irritation, qui produit une irritation Ex. : diarrhée irritative.

**irritation** f. *(angl. **irritation**)*. 1) Syn. d'*excitation* (1). 2) En langage courant, inflammation légère. Ex. : irritation de la peau.

**ischémie** f. *(angl. **ischemia**)*. Arrêt ou insuffisance de l'apport de sang dans un tissu ou dans un organe. Elle peut être due à une vasoconstriction, à une obstruction ou à une compression artérielles. (a. **ischémique**)

**ischi-, ischio-** Préfixe d'origine grecque indiquant une relation avec la hanche. V. *cox-*.

**ischiatique** a. *(angl. **ischial, ischiatic**)*. Qui se rapporte à l'ischion. Ex. : hernie ischiatique.

**ischio-coccygien, ienne** a. *(angl. **ischiococcygeal**)*. Qui se rapporte à l'ischion et au coccyx. Ex. : muscle ischio-coccygien.

**ischion** m. *(angl. **ischium**)*. Segment de l'os iliaque qui forme la moitié postérieure du cadre osseux du trou obturateur. (a. **ischiatique**)

**ischurie** f. Impossibilité d'uriner. (Peu usité.)

**iso-** Préfixe d'origine grecque signifiant *égal* et indiquant la régularité, la similitude, la concordance, la symétrie. Ant. : *aniso-*.

**isoagglutination** f. *(angl. **isoagglutination**)*. Agglutination des érythrocytes d'un sujet par une agglutinine provenant d'un autre individu de la même espèce, mais appartenant à un groupe sanguin différent.

**isochrome** (ou **isochromatique**) a. *(angl. **isochromatic**)*. Qui présente la même couleur, qui est uniformément coloré.

**isochrone** a. *(angl. **isochronous**)*. Qui a la même durée qu'un autre phénomène.

**isocorie** f. *(angl. **isocoria**)*. Égalité de diamètre des deux pupilles. Ant. : *anisocorie*.

**isoélectrique** a. *(angl. **isoelectric**)*. 1) Qui possède le même potentiel électrique. 2) Qui est électriquement neutre. La *ligne isoélectrique* est la ligne horizontale inscrite sur l'électrocardiogramme par la plume inscriptrice lorsque aucun courant ne traverse l'oscillographe et qui correspond à l'absence de toute activité électrique.

**isoenzyme** f. *(angl. **isoenzyme**)*. Chacune des différentes formes, séparables par électrophorèse, sous lesquelles se trouve une enzyme dans un même organisme. (a. **isoenzymatique**)

**isoenzyme MB** *(angl. **isoenzyme MB**)*. Fraction isoenzymatique de la *créatine kinase*, CK, dont le taux (en pourcentage de la CK totale) permet, lorsqu'il dépasse 4 %, de porter dans un nombre statistiquement significatif de cas, le diagnostic d'infarc-tus du myocarde. Le taux de CK-MB est plus élevé à la 18^e^ heure de la nécrose. Abrév. : CK-MB. Ling. : Anciennement connue sous le nom de *créatine-phosphokinase MB* (CPK-MB).

**isogénique** a. *(angl. **isogenic, syngeneic**)*. Se dit de chacun des organismes qui possèdent le même patrimoine héréditaire, qui proviennent de la même lignée. Ex. : greffe isogénique (entre jumeaux univitellins).

**isogreffe** f. *(angl. **isograft, syngraft**)*. 1) Greffe réalisée entre un donneur et un receveur appartenant à la même espèce, et possédant les mêmes gènes et antigènes d'histocompatibilité : cette circonstance ne se rencontre que chez les animaux qui appartiennent à la même lignée consanguine, et chez l'homme dans le cas de jumeaux univitellins. Syn. : *greffe isogénique*, *greffe isologue*, *greffe syngénique*. 2) Syn. employé à tort d'*allogreffe*[33].

**isogroupe** a. *(angl. **same blood group**)*. De même groupe ; qui s'effectue avec le même groupe sanguin. Ex. : transfusion isogroupe.

**iso-immunisation** f. *(angl. **isoimmunization**)*. Immunisation d'un individu par un antigène provenant d'un autre individu de la même espèce. Les principaux facteurs de groupes sanguins pouvant donner lieu à une iso-immunisation sont ceux du système Rh (iso-immunisation fœto-maternelle). Syn. : *allo-immunisation*.

**isomère** a. *(angl. **isomer**)*. Se dit des corps chimiques qui ont la même formule brute.

**isométrique** a. *(angl. **isometric**)*. Qui maintient les mêmes dimensions. Ex. : contraction isométrique d'un muscle.

**isotherme** a. *(angl. 1) **isothermal**, 2) **isotherm**)*. 1) Qui se produit ou qui se déroule à température constante. 2) f. Ligne réunissant tous les points du globe qui ont une température identique pendant une période donnée.

**isotonique** a. *(angl. **isotonic**)*. 1) Se dit d'une solution dont la pression osmotique est égale à celle d'une autre, en particulier à celle du plasma sanguin. 2) Se dit d'un phénomène, notamment d'une contraction musculaire, pendant lequel la pression (ou la tension) restent constantes. Ex. : contraction isotonique d'un muscle.

**isotope** m. *(angl. **isotope**)*. Chacun des éléments ayant le même nombre atomique et les mêmes propriétés chimiques, mais de masse différente. Un élément chimique peut avoir plusieurs isotopes. Certains isotopes sont instables et se désintègrent en émettant des radiations : ce sont les *isotopes radioactifs* ou *radio-isotopes* ; ils ont acquis une grande importance dans la thérapeutique des néoplasmes. On les utilise aussi en médecine pour explorer certains organes sur lesquels ils se fixent spécifiquement, le rayonnement émis étant enregistré sur un film (par ex. les isotopes radioactifs de l'iode dans l'exploration de la glande thyroïde). V. *scintigraphie*. (a. **isotopique**)

**isthme aortique** *(angl.* ***aortic isthmus****)*. Segment rétréci de la partie terminale de la crosse de l'aorte, situé immédiatement en aval de l'origine de l'artère sous-clavière gauche.

**isthme du gosier** *(angl.* ***anterior isthmus of fauces****)*. Ouverture par laquelle la cavité buccale communique en arrière avec le pharynx.

**isthme thyroïdien** *(angl.* ***isthmus of thyroid gland****)*. Partie rétrécie de la glande thyroïde réunissant les deux lobes thyroïdiens.

**isthme de l'utérus** *(angl.* ***isthmus of uterus****)*. Étranglement de la partie moyenne de l'utérus, qui divise l'organe en deux segments : supérieur (le corps) et inférieur (le col).

**isthmique** a. *(angl.* ***isthmic****)*. Qui se rapporte à un isthme. Ex. : sténose isthmique de l'aorte, grossesse isthmique.

**-ite** Suffixe qui désigne les maladies de nature inflammatoire : bronchite, méningite, arthrite, etc.

**itératif, ive** a. *(angl.* ***iterative****)*. Qui est répété à plusieurs reprises. Ex. : réflexe itératif, stimulation itérative. Syn. : *répétitif.*

**ITP**. Abrév. désignant la *thrombocytopénie aiguë idiopathique* (de l'anglais ***i****diopathic* ***t****hrombocytopenic* ***p****urpura)*.

**i.v.** Abrév. d'*injection intraveineuse*. V. *injection.*

**IVD** Abrév. d'*insuffisance ventriculaire droite.*

**IVG** 1) Abrév. d'*insuffisance ventriculaire gauche*. 2) Abrév. d'*interruption volontaire de grossesse.*

**ivoire** m. Syn. de *dentine.*

**ivresse** f. *(angl.* ***drunkenness****)*. État d'excitation, d'irritabilité et d'incoordination des mouvements dû à une ingestion massive et récente de boisson alcoolique, ou d'une autre substance toxique (par ex. ivresse cannabique) et pouvant entraîner un état comateux. V. *ébriété*. (a. **ivre**)

**ivresse des profondeurs** *(angl.* ***nitrogen narcosis****)*. État comparable à l'ivresse alcoolique qui peut atteindre le plongeur équipé d'une bouteille d'air comprimé, dès la profondeur de 30 mètres. Cliniquement l'affection est caractérisée par sa ressemblance avec l'intoxication éthylique aiguë (euphorie, témérité), sa survenue brutale, sa persistance si le sujet reste à la même profondeur, la survenue de nausées et vomissements, sans vertiges ni tremblements. Cette ivresse est due à l'effet narcotique de l'azote, à mesure que la pression partielle de celui-ci augmente. Syn. : *narcose à l'azote.*

# J

**J** Symbole du *joule*.

**jacksonien, ienne** a. *(angl.* ***jacksonian****)*. Qui se rapporte aux manifestations épileptiques décrites par Jackson. Ex. : convulsions jacksoniennes, crise jacksonienne. (*Jackson* John Hughlings, neurologue anglais, 1835-1911)

**Jaffé (réaction de)** *(angl.* ***Jaffé reaction****)*. Epreuve pour la recherche de la créatinine dans l'urine (coloration orangée avec le picrate de sodium). (*Jaffé* Max, biochimiste allemand, 1841-1911.)

**Jaffe-Lichtenstein (maladie de)**. Syn. de *dysplasie fibreuse des os*. (*Jaffe* Henry Lewis, pathologiste américain, 1896-1979; *Lichtenstein* Louis, médecin américain, 1906-1977.)

**jambe** f. *(angl.* ***leg****)*. Segment du membre inférieur compris entre le genou et le cou-de-pied. Le squelette de la jambe est constitué par le tibia et le péroné. Ling. : En langage courant, on dit souvent *jambe* pour désigner le membre inférieur dans sa totalité. (a. **jambier, ière**)

**jambe arquée**. Syn. de *genu varum*.

**jargonaphasie** f. *(angl.* ***jargonaphasia****)*. Forme d'aphasie caractérisée par une transposition des syllabes et des mots rendant le langage incompréhensible.

**jaunisse** f. Syn. populaire d'*ictère*.

**jéjunectomie** f. *(angl.* ***jejunectomy****)*. Résection d'une partie du jéjunum.

**jéjuno-iléite** f. *(angl.* ***jejunoileitis****)*. Inflammation du jéjunum et de l'iléon.

**jéjuno-iléon** m. *(angl.* ***jejunoileum****)*. Deuxième partie de l'intestin grêle comprise entre le duodénum et la valvule iléo-colique, et mesurant environ 6,50 m. Le jéjuno-iléon décrit une quinzaine de grandes courbes appelées *anses intestinales*. Dans environ 2 cas sur 100, il présente un peu en amont du cæcum, un diverticule, le *diverticule de Meckel*.

**jéjuno-iléostomie** f. *(angl.* ***jejunoileostomy****)*. Création d'une anastomose entre le jéjunum et l'iléon.

**jéjunostomie** f. *(angl.* ***jejunostomy****)*. Abouchement du jéjunum à la paroi abdominale.

**jéjunum** m. *(angl.* ***jejunum****)*. Partie de l'intestin grêle qui fait suite au duodénum et se continue, sans limite nette, par l'iléon. (a. **jéjunal, ale, aux**)

**jennérien, ienne** a. *(angl.* ***jennerian****)*. Se disait du vaccin ou de la vaccination antivariolique. Ling. : D'après le nom du médecin anglais *Jenner*, qui découvrit, en 1798, la vaccination antivariolique.

**« jet » lésion** f. *(angl.* ***jet lesion****)*. Lésion de l'endocarde ou d'une grosse artère, par l'impact que provoque un courant sanguin anormalement puissant. On l'observe sur l'aorte (sténose de son isthme), sur l'infundibulum pulmonaire rétréci ou sur la paroi du ventricule droit en cas de communication anormale entre les deux ventricules du cœur. Ling. : Terme repris de l'anglais *jet*, lancée, lancement.

**Jocaste (complexe de)** *(angl.* ***Jocasta complex****)*. Attachement morbide d'une mère à son fils. Ling. : *Jocaste*, personnage de la mythologie grecque, mère d'Œdipe, qu'elle épousa sans savoir qu'il était son fils. Après l'exil d'Œdipe, apprenant la vérité, elle se tua.

**Johansson**. V. *Larsen-Johansson*.

**jointure** f. *(angl.* ***joint****)*. Syn. populaire d'*articulation*.

**joue** f. *(angl.* ***cheek****)*. Région latérale de la face comprise entre l'orbite en haut et le bord inférieur de la mandibule en bas. V. *jugal*, *malaire*.

**joule** m. *(angl.* ***joule****)*. Unité de travail et d'énergie dans le Système international d'unités (SI). Symbole : J.

**jugal, ale, aux** a. *(angl.* ***jugal****)*. Qui se rapporte à la joue. V. *malaire*.

**jugulaire** *(angl.* ***jugular****)*. 1) a. Qui se rapporte à la gorge. 2) f. Chacune des veines jugulaires : la *veine jugulaire externe* est une veine volumineuse formée par la confluence des veines temporales superficielles et maxillaire interne. La *veine jugulaire interne* est un tronc volumineux qui reçoit le sang veineux de la cavité crânienne, d'une partie de la face et de la région antérieure du cou.

**jumeau** m. ou **jumelle** f. *(angl.* ***twin****)*. Chacun des deux enfants provenant de la même grossesse. Les jumeaux peuvent provenir de deux ovules distincts fécondés simultanément par deux spermatozoïdes *(jumeaux bivitellins*, *dizygotes*, ou *faux jumeaux)*, ou de la division d'un œuf unique *(jumeaux univitellins*, *monozygotes*, ou *vrais)*. Ces derniers, contenus dans la même enveloppe, sont toujours du même sexe et possèdent le même patrimoine génétique qui les rend très ressemblants. V. *isogénique*. (a. **gémellaire**)

**juxta-** Préfixe d'origine latine signifiant *à côté de*.

**juxta-articulaire** a. *(angl.* ***juxta-articular****)*. Qui est situé juste à côté d'une articulation.

**juxtaépiphysaire** a. *(angl.* ***juxtaepiphyseal****)*. Qui est situé juste à côté d'une épiphyse.

**juxtaliminaire** a. *(angl.* ***juxtaliminal****)*. Qui est très proche du seuil de perception ou de réaction. V. *infraliminaire*, *supraliminaire*.

**juxtapylorique** a. *(angl.* ***juxtapyloric****)*. Qui est situé à proximité immédiate du pylore.

J

# K

**K** 1) Symbole chimique du *potassium*. 2) Symbole du *kelvin*.

**Kahler (maladie de)**. Syn. de *myélome multiple*. V. *myélome*. (*Kahler* Otto, médecin autrichien, 1849-1893.)

**Kahn (réaction de)** *(angl. **Kahn's reaction**)*. Réaction de floculation du sérum ou du liquide céphalo-rachidien pour le diagnostic de la syphilis. (*Kahn* Reuben Leon, bactériologiste américain, né en 1887.)

**kala-azar** m. *(angl. **kala-azar**)*. Maladie infectieuse provoquée par plusieurs variants de *Leishmania donovanii*. On distinguait jadis diverses formes, désignées, en fonction de leur distribution géographique notamment, de *kala-azar méditerranéen*, *kala-azar asiatique*, etc. On préfère aujourd'hui une désignation en fonction de la nature des sous-espèces de l'agent pathogène. Ex. : *kala-azar infantile* dû a *Leishmania donovanii, var infantum*. Syn. : *leishmaniose viscérale*, *fièvre doum-doum*, *maladie de Sahib*. Ling. : En hindou, *fièvre noire*.

**kaliémie** f. *(angl. **kalemia**)*. Présence ou taux de potassium dans le sang, essentiellement dans le plasma sanguin; taux moyen 4,3 mEq/l (168 mg/l). V. *hyperkaliémie*, *hypokaliémie*.

**kalium** m. Syn. désuet de *potassium*.

**kaliurie** f. *(angl. **kaliuria**)*. Présence et taux de potassium dans les urines.

**kallikréine** f. *(angl. **kallikrein**)*. Enzyme protéolytique présente dans le plasma sanguin et dans divers tissus (parois intestinale, pancréas, cerveau, reins, glandes salivaires) sous forme d'un précurseur inactif (la prokallikréine ou kallikréinogène) synthétisé par le foie. Les kallikréines plasmatiques et tissulaires activées lors de divers processus physiopathologiques ont une action vasodilatatrice et hypotensive de courte durée, étant scindées rapidement en *kinines*, polypeptides hypotenseurs (*bradykinine*, *kallidine*). Abrév. : KK.

**Kanner (syndrome de)**. Syn. d'*autisme infantile*. (*Kanner* Leo, médecin américain, 1894-1981.)

**Kaposi (sarcome de)** *(angl. **Kaposi's sarcoma**)*. Réticulose maligne, multifocale, à métastases, dont les caractéristiques rappellent celles d'un angiosarcome, et qui touche principalement la peau, bien qu'on observe parfois des lésions viscérales. Jusqu'à une époque récente, cette maladie était rare en Europe et en Amérique du Nord, où elle frappait surtout les hommes âgés de certains groupes ethniques, avec une évolution lente. Depuis 1934, on a observé en Afrique équatoriale une forme plus agressive de la maladie, avec lésions viscérales, chez des hommes jeunes. En 1978, on a décrit un sarcome de Kaposi chez des sujets ayant subi une transplantation rénale, et également chez d'autres sujets ayant reçu un traitement immunosuppresseur. Depuis 1993, les Centers for Disease Controle (CDC) considèrent le sarcome de Kaposi comme un critère suffisant pour définir le sida de l'adulte. (Catégorie clinique C du système de classification de l'infection à VIH). V. *sida*. (*Kaposi* Moritz Kohn, dermatologue autrichien, 1837-1902.)

**Karman (méthode de)** *(angl. **Karman's method**)*. Méthode d'interruption volontaire de grossesse dite encore, *par aspiration*. On utilise une canule en plastique fenêtrée à son extrémité et branchée sur une seringue de 50 ml. La dépression créée par cette seringue et maintenue par une canule permet l'aspiration de fragments ovulaires très mous, peu consistants, tant que la date de la grossesse est estimée entre cinq et huit semaines.

**karyo-** V. *caryo-*.

**karyorrhexis** f. V. *caryorrhexie*.

**kcal** Symbole de la *kilocalorie*.

**Keith et Flack (nœud de)** *(angl. **sinoatrial node**, **Keith-Flack node**, **Keith's node**)*. Partie du myocarde différenciée située dans la paroi de l'oreillette droite, au niveau de laquelle prennent naissance les influx provoquant les contractions du cœur. C'est de cette région que les influx sont transmis au faisceau de His. Syn. : *nœud sinusal, nœud sino-auriculaire*. (*Keith,* Sir Arthur, anatomiste anglais, 1866-1955; *Flack*, Martin William, physiologiste anglais, 1882-1931.)

**kélotomie** f. *(angl. **kelotomy**)*. Section des brides dans la hernie étranglée.

**kelvin** *(angl. **kelvin**)*. Unité de base de température thermodynamique dans le Système international d'unités (SI), exprimant la température absolue selon l'*échelle Kelvin* (dont le point de départ est le zéro absolu, la température de fusion de la glace correspondant à 273,16 kelvins, celle de l'ébullition de l'eau à 373,15). Un kelvin est équivalent à un degré Celsius. Symbole : K. Ling. : Le ° kelvin n'est pas utilisé en médecine. (*Thomson* Sir William (Lord Kelvin), physicien anglais, 1824-1907.)

**kérat-, kérato-** Préfixe d'origine grecque signifiant *corne*.

**kératine** f. *(angl. **keratin**)*. Protéine dure, riche en soufre, qui se forme dans la couche cornée de la peau, dans les poils et les ongles.

**kératinisation** f. *(angl. **keratinization**)*. 1) Processus par lequel les cellules des couches superficielles de l'épiderme s'imprègnent de kératine et acquièrent ainsi une grande solidité. 2) Modification pathologique d'une muqueuse qui prend l'aspect de la peau. V. *leucoplasie*. (a. **kératinisé, ée**)

**kératite** f. *(angl. **keratitis**)*. Inflammation de la cornée.

**kératocône** m. *(angl. **keratoconus**)*. Déformation, généralement bilatérale, de la cornée qui devient conique, tout en restant transparente. Elle entraîne toujours la myopie et un astigmatisme irrégulier. On distingue une forme congénitale, associée souvent à d'autres malformations oculaires, telles que rétinite pigmentaire, atrophie optique, et une forme acquise, plus rare, survenant vers la puberté. Syn. : *cornée conique*.

**kérato-conjonctival, ale, aux** a. *(angl. **kerato-conjunctival**)*. Qui se rapporte à la cornée et à la conjonctive.

**kérato-conjonctivite** f. *(angl. **keratoconjunctivitis**)*. Inflammation associée de la cornée et de la conjonctive.

**kératodermie** f. *(angl. **keratoderma**)*. Kératose de la paume des mains et de la plante des pieds.

**kératoplastie** f. *(angl. **keratoplasty**)*. Remplacement d'une partie opaque de la cornée par un fragment cornéen transparent. Syn. : *greffe cornéenne*.

**kératoprothèse** f. *(angl. **keratoprosthesis**)*. Remplacement d'une partie opaque de la cornée par un fragment de matière organique inerte transparente.

**kératose** f. *(angl. **keratosis**)*. Épaississement pathologique de la couche cornée de l'épiderme. (a. **kératosique**)

**kératose actinique** *(angl. **actinic keratosis**)*. Lésion précancéreuse, due à une exposition de longue durée à la lumière, dans laquelle l'épiderme présente une hyperkératose considérable. Dans certains cas, l'atrophie est extrême au centre de la lésion et la zone cupuliforme peu profonde est remplie de kératine. La kératose actinique a souvent l'aspect de lésions multiples assez sèches et squameuses affectant les parties du corps exposées au soleil des sujets à carnation claire [12]. Syn. : *kératose préépithéliomateuse*.

**kératose préépithéliomateuse**. Syn. de *kératose actinique*.

**kératotomie radiaire** *(angl. **radial keratotomy**)*. Traitement chirurgical de la myopie par incisions, en rayons de roue, de la cornée, visant à en diminuer la courbure.

**Kernig (signe de)** *(angl. **Kernig's sign**)*. Signe caractéristique de la méningite, consistant en une contracture douloureuse des muscles de la région lombaire lorsqu'on fléchit la cuisse sur le bassin (la jambe étant en extension), ou la jambe sur la cuisse. (*Kernig* Vladimir, médecin russe, 1840-1917.)

**kg** Symbole du *kilogramme*.

**Kienböck (maladie de)** *(angl. **Kienböck disease**)*. Nécrose aseptique du semi-lunaire, souvent bilatérale et d'origine traumatique, se manifestant par des douleurs opiniâtres du poignet, avec tuméfaction des parties molles et limitation des mouvements. Syn. : *ostéochondrite du semi-lunaire*. (*Kienböck* Robert, radiologue autrichien, 1871-1953.)

**kif (kief** ou **kef)** m. *(angl. **kif**)*. Poudre de fleurs et de feuilles de chanvre destinée à être fumée en mélange avec du tabac (surtout en Afrique du Nord). V. *haschisch*, *marihuana*.

**kilo** m. Syn. de *kilogramme*.

**kilo-** Préfixe servant à former le nom d'unités de mesure égales à 1 000 unités de base.

**kilocalorie** f. *(angl. **kilocalorie**)*. Unité de quantité de chaleur égale à 1 000 calories, appelée aussi *grande calorie*. Symbole : kcal.

**kilogramme** m. *(angl. **kilogram**)*. Unité fondamentale de masse, du système international d'unités (SI). Symbole : kg. Syn. : *kilo*.

**kiloröntgen** m. *(angl. **kiloröntgen**)*. Unité de quantité de rayonnement X égale à 1 000 röntgens. Symbole : kR.

**kilovolt** m. *(angl. **kilovolt**)*. Unité de différence de potentiel égale à 1 000 volts. Symbole : kV.

**kilowatt** m. *(angl. **kilowatt**)*. Unité de puissance égale à 1 000 watts. Symbole : kW.

**Kimmelstiel-Wilson (syndrome de)** *(angl. **Kimmelstiel-Wilson syndrome**)*. Complication fréquente du diabète dans ses phases avancées, caractérisée par une glomérulosclérose nodulaire ou diffuse se traduisant cliniquement par un *syndrome néphrotique* (V. ce terme) associée à de l'hypertension et à une rétinopathie diabétique. (*Kimmelstiel* Paul, pathologiste allemand, 1900-1970; *Wilson* Clifford, médecin anglais, né en 1906.)

**kinase** f. *(angl. **kinase**)*. 1) Nom d'un ensemble d'enzymes de la classe des *transférases* catalysant le transfert d'un groupe phosphate d'un composé donneur (ATP, GTP) à une molécule réceptrice. 2) Communément, désigne une enzyme capable d'activer une molécule à partir de son précurseur inactif. Ex. : protéine kinase.

**kiné-, kinési-** V. *ciné-*.

**kinésiplastique** f. Syn. de *cinématisation*.

**kinésithérapie** (ou **cinésithérapie**) f. *(angl.* ***kinesitherapy****)*. Utilisation à des fins thérapeutiques des mouvements actifs (gymnastique médicale) ou passifs (massages, mobilisation). Le spécialiste en est le *masseur-kinésithérapeute* communément appelé *kinésithérapeute*.

**kinking**. V. *pseudo-coarctation de l'aorte*.

**Kirschner (broche de)** *(angl.* ***Kirschner's wire****)*. Fil d'acier inoxydable rigide pour transfixier un os fracturé et opérer une traction continue sur cet os, la broche étant fortement tendue entre les deux branches d'un étrier approprié. (*Kirschner* Martin, chirurgien allemand, 1879-1942.)

**KK**. Abrév. de *kallikréine*.

**Klebsiella** *(angl.* ***Klebsiella****)*. Genre de bacilles gram-négatifs, isolés des matières fécales de l'homme et des animaux, quelquefois pathogènes (appareil respiratoire, tube digestif, système uro-génital).

**kleptomane** a. et n. Cleptomane.

**kleptomanie** f. Cleptomanie.

**Klinefelter (syndrome de)** *(angl.* ***Klinefelter's syndrome****)*. Syndrome décrit chez l'homme jeune, comportant une insuffisance testiculaire par dégénérescence et sclérose des tubes séminaux avec gynécomastie, eunuchoïdisme discret, azoospermie et augmentation des gonadotrophines urinaires. Ces modifications sont liées à la présence d'un chromosome X supplémentaire (caryotype XXY); dans certains cas, il existe plusieurs chromosomes X supplémentaires. (*Klinefelter* Harry, endocrinologiste américain, né en 1912.)

**Koch (bacille de)** Syn. de *Mycobacterium tuberculosis*. Abrév. : BK.

**Kocher (incision de)** *(angl.* ***Kocher's incision****)*. Incision donnant une voie d'accès sur l'articulation coxo-fémorale. (*Kocher* Emil Theodor, chirurgien suisse, prix Nobel de médecine en 1909, 1841-1917.)

**Köhler (épiphysite métatarsienne de)** *(angl.* ***Köhler's second disease, juvenile deforming metatarsophalangeal osteochondritis****)*. Nécrose aseptique spontanée de la tête du deuxième métatarsien, avec tuméfaction douloureuse de la deuxième articulation métatarso-phalangienne. Syn. : *maladie de Freiberg-Köhler*. (*Köhler* Alban, radiologue allemand, 1874-1947; *Freiberg* Albert Henry, chirurgien américain, 1869-1940.)

**Köhler (maladie de)** *(angl.* ***Köhler's bone disease, tarsal scaphoiditis****)*. Nécrose aseptique spontanée de l'os scaphoïde tarsien du jeune garçon, se traduisant par une impotence fonctionnelle avec tuméfaction douloureuse du tarse.

**Koplik (taches de)** *(angl.* ***Koplik's spots****)*. Taches de la muqueuse buccale caractéristiques de la *rougeole*. (*Koplik* Henry, pédiatre américain, 1858-1927.)

**Koprowski**. V. *Sabin-Koprowski (vaccin de)*.

**Korsakoff (psychose** ou **syndrome de)** *(angl.* ***Korsakoff's syndrome****)*. Ensemble de troubles psychiques liés à des lésions atrophiques diffuses du cerveau au voisinage du troisième ventricule : perte de la mémoire de fixation, désorientation, confabulation. La cause classiquement invoquée est l'alcoolisme, surtout en présence d'une polynévrite alcoolique. (*Korsakoff* Sergei, neurologue russe, 1854-1900.)

**kR** Symbole du *kiloröntgen*.

**kraurosis vulvae**. Syn. de *lichen scléreux de la vulve*.

**K-test** m. *(angl.* ***K-test****)*. Dosage des quatre facteurs de coagulation susceptibles d'être abaissés au cours d'un traitement anticoagulant par les dicoumarines (facteurs II, VII, IX, X) au moyen d'un produit étalon commercialisé. Le K-test permet une surveillance aisée, de technique facile, d'un traitement anticoagulant.

**Küntscher (clou de)** *(angl.* ***Küntscher nail****)*. Tige d'acier inoxydable, à section en forme de cœur, de V ou de U, que l'on introduit dans le canal médullaire, sur toute sa longueur, d'un os long fracturé, et qui maintient les deux fragments en bonne position. (*Küntscher* Gerhard, chirurgien allemand, 1902-1972.)

**Kupffer (cellule de)** *(angl.* ***Kupffer's cell****)*. Cellule endothéliale étoilée des sinus hépatiques douée d'un grand pouvoir phagocytaire, qui joue un rôle important dans la défense de l'organisme, en captant et en détruisant les particules de substances étrangères, les bactéries, les virus qui parviennent au foie en provenance de l'intestin ou du sang circulant. (*Kupffer* Karl Wilhelm von, anatomiste allemand, 1829-1902.)

**kuru** m. *(angl.* ***kuru****)*. Forme d'*encéphalopathie spongiforme* à prion, observée en Nouvelle-Guinée dans les populations ayant comme rite funéraire la consommation du cerveau du défunt, ce qui explique le caractère épidémique de l'affection, le prion se développant par prédilection dans la substance cérébrale. Ses manifestations cliniques sont celles de la maladie de Creutzfeldt-Jacob (V. *Creutzfeldt-Jacob [maladie de]*), qui est en fait la même entité nosologique.

**Kussmaul (maladie de)**. Syn. de *périartérite noueuse*.

**Kussmaul (pouls paradoxal de)** *(angl.* ***Kussmaul's paradoxical pulse****)*. Diminution du pouls à l'inspiration à moins de 10 mm Hg, décrite dans certains épanchements péricardiques. V. *tamponnade*. (*Kussmaul* Adolf, médecin allemand, 1822-1902.)

**Kussmaul (respiration de)** *(angl.* ***Kussmaul respiration****)*. Respiration caractéristique du coma diabétique, qui se décompose en quatre temps : une inspiration profonde, mais assez soudaine, suivie d'une pause ; une expiration subite et gémissante, suivie, elle aussi, d'une nouvelle pause. Il s'agit d'une hyperventilation alvéolaire tendant à compenser l'acidose diabétique. (*Kussmaul* Adolf, médecin allemand, 1822-1902.)

**Kussmaul (signe de)** *(angl.* ***Kussmaul's sign****)*. Signe d'insuffisance cardiaque droite qui consiste en une dilatation permanente des veines jugulaires, augmentant à l'inspiration. (*Kussmaul* Adolf, médecin allemand, 1822-1902.)

**kV** Symbole du *kilovolt*.

**kW** Symbole du *kilowatt*.

**kwashiorkor** m. *(angl.* ***kwashiorkor****)*. Ensemble de troubles graves consécutifs à une carence nutritionnelle (surtout en protéines) apparaissant chez le jeune enfant après le sevrage (notamment en Afrique) : retard de la croissance, altération de la pigmentation cutanée (dyschromie), œdèmes, troubles digestifs, apathie.

**kyste** m. *(angl.* ***cyst****)*. Tumeur bénigne formée dans un organe par une cavité délimitée par une paroi et remplie d'une substance liquide, molle ou, rarement, solide. (a. **kystique**)

**kyste dermoïde** *(angl.* ***dermoid cyst****)*. Formation tumorale constituée par un enclavement épidermique contenant souvent des follicules pileux, des glandes sébacées, et localisée électivement à l'extrémité externe du sourcil, au cou, au scrotum.

**kyste épidermique** *(angl.* ***epidermal cyst****)*. Kyste tapissé d'un épithélium pavimenteux stratifié et rempli de couches de kératine. Cliniquement, il n'est pas différenciable du *kyste pilaire* (V. ce terme). La prolifération de l'épithélium malpighien peut aboutir à la formation d'un kyste dit *proliférant*.

**kyste folliculaire**. Syn. de *kyste pilaire*.

**kyste hydatique** *(angl.* ***hydatid cyst****)*. Tumeur kystique formée dans un organe (surtout dans le foie) par le développement d'une larve de *Echinococcus granulosus*.

**kyste pilaire** *(angl.* ***follicular cyst****)*. Kyste kératinisant, le plus souvent unique et localisé au cuir chevelu ou au dos, délimité par des rangées de cellules épithéliales pseudo-épidermoïdes et rempli d'un matériel histologiquement amorphe. Il peut atteindre une taille considérable. Sa rupture, courante, peut donner lieu à une forte réaction inflammatoire. Syn. : *kyste folliculaire*.

**kyste proliférant**. V. *kyste épidermique*.

**kyste radiculaire** *(angl.* ***radicular cyst****)*. Kyste le plus couramment observé aux mâchoires, formé à partir de vestiges épithéliaux du ligament alvéolo-dentaire, à la suite d'une inflammation suivie d'une nécrose de la pulpe dentaire.

**kyste sébacé** *(angl.* ***sebaceous cyst****)*. Tumeur cutanée de grosseur variable remplie de sébum. Nom populaire : *loupe*.

**kystectomie** f. *(angl.* ***cystectomy****)*. Ablation d'un kyste.

**kystographie** f. *(angl.* ***cystography****)*. Examen radiographique d'un kyste après injection d'un produit de contraste dans la cavité kystique.

K

# L

**L** 1) Abrév. de *vertèbre lombaire* ou de *racine nerveuse lombaire*, à faire suivre du chiffre approprié (par ex. L1, L2, etc.). 2) Abrév. de *leucocyte*. V. aussi *Lc*.

**l** Symbole du *litre*.

**λ** V. *lambda*.

**lab-ferment** m. Syn. de *rennine*.

**labial, ale, aux** a. *(angl.* ***labial****)*. Qui se rapporte aux lèvres. Ex. : commissure labiale, face labiale d'une dent.

**labile** a. *(angl.* ***labile****)*. Instable, qui se modifie facilement.

**labyrinthe** m. *(angl.* ***labyrinth****)*. Système de canaux et de cavités communiquant entre eux, et plus particulièrement le *labyrinthe de l'oreille interne* (osseux et membraneux).

**labyrinthe membraneux** *(angl.* ***membranous labyrinth****)*. Ensemble des cavités membraneuses contenues dans le labyrinthe osseux de l'oreille interne. Il comprend trois parties : le *vestibule*, les *canaux semi-circulaires* (organe de l'équilibration) et le *limaçon* (organe de l'audition). Les cavités du labyrinthe membraneux sont remplies par l'endolymphe et séparées des cavités du labyrinthe osseux par les espaces périlymphatiques remplis de périlymphe.

**labyrinthe osseux** *(angl.* ***bony labyrinth****)*. Ensemble des cavités osseuses de l'oreille interne, creusées dans le rocher, en dedans de la caisse du tympan, comprenant : le *vestibule*, les *canaux semi-circulaires* et le *limaçon*, qui communiquent entre eux. Le labyrinthe osseux contient le labyrinthe membraneux.

**labyrinthique** a. *(angl.* ***labyrinthine****)*. Qui se rapporte au labyrinthe de l'oreille interne du point de vue anatomique (par ex. otite labyrinthique) ou fonctionnel (par ex. nystagmus labyrinthique, vertige labyrinthique). Ling. : *Labyrinthique* et *vestibulaire* sont parfois utilisés comme des synonymes. Ex. : appareil labyrinthique (ou vestibulaire), syndrome vestibulaire (ou labyrinthique).

**labyrinthite** f. *(angl.* ***labyrinthitis****)*. Inflammation du labyrinthe de l'oreille. Syn. : *otite labyrinthique*.

**lacération** f. *(angl.* ***laceration****)*. 1) Lésion résultant d'une déchirure de la peau jusqu'au tissu sous-cutané. 2) Opération qui consiste à enlever des tissus en les déchirant. (a. **lacéré, ée**)

**lacrymal, ale, aux** a. *(angl.* ***lacrimal****)*. Qui se rapporte aux larmes et à leur sécrétion. Ex. : glande lacrymale, os lacrymal (V. *unguis*).

**lacrymogène** a. *(angl.* ***lacrimatory****)*. Qui déclenche une sécrétion exagérée des larmes. Ex. : gaz lacrymogène. V. *dacryogène*.

**lacs** m. *(angl.* ***ties****)*. Lien résistant utilisé en chirurgie pour exercer des tractions.

**lact-, lacto-** Préfixe d'origine latine indiquant une relation avec le lait. V. *galact-*.

**lactase** f. *(angl.* ***lactase****)*. Enzyme spécifique (du groupe des *β-galactosidases*) ayant la propriété de dédoubler le lactose en glucose et galactose. Elle est sécrétée par la muqueuse intestinale.

**lactation** f. *(angl.* ***lactation****)*. 1) Élaboration et sécrétion du lait par les glandes mammaires. 2) Allaitement.

**lacté, ée** a. *(angl. 1)* ***milky****, 2)* ***lacteal****)*. 1) Qui a l'aspect du lait ou qui lui ressemble. 2) Qui contient du lait, ou qui est à base de lait. Ex. : régime lacté.

**lactescent, ente** a. *(angl.* ***lactescent****)*. Qui a l'aspect du lait. Ex. : épanchement lactescent.

**lactate déshydrogénase** f. *(angl.* ***lactate dehydrogenase****)*. Enzyme qui catalyse la transformation de l'acide lactique en acide pyruvique. La lactate déshydrogénase existe dans un grand nombre de tissus sous diverses formes (*isozymes*). Elles jouent un rôle physiologique dans la décomposition du glucose musculaire et dans l'utilisation du lactate par le foie au cours de la néoglycogenèse. L'augmentation de lactate déshydrogénase dans le sang est un signe biochimique important pour la confirmation d'un infarctus du myocarde et pour le diagnostic d'hépatite ou de leucémie. La détermination précise des isozymes permet de poser un diagnostic clinique précis. Abrév. : LDH. Syn. courant : *lacticodéshydrogénase*, *déshydrogénase lactique*.

**lactique** a. *(angl.* ***lactic****)*. Qui se rapporte au lait. V. *acide lactique*.

**lactobézoard m.** *(angl.* ***lactobezoar****)*. Concrétion gastrique observée chez un nourrisson nourri avec du lait en poudre insuffisamment dilué. La radiographie sans préparation révèle une image de tonalité inhomogène, tachetée, dont le siège gastrique est précisé par injection d'air dans l'estomac. La possibilité de résolution spontanée doit conduire à une temporisation sous perfusion veineuse avant d'intervenir chirurgicalement.

**lactoflavine** f. Syn. de *riboflavine*.

**lactose** m. *(angl.* ***lactose****)*. Substance glucidique (diholoside), formée d'une molécule de glucose et d'une molécule de galactose, et que l'on trouve dans le lait (sucre de lait). L'*intolérance au lactose*, ou intolérance au « lait », est provoquée par l'absence d'une enzyme *(lactase)* qui décompose normalement le lactose; elle se manifeste dès la naissance par des diarrhées acides et une lactosurie.

**lactosurie** f. *(angl.* ***lactosuria****).* Élimination de lactose dans les urines. La lactosurie se rencontre chez la femme enceinte proche du terme, chez la femme qui allaite et dans l'intolérance au lactose.

**lacunaire** a. *(angl.* ***lacunar****).* Qui se rapporte à des lacunes ou qui présente des lacunes. Ex. : abcès lacunaire.

**lacune** f. *(angl.* ***lacuna****).* 1) Petit espace circonscrit, anatomique ou pathologique. 2) En anatomie pathologique (au pluriel), désigne aussi des petits foyers de nécrose cérébrale chez le vieillard *(état lacunaire).* 3) En radiologie, zone anormalement transparente dans un tissu normalement opaque (ex. : lacune osseuse) ou apparaissant lors du transit baryté par défaut de remplissage au niveau d'une tumeur (ex. : lacune gastrique indiquant la présence d'un cancer).

**Laennec (cirrhose de)** *(angl.* ***Laënnec's cirrhosis****).* Cirrhose atrophique du foie, généralement alcoolique, caractérisée par un petit foie scléreux, dur et clouté. Cliniquement, elle se traduit par une ascite, des œdèmes, des hémorragies et une évolution relativement rapide. (*Laennec* René, médecin français, 1781-1826.)

**LAF**. Abrév. de *facteur d'activation lymphocytaire* (de l'anglais *__l__ymphocyte __a__ctivating __f__actor*).

**lambda** m. *(angl.* ***lambda****).* 1) Onzième lettre de l'alphabet grec (λ). 2) Point situé à l'intersection des sutures sagittale et lambdoïde, correspondant chez le nouveau-né à la fontanelle postérieure; c'est un point de repère en craniométrie. (a. **lambdatique**)

**lambdoïde** a. *(angl.* ***lambdoid****).* En forme de lambda. V. *suture lambdoïde.*

**lambeau** m. *(angl.* ***flap****).* En chirurgie, partie de peau ou de muscle séparée de son lieu d'origine, auquel elle ne reste rattachée que par un pédicule vascularisé, utilisée pour combler les pertes de substances. V. *plastie cutanée.*

**Lambert**. V. *Beer-Lambert (loi de).*

**lambliase** f. *(angl.* ***giardiasis****).* Maladie parasitaire causée par *Giardia* (anciennement *Lamblia*) *intestinalis*, plus fréquente dans les pays chauds et humides, dont les manifestations sont d'ordre digestif : douleurs abdominales, diarrhée, dyspepsie. Chez l'enfant, les troubles digestifs peuvent aboutir à un syndrome de malabsorption.

**lame limitante antérieure** *(angl.* ***lamina limitans anterior corneae****).* Couche la plus externe de la cornée. Syn. : *membrane de Bowman.*

**lame limitante postérieure** *(angl.* ***lamina limitans posterior corneae****).* Couche la plus interne de la cornée. Syn. : *membrane de Descemet.*

**lame vertébrale** *(angl.* ***lamina of vertebral arch****).* Chacun des deux segments latéraux postérieurs de l'arc vertébral qui s'étendent des pédicules à l'apophyse épineuse et limitent en arrière le trou vertébral.

**lamellaire** a. *(angl.* ***lamellar****).* Qui est constitué de lamelles dont la structure évoque l'aspect de lamelles superposées. Ex. : atrophie lamellaire.

**lamelle** f. *(angl.* ***lamella****).* Petite lame. Plus spécialement, plaque de verre très mince pour maintenir une préparation microscopique sur une lame.

**lamina dura** *(angl.* ***lamina dura****).* En radiologie dentaire, ligne dense parfois difficile à interpréter sur les clichés, bordant l'espace périodontal suivant le contour radiculaire; elle est constituée par de l'os fibrillaire [37].

**laminaire** a. *(angl.* ***laminar****).* Qui est formé de lames parallèles. Ex. : sclérose laminaire.

**laminectomie** f. *(angl.* ***laminectomy****).* Résection d'une ou de plusieurs lames vertébrales. La laminectomie constitue le temps opératoire de la plupart des interventions sur la moelle épinière nécessitant une découverte large de la dure-mère.

**Landouzy-Déjerine (myopathie facio-scapulo-humérale de)** *(angl.* ***fascio-scapulo-humeral muscular dystrophy, Landouzy-Déjerine dystrophy****).* La plus commune des myopathies progressives, à début tardif et à évolution lente et en général bénigne, qui atteint d'abord la face, puis la ceinture scapulo-humérale et le thorax. L'affection, essentiellement atrophique sans pseudo-hypertrophie musculaire, est transmise selon le mode autosomique dominant. (*Landouzy* Louis, médecin français, 1845-1917; *Déjerine* Jules Joseph, neurologue français, 1849-1917.)

**Landsteiner (système de)**. V. *système (de groupes sanguins érythrocytaires) ABO.* (*Landsteiner* Karl, pathologiste autrichien, 1868-1943.)

**Langerhans (îlots de)** *(angl.* ***islets of Langerhans****).* Zones grises ou jaunâtres, irrégulièrement distribuées au sein du tissu pancréatique, et abondamment vascularisées. Les îlots de Langerhans sont constitués essentiellement de deux types de cellules : les *cellules alpha* (cellules A) qui sécrètent le *glucagon*; les *cellules bêta* (cellules B) qui sécrètent l'*insuline*. Syn. : *îlots pancréatiques*. V. *insulaire*. (*Langerhans* Paul, anatomiste et anatomopathologiste allemand, 1847-1888.)

**langerhansien, ienne** a. Qui se rapporte aux îlots de Langerhans. Ex. : adénome langerhansien.

**langue** f. *(angl.* ***tongue****)*. Organe charnu occupant la partie moyenne du plancher buccal, de forme ovalaire, aplati de haut en bas, plus épais dans sa région postérieure (racine qui est rattachée en arrière à l'épiglotte) que dans sa partie antérieure (corps), qui est mobile. Le dos de la langue est recouvert d'une muqueuse épaisse qui contient les papilles gustatives. Sa face inférieure, recouverte d'une muqueuse mince, présente un repli muqueux médian, *le frein* (ou *filet*). La musculature de la langue comprend 17 muscles striés innervés par les nerfs grand hypoglosse et glosso-pharyngien. L'innervation sensorielle (des papilles gustatives) est fournie par le nerf glosso-pharyngien et l'innervation sensitive par le nerf lingual, le glosso-pharyngien et le pneumogastrique. Organe du goût, la langue joue aussi un rôle important dans la mastication, la déglutition et la phonation. V. *glosso-*, *lingual*.

**langue saburrale** *(angl.* ***coated tongue****)*. Langue chargée d'un dépôt blanc jaunâtre; elle n'est pas nécessairement en rapport avec des troubles digestifs, comme on a tendance à le croire, mais peut être due à un développement bactérien ou fongique.

**lanugo** m. *(angl.* ***lanugo****)*. Duvet très fin qui recouvre tout le corps du fœtus, à l'exception des paumes des mains et des plantes des pieds.

**laparo-** Préfixe d'origine grecque signifiant *flanc* et indiquant une relation avec la paroi abdominale, en général avec une intervention chirurgicale comportant l'ouverture de la paroi abdominale. V. *cœli-*.

**laparoscopie** f. Syn. de *cœlioscopie*.

**laparostomie** f. *(angl.* ***laparostomy****)*. Abouchement de la cavité péritonéale à la peau, pratiqué dans des situations très graves, en particulier dans les péritonites dites « dépassées ». C'est une intervention de sauvetage dont les conséquences immédiates ou éloignées sont lourdes, et dont les indications sont donc limitées.

**laparotomie** f. *(angl.* ***laparotomy****)*. Ouverture chirurgicale de la paroi abdominale et du péritoine, premier temps d'un grand nombre d'opérations portant sur les organes contenus dans l'abdomen. Syn. : *cœliotomie*.

**lardacé, ée** a. *(angl.* ***lardaceous****)*. Qui a l'aspect, la consistance du lard (en parlant d'une forme particulière de dégénérescence des tissus).

**Larsen-Johansson (maladie de)** *(angl.* ***Larsen-Johansson disease****)*. Trouble de l'ossification de la rotule se manifestant chez l'enfant par une tuméfaction douloureuse du genou, avec épanchement articulaire. La radiographie montre un contour dentelé de la rotule, qui a un aspect pommelé, flou. Syn. : *maladie de Sinding Larsen*, *patellite de croissance*. (*Larsen* Sinding, médecin norvégien, 1866-1930; *Johansson* Sven Christian, chirurgien suédois, 1880-1976.)

**larva migrans cutanée** *(angl.* ***cutaneous larva migrans****)*. Éruption cutanée bénigne provoquée par la pénétration accidentelle dans la peau d'œufs de vers parasites intestinaux des chiens, des chats et d'autres animaux (*Ancylostoma*, *Uncinaria*, *Strongyloides*), provenant du sol mais dont le cycle ne peut pas se poursuivre chez l'homme. Elle se présente sous la forme d'une papule suivie d'une trainée d'érythème papulo-vésiculeux prurigineux qui disparaît en quelques semaines. Elle s'observe surtout en zone tropicale. Syn. : *dermatite vermineuse rampante*.

**larva migrans viscérale** *(angl.* ***visceral larva migrans****)*. Ensemble d'atteintes viscérales de type allergique dues à l'ingestion accidentelle d'œufs de vers parasites intestinaux des animaux, dont le cycle ne se poursuit pas chez l'homme, et à la migration prolongée et erratique des larves écloses dans les tissus profonds, provoquant des infiltrats éosinophiles et des lésions granulomateuses. Les trois principales *larva migrans viscérales* sont la *toxocarose*, l'*angiostrongylose* et l'*anisakiase*.

**larvé, ée** a. *(angl.* ***larvate****)*. Se dit d'un état pathologique qui ne se manifeste pas complètement, dont les manifestations ne sont pas caractéristiques. Ex. : paludisme larvé, épilepsie larvée.

**laryng-, laryngo-** Préfixe d'origine grecque indiquant une relation avec le larynx.

**laryngé, ée** (ou **laryngien, ienne**) a. *(angl.* ***laryngeal****)*. Qui se rapporte au larynx. Ex. : muqueuse laryngée, glandes laryngiennes, artères et veines laryngées, paralysie laryngée.

**laryngectomie** f. *(angl.* ***laryngectomy****)*. Opération consistant à enlever la totalité ou une partie du larynx.

**laryngien, ienne** a. V. *laryngé*.

**laryngite** f. *(angl.* ***laryngitis****)*. Inflammation aiguë ou chronique du larynx.

**laryngologie** f. *(angl.* ***laryngology****)*. Étude du larynx et de ses maladies. Le spécialiste en est le *laryngologue* (ou *laryngologiste*). (a. **laryngologique**)

**laryngoplégie** f. *(angl.* ***laryngoplegia****)*. Paralysie des muscles du larynx.

**laryngoscopie** f. *(angl.* ***laryngoscopy****)*. Examen visuel du larynx à l'aide d'un petit miroir monté sur un manche et muni d'un dispositif d'éclairage *(laryngoscope)*. (a. **laryngoscopique**)

**laryngo-trachéal, ale, aux** a. *(angl.* ***laryngo-tracheal****)*. Qui se rapporte au larynx et à la trachée. Ex. : inflammation laryngo-trachéale.

**larynx** m. *(angl.* ***larynx****)*. Conduit aérifère interposé entre le pharynx en haut, et la trachée en bas, situé à la partie médiane et antérieure du cou. C'est l'organe essentiel de la phonation assurée par les cordes vocales. Le squelette du larynx se compose de cartilages, dont trois médians et impairs (cartilages thyroïde, cricoïde et épiglottique) et quatre sous forme de paires latérales (cartilages aryténoïdes, corniculés, cunéiformes et sésamoïdes antérieurs). (a. **laryngé, ée**; **laryngien, ienne**)

**Lasègue (signe de)** *(angl.* ***Lasègue's sign****)*. Douleur à la face postérieure du membre inférieur, provoquée par la flexion de la cuisse sur le bassin, la jambe étant maintenue en extension par la main de l'examinateur; elle est caractéristique de la sciatique, mais on l'observe aussi dans les méningites. (*Lasègue* Charles, médecin français, 1816-1883.)

**laser** m. *(angl.* ***laser****)*. Amplificateur de lumière émettant un étroit faisceau de rayons lumineux visibles ou infrarouges dans une direction bien définie et transportant, en un temps très court, une grande quantité d'énergie. Le laser est utilisé en médecine comme moyen de microcoagulation (notamment en ophtalmologie, neurochirurgie et hématologie). Ling. : Sigle du terme anglais *light amplification by stimulated emission of radiation*.

**latence** f. *(angl.* ***latency****)*. État d'inactivité apparente.

**latent, ente** a. *(angl.* ***latent****)*. Qui existe sans manifester sa présence, comme certaines anomalies ou certaines phases d'une maladie. Ex. : strabisme latent.

**latér-, latéro-** Préfixe d'origine latine signifiant *sur le côté*.

**latéral, ale, aux** a. En anatomie, qui occupe une position plus éloignée par rapport au plan médian ou axe de symétrie. V. *externe* (3).

**latéralité** f. *(angl.* ***laterality****)*. Dominance fonctionnelle d'un côté du corps humain sur l'autre. V. *dextralité*, *sinistralité*.

**latéroabdominal, ale, aux** a. *(angl.* ***latero-abdominal****)*. Qui se rapporte aux parois latérales de l'abdomen.

**latérobasal, ale, aux** a. *(angl.* ***laterobasal****)*. Qui se rapporte à la partie latérale et basale d'une structure anatomique. Ex. : bronche latérobasale.

**latérocæcal, ale, aux** a. *(angl.* ***laterocaecal****)*. Qui est situé sur la partie latérale du cæcum.

**latérodorsal, ale, aux** a. *(angl.* ***laterodorsal****)*. Qui est localisé sur les côtés du dos, ou dans la région dorsale et latérale d'un organe. Ex. : noyau latérodorsal du thalamus.

**latéroflexion de l'utérus** *(angl.* ***lateroflexion of the uterus****)*. Déviation de l'utérus dans laquelle le corps de cet organe bascule sur l'un des côtés tandis que le col conserve sa position normale.

**latéro-latéral, ale, aux** a. *(angl.* ***latero-lateral****)*. Qualifie une anastomose obtenue par la suture des ouvertures pratiquées sur le côté de deux conduits juxtaposés (en particulier de deux segments d'intestin).

**latéroposition** f. *(angl.* ***lateroposition****)*. 1) Déplacement latéral d'un organe. 2) Déviation d'une ou de plusieurs dents vers le côté droit ou gauche de l'arcade dentaire. Syn. : *latéroversion*.

**latéropulsion** f. *(angl.* ***lateropulsion****)*. 1) Difficulté éprouvée par les parkinsoniens à se maintenir en équilibre après un pas exécuté latéralement. V. *antépulsion*, *rétropulsion*. 2) Tendance à dévier latéralement, lors de la marche, ou à pencher de côté, observée dans les lésions du labyrinthe de l'oreille interne.

**latéroversion** f. *(angl.* ***lateroversion****)*. 1) Inclinaison latérale d'un organe. 2) En dentisterie, syn. de *latéroposition*.

**latex** m. *(angl.* ***latex****)*. 1) Liquide laiteux qui circule dans le corps de certains végétaux, et obtenu par écoulement libre après incision de la tige ou du tronc. 2) Particules de polystyrène utilisées pour la recherche du facteur rhumatoïde dans le sérum *(réaction au latex-F2)*, présent surtout dans la polyarthrite rhumatoïde.

**lavage broncho-alvéolaire** *(angl.* ***broncho-alveolar lavage****)*. Technique d'examen en profondeur du poumon, consistant à injecter dans une bronche segmentaire, au moyen d'un fibroscope introduit par la bouche ou par le nez, environ 300 ml de sérum physiologique, le liquide étant ensuite récupéré par aspiration. On peut ainsi examiner les cellules contenues dans le liquide, ainsi que leurs composantes biochimiques.

**lavement** m. *(angl.* ***enema****).* Introduction d'un liquide, par l'anus, dans le rectum ; la préparation destinée à cet usage. Syn. : *clystère* (désuet).

**lavement baryté** *(angl.* ***barium enema****).* Introduction, par voie rectale, d'une solution de sulfate de baryum, en vue d'une exploration radiologique du gros intestin. V. *transit baryté.*

**laxatif, ive** a. *(angl.* ***laxative****).* Se dit d'un purgatif léger. (nom : **laxatif**)

**laxatif osmotique** *(angl.* ***osmotic laxative****).* Médicament qui agit en provoquant un appel de liquide à partir du plasma vers la lumière de l'intestin grêle, l'accumulation de liquide stimulant ainsi le péristaltisme.

**laxité** f. *(angl.* ***laxity****).* Relâchement, défaut de tension ou de fermeté d'un tissu, d'un organe, d'une articulation.

**Lc**. Abrév. désignant le *leucocyte.* V. aussi *L.*

**LCR**. Abrév. de *liquide céphalo-rachidien.*

**LDH**. Abrév. de *lacticodéshydrogénase.*

**LDL**. Abrév. désignant la *bêta-lipoprotéine* ou *lipoprotéine de basse densité* (de l'anglais *low* ***d****ensity* ***l****ipoprotein*). V. *lipoprotéine.*

**LE**. V. *cellule LE.*

**lécithinase** f. *(angl.* ***lecithinase****).* Nom vieilli de *phosphatidylcholine-stérol O-acyltransférase.*

**lécithine** f. Nom ancien de la *phosphatidylcholine.*

**LED**. Abrév. de ***l****upus* ***é****rythémateux aigu* ***d****isséminé.*

**Legal (réaction de)** *(angl.* ***Legal's test****).* Épreuve pour la recherche de l'acétone et de l'acide acétylacétique dans l'urine. (*Legal* Emmo, médecin allemand, 1859-1922.)

**Legionella**. Genre de bactéries aérobies gram-négatives dont plusieurs espèces sont les agents d'affections pulmonaires (*pneumonies*) chez l'homme. *Legionella pneumophila* en particulier est responsable de la *pneumonie des légionnaires.*

**légionellose** f. *(angl.* ***legionellosis****).* Toute infection par une espèce bactérienne du genre *Legionella.* V. *pneumonie des légionnaires.*

**léio-** Préfixe d'origine grecque signifiant *lisse.*

**léiomyome** m. *(angl.* ***leiomyoma****).* Tumeur bénigne formée de tissu musculaire lisse. Les léiomyomes peuvent se développer partout où il existe du tissu musculaire lisse, mais particulièrement au niveau de l'utérus (tumeur appelée improprement *fibrome*).

**léiomyome cutané**. Syn. de *dermatomyome.*

**léiomyome de l'utérus** *(angl.* ***uterine leiomyoma****).* Tumeur bénigne à cellules musculaires lisses avec une quantité variable de tissu fibreux. L'examen histologique montre un enchevêtrement de faisceaux de cellules musculaires lisses. Le tissu conjonctif fibreux, souvent invisible dans les petites tumeurs, peut remplacer une partie notable du muscle dans les tumeurs plus grandes. Syn. : *fibromyome de l'utérus.*

**léiomyosarcome** m. V. *myosarcome.*

**Leishmania** f. Genre de protozoaires parasites intracellulaires des cellules endothéliales ou des leucocytes du sang, dont diverses espèces sont responsables de plusieurs maladies (*leishmanioses*), à localisation cutanée (*Leishmania mexicana, Leishmania aethiopica*), ou viscérale, dont le kala-azar (*Leishmania donovanii*).

**leishmaniose** f. *(angl.* ***leishmaniasis****).* Toute maladie causée par des espèces ou sous-espèces de *Leishmania.*

**leishmaniose viscérale**. Syn. de *kala-azar.*

**lemniscus** m. *(angl.* ***lemniscus****).* Faisceau nerveux rubané du tronc cérébral (lemniscus médian et lemniscus latéral).

**lénitif, ive** a. *(angl.* ***lenitive****).* Se dit d'un médicament adoucissant. (nom : un **lénitif**)

**Lenoir (fracture de)** *(angl.* ***boxers' fracture****).* Variété de fracture du premier métacarpien. Syn. : *fracture des boxeurs.* (*Lenoir* Camille Alexandre Henri, chirurgien français, né en 1867.)

**lenticulaire** a. *(angl.* ***lenticular****).* 1) En forme de lentille. V. *noyau lenticulaire.* 2) Syn. de *cristallinien.*

**lenticulo-strié, ée** a. *(angl.* ***lenticulostriate****).* Qui se rapporte au noyau lenticulaire et au corps strié.

**lentiginose** f. *(angl.* ***lentiginosis****).* Présence de lentigines multiples. V. *Peutz-Jeghers (syndrome de).*

**lentigo** m. (pl. **lentigines**) *(angl.* ***lentigo****).* Petit nævus pigmenté, plan ou saillant (grain de beauté), localisé surtout au visage, au cou ou aux mains.

**lentille hybride** *(angl.* ***hybrid lens****).* Prothèse oculaire de contact, dure, du type polyméthylméthacrylate, de 8,5 mm de diamètre, correspondant à la zone cornéenne optique.

**lentille hydrophile**. V. *lentille souple.*

**lentille molle**. Syn. impropre de *lentille souple.*

**lentille souple** *(angl.* ***contact lens****).* Prothèse oculaire de contact en hydroxyéthylméthacrylate ou en silicone, déformable selon la pression exercée, appliquée sur la cornée pour corriger un défaut de réfraction en remplacement de lunettes. Les lentilles souples peuvent être portées pendant longtemps. Syn. : *lentille molle* (impropre).

**Lépine (vaccin)**. Type de *vaccin antipoliomyélitique* (V. ce terme). (*Lépine* Pierre, virologiste francais, né en 1901.)

**lèpre** f. *(angl.* ***leprosy****)*. Maladie infectieuse chronique due à un bacille acidorésistant (*Mycobacterium leprae*, anciennement *bacille de Hansen*), transmise par contact direct, prolongé et intime. Elle débute par une tache rouge insensible au toucher et peut évoluer sous des formes diverses : taches rouges ou dépigmentées, nodules plus ou moins infiltrés à tendance ulcérative, compliqués tardivement de mutilations (surtout au visage et aux extrémités), troubles de la sensibilité. On définit, selon les symptômes cliniques, plusieurs types de lèpre, sur une échelle allant de la lèpre lépromateuse à la lèpre tuberculoïde. Entre les deux extrêmes se situent la lèpre borderline lépromateuse et la lèpre borderline tuberculoïde. Le traitement par les sulfones fait baisser progressivement l'incidence de la maladie.

**lépreux**, **euse** *(angl.* ***leprous****)*. 1) a. Qui se rapporte à la lèpre. 2) a. et n. Qui est atteint de lèpre.

**lept-**, **lepto-** Préfixe d'origine grecque signifiant *grêle* ou *étroit*. Ant. : *pachy-*.

**leptocyte** m. *(angl.* ***leptocyte****)*. Érythrocyte dont l'épaisseur est très réduite et le diamètre augmenté, le volume restant normal. Syn. : *platycyte*.

**leptoméninges** f. pl. *(angl.* ***leptomeninges****)*. Ensemble des méninges molles, *arachnoïde* et *pie-mère*.

**leptosome** a. *(angl.* ***leptosome****)*. Qui est caractérisé par un corps allongé et grêle.

**Leptospira**. Genre de bactéries mobiles, de forme hélicoïdale, largement répandues, subdivisées en un grand nombre de groupes et types, et dont certaines sont pathogènes pour l'homme et provoquent différentes formes de *leptospiroses* (autrefois *spirochétoses*), notamment la *leptospirose grippo-typhosique* (en Europe) et la *leptospirose ictéro-hémorragique* (en Asie, Afrique et Amérique).

**leptospire** f. *(angl.* ***leptospira****)*. Toute bactérie du genre *Leptospira*.

**lesbianisme** m. *(angl.* ***lesbianism****)*. Homosexualité féminine. Syn. : *saphisme*, *tribadisme*.

**lesbienne** a. et f. *(angl.* ***lesbian****)*. Femme homosexuelle. Syn. : *tribade*.

**Lesch-Nyhan (maladie de)** *(angl.* ***Lesch-Nyhan syndrome****)*. Affection héréditaire transmise par la mère au garçon, caractérisée par une goutte d'apparition précoce avec hyperuricémie élevée, une encéphalopathie toxique (choréo-athétose, hypertonie musculaire, débilité mentale) et une tendance aux auto-mutilations. Elle est due à une déficience complète de l'enzyme qui régit le métabolisme des purines. (*Lesch* Michael, pédiatre américain, né en 1939; *Nyhan* William L. Jr., médecin américain, né en 1926.)

**lésion** f. *(angl.* ***lesion****)*. Toute altération d'une structure organique, à distinguer d'une affection ou d'une maladie qui en sont, soit la cause, soit la conséquence. (a. **lésionnel, elle**)

**létal**, **ale**, **aux** a. *(angl.* ***lethal****)*. Qui provoque la mort. Ex. : gène létal. Ling. : L'orthographe *léthal* est étymologiquement incorrecte.

**létalité** f. *(angl.* ***lethality****)*. Risque que présente une maladie d'être mortelle. Ling. : L'orthographe *léthalité* est incorrecte. Étymologiquement *létalité* dérive du latin *letum*, mort et non du grec *lethe*, oubli.

**léthargie** f. *(angl.* ***lethargy****)*. État pathologique de sommeil profond, de durée variable, le malade pouvant être réveillé de brefs moments sans reprendre conscience. Considérée parfois comme une manifestation d'hystérie, la léthargie peu aussi être provoquée par des infections graves avec atteinte des centres nerveux supérieurs. (a. **léthargique**)

**Letterer-Siwe (maladie de)** *(angl.* ***Letterer-Siwe disease****)*. Maladie grave caractérisée par une prolifération diffuse des cellules réticulo-endothéliales (*histiocytose X*) qui se surchargent souvent en cholestérol, se traduisant cliniquement, chez le nourrisson, par de la fièvre, par des hémorragies avec adénopathies et anémie, une hépatomégalie, une hyperplasie de la moelle osseuse et une évolution rapide vers la mort; chez l'adulte l'évolution est plus lente. Syn. : *maladie d'Abt-Letterer-Siwe*. (*Letterer* Erich, médecin allemand, 1842-1922; *Siwe* Sture August, pédiatre suédois, 1897-1966.)

**Leu** Symbole de la *leucine*.

**leuc-**, **leuco-** Préfixe d'origine grecque signifiant *blanc*.

**leucaphérèse** f. *(angl.* ***leukapheresis****)*. Extraction des leucocytes du sang prélevé par ponction et réinjection de ce sang au malade-même; procédé thérapeutique préconisé dans le traitement de certaines leucémies.

L

**leucémide** f. *(angl. **leukemid**)*. Lésion cutanée due à l'infiltration de la peau par des cellules leucémiques, se présentant le plus souvent sous la forme de placards ou de nodules rouge violacé. Les leucémides se forment surtout dans les leucémies lymphoïdes chroniques ou monocytaires, plus rarement dans les leucémies aiguës.

**leucémie** f. *(angl. **leukemia**)*. Maladie néoplasique aiguë ou chronique caractérisée par une prolifération anormale et généralement intense des leucocytes et de leurs cellules d'origine dans la moelle osseuse, parfois associée à la prolifération des érythroblastes. Elle s'accompagne habituellement d'altérations quantitatives et qualitatives des leucocytes dans le sang périphérique. Selon le type des leucocytes, on distingue plusieurs formes à manifestations cliniques différentes : *leucémie myéloïde* (à myélocytes), *leucémie lymphocytaire* (à lymphocytes), *leucémie à monocytes*, etc.

**leucémie aiguë** *(angl. **acute leukemia**)*. Affection très grave qui atteint surtout le jeune enfant et évolue rapidement vers la mort, caractérisée par la prolifération néoplasique des cellules souches d'une lignée de leucocytes entraînant une insuffisance sévère de la moelle osseuse. Selon le type de cellules souches atteintes, on distingue plusieurs formes : lymphoblastique, myéloblastique, promyélocytaire, monoblastique, à cellules monocytoïdes.

**leucémie aleucémique** *(angl. **aleukemic leukemia**)*. Stade évolutif précoce, ou forme particulière de leucémie sans augmentation notable des leucocytes sanguins, alors qu'il existe des perturbations importantes du myélogramme et une prolifération considérable des tissus hémopoïétiques.

**leucémie lymphoïde chronique** *(angl. **chronic lymphocytic leukemia**)*. Forme de leucémie la plus fréquente de l'adulte après la soixantaine, caractérisée par une augmentation du nombre des lymphocytes dans le sang à plus de 5 000-15 000 par mm$^3$ (selon les spécialistes), associée à une prolifération des lymphocytes dans la moelle osseuse. L'hyper-lymphocytose est souvent – pendant des années – le seul signe biologique de la maladie (stade 0). Elle peut s'associer aux adénopathies superficielles ou profondes (stade I), à une splénomégalie d'apparition plus ou moins précoce (stade II), à une anémie hémolytique par auto-anticorps (stade III), et à une thrombopénie autoimmune (stade IV). Des lésions cutanées diverses (leucémides, érythrodermie) peuvent survenir comme complication. La diminution des gammaglobulines sériques (à moins de 7g/l) favorise les complications infectieuses sévères répétées. La maladie réagit favorablement à divers traitements (chimiothérapie, radiothérapie) qui procurent des rémissions importantes et prolongées.

**leucémie myéloïde chronique** *(angl. **chronic granulocytic leukemia, chronic myelocytic leukemia**)*. Forme fréquente de leucémie de l'adulte, caractérisée par la présence dans le sang d'un nombre très élevé de granulocytes neutrophiles et de myélocytes, une splénomégalie importante sans adénopathies, une hépatomégalie modérée, des douleurs osseuses. À début insidieux (asthénie, amaigrissement, fébricule), elle évolue en trois phases : chronique, accélérée et aiguë, cette dernière prenant la forme d'une leucémie aiguë myéloblastique, à évolution mortelle en environ 3 ans. L'étude cytogénétique du prélèvement de la moelle osseuse met en évidence un caryotype particulier avec présence du chromosome Philadelphie (Ph).

**leucémique** *(angl. **leukemic**)*. 1) a. Qui se rapporte à la leucémie. 2) a. et n. Qui est atteint de leucémie.

**leucine** f. *(angl. **leucine**)*. Acide aminé naturel, indispensable, constituant normal des protéines. Symbole : Leu.

**leucoblaste** m. Syn. déconseillé de *promyélocyte*.

**leucoblastémie** f. *(angl. **leukoblastemia**)*. Présence de leucoblastes (promyélocytes) dans le sang circulant. Sauf cas exceptionnel, chez le nouveau-né, la présence de ces cellules, même en petit nombre, indique l'existence d'une leucémie.

**leucoblastose** f. *(angl. **leukoblastosis**)*. Nom donné parfois aux affections caractérisées par l'augmentation du nombre de leucoblastes (promyélocytes) dans les organes hématopoïétiques et dans le sang circulant.

**leucocyte** m. *(angl. **leukocyte**)*. Cellule sanguine nucléée, d'aspect blanchâtre lorsqu'elle n'est pas colorée, de dimensions variables selon le type, et de forme généralement arrondie. On distingue : les granulocytes (neutrophiles, basophiles et éosinophiles), les lymphocytes et les monocytes. Avec les érythrocytes et les thrombocytes, les leucocytes constituent l'ensemble des éléments figurés du sang circulant. Le taux des leucocytes dans le sang est normalement voisin de 7 000 par millimètre cube; il subit des variations en rapport avec divers états pathologiques (V. *leucocytose*). Les leucocytes remplissent des fonctions très importantes aussi bien dans la défense de l'organisme contre divers agents infectieux (granulocytes et monocytes notamment, par leur fonction de phagocytose), que dans les processus immunitaires (lymphocytes). Ils prennent naissance dans les organes hémopoïétiques (essentiellement la moelle osseuse chez l'adulte, la rate, les ganglions lymphatiques et la moelle osseuse chez le fœtus) où ils passent par plusieurs stades évolutifs. V. *série granulocytaire*, *série lymphocytaire*, *série monocytaire*. Syn. : *globule blanc*. Abrév. : L ou Lc. (a. **leucocytaire**)

**leucocyte basophile**. En langage clinique, *granulocyte basophile*.

**leucocyte éosinophile**. En langage clinique, *granulocyte éosinophile*.

**leucocyte neutrophile**. En langage clinique, *granulocyte neutrophile*.

**leucocytémie** f. V. *leucocytose*.

**leucocytolyse** f. *(angl. **leukocytolysis**)*. Destruction des leucocytes *in vitro* ou *in vivo*. Syn. : *leucolyse*. (a. **leucocytolytique**)

**leucocytopénie** f. Syn. de *leucopénie*.

**leucocytopoïèse** f. Syn. de *leucopoïèse*.

**leucocytose** f. *(angl. **leukocytosis**)*. 1) Augmentation du nombre des leucocytes dans le sang. Elle peut être physiologique (après le repas ou dans la grossesse), ou pathologique (dans un grand nombre de maladies, infectieuses notamment). 2) En langage clinique courant nombre de leucocytes dans le sang (on parle, dans ce cas, de *leucocytose normale*, mais le terme *leucocytémie* serait plus correct).

**leucocyturie** f. *(angl. **leukocyturia**)*. Présence de leucocytes en quantité excessive dans les urines. On la met en évidence par l'examen du culot urinaire.

**leucodermie** f. *(angl. **leukoderma**)*. Décoloration plus ou moins étendue de la peau, surtout lorsqu'elle est la conséquence d'une affection cutanée. V. *vitiligo*.

**leucoencéphalite** f. *(angl. **leukoencephalitis**)*. Toute affection cérébrale caractérisée anatomiquement par des lésions inflammatoires prédominant au niveau de la substance blanche des hémisphères cérébraux. V. *polioencéphalite*.

**leucogramme** m. Syn. de *formule leucocytaire*.

**leucokinine** f. *(angl. **leukokinin**)*. Peptide formé sous l'action de protéinases libérées par les leucocytes au cours du processus inflammatoire. Les leucokinines entraînent une vasodilatation et une augmentation de la perméabilité vasculaire.

**leucolyse** f. Syn. de *leucocytolyse*.

**leucome** m. *(angl. **leukoma**)*. Lésion cicatricielle opaque, blanchâtre, qui intéresse toute l'épaisseur de la cornée, à laquelle adhère parfois l'iris. V. *néphélion*, *taie*. Syn. : *albugo*.

**leucopédèse** f. *(angl. **leukopedesis**)*. Diapédèse des leucocytes.

**leucopénie** f. *(angl. **leukopenia**)*. Diminution du taux des leucocytes circulant au-dessous du chiffre de 5 000 par millimètre cube. Syn : *leucocytopénie*. (a. **leucopénique**)

**leucoplasie** f. *(angl. **leukoplakia**)*. Plaque blanche, d'aspect parcheminé, formée par kératinisation de la muqueuse de la bouche ou de la langue, ou – plus rarement – des muqueuses génitales sous l'effet d'irritations diverses. Abus du tabac, prothèse mal ajustée sont les causes habituelles des lésions buccales. La leucoplasie peut dégénérer en cancer. (a. **leucoplasique**)

**leucopoïèse** f. Formation des leucocytes. Syn. : *leucocytopoïèse*.

**leucopoïétique** a. *(angl. **leukopoietic**)*. Qui se rapporte à la leucopoïèse. Plus particulièrement, se dit des tissus ou organes où se forment les leucocytes.

**leucorrhée** f. *(angl. **leukorrhea**)*. Écoulement blanchâtre par le vagin. Il peut provenir d'une sécrétion exagérée des glandes vulvovaginales ou avoir une cause pathologique (infection par des bactéries ou des trichomonas, irritation due à un pessaire, etc.). Syn. : *pertes blanches*. (a. **leucorrhéique**)

**leucosarcome** m. *(angl. **leukosarcoma**)*. Tumeur maligne circonscrite, à point de départ d'un tissu ou d'un organe leucopoïétiques : ganglion, rate, amygdale.

**leucose** f. *(angl. **leukosis**)*. Terme employé par certains à la place de « leucémie » parce qu'il aurait un sens plus large. Une leucose peut être « leucémique » ou « aleucémique » selon que les cellules néoplasiques circulent ou non dans le sang. (a. **leucosique**)

**leucostase** f. *(angl. **leukostasis**)*. Dans les leucémies aiguës hyperleucocytaires, accumulation plus ou moins disséminée de petits amas de leucocytes (thrombi blancs) dans les capillaires sanguins. Les manifestations cliniques, en rapport avec les organes atteints (syndrome de leucostase) sont diverses : insuffisance respiratoire par pneumopathie diffuse, troubles neurologiques liés à une insuffisance circulatoire cérébrale, insuffisance rénale.

**leucotomie** f. Syn. de *lobotomie*.

L

**lévartérénol** m. *(angl.* ***levarterenol****)*. (DCI). Isomère lévogyre de la *noradrénaline* (qui est naturellement dextrogyre).

**Le Veen (valve de)**. V. *dérivation péritonéo-veineuse.*

**lévo-** Préfixe d'origine latine signifiant *gauche, à gauche*. On emploie aussi, dans certains mots le préfixe *sinistro-*. Ant. : *dextro-*.

**lévocardie** f. *(angl.* ***levocardia****)*. Anomalie congénitale rare dans laquelle tous les organes internes sont inversés, sauf le cœur qui a un emplacement normal, mais présente des malformations complexes.

**lévogyre** a. *(angl.* ***levorotatory****)*. Qui fait tourner à gauche (en particulier pour désigner un corps qui fait tourner à gauche la lumière polarisée; par ex. le fructose est lévogyre). Ant. : *dextrogyre*.

**lèvre** f. *(angl. 1)* ***lip****, 2)* ***edge****)*. 1) Relief occupant l'un et l'autre versants de certaines fentes, notamment de la bouche. V. *chéil-, labial*. 2) Chacun des bords d'une plaie ou d'une incision.

**lèvre (grande)** *(angl.* ***labium majus****)*. Chacun des deux grands replis cutanés qui limitent de chaque côté le vestibule de la vulve, réunis en arrière pour former la commissure postérieure. Leurs faces internes, lisses, sont séparées des petites lèvres, par le sillon labial.

**lèvre (petite)** *(angl.* ***labium minus, nympha****)*. Chacun des deux replis cutanés qui bordent de chaque côté le vestibule de la vulve en dedans des grandes lèvres, réunis en avant pour former le capuchon clitoridien et le frein du clitoris, et en arrière, sous forme d'un repli transversal, la *fourchette*. V. *nymphéal*.

**lévulose** f. Syn. vieilli de *fructose*.

**levure** f. *(angl.* ***yeast****)*. Champignon unicellulaire microscopique se reproduisant par bourgeonnement. Les principales levures pathogènes pour l'homme sont *Candida albicans* et *Cryptococcus neoformans*. Certaines levures sont utilisées en thérapeutique.

**levuriforme** a. *(angl.* ***yeast-like****)*. Qui ressemble à une levure.

**Leyden-Westphal (ataxie de)** *(angl.* ***Leyden's ataxia****)*. Maladie neurodégénérative de l'adulte jeune à début aigu, caractérisée par une ataxie de type cérébelleux, des troubles de la parole, un nystagmus et un syndrome pyramidal. Son étiologie n'est pas élucidée (infection virale, première poussée de sclérose en plaques). (*Leyden* Ernst Viktor von, médecin allemand, 1832-1910; *Westphal* Carl Friedrich Otto, médecin allemand, 1833-1890.)

**LH**. Abrév. de *gonadotrophine B* (de l'anglais *luteinizing* ***h****ormone*).

**Li** Symbole chimique du *lithium*.

**libérine** f. Syn. de *releasing factor*.

**libido** f. *(angl.* ***libido****)*. 1) D'après Jung et dans un sens large, toute forme d'énergie psychique. 2) En psychanalyse, depuis Freud, énergie psychique liée aux pulsions de vie, et spécialement à la pulsion sexuelle.

**lichen** m. *(angl.* ***lichen****)*. 1) Nom d'ensemble donné autrefois à des dermatoses de natures diverses, caractérisées par des papules. 2) Actuellement, *lichen plan* : dermatose d'étiologie inconnue, dont l'élément éruptif typique est une papule polygonale, de la grandeur d'une tête d'épingle, rose jaunâtre ou violacée, lisse, brillante et ferme. Les papules, en général réunies en plaques à dessin strié, se localisent surtout à la face antérieure des poignets, des avant-bras et des jambes, mais peuvent s'étendre à d'autres régions.

**lichen scléreux de la vulve** *(angl.* ***kraurosis vulvae****)*. Affection fréquente, principalement de la femme ménopausée ou ayant subi une castration, caractérisée par un prurit ano-vulvaire tenace et la présence de zones atrophiques dépigmentées de la région vulvaire et de la marge anale. Elle peut subir une dégénérescence cancéreuse. Syn. : *kraurosis vulvae*.

**lichéniforme** (ou **lichénoïde**) a. *(angl.* ***lichenoid****)*. Qui a l'aspect d'un lichen plan.

**Lichtenstein (maladie de)**. V. *dysplasie fibreuse des os*.

**liénal, ale, aux** a. Syn. de *splénique*.

**liéno-** Préfixe d'origine latine indiquant une relation avec la rate, moins usité que *spléno-*.

**lifting** m. Syn. anglais de *lissage*.

**ligament** m. *(angl.* ***ligament****)*. 1) Faisceau fibreux, variable dans sa forme et dans sa taille, résistant et très peu extensible, reliant entre elles deux pièces osseuses, surtout au niveau d'une articulation *(ligament articulaire)*, ou divers organes ou parties du corps. V. *desmo-*. 2) Repli péritonéal qui relie les organes intra-abdominaux ou pelviens entre eux ou à la paroi abdominale, leur servant de moyen de fixité. V. *syndesmo-*. (a. **ligamentaire**)

**ligament alvéolo-dentaire**. Syn. de *desmodonte*.

**ligament artériel**. Vestige anatomique chez l'adulte du canal artériel (*canal de Botal*) qui, chez le fœtus, reliait l'aorte à l'artère pulmonaire. V. *Botal (canal de)*.

**ligaments croisés** *(angl.* ***cruciate ligaments****)*. Les deux ligaments internes du genou : le *ligament croisé antérieur* (ou *ligament croisé antéro-externe*) et le *ligament croisé postérieur* (ou *ligament croisé postéro-interne*).

**ligament falciforme** (ou **suspenseur**) **du foie** *(angl.* ***falciform ligament of liver****)*. Repli péritonéal en forme de faux qui relie la face supérieure du foie au diaphragme et à la paroi abdominale antérieure.

**ligament jaune** *(angl.* ***yellow ligament****)*. Bande fibro-élastique de coloration jaunâtre reliant le bord inférieur d'une lame vertébrale au bord supérieur de la lame vertébrale sous-jacente.

**ligament large de l'utérus** *(angl.* ***broad ligament of uterus****)*. Large cloison péritonéale transversale unissant l'utérus, de chaque côté, aux parois latérales de l'excavation pelvienne.

**ligament rond de l'utérus** *(angl.* ***round ligament of uterus****)*. Chacun des deux cordons aplatis qui s'insèrent symétriquement sur les parties antéro-latérales de l'utérus, se dirigent vers les orifices internes des canaux inguinaux, s'y engagent et se terminent à la base des grandes lèvres. Ils constituent les moyens de fixité antérieurs de l'utérus.

**ligament rotulien**. V. *tendon rotulien*.

**ligament suspenseur du cristallin**. Syn. de *zonule de Zinn*. V. *Zinn (zonule de)*.

**ligamenteux, euse** a. *(angl.* ***ligamentous****)*. De la nature des ligaments. Ex. : ailerons ligamenteux des muscles de l'œil.

**ligamentopexie** f. *(angl.* ***ligamentopexy****)*. Opération qui consiste à raccourcir et à fixer les ligaments ronds de l'utérus pour corriger la rétroflexion ou la rétroversion.

**ligamentopexie intraabdominale**. Syn. d'*opération de Beck-Doléris*. V. *Beck-Doléris (opération de)*.

**ligature** f. *(angl.* ***ligature****)*. 1) Nœud fait avec un fil de catgut, de soie, de nylon, de lin, etc., autour d'un vaisseau pour obtenir une hémostase ou autour de tout autre conduit, cordon ou pédicule, afin d'interrompre la continuité ou avant de le sectionner. 2) Matériel utilisé pour faire le nœud. 3) Action même de faire le nœud.

**ligne âpre**. V. *fémur*.

**ligne blanche** *(angl.* ***linea alba****)*. Raphé d'entrecroisement des fibres tendineuses composant les gaines des deux muscles grands droits ; il s'étend sur la ligne médiane de l'abdomen, de l'appendice xiphoïde à la symphyse pubienne.

**lignes de croissance** *(angl.* ***retarded growth lines****)*. En radiologie, lignes denses transversales visibles chez l'enfant et l'adolescent sur la métaphyse des os longs ; elles sont dues à un arrêt transitoire de la croissance en longueur de l'os, lié à un processus pathologique nutritionnel transitoire. Syn. : *lignes de Harris, stries de croissance*.

**ligne innominée** *(angl.* ***arcuate line of ilium****)*. Crête oblique s'étendant sur la face interne de l'os iliaque. Elle marque la limite inférieure de la fosse iliaque interne. Syn. : *crête du détroit supérieur*.

**ligne mamillaire**. Syn. de *ligne médioclaviculaire*.

**ligne médioclaviculaire** *(angl.* ***medioclavicular line****)*. Ligne verticale passant par le mamelon et par la partie moyenne de la clavicule. Syn. : *ligne mamillaire*.

**lignée** f. *(angl.* ***lineage****)*. Population (d'individus, de cellules, de bactéries) de même espèce, descendant d'un ancêtre commun ou provenant d'une même source. Syn. : *souche* (2). Ling. : Lorsqu'on parle de cellules, on dit aussi souvent *série*. Ex. : série (ou lignée) érythrocytaire, lymphocytaire, etc.

**ligneux, euse** a. *(angl.* ***ligneous****)*. Qui a la consistance du bois. Ex. : phlegmon ligneux.

**lignine** f. *(angl.* ***lignin****)*. Constituant de la paroi des cellules végétales représentant le résidu obtenu après dissolution des glucides, et notamment de la cellulose du bois.

**Lillehei-Kaster (valve de)** *(angl.* ***Lillehei-Kaster valve****)*. Prothèse valvulaire à disque basculant et libre, destinée au remplacement des valvules mitrales, aortiques ou tricuspidiennes. (*Lillehei* C. Walton, chirurgien américain, 1918-1999.)

**limaçon osseux** *(angl.* ***cochlea****)*. Partie de l'oreille interne constituée par un long canal enroulé sur lui-même à la façon d'une coquille d'escargot. Le limaçon osseux contient le *limaçon membraneux* (ou *canal cochléaire*). Syn. : *cochlée*.

**limbe** m. *(angl.* ***limbus****)*. Anneau. Structure anatomique bordante d'un organe, ayant en général une forme arrondie en anneau. (a. **limbique**)

**limbe cornéen** (ou **scléro-cornéen**) *(angl.* ***limbus of cornea****)*. Zone de transition où la conjonctive bulbaire recouvrant la sclérotique passe sur la cornée, dont elle tapisse la périphérie sur une largeur de 1 à 3 mm ; elle est transparente à cet endroit.

**liminaire** a. *(angl.* ***liminal****).* 1) Qui est juste perceptible, étant à la limite du seuil de sensibilité (on dit aussi *liminal*). Ex. : intensité liminaire, stimulus liminal. 2) Qui est à la limite du seuil d'efficacité. Ex. : dose liminaire.

**limitation des naissances**. Syn. de *planification familiale.*

**linéaire** a. *(angl.* ***linear****).* Qui est en forme de ligne droite, qui se rapporte à une ligne ou à des lignes, qui est représenté par une ligne. Ex. : fracture linéaire, corrélation linéaire.

**lingual**, **ale**, **aux** a. *(angl.* ***lingual****).* Qui se rapporte à la langue. Ex. : spasme lingual, papilles linguales.

**linguette** f. *(angl.* ***sublingual tablet****).* Comprimé soluble destiné à fondre sous la langue, de façon à assurer une absorption lente du médicament. Syn. : *comprimé sublingual.*

**lingula** f. *(angl.* ***lingula****).* 1) Partie inférieure du lobe supérieur du poumon gauche. 2) Lobule antérieur du vermis du cervelet. (a. **lingulaire**)

**lingulectomie** f. *(angl.* ***lingulectomy****).* Ablation chirurgicale de la lingula du poumon gauche.

**linguo-** En médecine dentaire, préfixe indiquant le déplacement d'une dent vers la langue. Ant. : *vestibulo-.*

**linguocclusion** f. *(angl.* ***linguoclusion, lingual occlusion****).* Occlusion d'une dent ou d'un groupe de dents supérieures en dedans de la denture inférieure. Ant. : *vestibulocclusion.*

**liniment** m. *(angl.* ***liniment****).* Préparation médicamenteuse liquide (émulsion huileuse) destinée à être appliquée sur la peau.

**linite plastique** *(angl.* ***linitis plastica****).* Forme de cancer de l'estomac qui infiltre et sclérose une grande partie de sa paroi. Syn. : *épithélioma squirrheux de l'estomac.*

**linoléique** a. V. *acide linoléique.*

**linolénique** a. V. *acide linolénique.*

**lip-**, **lipo-** 1) Préfixe d'origine grecque indiquant une relation avec les graisses (lipides). 2) Préfixe d'origine grecque exprimant l'idée d'insuffisance. Ex. : lipothymie.

**lipase** f. *(angl.* ***lipase****).* Toute enzyme qui active l'hydrolyse d'un lipide.

**lipase pancréatique** *(angl.* ***pancreatic lipase****).* Enzyme contenue dans le suc pancréatique et qui active la dégradation des glycérides en acides gras et glycérol.

**lipasémie** f. *(angl.* ***lipasemia****).* Taux de la lipase dans le sérum sanguin. Il est augmenté dans les pancréatites aiguës.

**lipectomie** f. *(angl.* ***lipectomy****).* Excision de tissu adipeux chez un sujet obèse.

**lipémie** f. *(angl.* ***lipemia****).* Taux des lipides dans le sang. La lipémie augmente pendant la digestion et dans certaines affections telles que le diabète, le myxœdème. V. *hyperlipidémie.* Elle est abaissée dans certaines affections hépatiques, particulièrement dans les cirrhoses. Syn. : *lipidémie.*

**lipide** m. *(angl.* ***lipid****).* Toute substance organique renfermant un acide gras, sous forme combinée, ou un dérivé d'acide gras, et qui n'est pas soluble dans l'eau (avec laquelle elle peut donner une émulsion). Les huiles et les graisses sont des lipides de réserve des animaux et des végétaux. Des lipides complexes (phospholipides, glycérolipides) existent dans divers tissus de l'organisme. La combustion des lipides fournit 9 kilocalories par gramme. Syn. : *corps gras.*

**lipidémie** f. Syn. de *lipémie.*

**lipodystrophie intestinale**. Syn. de *maladie de Whipple.* V. *Whipple (maladie de).*

**lipofuscine** f. *(angl.* ***lipofuscin****).* Pigment brun, constitué sous forme de grains, à l'intérieur de cellules épithéliales et conjonctives en voie de sénescence ou subissant des altérations dégénératives.

**lipofuscinose** f. *(angl.* ***lipofuscinosis****).* Dépôts de lipofuscines dans le foie. Les dépôts s'observent au cours d'affections caractérisant des désordres nutritionnels variés, mais surtout dans certaines affections congénitales du foie. Cependant, certaines surcharges lipofusciniques paraissent primitives. Sur le plan évolutif, ces surcharges sont bien et longtemps tolérées. Syn. : *surcharge hépatique à pigment brun.*

**lipoïde** a. *(angl.* ***lipoid****).* 1) Qui a l'aspect de la graisse. Se dit en particulier de certaines tumeurs. Ex. : granulome lipoïde du poumon. 2) m. Toute substance apparentée aux lipides.

**lipoïdique** a. *(angl.* ***lipoidal, lipoidic****).* 1) Qui ressemble aux lipides, qui s'y rapporte. Ex. : constante lipoïdique. 2) Qui se rapporte aux lipoïdes. Ex. : dégénérescence lipoïdique.

**lipomatose** f. *(angl.* ***lipomatosis****).* Présence de lipomes multiples, ou excès de tissu adipeux localisé à certaines régions du corps (on dit aussi, dans ce cas, *adipose* ou *adiposité*).

**lipome** m. *(angl.* ***lipoma****).* Tumeur bénigne résultant d'une prolifération localisée des cellules adipeuses et formée aux dépens du tissu adipeux. (a. **lipomateux**, **euse**)

**lipoprotéine** f. *(angl.* ***lipoprotein****).* Protéine dont la molécule est associée par des liaisons physiques ou chimiques à des lipides. Les lipoprotéines sont la forme normale de transport des lipides dans la circulation sanguine.

Le plasma sanguin contient plusieurs formes de lipoprotéines, caractérisées par la qualité de la protéine et par leur composition. Suivant leur mobilité électrophorétique, on distingue : les *alpha-lipoprotéines (α-lipoprotéines)*, lipoprotéines de haute densité ou α-LP ou HDL (de l'anglais ***h****igh* ***d****ensity* ***l****ipoproteins*) ; les *bêta-lipoprotéines (β-lipoprotéines)*, lipoprotéines de basse densité ou LDL (de l'anglais ***l****ow* ***d****ensity* ***l****ipoproteins*), les *pré-β-lipoprotéines (α2-lipoprotéines)*, lipoprotéines de très basse densité ou VLDL (de l'anglais ***v****ery* ***l****ow* ***d****ensity* ***l****ipoproteins*). V. *cholestérol HDL, cholestérol LDL.* (a. **lipoprotéinique**)

**liposoluble** a. *(angl.* ***liposoluble****).* Soluble dans les graisses et les solvants des graisses. Ex. : vitamine liposoluble.

**liposome** m. *(angl.* ***liposome****).* Minuscule vésicule sphérique qui se forme spontanément (en grand nombre) lorsqu'on place des phospholipides dans l'eau. Elle comporte une double enveloppe de lipides renfermant de l'eau. La particularité des liposomes est d'être capables de traverser la membrane des cellules. De ce fait ils pourraient servir de transporteurs de diverses substances (médicaments, enzymes, etc.).

**lipothymie** f. *(angl.* ***lipothymia****).* État de malaise, avec transpiration abondante, nausées, respiration superficielle, faiblesse musculaire et troubles visuels, n'entraînant généralement pas d'évanouissement.

**lipotrope** a. *(angl.* ***lipotropic****).* Se dit de tout facteur qui empêche l'accumulation des graisses dans le foie, en favorisant leur mobilisation ou leur dégradation. Il existe de nombreux facteurs lipotropes dont certains sont employés en thérapeutique comme protecteurs du foie.

**lipurie** f. *(angl.* ***lipuria****).* Élimination de substances grasses par les urines, observée dans certaines affections graves du foie, du pancréas, des reins.

**liquide amniotique** *(angl.* ***amniotic fluid****).* Liquide dans lequel baigne le fœtus pendant la grossesse. Il est clair, transparent, blanchâtre vers la fin de la grossesse, d'odeur fade ; son volume à terme varie entre 500 et 1 000 ml. V. *amnios.*

**liquide céphalo-rachidien** *(angl.* ***cerebrospinal fluid, CSF****).* Liquide clair et transparent qui remplit tout l'espace sous-arachnoïdien (entre la pie-mère et l'arachnoïde du crâne et du canal rachidien), les ventricules du cerveau et le canal épendymaire. Sa quantité varie de 100 à 150 ml, sa pression normale est de 70 à 200 ml d'eau. Sécrété par les plexus choroïdes, il se renouvelle continuellement en étant résorbé par les vaisseaux méningés et les corpuscules de Pacchioni. Normalement, à peu près exempt d'éléments figurés, il contient peu de protéines, des chlorures, du glucose et de l'urée. Il est prélevé par ponction lombaire ou occipitale à des fins d'analyse. Abrév. : LCR.

**liquide synovial**. Syn. de *synovie.*

**liquidien, ienne** a. *(angl.* ***liquid****).* Qui est composé de liquides. Ex. : régime liquidien, épanchement liquidien.

**Lisfranc (articulation de)** *(angl.* ***Lisfranc's joint****).* Syn. d'*articulation tarso-métatarsienne.* (*Lisfranc* Jacques, chirurgien français, 1790-1847.)

**lissage** m. (ou **remodelage**) *(angl.* ***lifting****).* Technique chirurgicale destinée à supprimer les rides du visage.

**listel marginal** *(angl.* ***marginal border of vertebra****).* Partie antéro-latérale du rebord vertébral.

**Listeria** *(angl.* ***Listeria****).* Genre de bacilles gram-positifs, présents dans la végétation en putréfaction, pathogènes chez un grand nombre d'animaux (surtout les ruminants) en pouvant aussi se transmettre à l'homme. V. *listériose.*

**listériose** f. *(angl.* ***listeriosis****).* Infection due à *Listeria monocytogenes* transmise à l'homme par divers animaux, qui peut prendre plusieurs formes : méningite purulente, pleuropneumonie, angine (survenant chez des sujets affaiblis) ; septicémie très grave chez le nouveau-né.

**lith-, litho-** Préfixe d'origine grecque signifiant *pierre* et indiquant une relation avec une formation minérale (par ex. un calcul). V. *pétreux* (1).

**lithectomie** f. *(angl.* ***lithectomy****).* Extraction de calculs.

**lithiase** f. *(angl.* ***lithiasis****).* 1) Présence de concrétions solides (calculs) formées par l'agglomération de substances organiques ou minérales à l'intérieur des canaux glandulaires, des conduits naturels ou des cavités organiques. 2) Tendance à former des calculs ou des concrétions. Syn. : *calculose.* (a. **lithiasique**)

**lithiase biliaire**. Syn. de *cholélithiase.*

**lithiase rénale** *(angl.* ***nephrolithiasis****).* Formation de calculs dans les bassinets, à partir de substances qui sont normalement dissoutes dans l'urine (oxalates, urates, acide urique, phosphates, etc.). Elle peut se manifester par

L

des douleurs (coliques néphrétiques). Syn. : *néphrolithiase*.

**lithiase urinaire** *(angl.* ***urinary lithiasis****)*. Présence de calculs dans les voies urinaires. Syn. : *urolithiase*.

**lithiase urique** *(angl.* ***urolithiasis****)*. Lithiase rénale ou urinaire à calculs constitués essentiellement d'acide urique et d'urates.

**lithiase vésicale** *(angl.* ***cystolithiasis****)*. Présence dans la vessie de calculs de même composition que les calculs rénaux. Cette lithiase est favorisée par la stase urinaire et l'infection et se traduit cliniquement par des douleurs vésicales, surtout lors de la miction, un besoin fréquent d'uriner et la présence de sang dans l'urine. Syn. : *cystolithiase*.

**lithiase vésiculaire**. Syn. de *cholécystolithiase*.

**lithiasique** a. *(angl.* ***lithiasic****)*. Qui se rapporte à une lithiase, qui est atteint de lithiase.

**lithium** m. *(angl.* ***lithium****)*. Métal alcalin que l'on trouve en très petite quantité dans l'os, le poumon, le tissu musculaire. Les sels de lithium ont été préconisés dans diverses affections : goutte, lithiase rénale, etc. Divers sels de lithium sont utilisés avec succès dans le traitement de la psychose maniaco-dépressive. Symbole : Li.

**lithoclastie** f. Syn. de *lithotripsie*.

**litholyse** f. *(angl.* ***litholysis****)*. Dissolution des calculs *in situ* (vessie, vésicule biliaire) au moyen de médicaments. (a. **litholytique**)

**lithotripsie** (ou **lithotritie**) f. *(angl.* ***lithotripsy****)*. Opération consistant à broyer les calculs dans la vessie à l'aide d'un *lithotriteur* (ou *lithotripseur*) et à en extraire les fragments par l'urètre. Syn. : *lithoclastie*. (a. **lithotriptique**, **lithotritique**)

**litre** m. *(angl.* ***litre****; amér.* ***liter****)*. Unité de capacité du système métrique. Symbole : l.

**livédo** m. *(angl.* ***livedo****)*. État marbré de la peau caractérisé par la présence d'un large réseau rouge violacé dû à un trouble circulatoire.

**livide** a. *(angl.* ***livid****)*. Qui est très pâle, ou légèrement grisâtre ou bleuâtre, notamment en parlant du teint.

**lm** Symbole du *lumen*.

**loasis** f. (ou **loase** f.) *(angl.* ***loiasis****)*. Filariose endémique en Afrique occidentale et centrale, due à la filaire *Loa Loa*, dont la forme adulte chemine dans le tissu sous-cutané ou les tissus plus profonds en causant des tuméfactions transitoires prurigineuses *(œdème de Calabar)*.

**lobe** m. *(angl.* ***lobe****)*. Partie d'un organe parenchymateux (poumon, foie, cerveau, etc.) nettement délimitée par des sillons ou des scissures partant de la surface de l'organe vers sa profondeur. (a. **lobaire**)

**lobe caudé du foie**. Syn. de *lobe de Spieghel*. V. *Spieghel (lobe de)*. (*Spieghel* Adriaan van der, anatomiste flamand, 1578-1625.)

**lobé**, **ée** a. *(angl.* ***lobate****)*. Qui est composé de lobes ou divisé en lobes.

**lobe latéral du cervelet**. Syn. d'*hémisphère cérébelleux*.

**lobectomie** f. *(angl.* ***lobectomy****)*. Ablation chirurgicale d'un lobe d'organe (poumon, cerveau, foie, thyroïde).

**lobotomie** f. *(angl.* ***lobotomy****)*. Section chirurgicale des fibres nerveuses allant au cortex du lobe frontal (surtout celles qui le relient au thalamus) comme traitement de certains troubles psychiques (agressivité pathologique, angoisse). Syn. : *leucotomie*.

**Lobstein** (**maladie de**) *(angl.* ***osteogenesis imperfecta congenita****)*. Maladie héréditaire de type dominant, caractérisée par une fragilité anormale des os avec fractures au moindre choc (hommes de verre), des déformations osseuses surtout crâniennes et des troubles des phanères. Les lésions osseuses s'atténuent à partir de la puberté. (*Lobstein* Jean Georges Chrétien Frédéric Martin, anatomopathologiste alsacien, 1777-1835.)

**lobulation** f. *(angl.* ***lobulation****)*. Développement d'une structure en lobules.

**lobule** m. *(angl.* ***lobule****)*. Petit lobe. (a. **lobulaire**)

**lobulé**, **ée** a. *(angl.* ***lobulated****)*. Qui est composé de lobules ou divisé en lobules.

**local**, **ale**, **aux** a. *(angl.* ***local****)*. Qui affecte ou qui concerne une partie limitée et déterminée du corps. Ant. : *général*.

**localisation** f. *(angl.* ***localization****)*. 1) Détermination du siège d'un processus morbide ou d'une lésion. 2) Limitation d'un processus morbide à une zone restreinte.

**lochies** f. pl. *(angl.* ***lochia****)*. Écoulement utérin sanglant, puis séro-sanglant, et finalement séreux, qui se produit pendant 10 à 20 jours après l'accouchement. (a. **lochial**, **ale**, **aux**)

**loco dolenti**. V. *in loco dolenti*.

**locomotion** f. *(angl.* ***locomotion****)*. Fonction qui assure les mouvements de la marche, qui permet à l'individu de se déplacer. (a. **locomoteur**, **trice**)

**locus** m. (pl. **loci**) *(angl.* ***locus****)*. 1) Point précis d'un chromosome où se trouve situé un gène. 2) (Au singulier) nom latin donné à certaines structures anatomiques nerveuses bien individualisées. Ex. : locus niger, locus cœruleus (noyaux gris du cerveau).

**Loeffler** (**bacille de**). Syn. de *Corynebacterium diphtheriae*.

**log-, logo-** Préfixe d'origine grecque signifiant *discours* et indiquant une relation avec la parole, le langage.

**loge** f. *(angl.* ***cavity****)*. Cavité plus ou moins bien délimitée, dans laquelle est situé un organe ou une autre structure anatomique.

**logette des osselets**. Syn. d'*attique*.

**-logie** Suffixe d'origine grecque désignant une *science* ou l'*étude* d'un sujet déterminé.

**logopédie** f. *(angl.* ***logopedics****)*. Ensemble des moyens destinés à corriger les défauts de prononciation chez les enfants ou les troubles de la parole chez les adultes. V. *orthophonie*, *orthophoniste*.

**logorrhée** f. *(angl.* ***logorrhea****)*. 1) Bavardage intarissable. Syn. : *loquacité*. 2) Besoin irrésistible de parler observé chez certains malades mentaux en état d'excitation. Syn. : *incontinence verbale*.

**lombaire** a. *(angl.* ***lumbar****)*. Qui se rapporte aux lombes, au bas du dos. Ex. : vertèbres lombaires, ponction lombaire.

**lombalgie** f. *(angl.* ***lumbago****)*. Toute douleur de la région lombaire, qu'elle soit d'origine vertébrale, musculaire (V. *lumbago*), urogénitale, gynécologique.

**lombalisation** (ou **lombarisation**) **de S1** *(angl.* ***lumbarization****)*. Anomalie de la charnière lombo-sacrée caractérisée par la séparation, complète ou incomplète, de la première pièce du sacrum, qui ressemble ainsi à une vertèbre lombaire. (a. **lombalisé, ée**)

**lombarthrose** f. *(angl.* ***lumbar spondylosis****)*. Arthrose de la colonne lombaire.

**lombes** f. pl. *(angl.* ***loin****)*. Syn. de *région lombaire*.

**lombo-sacré, ée** a. *(angl.* ***lumbosacral****)*. Qui se rapporte aux vertèbres lombaires et au sacrum. Ex. : aponévrose lombo-sacrée. V. *sacro-lombaire*.

**lombo-sciatique** f. *(angl.* ***sciatica****)*. Association de douleurs lombaires à une névralgie sciatique.

**lombostat** m. *(angl.* ***lumbar support****)*. Corset à armature dorsale rigide et sangle abdominale, utilisé pour corriger une lordose exagérée de la colonne lombaire.

**lombotomie** f. *(angl.* ***lumbar incision****)*. Incision de la région lombaire destinée à ouvrir une voie d'accès aux organes sous-jacents (rein, glande surrénale, etc.).

**lombric** m. Syn. populaire d'*ascaride*.

**lombrical, ale, aux** a. et m. *(angl.* ***lumbrical****)*. Se dit de certains muscles de la main et du pied, qui sont allongés et fusiformes.

**longiligne** a. et n. *(angl.* ***longilineal****)*. Se dit d'un individu à corps allongé et mince et à membres longs et graciles.

**Looser** (**zone** ou **ligne de**) *(angl.* ***Looser's transformation zones****)*. En radiologie osseuse, mince bande claire transversale, métaphysaire ou diaphysaire, observée parfois dans l'ostéomalacie et dans d'autres ostéites décalcifiantes. (*Looser* Émile, chirurgien suisse, 1877-1936.)

**loquacité** f. Syn. de *logorrhée* (1).

**lordo-scoliose** f. *(angl.* ***lordoscoliosis****)*. Lordose associée à une scoliose.

**lordose** f. *(angl.* ***lordosis****)*. Courbure de la colonne vertébrale à convexité antérieure. La lordose est normale *(lordose physiologique)* dans la région cervicale et dorso-lombaire. Elle est anormale lorsqu'elle intéresse une autre partie de la colonne vertébrale ou lorsqu'elle est très accentuée ; dans ce cas on parlera d'*hyperlordose*. V. *cyphose*, *scoliose*. (a. **lordosique**)

**Louis-Bar** (**syndrome de**) *(angl.* ***Louis-Bar syndrome, ataxia-telangectasia****)*. Maladie génétique complexe du petit enfant caractérisée cliniquement par une ataxie avec mouvements choréo-athétosiques, des télangiectasies cutanéo-muqueuses, une dysgénésie gonadique, des infections bronchopulmonaires à répétition, un déficit immunitaire portant sur les lymphocytes et les immunoglobulines (IgA, IgE et IgG) et une évolution fatale par infections ou hémopathies malignes, durant l'adolescence. Syn. : *ataxie-télangiectasie*. (*Louis-Bar* Denise, neuropsychiatre belge, née en 1914.)

**loupe** f. Nom courant du *kyste sébacé*.

**Löwenstein** (**milieu de**) *(angl.* ***Löwenstein-Jensen culture medium****)*. Un des milieux de culture les plus utilisés pour isoler les bacilles du genre *Mycobacterium* (dont le bacille tuberculeux). (*Löwenstein* Ernst, pathologiste et bactériologiste autrichien, né en 1878.)

**LRF**. Hormone de nature probablement peptidique sécrétée par l'hypothalamus et qui stimule la sécrétion hypophysaire d'hormone lutéotrope (de l'anglais ***l****uteotrophin* ***r****eleasing* ***f****actor*).

**LSD**. Abrév. désignant le *lysergide*.

**LTH**. Abrév. désignant l'*hormone lutéotrope* (de l'anglais ***l****uteo****t****ropic* ***h****ormone*).

**lubrifiant** m. *(angl.* ***lubricant****)*. Substance qui rend la peau ou une muqueuse glissante pour éviter des frottements irritants. (a. **lubrifiant, ante**)

**lucite** f. *(angl.* ***sunlight eruption****).* Toute lésion cutanée due à la lumière du soleil. V. *actinite*, *érythème solaire*, *héliodermite*.

**ludique** a. *(angl.* ***playful****).* Qui se rapporte au jeu. Ex. : activité ludique, conduite ludique.

**luès** f. Syn. de *syphilis*. (a. **luétique**)

**luette** f. *(angl.* ***uvula****).* Petit prolongement charnu, mobile, situé à la partie médiane du pharynx, au bord postérieur du voile du palais. De chaque côté de la luette partent les piliers antérieurs et postérieurs du voile. Syn. : *uvula* (2). V. *staphylin*, *uvulaire*.

**luette du vermis**. Syn. d'*uvula* (1).

**lumbago** m. *(angl.* ***lumbago****).* Douleur vive, d'apparition soudaine, dans la région lombaire, souvent consécutive à un effort, généralement en rapport avec une lésion d'un disque intervertébral (L4-L5 ou L5-S1), parfois aussi en rapport avec une affection rhumatismale de la musculature lombo-sacrée.

**lumen** m. *(angl.* ***lumen****).* Unité de flux lumineux dans le Système international d'unités (SI). Symbole : lm.

**lumière** f. *(angl. 1)* ***light****, 2)* ***lumen****).* 1) Rayonnement électromagnétique de longueur d'onde comprise entre 4 000 et 8 000 Å et qui donne lieu à une sensation visuelle. V. *phot-*. 2) Calibre intérieur d'un canal organique, notamment d'un vaisseau sanguin. V. *intraluminal*. (a. **luminal**, **ale**, **aux**)

**lunettes bifocales** (ou **à double foyer**) *(angl.* ***bifocal glasses****).* Lunettes dont chacun des verres possède deux foyers destinés l'un (en haut) à la vision éloignée, l'autre (en bas) à la vision rapprochée.

**lunule** f. *(angl.* ***lunula****).* Zone blanchâtre, en demi-cercle, située à la surface de l'ongle, du côté de sa racine.

**lupome** m. *(angl.* ***lupoma****).* Lésion caractéristique du lupus vulgaire, du volume d'une tête d'épingle à celui d'un gros pois, de couleur rose jaunâtre, qui prend, à la pression exercée par une spatule en verre (V. *vitropression*), un aspect translucide, comparable à celui d'une gelée de pomme.

**lupus** m. (ou **lupus vulgaire**) *(angl.* ***lupus****).* Tuberculose cutanée dont les lésions typiques sont les *lupomes*, qui confluent en placards et peuvent s'ulcérer et donner des cicatrices atrophiques. Dans la grande majorité des cas, le lupus siège à la face, surtout sur le nez et les joues, moins souvent aux membres, parfois sur les muqueuses nasale, buccale et pharyngée. Étym. : Du latin *lupus*, loup ; suggère l'action rongeante de la maladie. (a. **lupique**)

**lupus érythémateux discoïde** *(angl.* ***discoid lupus erythematosus****).* Variante strictement cutanée, chronique, du *lupus érythémateux disséminé*, se présentant sous la forme de plaques papulo-érythémateuses siégeant sur les zones cutanées exposées au soleil qui deviennent hyperkératosiques, atrophiques au centre, avec télangiectasies et hypo- ou hyperpigmentation cutanée. L'étude par immunofluorescence montre des dépôts granuleux de globulines (IgG et IgM) et de complément localisés à la jonction dermo-épidermique, en bande plus ou moins continue.

**lupus érythémateux aigu disséminé** *(angl.* ***systemic lupus erythematosus****).* Maladie grave, d'évolution aiguë ou subaiguë, caractérisée anatomiquement par une atteinte plus ou moins disséminée du tissu conjonctif, comportant des lésions pluriviscérales (surtout rénales), des lésions cutanées et muqueuses (placards rouges surtout au visage et aux mains) et des manifestations articulaires du type polyarthrite rhumatoïde. La maladie détermine la production de nombreux autoanticorps se traduisant par les *cellules LE* et le *test de Haserick* (V. ces termes). Abrév. : LED. Syn. : *maladie lupique*.

**Luria** (**manœuvre de**) *(angl.* ***Luria's maneuver, Luria's fist-edge-palm test****).* Procédé consistant à demander au malade de toucher le bord du lit de façon rapide et successive avec la paume de sa main, puis le tranchant de sa main, puis le poing. Des anomalies de ces mouvements se rencontrent dans les lésions des circonvolutions cérébrales frontales. (*Luria* Alexander R., neuropsychiatre russe.)

**lutéine** f. Syn. désuet de *progestérone*.

**lutéinique** a. *(angl.* ***luteinic****).* Qui se rapporte à la lutéine (progestérone) ou au corps jaune de l'ovaire.

**lutéinisation** f. *(angl.* ***luteinization****).* Transformation en corps jaune du follicule ovarien après l'ovulation.

**lutéostimuline** f. Syn. de *gonadotrophine B*.

**lutéotrope** a. V. *hormone lutéotrope*.

**lutéotrophine** (ou **lutéotropine**) f. Syn. d'*hormone lutéotrope*.

**lux** m. *(angl.* ***lux****).* Unité d'éclairement dans le Système international d'unités (SI). Symbole : lx.

**luxation** f. *(angl.* ***dislocation, luxation****).* 1) Déplacement anormal des extrémités osseuses d'une articulation l'une par rapport à l'autre. Syn. : *dislocation*, *déboîtement* (populaire). 2) Par extension, déplacement de certains organes (par ex. luxation du cristallin). (a. **luxé**, **ée**)

**lx** Symbole du lux.

**Lyell (syndrome de)**. Syn. d'*épidermolyse bulleuse toxique*. (*Lyell* Alan, dermatologue anglais, XXe s.)

**Lyme (maladie de)**. *(angl.* ***Lyme disease****)*. Maladie endémique inflammatoire causée par un micro-organisme spiralé *(Borrelia burgdorferi)* transmis par des tiques du genre *Ixodes*, caractérisées par un érythème chronique migratoire, des arthrites de localisations diverses, des neuropathies et une méningo-encéphalite (*neuroborréliose*). Identifiée en 1975 à Lyme (Connecticut), puis dans d'autres États américains, l'affection est signalée aussi en Europe et en Australie.

**lymph-, lympho-** Préfixe d'origine grecque indiquant une relation avec la lymphe.

**lymphadénectomie** f. *(angl.* ***lymphadenectomy****)*. Excision chirurgicale d'un ganglion lymphatique ou d'un groupe de ganglions lymphatiques.

**lymphadénite** f. Syn. d'*adénite*.

**lymphadénome malin**. Syn. de *lymphosarcome*.

**lymphadénose** f. *(angl.* ***lymphadenosis****)*. Toute hyperplasie généralisée du tissu lymphoïde.

**lymphangiectasie** f. *(angl.* ***lymphangiectasis****)*. Dilatation pathologique de vaisseaux lymphatiques.

**lymphangiomatose généralisée** *(angl.* ***generalized lymphangiomatosis****)*. État morbide caractérisé par le développement de structures lymphangiomateuses volumineuses dans diverses régions du corps, cause fréquente de difformités. La maladie affecte presque exclusivement les enfants[3].

**lymphangiome** m. *(angl.* ***lymphangioma****)*. Tumeur bénigne formée par une agglomération de vaisseaux lymphatiques. (a. **lymphangiomateux, euse**)

**lymphangite** f. *(angl.* ***lymphangitis****)*. Toute inflammation des vaisseaux lymphatiques.

**lymphatique** *(angl.* ***lymphatic****)*. 1) a. Qui se rapporte à la lymphe ou à sa sécrétion. V. *ganglion lymphatique*. 2) m. *Vaisseau lymphatique* (ou *lymphatique* m.) : vaisseau qui transporte la lymphe. Les vaisseaux lymphatiques naissent d'un réseau de capillaires lymphatiques dans toutes les parties du corps et confluent pour former des troncs interrompus ou non par des relais ganglionnaires. Le tronc collecteur le plus volumineux est le *canal thoracique*. (V. ce terme).

**lymphe** f. *(angl.* ***lymph****)*. Liquide clair, transparent, jaune pâle, alcalin, qui circule dans les vaisseaux lymphatiques ou qui occupe les espaces intercellulaires. La lymphe contient normalement des lymphocytes et renferme les mêmes substances que le sérum sanguin, mais en moindre quantité.

**lymphoblaste** m. *(angl.* ***lymphoblast****)*. Cellule d'origine du lymphocyte (V. *série lymphocytaire*). Les lymphoblastes sont trouvés dans le sang dans la leucémie lymphatique aiguë. (a. **lymphoblastique**)

**lymphoblastomatose** f. Syn. de *lymphoblastose*.

**lymphoblastosarcome** m. *(angl.* ***poorly differentiated lymphosarcoma****)*. Forme la plus fréquente de lymphosarcome, caractérisée par la formation néoplasique maligne des lymphoblastes. Elle peut atteindre tous les âges et se manifester par une hypertrophie des organes lymphoïdes (en particulier de la rate, des ganglions lymphatiques et des amygdales), ainsi que par des tumeurs intestinales, gastriques, testiculaires, etc. L'évolution se fait par poussées successives entrecoupées de rémissions et s'étend en général sur quelques années.

**lymphoblastose** f. *(angl.* ***lymphoblastosis****)*. Présence anormale de lymphoblastes dans le sang, forme de leucémie aiguë. Syn. : *lymphoblastomatose*.

**lymphocèle** f. *(angl.* ***lymphocele****)*. Accumulation circonscrite de lymphe dans un tissu ou dans un vaisseau lymphatique dilaté.

**lymphocyte** m. *(angl.* ***lymphocyte****)*. Petit leucocyte mononucléé présent dans le sang, la moelle et les tissus lymphoïdes et caractérisé par un noyau à structure grossière, de teinte foncée, et un cytoplasme hyalin plus ou moins basophile, apparaissant en bleu ciel sur les frottis traités par les colorants habituels. Les lymphocytes jouent un rôle essentiel dans les réactions immunitaires de l'organisme. (a. **lymphocytaire**)

**lymphocyte B** *(angl.* ***B lymphocyte****)*. Lymphocyte appartenant à l'une des deux catégories physiologiques lymphocytaires (l'autre catégorie étant celle des *lymphocytes T*), dont la fonction essentielle est la production d'anticorps *(immunoglobulines)*. Ils représentent environ 10 % des lymphocytes du sang circulant ; on les identifie par les immunoglobulines qu'ils portent sur leurs membranes. Après activation, ils se différencient en plasmocytes et seront alors la source de la fabrication des anticorps. Ling. : *Lymphocytes B*, pour « bursoéquivalents », ainsi désignés parce qu'ils sont fabriqués, chez les oiseaux, exclusivement dans la bourse de Fabricius et chez l'homme dans la moelle osseuse (angl. : *bone marrow*).

**lymphocyte T** *(angl. **T lymphocyte**)*. Lymphocyte appartenant à l'une des deux catégories physiologiques de lymphocytes (l'autre catégorie étant celle des *lymphocytes B)* qui joue un rôle dans la régulation de la réponse immunitaire et le rejet des greffes et dont la maturation se fait par passage dans le thymus sous l'effet d'un facteur thymique. Chez l'homme, 70 % de lymphocytes du sang circulant sont de type T ; ils forment des rosettes spontanées avec des globulines rouges de mouton à froid (rosettes E). Des sérums spécifiques provenant de ces lymphocytes permettent de différencier les lymphocytes T immatures des lymphocytes matures, ainsi que des lymphocytes ayant une action activatrice ou suppressive. Certains lymphocytes T captent l'antigène qui leur est transmis par les macrophages. Ils vont amplifier la réaction immunitaire mais, secondairement, supprimer la réaction afin qu'il n'y ait pas d'emballement. Ces lymphocytes T transmettront l'antigène aux cellules effectrices (principalement des lymphocytes B, qui fabriquent des anticorps, mais aussi d'autres lymphocytes T qui auront un rôle cytotoxique). Ling. : *Lymphocytes T,* pour « thymodépendants ».

**lymphocytopénie** f. *(angl. **lymphocytopenia**)*. Diminution du nombre des lymphocytes dans le sang. Syn. : *lymphopénie*.

**lymphocytopoïèse** f. *(angl. **lymphocytopoiesis**)*. Formation des lymphocytes dans les tissus lymphoïdes. Syn. : *lymphopoïèse* (2).

**lymphocytose** f. *(angl. **lymphocytosis**)*. 1) Élévation du taux des lymphocytes circulants. 2) En langage clinique courant, taux normal des lymphocytes circulants (de 1 500 à 4 000 par $mm^3$). On parle, dans ce cas, de *lymphocytose normale*.

**lymphocytose polyclonale** *(angl. **polyclonal lymphocytosis**)*. Augmentation de lymphocytes de divers types survenant au cours des infections virales et de certaines infections bactériennes. Elle est liée à un trouble de la circulation des lymphocytes sans atteinte médullaire.

**lymphogenèse** f. Syn. de *lymphopoïèse* (1).

**lymphogranulomatose** f. *(angl. **lymphogranulomatosis**)*. Affection caractérisée par une prolifération tumorale des tissus lymphoïdes (surtout des ganglions lymphatiques). La *lymphogranulomatose bénigne* est la *maladie de Besnier-Boeck-Schaumann*, la *lymphogranulomatose maligne* est la *maladie de Hodgkin*.

**lymphogranulomatose bénigne**. Syn. de *maladie de Besnier-Boeck-Schaumann*. V. *Besnier-Boeck-Schaumann (maladie de)*.

**lymphogranulomatose maligne**. Syn. de *maladie de Hodgkin*. V. *Hodgkin (maladie de)*.

**lymphogranulome inguinal**. Syn. de *lymphogranulome vénérien*.

**lymphogranulome vénérien** *(angl. **lymphogranuloma venereum**)*. Maladie sexuellement transmissible due au micro-organisme *Chlamydia trachomatis*, qui débute par une ulcération des organes génitaux externes (chancre), suivie d'adénopathies inguinales qui se ramollissent en donnant des fistules. Syn. : *maladie de Nicolas-Favre*, *lymphogranulome inguinal*.

**lymphographie** f. *(angl. **lymphography**)*. Examen radiologique des vaisseaux et des ganglions lymphatiques après injection d'un produit de contraste opacifiant dans un canal lymphatique ou directement dans le tissu interstitiel.

**lymphoïde** a. *(angl. **lymphoid**)*. Qui a l'aspect de la lymphe ou de certains éléments de la série lymphocytaire. V. *tissu lymphoïde*.

**lymphokine** f. *(angl. **lymphokine**)*. Nom d'ensemble des cytokines produites par les lymphocytes T stimulés par un contact préalable avec un antigène et qui agissent comme médiateurs humoraux de la réponse immunitaire. En fait, les activités des lymphokines sont très diverses. On connait des lymphokines qui activent la prolifération des lymphocytes T et B (facteurs de croissance ou de maturation) ; d'autres stimulent l'hématopoïèse, en particulier les lignées granulocytaire et monocytaire – groupe appelé CST, de l'anglais *colony stimulating factor*. Les propriétés des lymphokines débordent largement le système immunitaire, pouvant intervenir dans la thermorégulation, le processus de la fièvre et sur le cycle du sommeil (somnolence). Les lymphokines sont en fait des *interleukines* et figurent sous ce nom dans les classifications récentes.

**lymphome** m. *(angl. **lymphoma**)*. Toute tumeur, souvent maligne, constituée par la prolifération d'un tissu lymphoïde. (a. **lymphomateux**)

**lymphome lymphoplasmocytaire**. Syn. de *macroglobulinémie primaire (de Waldenström)*.

**lymphome malin**. Syn. de *maladie de Hodgkin*. V. *Hodgkin (maladie de)*.

**lymphome méditerranéen** *(angl. **Mediterranean lymphoma**)*. Syndrome de malabsorption survenant chez des sujets jeunes (de 15 à

30 ans) originaires du pourtour méditerranéen. Cliniquement l'affection est caractérisée par trois signes : diarrhée, crises douloureuses abdominales, amaigrissement. Sur le plan biologique, il faut noter une stéatorrhée importante, une hypoalbuminémie, une hypokaliémie et une hypocalcémie. Sur le plan anatomique, les lésions de l'intestin grêle sont bien particulières : diminution des glandes de l'intestin grêle, envahissement du tissu conjonctif de la muqueuse intestinale par un grand nombre de cellules de type plasmocytaire (le caractère malin apparaît vraisemblable), présence dans le mésentère de nombreux ganglions d'aspect soit hodgkinien, soit réticulosarcomateux. Sur le plan immunologique, on a mis en évidence une immunoglobuline anormale de la classe des IgA, si bien que cette affection est souvent appelée *maladie des chaînes lourdes alpha*.

**lymphopathie** f. *(angl.* ***lymphopathy****)*. Toute affection du système lymphatique.

**lymphopénie** f. Syn. de *lymphocytopénie*.

**lymphopoïèse** f. *(angl.* ***lymphopoiesis****)*. 1) Formation de la lymphe. Syn. : *lymphogenèse*. 2) Syn. de *lymphocytopoïèse*. (a. **lymphopoïétique**)

**lymphosarcomatose** f. *(angl.* ***lymphosarcomatosis****)*. Stade évolutif du lymphosarcome caractérisé par la présence de tumeurs multiples disséminées.

**lymphosarcome** m. *(angl.* ***lymphosarcoma****)*. Tumeur maligne primitive développée au niveau d'un organe ou d'un tissu lymphopoïétique : ganglions périphériques ou viscéraux (par ex. du tube digestif), rate. Syn. : *lymphadénome malin*, *sarcome lymphatique* (ou *lymphomateux*).

**lyo-** Préfixe d'origine grecque signifiant *dissoudre* et exprimant l'idée de solution ou de dissolution.

**lyophilisation** f. *(angl.* ***lyophilization****)*. Procédé de conservation par congélation à très basse température, suivie de desséchage sous vide, couramment employé en industrie alimentaire et pharmaceutique. Les produits lyophilisés retrouvent toutes leurs propriétés antérieures par réhydratation. (a. **lyophilisé**, **ée**)

**Lys** Symbole de la *lysine*.

**lysat** m. *(angl.* ***lysate****)*. Produit de la dissolution des cellules tissulaires ou des micro-organismes.

**lyse** f. *(angl.* ***lysis****)*. Dissolution, destruction, de tissus, de cellules ou de micro-organismes. Ling. : On utilise aussi le suffixe *-lyse* pour désigner la décomposition, la dégradation de substances organiques au cours du métabolisme. Ex. : bactériolyse, glycolyse. (a. **lytique**)

**lysergide** m. *(angl.* ***lysergide****)*. Substance hallucinogène expérimentée en psychiatrie comme psychodysleptique. Ce médicament a été retiré du commerce en 1966 en raison de sa haute toxicité. Son emploi illicite par des toxicomanes pose un problème de santé publique dans certains pays. Abrév. : LSD.

**lysine** f. *(angl. 1)* ***lysine****, 2)* ***lysin****)*. 1) Acide aminé basique constituant des protéines. La lysine est indispensable à l'alimentation de l'homme qui en requiert 0,8 g par jour. Symbole : Lys. 2) Anticorps capable de produire une lyse cellulaire spécifique, avec l'aide du complément. On distingue les bactériolysines, les hémolysines, les cytolysines, etc. 3) Toxine produisant une lyse cellulaire.

**lysosome** m. *(angl.* ***lysosome****)*. Formation intracellulaire renfermant des enzymes hydrolytiques responsables de la lyse cellulaire. Les lyposomes interviennent dans la digestion des bactéries phagocytées par les leucocytes. (a. **lysosomial**, **ale** ; **lysosomal**, **ale** ; **lysosomique**)

**lytique** a. *(angl.* ***lytic****)*. Qui produit la lyse, qui se rapporte à la lyse. Ex. : virus lytique.

# M

**M** Abrév. de *solution molaire*.

**0,1 M** ou **M/10** Abrév. de *(solution) décimolaire*.

**0,01 M** ou **M/100** Abrév. de *solution centimolaire*.

**m** 1) Symbole du *mètre*. 2) Abrév. de *molalité*.

**μ** Douzième lettre de l'alphabet grec *(mu)*; Symbole du *micron*; symbole du préfixe *micro-*.

**mA** Symbole du *milliampère*.

**mÅ** Symbole du *milliangström*.

**μA** Symbole du *microampère*.

**McArdle (maladie de)** *(angl.* ***McArdle's disease****)*. Forme rare de myopathie entrant dans le cadre des glycogénoses, due à un déficit en myophosphorylase, dont la conséquence est l'accumulation de glycogène dans les muscles. Elle se manifeste par des crampes et des contractures musculaires au moindre effort, accompagnées de myoglobinurie transitoire, et par une faiblesse musculaire généralisée. (*McArdle* Brian, neurologue anglais, né en 1911.)

**McBurney (point de)** *(angl.* ***McBurney's point****)*. Point sensible à la palpation en cas d'appendicite, situé au milieu d'une ligne réunissant l'ombilic à l'épine iliaque antéro-supérieure droite. Syn. : *point appendiculaire*. (*McBurney* Charles, chirurgien américain, 1845-1913.)

**macération** f. *(angl.* ***maceration****)*. 1) Gonflement, suivi de ramollissement, d'une plaie et des tissus qui l'entourent, lorsque le pansement qui les recouvre est trop hermétique ou insuffisamment renouvelé. 2) En anatomie, opération consistant à laisser séjourner un fragment de tissu pendant un temps plus ou moins long dans un liquide approprié afin de rendre plus facile la dissociation des divers éléments anatomiques. 3) En pharmacie, opération consistant à laisser tremper à froid un corps solide dans un liquide pour en séparer les éléments solubles. 4) Décomposition des tissus du fœtus mort *in utero*.

**mâchoire** f. *(angl.* ***jaw****)*. Terme courant pour la mandibule (mâchoire inférieure) et pour l'ensemble des deux maxillaires supérieurs (mâchoire supérieure). V. *gnath-*.

**MacLagan (test de)** *(angl.* ***thymol turbidity test****)*. Épreuve fonctionnelle du foie pour le dépistage d'une dysprotéinémie (trouble habituel au cours des hépatites et des cirrhoses). On ajoute au sérum un réactif contenant du thymol et on évalue la floculation au bout de 30 minutes. La présence d'une floculation indique une augmentation des gamma-globulines ou une diminution des albumines sériques, témoignant d'une atteinte hépatique. Les résultats sont exprimés en *unités MacLagan* (taux normal entre 0 et 4 unités). Syn. : *thymol-test*. (*MacLagan* Noël Francis, pathologiste anglais né en 1904.)

**McMurray (manœuvre de)** *(angl.* ***Mc Murray's test****)*. Manœuvre pour le diagnostic clinique d'une lésion du ménisque du genou : ressaut ou « clic » audible, perçus à la palpation de l'interligne articulaire, en faisant tourner la jambe fléchie en dehors et en dedans. (*McMurray* Thomas Porter, chirurgien de Liverpool, 1887-1949.)

**macro-** Préfixe d'origine grecque signifiant *grand*. Ant. : *micro-*.

**macrocéphalie** f. *(angl.* ***macrocephaly****)*. Augmentation pathologique du volume de la tête. L'hydrocéphalie peut en être une des causes. (a. **macrocéphale**)

**macrocôlon** m. Syn. de *mégacôlon*.

**macrocyte** m. *(angl.* ***macrocyte****)*. Érythrocyte d'un diamètre supérieur à la moyenne; il peut présenter, en outre, des anomalies de coloration. V. *mégalocyte*. Ant. : *microcyte*. (a. **macrocytaire**)

**macrocytose** f. *(angl.* ***macrocytosis****)*. Présence de macrocytes dans le sang. Elle entraîne une déviation à droite de la *courbe de Price-Jones*. V. *Price-Jones (courbe de)*.

**macroglobuline** f. *(angl.* ***macroglobulin****)*. Toute globuline plasmatique de poids moléculaire élevé, mise en évidence par ultracentrifugation analytique en raison de sa grande vitesse de sédimentation. Il en existe 2 types : les α2-macroglobulines (α2M) et les β2-macroglobulines (immunoglobulines M ou IgM).

**macroglobulinémie** f. *(angl.* ***macroglobulinemia****)*. Présence de macroglobulines dans le sang.

**macroglobulinémie primaire (de Waldenström)** *(angl.* ***Waldenström's macroglobulinemia****)*. Maladie lymphoproliférative progressive et systémique, caractérisée par la présence dans le sang d'une immunoglobuline monoclonale de type IgM. Les cellules prolifératives (lymphocytes, plasmocytes et lymphocytes plasmocytoïdes) infiltrent divers tissus et organes (moelle osseuse, ganglions lymphatiques, rate, foie). Maladie de l'âge adulte, elle se manifeste cliniquement par une spléno-hépatomégalie, des adénopathies multiples, des manifestations hémorragiques, des infiltrats au niveau des os. Certains cas diagnostiqués comme *réticulosarcomes* ou *leucémies lymphoïdes chroniques*, sont considérés être des variantes de la macroglobulinémie primaire en raison de la présence de l'immunoglobuline monoclonale IgM qui est caractéristique de la maladie. Syn. : *lymphome lymphoplasmocytaire, maladie de Waldenström*. (*Waldenström* Ian Gosta, médecin suédois, né en 1906.)

**macromolécule** f. *(angl.* ***macromolecule****)*. Molécule de grandes dimensions comportant plusieurs centaines ou milliers d'atomes. (a. **macromoléculaire**)

**macrophage** m. *(angl.* ***macrophage****)*. Phagocyte de grande dimension qui dérive des monocytes du sang, de cellules conjonctives ou endothéliales. Les macrophages interviennent dans la défense de l'organisme contre les infections. (a. **macrophagique**)

**macrophagocytose** f. *(angl.* ***macrophagocytosis****)*. Résorption de déchets cellulaires ou de micro-organismes par les macrophages.

**macroscopique** a. *(angl.* ***macroscopic****)*. Qui est visible à l'œil nu. Ant. : *microscopique* (1).

**macula lutea** f. *(angl.* ***macula lutea retinae****)*. Surface ovalaire à grand axe horizontal, située sur la rétine du côté temporal du nerf optique. Le centre de la macula lutea ou *fovea centralis* ne contient pas de vaisseaux et est constitué uniquement de cônes rétiniens ; c'est à ce niveau que les impressions visuelles ont leur maximum de précision et de netteté. Ling. : Le nom macula lutea ou *tache jaune* vient du fait qu'elle présente une coloration jaunâtre due à la présence d'un pigment jaune.

**maculaire** a. *(angl.* ***macular****)*. Qui se rapporte à des macules (en particulier à la macula lutea), qui est formé de macules. Ex. : rétinite maculaire, éruption maculaire.

**macule** f. *(angl.* ***macula, macule****)*. Tache cutanée toujours plane (non saillante), qui peut être due à un érythème ou à une anomalie de la pigmentation de la peau.

**macule auditive**. V. *utricule*.

**maculo-papuleux, euse** a. *(angl.* ***maculopapular****)*. Qui est caractérisé par la présence de macules et de papules. Ex. : éruption maculo-papuleuse.

**Madelung (difformité** ou **maladie de)**. Syn. *de carpocyphose*.

**Magendie (trou de)** *(angl.* ***Magendie's foramen****)*. Orifice médian dans le toit du quatrième ventricule, faisant communiquer ce dernier avec la grande citerne. (*Magendie* François, physiologiste français, 1783-1855.)

**magistral, ale, aux** a. *(angl.* ***magistral****)*. Se dit d'une préparation médicamenteuse dont la composition est prescrite par le médecin spécialement à l'intention d'un malade, par opposition aux médicaments distribués sous un nom commercial.

**magnésiémie** (ou **magnésémie**) f. *(angl.* ***magnesemia****)*. Teneur du sang total ou du sérum sanguin en magnésium (taux normal : environ 35 mg par litre de sang, ou environ 20 à 25 mg par litre de sérum).

**magnésium** m. *(angl.* ***magnesium****)*. Métal très répandu dans la nature, dans divers minerais, dans l'eau de mer ; c'est un constituant important des plantes (notamment de la chlorophylle). Il est présent dans divers tissus, dans le plasma, le liquide extracellulaire et joue un rôle dans l'équilibre osmotique. Il intervient également dans le métabolisme musculaire et dans la transmission des stimuli neuro-musculaires. Sa carence se traduit par une hyperexcitabilité musculaire allant jusqu'aux convulsions : sa présence en excès peut provoquer une dépression du système nerveux central et une perturbation de la transmission nerveuse périphérique. Un grand nombre de ses composés sont utilisés en thérapeutique. Symbole : Mg.

**MAI**. Abrév. de *maladie auto-immune*.

**main** f. *(angl.* ***hand****)*. Segment distal du membre supérieur qui fait suite au poignet et se termine par les cinq doigts. On lui distingue une face palmaire *(paume de la main)* et une face dorsale *(dos de la main)*. La paume de la main présente des saillies arrondies, du côté cubital l'*éminence hypothénar*, et du côté radial l'*éminence thénar*. V. *chir-*. (a. **manuel, elle**)

**main bote** *(angl.* ***clubhand****)*. Déformation congénitale ou acquise de la main, par vice de développement de ses os ou rétraction des muscles, consistant en une déviation de divers types : valgus, varus, extension forcée, etc.

**main en coup de vent**. V. *doigts en coup de vent*.

**Maisonneuve (fracture de)** *(angl.* ***Maisonneuve's fracture****)*. Fracture au niveau du col du péroné associée à un diastasis tibio-péronier inférieur et à une fracture de la malléole interne. (*Maisonneuve* Jacques Gilles Thomas, chirurgien français, 1809-1897.)

**majeur** m. Syn. de *médius*.

**mal des montagnes** *(angl.* ***mountain sickness****)*. Terme général recouvrant deux différentes formes d'un syndrome observé à haute altitude chez les sujets qui n'y sont pas ou plus acclimatés. Le *mal des montagnes aigu* (synonyme : *soroche*) se caractérise par l'hyperventilation alvéolaire, l'hyperoxygénation, et l'hypocapnie. Les manifestations cliniques en sont : maux de tête, vomissements, dyspnée. L'administration d'oxygène amène une nette amélioration. Le *mal des montagnes chronique* (synonymes : *érythrémie des hautes altitudes, maladie des Andes, maladie de Monge*) survient chez les sujets vivant en haute altitude. Il se caractérise par l'hypoventilation alvéolaire (qui aggrave l'hypoxie), l'hypercapnie artérielle, la diminution de la saturation de l'hémoglobine en oxygène dans le sang artériel, et une polycythémie extrême ; les symptômes comprennent, outre ceux de la forme aiguë, une cyanose marquée, l'hippocratisme digital, et parfois une insuffisance cardiaque congestive. L'amélioration s'obtient en descendant le malade au niveau de la mer. Une forme moins grave, appelée *mal des montagnes subaigu,* ne présente ni hypoventilation ni cyanose. Ling. : Le terme *d'hypobarisme* qui a été appliqué au mal des montagnes, n'est pas un véritable synonyme puisqu'il se rapporte à tout syndrome clinique provoqué par une réduction de la pression ambiante[29]. Syn. : *anoxie de l'altitude, maladie de l'altitude, maladie de la haute altitude.*

**malabsorption** f. *(angl.* ***malabsorption****).* Défaut de résorption digestive des graisses, des protéines, des glucides, des vitamines (notamment de la vitamine B12). L'ensemble des divers troubles qui en résultent et leurs manifestations cliniques sont parfois désignés par le terme *syndrome de malabsorption.* V. *malnutrition.*

**malacie** f. *(angl.* ***malacia****).* Ramollissement pathologique d'un tissu ou d'un organe. Ling. : Terme souvent employé comme suffixe. Ex. : ostéomalacie, chondromalacie. (a. **malacique**)

**maladie** f. *(angl.* ***disease****).* Toute altération de l'état de santé, plus précisément, ensemble de signes et de symptômes anormaux en rapport avec des troubles fonctionnels ou des lésions, en général dus à des causes internes ou externes, le plus souvent bien connues. Ling. : Une distinction nette entre *maladie, syndrome, affection* et *entité morbide* n'est pas toujours clairement établie, et on emploie souvent ces termes comme synonymes. Cependant, le critère le plus souvent invoqué pour la maladie est : sa cause bien définie, connue, unique et toujours la même. V. *noso-, path-, -pathie.*

**maladie de l'altitude**. Syn. de *mal des montagnes.*

**maladie des Andes**. V. *mal des montagnes.*

**maladie des ardoisiers**. Syn. de *schistose.*

**maladie auto-immune** (ou **auto-immunitaire**) *(angl.* ***autoimmune disease****).* Maladie causée par les lésions qu'un processus auto-immun spontané, intense et durable provoque dans l'organisme (V. *auto-immunité*). Le diagnostic d'une maladie auto-immune repose sur la détection des auto-anticorps et la présence des lymphocytes sensibilisés. Nombre d'affections considérées autrefois d'étiologie non élucidée sont classées actuellement dans le cadre des maladies auto-immunes (endocrinopathies, polyarthrite rhumatoïde, lupus érythémateux disséminé, gammapathies, néphropathies glomérulaires). Abrév. : MAI.

**maladie du baiser prolongé** (ou **maladie des fiancés**). Syn. de *mononucléose infectieuse.*

**maladie bleue**. Terme général groupant les malformations cardio-vasculaires congénitales qui entraînent une cyanose, à la suite du mélange du sang veineux et du sang artériel.

**maladie des bouchers**. Syn. de *pemphigus aigu fébrile.*

**maladie bronzée**. V. *Addison (maladie d').*

**maladie des chaînes lourdes** *(angl.* ***heavy chain disease****).* Entité qui englobe trois gammapathies monoclonales caractérisées par l'élaboration excessive d'une partie des chaînes lourdes d'une immunoglobuline spécifique. Dans la *maladie de la chaîne lourde d'IgG* (Franklin), on peut mettre en évidence dans le sérum et l'urine la chaîne lourde de la molécule IgG. La *maladie de la chaîne lourde d'IgA* (Seligmann) apparaît chez des malades atteints d'un syndrome de malabsorption dû à une infiltration plasmocytaire diffuse de l'intestin grêle ; elle est souvent compliquée par des tumeurs lymphoïdes malignes dont l'aspect est conforme à celui du lymphosarcome immunoblastique[14]. La maladie des chaînes lourdes alpha est le *lymphome méditerranéen* (V. ce terme).

**maladie cœliaque** *(angl.* ***celiac disease****).* Maladie du petit enfant due à une intolérance au gluten, caractérisée par des selles graisseuses abondantes et fréquentes et par une dénutrition progressive. On la guérit par un régime sans gluten. Syn. : *cœliakie, maladie de Herter, sprue nostras.*

**maladie des coiffeurs**. Syn. de *thésaurismose pulmonaire.*

**maladie du collagène** *(angl.* ***collagen disease****).* Nom d'ensemble de maladies en apparence dissemblables mais qui présentent toutes un caractère commun : une atteinte diffuse du collagène par dégénérescence fibrinoïde, traduisant une réaction allergique. Tels sont le lupus érythémateux aigu disséminé, la sclérodermie, la polyarthrite rhumatoïde, la périartérite noueuse, la dermatomyosite. Syn. : *collagénose*, *connectivite* (souvent usité).

**maladies des complexes immuns**. V. *complexe immun*.

**maladie à cytomégalovirus** *(angl.* ***cytomegalic inclusion disease****)*. Infection due au cytomégalovirus extrêmement fréquente dans sa forme infraclinique. L'infection déclarée diffère selon l'âge du malade. Chez le nouveau-né, il s'agit d'un ictère hémorragique avec atteinte du cerveau et des poumons (pneumonie interstitielle) rapidement mortel. Chez le nourrisson, l'infection est fréquente mais l'atteinte clinique très rare. Chez l'adulte, non immunodéprimé, l'infection, rare, se traduit par une hépatite et un syndrome mononucléosique uniquement hématologique et à réaction de Paul et Bunnel négative. Chez l'adulte immunodéprimé, on observe une fièvre prolongée, des manifestations hépatiques et souvent une pneumopathie. Le diagnostic sérologique est établi par la réaction de fixation du complément. Il n'existe actuellement aucun traitement.

**maladie émergente** *(angl.* ***emerging disease****)*. Toute maladie dont les mécanismes pathogènes et les modes de transmission nouveaux donnent à penser qu'elle constituera à l'avenir un problème de santé publique d'importance croissante.

**maladie de la haute altitude**. Syn. de *mal des montagnes*.

**maladie hémolytique du nouveau-né**. Syn. d'*érythroblastose fœtale*.

**maladie des légionnaires**. Syn. de *pneumonie des légionnaires*.

**maladie lupique**. Syn. de *lupus érythémateux disséminé*.

**maladie lysosomiale** *(angl.* ***lysosomal storage disease****)*. Nom d'ensemble des maladies héréditaires dues à des déficits d'enzymes lysosomiales, entraînant une accumulation dans divers tissus de la substance habituellement dégradée par l'enzyme. La plupart de ces maladies font partie des *sphingolipidoses*.

**maladie périodique**. Syn. de *fièvre méditerranéenne familiale*.

**maladie des plongeurs** (ou **des scaphandriers**). V. *caissons (maladie des)*.

**maladie résurgente** *(angl.* ***reemerging disease****)*. Toute maladie qui semblait jugulée, mais dont on note une recrudescence en raison de la réalisation de conditions épidémiologiques favorables qui appellent la mise en place de nouvelles stratégies.

**maladie sérique** *(angl.* ***serum sickness****)*. Ensemble des manifestations pathologiques tardives, générales (fièvre, courbatures) et cutanées (éruption généralisée d'urticaire), provoquées par la réinjection d'un sérum antitoxique (fabriqué à partir du sérum de cheval) auquel le sujet a été sensibilisé lors d'un traitement antérieur par un sérum du même type. V. aussi *anaphylaxie*.

**maladie du sommeil**. Syn. de *trypanosomiase africaine*.

**maladie des tailleurs de pierre**. Syn de *silicose*.

**maladie des tics**. Syn. de *syndrome de Gilles de la Tourette*. V. *Gilles de la Tourette (syndrome de)*.

**maladie à virus Ebola** *(angl.* ***Ebola virus disease****)*. Fièvre hémorragique causée, surtout en Afrique, par le *virus Ebola*. Après une incubation de 4 à 16 jours apparaissent de la fièvre, des arthralgies, puis de la diarrhée aqueuse bientôt accompagnée de toux. Il existe un érythème (difficile à voir chez les Africains). La bouche infectée, fissurée ne laisse plus passer les aliments ni même les boissons. Des hémorragies importantes se produisent vers le 5ᵉ-7ᵉ jour. La mort survient en quelques jours dans un très grand nombre de cas. Les vecteurs du virus seraient la chauve-souris, et divers petits rongeurs.

**maladie à virus de Marbourg** *(angl.* ***Marburg virus disease****)*. Fièvre hémorragique grave observée en 1967 à Marbourg (Allemagne), et due au *virus de Marbourg*. Le syndrome infectieux, hautement fébrile, s'accompagne de diarrhée aqueuse. Vers le 5ᵉ-7ᵉ jour apparaît une éruption caractéristique papuleuse à lésions rapidement confluentes, siégeant principalement sur le tronc et la face externe des bras. L'examen du sang révèle une thrombocytopénie très importante ; dans un tiers des cas, on observe une véritable diathèse hémorragique (épistaxis, gingivorragies, hématémèses, mélénas, etc.) ; des décès sont survenus entre le 8ᵉ et le 16ᵉ jour, soit dans le coma, soit après des hémorragies abondantes.

**maladif, ive** a. *(angl.* ***sickly****)*. 1) Qui est de constitution fragile et facilement sujet aux maladies. 2) Qui dénote une maladie. Ex. : pâleur maladive. 3) Anormal, excessif, surtout dans le comportement psychique. Ex. susceptibilité maladive. V. *morbide*.

**malaire** a. *(angl.* ***malar****)*. Qui se rapporte à la joue. V. *jugal*.

**malaria** f. Syn. de *paludisme*.

**malarien, ienne** (ou **malarique**) a. Syn. de *paludéen*.

**maldigestion** f. *(angl. **maldigestion**)*. Digestion perturbée du fait d'une insuffisance pancréatique exocrine. V. *malabsorption, malnutrition*.

**malformation** f. *(angl. **malformation**)*. Modification pathologique congénitale et permanente d'un organe, d'une partie du corps ou de l'organisme entier. V. *anomalie, difformité*. (a. **malformé, ée**)

**malformation congénitale** *(angl. **congenital malformation**)*. Tout défaut morphologique présent à la naissance. V. *anomalie congénitale*.

**malformatif, ive** a. *(angl. **malformated**)*. Qui est caractérisé par des malformations, qui se rapporte à la malformation. Ex. : syndrome malformatif.

**Malgaigne (fracture de)** *(angl. **Malgaigne's fracture**)*. Fracture du bassin allant de la branche antérieure du pubis vers l'ischion et l'aile iliaque, pour descendre verticalement près de l'articulation sacro-iliaque. (*Malgaigne* Joseph François, chirurgien français, 1806-1865.)

**Malherbe (tumeur de** ou **épithélioma calcifié de)**. Syn. de *pilomatrixome*.

**malignité** f. *(angl. 1) **malignancy**)*. 1) Caractère d'un processus morbide qui évolue vers l'aggravation et souvent vers la mort. Ant. : *bénignité*. 2) Syn. de *perversité*.

**malin, maligne** a. *(angl. **malignant**)*. Se dit d'une affection qui s'aggrave progressivement et inexorablement, en particulier d'une affection cancéreuse. Ex. : tumeur maligne ou cancer. Ant. : *bénin*.

**malléaire** a. *(angl. **mallear**)*. Qui se rapporte au marteau, un des osselets de l'oreille moyenne.

**malléole externe** (ou **péronière**) *(angl. **external malleolus**)*. Extrémité inférieure du péroné constituant la partie externe de la cheville. Sa face interne porte une facette qui s'articule avec l'astragale. (a. **malléolaire**)

**malléole interne** (ou **tibiale**) *(angl. **internal malleolus**)*. Volumineuse apophyse de l'extrémité inférieure du tibia, formant la partie interne de la cheville ; sa face externe s'articule avec l'astragale. (a. **malléolaire**)

**mallet finger**. V. *doigt en marteau*.

**Mallory (corps hyalins de)** *(angl. **Mallory's bodies**)*. Inclusions, toujours intracytoplasmiques, de forme irrégulière, que l'on trouve dans la cellule hépatique surtout dans la cirrhose alcoolique. Dans certains cas, elles ont un centre pâle et une enveloppe extérieure foncée. (*Mallory* Frank Burr, pathologiste américain, 1862-1941.)

**malnutrition** f. *(angl. **malnutrition**)*. État de nutrition insatisfaisant résultant d'une sous-alimentation (V. *dénutrition*), d'une suralimentation, d'une alimentation mal équilibrée ou d'une assimilation imparfaite (malabsorption).

**malocclusion** f. *(angl. **malocclusion**)*. Rapport défectueux ou irrégulier de l'occlusion dentaire. Syn. : *dysocclusion*.

**malonylurée** f. Syn. d'*acide barbiturique*.

**Malpighi (corpuscule** ou **glomérule)**. Syn. de *glomérule rénal*.

**Malpighi (couche de)**. Syn. de *corps muqueux*.

**Malpighi (pyramide de)** *(angl. **Malpighi's pyramid**)*. Chacune des huit à dix masses coniques contenues dans la partie médullaire du rein et constituées par des tubes urinifères droits. Sur les coupes, elles forment des zones triangulaires de couleur rouge foncé, dont le sommet correspond à une papille rénale s'ouvrant dans un calice. Syn. : *pyramide rénale*. (*Malpighi* Marcello, médecin et anatomiste italien, 1628-1694.)

**malpighien, ienne** a. *(angl. **malpighian**)*. Qui se rapporte à Malpighi, et notamment à une structure anatomique découverte ou décrite par lui. Ex. : couche malpighienne de l'épiderme (V. *corps muqueux*), épithélioma malpighien.

**malposition** f. *(angl. **malposition**)*. Toute situation anormale d'un organe.

**maltase** f. *(angl. **maltase**)*. Toute enzyme qui catalyse l'hydrolyse du maltose en deux molécules de glucose. Il existe une *maltase salivaire* et une *maltase intestinale* qui contribuent à l'hydrolyse complète de l'amidon alimentaire.

**maltose** m. *(angl. **maltose**)*. Sucre de malt, holoside formé de deux molécules de glucose.

**mam-, mammo-**. Préfixe d'origine latine indiquant une relation avec le sein. V *mast-*.

**mamelle** f. *(angl. **breast, mamma**)*. Ensemble constitué chez les mammifères par la glande mammaire, la peau qui la recouvre et la couche intermédiaire de tissu adipeux. Syn. : *sein* (uniquement dans l'espèce humaine). V. *mam-, mast-*.

**mamelon** m. *(angl. **mamilla, nipple**)*. Saillie de forme cylindrique ou conique qui occupe la partie centrale du sein, où débouchent les canaux galactophores. Le mamelon est entouré d'une zone annulaire pigmentée, appelée *aréole*. V. *mamelonnaire*, *mamillaire*, *thél-*.

**mamelonnaire** a. *(angl.* ***mamillary****)*. Qui se rapporte au mamelon. V. *mamillaire*.

**mamelonné, ée** a. *(angl.* ***mamillated****)*. Qui est recouvert de petites éminences arrondies. Ex. : glossite mamelonnée.

**mamillaire** a. *(angl.* ***mamillary****)*. 1) En forme de mamelon. Ex. : corps mamillaire. 2) Qui se rapporte au mamelon. Ex. : ligne mamillaire ou ligne médioclaviculaire (V. *médioclaviculaire*).

**mamilloplastie** f. *(angl.* ***mamilliplasty****)*. Opération de chirurgie plastique du mamelon.

**mammaire** a. *(angl.* ***mammary****)*. Qui se rapporte au sein. Ex. : abcès mammaire, glandes mammaires.

**mammectomie** f. Syn. de *mastectomie*.

**mammite** f. Syn. de *mastite*.

**mammographie** f. *(angl.* ***mammography****)*. Radiographie de la glande mammaire, sans aucune préparation préalable (sans opacification par un produit de contraste). Syn. : *mastographie*.

**mammologie** f. V. *mastologie*.

**mammoplastie** f. Syn. de *mastoplastie*.

**mammotrophine** (ou **mammotropine**) f. Syn. d'*hormone lutéotrope*.

**Mancini** (**méthode de**, ou **immunodiffusion radiale de**). V. *immunodiffusion*.

**mandibule** f. *(angl.* ***mandibula****)*. Os qui constitue à lui seul le squelette de la mâchoire inférieure. Il est constitué d'un corps incurvé en fer à cheval, qui porte l'arcade dentaire inférieure, et de deux branches montantes articulées avec les temporaux. Syn. : *maxillaire inférieur*. (a. **mandibulaire**)

**mandrin** m. *(angl.* ***mandrin****)*. 1) Tige métallique servant de conducteur pour la mise en place d'un cathéter. 2) Fil en acier inséré dans une aiguille à injection, afin de maintenir sa perméabilité.

**manganèse** m. *(angl.* ***manganese****)*. Métal grisâtre, proche du fer, qui constitue un oligoélément indispensable à la vie, présent dans les tissus végétaux et animaux. Le corps humain en contient environ 30 mg. Le besoin quotidien est d'environ 3 mg. Plusieurs sels de manganèse sont utilisés en thérapeutique. Symbole : Mn. (a. **manganeux**, **euse** ; **manganique**)

**manganisme** m. *(angl.* ***manganese poisoning****)*. Intoxication chronique par le manganèse, en général d'origine professionnelle (industries métallurgiques, industries du verre, des colorants, fabrication de manganates et permanganates, etc.).

**maniaco-dépressif, ive** a. et n. V. *psychose maniaco-dépressive*.

**maniaque** *(angl. 1)* ***manic****)*. 1) a. Qui se rapporte à la manie. 2) a. et n. Qui est atteint de manie. (nom : un ***maniaque***).

**manie** f. *(angl.* ***mania****)*. Désordre mental caractérisé par un état de surexcitation avec surabondance des idées et de la parole, allant jusqu'à l'incohérence totale, sautes d'humeur, activité motrice débordante mais dépourvue de toute efficacité, et état d'agitation. V. *psychose maniaco-dépressive*.

**manipulateur en électroradiologie médicale** *(angl.* ***radiographer****)*. Profession paramédicale inscrite en France au Code de la santé publique (profession d'*auxiliaires médicaux*). Syn. courant : *radiographe*.

**manipulation** f. *(angl.* ***manipulation****)*. Traitement manuel consistant à mobiliser de manière mesurée, une ou plusieurs articulations, notamment de la colonne vertébrale. V. *chiropraxie*, *vertébrothérapie*.

**manipulation génétique** *(angl.* ***genetic engineering****)*. Opération qui consiste à fabriquer artificiellement à partir de bactéries ou de virus des molécules nucléiques composites associant des segments de provenance et contenu génétique divers. En raison du risque d'aboutir à la production accidentelle d'un virus dangereux, les manipulations génétiques ne doivent être réalisées que dans des conditions d'asepsie rigoureuses[23].

**mannitol** m. *(angl.* ***mannitol****)*. Alcool obtenu à partir du mannose. Étant filtré par le glomérule rénal, on l'emploie pour mesurer le taux de filtration glomérulaire. En thérapeutique, il est injecté par voie intraveineuse pour activer la diurèse et pour prévenir l'œdème cérébral.

**mannose** m. *(angl.* ***mannose****)*. Ose à 6 atomes de carbone, un des principaux hexoses naturels, présent dans les baies et les graines de certains végétaux. C'est également un constituant des glycoprotéines.

**mannosidose** f. *(angl.* ***mannosidosis****)*. Maladie innée du métabolisme caractérisée par un déficit en alpha-D-mannosidase, cliniquement par une dysmorphie faciale évoquant le gargoylisme de Hurler mais beaucoup plus discrète, et par un retard psychomoteur habituellement net. Sur le plan biochimique, il s'agit d'une réticulose accumulative d'oligosaccharides à mannose par déficit en alpha-D-mannosidase.

**manœuvre** f. *(angl.* ***maneuver****)*. 1) Temps particulier de certaines interventions chirurgicales ou obstétricales. 2) Procédé consistant à faire prendre à un malade une attitude particulière ou à lui faire exécuter certains mouvements, soit pour mettre en évidence un signe clinique, soit à des fins thérapeutiques.

**manométrie** f. *(angl.* ***manometry****)*. Mesure de la pression d'un liquide ou d'un gaz à l'aide d'un instrument appelé *manomètre*. En médecine, on emploie divers types de manomètres pour la mesure de la pression artérielle ou intracardiaque, de la pression du liquide céphalo-rachidien, de la pression intravésicale, etc. V. *sphygmomanomètre*. (a. **manométrique**)

**Mantoux** (**réaction** ou **test de**) *(angl.* ***Mantoux test****)*. Épreuve comportant l'injection dans le derme *(intradermoréaction)*, avec une aiguille très fine, d'une quantité rigoureusement dosée de tuberculine. La réaction positive consiste en une rougeur et une induration que l'on évalue habituellement à partir du troisième jour. Elle indique que l'organisme a déjà été exposé à la tuberculose et qu'une vaccination par le BCG n'est plus nécessaire pour protéger contre une infection tuberculeuse. La même recherche peut être faite par la *cutiréaction de von Pirquet*. V. aussi *Moro (percutiréaction de)*. (*Mantoux* Charles, médecin français, 1877-1947.)

**manubrium sternal** *(angl.* ***manubrium of sternum****)*. Pièce supérieure du sternum, qui s'articule avec les deux clavicules et les deux premiers cartilages costaux. (a. **manubrial, ale, aux**)

**manuel, elle** a. *(angl.* ***manual****)*. Qui se rapporte à la main, qui se fait avec la main.

**MAO**. Abrév. de *monoamine-oxydase*.

**MAPA**. Abrév. de ***m****onitorage* ***a****mbulatoire de la* ***p****ression* ***a****rtérielle*. V. *Remler (méthode ou monitorage de)*.

**marasme** m. *(angl.* ***marasmus****)*. Forme grave de dénutrition, avec maigreur extrême et, chez l'enfant, retard de la croissance. V. *athrepsie*, *cachexie*.

**Marbourg**. V. *maladie à virus de Marbourg*, *virus de Marbourg*.

**Marchiafava-Micheli** (**maladie de**). Syn. d'*hémoglobinurie paroxystique nocturne*. (*Marchiafava* Ettore, médecin italien, 1851-1908; *Micheli* Fernando, médecin italien, 1847-1935.)

**marginal, ale, aux** a. *(angl.* ***marginal****)*. 1) Qui est situé en bordure d'un organe ou d'une structure quelconque. Ex. : ulcère marginal de la cornée. 2) En psychologie, qui est à la limite de la conscience, ou demi-conscient. Ex. : conscience marginale.

**marihuana** (**mariguana** ou **marijuana**) f. *(angl.* ***marihuana****)*. Préparation de feuilles et de fleurs desséchées de cannabis, employée sous forme de cigarettes. V. *haschisch*, *kif*.

**Mariotte** (**tache de**) *(angl.* ***Mariotte's spot****)*. Syn. de *tache aveugle*.

**marisque** f. *(angl.* ***condyloma acuminatum, acuminate wart****)*. Petite tumeur cutanéo-muqueuse, ridée, molle et indolore, localisée à la marge de l'anus et formée par la transformation fibreuse d'une hémorroïde.

**marmorisation** f. *(angl.* ***marbleization****)*. Augmentation considérable de la densité d'un os qui devient dur et compact comme le marbre V. *éburnation*.

**marquage** m. *(angl.* ***marking****)*. Procédé utilisé pour mettre en évidence, à des fins d'études, diverses cellules (en particulier les cellules sanguines), par fixation d'une substance radioactive.

**marqué, ée** a. *(angl.* ***marked****)*. Qui a été rendu identifiable par fixation d'un corps radioactif. Ex. : érythrocyte marqué.

**marque déposée**. V. *spécialité pharmaceutique*.

**marqueur** m. *(angl.* ***marker****)*. Substance qui, introduite dans l'organisme ou dans une production organique, est facilement identifiable grâce à ses propriétés particulières (fluorescence, radioactivité, affinité pour certaines cellules ou certains tissus) et qui, pour cette raison, est utilisée lors d'explorations précises fonctionnelles et morphologiques. Ex. : l'iode radioactif qui est injecté dans le sang se fixe dans la glande thyroïde. Syn. : *traceur*.

**marteau** m. *(angl.* ***malleus****)*. Élément le plus externe de la chaînette des osselets de la caisse du tympan. Il comprend trois parties : la tête, articulée avec l'enclume, le col et le manche inclus dans la membrane du tympan, dont il transmet les vibrations à l'enclume. V. *malléaire*.

**martial, ale, aux** a. *(angl.* ***martial****)*. Qui se rapporte au fer ou qui en contient. Ex. : traitement martial.

**masculinisant, ante** a. *(angl.* ***virilizing****)*. Qui favorise l'apparition des caractères sexuels secondaires masculins. Ex. : hormone masculinisante, gène masculinisant.

**masochisme** m. *(angl.* ***masochism****)*. Perversion sexuelle dans laquelle la satisfaction dans l'acte sexuel n'est obtenue que sous l'effet d'une souffrance physique subie. La flagellation est le moyen le plus fréquemment employé à cet effet. Ling. : Du nom de Léopold von *Sacher-Masoch*, romancier autrichien (1836-1895), qui a décrit dans ses romans passionnels cette déviation érotique. V. *sadisme*. (a. et n. **masochiste**)

**masque de grossesse**. Syn. de *chloasma*.

**massage** m. *(angl.* ***massage****)*. Traitement consistant à soumettre des tissus (habituellement les téguments et les parties sous-jacentes) à diverses manipulations : pétrissage, pincements, effleurage, tapotements, vibrations. On l'emploie pour atténuer des douleurs ou des spasmes, pour favoriser la résorption d'épanchements, pour produire une relaxation, pour combattre la cellulite.

**massage cardiaque** *(angl.* ***cardiac massage****)*. Méthode de réanimation utilisée en cas d'arrêt du cœur ou de fibrillation ventriculaire, qui peut se faire, soit à thorax ouvert, en exerçant avec la main des pressions rythmées directement sur le cœur (massage direct), soit, le plus souvent, à travers la paroi thoracique, en appuyant fortement et rythmiquement sur le sternum (massage externe).

**masse moléculaire**. Syn. de *poids moléculaire*.

**masse sanguine**. Syn. de *volume sanguin*.

**masséter** m. V. *muscle masséter*.

**massétérin, ine** a. *(angl.* ***masseteric****)*. Qui se rapporte au muscle masséter. Ex. : réflexe massétérin.

**masseur-kinésithérapeute** n. *(angl.* ***kinesitherapist****)*. En France, profession d'*auxiliaires médicaux* s'intéressant à la kinésithérapie.

**massif carpien**. Syn. de *carpe*.

**massif facial osseux**. Syn. de *crâne facial*.

**mast-, masto-** Préfixe d'origine grecque indiquant une relation avec le sein. V. *mam-*.

**mastectomie** f. *(angl.* ***mastectomy****)*. Ablation de la glande mammaire. Syn. : *mammectomie*.

**mastectomisé, ée** a. et n. Qui a subi une mastectomie.

**masticateur** a. *(angl.* ***masticatory****)*. Qui sert à la mastication. Ex. : muscle masticateur. V. *système manducateur*.

**mastication** f. *(angl.* ***mastication****)*. Action de broyer avec les dents les aliments solides dans la bouche ; elle favorise l'action ultérieure des enzymes digestives qui pourront attaquer l'aliment sur une plus grande surface.

**masticatoire** a. *(angl.* ***masticatory****)*. Qui sert à la mastication.

**masticothérapie** f. *(angl.* ***mastication therapy****)*. Utilisation de la mastication dans un but thérapeutique, consistant à faire mâcher au patient des substances caoutchoutées qui se ramollissent à la température de la bouche et exercent une action de nettoyage de la région cervicale dentaire et de massage de la muqueuse gingivale.

**mastite** f. *(angl.* ***mastitis****)*. Toute affection inflammatoire de la glande mammaire. Syn. : *mammite*.

**mastocyte** m. *(angl.* ***mast cell****)*. Cellule mésenchymateuse de forme arrondie ou polygonale, dont le cytoplasme contient des granulations basophiles de taille variable, qui participe à l'élaboration de divers médiateurs chimiques (histamine, héparine). Les *granulocytes basophiles* du sang circulant présentent une parenté avec les mastocytes, auxquels ils sont parfois même identifiés.

**mastocytome** m. *(angl.* ***mastocytoma****)*. Tumeur rare, généralement cutanée, formée de mastocytes tissulaires.

**mastocytose** f. *(angl.* ***mastocytosis****)*. Hyperplasie des mastocytes dont les manifestations peuvent prédominer au niveau de la peau *(urticaire pigmentaire)*, peuvent se traduire par une leucémie à mastocytes ou peuvent être systémiques (mastocytose maligne, notamment).

**mastocytose maligne** *(angl.* ***systemic mastocytosis****)*. Prolifération progressive systémique de mastocytes tissulaires atypiques dans les organes hématopoïétiques et dans de nombreux autres tissus. Rare, la maladie peut apparaître chez des patients atteints d'urticaire pigmentée. Les cellules produisent à la fois de l'héparine et de l'histamine. L'héparine est responsable de la manifestation hémorragique de la maladie, l'histamine de la rougeur de la peau, de la chute brutale de la tension artérielle, de la tachycardie, de l'hypersécrétion d'acide gastrique et des céphalées. La maladie est habituellement aleucémique.

**mastodynie** f. *(angl.* ***mastodynia****)*. Tension douloureuse des seins, observée surtout au cours de la période prémenstruelle.

**mastographie** f. Syn. de *mammographie*.

**mastoïde** f. *(angl.* ***mastoid****)*. Partie postéro-inférieure de l'os temporal, située en arrière du conduit auditif externe. Elle est constituée, dans sa partie antérieure, par l'écaille et, dans sa partie postérieure, par la base du rocher. Sa partie inférieure se prolonge par l'*apophyse mastoïde*, volumineuse saillie conique à sommet inférieur, située en arrière et au-dessous du conduit auditif externe. Sa face externe donne insertion au muscle sterno-cléido-mastoïdien. L'apophyse mastoïde est creusée de cavités remplies d'air (cellules mastoïdiennes) qui s'ouvrent dans l'antre mastoïdien. (a. **mastoïdien, ienne**)

**mastoïdite** f. *(angl.* ***mastoiditis****)*. Inflammation de la muqueuse de l'apophyse mastoïde, généralement consécutive à une otite moyenne.

**mastologie** f. *(angl.* ***mastology****)*. Science consacrée à l'étude de la glande mammaire, de son fonctionnement, de ses anomalies et de ses maladies[34]. Ling. : Le synonyme *mammologie*, employé quelquefois, doit être évité puisqu'il désigne en zoologie l'étude des mammifères ; le synonyme *sénologie* est aussi déconseillé.

**mastologue** n. *(angl.* ***mammologist****)*. Médecin gynécologue spécialisé dans le traitement des maladies du sein.

**mastopathie** f. *(angl.* ***mastopathy****)*. Toute affection de la glande mammaire.

**mastopexie** f. *(angl.* ***mastopexy****)*. Fixation chirurgicale des seins tombants à l'aponévrose des muscles grands pectoraux.

**mastoplastie** f. *(angl.* ***mastoplasty****)*. Chirurgie plastique pratiquée sur le sein. Syn. : *mammoplastie, plastie mammaire.*

**mastoptose** f. *(angl.* ***mastoptosis****)*. Chute des seins consécutive, soit à leur développement excessif, soit à un amaigrissement très important.

**masturbation** f. *(angl.* ***masturbation****)*. Provocation de l'orgasme par l'excitation manuelle des organes génitaux. V. *onanisme.*

**maternage** m. *(angl.* ***mothering****)*. En psychanalyse, technique psychothérapique visant à établir entre le thérapeute et le patient une relation analogue à celle d'une « bonne mère » et de son enfant, sur un mode à la fois réel et symbolique.

**matières fécales** *(angl.* ***feces****)*. Déchets de la digestion qui s'accumulent dans le rectum, pour être éliminés au-dehors, à intervalles plus ou moins réguliers, par la défécation. V. *selles.* Syn. : *fèces.* V. *copro-, scato-, stercoraire, stercoral.*

**matité** f. *(angl.* ***dullness****)*. Son dépourvu de résonance, obtenu par la percussion d'organes pleins (matité cardiaque, matité hépatique), d'épanchements ou d'infiltrations pathologiques d'organes normalement sonores (matité d'une pleurésie, d'une pneumonie).

**matrice** f. Syn. d'*utérus.*

**matrice unguéale** *(angl.* ***nail matrix****)*. Zone génératrice de l'ongle, constituée par le derme où s'implante la racine unguéale.

**Matti-Russe (greffe de)** *(angl.* ***Matti-Russe graft, Matti-Russe operation****)*. Greffe d'os spongieux destinée à remédier à une pseudarthrose du scaphoïde carpien. (*Matti* Hermann, chirurgien suisse, 1879-1941.)

**mature** a. *(angl.* ***mature****)*. En biologie, qui a atteint le stade de la maturité. Ex. : fœtus mature. Ant. : *immature.*

**maturité** f. *(angl.* ***maturity****)*. 1) État de développement complet. 2) Période de l'existence, mal délimitée, comprise entre la jeunesse et la vieillesse, appelée aussi l'*âge mûr.*

**matutinal, ale, aux** a. *(angl.* ***matutinal****)*. Qui a lieu le matin. Ex. : vomissements matutinaux. V. *vespéral.*

**maxillaire** *(angl. 1)* ***maxillary****, 2)* ***maxilla****)*. 1) a. Qui se rapporte aux mâchoires. 2) m. Chacun des os formant les mâchoires. *Maxillaire inférieur* : syn. de *mandibule. Maxillaire supérieur* : os pair formant avec son homologue la mâchoire supérieure. Son corps est creusé d'une cavité aérienne le *sinus maxillaire.*

**May-Grünwald-Giemsa (coloration de)** *(angl.* ***May-Grünwald stain****)*. Procédé de coloration des cellules sanguines au moyen de deux colorants contenant de l'éosine et des dérivés de bleu de méthylène appliqués successivement. Les noyaux des leucocytes apparaissent en bleu pâle, le cytoplasme en bleu très clair ou incolore, les granulations neutrophiles en rouge clair, les basophiles en bleu foncé, et les éosinophiles en rouge-orange. Syn. : *méthode panoptique de Pappenheim.* (*May* Richard, médecin allemand, 1863-1937 ; *Grünwald* Ludwig, oto-rhino-laryngologiste allemand, né en 1863 ; *Giemsa* Gustave, médecin, chimiste et bactériologiste allemand, 1867-1948.) V. *Giemsa (coloration de).*

**MB**. 1) Abrév. de *métabolisme basal.* 2) V. *isoenzyme MB.*

**mC** Symbole du *millicoulomb.*

**µC** Symbole du *microcoulomb.*

**MCH**. Abrév. de *teneur corpusculaire moyenne en hémoglobine* (de l'anglais ***m****ean* ***c****orpuscular* ***h****emoglobin*). V. *hémoglobine (teneur corpusculaire moyenne en).*

**MCHC**. Abrév. de *concentration corpusculaire moyenne en hémoglobine* (de l'anglais ***m****ean* ***c****orpuscular* ***h****emoglobin* ***c****oncentration*). V. *hémoglobine (concentration corpusculaire moyenne en).*

**mCi** Symbole du *millicurie.*

**µCi** Symbole du *microcurie.*

**MCV**. Abrév. de *volume corpusculaire moyen* (de l'anglais ***m****ean* ***c****orpuscular* ***v****olume*). V. *volume globulaire moyen.*

**méat** m. *(angl.* ***meatus****)*. 1) Orifice d'un canal, par ex. le méat urinaire (orifice inférieur de l'urètre). 2) Dans les fosses nasales, chacun des espaces compris entre les cornets nasaux, ou entre un cornet et la paroi externe de la fosse nasale. (a. **méatique**)

**méatotomie** f. *(angl.* ***meatotomy****)*. Incision des parois d'un méat rétréci ou obstrué.

**méchage** m. *(angl.* ***packing****)*. Mise en place d'une mèche.

**mèche** f. *(angl.* ***packing****)*. 1) Bande de toile fine, de gaze ou de tissu résorbable, que l'on introduit dans une plaie ou une fistule, pour en empêcher la fermeture par une cicatrisation trop rapide et faciliter ainsi l'écoulement des sérosités et du pus, ou pour arrêter une hémorragie à l'intérieur d'une cavité. 2) Syn. de *foret*.

**Meckel (diverticule de)** *(angl.* ***Meckel's diverticulum****)*. Diverticule du dernier segment de l'iléon, situé environ à 50-60 cm au-dessus de la valvule iléo-cæcale. C'est un vestige du *canal vitellin* (omphalo-mésentérique) de l'embryon, qui unit l'intestin de l'embryon à la vésicule ombilicale. Il existe chez environ 2 % des individus. (*Meckel* Johann Friedrich, anatomiste et chirurgien allemand, 1781-1833.)

**méconium** m. *(angl.* ***meconium****)*. Matière molle, pâteuse, de coloration brun verdâtre, composée de graisses, de mucus et de bile, contenue dans l'intestin du fœtus et que le nouveau-né expulse par l'anus au cours des premiers jours qui suivent la naissance. (a **méconial, ale, aux**)

**médecin** m. *(angl.* ***physician****)*. Personne habilitée à exercer la médecine par un diplôme délivré à la suite d'études et d'examens dans une faculté de médecine. V. *iatr-*.

**médecin-assistant** *(angl.* ***physician assistant****)*. Médecin officiellement désigné pour aider et remplacer, en cas de besoin, le médecin-chef d'un service hospitalier.

**médecin-conseil** *(angl.* ***consulting physician****)*. En France, médecin donnant des avis techniques à un organisme d'assurance, donnant son avis sur l'état de santé des assurés ou ayants droit demandeurs de prestations, ainsi que sur les prescriptions ordonnées par les médecins ; il conseille médecins et malades dans tous les domaines de la législation sociale, et conseille les caisses pour toute question médicale concernant leur action sanitaire et sociale, la gestion du risque maladie, l'indemnisation et la prévention des accidents du travail et maladies professionnelles [22].

**médecin consultant** *(angl.* ***medical consultant****)*. Médecin spécialiste ou généraliste auprès duquel d'autres médecins envoient des malades en consultation ; il peut aussi être consulté par un malade posant un problème difficile en même temps que le médecin traitant habituel, soit sur la demande de ce dernier, soit sur la demande de la famille avec l'accord du médecin traitant habituel [22].

**médecin généraliste**. Syn. d'*omnipraticien*.

**médecin de premier contact** *(angl.* ***first contact physician****)*. Le premier médecin consulté par le malade en cas de maladie ou d'accident quelconque. Il s'agit généralement, mais pas nécessairement, d'un *médecin de premier recours*, du médecin de famille ou d'un *omnipraticien*. Ling. : Peu usitée en français, cette notion est très connue dans le monde anglo-saxon sous le nom de *physician of first contact*.

**médecin de premier recours** *(angl.* ***primary physician****)*. Médecin qui assure des soins continus et complets au malade, fréquemment à sa famille et, dans une plus ou moins grande mesure, à la collectivité à laquelle appartient le malade. Ling. : Le médecin de premier recours est souvent le *médecin de premier contact*, mais ce dernier ne prodigue pas nécessairement des soins continus (d'après OMS [26]).

**médecin de la santé publique** *(angl.* ***public health physician****)*. Médecin qui a reçu une formation spéciale en matière de santé publique et qui travaille à plein temps ou à temps partiel dans le service de santé publique. Le médecin de la santé publique est l'agent qui pratique la médecine sociale et préventive.

**médecin traitant** *(angl.* ***family doctor****)*. Médecin qui donne des soins d'une façon habituelle à un malade ou à une famille [22].

M

**médecine** f. *(angl.* ***medicine****)*. Science des maladies et de leur traitement. (a. **médical, ale, aux**)

**médecine communautaire** *(angl.* ***community medicine****)*. Forme de médecine axée davantage sur la prévention et le traitement des affections banales que sur le traitement des cas graves ou des affections rares qui est du ressort de l'hôpital et des spécialistes.

**médecine dentaire**. Syn. de *dentisterie*.

**médecine d'équipe** *(angl.* ***group medicine****)*. Mode d'exercice de la médecine dans lequel plusieurs praticiens de disciplines différentes et généralement complémentaires, travaillent ensemble, utilisant en commun divers services et installations : par exemple un ophtalmologiste, un oto-rhino-laryngologiste et un radiologiste. V. *médecine de groupe* [22]. Ling. : En anglais, le concept de *médecine de groupe* englobe, sans le nommer, celui de *médecine d'équipe*.

**médecine générale** *(angl.* ***general practice****)*. Forme de pratique médicale où le praticien assure la responsabilité permanente des soins médicaux généraux aux malades de sa collectivité, sans se limiter à des groupes particuliers de maladies, ni à des groupes d'âge déterminés.

**médecine de groupe** *(angl.* ***group medicine****)*. Mode d'exercice de la médecine dans lequel plusieurs praticiens de médecine générale, ou spécialistes de même spécialité travaillent ensemble, utilisant en commun divers services et installations (radiologie, salle de pansements et de petites interventions, secrétariat, etc.)[22].

**médecine hyperbare** *(angl.* ***hyperbaric medicine****)*. Partie de la médecine qui traite de tous les effets de l'*hyperbarie* sur l'homme (effets physiologiques, pathologiques ou thérapeutiques). La *physiologie hyperbare* étudie les effets sur l'être vivant de l'augmentation de la pression atmosphérique ambiante, ou de l'augmentation de la pression partielle d'un gaz composant. La *pathologie hyperbare* étudie les accidents mécaniques de la pression, les accidents de décompression (troubles articulaires, nerveux, cardio-pulmonaires, coagulopathies, etc.), ainsi que les moyens de les prévenir et de les traiter.

**médecine infantile**. Syn. de *pédiatrie*.

**médecine légale** *(angl.* ***forensic medicine****)*. Discipline de la médecine ayant pour objet d'aider la justice à résoudre, par des méthodes biomédicales scientifiques, les problèmes qui se posent dans l'application des lois. (a. **médicolégal**, **ale**, **aux**)

**médecine mentale**. Syn. de *psychiatrie*.

**médecine néonatale**. Syn. de *néonatalogie*.

**médecine nucléaire**. V. *médecine des rayonnements*.

**médecine prédictive** *(angl.* ***predictive medicine****)*. Ensemble de techniques d'investigations médicales et biologiques destinées à déterminer les prédispositions aux maladies, afin de permettre un traitement adapté avant même l'apparition des symptômes et des complications.

**médecine préventive** *(angl.* ***preventive medicine****)*. À l'origine, application des principes de la *prévention* par un médecin lorsqu'il s'adresse à des malades pris individuellement, ou lorsqu'il exerce des activités de santé organisées dans le cadre de la collectivité. Dans ce sens, la médecine préventive s'est trouvée par le passé limitée au domaine de la *prévention primaire*. Actuellement, la médecine préventive tend, dans la plupart des pays, à assumer les responsabilités de *prévention secondaire* et de *prévention tertiaire* (d'après OMS[26]).

**médecine psychosomatique** *(angl.* ***psychosomatic medicine****)*. Discipline médicale qui traite des troubles organiques et fonctionnels intimement liés ou dus à des facteurs psychiques d'ordre affectif ou émotif.

**médecine des rayonnements** *(angl.* ***medical radiology****)*. Application pratique à la médecine des rayons X ou d'autres formes de rayonnements ionisants, qu'il s'agisse d'examens se rapportant à la physiologie ou à la pathologie, ou du traitement des maladies. La médecine des rayonnements comporte trois grandes branches : le radiodiagnostic, la radiothérapie et la médecine nucléaire. Le *radiodiagnostic* a pour objet de fournir des renseignements d'ordre diagnostique en faisant appel à la propriété qu'ont les rayonnements ionisants de traverser la matière et de former des images grâce à un système de détection approprié. La *radiothérapie* s'étend au traitement d'une affection au moyen de rayonnements ionisants en mettant à profit leurs effets biologiques et notamment leur aptitude à détruire les tissus sélectivement. La *médecine nucléaire*, dont l'objet est aussi bien thérapeutique que diagnostique, repose sur la distribution dans l'organisme des rayonnements ionisants émis par des sources radioactives non scellées[26].

**médecine sociale** *(angl.* ***social medicine****)*. Aspect de la médecine qui se préoccupe des questions de santé trouvant leur origine dans la situation socio-économique des malades, ou dans leur vie en société (maladies professionnelles, hygiène, pauvreté, logement).

**médecine du sport** *(angl.* ***sports medicine****)*. Compétence particulière de la médecine qui se préoccupe des conséquences sur la santé de la pratique de sports de haut niveau, ainsi que de la protection de la santé des athlètes, y compris en matière de dopage.

**médecine traditionnelle** *(angl.* ***traditional medicine****)*. Ensemble des connaissances empiriques populaires utilisées pour identifier, prévenir ou supprimer un déséquilibre physique, mental ou social ; elles s'appuient généralement sur les traditions, l'expérience vécue et l'observation, transmises de génération en génération, oralement ou par écrit.

**médecine du travail** *(angl.* ***occupational medicine****)*. Application des connaissances médicales à la protection de la santé des travailleurs. Il s'agit d'une activité essentiellement préventive qui s'applique, en France, à la quasi-totalité des salariés.

**média** f. *(angl.* ***media****)*. Tunique moyenne des artères. Syn. : *mésartère*.

**médial**, **ale**, **aux** a. *(angl.* ***medial****)*. En anatomie, syn. d'*interne* (2). Ex. : bronche médiale.

**médian**, **ane** a. *(angl.* ***median****)*. Qui est au milieu. Ex. : lobe médian de la thyroïde. Le *nerf médian* est la branche terminale du plexus brachial, née dans le creux axillaire et qui fournit l'innervation motrice d'une grande partie de la loge antérieure de l'avant-bras et de l'éminence thénar de la main.

**médiastin** m. *(angl.* ***mediastinum****)*. Région située au milieu de la cavité thoracique, entre les deux poumons revêtus de leur plèvre respective. Elle est délimitée, en arrière par la colonne vertébrale dorsale, en avant par la face postérieure du plastron sterno-costal, en haut par la base du cou, et en bas par la portion centrale de la face supérieure du diaphragme. Le médiastin abrite le cœur et les gros vaisseaux, la trachée et les bronches souches, l'œsophage, le canal thoracique, de nombreux lymphatiques, des ganglions sympathiques et des nerfs. (a. **médiastinal**, **ale**, **aux**)

**médiastinographie** f. *(angl.* ***mediastinography****)*. Exploration radiologique (radioscopie, radiographie, tomographie) du médiastin après insufflation gazeuse dans l'espace celluleux médiastinal (par voie sus- et rétrosternale, transtrachéale ou rétropéritonéale).

**médiastinotomie** f. *(angl.* ***mediastinotomy****)*. Ouverture chirurgicale du médiastin permettant d'atteindre le tissu cellulaire et les organes qu'il contient (trachée, œsophage, etc.).

**médiat**, **ate** a. *(angl.* ***mediate****)*. Qui se fait indirectement, par un intermédiaire. Ex. : auscultation médiate, au stéthoscope. Ant. : *immédiat*.

**médiateur chimique** *(angl.* ***chemical mediator****)*. Toute substance libérée par une fibre nerveuse excitée (acétylcholine, noradrénaline, etc.) qui sert d'intermédiaire dans la transmission des influx nerveux vers les organes récepteurs. V. *neurohormone*.

**médical**, **ale**, **aux** a. *(angl.* ***medical****)*. Qui se rapporte à la médecine.

**médicament** m. *(angl.* ***drug***, ***medicine****)*. Toute substance ou tout mélange de substances employés pour soigner ou prévenir des maladies ou des troubles fonctionnels. V. *pharmaco-*. (a. **médicamenteux**, **euse**)

**médicament générique** *(angl.* ***generic drug****)*. Médicament commercialisé sous la *dénomination commune internationale* de son principe actif, à un prix moins élevé que les médicaments homologues distribués sous une marque déposée.

**médication** f. *(angl.* ***medication****)*. Utilisation thérapeutique d'un ou de plusieurs produits médicamenteux, dans un but bien déterminé. Ex. : médication de la tuberculose.

**médicinal**, **ale**, **aux** a. *(angl.* ***medicinal****)*. Qui possède des propriétés thérapeutiques. Ex. : plante médicinale.

**médico-chirurgical**, **ale**, **aux** a. *(angl.* ***medicosurgical****)*. Qui se rapporte à la médecine interne et à la chirurgie.

**médicolégal**, **ale**, **aux** a. *(angl.* ***medicolegal****)*. Qui se rapporte à la médecine légale. Ex. : expertise médicolégale.

**médicométrie** f. Étude scientifique des coûts et des bénéfices du secteur de la santé, pour évaluer et prédire les impacts sociaux et économiques de l'action de santé, et prenant en considération les points de vue de tous les partenaires impliqués.

**médico-pédagogique** a. *(angl.* ***medicoeducational****)*. Se dit d'un centre, d'une institution placé sous contrôle médical, et qui reçoit des enfants présentant des difficultés psychologiques ou des déficiences intellectuelles. V. *IMP*.

**médicosocial**, **ale**, **aux** a. *(angl.* ***medicosocial****)*. Qui se rapporte à la médecine sociale. Ex. : campagne médicosociale.

**médio-** Préfixe d'origine latine signifiant *au milieu, à la partie moyenne*.

**médiocarpien**, **ienne** a. *(angl.* ***midcarpal****)*. Qui est situé entre les deux rangées des os du carpe. Ex. : articulation médiocarpienne.

**médioclaviculaire**. V. *ligne médioclaviculaire*.

**médiodorsal**, **ale**, **aux** a. *(angl.* ***mediodorsal****)*. Qui est situé au milieu du dos, ou au milieu de la partie dorsale d'un organe. Ex. : noyau médiodorsal du thalamus.

**médiotarsien**, **ienne** a. *(angl.* ***midtarsal****)*. Qui se trouve ou se rapporte à la partie médiane du tarse. Ex. : articulation médiotarsienne.

**médius** m. *(angl.* ***middle finger****)*. Troisième doigt de la main. Syn. : *majeur*.

**MEDLARS** *(angl.* ***MEDLARS****)*. Base de données bibliographiques médicales de la Bibliothèque nationale de médecine des États-Unis, à partir de laquelle est préparé l'*Index Medicus*. Elle peut aujourd'hui être consultée en ligne (MEDLINE) par Internet.

**MEDLINE** *(angl.* ***MEDLINE****)*. Version accessible en ligne de *MEDLARS*.

**médull-, médullo-** Préfixe d'origine latine indiquant une relation avec la moelle (épinière ou osseuse).V. *myél-*.

**médullaire** a. *(angl.* ***medullary****)*. 1) Qui se rapporte à la moelle (osseuse ou épinière). Ex. : canal médullaire (d'un os), centre moteur médullaire. 2) Qui forme la partie centrale d'un organe (par opposition à *corticale*) ou qui s'y rapporte. Ex. : substance médullaire de la surrénale (médullosurrénale), artères médullaires du rein.

**médulloblastome** m. *(angl.* ***medulloblastoma****)*. Tumeur cérébrale la plus fréquente de la première enfance, constituée par la prolifération de cellules nerveuses embryonnaires *(médulloblastes)* qui siège presque exclusivement dans le vermis. Son pronostic est sombre.

**médullogramme** m. Syn. de *myélogramme*.

**médullosurrénal**, **ale**, **aux** a. *(angl.* ***medullosuprarenal****)*. Qui se rapporte à la partie centrale de la glande surrénale. V. *surrénale*.

**médullosurrénale** f. *(angl.* ***medulloadrenal gland****)*. Partie centrale de la glande surrénale qui sécrète l'adrénaline (épinéphrine) et son dérivé la noradrénaline.

**médullosurrénalome** m. *(angl.* ***medulloadrenaloma****)*. Tumeur bénigne ou maligne développée aux dépens de la médullosurrénale. V. *phéochromocytome*, *surrénalome*.

**méga-** Préfixe servant à former le nom d'unités de mesure égales à un million d'unités de base.

**méga-**, **mégalo-** Préfixes d'origine grecque signifiant *grand* et indiquant l'hypertrophie, l'augmentation du volume d'un organe ou d'une partie du corps. Ant. : *micro-*.

**mégabassinet** m. *(angl.* ***megalocystis****)*. Dilatation du bassinet, habituellement congénitale.

**mégabulbe** m. *(angl.* ***megalobulbus****)*. Dilatation du bulbe duodénal.

**mégacalice** m. *(angl.* ***hydrocalix****)*. Calice rénal dilaté, habituellement d'origine congénitale.

**mégacaryoblaste** m. *(angl.* ***megakaryoblast****)*. Cellule présente dans la moelle osseuse, qui représente le premier stade de différenciation des thrombocytes.

**mégacaryocyte** m. *(angl.* ***megakaryocyte****)*. Cellule de la moelle osseuse, intermédiaire entre le mégacaryoblaste et le thrombocyte. (a. **mégacaryocytaire**)

**mégacaryocytose** f. *(angl.* ***megakaryocytosis****)*. Présence de mégacaryocytes dans le sang.

**mégacôlon** m. *(angl.* ***megacolon****)*. Dilatation anormale du gros intestin, segmentaire ou totale, accompagnée d'un épaississement de la paroi ; elle se manifeste par une constipation opiniâtre et une distension importante de l'abdomen. Syn. : *macrocôlon*.

**mégacôlon congénital**. Syn. de *maladie de Hirschsprung*. V. *Hirschsprung (maladie de)*.

**méga-dolichocôlon** m. *(angl.* ***megadolichocolon****)*. Dilatation et allongement du côlon.

**mégahertz** m. *(angl.* ***megahertz****)*. Unité de fréquence égale à un million de hertz. Symbole : MHz.

**mégaloblaste** m. *(angl.* ***megaloblast****)*. Cellule de grande taille, ressemblant à l'érythroblaste, que l'on trouve dans la moelle osseuse lors des anémies par carence en vitamine B12 dites *anémies mégaloblastiques*.

**mégalocéphalie** (ou **mégalocrânie**) f. *(angl.* ***megalocephaly****)*. Développement exagéré du crâne.

**mégalocyte** m. *(angl.* ***megalocyte****)*. Érythrocyte anormal de grande taille, provenant du mégaloblaste, qui se forme dans la moelle osseuse lors des carences en vitamine B12, et que l'on peut aussi trouver dans le sang circulant *(mégalocytose)* dans l'anémie pernicieuse.

**mégalomanie** f. *(angl.* ***megalomania****)*. Idée exagérée que se font certains sujets de leur puissance et de leur situation sociale. Syn. : *idée de grandeur*. (a. et n. **mégalomane** ; a. **mégalomaniaque**)

**mégaœsophage** (ou **mégaloœsophage**) m. *(angl.* ***megaesophagus****)*. Dilatation souvent très importante, congénitale ou acquise, de l'œsophage.

**mégasigmoïde** m. *(angl.* ***megasigmoid****)*. Dilatation et allongement de l'anse sigmoïde du côlon.

**méga-uretère** m. *(angl.* ***megaloureter****)*. Dilatation congénitale de l'uretère, en général associée à celle du bassinet.

**mégavolt** m. Unité de force électromotrice ou de différence de potentiel égale à un million de volts. Symbole : MV.

**mégawatt** m. Unité de puissance égale à un million de watts. Symbole : MW.

**Meinicke** (**réaction de**) *(angl.* ***Meinicke's test****)*. Réaction de floculation du sérum, autrefois utilisée pour le diagnostic de la syphilis, utilisant comme antigène un extrait de myocarde de bœuf. (*Meinicke* Ernst, sérologiste allemand, 1878-1945.)

**méio-**, **mio-** Préfixe d'origine grecque signifiant *moins*.

**méiose** f. *(angl.* ***meiosis****)*. Au cours de la formation des cellules sexuelles (gamétogenèse), division, en deux étapes successives, d'une cellule. La première étape comprend une réduction de moitié du nombre des chromosomes du noyau, la deuxième étape consiste en une fissuration longitudinale de chacun des chromosomes, suivie de la division du corps de la cellule, de sorte que les deux cellules qui en résultent (et qui sont des cellules sexuelles) sont de type haploïde (dans l'espèce humaine à 23 chromosomes, alors que les cellules somatiques sont diploïdes, à 46 chromosomes). V. *mitose*. Chacune des deux étapes comporte les quatre phases habituelles : *prophase, métaphase, anaphase et télophase* (V. ces termes). (a. **méiotique**)

**mél-** Préfixe d'origine grecque indiquant une relation avec un membre.

**mélæna** (ou **méléna**) m. *(angl.* ***melena****)*. Évacuation par l'anus de sang noir digéré, tantôt pur, tantôt mélangé aux selles auxquelles il donne l'aspect du goudron. Elle indique une hémorragie gastro-intestinale située plus haut que le côlon, alors que les saignements situés plus bas (rectum) s'accompagnent d'une évacuation de sang rouge. V. *rectorragie*. (a. **mélænique** ou **mélénique**)

**mélalgie** f. *(angl.* ***melalgia****)*. Douleurs des membres, surtout des membres inférieurs.

**mélan-**, **mélano-** Préfixe d'origine grecque signifiant *noir*.

**mélancolie** f. *(angl.* ***melancholia****)*. Psychose caractérisée par un état de dépression intense : tristesse profonde, douleur morale, délire de culpabilité, de ruine, de damnation, angoisse, souvent refus d'aliments. Le danger le plus grave de cette psychose est le suicide.

**mélancolique** *(angl.* ***melancholic****)*. 1) a. Qui se rapporte à la mélancolie. 2) a. et n. Qui est atteint de mélancolie.

**mélanine** f. *(angl.* ***melanin****)*. Pigment brun foncé ou noir, présent normalement dans la peau, les cheveux, les membranes de l'œil, certaines régions du cerveau, et, pathologiquement, dans certaines tumeurs (nævi, mélanomes) et dans l'urine. Il est élaboré par les cellules de la couche basale de l'épiderme (*mélanoblastes*). Ces cellules peuvent être mises en évidence par la *doparéaction*, même si elles ne contiennent pas de mélanine visible. (a. **mélanique**)

**mélanisme** m. *(angl.* ***melanism****)*. 1) Couleur anormalement foncée de la peau, ou du pelage d'un animal. Le mélanisme peut être partiel, sous forme de taches congénitales. 2) Syn. de *mélanodermie*.

**mélanoblaste** m. *(angl.* ***melanoblast****)*. Cellule claire de la couche basale de l'épiderme, susceptible de produire la mélanine. V. *mélanocyte*.

**mélanoblastome** m. *(angl.* ***malignant melanoma, melanoblastoma****)*. Toute tumeur maligne constituée par une prolifération de mélanoblastes. Les localisations les plus fréquentes en sont la peau et l'œil, exceptionnellement le tube digestif, le péritoine, les glandes surrénales. Syn. : *mélanome malin*.

**mélanocyte** m. *(angl.* ***melanocyte****)*. Cellule contenant un pigment brun foncé ou noir (*mélanine*). Chez l'homme, les mélanocytes se trouvent surtout dans le derme, dans la couche basale de l'épiderme, et dans la choroïde.

**mélanodermie** f. *(angl.* ***melanoderma****)*. Augmentation pathologique de la pigmentation diffuse, régionale ou généralisée, qui peut être due à une infection chronique, à une intoxication, à diverses maladies nerveuses ou endocriniennes. Syn. : *mélanisme*.

**mélanodermique** a. *(angl.* ***melanodermic****)*. Dont la peau est de couleur sombre.

**mélanoïde** a. *(angl.* ***melanoid****)*. 1) Se dit d'une pigmentation qui rappelle la mélanose. 2) Qui ressemble au mélanome.

**mélanome** m. *(angl.* ***melanoma****)*. Tumeur formée de cellules capables d'élaborer la mélanine (*mélanoblastes*), et qui siège surtout au niveau de la peau et de l'œil, exceptionnellement au niveau des centres nerveux et des méninges. Il peut s'agir d'une tumeur bénigne (par ex. un *nævus*) ou d'une tumeur maligne (appelée aussi *mélanoblastome*), localisée à la peau ou dans le globe oculaire.

**mélanome malin**. Syn. de *mélanoblastome*.

**mélanoptysie** f. *(angl.* ***melanoptysis****)*. Expectoration abondante noirâtre que présentent parfois les sujets atteints d'anthracose.

**mélanosarcome** m. *(angl.* ***melanosarcoma****)*. Tumeur mélanique maligne, sarcomateuse, développée surtout dans le globe oculaire à partir des mélanoblastes de la choroïde.

**mélanose** f. *(angl.* ***melanosis****)*. Présence de dépôts anormaux de mélanine dans la peau et dans d'autres tissus.

**mélanostimuline** (ou **mélanotropine**) f. *(angl.* ***melanocyte stimulating hormone****)*. Chacune des hormones sécrétées par le lobe intermédiaire de l'hypophyse et qui stimulent la synthèse de la mélanine dans les cellules capables de l'élaborer. Cette sécrétion peut être inhibée par un facteur hypothalamique, le *MIF* (de l'anglais ***m****elanotrope* ***i****nhibiting* ***f****actor*). Abrév. : MSH (de l'anglais ***m****elanocyte-****s****timulating* ***h****ormone*). Syn. : *hormone mélanostimulante* (ou *hormone mélanotrope*).

**mélanurie** f. *(angl. **melanuria**)*. Présence dans les urines de pigments qui, au contact de l'air, se transforment en mélanine.

**mélatonine** f. *(angl. **melatonin**)*. Hormone sécrétée par l'épiphyse cérébrale dont l'activité chez l'homme n'est pas encore bien connue. Son rôle est probable dans la régulation du sommeil, de l'humeur, des cycles ovariens.

**méléna** m. Mélæna.

**membrana tectoria du quatrième ventricule** *(angl. **inferior medullary velum**)*. Lame triangulaire de tissu nerveux qui constitue la partie inférieure du toit du quatrième ventricule. Elle présente un orifice médian, le *trou de Magendie*.

**membrane** f. *(angl. **membrane**)*. 1) En anatomie, fine couche tissulaire qui entoure ou divise un organe, ou qui tapisse une muqueuse. 2) D'une manière plus générale, mince enveloppe.

**membrane déciduale**. Syn. de *caduque*.

**membrane hyaloïde**. Syn. d'*hyaloïde* (2).

**membrane obturatrice** *(angl. **membrana obturatoria**)*. Lame fibreuse qui ferme presque complètement le trou ischio-pubien (appelé improprement *trou obturateur*).

**membrane plasmatique** *(angl. **plasma membrane**)*. Limite extérieure de l'ectoplasme cellulaire, distincte de la membrane cellulaire vraie.

**membrane séreuse**. V. *séreuse*.

**membrane synoviale**. V. *synoviale*.

**membrane du tympan**. V. *tympan*.

**membrane vitrée**. Syn. d'*hyaloïde* (2).

**membraneux, euse** a. *(angl. **membranous**)*. De la nature des membranes, qui est caractérisé par la présence de membranes. Ex. : conjonctivite membraneuse, labyrinthe membraneux.

**membranule** f. *(angl. **little membrane**)*. Petite membrane.

**membre** m. *(angl. **limb**)*. Chez l'homme et certains animaux, appendice mobile, lié au tronc et disposé par paires, servant à la locomotion et à la préhension. V. *mél-*.

**ménarche** (ou **ménarque**) m. *(angl. **menarche**)*. Apparition des premières règles. (Peu usité.)

**Mendel (lois de)** *(angl. **Mendel's laws**)*. Les lois découvertes par Mendel et qui régissent la transmission héréditaire des caractères : 1) loi d'uniformité des hybrides de première génération ; 2) loi de disjonction ou de ségrégation des caractères (cette loi est la plus importante) ; 3) loi d'indépendance des caractères. (a. **mendelien, ienne**). (*Mendel* Gregor Johann, moine et botaniste autrichien, 1822-1884.)

**Ménétrier (maladie de)** *(angl. **Ménétrier's disease**)*. Syn. de *polyadénome en nappe de Ménétrier*.

**Ménière (maladie** ou **vertige de)** *(angl. **Ménière's disease**)*. Ensemble des troubles causés par une atteinte du labyrinthe et caractérisé par la *triade de Ménière :* surdité, bourdonnements, vertiges, à évolution paroxystique. On lui reconnaît une origine vasomotrice, le plus souvent responsable de modifications de tension du liquide contenu dans le labyrinthe. (*Ménière* Prosper, médecin français, 1799-1862.)

**ménièriforme** a. *(angl. **aural vertiginous**)*. Se dit d'un vertige qui ressemble au vertige de Ménière, mais qui n'en présente pas tous les éléments (absence de surdité notamment).

**méningé, ée** a. *(angl. **meningeal**)*. Qui se rapporte aux méninges. V. *syndrome méningé*.

**méninges** f. pl. *(angl. **meninges**)*. Ensemble des trois membranes qui enveloppent entièrement l'axe cérébro-spinal. Ce sont, de dehors en dedans, la *dure-mère*, l'*arachnoïde* et la *pie-mère*. (a. **méningien, ienne** [peu usité] ; **méningé, ée**)

**méningiome** m. *(angl. **meningioma**)*. Tumeur prenant naissance à partir d'éléments cellulaires des méninges. La plupart des méningiomes sont adhérents à la dure-mère, particulièrement dans les zones où les villosités arachnoïdiennes sont nombreuses. Il s'agit dans les cas typiques de tumeurs à développement lent, mais on en connaît des formes malignes, invasives et métastatiques[21].

**méningisme** m. *(angl. **meningism**)*. Ensemble des symptômes rappelant ceux de la méningite, sans qu'il y ait toutefois de lésion des méninges. On l'attribue à l'action de toxines ou à des réactions de type allergique. Ex. : le méningisme provoqué chez l'enfant par une infection massive de vers intestinaux.

**méningite** f. *(angl. **meningitis**)*. Toute inflammation des méninges. Une méningite est dite *cérébrale*, *spinale* ou *cérébro-spinale* selon que l'inflammation affecte les méninges de l'encéphale seul, de la moelle épinière seule ou de l'ensemble encéphale-moelle épinière. Les symptômes, très marqués, sont ceux du *syndrome méningé* avec fièvre s'élevant rapidement, troubles moteurs et psychiques. Les méningites peuvent être d'origine bactérienne, toxique, parasitaire, ou être secondaires à divers processus pathologiques. (a. **méningitique**)

**méningite cérébro-spinale (épidémique)** *(angl.* ***meningococcal meningitis****)*. Maladie infectieuse épidémique due au méningocoque, à début brutal avec fièvre élevée, céphalées et vomissements, suivis rapidement d'un *syndrome méningé* (v. ce terme). La période d'incubation ne peut être précisée en raison de la présence préalable du méningocoque dans le pharynx. Autrefois mortelle, la maladie est actuellement guérie par les antibiotiques.

**méningite externe**. Syn. de *pachyméningite*.

**méningocèle** f. *(angl.* ***meningocele****)*. Protrusion d'une partie des méninges à travers une fissure congénitale du crâne ou du canal rachidien sous forme de tumeur sacciforme renfermant du liquide céphalo-rachidien. Syn. : *hydroméningocèle*.

**méningococcémie** f. *(angl.* ***meningococcemia****)*. Septicémie à méningocoques, provoquant, outre une fièvre élevée, des douleurs articulaires et des taches purpuriques. Elle peut survenir en dehors de toute atteinte des méninges.

**méningococcie** f. *(angl.* ***meningococcosis****)*. Toute infection par des méningocoques.

**méningocoque** m. *(angl.* ***meningococcus****)*. Diplocoque gram-négatif, en grain de café, agent de la méningite cérébro-spinale. On le trouve dans le liquide céphalo-rachidien purulent, à l'état libre ou phagocyté par les polynucléaires. Il peut subsister chez des porteurs de germes (en particulier dans le pharynx), sans provoquer de maladie. Nom scientifique : *Neisseria meningitidis*.

**méningo-encéphalite** f. *(angl.* ***meningoencephalitis****)*. Inflammation de l'encéphale et des méninges.

**méningo-encéphalocèle** f. *(angl.* ***meningoencephalocele****)*. Saillie des méninges et d'une partie du cerveau à travers une brèche de la calotte crânienne.

**méningo-radiculite** f. *(angl.* ***meningoradiculitis****)*. Inflammation des méninges rachidiennes et des racines nerveuses des nerfs rachidiens.

**méniscal**, **ale**, **aux** a. *(angl.* ***meniscal****)*. Qui se rapporte à un ménisque.

**méniscectomie** f. *(angl.* ***meniscectomy****)*. Excision d'un ménisque articulaire.

**ménisque** m. *(angl.* ***meniscus****)*. 1) Lame fibro-cartilagineuse en forme de croissant, fixée à la périphérie de la capsule articulaire et dont la partie profonde s'insinue dans l'interligne articulaire pour combler l'espace existant entre les surfaces articulaires et faciliter leur glissement. Ex. : ménisques interne et externe du genou. 2) Image radiologique d'un cancer ulcéré de l'estomac, observée lors du transit baryté. C'est une opacité en forme de lentille biconvexe, entourée d'un halo clair, correspondant au bourrelet néoplasique qui limite la niche ulcérée. (a. **méniscal**, **ale**, **aux**)

**méno-** Préfixe d'origine grecque signifiant *mois* et indiquant une relation avec la menstruation.

**ménopause** f. *(angl.* ***menopause****)*. Arrêt de la fonction ovarienne se produisant vers la cinquantaine, et après lequel il n'y a plus ni ovulation, ni fécondation, ni menstruation. Nom populaire : *retour d'âge*. V. *climatère*. (a. **ménopausique**)

**ménopausée** a. *(angl.* ***menopausal****)*. Se dit d'une femme qui a atteint ou dépassé la période de la ménopause.

**ménorragie** f. *(angl.* ***menorrhagia****)*. Règles anormalement abondantes et qui se prolongent au-delà de leur durée habituelle. (a. **ménorragique**)

**ménorrhée** f. *(angl.* ***menorrhea****)*. Écoulement des règles. V. *hyperménorrhée*. (a. **ménorrhéique**)

**menstruation** f. *(angl.* ***menstruation****)*. Écoulement physiologique de sang par le vagin, se produisant périodiquement tous les 25 à 31 jours (en moyenne 28 jours) chez la femme bien portante, depuis la puberté jusqu'à la ménopause, à la suite des modifications anatomiques subies par l'endomètre sous l'effet des hormones œstrogènes et de la progestérone (chute de la muqueuse laissant à nu des vaisseaux dilatés). La menstruation dure normalement de 3 à 6 jours; elle est absente pendant la grossesse et souvent, aussi, pendant la période d'allaitement. V. *cataménial*, *ménarche*, *méno-*. Syn. : *règles*, *menstrues* (désuet). (a. **menstruel**, **elle**)

**mental**, **ale**, **aux** a. *(angl.* ***mental****)*. Qui se rapporte à l'esprit, à l'intelligence. Ex. : âge mental, arriération mentale.

**mentonnier**, **ière** a. *(angl.* ***mental****)*. Qui se rapporte au menton. Ex. : angle mentonnier, artère mentonnière. Syn. : *génien*.

**mEq** Symbole du *milliéquivalent*.

**mEq/l** Symbole du *milliéquivalent par litre*.

**mercure** m. *(angl.* ***mercury****)*. Corps simple; métal qui se présente à l'état pur sous la forme d'un liquide argenté. Il se combine facilement avec tous les métalloïdes et donne des amalgames avec presque tous les métaux. Le mercure est très toxique. Certains de ses composés sont encore utilisés en thérapeutique notamment comme antiseptique. Symbole : Hg. Syn. : *vif-argent* (populaire). (a. **mercuriel**, **elle**)

**-mère**, **méro-** Suffixe et préfixe d'origine grecque signifiant *partie*. Ant. : (pour le préfixe) : *holo-*.

**mérodiastolique** a. *(angl.* ***merodiastolic****)*. Qui ne dure ou qui ne concerne qu'une partie de la diastole.

**mérosystolique** a. *(angl.* ***merosystolic****)*. Qui ne dure ou qui ne concerne qu'une partie de la systole. Ex. : souffle mérosystolique.

**mésangium** m. *(angl.* ***mesangium****)*. Fine membrane qui entoure et soutient les boucles des capillaires sanguins du glomérule rénal. (a. **mésangial**, **ale**, **aux**)

**mésartère** f. Syn. de *média*.

**mescaline** (ou **mezcaline**) f. *(angl.* ***mescaline****)*. Alcaloïde extrait d'un cactus du Mexique, doué de propriétés hallucinogènes.

**mésencéphale** m. *(angl.* ***mesencephalon****)*. Portion de l'encéphale située au-dessus de la protubérance annulaire et au-dessous du cerveau intermédiaire, avec lequel elle n'a pas de limite précise. Elle comprend les pédoncules cérébraux, les tubercules quadrijumeaux et les pédoncules cérébelleux supérieurs. Sa cavité épendymaire est l'aqueduc de Sylvius. Syn. : *cerveau moyen*.

**mésenchyme** m. *(angl.* ***mesenchyme****)*. Forme jeune de tissu conjonctif, à cellules étoilées, qui donne naissance essentiellement aux divers tissus conjonctifs (y compris les os et les cartilages) et aux éléments du sang. (a. **mésenchymateux**, **euse**)

**mésenchymome** m. *(angl.* ***mesenchymoma****)*. Toute tumeur bénigne ou maligne formée de tissu fibreux et de deux ou plusieurs éléments mésenchymateux nettement identifiables[3].

**mésentère** m. *(angl.* ***mesentery****)*. Long repli péritonéal qui relie le jéjuno-iléon à la paroi abdominale postérieure. Chacune de ses deux faces est tapissée par un feuillet péritonéal. Entre les deux feuillets péritonéaux, cheminent, au sein d'une couche de graisse, les éléments qui gagnent l'intestin grêle ou en viennent : artère mésentérique supérieure avec ses branches, grande veine mésentérique et ses branches, canaux et ganglions lymphatiques qui drainent les chylifères, plexus nerveux mésentérique. (a. **mésentérique**)

**mésentérite** f. *(angl.* ***mesenteritis****)*. Inflammation du mésentère.

**MeSH**. Abrév. usuelle (***m****edical* ***s****ubject* ***h****eadings*) désignant le thésaurus des termes médicaux servant à indexer les références bibliographiques médicales de la base de données MEDLARS de la Bibliothèque nationale de médecine des États-Unis.

**mésial**, **ale**, **aux** a. *(angl.* ***mesial****)*. Se dit de la face d'une dent qui est le plus proche de la ligne médiane.

**méso-** 1) Préfixe d'origine grecque signifiant *au milieu*, *médian*. 2) Préfixe qui, devant le nom d'un organe, désigne un moyen d'attache ou de fixation de cet organe (généralement un repli du péritoine) : mésoduodénum, mésocôlon (ascendant, descendant, iliaque, pelvien), mésoappendice, etc.

**méso** m. *(angl.* ***mesenteriolum****)*. Repli du péritoine qui relie un viscère à la paroi de l'abdomen ou l'attache à un autre organe. Ex. : le méso du côlon (mésocôlon), le méso de la trompe utérine (mésosalpinx). C'est dans les mésos que cheminent les filets nerveux, les vaisseaux sanguins et lymphatiques desservant les viscères correspondants.

**mésoblaste** m. Syn. de *mésoderme*. (a. **mésoblastique**)

**mésocéphale** m. Syn. de *protubérance (annulaire)*.

**mésocolique** a. *(angl.* ***mesocolic****)*. Qui se rapporte au mésocôlon. Ex. : hernie mésocolique.

**mésocôlon** m. *(angl.* ***mesocolon****)*. Méso du côlon. V. *méso*.

**mésoderme** m. *(angl.* ***mesoderm****)*. Feuillet embryonnaire situé entre l'ectoderme et l'endoderme. Syn. : *mésoblaste*. (a. **mésodermique**)

**mésodiastolique** a. *(angl.* ***mesodiastolic****)*. Qui se produit ou qui se rapporte au milieu de la diastole. Ex. : souffle mésodiastolique.

**mésomètre** (ou **mésométrium**) m. Syn. de *paramètre*.

**mésosalpinx** m. *(angl.* ***mesosalpinx****)*. Méso de la trompe utérine, s'insérant en haut du ligament large. V. *méso*.

**mésosystolique** a. *(angl.* ***mesosystolic****)*. Qui se produit ou qui se rapporte au milieu de la systole. Ex. : souffle mésosystolique.

**mésothélial**, **ale**, **aux** a. *(angl.* ***mesothelial****)*. Qui se rapporte à un mésothélium, qui constitue un mésothélium.

**mésothéliome** m. *(angl.* ***mesothelioma****)*. Tumeur constituée à partir du mésothélium des membranes séreuses (plèvre, péricarde, péritoine). Elle peut être bénigne ou maligne.

**mésothélium** m. *(angl.* ***mesothelium****)*. Tissu constitué d'une couche de cellules épithéliales qui tapisse la surface interne des membranes séreuses. (a. **mésothélial**, **ale**, **aux**)

**mésothérapie** f. *(angl.* ***mesotherapy****)*. Méthode thérapeutique qui consiste à injecter dans le derme et l'hypoderme, au moyen d'un dispositif muni de plusieurs aiguilles courtes, des doses très faibles, simultanées et répétées d'un médicament. Cette méthode est recommandée par certains pour soulager des douleurs rhumatismales sous-jacentes, mais aussi pour agir à distance (allergies, migraines, infections).

**méta-** Préfixe d'origine grecque indiquant un changement, une transformation; signifiant *au-delà de*.

**métabolisme** m. *(angl.* ***metabolism****)*. Ensemble des transformations chimiques et physico-chimiques qui ont lieu dans tous les tissus de l'organisme et que subissent les constituants de la matière vivante. Le terme d'*anabolisme* est réservé aux processus de construction et de synthèse, et celui de *catabolisme* aux phénomènes de dégradation. Ces transformations s'accompagnent de phénomènes énergétiques (accumulation ou libération d'énergie). (a. **métabolique**)

**métabolisme basal** (ou **de base**) *(angl.* ***basal metabolism****)*. Métabolisme réduit au minimum pour assurer les fonctions vitales, en dehors de toute dépense non indispensable d'énergie. Il varie en relation avec de nombreux facteurs (sexe, grossesse, menstruation, alimentation), avec le climat et l'altitude, avec des causes pathologiques (troubles endocriniens, maladies du sang) ou à la suite de l'administration de certains médicaments. Abrév. : MB.

**métabolite** m. *(angl.* ***metabolite****)*. Produit intermédiaire résultant de la transformation d'une substance chimique dans l'organisme lors d'un processus métabolique.

**métacarpe** m. *(angl.* ***metacarpus****)*. Ensemble des cinq métacarpiens constituant le squelette de la main (sans les doigts).

**métacarpien, ienne** *(angl.* ***metacarpal****)*. 1) a. Qui se rapporte au métacarpe. Ex. : ligament métacarpien. 2) m. Chacun des cinq os constituant le métacarpe. On les dénomme individuellement : premier, deuxième, etc. méta-carpien, en partant de celui qui correspond au pouce.

**métacarpo-phalangien, ienne** a. *(angl.* ***metacarpophalangeal****)*. Qui se rapporte au métacarpe et aux phalanges. Ex. : articulations métacarpo-phalangiennes.

**méta-diaphysaire** a. *(angl.* ***metadiaphyseal****)*. Qui se rapporte à la métaphyse et à la diaphyse d'un os. Ex. : fracture méta-diaphysaire.

**méta-épiphysaire** a. *(angl.* ***metaepiphyseal****)*. Qui se rapporte à la métaphyse et à l'épiphyse d'un os. Ex. : fracture méta-épiphysaire.

**métalloïde** m. *(angl.* ***metalloid****)*. Nom donné à certains corps simples qui, sans être des métaux, en possèdent cependant certaines caractéristiques chimiques (en particulier celle de fournir des anions simples) : soufre, phosphore, carbone, etc. Ce concept est contesté par les chimistes.

**métamère** m. *(angl.* ***metamer****)*. Unité anatomique résultant de la segmentation partielle et temporaire du corps de l'embryon au cours de son développement. Cette segmentation se manifeste surtout au niveau du mésoblaste. L'embryon humain comporte environ quarante métamères. Chaque métamère comporte un secteur nerveux, une paire de ganglions nerveux, un secteur cutané, et des dérivés mésoblastiques vasculaires, viscéraux et musculaires. Le métamère anatomique réalise ainsi un véritable organisme complet qui pourrait théoriquement fonctionner de façon autonome.

**métamorphose** f. *(angl.* ***metamorphosis****)*. Changement de forme ou de structure, en particulier les changements que subissent certains organismes au cours de leur développement avant d'arriver au stade adulte (par ex. les insectes, les grenouilles).

**métamyélocyte** m. *(angl.* ***metamyelocyte****)*. Cellule de la moelle osseuse, intermédiaire entre le myélocyte et le granulocyte.

**métaphase** f. *(angl.* ***metaphase****)*. Phase d'une mitose ou d'une division méiotique qui succède à la prophase et précède l'anaphase. Elle est caractérisée par le mouvement des chromosomes ou des tétrades qui viennent occuper le plan de symétrie du fuseau achromatique, formant ce qui est appelé la *plaque équatoriale*[23]. V. *méiose*, *mitose*.

**métaphyse** f. *(angl.* ***metaphysis****)*. Portion d'un os long située entre l'épiphyse et la diaphyse. C'est au niveau de la métaphyse que se situe le cartilage de conjugaison qui assure la croissance en longueur de l'os. (a. **métaphysaire**)

**métaphysite** f. *(angl.* ***metaphysitis****)*. Inflammation d'une métaphyse.

**métaplasie** f. *(angl.* ***metaplasia****)*. Transformation d'un tissu différencié en un autre tissu, anormal par sa localisation.

**métapsychiatrie** f. *(angl.* ***metapsychiatry****)*. Étude de la discipline psychiatrique qui prend pour objet ses divers courants de connaissance et non pas les troubles mentaux considérés par ces derniers. Ling. : Terme formé du préfixe « méta » et du mot « psychiatrie » sur le modèle de métalangue, métahistoire, métamathématique, etc, *méta-* étant pris ici au sens de « ce qui englobe » le concept de « psychiatrie ».

M

**métapsychique** f. Syn. de *parapsychologie*.

**métastase** f. *(angl.* ***metastasis****)*. 1) Foyer de cellules cancéreuses, en rapport avec un cancer préexistant, dit « primitif », mais développé à distance de ce dernier et sans continuité avec lui. Ordinairement, il se produit par prolifération de cellules provenant de la tumeur primitive qui parviennent en un point déterminé de l'organisme, soit par un conduit naturel (bronche, canal biliaire, par ex.), soit, beaucoup plus souvent, par voie vasculaire sanguine ou lymphatique. Microscopiquement, la métastase reproduit les caractères morphologiques du cancer primitif. Certains organes sont plus fréquemment que d'autres le siège de métastases : foie, poumons, ganglions, os. Syn. : *tumeur maligne secondaire*. 2) Par extension, on parle aussi de *métastases*, pour désigner des foyers infectieux ou parasitaires constitués à distance d'un foyer primitif. (a. **métastatique** ; **métastasé, ée**)

**métastatisant, ante** a. *(angl.* ***metastasizing****)*. Qui donne des métastases.

**métastatisation** f. *(angl.* ***metastasization****)*. Développement de métastases.

**métatarse** m. *(angl.* ***metatarsus****)*. Ensemble des cinq métatarsiens, qui s'articulent en arrière avec les os du tarse antérieur, et en avant avec les premières phalanges des orteils.

**métatarsien, ienne** *(angl.* ***metatarsal****)*. 1) a. Qui se rapporte au métatarse. Ex. : arcade métatarsienne. 2) m. Chacun des cinq os constituant le métatarse. On les dénomme individuellement : premier, deuxième, etc. métatarsien, en partant de celui qui correspond au gros orteil.

**métatarso-phalangien, ienne** a. *(angl.* ***metatarsophalangeal****)*. Qui se rapporte au métatarse et aux phalanges. Ex. : articulations métatarso-phalangiennes.

**metatarsus adductus**. Syn. *de metatarsus varus*.

**metatarsus varus** *(angl.* ***metatarsus varus****)*. Déviation du premier métatarsien en adduction par rapport à l'axe du pied (c'est-à-dire vers les autres métatarsiens). Syn. *metatarsus adductus*.

**métencéphale** m. Syn. de *protubérance (annulaire)*.

**météorisme** m. *(angl.* ***meteorism****)*. Accumulation d'air dans l'estomac ou les intestins, qui s'accompagne d'une sensation de ballonnement. V. *flatulence*, *tympanisme*.

**méthadone** f. *(angl.* ***methadone****)*. Succédané de la morphine utilisé sous forme de chlorhydrate, par la bouche ou par injections sous-cutanées et intramusculaires. C'est un stupéfiant prescrit surtout chez les héroïnomanes.

**méthanol** m. Syn. d'*alcool méthylique*.

**MetHb**. Abrév. de *méthémoglobine*.

**méthémoglobine** f. *(angl.* ***methemoglobin****)*. Produit d'oxydation de l'hémoglobine dans lequel le fer, qui est passé de l'état ferreux à l'état ferrique, a perdu son pouvoir de fixer l'oxygène. À l'état normal, le sang renferme 2 % de méthémoglobine. Abrév. : MetHb. Syn. : *ferrihémoglobine*.

**méthémoglobinémie** f. *(angl.* ***methemoglobinemia****)*. Présence de méthémoglobine dans le sang. La méthémoglobinémie peut être importante au cours de certaines intoxications par des corps oxydants (par ex. l'acide acétylacétique) ou en cas de déficit congénital d'enzymes réductrices de l'hémoglobine.

**méthémoglobinurie** f. *(angl.* ***methemoglobinuria****)*. Présence de méthémoglobine dans les urines.

**méthode** f. *(angl.* ***method****)*. Ensemble de données bien définies et réglées d'avance, permettant d'atteindre un but fixé préalablement, tel que : opération, diagnostic, traitement, réaction physique ou chimique, etc. Ling. : *Méthode*, *épreuve*, *procédé*, *technique* sont souvent pris comme synonymes.

**méthode expectante**. Syn. d'*expectation*.

**méthyle** m. *(angl.* ***methyl****)*. Radical chimique monovalent $CH_3$–.

**métis, isse** a. et n. *(angl.* ***half-breed****)*. Qui est issu du croisement de deux individus de races ou de variétés différentes, mais appartenant à la même espèce.

**métr-, métro-** 1) Préfixe d'origine grecque signifiant *mesure*. 2) Préfixe d'origine grecque indiquant une relation avec l'utérus. V. *hystér (o)-*.

**métralgie** f. *(angl.* ***metralgia****)*. Douleur localisée à l'utérus. Syn. : *hystéralgie*.

**métrite** f. *(angl.* ***metritis****)*. Affection inflammatoire de l'utérus.

**métrorragie** f. *(angl.* ***metrorrhagia****)*. Hémorragie utérine survenant en dehors de la période des règles.

**métrorrhée** f. *(angl.* ***metrorrhea****)*. Écoulement aqueux (liquide amniotique), muqueux ou purulent, provenant de l'utérus.

**métro-salpingite** f. *(angl.* ***metrosalpingitis****)*. Inflammation de l'utérus et des trompes de Fallope.

**MeV** Symbole du *mégaélectronvolt*.

**mezcaline** f. Mescaline.

**MF**. Abrév. de *facteur mitogénique* (du terme anglais ***mitogenic*** *factor*).

**Mg** Symbole chimique du *magnésium*.

**mg** Symbole du *milligramme*.

**μg** Symbole du *microgramme*.

**MHz** Symbole du *mégahertz*.

**micelle** f. *(angl.* ***micelle****)*. Particule en suspension dans une solution colloïdale. (a. **micellien, ienne**)

**micro-** Préfixe d'origine grecque impliquant une idée de petitesse, appliquée à un organisme, à une chose, à un phénomène, à un caractère. Il possède, en outre, deux acceptions particulières : 1) Placé devant le nom d'une unité de mesure, il désigne la *millionième* partie de cette unité (microampère, microgramme, etc.). 2) Uni à un terme désignant une forme d'examen physique ou chimique, un instrument, un appareil, etc., il signifie que cette méthode, cet instrument, sont destinés à être employés pour de très petites quantités de substance (microanalyse, micropipette). Symbole : μ. Ant. : *macro-*.

**microampère** m. *(angl.* ***microampere****)*. Unité d'intensité de courant électrique égale à un millionième d'ampère. Symbole : μA.

**microangioscopie** f. Syn. de *capillaroscopie*.

**microbe** m. *(angl.* ***microbe****)*. Nom donné à tout organisme invisible à l'œil nu, et plus spécialement à ceux susceptibles de provoquer des infections. Ling. : Dans les textes scientifiques, le terme *microbe* est remplacé par *micro-organisme*. (a. **microbien, ienne**)

**microbiologie** f. *(angl.* ***microbiology****)*. Science qui traite des organismes microscopiques et ultramicroscopiques. La microbiologie comporte diverses branches, selon la catégorie de micro-organismes étudiés : *bactériologie, mycologie, virologie, parasitologie*. Le spécialiste en est le *microbiologiste*. (a. **microbiologique**)

**microcalcification** f. *(angl.* ***microcalcification****)*. Calcification de très petite taille comme, par exemple, les calcifications que l'on observe dans le tissu des glandes mammaires.

**microcéphalie** f. *(angl.* ***microcephaly****)*. Petitesse anormale de la tête. (a. **microcéphale**)

**microcôlon** m. *(angl.* ***microcolon****)*. Côlon de dimensions anormalement réduites. Il est parfois la cause, chez l'enfant, d'occlusions intestinales.

**microcolpo-hystéroscopie** f. *(angl.* ***microcolpohysteroscopy****)*. Méthode d'endoscopie du col et de la cavité utérine au moyen d'un endoscope panoramique à fort grossissement (de 50 à 120 fois), qui permet d'observer la structure tissulaire et même les cellules de l'exocol, de l'endocol et de l'endomètre.

**microcoque** m. *(angl.* ***micrococcus****)*. Micro-organisme de forme arrondie, gram-positif, appartenant au genre *Micrococcus*. Rarement pathogène, il est isolé des produits laitiers, parfois du tube digestif, de la peau, des cavités naturelles.

**microcoulomb** m. *(angl.* ***microcoulomb****)*. Unité de quantité d'électricité égale à un millionième de coulomb. Symbole : μC.

**microcurie** m. *(angl.* ***microcurie****)*. Unité de radioactivité égale à un millionième de curie. Symbole : μCi.

**microcyte** m. *(angl.* ***microcyte****)*. Érythrocyte de taille inférieure à la moyenne. Ant. : *macrocyte*. (a. **microcytaire**)

**microcytose** f. *(angl.* ***microcytosis****)*. Présence d'érythrocytes de taille anormalement petite (microcytes) dans le sang circulant.

**micrognathie** f. *(angl.* ***micrognathia****)*. Petitesse anormale du maxillaire inférieur. V. *acrogéria*.

**microgramme** m. *(angl.* ***microgram****)*. Unité de masse égale à un millionième de gramme. Symbole : μg.

**micromélie** f. *(angl.* ***micromelia****)*. Petitesse anormale des membres. V. *brachymélie*. (a. et n. **micromèle** ; a. **micromélien, ienne**)

**micromètre** m. *(angl.* ***micrometer****)*. Unité de longueur égale à un millionième de mètre. Symbole : μm. Syn. : *micron*. Ling. : Le synonyme *micron* est encore parfois employé en sciences biologiques.

**micromicron** m. Syn. de *picomètre*. Symbole : μμ

**micromole** f. *(angl.* ***micromole****)*. Masse d'un corps pur égale à la millionième partie d'une molécule-gramme. Symbole : μmol.

**micron** m. *(angl.* ***micron****)*. Unité de longueur égale à un millième de millimètre et correspondant au *micromètre*. Symbole : μ. Sous-multiple : *millimicron*.

**micro-organisme** ou (**microorganisme**) m. *(angl.* ***microorganism****)*. Organisme vivant, invisible à l'œil nu en raison de ses faibles dimensions. Ling. : Ce terme remplace celui de *microbe* et s'applique à tous les organismes microscopiques.

**micropolyadénopathie** (ou **micropolyadénite**) f. *(angl.* ***micropolyadenopathy****)*. Inflammation chronique des ganglions périphériques (cou, aisselles, aines), qui sont peu augmentés de volume, indolores, arrondis, plus ou moins fermes, roulant sous le doigt, et n'ont aucune tendance à la suppuration.

**microponction** f. *(angl.* ***micropuncture****)*. Méthode expérimentale de prélèvement effectuée à l'aide de micropipettes, utilisée notamment en physiologie rénale (prélèvement d'urine au niveau d'un néphron).

**microradiographie** f. *(angl. **microradiography**)*. Étude des structures microscopiques au moyen des rayons X. La méthode la plus classique est la *microradiographie de contact* : étude par un agrandissement optique secondaire de la radiographie d'une tranche ou d'une coupe de section placée au contact du film.

**microrragie** f. *(angl. **spotting**)*. Hémorragie minime tachant le linge.

**microscope** m. *(angl. **microscope**)*. Instrument d'optique pourvu d'un système de lentilles grossissantes permettant de voir des objets trop petits pour être vus à l'œil nu. Le pouvoir grossissant d'un microscope dépend de son type. Le microscope le plus grossissant est le *microscope électronique*.

**microscopique** a. *(angl. **microscopical**)*. 1) Qui ne peut être vu qu'à l'aide du microscope. Ex. : champignon microscopique. Ant. : *macroscopique*. 2) Qui se rapporte au microscope. Ex. : examen microscopique.

**microsphérocyte** m. Syn. de *sphérocyte*.

**microsphérocytose** f. *(angl. **microspherocytosis**)*. Présence dans le sang circulant d'érythrocytes sphériques de petite taille. On l'observe dans certaines anémies.

**microsphérocytose héréditaire**. Syn. de *maladie de Minkowski-Chauffard*. V. *Minkowski-Chauffard (maladie de)*.

**microvolt** m. *(angl. **microvolt**)*. Unité de force électromotrice ou de différence de potentiel égale à un millionième de volt. Symbole : µV.

**microwatt** m. *(angl. **microwatt**)*. Unité de puissance égale à un millionième de watt. Symbole : µW.

**miction** f. *(angl. **miction**)*. Action d'uriner. V. *défécation*. (a. **mictionnel, elle**)

**mictiographe** m. *(angl. **mictiograph**)*. Instrument permettant la reproduction graphique de la miction (diagramme du débit urinaire). Il enregistre le débit urinaire instantané (calibres de débit : 10, 25, 50 ml/s) ou le volume d'urine instantané (calibre de volume : 1 000 ml) en fonction du temps sur l'enregistreur incorporé. La quantité totale d'urine est automatiquement enregistrée sur le diagramme du débit urinaire.

**MIDA**. En obstétrique, abrév. de la présentation *mento-iliaque droite antérieure* (variété de présentation de la face).

**MIDP**. En obstétrique, abrév. de la présentation *mento-iliaque droite postérieure* (variété de présentation de la face).

**MIDT**. En obstétrique, abrév. de la présentation *mento-iliaque droite transverse* (variété de présentation de la face).

**MIF**. Abrév. de l'anglais ***mélanotrope inhibiting factor***. V. *mélanostimuline*.

**MIGA**. En obstétrique, abrév. de la présentation *mento-iliaque gauche antérieure* (variété de présentation de la face).

**MIGP**. En obstétrique, abrév. de la présentation *mento-iliaque gauche postérieure* (variété de présentation de la face).

**migraine** f. *(angl. **migraine**)*. Céphalée intense caractérisée par des douleurs paroxystiques localisées à une moitié de la tête, accompagnées de nausées, de vomissements et de troubles oculaires. Syn. : *hémicrânie*. (a. **migraineux, euse**)

**migration** f. *(angl. **migration**)*. Déplacement de certaines cellules, de certains organes ou de corps étrangers à l'intérieur de l'organisme. Ex. : migration des leucocytes, migration de l'œuf à travers la trompe utérine. V. *diapédèse*.

**MIGT**. En obstétrique, abrév. de la présentation *mento-iliaque gauche transverse* (variété de présentation de la face).

**Mikulicz (maladie de)** *(angl. **Mikulicz's disease**)*. Hypertrophie bilatérale indolore des glandes lacrymales et salivaires, avec diminution ou absence de la sécrétion lacrymale et sécheresse de la bouche.

**Mikulicz (syndrome de)** *(angl. **Mikulicz's syndrome**)*. Manifestations de la maladie de Mikulicz que l'on observe dans diverses autres maladies, en particulier dans certaines leucémies et dans la maladie de Besnier-Boeck-Schaumann. (*Mikulicz-Radecki* Johann von, chirurgien polonais, 1850-1905.)

**miliaire** *(angl. **miliary**)*. 1) a. Qui ressemble à un grain de millet. La *tuberculose miliaire* est une forme aiguë, caractérisée par la présence d'un semis de fines lésions nodulaires envahissant tous les organes, et plus spécialement les poumons. V. *infection tuberculeuse primaire*. 2) f. Inflammation aiguë des glandes sudoripares sous forme d'une éruption de très fines vésicules, due à une transpiration excessive chez les personnes qui ne sont pas accoutumées à la chaleur des tropiques.

**milieu (moyen, produit** ou **substance) de contraste** *(angl. **contrast medium**)*. Toute substance capable de rendre visibles, en radiologie, diverses structures du corps en produisant un contraste artificiel. Ce contraste peut être *opacifiant, radio-opaque* (par ex. une solution de sulfate de baryum), *éclaircissant* (gaz) ou *mixte* (double contraste). V. *technique du double contraste*. Les substances de contraste sont administrées par voie orale, par voie intracavitaire ou par voie parentérale. Les substances de contraste pour usage parentéral à base d'iode sont de deux types : *ioniques* (dissociation ionique de l'iode) qui sont relativement toxiques et peuvent produire des réactions anaphylactiques ; *non ioniques*, de faible toxicité mais d'un coût plus élevé.

**milieu de culture** *(angl.* ***culture medium****).* Produit nutritif artificiel, solide ou liquide stérilisé, disposé dans des tubes de verre, des flacons ou des boîtes, servant à ensemencer des micro-organismes afin d'obtenir leur multiplication. V. *bouillon de culture*.

**milium** m. *(angl.* ***milium****).* Petites granulations, de la taille d'une tête d'épingle, blanches, formées de petits kystes intraépidermiques ou intradermiques, localisées au visage (surtout aux paupières) ou aux organes génitaux, et qui résultent d'une dilatation des canaux sudoripares ou des follicules pileux.

**Miller-Abbott (sonde de)** *(angl.* ***Miller-Abbott's tube****).* Long tube gradué en caoutchouc, à deux conduits, dont l'un communique avec un ballonnet gonflable et l'autre sert à aspirer le liquide intestinal. On l'utilise dans le traitement conservateur de l'obstruction intestinale. (*Miller* Thomas Grier, médecin américain, 1886-1981 ; *Abbott* William Osler, médecin américain, 1902-1943.)

**millet** m. Syn. désuet de *muguet*.

**milli-** Préfixe servant à former le nom d'unités de mesure égales à un millième de l'unité de base.

**milliampère** m. *(angl.* ***milliampere****).* Unité d'intensité de courant électrique égale à un millième d'ampère. Symbole : mA.

**milliangström** m. *(angl.* ***milliangström****).* Unité de mesure de longueurs d'onde égale à un millième d'angström. Symbole : mÅ.

**millicoulomb** m. *(angl.* ***millicoulomb****).* Unité de quantité d'électricité égale à un millième de coulomb. Symbole : mC.

**millicurie** m. *(angl.* ***millicurie****).* Unité de radioactivité égale à un millième de curie. Symbole : mCi.

**milliéquivalent** m. *(angl.* ***milliequivalent****).* Unité employée pour indiquer la concentration des électrolytes dans les liquides organiques, correspondant à la millième partie d'un équivalent-gramme (millième partie de la quantité d'un ion qui peut se combiner avec l'ion H ou l'ion OH). Symbole : mEq.

**milligramme** m. *(angl.* ***milligram****).* Unité de masse égale à un millième de gramme. Symbole : mg.

**millilitre** m. *(angl.* ***milliliter****).* Unité de capacité égale à un millième de litre. On l'emploie de plus en plus souvent à la place du *centimètre cube* (de même que ses symboles cc et $cm^3$), bien que les deux unités ne soient pas absolument égales (un millilitre correspond à 1,000028 $cm^3$). Symbole : ml.

**millimètre** m. *(angl.* ***millimeter****).* Unité de longueur égale à un millième de mètre. Symbole : mm.

**millimètre cube** *(angl.* ***cubic millimeter****).* Unité de volume égale à un millième de centimètre cube. Symbole : $mm^3$.

**millimètre de mercure**. Syn. de *Torr*. Abrév. : *mmHg*.

**millimicron** m. Syn. de *nanomètre*. Symbole : mμ.

**millimole**. f. Masse d'un corps égale à la millième partie d'une molécule-gramme. La millimole tend à remplacer le gramme comme unité de mesure dans les analyses biologiques. Symbole : mmol.

**millirad** m. *(angl.* ***millirad****).* Unité de dose de rayonnement absorbée égale à un millième de rad. Symbole : mrad.

**millirem** m. *(angl.* ***millirem****).* Unité de dose biologiquement efficace d'un rayonnement égale à un millième de rem. Symbole : mrem.

**milliröntgen** m. *(angl.* ***milliröntgen****).* Unité de rayonnement X ou gamma égale à un millième de röntgen. Symbole : mR.

**milliseconde** f. *(angl.* ***millisecond****).* Unité de temps égale à un millième de seconde. Symbole : ms.

**millivolt** m. *(angl.* ***millivolt****).* Unité de force électromotrice ou de différence de potentiel égale à un millième de volt. Symbole : mV.

**milliwatt** m. *(angl.* ***milliwatt****).* Unité de puissance égale à un millième de watt. Symbole : mW.

**min** Symbole de la *minute*.

**minéral, ale, aux** a. Syn. d'*inorganique* (1).

**minéralocorticoïde** a. et m. *(angl.* ***mineralocorticoid****).* Nom d'ensemble des hormones corticosurrénales *(corticostéroïdes)* dont l'action principale s'exerce sur le métabolisme minéral (essentiellement rétention de sodium et excrétion de potassium). Les principales hormones minéralocorticoïdes sont l'aldostérone et la corticostérone.

**minerve** f. *(angl.* ***Minerva jacket****).* Appareil orthopédique, plâtré ou en plastique, destiné à immobiliser la colonne cervicale en extension et à maintenir la tête en bonne position.

**Mingazzini (épreuve de)** *(angl.* ***Mingazzini's test****).* Manœuvre pour la mise en évidence d'une légère parésie d'un membre : après l'élévation parallèle des deux membres respectifs, celui du côté paralysé s'abaisse ou retombe. (*Mingazzini* Giovanni, neuropathologiste et psychiatre italien, 1859-1929.)

**Minkowski-Chauffard** (**maladie de**) *(angl. **hereditary spherocytosis, Minkowski-Chauffard syndrome**)*. Maladie familiale et héréditaire se transmettant selon le mode dominant, caractérisée par une anémie hémolytique évoluant par poussées, due à la présence d'hématies sphériques de petite taille *(microsphérocytose)*, anormalement fragiles. Les premiers symptômes apparaissent dans l'enfance ou l'adolescence. La guérison est obtenue par splénectomie. Syn. : *sphérocytose héréditaire*, *microsphérocytose héréditaire*. (*Minkowski* Oskar, médecin allemand, 1858-1931 ; *Chauffard* Anatole Marie Émile, médecin français, 1855-1932.)

**minute** f. *(angl. **minute**)*. Unité de temps égale à 60 secondes. Symboles : min, mn (déconseillé).

**mio-** V. *méio-*.

**miosis** m. Myosis.

**miotique** a. et m. Myotique.

**miscible** a. *(angl. **miscible**)*. Qui peut se mélanger avec un autre corps. Se dit particulièrement des liquides.

**misanthropie** f. *(angl. **misanthropia**)*. Haine des hommes, de la société, aversion contre l'ensemble du genre humain. (a. et n. **misanthrope**)

**miso-** Préfixe d'origine grecque signifiant *haine*.

**misoandrie** f. Aversion morbide pour le sexe masculin.

**misogynie** f. *(angl. **misogyny**)*. Aversion ou mépris pour les femmes en général. (a. et n. **misogyne**)

**mitochondrie** f. *(angl. **mitochondrion**)*. Organite cytoplasmique constant dans toute cellule végétale ou animale, se présentant sous forme de grain, de bâtonnet ou de filament que l'on met en évidence par des techniques spéciales de fixation et de coloration. Les mitochondries renferment diverses enzymes et jouent de ce fait un rôle important dans les phénomènes de respiration et dans les réactions énergétiques de la cellule. (a. **mitochondrial**, **ale**, **aux**)

**mitogène** m. *(angl. **mitogen**)*. 1) Tout agent favorisant la mitose. 2) Substance stimulant la transformation lymphoblastique des lymphocytes. (a. **mitogénique**)

**mitose** f. *(angl. **mitosis**)*. Division cellulaire telle que les deux cellules-filles formées sont identiques à la cellule-mère. Le nombre de chromosomes, notamment, est le même (2n) dans la cellule-mère que dans les cellules-filles. La mitose est le mode de division des cellules somatiques, alors que la *méiose* (V. ce terme) est le mode de division cellulaire qui aboutit à la formation des cellules sexuelles (gamètes). La mitose comprend normalement quatre phases : *prophase*, *métaphase*, *anaphase* et *télophase* (V. ces termes). (a. **mitotique**)

**mitral**, **ale**, **aux** *(angl. **mitral**)*. 1) a. Qui se rapporte à la valvule mitrale du cœur, ou à l'orifice auriculo-ventriculaire gauche (qui porte cette valvule), ou à toute affection due à une lésion de cette valvule. Ex. : insuffisance mitrale, souffle mitral. 2) m. En langage clinique, individu atteint d'une affection de la valvule mitrale.

**mixtion** f. *(angl. **mixing**)*. Action de mélanger plusieurs substances pharmaceutiques.

**mixture** f. *(angl. **mixture**)*. Préparation pharmaceutique constituée par le mélange de deux ou de plusieurs substances, généralement sous forme liquide.

**Miyagawanella**. Syn. désuet de *Chlamydia*.

**ml** Symbole du *millilitre*.

**mm** Symbole du *millimètre*.

**mm³** Symbole du *millimètre cube*.

**mμ** Symbole du *millimicron*.

**μm** Symbole du *micromètre*.

**μμ** Symbole du *micromicron (picomètre)*

**mmHg** Symbole du *millimètre de mercure*, employé surtout dans la mesure de la pression sanguine. Le mmHg correspond au *Torr*.

**mmol** Symbole de la *millimole*.

**μmol** Symbole de la *micromole*.

**Mn** 1) Symbole chimique du *manganèse*. 2) Symbole de *minimal* ou *minimum*. 3) Symbole de la *pression (artérielle) minimale*.

**mn** Symbole de la *minute*.

**mnémonique** a. *(angl. **mnemonic**)*. Qui se rapporte à la faculté de mémorisation (d'enregistrer dans la mémoire), qui vient en aide à la mémoire (mnémotechnique).

**mnésique** a. *(angl. **mnemic**)*. Qui se rapporte à la mémoire. Ex. : absence mnésique. V. *amnésique*.

**MNI**. Abrév. de *mononucléose infectieuse*.

**mobilisation** f. *(angl. **mobilization**)*. 1) Mise en mouvement d'un ou de plusieurs membres ou articulations. On distingue la *mobilisation active* (mouvements volontaires exécutés par le sujet lui-même) et la *mobilisation passive* (mouvements que détermine généralement un kinésithérapeute). 2) Libération d'un organe ou d'une structure organique de ses adhérences. 3) Transformation dans l'organisme des substances de réserve en substances utilisables (par ex. mobilisation du glycogène qui est transformé en glucose). (a. **mobilisé, ée**)

**moelle** f. *(angl.* ***medulla****)*. Partie centrale de différents organes. V. *médullaire*, *myél-*.

**moelle épinière** *(angl.* ***medulla spinalis****)*. Partie du système nerveux central contenue dans le canal rachidien, depuis le trou occipital (où elle fait suite au bulbe rachidien) jusqu'à la deuxième vertèbre lombaire. De chaque côté de la moelle épinière partent des paires de nerfs rachidiens, constitués par la réunion d'une racine antérieure motrice et d'une racine postérieure sensitive portant un ganglion spinal. La moelle est constituée de substance blanche périphérique et de substance grise centrale. Au centre de la substance grise se trouve un mince canal, le canal épendymaire. La substance grise est formée de deux masses latérales ayant, sur les coupes transversales, la forme d'un H ; ce sont les cornes antérieures ou motrices, et les cornes postérieures ou sensitives. Syn. : *corde spinale* (désuet).

**moelle osseuse** *(angl.* ***bone marrow****)*. Tissu de consistance molle qui remplit la partie centrale des os longs et les différentes cavités et aréoles des os spongieux. Sa coloration et sa composition varient essentiellement avec l'âge du sujet. La *moelle rouge*, présente chez le fœtus et les enfants, est riche en cellules conjonctives jeunes (dont celles qui sont à l'origine des cellules sanguines) et en vaisseaux sanguins ; elle joue un rôle important dans l'ossification et dans l'hématopoïèse. La *moelle jaune* de l'adulte, riche en cellules adipeuses, remplit le canal central de la diaphyse des os longs.

**moi** m. *(angl.* ***ego****)*. En psychanalyse, personnalité psychique d'un individu dont il est conscient et qu'il affirme. Le « moi » est tout ce qui ne vient pas d'autrui ; dans le langage freudien, il s'oppose au « ça ».

**moignon** m. *(angl.* ***stump****)*. 1) Partie d'un membre ou d'un organe qui reste après une amputation partielle. 2) En odontologie, portion restante d'une dent mutilée par carie ou fracture, vulgairement appelée « chicot ».

**moignon de l'épaule** *(angl.* ***shoulder stump****)*. Partie externe saillante de l'épaule qui correspond au muscle deltoïde.

**mol** Symbole de la *molécule-gramme*.

**molaire** *(angl.* ***molar****)*. 1) f. Chacune des dents (3 +3) de la partie postérieure des arcades dentaires inférieure et supérieure, dont la fonction est de broyer. La troisième molaire ou « dent de sagesse » manque chez certains individus. 2) a. Qui se rapporte à la môle. Ex. : avortement molaire. 3) a. Qui se rapporte à la molécule-gramme. Ex. : concentration molaire.

**molalité** f. *(angl.* ***molality****)*. Concentration d'une solution en moles (molécules-gramme) par kilogramme d'eau. Abrév. : m. Syn. : *teneur moléculaire*.

**molarité** f. *(angl.* ***molarity****)*. Concentration d'une solution exprimée en moles (molécules-gramme) par litre. Dans les solutions très diluées, molarité et molalité sont équivalentes. Syn. : *concentration molaire*.

**mole** f. Syn. de *molécule-gramme*.

**môle** (**hydatiforme** ou **vésiculaire**) f. *(angl.* ***hydatid mole, hydatidiform mole****)*. Maladie du placenta caractérisée par la transformation des villosités choriales en nombreuses vésicules groupées en grappes. La môle aboutit spontanément, vers le 4e mois, à l'avortement. Syn. : *choriome bénin*. (a. **molaire**)

**môle (hydatiforme) maligne**. Syn. de *chorioadénome*.

**moléculaire** a. *(angl.* ***molecular****)*. Qui se rapporte à la molécule. Ex. : biologie moléculaire. V. *poids moléculaire*.

**molécule f.** *(angl.* ***molecule****)*. La plus petite partie d'une substance chimique homogène qui possède encore toutes les propriétés de cette substance et qui puisse exister à l'état libre dans une phase donnée (gaz, liquide, solide, solution). Il y a lieu de distinguer la molécule ainsi définie de l'*atome*, qui est la plus petite partie d'un élément susceptible de se combiner avec un autre élément.

**molécule-gramme** f. *(angl.* ***gram-molecule****)*. Masse moléculaire d'un corps, exprimée en grammes. Symbole : mol. Syn. : *mole*. Sous-multiple : *micromole*.

**mollet** m. *(angl.* ***calf****)*. Partie charnue à la face postérieure de la jambe, entre le creux poplité du genou et la cheville. V. *sural*.

**molluscum pendulum** *(angl.* ***molluscum pendulum****)*. Tumeur cutanée pédiculée constituée d'un noyau fibreux plus ou moins dense que recouvre un épiderme essentiellement normal. La tumeur peut exister à la naissance ; elle siège habituellement à la tête et a l'aspect d'une formation polypoïde molle légèrement ridée [12].

**Monge** (**maladie de**) *(angl.* ***Monge's disease****)*. Mal des montagnes chronique. V. *mal des montagnes*.

**mongolique** a. *(angl.* ***mongolian****)*. Qui rappelle les traits caractéristiques de la race mongole. Ex. : bride mongolique.

**mongolien**, **ienne** a. et n. *(angl.* ***mongolian****).* Terme anciennement utilisé et aujourd'hui déconseillé pour se référer à certains traits caractéristiques du syndrome de Down. Qui se rapporte au mongolisme, qui est atteint de mongolisme. Ex. : faciès mongolien, idiotie mongolienne.

**mongolisme** m. *(angl.* ***mongolism****).* Syn. déconseillé de *syndrome de Down*. V. *Down (syndrome de).*

**mongoloïde** a. *(angl.* ***mongoloid****).* Qui présente certains traits se rapprochant de ceux du syndrome de Down.

**Monilia**. Nom désuet de *Candida.*

**moniliase** f. Syn. de *candidose.*

**moniteur** m. *(angl.* ***monitor****).* Appareil électronique utilisé à des fins médicales et réalisant automatiquement certaines opérations à la place de l'homme. Certains moniteurs assurent la surveillance des fonctions vitales d'un sujet et en corrigent éventuellement les troubles, d'autres réalisent des opérations de laboratoire.

**monitorage** m. *(angl.* ***monitoring****).* Technique de surveillance d'un sujet, placé en soins intensifs, utilisant un moniteur.

**monitorage fœto-maternel** *(angl.* ***fœtomaternal monitoring****).* Surveillance destinée à diminuer la mortalité périnatale, la morbidité périnatale, à rationaliser l'indication d'une césarienne pour souffrance fœtale, à diminuer la durée du travail en augmentant son contrôle. Elle utilise plusieurs techniques : a) enregistrement externe des contractions utérines et enregistrement externe du cœur fœtal ; b) enregistrement interne des contractions utérines par ponction abdominale (amniocentèse) et enregistrement externe du cœur fœtal ; c) enregistrement interne des contractions utérines par voie transcervicale et enregistrement interne du cœur fœtal.

**mono-** Préfixe d'origine grecque signifiant *un*, ou *une fois*, et soulignant la présence d'un seul élément. V. *uni-.*

**monoalvéolyse traumatique** *(angl.* ***traumatic monoalveolysis****).* Parodontolyse atteignant une seule alvéole dentaire, due à un facteur traumatisant local (contact prématuré d'occlusion, interférence d'articulé, parafonction)[36].

**monoamine** f. *(angl.* ***monoamine****).* Nom d'ensemble des substances dont la molécule contient une seule amine. Certaines monoamines remplissent des fonctions physiologiques importantes (adrénaline, sérotonine, tryptamine).

**monoamine-oxydase** f. *(angl.* ***monoamine oxidase****).* Toute enzyme intervenant dans la dégradation des monoamines. Les monoamines-oxydases, présentes dans la plupart des tissus animaux (surtout dans le foie et le rein), jouent un rôle physiologique important dans l'inactivation de l'adrénaline, de la noradrénaline et de la sérotonime. Abrév. : MAO.

**monoarthrite** f. *(angl.* ***monarthritis****).* Arthrite localisée à une seule articulation.

**monoarticulaire** a. *(angl.* ***monoarticular****).* Qui se rapporte à une seule articulation. Ex. : goutte monoarticulaire.

**monoauriculaire** a. *(angl.* ***monoauricular****).* Qui se rapporte à une seule oreille.

**monoblaste** m. *(angl.* ***monoblast****).* Cellule de la moelle osseuse dont dérive le monocyte.

**monochromatique** a. *(angl.* ***monochromatic****).* Qui est d'une seule couleur. Ex. : lumière monochromatique.

**monoclonal**, **ale**, **aux** a. *(angl.* ***monoclonal****).* Qui intéresse un seul clone, qui provient d'un seul clone. Ex. : gammapathie monoclonale.

**monoclonalité** f. *(angl.* ***monoclonality****).* Caractère, état de cellules provenant d'un seul clone.

**monocyte** m. *(angl.* ***monocyte****).* Globule blanc (leucocyte) du sang, de grande taille, à noyau non segmenté, coloré en gris-bleu par les colorants habituels (*Giemsa*), provenant du monoblaste de la moelle osseuse. Les monocytes constituent 2 à 6 % des leucocytes du sang (nombre total environ 500 par $mm^3$). Bon nombre de macrophages tissulaires proviennent des monocytes du sang. (a. **monocytaire**)

**monocytose** f. *(angl.* ***monocytosis****).* Augmentation du nombre des monocytes dans le sang (taux supérieur à 12 % du nombre des leucocytes). On l'observe dans divers états infectieux et notamment dans la mononucléose infectieuse. Syn. : *mononucléose.*

**monoglycéride** m. V. *glycéride.*

**monokine** f. *(angl.* ***monokine****).* Terme général désignant les glycoprotéines solubles produites par les monocytes et les macrophages, qui agissent comme médiateurs intercellulaires de la réponse immunitaire. V. *cytokine*, *interleukine*, *lymphokine.*

**mononucléaire** *(angl.* ***mononuclear****).* 1) a. Qui n'a qu'un seul noyau. 2) m. Cellule sanguine ne possédant qu'un seul noyau non segmenté (par opposition au *granulocyte* appelé « polynucléaire »). Les mononucléaires comprennent les lymphocytes et les monocytes.

**mononucléose** f. Syn. de *monocytose.*

**mononucléose infectieuse** *(angl.* ***infectious mononucleosis****)*. Maladie infectieuse aiguë due au *virus d'Epstein-Barr*, sporadique ou épidémique, fréquente surtout chez les adultes jeunes, caractérisée par la fièvre, une forte mononucléose sanguine (60 à 80 % de monocytes), une angine, des polyadénopathies, une splénomégalie et, quelquefois, une éruption cutanée. Certains de ces signes cliniques peuvent manquer. La maladie détermine la formation d'anticorps spécifiques, dont la recherche sert à poser le diagnostic (*réaction de Paul et Bunnel*). La durée de la maladie varie de une à plusieurs semaines. Le mode de transmission n'est pas toujours connu. Syn. : *angine à monocytes* (ou *monocytaire*), *fièvre ganglionnaire* (ou *glandulaire*), *maladie des fiancés*, *maladie du baiser prolongé* (ces deux derniers soulignant le fait que le virus se transmet souvent par la salive). Abrév. : MNI. (a. **mononucléosique**).

**mononucléotide** m. *(angl.* ***mononucleotide****)*. Molécule de nucléotide isolée, par opposition aux nucléotides associés par des liaisons biphosphoriques des molécules polymériques[23]. (a. **mononucléosique)**

**monoparésie** f. *(angl.* ***monoparesis****)*. Parésie d'un seul membre ou d'une seule partie.

**monoplégie** f. *(angl.* ***monoplegia****)*. Paralysie limitée à un seul membre.

**monoplégique** *(angl.* ***monoplegic****)*. 1) a. Qui se rapporte à la monoplégie. 2) a. et n. Qui est atteint de monoplégie.

**monosaccharide** m. Syn. désuet d'*ose*.

**monosporiase pulmonaire**. Syn. d'*allescheriase pulmonaire*.

**monothérapie** f. *(angl.* ***monotherapy****)*. Traitement d'une maladie au moyen d'un seul médicament spécifique.

**monotronculaire** a. et n. *(angl.* ***monotruncular****)*. En cardiologie, se dit des lésions athéromateuses coronariennes siégeant sur le trajet d'une seule artère, ou du malade qui présente ces lésions (un *monotronculaire*). Ling. : Terme utilisé exclusivement dans la littérature médicale française.

**monovalent**, **ente** a. *(angl.* ***monovalent****)*. 1) Qui possède une seule valence. 2) Se dit d'un vaccin ou d'un sérum préparé à partir d'une seule souche bactérienne ou virale et qui assure une protection uniquement contre les infections causées par cette souche. Syn. : *univalent*.

**monozygote** a. *(angl.* ***monozygotic****)*. V. *grossesse gémellaire uniovulaire*, *jumeaux*.

**Monro** (**trou** ou **canal de**) *(angl.* ***interventricular foramen****)*. Chacun des deux orifices canalaires qui mettent en communication, de chaque côté, la cavité du troisième ventricule avec les ventricules latéraux. (*Monro* Alexander, anatomiste écossais, 1733-1817.)

**monstre** m. *(angl.* ***monster****)*. Fœtus parvenu ou non à terme qui présente des malformations graves, le plus souvent incompatibles avec la vie. V. *térato-*. (a. **monstrueux, euse**)

**mont de Vénus** *(angl.* ***mons pubis, mons veneris****)*. Large saillie médiane située au niveau de la symphyse pubienne, en avant de la vulve. Elle se continue en arrière et en bas par les grandes lèvres et se perd en haut sur la partie inférieure de la paroi abdominale. Syn. : *pénil*.

**Moore** (**prothèse de**) *(angl.* ***Austin Moore prosthesis****)*. Prothèse en vitallium, de la tête et du col du fémur, pour l'arthroplastie de la hanche après excision de la tête fémorale. On l'utilise dans les nécroses de la tête fémorale, les coxarthroses. (*Moore* Austin Talley, chirurgien-orthopédiste américain, 1889-1963.)

**morbide** a. *(angl.* ***morbid****)*. Qui se rapporte à la maladie. Ex. : manifestation morbide.

**morbilleux, euse** a. *(angl.* ***morbillous****)*. Qui se rapporte à la rougeole. Ex. : encéphalite morbilleuse, virus morbilleux.

**morbilliforme** a. *(angl.* ***morbilliform****)*. Qui ressemble à l'éruption de la rougeole. Ex. : érythème morbilliforme.

**Morgagni-Adams-Stokes (syndrome de)**. V. *Adams-Stokes (syndrome de)*.

**Morgagni** (**ventricule de**) *(angl.* ***Morgagni's ventriculus laryngis****)*. Chacun des deux diverticules latéraux du larynx compris entre les cordes vocales supérieures et les cordes vocales inférieures (bandes ventriculaires) correspondantes. (*Morgagni* Giovanni Battista, anatomiste et anatomopathologiste italien, 1682-1771.)

**morgan** m. *(angl.* ***morgan****)*. Unité de distance génétique. Le morgan correspond à la distance qui sépare deux loci entre lesquels le nombre moyen d'enjambements observés par chromatide est égal à 1. Syn. : *morganite* (peu usité)[23].

**morganite** m. Syn. peu usité de *morgan*.

**Moro-patch**. V. *Moro (percutiréaction de)*.

**Moro** (**réflexe de**) *(angl.* ***Moro's reflex****)*. Réflexe caractéristique du nouveau-né : l'enfant étant couché sur le dos, lorsqu'on soulève son siège en élevant les membres inférieurs, ses bras s'étendent en croix, puis se rapprochent en un mouvement d'embrassement. Ce réflexe peut aussi être obtenu en frappant le lit ou la table où le nouveau-né est couché. (*Moro* Ernst, pédiatre autrichien, 1874-1951.)

**Moro (percutiréaction**, **réaction** ou **test de)** *(angl.* ***Moro's reaction****)*. Réaction locale à la tuberculine, provoquée par l'application sur la peau, d'une tuberculine concentrée. La région cutanée, sur laquelle on a déposé une goutte de tuberculine, est recouverte d'un pansement occlusif (sparadrap). Ce pansement *(timbre tuberculinique*, *Moro-patch)* est laissé en place 24 ou 48 heures, selon l'âge du sujet. Une réaction positive se traduit par l'apparition de petites papules érythémateuses. La signification de cette réaction est la même que celle de la *réaction de Mantoux*. V. aussi *Pirquet (cutiréaction de von)*. (*Moro* Ernst, pédiatre autrichien, 1874-1951.)

**morph-**, **morpho-** Préfixe d'origine grecque indiquant une relation avec la forme.

**morphine** f. *(angl.* ***morphine****)*. Alcaloïde extrait de l'opium. C'est un narcotique et un analgésique très puissant, administré par voie sous-cutanée ou sous forme de sirop, mais qui doit être réservé aux cas graves car c'est un stupéfiant.

**morphinomanie** f. *(angl.* ***morphinomania****)*. Toxicomanie à la morphine. (a. et n. **morphinomane**)

**morphogenèse** f. *(angl.* ***morphogenesis****)*. Développement des formes et des structures d'un organisme. (a. **morphogénétique**)

**morphologie** f. *(angl.* ***morphology****)*. 1) Étude de la forme et de la structure des êtres vivants. Elle fait appel à diverses disciplines, telles que anatomie, histologie. 2) Par extension, la forme, la structure d'un être vivant. (a. **morphologique**)

**morpion** m. *(angl.* ***crab louse****)*. Nom courant du pou qui infeste les poils du pubis (nom scientifique *Phthirus pubis*). V. *pou*.

**mort** f. *(angl.* ***death****)*. Arrêt complet et définitif des fonctions vitales d'un organisme vivant, avec disparition de sa cohérence fonctionnelle et notamment de l'activité électrique du cerveau (tracé électroencéphalographique plat), et destruction progressive de ses unités tissulaires et cellulaires. V. *coma dépassé*, *létal*, *nécro-*.

**mort blanche** *(angl.* ***death freezing****)*. Mort consécutive à une hypothermie ou à une réfrigération prolongée.

**mort fœtale** *(angl.* ***fetal death****)*. Décès d'un produit de conception, lorsque ce décès est survenu avant son expulsion ou son extraction complète du corps de la mère, indépendamment de la durée de la gestation ; le décès est indiqué par le fait qu'après cette séparation le fœtus ne respire ni ne manifeste aucun autre signe de vie, tel que battement du cœur, pulsation du cordon ombilical ou contraction effective d'un muscle soumis à l'action de la volonté [26].

**mort maternelle** *(angl.* ***maternal death****)*. Décès d'une femme survenu au cours de la grossesse ou dans un délai de 42 jours après sa terminaison, quelles qu'en soit la durée et la localisation, pour une cause quelconque déterminée ou aggravée par la grossesse ou les soins qu'elle a motivés, mais ni accidentelle ni fortuite [26].

**mort néonatale** *(angl.* ***neonatal death****)*. Mort survenant pendant la période néonatale. V. *mortalité néonatale*.

**mort subite imprévue du nourrisson** *(angl.* ***sudden infant death syndrome****)*. Décès brutal et imprévu d'un nourrisson qui paraissait en bonne santé ou à peu près avant sa mort et dont le décès reste inexpliqué après une autopsie correctement exécutée. L'étiologie est inconnue, et un grand nombre de causes ont été invoquées, telles que l'apnée qui se produit pendant le sommeil.

**mortalité** f. *(angl.* ***mortality****)*. Fréquence des décès dans une période donnée par rapport à la population totale (les malades et les bien-portants) parmi laquelle ils surviennent. Le *taux de mortalité* exprime le nombre de décès dans une population donnée et pendant un temps déterminé (habituellement une année).

**mortalité néonatale** *(angl.* ***neonatal mortality****)*. Mortalité au cours de la période néonatale, laquelle s'étend de la naissance à l'âge d'un mois, ou de 28 jours, selon les usages [26].

**mortalité néonatale précoce** *(angl.* ***early neonatal mortality****)*. Mortalité d'enfants nés vivants dans la première semaine de la vie [26].

**mortinaissance** f. *(angl.* ***stillbirth****)*. Expulsion, après environ six mois de gestation, d'un fœtus décédé *in utero* [26].

**mortinatalité** f. *(angl.* ***stillbirth rate****)*. Mortalité *in utero* des produits de conception d'une durée de gestation supérieure à un certain minimum, variable selon les pays, mais généralement de l'ordre de 6 mois. Le *taux de mortinatalité* exprime le nombre de décès *in utero* sur 1 000 naissances.

**mort-né**, **ée** a. et n. (pl. **mort-nés**). *(angl.* ***stillborn****)*. Se dit du fœtus qui est mis au monde sans vie. En France, est qualifié de « mort-né » un produit de conception dont la gestation a duré au moins 180 jours et qui est décédé *in utero*.

**Morton (maladie de)** *(angl. **Morton's disease**)*. Douleur au niveau d'un métatarsien et de l'orteil correspondant (le plus souvent le quatrième), due à un névrome développé sur le trajet du nerf plantaire digital du troisième espace. L'excision du névrome fait disparaître la douleur. (*Morton* Thomas George, chirurgien américain, 1835-1903.)

**morula** f. *(angl. **morula**)*. Premier stade de segmentation de l'œuf fécondé, qui prend l'aspect d'une petite mûre avant le passage au stade de *blastula*.

**moteur, trice** a. *(angl. **motor**)*. Qui donne le mouvement, qui contribue à l'exécuter, qui se rapporte au mouvement : nerf moteur, trouble moteur, fibres motrices.

**motilité** f. *(angl. **motility**)*. 1) Propriété de se mouvoir. 2) Ensemble des mouvements propres à un système (Ex. : motilité viscérale) ou à un organe (Ex. : motilité gastrique, motilité oculaire).

**motricité** f. *(angl. **motoricity**)*. Fonction qui assure les mouvements du corps, assurée par l'appareil neuro-musculaire, que ce soit les mouvements volontaires ou les mouvements réflexes ou automatiques.

**mousse** a. *(angl. **blunt**)*. Qui n'est pas piquant (Ex. : pointe, aiguille mousses), qui n'est pas tranchant (Ex. : lame mousse).

**moustique** m. *(angl. **mosquito**)*. Tout insecte diptère pourvu d'une trompe lui permettant de piquer l'homme ou les animaux afin de se nourrir de leur sang. Les moustiques qui ont une importance en médecine appartiennent à plusieurs genres, dont *Aedes*, *Anopheles* et *Culex*.

**mouvement actif** *(angl. **active movement**)*. Mouvement qu'exécute volontairement un individu. V. *cinétique*, *mobilisation*.

**mouvement orthal** *(angl. **vertical mandibular movement**)*. Mouvement vertical de la mandibule lorsqu'elle s'abaisse *(orthal descendant)* ou s'élève *(orthal ascendant)*. Lorsque la mandibule est en relation centrée, le mouvement orthal est une rotation axiale bicondylienne de l'ordre de 12°[35].

**mouvement palinal** *(angl. **mandibular retraction**)*. Ensemble des mouvements antéropostérieurs de la mandibule, se composant de la rétropulsion et de la rétraction[35].

**mouvement passif** *(angl. **passive movement**)*. Mouvement imprimé par une force extérieure à l'organisme. V. *cinétique*, *mobilisation*.

**mouvement propalinal** *(angl. **mandibular protraction**)*. Ensemble des mouvements postéroantérieurs de la mandibule, se composant de la protraction et de la propulsion[35].

**moyen de contraste**. V. *milieu de contraste*.

**MPBB**. Abrév. de l'anglais ***m**aximum **p**ermissible **b**ody **b**urden*. V. *QMA*.

**mR** Symbole du *milliröntgen*.

**mrad** Symbole du *millirad*.

**mrem** Symbole du *millirem*.

**ms** Symbole de la *milliseconde*.

**MSH**. Abrév. désignant la *mélanostimuline* (de l'anglais ***m**elanocyte **s**timulating **h**ormone*).

**MST**. Abrév. de *maladie sexuellement transmissible*.

**mu** V. µ.

**mucilage** m. *(angl. **mucilage**)*. Substance vegétale qui se gonfle sous l'action de l'eau, en prenant une consistance gommeuse qui lui donne des propriétés adhésives et épaississantes. Les mucilages sont utilisés comme régulateurs du transit intestinal.

**mucilagineux, euse** a. *(angl. **mucilaginous**)*. Qui contient du mucilage, qui a la consistance ou l'aspect du mucilage.

**mucinase** f. *(angl. **mucinase**)*. Nom générique de substances contenues dans le suc intestinal et qui activent la dégradation des mucines.

**mucine** f. *(angl. **mucin**)*. Glycoprotéine complexe présente dans les mucus, le liquide synovial, certains kystes et, normalement, dans l'urine. (a. **mucineux, euse**)

**mucipare** a. *(angl. **muciparous**)*. Qui sécrète du mucus. Ex. : glande mucipare.

**Muckle-Wells (syndrome de)** *(angl. **Muckle-Wells syndrome**)*. Maladie héréditaire caractérisée cliniquement par des épisodes d'arthralgie et d'urticaire, survenant à l'adolescence, et par la surdité, compliquée d'une infiltration amyloïde diffuse des reins qui entraîne une insuffisance rénale. (*Muckle* Thomas James, pédiatre américain, XXe siècle ; *Wells* Michael Vernon, médecin anglais, XXe siècle.)

**mucocèle** f. *(angl. **mucocele**)*. Formation ayant l'aspect d'une poche kystique, due à l'accumulation de mucus dans une cavité dont l'orifice est obstrué. Ex. : mucocèle lacrymale, mucocèle appendiculaire, mucocèle d'un sinus de la face.

**mucocèle bronchique** *(angl. **bronchial mucocele**)*. Affection probablement congénitale, caractérisée par la présence d'une forte dilatation au niveau d'une bronche, qui est remplie de mucosités.

**mucoïde** a. *(angl. **mucoid**)*. Qui ressemble au mucus. Ex. : dégénérescence mucoïde.

**mucolipidose** f. *(angl. **mucolipidosis**)*. Groupe de maladies métaboliques caractérisées par l'accumulation, dans divers organes et tissus, de mucopolysaccharides acides et de lipoglucides.

Les manifestations cliniques sont proches de celles de la *maladie de Hurler*.

**muco-membraneux, euse** a. *(angl.* ***mucomembranous****)*. Qui ressemble à une membrane muqueuse. Ex. : colite muco-membraneuse (avec formation de fausses membranes).

**mucopolysaccharide** m. *(angl.* ***mucopolysaccharide****)*. Nom d'ensemble des polysaccharides (polyosides) constitués d'un sucre aminé (libre ou lié à un radical $SO_2$) et d'acide uronique. On les trouve dans l'organisme à l'état libre et sous forme de glycoprotéines (notamment comme constituant de la substance fondamentale du tissu conjonctif).

**mucopolysaccharidose** f. *(angl.* ***mucopolysaccharidosis****)*. Nom générique d'un ensemble de maladies dues à diverses déficiences enzymatiques héréditaires affectant le métabolisme des mucopolysaccharides. Elles sont classées en 7 types (I à VII). La *maladie de Hurler* en est un exemple.

**muco-purulent, ente** a. *(angl.* ***mucopurulent****)*. Qui contient du mucus et du pus. Ex. : conjonctivite muco-purulente.

**muco-pus** m. *(angl.* ***mucopus****)*. Mucus ressemblant au pus du fait de sa teneur élevée en leucocytes.

**mucosité** f. *(angl.* ***mucous fluid****)*. Substance épaisse et filante que l'on trouve à la surface de certaines muqueuses, formée de mucus, de cellules desquamées, de micro-organismes, de poussières.

**mucoviscidose** f. *(angl.* ***mucoviscidosis****)*. Affection familiale, transmise selon le mode autosomique récessif, due à une viscosité anormale des sécrétions muqueuses (surtout du tube digestif et des bronches) entraînant une fibrose kystique congénitale du pancréas et des poumons, et se traduisant, dès la naissance, par un gros abdomen, des selles volumineuses, graisseuses (par insuffisance d'enzymes pancréatiques), parfois une occlusion intestinale brutale (par iléus méconial), des infections respiratoires favorisées par les bronchiectasies. Le diagnostic de mucoviscidose est facilité par le dosage du sodium et du chlore dans la sueur, leur concentration étant toujours très élevée dans cette maladie (taux de sodium supérieur à 80 mEq/l, taux de chlore supérieur à 60 mEq/l). Syn. : *fibrose kystique du pancréas* (ou *du poumon*).

**mucus** m. *(angl.* ***mucus****)*. Produit de sécrétion des glandes muqueuses, constitué principalement de mucine qui lui donne un aspect filant et contenant, en outre, de l'eau, des sels, des cellules desquamées et des leucocytes. Le mucus exerce un rôle protecteur sur les muqueuses qu'il recouvre. V. *myxo-*. (a. **muqueux, euse**)

**muet, ette** a. et n. *(angl.* ***dumb, mute****)*. Qui est atteint de mutité.

**muguet** m. *(angl.* ***mycotic stomatitis, thrush****)*. Petites ulcérations de la muqueuse buccale, couvertes d'un enduit blanchâtre, dues à une levure *(Candida albicans)*. On les observe chez les nourrissons, chez les malades cachectiques ou chez des sujets soumis à des traitements intensifs par les antibiotiques. V. *candidose*. Syn. : *blanchet* (populaire), *millet* (désuet). Par extension, on désigne également sous ce nom les lésions dues à *Candida albicans* localisées à d'autres muqueuses : muguet vaginal, muguet intestinal, etc.

**multi-** Préfixe d'origine latine signifiant *plusieurs* ou *nombreux*.

**multifactoriel, elle, aux** a. *(angl.* ***multifactorial****)*. Qui se rapporte, qui est dû à plusieurs facteurs. Ex. : étiologie multifactorielle.

**multifocal, ale, aux** a. *(angl.* ***multifocal****)*. Qui se rapporte à plusieurs foyers; qui possède plusieurs foyers. Ex. : lunettes multifocales, extrasystoles multifocales.

**multifragmentaire** a. *(angl.* ***multifragmented****)*. Qui est constitué de plusieurs fragments. Ex : fracture multifragmentaire.

**multigénique** a. Syn. de *polygénique* (2).

**multigeste** a. et f. *(angl.* ***multigesta, multigravida****)*. Se dit d'une femme qui est enceinte au moins pour la 2^e^ fois. V. *nulligeste*, *primigeste*.

**multiloculaire** a. *(angl.* ***multilocular****)*. Qui est divisé en de nombreux compartiments. Ex. : kyste multiloculaire. Syn. : *pluriloculaire*.

**multinodulaire** a. *(angl.* ***multinodular****)*. Qui est formé de nombreux nodules.

**multipare** a. et f. *(angl.* ***multipara****)*. Se dit d'une femme qui a eu plusieurs enfants. V. *nullipare*, *primipare*.

**muqueuse** f. *(angl.* ***mucous membrane****)*. Membrane de revêtement des cavités naturelles de l'organisme, à surface toujours légèrement humide.

**muqueuse pituitaire** *(angl.* ***olfactory membrane****)*. Membrane mince qui tapisse les fosses nasales, constituée de deux zones distinctes : la *muqueuse olfactive* à la partie supérieure de la cloison et des cornets nasaux supérieurs, organe récepteur de l'odorat, et la *muqueuse respiratoire* qui tapisse tout le reste des fosses nasales, pourvue de cils et de glandes muqueuses. Syn. : *muqueuse nasale*.

**muqueuse utérine**. Syn. d'*endomètre*.

**muqueux, euse** a. *(angl.* ***mucous****)*. Qui se rapporte au mucus ou aux mucosités, qui en contient ou en produit. Ex. : sécrétion muqueuse, kyste muqueux.

**murmure respiratoire** (ou **vésiculaire**) *(angl. **vesicular murmur**)*. Bruit doux, perçu normalement à l'auscultation pulmonaire et qui correspond aux vibrations des alvéoles pulmonaires distendues par l'air lors de l'inspiration. Syn. : *bruit vésiculaire*.

**Murphy (signe de)** *(angl. **Murphy's sign**)*. Douleur provoquée lors de l'inspiration profonde par la palpation en profondeur, sous le rebord costal droit, de la vésicule biliaire ; elle est caractéristique de la *cholécystite*. (*Murphy* John Benjamin, chirurgien américain, 1857-1916.)

**muscle** m. *(angl. **muscle**)*. Organe doué de la propriété de se contracter. Les muscles sont classés en deux groupes : les *muscles lisses* et les *muscles striés*. V. *my(o)-*. (a. **musculaire**)

**musclé, ée** a. *(angl. **muscular**)*. Qui a une musculature bien développée.

**muscle anconé** *(angl. **anconeus muscle**)*. Muscle triangulaire du membre supérieur, situé à la face postérieure du coude, depuis l'épicondyle jusqu'à l'olécrâne, recouvrant le tiers supérieur de la face postérieure du cubitus. Action : extension de l'avant-bras sur le bras.

**muscle biceps brachial** *(angl. **biceps muscle of arm**)*. Muscle épais et fusiforme, situé dans la loge antérieure du bras, formé de deux chefs : le *court biceps* qui s'attache au sommet de l'apophyse coracoïde et le *long biceps* qui s'insère sur l'omoplate, au-dessus de la cavité glénoïde. Action : flexion de l'avant-bras.

**muscle biceps crural** *(angl. **biceps muscle of thigh**)*. Muscle long et volumineux, situé dans la loge postérieure de la cuisse, formé de deux chefs : une longue et une courte portion, tendues respectivement de l'ischion et de la ligne âpre à la tête du péroné. Action : flexion de la jambe sur la cuisse et extension de la cuisse sur le bassin.

**muscle buccinateur** *(angl. **buccinator muscle**)*. Muscle peaucier large et plat, situé à la partie profonde de la joue, entre les deux maxillaires et la commissure des lèvres. Il intervient dans la mastication, dans l'action de souffler et de siffler.

**muscle canin** *(angl. **canine muscle**)*. Muscle peaucier aplati, mince et quadrilatère, de la joue. Il élève la lèvre supérieure au-dessus de la canine qu'il découvre.

**muscle ciliaire**. V. *corps ciliaire*.

**muscle couturier** *(angl. **sartorius muscle**)*. Muscle long et rubané du membre inférieur situé en avant du muscle quadriceps. Il s'étend en diagonale de l'épine iliaque antérieure et supérieure à la face antéro-interne de l'extrémité supérieure du tibia. Il fléchit la jambe sur la cuisse et la cuisse sur le bassin.

**muscle crémaster** *(angl. **cremaster muscle**)*. Muscle mince formant la tunique musculeuse du scrotum. Il accompagne le cordon spermatique et s'élargit sur les parois antérieure et externe de la bourse. V. *réflexe crémastérien*. (a. **crémastérien, ienne**)

**muscle deltoïde** *(angl. **deltoid muscle**)*. Muscle épais, triangulaire, qui forme l'arrondi de l'épaule en enveloppant la partie externe de l'articulation scapulo-humérale. Il s'insère sur la clavicule, l'acromion, l'omoplate et l'humérus. Action : abduction, propulsion et rétropulsion du bras (selon la portion musculaire qui agit).

**muscle digastrique** *(angl. **digastric muscle**)*. Muscle occupant la partie supérieure et latérale du cou, formé de deux parties (ventres) charnues. Il s'étend d'arrière vers l'avant, depuis l'apophyse mastoïde jusqu'au bord inférieur de la mandibule. Il soulève l'os hyoïde et abaisse la mandibule.

**muscle épineux du dos** *(angl. **musculus spinalis thoracis**)*. Muscle constitué par les faisceaux internes du muscle long dorsal. Verticalement ascendant, il se termine sur les apophyses épineuses des huit premières vertèbres dorsales. Action : extension de la colonne vertébrale.

**muscle épineux de la nuque** *(angl. **musculus spinalis cervicis**)*. Muscle de la région postérieure du cou, qui s'insère sur le sommet des apophyses épineuses des deux premières vertèbres dorsales et des deux dernières vertèbres cervicales, se terminant sur l'apophyse épineuse de l'axis. Action : extension de la colonne cervicale.

**muscle fessier** *(angl. **gluteal muscle**)*. Chacun des trois muscles de la fesse : le *muscle grand fessier*, le plus superficiel et le plus charnu ; le *muscle moyen fessier* qui constitue le plan moyen et le *muscle petit fessier*, le plus profond. Ils jouent un rôle important dans la station debout.

**muscle grand dentelé** *(angl. **anterior serratus muscle**)*. Muscle large, aplati et rayonné, appliqué contre la paroi latérale du thorax, tendu depuis l'angle supéro-interne et le bord spinal (interne) de l'omoplate jusqu'aux dix premières côtes. Il abaisse l'omoplate et élève les côtes et participe aux mouvements inspiratoires.

**muscle grand droit de l'abdomen** (*angl.* ***musculus rectus abdominis***). Muscle épais et rubané de la paroi abdominale antérieure, disposé de chaque côté de la ligne médiane. Il se détache des 5ᵉ, 6ᵉ et 7ᵉ cartilages costaux et de l'appendice xiphoïde, pour se fixer sur la face antérieure du pubis. Les deux muscles grands droits sont séparés par la *ligne blanche*. Action : abaissement des côtes, flexion du thorax sur le bassin.

**muscle grand oblique de l'abdomen** (*angl.* ***external oblique muscle of abdomen***). Muscle large et mince de la paroi antéro-latérale de l'abdomen. Il s'étend de la face externe et du bord inférieur des huit dernières côtes à la crête iliaque, à l'arcade crurale et au pubis (en formant en bas la paroi antérieure du canal inguinal), et du côté interne jusqu'à la ligne blanche. Action : abaissement des côtes, flexion du thorax sur le bassin et compression des viscères abdominaux.

**muscle grand pectoral** (*angl.* ***greater pectoral muscle***). Muscle large et triangulaire, situé à la partie antérieure du thorax et du creux de l'aisselle. Il se détache des cartilages des 6 premières côtes, de la face antérieure du sternum, du bord de la clavicule et se termine à l'extrémité supérieure de l'humérus. Il rapproche le bras du thorax, en le tournant en dedans.

**muscle lisse** (*angl.* ***smooth muscle***). Muscle de couleur pâle, constitué de cellules fusiformes et de fines fibrilles. Les muscles lisses sont affectés aux fonctions de la vie végétative (muscles viscéraux) et reçoivent leur innervation du système sympathique. Ils se contractent lentement et échappent à l'action de la volonté. V. *léio-*, *muscle strié*.

**muscle long dorsal** (*angl.* ***longissimus muscle of thorax***). Muscle occupant les gouttières vertébrales. Il prend ses origines dans une masse commune au niveau des surfaces postérieures des apophyses transverses lombaires pour se terminer par une série de faisceaux externes (insérés sur les apophyses costiformes lombaires et le bord des côtes inférieures) et des faisceaux internes *(muscle épineux du dos)*. Action : extension de la colonne vertébrale.

**muscle masséter** (*angl.* ***masseter muscle***). Muscle masticateur qui produit l'élévation de la mâchoire inférieure. Il s'insère sur l'arcade zygomatique et se termine sur la face externe de l'angle du maxillaire inférieur. (a. **massétérin, ine**)

**muscle myrtiforme** (*angl.* ***depressor muscle of nasal septum***). Muscle peaucier de la face, aplati, quadrilatère, situé au-dessous de l'orifice des narines. Il rétrécit l'orifice de la narine et abaisse l'aile du nez.

**muscle orbiculaire des lèvres** (*angl.* ***orbicular muscle of mouth***). Muscle peaucier situé dans l'épaisseur des lèvres. Il ferme la bouche et intervient dans la succion, l'articulation de certains sons et la mimique.

**muscle orbiculaire des paupières** (*angl.* ***orbicular muscle of eye***). Muscle peaucier qui occupe les paupières en dépassant leurs limites extérieures. Constitué de trois portions principales : palpébrale, lacrymale et orbitaire, il ferme les paupières.

**muscle peaucier** (*angl.* ***cutaneous muscle***). Tout muscle situé sous la peau, compris dans un dédoublement du fascia superficialis, et dont au moins une des extrémités s'attache à la face profonde du derme.

**muscle pectiné** (*angl.* ***pectineal muscle***). Muscle aplati quadrilatère, occupant la partie haute de la loge interne de la cuisse, depuis le pubis jusqu'à la partie supérieure du fémur. Il participe à la flexion, l'abduction et la rotation interne de la cuisse.

**muscle petit oblique de l'abdomen** (*angl.* ***internal oblique muscle of abdomen***). Muscle large et aplati de la paroi latérale de l'abdomen, situé sous le grand oblique, s'insérant en haut sur le bord inférieur des quatre derniers cartilages costaux, en bas sur la crête iliaque et l'arcade crurale, et s'étendant du côté interne jusqu'à la ligne blanche. Action : abaissement des côtes, flexion du thorax, compression des viscères abdominaux.

**muscle petit pectoral** (*angl.* ***smaller pectoral muscle***). Muscle plat triangulaire, situé à la partie supérieure latérale de la face antérieure du thorax. Il s'insère sur la face externe des 3ᵉ, 4ᵉ et 5ᵉ côtes et se termine sur le bord de l'apophyse coracoïde. Il abaisse l'épaule et élève les côtes.

**muscle poplité** (*angl.* ***popliteal muscle***). Muscle court aplati et triangulaire, situé à la partie postérieure du genou. Il s'insère sur la partie postéro-externe du condyle externe et se termine au tibia. Il fléchit et tourne en dedans la jambe.

**muscle psoas-iliaque** (*angl.* ***iliopsoas muscle***). Muscle volumineux occupant à la fois la région lombo-iliaque de l'abdomen et la partie supérieure de la région antérieure de la cuisse. Il est constitué de deux chefs distincts en haut : le *muscle psoas* (inséré sur la douzième vertèbre dorsale et les quatre premières vertèbres lombaires) et le *muscle iliaque* (qui part du sacrum et de la crête iliaque), réunis par un tendon inférieur commun qui s'insère sur le petit trochanter. Il fléchit et tourne la cuisse en dehors et, dans la station debout, incline la colonne vertébrale de son côté.

**muscle pyramidal du bassin** (*angl.* ***pyramidal muscle***). Muscle plat et triangulaire, qui s'étend de la face antérieure du sacrum au bord supérieur du grand trochanter. Action : rotation externe de la cuisse.

**muscle quadriceps crural** (*angl.* ***quadriceps muscle of thigh***). Muscle occupant la loge antérieure de la cuisse, formé par la réunion de quatre muscles : le muscle droit antérieur, le muscle vaste externe, le muscle vaste interne, le muscle crural. Ces quatre chefs se réunissent au-dessus de la rotule pour former le tendon du quadriceps. Action : extension de la jambe et flexion de la cuisse.

**muscle rhomboïde** (*angl.* ***rhomboid muscle***). Muscle large et plat situé dans la région supérieure du dos, entre la colonne dorsale et l'omoplate. Action : adduction de l'omoplate et abaissement du moignon de l'épaule.

**muscle scalène** (*angl.* ***scalene muscle***). Chacun des trois muscles : scalène antérieur, scalène moyen et scalène postérieur, qui s'étendent des apophyses transverses cervicales aux deux premières côtes. Ce sont des muscles qui participent à l'inspiration. V. *syndrome du scalène*.

**muscle soléaire** (*angl.* ***soleus muscle***). Muscle large et épais occupant la loge postérieure de la jambe jusqu'au talon. Action : extension du pied sur la jambe.

**muscle sourcilier** (*angl.* ***musculus corrugator supercilii***). Petit muscle peaucier arciforme occupant la partie interne du sourcil sur l'arcade orbitaire. Action : rapprochement et froncement des sourcils (expression de douleur ou de colère).

**muscle sous-clavier** (*angl.* ***subclavius muscle***). Petit muscle de la région antérieure du thorax, inséré d'un côté sur la face inférieure de la clavicule, et du côté opposé sur la première côte.

**muscle sous-épineux** (*angl.* ***infraspinous muscle***). Muscle plat et triangulaire de la région postérieure de l'épaule. Il se détache de la fosse sous-épineuse de l'omoplate et se termine au trochiter. Action : rotation de l'humérus.

**muscle sous-scapulaire** (*angl.* ***subscapular muscle***). Muscle large et triangulaire occupant la partie postérieure du creux de l'aisselle. Il se détache du bord de l'épine de l'omoplate pour se terminer sur la petite tubérosité de l'humérus. Action : adduction et rotation interne du bras.

**muscle splénius du cou** (*angl.* ***musculus splenius cervicis***). Muscle de la nuque, qui se détache des apophyses épineuses des 3^e^, 4^e^ et 5^e^ vertèbres dorsales, longe le bord externe du muscle splénius de la tête et se termine sur la face postérieure des apophyses transverses de l'atlas et de l'axis. Action : inclinaison et rotation de la tête de son côté.

**muscle splénius de la tête** (*angl.* ***musculus splenius capitis***). Muscle de la nuque, trapézoïde, en continuité avec le splénius du cou. Il se détache de l'apophyse épineuse de la 7^e^ vertèbre cervicale et des trois premières vertèbres dorsales, et se termine sur l'occipital et sur le bord postérieur de l'apophyse mastoïde. Action : extension, inclinaison et rotation de la tête de son côté.

**muscle sterno-cléido-mastoïdien** (*angl.* ***sternocleidomastoid muscle***). Muscle quadrilatère épais, situé dans la région antéro-latérale du cou. Il comporte : deux chefs qui se détachent du manubrium sternal et s'insèrent l'un sur l'apophyse mastoïde, l'autre sur la ligne courbe occipitale ; deux chefs qui partent de la clavicule pour s'insérer, l'un sur l'apophyse mastoïde, l'autre sur la ligne courbe occipitale. Il fléchit et incline la tête de son côté et lui imprime un mouvement de rotation vers le côté opposé.

**muscle strié** (*angl.* ***striated muscle***). Muscle de couleur rouge, constitué de fibres musculaires très longues, divisé longitudinalement en fibrilles et présentant des stries transversales dues à la succession alternante de disques sombres et de disques clairs. Les muscles striés sont en général affectés aux fonctions de relation assurant les mouvements volontaires (à l'exception du myocarde). Ils reçoivent leur innervation du système nerveux central et du système sympathique. V. *rhabdo-*, *muscle lisse*.

**muscle sus-épineux** (*angl.* ***supraspinous muscle***). Muscle triangulaire du membre supérieur, situé dans la région postérieure de l'épaule. Il s'insère en dessous de l'épine de l'omoplate et se termine sur la face supérieure du trochiter. Action : élévation du bras.

**muscle trapèze** (*angl.* ***trapezius muscle***). Muscle large et triangulaire de la région supérieure et latérale du tronc et de la nuque, qui se détache de la ligne courbe occipitale, de la protubérance occipitale externe, du ligament cervical postérieur et des apophyses épineuses (C7 et D1 à D12) pour se terminer sur la clavicule, l'acromion et l'épine de l'omoplate. Son action est variable selon que ses faisceaux se contractent séparément : les supérieurs élèvent le moignon de l'épaule, les moyens rétractent l'épaule, les inférieurs élèvent et rétractent l'épaule.

**muscle triceps brachial** *(angl.* ***triceps muscle of arm****).* Muscle de la région postérieure du bras, qui s'étend de l'omoplate et de l'humérus à l'extrémité supérieure du cubitus (olécrâne). Il est composé de trois portions : la longue portion (ou muscle grand anconé), le muscle vaste externe et le muscle vaste interne, qui convergent en descendant, pour se fixer par un tendon commun à la face supérieure de l'olécrâne. Action : extension de l'avant-bras sur le bras.

**muscle triceps sural** *(angl.* ***musculus triceps surae****).* Muscle volumineux formé par la réunion des muscles jumeaux de la jambe et du muscle soléaire, occupant la loge postérieure de la jambe. Il se fixe par l'intermédiaire du tendon d'Achille sur la face postérieure du calcanéum. Action : extension du pied sur la jambe.

**muscle vaste externe** *(angl.* ***musculus vastus lateralis****).* 1) Une des quatre portions du muscle quadriceps crural. 2) Portion latérale du muscle triceps brachial.

**muscle vaste interne** *(angl.* ***musculus vastus medialis****).* 1) Une des quatre portions du muscle quadriceps crural. 2) Portion médiale du muscle triceps brachial.

**muscles (grand et petit) zygomatiques** *(angl.* ***zygomatic muscles****).* Muscles peauciers rubanés, situés à la partie supérieure de la joue, tendus de l'os malaire à la commissure labiale. Ce sont les muscles du rire.

**musculaire** a. *(angl.* ***muscular****).* Qui se rapporte aux muscles.

**musculature** f. *(angl.* ***musculature****).* Ensemble des muscles du corps ou d'une partie du corps.

**musculeux, euse** *(angl. 1)* ***muscular****, 2)* ***tunica muscularis****).* 1) a. Qui est de la nature des muscles, qui renferme du tissu musculaire. Ex. : tunique musculeuse de la vessie. 2) f. Couche d'un organe formée de tissu musculaire. Ex. : la musculeuse d'une artère.

**museau de tanche** *(angl.* ***ectocervix****).* Partie intravaginale du col utérin, de forme conique, faisant saillie dans le vagin. À son sommet s'ouvre l'orifice externe du col, qui donne accès à la cavité utérine. Le museau de tanche se ramollit dès le début de la grossesse. Syn. : *exocol.*

**Museux (pince de)** *(angl.* ***Museux tongs****).* Pince dont l'extrémité est munie de quatre ou six griffes, utilisée pour saisir et tirer le col utérin.

**mutant, ante** a. *(angl.* ***mutant****).* Se dit, en génétique, d'un individu, d'un type, d'un caractère, d'un gène, qui a subi une mutation. (nom : un **mutant**)

**mutation** f. *(angl.* ***mutation****).* Changement brusque et permanent d'un ou de plusieurs caractères héréditaires survenant spontanément ou provoqué par divers agents. Le mécanisme peut en être *chromosomique* : modification du nombre, de la distribution ou de la structure des chromosomes ; ou *génique* : modification d'un seul gène ou d'un petit nombre de gènes.

**mutilation** f. *(angl.* ***mutilation****).* Ablation ou perte accidentelle d'un membre et, par extension, d'une partie anatomique. V. *automutilation.* (a. **mutilé, ée**)

**mutisme** m, *(angl.* ***mutism****).* Refus de parler lié à un trouble névrotique ou psychotique et n'ayant aucune cause organique. Certains simulateurs ont parfois recours au mutisme. (a. **mutique** à distinguer de **muet**)

**mutité** f. *(angl.* ***dumbness, mutism****).* Incapacité de parler à la suite, soit d'une lésion des organes de la phonation, soit des centres nerveux dont ils dépendent (V. *aphasie*), ou encore à la suite d'une surdité congénitale qui empêche le sujet d'apprendre à parler *(surdimutité).*

**mutité rénale** *(angl.* ***renal mutism****).* Absence d'opacification des voies excrétrices urinaires, lors d'une urographie, ne pouvant être affirmée qu'après injection de quantités suffisantes de produit de contraste, et après la prise de clichés tardifs (24e heure). Ling. : On dit aussi, très souvent *rein muet.*

**muton** m. V. *site.*

**MV** Symbole du *mégavolt.*

**mV** Symbole du *millivolt.*

**µV** Symbole du *microvolt.*

**MW** Symbole du *mégawatt.*

**mW** Symbole du *milliwatt.*

**µW** Symbole du *microwatt.*

**Mx** 1) Symbole de *maximal* ou *maximum.* 2) Symbole de la *pression (artérielle) maximale.*

**my-, myo-** Préfixe d'origine grecque indiquant une relation avec les muscles.

**myalgie** f. *(angl.* ***myalgia****).* Douleur musculaire. Syn. : *myodynie.*

**myasthénie** f. *(angl. 1) **myasthenia**, 2) **myasthenia gravis**)*. 1) Fatigue musculaire. Syn. : *asthénie musculaire*. 2) Affection neurologique grave, débutant à tout âge, caractérisée par une faiblesse musculaire excessive, rapidement augmentée par l'exercice, survenant souvent par poussées parfois séparées par des rémissions prolongées. Elle touche souvent les muscles externes des yeux (ptosis, diplopie), les peauciers de la face (faciès hébété) et les muscles pharyngo-laryngés (troubles de la phonation et de la déglutition). Sa gravité est variable, le risque majeur venant de l'atteinte des muscles respiratoires. La myasthénie grave est considérée comme une maladie auto-immune en raison de l'existence d'auto-anticorps dirigés contre les récepteurs musculaires de l'acétylcholine. Syn. : *maladie d'Erb-Goldflam*. (a. **myasthénique**)

**myatonie** f. *(angl. **myatonia**)*. Déficience ou absence de tonus musculaire. Syn. : *amyotonie, atonie musculaire*.

**myatrophie** f. *(angl. **myatrophy**)*. Syn. d'*amyotrophie*.

**mycélium** m. *(angl. **mycelium**)*. Ensemble des filaments, plus ou moins ramifiés, ou ayant un aspect dense, qui forme la partie fondamentale, végétative, des champignons. (a. **mycélien, ienne**)

**mycète** m. *(angl. **mycete**)*. Tout champignon microscopique.

**myco-, mycéto-** Préfixes d'origine grecque indiquant une relation avec les champignons. V. *fong-*.

**mycobactérie** f. *(angl. **mycobacterium**)*. Tout organisme du genre *Mycobacterium*.

**Mycobacterium**. Genre de bacilles de la famille des *Mycobacteriaceae* (ordre des *Actinomycetales*) acido-alcoolorésistants, droits ou légèrement incurvés, parfois filamenteux, immobiles, aérobies; certaines espèces sont saprophytes, d'autres pathogènes pour l'homme ou les animaux : *Mycobacterium tuberculosis* et *Mycobacterium leprae* sont pathogènes pour l'homme.

**Mycobacterium leprae**. Bacille gram-positif, acidorésistant, agent de la lèpre humaine. Nom courant, vieilli : *bacille de Hansen*.

**Mycobacterium tuberculosis**. Espèce de *Mycobacterium* responsable de la tuberculose chez l'homme et pouvant aussi atteindre plusieurs espèces animales. Nom courant : *bacille de Koch*.

**Mycoplasma**. Genre de bactéries gram-négatives de la famille des *Mycoplasmataceae* de forme très variable s'approchant, par la taille, davantage des virus que des bactéries. On en connaît plusieurs espèces, certaines responsables de maladies chez les animaux, plusieurs isolés chez l'homme et provoquant des infections pulmonaires, urinaires, bucco-pharyngiennes. Ling. : Certains micro-organismes du genre *Mycoplasma* sont aussi désignés PPLO, par abréviation de l'expression anglaise ***p**leuro**p**neumonia-**l**ike-**o**rganism*.

**Mycoplasma pneumoniae**. Bactérie du genre Mycoplasma responsable d'une pneumonie atypique. Syn. *agent d'Eaton*.

**mycoplasme** m. *(angl. **mycoplasma**)*. Toute bactérie de la classe des *Mollicutes*.

**mycose** f. *(angl. **mycosis**)*. Toute affection parasitaire provoquée par un champignon. (a. **mycosique** ou **mycotique**)

**mycosis fongoïde** *(angl. **mycosis fungoides**)*. Maladie cutanée grave caractérisée par des tumeurs fongueuses, multiples, constituées par la prolifération de cellules de type sanguin (des tissus hématopoïétiques). Elle débute généralement par des lésions cutanées d'allure banale (plaques rouges ou eczématiformes).

**mycostatique** a. et m. Syn. de *fongistatique*.

**mycotoxicose** f. *(angl. **mycotoxicosis**)*. Intoxication par un aliment contaminé par un champignon microscopique qui produit des *mycotoxines*.

**mycotoxine** f. *(angl. **micotoxin**)*. Toute substance toxique produite au cours du métabolisme des espèces banales de champignons microscopiques, des moisissures, qui se développent sur des denrées alimentaires. La consommation des aliments moisis devient dangereuse du fait de la diffusion de ces métabolites toxiques. V. *mycotoxicose*.

**mydriase** f. *(angl. **mydriasis**)*. Dilatation de la pupille. Elle peut être physiologique et transitoire (accommodation à l'obscurité ou à la distance), pathologique et fixe (le plus souvent une paralysie du sphincter iridien), ou médicamenteuse (par ex. atropine, cocaïne). Ant. : *myosis*.

**mydriatique** *(angl. **mydriatic**)*. 1) a. Qui se rapporte à la mydriase. 2) a. et m. Qui dilate la pupille. Se dit de médicaments utilisés en instillations oculaires en cas d'iritis et d'ulcère de la cornée, ou préalablement à l'examen du fond d'œil (par ex. l'atropine).

**myél-, myélo-** Préfixe d'origine grecque indiquant une relation avec la moelle (osseuse ou épinière). V. *médull-*.

**myélémie** f. *(angl. **myelocytosis**)*. Présence dans le sang de cellules immatures de la lignée des granulocytes (myélocytes, métamyélocytes, promyélocytes) et des érythrocytes (érythroblastes nucléés) provenant de la moelle osseuse. Elle est caractéristique de la *leucémie myéloïde chronique*.

**myélencéphale** m. 1) Syn. de *bulbe rachidien*. 2) Syn. d'*axe cérébro-spinal*.

**myéline** f. *(angl.* ***myelin****)*. Substance constituée de lipides phosphorés et de protéines et formant une espèce de manchon isolant autour de certaines fibres nerveuses dites « myélinisées ».

**myélite** f. *(angl.* ***myelitis****)*. Toute inflammation de la moelle osseuse ou de la moelle épinière. (a. **myélitique**)

**myéloblaste** m. *(angl.* ***myeloblast****)*. Cellule de grande taille, basophile, présente dans la moelle osseuse, dont dérivent les granulocytes du sang (par l'intermédiaire du *myélocyte*). Les myéloblastes peuvent passer dans le sang circulant dans certaines formes de leucémies ; on les trouve aussi dans certaines tumeurs (myélome, myélosarcome). (a. **myéloblastique**)

**myéloblastémie** f. *(angl.* ***myeloblastemia****)*. Présence de myéloblastes dans le sang.

**myéloblastose** f. *(angl.* ***myeloblastosis****)*. État pathologique caractérisé par une prolifération excessive de myéloblastes. Il s'agit en fait d'une *leucémie myéloblastique*.

**myélocyte** m. *(angl.* ***myelocyte****)*. Cellule de la moelle osseuse, qui dérive du myéloblaste et dont proviennent les granulocytes du sang. D'après ses granulations cytoplasmiques, on distingue trois types : le *myélocyte neutrophile*, le *myélocyte éosinophile*, et le *myélocyte basophile*. Les myélocytes sont présents en grand nombre dans le sang dans certaines formes de leucémies. (a. **myélocytaire**)

**myélocytémie** f. *(angl.* ***myelocythemia****)*. Présence de myélocytes dans le sang. Lorsque leur nombre est très élevé, il s'agit le plus souvent de *leucémie myéloïde*.

**myélocytose** f. *(angl.* ***myelocytosis****)*. Taux des myélocytes dans la moelle osseuse (où on les trouve normalement) ou dans le sang (myélocytose sanguine, qui est pathologique).

**myélodysplasie** f. *(angl.* ***myelodysplasia****)*. 1) Tout défaut congénital de développement de la moelle épinière. 2) Toute perturbation de l'activité de la moelle osseuse en tant qu'organe sanguiformateur. Syn. : *dysmyélopoïèse*. (a. **myélodysplasique**)

**myélofibrose** f. *(angl.* ***myelofibrosis****)*. Fibrose de la moelle osseuse, caractérisée par une augmentation du réseau réticulinique et une diminution progressive des éléments cellulaires. On l'observe dans diverses hémopathies, dans la splénomégalie myéloïde, au niveau des métastases osseuses de certains cancers, ou lors d'infections (tuberculose, sida, rickettsiose).

**myélofibrose primitive**. Syn. de *splénomégalie myéloïde*.

**myélogène** a. *(angl.* ***myelogenous, myelogenic****)*. Qui a son origine dans la moelle osseuse ou qui produit de la moelle osseuse.

**myélogramme** m. *(angl.* ***myelogram****)*. Répartition des différentes espèces de cellules présentes sur un frottis de moelle osseuse, exprimée en pourcentage. Syn. : *médullogramme*.

**myélographie** f. *(angl.* ***myelography****)*. Examen radiologique du canal rachidien et de la moelle épinière après injection, par ponction lombaire ou sous-occipitale, d'un produit de contraste dans les espaces sous-arachnoïdiens. Lorsque le produit de contraste est gazeux, on parle de *myélographie gazeuse* ou *pneumomyélographie*.

**myéloïde** a. *(angl.* ***myeloid****)*. Qui ressemble à la moelle osseuse ou qui en provient. Ex. : tumeur myéloïde.

**myélome** m. *(angl.* ***myeloma****)*. Tumeur le plus souvent maligne, développée aux dépens de la moelle osseuse. Le *myélome multiple* (ou *maladie de Kahler*) en est une forme grave où l'on trouve, outre des tumeurs osseuses parfois aussi extraosseuses, du type hématosarcome, des perturbations biochimiques du sang (*hyperglobulinémie*) et une protéine anormale (*protéine de Bence-Jones*) dans les urines (*albumosurie*).

**myéloplaxe** m. *(angl.* ***myeloplax****)*. Toute cellule géante polynucléée de la moelle osseuse. Syn. : *ostéoclaste*.

**myélopoïèse** f. *(angl.* ***myelopoiesis****)*. Formation de la moelle osseuse ou des cellules du sang qui en proviennent.

**myéloradiculite** f. *(angl.* ***myeloradiculitis****)*. Inflammation de la moelle épinière et des racines des nerfs rachidiens.

**myélose aplasique** (ou **aplastique**). Syn. d'*aplasie médullaire*.

**myiase** f. *(angl.* ***myiasis****)*. Parasitose due aux larves de diverses mouches qui pondent leurs œufs soit dans une plaie cutanée, soit dans un conduit naturel (nez, oreille). Le plus souvent tropicales, les myiases peuvent revêtir diverses formes : myiase rampante cutanée, hypodermose accompagnée de symtômes généraux, myiase furonculeuse, plus rarement myiase oculaire.

**myo-**. V. *my-*.

**myoblastome** m. Syn. de *rhabdomyome*.

**myocarde** m. *(angl.* ***myocardium*****)**. Muscle strié réticulé épais, qui constitue la quasi-totalité de la paroi du cœur. Il est doublé intérieurement par l'endocarde et extérieurement par l'épicarde et le péricarde. Une partie du myocarde est différenciée en vue de la transmission de l'influx nerveux *(tissu nodal* ou *cardionecteur).* V. *cœur.* (a. **myocardique**)

**myocardiopathie** f. *(angl.* ***cardiomyopathy****).* Toute affection cardiaque due à une atteinte primitive, d'emblée, du muscle cardiaque (sans lésions endocardiques, ni valvulaires), et qui entraîne généralement une augmentation du volume du cœur (hypertrophie ou dilatation) avec des signes d'insuffisance cardiaque. Il existe : 1) des formes (les plus fréquentes, parfois familiales, toujours très graves) dont la cause est inconnue : *cardiomyopathies idiopathiques obstructives* ou *non obstructives*, selon que l'hypertrophie du myocarde provoque ou ne provoque pas un obstacle à l'écoulement du sang des ventricules au niveau du canal de sortie vers l'aorte ou vers l'artère pulmonaire ; 2) des formes secondaires, en rapport avec une carence nutritionnelle, une maladie endocrinienne ou une affection musculaire (myopathie idiopathique). Syn. : *cardiomyopathie.*

**myocardite** f. *(angl.* ***myocarditis****).* Toute atteinte inflammatoire ou dégénérative, aiguë ou chronique, du myocarde, d'origines diverses (infections, troubles métaboliques, substances toxiques).

**myoclonie** f. *(angl.* ***myoclonia****).* Contraction brève, rapide et involontaire, d'un ou de plusieurs muscles, se répétant à des intervalles variables. On l'observe dans diverses affections nerveuses. (a. **myoclonique**)

**myodynie** f. *(angl.* ***myodynia****).* Syn. de *myalgie.*

**myo-fascial, ale, aux** a. Qui se rapporte à un muscle et à une aponévrose. Ex. : point (douloureux) myo-fascial (en rhumatologie).

**myofibrille** f. *(angl.* ***myofibril****).* Filament long et grêle qui constitue l'élément caractéristique de tout tissu contractile, dont le nombre et la forme varient selon le type de muscle auquel il appartient. Syn. : *fibrille musculaire.*

**myofibrome** m. Syn. de *fibromyome.*

**myoglobine** f. *(angl.* ***myoglobin****).* Protéine du muscle renfermant du fer, comparable à l'hémoglobine, dont le rôle est de fixer l'oxygène.

**myoglobinémie** f. *(angl.* ***myoglobinemia****).* Présence de myoglobine dans le sang.

**myoglobinurie** f. *(angl.* ***myoglobinuria****).* Présence de myoglobine dans les urines. On l'observe au cours de grands états traumatiques, de l'électrocution ; plus rarement, c'est une maladie à caractère familial, survenant par accès *(myoglobinurie paroxystique).*

**myogramme** m. *(angl.* ***myogram****).* Tracé d'une contraction musculaire obtenu au moyen d'un appareil enregistreur *(myographe).*

**myoïde** a. *(angl.* ***myoid****).* Dont la structure ressemble à celle d'un muscle. Ex. : hyperplasie myoïde.

**myome** m. *(angl.* ***myoma****).* Tumeur bénigne constituée de tissu musculaire lisse *(léiomyome)* ou de tissu musculaire strié *(rhabdomyome).* (a. **myomateux, euse**)

**myome cutané**. Syn. de *dermatomyome.*

**myomectomie** f. *(angl.* ***myomectomy****).* Ablation chirurgicale d'un myome, plus particulièrement d'un myome utérin (avec conservation de l'utérus).

**myomètre** m. *(angl.* ***myometrium****).* Tunique musculaire de l'utérus. (a. **myométrial, ale, aux**)

**myopathie** f. *(angl.* ***myopathy****).* Toute affection du système musculaire et plus particulièrement atteinte dégénérative des muscles, de localisations diverses, en général familiale et héréditaire, dont certaines formes sont très graves. (a. **myopathique**)

**myopathie némaline** *(angl.* ***nemaline myopathy****).* Myopathie peu progressive dont l'origine héréditaire n'est pas bien élucidée, caractérisée par une hypotonie et une faiblesse musculaire généralisées apparaissant dès l'enfance et histologiquement par un aspect « en bâtonnets » des fibres musculaires striées. Ling. : Nema, en grec *fil, filament.*

**myopathie oculaire** *(angl.* ***ocular myopathy****).* Affection primitive des muscles extrinsèques de l'œil qui peut se manifester à des âges variables par un ptosis et une ophtalmoplégie. La biopsie musculaire met en évidence une anomalie mitochondriale (délétion de l'ADN mitochondrial).

**myopathie de type Becker** *(angl.* ***Becker type tardive muscular dystrophy****).* Forme de myopathie héréditaire transmise sur le mode récessif lié au chromosome X, dont la symptomatologie est proche de celle de la *myopathie pseudohypertrophique de Duchenne* (V. *Duchenne [myopathie pseudohypertrophique]*), mais qui s'installe plus tardivement et plus lentement avec perte de la marche vers 30 ans.

**myopathie de type Emery-Dreifuss** *(angl.* ***Emery-Dreyfuss muscular dystrophy****).* Forme de myopathie d'hérédité récessive liée au chromosome X, proche de la *myopathie pseudohypertrophique de Duchenne* (V. *Duchenne* *[myopathie pseudohypertrophique]*), caractérisée par des rétractions tendineuses s'installant dès l'enfance, qui portent essentiellement sur les membres supérieurs, les muscles des mollets et les extenseurs de la nuque (syndrome de la colonne vertébrale rigide). Le pronostic vital est mauvais, dû à une cardiopathie toujours présente. V. *dystrophinopathie*.

**myope** a. et n. *(angl.* ***myope****)*. Qui est affecté de myopie.

**myopie** f. *(angl.* ***myopia****)*. Anomalie de la réfraction oculaire, se traduisant par une mauvaise vue à distance, due à un défaut de convergence des rayons lumineux, l'image d'un objet éloigné se formant en avant de la rétine. Le myope ne voit nettement que les objets rapprochés. On remédie à cette anomalie par le port de verres concaves. V. *dioptrie*, *hypermétropie*. (a. **myopique**)

**myoplastie** f. *(angl.* ***myoplasty****)*. 1) Réfection chirurgicale d'un muscle. 2) Opération dans laquelle on utilise un lambeau de muscle pour combler une perte de substance ou pour corriger une difformité. (a. **myoplastique**)

**myorelaxant**, **ante** (ou **myorésolutif**, **ive**) a. *(angl.* ***muscle relaxant****)*. Se dit d'un médicament qui produit le relâchement des muscles. Syn. : *décontracturant*. (nom : un **myorelaxant** ou **un myorésolutif**)

**myorraphie** f. *(angl.* ***myorrhaphy****)*. Suture d'un muscle déchiré ou sectionné.

**myorrhexie** f. *(angl.* ***myorrhexis****)*. Déchirure musculaire.

**myosarcome** m. *(angl.* ***myosarcoma****)*. Sarcome constitué principalement par des fibres musculaires, soit lisses *(léiomyosarcome)*, soit striées *(rhabdomyosarcome)*.

**myosine** f. *(angl.* ***myosin****)*. Globuline qui est un des constituants principaux des myofibrilles.

**myosis** m. *(angl.* ***miosis****)*. Resserrement de la pupille, physiologique et transitoire (réaction à la lumière) ou pathologique et fixe (paralysie sympathique du muscle dilatateur de l'iris ou contraction du sphincter iridien par irritation parasympathique). Ling. : On écrit aussi *miosis* (d'après une étymologie grecque différente). Ant. : *mydriase*. (a. **myotique**)

**myosite** f. *(angl.* ***myositis****)*. Inflammation du tissu musculaire d'un ou de plusieurs muscles. Elle peut être d'origine infectieuse (staphylococcique, streptococcique, gonococcique, etc.), aiguë ou chronique, ou s'associer à des lésions cutanées *(dermatomyosite)*.

**myo-ténosite** f. *(angl.* ***myotenositis****)*. Inflammation d'un muscle et de son tendon.

**myotique** *(angl.* ***miotic****)*. 1) a. Qui se rapporte au myosis. 2) a. et m. Qui provoque la contraction de la pupille. Ex. : collyre myotique. Ling. : On écrit aussi *miotique*, d'après une étymologie différente.

**myotonie** f. *(angl.* ***myotonia****)*. Contracture lente, suivie d'une décontraction lente, qui se produit lors des mouvements musculaires volontaires, due à une excitabilité et à une contractilité musculaires anormales. (a. **myotonique**)

**myotonie atrophique** *(angl.* ***myotonic dystrophy****)*. Dystrophie musculaire progressive héréditaire, transmise sur le mode autosomique dominant, caractérisée par des contractures et des décontractions lentes, bien visibles aux mains et aux avant-bras, associées à une atrophie des muscles de la face et des membres à début distal, puis généralisées. D'autres dystrophies peuvent s'y associer : calvitie précoce, atrophie des testicules, goitre, cataracte. Syn. : *dystrophie myotonique de Steinert*.

**myring-**, **myringo-** Préfixe d'origine grecque indiquant une relation avec la membrane du tympan.

**myringite** f. *(angl.* ***myringitis****)*. Inflammation de la membrane du tympan. V. *tympanite*.

**myringoplastie** f. *(angl.* ***myringoplasty****)*. Réparation chirurgicale de la membrane du tympan. V. *tympanoplastie*.

**myrtiforme** a. et m. V. *muscle myrtiforme*.

**mythomane** (ou **mythomaniaque**) a. et n. *(angl.* ***mythomaniac****)*. Qui est enclin à la fabulation et au mensonge.

**mythomanie** f. *(angl.* ***mythomania****)*. Tendance pathologique, généralement consciente, à la fabulation, au mensonge. V. *confabulation*.

**myx-**, **myxo-** Préfixe d'origine grecque indiquant une relation avec le mucus.

**myxœdémateux**, **euse** *(angl.* ***myxedematous****)*. 1) a. Qui se rapporte au myxœdème. 2) a. et n. Qui est atteint de myxœdème.

**myxœdème** m. *(angl.* ***myxedema****)*. Forme d'hypothyroïdie caractérisée essentiellement par une infiltration diffuse des téguments (visage bouffi, œdème élastique des membres) qui accompagne les autres signes d'insuffisance thyroïdienne : ralentissement des fonctions physiologiques (frilosité, bradycardie, constipation), troubles génitaux (impuissance, frigidité, troubles du cycle menstruel), un état d'apathie avec ralentissement de l'activité intellectuelle qui peut aller jusqu'au crétinisme, une diminution du métabolisme de base (au-dessous de – 20 % à – 30 %). On en distingue trois variétés : le myxœdème spontané des adultes, le myxœdème congénital (ou myxœdème primitif) et le myxœdème post-opératoire.

**myxome** m. *(angl.* ***myxoma****)*. Tumeur molle d'aspect gélatineux formée par la prolifération de cellules conjonctives non différenciées, de type embryonnaire, au sein d'une substance fondamentale riche en mucus. Son ablation est souvent suivie de récidive.

**myxome odontogène** *(angl.* ***odontogenic myxoma****)*. Tumeur d'origine dentaire contenant une grande quantité de mucus. Elle envahit souvent les tissus mous environnants et l'os maxillaire. Elle ne donne pas de métastases, mais est difficile à enlever en raison de ses limites mal définies ; elle peut récidiver. Le diagnostic différentiel avec l'*améloblastome* est souvent difficile.

**myxovirus** m. *(angl.* ***myxovirus****)*. Virus appartenant à un groupe de virus à ARN, à symétrie hélicoïdale et entourés d'une enveloppe, montrant une affinité particulière pour les mucopolysaccharides et les glycoprotéines. Le groupe se divise en deux familles : les *Orthomyxoviridae*, qui regroupent les virus de la grippe et les *Paramyxoviridae*, qui comprennent notamment le virus des oreillons et le virus de la rougeole.

# N

**N** Symbole de l'*azote*.

**0,1 N** ou **N/10** Abrév. de *solution décinormale*.

**0,01 N** ou **N/100** Abrév. de *solution centinormale*.

***n*** V. *nombre diploïde, nombre haploïde*.

**Na** Symbole chimique du *sodium*.

**Naboth (kyste, œuf** ou **vésicule de)** *(angl. **nabothian cyst**)*. Petit kyste formé par les glandes mucipares obstruées de la muqueuse du col utérin. Ling. : Ils ont été dénommés «œuf» par Naboth qui les prit pour des œufs tombés de la cavité utérine et greffés sur le col de l'utérus. (*Naboth* Martin, anatomiste et médecin allemand, 1675-1721.)

**Naegeli (leucémie aiguë à cellules monocytoïdes de)** *(angl. **acute myelomonocytic leukemia**)*. Forme particulièrement grave de leucémie aiguë affectant tous les âges, à évolution rapidement mortelle, caractérisée par la prolifération de cellules qui ont un aspect intermédiaire entre monocytes et myéloblastes. (*Naegeli* Otto, hématologiste suisse, 1871-1938.)

**Naegeli-Franceschetti-Jadassohn (syndrome de)**. Maladie héréditaire transmise sur le mode autosomique dominant, caractérisée par l'apparition, après la première enfance, de taches pigmentées, réticulées gris-brun sans symptômes inflammatoires. Elle peut s'associer à une déficience de la transpiration (*hydridiose*), à une kératose palmo-plantaire et à une dysplasie de l'émail des dents. Ling. : Cette maladie a été erronément considérée comme une forme d'*incontinentia pigmenti*. (*Naegeli* Oskar, dermatologue suisse, 1885-1959, *Franceschetti* Adolphe, ophtalmologue suisse, 1896-1968; *Jadassohn* Werner, dermatologue suisse du XXe siècle.)

**nævique** a. *(angl. **nevic**)*. Qui se rapporte à un nævus.

**nævoxantho-endothéliome** m. Syn. de *xanthogranulome juvénile*.

**nævus** m. (pl. **nævi**) *(angl. **nevus**)*. Malformation congénitale de la peau, ayant la forme d'une tache ou d'une tumeur. Il en existe deux types principaux : le *nævus pigmentaire* (ou *mélanique*) se présentant sous la forme d'une tache brune plus ou moins foncée, à surface lisse ou saillante (*lentigo* ou «grain de beauté»); le *nævus vasculaire* constitué par la prolifération des vaisseaux sanguins (appelé plus souvent *angiome*). (a. **nævique**)

**nævus bleu** *(angl. **blue nevus** )*. Petit nodule lenticulaire de la peau, dont la couleur bleu ardoise est due au fait que la mélanine se trouve située au-dessous de l'épiderme, dans les cellules conjonctives du derme. V. *tache mongolique*.

**nævus vasculaire plan**. Syn. d'*angiome plan*.

**naissance à terme** *(angl. **term birth**)*. Selon les critères adoptés par l'OMS, naissance se produisant de 37 à moins de 42 semaines entières (259 à 293 jours) après la dernière période menstruelle normale. V. *naissance avant terme, naissance après terme*.

**naissance après terme** *(angl. **postmature birth**)*. Selon les critères adoptés par l'OMS, naissance se produisant 42 semaines entières ou davantage (294 jours ou plus) après la dernière période menstruelle normale. V. *naissance avant terme, naissance à terme*.

**naissance avant terme** *(angl. **premature birth**)*. Selon les critères adoptés par l'OMS, naissance se produisant moins de 37 semaines (moins de 259 jours) après la dernière période menstruelle normale. V. *naissance à terme, naissance après terme*.

**Nakayama (appareillage de)** *(angl. **Nakayama's rings**)*. Dispositif comportant des anneaux de différents calibres, servant à l'anastomose sans suture de petits vaisseaux. (*Nakayama* Komei, chirurgien japonais contemporain.)

**nanisme** m. *(angl. **dwarfism**)*. Petitesse anormale de la taille par rapport à la taille moyenne des individus de même âge et de même race.

**nano-** 1) Préfixe d'origine grecque signifiant *nain* et indiquant une extrême petitesse. 2) Préfixe servant à former le nom d'unités de mesure un milliard de fois plus petites que l'unité de base.

**nanogramme** m. *(angl. **nanogram**)*. Unité de masse égale à un millionième de milligramme. Symbole : ng.

**nanomètre** m. *(angl. **nanometer**)*. Unité de longueur égale à un millionième de millimètre. Symbole : nm. Syn. : *millimicron*.

**narcissisme** m. *(angl. **narcissism**)*. 1) En langage courant, attention excessive portée à soi, à son corps. 2) En psychanalyse, amour d'un individu pour sa propre personne, considéré par Freud comme la « source primordiale de l'énergie sexuelle » (libido) et qui peut se traduire par la recherche chez autrui du reflet de soi-même. Ling. : De *Narcisse* personnage mythologique qui tomba amoureux de son image réfléchie dans l'eau.

**narco-** Préfixe d'origine grecque indiquant une relation avec le sommeil.

**narcoanalyse** f. V. *subnarcose.*

**narcolepsie** f. *(angl.* ***narcolepsy****).* Accès brusque, de courte durée, d'un besoin irrésistible de sommeil. La narcolepsie peut survenir dans diverses maladies (épilepsie, tumeur cérébrale) ou en l'absence de toute autre maladie. V. *Gélineau (syndrome de).*

**narcoleptanalgésie** f. *(angl.* ***narcotic analgesia****).* Administration d'un sédatif ou d'un somnifère léger par voie intraveineuse, avant une exploration instrumentale (coloscopie, gastroscopie), pour en atténuer ou même en supprimer les désagréments et l'inconfort.

**narcomanie** f. *(angl.* ***narcomania****).* Usage abusif de somnifères.

**narcose** f. *(angl.* ***narcosis****).* État de sommeil provoqué par des médicaments, le plus souvent lors d'une *anesthésie générale*; par extension, l'anesthésie générale elle-même.

**narcose à l'azote**. Syn. d'*ivresse des profondeurs.*

**narcose liminaire**. Syn. de *subnarcose.*

**narcotique** a. et m. *(angl.* ***narcotic****).* 1) Qui produit la narcose. 2) Se dit de certains stupéfiants à effet sédatif, euphorisant ou anxiolytique, tels que les opiacés.

**narine** f. *(angl.* ***naris, nostril****).* Orifice faisant communiquer la fosse nasale avec l'extérieur.

**nas-, naso-** Préfixe d'origine latine indiquant une relation avec le nez. V. *rhin-.*

**nasal, ale, aux** a. *(angl.* ***nasal****).* Qui se rapporte au nez. Ex. : nerf nasal, fosses nasales.

**naso-génien** a. V. *sillon naso-génien.*

**nasopharynx** m. Syn. de *rhinopharynx.*

**natal, ale, als** a. *(angl.* ***natal****).* Qui se rapporte à la naissance. Ling. : Terme employé surtout sous forme de dérivés : *néonatal, périnatal, postnatal.*

**natalité** f. *(angl.* ***natality****).* Fréquence des naissances dans une population, exprimée par le rapport entre le nombre de naissances survenues au cours d'une année et l'effectif de la population.

**natrémie** f. *(angl.* ***natremia****).* Présence ou taux de sodium (natrium) dans le sang (taux normal dans le plasma : 137 à 151 mEq/l).

**natrium** m. Syn. de *sodium.*

**natriurie** (ou **natrurie**) f. *(angl.* ***natruresis****).* Élimination et taux de sodium (natrium) dans l'urine.

**natropénie** f. *(angl.* ***sodium deficiency****).* Diminution du taux de sodium dans les liquides de l'organisme.

**natrurie** f. Natriurie.

**nauséabond, onde** a. *(angl.* ***nauseating****).* Qui provoque des nausées, notamment par son odeur écœurante.

**nausée** f. *(angl.* ***nausea****).* Envie de vomir suivie ou non de vomissement. Elle s'accompagne d'une contraction involontaire des muscles du pharynx, de l'œsophage et de l'estomac.

**nauséeux, euse** a. *(angl.* ***nauseous****).* Qui se rapporte à la nausée, qui a des nausées. Ex. : réflexe nauséeux, malade nauséeux.

**naviculaire** a. *(angl.* ***navicular****).* En forme de nacelle ou de bateau. Ex. : os naviculaire *(scaphoïde tarsien).*

**nébuliseur** m. *(angl.* ***nebulizer****).* Petit pulvérisateur utilisé en pharmacie pour projeter un liquide (souvent antiseptique nasal ou buccal) en fines gouttelettes.

**nécro-** Préfixe d'origine grecque indiquant une relation avec la mort ou avec les cadavres.

**nécrobiose** f. *(angl.* ***necrobiosis****).* 1) Mort des cellules au sein d'un tissu vivant. 2) Zone de nécrose dans un tissu, résultant d'une dégénérescence. (a. **nécrobiotique**)

**nécrobiose lipoïdique** *(angl.* ***necrobiosis lipoidica****).* Affection dégénérative rare de la peau, liée souvent au diabète surtout chez la femme jeune, débutant par des lésions nodulaires prétibiales bilatérales qui confluent en plaques jaunâtres à bords violacés et prennent un aspect scléro-atrophique. Histologiquement, il s'agit d'une nécrose hyaline des fibres collagènes et élastiques avec dépôts lipoïdiques extracellulaires. Syn. : *dermatite atrophiante lipoïdique, maladie d'Oppenheim.*

**nécrolyse épidermique toxique**. Syn. d'*épidermolyse bulleuse toxique.*

**nécropsie** f. Syn. d'*autopsie*. (a. **nécropsique**)

**nécrose** f. *(angl.* ***necrosis****).* Processus de dégénérescence aboutissant à la destruction d'une cellule ou d'un tissu. (a. **nécrosique**; **nécrotique**)

**nécrosé, ée** a. *(angl.* ***necrotic****).* Qui est atteint de nécrose. Ex. : os nécrosé, tissu nécrosé.

**nécrozoospermie** f. *(angl.* ***necrospermia****).* Éjaculation de spermatozoïdes morts.

**négatif** m. *(angl.* ***negative****).* Pellicule ou plaque photographique, sur laquelle les parties lumineuses des objets apparaissent en sombre et les parties foncées en clair.

**négatif, ive** a. *(angl.* ***negative****).* 1) Se dit de toute particule, d'un ion ou groupement chimique, qui possède un excès d'électrons. 2) Se dit d'un des pôles d'une source de courant électrique continu correspondant à la décharge des cations. V. *positif.*

**négativisme** m. *(angl.* ***negativism****)*. Comportement pathologique caractérisé par le refus de répondre à diverses sollicitations : refus de manger, d'exécuter des mouvements, résistance à un mouvement passif, etc. On le rencontre notamment chez les schizophrènes.

**négaton** m. *(angl.* ***negatron****)*. Électron négatif.

**négatoscope** m. *(angl.* ***negatoscope****)*. Écran translucide pourvu d'un dispositif éclairant servant à examiner par transparence les clichés radiographiques.

**Neisseria** *(angl.* ***Neisseria****)*. Genre de cocci gram-négatifs, disposés en paires, dont certaines espèces sont pathogènes : *Neisseria gonorrhœae* (gonocoque), *Neisseria meningitidis* (méningocoque).

**neissérien**, **ienne** a. *(angl.* ***neisserian****)*. Qui se rapporte au gonocoque *(Neisseria)*. Ling. : On dit plus souvent *gonococcique*. (*Neisser* Albert, dermatologue allemand, 1855-1916.)

**Nélaton** (**cathéter** ou **sonde de**) *(angl.* ***Nélaton's catheter****)*. Sonde en caoutchouc flexible, creusée d'un sillon longitudinal portant à une extrémité un renflement conique au voisinage duquel est ménagée une petite ouverture ovale. On l'utilise pour le sondage de la vessie. (*Nélaton* Auguste, chirurgien français, 1807-1873.)

**Nelson** (**segment de**) *(angl.* ***segmentum apicale****)*. Segment apical du lobe inférieur du poumon droit ou gauche. Syn. : *segment (ou sommet) de Fowler*. (*Nelson* Warren, anatomiste américain contemporain.)

**Nelson** (**test de**) *(angl.* ***treponema pallidum immobilization test****)*. Réaction sérologique spécifique pour le diagnostic de la syphilis, fondée sur le pouvoir du sérum et du liquide céphalo-rachidien syphilitiques d'immobiliser les tréponèmes maintenus mobiles dans un milieu de conservation approprié. Ce test est plus sensible et plus spécifique que les autres épreuves sérologiques de la syphilis. Abrév. : TPI-test (de l'anglais ***T****reponema* ***p****allidum* ***i****mmobilisation* ***test****)*. Syn. : *test d'immobilisation des tréponèmes* (abrév. TIT). (*Nelson* Robert Amstrong, sérologiste américain né en 1922.)

**Nématodes** m.pl. *(angl.* ***Nematoda****)*. Ordre de vers cylindriques pourvus d'un tube digestif complet et chez lesquels les sexes sont séparés. La plupart de ces vers sont parasites chez les vertébrés, certains sont parasites de l'homme.

**néo-** Préfixe d'origine grecque signifiant *nouveau, jeune*. Ant. : *paléo-*.

**néoarthrose** f. *(angl.* ***nearthrosis****)*. Articulation artificielle créée chirurgicalement.

**néocérébellum** (ou **néocervelet**) m. *(angl.* ***neocerebellum****)*. Ensemble fonctionnel constitué par les éléments du cervelet chargés du contrôle de la motricité volontaire et des mouvements automatiques. Il comprend notamment tout le lobe postérieur et la majeure partie des lobes latéraux et les noyaux dentelés.

**néocortex** m. Syn. de *néopallium*.

**néocotyle** m. *(angl.* ***neoacetabulum****)*. Prothèse en matière synthétique de la cavité cotyloïde de l'os iliaque.

**néoformation** f. *(angl.* ***neoformation****)*. 1) Formation d'un tissu nouveau au sein d'un tissu déjà différencié. 2) En langage clinique, *tumeur*.

**néoformé**, **ée** a. *(angl.* ***neoformed****)*. Se dit d'un tissu nouvellement formé.

**néomycine** f. *(angl.* ***neomycin****)*. Antibiotique à large spectre d'action, semblable à celui de la streptomycine, utilisé *per os* contre les germes pathogènes des gastro-entérites, et localement (pommades, solutions) pour le traitement des plaies.

**néonatal**, **ale**, **als** a. *(angl.* ***neonatal****)*. Qui se rapporte au nouveau-né. La *période néonatale* s'étend de la naissance au 28ᵉ jour de vie.

**néonatalogie** f. *(angl.* ***neonatalogy****)*. Branche de la médecine qui traite de l'ensemble des soins médicaux et préventifs concernant le nouveau-né et, subsidiairement, la mère depuis la naissance jusqu'au 28ᵉ jour de la vie de l'enfant. Syn. : *médecine néonatale*.

**néopallium** m. *(angl.* ***isocortex****)*. Région de l'écorce cérébrale qui occupe la majeure partie de la surface des hémisphères cérébraux et qui constitue le lieu de départ de toutes les voies motrices volontaires et d'une partie des voies motrices semi-automatiques, et le lieu d'arrivée de presque toutes les voies sensitives et sensorielles (ainsi nommée parce qu'elle représente la formation la plus récente dans le développement phylogénétique du cerveau). Syn. : *néocortex*.

**néoplasie** f. *(angl.* ***neoplasia****)*. 1) Syn. de *tumeur* (le plus souvent cancéreuse). 2) Formation d'une tumeur.

**néoplasique** a. *(angl.* ***neoplastic****)*. Qui se rapporte à une tumeur ou à sa formation. Ex. : cachexie néoplasique.

**néoplasme** m. *(angl.* ***neoplasm****)*. Syn. de *tumeur* (en parlant, le plus souvent, de tumeur cancéreuse).

**néoplastie** f. *(angl.* ***neoplasty****)*. Reconstitution de tissus par opération plastique. (a. **néoplastique**)

**néostomie** f. *(angl. **neostomy**)*. Création chirurgicale d'une ouverture artificielle au niveau d'un organe, d'une cavité ou d'un canal, de manière à les faire communiquer avec l'extérieur ou avec un autre organe.

**néphélion** m. *(angl. **nebula**)*. Taie superficielle de la cornée, qui n'est pas complètement opaque. V. *albugo, leucome*.

**néphr-**, **néphro-** Préfixe d'origine grecque indiquant une relation avec le rein. V. *rén-*.

**néphralgie** f. *(angl. **nephralgia**)*. Douleur rénale.

**néphrectomie** f. *(angl. **nephrectomy**)*. Ablation totale ou partielle d'un rein.

**néphrectomisé, ée** a. et n. *(angl. **nephrectomized**)*. Qui a subi une néphrectomie.

**néphrétique** a. *(angl. **nephritic**)*. Qui se rapporte au rein, du point de vue pathologique. Ex. : coliques néphrétiques.

**néphrite** f. *(angl. **nephritis**)*. Toute inflammation aiguë ou chronique du rein. (a. **néphritique**)

**néphrite glomérulaire**. Syn. de *glomérulonéphrite*.

**néphrite tubulaire aiguë**. Syn. de *rein de choc*.

**néphroangiosclérose** f. *(angl. **nephroangiosclerosis**)*. Sclérose des artérioles rénales, liée à une hypertension artérielle, qui se manifeste par une insuffisance rénale. Syn. : *néphrosclérose* (pratiquement abandonné en France, mais usuel dans les pays anglo-saxons).

**néphroblastome** m. *(angl. **Wilms's tumor, nephroblastoma**)*. Adénosarcome du rein à cellules de type embryonnaire, tumeur hautement maligne observée presque exclusivement chez le jeune enfant. Syn. : *néphrome malin, tumeur de Wilms*.

**néphrocalcinose** f. *(angl. **nephrocalcinosis**)*. Affection rénale caractérisée par des précipitations diffuses de calcium dans le parenchyme rénal. Elle peut être due à une tumeur des glandes parathyroïdes, à une intoxication par la vitamine D.

**néphrographie** f. *(angl. **nephrography**)*. Examen radiologique du rein après opacification du parenchyme rénal par urographie intraveineuse ou par artériographie rénale. (a. **néphrographique**)

**néphrolithiase** f. Syn. de *lithiase rénale*.

**néphrolithotomie** f. *(angl. **nephrolithotomy**)*. Extraction des calculs du bassinet et des calices après dégagement, extériorisation et incision du rein. V. *lithotripsie*.

**néphrologie** f. *(angl. **nephrology**)*. Partie de la médecine qui comprend l'étude des reins et le traitement des maladies rénales. Le spécialiste en est le *néphrologue* (ou *néphrologiste*). V. *urologie*. (a. **néphrologique**)

**néphrome malin**. Syn. de *néphroblastome*.

**néphron** m. *(angl. **nephron**)*. Unité anatomique et fonctionnelle du rein, comprenant le glomérule, le tube proximal, l'anse de Henle et le tube distal (V. *rein*). Le parenchyme rénal est constitué d'environ un million de néphrons.

**néphropathie** f. *(angl. **nephropathy**)*. Toute affection des reins. (a. **néphropathique**)

**néphropathie gravidique**. Syn. de *prééclampsie*.

**néphropexie** f. *(angl. **nephropexy**)*. Reposition et fixation en position haute d'un rein ptosé.

**néphroplastie** f. *(angl. **nephroplasty**)*. Toute technique opératoire visant à redonner au rein, après une résection partielle, sa forme compacte.

**néphroptose** f. *(angl. **nephroptosis, nephroptosia**)*. Mobilité anormale et descente du rein, dues au relâchement de ses moyens de soutien. La néphroptose est parfois associée à la descente d'autres organes. Syn. : *rein flottant* (ou *mobile*).

**néphrosclérose** f. *(angl. **nephrosclerosis**)*. Syn. pratiquement abandonné de *néphroangiosclérose*.

**néphrose** f. *(angl. **nephrosis**)*. Au sens anatomopathologique, toute affection rénale primitivement dégénérative des tubes rénaux; notamment la *néphrose lipoïdique (maladie d'Epstein)*, qui est due à une infiltration de lipides des tubes rénaux, se manifestant par un *syndrome néphrotique* (V. ce terme). Son étiologie n'est pas élucidée. (a. **néphrotique**)

**néphrotomie** f. *(angl. **nephrotomy**)*. Incision du rein.

**néphro-urétérectomie** f. *(angl. **nephroureterectomy**)*. Ablation d'un rein et de son uretère.

**nerf** m. *(angl. **nerve**)*. Cordon habituellement cylindrique et blanchâtre, qui relie un centre nerveux à un organe, essentiellement constitué par les axones des cellules nerveuses formant les fibres nerveuses groupées en faisceaux. On distingue : les *nerfs cérébrospinaux* comprenant les *nerfs rachidiens* et les *nerfs crâniens*; et les *nerfs végétatifs parasympathiques* et *sympathiques*. Selon leur action physiologique, les nerfs sont sensitifs ou sensoriels, moteurs ou sécrétomoteurs. Les nerfs périphériques sont le plus souvent des nerfs mixtes (sensitifs et moteurs). V. *nerveux, neur-, névr-*.

**nerfs crâniens** *(angl.* ***cranial nerves****).* Nerfs qui naissent dans l'encéphale et qui se distribuent aux différentes parties de la tête après avoir traversé les trous de la base du crâne. Ils sont groupés par paires (un nerf droit et un nerf gauche) et numérotés de I à XII : 1re paire : nerf olfactif (I) - 2e paire : nerf optique (II) - 3e paire : nerf moteur oculaire commun (III) - 4e paire : nerf pathétique (IV) - 5e paire : nerf trijumeau (V) - 6e paire : nerf moteur oculaire externe (VI) - 7e paire : nerf facial (VII) et nerf intermédiaire de Wrisberg (VII bis) - 8e paire : nerf auditif (VIII) - 9e paire : nerf glosso-pharyngien (IX) - 10e paire : nerf pneumogastrique (X) - 11e paire : nerf spinal (XI) - 12e paire : nerf hypoglosse (XII).

**nerf grand sciatique** *(angl.* ***greater sciatic nerve****).* Branche terminale du plexus sacré, qui est le plus volumineux nerf de l'organisme. Il reçoit ses fibres du tronc lombosacré et ses branches antérieures des trois premiers nerfs sacrés. Il sort du bassin par une échancrure large et profonde du bord postérieur de l'os iliaque comprise entre l'épine iliaque postéro-inférieure et l'épine sciatique (grande échancrure sciatique) et descend dans la fesse et à la face postérieure de la cuisse jusqu'au creux poplité, où il se divise en deux branches terminales : les nerfs sciatiques poplités externe et interne. Par son tronc, il innerve l'articulation de la hanche et les muscles ischio-jambiers; par ses deux branches terminales, il fournit l'innervation sensitive et motrice du genou, de la jambe et du pied.

**nerf phrénique** *(angl.* ***phrenic nerve****).* Branche motrice profonde du plexus cervical, qui descend à travers le cou et le thorax jusqu'au diaphragme auquel il fournit son innervation motrice.

**nerf pneumogastrique** (ou **pneumogastrique** m.) *(angl.* ***vagus nerve****).* Nerf mixte, sensitivomoteur et parasympathique, appartenant à la dixième paire de nerfs crâniens. Il innerve le pharynx, le voile du palais, le larynx, la trachée, les bronches, les poumons, le cœur et les gros vaisseaux, l'œsophage et l'estomac. Syn. : *nerf vague*. V. *vagal, nerf crânien.*

**nerf récurrent** *(angl.* ***recurrent laryngeal nerve****).* Branche du nerf pneumogastrique née, à gauche, dans le thorax où elle contourne la face inférieure de la crosse aortique, à droite, à la base du cou où elle contourne la face inférieure de l'artère sous-clavière. Après un trajet ascendant vers l'œsophage et la trachée, chaque nerf récurrent atteint le larynx, innervant tous les muscles du larynx sauf le crico-thyroïdien.

**nerf trijumeau** m. *(angl.* ***trigeminal nerve****).* Nerf crânien appartenant à la cinquième paire. Il doit son nom à sa division en trois branches au niveau du ganglion de Gasser : le nerf ophtalmique, le nerf maxillaire supérieur et le nerf maxillaire inférieur. Le trijumeau assure la presque totalité de l'innervation sensitive de la face et des cavités qui lui sont annexées. Par le nerf mandibulaire, c'est le nerf de la mastication. (a. **trigéminal**, **ale**, **aux**)

**nerf vague**. Syn. de *pneumogastrique*.

**nerveux**, **euse** *(angl.* ***nervous****).* 1) a. Qui se rapporte aux nerfs. V. *système nerveux, tissu nerveux*. 2) a. et n. En langage courant, se dit d'un individu anormalement irritable et émotif, ou de manifestations traduisant cet état.

**neur-**, **neuro-** Préfixe d'origine grecque indiquant une relation avec les nerfs. On dit aussi *névr(o)-*.

**neural**, **ale**, **aux** a. *(angl.* ***neural****).* Qui se rapporte au système nerveux. Ling. : Terme peu employé, sauf en embryologie, où il qualifie diverses structures nerveuses. V. aussi *arc neural*.

**neuraminidase** f. *(angl.* ***sialidase****).* Enzyme qui hydrolyse les mucopolysaccharides de la membrane cellulaire, qui provoque l'apoptose des cellules épithéliales et stimule la sécrétion des cytokines pro-inflammatoires. Chez certains virus (comme le virus de la grippe), la neuraminidase est associée aux virions qu'elle détache de la cellule-hôte contaminée, leur permettant d'infecter d'autres cellules. Des inhibiteurs de la neuraminidase virale ont été mis au point pour empêcher la propagation des virions, raccourcir ainsi la durée de l'infection et en atténuer les symptômes. Syn. : *sialidase*.

**neurasthénie** f. *(angl.* ***neurasthenia****).* Terme et concept périmés, encore en usage dans le langage courant, désignant un état de grande fatigue physique et accompagnée de troubles psychiques (tristesse, insomnie, angoisse, indécision). Actuellement, les manifestations de la neurasthénie sont assimilées à des troubles névrotiques. (a. et n. **neurasthénique**)

**neurectomie** (ou **névrectomie**) f. *(angl.* ***neurectomy****).* Résection partielle, plus ou moins étendue, d'un nerf.

**neuridine** f. Syn. de *spermine*.

**neurilemme** m. *(angl.* ***neurilemma****).* Syn. de *gaine de Schwann*. V. *Schwann (gaine de)*.

**neurinome** m. *(angl.* ***neurilemoma****)*. Tumeur bénigne des nerfs développée à partir des cellules de la gaine de Schwann. Unique ou multiple, elle siège soit sur le trajet des nerfs intracrâniens (plus particulièrement sur le nerf auditif), soit sur les nerfs périphériques. Sa croissance est lente et la guérison est habituelle après exérèse complète. Syn. : *gliome périphérique*, *schwannogliome* (ou *schwannome*).

**neurite** f. Syn. désuet d'*axone*.

**neuroblaste** m. *(angl.* ***neuroblast****)*. Cellule nerveuse embryonnaire ancêtre du neurone.

**neuroblastome** m. *(angl.* ***neuroblastoma****)*. Tumeur extrêmement maligne formée de neuroblastes indifférenciés. Le neuroblastome s'observe surtout chez les enfants de moins de quatre ans, généralement en association étroite avec la glande médullosurrénale ou la chaîne sympathique. Syn. : *sympathoblastome*, *sympathogoniome*.

**neuroborréliose** f. V. *Lyme (maladie de)*.

**neurochirurgie** f. *(angl.* ***neurosurgery****)*. Chirurgie du système nerveux. Le spécialiste en est le *neurochirurgien*.

**neurocrinie** f. *(angl.* ***neurosecretion****)*. Production par des cellules nerveuses de substances qui, déversées dans le sang, agissent en tant qu'hormones. V. *neurohormone*. Syn. : *neurosécrétion*.

**neurodépresseur** m. *(angl.* ***neurodepressor****)*. Tout médicament qui ralentit ou inhibe certaines fonctions du système nerveux central. On distingue : les sédatifs, les antispasmodiques, les hypnotiques, les neuroleptiques, les tranquillisants.

**neuro-endocrinien**, **ienne** a. *(angl.* ***neuroendocrine****)*. Qui se rapporte aux effets exercés sur l'organisme par le système nerveux et les glandes endocrines.

**neurofibrille** f. *(angl.* ***neurofibril****)*. Chacune des fines fibrilles hyalines qui sont présentes en grand nombre dans le cytoplasme de la cellule nerveuse, dans l'axone et dans les dendrites. (a. **neurofibrillaire**)

**neurofibromatose** f. Syn. de *maladie de von Recklinghausen* (1). V. *Recklinghausen (maladie de)*.

**neurofibrome** m. *(angl.* ***neurofibroma****)*. Tumeur des nerfs, soit encapsulée si elle siège sur un tronc nerveux, soit diffuse si elle prend naissance à partir de rameaux très fins compris dans la peau.

**neurofibrosarcome** m. *(angl.* ***neurofibrosarcoma****)*. Forme maligne du neurofibrome.

**neurogène** a. *(angl.* ***neurogenic****)*. Qui est d'origine nerveuse. Ex. : tonus musculaire neurogène.

**neurogliomatose** f. Syn. de *maladie de von Recklinghausen* (1). V. *Recklinghausen (maladie de)*.

**neurogliome** m. Syn. de *ganglioneurome*.

**neurohormone** f. *(angl.* ***neurohormone****)*. Toute substance élaborée par des cellules nerveuses, agissant sur place ou à distance, que ce soit un *médiateur chimique* (V. ce terme) (acétylcholine, adrénaline), ou l'un des produits de sécrétion de la neurohypophyse (oxytocine et vasopressine). (a. **neurohormonal**, **ale**, **aux**)

**neurohypophyse** f. Syn. de *post-hypophyse*. (a. **neurohypophysaire**)

**neuroleptique** a. et m. *(angl.* ***neuroleptic****)*. Tout médicament qui exerce un effet dépresseur global sur la plupart des fonctions cérébrales, qui calme l'agitation et l'hyperactivité neuromusculaire, en conférant un état de tranquillité, de détente. V. *psychotrope*. Les neuroleptiques sont prescrits dans diverses psychoses où prédominent l'excitation, les états délirants avec agitation, l'agressivité. Syn. : *antipsychotique*, *ataraxique*, *neuroplégique*, *tranquillisant majeur*.

**neurologie** f. *(angl.* ***neurology****)*. 1) Branche de la médecine qui traite de maladies du système nerveux. Le spécialiste en est le *neurologue* ou *neurologiste*. 2) Étude de l'anatomie et de la physiologie du système nerveux central. (a. **neurologique**)

**neurolyse** f. *(angl.* ***neurolysis****)*. 1) Destruction ou dissolution de la substance nerveuse. 2) Intervention chirurgicale pour libérer un nerf de ses adhérences pathologiques périphériques, par ex. lorsqu'un nerf est comprimé dans une cicatrice. 3) Destruction d'un nerf par des injections d'alcool dans le nerf même.

**neurolytique** a. *(angl.* ***neurolytic****)*. Qui exerce une action destructrice sur la substance nerveuse. Ex. : injection neurolytique.

**neuromédiateur** m. *(angl.* ***neurotransmitter****)*. Toute substance impliquée directement dans l'action d'un neurone sur les cellules cibles. Selon les neurones, les neuromédiateurs peuvent être de nature différente ; certains neurones peuvent agir par plusieurs neuromédiateurs différents. Les principaux neuromédiateurs sont soit des peptides (neurotensine, substance P, endorphines, enképhalines, VIP, cholécystokinine, bradykinine, somatostatine, libérine), soit des dérivés d'acides aminés (sérotonine, dopamine, noradrénaline, adrénaline, acétylcholine, acide gamma-aminobutyrique, taurine, glycine, glutamate). Certains neuromédiateurs agissent comme excitateurs (catécholamines, libérines, etc.), d'autres comme inhibiteurs (acide gamma-aminobutyrique, enképhalines, somatostatine, etc.) de transmissions synaptiques. Certains sont transportés le long des fibres nerveuses, d'autres sont formés et détruits au niveau de la synapse. Les neuromédiateurs existent en concentration relativement élevée dans les terminaisons nerveuses et sont libérés par dépolarisation du neurone. Ils sont généralement détruits aussitôt après leur action. Syn. : *neurotransmetteur*.

**neuro-musculaire** a. *(angl. **neuromuscular**)*. Qui se rapporte aux nerfs et aux muscles. V. *plaque neuro-musculaire*.

**neuromyélite optique aiguë** *(angl. **neuromyelitis optica**)*. Syndrome caractérisé par l'association d'une *névrite optique rétrobulbaire* (V. ce terme) et d'une paraplégie flasque par myélite diffuse, les deux affections évoluant indépendamment, le plus souvent vers la guérison, parfois vers la cécité et l'issue fatale. D'étiologie non élucidée, le syndrome pourrait être une forme particulière de sclérose en plaques. Syn. : *maladie de Devic*.

**neuro-myopathie** f. *(angl. **neuromyopathy**)*. Toute affection intéressant à la fois le système nerveux et les muscles.

**neurone** m. *(angl. **neuron**)*. Unité fondamentale, morphologique et fonctionnelle, du tissu nerveux. C'est un élément cellulaire des centres nerveux (substance grise du névraxe et des ganglions), de taille très variable, de forme sphérique, ovoïde ou polyédrique. On lui distingue un prolongement constant, unique, l'*axone*, et des prolongements protoplasmiques inconstants et de nombre variable, les *dendrites*. Les neurones conduisent l'influx nerveux par l'intermédiaire de leurs axones. Selon leur fonction, on distingue : des neurones moteurs, sensitifs, sensoriels, sécrétoires. Syn. : *cellule nerveuse*. (a. **neuronal**, **ale**, **aux**)

**neuropathie** f. *(angl. **neuropathy**)*. Toute affection du système nerveux, central ou périphérique.

**neuropeptide** m. *(angl. **neuropeptide**)*. Tout peptide sécrété par le système nerveux central ou périphérique agissant comme neurotransmetteur ou comme médiateur dans divers mécanismes régulateurs de l'organisme. On trouve des peptides dans le cerveau (encéphalines, endorphines) et dans les tissus de divers organes (V. *VIP*, *système NANC*).

**neuroplastie** f. *(angl. **neuroplasty**)*. Opération plastique visant à rétablir la continuité d'un nerf lésé.

**neuroplégie** f. Action dépressive globale sur les différentes fonctions nerveuses, centrales ou périphériques, habituellement obtenue au moyen de médicaments.

**neuroplégique** a. et m. Syn. de *neuroleptique*.

**neuropsychiatrie** f. *(angl. **neuropsychiatry**)*. Partie de la médecine qui englobe à la fois la neurologie et la psychiatrie. Le spécialiste en est le *neuropsychiatre*.

**neuro-psychique** a. *(angl. **neuropsychic**)*. Qui se rapporte au système nerveux et au psychisme.

**neuro-rétinite** f. *(angl. **neuroretinitis**)*. Inflammation associée du nerf optique (au niveau de la papille optique) et de la rétine.

**neurosécrétion** f. Syn. de *neurocrinie*. (a. **neurosécrétoire**)

**neurostimulant**, **ante** a. et m. *(angl. **central nervous system stimulant**)*. Se dit d'un médicament qui excite le système nerveux central. Suivant le type d'action, on distingue : les *analeptiques* et les *psychotoniques*.

**neurosyphilis** f. *(angl. **neurosyphilis**)*. Toute forme de syphilis affectant le système nerveux (tabès, paralysie générale).

**neurotomie** f. *(angl. **neurotomy**)*. Section d'un nerf, pratiquée généralement comme traitement d'une névralgie rebelle. On dit aussi *névrotomie*.

**neurotoxique** a. et m. *(angl. **neurotoxic**)*. Qui exerce une action toxique sur le système nerveux.

**neurotransmetteur** m. Syn. de *neuromédiateur*.

**neurotripsie** f. *(angl. **neurotripsy**)*. Opération qui consiste à écraser un nerf.

**neurotrope** a. *(angl. **neurotropic**)*. Qui présente une affinité spéciale pour le système nerveux. Ex. : virus neurotrope.

**neuro-vasculaire** a. *(angl. **neurovascular**)*. Qui se rapporte aux systèmes nerveux et vasculaire.

**neurovégétatif**, **ive** a. *(angl. **neurovegetative**)*. Qui se rapporte au système autonome (végétatif). Ex. : trouble neurovégétatif.

**neutralisant**, **ante** a. *(angl. **neutralizer**)*. 1) En chimie, qui transforme en sel un acide ou une base. 2) En pharmacologie, qui est capable de rendre inopérant un agent ou une substance. (nom : un **neutralisant**)

**neutralisation** f. *(angl. **neutralization**)*. 1) Annulation des effets exercés par un agent quelconque, notamment un agent nocif. 2) Adjonction d'une substance acide à une substance basique en solution, ou vice versa, de manière à obtenir une solution neutre. 3) Inactivation d'un antigène par l'adjonction de son anticorps spécifique (par ex. : d'une toxine par son antitoxine correspondante).

**neutre** a. *(angl.* ***neutral****)*. 1) Se dit d'une substance chimique ou d'une solution qui n'est ni acide, ni basique (qui a un pH 7). 2) Se dit d'une substance dans laquelle n'intervient aucun phénomène électrique ou magnétique, en particulier d'une substance qui n'est chargée ni positivement ni négativement.

**neutron** m. *(angl.* ***neutron****)*. Particule élémentaire, constituant normal du noyau des atomes, sauf du noyau d'hydrogène normal ; sa charge électrique est nulle.

**neutropénie** f. *(angl.* ***neutropenia****)*. Diminution du taux des granulocytes neutrophiles circulant au-dessous de 1 500 par $mm^3$. Elle peut être due à une atteinte de la moelle osseuse qui ne produit plus ou produit peu de cellules sanguines (intoxication, infection) ou à une destruction importante de granulocytes dans le sang même (processus immunitaire pathologique).

**neutropénie immunoallergique**. Agranulocytose survenant brutalement après l'administration d'un médicament auquel le sujet s'avère sensibilisé.

**neutrophile** *(angl. 1)* ***neutrophilic****, 2)* ***neutrophil****)*. 1) a. Qui a de l'affinité pour les colorants neutres. 2) m. En langage clinique, *granulocyte neutrophile*.

**neutrophilie** f. *(angl.* ***neutrophilia****)*. 1) Affinité d'une cellule ou d'un tissu pour les colorants neutres. 2) Augmentation considérable du nombre des granulocytes neutrophiles dans le sang. Banale dans de nombreuses infections bactériennes, elle se produit également au cours d'intoxications et après une hémorragie ou un choc (traumatisme, intervention chirurgicale). Syn. : *granulocytose neutrophile*.

**névr-** V. *neur-*.

**névralgie** f. *(angl.* ***neuralgia****)*. Douleur survenant souvent sous forme d'accès, ressentie sur le trajet d'un nerf sensitif ou dans le territoire qu'il innerve. (a. **névralgique**)

**névralgie cervico-brachiale** *(angl.* ***cervicobrachial neuralgia****)*. Douleur unilatérale, parfois accompagnée de paresthésies partant du cou par irradiation dans le bras, l'avant-bras et la main, d'installation brutale ou progressive (précédée de cervicalgie). La cause habituelle en est une *unco-discarthrose cervicale*.

**névralgie crurale** *(angl.* ***crural neuralgia****)*. Névralgie localisée à la face antéro-interne de la cuisse et du genou, provoquée par l'irritation du nerf crural (compression par hernie ou tumeur, lésion du bassin, affection utérine).

**névralgie faciale** *(angl.* ***trigeminal neuralgia****)*. Forme la plus fréquente de névralgie, siégeant à la face, dans le territoire d'une des branches du nerf trijumeau. Débutant vers la cinquantaine, elle est caractérisée par des crises douloureuses violentes, brèves, à début brutal, cédant sans séquelles.

**névralgie sciatique**. V. *sciatique* (2).

**névraxe** m. Syn. d'*axe cérébro-spinal*.

**névrectomie** f. Neurectomie.

**névrite** f. *(angl.* ***neuritis****)*. Lésion inflammatoire d'un nerf. (a. **névritique**)

**névrite optique rétrobulbaire** *(angl.* ***retrobulbar optic neuritis****)*. Névrite du nerf optique qui touche d'abord sa partie centrale, puis la partie temporale, dont le signe pathognomonique est la présence d'un scotome central ; elle s'accompagne d'une baisse de l'acuité visuelle et de douleurs rétro-oculaires. Ses principales causes sont la sclérose en plaques et l'intoxication alcoolo-tabagique.

**névrite radiculaire** *(angl.* ***radicular neuritis****)*. Syn. de *radiculite*.

**névrodermite** f. *(angl.* ***neurodermatitis****)*. Affection cutanée très prurigineuse, se présentant sous forme de plaques épaisses (surtout à la nuque, à la région ano-génitale et aux plis de flexion des membres), parfois aussi généralisée et compliquée de lésions eczémateuses. Elle peut être favorisée par des tendances névrotiques ou s'associer à l'asthme et au rhume des foins. V. *atopie*, *eczéma atopique*.

**névroglie** f. *(angl.* ***neuroglia****)*. Tissu de soutien du système nerveux, formé de cellules de grande taille : macroglies (astrocytes et oligodendrocytes d'origine ectodermique), microglies (petites cellules d'origine mésodermique). V. *glial*. Syn. : *glie*.

**névroglique** a. *(angl.* ***neuroglial****)*. Qui est formé de névroglie, qui s'y rapporte. Ex. : sclérose névroglique.

**névrome** m. *(angl.* ***neuroma****)*. Tumeur constituée par une masse de fibres nerveuses à structure plus ou moins normale, myélinisées ou non. Souvent congénital, le névrome peut aussi se développer au niveau du moignon d'un membre amputé *(névrome d'amputation)* ou sur un nerf périphérique. V. *Morton (maladie de)*.

**névropathe** a. et n. *(angl.* ***neuropath****)*. Qui est atteint de névrose. V. *psychopathe*.

**névropathie** f. *(angl.* ***neuropathy****)*. Concept et terme périmés désignant un état de faiblesse du système nerveux qui se manifeste surtout

N

par des troubles psychiques. Actuellement, ces troubles sont assimilés aux névroses.

**névrose** f. *(angl.* ***neurosis****)*. Trouble psychique caractérisé par un comportement anormal, pouvant revêtir des formes multiples, et dont le malade est conscient sans, pour autant, pouvoir le maîtriser (contrairement aux troubles d'une *psychose* dont le malade n'est pas conscient). La névrose perturbe l'affectivité et l'émotivité, mais n'atteint pas les facultés intellectuelles. (a. **névrosique**; **névrotique**)

**névrosé**, **ée** a. et n. *(angl.* ***neurotic****)*. Qui est atteint de névrose.

**névrose respiratoire**. Nom donné à l'*hyperventilation alvéolaire* lorsqu'elle est d'origine psychogène.

**névrotique** a. *(angl.* ***neurotic****)*. Qui se rapporte à la névrose.

**névrotomie** f. Neurotomie.

**newton** m. *(angl.* ***newton****)*. Unité de force du Système international d'unités (SI); c'est la force qui, appliquée à un corps ayant une masse de 1 kilogramme, lui communique une accélération de 1 mètre par seconde. Un newton est égal à 100 000 dynes. Symbole : N.

**nez** m. *(angl.* ***nose****)*. Saillie en forme d'auvent, située au-dessus de la bouche, qui renferme la partie antérieure des fosses nasales, communiquant avec l'extérieur par les narines; ses orifices postérieurs sont les *choanes*. Le nez est l'organe de l'olfaction (par les cellules olfactives de sa muqueuse); c'est aussi un conduit par lequel passe l'air lors de l'inspiration. V. *nasal*, *rhin-*.

**ng** Symbole du *nanogramme*.

**niche** f. *(angl.* ***niche****)*. Image radiologique correspondant au moulage opaque de la paroi d'un viscère creux (notamment du tube digestif) au niveau d'une ulcération (ulcère de l'estomac ou du duodénum, cancer ulcériforme).

**Nicolas-Favre (maladie de)** *(angl.* ***venereal lymphogranuloma****)*. Syn. de *lymphogranulome vénérien*. (*Nicolas* Joseph, médecin français, 1868-1960; *Favre* Maurice Jules, médecin français, 1876-1954.)

**nicotinamide** m. *(angl.* ***nicotinamide****)*. Amide de l'acide nicotinique, présent dans la levure de bière, les germes et les enveloppes de céréales, la viande fraîche, le foie, le rein, le muscle cardiaque, et jouant un rôle important dans la respiration cellulaire. Son activité vitaminique est semblable à celle de l'acide nicotinique dans le traitement de la pellagre et, de ce fait, il est aussi appelé *vitamine antipellagreuse*, *facteur* (ou *vitamine*) *PP*, *vitamine B3*.

**nicotine** f. *(angl.* ***nicotine****)*. Principal alcaloïde, très toxique, du tabac. (a. **nicotinique**)

**nicotinique** a. V. *acide nicotinique*.

**nicotinisme** m. Syn. de *tabagisme*.

**nidation (de l'œuf)** *(angl.* ***nidation****)*. Fixation de l'œuf fécondé sur un organe où il se développera pendant la gestation. La fixation se fait normalement dans la caduque utérine où l'œuf pénètre par effraction. Exceptionnellement, elle peut se faire hors de la cavité utérine, surtout dans la trompe, ce qui constitue une grossesse extra-utérine.

**Niemann-Pick (maladie de)** *(angl.* ***Niemann-Pick disease****)*. Maladie métabolique héréditaire (*sphingolipidose*) caractérisée par une accumulation de sphingomyéline dans divers organes et tissus, aboutissant à une hypertrophie de la rate et du foie, et à des lésions nerveuses graves. (*Niemann* Albert, pédiatre allemand, 1880-1921; *Pick* Ludwig, anatomopathologiste allemand, 1868-1944.)

**nihil** *(angl.* ***nihil****)*. En latin, *rien*.

**nihilisme** m. *(angl.* ***nihilism****)*. En psychiatrie, forme de délire dans lequel le sujet nie la réalité d'une partie ou de la totalité de ce qui l'entoure, et quelquefois de sa propre existence.

**Nissen (opération de)** *(angl.* ***Nissen's operation****)*. Technique chirurgicale pour la correction par *fundoplicature* d'une hernie hiatale par glissement. (*Nissen* Rudolf, chirurgien allemand, 1896-1981.)

**nitrique** a. V. *acide nitrique*.

**nitrocellulose** f. *(angl.* ***nitrocellulose****)*. Cellulose nitratée ayant l'apparence d'un coton rugueux, très inflammable, employée pour la fabrication du collodion.

**nitroglycérine** f. *(angl.* ***nitroglycerin****)*. Dérivé du glycérol; liquide huileux, explosif violent; prescrit par voie buccale comme vasodilatateur et hypotenseur dans l'angine de poitrine. Syn. : *trinitrine*.

**nm** Symbole du *nanomètre*.

**Nocardia asteroides**. Bactérie gram-positive, aérobie (famille des *Nocardiaceae*) responsable d'infections pulmonaires graves. V. *nocardiose pulmonaire*.

**nocardiose pulmonaire** *(angl.* ***pulmonary nocardiosis****)*. Infection pulmonaire à *Nocardia asteroides* ou, beaucoup moins fréquemment, *à N. brasiliensis*. Analogue à l'*actinomycose pulmonaire*, elle est généralement plus grave avec une tendance aux métastases cérébrales et, plus rarement, aux fistules thoraciques. Elle peut se présenter sous une forme aiguë généralisée (avec formation de multiples petits abcès dans les deux poumons) ou provoquer l'apparition d'un abcès chronique limité à un seul poumon[29].

**nocebo (effet)** *(angl.* ***nocebo effect****).* Apparition de symptômes désagréables après l'administration d'un médicament, mais qui ne sont pas attribuables à l'action du médicament.

**nocicepteur** m. *(angl.* ***nociceptor****).* Récepteur nerveux sensible aux stimuli produits par des agents nocifs (notamment aux stimuli douloureux).

**nociceptif, ive** a. *(angl.* ***nociceptive****).* Se dit d'une excitation nerveuse qui provoque une sensation douloureuse, ou de la réaction provoquée par une telle excitation. Ex. : réflexe nociceptif (réflexe de défense, tel que le retrait du pied au pincement de la plante).

**nocif, ive** a. *(angl.* ***harmful****).* Qui est dangereux pour la santé, provoquant des troubles ou des lésions. Ex. : action nocive du tabac.

**nocuité** f. *(angl.* ***harmfulness****).* Caractère de ce qui est nocif. Ant. : *innocuité.*

**nodal, ale, aux** a. *(angl.* ***nodal****).* Se dit du tissu qui constitue le nœud sinusal de Keith et Flack, et le nœud de Tawara, et de ce qui s'y rapporte. Ex. : extrasystole nodale.

**nodosité** f. *(angl.* ***nodosity****).* Toute production pathologique circonscrite, arrondie et indurée.

**nodulaire** a. *(angl.* ***nodular****).* Qui est en forme de nodule ou qui est constitué de nodules. Ex. : foyer tuberculeux nodulaire, conjonctivite nodulaire.

**nodule** m. *(angl.* ***nodule****).* En anatomie et en pathologie, petit renflement ou saillie en forme de nœud.

**nodule dysorique** *(angl.* ***cotton-wool patches****).* Lésion rétinienne due à l'oblitération aiguë d'une artériole rétinienne. L'atteinte est fréquemment bilatérale ; une petite hémorragie de voisinage est fréquente. Les nodules siègent essentiellement au pôle postérieur de l'œil. Ils sont visibles pendant quelques semaines pour disparaître sans jamais laisser de cicatrice ou de séquelle décelable. Syn. : *exsudat cotonneux (de la rétine).*

**nodule tuberculeux** *(angl.* ***tuberculous nodule****).* Lésion caractéristique de la tuberculose *(tubercule)* se présentant sous forme d'une masse arrondie à zone centrale nécrosée, entourée par une couche de cellules épithélioïdes (ressemblant aux cellules épithéliales) avec des cellules géantes et une couche périphérique de lymphocytes.

**nodulus** m. *(angl.* ***nodulus cerebelli****).* Un des neuf lobules du *vermis.*

**nœud** m. *(angl.* ***node****).* Structure anatomique formée d'un amas de cellules exerçant une fonction particulière.

**nœud atrio-ventriculaire** (ou **auriculo-ventriculaire**). Syn. de *nœud d'Aschoff-Tawara.* V. *Aschoff-Tawara (nœud de).*

**nœud sino-auriculaire** (ou **sinusal**). Syn. de *nœud de Keith et Flack.* V. *Keith et Flack (nœud de).*

**nom déposé**. V. *spécialité pharmaceutique.*

**nom générique** *(angl.* ***generic name****).* Pour les médicaments, syn. de *dénomination commune internationale.*

**nombre diploïde** *(angl.* ***diploid number****).* Nombre des chromosomes provenant de deux génomes, normalement présents dans les cellules somatiques et apparaissant dans la mitose. Il est double du nombre haploïde et est représenté par $2n$ (chez l'Homme, il est de 46).

**nombre haploïde** *(angl.* ***haploid number****).* Nombre de chromosomes du génome d'une espèce, normalement présents dans les cellules sexuelles et apparaissant lors de la méiose ; il est représenté par $n$ (chez l'Homme il est de 23).

**nombril** m. Syn. d'*ombilic.*

**non viable** a. *(angl.* ***nonviable****).* Se dit d'un fœtus qui n'a pas encore atteint un état de développement intra-utérin suffisant pour être apte à vivre.

**Nonne (réaction de)** *(angl.* ***Ross-Jones test****).* Réaction pour la recherche des globulines dans le liquide céphalo-rachidien. (*Nonne* Max, neurologue allemand, 1861-1959.)

**nooleptique** a. et m. *(angl.* ***dysleptic drug****).* Se dit d'un médicament du groupe des psycholeptiques agissant comme dépresseur de la vigilance (qui règle les oscillations de la veille et du sommeil). Les nooleptiques comprennent tous les hypnotiques (barbituriques et non barbituriques).

**noradrénaline** f. *(angl.* ***norepinephrine****).* Amine sympathicomimétique jouant un rôle de médiateur chimique de la transmission nerveuse sympathique post-ganglionnaire. C'est un vasoconstricteur plus puissant que l'adrénaline, administré par voie intraveineuse ou intracardiaque dans les états de choc. Syn. : *lévartérénol* (DCI).

**normoblaste** m. Syn. d'*érythroblaste* et, plus précisément, *érythroblaste normal.*

**normochrome** a. *(angl.* ***normochromic****).* Dont la couleur est normale ou qui se colore normalement. V. *anémie normochrome.*

**normocyte** m. *(angl.* ***normocyte****).* Érythrocyte normal par son volume, sa forme et concentration en hémoglobine.

**normolipémiant, ante** m. *(angl.* ***normolipidemic drug****).* Médicament qui peut ramener le taux des lipides sanguins à la normale. Syn. : *hypolipémiant.*

**normotendu, ue** a. *(angl.* ***normotensive****).* Dont la tension artérielle est normale.

**normotope** a. *(angl.* ***normotopic****).* 1) Dont la localisation est normale. 2) En électrocardiographie, se dit d'une excitation née dans le nœud sinusal, ou d'un rythme cardiaque normal, à commande sinusale. Ling. : On dit aussi *normotrope.*

**noso-** Préfixe d'origine grecque indiquant une relation avec la maladie.

**nosocomiale** a. *(angl.* ***nosocomial****).* Qui trouve son origine ou se développe en milieu hospitalier. V. *infection nosocomiale.*

**nosologie** f. *(angl.* ***nosology****).* 1) Science de la classification systématique des maladies. 2) Étude des caractères qui permettent de définir les maladies. (a. **nosologique**)

**nouure** f. *(angl.* ***nodule****).* 1) Tuméfaction épiphysaire due au rachitisme. 2) Tuméfaction sous-cutanée indurée et circonscrite (termes populaires).

**nouveau-né** a. et m. (pl. **nouveau-nés**) *(angl.* ***newborn****).* L'enfant pendant les premiers jours de sa vie. V. *néonatal.*

**Novocaïne** f. *(angl.* ***Novocain****).* Marque déposée de *procaïne* (terme employé souvent comme synonyme de celle-ci).

**noyau** m. *(angl.* ***nucleus****).* 1) Constituant essentiel de la cellule contenant les chromosomes, généralement limité par une membrane nucléaire qui le sépare du cytoplasme. Sans noyau, une cellule est incapable de se reproduire et de synthétiser de la matière vivante. V. *caryo-.* 2) Partie fondamentale de l'atome, où est concentrée toute la masse ; elle est chargée positivement et sa charge est équilibrée exactement, à l'état normal, par les électrons qui tournent autour d'elle. 3) Partie centrale, bien individualisée, d'une structure anatomique. Ex. : noyaux gris du cerveau, noyau pulpeux du disque intervertébral. (a. **nucléaire**)

**noyau caudé** *(angl.* ***caudate nucleus****).* Le plus interne des noyaux formant le *corps strié*, enroulé en fer à cheval autour du thalamus.

**noyau dentelé** *(angl.* ***dentate nucleus****).* Noyau gris central du cervelet annexé aux formations et voies du néocervelet. Syn. : *olive cérébelleuse.*

**noyau gélatineux**. Syn. de *noyau pulpeux.*

**noyaux gris centraux** *(angl.* ***basal ganglia****).* Masses de substance grise situées à l'intérieur de la substance blanche des hémisphères cérébraux et comprenant le *thalamus* (ou *couche optique*), et le *corps strié* comprenant le *noyau caudé*, le *noyau lenticulaire* et l'*avant-mur* (ou *claustrum*). Syn. : *noyaux* (ou *corps*) *opto-striés.*

**noyau lenticulaire** *(angl.* ***lentiform nucleus****).* Un des noyaux gris centraux, situé en pleine substance blanche, latéralement par rapport au noyau caudé et au thalamus. Il est divisé par des lames de substance blanche en une portion latérale (le *putamen*) et deux portions médiales formant ensemble le *pallidum.*

**noyaux opto-striés**. Syn. de *noyaux gris centraux.*

**noyau pulpeux** *(angl.* ***nucleus pulposus****).* Partie centrale arrondie, de consistance gélatineuse, du disque intervertébral. Il joue le rôle d'un amortisseur hydraulique des pressions et d'une rotule assurant les mouvements des plateaux vertébraux dans tous les sens. Syn. : *noyau gélatineux.*

**noyau rouge** *(angl.* ***red nucleus****).* Chacune des deux masses ovoïdes de substance grise, situées à la partie antérieure de la calotte du tronc cérébral.

**nubile** a. *(angl.* ***nubile****).* Qui est devenu apte au mariage, c'est-à-dire non seulement pubère, mais encore capable de procréer ou de concevoir (lorsqu'il s'agit d'une fille).

**nucal, ale, aux** a. *(angl.* ***nuchal****).* Qui se rapporte à la nuque.

**nucléaire** a. *(angl.* ***nuclear****).* Qui se rapporte au noyau de la cellule ou de l'atome, ou à un noyau anatomique (noyaux gris centraux, notamment).

**nucléase f.** *(angl.* ***nuclease****).* Toute enzyme de la classe des hydrolases, agissant sur les liaisons ester des acides nucléiques. Les *ribonucléases* scindent les acides ribonucléiques, les *désoxyribonucléases* scindent les acides désoxyribonucléiques.

**nucléé, éée** a. *(angl.* ***nucleated****).* Se dit d'une cellule qui possède un noyau.

**nucléique** a. V. *acides nucléiques.*

**nucléole** m. *(angl.* ***nucleolus****).* Corpuscule sphérique homogène, présent en nombre variable dans le noyau de la cellule vivante et qui joue un rôle essentiel dans la synthèse des acides ribonucléiques. (a. **nucléolaire**)

**nucléolé, ée** a. *(angl.* ***nucleolated****).* Qui est pourvu d'un ou de plusieurs nucléoles.

**nucléolyse** f. *(angl.* ***chemonucleolysis****).* Traitement d'une hernie discale par injection, dans un espace intervertébral, d'une enzyme protéolytique, la papaïne, qui provoque la dissolution du noyau pulpeux.

**nucléoplasme** m. *(angl.* ***nucleoplasm****).* Matière homogène occupant la totalité des espaces qui entourent les divers constituants du noyau.

**nucléoprotéide** m. *(angl. **nucleoprotein**).* Toute hétéroprotéine constituée par l'union d'une protéine basique (protamine ou histone) à un acide nucléique (acide ribonucléique dans le *ribonucléoprotéide*, acide désoxyribonucléique dans le *désoxyribonucléoprotéide).* Les nucléoprotéides sont présents dans tous les organismes vivants (tissus animaux et végétaux, bactéries, virus).

**nucléoprotéine** f. *(angl. **nucleoprotein**).* Nucléoprotéide dont le groupement prosthétique est un acide ribonucléique. Les nucléoprotéines sont présentes dans le noyau et dans le cytoplasme de la cellule.

**nucléoside** m. *(angl. **nucleoside**).* Produit de dégradation partielle d'un nucléotide constitué d'un pentose (ribose ou désoxyribose) et d'une base purique ou pyrimidique (par ex. l'uridine).

**nucléotide** m. *(angl. **nucleotide**).* Nom d'ensemble des composés constitués d'un sucre (ribose ou désoxyribose) lié à l'acide phosphorique sous forme d'ester et combiné à une base purique (adénine ou guanidine) ou à une base pyrimidique (uracile, cytosine ou thymine). Les nucléotides sont des constituants essentiels de toute cellule vivante, sous forme d'acides nucléiques ou de phosphates de ces acides. Certains nucléotides agissent en tant que transporteurs d'énergie dans diverses réactions enzymatiques.

**nucleus pulposus** *(angl. **nucleus pulposus**).* Noyau pulpeux.

**nulligeste** a et f. *(angl. **nulligravida**).* Se dit d'une femme qui n'a jamais été enceinte. V. *multigeste*, *primigeste*.

**nullipare** a. et f. *(angl. **nullipara**).* Se dit d'une femme qui n'a pas eu d'enfant. V. *multipare*, *primipare*.

**numération** f. *(angl. **count**).* Dénombrement des éléments figurés contenus dans un milieu biologique quelconque. Ex. : numération des érythrocytes, des leucocytes dans le sang. Syn. : *comptage*.

**nummulaire** a. *(angl. **nummular**).* En forme d'une pièce de monnaie. Ex. : crachat nummulaire, eczéma nummulaire.

**nuque** f. *(angl. **nape**).* Partie postérieure du cou, comprenant toutes les parties molles situées en arrière de la colonne cervicale. (a. **nucal**, **ale**, **aux**)

**nutriment** m. *(angl. **nutriment**).* Substance nutritive qui peut être assimilable sans subir une transformation digestive.

**nutritif**, **ive** a. *(angl. **nutritious**).* 1) Qui se rapporte à la nourriture. 2) Nourrissant.

**nutrition** f. *(angl. **nutrition**).* 1) Ensemble des processus d'assimilation et de désassimilation des aliments dans l'organisme, par lesquels sont assurés son maintien en vie, ses fonctions physiologiques et l'énergie dont il a besoin. 2) Science qui traite de l'alimentation et des aliments sous tous leurs aspects : utilisation et transformation des aliments dans l'organisme, malnutrition, problèmes psycho-sociologiques concernant l'alimentation, production et répartition des denrées alimentaires. (a. **nutritionnel**, **elle**)

**nutritionniste** n. *(angl. **nutritionist**).* Médecin spécialisé dans les problèmes de nutrition.

**nyct-**, **nycto-** Préfixe d'origine grecque indiquant une relation avec la nuit ou avec l'obscurité.

**nyctalopie** f. *(angl. **day blindness**, **hemeralopia**).* Faculté de voir la nuit ou de mieux distinguer les objets à une faible intensité lumineuse qu'au grand jour. Ling. : En anglais, ce mot a un sens totalement opposé (incapacité de distinguer les objets à une faible lumière). V. *héméralopie*. (a. et n. **nyctalope**)

**nyctémère** (ou **nycthémère**) m. *(angl. **nyctohemeral period**).* Espace de temps de 24 heures, comprenant la succession d'une nuit et d'un jour, ou d'un jour et d'une nuit. (a. **nyctéméral**, **ale**, **aux**)

**nyctophobie** f. *(angl. **nyctophobia**).* Crainte morbide de la nuit ou de l'obscurité.

**nycturie** f. *(angl. **nycturia**).* Émission d'urine plus fréquente ou plus abondante la nuit que le jour. C'est un signe d'insuffisance rénale.

**nymphe** f. Syn. de *petite lèvre*. V. *lèvre*.

**nymphéal**, **ale**, **aux** a. *(angl. **nymphal**).* Qui se rapporte aux petites lèvres.

**nymphomanie** f. *(angl. **nymphomania**).* Exagération pathologique du désir sexuel chez la femme. V. *satyriasis*. (a. et f. **nymphomane**)

**nystagmus** m. *(angl. **nystagmus**).* Succession d'oscillations rythmiques, involontaires et conjuguées, des globes oculaires, comportant une alternance de secousses lentes et de secousses rapides. On définit conventionnellement le nystagmus par le sens de la secousse rapide et par sa direction : nystagmus horizontal, vertical, rotatoire, multidirectionnel. Le nystagmus peut être spontané (signe de lésions de l'appareil vestibulaire ou des voies nerveuses centrales ou périphériques), ou provoqué (par certaines positions, par des épreuves explorant la fonction vestibulaire). (a. **nystagmique**)

**O** Symbole chimique de l'*oxygène*.

**Ω, ω** V. *oméga*.

**OAD**. En radiologie, abrév. d'incidence *oblique antérieure droite* (pour la radiographie du thorax).

**OAG**. En radiologie, abrév. d'incidence *oblique antérieure gauche* (pour la radiographie du thorax).

**obèse** a. et n. *(angl.* ***obese****)*. Qui est affecté d'obésité.

**obésité** f. *(angl.* ***obesity****)*. Accumulation excessive, plus ou moins généralisée, de tissu adipeux, entraînant une augmentation de poids supérieure à 25 % du poids estimé normal. Elle peut être *exogène* par suralimentation, ou *endogène* par troubles métaboliques ou endocriniens. V. *adipose*.

**objectif, ive** *(angl.* ***objective****)*. 1) a. Se dit des symptômes qui peuvent être perçus par un observateur autre que le malade lui-même (symptômes appelés plus souvent *signes*). Ant. : *subjectif*. 2) m. Lentille ou système de lentilles qui, dans une lunette ou un microscope, est situé du côté de l'objet à examiner. L'objectif du microscope est constitué d'une lentille convergente, située à l'extrémité du tube, du côté de l'objet à examiner, et donnant une image agrandie de celui-ci. Il peut être de plusieurs types.

**objet-test** m. Syn. d'*optotype*.

**oblitération** f. *(angl.* ***obliteration****)*. Disparition, effacement d'une cavité ou d'un conduit, dû à son comblement par une matière solide *(obturation)*, ou au rapprochement et à la fusion de ses parois (forme d'*occlusion*). (a. **oblitéré, ée**)

**obnubilation** f. *(angl.* ***obnubilation****)*. État d'apathie, de torpeur avec obscurcissement et ralentissement de la pensée, observé dans l'épilepsie, les syndromes post-commotionnels, etc. (a. **obnubilé, ée**)

**obsédant, ante** a. *(angl.* ***obsessive****)*. Qui obsède et s'impose irrésistiblement à l'attention du sujet. Ex. : idée obsédante, bruit obsédant. V. *obsessionnel*.

**obsédé, ée** a. et n. *(angl.* ***obsessed****)*. Qui a des obsessions.

**obsession** f. *(angl.* ***obsession****)*. Pensée à préoccupation permanente de caractère pénible, qui s'impose à tous moments à l'esprit du sujet, malgré son caractère absurde reconnu. L'obsession est source d'angoisse pour le sujet.

**obsessionnel, elle** a. *(angl.* ***obsessive****)*. Qui a les caractères de l'obsession. Ex. : idée obsessionnelle (ou idée fixe), état obsessionnel, névrose obsessionnelle. V. *obsédant*.

**obstétrical, ale, aux** a. *(angl.* ***obstetrical****)*. Qui se rapporte à l'obstétrique.

**obstétrique** f. *(angl.* ***obstetrics****)*. Branche de la médecine qui traite de la grossesse et des accouchements. Le spécialiste en est l'*obstétricien* (en langage courant *accoucheur*). (a. **obstétrical, ale, aux**)

**obstructif, ive** a. *(angl.* ***obstructive****)*. Qui cause une obstruction.

**obstruction** f. *(angl.* ***obstruction****)*. Gêne ou entrave du libre accès à une cavité ou de la circulation normale à travers un canal, sans qu'il y ait nécessairement oblitération. Elle peut être due à un obstacle placé devant une cavité, ou à une pression exercée sur un canal, par ex. par une tumeur. (a. **obstrué, ée**)

**obturateur** m. *(angl.* ***obturator****)*. Plaque ou dispositif destiné à empêcher l'accès à travers une ouverture (par ex. obturateur d'un appareil à rayons X ou d'un appareil photographique).

**obturateur, trice** a. *(angl.* ***obturator****)*. Qui sert à boucher une ouverture. V. *membrane obturatrice*.

**obturation** f. *(angl.* ***obturation****)*. Action de remplir une carie dentaire avec une matière solide ; le résultat de cette opération.

**occipital, ale, aux** a. *(angl.* ***occipital****)*. Qui se rapporte ou appartient à l'occiput. Ex. : région occipitale, protubérance occipitale. V. *os occipital*.

**occipito-atloïdien, ienne** a. *(angl.* ***occipito-atloid****)*. Qui se rapporte à l'os occipital et à l'atlas. Ex. : articulation occipito-atloïdienne.

**occipito-cervical, ale, aux** a. *(angl.* ***occipito-cervical****)*. Qui se rapporte à l'occiput et au cou. Ex. : encéphalocèle occipito-cervicale.

**occipito-pariétal, ale, aux** a. *(angl.* ***occipito-parietal****)*. Qui se rapporte aux os occipital et pariétal (suture occipito-pariétale) ou aux lobes cérébraux occipital et pariétal (sillon occipito-pariétal). Syn. : *pariéto-occipital*.

**occiput** m. *(angl.* ***occiput****)*. Partie postérieure et inférieure de la tête.

**occlusal, ale, aux** a. *(angl.* ***occlusal****)*. Qui se rapporte à l'occlusion dentaire. Ex. : face occlusale d'une dent.

**occlusif, ive** a. *(angl.* ***occlusive****)*. Qui se rapporte à l'occlusion, qui la réalise. Ex. : pansement occlusif.

**occlusion** f. *(angl. 1)* ***obliteration****, 2)* ***occlusion****)*. 1) Rapprochement des bords d'un conduit, d'un orifice ou d'une fente naturels, déterminant leur fermeture qui peut être physiologique et passagère (ex. : occlusion des paupières) ou pathologique, irréversible lorsqu'il y a fusion des parois. Ling. : On dit aussi dans ce cas *oblitération*. 2) Situation de contact entre les dents supérieures et inférieures, lorsque les deux mâchoires sont rapprochées. Normalement, elle est *centrée* et *équilibrée*. V. *malocclusion*.

**occlusion intestinale** *(angl.* ***ileus, intestinal obstruction****)*. Arrêt plus ou moins complet, soudain ou progressif, du transit intestinal. Il peut être d'origine mécanique (obstruction ou compression) ou d'origine fonctionnelle (spasme intestinal ou paralysie de la musculature intestinale avec arrêt du péristaltisme). Syn. : *iléus*.

**occluso-vestibulaire** a. *(angl.* ***occlusovestibular****)*. Qui se rapporte aux faces occlusale et vestibulaire d'une prémolaire ou d'une molaire.

**11-OCS**. Abrév. de *11-oxycorticostéroïde*.

**oct-**, **octa-**, **octi-**, **octo-** Préfixe indiquant une relation avec le chiffre huit.

**ocul-**, **oculo-** Préfixe d'origine latine indiquant une relation avec l'œil. V. *ophtalm-*.

**oculaire** *(angl.* ***ocular****)*. 1) a. Qui se rapporte à l'œil, plus particulièrement en tant qu'entité anatomique. Ex. : abcès oculaire, globe oculaire. V. *ophtalmique*. 2) m. Partie du système optique d'un microscope par laquelle on examine la préparation. V. *objectif*.

**oculariste** m. *(angl.* ***ocularist****)*. Spécialiste dans la fabrication des prothèses oculaires.

**oculiste** m. Syn. d'*ophtalmologiste*.

**oculogyre** a. *(angl.* ***oculogyric****)*. Qui commande les mouvements d'ensemble des globes oculaires et plus spécialement leur rotation. Syn : *ophtalmogyre*.

**oculomoteur**, **trice** a. *(angl.* ***oculomotor****)*. Qui se rapporte au mouvement des globes oculaires ou qui les détermine. Ex. : réflexe oculomoteur ; paralysie oculomotrice, nerf oculomoteur (ou nerf moteur oculaire).

**oculo-palpébral**, **ale**, **aux** a. *(angl.* ***oculopalpebral****)*. Qui se rapporte à l'œil et à la paupière. Ex. : conjonctivite oculo-palpébrale.

**ocytocine** f. Syn. d'*oxytocine*.

**ocytocique** a. et m. *(angl.* ***oxytocic****)*. Qui favorise l'accouchement.

**OD** (ou **o.d.**). Abrév. pour *œil droit* (du latin *oculus dexter*). V. *OL*.

**Oddi (sphincter d')** *(angl.* ***Oddi's sphincter****)*. Sphincter entourant l'ampoule de Vater (canal commun cholédocho-pancréatique) dans l'épaisseur de la grande caroncule du duodénum. (*Oddi* Ruggero, médecin italien, 1864-1913.)

**oddien**, **ienne** a. Qui se rapporte au sphincter d'Oddi.

**oddipathie** f. Lésions intéressant le sphincter d'Oddi ou retentissant sur son fonctionnement (dysfonctionnement, incontinence ou obstruction).

**oddite** f. *(angl.* ***odditis****)*. Inflammation du sphincter d'Oddi.

**odont-**, **odonto-** Préfixe d'origine grecque indiquant une relation avec les dents.

**odontalgie** f. *(angl.* ***odontalgia****)*. Douleur siégeant au niveau d'un organe dentaire (dent et ses éléments de soutien). (a **odontalgique**)

**odontogène** a. *(angl.* ***odontogenic****)*. Qui provient d'une dent ou des tissus qui l'entourent. Ex. : fibrome odontogène.

**odontoïde** a. V. *apophyse odontoïde*.

**odontoïdien**, **ienne** a. *(angl.* ***odontoid****)*. Qui se rapporte à l'apophyse odontoïde.

**odontologie** f. *(angl.* ***odontology****)*. Étude des dents et de leurs maladies et, par extension, *dentisterie* (ou *médecine dentaire*). (a. **odontologique**)

**odontome** m. Syn. de *dentome*.

**odonto-stomatologie** f. Syn. de *dentisterie*.

**odonto-stomatologie infantile**. Syn. de *pédodontie*.

**odorat** m. *(angl.* ***smell****)*. Sens par lequel on perçoit les odeurs. V. *olfactif*, *olfaction*, *osmo-*.

**-odynie, odyno-**. Suffixe et préfixe d'origine grecque signifiant *douleur*. Ex. : pleurodynie. V. *-algie*.

**odynophagie** f. *(angl.* ***odynophagia****)*. Difficulté de la déglutition s'accompagnant de douleurs.

**œdémateux**, **euse** a. *(angl.* ***edematous****)*. Qui est caractérisé par des œdèmes. Ex. : laryngite œdémateuse, inflammation œdémateuse.

**œdématié**, **iée** a. *(angl.* ***edematized****)*. Qui est le siège d'un œdème. Ex. : lèvre œdématiée.

**œdème** m. *(angl.* ***edema****)*. Infiltration de sérosité dans les tissus, en particulier dans les tissus sous-cutané et sous-muqueux. V. *anasarque*.

**œdème pulmonaire aigu** *(angl.* ***acute pulmonary edema****)*. Inondation brutale des poumons par des sérosités provenant par transsudation des capillaires pulmonaires, qui se traduit par une grande difficulté respiratoire et des expectorations spumeuses. C'est une complication redoutable de maladies cardio-vasculaires (insuffisance cardiaque, hypertension, infarctus), de la néphrite, de certaines maladies infectieuses ou nerveuses, d'intoxications.

**Œdipe (complexe d')** *(angl.* ***Œdipus complex****).* Idée qu'un enfant (garçon ou fille) se fait de la position qu'il occupe dans le triangle formé par lui-même et ses deux parents ou leurs substituts et qui se traduit le plus souvent par un attachement excessif au parent du sexe opposé et la rivalité hostile avec le parent du même sexe, parfois aussi par un attachement au parent du même sexe et la rivalité avec l'autre (tendance homosexuelle). Apparaissant entre 3 et 4 ans, le conflit œdipien est normalement surmonté par la suite ; sa persistance peut être à l'origine de troubles névrotiques. Ling. : *Œdipe*, héros de la mythologie grecque, fils de Laios et de Jocaste, dont il deviendra l'époux après avoir tué son père. (a. **œdipien**, **ienne**)

**œil** m. *(angl.* ***eye****).* Organe de la vue, constitué par le *globe oculaire* (V. ce terme) et les divers milieux qu'il renferme. Il est placé dans l'orbite et relié au cerveau par le nerf optique. V. *oculaire*, *ophtalm-*.

**œnolisme** m. *(angl.* ***wine addiction****).* Forme d'alcoolisme due à l'abus de vin.

**œnomanie** f. *(angl.* ***enomania****).* 1) Besoin irrésistible d'absorber du vin. V. *dipsomanie*. 2) Délire alcoolique aigu.

**œso-gastrique** a. *(angl.* ***esogastric****).* Qui se rapporte à l'œsophage et à l'estomac. Ex. : cancer œso-gastrique.

**œsophage** m. *(angl.* ***esophagus****).* Segment du tube digestif, mesurant environ 25 cm de longueur, qui relie le pharynx à l'estomac, dans lequel il s'abouche par le cardia. L'œsophage est situé en arrière de la trachée et en avant de la colonne vertébrale. (a. **œsophagien**, **ienne**)

**œsophagisme** m. *(angl.* ***esophagism****,* ***esophagospasm****).* Contracture spasmodique des muscles de l'œsophage, rendant difficile la déglutition des aliments et un obstacle transitoire à leur passage dans l'estomac.

**œsophagite** f. *(angl.* ***esophagitis****).* Inflammation de l'œsophage.

**œsophago-cardioplastie** f. *(angl.* ***esophago-cardiomyotomy****).* Opération pratiquée dans les sténoses du cardia et visant à établir, par une incision en U, une large communication entre l'œsophage et la grosse tubérosité de l'estomac.

**œsophagoscopie** f. *(angl.* ***esophagoscopy****).* Examen visuel de l'œsophage après introduction d'un tube rectiligne *(œsophagoscope)*, pourvu d'un système d'éclairage.

**œsophago-tubérositaire** a. *(angl.* ***esophago-fundic****).* Qui se rapporte à l'œsophage et à la grosse tubérosité de l'estomac.

**œstradiol** m. Estradiol.

**œstral**, **ale**, **aux** a. *(angl.* ***estrous****).* Qui se rapporte à l'œstrus. Ex. : cycle œstral. V. *cycle menstruel*.

**œstrogène** *(angl.* ***estrogen****).* 1) a. Qui provoque l'œstrus. 2) m. Toute hormone stéroïde sexuelle ou ses équivalents synthétiques qui ont la propriété de provoquer chez la femelle les modifications survenant au cours de l'œstrus (correspondant chez la femme à la période de l'ovulation). Les hormones œstrogènes sont sécrétées par l'ovaire *(estradiol*, *estrone)*, par le placenta *(estriol)*, et, accessoirement, par la corticosurrénale et par les cellules interstitielles du testicule. Les principaux effets des œstrogènes sont : la stimulation de la croissance des organes génitaux féminins et des glandes mammaires, la stratification de la muqueuse vaginale, la prolifération de la muqueuse utérine et la stimulation des sécrétions vaginales pendant la phase folliculaire du cycle, en vue d'une fécondation et d'une nidation de l'œuf. La production des œstrogènes par l'ovaire est stimulée par les gonadotrophines antéhypophysaires (notamment la gonadotrophine A). Chez la femme, l'élaboration des œstrogènes ovariens est cyclique, présentant deux maximums : l'un vers le 13ᵉ ou le 14ᵉ jour du cycle menstruel, l'autre vers le 23ᵉ ou le 24ᵉ jour de ce cycle. Les indications des œstrogènes sont nombreuses : aménorrhée (par insuffisance ovarienne), contraception (en association avec la progestérone), troubles de la ménopause, cancer de la prostate ou du sein. Des œstrogènes de synthèse sont fréquemment utilisés en thérapeutique. (a. **œstrogénique**)

**œstrogénothérapie** f. *(angl.* ***estrogen therapy****).* Emploi thérapeutique des œstrogènes.

**œstrone** f. Estrone.

**œstroprogestatif** a. et m. *(angl.* ***estroprogestational****).* Se dit d'un produit, d'un médicament, qui contient à la fois un corps œstrogène et un progestatif. Les œstroprogestatifs sont de plus en plus utilisés dans un but contraceptif.

**œstrus** m. *(angl.* ***estrus****).* Période pendant laquelle la femelle des mammifères est fécondable, correspondant à l'ovulation. Syn. : *période de rut*. (a. **œstral**, **ale**, **aux**)

**œuf** m. *(angl.* ***egg****).* 1) Cellule résultant de la fécondation d'un gamète femelle par un gamète mâle (d'un ovule par le spermatozoïde). Syn. :

*zygote.* 2) En obstétrique, ensemble du produit de la conception : embryon ou fœtus et leurs annexes. V. *ovi-*, *ovulaire.*

**officinal, ale, aux** a. *(angl.* ***officinal****).* 1) Qui est utilisé en officine de pharmacie (pour la préparation de divers produits). Ex. : plantes officinales, alcool officinal. 2) Se dit d'un médicament dont le mode de préparation est indiqué dans le Codex et qui, en général, est préparé d'avance par le pharmacien (par opposition à *préparation magistrale* faite sur ordonnance).

**OGE**. Abrév. d'*organes génitaux externes.*

**OGI**. Abrév. d'*organes génitaux internes.*

**17-OHCS**. Abrév. désignant les *hydroxy-17-corticostéroïdes.*

**ohm** m. *(angl.* ***ohm****).* Unité de résistance électrique du Système international d'unités (SI). Symbole : Ω. Ling. : De *Ohm*, physicien et mathématicien allemand, 1787-1854. (a. **ohmique**)

**OIDA**. En obstétrique, abrév. de la présentation *occipito-iliaque droite antérieure* (variante de la présentation du sommet).

**-oïde** Suffixe qui signifie *en forme de* et indique la ressemblance.

**Oïdium** m. Syn. désuet de *Candida.*

**OIDP**. En obstétrique, abrév. de la présentation *occipito-iliaque droite postérieure* (variante de la présentation du sommet).

**OIDT**. En obstétrique, abrév. de la présentation *occipito-iliaque droite transverse* (variante de la présentation du sommet).

**OIGA**. En obstétrique, abrév. de la présentation *occipito-iliaque gauche antérieure* (variante de la présentation du sommet, la plus fréquente et la plus favorable).

**OIGP**. En obstétrique, abrév. de la présentation *occipito-iliaque gauche postérieure* (variante de la présentation du sommet).

**OIGT**. En obstétrique, abrév de la présentation *occipito-iliaque gauche transverse* (variante de la présentation du sommet).

**OL** (ou **o.l.**). Abrév. pour *œil gauche* (du latin *oculus laevus*). V. *OD.*

**oléagineux, euse** a. *(angl.* ***oleaginous****).* Qui contient de l'huile ou qui lui ressemble. Ex. : graine oléagineuse.

**olécrâne** m. *(angl.* ***olecranon****).* Apophyse postérieure et verticale de l'extrémité supérieure du cubitus qui, avec l'apophyse coronoïde, forme la grande cavité sigmoïde articulée avec la trochlée humérale. Elle donne insertion au tendon du muscle triceps brachial. (a. **olécrânien, ienne**)

**oléogranulome du canal anal** *(angl.* ***oleogranuloma of anal canal****).* Formation pseudotumorale, localisée au pourtour de l'anus, ayant l'aspect d'une agglomération de petits kystes remplis de lipides.

**olfactif, ive** a. *(angl.* ***olfactory****).* Qui se rapporte à l'odorat. Ex. : cellule olfactive, muqueuse olfactive, nerf olfactif.

**olfaction** f. *(angl.* ***olfaction****).* Fonctionnement de l'appareil olfactif. V. *odorat.*

**olig-, oligo-** Préfixe d'origine grecque signifiant *peu nombreux.* Ant. : *poly-.*

**oligoamnios** m. *(angl.* ***oligohydramnios****).* Présence de moins de 200 ml de liquide amniotique dans la cavité amniotique intacte pendant les derniers mois de la grossesse.

**oligo-asthénospermie** f. *(angl.* ***oligoasthenospermia****).* Pauvreté du sperme en spermatozoïdes (moins de 20 millions par ml) dont la motilité est diminuée.

**oligocytémie** f. *(angl.* ***oligocythemia****).* Diminution du nombre des érythrocytes et des leucocytes dans le sang.

**oligodendroglie** f. *(angl.* ***oligodendroglia****).* Type de névroglie de forme globuleuse ou cubique, hérissée d'un petit nombre de prolongements cytoplasmiques longs, fins et peu ramifiés. (a. **oligodendroglial, ale, aux**)

**oligoélément** m. *(angl.* ***trace element****).* Élément chimique (métal ou métalloïde) présent en très faible quantité (moins de 0,2 %) dans les organismes vivants. La plupart de ces éléments sont indispensables au fonctionnement de l'organisme (iode, fluor, fer, zinc, brome, aluminium, silicium, cuivre, manganèse, cobalt) et lui sont apportés par les aliments.

**oligomacronéphronie** (ou **oligoméganéphronia**). f. *(angl.* ***oligomeganephronia****).* Variété d'hypoplasie rénale bilatérale individualisée, chez des enfants atteints d'urémie chronique à début précoce. Congénitale mais non familiale, cette affection comporte une réduction de taille des deux reins, tandis qu'à l'examen histologique on constate au contraire une hypertrophie considérable des glomérules et des tubules, avec sclérose interstitielle non inflammatoire secondaire. Sur le plan clinique, on observe une insuffisance rénale alarmante dans les deux premières années de la vie, puis stable pendant de longues années pour aboutir à une urémie terminale.

**oligoménorrhée** f. *(angl.* ***oligomenorrhea****).* Règles anormalement peu abondantes, ou se produisant à intervalles anormalement longs.

**oligophrène** a. et n. *(angl.* ***oligophrenic****).* Se dit d'un individu présentant une arriération mentale.

**oligophrénie** f. Syn. d'*arriération mentale.*

**oligophrénie phénylpyruvique** *(angl.* ***phenylpyruvic oligophrenia****)*. Syndrome héréditaire transmis selon le mode autosomique récessif et dû à un déficit en phénylalanine-hydroxylase (enzyme qui favorise la formation de tyrosine à partir de la phénylalanine), ayant pour conséquence une élévation de la phénylalanine dans le sang, le liquide céphalo-rachidien et le cerveau, et une élimination d'acide phénylpyruvique dans les urines (V. *phénylcétonurie*). Il se caractérise par une arriération mentale, un retard du développement physique, une rigidité des membres en flexion, des mouvements de balancement du tronc, des mouvements athétosiques et des convulsions, un déficit de la pigmentation (peau blanche, cheveux et yeux clairs) et des dermatoses fréquentes. Le régime sans phénylalanine, entrepris dans les premiers mois de la vie, peut prévenir la dégradation mentale. Syn. : *maladie (*ou *syndrome) de Fölling*.

**oligosaccharide** m. *(angl.* ***oligosaccharide****)*. Tout holoside résultant d'un petit nombre d'oses (respectivement di-, tri- ou tétraholosides).

**oligospanioménorrhée** f. *(angl.* ***spaniomenorrhea****)*. Trouble du cycle menstruel caractérisé par une durée qui excède 45 jours, dû à une cause hormonale. Ling. : Le terme n'est utilisé que dans la littérature médicale française.

**oligospermie** f. *(angl.* ***oligospermia****)*. 1) Diminution anormale du nombre des spermatozoïdes dans le sperme. 2) Insuffisance de sécrétion du sperme.

**oligurie f**. *(angl.* ***oliguria****)*. Diminution de la quantité d'urine émise en 24 heures.

**olisthésis rotatoire** *(angl.* ***rotatory olisthy****)*. Glissement d'une vertèbre lombaire (surtout entre L3 et L4) dans les trois plans de l'espace, entraînant une instabilité rachidienne et des douleurs dorsales radiculaires.

**olivaire** a. *(angl.* ***olivary****)*. 1) Qui a la forme d'une olive. Ex. : bougie olivaire. 2) Qui se rapporte à l'olive bulbaire. Ex. : faisceau olivaire.

**olive bulbaire** *(angl.* ***oliva****)*. Chacun des deux noyaux gris du bulbe cérébral, en connexion avec les voies vestibulaires et cérébelleuses.

**olive cérébelleuse**. Syn. de *noyau dentelé*.

**Ollier-Thiersch (greffe d')** *(angl.* ***Ollier-Thiersch graft****)*. Greffe cutanée pratiquée avec des bandelettes dermo-épidermiques, plus épaisses que les greffons épidermiques. (*Ollier* Léopold, chirurgien français, 1830-1900; *Thiersch* Karl, chirurgien allemand, 1822-1895.)

**-oma** V. *-ome*.

**omarthrite** f. *(angl.* ***omarthritis****)*. Inflammation de l'articulation de l'épaule (arthrite scapulo-humérale).

**ombilic** m. *(angl.* ***umbilicus****)*. Cicatrice qui se forme après la section du cordon ombilical, située au milieu de la paroi abdominale. V. *omphal-*. Syn. : *nombril*. (a. **ombilical**, **ale**, **aux**)

**ombiliqué**, **ée** a. *(angl.* ***umbilical****)*. Qui présente une dépression centrale ressemblant à celle de l'ombilic. Ex. : cataracte ombiliquée, pustule ombiliquée de la variole.

**-ome** Suffixe d'origine grecque désignant une tumeur : épithéliome, carcinome, sarcome, fibrome. V. *onco-*.

**oméga** *(angl.* ***omega****)*. Vingt-quatrième et dernière lettre de l'alphabet grec : Ω (majuscule) et ω (minuscule).

**oment-**, **omento-** Préfixe d'origine latine indiquant une relation avec l'épiploon.

**omentectomie** f. *(angl.* ***omentectomy****)*. Résection partielle ou totale du grand épiploon.

**omentite** f. *(angl.* ***omentitis****)*. Inflammation de l'épiploon.

**omentopexie** f. *(angl.* ***omentopexy****)*. Fixation chirurgicale de l'épiploon. Syn. : *épiploopexie*.

**omento-portographie** f. *(angl.* ***omentoportography****)*. Examen radiologique peropératoire consistant à opacifier la veine porte par injection dans une veine du grand épiploon.

**omentotomie** f. *(angl.* ***omentotomy****)*. Incision de la partie haute du grand épiploon pour obtenir un accès à l'arrière-cavité des épiploons.

**omnipraticien** m. *(angl.* ***general practitioner****)*. Médecin praticien non spécialisé. Ling. : Terme critiqué parce qu'aucun médecin ne peut pratiquer tous les actes médicaux sans restriction, comme l'indiquerait l'étymologie. En France, la loi distingue les *médecins qualifiés en médecine générale*, des *médecins spécialistes*. On utilise donc désormais plus souvent le terme de *médecin généraliste*.

**omo-claviculaire** a. *(angl.* ***scapuloclavicular****)*. Qui se rapporte à l'omoplate et à la clavicule. Ex. : aponévrose omo-claviculaire.

**omodynie** f. Syn. de *scapulalgie*.

**omoplate** f. *(angl.* ***scapula****)*. Os plat, large, mince et triangulaire, appliqué de chaque côté sur la partie postérieure et supérieure du thorax, en regard des sept premières côtes. À son angle supérieur externe, se trouve la cavité glénoïde qui s'articule avec l'humérus et qui est surplombée par l'apophyse coracoïde; à la partie supérieure de sa face postérieure, est implantée, transversalement, l'épine de l'omoplate, grosse apophyse palpable sous la peau, dont l'extrémité externe, aplatie, est l'acromion, articulé avec la clavicule. V. *ceinture scapulaire*. (a. **scapulaire**)

**omphal-, omphalo-** Préfixe d'origine grecque indiquant une relation avec l'ombilic.

**omphalite** f. *(angl.* ***omphalitis****)*. Inflammation de l'ombilic ou du cordon ombilical.

**omphalocèle** f. *(angl.* ***omphalocele****)*. Syn. de *hernie ombilicale*.

**omphalo-mésentérique** a. *(angl.* ***omphalomesenteric****)*. Qui relie l'ombilic au mésentère. Ex. : circulation omphalo-mésentérique (ou vitelline), canal omphalo-mésentérique (chez l'embryon).

**omphalotomie** f. *(angl.* ***omphalotomy****)*. Section du cordon ombilical.

**OMS**. Sigle de l'*Organisation mondiale de la Santé*.

**onanisme** m. *(angl.* ***onanism****)*. Masturbation chez l'homme. Étym. : *Onan*, personnage biblique qui, pour ne pas avoir d'enfant de son union avec Thamar, *jetait sa semence par terre*.

**onchocercose** f. *(angl.* ***onchocerciasis****)*. Maladie parasitaire causée par une filaire, l'*onchocerque (Onchocerca volvulus)*, observée en Afrique et en Amérique centrale, caractérisée par de petits nodules sous-cutanés contenant les vers parasites, par une éruption prurigineuse *(gale filarienne)* et par des lésions oculaires.

**onco-** Préfixe d'origine grecque signifiant à la fois *grosseur* (*tumeur*, *masse*) et *crochet*. Ling. : On écrit aussi *onch(o)-*, cette orthographe n'étant cependant pas utilisée lorsqu'il s'agit de tumeur. V. *-ome*.

**oncocyte** m. *(angl.* ***oncocyte****)*. Cellule volumineuse à cytoplasme abondant, granuleux, retrouvée au sein de l'épithélium des canaux ou des acini des glandes salivaires, de la thyroïde, des parathyroïdes et de la plupart des parenchymes glandulaires. (a. **oncocytaire**)

**oncocytome** m. *(angl.* ***oncocytoma****)*. Tumeur de structure glandulaire, habituellement bénigne. Sa localisation est variable : thyroïde, bronches, glandes salivaires, rein.

**oncogène** *(angl. 1)* ***oncogenic****, 2)* ***oncogen****)*. 1) a. Qui favorise ou qui provoque la formation de tumeurs. V. *cancérogène*. Syn. : *tumorigène*. 2) m. Gène capable de provoquer la transformation des cellules normales en cellules cancéreuses. V. *proto-oncogène*. (a. *oncogénique*)

**oncogenèse** f. *(angl.* ***oncogenesis****)*. Formation des tumeurs.

**oncologie** f. *(angl.* ***oncology****)*. Étude des tumeurs et, par extension, des cancers. Le spécialiste en est l'*oncologiste*. (a. **oncologique**)

**oncostatique** a. et n. *(angl.* ***oncostatic****)*. Qui arrête l'évolution d'une tumeur.

**oncotique** a. *(angl.* ***oncotic****)*. 1) Qui concerne les tumeurs. 2) V. *pression oncotique*.

**onde** f. *(angl.* ***wave****)*. 1) Modification de l'état physique d'un milieu, se propageant à partir du lieu où s'est produite la perturbation, sous forme de vibrations, ébranlement, etc. 2) En électroencéphalographie, signe graphique apparaissant sous forme d'une variation lente isolée ou d'une séquence rythmique à fréquence relativement basse (par opposition aux pointes).

**ondes courtes** *(angl.* ***short waves****)*. Ondes électromagnétiques ayant une longueur d'onde comprise entre 10 et 60 m. Certaines ondes courtes (longueur d'onde 11,06 m ou fréquence 17,12 MHz) sont employées en médecine (diathermie).

**onde en dôme**. Syn d'*onde coronarienne de Pardee*. V. *Pardee (onde coronarienne de)*.

**ondes électromagnétiques** *(angl.* ***electromagnetic waves****)*. Nom d'ensemble des ondes vibratoires produites par l'oscillation de champs magnétiques et électriques et qui ne nécessitent aucun milieu matériel pour leur propagation (leur propagation dans le vide se fait à la vitesse de la lumière). Les ondes électromagnétiques comprennent, dans l'ordre de longueur d'onde décroissante, les ondes hertziennes (y compris les *ondes courtes* et *ultracourtes*), les rayons infrarouges, les rayonnements visibles, les rayonnements ultraviolets, les rayons X et les rayons gamma. Ces ondes sont très utilisées en biologie et en médecine. Syn. : *rayonnements électromagnétiques*.

**ondes hertziennes** *(angl.* ***hertzian waves****)*. Ondes électromagnétiques de longueur d'onde supérieure à celle du rayonnement infrarouge, employées en télévision, en téléphonie (ondes radioélectriques) et en médecine *(ondes courtes)*.

**onde P** *(angl.* ***P wave****)*. Sur un électrocardiogramme, onde (positive dans les dérivations standard) qui traduit l'activité des oreillettes *(auriculogramme)*. Syn. : *complexe auriculaire*.

**onde Q** *(angl.* ***Q wave****)*. En électrocardiographie, onde initiale négative du complexe rapide QRS ; la lettre *q* désigne une onde de faible amplitude, la lettre *Q* désigne une onde de grande amplitude.

**onde QS** *(angl.* ***QS wave****)*. En électrocardiographie, onde anormale, négative, remplaçant le complexe QRS.

**onde R** *(angl.* ***R wave****)*. En électrocardiographie, déflexion positive du complexe ventriculaire QRS ; la lettre *r* désigne une déflexion positive de faible amplitude, la lettre *R* désigne une déflexion positive de grande amplitude.

**onde S** *(angl.* ***S wave****)*. En électrocardiographie, onde négative qui fait suite à l'onde R positive (V. *complexe QRS*) ; la lettre *s* désigne une déflexion négative de faible amplitude, la lettre *S* désigne une déflexion négative de grande amplitude.

**onde T** *(angl.* ***T wave****)*. En électrocardiographie, onde qui mesure, avec le segment RST, la récupération ventriculaire. Certains facteurs, telles la température et la vagotonie, peuvent la modifier.

**onde U** *(angl.* ***U wave****)*. En électrocardiographie onde succédant à l'onde T, particulièrement ample chez les sportifs et les vagotoniques.

**onde ultracourte** *(angl.* ***ultrashort wave****)*. Onde électromagnétique de longueur d'onde inférieure à 3 m.

**ongle** m. *(angl.* ***nail****)*. Lame cornée transparente, flexible et résistante, qui recouvre le dos de la dernière phalange des doigts et des orteils. V. *onych-*, *unguéal*.

**ongle incarné** *(angl.* ***ingrown nail****)*. Ongle dont le bord latéral s'enfonce dans les tissus mous contigus, provoquant une inflammation accompagnée souvent de suppuration. Il s'agit le plus souvent de l'ongle du gros orteil. V. *onyxis*.

**onir-**, **oniro-** Préfixe d'origine grecque indiquant une relation avec le rêve.

**onirique** a. *(angl.* ***oneiric****)*. Qui se rapporte ou qui ressemble au rêve. Ex. : délire onirique, activité onirique (rêve).

**onirisme** m. *(angl.* ***oneirism****)*. État délirant subaigu ou aigu, caractérisé par des hallucinations visuelles, des hallucinations de la sensibilité générale ou du sens musculaire (sensation de tomber, de se déplacer rapidement). Analogue à un cauchemar, cet état peut être provoqué par une intoxication alcoolique. Syn. : *délire onirique*.

**ontogenèse** f. *(angl.* ***ontogeny****)*. Série de transformations subies par un organisme animal ou végétal depuis sa conception (fécondation), en passant par le développement embryonnaire, et jusqu'à la réalisation de sa forme définitive. Ces étapes reproduisent essentiellement celles de la *phylogenèse* (V. ce terme). « L'ontogenèse répète la phylogenèse » (postulat du biologiste allemand Haeckel). (a. **ontogénétique**)

**onych-**, **onycho-** Préfixe d'origine grecque indiquant une relation avec les ongles.

**onychie** f. *(angl.* ***onychia****)*. Inflammation de la matrice unguéale.

**onycholyse** f. *(angl.* ***onycholysis****)*. Décollement de l'ongle du lit unguéal.

**onychomalacie** f. *(angl.* ***onychomalacia****)*. Ramollissement des ongles.

**onychopathie** f. *(angl.* ***onychopathy****)*. Toute affection des ongles.

**onychophagie** f. *(angl.* ***onychophagia****)*. Habitude morbide de se ronger continuellement les ongles.

**onychorrhexis** f. *(angl.* ***onychorrhexis****)*. Fragilité anormale des ongles qui se fissurent longitudinalement. Dans les formes avancées, l'ongle est terne, rugueux et strié.

**onychoschisis** f. *(angl.* ***onychoschizia****)*. Décollement, clivage ou fissuration de l'ongle, d'origine traumatique ou pathologique.

**onychose** f. *(angl.* ***onychosis****)*. Tout trouble dystrophique des ongles.

**onyxis** m. *(angl.* ***onychitis****)*. Inflammation du lit unguéal, le plus souvent chronique, avec ulcération et fongosités, et dont la forme typique est l'ongle incarné. Les lésions s'accompagnent souvent d'un *périonyxis*.

**oophor-**, **oophoro-** Préfixe d'origine grecque indiquant une relation avec l'ovaire. Ling. : Le préfixe latin *ovario-* est plus usuel.

**oophorectomie** f. Syn. d'*ovariectomie*.

**oophoro-hystérectomie** f. Syn. d'*ovario-hystérectomie*.

**oophoropexie** f. Syn. d'*ovariopexie*.

**OP**. En obstétrique, abrév. de la présentation *occipito-pubienne* (variante de la présentation du sommet).

**opacifiant**, **ante** a. *(angl.* ***radioopaque****)*. Se dit d'un *milieu de contraste* (V. ce terme) qui est opaque aux rayons X. (nom : un **opacifiant**)

**opacification** f. *(angl.* ***opacification****)*. 1) Injection d'un produit de contraste dans un organe creux ou un conduit, afin de les rendre visibles ou d'en mouler les contours lors de l'examen radiologique. 2) Toute lésion cicatricielle qui modifie la transparence normale de la cornée ou du cristallin ; les opacifications de la cornée portent des noms différents selon leur étendue et leur épaisseur : *albugo*, *leucome*, *néphélion*, *taie*. (v. **opacifier**)

**opacité** f. *(angl.* ***opacity****)*. 1) Qualité d'un corps ou d'un milieu de rester impénétrable au passage de la lumière ou d'autres rayonnements. 2) En radiologie, désigne l'image d'un tissu totalement ou partiellement opaque aux rayons X (on dit « opacité » surtout pour désigner un foyer pathologique dans un tissu normalement transparent, comme le poumon).

**opacité pulmonaire en vitre dépolie** *(angl. **ground-glass pulmonary opacity**)*. En radiologie, diminution de la transparence pulmonaire, diffuse ou prédominant aux bases, sans structure morphologique particulière individualisable.

**opaque** a. *(angl. **opaque**)*. Qui ne se laisse pas traverser par la lumière ou par les rayons X.

**opération** f. *(angl. **operation**)*. Toute intervention chirurgicale pratiquée sur l'organisme vivant au moyen d'instruments après une incision permettant une voie d'accès sur le champ opératoire. On appelle aussi *opération* les différentes variantes opératoires qui sont en fait des *techniques* ou des *procédés*. (a. **opératoire**)

**opération plastique** *(angl. **plastic operation**)*. Toute opération visant à réparer un organe ou à rétablir son fonctionnement, sans résection mutilante et plus particulièrement, réparation chirurgicale des téguments. V. *plastie*.

**opercule** m. *(angl. **operculum**)*. 1) Toute structure animale destinée à recouvrir une ouverture et ayant souvent une forme de couvercle. 2) En anatomie, pont de substance nerveuse blanche qui recouvre ou relie certaines circonvolutions cérébrales. Ex. : l'*opercule rolandique* qui, à l'extrémité inférieure de la scissure centrale, réunit les circonvolutions frontale et pariétale ascendante. (a. **operculaire**)

**opéron** m. *(angl. **operon**)*. Segment d'acide désoxyribonucléique dont la transcription aboutit à une seule molécule d'acide ribonucléique, qui joue le rôle de messager polycistronique et donne naissance par traduction à plusieurs protéines indépendantes[23].

**ophtalm-, ophtalmo-** Préfixe d'origine grecque indiquant une relation avec l'œil. V. *ocul-*.

**ophtalmie** f. *(angl. **ophthalmia**)*. Toute affection inflammatoire de l'œil.

**ophtalmie des neiges** *(angl. **snow blindness, ophthalmia nivialis**)*. Inflammation de la cornée et de la conjonctive provoquée par les rayons ultraviolets en haute montagne.

**ophtalmie sympathique** *(angl. **sympathetic ophthalmia**)*. Inflammation de l'œil sain survenant après une blessure de l'autre œil.

**ophtalmique** a. *(angl. **ophthalmic**)*. Qui se rapporte à l'œil, qui est en relation avec l'œil. Ex. : artère, nerf ophtalmiques, migraine ophtalmique. V. *oculaire* (1).

**ophtalmodynamométrie** f. *(angl. **ophthalmodynamometry**)*. Mesure des pressions artérielles intraoculaires à l'aide d'un appareil appelé *ophtalmodynamomètre*. Syn. : *tonoscopie*.

**ophtalmogyre** a. Syn. d'*oculogyre*.

**ophtalmologie** f. *(angl. **ophthalmology**)*. Partie de la médecine qui traite de l'œil et de ses annexes, du point de vue médical et chirurgical. (a. **ophtalmologique**)

**ophtalmologie du travail**. V. *ergophtalmologie* (2).

**ophtalmologiste** (ou **ophtalmologue**) m. *(angl. **ophthalmologist**)*. Médecin spécialiste des maladies des yeux et de la chirurgie oculaire. Syn. : *oculiste*.

**ophtalmomètre** m. *(angl. **ophthalmometer**)*. Appareil destiné à mesurer les degrés de courbure de la cornée, utilisé dans la détermination de l'astigmatisme.

**ophtalmoplastie** f. *(angl. **ophthalmoplasty**)*. Toute intervention de chirurgie plastique sur le globe oculaire et ses annexes. (a. **ophtalmoplastique**)

**ophtalmoplégie** f. *(angl. **ophthalmoplegia**)*. Paralysie des muscles de l'œil. (a. **ophtalmoplégique**)

**ophtalmoscopie** f. *(angl. **ophthalmoscopy**)*. Examen du fond de l'œil à l'aide de l'*ophtalmoscope* (miroir concave percé d'un trou centré, fixé sur le front de l'examinateur).

**opiacé, ée** a. *(angl. **opiate**)*. Qui contient de l'opium ou qui est à base d'opium. (nom : un **opiacé**)

**opioïde** m. *(angl. **opioid**)*. Toute substance synthétique possédant des propriétés semblables à celles des opiacés naturels.

**opiomane** a. et n. *(angl. **opium addict**)*. Qui s'adonne à l'opium.

**opiomanie** f. *(angl. **opiomania**)*. Intoxication chronique provoquée par la consommation répétée d'opium, notamment lorsqu'il est fumé dans des pipes. Elle constitue une véritable toxicomanie, avec accoutumance, rendant le sujet esclave de la drogue.

**opium** m. *(angl. **opium**)*. Suc épaissi obtenu par incision, avant la maturité, du fruit d'une variété de pavot contenant plusieurs alcaloïdes (morphine, codéine, papavérine, etc.). On l'utilisait comme analgésique et sédatif. C'est un stupéfiant qui engendre une toxicomanie. V. *opiacé*, *thébaïque*.

**opothérapie** f. *(angl. **opotherapy**)*. Traitement par des extraits bruts ou purifiés de divers tissus ou organes, notamment de glandes endocrines d'origine animale. Ling. : Ce terme n'est utilisé que dans la littérature française. (a. **opothérapique**)

**Oppenheim (démarche d')** *(angl. **Oppenheim's gait**)*. Type de démarche observée dans la sclérose en plaques, caractérisée par des oscillations irrégulières affectant la tête, le tronc et les membres. (*Oppenheim* Hermann, neurologue allemand, 1858-1919.)

**Oppenheim (maladie d')**. Syn. de *nécrobiose lipoïdique*.

**oppression** f. *(angl. **oppression**)*. Impression ou sensation de gêne respiratoire. (a. **oppressé, ée**)

**opsiurie** f. *(angl. **opsiuria**)*. Retard de l'émission d'urine après un repas, dû à un ralentissement de la résorption intestinale. Ce symptôme a été décrit dans l'hypertension portale.

**opt-**, **opto-** Préfixe d'origine grecque indiquant une relation avec ce qui est visible ou avec la vision.

**opticien** m. *(angl. **optician**)*. 1) Fabricant ou commerçant en articles de lunetterie ou d'instruments d'optique. 2) Ouvrier spécialisé dans le montage et l'ajustage des verres de lunetterie. En France, la profession d'opticien-lunetier est inscrite au Code de la santé publique comme profession d'*auxiliaires médicaux*.

**optique** *(angl. 1) **optic**, 2) **optics**)*. 1) a. Qui se rapporte à la vue. 2) f. Branche de la physique qui étudie les lois de la lumière. L'*optique médicale* étudie les phénomènes de réfraction oculaire, normaux et pathologiques.

**optométrie** f. *(angl. **optometry**)*. Ensemble des procédés subjectifs permettant la mesure de l'acuité visuelle, en particulier en ce qui concerne les vices de réfraction (astigmatisme, myopie, hypermétropie, presbytie). (a. **optométrique**)

**optotype** m. *(angl. **optotype, test type**)*. Lettre, caractère ou figure, servant à mesurer l'acuité visuelle, présenté sous forme de tableau en séries de hauteurs différentes. Syn. : *objet-test*.

**or** m. *(angl. **gold**)*. Corps simple, métal précieux, très malléable, inoxydable à l'air, inattaquable par les acides. Sous forme d'alliage avec l'argent et le cuivre, l'or est utilisé en dentisterie. Ses composés ont des propriétés antiseptiques puissantes, mais sont toxiques; on utilise encore certains de ses composés dans le traitement des affections rhumatismales (chrysothérapie). V. *aurique*. Symbole : Au. (a. **aurique**)

**oral, ale, aux** a. *(angl. **oral**)*. Qui se rapporte à la bouche, surtout du point de vue fonctionnel. V. *buccal*. Ex. : médicament administré par voie orale (sirop, cachet, pilule). V. *parentéral*, *peroral*, *topique*.

**orbiculaire** a. *(angl. **orbicular**)*. En forme d'anneau. V. *muscle orbiculaire des lèvres*, *des paupières*.

**orbite** f. *(angl. **orbit**)*. 1) Profonde cavité osseuse située de chaque côté des fosses nasales et dans laquelle est logé le globe oculaire et ses annexes. (a. **orbitaire**). 2) En physique, trajectoire en forme de courbe fermée décrite par un corps mobile qui se déplace sous l'influence de forces centrales. (a. **orbital, ale, aux**)

**orbito-nasal, ale, aux** a. *(angl. **orbitonasal**)*. Qui se rapporte à l'orbite et à l'os du nez, ou au nez en général. Ex. : crête orbito-nasale.

**orbito-temporal, ale, aux** a. *(angl. **orbitotemporal**)*. Qui se rapporte à l'orbite et à la région temporale. Ex. : région orbito-temporale.

**orchi-**, **orchido-** Préfixe d'origine grecque indiquant une relation avec les testicules.

**orchialgie** f. *(angl. **orchialgia**)*. Douleur testiculaire. Syn. : *orchidodynie*, *orchiodynie*.

**orchidectomie** (ou **orchiectomie**) f. *(angl. **orchiectomy**)*. Ablation d'un ou des deux testicules.

**orchidodynie** f. Syn. d'*orchialgie*.

**orchido-épididymectomie** f. *(angl. **orchiepididymectomy**)*. Excision chirurgicale du testicule et de l'épididyme.

**orchidopexie** f. *(angl. **orchiopexy**)*. Intervention consistant à faire descendre un testicule ectopique dans les bourses et à l'y fixer. On dit aussi *orchiopexie*. Syn. : *orchidorraphie*, *orchiorraphie*.

**orchidoplastie** (ou **orchioplastie**) f. *(angl. **orchioplasty**)*. Intervention de chirurgie plastique pratiquée sur le testicule.

**orchidorraphie** f. Syn. d'*orchidopexie*.

**orchidotomie** (ou **orchiotomie**) f. *(angl. **orchiotomy**)*. Incision du testicule dans un but d'exploration ou pour évacuer un abcès.

**orchido-vaginopexie** f. *(angl. **orchidovaginopexy**)*. Suture du testicule à l'anneau inguinal superficiel par l'intermédiaire de sa tunique vaginale.

**orchiectomie** f. *(angl. **orchiectomy**)*. Orchidectomie.

**orchi-épididymite** f. *(angl. **orchiepididymitis**)*. Inflammation du testicule et de l'épididyme.

**orchiodynie** f. Syn. d'*orchialgie*.

**orchiopexie** f. Orchidopexie.

**orchioplastie** f. Orchidoplastie.

**orchiorraphie** f. Syn. d'*orchidopexie*.

**orchiotomie** f. Orchidotomie.

**orchite** f. *(angl.* ***orchitis****)*. Inflammation du testicule.

**ordonnance (médicale)** *(angl.* ***medical prescription****)*. Écrit daté et signé par le médecin, contenant les prescriptions recommandées par celui-ci pour le traitement de son malade (essentiellement les médicaments prescrits avec indication des doses à prendre). V. *prescription, recipe*.

**ordonnée** f. *(angl.* ***ordinate****)*. Coordonnée verticale qui sert avec la coordonnée horizontale (V. *abscisse*) à définir la position (la valeur) d'un point dans un plan.

**oreille** f. *(angl.* ***ear****)*. Organe de l'audition et de l'équilibre. L'oreille comprend trois parties : l'*oreille externe*, l'*oreille moyenne* et l'*oreille interne*. V. *auriculaire, auditif, otique*.

**oreille externe** *(angl.* ***external ear****)*. Organe de réception des ondes sonores, constitué par le pavillon et le conduit auditif externe. Elle est séparée de l'oreille moyenne par le tympan. Ling. : En langage courant, on dit « oreille » pour désigner l'oreille externe.

**oreille interne** *(angl.* ***internal ear****)*. Organe de perception des ondes sonores et organe de l'équilibration, situé dans le rocher, en dedans de la caisse du tympan. Il est constitué par un labyrinthe osseux dans lequel est contenu le labyrinthe membraneux. On distingue trois parties à ces cavités : le vestibule (osseux et membraneux), les canaux semi-circulaires (organe de l'équilibration), et le limaçon ou cochlée (organe de l'audition).

**oreille moyenne** *(angl.* ***middle ear****)*. Organe de transmission des ondes sonores, constitué de trois parties : la caisse du tympan qui contient de l'air et où se trouvent les osselets, la trompe d'Eustache qui communique avec le pharynx, et les cavités mastoïdiennes.

**oreillette** f. *(angl.* ***atrium cordis****)*. Chacune des deux cavités cardiaques situées en arrière des ventricules, à la base du cœur. Elles sont séparées l'une de l'autre par la cloison interauriculaire. L'*oreillette droite* reçoit le sang veineux des veines caves supérieure et inférieure, et du sinus coronaire. Elle communique avec le ventricule droit par l'*orifice tricuspidien*. L'*oreillette gauche* reçoit le sang oxygéné venant des poumons par les veines pulmonaires. Elle communique avec le ventricule gauche par l'*orifice mitral*. V. *atrium, auriculaire*.

**oreillons** m. pl. *(angl.* ***mumps****)*. Maladie infectieuse, contagieuse et épidémique, due à un myxovirus de la famille des *Paramyxoviridae* qui a une affinité particulière pour les glandes salivaires, les testicules et le système nerveux. Elle se manifeste par une tuméfaction douloureuse, en général des deux glandes parotides, et parfois des autres glandes salivaires, et par une fièvre en général peu élevée. La période d'incubation est de 12 à 26 jours. La transmission se fait par contact direct avec un malade ou avec des objets fraîchement contaminés par les sécrétions naso-pharyngées. Sa principale complication est l'atteinte des testicules *(orchite ourlienne)* observée presque exclusivement chez l'adulte et qui peut entraîner une atrophie testiculaire. (a. **ourlien, ienne**).

**orexigène** a. *(angl.* ***orexigenic****)*. Qui stimule l'appétit.

**organe** m. *(angl.* ***organ****)*. Partie bien individualisée du corps, destinée à remplir une fonction déterminée.

**organes génitaux externes** *(angl.* ***external genitalia****)*. Organes de la copulation. V. *verge, vulve, vagin*. Abrév. : OGE.

**organes génitaux internes** *(angl.* ***internal genitalia****)*. Organes de la reproduction. V. *ovaire, utérus, trompes, testicule*. Abrév. : OGI.

**organes lymphoïdes** (ou **lymphopoïétiques**). V. *tissu lymphoïde*.

**organique** a. *(angl.* ***organic****)*. 1) Qui se rapporte à un organe. Se dit particulièrement d'une altération des tissus ou des organes, par opposition à ce qui est *fonctionnel*. Ex. : souffle organique dû à la lésion d'une valvule cardiaque. 2) Qui est produit par un organe ou un organisme vivant, qui en dérive (par opposition à *minéral* ou *inorganique*). 3) Se dit d'un corps chimique renfermant du carbone.

**Organisation mondiale de la Santé** *(angl.* ***World Health Organization****)*. Organisation intergouvernementale faisant partie des Nations unies (créée en 1948 et dont le siège est à Genève), spécialisée dans les problèmes de santé publique : lutte contre les maladies susceptibles d'atteindre un grand nombre d'individus et posant des problèmes d'ordre social (maladies transmissibles, maladies cardio-vasculaires, cancer), amélioration des conditions sanitaires et d'hygiène et aide pour la formation du personnel soignant dans les régions en voie de développement, programme international de recherches médicales, de coordination et de diffusion des informations biomédicales par des publications spécialisées paraissant en plusieurs langues, normalisation de la terminologie médicale (en particulier des noms de substances pharmaceutiques). Sigle : OMS.

**organisme** m. *(angl.* ***organism****).* Tout être vivant, animal ou végétal, qui naît, se développe et qui est, normalement, capable de se reproduire.

**organite** m. *(angl.* ***organelle****).* Toute partie élémentaire différenciée au sein de la cellule, à l'exception du noyau, telle que : mitochondrie, centrosome, nucléole.

**organogenèse** f. *(angl.* ***organogenesis****).* Formation et développement des différents organes d'un organisme. (a. **organogénétique**)

**orgasme** m. *(angl.* ***orgasm****).* Point culminant de l'acte sexuel; il coïncide, chez l'homme, avec l'éjaculation. (a. **orgastique**)

**orgelet** m. *(angl.* ***hordeolum, stye****).* Petite inflammation aiguë, suppurative, en « grain d'orge », qui se développe sur le bord de la paupière, au niveau d'une de ses glandes sébacées. Syn. populaire : *compère loriot.*

**orientation** f. *(angl.* ***orientation****).* Capacité d'un individu de se situer dans le temps et dans l'espace. (a. **orienté, ée**)

**orifice** m. *(angl.* ***orifice****).* Ouverture bien délimitée qui fait communiquer un organe, un conduit ou une cavité avec l'extérieur ou avec une autre structure anatomique. V. *méat, ostium, pore.* (a. **orificiel, elle**)

**orifice inférieur du bassin**. V. *détroit inférieur.*

**ORL**. Abrév. d'*oto-rhino-laryngologie* ou d'*oto-rhino-laryngologiste.*

**ornithose** f. Syn. de *psittacose.*

**oro-** 1) Préfixe d'origine latine indiquant une relation avec la bouche. 2) Préfixe d'origine grecque indiquant une relation avec les montagnes.

**oropharynx** m. *(angl.* ***oropharynx****).* Partie moyenne, buccale, du pharynx, limitée en haut par le voile du palais. Elle communique avec la cavité buccale par l'isthme du gosier et porte, sur ses parois latérales, les amygdales palatines et les piliers du voile du palais. Syn. : *arrière-gorge, pharynx buccal.* (a. **oropharyngé, ée** ou **oropharyngien, ienne**)

**orothérapie** f. *(angl.* ***mountain climate therapy****).* Recours aux ressources naturelles de la montagne : air frais, soleil, altitude, eaux minérales, dans un but thérapeutique.

**orteil** m. *(angl.* ***toe****).* Chacun des cinq doigts du pied.

**orteil en marteau** (ou **en cou de cygne**) *(angl.* ***hammer toe****).* Déformation congénitale ou acquise d'un orteil, le plus souvent le deuxième, caractérisée par l'extension forcée de la phalange proximale, la flexion de la phalange médiane, la phalange unguéale étant en position variable.

**orthal, ale, aux** a. V. *mouvement orthal.*

**orthèse** f. *(angl.* ***orthosis****).* Appareillage destiné à suppléer ou à corriger l'altération morphologique d'un organe, d'un membre ou d'un segment de membre, ou la déficience d'une fonction; les appareils d'orthèse sont, par exemple, utilisés par les poliomyélitiques, hémiplégiques, scoliotiques. Les déficiences de l'audition sont cependant corrigées par une *prothèse auditive (acoustique)* ou *audioprothèse*[22].

**orthésiste** n. *(angl.* ***orthotist****).* Personne qui fabrique et applique des appareils d'orthèse[22].

**ortho-** Préfixe d'origine grecque signifiant *correct* et indiquant généralement la normalité.

**orthodontie** f. *(angl.* ***orthodontics****).* Partie de la médecine dentaire consacrée à la prévention et au traitement des malpositions des dents. Le spécialiste en est l'*orthodontiste.* (a. **orthodontique**)

**orthogénie** f. *(angl.* ***orthogenics****).* 1) Ensemble de moyens susceptibles de diminuer la fréquence des gènes pathologiques au sein d'une population, consistant essentiellement en une limitation de naissances parmi les individus reconnus comme porteurs d'anomalies héréditaires. V. *eugénique.* 2) Méthode de diagnostic et de traitement des troubles affectifs et psychiques de l'enfant, imaginée et mise en pratique par Bruno Bettelheim qui s'inspire essentiellement des travaux de Freud, d'Adler et de Jung.

**Orthomyxoviridae**. Famille de *myxovirus*, qui comprend les virus de la grippe. V. *influenzavirus A, B et C.*

**orthopantomographie** f. *(angl.* ***pantomography, panoramic radiography****).* Méthode extrabuccale de radiographie dentaire permettant d'obtenir sur un seul film l'image étalée des deux arcades dentaires.

**orthopédie** f. *(angl.* ***orthopedics****).* Classiquement, « art de prévenir et de corriger dans les enfants les difformités du corps » (Andry, 1741). Actuellement, l'orthopédie concerne aussi les adultes et comprend le traitement (le plus souvent chirurgical) des affections congénitales ou acquises des os, des articulations, des muscles et des tendons. (a. **orthopédique**)

**orthopédie dento-faciale** *(angl.* ***dentofacial orthodontics****).* Branche de la médecine dentaire qui traite des malformations faciales affectant les mâchoires et associées à des anomalies dentaires responsables de malocclusion.

**orthopédiste** m. *(angl.* ***orthopedic surgeon****).* 1) Médecin spécialisé dans l'art de corriger ou de prévenir les difformités du squelette et des articulations. 2) Technicien non médecin chargé de la confection et de la vente d'appareils remédiant aux difformités du corps.

**orthophonie** f. *(angl.* ***orthophony****).* 1) Prononciation et articulation correctes, par opposition à tout défaut de la phonation. 2) En langage clinique, *traitement orthophonique* : traitement qui vise à corriger les vices de prononciation et d'élocution (par ex. le bégaiement). V. *logopédie*. (a. **orthophonique**)

**orthophoniste** n. *(angl.* ***logopedist****).* Professionnel de santé qui pratique les méthodes de rééducation verbale *(logopédie)* destinées à corriger les défauts de la prononciation et de l'élocution. En France, la profession est inscrite au Code de la santé publique comme profession d'*auxiliaires médicaux*.

**orthopnée** f. *(angl.* ***orthopn[o]ea****).* Difficulté de respirer en position couchée, obligeant le malade à se tenir assis ou debout. V. *apnée, dyspnée, polypnée*. Syn. : *dyspnée de décubitus*.

**orthopticien** m. Syn. d'*orthoptiste*.

**orthoptique** *(angl. 1)* ***orthoptic****, 2)* ***orthoptics****).* 1) a. Qui se rapporte à la vision binoculaire normale. 2) f. Ensemble des procédés de rééducation de l'œil destinés à corriger les troubles de la vision binoculaire (notamment le strabisme) et de la motilité oculaire.

**orthoptiste** n. *(angl.* ***orthoptist****).* Professionnel de santé qui pratique les méthodes de rééducation de l'œil constituant l'orthoptique. En France, la profession est inscrite au Code de la santé publique comme profession d'*auxiliaires médicaux*. Syn. : *orthopticien (déconseillé)*.

**orthoptoscope** m. *(angl.* ***orthoptoscope****).* Appareil pour la correction du strabisme par la rééducation de la vision binoculaire. Il en existe divers types.

**orthostatique** a. *(angl.* ***orthostatic****).* Qui est dû à la station debout. Ex. : hypotension orthostatique, albuminurie orthostatique.

**orthostatisme** m. *(angl.* ***orthostatism****).* 1) Station debout. 2) Ensemble des troubles provoqués par une station debout prolongée : vertiges, vomissements, chute de la tension, sueurs profuses.

**orthostatisme (épreuve d')** *(angl.* ***orthostatism test****).* Épreuve de dépistage de l'hypertension gravidique. L'augmentation de la pression diastolique lorsque la femme passe du décubitus latéral en position debout est un signe de risque.

**Ortolani (signe d')** *(angl.* ***Ortolani's sign****).* Signe caractéristique d'une subluxation congénitale de la hanche chez le nourrisson : sensation de ressaut perçue lorsqu'on imprime un mouvement d'abduction au membre inférieur, l'enfant étant couché sur le dos avec le membre inférieur en adduction. Syn. : *signe du ressaut*. (*Ortolani* Marius, pédiatre italien contemporain.)

**OS**. En obstétrique, abrév. de la présentation *occipito-sacrée* (variante de la présentation du sommet).

**os** m. *(angl.* ***bone****).* Chacune des pièces de consistance dure et de couleur blanchâtre qui constituent le squelette. Les os sont reliés entre eux par les articulations et mobilisés par les muscles. Ils sont classés en *os longs, os plats* et *os courts*. V. *osté(o)-*. (a. **osseux, euse**; **ostéique**)

**os alvéolaire** *(angl.* ***alveolar bone****).* Partie de l'os des mâchoires qui entoure les alvéoles dentaires.

**os coxal**. Syn. d'*os iliaque*.

**os crochu** *(angl.* ***unciform bone, hamate bone****).* Os de la rangée distale du carpe, situé à son extrémité interne et qui porte sur sa face antérieure une apophyse recourbée en crochet, l'*apophyse unciforme*. Sa face inférieure s'articule avec la base des quatrième et cinquième métacarpiens.

**os cunéiforme** (ou **cunéiforme** m.) *(angl.* ***os cuneiforme****).* Chacun des trois os de la rangée antérieure du tarse, placé en avant du scaphoïde.

**os frontal** (ou **frontal** m.) m. *(angl.* ***os frontale****).* Os impair et médian, situé à la partie antérieure du crâne, au-dessus du massif facial. Il forme le front et le plafond des orbites.

**os (grand)** *(angl.* ***capitate bone****).* Le plus volumineux des os du carpe, appartenant à sa rangée distale. Il est articulé en dehors avec le scaphoïde et le trapézoïde, en dedans avec l'os crochu, en haut avec le semi-lunaire, en bas (du côté de la main) avec les deuxième, troisième et quatrième métacarpiens.

**os hyoïde** m. *(angl.* ***hyoid****).* Os médian et impair, en forme de fer à cheval, placé transversalement au-dessus du larynx.

**os iliaque** *(angl.* ***hip bone****).* Os de la ceinture pelvienne qui, avec son homologue du côté opposé et le sacrum, forment le bassin. Il est constitué par l'ilion en haut, le pubis en bas et en avant, et l'ischion en bas et en arrière. Syn. : *os coxal*.

**os lacrymal**. Syn. d'*unguis*.

**os naviculaire**. Syn. de *scaphoïde tarsien*.

**os occipital** (ou ***occipital*** m.) *(angl.* ***os occipitale****)*. Os plat, impair et médian, situé à la partie postérieure et inférieure du crâne. Il comprend quatre parties : en avant, le corps occipital ou *apophyse basilaire*; en arrière, l'écaille de l'occipital; de chaque côté, les masses latérales de l'occipital.

**os palatin** *(angl.* ***palatine bone****)*. Chacun des deux os de la face, constitués par une lame verticale, très mince, qui forme une partie de la paroi externe de la fosse nasale, et par une lame horizontale qui fait partie de la voûte palatine.

**os pariétal** (ou **pariétal** m.) *(angl.* ***os parietale****)*. Chacun des deux os plats, légèrement bombés, formant de chaque côté la partie latérale de la voûte du crâne. Ils sont situés en arrière du frontal, en avant de l'occipital et, latéralement, au-dessus de l'écaille des temporaux.

**os pisiforme** (ou **pisiform** m.) *(angl.* ***pisiform bone****)*. Os court de la rangée proximale des os du carpe, dont il occupe la partie interne (cubitale). Il s'articule avec la face antérieure du pyramidal.

**os pyramidal** (ou ***pyramidal*** m.) *(angl.* ***triangular bone****)*. L'*os pyramidal* est le plus interne (bord cubital) de la rangée proximale des os du carpe; il s'articule avec le semi-lunaire en dehors et le pisiforme en avant.

**os scaphoïde** (ou **scaphoïde** m.) *(angl.* ***scaphoid bone****)*. Os court le plus latéral de la rangée proximale du carpe. Il s'articule en dedans avec le semi-lunaire et le grand os, en bas avec le trapèze et le trapézoïde, en haut avec le radius. Syn. : *scaphoïde carpien*. (a. **scaphoïdien, ienne**).

**os semi-lunaire** (ou **semi-lunaire** m.) *(angl.* ***lunate bone****)*. os court de la rangée proximale du carpe, compris entre le scaphoïde et le pyramidal.

**os sésamoïde** *(angl.* ***sesamoid bone****)*. Petit os arrondi situé dans l'épaisseur de certains tendons ou au voisinage de certaines articulations de la main et du pied. Le nombre des os sésamoïdes est variable.

**os temporal** (ou **temporal** m.) *(angl.* ***os temporale****)*. Os de la partie inférieure et latérale du crâne, situé en arrière du sphénoïde sous le pariétal, en avant de l'occipital. Avant la naissance, le temporal est constitué de trois pièces distinctes : l'écaille, l'os tympanal et le rocher ou pyramide pétreuse. Chez l'adulte, ces pièces sont soudées, comprenant trois parties : l'*écaille*, le *rocher* et la *mastoïde*.

**os trigone** *(angl.* ***accessory ankle bone****)*. Osselet surnuméraire du pied, représentant le tubercule postéro-externe de l'astragale, indépendant de cet os et anormalement développé. Syn. : *astragale surnuméraire* (ou *accessoire*).

**os tympanal** (ou **os tympanique**) *(angl.* ***tympanic bone****)*. Pièce osseuse qui, avec le rocher et l'écaille, constitue l'os temporal.

**oschéo-** Préfixe d'origine grecque indiquant une relation avec le scrotum.

**oschéocèle** f. *(angl. 1)* ***scrotal hernia****, 2)* ***oscheocele****)*. 1) Hernie inguinale dans laquelle le sac herniaire descend dans les bourses. 2) Toute tumeur ou tuméfaction des bourses.

**oschéome** m. *(angl.* ***oscheoma****)*. Tumeur du scrotum.

**oscillation** f. *(angl.* ***oscillation****)*. Mouvement d'un corps qui repasse régulièrement par les mêmes positions avec les mêmes vitesses. (a. **oscillatoire**)

**oscillomètre** m. *(angl.* ***oscillometer****)*. Appareil pour la mesure de la pression artérielle en fonction de l'amplitude des oscillations de la paroi artérielle sous l'effet d'une pression donnée, oscillations qui sont lues sur un cadran. V. *sphygmomanomètre*.

**ose** m. *(angl.* ***ose****)*. Sucre simple qui ne se décompose pas par hydrolyse, dont le type est le glucose. On désigne les oses selon le nombre de leurs atomes de carbone (pentoses, hexoses, etc.) ou selon la nature de leur fonction réductrice (aldoses, cétoses). Syn. : *monosaccharide* (désuet).

**-ose** Suffixe désignant une *maladie non inflammatoire* (arthrose, néphrose), ou un *état*, une *condition* avec parfois une idée d'excès (leucocytose, carcinomatose).

**Osgood-Schlatter** (**maladie d'**) *(angl.* ***Osgood-Schlatter disease****)*. Tuméfaction douloureuse de la tubérosité tibiale, qui se produit pendant la période de croissance. Elle guérit spontanément, sans séquelle. (*Osgood* Robert Baylay, chirurgien orthopédiste de Boston, 1873-1956; *Schlatter* Carl, chirurgien suisse, 1864-1934.)

**Osler** (**maladie d'**). Syn. d'*endocardite bactérienne lente* (ou *subaiguë*).

**Osler-Rendu** (**maladie d'**). V. *Rendu-Osler (maladie de)*.

**osm-, osmo-** Préfixe d'origine grecque indiquant une relation avec les odeurs. Ex. : osmorécepteur. On utilise aussi le suffixe *-osmie*. Ex. : cacosmie.

**osmo-** Préfixe d'origine grecque signifiant *impulsion*.

**osmolalité** f. *(angl.* ***osmolality****)*. Concentration des particules osmotiquement actives présentes dans une solution, exprimées en osmoles.

**osmolarité** f. *(angl.* ***osmolarity****)*. Pression osmotique exprimée par la quantité de molécules-gramme *(moles)* présentes dans un litre de solution.

**osmorécepteur** m. *(angl.* ***osmoreceptor****)*. Récepteur sensoriel des odeurs.

**osmose** f. *(angl.* ***osmosis****)*. Passage d'un solvant à travers une membrane semi-perméable séparant deux solutions de concentrations différentes : le solvant passe de la solution la moins concentrée à l'autre.

**osmotique** a. *(angl.* ***osmotic****)*. Qui se rapporte à l'osmose. V. *laxatif osmotique*, *pression osmotique*.

**osséine** f. *(angl.* ***ossein****)*. Protéine de consistance dure qui constitue la substance fondamentale de l'os adulte. Elle représente environ 30 % du poids de l'os. Ce sont les ostéoblastes qui l'élaborent et les ostéoclastes qui interviennent dans sa résorption.

**osselet** m. *(angl.* ***auditory ossicle****)*. Chacun des trois petits os, articulés entre eux, qui traversent la caisse du tympan, depuis la membrane du tympan jusqu'à la fenêtre ovale. Ce sont, de dehors en dedans : le *marteau*, l'*enclume* et l'*étrier*.

**osseux**, **euse** a. *(angl.* ***bony, osseous****)*. De la nature de l'os, constitué par de l'os, ou qui se rapporte à un os ou au squelette en général. Ex. : tissu osseux.

**ossicule** m. *(angl.* ***ossicle****)*. Os de petites dimensions, osselet.

**ossification** f. *(angl.* ***ossification****)*. 1) Formation normale du tissu osseux, à partir du tissu conjonctif, soit directement aux dépens d'une ébauche fibreuse, soit par l'intermédiaire d'une ébauche cartilagineuse. 2) Transformation anormale d'un tissu (fibreux, cartilagineux) en tissu osseux.

**ossifié**, **ée** a. *(angl.* ***ossified****)*. Qui a pris les caractères du tissu osseux.

**ossifluent**, **ente** a. *(angl.* ***ossifluent****)*. Se dit d'un abcès qui provoque une fonte osseuse.

**osté-**, **ostéo-** Préfixe d'origine grecque indiquant une relation avec l'os, les os.

**ostéalgie** f. *(angl.* ***ostealgia****)*. Douleur osseuse profonde. Syn. : *ostéodynie*.

**ostéique** a. *(angl.* ***osteal****)*. Qui se rapporte à l'os, ou qui est de la nature de l'os.

**ostéite** f. *(angl.* ***osteitis****)*. 1) Toute affection inflammatoire d'un os. 2) Dans un sens plus large, affection osseuse qui n'est pas nécessairement inflammatoire.

**ostéite déformante hypertrophique**. Syn. de *maladie osseuse de Paget*. V. *Paget (maladie osseuse de)*.

**ostéite fibro-kystique** *(angl.* ***osteitis fibrosa cystica****)*. Affection caractérisée cliniquement par des douleurs osseuses, des fractures spontanées, des tumeurs et des déformations des os, et, radiologiquement, par une décalcification généralisée des os. Elle est due à une hyperparathyroïdie. Syn. : *maladie de von Recklinghausen* (2).

**ostéoarthrite** f. *(angl.* ***infectious osteoarthritis****)*. Arthrite compliquée de lésions osseuses des extrémités articulaires.

**ostéoarthrite dégénérative**. Syn. d'*arthrose* (par influence anglo-saxonne).

**ostéo-articulaire** a. *(angl.* ***osteoarticular****)*. Qui se rapporte aux os et aux articulations. Ex. : tuberculose ostéo-articulaire.

**ostéoblaste** m. *(angl.* ***osteoblast****)*. Forme jeune de cellule osseuse, qui élabore l'osséine ; elle est présente dans le tissu conjonctif et dans le tissu cartilagineux en voie d'ossification. L'ostéoblaste se transforme en ostéocyte. (a. **ostéoblastique**)

**ostéocalcine** f. *(angl.* ***osteocalcin****)*. Protéine de l'os, présente à la concentration de 10 g par kg de squelette. Elle comporte des molécules d'acide glutamique carboxylées par un système enzymatique à vitamine K, dont la carence entraîne des troubles de l'ossification.

**ostéo-cartilagineux**, **euse** a. *(angl.* ***osteocartilaginous****)*. Qui est constitué d'os et de cartilage. Syn. : *ostéo-chondral*.

**ostéo-chondral**, **ale**, **aux** a. Syn. d'*ostéo-cartilagineux*.

**ostéochondrite** f. *(angl.* ***osteochondritis****)*. Toute maladie du cartilage articulaire. Syn. : *ostéochondrose*.

**ostéochondrite déformante infantile de l'épiphyse fémorale supérieure**. Syn. de *coxa plana*.

**ostéochondrite du semi-lunaire**. Syn. de *maladie de Kienböck*. V. *Kienböck (maladie de)*.

**ostéochondrodysplasie** f. *(angl.* ***osteochondrodysplasia****)*. Nom d'ensemble des maladies dues à une anomalie de croissance ou de développement des os et des cartilages.

**ostéochondromatose (articulaire)** *(angl.* ***synovial osteochondromatosis****)*. Affection articulaire atteignant surtout le coude et le genou, plus fréquente chez l'homme, caractérisée par un épaississement villeux de la synoviale, d'où se détachent de multiples fragments ostéo-cartilagineux qui constituent des corps étrangers dans la cavité articulaire.

**ostéochondrome** m. *(angl.* ***osteochondroma****).* Tumeur bénigne ostéo-cartilagineuse, développée à la surface d'un os long au voisinage d'un cartilage de conjugaison. Syn. : *ecchondrome* (2), *exostose ostéo-cartilagineuse.*

**ostéochondrose** f. Syn. d'*ostéochondrite.*

**ostéoclasie** f. *(angl.* ***osteoclasis****).* 1) Processus de résorption osseuse par les ostéoclastes. 2) Méthode chirurgicale qui consiste à briser les os, pour remédier à certaines difformités ou pour redresser un membre qui, après une fracture, a été consolidé en mauvaise position.

**ostéoclaste** m. *(angl.* ***osteoclast****).* 1) Appareil utilisé en chirurgie osseuse pour briser un os en un point déterminé. 2) Cellule de grande taille, à plusieurs noyaux, appliquée à la surface des travées osseuses. Assez rares chez le sujet adulte, les ostéoclastes sont plus nombreux dans les os jeunes, où ils jouent un rôle dans le processus de la résorption osseuse physiologique ou pathologique. Ils paraissent être conditionnés par l'hormone parathyroïdienne. Syn. : *myéloplaxe.*

**ostéocyte** m. *(angl.* ***osteocyte****).* Cellule constitutive du tissu osseux, arrivée à maturité. V. *ostéoblaste.*

**ostéodynie** f. *(angl.* ***osteodynia****).* Syn. d'*ostéalgie.*

**ostéodysplasie** f. *(angl.* ***osteodysplasia****).* Trouble du développement osseux caractérisé essentiellement par une modification de la structure et de la densité de l'os sous forme de raréfaction, ou au contraire, de condensation et de zones épaissies se traduisant par des incurvations, des anomalies du crâne et de la colonne vertébrale. Syn. : *dysplasie osseuse.*

**ostéodystrophie** f. *(angl.* ***osteodystrophy****).* Tout trouble trophique du squelette.

**ostéogène** a. *(angl.* ***osteogenetic****).* Se dit d'un tissu qui produit du tissu osseux.

**ostéogenèse** f. *(angl.* ***osteogenesis****).* Formation et développement du tissu osseux. V. *ossification.*

**ostéogénique** a. *(angl.* ***osteogenic****).* Qui produit du tissu osseux, s'accompagne d'une production anormale de tissu osseux. Ex. : sarcome ostéogénique. Syn. : *ostéoplastique* (2).

**ostéoïde** a. *(angl.* ***osteoid****).* Qui ressemble au tissu osseux. Ex. : carcinome ostéoïde.

**ostéolyse** f. *(angl.* ***osteolysis****).* Résorption du tissu osseux pouvant entraîner une destruction plus ou moins étendue des os. (a. **ostéolytique**)

**ostéomalacie** f. *(angl.* ***osteomalacia****).* Maladie de l'adulte, caractérisée par le ramollissement généralisé des os qui subissent des déformations douloureuses, lié à un défaut de leur minéralisation : manque de sels phosphocalciques par insuffisance d'apport alimentaire, mauvaise assimilation (diarrhée chronique), élimination excessive de ces sels par les urines (affection rénale). Certaines formes d'ostéomalacie réagissent favorablement au traitement par la vitamine D.

**ostéome** m. *(angl.* ***osteoma****).* Tumeur bénigne formée de tissu osseux, siégeant habituellement sur le squelette, plus rarement dans un muscle. (a. **ostéomateux, euse**)

**ostéome ostéoïde** *(angl.* ***osteoid osteoma****).* Tumeur bénigne unique localisée le plus souvent sur un os long, et constituée de tissu conjonctif contenant des trabécules de tissu osseux. V. *fibrome ossifiant.*

**ostéomyélite** f. *(angl.* ***osteomyelitis****).* Inflammation suppurative, aiguë ou chronique, de la partie corticale d'un os, provoquée par le staphylocoque doré. Ling. : Le terme « ostéomyélite » consacré par l'usage est donc incorrect car la moelle osseuse n'est pas atteinte. (a. **ostéomyélitique**)

**ostéon** m. *(angl.* ***osteon****).* Unité de structure de l'os compact, formée de lamelles osseuses disposées concentriquement autour d'un canal de Havers, qui contient des capillaires sanguins et du tissu conjonctif.

**ostéonécrose** f. *(angl.* ***osteonecrosis****).* Nécrose osseuse.

**ostéonécrose aseptique** *(angl.* ***aseptic osteonecrosis****).* Nécrose osseuse secondaire à la suppression de l'apport sanguin dans un segment d'os en dehors de toute cause infectieuse. Le stade de nécrose est suivi par un stade de régénération, aboutissant à la guérison. La cause de la nécrose peut être connue (traumatisme, radiothérapie) ou non élucidée, en particulier chez les jeunes *(ostéonécrose idiopathique).*

**ostéopathe** m. Syn. déconseillé d'*ostéopraticien.*

**ostéopathie** f. *(angl.* ***osteopathy****).* 1) Toute affection des os. 2) Ensemble de traitements fondés essentiellement sur des manipulations externes (notamment vertébrales) dont le principe est d'assurer un bon fonctionnement et un bon maintien des structures osseuses, par la correction des défauts de posture. V. *chiropractie.*

**ostéopénie** f. *(angl.* ***osteopenia****).* Diminution de la densité des os, par réduction du nombre des ostéoblastes. V. *ostéoporose.* (a. **ostéopénique**)

**ostéophyte** m. *(angl.* ***osteophyte****)*. Excroissance osseuse de tissu spongieux, développée aux dépens du périoste au voisinage d'une articulation atteinte de lésions inflammatoires ou, plus souvent, de lésions dégénératives (arthrose). V. *exostose*. (a. **ostéophytaire**)

**ostéophytose** f. *(angl.* ***osteophytosis****)*. Développement d'ostéophytes multiples.

**ostéophytose sous-périostée**. Syn. de *réaction périostée*.

**ostéoplastie** f. *(angl.* ***osteoplasty****)*. Toute opération réparatrice effectuée sur le squelette.

**ostéoplastique** a. *(angl.* ***osteoplastic****)*. 1) Qui se rapporte à l'ostéoplastie. 2) Syn. d'*ostéogénique*.

**ostéoporose** f. *(angl.* ***osteoporosis****)*. Lésion osseuse caractérisée par un amincissement lisse et une raréfaction des travées osseuses, se traduisant par une diminution de l'opacité radiologique du squelette. Localisée ou diffuse, elle est observée dans différentes circonstances : âge avancé, troubles endocriniens, traumatismes, immobilisation prolongée. V. *ostéopénie*. (a. **ostéoporotique**)

**ostéopraticien, ienne** n. *(angl.* ***osteopath****)*. Personne qui se consacre au traitement des maladies de l'appareil moteur, généralement par des manipulations externes. En France, les ostéopraticiens ne sont pas reconnus comme faisant partie des professions de santé, et leurs diplômes étrangers ne leur donnent aucun droit. S'ils sont docteurs en médecine, aucune qualification particulière ne leur est accordée. Syn. : *ostéopathe* (déconseillé).

**ostéoradionécrose** f. *(angl.* ***osteoradionecrosis****)*. Nécrose osseuse due à l'action des rayons X, généralement post-radiothérapique, et localisée le plus souvent au maxillaire inférieur et au col fémoral. Sur les radiographies on note des décalcifications, des images lytiques et des fractures spontanées.

**ostéosarcome** m. *(angl.* ***osteosarcoma****)*. Toute tumeur maligne primitive de l'os. (a. **ostéosarcomateux, euse**)

**ostéosclérose** f. *(angl.* ***osteosclerosis****)*. Épaississement de l'os spongieux qui devient compact, avec rétrécissement des cavités médullaires. À l'examen radiologique, l'os apparaît anormalement dense.

**ostéose** f. *(angl.* ***osteosis****)*. Toute maladie osseuse non inflammatoire. Ex. : ostéose parathyroïdienne.

**ostéosynthèse** f. *(angl.* ***osteosynthesis****)*. Réduction chirurgicale des fractures par la réunion des fragments osseux à l'aide de vis, fils, plaques métalliques ou autres moyens mécaniques. Ce matériel est en général enlevé lorsque la fracture est consolidée (*ablation de matériel d'ostéosynthèse* ou *AMO*). (a. **ostéosynthésé, ée**)

**ostéotomie** f. *(angl.* ***osteotomy****)*. Section chirurgicale d'un os.

**ostial, ale, aux** a. *(angl.* ***ostial****)*. Qui se rapporte à un ostium. Ex. : coronarite ostiale.

**ostium** m. (lat.) *(angl.* ***ostium****)*. Orifice.

**ostium commune**. Syn. de *canal atrio-ventriculaire commun*.

**ot-, oto-** Préfixe d'origine grecque indiquant une relation avec l'oreille.

**otalgie** f. *(angl.* ***otalgia****)*. Douleur localisée à l'oreille. (a. **otalgique**)

**otique** a. *(angl.* ***otic****)*. Qui se rapporte à l'oreille. Ex. : ganglion otique. Ling. : Terme moins courant que *auditif, auriculaire*.

**otite** f. *(angl.* ***otitis****)*. Toute inflammation de l'oreille, affectant soit la caisse du tympan (otite moyenne), soit le conduit auditif externe (otite externe). Ling. : L'inflammation de l'oreille interne est nommée *labyrinthite,* le terme *otite interne* est désuet. (a. **otitique**)

**otite labyrinthique**. Syn. de *labyrinthite*.

**otogène** a. *(angl.* ***otogenic****)*. Se dit d'une infection méningée qui survient comme complication d'une otite.

**otolithe** m. *(angl.* ***otolith****)*. Formation inerte riche en cristaux calcaires, contenue dans l'endolymphe du labyrinthe membraneux et du canal cochléaire (de l'oreille interne). (a. **otolithique**)

**otologie** f. *(angl.* ***otology****)*. Ensemble des connaissances sur l'oreille et ses maladies.

**otologiste** (ou **otologue**) m. *(angl.* ***otologist****)*. Spécialiste des maladies de l'oreille.

**otoplastie** f. *(angl.* ***otoplasty****)*. Intervention chirurgicale destinée à corriger les défauts congénitaux, ou acquis, du pavillon de l'oreille.

**oto-rhino-laryngologie** f. *(angl.* ***otorhinolaryngology****)*. Branche de la médecine qui traite des maladies de l'oreille, du nez et de la gorge. Le spécialiste en est l'*oto-rhino-laryngologiste* ou *oto-rhino-laryngologue*. Abrév. : ORL.

**otorragie** f. *(angl.* ***otorrhagia****)*. Écoulement de sang par le conduit auditif externe.

**otorrhée** f. *(angl.* ***otorrhea****)*. Écoulement de liquide séreux, de mucus ou de pus par le conduit auditif externe. Il peut provenir de l'oreille externe ou des cavités de l'oreille moyenne. (a. **otorrhéique**)

**otoscopie** f. *(angl. **otoscopy**)*. Examen visuel du conduit auditif à l'aide de l'*otoscope* (tube en forme d'entonnoir, pourvu d'un dispositif d'éclairage). (a. **otoscopique**)

**ouïe** f. *(angl. **hearing**)*. Sens de l'*audition*. V. *auditif*.

**ouraque** m. *(angl. **urachus**)*. Partie supérieure rétrécie de l'allantoïde, allant vers l'ombilic qui, chez l'embryon humain, se transforme précocement en un cordon fibreux s'étendant de la vessie à l'ombilic. Exceptionnellement, ce cordon peut rester perméable, l'urine s'écoulant par l'ombilic ou formant des dilatations kystiques sur son trajet.

**ourlien, ienne** a. *(angl. **pertaining to mumps**)*. Qui se rapporte aux oreillons. Ex. : orchite ourlienne.

**ovaire** m. *(angl. **ovary**)*. Chacune des deux glandes génitales femelles, situées dans le bassin en arrière des ligaments larges, en regard du pavillon de la trompe. Elles produisent les ovules et sécrètent une partie des hormones sexuelles de la femme (V. *œstrogène*, *progestérone*). Les ovaires, avec les trompes et l'utérus, constituent les *organes génitaux internes* (*OGI*) de la femme. V. *oophor-*. (a. **ovarien, ienne**)

**ovalocytose** f. *(angl. **ovalocytosis**)*. Syn. d'*elliptocytose*.

**ovariectomie** f. *(angl. **oophorectomy, ovariectomy**)*. Ablation d'un ou des deux ovaires. Syn. : *oophorectomie, ovariotomie* (impropre, mais d'usage courant).

**ovarien, ienne** a. *(angl. **ovarian**)*. Qui se rapporte à l'ovaire. Ex. : hormone ovarienne.

**ovario-hystérectomie** f. *(angl. **oophorohysterectomy, ovariohysterectomy**)*. Ablation chirurgicale des ovaires et de l'utérus. Syn. : *oophoro-hystérectomie*.

**ovariopexie** f. *(angl. **ovariopexy**)*. Fixation de l'ovaire à la paroi pelvienne. Syn. : *oophoropexie*.

**ovariotomie** f. *(angl. **ovariotomy**)*. 1) Résection partielle d'un ovaire, pour enlever un kyste ou une tumeur circonscrite. 2) Syn. impropre d'*ovariectomie*.

**ovarite** f. *(angl. **oophoritis**)*. Toute inflammation, aiguë ou chronique, de l'ovaire.

**overdamping** m. Syn. anglais de *suramortissement*, déconseillé, mais couramment usité en français (de l'anglais *to overdamp*, amortir à l'excès).

**overdose** f. *(angl. **overdose**)*. Prise d'une dose excessive de drogue. Une overdose peut être mortelle. Ling. : Expression anglaise signifiant littéralement « surdose », dose excessive.

**overshooting** (ou **overshoot**) m. Syn. anglais de *sous-amortissement*, déconseillé, mais couramment usité en français (de l'anglais *to overshoot*, dépasser).

**ovi-, ovo-** Préfixe d'origine latine indiquant une relation avec l'œuf.

**ovocyte** m. *(angl. **oocyte, ovocyte**)*. Cellule germinale femelle, située dans l'épaisseur du parenchyme ovarien, résultant de la transformation d'une ovogonie et dont dérive l'ovule.

**ovogenèse** f. *(angl. **oogenesis, ovogenesis**)*. Formation, développement et maturation des cellules sexuelles féminines dans l'ovaire. L'ovogenèse comprend trois phases : formation des ovogonies, des ovocytes et, finalement, de l'ovule prêt à la fécondation.

**ovogonie** f. *(angl. **oogonium**)*. La première cellule sexuelle formée au cours de l'ovogenèse, à partir des cellules de l'épithélium germinal de l'ovaire. L'ovogonie se transforme en ovocyte.

**ovoïde** a. *(angl. **ovoid**)*. En forme d'œuf.

**ovulaire** a. *(angl. **ovular**)*. Qui se rapporte à l'œuf. Ex. : infection ovulaire, caduque ovulaire.

**ovulation** f. *(angl. **ovulation**)*. Phénomène physiologique par lequel l'ovule, arrivé à maturité, se détache de l'ovaire, est normalement capté par le pavillon de la trompe utérine (où il peut être fécondé par un spermatozoïde) et passe dans l'utérus. Chez les femelles de divers mammifères, l'ovulation coïncide avec la période du rut. Chez la femme, elle se produit normalement au milieu du cycle menstruel, habituellement 14 ou 15 jours avant les règles. (a. **ovulatoire**)

**ovule** m. *(angl. 1) **ovule**, 2) **vaginal suppository**)*. 1) Gamète femelle mûr, dérivant de l'ovocyte, qui est susceptible d'être fécondé par un gamète mâle (spermatozoïde). 2) En pharmacie, petite capsule ovoïde, constituée de glycérine ou de beurre de cacao, enrobant des substances médicamenteuses et destinée à être introduite dans le vagin. V. *suppositoire*.

**Owren (test d')**. Syn. de *thrombotest*. (*Owren* Paul, hématologue norvégien, né en 1905.)

**oxalate** m. *(angl. **oxalate**)*. Tout sel ou ester de l'acide oxalique.

**oxalémie** f. *(angl. **oxalemia**)*. Présence d'acide oxalique ou d'oxalates dans le sang. Le taux normal de l'oxalémie est d'environ 2 mg par litre de plasma. Il peut être augmenté *(hyperoxalémie)* dans la goutte, l'asthme, les troubles métaboliques génétiques, entraînant une infiltration diffuse des tissus par des oxalates *(oxalose)*.

**oxalique** a. *(angl.* ***oxalic****)*. Qui se rapporte à l'acide oxalique ou aux oxalates. Ex. : calcul oxalique.

**oxaloacétique** a. V. *acide oxaloacétique*.

**oxalose** f. V. *oxalémie*.

**oxalurie** f. *(angl.* ***oxaluria****)*. Présence dans l'urine d'acide oxalique, essentiellement sous forme de sels de calcium. Son taux normal est inférieur à 50 mg par 24 h. Il est augmenté dans les troubles métaboliques génétiques caractérisés par une formation excessive d'acide oxalique *(hyperoxalurie primaire avec oxalose)*.

**oxy-** 1) Préfixe d'origine grecque signifiant *vif, aigu, excessif* utilisé parfois dans le même sens que le préfixe *hyper-*. 2) En chimie, préfixe souvent employé à la place de *hydroxy-*.

**oxycarboné, ée** a. Qui est combiné à l'oxyde de carbone, qui est provoqué par l'oxyde de carbone. Ex. : intoxication oxycarbonée.

**11-oxycorticostéroïde** m. *(angl.* ***11-oxysteroid****)*. *Hydroxy-11 corticostéroïde* (V. ce terme). Abrév. : 11-OCS.

**oxydase** f. *(angl.* ***oxidase****)*. Toute enzyme qui active l'oxydation par l'oxygène d'une substance organique.

**oxydation** f. *(angl.* ***oxidation****)*. 1) Combinaison d'une substance chimique avec l'oxygène. 2) Augmentation de la valence d'un cation (ion +) ou diminution de la valence d'un anion (ion –). Par ex. : le fer ferreux bivalent (++) se transforme en fer ferrique trivalent (+++) par oxydation. 3) Dans un sens plus large, perte d'hydrogène par une substance, ou d'électrons par un atome. Une oxydation n'est donc pas nécessairement due à l'oxygène.

**oxyde** m. *(angl.* ***oxide****)*. Tout composé de l'oxygène avec un corps simple, une molécule organique ou un radical.

**oxydé, ée** a. *(angl.* ***oxidized****)*. Qui a subi une oxydation.

**oxydo-réduction** f. *(angl.* ***oxido-reduction****)*. Réaction dans laquelle s'effectuent simultanément, par un échange d'électrons, l'oxydation d'une substance et la réduction d'une autre. Les phénomènes d'oxydo-réduction interviennent dans un grand nombre de processus métaboliques.

**oxygénation** f. *(angl.* ***oxygenation****)*. 1) Fixation d'oxygène sur un corps organique. Ex. : oxygénation du sang. 2) Traitement d'un corps par l'oxygène.

**oxygène** m. *(angl.* ***oxygen****)*. Corps simple, gaz incolore, inodore et insipide, légèrement soluble dans l'eau, très répandu dans la nature en tant que constituant de l'atmosphère (environ un cinquième), de l'écorce terrestre (environ la moitié), et des organismes animaux et végétaux (environ deux tiers). Il joue un rôle physiologique essentiel dans la respiration et dans les processus métaboliques de tous les organismes animaux et végétaux. En thérapeutique, l'oxygène peut être administré à l'aide d'un masque ou d'appareils spéciaux, dans divers états, tels qu'anoxie aiguë ou chronique, œdème aigu du poumon, infarctus du myocarde. Symbole : O.

**oxygéné, ée** a. *(angl.* ***oxygenated****)*. 1) Qui contient de l'oxygène ou qui peut en dégager. V. *eau oxygénée*. 2) Qui a été traité par l'oxygène ou un corps capable d'en fournir.

**oxygénothérapie** f. *(angl.* ***oxygen therapy****)*. Administration d'oxygène à des fins thérapeutiques (à l'aide d'un masque, d'une sonde, d'une tente).

**oxyhémoglobine** f. *(angl.* ***oxyhemoglobin****)*. Combinaison réversible de l'hémoglobine avec l'oxygène au niveau de son atome de fer (contenu dans l'hème). Elle se forme dans les poumons et est réduite en hémoglobine dans les tissus, l'oxygène étant utilisé dans divers processus métaboliques. Abrév. : $HbO_2$.

**oxymétrie** f. *(angl.* ***oximetry, oxymetry****)*. Méthode rapide de mesure de la saturation du sang en oxygène, fondée sur la différence d'absorption de la lumière rouge entre l'oxyhémoglobine et l'hémoglobine réduite, et réalisée au moyen d'un *oxymètre* utilisant un système photoélectrique. Les variations de la saturation en oxygène du sang artériel et du sang veineux ont une grande importance diagnostique dans les cardiopathies congénitales ou acquises.

**oxyologie** f. *(angl.* ***emergency medicine****)*. Discipline qui étudie les situations médicales exigeant une décision d'urgence.

**oxyphile** a. Syn. d'*éosinophile* (1).

**oxyphilie** f. Syn. d'*éosinophilie* (1).

**oxystéroïde** m. *(angl.* ***oxysteroid****)*. Nom d'ensemble des *cétostéroïdes et des hydroxystéroïdes*.

**11-oxystéroïde** m. *(angl.* ***11-oxysteroid****)*. Chacun des stéroïdes porteurs en position 11 d'une fonction alcool *(11-hydroxystéroïdes)* ou d'une fonction cétone *(11-cétostéroïdes)*. Les 11-hydroxystéroïdes sont uniquement d'origine surrénalienne (V. *hydroxy-11 corticostéroïde*) constituant les principales hormones corticales. Les 11-cétostéroïdes ont une activité hormonale beaucoup plus faible.

**oxytétracycline** f. *(angl.* ***oxytetracycline****).* (DCI) Antibiotique à large spectre d'action isolé des cultures de *Streptomyces rimosus* administré par voie orale ou locale dans les infections aiguës à streptocoques, staphylocoques et pneumocoques, les colibacilloses, les infections des voies urinaires, les infections cutanées. En raison de la perturbation de la flore intestinale qu'entraîne cet antibiotique, on lui associe habituellement des levures.

**oxytocine** f. *(angl.* ***oxytocin****).* Hormone du lobe postérieur de l'hypophyse, produite par les noyaux nerveux paraventriculaires de structure voisine de celle de la vasopressine. Elle provoque la contraction de l'utérus, accélère le travail de l'accouchement en cas d'inertie utérine et arrête l'hémorragie du post-partum. On l'injecte par voie intramusculaire ou intraveineuse (perfusion). Syn. : *ocytocine, pitocine.*

**oxyurase** f. Oxyurose.

**oxyure** m. *(angl.* ***pinworm, oxyurid****).* Tout ver nématode de la famille des *Oxyuorideae*, parasite de l'intestin des mammifères, et principalement *Enterobius vermicularis* qui est un très petit ver blanc, filiforme, parasite de l'intestin chez l'homme.

**oxyurose** (ou **oxyurase**) f. *(angl.* ***enterobiasis, oxyuriasis****).* Infection de l'intestin par les oxyures et ensemble des manifestations morbides qui en résultent : prurit anal, diarrhée, nausées, vomissements.

**ozène** m. *(angl.* ***ozena****).* Inflammation chronique, atrophique, de la muqueuse nasale, dont le principal symptôme est la formation de croûtes dégageant une odeur fétide.

**ozone** m. *(angl.* ***ozone****).* Gaz bleu d'odeur caractéristique très oxydant et toxique, présent en faible quantité dans l'atmosphère surtout en hautes altitudes et qui peut être produit en provoquant une décharge électrique dans de l'oxygène (dans un appareil dit *ozoniseur*) ou par l'action des rayons ultraviolets sur l'oxygène. C'est une variété allotropique de l'oxygène ($O_3$). On l'emploie comme purificateur de l'air et de l'eau.

**ozonisé, ée** a. *(angl.* ***ozonized****).* Qui contient de l'ozone, ou qui a été traité par l'ozone.

**ozonothérapie** f. *(angl.* ***ozone therapy****).* Emploi thérapeutique d'un mélange d'ozone et d'oxygène, sous forme de bains, douches, lavements, injections, etc.

# P

**P** 1) Symbole chimique du *phosphore*. 2) En physiologie respiratoire, symbole de la *pression partielle* d'un gaz (par ex. : $PO_2$ : pression partielle de l'oxygène dans l'air alvéolaire). 3) V. *onde P*. 4) V. *vitamine P*.

**p-** En chimie, symbole du préfixe *para-*.

**PAB**, **PABA**. Abrév. d'*acide para-aminobenzoïque*.

**PABS**. Abrév. de *sulfanilamide* (para-aminobenzènesulfamide).

**Pacchioni** (**corpuscules** ou **granulations de**) *(angl.* ***pacchionian granulations, pacchionian bodies****)*. Petites excroissances villeuses de la surface externe de l'arachnoïde encéphalique, situées surtout le long du sinus longitudinal supérieur. Elles deviennent plus volumineuses avec l'âge et sont en général calcifiées chez les personnes âgées. Elles joueraient un rôle dans la résorption du liquide céphalo-rachidien. (*Pacchioni* Antonio, anatomiste et médecin italien, 1665-1726.)

**pacemaker** m. Syn. (déconseillé) de *stimulateur cardiaque*. Ling. : De l'anglais *pace*, allure et *maker*, faiseur.

**pachy-** Préfixe d'origine grecque signifiant *épais*. Ant. : *lepto-*.

**pachydermie** f. *(angl.* ***pachyderma****)*. Épaississement anormal de la peau avec exagération de ses plis, le plus souvent régional, dû à une malformation (hyperplasie nævique) ou à une stase lymphatique (manifestation typique d'un éléphantiasis) (a. **pachydermique**).

**pachyméningite** f. *(angl.* ***pachymeningitis****)*. Inflammation avec épaississement de la dure-mère. Syn. : *méningite externe*.

**pachypleurite** f. *(angl.* ***pachypleuritis****)*. Épaississement des deux feuillets de la plèvre, qui peut compliquer une pleurésie chronique.

**packing** m. *(angl.* ***packing****)*. Compresse placée dans le pharynx au cours d'une anesthésie générale par inhalation, pour éviter l'inondation de la trachée pendant une intervention sur la bouche. Ling. : Terme anglais utilisé en français.

**PAF**. Abrév. de *facteur d'activation plaquettaire* (de l'anglais ***p****latelet* ***a****ctivating* ***f****actor*).

**Paget** (**maladie cutanée de**) *(angl.* ***Paget's disease of the skin****)*. Affection précancéreuse du mamelon, plus rarement de la région périnéale, qui atteint la femme après la quarantaine, ayant l'aspect d'une petite plaque d'eczéma suintant recouverte de croûtelles. Elle se complique d'ulcérations bourgeonnantes et finit par dégénérer en un cancer du sein. (*Paget* Sir James, chirurgien anglais, 1814-1899.)

**Paget** (**maladie osseuse de**) *(angl.* ***osteitis deformans, Paget's disease of bone****)*. Maladie de cause inconnue atteignant plus souvent l'homme que la femme, rare avant la cinquantaine, qui se caractérise cliniquement par des déformations osseuses, en général multiples (crâne, bassin, fémur), associées à des douleurs et à des troubles vasomoteurs et pouvant entraîner des fractures. À l'examen radiologique, les os atteints ont un aspect ouaté, avec des alternances irrégulières de zones sombres et claires et une couche corticale très épaissie. Syn. : *ostéite déformante hypertrophique*. (*Paget* Sir James, chirurgien anglais, 1814-1899.)

**pagétique** *(angl.* ***pagetic****)*. 1) a. Qui se rapporte à la *maladie osseuse de Paget*. 2) a. et n. Qui est atteint de la *maladie osseuse de Paget*.

**pagétoïde** a. *(angl.* ***pagetoid****)*. Se dit d'un cancer de la peau (épithélioma) qui ressemble aux lésions de la *maladie cutanée de Paget*.

**PAH**. Abrév. d'*acide para-aminohippurique*.

**paidologie** f. Pédologie.

**palais** m. *(angl.* ***palate****)*. Cloison qui sépare les fosses nasales de la cavité buccale. Elle est constituée en avant par la *voûte palatine* (ou *palais dur*), prolongée en arrière par une partie musculo-membraneuse, le *voile du palais* (ou *palais mou*).

**palais osseux** *(angl.* ***bony palate****)*. La partie osseuse (le squelette) de la voûte palatine, constituée par les deux apophyses palatines des maxillaires supérieurs et par les lames horizontales des os palatins.

**palat-**, **palato-** Préfixe indiquant une relation avec le palais. V. *urano-*.

**palatal**, **ale**, **aux** a. *(angl.* ***palatal****)*. Se dit d'un son articulé en parlant, dont l'émission se fait avec la participation du palais.

**palatin**, **ine** a. *(angl.* ***palatine****)*. Qui se rapporte au palais (osseux ou membraneux), aux os qui lui sont propres.

**palato-dental**, **ale**, **aux** a. *(angl.* ***palato-dental****)*. Se dit d'un son tel *ch* ou *j*, formé au moyen du palais et des dents.

**palatoplastie f**. *(angl.* ***palatoplasty****)*. Correction chirurgicale d'une fissure congénitale ou d'une perforation accidentelle de la voûte du palais. V. *staphyloplastie*. Syn. : *uranoplastie*.

**palatoplégie** f. Paralysie du voile du palais. Syn. : *uranoplégie*.

**palatorraphie** f. *(angl.* ***palatorrhaphy****).* Suture chirurgicale d'une fissure du palais.

**palatoschisis** f. *(angl.* ***palatoschisis****).* Fissure congénitale de la voûte palatine. Elle peut être associée à un bec-de-lièvre. Syn. : *uranoschisis.*

**paléo-** Préfixe d'origine grecque signifiant *ancien*. Ant. : *néo-*.

**paléocérébellum** (ou **paléocervelet**) m. *(angl.* ***paleocerebellum****).* Ensemble fonctionnel constitué par les éléments du cervelet qui concourent à la commande du tonus de posture des muscles du squelette chargés de contrebalancer les effets de la pesanteur. Ling. : *Paléo-*, parce que l'on retrouve cet ensemble chez les animaux primitifs.

**pali-**, **palin-** Préfixe d'origine grecque signifiant un *retour en arrière*, ou une *répétition*.

**palicinésie** (ou **palikinésie**) f. *(angl.* ***palikinesia****).* Répétition incessante et involontaire d'un même mouvement.

**paligraphie** f. *(angl.* ***paligraphia****).* Répétition incessante et incoercible des mêmes mots ou fragments de phrases dans l'écriture. On l'observe surtout dans la maladie de Parkinson et la paralysie pseudo-bulbaire.

**palilalie** f. *(angl.* ***palilalia****).* Répétition involontaire et incoercible d'un ou de plusieurs mots (en général à la fin d'une phrase), observée surtout dans la maladie de Parkinson et dans la paralysie pseudo-bulbaire.

**palilexie** f. *(angl.* ***palilexia****).* Répétition anormale de mots ou de phrases dans la lecture.

**palilogie** f. *(angl.* ***palilogia****).* Trouble complexe du langage caractérisé par une tendance à intercaler, au milieu d'une cascade de mots incompréhensibles, une phrase bien construite, répétée plusieurs fois. C'est une forme de *palilalie* qui se rencontre surtout dans l'épilepsie.

**palimphrasie** f. *(angl.* ***palinphrasia****).* Répétition de la dernière syllabe des mots ou même de chaque syllabe de plusieurs mots, observée dans l'arriération mentale et la démence précoce.

**palinal**, **ale**, **aux** a. V. *mouvement palinal.*

**palindromique** a. *(angl.* ***palindromic****).* Qui se répète, qui présente des récidives. Ex. : rhumatisme palindromique.

**palliatif**, **ive** a. *(angl.* ***palliative****).* Qui supprime ou atténue les symptômes sans agir directement sur la maladie qui les provoque. Ex. : traitement palliatif. (nom : un **palliatif**)

**pallidum** (ou **globus pallidus**) m. *(angl.* ***globus pallidus, pallidum****).* Portion médiale du noyau lenticulaire du cerveau, séparée latéralement du putamen par une lame de substance blanche et elle-même composée structurellement d'une partie latérale et d'une partie médiale.

**pallier** v. *(angl.* ***palliate****).* Atténuer sans guérir.

**pallium** m. Syn. de *cortex cérébral.*

**palmaire** a. *(angl.* ***palmar****).* Qui se rapporte à la paume de la main. Ex. : aponévrose palmaire, région palmaire. V. *plantaire.*

**palmure** f. *(angl.* ***palmature****).* Bride cutanée faisant pont entre deux surfaces proches, cicatricielle (secondaire à une brûlure grave) ou due à une malformation.

**palpable** a. *(angl.* ***palpable****).* Que l'on peut apprécier par la palpation.

**palpation** f. *(angl.* ***palpation****).* Manœuvre d'exploration clinique qui consiste à appuyer les doigts ou la main sur une région du corps dans le but d'apprécier au toucher les dimensions, la consistance, la mobilité, la sensibilité de certains organes, ou de rechercher la présence d'anomalies ou de formations pathologiques (tumeurs, épanchements, fractures, déplacement d'organes, etc.). Syn. : *palper.*

**palpébral**, **ale**, **aux** a. *(angl.* ***palpebral****).* Qui se rapporte aux paupières. Ex. : muscle palpébral, réflexe palpébral.

**palper** m. Syn. de *palpation.*

**palpitation** f. *(angl.* ***palpitation****).* Sensation plus ou moins pénible pour le sujet due à une perception inhabituelle des battements cardiaques.

**paludéen**, **enne** *(angl.* ***malarial****).* 1) a. Qui se rapporte au paludisme. Syn. : *paludique, malarien* (ou *malarique*). 2) a. Qui appartient aux marais. Ex. : terrains paludéens. 3) a. et n. Qui est atteint de paludisme.

**paludique** a. Syn. de *paludéen.*

**paludisme** m. *(angl.* ***malaria****).* Maladie infectieuse provoquée par des parasites du sang du genre *Plasmodium,* transmis à l'homme par la piqûre de la femelle du moustique anophèle. Le développement des parasites se fait d'abord dans les organes internes et ensuite dans les érythrocytes provoquant la destruction de ceux-ci. Le paludisme est caractérisé par une fièvre qui est généralement intermittente, et selon un rythme caractéristique pour chaque espèce de *Plasmodium* (V. ce terme), une anémie, une hypertrophie de la rate et quelquefois du foie. Le paludisme se rencontre surtout dans les régions intertropicales ; il était autrefois répandu également dans les zones humides ou marécageuses des régions tempérées. Syn. : *malaria.*

**pan-**, **pant-**, **panto-** Préfixe d'origine grecque signifiant *tout, tous.*

**panacée** f. *(angl.* ***panacea****).* Nom donné jadis à certains remèdes qui passaient pour être efficaces dans n'importe quelle maladie.

**panaris** m. *(angl.* ***whitlow****).* Inflammation phlegmoneuse diffuse du doigt, superficielle ou profonde, ou localisée au pourtour de l'ongle. Syn. : *panaris périunguéal, tourniole* (populaire).

**panartérite** f. *(angl.* ***panarteritis****).* Inflammation de toutes les tuniques d'une artère.

**pancardite** f. *(angl.* ***pancarditis****).* Inflammation globale du cœur intéressant le péricarde, le myocarde et l'endocarde.

**pancréas** m. *(angl.* ***pancreas****).* Glande à sécrétion interne et externe, communiquant avec le duodénum par ses canaux excréteurs : le *canal de Wirsung* et le *canal de Santorini*. De forme allongée et étendu transversalement, depuis la deuxième portion du duodénum jusqu'à la rate, le pancréas comporte une extrémité droite volumineuse (tête), une partie moyenne plus étroite et allongée (corps), et une portion terminale gauche mince (queue); son poids est de 70 à 80 g. Le pancréas endocrine est constitué par les *îlots de Langerhans* qui sécrètent le glucagon (par les cellules alpha) et l'insuline (par les cellules bêta). Ces hormones jouent un rôle essentiel dans le métabolisme des glucides. Le pancréas exocrine produit le suc pancréatique déversé dans le duodénum et qui contient plusieurs enzymes digestives (amylase, lipase, trypsine, chymotrypsine). (a. **pancréatique**)

**pancréatalgie** f. *(angl.* ***pancreatalgia****).* Douleur localisée au pancréas.

**pancréatectomie** f. *(angl.* ***pancreatectomy****).* Ablation partielle ou totale du pancréas.

**pancréatico-duodénal**, **ale**, **aux** a. *(angl.* ***pancreaticoduodenal****).* Qui se rapporte au pancréas et au duodénum. Ex. : artères, veines pancréatico-duodénales.

**pancréatine** f. *(angl.* ***pancreatin****).* Mélange d'enzymes extraites du pancréas (amylase, lipase et trypsine).

**pancréatite** f. *(angl.* ***pancreatitis****).* Toute inflammation du pancréas.

**pancréatogène** a. *(angl.* ***pancreatogenous****).* Qui a son origine dans le pancréas.

**pancréatographie** f. *(angl.* ***pancreatography****).* Radiographie du pancréas après injection d'un milieu opacifiant dans le canal de Wirsung par cathétérisme de l'ampoule de Vater, à laquelle on accède par ouverture chirurgicale du duodénum.

**pancréatoprive** a. *(angl.* ***pancreatoprivic****).* Qui est en rapport avec l'ablation du pancréas ou avec la suppression de ses sécrétions.

**pancytopénie** f. *(angl.* ***pancytopenia****).* Diminution globale du nombre des éléments figurés du sang : érythrocytes, leucocytes et thrombocytes, par suite d'une déficience de leur production dans la moelle osseuse, de leur destruction excessive, en particulier dans la rate, ou de ces deux causes réunies.

**pandémie** f. *(angl.* ***pandemic****).* Épidémie qui s'étend à presque tous les habitants d'une contrée et qui peut concerner une zone géographique très importante. Il s'agit généralement d'une maladie grave, comme le choléra, la peste ou le sida. (a. **pandémique**)

**Pandy** (**réaction de**) *(angl.* ***Pandy's reaction****).* Réaction de floculation pour la recherche des globulines dans le liquide céphalo-rachidien. La réaction positive indique un processus inflammatoire des méninges. (*Pandy* Kalman, neurologue et psychiatre hongrois, 1868-1945.)

**panmixie** f. *(angl.* ***panmixis****).* Accouplement libre et au hasard, en l'absence de toute sélection, en partant des hypothèses que les conjoints se choisissent au hasard, que la probabilité de trouver un conjoint est la même pour tous les individus, et que la fécondité est la même pour tous les couples et la viabilité la même pour tous les descendants. Ces conditions sont remplies dans les grands groupes de population humaine. V. *endogamie, exogamie*.

**panmyélose aiguë** *(angl.* ***acute panmyelosis****).* Maladie apparentée à la *leucémie aiguë* consistant en une prolifération d'évolution rapide, de trois composantes de la moelle osseuse, surtout des cellules de la série mégacaryocytaire. La maladie s'accompagne souvent de thrombocytose, et les agrégats plaquettaires sont fréquents dans les frottis de sang et de moelle osseuse. Une myélopoïèse extramédullaire peut se produire dans le foie, la rate et les ganglions lymphatiques. Lorsque la production des plaquettes est augmentée, leur rétention dans les cordons spléniques constitue un caractère histologique dominant[14].

**panneux**, **euse** a. *(angl.* ***pannous****).* Qui se rapporte au pannus (de la cornée). Ex. : kératite panneuse.

**pannicule adipeux** *(angl.* ***panniculus adiposus****).* Tissu sous-cutané constitué de lobules de graisse. Il est exagérément développé dans l'obésité et dans l'adipose.

**panniculite** f. *(angl.* ***panniculitis****).* Inflammation du tissu adipeux sous-cutané.

**pannus** m. *(angl.* ***pannus****).* 1) Tissu inflammatoire néoformé provenant de la synoviale d'une articulation, qui forme une bandelette appliquée sur le cartilage articulaire. On l'observe dans certaines arthrites chroniques. 2) *Pannus de la cornée* : infiltration d'origine inflammatoire de la cornée par des vaisseaux néoformés; c'est une lésion caractéristique du trachome.

**panoptique** a. *(angl.* ***panoptic****).* Se dit d'un colorant ou d'un procédé de coloration qui met en évidence toutes les structures microscopiques d'une préparation par des colorations différentes. V. *Pappenheim (méthode panoptique de).*

**pansement** m. *(angl.* ***dressing****).* 1) Application sur une plaie ou sur une autre lésion de compresses, généralement stériles, sèches ou imprégnées de substances médicamenteuses (antiseptiques, analgésiques, cicatrisants, etc.), qui sont maintenues en place par un bandage ou par un matériel adhésif (comme le sparadrap). 2) Le matériel même servant au procédé décrit sous 1.

**pansinusite** f. *(angl.* ***pansinusitis****).* Inflammation simultanée de la plupart des sinus de la face.

**PAO**. Abrév. de *pression artérielle ophtalmique.*

**Papanicolaou (test de)** *(angl.* ***Papanicolaou's test****).* Examen au microscope des cellules de desquamation prélevées sur le col de l'utérus et fixées en frottis sur lame. C'est un moyen de dépistage précoce du cancer du col utérin, celui-ci se traduisant par la présence de cellules atypiques à gros noyaux fortement colorés très souvent en état de mitose. (*Papanicolaou* Georges Nicholas, anatomiste, cytologiste et médecin de New York, d'origine grecque, 1883-1962.)

**papavérine** f. *(angl.* ***papaverine****).* Alcaloïde extrait d'une espèce de pavot *(Papaver somniferum)*, employé (sous forme de chlorhydrate) comme spasmolytique de la musculature lisse, par voie orale, rectale ou parentérale (intraveineuse ou sous-cutanée).

**papillaire** a. *(angl.* ***papillary****).* 1) Qui se rapporte à des papilles (linguales, rénales, etc.) ou à la papille optique. Ex. : crêtes papillaires, œdème papillaire. 2) Qui présente des papilles. Ex. : corps papillaire (du derme).

**papille** f. *(angl.* ***papilla****).* En anatomie, petite saillie, bien délimitée, le plus souvent au niveau d'une muqueuse, de forme plus ou moins conique, rappelant celle du mamelon.

**papillé, ée** a. *(angl.* ***papillate****).* Qui porte, qui présente des papilles.

**papille duodénale**. V. *caroncule duodénale.*

**papille linguale** (ou **gustatives**) *(angl.* ***lingual papilla****).* Chacune des petites saillies de formes diverses qui couvrent la muqueuse du dos de la langue et qui renferment les bourgeons du goût. Les plus importantes sont les *papilles fongiformes* (sommet de la langue) et les *papilles caliciformes* (qui dessinent le V lingual).

**papille optique** *(angl.* ***optic papilla****).* Disque rond blanchâtre, d'un diamètre de 1,5 mm, légèrement excavé, visible à l'examen du fond de l'œil. Il correspond au point de pénétration du nerf optique et des vaisseaux centraux (artère et veines) à travers les enveloppes du globe oculaire. V. *tache aveugle.*

**papille rénale** *(angl.* ***renal papilla****).* Petite saillie à l'intérieur des petits calices du rein, correspondant au sommet des pyramides de Malpighi.

**papille urétrale** *(angl.* ***urethral papilla****).* Saillie de l'orifice inférieur de l'urètre féminin située à 20 mm en arrière du clitoris et immédiatement en avant du tubercule vaginal.

**papillectomie** f. *(angl.* ***papillectomy****).* Excision de l'ampoule de Vater, y compris la grande caroncule (papille) duodénale.

**papillifère** a. *(angl.* ***papilliferous****).* Qui porte des papilles. Ex. : carcinome papillifère.

**papilliforme** a. *(angl.* ***papilliform****).* Qui a l'aspect d'une papille.

**papillite** f. *(angl.* ***papillitis****).* 1) Inflammation des papilles linguales. 2) Inflammation de la papille optique.

**papillomatose** f. *(angl.* ***papillomatosis****).* Affection caractérisée par la présence de verrues ou de papillomes multiples.

**papillomatose laryngée** *(angl.* ***laryngeal papillomatosis****).* Tumeur épithéliale multiple bénigne du larynx, d'étiologie inconnue affectant surtout les enfants de moins de sept ans. Elle se présente parfois sous l'aspect de verrues d'aspect villeux, le plus souvent sous celui de végétations en grappes mûriformes. L'affection peut s'effacer sans traitement. L'utilisation du laser est de plus en plus souvent préconisée.

**papillome** m. *(angl.* ***papilloma****).* Tumeur bénigne, habituellement de petite taille, développée sur la peau ou sur une muqueuse, et caractérisée par l'hypertrophie des papilles du derme. Elle peut être sessile ou pédiculée. Ex. : papillome cutané (verrue vulgaire, certains nævi), papillome d'une muqueuse (condylome, papillome laryngé, vésical). (a. **papillomateux**, **euse**)

**papillotomie** f. *(angl.* ***papillotomy****)*. Incision de l'ampoule de Vater pour l'extraction d'un calcul.

**Pappenheim (méthode panoptique de)**. Syn. de *coloration de May-Grünwald-Giemsa*. V. *May-Grünwald-Giemsa (coloration de)*. (*Pappenheim* Artur, médecin allemand, 1870-1916.)

**papule** f. *(angl.* ***papule****)*. Petite lésion cutanée, saillante, bien circonscrite et ferme, ne laissant pas de cicatrice. Les papules sont les lésions élémentaires dans de nombreuses affections cutanées : urticaire, fièvres éruptives, lichen, etc. (a. **papuleux**, **euse**)

**papulo-érythémateux**, **euse** a. *(angl.* ***papuloerythematous****)*. Qui est caractérisé par la présence de papules et d'un érythème. Ex. : éruption papulo-érythémateuse.

**papulo-pustule** f. *(angl.* ***papulopustule****)*. Papule surmontée d'une pustule.

**papulo-pustuleux**, **euse** a. *(angl.* ***papulopustular****)*. Qui est caractérisé par l'association de papules et de pustules, ou par des papules surmontées de pustules. Ex. : éruption papulo-pustuleuse.

**papulo-squameux**, **euse** a. *(angl.* ***papulosquamous****)*. Qui est caractérisé par des papules et par des squames. Ex. : dermatite papulo-squameuse.

**papulo-vésiculeux**, **euse** a. *(angl.* ***papulovesicular****)*. Qui est caractérisé par des papules associées à des vésicules, ou surmontées de vésicules. Ex. : eczéma papulo-vésiculeux.

**papyracé**, **ée** a. *(angl.* ***papyraceous****)*. Qui ressemble au papier, notamment par sa minceur. Ex. : lame papyracée (lame osseuse de la paroi interne de l'orbite).

**PAR**. Abrév. de *pression artérielle rétinienne*.

**par-**, **para-** 1) Préfixe d'origine grecque signifiant *au voisinage de*, *au-delà de*, *au travers de*, *au-dessus de*, *par opposition à*. 2) En chimie, préfixe qui indique la substitution, dans un composé à chaîne fermée, de deux carbones en position opposée (1-4). Symbole : p-.

**para-aminobenzènesulfamide** m. Syn. de *sulfanilamide*.

**paracardiaque** a. *(angl.* ***paracardiac****)*. Qui est dans le voisinage du cœur. Ex. : segment paracardiaque du lobe inférieur du poumon gauche.

**paracentèse** f. *(angl.* ***paracentesis****)*. Ponction, au moyen d'une aiguille ou d'un bistouri, d'un organe creux ou d'une cavité, pour en évacuer le liquide qui s'y trouve accumulé.

**paracentral**, **ale**, **aux** a. *(angl.* ***paracentral****)*. Qui est situé au voisinage immédiat du centre. Ex. : scotome paracentral.

**paraclinique** a. *(angl.* ***paraclinic****)*. Se dit de tous les moyens techniques à l'aide desquels le médecin peut confirmer ou infirmer son diagnostic : examens de laboratoire, radiologiques, électrocardiogramme, etc.

**paracousie** f. *(angl.* ***paracusis***, ***paracusia****)*. Perception erronée des sons, qui peut concerner la hauteur du son, sa localisation ou son intensité.

**paracrine** a. *(angl.* ***paracrine****)*. V. *substance paracrine*.

**paradentaire** a. *(angl.* ***paradental****)*. Qui est situé à côté d'une dent. Ex. : kyste paradentaire.

**paradentome** m. Syn. de *dentome*.

**paradichlorobenzène** m. *(angl.* ***paradichlorobenzene****)*. Dérivé chloré du benzène, employé couramment comme insecticide, dont l'inhalation peut provoquer des intoxications chroniques professionnelles. Abrév. : PDB.

**parafango** m. *(angl.* ***parafango****)*. Boue d'origine volcanique utilisée, en mélange avec la paraffine, pour des applications locales contre les douleurs rhumatismales. V. *fango*.

**paraffine** f. *(angl.* ***paraffin****)*. Mélange d'hydrocarbures constituant un résidu de la purification du pétrole ou de diverses roches. C'est une substance blanche translucide qui se ramollit à la chaleur, dont on retire une huile purgative.

**paraganglion** m. *(angl.* ***paraganglion****)*. Amas de cellules nerveuses provenant des ébauches embryonnaires, ayant une fonction de glande endocrine (sécrétion de neurohormones, telle que l'adrénaline). On les trouve dans la médullosurrénale, ou sous forme de structures anatomiques bien individualisées : paraganglion (ou glomus) carotidien, paraganglion aortique, cardiaque, etc.

**parage** m. *(angl. 1)* ***wound care****)*. 1) Nettoyage d'une plaie, comprenant l'excision des tissus nécrosés, pour en accélérer la cicatrisation. 2) En stomatologie, nettoyage de la voie d'accès à une carie, ainsi que de la cavité de la carie et de la pulpe d'une dent.

**paragonimiase** f. *(angl.* ***paragonimiasis****)*. Infection du poumon par des trématodes du genre *Paragonimus* (en général *P. westermani*), acquise par consommation de crabes infectés, mangés crus ou insuffisamment cuits. Les larves envahissent divers organes, spécialement les poumons, où se produit une réaction granulomateuse avec développement d'un encapsulement fibreux. L'infection se caractérise cliniquement par de la toux, des hémoptysies, une douleur thoracique, une fièvre peu élevée, et de la dyspnée, avec constitution possible de bronchectasie et d'abcès du poumon. Le parasite est largement répandu mais se rencontre essentiellement dans l'Est asiatique, en Amérique du Sud et en Afrique.

**para-infectieux, euse** a. *(angl. **parainfectious**)*. Qui est en rapport avec une infection, sans être lié directement aux causes de celle-ci.

**parakératose** f. *(angl. **parakeratosis**)*. Trouble de la kératinisation de la peau, caractérisé par la disparition de sa couche granuleuse et la persistance de cellules à noyau dans sa couche cornée. Il se manifeste par la production de squames (comme dans l'eczéma ou le psoriasis). (a. **parakératosique**)

**paralysant, ante** a. *(angl. **paralysing**)*. Qui provoque la paralysie. Ex. : sciatique paralysante.

**paralysé, ée** a. et n. *(angl. **paralysed**)*. Qui est atteint de paralysie.

**paralysie** f. *(angl. **palsy, paralysis**)*. Perte passagère ou définitive de la fonction motrice d'un muscle, d'un groupe musculaire ou d'une partie du corps, due en général à une lésion nerveuse centrale ou périphérique. V. *-plégie*.

**paralysie agitante** *(angl. **shaking palsy**)*. Syn. de *maladie de Parkinson*. V. *Parkinson (maladie de)*.

**paralysie générale (progressive)** *(angl. **dementia paralytica**)*. Méningo-encéphalite syphilitique se traduisant par divers troubles neurologiques (parésies, tremblements, difficulté de parler, signe d'Argyll-Robertson) et psychiques (instabilité de l'humeur, affaiblissement de la mémoire, perte du sens critique menant à un comportement absurde et ridicule, etc.). La réaction de Bordet-Wassermann est toujours positive dans le liquide céphalo-rachidien. Abrév. : PG (ou POP).

**paralysie infantile**. Syn. de *poliomyélite antérieure aiguë*.

**paralysie oculomotrice** *(angl. **oculomotor paralysis**)*. Nom d'ensemble des paralysies des muscles oculaires se traduisant par : le ptosis et la mydriase (nerf moteur oculaire commun, III^e^ nerf crânien), un strabisme interne avec diplopie horizontale (moteur oculaire externe, VI^e^ nerf crânien), plus rarement une diplopie verticale dans le regard en bas (nerf pathétique, IV^e^ nerf crânien).

**paralysie pseudo-bulbaire** *(angl. **pseudobulbar paralysis**)*. Ensemble de troubles simulant une atteinte du bulbe rachidien : dysarthrie, palilalie, nasonnement, difficulté à la déglution, pleurs et rires spasmodiques. Ils s'accompagnent de signes d'une atteinte cérébrale diffuse (astasie-abasie, contractures, marche à petits pas, affaiblissement intellectuel). La paralysie pseudo-bulbaire est provoquée essentiellement par des lésions ischémiques multiples de la protubérance, des noyaux gris centraux et du cervelet.

**paralysie pseudo-hypertrophique type Duchenne**. Syn. de *myopathie pseudo-hypertrophique de Duchenne*. V. *Duchenne (myopathie pseudo-hypertrophique de)*.

**paralytique** *(angl. **paralytic**)*. 1) a. Qui se rapporte à la paralysie. Ex. : mydriase paralytique. 2) a. et n. Qui est atteint de paralysie.

**paramédian, ane** a. *(angl. **paramedian**)*. Qui est situé ou se fait au voisinage de la ligne médiane. Ex. : incision paramédiane de la paroi abdominale.

**paramédical, ale, aux** a. et n. *(angl. **paramedical**)*. Qui a certains rapports avec la médecine, en parlant surtout de professions. En France, les professions paramédicales sont au nombre de quatorze. Onze d'entre elles sont inscrites au Code de la santé publique, et sont donc réglementés : ce sont les professions d'*auxiliaires médicaux*.

**paramètre** m. *(angl. **parametrium**)*. Partie inférieure du ligament large de l'utérus qui relie son bord latéral à la paroi pelvienne latérale. Constituée par du tissu cellulofibreux, elle contient les pédicules vasculonerveux utérins. Syn. : *mésomètre* (ou *mésométrium*).

**paramétrite** *f. (angl. **perimetritis**)*. Inflammation aiguë ou chronique du ligament large de l'utérus.

**Paramyxoviridae**. Famille de myxovirus, se distinguant des *Orthomyxoviridae* par leur plus grande taille et leur aptitude à produire des inclusions cytoplasmiques dans les cellules infectées. À cette famille appartiennent le virus des oreillons et le virus de la rougeole.

**paramyxovirus** m. *(angl. **paramyxovirus**)*. Tout virus de la famille des *Paramyxoviridae*.

**paranéoplasique** a. V. *syndrome paranéoplasique*.

**paranoïa** f. *(angl. **paranoia**)*. Nom d'ensemble des troubles caractériels traduisant un orgueil excessif, une méfiance et une susceptibilité démesurées, une fausseté de jugement, des interprétations erronées. Ils peuvent provoquer des réactions agressives et aboutir à un état délirant (délire paranoïaque d'interprétation, de persécution, de revendication). Autrefois, on désignait par ce terme un délire chronique d'interprétation systématisé, avec conservation apparente de la clarté et de la logique de la pensée.

**paranoïaque** *(angl.* ***paranoiac****)*. 1) a. Qui se rapporte à la paranoïa. Ex. : délire paranoïaque. 2) a. et n. Qui est atteint de paranoïa.

**paranoïde** a. *(angl.* ***paranoid****)*. Se dit d'un délire chronique mal structuré, incohérent, évoluant vers l'affaiblissement intellectuel.

**paraombilical, ale, aux** a. *(angl.* ***paraomphalic****)*. Qui est situé au voisinage de l'ombilic. Ex. : hernie paraombilicale.

**parapatellaire** a. *(angl.* ***parapatellar****)*. En bordure, à côté de la rotule.

**paraphilie** f. *(angl.* ***paraphilia****)*. Toute perversion sexuelle, qui peut être une déviation dans le choix de l'objet sexuel (V. *pédophile*, *bestialité*, *fétichisme*, *transvestisme*), ou qui traduit une déformation de l'acte sexuel (V. *exhibitionnisme*, *masochisme*, *sadisme*).

**paraphimosis** m. *(angl.* ***paraphimosis****)*. Étranglement du gland qui peut compliquer un phimosis incomplet, lorsque le prépuce est encore juste assez large pour laisser émerger partiellement le gland.

**paraphrénie** f. *(angl.* ***paraphrenia****)*. Délire chronique qui, malgré son caractère souvent extravagant, reste compatible avec une adaptation sociale et professionnelle appréciables. (a. **paraphrénique**)

**paraplégie** f. *(angl.* ***paraplegia****)*. Paralysie des deux membres inférieurs, souvent associée à celle des sphincters; elle est en général due à une lésion de la moelle épinière. V. *hémiplégie*.

**paraplégique** *(angl.* ***paraplegic****)*. 1) a. Qui se rapporte à la paraplégie. Ex. : arthropathie paraplégique. 2) a. et n. Qui est atteint de paraplégie.

**paraprotéine** f. *(angl.* ***paraprotein****)*. Terme utilisé parfois pour désigner les globulines anormales du sérum sanguin telles que : cryoglobulines, facteur rhumatoïde, macroglobulines anormales.

**paraprotéinémie** f. Syn. de *gammapathie*.

**parapsoriasis** m. *(angl.* ***parapsoriasis****)*. Nom donné à diverses dermatoses chroniques caractérisées généralement par des plaques rouges et squameuses rappelant un peu le psoriasis, mais ne présentant pas les caractères typiques de celui-ci.

**parapsychologie** f. *(angl.* ***parapsychology****)*. Étude des phénomènes qui dépassent le cadre habituel de la psychologie (télépathie, lecture des pensées, etc.), ainsi que d'autres phénomènes d'apparence surnaturelle et dont la réalité est contestée par les disciplines scientifiques. Syn. : *métapsychique*.

**para-SIDA**. Syn. de *ARC*.

**parasite** m. *(angl.* ***parasite****)*. Organisme animal ou végétal qui, pendant une partie ou la totalité de son existence, se nourrit en permanence ou temporairement, de substances produites par un autre être vivant, sans détruire ce dernier, sauf dans les cas relativement rares où les parasites sont excessivement nombreux. (a. **parasitaire**)

**parasitisme** m. *(angl.* ***parasitism****)*. 1) Condition d'un organisme qui vit comme parasite d'un autre organisme. 2) État d'un organisme infecté par des parasites. 3) Présence de parasites chez un être vivant ou dans certains organes (parasitisme intestinal, sanguin).

**parasitologie** f. *(angl.* ***parasitology****)*. Science qui traite de l'ensemble des parasites, quelles que soient leurs dimensions. Le spécialiste en est le *parasitologue* (ou parasitologiste, sous l'influence de l'anglais). (a. **parasitologique**)

**parasitose** f. *(angl.* ***parasitosis****)*. Toute affection due à des parasites, et ensemble des manifestations pathologiques qu'elle entraîne.

**parasternal, ale, aux** a. *(angl.* ***parasternal****)*. Qui est situé au voisinage du sternum.

**parasympathicolytique** a. et m. Parasympatholytique.

**parasympathicomimétique** a. et m. Parasympathomimétique.

**parasympathicotonie** f. Syn. de *vagotonie*.

**parasympathique** *(angl. 2)* ***parasympathetic****)*. 1) m. Syn. de *système parasympathique*. 2) a. Qui se rapporte au système parasympathique. Ex. : fibres nerveuses parasympathiques.

**parasympatholytique** (ou **parasympathicolytique**) a. et m. *(angl.* ***parasympatholytic****)*. Qui supprime les effets dus à l'action du système nerveux parasympathique (en inhibant la libération d'acétylcholine par les fibres nerveuses parasympathiques). V. *vagolytique*.

**parasympathomimétique** (ou **parasympathicomimétique**) a. et m. *(angl.* ***parasympathomimetic****)*. Qui produit les mêmes effets que l'acétylcholine (normalement libérée par les fibres nerveuses parasympathiques). Syn. : *vagomimétique*.

**parasympathotonie** f. Syn. de *vagotonie*.

**parasystolie** f. *(angl.* ***parasystole****)*. Rythme cardiaque anormal commandé de façon intermittente par un foyer d'automatisme différent du nœud atrio-ventriculaire (nœud d'Aschoff-Tawara, responsable du rythme normal). Ce foyer parasystolique, situé généralement dans un ventricule et opérant à une fréquence plus lente, n'entre pas normalement en activité étant tenu sous contrôle par les impulsions provenant du nœud atrio-ventriculaire, mais peut échapper à ce contrôle de façon intermittente, ce qui a pour effet une activation cardiaque parasystolique. (a. **parasystolique**)

**parathormone** f. *(angl.* ***parathormone, parathyroid hormone, parathyrin****)*. Hormone sécrétée par les glandes parathyroïdes et qui joue un rôle essentiel dans l'équilibre phospho-calcique de l'organisme (élévation du taux du calcium sanguin, augmentation de l'élimination du phosphore par les urines). On l'emploie pour corriger certaines baisses anormales du calcium sanguin. Syn. : *hormone parathyroïdienne*.

**parathyréoprive** a. *(angl.* ***parathyroprival****)*. Se dit d'un symptôme ou d'un processus pathologique dû à l'absence des glandes parathyroïdes. Ex. : tétanie parathyréoprive.

**parathyréose** f. *(angl.* ***parathyropathy****)*. Toute affection non inflammatoire des glandes parathyroïdes.

**parathyroïde** f. (ou **glande parathyroïde**) *(angl.* ***parathyroid****)*. Chacune des quatre glandes endocrines (deux supérieures et deux inférieures) situées sur la face postérieure des lobes latéraux de la glande thyroïde. Leur poids total est de 0,8 à 0,12 g. Les parathyroïdes jouent un rôle important dans le métabolisme du calcium et du phosphore, par l'hormone parathyroïdienne *(parathormone)* qu'elles sécrètent. (a. **parathyroïdien, ienne**)

**parathyroïdectomie** f. *(angl.* ***parathyroidectomy****)*. Ablation chirurgicale d'une glande ou des glandes parathyroïdes.

**parathyroïdite** f. *(angl.* ***parathyroiditis****)*. Inflammation des glandes parathyroïdes.

**paratyphoïde** f. (ou **fièvre paratyphoïde**) *(angl.* ***paratyphoid****)*. Infection due aux bacilles dits paratyphiques (le plus souvent *Salmonella paratyphi A et B)*, dont les manifestations sont très proches, sinon identiques, à celles de la fièvre typhoïde, essentiellement des troubles digestifs (mais souvent l'incubation est plus courte et la gravité moindre). L'infection est transmise par les aliments et l'eau contaminés. Une immunisation peut être obtenue par vaccination.

**paravertébral, ale, aux** a. *(angl.* ***paravertebral****)*. Qui est situé au voisinage d'une vertèbre ou de la colonne vertébrale. Ex. : gouttière paravertébrale, muscles paravertébraux.

**paravésical, ale, aux** a. *(angl.* ***perivesical****)*. Qui est situé au voisinage de la vessie. Ex. : région paravésicale, ganglions paravésicaux.

**Pardee (onde coronarienne de)** *(angl.* ***Pardee's wave****)*. Anomalie du tracé électrocardiographique, caractéristique de l'insuffisance coronarienne (crise d'angine de poitrine) comportant un décalage supérieur du segment ST à concavité inférieure et une onde T négative, pointue et symétrique. Syn. : *onde en dôme*. (*Pardee* Harold, cardiologue américain, né en 1886.)

**-pare** Suffixe d'origine latine signifiant *qui accouche*. V. *nullipare, primipare, multipare*.

**parenchyme** m. *(angl.* ***parenchyma****)*. Tissu fonctionnel d'un organe, par opposition au tissu conjonctif de soutien ou *stroma*. (a. **parenchymateux, euse**)

**parental, ale, aux** a. *(angl.* ***parental****)*. Qui relève des parents. Ex. : autorité parentale.

**parentalisme** m. *(angl.* ***parentalism****)*. Attachement pathologique, avec esprit de domination, du père ou de la mère, à l'égard de l'enfant.

**parentéral, ale, aux** a. *(angl.* ***parenteral****)*. Qui s'effectue par une voie autre que la voie digestive. Ex. : administration parentérale (par injection sous-cutanée, musculaire, intraveineuse) d'un médicament.

**parésie** f. *(angl.* ***paresis****)*. Paralysie légère ou incomplète, se traduisant par une diminution de la force musculaire. (a. **parétique**)

**paresthésie** f. *(angl.* ***paresthesia****)*. 1) Toute sensation anormale de picotements, fourmillements, impression de peau cartonnée, etc. en général liée à des lésions des nerfs périphériques ou de la moelle épinière. 2) Trouble de la sensibilité décelé lors d'un examen clinique, différent d'une hypoesthésie ou d'une hyperesthésie (par ex. une erreur de localisation ou un retard de la perception d'une excitation tactile, thermique, douloureuse, etc.) Syn. : *dysesthésie* (1). (a. **paresthésique**)

**pariétal, ale, aux** *(angl.* ***parietal bone****)*. 1) a. Qui se rapporte à une paroi. Ex. : feuillet pariétal de la plèvre. V. *os pariétal*.

**pariéto-frontal, ale, aux** a. Syn. de *fronto-pariétal*.

**pariéto-occipital, ale, aux** a. Syn. d'*occipito-pariétal*.

**pariéto-temporal, ale, aux** a. Syn. de *temporo-pariétal*.

**Parinaud (syndrome de)** *(angl.* ***Parinaud's syndrome****)*. Paralysie verticale du regard (vers le haut et/ou vers le bas), parfois associée à une paralysie de la convergence avec immobilité de la pupille et à une paralysie du nerf oculomoteur commun. Elle est due à une lésion des tubercules quadrijumeaux ou de la région sous-thalamique (tumeur, encéphalite, pseudo-paralysie bulbaire). (*Parinaud* Henri, ophtalmologue français, 1844-1905.)

**parité** f. *(angl.* ***parity****)*. 1) Terme médical familier, surtout employé dans les questionnaires pour désigner le nombre d'enfants auxquels une femme a donné le jour. 2) Composition d'une assemblée, commission ou tout autre réunion, selon laquelle les personnes dotées du droit de vote appartiennent à deux groupes également représentés[22].

**Parkinson (maladie de)** *(angl.* ***Parkinson's disease****)*. Affection neurologique due à des lésions dégénératives du corps strié et du locus niger, caractérisée cliniquement par un tremblement lent, persistant au repos, prononcé surtout aux mains (mouvement de rouler une cigarette) et à la tête, par la rigidité musculaire (hypertonie) et l'akinésie : faciès figé, lenteur des gestes, marche à petits pas le corps penché en avant, difficulté de ramener un membre à la position initiale après une mobilisation passive (phénomène de la roue dentée). Outre la forme dégénérative à tendance héréditaire qui débute après la cinquantaine, il existe des *syndromes parkinsoniens* d'étiologies diverses : post-encéphalitique, toxique, traumatique, tumorale. La maladie de Parkinson est liée à un déficit en dopamine du cerveau. Ling. : En langage clinique courant, on dit aussi « un parkinson ». Syn. : *paralysie agitante*. (*Parkinson* James, médecin anglais, 1755-1824.)

**parkinsonien, ienne** *(angl.* ***parkinsonian****)*. 1) a. Qui se rapporte à la maladie de Parkinson. Ex. : tremblement parkinsonien. 2) a. et n. Qui est atteint de la maladie de Parkinson.

**Parma (incidence de)** *(angl.* ***Parma's view****)*. Incidence radiographique pour l'articulation temporo-maxillaire.

**parodonte** (ou **parodontium**) m. *(angl.* ***periodontium****)*. Ensemble des tissus de soutien de la dent, constitué par le cément, le desmodonte, l'os alvéolaire et la gencive. (a. **parodontal, ale, aux**; **parodontique**)

**parodontite** f. *(angl.* ***periodontitis****)*. Inflammation du parodonte, débutant par la gencive qui devient douloureuse.

**parodontium** m. Parodonte.

**parodontolyse** f. *(angl.* ***periodontolysis****)*. Affection caractérisée par une atrophie progressive du parodonte, intéressant avant tout l'os alvéolaire et le desmodonte. Syn. populaire : *déchaussement dentaire*.

**parodontose** f. *(angl.* ***periodontosis****)*. Forme précoce de parodontolyse débutant par une atrophie marginale de l'os alvéolaire.

**paroi** f. *(angl.* ***wall****)*. Structure qui délimite une cavité ou une région anatomique ou histologique. V. *septum*. (a. **pariétal, ale, pariétaux**)

**parotide** f. (ou **glande parotide**) *(angl.* ***parotid gland****)*. La plus volumineuse des glandes salivaires (poids moyen 25 g), située en arrière de la branche montante du maxillaire inférieur (en avant du muscle sternocléidomastoïdien) et au-dessous du conduit auditif externe. Son canal excréteur *(canal de Sténon)* s'ouvre dans la bouche en regard du collet de la première ou de la deuxième molaire supérieure. (a. **parotidien, ienne**)

**parotidite** f. *(angl.* ***parotitis****)*. Inflammation de la glande parotide. Elle accompagne quelquefois certaines maladies infectieuses ; c'est la manifestation caractéristique des oreillons.

**paroxysme** m. *(angl.* ***paroxysm****)*. Période d'une maladie ou d'un trouble où les symptômes sont les plus aigus. (a. **paroxysmal, ale, aux**; **paroxysmique**)

**paroxystique** a. *(angl.* ***paroxysmal****)*. Qui présente des paroxysmes, qui se manifeste par paroxysmes. Ex. : tachycardie paroxystique.

**Parsonage-Turner (syndrome de)** *(angl.* ***neuralgic amyotrophy, Parsonage-Turner syndrome****)*. Syndrome d'étiologie non élucidée, caractérisé par l'apparition brutale, chez un sujet jeune, de douleurs intenses à une épaule, suivies par l'installation progressive d'une paralysie flasque des muscles atteints (deltoïde, sus- et sous-épineux, parfois aussi le biceps, le grand dentelé et le trapèze), avec atrophie musculaire considérable. La récupération se fait progressivement en plusieurs mois. Syn. : *syndrome de la ceinture scapulaire, amyotrophie névralgique de l'épaule*. (*Parsonage* M.G., neurologue anglais contemporain ; *Turner* John W., médecin américain contemporain.)

**Parsonnet (poche de)** *(angl.* ***Parsonnet's bag****)*. Bourse en dacron destinée à habiller un *stimulateur cardiaque* (*pace-maker*) implanté dans la région pectorale, afin de l'empêcher de se déplacer dans le tissu cellulaire. La poche peut être solidarisée par deux points à l'aponévrose du grand pectoral.

**parthéno-** Préfixe d'origine grecque signifiant *vierge*.

**parthénogenèse** f. *(angl.* ***parthenogenesis****).* Mode de reproduction sexuée dans laquelle le gamète femelle se développe sans fécondation, c'est-à-dire sans l'intervention du gamète mâle. Sous diverses modalités, elle est assez fréquente parmi les animaux (notamment les Arthropodes) et végétaux. (a. **parthénogénétique**)

**particule** f. *(angl.* ***particle****).* Quantité de matière, généralement de très petite masse ou de petites dimensions.

**particule virale**. Syn. de *virion*.

**parturiente** f. *(angl.* ***parturient****).* Femme qui accouche.

**PAS**. Abrév. d'*acide para-aminosalicylique*, de l'anglais *para-aminosalicylic (acid)*.

**passe-fil** m. *(angl.* ***guide-wire****).* Instrument destiné à passer un fil de ligature autour d'un vaisseau ou autour d'une diaphyse. Il en existe plusieurs types.

**passif**, **ive** a. *(angl.* ***passive****).* 1) Qui subit sans réagir ; qui ne fait preuve d'aucune initiative. 2) Se dit de tout acte qui n'est pas consécutif à l'intervention de la volonté. Ex. : mouvement passif. 3) Se dit d'un phénomène ou d'un processus qui est le résultat indirect, secondaire, d'une cause agissante. Ex. : congestion passive.

**passivité** f. *(angl.* ***passivity****).* 1) État d'un individu qui ne réagit pas à diverses sollicitations. 2) Diminution ou absence de la résistance que l'on observe dans un membre lorsqu'on lui fait subir un mouvement passif.

**Pasteur** (**vaccin de**). V. *vaccin antirabique*.

**Pasteurella** *(angl.* ***Pasteurella****).* Genre de bacilles gram-négatifs, pathogènes pour les animaux (surtout les oiseaux), exceptionnellement pour l'homme. On englobait autrefois dans ce genre le bacille responsable de la peste (aujourd'hui appelé *Yersinia pestis*) et le bacille de la tularémie (aujourd'hui appelé *Francisella tularensis*).

**pasteurisation** f. *(angl.* ***pasteurization****).* Procédé pour la conservation temporaire de certains produits alimentaires (lait, bière, vin, etc.) par l'élimination relative des germes au moyen d'un seul chauffage à une température toujours inférieure à 100 °C. La pasteurisation du lait se fait actuellement par chauffage à 90 °C pendant 30 secondes et refroidissement brusque jusqu'à 10 °C. La pasteurisation n'assure pas une stérilisation effective car elle ne détruit pas les spores et ne tue pas tous les microbes. Ling. : Du nom de *Pasteur* qui l'a inventée. (a. **pasteurisé**, **ée**)

**patch-test** m. *(angl.* ***patch-test****).* Application sur la peau, sous un sparadrap adhésif, d'une substance dans le but de déterminer la sensibilité à l'égard de tel ou tel agent. Ex. : les patch-tests à la tuberculine (V. *Moro [réaction de]*, *Vollmer [test de]*), ou le patch-test servant à préciser la cause d'un eczéma. Ling. : En anglais *patch* signifie petite pièce d'étoffe.

**pâte** f. *(angl.* ***paste****).* Type de pommade de consistance épaisse, contenant une quantité importante de poudre (amidon, kaolin, oxyde de zinc, talc).

**patella** *(angl.* ***patella****).* Rotule.

**patella alta** *(angl.* ***patella alta****).* Rotule trop haut située.

**patella baja** *(angl.* ***patella baja****).* Rotule trop bas située.

**patella bipartita** (ou **partita**) *(angl.* ***patella bipartita*** *or* ***partita****).* Anomalie congénitale de la rotule caractérisée par la présence d'un fragment osseux isolé, formé à partir d'un point d'ossification supplémentaire.

**patellaire** a. Syn. de *rotulien*.

**patellite** f. *(angl.* ***patellitis****).* Inflammation de la rotule.

**patellite de croissance**. Syn. de *maladie de Larsen-Johansson*. V. *Larsen-Johansson (maladie de)*.

**patelloplastie** f. *(angl.* ***patelloplasty****).* Toute intervention chirurgicale réparatrice de la rotule.

**Patey** (**mammectomie de**) *(angl.* ***modified radical mastectomy, Patey's operation****).* Ablation du sein et du muscle petit pectoral, avec curage axillaire. (*Patey* David, chirurgien anglais, 1899-1977.)

**path-**, **patho-**, **-pathie** Préfixe et suffixe d'origine grecque indiquant une relation avec la maladie ou un état anormal.

**pathogène** a. *(angl.* ***pathogenic****).* Qui provoque la maladie. Ex. : agent, germe pathogène.

**pathogenèse** (ou **pathogénie**) f. *(angl.* ***pathogenesis****).* 1) Étude des causes et du développement des lésions et des états pathologiques. 2) Mécanisme par lequel est produit un état pathologique ou une maladie. (a. **pathogénique**)

**pathognomonique** a. *(angl.* ***pathognomonic****).* Se dit d'un symptôme ou d'un signe qui caractérise spécifiquement une maladie, dont la seule présence suffit pour poser le diagnostic.

**pathologie** f. *(angl.* ***pathology****).* Partie de la médecine qui étudie les maladies du point de vue clinique et anatomique. Le spécialiste en est le *pathologiste* ou *pathologue*.

**pathologie abarticulaire** *(angl. **abarticular pathology**)*. Étude des affections rhumatologiques hétérogènes intéressant les divers tissus qui entourent les articulations, principalement les tendons, les ligaments, les gaines synoviales et les bourses séreuses. V. *enthésiopathie*.

**pathologie iatrogène** *(angl. **iatrogenic disease**)*. V. *iatropathologie*.

**pathologie mentale**. Syn. de *psychopathologie*.

**pathologique** a. *(angl. **pathological**)*. Qui se rapporte à la pathologie ou à un état morbide (à une maladie).

**pathomimie** f. *(angl. **malingering**)*. Simulation d'une maladie ou d'une infirmité, consciente (dans un but frauduleux) ou inconsciente (manifestation de l'hystérie).

**pathophysiologie** f. *(angl. **pathophysiology**)*. Étude des effets produits par les processus pathologiques sur les activités physiologiques normales.

**patient**, **iente** n. *(angl. **patient**)*. Personne qui subit ou va subir un examen médical, un traitement ou une opération.

**pattern** m. Terme anglais, couramment employé en français, pour désigner des concepts très divers : type, modèle, schéma, forme d'une structure organique ou physique, etc.

**pauci-** Préfixe signifiant *peu nombreux*. Ex. : kyste pauciloculaire (ne présentant qu'une ou deux poches).

**Paul et Bunnell (réaction de)** *(angl. **Paul-Bunnell test**)*. Réaction pour le diagnostic de la mononucléose infectieuse, fondée sur la recherche dans le sérum des malades d'une immunoglobuline spécifique qui est présente précocement dans 95 % des cas de la maladie. (*Paul* John Rodman médecin américain, 1893-1971 ; *Bunnell* Walls Willard, médecin américain, 1902-1966.)

**paume** f. V. *main*. (a. **palmaire**)

**paupière** f. *(angl. **lid**)*. Voile cutanéo-musculo-membraneux mobile, qui recouvre et protège la partie antérieure du globe oculaire, au nombre de deux pour chaque œil : la *paupière supérieure* et la *paupière inférieure*. Le bord libre des paupières est pourvu de cils. La face interne des paupières est tapissée par la conjonctive. V. *bléphar-*, *palpébral*.

**Pauwels (opérations de)** *(angl. **Pauwel's operations**)*. Nom d'ensemble de plusieurs interventions chirurgicales, dont une pour le traitement de certaines subluxations congénitales de la hanche ou la correction d'une *coxa valga*. (*Pauwels* Friedrich, chirurgien allemand, XXe siècle.)

**pavimenteux**, **euse** a. *(angl. **pavement**)*. Se dit d'un épithélium constitué de cellules aplaties, et de ces cellules mêmes (ressemblant à des pavés).

**pavlovien**, **ienne** a. *(angl. **pavlovian**)*. Qui se rapporte ou qui est dû au physiologiste russe *Pavlov*. Ex. : théorie pavlovienne des réflexes conditionnés. (*Pavlov* Ivan Petrovitch, physiologiste russe, prix Nobel de médecine en 1904, 1849-1936.)

**PB**. Abrév. de *ponction-biopsie*.

**Pb** Symbole chimique du *plomb*.

**PBI**. Abrév. de l'expression anglaise ***protein-bound iodine***, utilisée également en français pour désigner l'iode protéique. V. *iodémie*.

**PC**. Abrév. de *phosphatidylcholine*.

**PCA**. Abrév. de *ponction camérulaire*.

**PCE**. Abrév. de *polyarthrite chronique évolutive*.

**PCP**. Abrév. de *pneumocystose pulmonaire*.

**PCR**. Avrév. de *protéine C réactive*.

**PDB**. Abrév. de *paradichlorobenzène*.

**peau** f. *(angl. **skin**)*. Revêtement extérieur du corps, formé par l'*épiderme* et le *derme*, uni aux plans sous-jacents par un tissu cellulaire sous-cutané (ou hypoderme). V. *cutané*, *derm-*.

**peaucier** a. V. *muscle peaucier*.

**PEB**. Abrév. de *proérythroblaste*.

**Pecquet (citerne de)** *(angl. **cistern of Pecquet**)*. Renflement de l'origine du canal thoracique, à hauteur de la 2e ou de la 3e vertèbre lombaire, dans lequel débouchent le tronc lymphatique intestinal, les deux troncs lymphatiques lombaires et les troncs lymphatiques du voisinage. V. *cisternal*. (*Pecquet* Jean, anatomiste et médecin français, 1622-1674.)

**pectine** f. *(angl. **pectin**)*. Matière mucilagineuse présente dans de nombreux végétaux extraite habituellement du marc de pommes et de coings. Les pectines servent à faire des colloïdes protecteurs, des émulsifiants pour l'alimentation (mayonnaise, sorbets), des épaississants pour confitures. (a. **pectique**)

**pectiné**, **ée** a. *(angl. **pectinate**)*. Se dit d'une structure dont l'aspect rappelle celui d'un peigne. V. *muscle pectiné*.

**pectoral**, **ale**, **aux** a. *(angl. **pectoral**)*. Qui se rapporte à la poitrine. V. *muscles grand* et *petit pectoral*.

**péd-**, **pédi-**, **pédio-**, **pédo-** Préfixe indiquant une relation avec : 1) l'enfant ou l'enfance

P

(du grec *paidos*); 2) le sol et, par extension, le pied (du latin *pes, pedis*). V. *podo-*.

**pédagogie** f. *(angl.* ***pedagogy****)*. Science et art de l'éducation. (a. **pédagogique**)

**pédal, ale, aux** a. *(angl.* ***pedal****)*. Qui se rapporte au pied, surtout du point de vue fonctionnel. Ex. : spasme pédal. V. *pédieux*.

**pédéraste** m. *(angl.* ***pederast****)*. Individu qui s'adonne à la pédérastie, homosexuel.

**pédérastie** f. *(angl.* ***pederasty****)*. 1) Attrait amoureux (sentimental ou sexuel) d'un homme pour les jeunes garçons, qui n'est pas nécessairement associé à une pratique homosexuelle. 2) Par extension, *homosexualité masculine*.

**pédiatrie** f. *(angl.* ***pediatrics****)*. Branche de la médecine qui traite des maladies de l'enfance. Le spécialiste en est le *pédiatre*. Syn. : *médecine infantile*.

**pédiculaire** a. *(angl.* ***pedicular****)*. 1) Qui se rapporte à un pédicule. 2) Qui se rapporte aux poux *(Pediculus)*.

**pédicule** m. *(angl.* ***pedicle****)*. 1) En sciences naturelles, toute structure allongée et étroite. 2) En anatomie, toute structure allongée et étroite supportant un organe ou reliant deux parties d'un organe. Ex. : pédicule vertébral. Plus particulièrement, ensemble des éléments vasculo-nerveux qui relie un organe au reste de l'organisme et assure sa survie et son fonctionnement. Ex. : pédicule hépatique pédicule pulmonaire. Ling. : Du latin *pediculus*, petit pied; même étymologie et même sens général, anatomique et botanique que *pédoncule*, les deux termes étant souvent employés indifféremment l'un pour l'autre.

**pédiculé, ée** a. *(angl.* ***pediculate****)*. Qui est porté par un pédicule, qui est pourvu d'un pédicule. Ex. : kyste pédiculé, greffe pédiculée.

**pédicule vertébral** *(angl.* ***pedicle of vertebral arch****)*. Partie rétrécie d'une vertèbre, à droite et à gauche du trou vertébral, qui unit le corps vertébral aux apophyses transverses correspondantes. Les *trous de conjugaison* sont limités par les échancrures des pédicules vertébraux de deux vertèbres superposées.

**pédiculose** f. *(angl.* ***pediculosis****)*. Ensemble des lésions cutanées dues aux poux (*Pediculus humanus*), provoquées essentiellement par le grattage.

**pédieux, euse** a. *(angl.* ***pedal****)*. Qui se rapporte au pied, surtout du point de vue anatomique. Ex. : artère pédieuse. V. *pédal*.

**pédodontie** (ou **pédontologie**) f. *(angl.* ***pedodontics****)*. Soins dentaires aux enfants. Syn. : *dentisterie* (ou *odonto-stomatologie*) *infantile*.

**pédologie** f. *(angl.* ***pedology****)*. 1) Étude de l'enfance sous tous ses aspects. Le spécialiste en est le *pédologue*. L'orthographe *paidologie* est peu employée. 2) Étude des sols. (a. **pédologique**)

**pédonculaire** a. *(angl.* ***pedoncular****)*. Qui se rapporte à un pédoncule.

**pédoncule** m. *(angl.* ***peduncle****)*. 1) Dans un sens général (en sciences naturelles en anatomie), syn. de *pédicule*. 2) Plus particulièrement, nom donné à certaines structures allongées du cerveau. V. *pédoncules cérébelleux, pédoncule cérébral*.

**pédoncule cérébelleux** *(angl.* ***cerebellar peduncle****)*. Chacun des cordons de substance blanche disposés en trois paires, qui relient le cervelet à chacune des trois portions du tronc cérébral : les *pédoncules cérébelleux supérieurs*, ascendants, sont destinés aux pédoncules cérébraux; les *pédoncules cérébelleux moyens*, transversaux reliés à la protubérance; les *pédoncules cérébelleux inférieurs* descendent vers le bulbe.

**pédoncule cérébral** *(angl.* ***cerebral peduncle****)*. Chacun des deux volumineux cordons blancs qui occupent la face antérieure du mésencéphale.

**pédoncules de l'épiphyse**. V. *habenula*.

**pédontologie** f. Pédodontie.

**pédophilie** *(angl.* ***pedophilia****)*. Attirance sexuelle d'un adulte (pédophile) pour les enfants.

**pédopsychiatrie** f. *(angl.* ***child psychiatry****)*. Psychiatrie infantile.

**péjoration** f. *(angl.* ***pejoration****)*. Aggravation d'un état, d'une maladie. (a. **péjoré, ée**)

**pelade** f. *(angl.* ***alopecia areata, pelade****)*. Chute des cheveux et des poils, de cause inconnue, en plaques plus ou moins étendues, sans inflammation de la peau et avec atrophie des follicules pileux. V. *alopécie*. (a. **peladique**)

**pellagre** f. *(angl.* ***pellagra****)*. Maladie due à une carence en vitamine PP (V. *nicotinamide*), observée chez les populations qui se nourrissent essentiellement de maïs ou autres céréales pauvres en cette vitamine. Elle se traduit par des plaques rouges eczématiformes de la peau des parties découvertes, l'inflammation de la muqueuse buccale et de la langue, des gastro-entérites et des troubles nerveux (asthénie, insomnie, céphalées, etc.). Syn. : *avitaminose PP*. (a. **pellagreux, euse**)

**pellagroïde** a. *(angl.* ***pellagra-like****)*. Se dit de lésions cutanées qui ressemblent à la pellagre. Ex. : érythème pellagroïde.

**Pellegrini-Stieda (fracture de)**. Syn. de *fracture de Stieda*. V. *Stieda (fracture de)*.

**Pellegrini-Stieda (maladie** ou **syndrome de)** *(angl.* ***Pellegrini-Stieda disease****)*. Périarthrite ossifiante du condyle fémoral interne d'origine traumatique, qui se manifeste cliniquement par une tuméfaction douloureuse du côté interne du genou avec aggravation de la douleur lors des mouvements. (*Pellegrini* Augusto, chirurgien italien, né en 1877 ; *Stieda* Alfred, chirurgien allemand, 1869-1945.)

**pellet** m. *(angl.* ***pellet****)*. Comprimé, notamment d'hormones, destiné à être implanté sous la peau, après une petite incision, afin de permettre une résorption très lente du principe actif. V. *implant*.

**pellicule** f. *(angl. 1) 2)* ***pellicle****, 3)* ***dandruff****)*. 1) Fine membrane. 2) Sorte de peau très mince qui se forme à la surface de certaines substances (lait bouilli, cultures bactériennes, etc.). 3) Squame du cuir chevelu (terme populaire employé au pluriel). (a. **pelliculaire**)

**pelliculeux, euse** a. *(angl.* ***scurfy****)*. Qui est recouvert de pellicules.

**pelote mycosique**. V. *pseudoallescheriose*.

**pelvi-** Préfixe d'origine latine indiquant une relation avec le bassin.

**pelvien, ienne** a. *(angl.* ***pelvic****)*. Qui se rapporte au bassin. V. *cavité pelvienne*, *ceinture pelvienne*.

**pelvimétrie** f. *(angl.* ***pelvimetry****)*. Mensuration du diamètre du bassin à l'aide du *pelvimètre*. La *radiopelvimétrie* en est la méthode moderne.

**pelvipéritonite** f. *(angl.* ***pelvic peritonitis, pelviperitonitis****)*. Inflammation du péritoine de la cavité pelvienne, le plus souvent secondaire à une infection des organes génitaux internes de la femme.

**pelvis** m. *(angl.* ***pelvis****)*. Syn. de *bassin*.

**pelvi-spondylite rhumatismale**. Syn. de *spondylarthrite ankylosante*.

**pemphigoïde** a. *(angl.* ***pemphigoid****)*. Qui ressemble à un *pemphigus*.

**pemphigoïde bulleuse** *(angl.* ***bullous pemphigoid****)*. Dermatose bulleuse auto-immune du sujet âgé caractérisée par des lésions érythémato-papuleuses urticariennes qui précèdent la formation de bulles sous-épidermiques tendues, à contenu clair ou hémorragique. Dans la plupart des cas, ces lésions cicatrisent spontanément sans provoquer d'érosion. À la biopsie sous immunofluorescence, les dépôts d'anticorps formés d'IgG, d'aspect linéaire, siègent à la jonction dermo-épidermique. L'évolution de la maladie est capricieuse, généralement bénigne. V. *dermatose à IgA linéaire*.

**pemphigus** m. *(angl.* ***pemphigus****)*. Nom d'ensemble de dermatoses caractérisées par la formation de bulles remplies d'un liquide séreux. Certaines formes sont d'origine infectieuse (*pemphigus du nouveau-né*, *pemphigus aigu fébrile*), d'autres formes entrent dans le cadre des maladies auto-immunes *(pemphigus vrais)*.

**pemphigus aigu fébrile** *(angl.* ***bullous fever****)*. Syndrome septicémique grave, d'origines bactériennes diverses (streptocoque, staphylocoque, bacille pyocyanique) caractérisée par une éruption bulleuse disséminée faisant suite à une blessure infectée et qui frappe les personnes manipulant des animaux morts. Syn. : *maladie des bouchers*.

**pemphigus épidémique du nouveau-né**. Dermatose bulleuse, plus ou moins généralisée, du nouveau-né, débutant par des taches rouges qui se transforment en phlyctènes à contenu clair et se dessèchent en quelques jours. Elle est due à des cocci, notamment au staphylocoque doré.

**pemphigus vulgaire** *(angl.* ***pemphigus vulgaris****)*. Dermatose bulleuse auto-immune, très grave, de l'âge mûr, caractérisée par des érosions bulleuses cutanées ou muqueuses dues à la formation de fentes intraépidermiques sous l'effet d'autoanticorps cytotoxiques. L'éruption bulleuse, qui débute souvent aux plis de flexion et aux points soumis à la pression, devient érosive et prend la forme de larges plaies recouvertes de croûtes ou à nu. Les érosions muqueuses (bouche, nez, conjonctives, muqueuses génitales) précèdent souvent les lésions cutanées. L'état général est altéré : fièvre, amaigrissement, troubles hydro-électrolytiques. Selon l'aspect prédominant des lésions, on distingue plusieurs variétés de pemphigus : *séborrhéique* (ou *érythémateux*), *foliacé*, *végétant*, *herpétiforme*.

**pendulaire** a. *(angl.* ***pendular****)*. Qui a le rythme du pendule. Ex. : rythme pendulaire du cœur fœtal.

**pénétrance** f. *(angl.* ***penetrance****)*. Fréquence avec laquelle la présence d'un gène dans le génotype, soit à l'état homozygote, soit à l'état hétérozygote, selon les cas, s'exprime par une modification observable du phénotype[23].

**pénicilline** f. *(angl.* ***penicillin****)*. Tout antibiotique provenant à l'origine de moisissures *Penicillium notatum* et *Penicillium chrysogenum*, actif contre un grand nombre de bactéries gram-positives (staphylocoque, pneumocoque, streptocoque) ou gram-négatives (gonocoque, méningocoque), les tréponèmes et certaines leptospires. Découverte par Sir Alexandre Fleming en 1929, purifiée et adaptée à l'usage thérapeutique par Florey et Chain en 1941, diverses variantes de pénicilline sont aussi obtenues actuellement par synthèse, sous diverses formes, pour usage buccal, parentéral ou local. Généralement bien tolérée, elle peut cependant provoquer des sensibilisations, parfois très graves. Nombre de micro-organismes, primitivement sensibles à la pénicilline, peuvent développer une résistance à son égard et devenir *pénicillinorésistants*.

**pénicillinothérapie** (ou **pénicillothérapie**) f. *(angl.* ***penicillin therapy****)*. Emploi thérapeutique de la pénicilline.

**pénien, ienne** a. *(angl.* ***penile****)*. Qui se rapporte à la verge (pénis). Ex. : urètre pénien.

**pénil** m. Syn. de *mont de Vénus*.

**pénis** m. Syn. de *verge*.

**Penrose** (**drainage de**) *(angl.* ***Penrose's drainage****)*. Drainage réalisé au moyen d'un tube en latex *(drain de Penrose)* pouvant contenir une lame de gaze. (*Penrose* Charles Bingham, chirurgien de Philadelphie, 1862-1925.)

**pent-**, **penta-** Préfixe d'origine grecque signifiant *cinq*.

**Pentatrichomonas hominis**. Espèce de *Trichomonas* qui vit habituellement dans le gros intestin de l'homme. Parasite anodin en petit nombre, il peut provoquer une irritation intestinale et une diarrhée en cas d'infection massive *(trichomonase intestinale*). Syn. : *Trichomonas intestinalis*.

**pentose** m. *(angl.* ***pentose****)*. Tout ose (sucre simple) à 5 atomes de carbone.

**PEP**. 1) Abrév. de *pneumothorax extrapleural*. V. *pneumothorax*. 2) V. *syndrome PEP*.

**pepsine** f. *(angl.* ***pepsin****)*. Nom générique d'une série d'enzymes décomposant les protéines en peptides. La pepsine A est le principal constituant du suc gastrique, provenant de l'activation du pepsinogène sécrété par les cellules principales de la muqueuse gastrique.

**pepsique** a. *(angl.* ***peptic****)*. Qui se rapporte à la pepsine, qui est dû à la pepsine. Ex. : dégradation pepsique d'une protéine. Syn. : *peptique*.

**peptide** m. *(angl.* ***peptide****)*. Substance organique constituée par la condensation de plusieurs molécules d'acides aminés, ou produit résultant de la dégradation partielle des protéines. (a. **peptidique**)

**peptique** a. *(angl.* ***peptic****)*. 1) Qui se rapporte ou qui est dû à la digestion. Ex. : ulcère peptique. 2) Syn. de *pepsique*.

**peptone** f. *(angl.* ***peptone****)*. Tout produit de la dégradation des viandes par l'action de la pepsine et de la pancréatine. (a. **peptonique**)

**peptonémie** f. *(angl.* ***peptonemia****)*. Présence de peptone dans le sang.

**peptonurie** f. *(angl.* ***peptonuria****)*. Présence de peptone dans l'urine.

**per-** Préfixe d'origine latine signifiant *à travers, en totalité, en excès*.

**percentile** m. *(angl.* ***percentile****)*. En statistique, chacune des valeurs de la *variable* (V. ce terme) qui partagent une série d'observations ordonnées en cent groupes également nombreux. Les 25^e^, 50^e^ et 75^e^ percentiles correspondent respectivement au *quartile inférieur*, à la *médiane* et au *quartile supérieur*.

**perceptible** a. *(angl.* ***perceptible****)*. Qui peut être perçu par les sens.

**perception** f. *(angl.* ***perception****)*. Connaissance des phénomènes du monde extérieur au moyen des sens, notamment prise de connaissance sensorielle d'objets ou d'événements extérieurs qui ont donné naissance à des sensations plus ou moins nombreuses et complexes.

**percussion** f. *(angl.* ***percussion****)*. Procédé d'exploration clinique de certains organes internes, qui consiste à frapper par des petits coups répétés les téguments de la région sous-jacente, soit directement au moyen d'un doigt *(percussion immédiate)*, soit par l'intermédiaire d'un doigt de l'autre main appliqué sur la peau *(percussion médiate*, la plus courante). La résonance perçue peut être faible (matité normale d'un organe plein comme le foie ou le cœur, permettant d'en préciser les limites, ou matité pathologique d'un épanchement liquidien, d'un infiltrat pulmonaire); ou bien, elle est sonore (sonorité normale à la percussion du poumon ou anormale, due à la présence de gaz dans un organe creux).

**percutané**, **ée** a. *(angl.* ***percutaneous****)*. Qui se fait à travers la peau (en parlant de l'absorption d'une substance à travers la peau intacte).

**perforatif**, **ive** a. *(angl.* ***perforating****)*. Qui perfore (en parlant d'une lésion, d'un instrument).

**perforation** f. *(angl.* ***perforation****)*. Toute ouverture à travers la paroi d'un organe creux, d'une cavité ou dans la continuité d'un tissu.

Elle peut être accidentelle, chirurgicale ou consécutive à un processus pathologique. (a. **perforé, ée**)

**perfusion** f. *(angl.* ***perfusion****)*. Introduction lente et continue pendant quelques heures ou quelques jours, de liquides divers (sang, plasma, solutions salines, solutions médicamenteuses) dans la circulation sanguine. *V. goutte-à-goutte.*

**péri-** Préfixe d'origine grecque signifiant *autour de.*

**périanal, ale, aux** a. *(angl.* ***perianal****)*. Qui se trouve au pourtour de l'anus.

**périapical, ale, aux** (ou **périapexien, ienne**) a. *(angl.* ***periapical****)*. Qui se rapporte à la région qui entoure le sommet d'un organe et, notamment, l'apex d'une dent.

**périappendicite** f. *(angl.* ***periappendicitis****)*. Inflammation du péritoine qui entoure l'appendice vermiculaire.

**périartériel, elle** a. *(angl.* ***periarterial****)*. Qui entoure une artère, qui se trouve ou est effectué autour d'une artère. Ex. : sympathectomie périartérielle.

**périartérite** f. *(angl.* ***periarteritis****)*. Inflammation de la tunique externe d'une artère et des tissus qui l'entourent.

**périartérite noueuse** *(angl.* ***polyarteritis nodosa, Kussmaul-Maier disease****)*. Inflammation compliquée de nécrose des artères de petit et moyen calibres, évoluant par poussées aiguës et subaiguës et qui atteint un grand nombre d'organes et de tissus (cœur, reins, tube digestif, muscles) avec altération de l'état général, fièvre et douleurs diffuses. Plusieurs mécanismes peuvent être impliqués : dépôts dans la paroi vasculaire de complexes immuns (antigène, anticorps, complément), présence d'autoanticorps (ANCA, acronyme anglais d'anticorps dirigés contre le cytoplasme des polynucléaires neutrophiles). Environ 1/3 des cas en France sont liés au virus de l'hépatite B (VHB). V. *angéite allergique granulomateuse*. Syn. : *maladie de Kussmaul, polyartérite noueuse.*

**périarthrite** f. *(angl.* ***periarthritis****)*. Inflammation des tissus qui entourent une articulation (bourses séreuses, tendons, ligaments).

**périarthrite scapulo-humérale** *(angl.* ***scapulohumeral periarthritis****)*. Ensemble de modifications pathologiques intéressant les muscles, les tendons et les bourses qui entourent l'articulation scapulo-humérale. Les manifestations cliniques en sont les douleurs de l'épaule et les limitations des mouvements allant jusqu'au blocage de l'épaule par rétraction fibreuse de la capsule articulaire.

**périarticulaire** a. *(angl.* ***periarticular****)*. Qui est situé autour d'une articulation. Ex. : fibrocartilage périarticulaire.

**péribronchique** a. *(angl.* ***peribronchial****)*. Qui est situé autour d'une bronche ou des bronches.

**péricarde** m. *(angl.* ***pericardium****)*. Sac qui enveloppe le cœur. Il se compose de deux feuillets : le *péricarde fibreux* et le *péricarde séreux*. (a. **péricardique**)

**péricardiocentèse** f. *(angl.* ***pericardiocentesis****)*. Ponction du péricarde dans le but d'en évacuer un épanchement.

**péricardiotomie** (ou **péricardotomie**) f. *(angl.* ***pericardiotomy****)*. Incision du péricarde.

**péricardite** f. *(angl.* ***pericarditis****)*. Toute affection du péricarde, que ce soit une péricardite aiguë inflammatoire (sèche ou avec épanchement), un épanchement péricardique non inflammatoire ou une symphyse péricardique. (a. **péricarditique**)

**péricardotomie** f. Péricardiotomie.

**péricholécystite** f. *(angl.* ***pericholecystitis****)*. Inflammation du tissu conjonctif qui entoure la vésicule biliaire.

**périchondre** (ou **périchondrium**) m. *(angl.* ***perichondrium****)*. Membrane conjonctive qui constitue une enveloppe pour certains cartilages dits « périchondrés », tels que les cartilages costaux. Les cellules conjonctives du périchondre se transforment en cellules cartilagineuses tant que se poursuit l'accroissement périphérique du cartilage (a. **périchondral, ale, aux**)

**périchondrite** f. *(angl.* ***perichondritis****)*. Inflammation du périchondre.

**périchondrium** m. Périchondre.

**péricolique** a. *(angl.* ***pericolic****)*. Qui se trouve autour du côlon.

**péricolite** f. *(angl.* ***pericolitis****)*. Inflammation du péritoine qui entoure le côlon, en général circonscrite et consécutive à une colite segmentaire.

**péricysticite** f. Inflammation des tissus situés autour du canal cystique qui fait communiquer la vésicule biliaire avec le canal hépatique.

**péricystite** f. *(angl.* ***pericystitis****)*. Inflammation du tissu conjonctif qui entoure la vessie. (a. **péricystique**)

**périduodénite** f. *(angl.* ***periduodenitis****)*. Inflammation du péritoine périduodénal, aboutissant à la formation d'adhérences avec les organes voisins.

**péridural, ale, aux** a. Extérieur à la duremère. V. *anesthésie péridurale.*

P

**périfocal, ale, aux** a. *(angl.* ***perifocal****).* Qui est situé autour d'un foyer d'infection.

**périfolliculite** f. *(angl.* ***perifolliculitis****).* Inflammation de la peau qui entoure le follicule pileux.

**périhépatite** f. *(angl.* ***perihepatitis****).* Inflammation de l'enveloppe fibreuse du foie, généralement avec inflammation du péritoine qui l'entoure.

**périhilaire** a. *(angl.* ***perihilar****).* Qui se trouve autour d'un hile.

**périlymphangite** f. *(angl.* ***perilymphangitis****).* Inflammation des tissus situés autour des vaisseaux lymphatiques.

**périlymphatique** a. *(angl.* ***perilymphatic****).* 1) Qui se rapporte à la périlymphe. 2) Qui se trouve autour d'un vaisseau lymphatique. Ex. : espace périlymphatique.

**périlymphe** f. *(angl.* ***perilymph****).* Liquide incolore, de composition identique à celle du liquide céphalo-rachidien, qui remplit l'espace entre le labyrinthe osseux et le labyrinthe membraneux (espace périlymphatique). Il est en communication avec les espaces sous-arachnoïdiens par les aqueducs du vestibule et du limaçon.

**périmastite** f. *(angl.* ***perimastitis****).* Inflammation du tissu conjonctif qui entoure la glande mammaire.

**périmétrie** f. *(angl.* ***perimetry****).* Exploration et détermination précise de l'étendue du champ visuel périphérique et central, qui est représentée ensuite par un graphique. On distingue la *périmétrie cinétique* ou *dynamique* (dans laquelle le test se déplace), et la *périmétrie statique* (dans laquelle le test, immobile lors de sa présentation, est éclairé progressivement jusqu'à ce qu'il soit perçu, puis déplacé dans diverses directions). (a. **périmétrique**)

**périmétrite** f. *(angl.* ***perimetritis****).* Inflammation du tissu conjonctif autour de l'utérus.

**périnatal, ale, als** a. *(angl.* ***perinatal****).* Qui se produit aux environs de la naissance. La période périnatale s'étend des dernières semaines de gestation aux 10 jours après la naissance. Ex. : érythroblastose périnatale.

**périnée** m. *(angl.* ***perineum****).* Ensemble des parties molles (peau, muscles et ligaments) qui ferment vers le bas le petit bassin. Le périnée est délimité, en avant par la symphyse pubienne, en arrière par le sacrum et le coccyx, latéralement par les branches ischio-pubiennes et les ischions. Sa partie profonde musculaire et ligamenteuse, constitue le *diaphragme uro-génital.* C'est la région comprise entre l'anus et les bourses chez l'homme, entre l'anus et le vagin chez la femme. Syn. : *plancher pelvien.* (a. **périnéal, ale, aux**)

**périnéo-anal, ale, aux** a. *(angl.* ***perineoanal****).* Qui se rapporte au périnée et à l'anus.

**périnéoplastie** f. *(angl.* ***perineoplasty****).* Réfection chirurgicale de la région périnéale.

**périnéorraphie** f. *(angl.* ***perineorrhaphy****).* Suture chirurgicale du périnée déchiré (en général après un accouchement).

**périnéo-scrotal, ale, aux** a. *(angl.* ***perineo-scrotal****).* Qui se rapporte au périnée et au scrotum. Ex. : hypospadias périnéo-scrotal.

**périnéotomie** f. *(angl.* ***perineotomy****).* Incision du périnée. V. *épisiotomie.*

**périnéo-vaginal, ale, aux** a. *(angl.* ***perineovaginal****).* Qui se rapporte au périnée et au vagin. Ex. : fistule périnéo-vaginale.

**périnéo-vulvaire** a. *(angl.* ***perineovulvar****).* Qui se rapporte au périnée et à la vulve. Ex. : débridement périnéo-vulvaire.

**périnéphrétique** a. *(angl.* ***perinephritic****).* Qui est situé autour du rein. Ex. : abcès périnéphrétique.

**périnéphrite** f. *(angl.* ***perinephritis****).* Inflammation du tissu cellulaire qui entoure le rein. (a. **périnéphritique**)

**périneural, ale, aux** a. *(angl.* ***perineural****).* Qui est situé autour d'un nerf. Ex. : fibrome périneural.

**périnèvre** m. *(angl.* ***perineurium****).* Tissu conjonctif qui entoure chaque faisceau nerveux d'un nerf périphérique. V. *épinèvre.*

**périnévrite** f. *(angl.* ***perineuritis****).* Inflammation du tissu conjonctif de soutien qui entoure les fibres d'un nerf.

**périnucléaire** a. *(angl.* ***perinuclear****).* Qui entoure un noyau. Ex. : cataracte périnucléaire.

**périoculaire** a. *(angl.* ***periocular****).* Qui entoure l'œil.

**période de rut**. V. *rut.*

**périodique** a. *(angl.* ***periodic****).* Qui se reproduit, qui survient à des intervalles réguliers. Ex. : fièvre périodique, vomissements périodiques.

**périodonte** (ou **périodontium**) m. Syn. de *desmodonte.* (a. **périodontal, ale, aux** ; **périodontique**)

**périombilical, ale, aux** a. *(angl.* ***periumbilical****).* Qui est situé autour de l'ombilic.

**périonyxis** m. *(angl.* ***perionyxis****).* Inflammation des tissus qui entourent l'ongle. V. *onyxis.*

**périoral, ale, aux** a. *(angl.* ***perioral****).* Qui est situé autour de la bouche.

**périorbitaire** a. *(angl. **periorbital**)*. Qui est situé autour de l'orbite.

**périorificiel, elle** a. *(angl. **periorificial**)*. Qui est situé autour d'un orifice.

**périoste** m. *(angl. **periosteum**)*. Membrane fibreuse, blanchâtre, qui recouvre l'os, sauf au niveau des surfaces articulaires ; au niveau de celles-ci, le périoste s'unit à la capsule articulaire. (a. **périosté, ée** ; **périostique**)

**périostite** f. *(angl. **periostitis**)*. Inflammation du périoste due à un traumatisme, à la propagation d'une infection inflammatoire de voisinage ou à une infection générale. V. *réaction périostée*.

**périostose** f. *(angl. **periostosis**)*. Épaississement diffus du périoste.

**périovarite** f. *(angl. **periovaritis**)*. Inflammation des tissus qui entourent l'ovaire.

**péripancréatite** f. *(angl. **peripancreatitis**)*. Inflammation des tissus, notamment du péritoine, qui entourent le pancréas.

**périphérique** a. *(angl. **peripheral**)*. Qui se trouve, se produit ou s'effectue à la périphérie, c'est-à-dire dans les régions du corps ou d'un organe, éloignées du centre. V. *central*.

**périphlébite** f. *(angl. **periphlebitis**)*. Inflammation de la tunique externe d'une veine et du tissu conjonctif qui l'entoure. (a. **périphlébitique**)

**périphrénite** f. *(angl. **periphrenitis**)*. Inflammation des tissus autour du diaphragme.

**périprostatite** f. *(angl. **periprostatitis**)*. Inflammation du tissu conjonctif qui entoure la prostate.

**périscissurite** f. Inflammation du parenchyme pulmonaire au niveau d'une scissure.

**péristaltisme** m. *(angl. **peristalsis**)*. Activité motrice propre à certains organes tubulaires, notamment à l'intestin. Elle se traduit par des ondes successives de contractions annulaires qui propulsent le contenu de l'organe. (a. **péristaltique**)

**périsynovite** f. *(angl. **perisynovitis**)*. Inflammation du tissu conjonctif qui entoure une synoviale.

**péritendinite** (ou **périténonite**) f. *(angl. **peritendinitis**)*. Inflammation de la gaine conjonctive d'un tendon.

**péritoine** m. *(angl. **peritoneum**)*. Membrane séreuse formée de deux feuillets, le *péritoine pariétal* qui tapisse les parois profondes de l'abdomen et le *péritoine viscéral* qui enveloppe les organes abdominaux. Ces organes sont reliés à la paroi et entre eux par des replis du péritoine qui engainent leurs pédicules vasculo-nerveux et qui, selon les cas, portent le nom de *méso*, *épiploon*, *ou ligament*. Les deux feuillets du péritoine délimitent la *cavité péritonéale*. (a. **péritonéal, ale, aux**)

**péritonéographie** f. *(angl. **peritoneography**)*. Radiographie du péritoine après l'injection d'un produit radio-opaque dans la cavité péritonéale.

**péritonéoplastie** f. Syn. de *péritonisation*.

**péritonéoscopie** f. Syn. de *cœlioscopie*.

**péritonisation** f. *(angl. **peritonization**)*. Recouvrement par le péritoine de la surface cruentée d'un organe abdominal et reconstitution par suture de la continuité entre le péritoine pariétal et le péritoine viscéral effectuée à la fin d'une intervention chirurgicale abdominale. Syn. : *péritonéoplastie*.

**péritonisme** m. *(angl. **peritonism**)*. Ensemble de symptômes simulant une péritonite aiguë (douleurs abdominales, ballonnement, vomissements, contracture de la musculature abdominale, etc.), sans qu'il y ait une inflammation aiguë du péritoine.

**péritonite** f. *(angl. **peritonitis**)*. Inflammation du péritoine. Elle peut être aiguë ou chronique, généralisée ou localisée. V. *pelvipéritonite*.

**périvasculaire** a. *(angl. **perivascular**)*. Qui entoure un vaisseau ou des vaisseaux. Ex. : gaine périvasculaire.

**périveineux, euse** a. *(angl. **perivenous**)*. Qui est situé autour d'une veine ou des veines.

**périvésical, ale, aux** a. *(angl. **perivesical**)*. Qui est situé autour de la vessie.

**périviscérite** f. *(angl. **periviscеritis**)*. Réaction inflammatoire du péritoine autour d'un viscère.

**perlaboration** f. Processus par lequel le sujet psychanalysé intègre une interprétation et surmonte les résistances qu'elle suscite.

**perlèche** f. *(angl. **perlèche**)*. Infection streptococcique des commissures des lèvres caractérisée par des petites fissures, en général humides et suintantes.

**perlingual, ale, aux** a. *(angl. **perlingual**)*. Qui passe à travers la langue. Se dit notamment de l'administration d'un médicament sous forme de comprimés *(linguettes)* qui, placés sous la langue, sont résorbés lentement par la muqueuse linguale.

**perméabilité** f. *(angl. **permeability**)*. 1) Propriété d'un corps de se laisser pénétrer par une substance. 2) Capacité d'un conduit, d'un vaisseau, de laisser passer les liquides dans leur lumière. (a. **perméable**)

**pernicieux, euse** a. *(angl. **pernicious**)*. Qui a une évolution très grave. V. *anémie pernicieuse*.

**péroné** m. *(angl. **fibula**)*. Os long, grêle, situé à la partie externe de la jambe. Il s'articule en haut avec le tibia, en bas avec le tibia et l'astragale. L'extrémité inféro-externe du péroné est la *malléole externe* ou *péronière*.

**péronier, ière** a. *(angl. **fibular, peroneal**)*. Qui se rapporte au péroné. Ex. : muscle péronier, artère péronière.

**peropératoire** a. *(angl. **peroperative**)*. Qui survient ou est effectué au cours d'une intervention chirurgicale. Ex. : complication peropératoire, cholangiographie peropératoire.

**peroral, ale, aux** a. *(angl. **peroral**)*. Qui est administré par voie buccale. V. *per os*.

**per os** *(angl. **per os**)*. Locution latine signifiant *par la bouche* (en parlant de l'administration d'un médicament).

**per primam intentionem**. Locution latine signifiant *par première intention*. V. *cicatrisation*.

**per secundam intentionem**. Locution latine signifiant *par deuxième intention*. V. *cicatrisation*.

**persévération des attitudes**. Syn. de *catalepsie*.

**persona** f. *(angl. **persona**)*. En psychanalyse jungienne, comportement un peu artificiel que chacun adopte dans la vie sociale, mais qui ne correspond pas exactement à son moi véritable (*anima*).

**personnalité asthénique** *(angl. **asthenic personality**)*. Trouble de la personnalité caractérisé par une soumission passive aux désirs des aînés et des autres et par une réponse irrésolue et inadéquate aux exigences de la vie quotidienne. Le manque d'énergie peut se manifester dans les domaines intellectuel et affectif, la capacité de plaisir est réduite[30]. Syn. : *personnalité dépendante, personnalité inadéquate, personnalité passive*.

**personnalité compulsionnelle**. Syn. de *personnalité obsessionnelle*.

**personnalité délirante**. Syn. de *personnalité paranoïaque*.

**personnalité dépendante**. Syn. de *personnalité asthénique*.

**personnalité fanatique**. Syn. de *personnalité paranoïaque*.

**personnalité hystérique** *(angl. **histrionic personality**)*. Trouble de la personnalité caractérisé par une affectivité superficielle et labile, la dépendance, le besoin de se faire valoir et d'attirer l'attention, la suggestibilité et les attitudes théâtrales. Il existe souvent une immaturité sexuelle. Sous l'effet d'un stress, peuvent se développer des symptômes hystériques (névrose)[30]. Syn. : *personnalité infantile*.

**personnalité inadéquate**. Syn. de *personnalité asthénique*.

**personnalité infantile**. Syn. de *personnalité hystérique*.

**personnalité obsessionnelle** *(angl. **obsessive compulsive personality**)*. Trouble de la personnalité caractérisé par des sentiments d'insécurité, de doute et d'incomplétude entraînant des scrupules, des vérifications, une obstination et une prudence excessives. Il peut exister des pensées ou des compulsions obsédantes et inopportunes mais elles n'atteignent pas le degré de gravité de la névrose obsessionnelle. Le besoin de vérifications répétées tente de satisfaire la tendance au perfectionnisme et à la précision méticuleuse. La rigidité et le doute excessif peuvent être manifestes[30]. Syn. : *personnalité compulsionnelle*.

**personnalité paranoïaque** *(angl. **paranoid personality**)*. Trouble de la personnalité dans lequel existent une sensibilité excessive aux échecs ou à ce qui est interprété comme des humiliations ou des refus, une tendance à déformer la réalité en interprétant comme hostiles ou méprisantes les actions neutres ou bienveillantes des autres, une conception agressive et obstinée de ses droits personnels. Il peut y avoir une tendance à la jalousie et à la surestimation de soi. De tels sujets peuvent se sentir irrémédiablement humiliés et dominés ; d'autres, d'une sensibilité tout aussi excessive, se montreront agressifs et importuns. Dans tous les cas, il y a une tendance interprétative exagérée. Syn. : *caractère paranoïaque, personnalité délirante, personnalité fanatique*.

**personnalité passive**. Syn. de *personnalité asthénique*.

**perspiration** f. *(angl. **perspiration**)*. 1) Échanges respiratoires qui s'effectuent à travers les téguments, importants chez certains animaux (par ex. les grenouilles), très limités chez l'homme. 2) Élimination d'eau par évaporation continue, imperceptible, à la surface de la peau *(perspiration insensible)*, ou par évaporation de la sueur qui s'y est accumulée *(perspiration sensible)*. V. *transpiration, sudation*.

**pertes blanches**. Syn. de *leucorrhée*.

**Perthes (maladie de)** *(angl. **Perthes' disease**)*. Syn. de *coxa plana*. (*Perthes* Georg, chirurgien allemand, 1869-1927.)

**pertrochantérien, ienne** a. *(angl.* ***pertrochanteric****)*. Qui se fait, qui passe à travers le grand et le petit trochanters. Ex. : fracture pertrochantérienne.

**pertussis** m. Abrév. familière de *Bordetella pertussis* (agent de la coqueluche).

**pervers, erse** a. *(angl.* ***perverse****)*. Qui présente dès son enfance un comportement antisocial et immoral, conscient ou instinctif. V. *perverti*. [nom : un(e) **pervers(e)**].

**perversion** f. *(angl.* ***perversion****)*. Déviation, anomalie, des instincts (plus spécialement de l'instinct sexuel), poussant l'individu à un comportement anormal qu'il est souvent incapable de réprimer.

**perversité** f. *(angl.* ***perversity****)*. Tendance à faire le mal intentionnellement, à trouver une satisfaction dans des actes immoraux et antisociaux. Syn. : *malignité* (2).

**perverti, ie** a. *(angl.* ***pervert****)*. Se dit d'un individu devenu amoral et asocial sous l'influence néfaste du milieu environnant (alors qu'un *pervers* l'est constitutionnellement, sans intervention de causes extérieures). [nom : un(e) **perverti(e)**].

**pessaire** m. *(angl.* ***pessary****)*. Dispositif que l'on introduit dans le vagin afin de soutenir l'utérus, de le ramener dans sa position normale, de réduire ou de maintenir une hernie faisant saillie dans le vagin, ou encore dans un but anticonceptionnel. Il en existe de nombreux modèles. V. *diaphragme*, *vimule*.

**peste** f. *(angl.* ***plague****)*. Maladie infectieuse aiguë, épidémique et contagieuse, très grave, commune à l'homme et aux animaux, causée par un bacille *(Yersinia pestis)* qui est transmis à l'homme par la piqûre de puces de rongeurs. Le plus souvent, il s'agit d'une *peste bubonique* caractérisée par des tuméfactions ganglionnaires douloureuses, suppuratives *(bubons pesteux)*, compliquées, au stade terminal, par une infection généralisée. Plus rarement, l'infection atteint le poumon *(peste pulmonaire)* par inhalation de germes au contact des malades, ou est généralisée d'emblée *(peste septicémique* ou *peste noire* à cause des pétéchies étendues qu'elle provoque) aboutissant rapidement à la mort, sans formation de bubons. Il existe encore actuellement des foyers endémiques en Inde, en Iran, en ex-URSS et en Afrique, et des cas sporadiques aux États-Unis, en Amérique du Sud et en Amérique centrale. (a. **pesteux, euse**)

**pesticide** m. *(angl.* ***pesticide****)*. Toute substance ou produit chimique capable de détruire ou d'empêcher le développement, dans le milieu environnant, d'organismes vivants (micro-organismes animaux ou végétaux) considérés comme nuisibles.

**pestiféré, ée** a. et n. *(angl.* ***plague-stricken****)*. Qui est atteint de peste.

**pestilentiel, elle** a. *(angl.* ***pestilential****)*. 1) Qui répand une odeur nauséabonde. 2) Qui se rapporte à une maladie contagieuse particulièrement meurtrière. Les *maladies pestilentielles* (choléra, peste, variole, fièvre jaune et typhus exanthématique) sont appelées, actuellement, *maladies quarantenaires*.

**PET** *(angl.* ***PET****)*. *Tomographie à émission de positrons* appliquée à la recherche fondamentale sur le cerveau par visualisation très précise des zones d'activité cérébrale. Les cellules vivantes qui passent d'un état de repos à une activité quelconque utilisent davantage de glucose et d'oxygène ; ce changement peut être décelé par des marqueurs radioactifs, en l'occurrence des positrons produits par un accélérateur de particules. Le PET est utilisé aussi pour localiser avec précision des cancers de très petite taille (3 mm de diamètre), les adénopathies régionales et les métastases incipientes. Il est aussi promis à faciliter le diagnostic précoce de la maladie de Parkinson et de la maladie d'Alzheimer. Ling. : PET, abrév. de l'anglais ***p****ositron* ***e****mission* ***t****omography* ; on dit aussi *PET-scan*.

**pétéchie** f. *(angl.* ***petechia****)*. Petite tache hémorragique cutanée, punctiforme ou lenticulaire, due à la rupture de capillaires. C'est l'élément éruptif caractéristique du purpura. V. *ecchymose*. (a. **pétéchial, ale, aux**)

**petit mal** *(angl.* ***minor epilepsy, petit mal****)*. Nom donné à certaines formes mineures de l'épilepsie, dont la plus caractéristique est l'*absence épileptique*. V. *grand mal*.

**petit oblique**. V. *muscle petit oblique*.

**petit pectoral**. V. *muscle petit pectoral*.

**petite circulation**. V. *circulation sanguine*.

**petite papille duodénale**. Syn. de *petite caroncule*. V. *caroncules duodénales*.

**pétreux, euse** a. *(angl.* ***petrous****)*. 1) Qui rappelle la pierre par sa dureté ou sa structure. 2) Qui se rapporte au rocher, partie massive de l'os temporal. Ex. : nerf pétreux.

**pétro-mastoïdien, ienne** a. *(angl.* ***petromastoid****)*. Qui se rapporte au rocher du temporal et à l'apophyse mastoïde. Ex. : évidement pétro-mastoïdien (traitement chirurgical d'une mastoïdite).

**pétro-occipital, ale, aux** a. *(angl.* ***petro-occipital****)*. Qui se rapporte au rocher du temporal et à l'os occipital. Ex. : ligament pétro-occipital.

**pétrosite** f. *(angl.* ***petrositis****)*. Ostéite de la partie profonde du rocher (pyramide pétreuse) presque toujours consécutive à une otite moyenne.

**pétro-sphénoïdal**, **ale**, **aux** a. *(angl.* ***petro-sphenoid****)*. Qui se rapporte au rocher du temporal et au sphénoïde. Ex. : ligament pétro-sphénoïdal.

**pétro-squameux**, **euse** a. *(angl.* ***petro-squamosal****)*. Qui se rapporte au rocher et à l'écaille du temporal. Ex. : scissure pétro-squameuse.

**Petz de** (**appareil** ou **clamp de**). *(angl.* ***Petz stapler clamp****)*. Clamp pour l'insertion d'agrafes lors d'une suture pratiquée sur l'estomac ou l'intestin. (*Petz* Aladàr de, chirurgien hongrois contemporain.)

**Peutz-Jeghers** (**syndrome de**) *(angl.* ***Peutz-Jeghers syndrome****)*. Syndrome génétique transmis sur le mode autosomique dominant, caractérisé par la présence de lentigines périorificielles (surtout péribuccales, cutanées ou muqueuses), souvent associées à une polypose intestinale diffuse. (*Peutz* Johannes, médecin hollandais, 1886-1957; *Jeghers* Harold, médecin hollandais, né en 1904.)

-**pexie** Suffixe d'origine grecque signifiant *fixation*.

**Pezzer de** (**sonde** ou **cathéter de**). *(angl.* ***Pezzer's catheter****)*. Sonde en caoutchouc terminée par un renflement en forme de champignon qui sert à la maintenir en place dans l'urètre où elle est placée à demeure. Il existe également un modèle de sonde de de Pezzer coudée utilisée pour drainage ou lavage de la vessie après cystostomie. (*Pezzer* Michel de, médecin français, 1853-1917.)

**Pfannenstiel** (**incision de**) *(angl.* ***Pfannenstiel's incision****)*. Incision de laparotomie suspubienne effectuée transversalement dans la région pileuse du pubis, de façon à cacher la cicatrice; elle est employée surtout en gynécologie. (*Pfannenstiel* Hermann Johannes, gynécologue allemand, 1862-1909.)

**Pfeiffer** (**bacille de**) *(angl.* ***Pfeiffer bacillus****)*. Nom commun, vieilli, de *Haemophilus influenzae*.

**PG** (ou **PGP**). Abrév. de *paralysie générale (progressive)*.

**pg** Symbole du *picogramme*.

**pH** m. *(angl.* ***pH****)*. Symbole exprimant l'acidité ou l'alcalinité d'une solution. Un pH égal à 7 est neutre; de 7 à 1 il est progressivement acide et de 7 à 14 il est progressivement alcalin. Ling. : Abrév. de *potentiel* (en ions) *hydrogène*.

**ph** Symbole du *phot*.

**phaco-** (ou **phako-**) Préfixe indiquant un rapport avec une lentille, plus particulièrement avec le *cristallin*.

**phacomalacie** f. *(angl.* ***phacomalacia****)*. Ramollissement du cristallin.

**phacomatose** f. *(angl.* ***phakomatosis****)*. Nom d'ensemble d'un groupe d'affections ayant comme caractère commun la présence de malformations tumorales bénignes de petite taille, vasculaires ou fibromateuses (appelées *phacomes*), de la peau, des muqueuses, de l'œil et du système nerveux central. La maladie de Recklinghausen (neurofibromatose) fait partie de ce groupe.

**phacosclérose** f. *(angl.* ***phacosclerosis****)*. Induration du cristallin.

**phag-**, **phago-**, **-phage** Préfixe et suffixe d'origine grecque indiquant une relation avec l'action de manger.

**phage** m. Abrév. de *bactériophage*.

**phagocytaire** a. *(angl.* ***phagocytic****)*. Qui se rapporte aux phagocytes ou à la phagocytose.

**phagocyte** m. *(angl.* ***phagocyte****)*. Cellule possédant le pouvoir d'absorber et souvent aussi de digérer des particules étrangères (micro-organismes notamment). Les phagocytes peuvent être des cellules libres (granulocytes polynucléaires, monocytes, etc.) ou des cellules fixes (cellules du système réticulo-endothélial). V. *macrophage*.

**phagocytose** f. *(angl.* ***phagocytosis****)*. Processus par lequel certains organismes unicellulaires (notamment les amibes) et certaines cellules (notamment les leucocytes) englobent et digèrent des corps étrangers (fragments de cellules nécrosées, micro-organismes). Il s'accomplit au moyen d'expansions cytoplasmiques mobiles *(pseudopodes)* émises par la cellule et qui entourent la partie absorbée dans une vacuole où elle sera digérée.

**phako-** V. *phaco-*.

**phalange** f. *(angl.* ***phalanx****)*. Chacun des petits segments (os seul ou os et parties molles) qui constituent un doigt ou un orteil. Chaque doigt est formé de trois phalanges, sauf le pouce et le gros orteil qui en ont deux. On les désigne par *première*, *deuxième*, *troisième phalange*, en allant du métacarpe ou du métatarse à l'extrémité des doigts ou des orteils. La *phalange distale* est celle qui porte l'ongle, la *phalange proximale* est celle qui se trouve à la racine du doigt. (a. **phalangien**, **ienne**)

**phalangectomie** f. *(angl.* ***phalangectomy****).* Excision d'une phalange de doigt ou d'orteil.

**phalangette** f. *(angl.* ***distal phalanx****).* Phalange distale (ou unguéale) des doigts ou des orteils.

**phalangine** f. *(angl.* ***middle phalanx****).* Phalange moyenne (ou deuxième phalange) des quatre derniers doigts ou orteils.

**phalangisation** f. *(angl.* ***phalangization****).* Après amputation du pouce, technique de libération du premier métacarpien de façon à le rendre mobile, pour remplacer le pouce dans les mouvements de préhension. V. *pollicisation.*

**phalango-phalangien, ienne** a. *(angl. phalangophalangeal).* Qui se rapporte à deux phalanges contiguës d'un doigt ou d'un orteil. Ex. : articulation phalango-phalangienne.

**phallus** m. *(angl.* ***phallus****).* 1) Pénis en érection. 2) En psychanalyse, représentation symbolique de l'organe mâle en tant que puissance souveraine, virile, de la Nature (le terme *pénis* étant réservé à l'organe anatomique). (a. **phallique**)

**phanère** m. *(angl.* ***phanere****).* Toute formation épidermique apparente : ongles, poils, plumes.

**phanérogame** a. et n. *(angl.* ***phanerogam****).* Se dit des plantes dont les organes reproducteurs sont apparents dans la fleur. Les Phanérogames forment avec les Cryptogames les deux grands embranchements du règne végétal.

**phantasme** m. Fantasme.

**pharmacie** f. *(angl. 1), 2)* ***pharmacy****, 3)* ***pharmaceutical kit****).* 1) Science de tout ce qui se rapporte à la préparation des médicaments, et ensemble des données chimiques, physiques biologiques, etc., qui s'y rapporte. 2) Local où sont préparés et vendus les médicaments. 3) Trousse portative de médicaments pour les premiers soins. (a. **pharmaceutique**)

**pharmacien, ienne** n. *(angl.* ***chemist, pharmacist****).* Titulaire d'un diplôme en pharmacie, habilité à exercer sa profession.

**pharmaco-** Préfixe d'origine grecque indiquant une relation avec les médicaments.

**pharmacocinétique** f. *(angl.* ***pharmacokinetics****).* Étude quantitative de la résorption, de la distribution dans les divers organes, de l'élimination d'un médicament et de ses métabolites, au cours du temps.

**pharmacodépendance** f. *(angl.* ***drug dependence****).* État psychique, parfois aussi physique, d'un individu, consécutif à l'usage plus ou moins prolongé d'un médicament, caractérisé par le fait qu'il ne peut plus se passer de ce médicament. V. *toxicomanie.*

**pharmacodynamique** *(angl. 1)* ***pharmacodynamic****, 2)* ***pharmacodynamics****).* 1) a. Qui se rapporte à l'activité des médicaments. 2) f. Étude de l'activité des médicaments.

**pharmacognosie** f. *(angl.* ***pharmacognosy****).* Étude des médicaments d'origine naturelle, végétale ou animale.

**pharmacologie** f. *(angl.* ***pharmacology****).* Étude des médicaments et de leur emploi. Le spécialiste en est le *pharmacologiste* ou *pharmacologue.* (a. **pharmacologique**)

**pharmacologie clinique** *(angl.* ***clinical pharmacology****).* Étude de l'effet des médicaments chez l'homme malade.

**pharmacologie moléculaire** *(angl.* ***molecular pharmacology****).* Science des médicaments envisageant particulièrement la relation entre les molécules actives et les récepteurs au niveau des cellules.

**pharmacomanie** f. *(angl.* ***pharmacomania****).* Tendance à absorber des médicaments sans raison valable. Syn. : *pharmacophilie.*

**pharmacopée** f. *(angl.* ***pharmacopeia****).* Formulaire officiel, légal et obligatoire dans toutes les pharmacies d'un pays déterminé, contenant une description des médicaments d'usage courant en médecine (formule, composition, propriétés chimiques, mode de préparation, action pharmacologique, etc.).

**pharmacophilie** f. Syn. de *pharmacomanie.*

**pharyngé, ée** (ou **pharyngien, ienne**) a. *(angl.* ***pharyngeal****).* Qui appartient ou qui se rapporte au pharynx. Ling. : Les deux formes sont pratiquement synonymes; toutefois, la forme en *-é* est plus souvent employée en médecine, alors qu'en anatomie c'est la forme en *-ien* qui est la plus courante.

**pharyngectomie** f. *(angl.* ***pharyngectomie****).* Excision d'une partie du pharynx.

**pharyngisme** m. *(angl.* ***pharyngism****).* Contraction spasmodique des muscles du pharynx.

**pharyngite** f. *(angl.* ***pharyngitis****).* Inflammation du pharynx.

**pharyngo-épiglottique** a. *(angl.* ***pharyngoepiglottic****).* Qui se rapporte au pharynx et à l'épiglotte. Ex. : repli pharyngo-épiglottique.

**pharyngo-laryngé, ée** (ou **pharyngo-laryngien, ienne**) a. *(angl.* ***pharyngolaryngeal****).* Qui se rapporte au pharynx et au larynx. Ex. : gouttière pharyngo-laryngée.

**pharyngo-laryngite** f. *(angl.* ***pharyngolaryngitis****).* Inflammation du pharynx et du larynx.

**pharyngo-œsophagien, ienne** a. *(angl.* ***pharyngoesophageal****).* Qui se rapporte au pharynx et à l'œsophage. Ex. : transit pharyngo-œsophagien.

**pharyngoparalysie** (ou **pharyngoplégie**) f. *(angl. **pharyngoplegia**)*. Paralysie des muscles du pharynx.

**pharyngoscopie** f. *(angl. **pharyngoscopy**)*. Examen visuel de la cavité du pharynx à l'aide d'un abaisse-langue muni d'un dispositif éclairant *(pharyngoscope)*.

**pharyngotomie** f. *(angl. **pharyngotomy**)*. Incision d'une paroi du pharynx.

**pharynx** m. *(angl. **pharynx**)*. Conduit musculo-membraneux faisant communiquer la cavité buccale avec l'œsophage, d'une part, les fosses nasales avec le larynx, d'autre part. Le pharynx comprend trois parties : une partie supérieure en rapport avec les fosses nasales *(rhinopharynx)* une partie moyenne, buccale *(oropharynx)*, et une partie inférieure qui correspond à l'orifice supérieur du larynx. C'est le carrefour des voies respiratoires (ou aériennes) et digestives. (a. **pharyngé**, **ée**; **pharyngien**, **ienne**)

**pharynx buccal**. Syn. d'*oropharynx*.

**pharynx nasal**. Syn. de *rhinopharynx*.

**Phe** Symbole de la *phénylalanine*.

**Pheidippidès (syndrome de)** *(angl. **Pheidippidès syndrome**)*. Nom donné aux accidents mortels (le plus souvent infarctus du myocarde) survenus pendant ou après une course de fond (en anglais : « jogging »). L'existence de ces accidents fait remettre en cause l'idée très répandue selon laquelle le « jogging » serait nécessairement « bon pour la santé ». Ling. : *Pheidippidès*, fameux coureur de Marathon en 490 av. J.-C.

**phénacétine** f. *(angl. **phenacetin**)*. Médicament antipyrétique, antinévralgique et sédatif prescrit par la bouche.

**phénique** a. V. *phénol*.

**phénol** m. *(angl. **phenol**)*. 1) Nom commercial courant de l'*acide phénique* : substance cristallisée blanche, à odeur caractéristique, corrosive et toxique, que l'on obtient par distillation de houille ou par synthèse à partir du benzone; employée autrefois sous forme de solution *(eau phéniquée)*. 2) Tout composé organique à chaîne carbonée fermée, relié à un ou plusieurs groupements hydroxyle (OH). L'acide phénique est le constituant le plus simple de cette série.

**phénolé**, **ée** a. *(angl. **phenolated**)*. Qui contient du phénol.

**phénolphtaléine** f. *(angl. **phenolphthalein**)*. Substance chimique utilisée comme indicateur du pH : incolore en milieu acide, elle devient violette en milieu alcalin. C'est aussi un purgatif, mais qui irrite la muqueuse du côlon.

**phénolsulfonephtaléine** f. *(angl. **phenolsulfonphthalein**)*. Poudre cristalline rouge pourpre, employée sous forme de solution dans l'exploration de la fonction rénale. Injectée par voie intraveineuse, elle est éliminée dans les urines (normalement dans une proportion d'environ 50 % en l'espace d'une heure) : le degré de coloration rouge des urines, évalué par colorimétrie, permet de préciser si l'élimination est normale ou retardée (du fait d'une fonction rénale perturbée). Abrév. : PSP. Syn. : *rouge de phénol*, *rouge Congo*.

**phénomène** m. *(angl. **phenomenon**)*. 1) Tout ce qui se manifeste à la conscience, que ce soit par l'intermédiaire des sens ou non. 2) En physiologie, tout changement qui survient dans un organe ou une fonction. 3) En pathologie, tout symptôme ou tout signe.

**phénotype** m. *(angl. **phenotype**)*. Ensemble des caractères observables, apparents, d'un individu, dus essentiellement aux facteurs héréditaires (génotype) et dans une certaine mesure à l'influence exercée par les conditions du milieu ambiant.

**phénylalanine** f. *(angl. **phenylalanine**)*. Acide aminé présent dans la plupart des protéines animales et végétales à des taux variables, indispensable à l'alimentation; ses besoins varient, chez l'adulte, entre 0,30 g/jour (si le régime comprend de la tyrosine) à 1,10 g/jour (en l'absence de tyrosine), ce besoin accru étant lié au fait que la phénylalanine se transforme en tyrosine sous l'action de la *phénylalanine-hydroxylase*. Par l'intermédiaire de la tyrosine, la phénylalanine est à l'origine de l'adrénaline et de la mélanine. Présente dans le sang au taux de 8 mg/1, la phénylalanine est excrétée dans les urines. V. *oligophrénie phénylpyruvique*, *Guthrie (épreuve de)*. Symbole : Phe.

**phénylcétonurie** f. *(angl. **phenylketonuria**)*. Trouble héréditaire du métabolisme de la phénylalanine, dû à un déficit enzymatique (en *phénylalanine-hydroxylase*), transmis selon le mode récessif et caractérisé par une élimination dans les urines d'acide phénylpyruvique et d'autres produits intermédiaires du métabolisme de la phénylalanine (corps phénylcétoniques). Dans 0,5 % des cas, il ne se manifeste par aucun symptôme et n'évolue vers aucune manifestation morbide. Dans la plupart des cas, la manifestation majeure est une déficience mentale qui aboutit à l'*oligophrénie phénylpyruvique*. Le dépistage de la phénylcétonurie se fait par l'*épreuve de Guthrie*. V. *Guthrie (épreuve de)*.

**phéochromocytome** m. *(angl.* ***pheochromocytoma****).* Tumeur de la médullosurrénale, le plus souvent bénigne, se manifestant cliniquement par une hypertension artérielle de type paroxystique due à l'adrénaline que la tumeur sécrète en excès. V. *Sipple (syndrome de).*

**phimosis** m. *(angl.* ***phimosis****).* Rétrécissement plus ou moins marqué de l'anneau cutané préputial, empêchant de découvrir le gland ; parfois accidentel, il est le plus souvent congénital. V. *paraphimosis.*

**phimosis palpébral**. Syn. de *blépharophimosis.*

**phléb-, phlébo-** Préfixe d'origine grecque indiquant une relation avec les veines.

**phlébectasie** f. *(angl.* ***phlebectasia****).* Dilatation veineuse. V. *varice.* Syn. : *veinectasie.*

**phlébectomie** f. *(angl.* ***phlebectomy****).* Résection d'un segment de veine. V. *stripping.* Syn. : *veinectomie.*

**phlébite** f. *(angl.* ***phlebitis****).* Nom donné couramment à la formation de caillots dans une veine *(phlébothrombose)*, associée ou non à l'inflammation plus ou moins intense de ses parois *(thrombophlébite).* Elle peut affecter un territoire veineux quelconque, mais atteint le plus souvent les veines profondes des jambes, surtout en cas de varices, se manifestant alors par une tuméfaction rouge et douloureuse des téguments de la partie touchée, parfois accompagnée de fièvre. Les phlébites peuvent être primitives ou survenir comme complication (post-partum, opération, maladie infectieuse, anomalie de la coagulation). La migration du caillot détaché de la paroi veineuse peut être la cause d'une embolie. Ling. : Pour beaucoup, le terme *phlébite* devrait être remplacé par *thrombose* ; d'autres l'appellent *thrombophlébite.*

**phlébocavographie** f. Syn. de *cavographie.*

**phlébographie** f. *(angl.* ***phlebography****).* 1) Radiographie d'une veine ou d'un groupe de veines après injection d'une substance radio-opaque, soit directement dans la veine *(phlébographie directe)*, soit dans une artère correspondante (*phlébographie indirecte*). V. *sinusographie.* Syn. : *veinographie.* 2) Enregistrement graphique du pouls veineux jugulaire au moyen d'un phlébographe. (a. **phlébographique**)

**phlébolithe** m. *(angl.* ***phlebolith****).* Concrétion calcaire formée dans une veine, le plus souvent par calcification d'un caillot. Syn. : *calcul veineux.*

**phlébothrombose** f. *(angl.* ***phlebothrombosis****).* Thrombose veineuse par un caillot peu adhérent, sans altération inflammatoire appréciable des parois. V. *phlébite.* Elle est facilement le point de départ d'une embolie.

**phlébotome** m. *(angl.* ***sandfly****).* Insecte diptère hématophage, du genre *Phlebotomus*, vecteur de diverses maladies (*bartonellose, leishmaniose*). Il en existe un grand nombre d'espèces, répandues dans le monde entier.

**phlébotome** m. *(angl.* ***phlebotome****).* Petit scalpel servant à inciser des veines, pour en retirer un caillot, y placer un cathéter ou effectuer une saignée.

**phlegmon** m. *(angl.* ***phlegmon****).* Infiltration purulente diffuse du tissu sous-cutané ou du tissu conjonctif de soutien d'un organe. (a. **phlegmoneux, euse**)

**phlog-, phlogo-** Préfixes d'origine grecque indiquant une relation avec l'inflammation. Les mots formés au moyen de ce préfixe sont pratiquement abandonnés, considérés désuets.

**phlogistique** a. Syn. désuet d'*inflammatoire.*

**phlyctène** f. *(angl.* ***phlyctena****).* 1) Syn. de *bulle.* 2) Petit nodule de la cornée ou de la conjonctive.

**-phobe, -phobie** Suffixes d'origine grecque signifiant *qui craint, peur de.*

**phobie** f. *(angl.* ***phobia****).* Peur angoissante, irraisonnée, obsédante, de certains êtres, objets, actes ou situations. (a. **phobique**)

**phocomélie** f. *(angl.* ***phocomelia****).* Malformation congénitale caractérisée par l'absence de la partie moyenne des membres, les mains et les pieds semblant être directement attachés au tronc. V. *thalidomide.*

**phonateur, trice** a. *(angl.* ***phonatory****).* Qui participe à la phonation. Ex. : organe phonateur.

**phonation** f. *(angl.* ***phonation****).* Ensemble des phénomènes volontaires qui produisent la voix et la parole. Le larynx en est l'organe essentiel.

**phonatoire** a. *(angl.* ***phonatory****).* Qui se rapporte à la phonation. Ex. : spasme phonatoire.

**-phone, phono-**. Suffixe et préfixe d'origine grecque indiquant une relation avec la voix ou avec les sons.

**phone** m. *(angl.* ***phone****).* Unité physiologique de mesure de la sensation sonore.

**phonétique** *(angl. 1)* ***phonetic,*** *2)* ***phonetics****).* 1) a. Qui se rapporte au langage et aux sons articulés. 2) f. Étude du langage ou des sons articulés.

**phoniatrie** f. *(angl.* ***phoniatrics****).* Étude de la voix et des troubles de la phonation. Le spécialiste en est le *phoniatre.*

**phonocardiographie** f. *(angl.* ***phonocardiography****)*. Méthode d'enregistrement graphique des bruits du cœur, à l'aide du *phonocardiographe*. Le tracé obtenu est un *phonocardiogramme*.

**phosphatase** f. *(angl.* ***phosphatase****)*. Toute enzyme de la classe des hydrolases qui active la libération de l'acide phosphorique combiné à une substance organique sous forme d'ester. Des phosphatases sont présentes dans la plupart des tissus de l'organisme et dans le sang (*phosphatasémie*) sous forme de *phosphatases acides* (actives en milieu acide), dont la plus importante est la phosphatase prostatique, et de *phosphatases alcalines* (actives en milieu alcalin) provenant du foie, de l'intestin, du rein et des os.

**phosphatasémie** f. *(angl.* ***phosphatasemia****)*. Teneur en phosphatases, acides ou alcalines, du sang. Le taux de la phosphatase alcaline est augmenté dans le rachitisme, la maladie osseuse de Paget, l'ostéosarcome, l'ostéite fibro-kystique, les maladies hépato-biliaires. Le taux de la phosphatase acide est en général augmenté dans le cancer de la prostate ; il diminue au cours du traitement par les œstrogènes.

**phosphate** m. *(angl.* ***phosphate****)*. Sel ou ester de l'acide phosphorique ; les phosphates jouent un rôle important dans divers processus métaboliques.

**phosphaté, ée** a. *(angl.* ***phosphated****)*. Qui contient un phosphate, qui est mélangé à un phosphate ou qui a été traité par le phosphore, l'acide phosphorique ou un phosphate.

**phosphatémie** f. *(angl.* ***phosphatemia****)*. Quantité de phosphates contenue dans le sang. Sa recherche, associée à celle de la calcémie et de la phosphatasémie, fait partie de l'exploration du métabolisme phospho-calcique (pratiquée notamment dans diverses maladies osseuses : ostéomalacie, ostéoporose, etc.). Syn. : *phosphorémie*.

**phosphatidylcholine** f. *(angl.* ***phosphatidylcholine****)*. Phospholipide complexe renfermant du phosphore, du glycérol et de la choline, présent dans tous les tissus animaux et végétaux, particulièrement abondant dans le jaune d'œuf et le tissu nerveux. La phosphatidylcholine entre dans la constitution des lipoprotéines circulantes et cellulaires ; c'est un composant de base des membranes cellulaires chez l'homme et les mammifères. Abrév. : PC. Syn. : *lécithine* (nom ancien).

**α-phosphatidyl-éthanolamine**. Syn. de *céphaline*.

**phosphatidylcholine-stérol O-acyltransférase**. Enzyme de la classe des transférases, produite par le foie, qui catalyse le transfert des chaînes longues d'acides gras de la phosphatidylcholine à un stérol. Syn. : *lécithinase* (nom ancien).

**phosphaturie** f. *(angl.* ***phosphaturia****)*. Élimination urinaire des phosphates.

**phosphène** m. *(angl.* ***phosphene****)*. Sensation lumineuse provoquée par un stimulus autre que la lumière (par ex. la compression du globe oculaire à travers les paupières). V. aussi *photopsie*.

**phospholipase** f. *(angl.* ***phospholipase****)*. Toute enzyme catalysant l'hydrolyse des phospholipides. On classe les phospholipases selon la liaison hydrolysée et selon la nature des phospholipides susceptibles d'être hydrolysés.

**phospholipide** m. *(angl.* ***phospholipid****)*. Tout lipide contenant du phosphore. Les phospholipides sont des constituants normaux des cellules animales, végétales et bactériennes. Le sérum sanguin contient environ 2 g de phospholipides par litre.

**phosphoprotéide** m. (ou **phosphoprotéine** f.) *(angl.* ***phosphoprotein****)*. Toute protéine contenant de l'acide phosphorique. Les phosphoprotéines sont des constituants normaux du lait, du jaune d'œuf et des cellules animales.

**phosphore** m. *(angl.* ***phosphorus****)*. Corps simple, très répandu dans la nature sous forme de gisements de phosphate de calcium, et comme constituant important des végétaux et des animaux à l'état de phosphates minéraux et de combinaisons organiques plus ou moins complexes. C'est un constituant important du tissu osseux, du tissu nerveux, de la moelle osseuse, du sang. Il joue un rôle important dans le métabolisme des glucides et des lipides. Son métabolisme est étroitement lié à celui du calcium, étant dépendant de certaines hormones et de l'apport alimentaire en vitamine D. Il est éliminé par les urines sous forme de phosphates alcalins. Le phosphore radioactif (phosphore-32) est employé dans le traitement de leucémies et de la polyglobulie, et comme indicateur radioactif. Symbole : P. (a. **phosphorique**)

**phosphoré, ée** a. *(angl.* ***phosphorated****)*. Qui contient du phosphore.

**phosphorémie** f. Syn. de *phosphatémie*.

**phosphorescence** f. *(angl.* ***phosphorescence****)*. 1) Émission de lumière sans production de chaleur, par certaines substances, sous l'effet de la chaleur, de la lumière ou d'une cause mécanique (frottement) ; elle persiste un certain temps après suppression de la cause. 2) Propriété de certains organismes animaux (par ex. les lucioles) ou végétaux (par ex. des micro-organismes marins) d'émettre de la lumière dans l'obscurité. (a. **phosphorescent, ente**)

**phosphorique** a. *(angl.* ***phosphoric****)*. Qui se rapporte au phosphore. V. *acide phosphorique*.

**phot** m. *(angl* ***phot****)*. Unité d'éclairement du système CGS ; 1 phot = 10 000 lux. Symbole : ph.

**phot-, photo-** Préfixes d'origine grecque indiquant une relation avec la lumière.

**photochimie** f. *(angl.* ***photochemistry****)*. Partie de la chimie qui traite des réactions chimiques provoquées par les rayons lumineux et d'autres rayonnements. (a. **photochimique**)

**photocoagulation** f. *(angl.* ***photocoagulation****)*. Procédé de coagulation d'un tissu au moyen du *laser* (V. ce terme).

**photomètre** m. *(angl.* ***photometer****)*. Appareil servant à la mesure des intensités lumineuses. Il existe des modèles pour des dosages chimiques, d'autres qui sont adaptés pour la mesure de l'acuité visuelle.

**photométrie** f. *(angl.* ***photometry****)*. 1) Partie de la physique qui traite de la mesure des intensités lumineuses. 2) En ophtalmologie, mesure de l'acuité visuelle au moyen d'un photomètre. (a. **photométrique**)

**photon** m. *(angl.* ***photon****)*. Quantité élémentaire de rayonnement électromagnétique.

**photophobie** f. *(angl.* ***photophobia****)*. Crainte de la lumière vive qui provoque une sensation douloureuse, en rapport avec une maladie oculaire (conjonctivite, kératite, irido-cyclite), la migraine ou une inflammation méningée.

**photopsie** f. *(angl.* ***photopsia****)*. Trouble de la vision consistant en la perception de cercles irisés, d'éclairs, d'étincelles, qui est observé dans certaines affections de la rétine ou de la choroïde, ou dans certaines tumeurs cérébrales. V. aussi *phosphène*.

**photosensible** a. *(angl.* ***photosensitive****)*. Sensible à la lumière.

**phrén-, phréno-** Préfixes d'origine grecque indiquant une relation avec le diaphragme ou avec l'esprit, les facultés mentales (dans ce dernier sens, on emploie aussi les suffixes *-phrène, -phrénie*. Ex. : hébéphrénie, schizophrène).

**phrénicectomie** (ou **phrénicotomie**) f. *(angl.* ***phrenicectomy****)*. Section ou résection partielle du nerf phrénique afin de réaliser la paralysie de l'hémidiaphragme correspondant et limiter ainsi les mouvements respiratoires ; préconisée dans le traitement de la tuberculose pulmonaire, elle n'est plus guère pratiquée.

**phrénique** *(angl.* ***phrenic****)*. a. Syn. de *diaphragmatique*. V. *nerf phrénique*.

**phréno-splénique** a. *(angl.* ***phrenosplenic****)*. Qui se rapporte au diaphragme et à la rate.

**phtiriase** f. *(angl.* ***phthiriasis****)*. Infestation par des poux du genre *Phthirus*, qui vivent habituellement dans les poils du pubis.

**phtisie** f. *(angl.* ***phthisis****)*. Nom désuet de la *tuberculose pulmonaire*.

**phtisique** *(angl.* ***phthisic****)*. 1) a. Qui se rapporte à la phtisie. 2) a. et n. Qui est atteint de tuberculose pulmonaire (terme désuet employé encore parfois en langage courant).

**phylogenèse** f. *(angl.* ***phylogeny, phylogenesis****)*. Formation, développement des lignées animales ou végétales (et, par extension, des organes) au cours des temps. V. *ontogenèse*. (a. **phylogénétique**)

**physio-** Préfixe d'origine grecque indiquant une relation avec la nature, avec ce qui est naturel.

**physiognomonie** f. *(angl.* ***physiognosis****)*. Étude du caractère et du tempérament d'un individu d'après les traits et la conformation générale de son visage. (a. **physiognomonique**)

**physiologie** f. *(angl.* ***physiology****)*. Science qui traite des fonctions normales d'un organisme animal (physiologie animale), végétal (physiologie végétale) ou humain (physiologie humaine).

**physiologie psychique**. Syn. de *psychophysiologie*.

**physiologique** a. *(angl. 1)* ***physiological****, 2)* ***physiologic****)*. 1) Qui se rapporte à la physiologie. 2) Par extension, se dit d'une fonction ou d'un état organique normaux (par opposition à pathologique ou anormal).

**physionomie** f. *(angl.* ***physiognomy****)*. Aspect caractéristique du visage (surtout en ce qui concerne son expression).

**physiopathologie** (ou **physiologie pathologique**) f. *(angl.* ***physiopathology****)*. Étude des troubles fonctionnels de diverses affections.

**physiopathologique** a. *(angl.* ***physiopathologic****)*. Qui se rapporte à la physiopathologie ou aux troubles fonctionnels occasionnés par les maladies.

**physiothérapie** f. *(angl.* ***physiotherapy****)*. Utilisation des agents naturels tels que l'air, l'eau, la chaleur, l'électricité, la lumière, ainsi que des diverses méthodes d'exercices physiques et de massage, dans un but thérapeutique. V.

*kinésithérapie*. Elle comprend également la mise à profit du climat, de l'altitude, des bains de mer, etc. Le spécialiste en physiothérapie est le *physiothérapeute*.

**physique** *(angl. 1)* ***physics****, 2) 3)* ***physical****, 4)* ***physical aspect****)*. 1) f. Science qui étudie les propriétés de la matière et de l'énergie. Le spécialiste en est le *physicien*. 2) a. Qui se rapporte à la matière. 3) a. Qui se rapporte à la nature matérielle du corps, par opposition à psychique. 4) m. Aspect extérieur, morphologique, d'un individu.

**physique médicale** *(angl.* ***medical physics****)*. Partie de la physique comprenant toutes les applications de la physique à la médecine touchant l'utilisation de principes et de techniques physiques dans la prévention, le diagnostic et le traitement de la maladie humaine sous tous leurs aspects, ainsi que la recherche médicale pour l'avancement de la santé de l'homme[26].

**-phyte**, **phyto-** Suffixe et préfixe d'origine grecque indiquant une relation avec les plantes, les végétaux.

**phytostérol** m. Stérol végétal dont la structure chimique est analogue à celle du cholestérol. Les phytostérols, présents en petites quantités dans les fruits, les légumes, les céréales et les huiles végétales, exercent une action hypolipémiante (anticholestérol) sur le sérum sanguin lorsqu'ils sont ingérés sous forme de pâte à tartiner concentrée («becel pro-activ»).

**phytothérapie** f. *(angl.* ***phytotherapy****)*. Traitement par les plantes. Celui qui pratique la phytothérapie est le *phytothérapeute*.

**pian** m. *(angl.* ***yaws****,* ***pian****)*. Maladie infectieuse chronique des régions tropicales due à un tréponème *(Treponema pertenue)* morphologiquement identique au tréponème de la syphilis, mais qui n'est pas une maladie sexuellement transmissible. Contractée pendant l'enfance, elle évolue, comme la syphilis, en trois stades et se caractérise essentiellement par des lésions cutanées progressivement végétantes rappelant la framboise (*pianomes* ou *frambœsiomes*), qui aboutissent à des ulcérations progressives, mutilantes, de la peau, des os et des articulations. Syn. : *frambœsia*.

**Pick** (**pseudo-cirrhose de**) *(angl.* ***cardiac cirrhosis****)*. Complication d'une péricardite constrictive se traduisant par une infiltration fibreuse du foie et de sa capsule avec signes de dysfonctionnement hépatique et ascite. (*Pick* Friedel, médecin tchèque, 1867-1926.)

**pico-** Préfixe qui sert à former le nom d'unités un million de million de fois plus petites que l'unité de base.

**picogramme** m. *(angl.* ***picogram****)*. Unité de masse égale à un millionième de microgramme. Symbole : pg.

**picomètre** m. *(angl.* ***picometer****)*. Unité de longueur égale à un millionième de micron. Symbole : pm. Syn. : *micromicron*.

**picture cell element**. V. *pixel*.

**piébaldisme** m. *(angl.* ***piebaldism****)*. Anomalie congénitale et héréditaire de la pigmentation cutanée caractérisée par des plages dépigmentées siégeant presque symétriquement à la poitrine, à l'abdomen, aux membres, au cuir chevelu, où l'on observe une mèche blanche frontale.

**pied** m. *(angl.* ***foot****)*. 1) Segment distal du membre inférieur relié à la jambe par le cou-de-pied et portant cinq orteils. Le pied présente une face supérieure (dos du pied) et une face inférieure (plante). (a. **pédieux, euse**). 2) Extrémité inférieure d'une structure organique. V. *péd-*, *pédicule*, *pédoncule*.

**pied bot** *(angl.* ***clubfoot****,* ***talipes****)*. Déformation permanente du pied, congénitale ou acquise, comportant des rétractions tendineuses et aponévrotiques, associées à des malformations osseuses, de sorte que l'appui du pied sur le sol n'est plus normalement réparti sur la région plantaire. Suivant le type de la déformation, on peut classer les pieds bots en : *pied bot équin* (appui sur la pointe), *pied bot talus* (appui sur le talon), *pied bot valgus* (appui sur le bord interne), *pied bot varus* (appui sur le bord externe), *pied bot convexe*, *pied bot creux*. Ling. : Du vieux francais *bot*, arrondi, émoussé. Par extension, on dit aussi *main bote* (V. ce terme).

**pied creux** *(angl.* ***pes cavus****)*. Pied dont la cambrure plantaire est exagérée. Les orteils tendent à se replier en griffe; la pression excessive sur les têtes des métatarsiens détermine durillons et douleur.

**pied plat** *(angl.* ***flatfoot****,* ***pes valgus****)*. Déformation du pied caractérisée par l'affaissement plus ou moins important de l'arche longitudinale interne du pied, la plante prenant appui sur le sol sur la presque totalité de sa surface. Elle peut être congénitale ou acquise. Syn. : *platypodie*.

**pie-mère** f. *(angl.* ***pia mater****)*. Mince lame de tissu conjonctif lâche et transparent qui recouvre toute la surface externe du névraxe. Avec l'arachnoïde, elle forme les *leptoméninges*. La richesse des vaisseaux sanguins qui y cheminent avant de s'enfoncer dans la substance nerveuse en fait une véritable membrane nourricière. Elle est séparée de l'arachnoïde par l'espace sous-arachnoïdien.

On distingue la *pie-mère rachidienne* et la *pie-mère crânienne*. (a. **pie-mérien, ienne**)

**piézographie** f. *(angl.* ***piezography****)*. Technique d'exploration du système cardio-vasculaire basée sur l'étude des variations de la pression intra-artérielle au cours de la révolution cardiaque, au moyen d'un appareillage électronique *(piézographe)* qui enregistre ces variations sous forme de courbes *(piézogramme)*, par l'intermédiaire d'un détecteur appliqué sur la peau au niveau de l'artère à étudier. En pratique courante, on enregistre le tracé radial et le tracé carotidien. Les tracés piézographiques permettent un diagnostic précoce des altérations vasculaires.

**PIF**. Abrév. désignant le *facteur inhibiteur de la prolactine* (de l'anglais ***p****rolactin* ***i****nhibiting* ***f****actor*).

**pigment** m. *(angl.* ***pigment****)*. Toute substance colorée, quelles qu'en soient l'origine, la structure et la nature. Parmi les pigments organiques figurent l'hémoglobine, l'érythropsine, les pigments biliaires, la sidérophiline, la céruléoplasmine, la mélanine. (a. **pigmentaire**)

**pigment biliaire** *(angl.* ***bile pigment****)*. Tout pigment faisant partie des éléments constitutifs de la bile. Le principal en est la *bilirubine*. Les pigments biliaires sont normalement présents aussi dans le plasma, l'urine et les selles.

**pigmentation** f. *(angl.* ***pigmentation****)*. Formation et accumulation (normale ou pathologique) de pigments dans les tissus.

**pigmenté, ée** a. *(angl.* ***pigmented****)*. Qui est pourvu de pigments.

**pilaire** a. *(angl.* ***pilary****)*. Qui se rapporte aux poils ou aux cheveux. Ex. : kératose pilaire.

**pileux, euse** a. *(angl.* ***hairy, pilose****)*. Qui se rapporte aux poils (ex. : système pileux), qui en contient (ex. : kyste pileux), ou qui en est couvert (ex. : partie pileuse, nævus pileux). V. *follicule pileux*.

**pilier** m. *(angl.* ***pillar****)*. En anatomie nom donné à certaines structures en raison de leur forme, de leur disposition, de leur fonction de soutien. Ex. : piliers du cœur, piliers du diaphragme, piliers du voile du palais, etc.

**piliforme** a. *(angl.* ***piliform****)*. Qui a la forme d'un poil.

**pilomatrixome** m. *(angl.* ***pilomatricoma****)*. Tumeur cutanée bénigne solide, unique, localisée à la face ou aux membres supérieurs et qui peut atteindre un volume considérable. Elle se développe à partir de la couche germinative (matrix) du follicule pileux et est constituée de cellules ressemblant à celles d'un carcinome basocellulaire et de cellules éosinophiles caractéristiques dites « cellules fantômes ». Syn. : *tumeur de Malherbe*.

**pilosité** f. *(angl.* ***pilosity****)*. Ensemble des poils et leur disposition sur les téguments (pilosité de type féminin, pilosité de type masculin).

**pilule** f. *(angl.* ***pill****)*. Petite préparation pharmaceutique de forme généralement sphérique, de consistance dure ou ferme, pouvant être avalée entière. Son poids est généralement compris entre 0,1 et 0,5 g.

**pince pollici-digitale**. Nom donné au pouce et à l'index ou à un autre doigt, en tant que moyen de préhension.

**pincement articulaire**. Diminution de l'espace articulaire normal visible sur la radiographie.

**pinéal, ale, aux** a. *(angl.* ***pineal****)*. Qui se rapporte à l'épiphyse cérébrale (appelée aussi *corps pinéal* ou *glande pinéale*).

**pinéalome** m. *(angl.* ***pinealoma****)*. Tumeur développée dans l'épiphyse.

**pinocytose** f. *(angl.* ***pinocytosis****)*. Absorption par une cellule de très petites particules de liquide provenant du milieu qui l'entoure.

**pinta** f. *(angl.* ***pinta****)*. Maladie des régions tropicales due à *Treponema carateum*, caractérisée par des papules évoluant en placards érythémato-squameux, puis, au stade tertiaire, en taches squameuses dyschromiques, puis achromiques.

**pipérazine** f. *(angl.* ***piperazine****)*. Vermifuge administré par la bouche, indiqué dans l'ascaridiose, l'oxyurose et la trichocéphalose.

**piqûre** f. *(angl. 1)* ***injection****, 2)* ***jab****, 3)* ***bite, sting****)*. 1) En langage courant, introduction d'une aiguille creuse dans une partie du corps pour en retirer un liquide organique normal ou pathologique (ponction, prise de sang) ou pour y injecter un médicament liquide (injection). 2) Petite blessure faite par un instrument mince et pointu. 3) Lésion cutanée provoquée par le dard d'un insecte.

**piriforme** a. *(angl.* ***piriform****)*. En forme de poire. Ex. : thorax piriforme.

**Pirquet (cutiréaction, réaction** ou **test de von)** *(angl.* ***Pirquet's reaction****)*. Réaction provoquée par l'application d'une goutte de tuberculine brute sur la peau préalablement scarifiée au vaccinostyle. Elle est positive si l'on constate, après 48 heures, une induration locale, accompagnée de rougeur ; elle est négative s'il n'y a aucune réponse locale ou qu'une simple rougeur. Une cutiréaction positive indique que le sujet a été, à un moment donné de sa vie, en contact avec le bacille tuberculeux. La cutiréaction négative indique généralement que le sujet n'a jamais

P

été en contact avec le bacille tuberculeux, mais elle peut aussi être due à une perte de la sensibilisation ou au fait que la peau réagit faiblement à la tuberculine, bien que l'individu ait été en contact avec le bacille tuberculeux. Aussi préfère-t-on généralement l'*intradermoréaction de Mantoux*, qui donne des résultats plus précis. (*Pirquet* Clemens Peter von, pédiatre et immunologiste autrichien, 1874-1929.)

**pisiforme** a. a. *(angl.* ***pisiform****)*. En forme de pois. V. *os pisiforme*.

**pitocine** f. Syn. d'*oxytocine*.

**pitressine** f. Syn. de *vasopressine*.

**pituitaire** a. *(angl.* ***pituitary****)*. Syn. d'*hypophysaire*. V. *muqueuse pituitaire*.

**pituitarisme** m. *(angl.* ***pituitarism****)*. Trouble fonctionnel de l'hypophyse (glande pituitaire).

**pituite** f. *(angl.* ***pituita****)*. Liquide glaireux, composé de salive et de sécrétions œsophagiennes accumulées pendant la nuit, rejeté le matin à jeun, à la suite d'un spasme du cardia, par les sujets souffrant de gastrite, notamment de gastrite alcoolique.

**pityriasis** m. *(angl.* ***pityriasis****)*. Nom donné à certaines affections cutanées caractérisées par une fine desquamation. (a. **pityriasique**)

**pityriasis rosé (de Gibert)** *(angl.* ***pityriasis rosea****)*. Dermatose fréquente, bénigne, caractérisée par une éruption de petites taches irrégulières, rosées, finement squameuses, disséminées sur le corps mais épargnant la face, le cuir chevelu et les extrémités. L'évolution se fait spontanément vers la guérison en environ 6 semaines. (*Gibert* Camille Melchior, dermatologue français, 1797-1866.)

**pixel** m. *(angl.* ***pixel****)*. En tomodensitométrie, image élémentaire correspondant à la mesure de densité des structures comprises dans un carré de la matrice. Ling. : Phonétiquement de l'anglais *picture cell element* (élément cellulaire d'image).

**PL**. Abrév. de *ponction lombaire*.

**placebo** m. *(angl.* ***placebo****)*. Agent dépourvu d'efficacité thérapeutique mais qui peut agir par un mécanisme psychologique (*effet placebo*) si le sujet pense recevoir un traitement actif. On emploie les placebos pour tester la valeur réelle d'un médicament en dehors de toute action psychologique (*blind test* ou *épreuve anonyme*). Ling. : *Placebo*, mot latin signifiant *je plairai*. V. *nocebo (effet)*.

**placenta** m. *(angl.* ***placenta****)*. Annexe du fœtus qui assure les échanges nutritifs entre celui-ci et l'organisme maternel. Il se développe au cours de la grossesse à partir de la membrane externe de l'œuf (le chorion); il est en contact intime avec la muqueuse utérine par ses villosités choriales. Le placenta joue également le rôle de glande endocrine en sécrétant les hormones stéroïdes (estrone, progestérone) qui maintiennent la muqueuse utérine dans son état gestatif, et les gonadotrophines chorioniques, dont l'abondance dans l'urine permet le diagnostic biologique de la grossesse. Après la délivrance, l'aspect du placenta est celui d'une masse charnue parcourue de sillons qui la divisent en lobes (cotylédons) et pesant 600 g. Sur sa face fœtale, tapissée de l'amnios, s'insère le cordon ombilical. (a. **placentaire**)

**placenta accreta** *(angl.* ***placenta accreta****)*. Fusion intime du placenta avec l'utérus, rendant impossible son décollement lors de la délivrance. Cette anomalie oblige parfois à pratiquer une hystérectomie.

**placenta bilobé** (ou **bipartita**) *(angl.* ***bilobate placenta****)*. Placenta constitué de deux lobes qui ne sont pas nettement distincts l'un de l'autre.

**placenta incarcéré** *(angl.* ***retained placenta, incarcerated placenta****)*. Placenta qui reste à l'intérieur de la cavité utérine après son détachement, du fait de contractions utérines spastiques.

**placenta praevia** *(angl.* ***placenta previa****)*. Insertion anormale du placenta sur le segment inférieur de l'utérus. Elle peut être la cause de complications lors de l'accouchement.

**placentaire** a. *(angl.* ***placental****)*. Qui se rapporte au placenta. V. *hormones placentaires*.

**placentothérapie** f. *(angl.* ***placentotherapy****)*. Traitement par des extraits placentaires.

**plaie** f. *(angl.* ***sore, wound****)*. Interruption dans la continuité des tissus déterminée par une cause externe (traumatisme, intervention chirurgicale), avec ou sans perte de substance. La cicatrisation des plaies se fait de deux façons : *par première intention* ou *par deuxième intention*. V. *cicatrisation*.

**plan de morsure** *(angl.* ***bite plane****)*. Ensemble des points de contact des deux arcades dentaires lors de l'occlusion[33].

**plancher pelvien**. Syn. de *périnée*.

**planification familiale** *(angl.* ***family planning****)*. 1) Au sens large et le plus courant, utilisation de diverses méthodes de régulation de la fécondité, destinées à aider les individus ou les couples à atteindre certains objectifs : éviter les naissances non désirées, déterminer volontairement le nombre des naissances, l'espacement des grossesses et l'époque des naissances selon l'âge des parents. La planification familiale peut comporter toute une gamme d'activités allant de la planification des naissances et du traitement de la stérilité, à l'éducation sexuelle, aux conseils matrimoniaux et même aux conseils génétiques. 2) Au sens limité, emploi des méthodes permettant d'éviter les grossesses non désirées, telles que contraception, avortement intentionnel, stérilisation ou absence totale de rapports sexuels. V. *anticonceptionnel, contraceptif.* Syn. : *régulation des naissances, contrôle des naissances, limitation des naissances, birth control* (néologisme anglais déconseillé).

**planning familial**. Syn. déconseillé de *planification familiale.*

**plantaire** a. *(angl.* ***plantar****)*. Qui se rapporte à la plante du pied. V. *palmaire.*

**plaque dentaire** f. *(angl.* ***dental plaque****)*. Enduit composé de mucosités salivaires, de bactéries, de déchets alimentaires qui se dépose à la surface des dents et dans les espaces interdentaires[38].

**plaque équatoriale**. Syn. de *couronne équatoriale.*

**plaque motrice** (ou **neuro-musculaire**) *(angl.* ***motor end plate****)*. Petite masse de protoplasma indifférencié par l'intermédiaire de laquelle se fait la terminaison du filet nerveux moteur d'un axone dans la fibre musculaire et la transmission de l'influx nerveux à la cellule musculaire striée.

**plaque vissée** *(angl.* ***screwed plate****)*. Plaque métallique percée de trous pour recevoir des vis; elle est utilisée pour solidariser deux fragments osseux dans lesquels sont implantées les vis au cours d'une ostéosynthèse.

**plaquettaire** a. Syn. de *thrombocytaire.*

**plaquette** f. Syn. de *thrombocyte.*

**plasma** m. *(angl.* ***plasma****)*. Partie liquide du sang dans laquelle se trouvent en suspension les éléments figurés (globules rouges, globules blancs, plaquettes) et le fibrinogène. Lors de la coagulation du sang *in vitro*, le fibrinogène soluble se transforme en fibrine insoluble en formant un *caillot*; la partie liquide résiduelle constitue le *sérum*. La composition du plasma sanguin est très complexe; il contient entre 77 et 81 % d'eau, des substances azotées (urée, créatine, créatinine, albumines, globulines, acides aminés), des lipides (cholestérol, acides gras), des glucides (notamment du glucose), des éléments minéraux (chlore, sodium, potassium, magnésium, calcium, phosphore minéral, iode, fer), des enzymes (phosphatases acide et alcaline, lipase, etc.), des hormones, et divers métabolites. Le plasma peut être utilisé à des fins thérapeutiques pour remplacer des pertes sanguines ou liquidiennes. (a. **plasmatique**)

**plasmaphérèse** f. *(angl.* ***plasmapheresis****)*. Extraction, par centrifugation, du plasma du sang d'un donneur, avant de lui réinjecter les éléments figurés. Cette technique est utilisée pour obtenir du plasma frais à des fins thérapeutiques.

**plasmathérapie** f. *(angl.* ***plasmatherapy****)*. Injection intraveineuse de plasma à des fins thérapeutiques.

**plasmide** m. *(angl.* ***plasmid****)*. Élément génétique de certaines bactéries (*Entérobactéries*, par ex.) susceptible d'être transmis d'un individu à l'autre indépendamment des gènes portés par la grande molécule d'acide désoxyribonucléique, qui joue, chez ces organismes, le rôle de chromosome. Les plasmides sont souvent porteurs de gènes de résistance à divers antibiotiques[23]. Certains plasmides peuvent aussi s'intégrer temporairement à la molécule d'ADN. Ils portent alors le nom d'*épisomes.*

**plasmine** f. Syn. de *fibrinolysine.*

**plasmoblaste** m. *(angl.* ***plasmoblast****)*. Cellule souche tissulaire dont dérive le plasmocyte.

**plasmocyte** m. *(angl.* ***plasmocyte****)*. Cellule tissulaire ressemblant au lymphocyte, de forme ovale ou arrondie, à noyau non segmenté, excentrique, et à cytoplasme fortement basophile (coloration Giemsa). On trouve surtout des plasmocytes dans les inflammations chroniques. Ils interviennent dans la synthèse des immunoglobulines. (a. **plasmocytaire**)

**plasmocytome** m. *(angl.* ***plasmocytoma****)*. Tumeur bénigne ou maligne constituée par une prolifération de cellules appartenant à la lignée des plasmocytes. Les tumeurs malignes sont le plus souvent multiples, affectant les os (dont la forme habituelle est le myélome multiple); le plasmocytome bénin unique est habituellement localisé aux cavités nasales, au pharynx ou à la trachée.

**plasmocytose** f. *(angl. 1)* ***normal plasma cells count****, 2)* ***plasmocytosis****)*. 1) Présence de plasmocytes dans un tissu ou dans le sang. 2) Par extension, augmentation du nombre de plasmocytes dans un tissu.

**Plasmodium** m. *(angl.* ***Plasmodium****)*. Genre de *Sporozoaires*, parasites des globules rouges et des tissus, agents responsables du paludisme. Il en existe quatre espèces : *Plasmodium falciparum* (responsable de la fièvre tierce maligne), *Plasmodium malariae* (responsable de la fièvre quarte), *Plasmodium ovale*, moins répandu (responsable d'une forme de fièvre tierce), et *Plasmodium vivax* (responsable de la fièvre tierce bénigne). Syn. : *hématozoaire*. (a. **plasmodique**)

**plasticité** f. *(angl.* ***plasticity****)*. Propriété des tissus de se former ou de se reformer après destruction.

**plastie** f. *(angl.* ***plastic surgery****)*. Restauration chirurgicale d'un organe ou d'une partie du corps. Ling. : On emploie aussi le suffixe *-plastie*. Ex. : palatoplastie.

**plastie cutanée** *(angl.* ***plastic skin surgery****)*. Réparation d'une perte de substance de la peau. Elle est dite *simple*, lorsqu'il s'agit d'une petite perte de substance ou de la réparation d'une cicatrice inesthétique. Selon la forme de la ligne d'incision, on distingue des *plasties en Z, en V-Y, en U*, etc. Lorsque la perte de substance est importante, la plastie cutanée fait appel aux *greffes*.

**plastie mammaire**. Syn. de *mastoplastie*.

**plastique** a. *(angl.* ***plastic****)*. 1) Qui sert à former, à réparer. Ex. : opération plastique. 2) Qui est capable d'être moulé, de changer de forme.

**plateau tibial**. V. *tibia*.

**plateau vertébral**. V. *corps vertébral*.

**Plathelminthes** m. pl. *(angl.* ***Platyhelminthes****)*. Classe de vers plats, généralement hermaphrodites, à téguments mous, dépourvus de cavité générale, dont le corps est segmenté ou non. Deux ordres appartenant à cette classe comprennent des espèces parasites de l'homme : les *Trématodes* et les *Cestodes*.

**plâtre** (ou **appareil plâtré**) m. *(angl.* ***cast****)*. Appareil de contention fabriqué au moyen de tissu imprégné de sulfate de calcium qui, après avoir été mouillé, durcit en séchant. Il est employé pour immobiliser des fractures ou diverses lésions ostéo-articulaires. V. *gypsotomie*.

**platy-** Préfixe d'origine grecque signifiant *large et plat*.

**platycyte** m. Syn. de *leptocyte*.

**platypodie** f. Syn. de *pied plat*.

**platyspondylie** f. *(angl.* ***platyspondylisis, platyspondylia****)*. Aplatissement du corps vertébral de plusieurs vertèbres de la région dorso-lombaire, qui peut aboutir à la constitution d'une cyphose ; c'est une malformation observée dans certaines affections congénitales du système osseux.

**-plégie** Suffixe d'origine grecque signifiant *attaque, paralysie*. Ex. : hémiplégie, laryngoplégie.

**pléiocytose** (ou **pléocytose**) f. *(angl.* ***pleocytosis****)*. Présence de lymphocytes en nombre excessif dans le liquide céphalo-rachidien.

**pléthore** f. *(angl.* ***plethora****)*. Surabondance de sang, état de réplétion en général.

**pléthorique** a. *(angl.* ***plethoric****)*. Qui se rapporte à la pléthore, qui en a les caractères. Un individu pléthorique est un individu obèse, à visage vivement coloré.

**pleural, ale, aux** a. *(angl.* ***pleural****)*. Qui se rapporte à la plèvre. Ex. : cavité pleurale, symphyse pleurale.

**pleuralgie** f. *(angl.* ***pleuralgia****)*. Douleur thoracique d'origine pleurale.

**pleuralisation** f. Action de recouvrir de plèvre une surface cruentée (viscère, médiastin, paroi thoracique) au cours d'une intervention intrathoracique.

**pleurectomie** f. *(angl.* ***pleurectomy****)*. Résection d'une partie de la plèvre.

**pleurésie** f. *(angl.* ***pleurisy****)*. Inflammation aiguë ou chronique de la plèvre, due le plus souvent à une infection provenant du poumon ou de la cage thoracique, et accompagnée d'un épanchement entre les deux feuillets de la plèvre (séro-fibrineux, purulent, hémorragique, etc.). (a. **pleurétique**)

**pleurésie chyleuse**. Syn. de *chylothorax*.

**pleurésie interlobaire**. Syn. de *scissurite*.

**pleurésie purulente**. Syn. de *pyothorax*.

**pleurite** f. *(angl.* ***pleuritis****)*. Inflammation de la plèvre, sans épanchement ; pleurésie sèche.

**pleurocentèse** f. *(angl.* ***pleurocentesis****)*. Ponction de la plèvre pratiquée généralement pour évacuer un épanchement.

**pleurodynie** f. *(angl.* ***pleurodynia****)*. Douleur intercostale en rapport avec un processus inflammatoire rhumatismal.

**pleurolyse** f. *(angl.* ***pleurolysis****)*. Section des brides ou des adhérences formées entre les deux feuillets (pariétal et pulmonaire) de la plèvre.

**pleuro-péricardique** a. *(angl.* ***pleuropericardial****)*. Qui se rapporte à la plèvre et au péricarde. Ex. : souffle pleuro-péricardique.

**pleuro-péritonéal, ale, aux** a. *(angl.* ***pleuroperitoneal****)*. Qui se rapporte à la plèvre et au péritoine.

**pleuropneumonie** f. *(angl.* ***pleuropneumonia****)*. Pneumonie associée à une inflammation de la plèvre avec épanchement pleural.

**pleurorrhée** f. V. *hydrothorax*.

**pleurotomie** f. *(angl.* ***pleurotomy****)*. Incision de la plèvre pariétale à travers la paroi thoracique (pour évacuer un épanchement ou pour effectuer une biopsie de la plèvre ou du poumon).

**plèvre** f. *(angl.* ***pleura****).* Membrane séreuse de la cavité thoracique, constituée d'un feuillet viscéral *(plèvre pulmonaire)* appliqué sur la surface du poumon et d'un feuillet pariétal *(plèvre pariétale)* qui tapisse l'intérieur de la paroi thoracique, le diaphragme *(plèvre diaphragmatique)* et le médiastin *(plèvre médiastinale).* V. *pleural.*

**plexopathie** f. *(angl.* ***plexopathy****).* Atteinte du plexus brachial ou lombo-sacré.

**plexulaire** a. *(angl.* ***plexal****).* Qui se rapporte à un plexus.

**plexus** m. *(angl.* ***plexus****).* En anatomie, réseau entrelacé de nerfs, de vaisseaux sanguins ou lymphatiques. (a. **plexulaire**)

**plexus choroïdes** *(angl.* ***choroid plexus****).* Ensemble des anses vasculaires développées au sein des replis de la pie-mère au niveau des troisième et quatrième ventricules cérébraux, formant la *toile choroïdienne.* On attribue aux plexus choroïdes la formation du liquide céphalo-rachidien.

**plexus cœliaque** (ou **solaire**) *(angl.* ***celiac plexus, solar plexus****).* Très important plexus nerveux abdominal, appartenant au système neurovégétatif, situé autour du tronc cœliaque et de l'origine de l'artère mésentérique en avant de l'aorte abdominale. Il est constitué par les ganglions cœliaques, mésentériques supérieurs et aortico-rénaux, recevant les nerfs pneumogastriques, les grand et petit splanchniques, et les nerfs provenant de tous les viscères abdominaux.

**plicature** f. *(angl.* ***plication****).* Technique chirurgicale consistant à effectuer un pli au niveau d'une structure anatomique ou d'un organe dans le but d'en modifier la position, la forme ou la fonction. V. *gastroplicature.*

**plomb** m. *(angl.* ***lead****).* Métal blanc légèrement grisâtre, mou, malléable. On le trouve dans de nombreux minerais. Il a été trouvé en faible quantité dans divers organes de l'homme et des animaux. Le plomb et ses composés sont très toxiques et peuvent causer des intoxications professionnelles. V. *saturnisme, saturnin.* Symbole : Pb.

**plombé, ée** a. *(angl.* ***leaded****).* Qui contient du plomb, qui en a l'aspect. Ex. : caoutchouc plombé, teint plombé.

**pluri-** Préfixe d'origine latine signifiant *plusieurs.*

**pluricellulaire** a. *(angl.* ***pluricellular****).* Se dit d'un organisme constitué d'un grand nombre de cellules. V. *unicellulaire.*

**pluriganglionnaire** a. Syn. de *polyganglionnaire.*

**pluriglandulaire** a. *(angl.* ***pluriglandular****).* Qui se rapporte à plusieurs glandes. Ex. : syndrome pluriglandulaire. Syn. : *polyglandulaire.*

**plurilobé, ée** a. *(angl.* ***plurilobate****).* Qui possède plusieurs lobes.

**pluriloculaire** a. *(angl.* ***plurilocular****).* Syn. de *multiloculaire.*

**pluritronculaire** a. 1) En cardiologie, se dit des lésions athéromateuses coronariennes siégeant sur le trajet de plusieurs artères. 2) Malade qui présente ces lésions.

**pm** Symbole du *picomètre.*

**p.m.** Abrév. de *poids moléculaire.*

**PMA**. Abrév. de *procréation médicalement assistée.*

**-pnée** Suffixe d'origine grecque indiquant une relation avec la respiration.

**pneum-**, **pneumo-** Préfixes d'origine grecque indiquant une relation avec l'air, la respiration ou le poumon. V. *pneumon-.* On dit aussi *pneumat-, pneumato-.*

**pneumallergène** m. *(angl.* ***airborne allergen****).* Allergène dont l'inhalation provoque des manifestations respiratoires (par ex. le pollen de diverses plantes). V. *trophallergène.*

**pneumarthrographie** f. Pneumoarthrographie.

**pneumarthrose** f. *(angl.* ***pneumarthrosis****).* Présence de gaz dans une cavité articulaire.

**pneumat-, pneumato-**V. *pneum-.*

**pneumatique** *(angl. 1) 2)* ***pneumatic****, 3)* ***pneumatics****).* 1) a. Qui se rapporte à l'air ou à un gaz. Ex. : garrot pneumatique. 2) a. Qui contient de l'air ou un autre gaz. Ex. : cavités pneumatiques d'un os. 3) f. Étude des propriétés mécaniques des gaz.

**pneumatisation** f. *(angl.* ***pneumatization****).* Formation de cavités remplies d'air à l'intérieur d'une structure organique. Ex. : la pneumatisation normale de certains os du crâne ou de la face. (a. **pneumatisé, ée**)

**pneumatocèle** f. *(angl.* ***pneumatocele****).* Toute tumeur, tuméfaction ou hernie contenant des gaz.

**pneumatose** f. *(angl.* ***pneumatosis****).* Présence d'air ou de gaz dans des tissus, des organes ou des régions anatomiques qui en sont normalement dépourvus.

**pneumoartériographie** f. *(angl.* ***pneumoarteriography****).* Radiographie d'un segment artériel après injection d'oxygène ou de gaz carbonique comme milieu de contraste éclaircissant.

**pneumoarthrographie** (ou **pneumarthrographie**) f. *(angl.* ***pneumoarthrography****).* Arthrographie gazeuse. V. *arthrographie.*

**pneumocèle** f. Syn. de *hernie du poumon.*

**pneumocentèse** f. *(angl.* ***pneumocentesis****)*. Ponction du poumon pratiquée en vue d'évacuer le contenu d'une cavité ou d'un abcès.

**pneumococcie** f. *(angl.* ***pneumococcosis****)*. Toute affection provoquée par les pneumocoques.

**pneumococcique** a. *(angl.* ***pneumococcic****)*. 1) Qui se rapporte au pneumocoque. 2) Qui est provoqué par le pneumocoque. Ex. : infection pneumococcique.

**pneumoconiose** f. *(angl.* ***pneumoconiosis****)*. Maladie du poumon due à l'inhalation prolongée de poussières minérales ou métalliques (charbon, fer, silice, etc.) ou végétales (coton, canne à sucre, etc.). V. *anthracose*, *silicose*. (a. **pneumoconiosique**)

**pneumoconiose rhumatoïde** *(angl.* ***Caplan's syndrome****)*. Association de polyarthrite rhumatoïde et de pneumoconiose, rencontrée chez des sujets atteints de polyarthrite rhumatoïde et exposés à des poussières (surtout de dioxyde de silicium), ou chez des malades souffrant de pneumoconiose (spécialement de silicose) et qui sont atteints ultérieurement d'une polyarthrite rhumatoïde. L'affection se caractérise par la formation de volumineux nodules nécrotiques bien délimités (dépassant parfois 5 cm de diamètre) et d'une artérite sévère dans les régions avoisinantes[29]. Syn. : *silicoarthrite*, *syndrome de Caplan-Colinet*, *syndrome de Caplan*, *syndrome polyarthrite rhumatoïde-pneumoconiose*.

**pneumocoque** m. *(angl.* ***pneumococcus****)*. Diplocoque responsable de la pneumonie lobaire. V. *Streptococcus pneumoniae*. (a. **pneumococcique**)

**Pneumocystis carinii**. Protozoaire responsable de pneumopathies graves fortement contagieuses et épidémiques (*pneumonie interstitielle*). Il peut aussi provoquer des infections pulmonaires chez les patients immunodéprimés. V. *sida*.

**pneumocystose pulmonaire** *(angl.* ***pulmonary pneumocystosis****)*. Forme grave de pneumonie interstitielle provoquée par *Pneumocystis carinii*, qui survient surtout comme complication au cours de l'évolution du sida, ou chez les malades traités par des immunodépresseurs. Abrév. : PCP.

**pneumoencéphalogramme** m. *(angl.* ***pneumoencephalogram****)*. Cliché radiographique obtenu par l'encéphalographie gazeuse.

**pneumoencéphalographie** f. *(angl.* ***pneumoencephalography****)*. Encéphalographie gazeuse. V. *encéphalographie*.

**pneumogastrique**. V. *nerf pneumogastrique*.

**pneumogramme** m. *(angl.* ***pneumogram****)*. Tracé obtenu à l'aide du pneumographe.

**pneumographe** m. *(angl.* ***pneumograph****)*. Appareil servant à enregistrer le rythme et l'amplitude des mouvements respiratoires.

**pneumographie** f. *(angl.* ***pneumography****)*. Radiographie d'un organe après injection d'air ou d'un gaz dans ses cavités. Syn. : *pneumoradiographie*.

**pneumokystographie** f. *(angl.* ***pneumocystography****)*. Examen radiographique d'un kyste après injection d'air dans la cavité kystique.

**pneumologie** f. *(angl.* ***pneumology****)*. Étude des maladies des poumons et de leur traitement. Le spécialiste en est le *pneumologue*. (a. **pneumologique**)

**pneumolyse** f. *(angl.* ***pneumonolysis****)*. Libération du poumon des adhérences formées avec la plèvre pariétale.

**pneumomastographie** f. *(angl.* ***pneumomammography****)*. Radiographie de la glande mammaire après injection d'air dans les tissus péri- ou rétromammaires.

**pneumomédiastin spontané** *(angl.* ***spontaneous pneumomediastinum****)*. Infiltration gazeuse des tissus cellulaires médiothoraciques consécutive à la pénétration d'air dans l'espace interpleural et survenant indépendamment de tout traumatisme. La cause la plus fréquente est la crise d'asthme. Les signes essentiels sont l'emphysème sous-cutané (avec crépitation neigeuse à la palpation) de la base du cou *(signe de Hamman)* et, sur le cliché radiographique, une zone claire paramédiastinale. Il est provoqué par la rupture d'alvéoles pulmonaires périvasculaires, l'air migrant alors le long des vaisseaux pulmonaires. Le pronostic est en règle générale bénin et l'affection ne nécessite aucun traitement. Syn. : *emphysème médiastinal spontané*.

**pneumomyélographie** f. V. *myélographie*.

**pneumon-**, **pneumono-** Préfixes d'origine grecque indiquant une relation avec le poumon. V. *pneum-*.

**pneumonectomie** f. *(angl.* ***pneumonectomy****)*. Ablation d'un poumon.

**pneumonie** f. *(angl.* ***pneumonia****)*. Toute inflammation du poumon due à des germes infectieux, se manifestant sous la forme d'un foyer unique ou de foyers multiples, et plus particulièrement la pneumonie lobaire, provoquée par le pneumocoque *(Streptococcus pneumoniae)*. (a. **pneumonique**)

**pneumonie à agent Eaton**. Syn. de *pneumonie à* Mycoplasma pneumoniae.

**pneumonie atypique primitive**. V. *pneumonie à* Mycoplasma pneumoniae.

**pneumonie de Broad Street**. Syn. de *pneumonie des légionnaires*.

**pneumonie Eaton**. Syn. de *pneumonie à* Mycoplasma pneumoniae.

**pneumonie éosinophile** *(angl.* ***eosinophilic pneumonia****)*. Terme général désignant un groupe d'affections caractérisées par une infiltration pulmonaire et généralement (mais non constamment) par une éosinophilie sanguine périphérique. Les manifestations cliniques sont extrêmement variables et peuvent comprendre : toux, symptômes d'asthme, et fièvre. La plupart de ces troubles sont provoqués par des réactions allergiques à des champignons, des parasites et des médicaments. Syn. : *éosinophilie infiltrante, éosinophilie pulmonaire, infiltration pulmonaire avec éosinophilie*.

**pneumonie éosinophile tropicale** *(angl.* ***tropical eosinophilia****)*. Combinaison d'infiltration pulmonaire, de bronchite et d'éosinophilie marquée, observée dans les régions tropicales, surtout en Inde et au Sri Lanka, probablement due à l'invasion des poumons par des microfilaires ou des larves de nématodes telles que *Toxocara canis*. Ling. : Les termes *poumon éosinophile, éosinophilose du poumon*, et *éosinophilose pulmonaire* ont également été appliqués à ce syndrome, tout en ayant été employés également comme synonymes du terme général *pneumonie éosinophile*[29]. Syn. : *syndrome de Frimodt-Möller, éosinophilie tropicale, asthme éosinophile tropical, maladie* (ou *syndrome*) *de Weingarten*.

**pneumonie grippale**. V. *pneumonie à influenzavirus*.

**pneumonie à influenzavirus** *(angl.* ***Hemophilus influenzae pneumonia****)*. Pneumonie grave provoquée par un agent appartenant au genre *Influenzavirus* (en général du type A), caractérisée par une fièvre élevée, de la cyanose, une expectoration sanglante, et de vastes ombres radiographiques bilatérales. Elle peut être rapidement fatale par suite d'un très important œdème alvéolaire et de la formation de membranes hyalines. Ling. : Le terme *pneumonie grippale* a été appliqué à la fois à cette maladie virale et à la *pneumonie à Haemophilus influenzae*, et son emploi est déconseillé[29].

**pneumonie interstitielle** *(angl.* ***interstitial pneumonia****)*. Pneumonie caractérisée radiologiquement par des opacités floues disséminées, relativement labiles, à évolution généralement aiguë. V. *pneumocystose pulmonaire, pneumonie virale*.

**pneumonie par irradiation**. V. *poumon radiothérapique*.

**pneumonie des légionnaires** *(angl.* ***legionnaires' disease****)*. Pneumonie progressive sévère due à l'infection par *Legionella pneumophila*. Les manifestations cliniques sont celles d'une pneumonie virale grave accompagnée, dans de nombreux cas, de troubles gastro-intestinaux et d'insuffisance rénale passagère. Ling. : Ainsi dénommée parce que la première épidémie s'est produite en juillet 1976 parmi les membres de la Légion américaine descendus lors d'une réunion dans un hôtel de Philadelphie. Syn. : *fièvre de Pontiac, légionellose, maladie des légionnaires, pneumonie de Broad Street*.

**pneumonie à *Mycoplasma pneumoniae*** *(angl.* ***mycoplasmal pneumonia****)*. Infection pulmonaire par des mycoplasmes, à début brutal ou insidieux, avec fièvre, angine et toux paroxystique. Des rechutes peuvent survenir. L'examen radiologique révèle des opacités souvent dans les deux poumons. Le diagnostic est posé par la recherche d'hémagglutinines à froid. V. *Mycoplasma*. Syn. : *pneumonie à agent Eaton, pneumonie atypique primitive, pneumonie Eaton, pneumonie PPLO*.

**pneumonie PPLO**. Syn. de *pneumonie à* Mycoplasma pneumoniae.

**pneumonie virale** *(angl.* ***viral pneumonia****)*. Terme général désignant la pneumonie qui vient compliquer les infections respiratoires dues à une vaste gamme de virus, notamment les *Adénoviridés*, les *Orthomyxoviridés* (par ex. ceux du genre *Influenzavirus*), et les *Paramyxoviridés* (par ex. ceux du genre *Pneumovirus*, ou virus respiratoire syncytial). Les manifestations cliniques initiales comportent fièvre, frissons, maux de tête, courbatures générales, ultérieurement suivies de toux avec des accès paroxystiques, et expectoration de mucosités ou de crachats sanguinolents. Le diagnostic peut se faire par la sérologie, ou par identification directe du virus par immunofluorescence et examen au microscope électronique[29].

**pneumonite** f. *(angl.* ***pneumonitis****)*. Toute manifestation infectieuse pulmonaire, généralement bénigne.

**pneumonocèle** f. Syn. de *hernie du poumon*.

**pneumopathie** f. *(angl.* ***pneumonopathy****)*. Toute affection du poumon.

**pneumopéricarde** m. *(angl.* ***pneumopericardium****)*. Présence d'air ou de gaz dans le péricarde, due le plus souvent à une plaie thoracique laissant pénétrer l'air de l'extérieur.

**pneumopéritoine** m. *(angl.* ***pneumoperitoneum****).* 1) Présence de gaz dans la cavité péritonéale. Elle peut être idiopathique *(pneumopéritoine spontané idiopathique)*; secondaire à la perforation d'un organe creux (appendicite, ulcère gastro-duodénal); consécutive à l'introduction délibérée de gaz dans un but diagnostique *(pneumopéritoine artificiel).* 2) Par extension, introduction d'air dans la cavité péritonéale comme premier temps de la cœlioscopie en vue d'un examen radiologique, notamment de l'utérus et des annexes *(pneumopéritoine gynécologique).*

**pneumoradiographie** f. Syn. de *pneumographie.*

**pneumothorax** m. *(angl.* ***pneumothorax****).* Présence d'air ou de gaz dans la cavité pleurale. Elle peut être spontanée (par ex. par rupture d'une bulle d'emphysème dans la cavité pleurale), ou être provoquée artificiellement (insufflation d'air dans la plèvre comme traitement d'une tuberculose pulmonaire). Le *pneumothorax extrapleural* (Abrév. : PEP) consiste à insuffler de l'air dans une cavité créée artificiellement en décollant la plèvre pariétale de la paroi thoracique.

**pneumotomie** f. *(angl.* ***pneumonotomy****).* Incision du poumon.

**pneumoventriculographie** f. *(angl.* ***pneumoventriculography****).* Ventriculographie gazeuse. V. *ventriculographie.*

**poche des eaux** *(angl.* ***amniotic sac****).* Portion inférieure de la membrane amniotique (amnios) occupant l'aire de dilatation du col de l'utérus, au début de l'accouchement. Sous la pression du liquide amniotique qui augmente lors des contractions utérines, elle finit par se rompre.

**pod-**, **podo-** Préfixes d'origine grecque indiquant une relation avec le pied. V. aussi *péd-.*

**podologie** f. *(angl.* ***podology****).* Branche médicale consacrée à l'étude du pied et de ses affections.

**podologue** (ou **podologiste**) *(angl.* ***podiatrist****).* Personne qui se consacre à l'étude des affections du pied, à leur diagnostic et à leur traitement. En France, ce terme s'applique de préférence aux médecins. Les soins des pieds peuvent être assurés par des pédicures-podologues, une des 11 professions d'*auxiliaires médicaux* reconnues en France.

**POEMS** V. *syndrome POEMS.*

**poids** m. *(angl.* ***weight****).* « Force exercée par un corps matériel proportionnelle à sa masse et à l'intensité de la pesanteur au point où se trouve le corps » *(Petit Robert).* (a. **pondéral, ale, aux**)

**poids moléculaire** *(angl.* ***molecular weight****).* Rapport de la masse d'une molécule au seizième de la masse d'un atome d'oxygène. Syn. : *masse moléculaire.* Abrév. : p.m.

**-poïèse** *(angl.* ***-poiesis****).* Suffixe d'origine grecque signifiant création, formation. Ex. : hématopoïèse.

**poignet** m. *(angl.* ***wrist****).* Segment du membre supérieur compris entre l'avant-bras et la main; il comprend l'articulation radio- et cubito-carpienne, les os du carpe et les parties molles qui les entourent. V. *carpe.*

**poïkilo-** Préfixe d'origine grecque signifiant varié ou irrégulier (la variante *paecilo-* est rarement employée).

**poïkiloblaste** m. *(angl.* ***poikiloblast****).* Érythroblaste de forme irrégulière.

**poïkilocyte** m. *(angl.* ***poikilocyte****).* Érythrocyte déformé en raquette, en poire, dentelé, etc.

**poïkilocytose** f. *(angl.* ***poikilocytosis****).* Présence de poïkilocytes dans le sang.

**poïkilotherme** a. *(angl.* ***poikilotherm****).* Se dit d'un animal dont la température est variable, dépendante du milieu extérieur (invertébrés, poissons, batraciens, reptiles). On dit aussi « animal à sang froid ». V. *homéotherme.*

**point appendiculaire**. Syn. de *point de McBurney.* V. *McBurney (point de).*

**point noir**. Syn. populaire de *comédon.*

**point rubis** *(angl.* ***cherry angioma****).* Angiome punctiforme de la peau, légèrement saillant, de couleur rouge. Les points rubis se forment en grand nombre chez les personnes d'âge mûr.

**poison** m. *(angl.* ***poison****).* Toute substance qui est susceptible, après introduction dans l'organisme, de perturber certaines fonctions vitales ou de léser gravement des structures organiques. Le type et l'intensité de l'effet d'un poison ne dépendent pas uniquement de sa nature, mais aussi de la dose, du mode de pénétration, de l'état du sujet et de certains autres facteurs. V. *intoxication, toxique.*

**poison fusorial** *(angl.* ***spindle poison****).* Substance anticancéreuse qui agit en entravant le déroulement de la mitose. Plusieurs substances de ce type ont été extraites de plantes.

**polaire** a. *(angl.* ***polar****).* Qui se rapporte à un pôle (électrique, magnétique, anatomique).

**polarimètre** m. *(angl.* ***polarimeter****).* Instrument pour la mesure de la rotation de la lumière polarisée permettant d'évaluer le pouvoir de polarisation d'une substance.

**polarisation** f. *(angl.* ***polarization****).* 1) Toute action qui tend à créer deux pôles différents dans un objet, dans une structure organique ou au cours d'un phénomène. Ex. : polarisation d'une cellule nerveuse. 2) Modification de la direction des rayons lumineux qui, au lieu d'être diffus et irréguliers comme dans la lumière naturelle, vont dans une direction bien déterminée (lumière dite « polarisée »).

**pôle** m. *(angl.* ***pole****)*. En anatomie et embryologie, chacune des deux parties saillantes situées aux extrémités opposées d'un organe. Ex. : pôles antérieur et postérieur de l'œil, du cristallin. (a. **polaire**)

**policlinique** f. *(angl.* ***policlinic****)*. Établissement ou partie d'hôpital où sont examinés et traités des malades non hospitalisés, en traitement ambulatoire, et dont les frais sont pris en charge par la commune. Ling. : Du grec *polis*, ville et de *clinein*, soigner; ne pas confondre avec *polyclinique*.

**polio-** Préfixe d'origine grecque signifiant gris et indiquant une relation avec la substance grise du système nerveux.

**polioencéphalite** f. *(angl.* ***polioencephalitis****)*. Toute affection inflammatoire de la substance grise de l'encéphale. V. *leucoencéphalite*.

**poliomyélite** f. *(angl.* ***poliomyelitis****)*. 1) Toute inflammation de la substance grise de la moelle épinière et plus particulièrement la poliomyélite antérieure aiguë. 2) Nom donné parfois à certains processus dégénératifs de la substance grise de la moelle.

**poliomyélite antérieure aiguë** *(angl.* ***acute anterior poliomyelitis****)*. Maladie infectieuse contagieuse, épidémique, causée par des virus spécifiques et dont les lésions affectent principalement les cellules des cornes antérieures de la moelle. L'affection se caractérise cliniquement, dans sa forme typique, par des paralysies flasques, non symétriques, débutant brusquement et à tendance progressive; elles aboutissent rapidement à l'atrophie des muscles atteints. Le liquide céphalo-rachidien montre au début une polynucléose, suivie d'une lymphocytose et d'une augmentation légère des albumines. La guérison complète est possible, mais il persiste très souvent des séquelles : paralysies résiduelles, troubles trophiques et déformations diverses des membres atteints. Il existe aussi une forme respiratoire grave, par atteinte des centres bulbaires, qui nécessite le recours à un appareil de ventilation artificielle (poumon d'acier). Une prévention efficace est obtenue grâce à la vaccination. V. *vaccin antipoliomyélitique*. Syn. : *maladie de Heine-Medin, paralysie infantile*.

**poliomyélitique** *(angl.* ***poliomyelitic****)*. 1) a. Qui se rapporte à la poliomyélite. 2) a. et n. Qui est atteint de poliomyélite.

**poliovirus** m. *(angl.* ***poliovirus****)*. Virus du genre *Enterovirus* (famille des Picornaviridae). On en connaît trois sérotypes : poliovirus 1, poliovirus 2, et poliovirus 3. Le virus est l'agent responsable de la *poliomyélite antérieure aiguë*. On obtient au laboratoire des souches de virus dépourvus de pouvoir pathogène mais qui, administrés par la bouche, confèrent une immunité contre la maladie (vaccins antipoliomyélitiques).

**pollaki-** Préfixe d'origine grecque signifiant *souvent*.

**pollakiurie** (ou **pollakisurie**) f. *(angl.* ***pollakiuria****)*. Émission fréquente de petites quantités d'urine.

**pollex**. Nom latin du *pouce*.

**pollicisation** f. *(angl.* ***pollicization****)*. Opération plastique consistant à remplacer un pouce amputé par un autre doigt transplanté à sa place. V. *phalangisation*.

**poly-** Préfixe d'origine grecque signifiant *beaucoup, nombreux*. Ant. : *oligo-*.

**Pólya (opération de)** *(angl.* ***Polya's operation****)*. Technique de gastrectomie comportant la résection des deux tiers inférieurs de l'estomac. Syn. : *opération de Reichel-Pólya*. (*Pólya* Jenö, chirurgien hongrois, 1876-1944.)

**polyadénite** f. *(angl.* ***polyadenitis****)*. Inflammation simultanée de plusieurs ganglions lymphatiques.

**polyadénomatose** f. *(angl.* ***polyadenomatosis****)* État caractérisé par la présence d'adénomes multiples.

**polyadénome en nappe (de Ménétrier)** *(angl.* ***giant hypertrophic gastritis****)*. Gastrite chronique caractérisée par une hypertrophie géante de la muqueuse gastrique (apparence de circonvolutions cérébrales), par hyperplasie épithéliale massive des structures mucosécrétantes. Plus fréquente chez l'homme et longtemps latente, l'affection se manifeste par des douleurs épigastriques; elle peut subir une cancérisation. Syn. : *maladie de Ménétrier*. (*Ménétrier* Pierre Eugène, médecin français, 1859-1935.)

**polyadénopathie** f. *(angl.* ***polyadenopathy****)*. Hypertrophie de plusieurs ganglions lymphatiques.

**polyartérite noueuse**. Syn. de *périartérite noueuse*.

**polyarthrite** f. *(angl.* ***polyarthritis****)*. Arthrite affectant plusieurs articulations.

**polyarthrite chronique évolutive**. Syn. de *polyarthrite rhumatoïde*.

**polyarthrite rhumatoïde** *(angl.* ***rheumatoid arthritis****)*. Rhumatisme polyarticulaire chronique, inflammatoire, classé dans le groupe des maladies auto-immunes, à tendance extensive, déformante et ankylosante, se rencontrant surtout chez l'adulte, et particulièrement chez la femme. L'affection atteint le plus souvent les articulations des doigts et des poignets, entraînant des déformations caractéristiques « en coup de vent », accompagnées de nodosités sous-cutanées. L'accélération de la vitesse de sédimentation globulaire est le signe biologique le plus fidèle de l'inflammation. On trouve souvent dans le sang le facteur rhumatoïde (autoanticorps du groupe des immunoglobulines). V. *latex* (2), *Waaler-Rose (réaction de).* Abrév. : PR. Syn. : *polyarthrite chronique évolutive (PCE).*

**polyarticulaire** a. *(angl.* ***polyarticular****).* Qui se rapporte à plusieurs articulations, ou qui atteint plusieurs articulations. Ex. : goutte polyarticulaire.

**polyathéroscléreux** a. *(angl.* ***polyatherosclerotic****).* Se dit d'un malade présentant une athérosclérose à lésions multiples dans divers territoires du corps (carotide, coronaires, artères des membres inférieurs).

**polychondrite atrophiante** *(angl.* ***chronic atrophic polychondritis****).* Forme rare de connectivite, caractérisée par l'inflammation récidivante des cartilages de l'oreille, du nez, du larynx et de l'arbre trachéo-bronchique, pouvant aboutir à une atrophie.

**polychromasie** f. *(angl.* ***polychromasia****).* Syn. de *polychromatophilie.*

**polychromatique** a. *(angl.* ***polychromatic****).* Multicolore. Ex. : lumière polychromatique.

**polychromatophile** a. *(angl.* ***polychromatophil****).* Qui peut se colorer par des colorants de différentes couleurs ou qui présente, après coloration, des teintes d'intensités différentes.

**polychromatophilie** f. *(angl.* ***polychromatophilia****).* 1) Propriété d'une cellule ou d'un tissu de se colorer par deux ou plusieurs colorants. Syn. : *polychromasie.* 2) Présence dans le sang d'érythrocytes polychromatophiles. Syn. : *polychromasie.*

**polyclinique** f. *(angl.* ***polyclinic****).* Établissement hospitalier comportant des services spécialisés pour le diagnostic et le traitement d'affections de tous genres. Ling. : Du grec *polys*, beaucoup et *clinein*, soigner ; ne pas confondre avec *policlinique.*

**polyclonal, ale, aux** a. *(angl.* ***polyclonal****).* Qui intéresse plusieurs clones, qui provient de plusieurs clones. Ex. : lymphocytose polyclonale. V. *monoclonal.*

**polycytémie** (ou **polycythémie**) f. Syn. de *polyglobulie.*

**polydactylie** f. (ou **polydactylisme** m.) *(angl.* ***polydactyly****).* Anomalie congénitale caractérisée par la présence de doigts ou d'orteils surnuméraires.

**polydipsie** f. *(angl.* ***polydipsia****).* Soif excessive. C'est une manifestation fréquente du diabète.

**polydystrophie** f. *(angl.* ***polydystrophy****).* Anomalie de développement ou dégénérescence frappant plusieurs organes ou tissus.

**polyendocrinopathie** f. *(angl.* ***polyendocrinopathy****).* Atteinte associée de plusieurs glandes endocrines, souvent d'origine auto-immunitaire. On distingue deux types principaux : type 1, de l'enfant *(maladie* ou *syndrome de Whitaker),* transmis selon le mode autosomique récessif, qui comporte principalement une hypoparathyroïdie, une insuffisance surrénalienne, quelquefois aussi un hypogonadisme, une atteinte de la thyroïde et une candidose cutanée ; type 2, de l'adulte *(syndrome de Schmidt),* transmis sur le mode autosomique dominant, se manifestant par une atteinte thyroïdienne, une insuffisance surrénalienne, souvent un diabète, plus rarement la myasthénie, la maladie cœliaque, et d'autres anomalies (vitiligo, alopécie, anémie de Biermer).

**polyforme** a. *(angl.* ***polypiform****).* Syn. de *polypoïde.*

**polyganglionnaire** a. *(angl.* ***polyganglionic****).* 1) Qui affecte plusieurs ganglions lymphatiques. Syn. : *pluriganglionnaire.* 2) Qui se rapporte à plusieurs ganglions nerveux. Syn. : *pluriganglionnaire.*

**polygène** m. *(angl.* ***polygene****).* Gène dont l'effet individuel est faible, mais s'ajoute à celui de nombreux autres gènes pour déterminer les variations des aspects quantitatifs du phénotype[23].

**polygénique** a. *(angl.* ***polygenic****).* 1) Qui se rapporte à un polygène. 2) Se dit d'un caractère phénotypique qui résulte de l'action de plusieurs gènes. Syn. : *multigénique.*

**polyglandulaire** a. Syn. de *pluriglandulaire.*

**polyglobulie** f. *(angl.* ***polycythemia****).* Augmentation du nombre des érythrocytes circulants, se traduisant par l'augmentation du volume globulaire, du taux de l'hémoglobine et de la viscosité sanguine. Elle peut être relative par déperdition plasmatique (choc, brûlures), ou réelle (séjour prolongé en haute altitude, production excessive de globules rouges dans certaines maladies de la rate, forme idiopathique primitive). Syn. : *érythrocytémie, hyperglobulie, polycytémie.*

**polyglobulie essentielle**. Syn. de *maladie de Vaquez*. V. *Vaquez (maladie de)*.

**polykystique** a. *(angl.* ***polycystic****)*. Qui renferme plusieurs kystes, qui est caractérisé par la présence de plusieurs kystes. Ex. : maladie polykystique du sein, maladie polykystique des reins.

**polykystose** *(angl.* ***polycystic disease****)*. Nom d'un ensemble d'affections malformatives héréditaires à transmission autosomique dominante ou récessive, touchant le rein ou le foie. Elles sont caractérisées anatomiquement par la présence de nombreux kystes de taille très variable sur les organes incriminés. La *polykystose hépatique* est souvent asymptomatique, découverte fortuitement lors d'une échographie ou d'une laparotomie. Elle peut parfois être révélée par des symptômes tels que : douleur de l'hypochondre droit, nausées, vomissements, ictère. La *polykystose rénale* entraîne des lombalgies, une hématurie, une hypertension artérielle, et aboutit à l'insuffisance rénale, qui nécessite l'instauration d'un traitement de suppléance (dialyse ou transplantation).

**polymère** m. *(angl.* ***polymer****)*. Se dit d'un corps dont la formule chimique est un multiple entier de celle d'un autre. Le glycogène et l'amidon sont des polymères du glucose.

**polymorphe** a. *(angl.* ***polymorphous****)*. Qui présente des aspects différents. Ex. : extrasystoles polymorphes.

**polymyosite** f. *(angl.* ***polymyositis****)*. Inflammation affectant plusieurs muscles.

**polyneuritis potatorum**. Syn. de *polyneuropathie alcoolique*.

**polyneuropathie** f. *(angl.* ***polyneuropathy****)*. Atteinte systémique, bilatérale et symétrique, des nerfs périphériques, moteurs et sensitifs, se traduisant par des faiblesses et des atrophies musculaires progressives, avec aréflexie et perte de la sensibilité au niveau des extrémités. Dans les formes graves, les troubles peuvent s'étendre à la racine des membres, au tronc et à la tête. Les causes des polyneuropathies sont diverses : toxi-infections, troubles métaboliques, avitaminoses, néoplasies. L'étiologie peut aussi rester non élucidée. Ling. : Le terme *polyneuropathie* est actuellement préféré à celui de *polynévrite*, ce dernier suggérant une atteinte inflammatoire, alors qu'il s'agit en fait d'un processus souvent dégénératif.

**polyneuropathie alcoolique**. *(angl.* ***alcoholic polyneuropathy****)*. Atteinte dégénérative du système nerveux périphérique, souvent observée chez les alcooliques, due à une carence en vitamines B et particulièrement en thiamine. La polynévrite est bilatérale et symétrique ; les membres inférieurs sont atteints les premiers, puis de manière prédominante, avec douleur à la pression des masses musculaires du mollet, une sensation de brûlure à la plante des pieds et des paresthésies des orteils et des doigts. Dans les cas les plus graves, il y a fléchissement de la cheville et du poignet avec incapacité totale[27]. Syn. : *polyneuritis potatorum*, *polynévrite alcoolique*, *polynévrite des buveurs*, *polyneuropathie alcoolique*, *pseudo-tabès alcoolique*.

**polynévrite** f. *(angl.* ***polyneuritis****)*. Atteinte dégénérative de plusieurs nerfs périphériques, caractérisée par un déficit moteur bilatéral et symétrique, associé à des troubles sensitifs. V. *polyneuropathie*.

**polynévrite alcoolique**. Syn. de *polyneuropathie alcoolique*.

**polynévrite des buveurs**. Syn. de *polyneuropathie alcoolique*.

**polynucléaire** *(angl.* ***polynuclear****)*. 1) a. Qui a plusieurs noyaux. Syn. : *polynucléé*. 2) m. Syn. usité bien qu'incorrect de *granulocyte*.

**polynucléé, éée** a. Syn. de *polynucléaire* (1).

**polynucléose** f. *(angl.* ***polynucleosis****)*. 1) Présence de polynucléaires dans un tissu. 2) Par extension, présence d'un nombre anormalement élevé de polynucléaires dans le sang circulant ; c'est une variété de *leucocytose*.

**polynucléotide** m. *(angl.* ***polynucleotide****)*. Composé résultant de l'union d'un grand nombre de nucléotides ; les acides ribonucléiques et les acides désoxyribonucléiques sont des polynucléotides.

**polyopie** (ou **polyopsie**) f. *(angl.* ***polyopia****)*. Perception simultanée de plusieurs images d'un seul objet. V. *diplopie*. (a. **polyoptique**)

**polyorexie** f. Syn. de *boulimie*.

**polyoside** m. *(angl.* ***polysaccharide****)*. Grande molécule glucidique constituée exclusivement par des oses (sucres simples) ou par leurs dérivés. L'amidon et le glycogène sont des polyosides. Syn. : *polysaccharide*.

**polypathologie** f. Présence chez une même personne de plusieurs maladies sans relation directe entre elles.

**polype** m. *(angl.* ***polyp****)*. Tumeur, en général bénigne, des muqueuses, dont le pied d'implantation peut être large et court (polype sessile) ou long et grêle (polype pédiculé). (a. **polypeux, euse**)

**polypectomie** f. *(angl.* ***polypectomy****)*. Exérèse de polypes.

**polypectomie coloscopique** *(angl.* ***colonoscopic polypectomy****).* Exérèse, à l'aide de l'anse diathermique à travers le coloscope, de polypes recto-coliques.

**polypeptide** m. *(angl.* ***polypeptide****).* Tout composé organique constitué par la condensation de plus de quatre acides aminés. On connaît de nombreux polypeptides naturels ou synthétiques. On en trouve aussi, à côté des acides aminés, dans les produits de la digestion des protéines. (a. **polypeptidique**)

**polyploïdie** f. *(angl.* ***polyploidy****).* État d'une cellule, d'un tissu ou d'un organisme dans lequel le nombre de chromosomes correspond à un multiple supérieur à 2 de génomes haploïdes. (a. **polyploïde**)

**polypnée** f. *(angl.* ***polypnea****).* Respiration rapide amenant habituellement une hyperventilation. V. *apnée*, *dyspnée*, *orthopnée*.

**polypoïde** a. *(angl.* ***polypoid****).* Qui ressemble à un polype. Syn. : *polyforme*.

**polypose** f. *(angl.* ***polyposis****).* Affection caractérisée par la formation de polypes multiples.

**polypose adénomateuse familiale recto-colique** *(angl.* ***familial intestinal polyposis, multiple familial polyposis****).* Maladie autosomique dominante de l'adulte jeune caractérisée par la présence de nombreux polypes (adénomes tubuleux) répartis sur la totalité du côlon et au niveau d'autres segments du tube digestif. La cancérisation des polypes est constante, justifiant le dépistage précoce. V. *Gardner (syndrome de)*.

**polyradiculite** f. *(angl.* ***polyradiculitis****).* Inflammation de plusieurs racines nerveuses rachidiennes.

**polyradiculonévrite** f. *(angl.* ***polyradiculoneuritis****).* Atteinte inflammatoire associée, souvent symétrique et extensive, de plusieurs racines nerveuses rachidiennes et des nerfs périphériques correspondants.

**polyradiculonévrite aiguë** *(angl.* ***acute idiopathic polyneuritis****).* Inflammation aiguë de nombreuses racines nerveuses rachidiennes avec élévation des albumines du liquide céphalo-rachidien, sans augmentation de cellules, se manifestant cliniquement par des paresthésies, des faiblesses musculaires des quatre membres, des paralysies flasques des membres inférieurs. L'évolution se fait le plus souvent vers la guérison. Syn. : *syndrome de Guillain-Barré*.

**polysaccharide** m. Syn. de *polyoside*.

**polysérite** f. *(angl.* ***polyserositis****).* Inflammation de plusieurs séreuses.

**polyspermie** f. *(angl.* ***polyspermy****).* Fécondation d'un ovule par plusieurs spermatozoïdes.

**polysplénie** f. *(angl.* ***polysplenia****).* Présence à la naissance de plusieurs petites rates associées à d'autres malformations : atrésie des voies biliaires extrahépatiques, foie symétrique, dextrocardie, poumons symétriques.

**polytraumatisé, e** a. et n. *(angl.* ***multiple trauma patient****).* Qui présente plusieurs lésions traumatiques.

**polyurie** f. *(angl.* ***polyuria****).* Accroissement des quantités d'urine émises en 24 heures. (a. **polyurique**)

**polyvalent, ente** a. *(angl.* ***polyvalent****).* 1) Qui possède plusieurs valences (chimiques). 2) Se dit d'un vaccin ou d'un sérum préparé à partir de plusieurs micro-organismes et qui protège contre les infections provoquées par chacun d'entre eux.

**polyzoospermie** f. *(angl.* ***polyzoospermia****).* Augmentation du nombre de spermatozoïdes.

**pommade** f. *(angl.* ***ointment****).* Préparation pharmaceutique de consistance onctueuse, composée d'un corps gras (vaseline, lanoline, etc.) auquel sont incorporés des principes médicamenteux dissous ou uniformément dispersés. V. *pâte*.

**Pompe (maladie de)** *(angl.* ***Pompe's disease, glycogen storage disease (type 2), glycogenosis (type 2)****).* Variété rare de glycogénose généralisée, à prédominance cardiaque, due à un déficit enzymatique en maltase acide, transmise sur le mode autosomique récessif. Elle débute, chez le nourrisson, par une hypotonie généralisée et une cardiomégalie entraînant rapidement une insuffisance cardiaque sévère. Syn. : *glycogénose cardiaque*. (*Pompe* J.C., médecin néerlandais, XX$^{e}$ siècle.)

**ponction** f. *(angl.* ***puncture****).* Intervention qui consiste à introduire une aiguille, un trocart, la pointe d'un bistouri, ou tout autre instrument pointu, dans une cavité naturelle ou pathologique, pour prélever une partie de son contenu dans un but diagnostique (ponction exploratrice) ou thérapeutique (ponction évacuatrice), ou pour y introduire une substance (médicament, produit de contraste en radiologie). V. *-centèse*. (v. **ponctionner** ; a. **ponctionné, ée**)

**ponction-biopsie** f. *(angl.* ***needle biopsy****).* Biopsie pratiquée à l'aide d'une aiguille appropriée qui ramène, après ponction, un fragment du tissu à examiner. Parmi les ponctions-biopsies les plus courantes figurent celles du foie et du rein. Abrév. : PB.

**ponction blanche** *(angl.* ***dry tap****).* Ponction qui n'a rien ramené dans la seringue. Syn. : *ponction sèche*.

**ponction camérulaire** *(angl.* ***puncture of anterior chamber of eye****).* Ponction de la chambre antérieure de l'œil pratiquée dans un but thérapeutique ou diagnostique en vue d'une analyse des différents éléments de l'humeur aqueuse. Abrév. : PCA.

**ponction lombaire** *(angl.* ***lumbar puncture****).* Ponction pratiquée au moyen d'une aiguille introduite dans l'espace sous-arachnoïdien entre deux apophyses épineuses de la région lombaire (généralement entre les 4^e^ et 5^e^ vertèbres lombaires), pour prélever du liquide céphalo-rachidien en vue d'une analyse ou comme moyen de décompression en cas d'hypertension intrarachidienne, ou encore pour introduire une substance médicamenteuse ou un produit de contraste en vue d'un examen radiologique. Abrév. : PL. Syn. : *rachicentèse.*

**ponction sèche**. Syn. de *ponction blanche.*

**ponction sous-occipitale** *(angl.* ***cisternal puncture, suboccipital puncture****).* Ponction au moyen d'une aiguille de l'espace sous-arachnoïdien occipital, entre l'os occipital et l'atlas, pratiquée pour prélever du liquide céphalo-rachidien à des fins diagnostiques ou thérapeutiques, ou pour introduire un produit de contraste en vue d'une encéphalographie.

**ponction sternale** *(angl.* ***sternal puncture****).* Ponction du sternum pratiquée à l'aide d'un trocart afin de prélever un échantillon de moelle osseuse pour examen cytologique.

**pondéral, ale, aux** a. *(angl.* ***ponderal****).* Qui se rapporte au poids. Ex. : analyse pondérale (détermination du poids d'une substance), développement pondéral.

**pondéro-statural, ale, aux** a. *(angl.* ***pondostatural****).* Qui se rapporte au poids et à la taille. Ex. : croissance pondéro-staturale. Syn. : *staturo-pondéral.*

**pont** m. *(angl.* ***bridge****).* Appareil de prothèse dentaire, fixe ou amovible, destiné à remplacer une ou plusieurs dents en prenant appui sur les dents voisines (à la manière d'un pont). Ling. : *Bridge*, terme anglais couramment employé en français comme synonyme.

**pontage** m. *(angl.* ***by-pass****).* Procédé chirurgical pour l'union de deux conduits creux distants (en particulier de deux segments artériels) par interposition d'un greffon ou d'un tube artificiel.

**pontage coronarien** *(angl.* ***coronary by-pass****).* Opération destinée à court-circuiter un ou plusieurs rétrécissements au niveau des artères coronaires, au moyen d'un greffon prélevé soit sur une artère mammaire, soit sur une veine, généralement d'une jambe. Ling. : Le terme anglais *by-pass* est souvent utilisé en français.

**Pontiac (fièvre de)**. V. *légionellose.*

**pontin, ine** (ou **pontique**) a. *(angl.* ***pontine, pontile****).* Qui se rapporte à une structure en forme de pont et plus particulièrement au pont de Varole (protubérance annulaire). Ex. : noyaux pontiques, faisceaux nerveux cortico-pontins.

**ponto-cérébelleux, euse** a. *(angl.* ***pontocerebellar****).* Qui se rapporte au pont de Varole (protubérance annulaire) et au cervelet. Ex. : angle ponto-cérébelleux.

**poplité, ée** *(angl. 1)* ***popliteal****, 2)* ***popliteus muscle****).* 1) a. Qui se rapporte à la partie postérieure du genou. Ex. : creux poplité. 2) m. Le muscle poplité. V. sous *muscles.*

**pore** m. *(angl.* ***pore****).* Chacun des innombrables petits orifices de la surface d'une membrane, d'un tissu animal ou végétal. Les *pores cutanés* (ou *sudoripares*) sont les orifices externes des canaux excréteurs des glandes sudoripares.

**poreux, euse** a. *(angl.* ***porous****).* Qui possède des pores, qui présente une multitude de petits trous.

**porosité** f. *(angl.* ***porosity****).* État de ce qui est poreux.

**porphyrie** f. *(angl.* ***porphyria****).* Nom d'ensemble des affections héréditaires dues à une anomalie du métabolisme des porphyrines, dont divers dérivés (uroporphyrines) sont éliminés par les urines. Leurs manifestations cliniques sont diverses : surtout des lésions cutanées (érythème, bulles) traduisant une sensibilité exagérée aux rayons solaires.

**porphyrine** f. *(angl.* ***porphyrin****).* Tout pigment de l'organisme qui constitue le noyau de base dans la synthèse de l'hémoglobine (par combinaison avec le fer, il donne l'*hème* de l'hémoglobine).

**porphyrinurie** f. *(angl.* ***porphyrinuria****).* Élimination de porphyrines dans les urines.

**portal, ale, aux** a. *(angl.* ***portal****).* Qui se rapporte à la veine porte ou au système veineux porte. Ex. : hypertension portale.

**porte** a. V. *système porte, veine porte.*

**porto-cave** a. V. *anastomose porto-cave.*

**portographie** f. *(angl.* ***portography****).* Radiographie de la veine porte après injection d'un milieu de contraste opacifiant, pratiquée en général au cours d'une intervention chirurgicale.

**Poschl (incidence de)** *(angl.* ***Poschl's projection****).* En radiologie, incidence pour la prise d'une radiographie en vue axiale de la pyramide pétreuse (du rocher).

**positif** m. *(angl.* ***positive****)*. Épreuve photographique sur verre, sur papier, reproduisant en noir les parties noires, en clair les parties claires.

**positif, ive** a. *(angl.* ***positive****)*. 1) Se dit d'une particule, d'un ion ou d'un groupement chimique auquel il manque des électrons. 2) Se dit d'un des pôles d'une source de courant continu, correspondant à la décharge des anions. V. *négatif*.

**position genu-pectorale** *(angl.* ***knee-chest position, genupectoral position****)*. Position à genoux, le corps fléchi en avant sur les cuisses et la poitrine rapprochée des genoux. C'est une position pour l'examen rectal.

**position gynécologique** *(angl.* ***lithotomy position****)*. Position d'examen ou d'intervention gynécologique dans laquelle, le corps reposant sur le dos, les cuisses sont demi-fléchies et écartées, les genoux fléchis à angle droit, les talons maintenus dans des étriers placés dans le plan de la table.

**positon** (ou **positron**) *(angl.* ***positron****)*. Antiparticule de masse et de charge électrique égales à celles de l'électron, mais de signe opposé (positif). Les positrons n'existent pas à l'état naturel, mais sont produits lors de la désintégration de certains radio-isotopes instables, par certains processus d'émission de rayonnement bêta par les accélérateurs de particules. On les utilise dans diverses explorations médicales. V. *PET*.

**posologie** f. *(angl.* ***posology****)*. Quantité totale d'un médicament, estimée selon l'âge et le poids du malade, qui est à administrer en une ou plusieurs fois lors du traitement d'une maladie. (a. **posologique**)

**post-** Préfixe d'origine latine indiquant une position en arrière. Ant. : *anté-, pré-*.

**post-abortum** m. *(angl.* ***postabortal****)*. Période consécutive à l'avortement.

**post cenam**. Locution latine signifiant *après le dîner*. V. *post cibum*.

**post cibum**. Locution latine signifiant *après le repas*. V. *post cenam*.

**post-coïtal** (**test**). Syn. de *test de Huhner*. V. *Huhner (test de)*.

**post-commotionnel, elle** a. *(angl.* ***postcommotional****)*. Qui survient après une commotion.

**post-critique** a. *(angl.* ***postcritical****)*. Qui survient après une crise.

**post-cure** f. *(angl.* ***aftercure****)*. Surveillance médicale après traitement.

**post-embryonnaire** a. *(angl.* ***postembryonic****)*. Qui suit le stade embryonnaire, qui se produit après le stade embryonnaire.

**postérieur, ieure** a. *(angl.* ***posterior****)*. Qui est situé derrière, en arrière dans l'espace. Ex. : cordon postérieur de la moelle, ligament postérieur du genou. Ant. : *antérieur*.

**postéro-** Préfixe signifiant *en arrière, de la partie postérieure*. Ant. : *antéro-*.

**posthectomie** f. Syn. de *circoncision*.

**posthite** f. *(angl.* ***posthitis****)*. Inflammation du prépuce.

**post-hypophysaire** a. *(angl.* ***neurohypophyseal****)*. Qui se rapporte au lobe postérieur de l'hypophyse. V. *hormone post-hypophysaire*.

**post-hypophyse**. f. *(angl.* ***neurohypophysis****)*. Lobe postérieur de l'hypophyse. Syn. : *neurohypophyse*.

**post-ictal, ale, aux** a. *(angl.* ***postictal****)*. Qui survient après un ictus.

**post injectionem**. Locution latine signifiant *qui se situe, qui survient après une injection*.

**post-maturité** f. *(angl.* ***postmaturity****)*. Grossesse qui se prolonge au-delà de la date normale de l'accouchement, lorsque cette date a pu être établie avec exactitude.

**post-maxillaire** a. *(angl.* ***retromaxillary****)*. Qui est situé en arrière du maxillaire supérieur.

**post-ménopausique** a. *(angl.* ***postmenopausal****)*. Qui suit la ménopause, qui survient après la ménopause. Ex. : ostéoporose post-ménopausique.

**post-menstruel, elle** a. *(angl.* ***postmenstrual****)*. Qui suit les règles.

**post-mictionnel, elle** a. Qui se produit, qui survient après la miction.

**post mortem**. Locution latine signifiant *après la mort*.

**post-natal, ale, als** a. *(angl.* ***postnatal****)*. Qui se rapporte ou qui se produit pendant la période qui suit immédiatement la naissance. Ex. : mortalité post-natale.

**post-opératoire** a. *(angl.* ***postoperative****)*. Qui se fait ou qui a lieu après une opération, et qui est généralement en rapport avec celle-ci. Ex. : traitement post-opératoire, complication post-opératoire.

**post-partum** m. Syn. de *suites de couches*.

**post-prandial, ale, aux** a. *(angl.* ***postprandial****)*. Qui survient après les repas. Ex. : ballonnement post-prandial.

**post-traumatique** a. *(angl.* ***post-traumatic****)*. Qui se produit après un traumatisme, qui en est la conséquence Ex. : encéphalopathie post-traumatique.

**postural, ale, aux** a. *(angl. **postural**)*. Qui est en relation avec la position du corps. Ex. : drainage postural, hypotension posturale.

**potassium** m. *(angl. **potassium**)*. Métal alcalin très répandu dans la nature sous forme de composés organiques et inorganiques, dans l'eau de mer, dans les organes végétaux et animaux, dans diverses roches, dans l'organisme humain. C'est le plus important cation (K+) intracellulaire. Avec le sodium, il joue un rôle essentiel au maintien de la perméabilité sélective cellulaire de l'excitabilité des fibres nerveuses et de la contraction musculaire ; il exerce une action dépressive sur le système nerveux central, le cœur et la musculature, et favorise la diurèse. Le besoin de l'homme en potassium est voisin de 3 g par jour. Symbole : K. Syn. : *kalium* (désuet). V. *kaliémie, kaliurie*. (a. **potassique**)

**potassium (permanganate de)** *(angl. **potassium permanganate**)*. Antiseptique d'usage externe employé sous forme de solution diluée, principalement en dermatologie ; sous forme concentrée, il est caustique.

**potentiel, ielle** *(angl. **potential**)*. 1) a. Qui existe en puissance, c'est-à-dire inapparent ou inactif, mais susceptible de se manifester ou d'entrer en action. 2) m. *Potentiel électrique* : grandeur qui caractérise l'état électrique d'un point, dans un milieu, déterminée par référence à l'état électrique d'un autre point (différence de potentiel). Son unité de mesure est le volt.

**potion** f. *(angl. **draught**, amér. **draft**)*. Médicament liquide sucré destiné à l'administration orale par cuillerées.

**potomane** a. et n. *(angl. **potomaniac**)*. Qui boit trop de liquides.

**potomanie** f. *(angl. **potomania**)*. Habitude de boire des quantités excessives de liquide (à distinguer de la *dipsomanie* qui est une consommation excessive de boissons alcoolisées).

**Pott (mal de)** *(angl. **Pott's disease**)*. Tuberculose vertébrale atteignant le plus souvent un disque intervertébral et les deux corps vertébraux adjacents. Cliniquement, le mal de Pott se traduit par des douleurs rachidiennes, une raideur et une gibbosité plus ou moins tardives. (*Pott* Percivall, chirurgien anglais, 1713-1788.)

**pou** m. (pl. **des poux**) *(angl. **louse**)*. Nom courant d'une espèce (*Pediculus humanus*) et de deux sous-espèces (*Pediculus humanus capitis* et *Pediculus humanus corporis*) d'insectes hématophages qui vivent sur le corps et dans les cheveux de l'homme. V. *morpion*. (a. **pédiculaire**)

**pouce** m. *(angl. **thumb**)*. Premier doigt de la main, le plus externe (situé du côté radial) ; il ne comporte que deux phalanges. Nom latin : *pollex*. V. *pollicisation*.

**pouliethérapie** f. *(angl. **pulleytherapy**)*. Méthode de physiothérapie utilisant des systèmes de contrepoids passant sur des poulies, ce qui permet d'effectuer des mouvements contre des résistances variables.

**pouls** m. *(angl. **pulse**)*. Soulèvement rythmique perçu à la palpation d'une artère superficielle et qui traduit l'augmentation de la pression du sang à l'intérieur des artères lors de chaque contraction cardiaque. La fréquence du pouls est de 60 à 80 par minute. V. *sphygmique*.

**pouls dicrote** *(angl. **dicrotic pulse**)*. Pouls caractérisé par la présence sur le sphygmogramme, d'un pic secondaire sur le tracé de la diastole (*dicrotisme*).

**pouls tricrote** *(angl. **tricrotic pulse**)*. Pouls caractérisé par la présence, sur le sphygmogramme, de deux ondes secondaires sur la partie descendante de la courbe *(tricrotisme)*.

**poumon** m. *(angl. **lung**)*. Chacun des deux organes respiratoires, l'un droit, l'autre gauche, situés dans la cage thoracique et séparés l'un de l'autre par le médiastin. Chaque poumon est enveloppé par une séreuse, la plèvre ; on lui distingue une base, reposant sur le diaphragme, un sommet, situé à la base du cou, une face externe, convexe, et une face médiale portant le hile pulmonaire. Le poumon gauche est divisé en deux lobes (supérieur et inférieur), par une scissure interlobaire ; le poumon droit est divisé en trois lobes (supérieur, moyen et inférieur) par deux scissures interlobaires. Le parenchyme pulmonaire est constitué d'alvéoles appendues en grappes à l'extrémité des bronchioles qui sont les dernières ramifications de l'*arbre bronchique*. C'est au niveau des alvéoles que se font les échanges gazeux qui assurent l'oxygénation du sang : le sang veineux, chargé en gaz carbonique, est amené aux poumons par les artères pulmonaires ; le sang artériel, oxygéné, en repart par les veines pulmonaires. V. *circulation pulmonaire, pneum-*. (a. **pulmonaire**)

**poumon d'acier** *(angl. **iron lung**)*. Appareil métallique étanche, fonctionnant à l'électricité, dans lequel on place le corps d'un malade pour entretenir artificiellement sa respiration. On y produit un vide relatif suivi d'un retour à la pression normale, selon un rythme proche de celui de la respiration, ce

P

qui produit une expansion, puis une compression de la cage thoracique.

**poumon cardiaque** *(angl.* ***cardiac lung****)*. Nom donné à l'ensemble des complications pleuro-pulmonaires des maladies cardiaques, surtout des atteintes du cœur gauche, qui entraînent une gène circulatoire au niveau des poumons.

**poumon éosinophile**. V. *pneumonie éosinophile tropicale*.

**poumon évanescent** *(angl.* ***vanishing lung****)*. Image radiologique d'un poumon atteint d'emphysème grave, caractérisée par de nombreuses bulles avec disparition totale des structures vasculaires.

**poumon hyperclair** *(angl.* ***hyperlucent lung****)*. À l'examen radiologique, image d'un poumon très clair par rapport à l'autre, avec raréfaction des ramifications vasculaires et réduction considérable de l'opacité du hile pulmonaire.

**poumon noyé** *(angl.* ***wet lung****)*. Ensemble de troubles sécrétoires survenant après un traumatisme broncho-pulmonaire, caractérisé par une inondation broncho-alvéolaire évoluant rapidement vers la mort. Le cliché radiologique montre des opacités diffuses et irrégulières des deux poumons.

**poumon radiothérapique** *(angl.* ***radiation pneumonitis****)*. Ensemble de lésions broncho-pulmonaires provoquées par la radiothérapie des tumeurs thoraciques (cancer du sein, de l'œsophage, du médiastin). Les manifestations peuvent être précoces et aiguës *(pneumonie par irradiation)* ou tardives (asthme, fibrose avec rétraction thoracique).

**poumon urémique** *(angl.* ***uremic lung****)*. Œdème du poumon en rapport avec une insuffisance rénale hypertensive et caractérisé, à la suite des crises répétées, par une infiltration de macrophages et un épaississement des cloisons fibreuses [29].

**Poupart (ligament de)**. Syn. d'*arcade crurale*. (*Poupart* François, anatomiste français, 1661-1708.)

**poupinel** (ou **stérilisateur de Poupinel**) m. *(angl.* ***sterilizer****)*. Appareil pour la stérilisation par la chaleur sèche (chauffage électrique), très utilisé du fait de la facilité d'accès des objets. (*Poupinel*, médecin français, du XIXe siècle.)

**pouponnière** f. *(angl.* ***nursery****)*. Établissement où sont gardés, jour et nuit, des enfants de moins de 3 ans.

**pourpre rétinien** (ou **pourpre visuel**). Syn. de *rhodopsine*.

**Pouteau-Colles (fracture de)** *(angl.* ***Colles' fracture****)*. Fracture de l'extrémité inférieure du radius avec déplacement dorsal et latéral externe du fragment distal, entraînant une déviation du dos de la main, dite « en baïonnette » ou « en dos de fourchette ». Syn. : *fracture de Colles*. (*Pouteau* Claude, chirurgien français, 1725-1775 ; *Colles* Abraham, chirurgien irlandais, 1773-1843.)

**pouvoir oxyphorique** *(angl.* ***oxygen-carrying power****)*. Capacité du sang de transporter l'oxygène vers les différents tissus grâce à l'hémoglobine des érythrocytes qui a fixé l'oxygène.

**poxvirus** m. *(angl.* ***poxvirus****)*. Tout virus de la famille des *Poxviridae*, à ADN, de forme rectangulaire. Certains de ces virus, appartenant au genre *Orthopoxvirus* sont à l'origine de maladies humaines : variole (*variola virus*), vaccine (*vaccinia virus*), ou animales mais pouvant affecter l'homme (*cowpox virus*, *monkeypox virus*, etc.).

**PP (facteur** ou **vitamine)**. Syn. de *nicotinamide*.

**PPLO**. V. *pneumonie à* Mycoplasma pneumoniae.

**PPSB** *(angl.* ***PPSB****)*. Abrév. de *prothrombine-proconvertine-Stuart-B*. Préparation obtenue du plasma et qui contient les quatre facteurs de la coagulation dont la synthèse dépend de la vitamine K : prothrombine, facteur VII (proconvertine), facteur VIII (facteur antihémophilique B) et facteur X (facteur Stuart) dont l'activité est équivalente à 25 fois celle du plasma frais. C'est une poudre à dissoudre dans de l'eau distillée, pour administration par voie intraveineuse dans certains troubles de la coagulation (hémophilie, carence en vitamine K).

**PR**. Abrév. de *polyarthrite rhumatoïde*.

**prandial, ale, aux** a. *(angl.* ***prandial****)*. Qui se rapporte aux repas, qui survient pendant les repas. Ex. : diarrhée prandiale des gastrectomisés.

**praticien, ienne** n. *(angl.* ***practitioner****)*. 1) En France, tout médecin non spécialisé pratiquant la médecine. En fait, c'est un syn. d'*omnipraticien*. 2) En Suisse, tout médecin ayant une clientèle privée.

**praticien-conseil** m. En France, personne appartenant à l'une des trois professions de santé travaillant au service d'organismes de sécurité sociale : médecins-conseils, chirurgiens-dentistes-conseils, pharmaciens-conseils [22].

**praxie** f. *(angl.* ***praxis****)*. Coordination normale des mouvements. (Terme employé par opposition à *apraxie*.)

**praxique** a. *(angl.* ***praxic****).* Qui se rapporte à l'activité, à l'action en général.

**pré-** Préfixe d'origine latine signifiant *avant, devant*. Ant. : *post-*.

**préanesthésie** f. Syn. de *prémédication*.

**préanesthésique** *(angl.* ***preanesthetic****).* 1) a. Qui s'effectue avant une anesthésie. 2) a. et m. Se dit d'un médicament administré avant une anesthésie. V. *prémédication*.

**précancérose** f. *(angl.* ***precancer****).* Toute lésion qui peut devenir cancéreuse, toute affection pouvant évoluer vers un cancer. (a. **précancéreux, euse**)

**précipitation** f. *(angl.* ***precipitation****).* Formation d'un précipité.

**précipité** m. *(angl.* ***precipitate****).* Corps insoluble formé par réaction entre deux ou plusieurs substances en solution, ou par une action physique sur une substance en solution.

**précipitine** f. *(angl.* ***precipitin****).* Anticorps capable de donner un précipité visible avec son antigène spécifique.

**préclinique** a. *(angl.* ***preclinical****).* Se dit du stade d'une maladie dont le diagnostic n'est pas encore cliniquement décelable. Syn. : *infraclinique*.

**précoma** m. *(angl.* ***precoma****).* État d'obnubilation mentale partielle qui précède le coma.

**précoma diabétique** *(angl.* ***diabetic precoma****).* État caractérisé par une somnolence, des céphalées, des vomissements, des douleurs abdominales, une odeur acétonique de l'haleine, et qui s'observe dans l'acidose diabétique. Il précède fréquemment le coma diabétique.

**précondylien, ienne** a. *(angl.* ***precondylar****).* Situé au-devant d'un condyle. Ex. : fossette précondylienne.

**préconscient** m. *(angl.* ***preconscious****).* Ensemble des représentations mentales qui se trouvent à la limite du conscient, susceptibles d'entrer temporairement et sans difficulté dans le champ de la conscience pour redevenir ensuite à nouveau inconscientes.

**précordial, ale, aux** a. *(angl.* ***precordial****).* Qui est situé en avant du cœur. La région précordiale est la région de la paroi antérieure du thorax qui se trouve en avant du cœur.

**précordialgie** f. *(angl.* ***precordialgia****).* Douleur siégeant dans la région précordiale.

**précritique** a. *(angl.* ***precritical****).* Qui précède une crise, un accès.

**prédiastolique** a. *(angl.* ***prediastolic****).* Qui précède la diastole.

**prednisone** f. *(angl.* ***prednisone****).* Dérivé de la cortisone, possédant une activité anti-inflammatoire 5 fois plus forte que cette dernière et une faible activité de rétention d'eau et de sodium. Ses indications sont celles des glucocorticoïdes : polyarthrite rhumatoïde, rhumatisme articulaire aigu, affections allergiques, etc. On l'administre par voie buccale. Syn. : *deltacortisone*.

**prééclampsie** f. *(angl.* ***preeclampsia****).* Maladie survenant pendant la grossesse (dans 5 à 10 % des cas, généralement chez les primipares, le plus souvent après la 20e semaine de grossesse). Elle se manifeste par une hypertension artérielle, une néphropathie (protéinurie, œdèmes diffus), des troubles hépatiques. Elle peut évoluer vers la résolution naturelle ; dans certains cas elle aboutit à l'éclampsie. V. *éclampsie, dysgravidie, syndrome HELLP*. Syn. : *néphropathie gravidique*.

**préexcitation** f. *(angl.* ***preexcitation****).* Excitation d'une partie ou de la totalité d'une cavité cardiaque survenant plus tôt que si la propagation de l'influx s'était faite uniquement par les voies de conduction normales. La préexcitation peut être antérograde et concerner les ventricules, ou rétrograde et concerner les oreillettes. Le terme de « préexcitation », peut être aussi utilisé en cas d'excitations artificielles, lorsqu'une stimulation électrique ou mécanique survient avant, ou en même temps que l'impulsion normalement conduite[25].

**préfrontal, ale, aux** a. *(angl.* ***prefrontal****).* Qui se rapporte à la région antérieure du lobe frontal. Ex. : artère préfrontale.

**préganglionnaire** a. *(angl.* ***preganglionic****).* Se dit des fibres nerveuses du système nerveux autonome qui n'ont pas de relais dans un ganglion nerveux.

**prégnandiol** m. *(angl.* ***pregnanediol****).* Métabolite principal de la progestérone, présent en abondance dans l'urine de la femme enceinte. V. *Talbot (réaction de)*.

**préhension** f. *(angl.* ***prehension****).* Action de saisir, notamment à l'aide de la main.

**préictal, ale, aux** a. Qui survient avant un ictus.

**prélèvement** m. *(angl.* ***sample****).* Action de prendre, d'extraire, un fragment de tissu, un produit de sécrétion ou d'excrétion (mucosité, fausse membrane, exsudat), pour des examens bactériologiques ou anatomopathologiques ; matériel ainsi obtenu.

**prématuré, ée** a. et n. *(angl.* ***premature****).* Qui arrive avant son terme. Se dit d'un enfant dont le poids à la naissance est inférieur ou égal à 2 500 g ou qui est né après une période de gestation de moins de 37 semaines.

**prématurité** f. *(angl.* ***prematurity****).* État de l'enfant prématuré.

**prémaxillaire** a. *(angl.* ***premaxillary****)*. Qui est situé en avant du maxillaire supérieur.

**prémédication** f. *(angl.* ***premedication****)*. Administration de médicaments (dits « préanesthésiques ») avant l'anesthésie pour renforcer les effets utiles de celle-ci et contrebalancer ses effets nuisibles, ou seulement inutiles. Ce sont habituellement des médicaments qui calment l'angoisse et les douleurs, diminuent les sécrétions bronchiques et salivaires, combattent la vagotonie et favorisent l'endormissement. Syn. : *préanesthésie*, *prénarcose*.

**prémenstruel**, **elle** a. *(angl.* ***premenstrual****)*. Qui précède les règles. V. *syndrome prémenstruel*.

**prémolaire** f. *(angl.* ***premolar****)*. Chacune des 8 dents (4 en haut, 4 en bas) situées, par deux de chaque côté, en arrière des canines et en avant des molaires.

**prémonitoire** a. *(angl.* ***premonitory****)*. Se dit de symptômes apparaissant avant la phase aiguë d'une maladie et qui permettent d'en poser le diagnostic précoce. V. *prodrome*.

**prénarcose** f. Syn. de *prémédication*.

**prénatal**, **ale**, **als** a. *(angl.* ***prenatal****)*. Qui précède la naissance.

**préopératoire** a. *(angl.* ***preoperative****)*. Qui précède l'opération, qui est effectué avant une opération. Ex. : analyses de laboratoire préopératoires.

**prépapillaire** a. *(angl.* ***prepapillary****)*. Qui est situé au-devant d'une papille, en particulier de la papille duodénale. Ex. : calcul prépapillaire.

**préprandial**, **ale**, **aux** a. Syn. d'*antéprandial*.

**prépuce** m. *(angl.* ***prepuce****)*. Repli annulaire formé par les téguments de la verge et dont la face interne est tapissée par une muqueuse. Il recouvre le gland sous forme d'un manchon mobile plus ou moins complet. Il est uni à la face inférieure du gland par le frein du prépuce. V. *phimosis*, *posthite*. Syn. : *fourreau de la verge*. (a. **préputial**, **ale, aux**)

**prépylorique** a. *(angl.* ***prepyloric****)*. Qui est situé ou qui se fait en avant du pylore. Ex. : gastrectomie prépylorique.

**presby-** Préfixe d'origine grecque indiquant une relation avec la vieillesse.

**presbyacousie** f. *(angl.* ***presbycusis***, ***presbyacusia****)*. Baisse de l'ouïe due au vieillissement.

**presbyte** a. et n. *(angl.* ***presbyope****)*. Qui est affecté de presbytie.

**presbytie** f. *(angl.* ***presbyopia****)*. Difficulté de distinguer nettement les objets rapprochés, causée par une diminution du pouvoir d'accommodation de l'œil (en particulier la diminution de l'élasticité du cristallin), liée au vieillissement.

**prescription** f. *(angl.* ***prescription****)*. Conseil thérapeutique donné par un médecin. Quand il est écrit, il s'agit d'une *ordonnance*.

**présénile** a. *(angl.* ***presenile****)*. Qui se rapporte à un état ou à des troubles qui précèdent la vieillesse. Ex. : cataracte présénile, psychose présénile.

**présentation** f. *(angl.* ***presentation****)*. Partie du fœtus qui se présente au niveau du détroit supérieur du bassin pour s'y engager, et évoluer suivant un mécanisme propre. Les présentations du sommet (de la tête fœtale fléchie) sont les plus fréquentes, notamment la *présentation occipito-iliaque gauche antérieure* (*OIGA*) et la *présentation occipito-iliaque droite postérieure* (*OIDP*). Les présentations de la face, de l'épaule, du siège, sont rares et rendent en général l'accouchement difficile.

**préservatif** m. *(angl.* ***contraceptive****)*. Manchon en caoutchouc souple et extensible appliqué sur le pénis lors d'un rapport sexuel, dans un but contraceptif ou pour se préserver des maladies sexuellement transmissibles. Syn. : *condom*.

**préservatif féminin** *(angl.* ***vaginal contraceptive****)*. Dispositif en caoutchouc, de diverses formes (diaphragme, cape, voûte, vimule), dont le but est d'isoler l'orifice cervical de l'utérus de façon à empêcher la pénétration des spermatozoïdes lors du coït.

**pression** f. *(angl.* ***pressure****)*. 1) Dans un sens large, toute force s'exerçant sur une surface. En mécanique, la pression (p) équivaut à la grandeur de cette force (F) rapportée à l'unité de surface (S) : (p = F/S). 2) Force exercée par un liquide sur les parois du récipient, du conduit qui le contient, ou force exercée par un gaz sur ce qui l'entoure. V. *tension*.

**pression artérielle** *(angl.* ***arterial pressure****)*. Pression sous laquelle circule le sang à l'intérieur des artères. Elle est plus élevée dans les gros vaisseaux et dans ceux qui sont proches du cœur. Variable selon les moments de la révolution cardiaque, elle s'élève lors de la systole en passant par un maximum (*pression systolique* ou *maximale [Mx]*) et diminue lors de la diastole en passant par un minimum (*pression diastolique* ou *minimale [Mn]*). L'écart entre la pression systolique et la pression diastolique est appelé *pression différentielle*. La pression artérielle dépend de trois facteurs physiologiques principaux : 1) la force de la contraction du myocarde ventriculaire; 2) la résistance à l'écoulement opposée par les artérioles et les capillaires ; 3) la masse sanguine. Les mouvements respiratoires et la vasomotricité influent également sur la pression artérielle, ainsi que les efforts et l'émotion. La pression artérielle est mesurée au moyen d'un sphygmomanomètre ou d'un oscillomètre. La pression artérielle normale de l'homme adulte varie entre des limites assez larges (entre 150/90 et 100/60 mmHg). Syn. : *tension artérielle* (terme couramment employé bien qu'en fait il désigne la force exercée par les parois artérielles sur le sang qui y est contenu).

**pression artérielle ophtalmique** (ou **rétinienne**) *(angl.* ***ophthalmic artery pressure****)*. Pression artérielle mesurée au niveau de la rétine par l'ophtalmodynamomètre. Elle est normalement de 30 à 45 mmHg pour la diastolique et de 70 mmHg pour la systolique. Abrév. : PAO ou PAR. Syn. : *tension artérielle rétinienne*.

**pression diastolique**. V. *pression artérielle*.

**pression différentielle**. V. *pression artérielle*.

**pression intraoculaire** *(angl.* ***intraocular pressure****)*. Pression qu'exercent sur les enveloppes de l'œil les liquides contenus dans le globe oculaire et qui est liée au renouvellement continuel de ces liquides. Elle est normalement voisine de 20 à 25 mmHg ; elle se mesure à l'aide du *tonomètre*. Syn. : *tension intraoculaire*.

**pression intrarachidienne** *(angl.* ***cerebrospinal pressure****)*. Pression qu'exerce le liquide céphalo-rachidien dans le canal rachidien. Chez un sujet en position couchée, elle varie normalement de 70 à 200 ml d'eau.

**pression maximale**. V. *pression artérielle*.

**pression minimale**. V. *pression artérielle*.

**pression oncotique** *(angl.* ***oncotic pressure****)*. Pression exercée par le sang sur les liquides extravasculaires, à travers la paroi des vaisseaux.

**pression osmotique** *(angl.* ***osmotic pressure****)*. Pression développée par une solution mise en présence du solvant pur, dont elle est séparée par une membrane semi-perméable, et qui détermine l'*osmose* (V. ce terme). Syn. : *tension osmotique*.

**pression systolique**. V. *pression artérielle*.

**pressothérapie** f. *(angl.* ***pressure therapy****)*. Méthode de traitement des troubles circulatoires des membres au moyen d'un manchon gonflé et dégonflé automatiquement grâce à un dispositif mécanique de compression et de décompression.

**présure** f. Syn. de *rennine*.

**présystolique** a. *(angl.* ***presystolic****)*. Qui précède la systole. Ex. : souffle présystolique.

**prévalence** f. *(angl.* ***prevalence****)*. Nombre des cas de maladies ou de personnes malades (ou de tout autre événement tel que : accident, suicide) existant dans une population déterminée à un moment donné. Ling. : À ne pas confondre avec *incidence*.

**préventif**, **ive** a. *(angl.* ***preventive****)*. Qui prévient l'apparition d'une maladie ou d'un accident. Ling. : Souvent employé comme syn. de *prophylactique*, mais surtout lorsqu'il s'applique à une action (traitement préventif, vaccination préventive) ; lorsqu'on parle d'une substance, il est préférable d'utiliser *prophylactique*.

**prévention** f. *(angl.* ***prevention****)*. Ensemble des moyens médicaux et médico-sociaux mis en œuvre pour sauvegarder la santé des sujets sains et éviter des accidents *(prévention primaire)*, pour empêcher une aggravation des maladies *(prévention secondaire)*, ou pour permettre la réinsertion des malades dans une vie proche de la normale *(prévention tertiaire)*.

**préventologie** f. *(angl.* ***preventive medicine****)*. Branche de la médecine qui traite de la prévention des maladies et des accidents ; le spécialiste en est le *préventologue*.

**préventorium** m. *(angl.* ***preventorium****)*. Établissement réservé aux enfants et aux jeunes gens présentant une réaction positive à la tuberculose et convalescents d'une primo-infection tuberculeuse. V. *aérium*.

**prévertébral**, **ale**, **aux** a. *(angl.* ***prevertebral****)*. Qui est situé en avant des vertèbres ou de la colonne vertébrale. Ex. : muscles prévertébraux.

**prévésical**, **ale**, **aux** a. *(angl.* ***prevesical****)*. Qui est situé en avant de la vessie. Ex. : phlegmon prévésical.

**priapisme** m. *(angl.* ***priapism****)*. État d'érection persistante et douloureuse apparaissant sans excitation sexuelle. On l'observe surtout dans certaines urétrites ou cystites aiguës et dans certaines lésions de la moelle épinière.

**Price-Jones** (**courbe de**) *(angl.* ***Price-Jones curve****)*. Courbe obtenue en portant en abscisse le diamètre des érythrocytes et en ordonnée le nombre d'érythrocytes correspondant à chaque diamètre. Le degré d'aplatissement et d'élargissement de cette courbe permet d'évaluer l'importance d'une *anisocytose* (V. ce terme). (*Price-Jones* Cecil, hématologiste anglais, 1863-1943.)

**primaire** a. *(angl.* ***primary****)*. En pathologie, se dit des causes, des symptômes, des lésions, qui apparaissent les premiers par rapport à d'autres qui sont dits *secondaires*, *tertiaires*, etc. V. *primitif* (1).

**primigeste** *(angl. 1)* ***primigravid****, 2)* ***primigravida****)*. 1) a. Qui est enceinte pour la première fois. 2) f. Femme enceinte pour la première fois. V. *multigeste*, *nulligeste*.

**primipare** *(angl. 1)* ***primiparous****, 2)* ***primipara****)*. 1) a. Qui accouche pour la première fois. 2) f. Femme qui accouche pour la première fois. V. *multipare*, *nullipare*, *parturiente*.

**primiparité** f. *(angl.* ***primiparity****)*. État d'une femme primipare.

**primitif, ive** a. *(angl.* ***primitive****)*. 1) Se dit d'une lésion, d'un phénomène qui apparaît en premier et qui est à l'origine d'autres qui lui succèdent. V. *primaire*. 2) Idiopathique ou essentiel.

**primo-infection** f. *(angl.* ***primary infection****)*. Première infection de l'organisme par une bactérie, généralement le bacille tuberculeux, sans qu'il y ait nécessairement de manifestations cliniques.

**Prinzmetal (angor de)** *(angl.* ***Prinzmetal's angina****)*. Angine de poitrine survenant paradoxalement au repos, mais jamais provoquée par l'effort *(angine de poitrine inversée)*. Syn. : *angine de poitrine de repos*. (*Prinzmetal* Myron, cardiologue américain, né en 1908.)

**prion** m. *(angl.* ***prion****)*. La plus petite particule infectante connue, décrite en 1982, constituée de protéines hydrophobes ne renfermant ni ADN, ni ARN. De ce fait, les prions ne sont pas des virus. Ils sont responsables de certaines encéphalopathies à évolution lente. V. *Creutzfeldt-Jakob (maladie de)*.

**-prive** Suffixe d'origine latine signifiant *qui est privé de*.

**pro-** Préfixe d'origine latine signifiant *en avant*, *avant*, *au-devant de*.

**proaccélérine** f. *(angl.* ***proaccelerin****)*. Précurseur du facteur V de la coagulation, synthétisé dans le foie, qui, une fois transformé en accélérine, accélère la transformation de la prothrombine en thrombine. Syn. : *prothrombokinase*.

**probiotique** m. Toute bactérie normalement inoffensive, telles que *Saccharomyces boulardii*, *lactobacillus acidophilus*, prescrite pour empêcher les diarrhées liées à une antibiothérapie. L'inocuité de ces bactéries est mise en cause, car elles sont résistantes à tous les antibiotiques et peuvent passer dans le sang et provoquer des endocardites.

**procaïne** f. *(angl.* ***procaine****)*. Anesthésique local, dérivé synthétique de la cocaïne, moins toxique que celle-ci. Son action est fugace, mais peut être prolongée par l'addition d'adrénaline. On l'administre en injections, soit seul, soit combiné avec l'adrénaline. Marque déposée : *Novocaïne* (terme employé souvent comme synonyme).

**procédé** m. *(angl.* ***procedure****)*. En chirurgie, méthode employée pour exécuter un ou plusieurs temps opératoires ou pour effectuer une technique opératoire particulière. Une même opération peut être exécutée par deux ou plusieurs procédés différents. V. *opération*, *technique*.

**procès** m. *(angl.* ***process****)*. En anatomie, prolongement (appelé aussi dans certains cas *processus*).

**procès ciliaires** *(angl.* ***ciliary process****)*. Franges saillantes, de constitution glandulaire, appartenant au *corps ciliaire* du globe oculaire et sécrétant l'humeur aqueuse.

**processus** m. *(angl.* ***process****)*. 1) Succession de lésions, de symptômes ou d'autres phénomènes se rapportant à une maladie. 2) L'état pathologique lui-même qui évolue. 3) En anatomie, nom donné à certaines formations constituant le prolongement d'une structure ou d'un organe. V. *procès*. Les processus osseux sont plus souvent appelés *apophyses*.

**procidence** f. *(angl.* ***procidentia****)*. 1) Prolapsus d'un organe ou d'une partie anatomique. Ex. : procidence du rectum. 2) En obstétrique, descente, en avant de la présentation, du cordon ombilical ou d'une partie du fœtus autre que celle de la présentation.

**proclinorachis** m. Attitude du corps fortement penchée vers l'avant, avec effacement de la lordose dorso-lombaire, observée surtout chez la femme âgée souffrant d'ostéoporose avancée avec tassements vertébraux. Cette attitude est réductible passivement mais échappe au contrôle de la personne.

**proconvertine** f. *(angl.* ***proconvertin****)*. Le facteur VII de la coagulation; globuline normalement présente dans le plasma, et qui intervient dans la coagulation extravasculaire. Sa synthèse par le foie nécessite la présence de la vitamine K. Son déficit entraîne un syndrome hémorragique. Abrév. : SPCA (de l'anglais *serum* ***p****rothrombin* ***c****onversion* ***a****ccelerator*).

**procréation médicalement assistée**. Syn. déconseillé d'*aide médicale à la procréation*.

**proct-, procto-** Préfixe d'origine grecque indiquant une relation avec le rectum. On dit aussi *rect(o)-*.

**proctalgie** f. *(angl.* ***proctalgia****).* Douleur névralgique de l'anus ou du segment inférieur du rectum. Syn. : *proctodynie, rectalgie.*

**proctalgie essentielle** *(angl.* ***proctalgia fugax****).* Douleur recto-périnéale sourde et diffuse, irradiant vers le sacrum, le vagin et les cuisses, à évolution prolongée et sans cause organique décelable. Elle ne réagit à aucune tentative thérapeutique.

**proctite** f. Syn. de *rectite.*

**proctocèle** f. Syn. de *rectocèle.*

**procto-colpoplastie** f. *(angl.* ***proctocolpoplasty****).* Intervention chirurgicale destinée à fermer une fistule recto-vaginale.

**procto-cystoplastie** f. *(angl.* ***proctocystoplasty****).* Intervention chirurgicale destinée à fermer une fistule recto-vésicale.

**proctodynie** f. *(angl.* ***proctodynia****).* Syn. de *proctalgie.*

**proctologie** f. *(angl.* ***proctology****).* Étude des affections du rectum et de l'anus. Le spécialiste en est le *proctologue.* (a. **proctologique**)

**procto-périnéoplastie** f. *(angl.* ***proctoperineoplasty****).* Toute intervention chirurgicale visant à restaurer l'intégrité du périnée et du rectum.

**proctopexie** f. *(angl.* ***proctopexy****).* Fixation du rectum à la paroi postérieure de la cavité pelvienne, afin de corriger un prolapsus rectal. Syn. : *rectopexie.*

**proctoplastie** f. *(angl.* ***proctoplasty****).* Opération plastique pratiquée sur le rectum ou sur l'anus (en particulier pour reconstituer un anus à sa place normale). Syn. : *rectoplastie.*

**proctoptose** f. *(angl.* ***proctoptosis****).* Syn. de *rectocèle.*

**proctorragie** f. Syn. de *rectorragie.*

**proctorrhée** f. *(angl.* ***proctorrhea****).* Écoulement muqueux par l'anus.

**proctoscopie** f. Syn. de *rectoscopie.*

**procubitus** m. *(angl.* ***ventral decubitus****).* Position couchée sur le ventre. V. *décubitus.*

**pro die**. Locution latine signifiant *par jour.*

**prodrome** m. *(angl.* ***prodrome****).* Symptôme ou signe qui précède une maladie. (a. **prodromique**)

**produit de contraste**. V. *milieu de contraste.*

**proenzyme** f. ou m. *(angl.* ***proenzyme****).* Substance protidique dépourvue d'activité enzymatique, mais qui donne par activation une enzyme active.

**proérythroblaste** m. *(angl.* ***proerythroblast****).* Cellule de la moelle osseuse représentant le premier stade de différenciation vers l'érythrocyte. Le proérythroblaste est le précurseur immédiat de l'érythroblaste ; il est basophile, a un gros noyau et contient des nucléoles. Abrév. : PEB.

**profus, use** a. *(angl.* ***profuse****).* Se dit des sécrétions et excrétions abondantes, en particulier de la sueur.

**progéniteur, trice** n. *(angl.* ***progenitor****).* Parent (père ou mère).

**progéria (de Gilford)** *(angl.* ***progeria****).* Maladie génétique rare de l'enfant, caractérisée par un nanisme et une apparence générale de vieillesse (peau ridée, cheveux clairsemés, blancs), auxquels s'ajoutent des insuffisances endocriniennes multiples et une athéromatose précoce qui rend le pronostic très mauvais. V. *Werner (syndrome de).* Syn. : *maladie* (ou *syndrome*) *de Gilford, syndrome de Hutchinson-Gilford.* (*Gilford* Hastings, médecin anglais, 1861-1941.)

**progéria de l'adulte**. Syn. de *syndrome de Werner.* V. *Werner (syndrome de).*

**progestatif, ive** a. *(angl.* ***progestational****).* Qui permet la gestation, en provoquant une transformation de la muqueuse utérine favorable à l'implantation de l'œuf. Se dit de la progestérone, hormone naturelle, ou de toute autre substance hormonale naturelle ou synthétique qui a les mêmes propriétés que la progestérone. Les progestatifs synthétiques sont prescrits dans divers troubles de la menstruation, les menaces d'avortement et – en association avec les œstrogènes – comme contraceptifs.

**progestérone** f. *(angl.* ***progesterone****).* Hormone stéroïde sécrétée par le corps jaune pendant la période post-ovulatoire du cycle, par le corps jaune gravidique au cours de la grossesse (jusqu'à la 12e semaine), puis par le placenta jusqu'au lendemain de l'accouchement. Sous l'influence de la progestérone, la muqueuse de l'utérus s'épaissit pour permettre la fixation et le développement de l'œuf fécondé. La progestérone est employée dans le traitement des ménorragies, métrorragies et des troubles de la ménopause, ainsi que dans certains cas de stérilité et pour prévenir l'avortement. Syn. : *lutéine* (désuet), *hormone lutéale.*

**proglottis** m. *(angl.* ***proglottid****).* Chacun des segments ou anneaux qui constituent le corps d'un ver solitaire, qui s'en détachent et sont éliminés dans les selles.

**prognathisme** m. *(angl.* ***prognathism****).* Saillie en avant des mâchoires, et plus particulièrement de la mâchoire inférieure.

**pro-inflammatoire** a. Qui favorise le processus inflammatoire comme moyen de lutte contre une infection. Ex. : cytokine pro-inflammatoire.

**projection** f. *(angl. **projection**)*. Mécanisme psychique consistant à localiser en dehors de soi (de son corps ou de son esprit), ce qui se passe en fait en soi. En psychopathologie, c'est un mécanisme de défense par lequel l'individu se débarrasse d'idées et de sentiments déplaisants en les attribuant à autrui.

**prolabé, ée** a. *(angl. **prolapsed**)*. Se dit d'un organe déplacé vers le bas à la suite d'un prolapsus. Ling. : Mot mal formé, à la vie dure. Bien que proscrit en 1878 déjà par Émile Littré, qui lui préférait *prolapsé*, il perdure.

**prolactine** f. *(angl. **prolactin**)*. Syn. d'*hormone lutéotrope*.

**prolactinome** m. *(angl. **prolactinoma**)*. Tumeur du lobe antérieur de l'hypophyse sécrétant de la prolactine et se manifestant par des troubles des règles et par une galactorrhée.

**prolamine** f. *(angl. **prolamin**)*. Nom d'ensemble des protéines simples, riches en acide glutamique, contenues dans les graines de blé, d'orge ou de maïs.

**prolan** m. *(angl. **prolan**)*. Nom donné primitivement aux hormones isolées dans l'urine de la femme enceinte et permettant de poser un diagnostic biologique de la grossesse. Il s'agit en fait de la gonadotrophine chorionique *(prolan B)* et de la gonadotrophine A hypophysaire *(prolan A)*.

**prolanurie** f. *(angl. **prolanuria**)*. Présence de prolans (gonadotrophine A hypophysaire et gonadotrophine chorionique) dans les urines. Normalement très faible, la prolanurie augmente dès le début de la grossesse. L'injection d'urine de femme enceinte à un animal de laboratoire provoque des réactions spécifiques dues à la présence des prolans, permettant ainsi un diagnostic précoce de la grossesse.

**prolapsus** m. *(angl. **prolapse**)*. Descente d'un organe ou d'une partie d'organe. Ex. : prolapsus utérin. V. *-cèle*. (a. **prolabé, ée**)

**prolapsus vaginal**. Syn. de *colpocèle*.

**prolifération** f. *(angl. **proliferation**)*. Multiplication de cellules ou de micro-organismes. (a. **prolifératif, ive**)

**prolymphocyte** m. *(angl. **prolymphocyte**)*. Cellule intermédiaire entre le lymphoblaste et le lymphocyte adulte.

**promandibulie** f. *(angl. **mandibular prognathism**)*. Saillie en avant de la mandibule. V. *prognathisme*.

**promontoire** m. *(angl. **promontory**)*. Angle obtus, saillant en avant, que forme l'articulation de la cinquième vertèbre lombaire avec le sacrum.

**promoteur** m. *(angl. **promoter**)*. 1) Unité génétique qui, dans un opéron, est responsable du déclenchement de la transcription. Une mutation au niveau du promoteur peut rendre celle-ci impossible et donc non fonctionnel l'ensemble des gènes de structure de l'opéron[23]. V. *opéron*. 2) Toute substance qui accroît l'activité d'un catalyseur dans une réaction chimique.

**promyélocyte** m. *(angl. **promyelocyte**)*. Cellule de grande taille présente dans la moelle osseuse, intermédiaire entre le myéloblaste et le myélocyte. Syn. : *leucoblaste (à éviter)*.

**pronateur** a. et m. *(angl. **pronator**)*. Se dit d'un muscle qui produit la pronation.

**pronation** f. *(angl. **pronation**)*. 1) Position de l'avant-bras et de la main quand celle-ci dirige sa face dorsale en avant, le pouce orienté vers le milieu du corps, ou quand elle repose sur un plan horizontal par sa face palmaire. 2) Mouvement de rotation de l'avant-bras de dehors en dedans. Ant. : *supination*.

**pronostic** m. *(angl. **prognosis**)*. Appréciation du degré de gravité et de l'évolution ultérieure d'une maladie, y compris son issue. (a. **pronostique**; **pronostiqué, ée**)

**propalinal, ale, aux** a. V. *mouvement propalinal*.

**pro parte**. Locution latine signifiant *en partie, partiellement*.

**prophase** f. *(angl. **prophase**)*. Phase initiale de la mitose, au cours de laquelle les chromosomes, dont la duplication s'est accomplie pendant l'interphase précédente, subissent un processus de condensation par spiralisation. Ils forment en début de prophase un réseau de fins filaments enchevêtrés, qui se résout en chromosomes distincts au fur et à mesure que ceux-ci deviennent plus courts et plus épais. La fin de la prophase est marquée par la disparition de la membrane nucléaire et la mise en place du fuseau achromatique[23]. V. *méiose, mitose*.

**prophylactique** a. *(angl. **prophylactic**)*. Qui prévient l'apparition d'une maladie. Ling. : Lorsqu'on parle d'une action, on peut utiliser comme syn. le terme *préventif*; on emploie toujours le qualificatif *prophylactique* quand on parle d'une substance.

**prophylaxie** f. *(angl. **prophylaxis**)*. Toute méthode de protection ou de prévention dirigée contre une maladie. Ling. : Lorsqu'il s'agit de l'emploi de médicaments, on parle de *chimioprophylaxie*.

**propiolactone** f. (DCI) *(angl.* ***propiolactone****)*. Substance utilisée en solution pour la stérilisation des greffes vasculaires et pour la préparation de certains vaccins. V. *vaccin antipoliomyélitique*.

**propriocepteur** a. et m. *(angl.* ***proprioceptor****)*. Se dit de tout récepteur sensible aux stimulations produites par les mouvements du corps. Ces récepteurs sont situés au voisinage des os, des articulations et des muscles.

**proprioceptif, ive** a. *(angl.* ***proprioceptive****)*. Qui se rapporte au fonctionnement des propriocepteurs. Ex. : excitation proprioceptive, réflexe proprioceptif.

**propulsion** f. 1) *(angl.* ***propulsion****)*. Action de pousser en avant (*Robert*). 2) Tendance de certains malades (notamment les parkinsoniens) à accélérer de plus en plus leur marche pour ne pas tomber en avant.

**prosencéphale** m. *(angl.* ***prosencephalon****)*. Étage supérieur de l'encéphale, comprenant une partie médiane (*cerveau intermédiaire* ou *diencéphale*) essentiellement constituée par le thalamus, la région sous-thalamique et l'hypothalamus, disposés autour d'une cavité centrale, le troisième ventricule; et les *deux hémisphères cérébraux*, creusés chacun d'un ventricule latéral. Syn. : *cerveau* (en langage courant), *cerveau antérieur*.

**prostaglandine** f. *(angl.* ***prostaglandin****)*. Nom d'ensemble des substances hormonales présentes dans de nombreux tissus (prostate, liquide séminal, muscles, cerveau, etc.); il en existe plusieurs types, à propriétés biologiques remarquables et très diverses : hypotension, dilatation des bronches, stimulation du péristaltisme intestinal et des contractions utérines (lors de l'accouchement), avortement, effet contraceptif. Leurs indications thérapeutiques ne sont pas encore bien précisées.

**prostate** f. *(angl.* ***prostate****)*. Glande annexe de l'appareil génital masculin, située autour de la portion initiale de l'urètre, en avant de l'ampoule rectale et en dessous de la vessie. On lui distingue deux lobes latéraux, droit et gauche, et un lobe moyen. Son produit de sécrétion contribue à former le sperme en se mélangeant aux spermatozoïdes issus des testicules. (a. **prostatique**)

**prostatectomie** f. *(angl.* ***prostatectomy****)*. Ablation partielle ou totale de la prostate.

**prostatisme** m. *(angl.* ***prostatism****)*. Ensemble des troubles urinaires dus à l'hypertrophie de la prostate : besoin impérieux et fréquent d'uriner, avec émission de petites quantités d'urine, affaiblissement du jet urinaire, miction difficile et souvent douloureuse.

**prostatite** f. *(angl.* ***prostatitis****)*. Inflammation de la prostate.

**prostatomégalie** f. Hypertrophie de la prostate.

**prostatotomie** f. *(angl.* ***prostatotomy****)*. Incision de la prostate.

**prosthétique** a. *(angl.* ***prosthetic****)*. Se dit du groupement d'une molécule d'hétéroprotéine qui n'est pas azoté (qui n'est pas un acide aminé) et qui est rattaché à la fraction protidique, soit chimiquement, soit physiquement et lui confère ses principales particularités. Les groupements prosthétiques sont très divers : glucides (glycoprotéines), lipides (lipoprotéines), acides nucléiques (nucléoprotéines), substances colorées, surtout métalliques (chromoprotéines). Le groupement prosthétique de l'hémoglobine est l'*hème*.

**prostration** f. *(angl.* ***prostration****)*. État d'abattement extrême, physique et psychique, se traduisant par une immobilité totale et une absence de réaction aux sollicitations extérieures.

**prostré, ée** a. *(angl.* ***prostrate****)*. Qui est en état de prostration.

**protamine** f. *(angl.* ***protamine****)*. Nom d'ensemble des polypeptides basiques de structure relativement simple, unis aux acides désoxyribonucléiques dans les noyaux cellulaires, particulièrement abondants dans les laitances des poissons. On les utilise comme réactifs, pour la préparation de l'insuline-retard et comme antidote de l'héparine (en cas de surdosage de celle-ci).

**protéase** f. Syn. de *protéinase*.

**protéide** m. *(angl.* ***proteid****)*. 1) Nom proposé pour désigner toute protéine (holoprotéine ou hétéroprotéine). 2) Pour certains, nom donné uniquement aux hétéroprotéines. (a. **protéique**)

**protéinase** f. *(angl.* ***proteinase****)*. Nom générique des enzymes qui décomposent les protéines en éléments plus simples (peptides et acides aminés). Il s'agit d'enzymes appartenant à la classe des *hydrolases*. Il en existe un grand nombre de catégories, selon la nature des liaisons chimiques sur lesquelles elles agissent (aminopeptidases, dipeptidases, endopeptidases, etc.). La pepsine et la trypsine sont des protéinases. Syn. : *protéase*.

**protéine** f. *(angl.* ***protein****)*. Nom d'ensemble des composés organiques azotés, animaux et végétaux, dont la molécule se compose de nombreux acides aminés et qui jouent un rôle essentiel dans toute matière vivante. Les protéines donnent par dégradation hydrolytique soit des acides aminés (*holoprotéines* ou *protéines simples*), soit des acides aminés et des substances non azotées diverses : glucides, lipides, pigments, etc. (*hétéroprotéines* ou *protéines conjuguées*). Syn. : *protide* (2). Ling. : En langage courant, on nomme « protéine » toute holoprotéine. (a. **protéinique**)

**protéiné, ée** a. *(angl.* ***protein****)*. Qui contient des protéines.

**protéine de Bence-Jones**. V. *Bence-Jones (protéine de)*.

**protéine C réactive** *(angl.* ***C-reactive protein****)*. Bêta-globuline produite par le foie, présente dans le plasma lors de la phase aiguë de divers processus inflammatoires (rhumatisme articulaire aigu, arthrites, péri-artérite noueuse, etc.). Abrév. : CRP (ou PCR).

**protéine plasmatique** *(angl.* ***plasma protein****)*. Nom générique désignant collectivement les protéines contenues dans le plasma sanguin, comprenant : 1) la sérumalbumine ; 2) les glycoprotéines ; 3) les lipoprotéines ; 4) les métalloglobulines (sidérophiline, céruléoplasmine) ; 5) les immunoglobulines ; 6) les enzymes sériques ; 7) les facteurs de la coagulation. Cette grande variété met en évidence la diversité des fonctions dévolues aux protéines plasmatiques : rôle de transport (lipides, fer, hormones, iode, acides gras), mais également propriétés enzymatiques, propriétés d'anticorps. Cette diversité implique également qu'en cas d'hyper- ou d'hypoprotéinémie, il est essentiel de savoir sur quelle fonction porte l'augmentation ou la diminution. Diverses méthodes permettent le fractionnement, l'isolement et l'identification des protéines. V. *électrophorèse*, *protidogramme*.

**protéinémie** f. *(angl.* ***proteinemia****)*. Taux des protéines dans le plasma sanguin. Syn. : *protidémie*.

**protéinorachie** f. *(angl.* ***proteinorrachia****)*. Présence de protéines dans le liquide céphalorachidien. Ling. : Terme plus adéquat bien que moins usité qu'*albuminorachie*.

**protéinurie** f. *(angl.* ***proteinuria****)*. Présence de protéines dans l'urine. (a. **protéinurique**)

**protéique** a. *(angl.* ***proteinic****)*. Qui est de la nature des protéides, des protéines en général.

**protéolysat** m. *(angl.* ***proteolysate****)*. Produit résultant d'une protéolyse enzymatique. Les protéolysats peuvent être administrés *per os* dans les états de dénutrition ou dans d'autres conditions pathologiques.

**protéolyse** f. *(angl.* ***proteolysis****)*. Processus de dégradation des protéines. Au cours de la digestion ou dans les tissus, la protéolyse est activée par des enzymes protéolytiques (protéinases), qui coupent les protéines en peptides et les peptides en acides aminés. (a. **protéolytique**)

**Proteus** m. *(angl.* ***Proteus****)*. Genre de bacilles gram-négatifs, pourvus de cils vibratiles qui leur confèrent une grande mobilité ; ils sont isolés des matières fécales et des substances en putréfaction. L'espèce *Proteus vulgaris* est responsable d'infections urinaires, d'infections suppuratives des plaies, d'intoxications alimentaires.

**prothèse** f. *(angl.* ***prosthesis****)*. 1) Appareil ou dispositif destiné à remplacer un organe, un membre ou une partie de membre détruit ou gravement atteint. Ex. : prothèse dentaire (dentier), prothèse oculaire (œil artificiel). 2) Action de poser une pièce ou un appareil pour remplacer un organe détruit ou un membre amputé. (a. **prothétique**)

**prothèse acoustique** (ou **auditive**) *(angl.* ***acoustic prosthesis****)*. Appareil amplificateur des sons appliqué sur l'oreille et destiné à remédier à une surdité. V. *orthèse*.

**prothèse immédiate** *(angl.* ***immediate dental prosthesis****)*. En odontologie, prothèse installée aussitôt après l'édentation partielle ou totale.

**prothèse totale de la hanche** *(angl.* ***complete hip prosthesis****)*. Articulation artificielle complète en métal ou en matériel synthétique comprenant deux pièces : le *néocotyle* et la *tige fémorale*, qui est une pièce métallique placée dans la cavité médullaire du fémur proximal.

**prothésiste** m. *(angl.* ***prosthetist****)*. Technicien non médecin chargé de la confection et de la vente d'appareils remplaçant la totalité ou une partie d'un organe ou d'un membre.

**prothrombase** f. Syn. de *prothrombine*.

**prothrombinase** f. Syn. de *thromboplastine*.

**prothrombine** f. *(angl.* ***prothrombin****)*. Protéine sanguine intervenant dans la coagulation. À la suite d'une série de réactions enzymatiques, la prothrombine se transfomme en thrombine ; celle-ci agit sur le fibrinogène soluble pour le transformer en fibrine insoluble, ce qui détermine la formation du caillot. La prothrombine est synthétisée dans le foie, en présence de vitamine K. Le *temps de prothrombine* se mesure par le *test de Quick*. Désignation internationale de la prothrombine : *facteur II (de coagulation)*. Syn. : *prothrombase*, *thrombinogène*.

**prothrombinémie** f. *(angl. **prothrombinemia**)*. Taux de la prothrombine dans le plasma sanguin.

**prothrombokinase** f. Syn. de *proaccélérine*.

**prothromboplastin antecedent**. Syn. anglais de *facteur XI*. V. *facteur de coagulation*. Abrév. : PTA.

**prothromboplastine** f. Syn. de *thromboplastinogène*.

**protide** m. *(angl. **protide**)*. 1) Tout composé azoté contenant des acides aminés. Les protides comprennent les acides aminés eux-mêmes, les peptides et les protéines (holoprotéines et hétéroprotéines). 2) Dans un sens plus restreint, syn. de *protéine*. (a. **protidique**)

**protidémie** f. Syn. de *protéinémie*.

**protidogramme** m. *(angl. **proteinogram**)*. Répartition des différentes fractions des protéines (protides) du sérum, après fractionnement par électrophorèse (albumine, alpha-globulines, bêta-globulines, gamma-globulines). Le protidogramme peut être exprimé sous forme de courbe, dont l'aspect est caractéristique dans certaines affections. V. *électrophorèse*.

**proto-** Préfixe d'origine grecque signifiant *premier, primitif*.

**protocole opératoire** *(angl. **operative record**)*. Compte rendu écrit de toutes les étapes d'une opération.

**protodiastolique** a. *(angl. **protodiastolic**)*. Qui se situe dans la première partie de la diastole ventriculaire, immédiatement après le second bruit du cœur. Ex. : souffle protodiastolique.

**proton** m. *(angl. **proton**)*. Partie constitutive du noyau atomique, de charge électrique positive, égale en grandeur à la charge de l'électron, mais de masse légèrement inférieure à celle du neutron.

**proto-oncogène** m. *(angl. **proto-oncogene**)*. Gène cellulaire normal retrouvé dans la plupart des espèces animales, qui joue un rôle dans la différenciation et la croissance de la cellule, ne s'exprimant qu'à certaines phases précoces du développement et possédant un potentiel oncogénique après mutation, réarrangement du matériel génétique ou inclusion d'ADN viral. V. *oncogène*.

**protoplasme** (ou **protoplasma**) m. *(angl. **protoplasm**)*. Ensemble des substances protidiques qui constituent la cellule et qui sont le siège des processus fondamentaux de la vie. Il comprend le cytoplasme et le noyau. (a. **protoplasmique**)

**protosystolique** a. *(angl. **protosystolic**)*. Qui est situé dans la première partie de la systole ventriculaire. Ex. : souffle protosystolique.

**Protozoaires** m. pl. *(angl. **Protozoa**)*. Embranchement du règne animal, comprenant des êtres microscopiques, formés d'une seule cellule et doués de mouvements pendant une partie plus ou moins grande de leur existence (se déplaçant à l'aide de pseudopodes, de flagelles ou de cils vibratiles). Ils comprennent : les *Rhizopodes*, les *Flagellés*, les *Sporozoaires*, les *Infusoires* (ou *Ciliés*).

**protozoose** f. *(angl. **protozoiasis, protozoosis**)*. Toute maladie parasitaire causée par des *Protozoaires*, telle que l'amibiase, la lambliase ou la cryptosporidiose.

**protraction** f. *(angl. **protraction**)*. 1) Action de tirer en avant. Ex. : protraction de la langue. 2) En médecine dentaire, mouvement de la mandibule par lequel celle-ci revient d'arrière en avant à l'occlusion centrée ; phase de retour de la rétraction mandibulaire.

**protrusion** f. *(angl. **protrusio**)*. État d'un organe ou d'une partie d'organe qui se trouve poussé en avant.

**protrusion acétabulaire** *(angl. **arthrokatadysis, protrusio acetabuli**)*. Déformation de la cavité cotyloïde (acetabulum), qui est exagérément creuse et dont le fond fait alors plus ou moins saillie dans le bassin.

**protubérance** f. *(angl. **protuberance**)*. Structure anatomique saillante.

**protubérance annulaire** *(angl. **pons**)*. Partie antérieure et supérieure du rhombencéphale, segment intermédiaire du tronc cérébral, située au-dessus du bulbe, au-dessous des pédoncules cérébraux et en avant du cervelet. Les deux racines du nerf trijumeau émergent de ses faces latérales. Syn. : *mésocéphale, métencéphale, pont de Varole*. V. *pontin, pontique*.

**protubérant, ante** a. *(angl. **protuberant**)*. Qui fait saillie.

**protubérantiel, elle** a. *(angl. **pontine**)*. Qui se rapporte à la protubérance annulaire. Ex. : hémiplégie protubérantielle, veines protubérantielles.

**provirus** m. *(angl. **provirus**)*. Matériel génétique d'un virus dans la situation où il est inséré dans un chromosome de l'hôte et subit dès lors une duplication synchronisée avec celle de ce chromosome. Il peut ensuite former un nouveau virus par induction, ou entraîner la transformation de la cellule hôte.

**provitamine** f. *(angl. **provitamin**)*. Précurseur d'une vitamine.

**Prower (facteur)**. V. *facteur de coagulation*.

**proximal, ale, aux** a. *(angl. **proximal**)*. Qui est le plus proche du centre du corps ou d'un organe ou, dans le cas d'un membre, de son point d'attache. Ex. : tube proximal (du rein), phalange proximale. Ant. : *distal*.

**prurigène** a. *(angl.* ***pruritogenic****)*. Qui engendre le prurit.

**prurigineux**, **euse** a. *(angl.* ***pruriginous****)*. Qui s'accompagne de démangeaisons.

**prurigo** m. *(angl.* ***prurigo****)*. Toute dermatose caractérisée par un prurit violent et par des lésions papuleuses.

**prurit** m. *(angl.* ***pruritus****)*. Sensation de démangeaisons cutanées, qui peut être due à une maladie de la peau ou à une affection générale ou être sans cause identifiable (*prurit sine materia*).

**prurit sine materia** *(angl.* ***sine materia pruritus****)*. Démangeaisons sans lésions cutanées apparentes et sans cause décelable.

**pseud-**, **pseudo-** Préfixe d'origine grecque signifiant *faux, trompeur*.

**Pseudallescheria boydii**. Espèce de champignon microscopique pathogène, de la famille des *Microascaceae*, responsable d'infections pulmonaires (*pseudallescheriose*).

**pseudallescheriose** f. *(angl.* ***pseudallescheriasis****)*. Infection pulmonaire causée par *Pseudallescheria boydii*, caractérisée par des lésions chroniques fibreuses excavées, dans lesquelles se voient des amas de champignons (*fungus ball* ou *pelote mycosique*).

**pseudarthrose** f. *(angl.* ***pseudarthrosis****)*. Constitution d'une fausse articulation, pathologique, entre les fragments osseux d'une fracture mal consolidée, avec mobilité anormale à son niveau.

**pseudo-anémie** f. *(angl.* ***pseudoanemia****)*. État de pâleur des téguments en l'absence d'anémie.

**pseudo-angiome** m. *(angl.* ***pseudoangioma****)*. Malformation vasculaire temporaire observée sur le moignon de certains amputés au cours de la guérison.

**pseudo-coarctation de l'aorte** *(angl.* ***pseudo-coarctation of the aorta****)*. Malformation congénitale très rare de la crosse de l'aorte consistant en un allongement et une déformation en boucle avec des sinuosités, dont l'image radiologique peut simuler une coarctation vraie. Elle se différencie de la coarctation vraie par un rétrécissement minime de la lumière vasculaire et donc, par l'absence de troubles cliniques graves. L'évolution est pratiquement toujours bénigne et aucun traitement n'est nécessaire. Ling. : Encore appelée quelquefois, à tort, dans les textes français *kinking* ou *buckling (de l'aorte)*. Syn. : *aorte plicaturée*.

**pseudo-comitial**, **ale**, **aux** a. *(angl.* ***pseudoepileptic****)*. Qui rappelle l'épilepsie, mais qui n'est pas de nature véritablement épileptique.

**pseudo-gonococcie entéritique**. Syn. de *syndrome conjonctivo-urétro-synovial de Fiessinger-Leroy*. V. *Fiessinger-Leroy (syndrome conjonctivo-urétro-synovial de)*.

**pseudo-hermaphrodite** a. et n. *(angl.* ***pseudohermaphrodite****)*. Se dit d'un individu qui possède les glandes sexuelles d'un sexe et des organes génitaux externes, des caractères sexuels secondaires de l'autre sexe. Selon le sexe apparent, il s'agit d'un *pseudo-hermaphrodite masculin* ou d'un *pseudo-hermaphrodite féminin*. V. *syndrome du testicule féminisant*. Syn. : *androgyne* (1).

**pseudo-insulinorésistance** f. Syn. d'*effet Somogyi*.

**pseudo-kyste** m. *(angl.* ***pseudocyst****)*. Cavité ressemblant à un kyste mais dépourvue de paroi propre et se développant à l'intérieur du tissu, généralement à la suite d'une nécrose localisée.

**pseudo-membrane** f. *(angl.* ***pseudomembrane****)*. Exsudat fibrineux, déposé sous forme de lambeaux fermes à la surface d'une muqueuse ou d'une séreuse enflammée. (a. **pseudo-membraneux**, **euse**)

**Pseudomonas** m. *(angl.* ***Pseudomonas****)*. Genre de bacilles gram-négatifs, mobiles, pigmentés, aérobies ou aérobies facultatifs. Il comprend plusieurs espèces, dont *Pseudomonas aeruginosa* (ou *bacille pyocyanique*) responsable de suppurations à pus bleu.

**pseudo-paralysie** f. *(angl.* ***pseudoparalysis****)*. Limitation des mouvements d'un ou de plusieurs membres, sans rapport avec une lésion des centres nerveux ou des voies motrices, souvent due à la douleur ou à une inhibition volontaire.

**pseudopode** m. *(angl.* ***pseudopodium****)*. Prolongement de forme changeante, émis par une cellule (leucocyte) ou par un protozoaire (amibe), et qui lui permet de se déplacer.

**pseudopolyarthrite rhizomélique** *(angl.* ***polymyalgia rheumatica****)*. Rhumatisme inflammatoire du sujet après la cinquantaine, touchant essentiellement les racines des membres. Le tableau clinique typique comporte un enraidissement douloureux des épaules et des hanches, un état subfébrile avec asthénie, anorexie, amaigrissement rapide, parfois des arthrites périphériques avec épanchement. Le caractère inflammatoire est confirmé par l'examen sanguin : vitesse de sédimentation très accélérée, hyperfibrinémie, présence de protéine C réactive. Évoluant par poussées, la maladie guérit en environ 2 ans. Elle présente des liens étroits avec la *maladie de Horton*, avec laquelle elle peut coexister. Syn. : *syndrome de Forestier-Certonciny*.

**pseudo-tabès alcoolique**. Syn. de *polynévrite alcoolique*.

**pseudotumor cerebri**. Syn. d'*hypertension intracrânienne bénigne*.

**psittacose** f. *(angl.* ***psittacosis****)*. Maladie infectieuse due à *Chlamydia psittaci*, caractérisée par un état fébrile et des infiltrats pulmonaires. La transmission se fait par contact avec des oiseaux malades. Syn. : *ornithose*. Ling. : On a cru que la bactérie affectait seulement les perroquets (Psittacés) d'où son nom (*Chlamydia psittaci*) et le nom de la maladie. Lorsqu'il apparut que d'autres oiseaux étaient aussi affectés, *psittacose* fut réservé à l'infection humaine, et *ornithose* à l'infection aviaire. Aujourd'hui, *ornithose* est considéré comme synonyme de *psittacose*. L'infection des oiseaux par *Chlamydia psittaci* est désignée par *chlamydiose aviaire*.

**psoas** m. V. *muscle psoas-iliaque*.

**psoïtis** f. *(angl.* ***psoitis****)*. Inflammation du muscle psoas.

**psoriasiforme** a. *(angl.* ***psoriasiform****)*. Qui ressemble au psoriasis. Ex. : dermatose psoriasiforme.

**psoriasique** *(angl.* ***psoriatic****)*. 1) a. Qui se rapporte au psoriasis. Ex. : arthrite psoriasique. 2) a. et n. Qui est atteint de psoriasis.

**psoriasis** m. *(angl.* ***psoriatis****)*. Dermatose fréquente, d'étiologie inconnue, à évolution chronique, caractérisée par des taches rouges plus ou moins étendues, bien circonscrites, recouvertes de squames sèches, abondantes et friables. Les lésions siègent surtout aux coudes, aux genoux, au cuir chevelu, mais peuvent aussi envahir tout le corps. Rebelle au traitement, le psoriasis ne peut être que « blanchi », récidivant à des intervalles plus ou moins longs.

**PSP**. Abrév. de *phénolsulfonephtaléine* et, par extension, de *test à la phénolsulfonephtaléine*.

**psych-, psycho-** Préfixe d'origine grecque indiquant une relation avec l'esprit, les fonctions mentales.

**psychanalyse** f. *(angl.* ***psychoanalysis****)*. Méthode d'investigation psychologique et de psychothérapie, imaginée par Freud, qui consiste à déceler, au moyen de procédés divers reposant essentiellement sur le jeu libre des associations d'idées, la signification cachée, inconsciente, des phénomènes psychiques responsables de troubles névrotiques et qui cessent de produire ces effets une fois rappelés à la pleine conscience. Les principales techniques d'investigation sont l'interprétation des propos spontanés auxquels le sujet est invité à se laisser aller, et celle des rêves. Ling. : En langage courant, on dit aussi *analyse* ; la forme *psychoanalyse* n'est guère employée en français, mais est courante dans les pays anglo-saxons.

**psychanalyste** n. *(angl.* ***psychoanalyst****)*. Médecin ou psychologue spécialisé qui pratique la psychanalyse. Syn. : *analyste*.

**psychanalytique** a. *(angl.* ***psychoanalytic****)*. Qui se rapporte à la psychanalyse, qui en découle. Ex. : interprétation psychanalytique.

**psychasthénie** f. *(angl.* ***psychasthenia****)*. Forme de névrose dépressive liée à une baisse de la tension psychologique, avec état d'angoisse, indécision de l'esprit, tendance au doute, ruminations mentales, obsessions.

**psychasthénique** *(angl.* ***psychasthenic****)*. 1) a. Qui se rapporte à la psychasthénie. 2) a. et n. Qui est atteint de psychasthénie.

**psyché** f. *(angl.* ***psyche****)*. Psychisme considéré en tant qu'organe, au même titre que tout autre organe.

**psychédélique** a. et m. *(angl.* ***psychedelic****)*. Se dit des expériences vécues lors de la prise de drogues hallucinogènes, consistant en un débordement délirant des idées et une distorsion des faits et images réels, qui peuvent aller jusqu'aux hallucinations psycho-sensorielles. Par extension, nom donné aux drogues qui produisent ces effets. V. *psychodysleptique*.

**psychiatre** n. *(angl.* ***psychiatrist****)*. Médecin spécialisé en psychiatrie. Syn. : *aliéniste* (surtout en langage juridique).

**psychiatrie** f. *(angl.* ***psychiatry****)*. Partie de la médecine qui traite des maladies et des troubles mentaux. Syn. : *médecine mentale*. (a. **psychiatrique**)

**psychique** a. *(angl.* ***psychic****)*. Qui se rapporte aux fonctions mentales. Ex. : déséquilibre psychique, traumatisme psychique.

**psychisme** m. *(angl.* ***psyche, mind****)*. Ensemble des traits psychologiques caractéristiques d'un individu ; ensemble des fonctions psychiques.

**psychoanaleptique** a. et m. *(angl.* ***psychoanaleptic****)*. Qui stimule le fonctionnement du cerveau. Les antidépresseurs sont des psychoanaleptiques. V. *psychotrope*.

**psychoanalyse** f. V. *psychanalyse*.

**psychodépresseur** a. et m. Syn. de *psycholeptique*.

P

**psychodiagnostic** m. *(angl.* ***psychodiagnosis****)*. Diagnostic fondé sur l'étude des symptômes purement psychiques d'une maladie mentale.

**psychodrame** m. *(angl.* ***psychodrama****)*. Méthode de traitement des troubles mentaux qui consiste à faire jouer par les malades des scènes dramatiques comportant des situations semblables à celles liées à leurs problèmes personnels. V. *sociodrame*.

**psychodynamique** *(angl. 1)* ***psychodynamic****, 2)* ***psychodynamics****)*. 1) a. Qui se rapporte aux processus mentaux. 2) f. Étude des processus mentaux.

**psychodysleptique** a. et m. *(angl.* ***psychodysleptic****)*. Se dit des substances hallucinogènes (comme la mescaline ou le lysergide) qui perturbent l'activité mentale, faisant ressortir des idées normalement refoulées, sous une forme délirante, proche de celle observée dans les psychoses. Les psychodysleptiques sont parfois employés en psychiatrie comme « révélateurs » de certains troubles mentaux. V. *psychotrope*, *psychédélique*. Syn. : *hallucinogène* (2).

**psychogène** (ou **psychogénétique**) a. *(angl.* ***psychogenic****)*. Qui a une cause psychique (par opposition à somatogène).

**psycholeptique** a. et m. *(angl.* ***psycholeptic****)*. Se dit de tout médicament qui diminue l'activité mentale (baisse de la vigilance et de l'activité intellectuelle, atténuation de la tension émotionnelle). Les psycholeptiques font partie des psychotropes ; on les divise en hypnotiques, neuroleptiques et tranquillisants. Syn. : *psychodépresseur*. V. *psychotrope*.

**psychologie** f. *(angl.* ***psychology****)*. 1) Discipline qui traite des processus mentaux normaux. 2) Par extension, ensemble des facultés mentales normales. (a. **psychologique**)

**psychologie pathologique**. Syn. de *psychopathologie*.

**psychologue** n. *(angl.* ***psychologist****)*. Spécialiste de la psychologie.

**psychomoteur**, **trice** a. *(angl.* ***psychomotor****)*. Qui se rapporte aux fonctions motrices intégrées et coordonnées par les fonctions psychiques. Ex. : développement psychomoteur, retard psychomoteur.

**psychomotricien**, **ienne** n. Personne chargée de la rééducation de la psychomotricité. Les psychomotriciens sont porteurs en France d'un diplôme d'État. Cette profession paramédicale est inscrite au Code de la santé publique et est donc protégée (profession d'*auxiliaires médicaux*). Syn. : *psychorééducateur* (déconseillé car moins précis).

**psychomotricité** f. *(angl.* ***psychomotricity****)*. Ensemble des fonctions psychomotrices, c'est-à-dire des fonctions motrices intégrées dans l'activité psychique et adaptées aux besoins de la vie relationnelle.

**psychopathe** a. et n. *(angl.* ***psychopath****)*. Qui est atteint d'une psychopathie.

**psychopathie** f. *(angl.* ***psychopathy****)*. 1) Classiquement, toute maladie mentale. 2) Sous l'influence des auteurs allemands et anglo-saxons, toute déficience constitutionnelle du contrôle des émotions et des impulsions (appelée aussi *déséquilibre psychopathique*) : instabilité, impulsivité, conduite antisociale et amorale.

**psychopathique** a. *(angl.* ***psychopathic****)*. Qui se rapporte à une maladie mentale, qui a les caractères d'une psychopathie.

**psychopathologie** f. *(angl.* ***psychopathology****)*. Étude des fonctions psychiques anormales chez les malades mentaux. Le spécialiste en est le *psychopathologiste*. Syn. : *pathologie mentale*, *psychologie pathologique*. (a. **psychopathologique**)

**psychopédagogie** f. *(angl.* ***psychopedagogy****)*. Pédagogie fondée sur l'observation de la psychologie de l'enfant. (a. **psychopédagogique**)

**psychopédiatrie** f. *(angl.* ***psychopediatrics****)*. Étude de l'évolution des phénomènes mentaux pendant la croissance de l'enfant.

**psychophysiologie** f. *(angl.* ***psychophysiology****)*. Étude des rapports existant entre les processus mentaux et les activités physiologiques. Cette discipline fait appel simultanément aux techniques de la psychologie et de la physiologie. Le spécialiste en est le *psychophysiologiste* ou *psychophysiologue*. Syn. : *physiologie psychique*. (a. **psychophysiologique**)

**psychophysique** f. *(angl.* ***psychophysics****)*. Psychologie fondée sur la physiologie des sensations et des perceptions, en tant que manifestations physiques des réactions mentales.

**psychoplégique** a. et m. *(angl.* ***psychoplegic****)*. Se dit de drogues qui provoquent un état d'hébétude, d'indifférence totale.

**psychorééducateur** m. V. *psychomotricien*.

**psychorigidité** f. *(angl.* ***psychorigidity****)*. Attitude mentale caractérisée par une intransigeance anormale et une incapacité de juger objectivement. C'est la mentalité caractéristique du paranoïaque.

**psychose** f. *(angl.* ***psychosis****)*. Affection mentale caractérisée par une désintégration généralement profonde de la personnalité, avec troubles de la perception, du jugement, du raisonnement et du comportement, dont le malade n'a pas conscience. Les psychoses sont en général durables, mais peuvent comporter des périodes de lucidité. On distingue parmi les psychoses : la schizophrénie, les démences, la psychose maniaco-dépressive. (a. **psychosique** ; **psychotique**)

**psychose désintégrative** *(angl.* ***infantile dementia****)*. Trouble dans lequel un développement normal ou subnormal des premières années est suivi par la perte des aptitudes sociales et du langage, ainsi que par un trouble grave de l'affectivité, du comportement et des relations. Habituellement, cette perte du langage et des aptitudes sociales s'installe en quelques mois et s'accompagne de l'apparition d'hyperactivité et de stéréotypies. Dans la plupart des cas, il y a une altération intellectuelle, mais elle ne fait pas nécessairement partie des troubles. Cet état peut être consécutif à une affection cérébrale évidente – telle que l'encéphalite morbilleuse –, mais il peut aussi apparaître en l'absence de toute affection ou lésion cérébrale connue, tout trouble neurologique associé[30]. Syn. : *syndrome de Heller-Zappert, démence infantile de Heller.*

**psychose infantile**. Syn. d'*autisme infantile*.

**psychose maniaco-dépressive** *(angl.* ***bipolar disorder, manic depressive disorder****)*. Affection mentale se manifestant par des accès d'excitation psychique *(manie)* alternant avec des accès de dépression *(mélancolie)*. L'introduction du lithium dans le traitement de la maladie en a totalement modifié l'évolution et le pronostic.

**psycho-sensoriel**, **elle** a. *(angl.* ***psychosensory****)*. Qui concerne l'activité psychique liée aux perceptions sensorielles.

**psychosique** a. et n. Psychotique.

**psychosocial**, **ale**, **aux** a. *(angl.* ***psychosocial****)*. Qui se rapporte à la psychologie humaine dans la vie sociale.

**psychosomatique** a. *(angl.* ***psychosomatic****)*. Qui se rapporte à l'influence du psychisme sur l'organisme. V. *médecine psychosomatique.*

**psychostimulant**, **ante** a. et m. Syn. de *psychotonique*.

**psychothérapeute** n. *(angl.* ***psychotherapist****)*. Psychologue ou médecin-psychologue qui pratique la psychothérapie.

**psychothérapie** f. *(angl.* ***psychotherapy****)*. Ensemble des techniques visant au traitement des maladies mentales : méthodes pédagogiques, suggestion, psychanalyse, etc.

**psychothermie** f. *(angl.* ***psychothermia****)*. Fièvre au long cours, non simulée, présente au repos, survenant chez des individus dont l'exploration somatique ne décèle aucun élément pathologique, mais dont l'investigation psychologique révèle des structures psychopathologiques. L'évolution de cette fièvre dépend de l'attitude du sujet vis-à-vis de ses problèmes psychologiques.

**psychotique** (ou **psychosique**) *(angl.* ***psychotic****)*. 1) a. Qui se rapporte à la psychose. Ex. : manifestation psychotique. 2) a. et n. Qui est atteint d'une psychose.

**psychotonique** a. et m. *(angl.* ***psychotonic****)* Se dit d'un médicament qui stimule le fonctionnement cérébral, en créant très souvent un état d'euphorie et, de ce fait, susceptible de provoquer une toxicomanie. Les amphétamines appartiennent au groupe des psychotoniques. Syn. : *psychostimulant*.

**psychotrope** a. et m. *(angl.* ***psychotropic****)*. Qui agit sur les fonctions et le comportement psychiques, quel que soit le type d'effet exercé (dépresseur, stimulant ou déviateur). Les médicaments psychotropes englobent des agents très divers, y compris ceux qui modifient le comportement par action directe ou indirecte sur le système nerveux central. On les classe en trois groupes : les *psycholeptiques* (hypnotiques, tranquillisants, neuroleptiques ou anxiolytiques) ; les *psychoanaleptiques* (antidépresseurs, psychostimulants ou psychotoniques) ; les *psychodysleptiques* (hallucinogènes).

**PTA**. Abrév. désignant le *facteur XI de coagulation* (du terme anglais ***p****lasma* ***t****hromboplastin* ***a****ntecedent*). V. *facteur de coagulation.*

**PTC**. Abrév. désignant le *facteur IX de coagulation* (du terme anglais ***p****lasma* ***t****hromboplastin* ***c****omponent*). V. *facteur de coagulation.*

**ptérygion** m. *(angl.* ***pterygium****)*. Épaississement très vascularisé de la conjonctive, de forme triangulaire, s'étendant sur la cornée depuis l'angle interne de l'œil.

**ptérygoïde** a. *(angl.* ***pterygoid****)*. En forme d'aile. V. *apophyse ptérygoïde.*

**ptérygoïdien**, **ienne** a. *(angl.* ***pterygoid****)*. Qui se rapporte à l'apophyse ptérygoïde.

**PTN**. Abrév. de *pression et température normales.*

**ptose** f. *(angl.* ***ptosis****)*. Descente ou position anormalement basse d'un organe par suite du relâchement de ses moyens de soutien. V. *prolapsus*. (a. **ptosé**, **ée**)

**ptosis** m. *(angl.* ***ptosis****)*. Chute plus ou moins marquée de la paupière supérieure, avec impossiblité de la relever, due à une paralysie du muscle releveur de la paupière.

**ptyal-** Préfixe d'origine grecque indiquant une relation avec la salive. V. *sial-*.

**ptyaline** f. *(angl.* ***ptyalin****).* Nom usuel de l'*alpha-amylase*, enzyme soluble de la salive qui hydrolyse l'amidon et le glycogène en dextrine et maltose.

**ptyalisme** m. *(angl.* ***ptyalism****).* Sécrétion excessive de salive. Elle peut avoir pour cause une affection neurologique, une névrose, une intoxication ou une lésion de la muqueuse buccale. V. *salivation.* Syn. : *sialorrhée, hypersalivation, hypersialie.*

**pubère** a. *(angl.* ***pubescent****).* Qui a atteint l'âge de la puberté. Syn. : *pubescent* (2).

**puberté** f. *(angl.* ***puberty****).* Période de la vie pendant laquelle un individu acquiert la maturité sexuelle : développement des organes génitaux (apparition des règles chez la fille, production de spermatozoïdes chez le garçon), apparition des caractères sexuels secondaires. Elle représente le passage de l'enfance à l'adolescence. (a. **pubertaire**)

**pubescent, ente** a. *(angl.* ***pubescent****).* 1) Se dit d'un adolescent (fille ou garcon) dont la pilosité commence à ressembler à celle de l'adulte. 2) Par extension, syn. de *pubère.*

**pubis** m. *(angl.* ***pubis****).* Partie de l'os iliaque qui se trouve au-dessus et en avant du trou ischio-pubien et qui forme une saillie triangulaire à la partie inférieure du bas-ventre. V. *symphyse pubienne.* (a. **pubien, ienne**)

**puéricultrice** f. *(angl.* ***pediatric nurse****).* Personne chargée de donner des soins aux petits enfants, en dehors des soins infirmiers (dans les crèches, les garderies, etc.). L'exercice de cette profession peut se faire sans diplôme spécial.

**puériculture** f. *(angl.* ***puericulture****).* Ensemble des moyens et méthodes susceptibles d'assurer un développement physique et psychique normal de l'enfant du premier âge, de la naissance jusqu'à 4 ou 5 ans.

**puéril, ile** a. *(angl.* ***puerile, childish****).* Qui est propre à l'enfant, à l'enfance. Par extension, se dit de certains caractères d'un adulte qui ressemblent à ceux d'un enfant. Ex. : comportement puéril. V. *infantile.*

**puerpéral, ale, aux** a. *(angl.* ***puerperal****).* Qui se rapporte à la période qui suit l'accouchement (les suites de couches). Ex. : infection puerpérale.

**pulmonaire** a. *(angl.* ***pulmonary****).* 1) Qui se rapporte au poumon. V. *artère pulmonaire, veines pulmonaires.* 2) Qui atteint le poumon. Ex. : tuberculose pulmonaire.

**pulpe** f. *(angl.* ***pulp****).* En anatomie, dans un sens général, structure organique charnue, molle, dense. La *pulpe des doigts* est un coussinet charnu situé à la face palmaire des extrémités distales des doigts. La *pulpe dentaire* est un tissu conjonctif mou, rougeâtre, bien vascularisé, contenant des filets nerveux, situé dans la cavité centrale d'une dent. Elle donne la sensibilité à la dent et assure les échanges nutritifs. (a. **pulpaire**)

**pulpeux, euse** a. *(angl.* ***pulpy****).* Qui a l'aspect de la pulpe, qui en contient. Ex. : noyau pulpeux d'un disque intervertébral.

**pulpite** f. *(angl.* ***pulpitis****).* Inflammation de la pulpe dentaire.

**pulpotrypsie** f. *(angl.* ***pulpotrypsy****).* En odontologie, broyage de la pulpe d'une dent au moyen d'une fraise assez grosse, ronde, stérile, de façon à épargner des filets nerveux radiculaires.

**pulsatile** a. *(angl.* ***pulsatile****).* Qui est animé de battements artériels. Ex. : tumeur pulsatile.

**pulsation** f. *(angl.* ***pulsation****).* Battement rythmique du cœur, d'une artère ou d'une surface qui recouvre une artère. V. *sphygmo-.*

**pulsion** f. *(angl.* ***drive****).* 1) Trouble de l'équilibre consistant en une tendance à la chute en avant (*antépulsion*), sur le côté (*latéropulsion*) ou en arrière (*rétropulsion*), obligeant l'individu à précipiter ses pas. Il est surtout caractéristique de la maladie de Parkinson. 2) Toute tendance irrésistible, généralement inconsciente, d'origine essentiellement instinctive, orientant l'activité de l'individu. Ex. : pulsion sexuelle, pulsions de vie, pulsions de mort. La pulsion se distingue de l'*instinct* par le fait qu'elle n'est pas nécessairement héréditaire et qu'elle peut subir des modifications.

**pulsionnel, elle** a. Qui se rapporte aux pulsions, et plus généralement aux tendances. Ex. : but pulsionnel (activité à laquelle pousse une pulsion).

**pultacé, ée** a. *(angl.* ***pultaceous****).* Qui a la consistance et l'aspect d'une bouillie. Ex. : angine pultacée.

**pulvérisation** f. *(angl. 1)* ***pulverization****, 2)* ***spraying****).* 1) Réduction d'un corps solide à l'état de poudre. 2) Projection uniforme, au moyen d'un appareil à pression (*pulvérisateur*), d'une poudre ou d'une solution, sur les téguments ou sur les vêtements, dans les fosses nasales, sur un terrain, sur les parois d'une habitation, etc. V. *atomiseur, nébuliseur, vaporisateur.*

**pulvinar** m. *(angl.* ***pulvinar****).* Noyau postérieur du thalamus, qui fait saillie dans le troisième ventricule. C'est un centre d'intégration du schéma corporel.

**punctiforme** a. *(angl.* ***punctiform****).* En forme de point, ou de points. Ex. : kératite punctiforme, purpura punctiforme.

**punctum caecum**. Syn. de *tache aveugle*.

**pupille** f. *(angl.* ***pupil****)*. Ouverture normalement ronde et centrale de l'iris, par laquelle les rayons lumineux se dirigent vers la rétine. Son diamètre est régi par les deux muscles dilatateur et constricteur, qui interviennent lors du mécanisme réflexe de l'accommodation à la lumière et à la distance. V. *cor-*. (a. **pupillaire**)

**pupillométrie** f. *(angl.* ***pupillometry****)*. Mensuration, à l'aide du *pupillomètre*, du diamètre de la pupille, et étude des variations de sa motilité (amplitude, rapidité, durée), en rapport avec divers facteurs qui la déterminent.

**purgatif**, **ive** a. *(angl.* ***purgative****)*. Tout médicament administré pour provoquer l'évacuation de l'intestin. (nom : un **purgatif** ou, en langage populaire, une **purge**). V. *laxatif*.

**puriforme** a. *(angl.* ***puriform****)*. Qui ressemble au pus. Ex. : ramollissement puriforme d'un tissu.

**purine** f. *(angl.* ***purine****)*. Base azotée qui entre dans la constitution des acides nucléiques du noyau cellulaire sous forme de dérivés appelés *bases puriques* (dont les principales sont l'adénine et la guanine). La xanthine et ses dérivés (caféine, théobromine) sont aussi des bases puriques. Une partie des bases puriques est apportée par l'alimentation (certaines viandes en sont particulièrement riches). Le produit final de la dégradation des bases puriques est l'*acide urique* (V. ce terme).

**Purkinje** (**réseau de**) *(angl.* ***Purkinje's network****)*. Ramifications terminales du *faisceau de His* (V. ce terme), dans la paroi musculaire des deux ventricules cardiaques. (*Purkinje* Johannes Evangelista von, physiologiste tchèque, 1787-1869.)

**purpura** m. *(angl.* ***purpura****)*. Taches cutanées de forme et étendue variables, dues au passage du sang hors des capillaires de la peau. Rouge vif ou violacées, ces taches ne s'effacent pas à la pression. Le purpura peut être dû à un trouble de l'hémostase, à des lésions vasculaires, à une déficience des thrombocytes (V. *thrombocytopénie aiguë idiopathique*). (a. **purpurique**)

**purpura hémorragique**. Syn de *maladie de Werlhof*. V. *Werlhof (maladie de)*.

**purpura rhumatoïde** *(angl.* ***Schönlein-Henoch purpura, purpura rheumatica****)*. Forme acquise de purpura de l'enfant et de l'adolescent, se présentant sous forme de grosses pétéchies localisées surtout aux jambes, avec douleur et gonflement articulaires. Parfois compliquée d'une atteinte rénale ou de troubles intestinaux, elle est d'évolution en général bénigne.

**purpura thrombopénique auto-immun** (ou **idiopathique**) *(angl.* ***idiopathic thrombocytopenic purpura****)*. Forme de purpura cutanéo-muqueux sans splénomégalie ni cellules anormales dans le sang, qui peut compliquer une affection virale chez l'enfant (varicelle, rubéole, rougeole) et chez l'adulte jeune (mononucléose infectieuse ou infection à VIH).

**purulence** f. *(angl.* ***purulence****)*. État de ce qui est purulent.

**purulent**, **ente** a. *(angl.* ***purulent****)*. Qui contient du pus.

**pus** m. *(angl.* ***pus****)*. Liquide trouble, plus ou moins épais, de couleur variable, formé au cours d'une inflammation, dans lequel on trouve, en proportions variables, des leucocytes polynucléaires et des mononucléaires plus ou moins altérés, des cellules desquamées et, le plus souvent, des micro-organismes. V. *pyo-*.

**pustule** f. *(angl.* ***pustule****)*. Lésion cutanée caractérisée par un soulèvement épidermique circonscrit contenant un liquide purulent.

**pustuleux**, **euse** a. *(angl.* ***pustular****)*. Qui se rapporte aux pustules, est caractérisé par la présence de pustules. Ex. : acné pustuleuse.

**pustuliforme** a. *(angl.* ***pustuliform****)*. Qui ressemble aux pustules. Ex. : kératite pustuliforme.

**pustulose** f. *(angl.* ***pustulosis****)*. Affection caractérisée par la présence de nombreuses pustules disséminées.

**putamen** m. *(angl.* ***putamen****)*. Noyau latéral du noyau lenticulaire. Il forme avec le noyau caudé un ensemble fonctionnel appartenant au système extrapyramidal. (a. **putaminal**)

**putréfaction** f. *(angl.* ***putrefaction****)*. Processus de décomposition des matières organiques animales ou végétales, sous l'action de divers micro-organismes, avec la production de substances toxiques et de gaz fétides. V. *-sepsie*.

**putrescent**, **ente** a. *(angl.* ***putrescent****)*. Qui est en voie de putréfaction.

**putrescible** a. *(angl.* ***putrescible****)*. Qui est susceptible de subir la putréfaction.

**putride** a. *(angl.* ***putrid****)*. Qui est caractérisé ou produit par la putréfaction, qui dégage une odeur rappelant celle de la putréfaction. Ex. : gaz putride, pleurésie putride.

**Putti-Platt** (**opération de**) *(angl.* ***Putti-Platt's operation****)*. Traitement chirurgical de la luxation récidivante antérieure de l'épaule. (*Putti* Vittorio, chirurgien orthopédiste italien, 1880-1940; *Platt* Harry, chirurgien orthopédiste anglais, né en 1886.)

**puvathérapie** f. *(angl.* ***puvatherapy****)*. En dermatologie, méthode de traitement associant à un psoralène, appliqué sur la peau ou absorbé oralement, à une irradiation aux rayons ultraviolets A effectuée quelques heures plus tard. Cette irradiation active le psoralène en déclenchant une réaction phototoxique avec modification au sein des lésions cutanées. La puvathérapie s'avère utile dans certaines formes de psoriasis ou de parapsoriasis, dans les formes précoces de mycosis fongoïde, dans certaines photodermatoses. Ling. : PUVA, **p**soralène, rayons **u**ltraviolets **a**.

**PVC**. Abrév. de *prélèvement de villosités choriales*. V. *choriocentèse*.

**pycn-, pycno-** Préfixe d'origine grecque signifiant *épais, compact*.

**pycnique** (ou **pycnoïde**) a. *(angl.* ***pyknic****)*. Qui est caractérisé par un corps trapu avec tendance à l'embonpoint.

**pycnose** f. *(angl.* ***pyknosis****)*. État du noyau de la cellule en dégénérescence, caractérisé par sa rétraction sous fome d'une masse anguleuse et une condensation de la chromatine. Le noyau altéré se colore fortement par les colorants basiques. V. *caryolyse, caryorrhexis*. (a. **pycnotique**)

**pyél-, pyélo-** Préfixe d'origine grecque indiquant une relation avec le bassinet.

**pyélo-caliciel, ielle** a. *(angl.* ***pyelocalyceal****)*. Qui se rapporte au bassinet et aux calices du rein.

**pyélectasie** f. *(angl.* ***pyelectasis****)*. Dilatation du bassinet.

**pyélique** a. *(angl.* ***pyelic****)*. Qui se rapporte au bassinet.

**pyélite** f. *(angl.* ***pyelitis****)*. Infection inflammatoire aiguë ou chronique de la muqueuse qui tapisse le bassinet, due souvent au colibacille, et associée soit à une infection rénale (*pyélonéphrite*), soit à une infection de la vessie (*pyélocystite*). (a. **pyélitique**)

**pyélocystite** f. *(angl.* ***pyelocystitis****)*. Infection de la muqueuse du bassinet, associée à une infection de la vessie.

**pyélographie** f. *(angl.* ***pyelography****)*. Radiographie du rein et des uretères après opacification au moyen d'un produit de contraste injecté par voie intraveineuse (*urographie intraveineuse*) ou dans les voies urinaires. V. *urétéro-pyélographie*.

**pyélolithotomie** f. *(angl.* ***pyelolithotomy****)*. Incision du bassinet pour en extraire un ou plusieurs calculs.

**pyélonéphrite** f. *(angl.* ***pyelonephritis****)*. Affection inflammatoire d'origine bactérienne intéressant le bassinet et le parenchyme rénal.

**pyélonéphrose** f. *(angl.* ***pyelonephrosis****)*. Toute affection du bassinet et du rein, de nature non inflammatoire.

**pyélotomie** f. *(angl.* ***pyelotomy****)*. Incision du bassinet.

**pyélo-urétéral, ale, aux** a. *(angl.* ***pyeloureteral****)*. Qui se rapporte au bassinet et à l'uretère.

**pygalgie** f. *(angl.* ***pygalgia****)*. Douleur dans la région fessière.

**pylé-** Préfixe d'origine grecque signifiant *passage, porte*, qui entre dans la formation de quelques mots se rapportant à la veine porte.

**pyléphlébite** f. *(angl.* ***pylephlebitis****)*. Phlébite de la veine porte.

**pyléthrombose** f. *(angl.* ***pylethrombosis****)*. Thrombose de la veine porte.

**pylore** m. *(angl.* ***pylorus****)*. Orifice de sortie de l'estomac par lequel celui-ci communique avec le duodénum. (a. **pylorique**)

**pylorectomie** f. *(angl.* ***pylorectomy****)*. Résection des parois du pylore.

**pylorite** f. *(angl.* ***pyloritis****)*. Inflammation de la muqueuse du pylore.

**pyloro-duodénite** f. *(angl.* ***pyloroduodenitis****)*. Inflammation concomitante de la muqueuse du pylore et du duodénum.

**pyloro-jéjunostomie** f. *(angl.* ***pylorojejunostomy****)*. Création chirurgicale d'une anastomose entre le pylore et le jéjunum.

**pyloroplastie** f. *(angl.* ***pyloroplasty****)*. Opération plastique destinée à élargir un pylore rétréci.

**pylorospasme** m. *(angl.* ***pylorospasm****)*. Spasme du sphincter pylorique.

**pylorotomie** f. *(angl.* ***pylorotomy****)*. Incision du sphincter pylorique pratiquée pour remédier au pylorospasme qui peut compliquer un ulcère gastrique.

**pyo-** Préfixe d'origine grecque indiquant une relation avec le pus ou une suppuration.

**pyocholécystite** f. *(angl.* ***purulent cholecystitis****)*. Cholécystite purulente.

**pyocoque** m. *(angl.* ***pyococcus****)*. Tout coque responsable d'infections purulentes (par ex. staphylocoque, streptocoque).

**pyocyanine** f. *(angl.* ***pyocyanin****)*. Pigment bleu, diffusible, élaboré par un bacille gram-négatif *(Pseudomonas aeruginosa)* et responsable de la coloration bleue du pus dans les plaies infectées par ce germe.

**pyodermite** f. *(angl.* ***pyoderma****)*. Infection cutanée par des germes pyogènes.

**pyogène** a. *(angl.* ***pyogenic****)*. Qui provoque la formation de pus, la suppuration. Se dit surtout de certains micro-organismes : streptocoque, staphylocoque.

**pyolabyrinthite** f. *(angl.* ***pyolabyrinthitis****)*. Suppuration provenant du labyrinthe, compliquant en général une otite moyenne purulente.

**pyométrite** f. *(angl.* ***pyometritis****)*. Inflammation purulente de l'utérus.

**pyonéphrose** f. *(angl.* ***pyonephrosis****)*. Affection rénale grave caractérisée par des collections purulentes dans le bassinet, les calices et le parenchyme rénal, qui est plus ou moins détruit.

**pyopéritoine** m. *(angl.* ***pyoperitoneum****)*. Accumulation de pus dans la cavité péritonéale.

**pyo-pneumopéritoine** m. *(angl.* ***pyopneumoperitoneum****)*. Accumulation de pus et de gaz dans la cavité péritonéale.

**pyo-pneumothorax** m. *(angl.* ***pyopneumothorax****)*. Collection de pus et de gaz dans la cavité pleurale.

**pyorrhée** f. *(angl.* ***pyorrhea****)*. Écoulement de pus. La *pyorrhée alvéolo-dentaire* est une infection chronique purulente des éléments de soutien des dents (desmodonte, os alvéolaire et gencive).

**pyosalpingite** f. *(angl.* ***pyosalpingitis****)*. Inflammation purulente des trompes de Fallope.

**pyosalpingo-oophorite** f. *(angl.* ***pyosalpingo-oophoritis****)*. Inflammation de la trompe de Fallope et de l'ovaire avec formation de pus. Syn. : *pyosalpingo-ovarite*.

**pyosalpingo-ovarite** f. Syn. de *pyosalpingo-oophorite*.

**pyosalpinx** m. *(angl.* ***pyosalpinx****)*. Collection de pus dans la trompe de Fallope.

**pyothorax** m. *(angl.* ***pyothorax****)*. Collection de pus dans la cavité pleurale, habituellement secondaire à une pneumopathie aiguë. V. *empyème*. Syn. : *pleurésie purulente*.

**pyr-, pyro-** Préfixe d'origine grecque indiquant une relation avec le feu.

**pyramidal, ale, aux** a. *(angl.* ***pyramidal****)*. Qui se rapporte à une pyramide, dont la forme rappelle celle d'une pyramide. V. aussi *muscle pyramidal, système pyramidal, syndrome pyramidal*.

**pyramide cérébelleuse**. Syn. de *pyramis*.

**pyramide pétreuse**. Partie du rocher sondée avec l'os tympanal.

**pyramides rénales**. Syn. de *pyramides de Malpighi*. V. *Malpighi (pyramides de)*.

**pyramis** m. *(angl.* ***pyramis****)*. Partie centrale, volumineuse du vermis inférieur faisant partie du paléocérébellum. Syn. : *pyramide cérébelleuse*.

**pyrét-, pyréto-** Préfixe d'origine grecque indiquant une relation avec la fièvre.

**pyrétique** a. *(angl.* ***pyretic****)*. Qui se rapporte à la fièvre ; fébrile.

**pyrétogène** a. V. *pyrogène*.

**pyrexie** f. *(angl.* ***pyrexia****)*. Tout état fébrile.

**pyridoxine** f. *(angl.* ***pyridoxine****)*. Substance vitaminique (vitamine B6), isolée des levures, des germes de blé et des tissus animaux. On la prescrit en association avec d'autres vitamines du groupe B, dans les carences vitaminiques B, dans certaines dermatoses et troubles musculaires.

**pyrimidine** f. *(angl.* ***pyrimidine****)*. Base azotée dont les dérivés *(bases pyrimidiques)* sont des constituants importants des acides nucléiques et des vitamines B1 et B2.

**pyrogène** a. *(angl.* ***pyrogenic, pyrogenetic****)*. Qui provoque la fièvre. Ling. : Terme étymologiquement moins exact que *pyrétogène*, mais consacré par l'usage. (nom : un **pyrogène**).

**pyromane** a. et n. *(angl.* ***pyromaniac****)*. Qui est sujet à des accès de pyromanie.

**pyromanie** f. *(angl.* ***pyromania****)*. Besoin irrésistible d'allumer des incendies.

**pyrosis** m. *(angl.* ***pyrosis****)*. Sensation de brûlure qui part de l'épigastre, se transmettant le long de l'œsophage vers le pharynx et qui s'accompagne de renvois acides.

**pyruvicémie** f. *(angl.* ***pyruvemia****)*. Teneur du sang en acide pyruvique (taux normal 5 à 10 mg par litre).

**pyurie** f. *(angl.* ***pyuria****)*. Présence de pus dans l'urine, témoignant d'une infection des voies urinaires ou génito-urinaires.

# Q

**Q** 1) Symbole du *débit cardiaque, 2)* V. *onde Q.*

**QI** Symbole du *quotient intellectuel.*

**QMA** *(angl.* ***MPBB : maximum permissible body burden****).* Abrév. de *quantité maximale admissible* de rayonnement qu'un organisme peut recevoir sans danger, exprimée en millicuries.

**QR**. Abrév. de *quotient respiratoire.*

**QRS**. V. *complexe QRS.*

**QRST**. V. *intervalle Q-T* ou *intervalle QRST.*

**QS**. V. *onde QS.*

**qs**. *(angl.* ***qs****)* Abrév. du latin *quantum satis autant qu'il est nécessaire*, employée dans les ordonnances médicales magistrales pour indiquer, en grammes ou en centimètres cubes, la quantité d'excipient à ajouter aux principes médicamenteux actifs. On écrit aussi parfois *QS.*

**QSP** (ou **qsp**). Abrév. de *quantité suffisante pour* (employée dans le même sens que l'abréviation **qs**).

**Q-T**. V. *intervalle Q-T.*

**quadr-**, **quadri-**, **quadru-** Préfixe d'origine latine signifiant *quatre.* V. *tétra-.*

**quadrant** m. *(angl.* ***quadrant****).* Quart de la circonférence du cercle. Ling. : Terme employé surtout en ophtalmologie pour indiquer chacun des quatre secteurs du champ visuel. Ex. : hémianopsie en quadrant.

**quadriceps** m. V. *muscle quadriceps crural.*

**quadricipital**, **ale**, **aux** a. Qui se rapporte au muscle quadriceps de la cuisse.

**quadrigémellaire** a. *(angl.* ***quadrigemellary****).* Se dit d'une grossesse comportant quatre fœtus.

**quadrijumeaux** m. pl. Syn. de *quadruplés.* V. aussi *tubercules quadrijumeaux.*

**quadrilobé**, **ée** a. *(angl.* ***quadrilobate****).* Qui a quatre lobes.

**quadriparésie** f. *(angl.* ***tetraparesis****).* Parésie des quatre membres.

**quadripartite** a. *(angl.* ***quadripartite****).* Qui est composé de quatre parties.

**quadriplégie** f. *(angl.* ***tetraplegia****).* Paralysie des quatre membres. Syn. : *tétraplégie.*

**quadruplés** n. pl. *(angl.* ***quadruplets****).* Les quatre enfants provenant d'une même grossesse. Syn. : *quadrijumeaux.*

**qualitatif**, **ive** a. *(angl.* ***qualitative****).* Qui se rapporte à la qualité, à la nature des choses. Ex. : analyse qualitative.

**quantitatif**, **ive** a. *(angl.* ***quantitative****).* Qui se rapporte à la quantité, à la grandeur des choses. Ex. : dosage quantitatif.

**quantum libet**. Locution latine signifiant *à volonté, autant qu'on voudra.*

**quantum satis**. V. *qs.*

**quarantaine** f. *(angl.* ***quarantine****).* Autrefois, isolement de 40 jours imposé par les autorités sanitaires aux personnes, aux animaux, aux navires, aux avions et autres véhicules, ainsi qu'aux marchandises, provenant d'une région où règne une épidémie, ou dans laquelle on a signalé des cas de maladie transmissible susceptible de se propager et de prendre des proportions épidémiques. Actuellement, la connaissance du mode de propagation et des mesures de désinfection efficaces des maladies épidémiques (choléra, peste, etc.) a permis de réduire la période d'isolement à quelques jours ou à un maximum de 2 semaines (selon les maladies).

**quarantenaire** (**maladie**) *(angl.* ***quarantinable disease****).* Chacune des maladies contre lesquelles tous les États étaient habilités, en vertu du *Règlement sanitaire international*, à prendre des mesures de protection bien définies (vaccination, examen des fèces, isolement, etc.) à l'égard des voyageurs qui pénètrent sur leur territoire en provenance d'une zone endémique. Ce sont les cinq maladies appelées auparavant *pestilentielles* (choléra, peste, variole, fièvre jaune et typhus), auxquelles ont été ajoutées, depuis 1949, les fièvres récurrentes.

**quarte** f. (ou **fièvre quarte**). *(angl.* ***quartan fever****).* Fièvre intermittente se reproduisant par des accès séparés par un intervalle de trois jours. Elle est caractéristique du paludisme à *Plasmodium malariae.*

**quaternaire** a. *(angl.* ***quaternary****).* Se dit d'un composé chimique qui renferme quatre corps simples.

**quatrième ventricule**. V. *ventricules cérébraux.*

**Queckenstedt** (**épreuve de**) *(angl.* ***Queckenstedt test****).* Épreuve pour la mise en évidence d'un obstacle dans le canal rachidien : la compression bilatérale des veines jugulaires ne modifie pas la pression du liquide céphalo-rachidien en cas d'obstacle situé au-dessus du niveau de la ponction lombaire, alors que, normalement, elle la fait monter d'environ 150 à 200 ml d'eau. (*Queckenstedt* Hans, neurologue allemand, 1876-1918.)

**Queensland** (**fièvre du**). Syn. de *fièvre Q.*

**Quervain, de** (**maladie de**) *(angl.* ***Quervain's disease****).* Affection caractérisée par un épaississement fibreux de la gaine des tendons long abducteur et court extenseur du pouce, à leur passage sur l'apophyse styloïde radiale, et se traduisant cliniquement par une tuméfaction au niveau de cette apophyse et par des douleurs exacerbées lors des mouvements. (*Quervain* Fritz de, chirurgien suisse, 1868-1940.)

**Quervain, de** (**thyroïdite subaiguë de**) *(angl. **Quervain's thyroiditis, subacute granulomatous thyroiditis**)*. Affection rare décrite surtout chez la femme vers la quarantaine, caractérisée par une augmentation du volume de la thyroïde qui est douloureuse à la palpation, accompagnée de fièvre et de mal de gorge. Elle évolue lentement vers la guérison. Son étiologie n'est pas élucidée (réaction allergique à une infection virale possible). Syn. : *thyroïdite pseudo-tuberculeuse*. (*Quervain* Fritz de, chirurgien suisse, 1868-1940.)

**queue de cheval** *(angl. **cauda equina**)*. Faisceau de cordons nerveux constitué à l'extrémité inférieure du canal rachidien par les trois dernières racines lombaires et les racines des nerfs sacrés et des nerfs coccygiens jusqu'à leur sortie au niveau des trous de conjugaison correspondants. V. *syndrome de la queue de cheval*.

**Queyrat** (**maladie de**). Syn. d'*érythroplasie*. (*Queyrat* Louis, dermatologue français, 1856-1933.)

**Quick** (**méthode de**) *(angl. **Quick test**)*. Détermination du temps de coagulation (appelé aussi *temps de Quick*, *temps* ou *taux de prothrombine*) après adjonction d'un fort excès de thromboplastine à du plasma décalcifié et recalcifié. Elle permet d'évaluer l'activité de la prothrombine et des facteurs V, VII et X ; elle est surtout effectuée pour surveiller les effets d'un traitement anticoagulant par les dérivés de coumarine qui agissent en empêchant la synthèse de ces facteurs dans le foie. Le temps de Quick normal est de 12 secondes. (*Quick* Armand James, médecin américain, 1894-1978.)

**Quincke** (**œdème** ou **maladie de**) *(angl. **Quincke's edema, angioedema**)*. Affection caractérisée par la survenue brusque d'infiltrations œdémateuses fermes, bien délimitées et saillantes, localisées surtout au visage et aux parties génitales, et pouvant parfois atteindre les voies respiratoires supérieures. Elle peut s'associer à l'urticaire chronique et à d'autres manifestations allergiques comme l'asthme, la migraine, etc. (*Quincke* Heinrich, médecin allemand, 1842-1922.)

**quinine** f. *(angl. **quinine**)*. Alcaloïde extrait de l'écorce des quinquinas. Ses sels et dérivés synthétiques sont utilisés dans le traitement du paludisme. (a. **quinique**)

**quininisation** f. *(angl. **quinization**)*. Emploi régulier des sels et des dérivés de quinine, soit à titre curatif, soit à titre préventif, dans le paludisme.

**quint-** Préfixe d'origine latine signifiant *cinquième*.

**quintane** a. *(angl. **quintan**)*. Qui réapparaît le cinquième jour. La *fièvre quintane* est une fièvre intermittente dont les accès se reproduisent le cinquième jour.

**quinte** f. *(angl. **coughing fit**)*. Accès de toux prolongé. Ling. : À l'origine, « toux de la cinquième heure du matin » décrite autrefois chez les tuberculeux. (a. **quinteux, euse**)

**quintuplés** (ou **quintuplets**) n. pl. *(angl. **quintuplets**)*. Les cinq enfants provenant d'une même grossesse.

**quotient** m. *(angl. **quotient**)*. Chiffre obtenu en divisant un nombre par un autre.

**quotient intellectuel** (ou **d'intelligence**) *(angl. **intelligence quotient**)*. Rapport entre l'âge mental déterminé par une série de tests psychologiques étalonnés et l'âge réel. Le quotient intellectuel permet d'évaluer le degré de développement de l'intelligence. Chez l'enfant normal, d'intelligence moyenne, il est égal à 100. Abrév. : IQ (anglais), QI.

**quotient respiratoire** *(angl. **respiratory quotient**)*. Rapport entre le volume de gaz carbonique ($CO_2$) éliminé et le volume d'oxygène (O) consommé dans le même temps. Abrév. : QR. Symbole : R.

# R

**R** 1) Symbole du *röntgen.* 2) (ou **Rp**) Abrév. de *Recipe* (en latin, impératif de *recipere*, prendre) inscrite au début d'une prescription magistrale. 3) Symbole du *quotient respiratoire.* 4) Abrév. de *rough.* 5) V. *onde R.*

® Symbole de *marque déposée* (ou *nom déposé*). V. *spécialité pharmaceutique.*

**r** Ancien symbole du *röntgen*, actuellement remplacé par R.

**RA**. Abrév. de *réserve alcaline.*

**Ra** Symbole chimique du *radium.*

**RAA**. Abrév. de *rhumatisme articulaire aigu.*

**rabique** a. (*angl.* ***rabies***). Qui se rapporte à la rage. Ex. : virus rabique.

**racémeux**, **euse** a. (*angl.* ***racemose***). Qui est disposé en grappe. Ex. : névrome racémeux.

**rachialgie** f. (*angl.* ***rachialgia***, ***rachiodynia***). Douleur siégeant le long du rachis ou en un de ses points.

**rachianesthésie** f. (*angl.* ***spinal anesthesia***). Anesthésie, surtout de la partie inférieure du corps, par injection dans l'espace sous-arachnoïdien, par ponction lombaire, d'un produit anesthésique. Syn. : *anesthésie sous-arachnoïdienne, anesthésie rachidienne* (ou *spinale*).

**rachicentèse** f. (*angl.* ***rachicentesis***). Syn. de *ponction lombaire.*

**rachidien**, **ienne** a. (*angl.* ***spinal***). Qui se rapporte à la colonne vertébrale (rachis). Ex. : canal rachidien, racine nerveuse rachidienne. Syn. : *spinal.*

-**rachie** Suffixe d'origine grecque dérivé de rachis. Il indique la présence, dans le liquide céphalo-rachidien, de la substance désignée par le mot auquel il est accolé. Ex. : albuminorachie, glycorachie.

**rachis** m. Syn. de *colonne vertébrale.*

**rachischisis** (ou **rachischizis**) m. (*angl.* ***rachischisis***). Fissure congénitale de la colonne vertébrale. V. *spina-bifida.*

**rachitique** (*angl.* ***rachitic***). 1) a. Qui se rapporte au rachitisme. 2) a. et n. Qui est atteint de rachitisme.

**rachitisme** m. (*angl.* ***rickets***). Maladie de l'enfance et de l'adolescence, due essentiellement à une carence en vitamine D (avitaminose D), qui détermine des troubles du métabolisme du phosphore et du calcium entraînant une mauvaise calcification des os. Elle se manifeste par diverses déformations du squelette (thorax en carène avec nodosités « en chapelet » des côtes, retard de fermeture des fontanelles du crâne, incurvation des membres inférieurs, etc.).

**racine** f. (*angl.* ***root***). En anatomie, origine d'une structure (ex. : racine nerveuse) ou partie par laquelle un organe est implanté (ex. : racine d'une dent, racine d'un doigt). V. *radiculaire, rhiz(o)-.*

**rad** m. (*angl.* ***rad***). Unité de dose absorbée d'un rayonnement ionisant, correspondant à la quantité de rayonnement ionisant reçue par l'unité de masse de la substance exposée. V. *rep.*

**radial**, **ale**, **aux** a. (*angl.* ***radial***). 1) Qui est disposé en rayons. 2) Qui se rapporte au radius ou à la partie de l'avant-bras qui correspond au radius. Ex. : nerf radial, artère radiale.

**radiance** f. (*angl.* ***radiant energy***). Propriété caractéristique d'une source émettrice de rayonnement, mesurée par la valeur du flux rayonné par unité de surface. Elle s'exprime en watts par mètre carré.

**radiant**, **ante** a. (*angl.* ***radiant***). Qui rayonne ou qui émet un rayonnement.

**radiation** f. (*angl.* ***radiation***). Émission d'énergie ou de particule de matière sous forme de rayonnements. Ling. : On dit très souvent, bien qu'incorrectement, « radiation » pour désigner un rayonnement ou un rayon.

**radic-**, **radico-** Préfixe d'origine latine indiquant une relation avec une racine. V. *rhiz(o)-.*

**radical** m. (*angl.* ***radical***). Groupe d'atomes possédant une individualité propre et pouvant participer à une réaction chimique comme un atome unique. Ex. : -COOH, -$CH_3$.

**radical libre** (*angl.* ***free radical***). Atome ou molécule se trouvant provisoirement dans un état instable et susceptible de réagir rapidement avec les molécules voisines. Nombre de radicaux libres sont des dérivés de l'oxygène-molécule (peroxyde, superoxyde, etc.). On leur attribue un rôle nocif dans divers processus pathologiques (inflammations, intoxications, infarctus du myocarde), ainsi que dans le processus du vieillissement. V. *anti-oxydant.*

**radicotomie** f. Syn. de *rhizotomie.*

**radicul-**, **radiculo-** Préfixe d'origine latine indiquant une relation avec une petite racine, plus spécialement avec une racine nerveuse.

**radiculaire** a. (*angl.* ***radicular***). 1) Qui se rapporte aux racines nerveuses, en particulier à celles des nerfs rachidiens ou crâniens. V. *syndrome radiculaire.* 2) Qui se rapporte aux racines des dents.

**radiculalgie** f. (*angl.* ***radiculalgia***). Douleur localisée dans le territoire innervé par une racine nerveuse sensitive, due à une lésion de celle-ci.

**radiculite** f. (*angl.* ***radiculitis***). Inflammation d'une racine nerveuse. Syn. : *névrite radiculaire*.

**radiculographie** f. (*angl.* ***radiculography***). Radiographie, après injection dans les espaces sous-arachnoïdiens, d'un produit de contraste suffisamment fluide (généralement hydrosoluble et résorbable). L'injection est pratiquée après rachianesthésie ; le produit opaque moule le cul-de-sac dural et les gaines des racines rachidiennes. Ce procédé est utilisé dans le diagnostic des hernies discales, des compressions radiculaires. Syn. : *disco-radiculographie, intradurographie, sacco-radiculographie*.

**radiculo-médullaire** a. (*angl.* ***radiculomedullary***). Qui se rapporte aux racines nerveuses spinales et à la moelle épinière.

**radiculopathie** f. (*angl.* ***radiculopathy***). Toute affection des racines nerveuses.

**radifère** a. (*angl.* ***radiferous***). Qui contient du radium. Ex. : aiguille radifère.

**radio-** Préfixe d'origine latine indiquant une relation avec les rayonnements, en général les rayonnements ionisants et notamment les rayons X. Ling. : Pour indiquer la relation avec les rayons X, le préfixe *röntgen-* serait préférable, car il est plus précis ; il est cependant peu usité en français.

**radioactif, ive** a. (*angl.* ***radioactive***). Qui est doué de radioactivité. Ex. : contamination radioactive, élément radioactif.

**radioactivité** f. (*angl.* ***radioactivity***). Propriété que possèdent certains corps (radium, uranium, etc.) d'émettre spontanément et de façon continue des rayonnements ionisants. Une radioactivité artificielle peut être produite en bombardant des atomes par des particules (protons, neutrons, etc.) ou par des rayonnements électromagnétiques.

**radio-bicipital, ale, aux** a. (*angl.* ***radiobicipital***). Qui se rapporte au radius et au muscle biceps.

**radiobiologie** f. (*angl.* ***radiobiology***). Branche de la biologie qui étudie les effets des rayonnements ionisants sur les êtres vivants.

**radiocardiographie** f. Syn. de *gamma-cardiographie*.

**radio-carpien, ienne** a. (*angl.* ***radiocarpal***). Qui se rapporte au radius et aux os du carpe. Ex. : muscle radio-carpien.

**radiocinématographie** f. (*angl.* ***cinematoradiography, cineradiography***). Enregistrement cinématographique d'images radiologiques mobiles au moyen de l'amplificateur de luminance (par ex. du cœur et des vaisseaux). V. *cinéangiographie*. Syn. : *cinéradiographie*.

**radiocobalt** m. (*angl.* ***radiocobalt***). Cobalt radioactif. V. *cobalt-60*.

**radio-cubital, ale, aux** a. (*angl.* ***radioulnar***). Qui se rapporte au radius et au cubitus. Ex. : ligament radio-cubital.

**radiodermite** f. (*angl.* ***radiodermatitis***). Ensemble des lésions cutanées provoquées par une exposition excessive aux rayons X, au radium ou à tout autre agent radioactif. Une plaque de radiodermite chronique a un aspect scléreux, atrophique, avec des taches pigmentées et des petits vaisseaux superficiels dilatés, parfois compliquée d'ulcération. La radiodermite peut dégénérer en cancer.

**radiodiagnostic** m. (*angl.* ***radiodiagnosis***). Diagnostic établi par un examen radiologique. V. *médecine des rayonnements*.

**radiodiagnosticien, ienne** n. V. *radiologiste*.

**radioélément** m. (*angl.* ***radioelement***). Élément chimique radioactif, qu'il soit naturel ou artificiel.

**radioépithélioma** m. (*angl.* ***radioepithelioma***). Épithélioma secondaire à l'exposition à des doses élevées ou répétées de rayons X ou de radium.

**radioexposition** f. (*angl.* ***irradiation***). Action de soumettre à un rayonnement ionisant. V. *irradiation*.

**radiogramme** m. V. *radiographie*.

**radiographe** m. (*angl.* ***radiographer*** ; amér. ***radiological technologist***). Nom courant d'un technicien non médecin, spécialisé dans les applications pratiques des rayons X en radiodiagnostic. Ling. : En France, le terme officiel est *manipulateur d'électroradiologie médicale*.

**radiographie** f. (*angl. 1)* ***radiography****, 2)* ***radiograph***). 1) Technique d'enregistrement, sur une surface photographique sensible, d'une partie du corps exposée aux rayons X. 2) Nom donné couramment au cliché obtenu par la technique décrite sous 1 (le terme correct, mais peu usité, est *radiogramme*). (a. **radiographique**)

**radiographie en série**. Syn. de *sériographie*.

**radiographier** v. (*angl.* ***radiograph***). Enregistrer par radiographie.

**radio-immunothérapie** f. (*angl.* ***radioimmunotherapy***). Utilisation d'anticorps portant un élément radioactif dans le traitement par voie intraveineuse de certains cancers, notamment de lymphomes. L'anticorps se fixe sur la cellule cancéreuse en délivrant l'élément radioactif thérapeutique. Le contrôle se fait par *immunoscintigraphie*.

**radio-isotope** m. (*angl.* ***radioisotope***). Isotope radioactif. V. *isotope*.

**radiolésion** f. (*angl.* ***radiolesion***). Toute lésion organique provoquée par l'exposition de l'organisme, ou d'une de ses parties, aux rayonnements ionisants.

**radioleucémie** (ou **radioleucose**) f. (*angl.* ***radiation-induced leukemia***). Leucémie provoquée par une exposition à des rayonnements ionisants.

**radiologie** f. (*angl.* ***radiology***). Science qui traite des rayons X et des radiations ionisantes en général, notamment en ce qui concerne leurs applications pratiques en médecine. Le spécialiste en est le *radiologue* ou *radiologiste*. (a. **radiologique**)

**radiologie par émission** (*angl.* ***emission radiology***). Branche de la médecine nucléaire (V. *médecine des rayonnements*) consacrée au diagnostic par l'examen radiologique des tissus préalablement imprégnés d'un produit marqueur. On peut obtenir à présent des résultats exceptionnels grâce à la *tomodensitométrie par émission*.

**radiologie d'intervention** (ou **interventionnelle**) (*angl.* ***interventional radiology***). Ensemble des techniques radiologiques faites dans un but diagnostique et réalisées par voie percutanée sous contrôle radiotélévisé, échographique ou tomodensitométrique.

**radiologiste** m. (*angl.* ***radiologist***). Médecin spécialiste qualifié pour exercer une ou plusieurs des trois branches de la *médecine des rayonnements* : radiodiagnostic, radiothérapie, médecine nucléaire. S'il se consacre à une seule branche, il peut être : a) spécialiste en radiodiagnostic (parfois *spécialiste en röntgenologie* ou *radiodiagnosticien*) ; b) *radiothérapeute* ; ou c) *spécialiste en médecine nucléaire*[26].

**radiomucite** f. (*angl.* ***radioepithelitis***). Inflammation d'une muqueuse provoquée par des rayonnements ionisants (en général secondaire à une radiothérapie).

**radionécrose** f. (*angl.* ***radionecrosis***). Destruction des tissus par exposition à des doses trop élevées de rayonnements ionisants.

**radio-opaque** a. (*angl.* ***radiopaque***). Qui n'est pas traversé par les rayons X ou les autres radiations ionisantes. V. *milieu de contraste*.

**radiopalmaire** a. (*angl.* ***radiopalmar***). Qui se rapporte à la partie externe ou radiale de la paume de la main. Ex. : artère radiopalmaire.

**radiopathologie** f. (*angl.* ***radiopathology***). Étude des affections causées par une exposition excessive à des rayonnements ionisants.

**radiopelvimétrie** f. (*angl.* ***radiopelvimetry***). Mensuration des diamètres du bassin (pelvimétrie), utilisée en obstétrique, et effectuée sur des radiographies prises selon une technique radiologique déterminée.

**radiophotographie** f. (*angl.* ***radiophotography***). Photographie et image obtenue par radioscopie. Cette méthode, relativement peu coûteuse, est utilisée pour le dépistage systématique de la tuberculose pulmonaire.

**radiorésistant, ante** a. (*angl.* ***radioresistant***). Qui est peu ou n'est pas sensible aux rayonnements ionisants.

**radiosarcome** m. (*angl.* ***irradiation-induced sarcoma***). Sarcome provoqué par des irradiations répétées.

**radio-scaphoïdien, ienne** a. (*angl.* ***radioscaphoid***). Qui se rapporte au radius et au scaphoïde. Ex. : fracture radio-scaphoïdienne.

**radioscopie** f. (*angl.* ***fluoroscopy***). Technique d'examen de l'image formée sur un écran fluorescent par exposition de la partie examinée entre l'écran et une source de rayons X. (a. **radioscopique**)

**radioscopie télévisée** (*angl.* ***video radioscopy***). Technique de radioscopie dans laquelle l'écran radioscopique est remplacé par une baie de télévision par l'intermédiaire d'un amplificateur de luminance. Le gain de luminance obtenu permet l'examen en salle éclairée avec une notable réduction de la dose de rayons X administrée au patient. Syn. : *radiotélévision, téléradioscopie, télévision radioscopique*.

**radiosensible** a. (*angl.* ***radiosensitive***). Qui peut être altéré par les rayonnements ionisants ; se dit de cellules, de tissus, d'organismes et de diverses substances.

**radiotélévision** f. Syn. de *radioscopie télévisée*.

**radiothérapeute** m. (*angl.* ***radiotherapist***) V. *radiologiste*.

**radiothérapie** f. (*angl.* ***radiotherapy***). Emploi thérapeutique de rayonnements ionisants. Le spécialiste est le *radiothérapeute*. Ling. : On dit souvent radiothérapie pour désigner spécifiquement le traitement par les rayons X (*röntgenthérapie*). La radiothérapie en tant que spécialité a été supprimée en France en 1988. Il s'agit aujourd'hui d'une option de l'*oncologie*.

**radiotomie** f. (*angl.* ***radiotomy***). Méthode d'examen radiologique qui fournit l'image d'une tranche, d'une véritable coupe, de profondeur voulue. V. *tomographie*.

**radique** a. (*angl.* ***radiation-induced***). Se dit des lésions provoquées par les rayonnements ionisants, en général à la suite d'une radiothérapie. Ex. : vessie radique, myélopathie radique.

**radium** m. (*angl.* ***radium***). Métal découvert par Pierre et Marie Curie en 1898 dans les minerais d'uranium. C'est un corps radioactif simple, qui émet continuellement des rayonnements gamma. Ses effets sont comparables à ceux des rayons X très pénétrants. Le radium est utilisé en radiothérapie sous forme d'aiguilles fines, introduites dans les tissus de la région malade. Symbole : Ra.

**radius** m. (*angl.* ***radius***). Os long qui constitue, avec le cubitus, le squelette de l'avant-bras, dont il est l'élément externe. Son extrémité supérieure (tête) est articulée avec le condyle huméral et avec la petite cavité sigmoïde du cubitus. Son extrémité inférieure, volumineuse, quadrangulaire, s'articule par sa base, avec deux os du carpe (le scaphoïde et le semi-lunaire) et, par sa face interne (cavité sigmoïde) avec la tête du cubitus. L'apophyse styloïde est un prolongement externe de l'extrémité inférieure du radius. Le radius fait fonction de « manivelle » dans les mouvements de pronation et de supination de l'avant-bras. (a. **radial**, **ale**, **aux**)

**rage** f. (*angl.* ***rabies***). Maladie infectieuse et contagieuse grave, causée par un virus neurotrope spécifique et transmise à l'homme par la morsure des animaux infectés (chiens, chats, loups, renards). C'est une *méningo-encéphalite* diffuse qui peut prendre deux formes principales : 1) la *forme furieuse*, caractérisée par un état d'agitation et d'angoisse allant jusqu'au délire furieux, avec salivation, tremblements et syncopes ; 2) la *forme paralytique*, qui peut succéder à la précédente ou apparaître d'emblée. V. *rabique*.

**râle** m. (*angl.* ***rale***). Tout bruit anormal perçu à l'auscultation des poumons, dû au passage de l'air par les voies bronchiques rétrécies, ou contenant des sécrétions plus ou moins épaisses, ou au niveau d'une caverne pulmonaire. Les *râles humides* (*bulleux*), ressemblant au bruit que font des bulles d'air à la surface d'un liquide, sont caractéristiques d'une bronchite ou d'une stase pulmonaire. Les *râles crépitants*, ressemblant au bruit que fait le sel jeté sur le feu, sont perçus dans la pneumonie, l'œdème aigu du poumon. Les *râles secs* peuvent être ronflants (dits aussi *ronchus*) ou *sibilants* (V. *sibilance*) et perçus dans les bronchites sèches, dans l'asthme bronchique et l'emphysème pulmonaire.

**ramollissement** m. (*angl.* ***softening***). Processus pathologique dégénératif caractérisé par la diminution de la consistance d'un tissu.

**raphé** m. (*angl.* ***raphe***). Entrecroisement symétrique de fibres musculaires, tendineuses ou nerveuses, au niveau de la ligne médiane. Ex. : raphé ano-coccygien, raphé du bulbe.

**raphé des bourses** (ou **du scrotum**) (*angl.* ***scrotal raphe***). Relief médian et vertical visible sur la face antérieure des bourses.

**rappel (injection de)** (*angl.* ***booster dose***). Nouvelle injection de vaccin pratiquée chez un sujet déjà vacciné, pour rehausser ou renouveler l'immunité. V. *revaccination*.

**raptus** m. (*angl.* ***raptus***). Accès brutal et irrésistible de fureur que présentent certains malades mentaux et qui peut avoir des conséquences dramatiques pour eux-mêmes (suicide) ou pour autrui (acte criminel).

**raréfaction** f. (*angl.* ***rarefaction***). Diminution de la densité ou de la quantité d'un corps. Ex. : raréfaction osseuse, caractéristique de l'ostéoporose. (a. **raréfié**, **ée**)

**rash** m. Éruption cutanée passagère, généralement étendue, de causes diverses (maladies infectieuses, réaction allergique, etc.). Ling. : Terme anglais signifiant *éruption*, couramment employé en français.

**rate** f. (*angl.* ***spleen***). Organe lymphoïde volumineux (poids moyen 200 g), situé dans l'abdomen, sous le diaphragme gauche (loge sous-phrénique gauche), au dessus de l'angle colique gauche. Recouverte d'une enveloppe fibreuse, la rate est constituée d'une pulpe rouge formée de sinus gorgés de sang, bordés de cellules réticulo-endothéliales, qui est parsemée de nodules blancs (pulpe blanche) constitués par des follicules lymphoïdes (où se forment les lymphocytes). La rate est un réservoir important de sang, qui peut en cas de besoin libérer dans la circulation générale très rapidement environ 150 à 200 ml de sang. En tant qu'organe important du système réticulo-endothélial, elle intervient dans le processus d'hémolyse, dans l'élaboration de l'hémoglobine et des pigments biliaires, et dans la production d'anticorps. Elle est capable de fixer des Protozoaires, des bactéries et des substances chimiques diverses. L'accumulation anormale de certaines substances dans la rate entraîne une augmentation de son volume (*splénomégalie*) et est à l'origine d'un grand nombre d'affections. L'ablation de la rate (*splénectomie*) ne met pas la vie en danger, car ses fonctions sont prises en relais par les ganglions lymphatiques, le foie et la moelle osseuse. V. *liénal, splénique*.

**raucité** f. (*angl.* ***hoarseness***). Caractère d'une voix rude, de tonalité basse.

**Raynaud (maladie de)** (*angl.* ***Raynaud's disease***). Troubles vasomoteurs symétriques des extrémités évoluant par poussées, dont les étapes successives sont : l'ischémie, la cyanose douloureuse et l'asphyxie locale avec sensation de doigts morts. Ils peuvent aboutir à la gangrène. Ces troubles peuvent être déclenchés par le froid ou par des chocs émotifs. Lorsqu'ils sont liés à des causes organiques bien précises (artérite digitale, compression artérielle par une côte cervicale), on parle de *syndrome de Raynaud*. (Raynaud Maurice, médecin français, 1834-1881.)

**rayon** m. (*angl.* ***ray***). 1) Trajet rectiligne selon lequel se propage une radiation à partir de la source et qui constitue, avec d'autres trajets identiques, un faisceau de rayons. 2) Abusivement, syn. de *radiation* ou de *rayonnement*. 3) Nom donné parfois à l'ensemble constitué par le métacarpien ou le métatarsien et les phalanges de chaque doigt ou de chaque orteil. On distingue ainsi les premier, deuxième, troisième, quatrième et cinquième rayons.

**rayons lumineux**. V. *rayonnement visible*.

**rayons ultraviolets**. V. *rayonnement ultraviolet*.

**rayons X** (ou **rayonnement X**) (*angl.* ***X-rays***). Rayonnements électromagnétiques pénétrants, de longueur d'onde beaucoup plus courte que celle de la lumière visible. Les rayons X impressionnent les plaques photographiques ; leur absorption dépend de la densité et du poids atomique de la substance qu'ils traversent. Ces propriétés sont à la base des techniques radiographiques.

**rayonnement** m. (*angl.* ***radiation***). 1) Transport d'énergie sous forme d'ondes électromagnétiques ou de particules. Syn. : *rayon* (abusif, mais couramment employé). 2) Cette énergie elle-même (appelée aussi improprement *radiation*). V. *actin-*, *radio-*.

**rayonnements électromagnétiques**. Syn. d'*ondes électromagnétiques*.

**rayonnement infrarouge** (*angl.* ***infrared radiation***). Rayonnement électromagnétique qui s'étend depuis la région visible du spectre (0,76 µ environ) jusqu'à 3 mm, empiétant ainsi sur le domaine des ondes ultracourtes. Le rayonnement infrarouge trouve des applications en médecine, par l'échauffement qu'il produit, ainsi que dans diverses techniques d'analyse quantitative et qualitative de nombreuses substances, offrant l'avantage de ne pas altérer les substances exposées.

**rayonnement invisible** (*angl.* ***invisible spectrum***). Tout rayonnement électromagnétique qui n'est pas perçu par l'œil humain. V. *spectre invisible*.

**rayonnement ionisant** (*angl.* ***ionizing radiation***). Tout rayonnement électromagnétique ou corpusculaire capable de produire, directement ou indirectement, des ions en traversant la matière. Les rayonnements ionisants comprennent notamment : les rayons X, les rayons alpha, bêta et gamma.

**rayonnement ultraviolet** (ou **rayons ultraviolets**) (*angl.* ***ultraviolet radiation***). Ondes électromagnétiques dont la longueur d'onde se situe entre celle de la lumière visible (extrémité violette du spectre) et celle des rayons X (entre 380 et 20 nanomètres ou millimicrons). On distingue : les rayonnements ultraviolets A, de grande longueur d'onde, abondants dans la lumière solaire ; les rayonnements ultraviolets B, de longueur d'onde moyenne, utilisés en médecine (ils provoquent un effet érythémateux intense sur la peau) ; les rayonnements ultraviolets C, de courte longueur d'onde, qui ont des propriétés chimiques et bactériologiques. Abrév. : UV.

**rayonnement visible** (*angl.* ***visible spectrum***). Rayonnement électromagnétique (ondes électromagnétiques) susceptible de produire une sensation visuelle de lumière, appelé aussi couramment rayons lumineux. Il se décompose en *spectre visible* (V. ce terme).

**RBG**. Abrév. de *réaction biologique de grossesse*.

**RCUH**. Abrév. de *recto-colite ulcéro-hémorragique*.

**réactif, ive** (*angl. 1)* ***reactive***, *2)* ***reagent***). 1) a. Qui est susceptible de produire une réaction ou de déceler une réaction. 2) m. Toute substance capable de produire une réaction, de modifier plusieurs caractères d'une autre substance.

**réaction** f. (*angl.* ***reaction***). 1) En médecine, toute modification produite dans l'organisme sous l'effet d'un agent pathogène, d'une substance d'origine endogène (par ex. hormone) ou exogène (par ex. médicament, poison). 2) En physiologie, toute réponse à un stimulus. 3) En psychologie, réponse à une sollicitation venant de l'extérieur, par un acte ou par une modification du comportement. 4) En chimie, interaction de corps chimiques ayant pour résultat la formation d'autres composés. 5) Résultat de toute méthode chimique, biochimique, sérologique, physiologique, etc., utilisée à des fins diagnostiques et, par extension, la méthode elle-même. Ling. : De nombreuses réactions sont désignées sous les termes synonymes ou apparentés de : *épreuve, méthode, procédé, technique* et *test*. (a. **réactionnel, elle**)

**réaction anaphylactique** (*angl.* ***anaphylactic reaction***). Réaction provoquée par l'union d'un antigène avec son anticorps correspondant fixé aux cellules, avec libération de substances qui déterminent les symptômes de l'*anaphylaxie* (V. ce terme).

**réaction ansérine**. Syn. de *chair de poule*.

**réaction de Bence-Jones**. V. *Bence-Jones (réaction de)*.

**réaction biologique de grossesse** (*angl.* ***biologic test for pregnancy***). Diagnostic précoce de la grossesse fondé sur la recherche de la gonadotrophine chorionique (HCG) dans l'urine de la femme présumée enceinte, cette hormone étant éliminée en grande quantité par les urines dès le début de la grossesse. La mise en évidence de l'hormone peut se faire en injectant de l'urine à un animal de laboratoire (souriceau male, grenouille, lapine) chez qui elle provoque des modifications caractéristiques des organes génitaux. Ces tests ne sont cependant pas suffisamment sûrs et on leur préfère actuellement des réactions immunitaires, fondées sur le fait que l'injection chez certains animaux d'urine contenant l'hormone détermine une production d'anticorps spécifiques identifiables par divers procédés. Abrév. : RBG.

**réaction du biuret** (*angl.* ***biuret test***). Réaction pour le dosage des protéines caractérisant les liaisons peptidiques des acides aminés : l'adjonction de quelques gouttes d'une solution de sulfate de cuivre à une solution de protéines provoque une coloration violette (la même coloration est obtenue avec un produit de condensation de l'urée, appelé *biuret*, d'où le nom de la réaction).

**réaction de déviation du complément** (*angl.* ***complement fixation reaction***). Méthode de sérodiagnostic *in vitro* fondée sur l'action d'un anticorps qui formera, avec l'antigène correspondant, un complexe doué du pouvoir de fixer le *complément* (V. ce terme). La première application de cette réaction a été mise au point par le diagnostic de la syphilis (*réaction de Bordet-Wassermann*).

**réaction immunitaire** (*angl.* ***immune response, immunoreaction***). Réaction due à la pénétration d'antigènes dans l'organisme suscitant soit la production d'anticorps dans le sang, soit une hypersensibilité spécifique (allergie) à l'égard de ces antigènes ou de leurs produits apparentés (par ex. : allergie qui survient au cours d'une affection chronique, telle que la tuberculose).

**réaction d'immunofluorescence** (*angl.* ***immunofluorescent reaction***). Méthode permettant de rendre visibles les complexes antigènes-anticorps grâce à un colorant fluorescent dont sont marqués les anticorps (globulines) sans que leurs propriétés immunitaires en soient modifiées.

**réaction au latex F2**. V. *latex* (2).

**réaction périostée** (*angl.* ***subperiosteal osteophytosis***). Reviviscence ou exagération de l'activité ostéoformatrice de la couche interne du périoste aboutissant à la production pathologique de tissu osseux néoformé entre l'os ancien et le périoste fibreux, qui se traduit sur la radiographie, par une bande opaque de faible densité parallèle ou non à la corticale osseuse. Syn. : *épaississement périosté, ostéophytose sous-périostée*.

**réactionnel, elle** a. (*angl.* ***reactional***). Qui se rapporte à une réaction ou qui survient en tant que réaction. Ex. : inflammation réactionnelle, dépression réactionnelle.

**réactivation** f. (*angl.* ***reactivation***). 1) Réapparition de la capacité d'activité d'un organe (par ex. réactivation d'une glande endocrine temporairement privée de ses fonctions) ou du pouvoir actif d'une substance, d'un micro-organisme (par ex. réactivation d'un virus). 2) Nouvelle apparition des symptômes d'une maladie qui paraissait éteinte (par ex. réactivation d'un foyer tuberculeux). 3) Virage d'une réaction sérologique qui redevient positive après avoir été pendant un certain temps négative (par ex. réactivation d'un Bordet-Wassermann).

**réadaptation** f. (*angl.* ***rehabilitation***). Ensemble des mesures mises en œuvre pour permettre à un déficient mental ou physique de prendre ou de retrouver un emploi et, dans toute la mesure du possible, d'occuper une place normale dans la communauté.

**réanimateur** m. (*angl. 1)* ***anesthetist****, 2)* ***respirator***). 1) Médecin chargé de veiller, pendant et après une intervention chirurgicale, au maintien ou au rétablissement de l'équilibre humoral compromis par la maladie, l'accident ou le traumatisme chirurgical. En France, cette fonction est dévolue aux *anesthésistes-réanimateurs*. 2) Appareil utilisé pour la respiration artificielle.

**réanimation** f. (*angl.* ***intensive care***). Ensemble de mesures d'urgence visant à rétablir des fonctions vitales momentanément compromises, telles que massage cardiaque, choc électrique, respiration bouche-à-bouche, intubation, lavage d'estomac. (a. **réanimé**, **ée**)

**recalcification** f. (*angl.* ***recalcification***). Remplacement du calcium dans les tissus qui l'ont perdu.

**récepteur** (*angl.* ***receptor***). 1) a. Se dit d'un organe ou d'un tissu dont le développement et l'activité sont influencés par diverses substances, notamment des hormones. 2) m. *Récepteur sensoriel* : origine d'une fibre nerveuse sensitive, sensible à un excitant spécifique tel que le froid, la lumière, les sons, etc. Suivant leur localisation, on distingue les *extérocepteurs* et les *intérocepteurs*.

**réceptivité** f. (*angl.* ***receptiveness***). 1) Aptitude de l'organisme à recevoir des impressions provoquées par des excitations internes ou externes. 2) Sensibilité plus ou moins grande d'un organisme à contracter certaines maladies. (a. **réceptif**, **ive**)

**récessif**, **ive** a. (*angl.* ***recessive***). Se dit d'un gène qui manifeste son effet seulement lorsqu'il existe sur les deux chromosomes de la paire. Ant. : *dominant*.

**récessus** m. (*angl.* ***recessus***). En anatomie, nom donné à certaines dépressions, fossettes ou diverticules (par ex. récessus palatin, qui sépare l'amygdale du pilier antérieur du voile du palais).

**récessus épitympanique**. Syn. peu usité d'*attique*.

**recessus pleuralis**. Cul-de-sac pleural.

**receveur universel** (*angl.* ***universal recipient***). Nom donné traditionnellement à tout sujet qui appartient au groupe sanguin AB, parce que son sérum ne contient ni agglutinine anti-A, ni agglutinine anti-B, et que, de ce fait, il peut tolérer du sang provenant d'un sujet appartenant à tout autre groupe du système ABO. Le terme est cependant impropre, car il ne tient compte que du système ABO, et que, même dans ce système, il existe des «receveurs universels», dont les hématies peuvent être agglutinées dans certaines conditions d'incompatibilité. V. *donneur universel*.

**recherche de filiation** (*angl.* ***filiation investigation***). En sérologie, tentative d'exclusion d'une paternité ou d'une maternité présumées par l'examen des divers groupes et types sanguins chez l'enfant et chez les parents. Il importe pour cela que les groupes et types sanguins étudiés aient un mode d'hérédité connu avec certitude et qui ait été vérifié sur un grand nombre de familles. On ne peut pas prouver qu'un homme est le père d'un enfant; on peut seulement prouver, le cas échéant, qu'il n'en est pas le père.

**rechute** f. (*angl.* ***relapse***). Retour des symptômes d'une maladie en voie de guérison. Ling. : Ne pas confondre avec récidive. V. aussi *réinfection*.

**récidive** f. (*angl.* ***recurrence***). Réapparition d'une maladie, plus ou moins longtemps après sa guérison, en particulier par suite d'une nouvelle infection. Ling. : Ne pas confondre avec *rechute*. V. aussi *réinfection*. (a. **récidivant**, **ante**)

**Recipe** V. *R* (2).

**Recklinghausen** (**maladie de von**) (*angl.* ***von Recklinghausen's disease***, ***neurofibromatosis***). 1) Maladie héréditaire, caractérisée essentiellement par l'association de taches pigmentaires, de tumeurs cutanées et sous-cutanées fibreuses et de neurofibromes siégeant sur le trajet de nerfs périphériques, crâniens (notamment le nerf auditif) ou spinaux, et qui peuvent donner lieu à des troubles neurologiques. Syn. : *neurofibromatose, neurogliomatose*. 2) Syn. d'*ostéite fibro-kystique*. (*Recklinghausen* Friedrich Daniel von, anatomopathologiste allemand, 1833-1910.)

**réclinaison** f. (*angl.* ***reclination***). Inclinaison vers l'arrière. Par ex. : réclinaison d'un paquet musculaire au cours d'une intervention chirurgicale de façon à rendre mieux visible le champ opératoire. (v. **récliner**; a. **récliné**, **ée**)

**réclinateur** m. (*angl.* ***reclinator***). Instrument chirurgical destiné à écarter du champ opératoire certaines parties ou structures anatomiques.

**recombinaison factorielle**. Syn. de *recombinaison génétique*.

**recombinaison génétique** (*angl.* ***genetic recombination***). Apparition dans une cellule ou un individu de gènes et de caractères héréditaires qui leur correspondent dans une association différente de celle qui est observée chez les individus parentaux[23]. Syn. : *recombinaison factorielle*.

**recon** m. V. *site*.

**recrudescence** f. (*angl.* ***recrudescence***). Reprise des symptômes d'une maladie après une rémission temporaire. Ling. : À distinguer de l'*exacerbation*, de la *rechute* et de la *récidive*. (a. **recrudescent**, **ente**)

**rect-**, **recto-** Préfixe d'origine latine indiquant une relation avec le rectum. On dit aussi *proct(o)-*.

**rectal**, **ale**, **aux** a. (*angl.* ***rectal***). Qui se rapporte au rectum. Ex. : ampoule rectale, prolapsus rectal.

**rectalgie** f. (*angl.* ***rectalgia***). Syn. de *proctalgie.*

**rectite** f. (*angl.* ***proctitis, rectitis***). Inflammation du rectum. Syn. : *proctite.*

**rectocèle** f. (*angl.* ***rectocele***). Hernie du rectum dans le vagin. Syn. : *colpocèle postérieure, proctocèle, proctoptose.*

**recto-colite** f. (*angl.* ***rectocolitis***). Inflammation associée du rectum et du côlon.

**recto-colite ulcéro-hémorragique** (*angl.* ***ulcerative colitis***). Affection inflammatoire et ulcérative du rectum et du côlon, d'étiologie inconnue, caractérisée par une inflammation chronique du côlon, évoluant par poussées successives plus ou moins violentes de diarrhée hémorragique et purulente, qui s'accompagnent de douleurs abominales et de signes généraux : asthénie, anorexie, amaigrissement, fièvre. L'examen rectoscopique montre une muqueuse congestionnée recouverte de pétéchies saignant au moindre contact et présentant des ulcérations multiples. Syn. : *colite ulcéreuse*. Abrév. : RCUH.

**rectopexie** f. Syn. de *proctopexie.*

**rectoplastie** f. Syn. de *proctoplastie.*

**recto-rectostomie** f. (*angl.* ***rectorectostomy***). Création chirurgicale d'une anastomose entre deux segments du rectum, après excision de la partie située entre ces deux segments (en cas de tumeur par ex.).

**rectorragie** f. (*angl.* ***proctorrhagia***). Évacuation par l'anus de sang rouge provenant du rectum; elle se distingue du *méléna*, caractérisé par l'évacuation de sang noir. Syn. : *proctorragie.*

**rectoscopie** f. (*angl.* ***proctoscopy, rectoscopy***). Examen visuel du rectum et de l'anse sigmoïde au moyen d'un *rectoscope*, qui est un endoscope muni d'un dispositif d'éclairage et que l'on introduit par l'anus. Syn. : *proctoscopie.*

**recto-sigmoïdien**, **ienne** a. (*angl.* ***rectosigmoid***). Qui se rapporte au rectum et au sigmoïde. Ex. : tumeur recto-sigmoïdienne.

**recto-sigmoïdite** f. (*angl.* ***proctosigmoiditis***). Inflammation associée du rectum et du côlon sigmoïde.

**recto-urétral**, **ale**, **aux** a. (*angl.* ***recto-urethral***). Qui se rapporte au rectum et à l'urètre. Ex. : fistule recto-urétrale, muscle recto-urétral.

**recto-utérin**, **ine** a. (*angl.* ***rectouterine***). Qui se rapporte au rectum et à l'utérus. Ex. : muscle recto-utérin.

**recto-vaginal**, **ale**, **aux** a. (*angl.* ***rectovaginal***). Qui se rapporte ou qui appartient au rectum et au vagin. Ex. : cul-de-sac recto-vaginal.

**recto-vésical**, **ale**, **aux** a. (*angl.* ***rectovesical***). Qui se rapporte ou qui appartient au rectum et à la vessie. Ex. : fascia recto-vésical.

**rectum** m. (*angl.* ***rectum***). Partie terminale du tube digestif, faisant suite au côlon sigmoïde, et se terminant à l'anus. On lui distingue : un segment supérieur (segment pelvien ou *rectum pelvien*), contenu dans la cavité pelvienne et dont la partie distale élargie constitue l'*ampoule rectale*; un segment inférieur (segment périnéal ou *canal anal*), compris dans l'épaisseur du périnée. Étym. : Du latin *rectus*, droit, en raison du trajet droit de ce segment de l'intestin. V. *proct-*. (a. **rectal**, **ale**, **aux**)

**récurrent**, **ente** a. (*angl.* ***recurrent***). Qui revient à son point d'origine, qui revient en arrière. V. *fièvre récurrente*, *nerf récurrent.*

**Redon** (**drain de**) (*angl.* ***Redon drain***). Drain fin, pourvu d'ouvertures multiples à l'extrémité qui doit être laissée en place dans la plaie opératoire, l'autre extrémité étant reliée à un bocal où l'on crée le vide continu. Il est mis en place en fin d'opération pour aspirer les sérosités et le sang afin d'assécher la plaie opératoire.

**redressement** m. (*angl.* ***redressement***). Remise en position normale d'un organe dévié, par intervention chirurgicale ou au moyen d'un dispositif approprié. Ex. : redressement de l'utérus par hystéropexie, redressement des dents au moyen d'appareils divers.

**réductible** a. (*angl.* ***reducible***). Qui est susceptible de réduction, qu'il s'agisse d'un organe, d'une hernie, d'une articulation luxée, ou bien d'un corps chimique.

**réduction** f. (*angl.* ***reduction***). 1) En chirurgie, remise en place d'un organe déplacé, d'un os fracturé, d'une hernie ou d'une extrémité articulaire luxée. 2) En chimie, soustraction d'oxygène ou adjonction d'hydrogène à une substance, ou captation d'électrons par un atome. V. *oxydo-réduction* (a. **réduit**, **ite**).

**réduction chromatique** (*angl.* ***reduction of chromosomes***). Passage, normalement réalisé au cours de la méiose, de l'état *diploïde*, dans lequel le noyau contient $2n$ chromosomes, à l'état *haploïde*, dans lequel il n'en contient plus que $n$[23].

**réduire** v. (*angl.* ***reduce***). Pratiquer une réduction (chimique ou chirurgicale).

**rééducation** f. (*angl.* ***rehabilitation***). 1) Ensemble des moyens destinés à permettre à un sujet atteint d'une affection invalidante de recouvrer, au moins partiellement, l'usage de ses facultés. La rééducation s'applique le plus souvent à des sujets souffrant de troubles musculaires ou articulaires avec impotence fonctionnelle, à des aphasiques, et à des malades mentaux. 2) Résultat de l'application des moyens mentionnés sous 1. (a. **rééduqué, ée**)

**réentrée** f. (*angl.* ***reentry***). Phénomène au cours duquel une impulsion cardiaque entre dans un circuit et retourne, jusqu'à, ou vers, son lieu d'origine. La réentrée peut entraîner une ou plusieurs activations du cœur ou d'une partie du cœur, ou peut rester cachée[25].

**réfection** f. (*angl.* ***repairing***). Réparation d'une partie du corps.

**réfléchi, ie** a. (*angl.* ***reflected***). Se dit d'un rayon lumineux ou d'une onde sonore qui ont subi une réflexion. V. *réfracté.*

**réflectif, ive** a. (*angl.* ***reflex***). Qui se rapporte aux réflexes.

**réflectivité** f. (*angl.* ***reflexivity***). Capacité de réaction réflexe d'un membre ou d'une partie du corps à la suite d'une excitation.

**réflexe** (*angl.* ***reflex***). 1) m. Toute réponse involontaire et immédiate de structures vivantes (muscles, glandes, etc.) résultant de la stimulation d'un récepteur sensible déterminé. 2) a. Qui possède le caractère d'un réflexe. Ex. : acte réflexe. 3) a. En optique, qui est produit par une réflexion. Ex. : image réflexe.

**réflexe abdominal**. (*angl.* ***abdominal reflex***) Réflexe cutané abdominal.

**réflexe d'accommodation** (*angl.* ***accommodation reflex***). Adaptation de l'œil à la vision de près par contraction de la pupille (V. *réflexe pupillaire*), convergence des globes oculaires et augmentation de la convexité du cristallin.

**réflexe achilléen** (ou **du tendon d'Achille**) (*angl.* ***Achilles' tendon reflex***). Extension du pied sur la jambe à la percussion du tendon d'Achille.

**réflexe acquis**. Syn. de *réflexe conditionné.*

**réflexe bicipital** (*angl.* ***biceps reflex***). Contraction du muscle biceps brachial à la percussion de son tendon au niveau du pli du coude.

**réflexe de clignotement** (ou **de clignement**) (*angl.* ***eyelid closure reflex, blink reflex***). Occlusion de l'œil à l'approche brusque d'un objet, d'une lumière vive, d'un geste violent; c'est une sorte de réflexe de défense. Syn. : *réflexe palpébral.*

**réflexe conditionné** (ou **conditionnel**) (*angl.* ***conditioned response, acquired reflex***). Acte réflexe acquis à la suite de l'association régulière à un phénomène physiologique d'un stimulus extérieur n'ayant aucun rapport avec ce phénomène (*conditionnement*). La production de ce stimulus aura pour conséquence l'apparition du phénomène physiologique auquel il avait été associé. V. *pavlovien.* Syn. : *réflexe acquis.*

**réflexe cornéen** (*angl.* ***corneal reflex***). 1) Occlusion de la paupière lors de l'attouchement de la cornée avec un bout d'ouate. Il est aboli dans l'anesthésie, locale ou générale, et dans le coma. 2) Image réfléchie d'une source lumineuse sur la cornée.

**réflexe crémastérien** (*angl.* ***cremasteric reflex***). Contraction du muscle crémaster avec élévation du testicule du côté où l'on exerce une excitation mécanique cutanée à la face interne de la cuisse.

**réflexe cutané** (*angl.* ***cutaneous reflex***). Contraction involontaire d'un muscle ou d'un groupe de muscles provoquée par l'excitation de la région cutanée correspondante. Les réflexes cutanés peuvent être abolis dans les interruptions des fibres motrices ou sensitives périphériques, ou dans les lésions des voies pyramidales.

**réflexe cutané abdominal** (ou **réflexe abdominal**) (*angl.* ***superficial abdominal reflex***). Contraction des muscles de la paroi abdominale à la suite d'une excitation mécanique de la peau de l'abdomen.

**réflexe cutané plantaire**. V. *réflexe plantaire.*

**réflexe médioplantaire** (*angl.* ***medioplantar reflex***). Extension du pied et flexion des orteils provoquées par la percussion du milieu de la plante du pied.

**réflexe oculo-cardiaque** (*angl.* ***oculocardiac reflex***). Ralentissement du rythme cardiaque à la suite d'une compression des globes oculaires.

**réflexe olécrânien**. Syn. de *réflexe tricipital.*

**réflexe ostéo-tendineux** (*angl.* ***tendon reflex***). Contraction réflexe d'un muscle ou d'un groupe musculaire déclenchée par la percussion de leur tendon. Le réflexe achilléen, le réflexe rotulien, le réflexe bicipital, le réflexe tricipital, sont des réflexes ostéo-tendineux.

**réflexe palpébral**. Syn. de *réflexe de clignotement.*

**réflexe patellaire**. Syn. de *réflexe rotulien.*

**réflexe pharyngé** (*angl.* ***pharyngeal reflex***). Contraction spasmodique des muscles constricteurs du pharynx et du voile du palais, avec réaction nauséeuse, provoquée normalement par l'attouchement de la luette ou l'abaissement de la langue. V. *réflexe vélo-palatin.*

**réflexe photomoteur**. V. *réflexe pupillaire.*

**réflexe pilomoteur** (*angl.* ***pilomotor reflex***). Érection des follicules pileux due à la contraction de leurs fibres musculaires lisses sous l'effet du froid ou d'une émotion. La peau prend l'aspect de « chair de poule ».

**réflexe plantaire** (ou **cutané plantaire**) (*angl.* ***plantar reflex***). Flexion des orteils à la suite d'une excitation mécanique du bord externe de la plante du pied. V. *Babinski (signe de)*.

**réflexe** (ou **phénomène**) **de préhension** (*angl.* ***grasp reflex***). Flexion des doigts provoquée par l'excitation mécanique de la région palmaire. On l'observe normalement chez le nourrisson, et chez les malades présentant certaines lésions des lobes frontaux.

**réflexe pupillaire** (*angl.* ***pupillary reflex***). Contraction de la pupille lors de la vision d'un objet rapproché (V. *réflexe d'accommodation*) ou d'une stimulation lumineuse (*réflexe photomoteur*).

**réflexe radiopronateur** (ou **radial**) (*angl.* ***ulnar reflex***). Pronation de l'avant-bras provoquée par la percussion de la face antérieure de l'extrémité inférieure du radius, l'avant-bras étant en position intermédiaire entre la pronation et la supination.

**réflexe rotulien** (*angl.* ***patellar reflex***). Extension brusque de la jambe lors de la percussion du tendon rotulien. Syn. : *réflexe patellaire*.

**réflexe salivaire** (*angl.* ***salivary reflex***). Sécrétion réflexe de salive provoquée par la vue, l'odeur ou même la simple représentation mentale d'aliments, en l'absence de toute ingestion.

**réflexe styloradial** (*angl.* ***radial reflex***). Supination et flexion de l'avant-bras sur le bras, provoquée par la percussion du tendon long supinateur au niveau de l'apophyse styloïde du radius, l'avant-bras étant en position intermédiaire entre la supination et la pronation.

**réflexe tarso-phalangien** (*angl.* ***tarsophalangial reflex***). Flexion des orteils (à l'exception du gros orteil) provoquée par la percussion de la face dorsale du tarse et de la base du métatarse. Ce réflexe indique la présence d'une lésion pyramidale.

**réflexe tendineux** (*angl.* ***tendon reflex***). Mouvement réflexe déclenché par la percussion d'un tendon musculaire.

**réflexe du tendon d'Achille**. V. *réflexe achilléen*.

**réflexe tricipital** (*angl.* ***triceps reflex***). Extension de l'avant-bras sur le bras provoquée par la percussion du tendon du triceps brachial au niveau de l'olécrâne. Syn. : *réflexe olécrânien*.

**réflexe vélopalatin** (*angl.* ***palatal reflex***). Contraction du voile du palais avec réaction nauséeuse provoquée par l'attouchement du voile du palais. V. *réflexe pharyngé*.

**réflexible** a. (*angl.* ***reflectible***). Se dit d'un rayonnement qui est susceptible d'être réfléchi.

**réflexion** f. (*angl.* ***reflection***). 1) Changement de direction subi par un rayonnement ou une onde sonore frappant une surface, mais sans changement de milieu. 2) Acte de fixer avec délibération son attention sur un objet de pensée en l'examinant sous tous les angles afin d'en obtenir une connaissance plus approfondie. V. *introspection*.

**réflexogène** a. (*angl.* ***reflexogenic***). Qui peut provoquer ou renforcer une réaction réflexe. Ex. : zone réflexogène.

**réflexogramme** m. (*angl.* ***reflexogram***). Enregistrement graphique de la durée de la contraction et de la décontraction musculaire d'un réflexe ostéo-tendineux, habituellement du réflexe achilléen. Il permet d'évaluer l'état fonctionnel de la glande thyroïde : l'allongement du temps est caractéristique de l'hypothyroïdie et son raccourcissement indique une hyperthyroïdie. Outre sa valeur diagnostique, le réflexogramme est d'une grande utilité pour le contrôle régulier de l'efficacité du traitement de ces affections, sa normalisation progressive allant de pair avec l'amélioration clinique.

**réflexologie** f. (*angl.* ***reflexology***). Étude des réflexes.

**réflexothérapie** f. (*angl.* ***reflexotherapy***). Méthode de traitement qui consiste à provoquer des réactions réflexes à distance de la région malade et susceptibles d'exercer une action favorable sur elle. Ces réactions peuvent être déclenchées par divers procédés (cautérisation, excitations, anesthésie locale, etc.).

**reflux** m. (*angl.* ***reflux***). Écoulement du contenu liquide d'un conduit organique dans un sens contraire à celui de l'écoulement normal.

**reflux hépato-jugulaire** (*angl.* ***hepatojugular reflux***). Turgescence des veines jugulaires externes (visible au niveau du cou), entraînée par une pression exercée sur le foie pendant quelques secondes ; elle est l'indice d'une insuffisance ventriculaire droite (le ventricule droit n'étant pas en mesure de chasser le surplus de sang qui y arrive à cause de cette pression).

**reflux vésico-urétéral** (*angl.* ***vesicoureteral reflux***). Retour de l'urine vésicale dans l'uretère. Il s'agit toujours d'un phénomène pathologique puisqu'il résulte de la défaillance du mécanisme valvulaire existant normalement au niveau de la jonction urétéro-vésicale.

**refoulement** m. (*angl.* ***repression***). Mécanisme psychique par lequel des pulsions, des émotions, des idées, des affects, des souvenirs, sont maintenus ou rejetés dans l'inconscient.

**réfractaire** a. (*angl.* ***refractory***). 1) Qui ne réagit pas ou qui réagit peu à un stimulus physique, chimique ou de toute autre nature. Ex. : période réfractaire d'une fibre nerveuse. 2) Se dit d'une affection qui ne réagit pas favorablement au traitement. Ex. : anémie réfractaire.

**réfracté**, **ée** a. (*angl.* 1) ***refracted***, 2) ***refracta dosi***). 1) Se dit d'un rayon lumineux ayant subi une réfraction. V. *réfléchi*. 2) Se dit parfois des doses de médicaments fractionnées administrées par petites quantités.

**réfraction** f. (*angl.* ***refraction***). Modification de la direction d'un rayon lumineux lorsqu'il passe d'un milieu dans un autre. La réfraction oculaire est la modification subie par les rayons lumineux lors de leur passage à travers les milieux réfringents de l'œil de façon à former une image normale sur la rétine. La réfraction normale est l'*emmétropie*, les vices de réfraction sont des *amétropies*.

**réfrigérant**, **ante** a. et n. (*angl.* ***refrigerant***). Qui est capable de refroidir, de produire une réfrigération. Parmi les mélanges couramment utilisés comme réfrigérants, on peut citer : la glace, la neige carbonique, l'acétone.

**réfrigération** f. (*angl.* ***refrigeration***). Opération consistant à abaisser la température d'un corps, et état qui en découle. Elle peut s'appliquer aussi à l'organisme humain. V. *hibernation artificielle*.

**réfringent**, **ente** a. (*angl.* ***refractive***, ***refringent***). Qui a la propriété de faire dévier les rayons lumineux. Ex. : pouvoir réfringent d'un corps, les milieux réfringents de l'œil (cornée, cristallin, humeur aqueuse).

**Refsum** (**maladie de**) (*angl.* ***Refsum's disease***). Maladie métabolique héréditaire dégénérative liée à l'absence d'un système enzymatique qui dégrade normalement le phytol apporté par l'alimentation (fruits, légumes verts), et ayant pour conséquence une accumulation d'acide phytanique dans le sang et les tissus. Ses manifestations cliniques sont : une ataxie cérébelleuse, des neuropathies périphériques et une rétinite pigmentaire. (*Refsum* Sigvald, médecin norvégien, 1907-1991.)

**régénération** (ou **régénérescence**) f. (*angl.* ***regeneration***). Reconstitution d'un tissu ou même, chez certains animaux, d'un organe détruit. (a. **régénéré**, **ée**)

**régime** m. (*angl.* ***regimen***). Mode rationnel d'alimentation de l'homme sain ou malade (alors que la diète s'applique plus particulièrement à l'alimentation du malade).

**région axillaire**. Syn. d'*aisselle*.

**région épigastrique**. Syn. d'*épigastre*.

**région hypogastrique**. Syn. d'*hypogastre*.

**région inguinale**. Syn. d'*aine*.

**région lombaire** (*angl.* ***lumbar region***). Région de la paroi postérieure du tronc limitée, en haut par la douzième côte, en bas par la crête iliaque, et en dedans par les corps des vertèbres lombaires. Syn. : *lombes*.

**réglée** a. f. (*angl.* ***menstruant***). Se dit de la jeune fille et de la femme chez laquelle la menstruation est établie.

**règles** f. pl. Syn. de *menstruation*.

**regorgement** m. (*angl.* ***overflow***). Écoulement de l'urine par trop-plein, en cas de rétention vésicale.

**régression** f. (*angl.* ***regression***). 1) Retour d'un symptôme ou d'un phénomène à un stade antérieur de son évolution. V. *involution*. 2) En psychologie, retour à un stade précédent du développement affectif ou intellectuel. (a. **régressif**, **ive**)

**régulation des naissances**. Syn. de *planification familiale*.

**régurgitation** f. (*angl.* ***regurgitation***). 1) Retour des aliments de l'estomac ou de l'œsophage dans la bouche, sans nausée et sans effort. Normale chez le nourrisson, elle peut être, chez l'adulte, un signe de rétrécissement ou de diverticule de l'œsophage. Syn. : *vomiturition* (2). 2) Reflux du sang des grandes artères dans le cœur, ou d'une cavité cardiaque dans l'autre, par suite d'une insuffisance valvulaire. Ex. : régurgitation aortique, régurgitation mitrale.

**réhydratation** f. (*angl.* ***rehydration***). Apport de liquides (par la bouche ou par voie parentérale) destiné à compenser un état de déshydratation.

**Reichel-Pólya** (**opération de**). Syn. d'*opération de Pólya*. V. *Pólya (opération de)*.

**Reifenstein** (**syndrome de**) (*angl.* ***Reifenstein's syndrome***). Malformation congénitale et familiale des testicules caractérisée par une atrophie post-pubertaire des tubes séminifères avec azoospermie et eunuchoïdisme, associés à un hypospadias. (*Reifenstein* Edward Conrad Jr., endocrinologiste américain, 1908-1975.)

**réimplantation** f. (*angl.* ***reimplantation***). Réinsertion d'un organe en situation convenable ou à l'endroit où il était primitivement. Ex. : réimplantation d'une dent luxée dans son alvéole.

**rein** m. (*angl.* ***kidney***). Chacun des deux organes qui sécrètent l'urine, appliqués sur la paroi abdominale postérieure, en arrière du péritoine, de part et d'autre de la colonne vertébrale, depuis la douzième vertèbre dorsale jusqu'à la troisième vertèbre lombaire. Le rein droit se trouve sous le foie, le rein gauche sous la rate. Le pôle supérieur de chaque rein est coiffé par une glande surrénale. D'un poids d'environ 150 g, et ayant une forme allongée et aplatie comparable à celle d'un haricot, le rein est entouré d'une enveloppe fibreuse (fascia rénal ou périrénal), d'une capsule adipeuse et d'une capsule proprement dite; son parenchyme est constitué de deux zones distinctes : une partie centrale (médullaire) qui comprend les *pyramides de Malpighi,* et une partie périphérique (corticale) qui comprend des tubules disposés irrégulièrement (*tubes urinifères*) et entourant un grand nombre de *glomérules rénaux* (*de Malpighi*). L'unité fonctionnelle du rein est le *néphron*. La sécrétion d'urine se fait par : 1) filtration du plasma sanguin au niveau des glomérules rénaux; 2) réabsorption partielle du filtrat au niveau des tubules rénaux (notamment réabsorption totale du glucose et du potassium, presque totale des bicarbonates, du sodium, des chlorures et de 40 à 50 % de l'urée, etc.); 3) sécrétion par les tubules rénaux d'ions hydrogène, de potassium et d'ammoniaque, et excrétion de certaines substances étrangères circulant dans le sang (médicament, par ex.). Alors que la filtration dépend essentiellement de facteurs hémodynamiques (de la circulation sanguine), la réabsorption et l'excrétion tubulaires font intervenir des phénomènes physico-chimiques et des réactions chimiques et enzymatiques influencées par des glandes endocrines (hypophyse, surrénales). L'urine s'écoule du sommet de chaque pyramide de Malpighi dans un petit calice, puis dans les grands calices et dans le bassinet et, de là, dans l'uretère. V. *néphr-, néphrétique*. (a. **rénal**, **ale**, **aux**)

**rein artificiel** (*angl.* ***artificial kidney***). Appareil destiné à l'épuration extracorporelle du sang en cas d'insuffisance rénale grave. Le sang du malade, prélevé d'une artère ou d'une veine, est conduit dans un dialyseur fait d'un tuyau ou de feuillets de cellophane, puis ramené dans une de ses veines. Par son passage continu à travers l'appareil, le sang est ainsi débarrassé des substances toxiques par dialyse (*hémodialyse*). Syn. : *hémodialyseur*.

**rein de choc** (*angl.* ***crush kidney***). Insuffisance rénale aiguë de causes diverses (intoxication, brûlures étendues, transfusion incompatible), se traduisant par une anurie avec urémie, une déshydratation cellulaire, une hyperkaliémie et une acidose. Anatomiquement, il s'agit d'une *néphrite tubulaire* (ou *tubulonéphrite*).

**rein en fer à cheval** (*angl.* ***horseshoe kidney***). Malformation rénale caractérisée par la réunion des deux reins, habituellement au niveau de leur pôle inférieur, par un isthme de tissu fibreux ou parenchymateux appliqué contre la colonne lombaire. Parfois bien tolérée et découverte fortuitement, cette malformation peut aussi se traduire par diverses complications.

**rein flottant** (ou **mobile**). Syn. de *néphroptose*.

**rein en galette** (*angl.* ***cake kidney***). Rein unique congénital réalisé par la fusion des deux pôles et du bord interne des deux reins en situation présacrée.

**rein muet**. V. *mutité rénale*.

**rein sigmoïde** (*angl.* ***sigmoid kidney***). Rein unique congénital réalisé par la fusion du pôle inférieur d'un rein avec le pôle supérieur du rein opposé situé en avant du rachis.

**réinfection** f. (*angl.* ***reinfection***). Infection qui s'ajoute à une infection préexistante mais non évolutive ou apparemment guérie, et qui est provoquée par le même agent pathogène. V. aussi *rechute, récidive*. (a. **réinfecté**, **ée**)

**réinsertion** f. (*angl.* ***reinsertion***). Acte chirurgical par lequel on remet à son point d'attache un muscle, un tendon, qui en a été détaché (déchirure accidentelle ou section chirurgicale). V. *désinsertion*. (a. **réinséré**, **ée**; v. **réinsérer**)

**Reiter** (**maladie** ou **syndrome de**). Syn. de *syndrome conjonctivo-urétro-synovial de Fiessinger-Leroy*. V. *Fiessinger-Leroy (syndrome conjonctivo-urétro-synovial de)*.

**rejet** m. (*angl.* ***rejection***). Élimination du greffon par les tissus du receveur, due à une incompatibilité des tissus.

**relâchement** m. (*angl.* ***relaxation***). 1) Diminution de la consistance, de la tonicité ou de l'élasticité des tissus (relâchement des seins, de la paroi abdominale). 2) Phase de l'activité musculaire qui succède à la période de latence et à la contraction, et au cours de laquelle le muscle retrouve sa longueur ou sa tension normales. Ant. : *contraction*.

**relation centrée** (*angl.* ***centric relation***). En dentisterie, tout rapport spatial de la mandibule et du maxillaire supérieur lorsque les condyles se trouvent au fond des cavités glénoïdes mais sans y être forcés et permettant encore des mouvements de diduction. L'occlusion centrée est un cas particulier de la relation centrée [38].

**relaxant, ante** (*angl.* ***relaxant***). 1) a. Qui produit le relâchement du tonus musculaire. 2) a. et m. Se dit de tout médicament ou moyen aidant à la détente physique (notamment musculaire) ou psychique.

**relaxation** f. (*angl.* ***relaxation***). 1) Détente physique (par diminution du tonus musculaire) ou psychique (diminution de la tension nerveuse). V. *décontraction*. 2) Toute méthode ayant pour but la détente musculaire ou psychique. (a. **relaxé, ée**)

**releasing factor** (ou **releasing hormone**). Terme anglais désignant les hormones sécrétées au niveau de l'hypothalamus, qui agissent comme facteurs déclenchants de la sécrétion d'hormones hypophysaires. Abrév. : RF. V. *corticotropin releasing factor, inhibiting factor, thyrotropin releasing factor*. Syn. : *libérine* (abandonné).

**releveur** a. et m. (*angl.* ***levator***). Se dit d'un muscle dont la fonction consiste à faire remonter une structure de l'organisme. Ex. : muscle releveur de la paupière supérieure.

**rem** m. (*angl.* ***rem***). Dose de rayonnement qui produit le même effet biologique que celui d'un *rad* de rayons X. Ling. : Abrév. du terme anglais *roentgen-equivalent-man* (équivalent-homme de röntgen). V. *rep*.

**Remak (division de)**. Syn. d'*amitose*.

**remaniement** m. (*angl.* ***restructuring***). Modification de la structure d'un tissu due à un processus pathologique ou obtenue par le traitement. (a. **remanié, ée**)

**remède** m. (*angl.* ***remedy***). En langage courant, médicament, agent thérapeutique.

**reminéralisation** f. (*angl.* ***remineralization***). Restitution à l'organisme des constituants minéraux qu'il a perdus. (a. **reminéralisé, ée**)

**rémission** f. (*angl.* ***remission***). Stade d'une maladie ou d'une manifestation pathologique pendant lequel les symptômes s'atténuent temporairement. V. *récidive, rechute*.

**rémittent, ente** a. (*angl.* ***remittent***). Qui présente des rémissions. Ex. : fièvre rémittente, psychose rémittente.

**Remler (méthode** ou **monitorage de)** (*angl.* ***Remler ambulatory monitoring***). Méthode pour le diagnostic et le contrôle du traitement de l'hypertension artérielle au moyen d'un petit appareil portable qui enregistre la tension artérielle ambulatoirement, plusieurs ou même de nombreuses fois pendant 24 heures, et sans artéfacts susceptibles de se produire lors des mouvements du sujet. Le dispositif comporte un brassard rendu sensible aux variations de la tension de l'artère humérale, relié à une cassette d'enregistrement portative. Ling. : En langage clinique courant on dit « un remler » ; la méthode est souvent désignée par l'abrév. MAPA (**m**onitorage **a**mbulatoire de la **p**ression **a**rtérielle).

**remnographie** f. (*angl.* ***remnography***). Image obtenue grâce au *remnographe*, appareil à résonance magnétique nucléaire. Ling. : De RMN, initiales de ***r****ésonance* ***m****agnétique* ***n****ucléaire*.

**remodelage** m. Syn. de *lissage*.

**rén-, réno-** Préfixe d'origine latine indiquant une relation avec le rein. V. *néphr-*.

**rénal, ale, aux** a. (*angl.* ***renal***). Qui se rapporte au rein. V. *néphrétique*.

**Rendu-Osler (maladie de)** (*angl.* ***hereditary hemorrhagic telangiectasia***). Maladie héréditaire des capillaires sanguins transmise selon le mode autosomique dominant, caractérisée par des télangiectasies et des angiomes multiples siégeant au niveau du rhinopharynx, de la langue, des lèvres, des oreilles et des doigts. Débutant à l'adolescence par des épistaxis répétées, elle se poursuit par des hémorragies récidivantes par rupture des angiomes, difficilement contrôlables, ayant pour conséquence une anémie hypochrome sidéropénique. On observe parfois aussi des malformations vasculaires internes (notamment un *anévrysme artério-veineux pulmonaire*). Syn. : *angiomatose hémorragique familiale* (ou *héréditaire*), *télangiectasies hémorragiques héréditaires*. (*Rendu* Henri, médecin français, 1844-1902 ; *Osler* Sir William, médecin canadien, 1849-1919.)

**renforçateur d'image**. Syn. d'*amplificateur de luminance*.

**réniforme** a. (*angl.* ***reniform***). Qui a la forme d'un rein. Ex. : placenta réniforme.

**rénine** f. (*angl.* ***renin***). Enzyme protéolytique (endopeptidase) d'origine rénale qui décompose l'angiotensinogène en libérant l'angiotensine, qui a un effet vasoconstricteur et hypertonique.

**rénitence** f. (*angl.* ***renitency***). Propriété de certains tissus fibreux de se déformer temporairement sous la pression du doigt sans que l'on ressente le déplacement d'un liquide. À son début, un abcès est rénitent ; à maturité, il est fluctuant [33].

**rénitent, ente** a. (*angl.* ***renitent***). Qui résiste à la pression du doigt en donnant une impression d'élasticité. Ex. : tumeur rénitente.

**rennine** f. (*angl.* ***chymosin***, ***rennin***). Enzyme sécrétée par la muqueuse gastrique des jeunes mammifères, qui active la coagulation du lait. On l'utilise pour la fabrication des fromages. Syn. : *présure, lab-ferment.*

**réno-vasculaire** a. (*angl.* ***renovascular***). Qui se rapporte au rein et aux vaisseaux sanguins.

**réovirus** m. (*angl.* ***reovirus***). Tout virus de la famille des *Reoviridae* et plus spécialement du genre *Reovirus*.

**Reovirus**. Genre de virus à ARN, isolés au cours d'affections respiratoires bénignes et de diarrhée. Leur pouvoir pathogène pour l'homme est faible et encore mal défini. Ling. : *Reovirus*, abrév. du terme anglais ***r****espiratory* ***e****nteric* ***o****rphan virus*.

**rep** m. (*angl.* ***rep***). Unité de dose de rayonnement absorbée, actuellement remplacée par le *rad*. V. *rem*. Ling. : Abrév. du terme anglais ***r****oentgen-****e****quivalent-****p****hysical* (équivalent physique du röntgen).

**repas d'épreuve** (*angl.* ***test meal***). Repas de composition qualitative et quantitative déterminée que l'on fait prendre au malade avant un tubage gastrique pour provoquer la sécrétion du suc gastrique en vue de son analyse chimique. V. *Boyden (repas de)*.

**répétitif, ive** a. Syn. d'*itératif*.

**replantation** f. (*angl.* ***replantation***). Reposition chirurgicale d'un organe ou segment d'organe amputé, avec reconstitution de sa vascularisation artérielle et veineuse, et éventuellement de son innervation.

**réplétif, ive** a. (*angl.* ***filling***). Qui sert à remplir. Ex. : injection réplétive.

**réplétion** f. (*angl.* ***repletion***). État d'un organe qui est plein; pléthore.

**réplication** f. (*angl.* ***replication***). Production de nouvelles molécules nucléiques porteuses d'informations génétiques par copie de molécules parentales. Le plus souvent, il s'agit d'ADN mais la réplication se produit aussi en partant de molécules d'ARN, dans le cas de certains virus comme le virus de l'hépatite D[23].

**réplicon** m. (*angl.* ***replicon***). Tout segment d'ADN ou d'ARN qui fonctionne comme une unité dans le processus de *réplication*.

**repolarisation** f. (*angl.* ***repolarization***). Retour d'une membrane vivante ou de fibres musculaires à leur potentiel de repos. La repolarisation des fibres musculaires a lieu au moment où s'interrompt l'excitation. L'onde T de l'électrocardiogramme marque la fin de la repolarisation des ventricules.

**repos compensateur** (*angl.* ***compensatory pause***). Pause qui fait suite à une extrasystole, dont la durée est plus longue que celle d'une diastole qui sépare deux systoles normales.

**reposance** f. En France, type particulier d'assurance vieillesse à la charge des établissements hospitaliers qui versent une indemnité aux religieuses totalisant vingt ans de services hospitaliers publics[22].

**reposition** f. (*angl.* ***repositioning***). Remise en position normale d'un organe ou d'une partie du corps, en général par des moyens chirurgicaux.

**répresseur** m. (*angl.* ***repressor***). Molécule protéinique spécifiée par un gène de régulation qui, lorsqu'elle présente une certaine conformation, est capable de se fixer au niveau de l'opérateur d'un opéron et de bloquer la transcription[23].

**répression** f. (*angl.* ***repression***). Mise ou maintien dans un état de non-activité fonctionnelle de certaines unités génétiques par le jeu des régulations[23]. (a. **répressible**)

**reproducteur**, **trice** a. (*angl.* ***reproductive***). Qui sert à la reproduction. Ex. : organes reproducteurs.

**reproduction** f. (*angl.* ***reproduction***). Action par laquelle les êtres vivants produisent de nouveaux organismes qui leur sont semblables. On distingue : la *reproduction asexuée* des organismes inférieurs (par bourgeonnement, scissiparité, etc.); la *reproduction sexuée*, dans laquelle l'œuf est formé par l'union de deux gamètes, mâle et femelle.

**résection** f. (*angl.* ***resection***). Intervention chirurgicale qui consiste à enlever une partie, généralement assez volumineuse, d'un tissu ou d'un organe. (v. **réséquer** ; a. **réséqué**, **ée**)

**réserpine** f. (*angl.* ***reserpine***). Alcaloïde isolé des racines de la plante *Rauwolfia serpentina*, hypotenseur et sédatif du système nerveux central, prescrit dans le traitement de l'hypertension.

**réserve alcaline** (*angl.* ***alkaline reserve***). Ensemble des constituants du sang qui peuvent neutraliser les acides (représenté essentiellement par les ions bicarbonate). La réserve alcaline contribue à maintenir l'alcalinité du sang à un taux constant; ses fluctuations caractérisent certains états d'*acidose* ou d'*alcalose*. Abrév. : RA.

**résiduel**, **elle** a. (*angl.* ***residual***). 1) Qui se rapporte à un résidu, qui en a les caractères, ou qui lui est dû. Ex. : matière résiduelle, air pulmonaire résiduel. 2) Qui persiste après la disparition de l'affection ou de la lésion primitive. Ex. : monoplégie brachiale résiduelle.

**résilience** f. (*angl.* ***resilience***). En odontologie, rapport entre l'énergie cinétique absorbée par un échantillon d'alliage ou de céramique fracturé et la surface de la section brisée[23].

**résistance** f. (*angl.* ***resistance***). 1) Action d'opposer une force à une autre, de façon à ne pas en subir les effets, ou à les annuler. 2) En psychanalyse, mécanisme psychologique qui empêche la prise de conscience ou la libre association d'idées au cours de la cure. 3) Capacité innée ou acquise de certaines espèces de micro-organismes ou d'insectes vecteurs de maladies (par ex. moustiques) à supporter sans dommage les agents employés pour les combattre (par ex. antibiotiques ou insecticides).

**résistance capillaire** (*angl.* ***capillary resistance***). Capacité des parois capillaires qui leur permet de supporter la pression exercée par le sang, sans subir de lésions. Sa diminution pathologique peut être la cause d'un purpura. On la recherche par plusieurs épreuves. V. *signe du lacet.*

**résistance croisée** (*angl.* ***cross resistance***). Résistance d'un germe à un médicament auquel il n'a pas été exposé, résultant d'une résistance acquise envers un autre médicament apparenté. Il s'agit souvent d'un antibiotique.

**résistance globulaire** (*angl.* ***erythrocyte resistance***). Degré de résistance des érythrocytes à l'hémolyse, évalué *in vitro*, en plaçant les érythrocytes dans des solutions hypotoniques de dilution croissante. La résistance globulaire est diminuée dans l'ictère hémolytique.

**résolutif**, **ive** a. (*angl.* ***resolvent***). Qui facilite ou qui provoque la résolution. Ex. : emplâtre résolutif (nom : un **résolutif**)

**résolution** f. (*angl.* ***resolution***). 1) Retour d'un tissu qui est le siège d'un processus inflammatoire à son état anatomique et physiologique normal. 2) Diminution ou disparition du pouvoir contractile des muscles dans l'anesthésie, dans certains états toxiques ou dans les paralysies entraînées par certaines maladies.

**résonance magnétique nucléaire** (*angl.* ***nuclear magnetic resonance***). Méthode d'imagerie exploratrice fondée sur le principe découvert par les physiciens Bloch et Purcell en 1946 que, sous l'action d'un champ magnétique d'une fréquence particulière, les noyaux d'hydrogène (protons) se mettent à résonner dans les tissus biologiques. Les appareils mis au point depuis les années 1980 traduisent la résonance des noyaux d'hydrogène en signaux électromagnétiques qui forment des images des tissus mous d'une finesse sans précédent. Il est possible d'obtenir non seulement des coupes transversales, comme en scanographie, mais également des coupes longitudinales ou autres. En outre, la méthode est inoffensive puisqu'elle ne comporte pas, comme la scanographie, l'utilisation de rayonnements ionisants à effet biologique cumulatif. Abrév. : IRM (*imagerie par **résonance** magnétique*), RMN. V. *remnographie.*

**résorbable** a. (*angl.* ***absorbable***). Qui est susceptible de subir une résorption. Ex. : fils de suture résorbables.

**résorbant**, **ante** a. (*angl.* ***resorbent***). Qui produit une résorption.

**résorption** f. (*angl.* ***resorption***). 1) Disparition, par absorption progressive, d'un liquide, d'un corps étranger ou d'un gaz, d'une cavité naturelle ou pathologique, ou des espaces interstitiels des tissus. 2) Fonte progressive, physiologique ou pathologique, d'un organe ou d'un tissu. Ex. : la résorption physiologique des tissus qui entourent une dent temporaire provoquant sa chute; la résorption pathologique de tissu osseux. 3) En physiologie et en pharmacologie, passage d'une substance par diffusion ou dialyse à travers une membrane (comme la muqueuse intestinale). Ainsi, certains médicaments pris par voie orale pénètrent dans la circulation générale par résorption. (a. **résorbé**, **ée**)

**respiration** f. (*angl.* ***respiration***). Ensemble des fonctions par lesquelles sont assurés les échanges gazeux de l'organisme (absorption d'oxygène et élimination de gaz carbonique). Ce sont : 1) la *respiration externe*, accomplie par le poumon, par laquelle le sang veineux se transforme en sang artériel oxygéné; 2) la *respiration interne*, soit les échanges gazeux entre le sang et les tissus; 3) la *respiration cellulaire* qui comprend tous les processus métaboliques par lesquels la cellule s'enrichit en oxygène (processus oxydatifs) et se débarrasse du gaz carbonique et des déchets. V. *pneum-, -pnée.* (a. **respiratoire**)

**respiration artificielle** (*angl.* ***artificial respiration***). Ensemble des moyens mécaniques et manœuvres visant à assurer les échanges respiratoires en cas d'apnée ou de perturbation grave de la ventilation pulmonaire. Ling. : On tend à remplacer ce terme par celui, plus correct, de *ventilation artificielle.*

**respiration paradoxale** (*angl.* ***paradoxical respiration***). État pathologique au cours duquel un poumon ou un segment de poumon tend à se vider pendant l'inspiration et à se gonfler d'air pendant l'expiration. On l'observe notamment dans la paralysie unilatérale du diaphragme ou à la suite de certaines blessures thoraciques.

**ressaut (signe du)**. Syn. de *signe d'Ortolani*. V. *Ortolani* (*signe de*).

**rete testis** (*angl.* ***rete testis***). Réseau de canaux anastomosés au sein du corps de Highmore, interposé entre les canaux excréteurs (tubes droits) du testicule et les canaux efférents de la tête de l'épididyme.

**rétention** f. (*angl.* ***retention***). Fait, pour un organe ou pour un tissu, de retenir des produits normalement éliminés par sécrétion ou par excrétion.

**rétention d'urine** (ou **urinaire**) (*angl.* ***urine retention***). Impossibilité d'émettre des urines alors que la production d'urine par le rein continue à se faire normalement. Elle peut être due à un obstacle mécanique ou à une inflammation au niveau des voies urinaires.

**réticence** f. (*angl.* ***reluctance***). Réserve ou défiance obstinée de certains malades mentaux qui se renferment sur eux-mêmes et ne laissent rien paraître de leurs pensées, sentiments, délires ou hallucinations. (a. **réticent, ente**)

**réticulaire** a. (*angl.* ***reticular***). Qui se rapporte à un réseau, qui est en forme de réseau (réticulum). Ex. : dégénérescence réticulaire de la cornée.

**réticulé, ée** a. (*angl.* ***reticulated***). Qui se présente sous la forme d'un réticulum. Ex. : noyaux réticulés du tronc cérébral.

**réticulite** f. (*angl.* ***reticulitis***). Inflammation du tissu réticulo-endothélial.

**réticulocyte** m. (*angl.* ***reticulocyte***). Érythrocyte très jeune reconnaissable à un fin réseau de fibrilles mis en évidence par une coloration spéciale.

**réticulocytopénie** f. (*angl.* ***reticulocytopenia***). Diminution du nombre des réticulocytes dans le sang périphérique.

**réticulocytose** f. (*angl.* ***reticulocytosis***). Taux des réticulocytes dans le sang (le taux normal est de 30 000 à 60 000 par millimètre cube). C'est l'indice le plus fidèle du degré de production de la moelle osseuse de cellules de la série érythrocytaire.

**réticulo-endothélial, ale, aux** a. V. *système réticulo-endothélial*.

**réticulopathie** f. (*angl.* ***reticulopathy***). Toute affection du système réticulo-endothélial.

**réticulosarcome** m. (*angl.* ***reticulosarcoma***). Tumeur maligne résultant de la prolifération néoplasique des cellules réticulaires de la moelle osseuse (réticulosarcome osseux) ou des tissus lymphoïdes (réticulosarcome ganglionnaire, splénique, etc.).

**réticulose** f. (*angl.* ***reticulosis***). Toute affection caractérisée par une prolifération des cellules réticulaires et des histiocytes : réticulosarcome, maladie de Hodgkin, etc.

**réticulose médullaire histiocytaire** (*angl.* ***histocytic medullary reticulosis***). Syn. de *histiocytose maligne*.

**réticulum** m. (*angl.* ***reticulum***). Structure en forme de réseau (d'une cellule, de son noyau, ou au sein d'un tissu). Le *réticulum endoplasmique* est une structure du cytoplasme cellulaire constituée par un système de tubules et de sacs aplatis, souvent associés à l'*appareil de Golgi*; il est particulièrement bien développé dans les cellules à métabolisme très actif (cellules sécrétrices des glandes, cellules nerveuses). V. *réticulaire*.

**rétiforme** a. (*angl.* ***retiform***). En forme de réseau.

**rétine** f. (*angl.* ***retina***). La plus profonde des trois membranes de l'œil, située à l'intérieur de la choroïde, dont la partie postérieure est la seule capable de recevoir les impressions lumineuses (*rétine proprement dite*) par ses cellules sensorielles : cellules visuelles à bâtonnet (*bâtonnets rétiniens*) et cellules visuelles à cône (*cônes rétiniens*). Le pôle postérieur de la rétine est constitué par la *tache jaune* ou *macula lutea*, ne possédant que des cellules à cône, dont le centre présente une dépression, la *fovea centralis*. À l'endroit de la sortie du nerf optique du globe oculaire, la rétine est réduite à quelques cellules névrogliques, insensibles à la lumière (*punctum caecum* ou *tache aveugle*). Cette partie est visible à l'examen du fond de l'œil. V. *papille optique*. (a. **rétinien, ienne**)

**rétinite** f. (*angl.* ***retinitis***). Classiquement, inflammation de la rétine; atteinte se traduisant essentiellement par des troubles de la vision, et caractérisée par un œdème, une exsudation, et parfois des hémorragies de la rétine. Ling. : Lorsque les lésions ne sont pas de nature inflammatoire, le terme *rétinopathie* est plus approprié.

**rétinographie** f. (*angl.* ***retinography***). Photographie du fond de l'œil à l'aide du *rétinographe*, appareil de précision dont il existe différents modèles très perfectionnés.

**rétinol** m. Syn. de *vitamine A*.

**rétino-papillite** f. (*angl.* ***retinopapillitis***). Inflammation de la rétine et de la papille optique.

**rétinopathie** f. (*angl.* ***retinopathy***). Toute affection de la rétine. Ex. : rétinopathie diabétique, rétinopathie hypertensive. V. *rétinite.*

**retour d'âge**. Syn. de *ménopause.*

**retour de couches** (*angl.* ***resumption of menses***). Reprise de la menstruation après l'accouchement dans une période allant de 40 jours à 6 mois (lorsque la femme allaite).

**rétracté, ée** a. (*angl.* ***retracted***). Qui est en état de rétraction.

**rétractile** a. (*angl.* ***retractile***). Qui est susceptible de rétraction, qui s'accompagne de rétraction. Ex. : sclérose musculaire rétractile.

**rétractilité** f. (*angl.* ***retractility***). Propriété d'un tissu de diminuer de longueur après avoir subi une distension.

**rétraction** f. (*angl.* ***retraction***). 1) Raccourcissement, diminution de volume d'un tissu ou d'un organe. 2) En médecine dentaire, mouvement qui porte la mandibule en arrière de la position centrée des dentures.

**rétrécissement** m. (*angl.* ***stenosis***). 1) Diminution pathologique du calibre d'un conduit ou d'un orifice. Ex. : rétrécissement mitral. Syn. : *sténose.* 2) Étroitesse normale d'un canal, limitée à l'une de ses parties. Ex. : rétrécissement œsophagien à son passage à travers le diaphragme.

**rétrécissement aortique** (*angl.* ***aortic stenosis***). Diminution du calibre de l'orifice aortique qui peut être congénitale ou consécutive à une endocardite. Les signes cliniques classiques sont : un souffle intense, râpeux au foyer aortique, souvent associé à un frémissement systolique, un pouls petit et lent, des syncopes à l'effort.

**rétrécissement mitral** (*angl.* ***mitral stenosis***). Diminution du calibre de l'orifice mitral, qui est souvent la conséquence d'une endocardite rhumatismale passé inaperçue. Cliniquement, on perçoit à la palpation un frémissement cataire et à l'auscultation un roulement diastolique, l'éclat du premier bruit et le dédoublement du deuxième bruit du cœur.

**rétrécissement tricuspidien** (*angl.* ***tricuspid stenosis***). Diminution du calibre de l'orifice tricuspidien, relativement rare, congénitale ou acquise, généralement associée au rétrécissement mitral. Les signes sthétacoustiques sont similaires à ceux du rétrécissement mitral.

**rétro-** Préfixe d'origine latine indiquant une position ou un déplacement en arrière. Ant. : *anté-.*

**rétroaréolaire** a. (*angl.* ***retroareolar***). Qui est situé en arrière de l'aréole du sein. Ex. : nodule rétroaréolaire.

**rétrobuccal, ale, aux** a. (*angl.* ***retrobuccal***). Qui se rapporte à la partie postérieure de la cavité buccale, qui est situé en arrière de la bouche.

**rétrocæcal, ale, aux** a. (*angl.* ***retrocecal***). Qui est situé en arrière du cæcum. Ex. : appendicite rétrocæcale.

**rétrocardiaque** a. (*angl.* ***retrocardiac***). Qui est situé en arrière du cœur. Ex. : espace rétrocardiaque.

**rétrocession** f. (*angl.* ***retrocession***). Atténuation ou régression plus ou moins complète d'un processus pathologique (inflammation, tumeur, etc.).

**rétrocolique** a. (*angl.* ***retrocolic***). Qui est situé en arrière du côlon.

**rétrocontrôle** m. Syn. de *contrôle de retour.*

**rétrodéviation** f. (*angl.* ***retrodeviation***). Toute déviation en arrière d'un organe, en particulier de l'utérus : rétroflexion, rétroposition, rétroversion. Ant. : *antédéviation.*

**rétroflexion** f. (*angl.* ***retroflexion***). Inclinaison, flexion en arrière. Ant. : *antéflexion.* (a. **rétrofléchi, ie**)

**rétroflexion de l'utérus** f. (*angl.* ***retroflexion of the uterus***). Inclinaison en arrière du corps de l'utérus, qui forme un angle aigu avec le col resté en place.

**rétrogassérien, ienne** a. (*angl.* ***retrogasserian***). Qui est situé ou qui a son origine derrière le ganglion de Gasser.

**rétrognathie** f. (ou **rétrognathisme** m.) (*angl.* ***retrognathia***). Situation en retrait de la mâchoire inférieure dans le profil facial.

**rétrograde** a. (*angl.* ***retrograde***). Qui se place vers l'arrière, qui revient vers son point de départ. Ex. : embolie rétrograde.

**rétrolisthésis** m. (*angl.* ***retrolisthesis***). Glissement en arrière d'une vertèbre, le plus souvent lié à une discopathie sous-jacente. V. *spondylolisthésis.*

**rétromamelonnaire** (ou **rétromamillaire**) a. (*angl.* ***retromamillar***). Qui se situe en arrière du mamelon.

**rétronasal, ale, aux** a. (*angl.* ***retronasal***). Qui est situé en arrière du nez, qui se rapporte à la partie postérieure des fosses nasales. Ex. : olfaction rétronasale (qui intervient dans l'appréciation du goût d'une substance).

**rétro-oculaire** a. (*angl.* ***retro-ocular***). Qui est situé ou qui se produit derrière le globe oculaire. Ex. : hémorragie rétro-oculaire.

**rétro-ombilical, ale, aux** a. (*angl.* ***retroumbilical***). Qui se trouve derrière l'ombilic.

**rétropéritonéal, ale, aux** a. (*angl.* ***retroperitoneal***). Qui se trouve, qui se produit en arrière du péritoine de la paroi abdominale postérieure. Ex. : abcès rétropéritonéal, hernie rétropéritonéale.

**rétroposition** f. (*angl.* ***retroposition***). Déplacement global d'un organe en arrière. Ant. : *antéposition.*

**rétroposition de l'utérus** (*angl.* ***retroposition of the uterus***). Déplacement en arrière de l'utérus entier, sans rétroflexion ni rétroversion.

**rétropulsion** f (*angl.* ***retropulsion***). Trouble de la marche à reculons, caractérisé par une accélération jusqu'à la chute ou à l'arrêt par un obstacle. Il est caractéristique de la maladie de Parkinson. V. *antépulsion, latéropulsion.*

**rétrosellaire** a. (*angl.* ***retrosellar***). Qui est situé en arrière de la selle turcique.

**rétrospection** f. (*angl.* ***retrospection***). Action de se rapporter aux faits du passé, qui peut parfois revêtir un caractère morbide.

**rétrosternal, ale, aux** a. (*angl.* ***retrosternal***). Qui se produit ou se situe derrière le sternum. Ex. : goitre rétrosternal.

**rétro-utérin, ine** a. (*angl.* ***retrouterine***). Qui est situé en arrière de l'utérus. Ex. : cavité rétro-utérine.

**rétroversion** f. (*angl.* ***retroversion***). Inclinaison en arrière de l'axe vertical d'un organe sans flexion. Ant. : *antéversion.* (a. **rétroversé, ée**)

**rétroversion de l'utérus** (ou **utérine**) (*angl.* ***retroversion of uterus***). Déviation de l'utérus dans laquelle le fond de l'organe se trouve porté en arrière, alors que le col remonte en avant et en haut, derrière la symphyse pubienne. Ant. : *antéversion de l'utérus.*

**Retroviridae**. Famille de virus à ARN sphériques, entourés d'une enveloppe. Ils contiennent sept polypeptides, dont une transcriptase inverse capable de synthésiser l'acide désoxyribonucléique à partir de l'acide ribonucléique (à l'inverse du mécanisme habituel de transcription). Cela leur permet de s'introduire dans les cellules-hôtes à génome ADN aussi bien que dans les cellules à génome ARN. La plupart sont oncogènes. Les *Retroviridae* se répartissent, suivant leur pathogénicité en trois sous-familles, les *Oncovirinae*, les *Spumavirinae* et les *Lentivirinae*. Appartiennent à cette famille notamment les virus des leucoses animales, le *virus de l'immunodéficience humaine.*

**rétrovirus** m. (*angl.* ***retrovirus***). Tout virus de la famille des *Retroviridae*. (a. **rétroviral**)

**Retzius** (**cavité** ou **espace de**) (*angl.* ***retropubic space, Retzius' space***). Espace rempli de tissu cellulo-graisseux lâche, situé en avant de la vessie qu'il sépare de la paroi abdomino-pelvienne. Syn. : *espace prévésical.* (*Retzius* Anders Adolf, anatomiste suédois, 1796-1860.)

**revaccination** f. (*angl.* ***revaccination***). Injection ou inoculation d'un vaccin à un sujet précédemment vacciné, mais dont on a des raisons de supposer que l'immunité conférée par une vaccination antérieure a disparu, la protection contre l'infection n'étant plus assurée. V. *rappel (injection de).*

**revascularisation** f. (*angl.* ***revascularization***). Intervention chirurgicale destinée à améliorer la circulation dans un organe ou un tissu insuffisamment vascularisés.

**rêve** m. (*angl.* ***dream***). Ensemble d'images, d'idées, incohérentes ou plus ou moins structurées, qui se présentent à l'esprit pendant le sommeil, dont la prise de conscience peut se faire lors du réveil. Du point de vue psychanalytique, les rêves révèlent dans une large mesure les désirs secrets de l'individu et les pensées qui appartiennent à la sphère de son inconscient ; leur interprétation a, de ce fait, une grande importance en psychanalyse. Le rêve (l'activité onirique) se traduit par des tracés électroencéphalographiques caractéristiques. Grâce à leur étude, on sait que les rêves ne se produisent que pendant le *sommeil paradoxal.* Des recherches récentes ont montré qu'ils sont indispensables à l'équilibre psychique. V. *onirique.*

**réversible** a. (*angl.* ***reversible***). Qui est susceptible de revenir à un état antérieur. Ex. : réaction chimique réversible.

**réversion** f. (*angl.* ***reversion***). 1) En psychanalyse, transformation en son sens contraire d'un désir ou d'une répulsion. 2) Mutation se produisant en sens inverse d'une mutation antérieure, essentiellement retour à un phénotype antérieur. (a. **réversif, ive**)

**révision utérine**. Exploration manuelle de toute la surface de la cavité utérine, après l'accouchement, afin de s'assurer qu'il n'y reste plus de débris placentaires et de fragments membraneux retenus.

**révolution cardiaque** (*angl.* ***cardiac cycle***). Chacun des cycles effectués par le cœur au cours de son activité ; il comprend, essentiellement, la systole et la diastole. Syn. : *cycle cardiaque.*

**révulsif, ive** a. (*angl.* ***revulsive***). Qui provoque une révulsion. (nom : un **révulsif**)

**révulsion** f. (*angl.* ***revulsion***). Procédé thérapeutique beaucoup employé autrefois, qui consistait à provoquer un afflux de sang dans une région plus ou moins éloignée d'un organe malade, dans le but de décongestionner cet organe : application de chaleur, de cataplasmes, de ventouses, etc.

**RF**. Abrév. de ***releasing factor.***

**Rh**. Abrév. de *Rhésus*.

**rH** Symbole du *potentiel d'oxydo-réduction*, c'est-à-dire du degré d'affinité d'un corps donné pour l'oxygène.

**rhabdo-** Préfixe d'origine grecque signifiant *baguette* et indiquant le plus souvent une relation avec les fibres musculaires striées.

**rhabdomyolyse** f. (*angl.* ***rhabdomyolysis***). 1) Rupture par écrasement mécanique des cellules musculaires striées, avec libération dans le sang d'enzymes, d'électrolytes et de myoglobine. Elle constitue un des éléments principaux du *syndrome d'écrasement.* 2) Nécrose des fibres musculaires caractéristique des *myopathies primitives*. Le dosage des enzymes musculaires (principalement de la créatine-kinase) permet d'évaluer l'intensité de la nécrose.

**rhabdomyome** m. (*angl.* ***rhabdomyoma***). Toute tumeur, le plus souvent bénigne, constituée de fibres musculaires striées. Syn. : *myoblastome*.

**rhabdomyosarcome** m. V. *myosarcome*.

**Rhabdoviridae**. Famille de virus à ARN monocaténaire à symétrie hélicoïdale dans une enveloppe de forme allongée rappelant celle d'un obus (plate à une extrémité et arrondie à l'autre). Dans ce groupe sont classés : le virus de la rage (pathogène pour l'homme et les animaux), plusieurs virus pathogènes pour les animaux, et un virus d'origine simienne qui est très pathogène pour l'homme. Appartient à cette famille, notamment, le *virus de la rage*, pathogène pour l'homme et les animaux.

**rhabdovirus** m. (*angl.* ***rhabdovirus***). Tout virus de la famille des *Rhabdoviridae*.

**rhagade** f. (*angl.* ***rhagade***). Fissure cutanée ou muqueuse, superficielle ou profonde, sans perte de substance, mais formée dans un tissu dermique altéré par un processus inflammatoire. Les rhagades peuvent compliquer une affection cutanée (notamment l'hyperkératose palmaire ou plantaire, ou l'eczéma chronique), ou se développer au pourtour des orifices naturels. Syn. : *crevasse*.

**rhagadiforme** a. (*angl.* ***rhagadiform***). Craquelé, fissuré.

**Rheese (incidence de)** (*angl.* ***Rheese's projection***). Incidence occipito-orbitaire oblique pour la radiographie du crâne, destinée à mettre en évidence l'ethmoïde et les cellules ethmoïdales.

**rhéo-** Préfixe d'origine grecque indiquant une relation avec un courant, un écoulement. V. *-rrhée*.

**rhéobase** f. (*angl.* ***rheobase***). Intensité minimale d'un courant excitant de longue durée qui permet d'atteindre le seuil d'excitation, c'est-à-dire d'obtenir la réponse du tissu excité : nerf, muscle, etc. Syn. : *seuil galvanique*. (a. **rhéobasique**)

**rhéopneumographie** f. (*angl.* ***rheopneumography***). Méthode de mesure des variations du volume pulmonaire utilisant des courants de haute fréquence. Il existe une relation entre les modifications de l'impédance (conductibilité électrique) et les variations du volume pulmonaire.

**rhéostat** m. (*angl.* ***rheostat***). Résistance électrique réglable insérée dans un circuit et permettant de modifier l'intensité du courant. (a. **rhéostatique**)

**Rhésus** (*angl.* ***Rhesus***). Qualifie un des systèmes sanguins (appelé système Rh), d'après le nom du singe ayant servi à Landsteiner et Wiener (1940) à l'expérience capitale qui est à l'origine de la découverte du système Rh. Ces chercheurs injectèrent du sang du singe rhésus dans l'oreille du lapin, suscitant ainsi chez ce dernier l'apparition d'anticorps (appelés anti-Rh), capables d'agglutiner le sang de certains hommes. *Le facteur Rh* est un agglutinogène situé à la surface des érythrocytes, indépendant des agglutinogènes A et B du système ABO. On le trouve dans le sang de 85 % des sujets qui sont alors dits Rh+, les autres étant Rh–. Outre le facteur Rh (appelé aussi facteur D selon une autre nomenclature, de Fischer et Race), le système comporte quatre facteurs principaux (rh', hr', rh'' et hr''). Le facteur Rh peut être responsable d'accidents graves au cours des transfusions incompatibles; il est aussi à l'origine de l'*érythroblastose fœtale* (V. ce terme).

**rhin-, rhino-** Préfixe d'origine grecque indiquant une relation avec le nez.

**rhinencéphale** m. (*angl.* ***rhinencephalon***). Partie du cortex cérébral, la plus ancienne en date dans l'évolution du cerveau chez les espèces animales. Très développé chez l'animal, chez lequel il constitue le centre de l'odorat, le rhinencéphale comprend, chez l'homme, deux parties : bulbe et bandelettes olfactives (tractus olfactif), d'une part; plusieurs formations (dont le lobe limbique) situées à la base de chaque hémisphère cérébral, d'autre part. En dehors de son rôle olfactif, le rhinencéphale a un rôle dans le contrôle de la vie végétative.

**rhinite** f. (*angl.* ***rhinitis***). Inflammation aiguë ou chronique de la muqueuse des fosses nasales. Syn. : *coryza.*

**rhinolalie** f. (*angl.* ***rhinolalia***). Modification de la résonance normale de la voix due à une obstruction ou à une ouverture exagérée du nez ou du rhinopharynx.

**rhino-laryngite** f. (*angl.* ***rhinolaryngitis***). Inflammation des muqueuses du nez et du larynx.

**rhino-laryngologie** f. (*angl.* ***rhinolaryngology***). Partie de la médecine qui traite des affections du nez et du larynx.

**rhinopharyngien, ienne** a. (*angl.* ***rhinopharyngeal***). Qui se rapporte au rhinopharynx ou au nez et au pharynx.

**rhinopharyngite** f. (*angl.* ***rhinopharyngitis***). Inflammation du rhinopharynx, ou inflammation du nez et du pharynx.

**rhinopharynx** m. (*angl.* ***rhinopharynx***). Partie supérieure du pharynx communiquant avec les fosses nasales par les choanes. Les parois supérieure et postérieure portent l'amygdale pharyngienne. Sur les parois latérales s'ouvrent les orifices pharyngiens des trompes d'Eustache. La paroi inférieure, incomplète et mobile, est représentée par le voile du palais. Syn. : *arrière-cavité des fosses nasales, cavum, nasopharynx, pharynx nasal, arrière-nez.*

**rhinophyma** m. (*angl.* ***rhinophyma***). Stade très avancé d'acné rosacée localisée au nez, qui devient très gros, couvert de boursouflures déformantes violacées, parsemées de pustules d'acné, de cicatrices et de dilatations capillaires.

**rhinoplastie** f. (*angl.* ***rhinoplasty***). Opération plastique destinée à corriger les difformités nasales congénitales (*rhinoplastie correctrice*) ou consécutives à un traumatisme (*rhinoplastie restauratrice*). (a. **rhinoplastique**)

**rhinorragie** f. (*angl.* ***rhinorrhagia***). Écoulement de sang par les cavités nasales. Contrairement à l'*épistaxis*, l'hémorragie peut provenir d'ailleurs que de la muqueuse nasale (par ex. une fracture de la base du crâne).

**rhinorrhée** f. (*angl.* ***rhinorrhea***). Écoulement de liquide par le nez.

**rhino-salpingite** f. (*angl.* ***rhinosalpingitis***). Inflammation simultanée de la muqueuse nasale et de la muqueuse de la trompe d'Eustache.

**rhinoscopie** f. (*angl.* ***rhinoscopy***). Examen visuel des fosses nasales, soit par les narines à l'aide d'un spéculum (*rhinoscope*), qui permet d'écarter l'aile du nez et de diriger le faisceau lumineux dans la fosse nasale (*rhinoscopie antérieure*) ; soit à l'aide d'un petit miroir introduit dans la bouche derrière le voile du palais et qui reflète l'image du rhinopharynx et des choanes (*rhinoscopie postérieure*). (a. **rhinoscopique**)

**rhinotomie** f. (*angl.* ***rhinotomy***). Opération destinée à ouvrir largement la paroi antérieure des fosses nasales en vue d'enlever une tumeur, soit par incision des téguments au niveau du sillon naso-génien, soit à l'intérieur de la bouche.

**rhinovirus** m. (*angl.* ***rhinovirus***). Tout virus du genre *Rhinovirus.*

**Rhinovirus**. Genre de virus à ARN de la famille des *Picornaviridae*, à symétrie icosaédrique et à virion nu. Ils sont responsables du rhume et d'infections des voies respiratoires supérieures.

**rhiz-, rhizo-** Préfixe d'origine grecque indiquant une relation avec une racine. V. *radic-.*

**rhizalyse** f. (*angl.* ***root resorption***). Résorption des racines dentaires, normale lorsqu'il s'agit des racines des dents temporaires, pathologique dans diverses affections (parodontose, foyer d'inflammation chronique, tel le granulome).

**rhizarthrose** f. (*angl.* ***root arthrosis***). Arthrose de la racine d'un doigt (notamment du pouce), d'un orteil, d'un membre.

**rhizomélique** a. (*angl.* ***rhizomelic***). Qui se rapporte à la racine des membres (articulations de l'épaule et de la hanche). Ex. : micromélie rhizomélique.

**rhizopode** m. (*angl.* ***rhizopod***). Protozoaire libre ou parasite, capable d'émettre des prolongements mobiles appelés pseudopodes, au moyen desquels il se déplace. Les amibes, parasites de l'homme, appartiennent à la classe des *Rhizopodes.*

**rhizotomie** f. (*angl.* ***rhizotomy***). Section chirurgicale des racines médullaires (antérieures ou postérieures). Syn. : *radicotomie.*

**rhodo-** Préfixe d'origine grecque signifiant *rouge.* V. *érythr-.*

**rhodopsine** f. (*angl.* ***rhodopsin***). Pigment rouge des cellules à bâtonnets de la rétine ; il joue un rôle dans la vision crépusculaire. Syn. : *érythropsine, pourpre rétinien* (ou *visuel*).

**rhombencéphale** m. (*angl.* ***rhombencephalon***). Ensemble des éléments de l'encéphale développés à partir de la vésicule cérébrale postérieure et comprenant le bulbe rachidien, la protubérance annulaire et le cervelet. Le quatrième ventricule, cavité épendymaire comprise entre ces trois éléments du rhombencéphale, prend au cours du développement une forme rhomboïdale, à laquelle l'organe doit son nom. Syn. : *cerveau postérieur.*

**rhomboïde** a. (*angl.* ***rhomboid***). Qui a la forme d'un losange (rhombe). V. *muscle rhomboïde.*

**rhumatalgie** f. (*angl.* ***rheumatalgia***). Douleur rhumatismale.

**rhumatisant, ante** a. et n. (*angl.* ***rheumatic, rheumatismal***). Qui est atteint de rhumatisme.

**rhumatismal, ale, aux** a. (*angl.* ***rheumatic***). Qui se rapporte à une forme quelconque de rhumatisme, notamment au rhumatisme articulaire aigu. Ex. : endocardite rhumatismale.

**rhumatisme** m. (*angl.* ***rheumatism***). Terme vague se rapportant à un groupe d'affections, aiguës ou chroniques, d'origines diverses et souvent inconnues, généralement douloureuses, accompagnées d'un gonflement des parties molles, et affectant essentiellement les articulations. Dans le langage médical, ce terme n'est jamais utilisé sans qualificatif; on dit rhumatisme inflammatoire, rhumatisme articulaire aigu, rhumatisme dégénératif, etc.

**rhumatisme articulaire aigu** (*angl.* ***rheumatic fever, acute articular rheumatism***). Maladie infectieuse due à un streptocoque, débutant par une angine, et caractérisée par des arthrites aiguës multiples, de localisations changeantes, s'accompagnant de signes généraux très marqués; elles guérissent sans séquelles articulaires, mais sont très souvent compliquées de lésions cardiaques (endocardite, myocardite, péricardite). Syn. : *maladie de Bouillaud.* Abrév. : RAA.

**rhumatisme chronique dégénératif**. Syn. d'*arthrose.*

**rhumatisme palindromique** (*angl.* ***palindromic rheumatism***). Forme de rhumatisme caractérisée par des épisodes récurrents brefs d'inflammation douloureuse de certaines articulations, cédant sans séquelles cliniques et radiologiques. Elle peut évoluer parfois vers une polyarthrite rhumatoïde. Abrév. : RP.

**rhumatisme psoriasique** (*angl.* ***psoriatic arthritis, arthritic psoriasis***). Rhumatisme chronique consécutif à un psoriasis.

**rhumatoïde** a. (*angl.* ***rheumatoid***). Qui ressemble à une forme quelconque de rhumatisme. V. *facteur rhumatoïde, polyarthrite rhumatoïde.*

**rhumatologie** f. (*angl.* ***rheumatology***). Partie de la médecine qui traite des maladies rhumatismales. Le spécialiste en est le *rhumatologue* ou *rhumatologiste.* (a. **rhumatologique**)

**rhume** m. (**rhume simple** ou **rhume de cerveau**) (*angl.* ***common cold***). Inflammation catarrhale aiguë de la muqueuse des fosses nasales, due à un virus différent de celui de la grippe ou à d'autres agents infectieux. Elle peut s'étendre aux sinus et aux voies respiratoires supérieures. V. *rhinite.*

**rhume des foins** (*angl.* ***hay fever, allergic coryza***). Inflammation de la muqueuse nasale, d'origine allergique (pollen des graminées), se traduisant par des accès violents d'éternuements, d'écoulement nasal aqueux abondant, avec maux de tête et irritation oculaire, parfois compliqués d'asthme.

**rhume de hanche**. Syn. de *synovite aiguë transitoire de la hanche de l'enfant.*

**riboflavine** f. (*angl.* ***riboflavin***). Vitamine hydrosoluble très répandue dans les aliments naturels (céréales, légumes, levure de bière) actuellement obtenue par synthèse. L'organisme adulte en requiert environ 2 mg par jour. On la prescrit dans les affections oculaires, cutanées et muqueuses consécutives à une carence vitaminique (*ariboflavinose*) : inflammation de la cornée, de la conjonctive, de la muqueuse buccale et pharyngée, eczéma. Syn. : *lactoflavine, vitamine B2.*

**ribonucléase** f. (*angl.* ***ribonuclease***). Toute enzyme catalysant le clivage de liaisons ester dans les acides ribonucléiques.

**ribonucléoprotéide** m. (*angl.* ***ribonucleoprotein***). Nucléoprotéide dont le groupement de base est représenté par l'acide ribonucléique. Les ribonucléoprotéides siègent notamment dans le cytoplasme, ainsi que dans les nucléoles des noyaux cellulaires. Abrév. : RNP. V. *nucléoprotéide.* Syn. : *ribonucléoprotéine.*

**ribonucléoprotéine** f. Syn. de *ribonucléoprotéide.*

**ribose** m. (*angl.* ***ribose***). Pentose (sucre simple à cinq atomes de carbone) entrant dans la composition des acides nucléiques.

**ribosome** m. (*angl.* ***ribosome***). Composant important du cytoplasme, décelable au microscope électronique sous forme d'une granulation sphérique ou ovoïde. Les ribosomes sont des nucléoprotéines (composés d'acide ribonucléique associé à des protéines et à des histones). Ils jouent un rôle essentiel dans la synthèse des protéines à l'intérieur du cytoplasme. (a. **ribosomique**)

**ribovirus** m. (*angl.* ***RNA virus***, ***ribovirus***). Tout virus contenant de l'acide ribonucléique (*virus ARN*). Les *myxovirus* appartiennent à cette catégorie.

**Rickettsia**. Genre de bactéries, de formes très diverses (coccoïdes, en bâtonnets ou très allongées), gram-négatifs, parasites obligatoires vivant à l'intérieur des cellules chez l'homme et les animaux et agents spécifiques de diverses maladies (*rickettsioses*), généralement fébriles et accompagnées d'éruptions cutanées.

**Rickettsia prowazekki**. Espèce de rickettsie, agent responsable du *typhus exanthématique*.

**Rickettsia typhi**. Espèce de rickettsie responsable du *typhus murin*.

**rickettsie** f. (*angl.* ***rickettsia***). Toute bactérie de l'ordre des *Rickettsiales*.

**rickettsiose** f. (*angl.* ***rickettsiosis***). Toute infection par une rickettsie. V. *typhus exanthématique*, *typhus murin*.

**rictus** m. (*angl.* ***rictus***). Contractions spasmodiques des muscles dilatateurs de la bouche, donnant à la face une apparence de rire forcé. On l'observe dans certaines névroses et dans quelques maladies graves comme le tétanos. V. *rire sardonique*.

**Riedel** (**thyroïdite fibreuse de**) (*angl.* ***Riedel's thyroiditis***, ***chronic fibrous thyroiditis***). Thyroïdite chronique de l'adulte caractérisée par un goitre dur, ligneux, s'accompagnant de signes de compression des organes voisins (dysphagie, voix enrouée, gène respiratoire), quelquefois compliquée d'hypothyroïdie. (*Riedel* Bernhard L., chirurgien allemand, 1846-1916.)

**rigidité** f. (*angl.* ***rigidity***). État de raideur et d'inflexibilité.

**rigidité pupillaire** (*angl.* ***pupillary rigidity***). Absence ou lenteur marquée de la réaction de la pupille à la lumière et à l'accommodation.

**rinçage pyélo-caliciel** (*angl.* ***pyelocaliceal wash-out***). Lavage des calices et du bassinet opacifiés lors d'une urographie, provoqué par une perfusion d'urée qui déclenche une diurèse brusque (la substance opaque étant normalement entraînée par l'urine). Un retard du rinçage indique une insuffisance circulatoire au niveau du rein (*ischémie*).

**Rinne** (**épreuve de**) (*angl.* ***Rinne's test***). Évaluation qualitative de la surdité d'une oreille au moyen d'un diapason, qui consiste à mesurer la différence de durée de perception entre la conduction aérienne (diapason placé devant l'oreille) et la conduction osseuse (diapason placé sur la mastoïde). Normalement la perception aérienne est plus longue que la perception osseuse (*Rinne positif*). Dans les atteintes de l'appareil de transmission, le résultat est inversé (*Rinne négatif*). V. *audiométrie*. (*Rinne* Heinrich, médecin allemand, 1819-1868).

**rire sardonique** (*angl.* ***risus sardonicus***). Grimace rappelant le rire, provoquée par la contracture spasmodique des muscles de la face, particulièrement le muscle canin (intoxication par des graines de certaines plantes sauvages de Sardaigne, contractures tétaniques). Syn. : *spasme cynique* (le muscle canin étant aussi parfois appelé *muscle cynique*).

**Ristella**. Genre de la nomenclature bactérienne remplacé par *Bacteroides*.

**Rivalta** (**réaction de**) (*angl.* ***Rivalta's reaction***). Épreuve pour le diagnostic différentiel des exsudats inflammatoires, fondée sur la recherche de la fibrine qui s'y trouve en abondance, contrairement aux liquides non inflammatoires (transsudats) qui n'en contiennent pas. (*Rivalta* Fabio, pathologiste italien, 1863-1959.)

**riziforme** a. (*angl.* ***riziform***). Qui a l'aspect de grains de riz. Ex. : diarrhée à grains riziformes (V. *choléra*).

**RM**. Abrév. de *rétrécissement mitral*.

**RMN**. Abrév. de *résonance magnétique nucléaire*.

**RNA**. Abrév. désignant l'*acide ribonucléique* (de l'anglais ***ribonucleic acid***).

**RNP**. Abrév. de *ribonucléoprotéine*.

**rocher** m. (*angl.* ***petrous bone***). Partie massive et la plus interne de l'os temporal, ayant la forme d'une pyramide quadrangulaire. Le rocher est creusé par les cavités osseuses de l'oreille interne (limaçon et labyrinthe); sa base se prolonge par l'*apophyse mastoïde*. V. *pétreux*.

**roentgen-** V. *röntgen-*.

**roentgenologie** f. (*angl.* ***roentgenology***). Partie de la radiologie qui traite des rayons X. On écrit aussi *röntgenologie*.

**rolandique** a. (*angl.* ***rolandic***). Qui se rapporte aux structures cérébrales décrites par l'anatomiste italien Luigi Rolando (1773-1831) : aire rolandique (centre nerveux de la motricité volontaire), circonvolutions rolandiques (ensemble des deux circonvolutions frontale ascendante et pariétale ascendante).

**Rolando** (**scissure de**) (*angl.* ***sulcus centralis cerebri***). Scissure de la face latérale de chaque hémisphère cérébral, séparant le lobe frontal en avant, du lobe pariétal en arrière. Syn. : *scissure centrale* (ou *rolandique*). (*Rolando* Luigi, anatomiste italien, 1773-1831.)

**Romanovsky** (**coloration de**) (*angl.* ***Romanovsky's stain***). Coloration des frottis de sang par un mélange d'éosine et de dérivés de bleu de méthylène. Utilisée primitivement pour la recherche des hématozoaires, elle a subi diverses modifications (par ex. la *coloration de Giemsa* en est une variante). (*Romanovsky* [ou *Romanowsky*] Dimitri, médecin russe, 1861-1921.)

**Romberg** (**signe de**) (*angl.* ***Romberg's sign***). Incapacité de conserver la station debout (ataxie statique), talons joints et yeux fermés, se traduisant par des oscillations qui peuvent aller jusqu'à la chute. Ce signe traduit une atteinte des voies de la sensibilité profonde (par ex. dans le tabès); il peut être rendu plus sensible par diverses épreuves (par ex. se tenir sur un pied, mettre un pied devant l'autre). (*Romberg* Moritz Heinrich, neurologue et interniste allemand, 1795-1873.)

**ronchus** m. (invariable au pluriel) (*angl.* ***rhonchus***). 1) Syn. de *râle ronflant*. 2) Ronflement se manifestant dans la paralysie du voile du palais.

**röntgen** m. (*angl.* ***roentgen***). Unité internationale de rayons X ou γ (gamma) (du nom du physicien allemand *Röntgen* Wilhelm Conrad von, qui a découvert les rayons X en 1895, prix Nobel de physique en 1901, 1845-1923). Symbole : R (anciennement r).

**röntgen-** Préfixe indiquant une relation avec les rayons X, utilisé surtout en allemand et en anglais; en français, on lui préfère le préfixe *radio-*. Pour tout mot commençant par *röntgen-*, voir *radio-*.

**röntgenologie** f. V. *roentgenologie*.

**röntgenthérapie** f. (*angl.* ***roentgenotherapy***). Emploi thérapeutique des rayons X. Syn. : *radiothérapie* (imprécis mais couramment employé).

**Rorschach** (**test de**) (*angl.* ***Rorschach test***). Test psychologique des taches d'encre que le sujet doit interpréter, permettant d'étudier sa personnalité. (*Rorschach* Hermann, psychiatre suisse, 1884-1922.)

**rosacé**, **ée** a. (*angl.* ***pinkish***). De couleur rose. V. *acné rosacée*.

**Rosenthal** (**facteur de**). V. *facteur de coagulation*.

**roséole** f. (*angl.* ***roseola***). Toute éruption disséminée de taches roses, nummulaires ou lenticulaires, d'origines diverses : syphilis (stade secondaire), fièvres éruptives (rougeole, rubéole), médicaments. V. *rash*.

**rostral**, **ale**, **aux** a. (*angl.* ***rostral***). Qui se rapporte à un rostre, à la trompe. Ex. : pièces rostrales d'un insecte.

**rotateur** a. (*angl.* ***rotating***). Se dit d'un muscle dont l'action est de tourner un membre, une partie du corps, autour de leur axe. Ex. : muscles rotateurs du dos.

**rotation** f. (*angl.* ***rotation***). Action de tourner autour d'un axe. La *rotation externe* d'un membre en position anatomique éloigne le pouce ou le gros orteil de la ligne médiane du corps; la *rotation interne*, au contraire, les rapproche de cette ligne.

**rotatoire** a. (*angl.* ***rotatory***). Qui effectue une rotation, qui est caractérisé par une rotation ou s'y rapporte. Ex. : mouvement rotatoire, vertige rotatoire.

**rotavirus** m. (*angl.* ***rotavirus***). Tout virus du genre *Rotavirus*.

**Rotavirus** m. Genre de virus (famille des *Reoviridae*) à double chaîne d'ARN, ayant l'aspect d'une roue, responsable de gastro-entérites infantiles aiguës.

**rotule** f. (*angl.* ***patella***). Os sésamoïde contenu dans le tendon du muscle quadriceps, situé à la partie antérieure de l'articulation du genou et articulé par sa face postérieure avec la trochlée fémorale. (a. **rotulien**, **ienne**)

**rouge** m. (*angl.* ***red***). Couleur du spectre solaire ayant la plus grande longueur d'onde (approximativement 6 500 Å).

**rouge d'aniline**. Syn. de *fuchsine*.

**rouge Congo**. Syn. de *phénolsulfonephtaléine*.

**rouge de phénol**. Syn. de *phénolsulfonephtaléine*.

**rougeole** f. (*angl.* ***measles***). Maladie infectieuse éruptive, fébrile, contagieuse et épidémique, fréquente surtout chez les enfants, due à un *paramyxovirus* du genre *Morbillivirus* (famille des *Paramyxoviridae*), se transmettant par contagion directe surtout pendant la période d'incubation. L'éruption cutanée est précédée de quelques jours par un catarrhe des muqueuses oculo-nasales avec présence sur la muqueuse buccale, à la face interne des joues, de quelques petites taches blanches surélevées, entourées d'une légère aréole rouge (*taches de Koplik*). L'éruption cutanée, qui débute par la face pour gagner tout le corps et les membres, est constituée de petites papules rouges légèrement saillantes, plus ou moins confluentes en placards, laissant toujours entre elles des intervalles de peau saine. Les complications de la rougeole sont surtout d'ordre respiratoire. La maladie confère une immunité permanente. V. *morbilleux*. (a. **rougeoleux**, **euse**)

**rough** a. (*angl.* ***rough***). Se dit d'une des deux variantes sous lesquelles peuvent se présenter les colonies de certaines espèces bactériennes : colonies mates, d'aspect granuleux à contours irréguliers, adhérentes au milieu de culture. Ling. : Adjectif anglais, invariable en français, signifiant *rugueux, hérissé*, couramment utilisé par les bactériologistes français. V. *smooth*. Abrév. : R.

**Roux (opération de)** (*angl.* ***Roux's operation***). Traitement chirurgical des luxations récidivantes de la rotule. (*Roux* César Alphonse, chirurgien suisse, 1857-1934.)

**RP**. Abrév. de *rhumatisme palindromique*.

**Rp**. V. R.

**-rragie** Suffixe d'origine grecque signifiant *jaillissement, écoulement soudain*. Placé à la suite d'un nom d'organe, il signifie *hémorragie* au sein de cet organe. Ex. : rectorragie.

**-rraphie** Suffixe d'origine grecque signifiant *suture*. Ex. : périnéorraphie.

**-rrhée** Suffixe d'origine grecque signifiant *écoulement*. Ex. : hydrorrhée, leucorrhée.

**-rrhexie** (ou **-rrhexis**) Suffixe d'origine grecque signifiant *éclatement, rupture*. Ex. : caryorrhexie, trichorrhexis.

**rubané, ée** a. (*angl.* ***banded, ribbonned***). En forme de ruban, de bandes longitudinales. Ex. : ver rubané.

**rubéfaction** f. (*angl.* ***rubefaction***). Rougeur intense mais passagère de la peau provoquée par l'application de médicaments rubéfiants, tels les cataplasmes à la farine de moutarde.

**rubéole** f. (*angl.* ***rubella***). Fièvre éruptive, bénigne, contagieuse et épidémique, due à un virus du genre *Rubivirus* (famille des *Togaviridae*) caractérisée par une éruption d'aspect variable qui se généralise d'emblée, sans avoir une marche bien ordonnée comme celle de la rougeole. Les seules complications graves de la rubéole sont les malformations congénitales qui peuvent atteindre le fœtus lors d'une infection de la mère durant les trois premiers mois de la grossesse, complications qui affectent surtout les yeux (*embryopathie rubéoleuse*). La période d'incubation est de 14 à 21 jours. La maladie confère une immunité permanente. (a. **rubéoleux, euse**)

**rubéoliforme** a. (*angl.* ***rubella-like***). Qui ressemble à l'éruption de la rubéole. Ex. : érythème rubéoliforme.

**rubéolique** a. (*angl.* ***rubella-like***). Qui a l'aspect de la rubéole.

**rubéose** f. (*angl.* ***rubeosis***). Rougeur de la peau.

**rubigine** f. Syn. d'*hémosidérine*.

**rubigineux, euse** a. (*angl.* ***rubiginous***). Qui est de la couleur de la rouille.

**rubor** (*angl.* ***rubor***). Mot latin signifiant *rougeur*; l'un des signes caractéristiques de l'inflammation.

**rubrique** a. (*angl.* ***rubric***). Qui se rapporte au noyau rouge du cerveau.

**rugination** f. (*angl.* ***rugination***). Action de racler un os, à l'aide d'un instrument d'acier, à bords tranchants, appelé rugine.

**rugosité** f. (*angl.* ***rugosity***). État d'une surface, d'une peau, rugueuse.

**rugueux, euse** a. (*angl.* ***rugose***). Se dit d'une surface, notamment de la peau, qui présente des aspérités rudes au toucher.

**rupia** m. (*angl.* ***rupia***). Lésion cutanée caractérisée par la formation de croûtes noirâtres disposées en couches et recouvrant une ulcération inflammatoire purulente.

**rupioïde** a. (*angl.* ***rupioid***). Qui a l'aspect du rupia. Ex. : psoriasis rupioïde.

**rupture** f. (*angl.* ***rupture***). Déchirure, solution de continuité, survenant brusquement dans un vaisseau, un muscle ou un organe.

**rut** m. (*angl.* ***rut***). Ensemble des phénomènes physiologiques apparaissant chez la femelle de certains animaux pendant la période propice à la fécondation et qui la favorisent. V. *œstrus*.

**rutoside** m. (*angl.* ***rutin***). Substance glucosidique extraite des feuilles de la rue (*Ruta graveolens*) qui exerce un effet protecteur sur les parois des vaisseaux capillaires, préconisée, avec la vitamine C, dans les états hémorragiques dus à une fragilité des capillaires. Syn. : *vitamine P*.

**rythme** m. (*angl.* ***rhythm***). Succession périodique de phénomènes ou d'événements. (a. **rythmique** ; **rythmé, ée**)

**rythmé, ée** (ou **rythmique**) a. (*angl.* ***rhythmical***). Qui se rapporte à un rythme.

**rythme alpha** (*angl.* ***alpha rhythm***). En électroencéphalographie, rythme d'une fréquence voisine de 10 cycles par seconde, enregistré sur les régions pariéto-temporo-occipitales du cerveau. Il constitue, chez l'homme normal, le rythme fondamental.

**rythme auriculo-ventriculaire**. Syn. de *rythme nodal*.

**rythme bêta** (*angl.* ***beta rhythm***). En électroencéphalographie, rythme de fréquence rapide et de faible voltage, enregistré sur les régions motrices du cerveau.

**rythme cardiaque** (*angl.* ***cardiac rhythm***). Succession des battements cardiaques.

**rythme chaotique**. V. *rythme multifocal*.

**rythme delta** (*angl.* ***delta rhythm***). En électroencéphalographie, rythme lent.

**rythme double** (*angl.* ***double rhythm***). Existence de deux rythmes cardiaques simultanés et indépendants l'un de l'autre[25].

**rythme gamma** (*angl.* ***gamma rhythm***). En encéphalographie, rythme d'une fréquence voisine de 50 cycles par seconde.

**rythme hétérotrope** (*angl.* ***heterotropic rhythm***). Rythme cardiaque dont le centre de commande n'est plus sinusal (normal).

**rythme idioventriculaire** (*angl.* ***idioventricular rhythm***). Rythme cardiaque dont le centre de commande siège au niveau des ventricules, les stimuli d'origine sinusale ou nodale ne pouvant atteindre les ventricules en raison, le plus souvent, d'un bloc auriculo-ventriculaire.

**rythme infrasinusal** (*angl.* ***subsinusal rhythm***). Tout rythme cardiaque commandé par des stimulations qui prennent naissance en dessous du foyer d'origine normal qui est le nœud de Keith et Flack.

**rythme multifocal** (*angl.* ***multifocal rhythm***). Rythme cardiaque au cours duquel les ondes d'activation ont des morphologies et des intervalles constamment variables. Un tel rythme peut être d'origine auriculaire ou ventriculaire. Ling. : Les termes *rythme chaotique* ou *wandering pacemaker*, parfois utilisés pour de tels rythmes, sont déconseillés[25].

**rythme nodal** (*angl.* ***atrioventricular junctional rhythm***, ***nodal rhythm***). Rythme cardiaque commandé par une impulsion rythmique naissant dans le nœud auriculo-ventriculaire de Tawara lorsque, pour une raison quelconque, cette impulsion ne naît plus, comme normalement, dans le nœud sinusal de Keith et Flack. Syn. : *rythme auriculo-ventriculaire*.

**rythme sinusal** (*angl.* ***sinus rhythm***). Rythme cardiaque normal (*rythme normotrope*), sous la dépendance du nœud sinusal de Keith et Flack.

**rythme sinusoïdal** (*angl.* ***sinusoidal rhythm***). En électroencéphalographie, rythme de morphologie suffisamment régulière pour rappeler celle d'une sinusoïde.

**rythme thêta** (*angl.* ***theta rhythm***). En électroencéphalographie, rythme d'amplitude très proche du rythme alpha, mais de fréquence nettement inférieure (4 à 8 cycles par période), enregistré dans la région pariéto-temporale et observé chez les sujets présentant des troubles caractériels.

**rythme trigéminé**. V. *trigéminé*.

# S

**S** 1) Symbole chimique du *soufre*. 2) Abrév. internationale de *racine nerveuse sacrée*, à faire suivre du chiffre approprié (par ex. S1, S2, etc.). 3) En physiologie, symbole de *saturation* (notamment du sang en oxygène ou en gaz carbonique). 4) Abrév. de *smooth*. 5) V. *onde S*.

**S iliaque** *(angl.* ***iliac colon****)*. Première partie fixe du côlon ilio-pelvien, située dans la fosse iliaque gauche. Syn. de *côlon iliaque*.

**s** Symbole de la *seconde*.

**Σ** V. *sigma*.

**Sabin-Feldman (dye-test de)** *(angl.* ***Sabin-Feldman dye test****)*. Épreuve biologique pour le diagnostic de la *toxoplasmose*. Elle consiste en une réaction fondée sur les différences de colorabilité des toxoplasmes en présence des anticorps spécifiques. (*Sabin* Albert Bruce, virologiste américain de New York, 1906-1993 ; *Feldman* H.A., bactériologiste américain contemporain.)

**Sabin-Koprowski (vaccin de)** *(angl.* ***Sabin's oral poliomyelitis vaccine****)*. Type de *vaccin antipoliomyélitique* (V. ce terme). (*Sabin* Albert Bruce, virologiste américain de New York, 1906-1993 ; *Koprowski* Hilary, virologiste américain, né en 1916.)

**sacchar-, saccharo-** Préfixe d'origine grecque signifiant *sucre*, utilisé pour former certains mots se rapportant au sucre, à ses dérivés ou aux édulcorants qui le remplacent (saccharine par ex.).

**saccharide** m. *(angl.* ***saccharide****)*. 1) Tout composé résultant de l'action d'un acide organique sur un sucre. 2) Dans un sens plus général, qui n'est plus employé par les biochimistes, *ose* ou *holoside*.

**saccharifiable** a. *(angl.* ***saccharifiable****)*. Qui peut être transformé en sucre.

**saccharimétrie** f. *(angl.* ***saccharimetry****)*. Méthode de dosage des solutions sucrées au moyen d'un polarimètre spécial, gradué *(saccharimètre)*, qui donne la teneur en sucre en *degrés saccharimétriques*.

**saccharine** f. *(angl.* ***saccharin****)*. Substance synthétique de saveur très sucrée, utilisée comme succédané du sucre.

**saccharose** m. *(angl.* ***sucrose****)*. Le plus répandu des sucres, composé de glucose et de fructose, il constitue le sucre alimentaire de betterave, de canne ou d'érable. C'est une masse cristalline blanche, soluble dans l'eau, qui ne fond pas mais se décompose à partir de 160 °C en eau et en gaz carbonique en dégageant une odeur caractéristique (odeur de caramel). Il donne par hydrolyse (notamment sous l'effet d'une enzyme intestinale) du glucose et du fructose. Outre son emploi courant comme aliment, le saccharose sert d'édulcorant et d'excipient (pour les comprimés). Syn. : *sucre blanc*, *sucrose*.

**sacci-, sacco-** Préfixe signifiant *sac*. Ex. : sacciforme, sacco-radiculographie.

**sacciforme** a. *(angl.* ***sacciform****)*. En forme de sac. Ex. : anévrysme sacciforme.

**sacco-radiculographie** f. Syn. de *radiculographie*.

**sacculaire** a. *(angl.* ***saccular****)*. 1) Qui forme un sac. Ex. : kyste sacculaire. 2) Qui se rapporte au saccule.

**saccule** m. *(angl.* ***sacculus****)*. Vésicule du labyrinthe membraneux, qui occupe la partie inférieure du vestibule osseux et est reliée à l'utricule par les canalicules endolymphatiques. (a. **sacculaire**)

**sacralgie** f. *(angl.* ***sacralgia****)*. Douleur localisée au sacrum ou à la région sacrée. Syn. : *sacrodynie*.

**sacralisation** f. *(angl.* ***sacralization****)*. Anomalie de la 5e vertèbre lombaire caractérisée par sa fusion totale ou partielle au sacrum. V. *hémi-sacralisation*. (a. **sacralisé, ée**)

**sacré, ée** a. *(angl.* ***sacral****)*. Qui se rapporte au sacrum. Ex. : vertèbres sacrées, colonne sacrée.

**sacro-coccygien, ienne** a. *(angl.* ***sacrococcygeal****)*. Qui se rapporte au sacrum et au coccyx.

**sacrodynie** f. Syn. de *sacralgie*.

**sacro-iliaque** a. *(angl.* ***sacroiliac****)*. Qui se rapporte au sacrum et à l'os iliaque. Abrév. : SI.

**sacrolisthésis** m. *(angl.* ***sacrolisthesis****)*. Glissement du sacrum en avant par rapport à la cinquième vertèbre lombaire, du fait du relâchement des ligaments sacro-iliaques, soit à la suite de petits traumatismes répétés ou d'un accident, soit au cours de la grossesse. V. *spondylolisthésis*. Syn. : *sacrum basculé*.

**sacro-lombaire** a. *(angl.* ***sacrolumbar****)*. Qui se rapporte au sacrum et aux vertèbres lombaires. Ling. : Bien que ce soit en fait un synonyme de *lombo-sacré*, cet adjectif n'est pas employé pour désigner les mêmes structures. On dit par exemple *muscle sacro-lombaire* et non pas muscle lombo-sacré, ou bien *tronc (nerveux) lombo-sacré* et non pas *tronc sacro-lombaire*.

**sacro-sciatique** a. *(angl.* ***sacrosciatic****)*. Qui est en rapport avec, ou s'insère sur, le sacrum et l'épine sciatique. Ex. : ligament sacro-sciatique.

**sacro-vertébral**, **ale**, **aux** a. *(angl.* ***sacrovertebral****)*. Qui se rapporte au sacrum et aux vertèbres. Ex. : articulation sacro-vertébrale.

**sacrum** m. *(angl.* ***sacrum****)*. Pièce osseuse qui résulte de la soudure des cinq vertèbres sacrées, située à la partie postérieure du bassin osseux, entre les deux os iliaques, en continuation de la colonne lombaire avec laquelle elle forme un angle obtus à sommet antérieur, le *promontoire*. Son extrémité inférieure s'articule avec le coccyx. Le sacrum joue un rôle prédominant dans la statique et la dynamique des forces transmises par la colonne vertébrale aux membres inférieurs. (a. **sacré**, **ée**)

**sacrum basculé**. Syn. de *sacrolisthésis*.

**sadique** *(angl. 1)* ***sadistic****, 2)* ***sadist****)*. 1) a. Qui se rapporte au sadisme. 2) a. et n. Se dit d'un sujet qui manifeste du sadisme.

**sadisme** m. *(angl.* ***sadism****)*. Perversion dans laquelle la satisfaction sexuelle n'est obtenue qu'à la vue de souffrances physiques ou morales infligées à autrui. Ling. : Du nom du marquis de Sade, 1740-1814. V. *masochisme*.

**sado-masochisme** m. *(angl.* ***sadomasochism****)*. Mélange de tendances sadiques et de tendances masochistes chez le même sujet.

**sage-femme** f. *(angl.* ***midwife****)*. Professionnel de santé, homme ou femme, diplômé, assurant les actes nécessaires à la surveillance de la grossesse, la pratique des accouchements normaux et des soins post-natals de la mère et de l'enfant.

**sagittal**, **ale**, **aux** a. *(angl.* ***sagittal****)*. Qui est orienté dans le sens antéro-postérieur, verticalement sur la ligne médiane du corps. Ex. : plan sagittal, suture sagittale (entre les bords supérieurs des deux os pariétaux).

**SAL**. Abrév. de *sérum antilymphocytaire*.

**salicylate** m. *(angl.* ***salicylate****)*. Sel de l'acide salicylique. Certains salicylates sont employés en thérapeutique dans le traitement des affections rhumatismales : salicylate de sodium (par voie buccale), salicylate de méthyle (sous forme de pommades).

**salicylé**, **ée** a. *(angl.* ***salicylated****)*. Se dit d'un médicament qui contient de l'acide salicylique ou d'un traitement par l'acide salicylique ou ses dérivés.

**salicylisme** m. *(angl.* ***salicylism****)*. Intoxication due à l'absorption de doses élevées d'acide salicylique ou de salicylates.

**salidiurétique** a. et m. *(angl.* ***saluretic****)*. Se dit d'un médicament qui favorise l'élimination urinaire du chlorure de sodium. Syn. : *salurétique*.

**salin**, **ine** a. *(angl.* ***saline****)*. 1) Qui contient du sel (chlorure de sodium), qui s'y rapporte. Ex. : solution saline. 2) Qui se rapporte à un sel (en général). Ex. : solution saline.

**salivant**, **ante** a. *(angl.* ***salivant****)*. Qui provoque la salivation. V. *sialagogue*.

**salivation** f. *(angl.* ***salivation****)*. Sécrétion de la salive. Elle est déclenchée par voie réflexe.

**salive** f. *(angl.* ***saliva****)*. Produit de sécrétion des glandes salivaires : parotides, sous-mandibulaires (ou sous-maxillaires), sublinguales et des petites glandes disséminées dans la muqueuse buccale. La salive est déversée dans la bouche ; c'est un liquide incolore, filant, contenant des sels minéraux, des matières organiques (surtout de la mucine) et une enzyme, la *ptyaline*. V. *ptyal-*, *sial-*. (a. **salivaire**)

**Salk** (**vaccin de**) *(angl.* ***Salk vaccine****)*. Type de *vaccin antipoliomyélitique* (V. ce terme). (*Salk* Jonas Edward, virologiste américain, 1914-1995.)

**Salmonella**. Genre de bacilles gram-négatifs, aérobies ou anaérobies, appartenant à la famille des *Entérobactéries*. Ils comprennent les bacilles typhiques et paratyphiques (*Salmonella typhi* ou bacille d'Eberth et *Salmonella paratyphi A, B* et *C* aujourd'hui classées comme sérotypes de *Salmonella enteritidis*), dont le pouvoir infectant est limité à l'homme, et d'autres espèces qui infectent surtout les animaux et contaminent les produits alimentaires, provoquant chez l'homme des toxi-infections alimentaires.

**Salmonella typhi**. Espèce de *Salmonella*, responsable de la fièvre typhoïde chez l'homme. Syn. courant : bacille typhique.

**salmonelle** f. (*angl.* ***salmonella***). Bactérie du genre *Salmonella*.

**salmonellose** f. *(angl.* ***salmonellosis****)*. Infection causée par des micro-organismes du genre *Salmonella*.

**salping-**, **salpingo-** Préfixe d'origine grecque indiquant une relation avec la trompe de Fallope (trompe utérine) ou avec la trompe d'Eustache. V. *tubo-*.

**salpingectomie** f. *(angl.* ***salpingectomy****)*. Ablation de la trompe de Fallope.

**salpingien**, **ienne** a. *(angl.* ***salpingian****)*. Qui se rapporte à la trompe de Fallope. V. *tubaire*.

**salpingite** f. *(angl.* ***salpingitis****)*. 1) Inflammation de la trompe de Fallope. 2) Inflammation de la trompe d'Eustache.

**salpingographie** f. *(angl. **salpingography**)*. Radiographie des trompes de Fallope après injection d'un milieu de contraste opacifiant.

**salpingolyse** f. *(angl. **salpingolysis**)*. Intervention destinée à restaurer la perméabilité du pavillon tubaire, en le détachant de ses adhérences ou en libérant ses franges, afin de faciliter la pénétration de l'ovule dans la trompe (intervention pratiquée pour remédier à certaines stérilités).

**salpingo-oophorectomie** (ou **salpingo-ovariectomie**) f. *(angl. **salpingo-oophorectomy**)*. Ablation des trompes de Fallope et des ovaires.

**salpingo-ovarien, ienne** a. *(angl. **salpingo-ovarian**)*. Qui se rapporte à la trompe de Fallope et à l'ovaire. Syn. : *tubo-ovarien*.

**salpingo-ovariopexie** f. *(angl. **salpingo-ovariopexy**)*. Fixation chirurgicale de l'ovaire à la trompe de Fallope.

**salpingo-ovarite** f. *(angl. **salpingo-ovaritis**)*. Infection inflammatoire des trompes de Fallope et des ovaires. Syn. : *annexite, tubo-ovarite*.

**salpingopexie** f. *(angl. **salpingopexy**)*. Fixation chirurgicale de la trompe de Fallope au ligament suspenseur de l'ovaire.

**salpingo-pharyngien, ienne** a. *(angl. **salpingopharyngeal**)*. Qui se rapporte à la trompe d'Eustache et au pharynx. Ex. : muscle salpingo-pharyngien.

**salpingoplastie** f. *(angl. **salpingoplasty**)*. Rétablissement chirurgical de la perméabilité de la trompe de Fallope en cas d'obstruction de celle-ci.

**salpingoscopie** f. *(angl. **salpingoscopy**)*. Examen visuel de l'orifice pharyngé de la trompe d'Eustache à l'aide du *salpingoscope* (tube muni d'une lampe).

**salpingostomie** f. *(angl. **salpingostomy**)*. Ouverture chirurgicale d'une trompe de Fallope obstruée, pour rétablir la perméabilité tubaire et la fécondabilité.

**salpingotomie** f. *(angl. **salpingotomy**)*. Incision d'une trompe de Fallope.

**saltatoire** a. *(angl. **saltatory**)*. Qui est caractérisé par des sautillements et des soubresauts. Ex. : chorée saltatoire.

**Salter (fracture de)** *(angl. **Salter's fracture**)*. Toute fracture méta-épiphysaire du squelette en croissance. (*Salter* Robert, orthopédiste canadien contemporain.)

**salubrité** f. *(angl. **salubrity**)*. Caractère de ce qui est sain, favorable à la santé.

**salurétique** a. et m. Syn. de *salidiurétique*.

**sang** m. *(angl. **blood**)*. Liquide organique visqueux de couleur rouge, constitué d'une partie liquide *(plasma)* et d'éléments figurés en suspension (érythrocytes, leucocytes et thrombocytes), propulsé par le cœur en circuit fermé à travers les artères, les capillaires et les veines. Considéré, du point de vue histologique, comme un tissu *(tissu sanguin)*, et du point de vue physiologique comme un organe, le sang assure un grand nombre de fonctions : apport d'oxygène aux tissus par l'intermédiaire de l'hémoglobine des érythrocytes, ainsi que des substances nutritives indispensables ; transport des déchets jusqu'aux organes excréteurs (reins, poumons, etc.) ; transport des hormones, des vitamines, de certaines enzymes ; maintien de l'équilibre humoral et de la température ; défense immunitaire (notamment par la production d'anticorps spécifiques à l'égard de tout antigène étranger, par l'action des lymphocytes et par le processus de la phagocytose). La masse sanguine représente approximativement 1/13 du poids total du corps. Le rapport du volume des éléments figurés au sang total est l'*hématocrite*, normalement voisin de 45 %. Le sang contient de très nombreux antigènes et anticorps spécifiques *(agglutinogènes* et *agglutinines)*. Ceux-ci jouent un rôle important dans les phénomènes d'incompatibilité lors de transfusions sanguines, en pathologie, en anthropologie (distribution différente des groupes et facteurs sanguins au sein de divers groupes ethniques), en médecine légale (possibilité d'identifier des échantillons de sang et recherche de la paternité) et dans les études génétiques. V. *- émie, hématique*. (a. **sanguin, ine**)

**sang artériel** *(angl. **arterial blood**)*. Sang qui circule dans les artères, dans les cavités gauches (oreillette et ventricule) du cœur et dans les veines pulmonaires, relativement riche en oxygène (19,5 %).

**sang veineux** *(angl. **venous blood**)*. Sang qui circule dans les veines, les cavités droites (oreillette et ventricule) du cœur et les artères pulmonaires, relativement pauvre en oxygène (13,5 %) et riche en gaz carbonique (54 %).

**sanguiformateur** a. Syn. d'*hématopoïétique*.

**sanguinolent, ente** a. *(angl. **sanguinolent**)*. Qui est teinté ou mêlé de sang. Ex. : diarrhée sanguinolente.

**sanieux, euse** a. *(angl. **sanious**)*. Se dit d'un ulcère, d'une plaie, qui suppurent.

**sanitaire** a. *(angl. **sanitary**)*. Qui se rapporte à la santé et à l'hygiène, considérées surtout du point de vue collectif.

**santé** f. *(angl. **health**)*. État de complet bien-être physique, mental et social, ne consistant pas seulement en une absence de maladie ou d'infirmité (définition de l'OMS).

**santé publique** *(angl. **public health**)*. Dans les pays où coexistent un secteur public et un secteur privé, ensemble des efforts organisés de la collectivité dans le domaine de la santé et de la maladie : la thérapeutique individuelle en est plus ou moins exclue. Dans d'autres pays, où tous les services de santé sont publics, l'expression *santé publique* prend une signification générale et s'étend pratiquement à tous les domaines qui concernent, de près ou de loin, la santé de l'individu conçu essentiellement comme membre de la collectivité.

**santé publique vétérinaire** *(angl. **veterinary public health**)*. Ensemble des mesures prises par une collectivité, en application de la médecine vétérinaire, dont l'objet est d'assurer la prophylaxie de la maladie, la protection de la vie et le développement du bien-être et de la productivité de l'homme.

**Santorini (canal de)** *(angl. **Santorini's duct, accessory pancreatic duct**)*. Conduit excréteur du pancréas, qui traverse la partie supérieure de la tête jusqu'au sommet de la petite caroncule. Il fonctionne normalement comme un affluent du canal de Wirsung ou canal pancréatique. Syn. : *canal pancréatique accessoire*. (*Santorini* Giovanni Domenico, anatomiste et médecin italien, 1681-1737.)

**Santorini (cartilage de)**. Syn. de *cartilage corniculé*.

**saphène** a. *(angl. **saphena**)*. Se dit des veines superficielles de la jambe *(veine saphène interne, veine saphène externe, veine saphène accessoire) (ou postérieure)* et des nerfs satellites de ces veines *(nerf saphène interne* et *nerf saphène externe)*. Ling. : L'étymologie du mot reste discutée : 1) d'un mot grec signifiant *apparent*, *distinct* (les veines étant bien visibles sous les téguments); 2) d'un mot arabe signifiant *caché* (la ponction de ces veines ne pouvant être pratiquée que sur une petite partie de leur trajet).

**saphénectomie** f. *(angl. **saphenectomy**)*. Résection partielle ou totale d'une veine saphène. Cette opération est pratiquée comme traitement des varices. V. *stripping*.

**saphisme** m. Syn. de *lesbianisme*.

**sapide** a. *(angl. **sapid**)*. 1) Qui donne lieu à une sensation gustative. 2) Qui a une saveur déterminée.

**sapon-** Préfixe d'origine latine signifiant *savon*.

**saponacé, ée** a. *(angl. **saponaceous**)*. Qui a les caractères du savon.

**saponification** f. *(angl. **saponification**)*. Réaction inverse de l'*estérification*, dans laquelle un ester (plus spécialement un lipide) est dédoublé sous l'action d'une base ou d'une enzyme (par ex. la lipase pancréatique) en alcool (glycérol) et acide gras (sous forme de savon). Cette réaction est mise à profit industriellement pour la fabrication des savons et des bougies.

**sapr-, sapro-** Préfixe d'origine grecque signifiant *putride*.

**saprogène** a. et m. *(angl. **saprogen**)*. Qui provoque la putréfaction.

**saprophyte** a. *(angl. **saprophytic**)*. Se dit d'un organisme végétal ou animal qui se nourrit le plus souvent de matières organiques inertes (cadavres, humus, excréments, urines, lait, vin, fromage, etc.) dont il peut produire la fermentation ou la putréfaction. C'est le cas de nombre de bactéries, de champignons, de protozoaires, etc. Les germes saprophytes sont en général non pathogènes. (nom : un **saprophyte**).

**sarco-** Préfixe d'origine grecque indiquant une relation avec la chair.

**sarcoïde** f. *(angl. **sarcoid**)*. Terme actuellement peu usité qui désignait des nodules dermiques et sous-cutanés rappelant le sarcome, mais de nature non cancéreuse, décrits principalement dans la *maladie de Besnier-Boeck-Schaumann*. Ce sont histologiquement des *granulomes*.

**sarcoïdose** f. Syn. de *maladie de Besnier-Boeck-Schaumann*. V. *Besnier-Boeck-Schaumann (maladie de)*.

**sarcomateux, euse** a. *(angl. **sarcomatous**)*. Qui se rapporte au sarcome, qui est de la nature du sarcome. Ex. : ostéite sarcomateuse.

**sarcomatoïde** m. *(angl. **sarcomatoid**)*. Tumeur constituée en grande partie d'un tissu de la gonade indifférenciée; elle a parfois l'aspect d'un sarcome[9].

**sarcomatose** f. *(angl. **sarcomatosis**)*. Affection caractérisée par la présence de sarcomes multiples.

**sarcomatose méningée primitive** *(angl. **primary meningeal sarcomatosis**)*. Prolifération diffuse, très maligne, d'éléments sarcomateux dans l'espace sous-arachnoïdien touchant particulièrement l'enfant[21].

**sarcome** m. *(angl. **sarcoma**)*. Tumeur maligne formée aux dépens du tissu conjonctif ou des tissus qui en dérivent. Les éléments cellulaires qui la composent ont parfois un aspect mésenchymateux indifférencié mais, le plus souvent, ils reproduisent grossièrement le tissu aux dépens duquel ils ont proliféré, d'où plusieurs variétés telles que : *ostéosarcome* (avec prédominance de cellules osseuses), chondrosarcome (avec prédominance de cellules cartilagineuses), *myosarcome* (avec prédominance de fibres musculaires). (a. **sarcomateux, euse**)

**sarcome lymphatique** (ou **lymphomateux**). Syn. de *lymphosarcome*.

**sarcopte** m. Acarien du genre *Sarcoptes*, notamment *Sarcoptes scabiei* (anciennement *Acarus scabiei*), responsable chez l'homme de la gale. Syn. : *acare*.

**sarcosine** f. *(angl.* ***sarcosine****)*. Substance résultant de l'hydrolyse de la créatine ou de la dégradation biologique de la choline, présente dans les muscles et obtenue également par synthèse.

**sarcosinémie** f. *(angl.* ***sarcosinemia****)*. Dérèglement du métabolisme de la sarcosine par déficit de la sarcosine-déhydrogénase, transmis selon le mode autosomique récessif. Il se traduit par un taux élevé de sarcosine dans le sang, par une sarcosinurie et, parfois, par des désordres neurologiques sans gravité.

**Sarmiento** (**plâtre de**) *(angl.* ***Sarmiento brace****)*. Plâtre spécial pour le traitement conservateur des fractures de jambe. Ce plâtre permet la charge précoce du membre fracturé et la mobilisation des articulations voisines. (*Sarmiento,* orthopédiste américain contemporain.)

**SAT**. Abrév. de *sérum antitétanique*.

**satellite** *(angl.* ***satellite****)*. 1) a. Se dit d'une veine qui avoisine une artère le long du trajet de celle-ci et qui porte souvent le même nom. 2) a. Par extension, se dit d'une structure anatomique voisine d'une autre et présentant certaines analogies avec elle (par ex. tronc artériel satellite d'un tronc bronchique), ou encore d'une structure liée à une autre ou dépendant d'une autre (par ex. veine satellite du bulbe olfactif).

**saturation** f. *(angl.* ***saturation****)*. État de ce qui est saturé. Abrév. : S (en physiologie, surtout pour désigner la saturation du sang en oxygène ou en gaz carbonique).

**saturé, ée** a. *(angl.* ***saturated****)*. Qui ne peut plus dissoudre ou absorber une quantité supplémentaire d'une substance donnée. Ex. : solution saturée.

**saturnin, ine** a. *(angl.* ***saturnine****)*. Qui se rapporte au plomb, ou qui est provoqué par le plomb et ses composés. Ex. : colique saturnine.

**saturnisme** m. *(angl.* ***saturnism****)*. Ensemble des manifestations pathologiques dues à l'intoxication chronique par le plomb : céphalées, paralysies flasques des extrémités, néphrite, anémie, coliques abdominales, constipation spastique, liseré noirâtre des gencives.

**satyriasis** m. *(angl.* ***satyriasis****)*. Exagération morbide des désirs sexuels chez l'homme. V. *nymphomanie*. (a. **satyriasique**)

**sauna** m. *(angl.* ***sauna****)*. 1) Forme de bains d'origine finlandaise, habituellement pratiqués dans un établissement spécial, dans lequel le sujet prend des bains d'air chaud et sec, entrecoupés de bains de vapeur et de douches froides ou chaudes. Cette méthode stimule utilement les appareils circulatoire et respiratoire. 2) L'établissement lui-même.

**savonneux, euse** a. *(angl.* ***soapy****)*. Qui contient du savon, qui ressemble au savon. V. *sapon-*.

**scabies** f. Syn. de *gale*.

**scabieux, euse** a. *(angl.* ***scabietic****)*. Qui se rapporte à la gale. V. *galeux*.

**scalène** m. *(angl.* ***scalene****)*. V. *muscles scalènes, syndrome du scalène antérieur*.

**scalénotomie** f. *(angl.* ***scalenotomy****)*. Opération consistant à sectionner le muscle scalène antérieur qui peut être cause de compression de l'artère sous-clavière, pour combattre les crises paroxystiques du *syndrome du scalène antérieur*.

**scalopping**. Syn. anglais de *festonnement*.

**scalp** m. *(angl.* ***scalp****)*. Cuir chevelu arraché accidentellement dans sa totalité.

**scalpel** m. *(angl.* ***scalpel****)*. Petit couteau à manche, plat et spatulé, utilisé surtout pour les dissections. V. *bistouri*.

**scanner** m. V. *tomodensitométrie*.

**scanographe** m. V. *tomodensitomètre*.

**scanographie** f. V. *tomodensitométrie*.

**scaphoïde** *(angl.* ***scaphoid****)*. a. Qui a une forme rappelant celle d'une barque. V. *os scaphoïde*.

**scaphoïde carpien**. Syn. d'*os scaphoïde*.

**scaphoïde tarsien** *(angl.* ***navicular bone of foot****)*. Os court du tarse antérieur, en forme de nacelle. Situé sur le côté interne du pied, il est articulé : en arrière avec l'astragale, en avant avec les trois cunéiformes, en dehors avec le cuboïde. Syn. : *os naviculaire*.

**scaphoïdite** f. *(angl.* ***scaphoiditis****)*. Inflammation du scaphoïde.

**scaphoïdo-semi-lunaire** a. *(angl.* ***scapholunate****)*. Qui se rapporte aux os scaphoïde et semi-lunaire.

**scapulaire** a. *(angl.* ***scapular****)*. 1) Qui se rapporte à l'épaule. Ex. : région scapulaire.

2) Qui se rapporte à l'omoplate. V. *ceinture scapulaire.*

**scapulalgie** f. *(angl.* ***scapulalgia****).* Douleur dans la région de l'omoplate ou de l'épaule. Syn. : *omodynie.*

**scapulectomie** f. *(angl.* ***scapulectomy****).* Résection partielle ou totale de l'omoplate, avec conservation du membre supérieur.

**scapulo-claviculaire** a. *(angl.* ***scapuloclavicular****).* Qui se rapporte à l'omoplate et à la clavicule. Ex. muscle scapulo-claviculaire.

**scapulo-huméral, ale, aux** a. *(angl.* ***scapulohumeral****).* Qui se rapporte à l'omoplate et à l'humérus. Ex. : périarthrite scapulo-humérale. V. *articulation scapulo-humérale.*

**scapulopexie** f. *(angl.* ***scapulopexy****).* Fixation chirurgicale de l'omoplate aux côtes.

**scapulo-thoracique** a. *(angl.* ***scapulothoracic****).* Qui se rapporte à l'omoplate et au thorax. Ex. : artère scapulo-thoracique.

**scarificateur** m. *(angl.* ***scarifier, scarificator****).* Instrument en acier, à extrémité tranchante, utilisé pour la scarification.

**scarification** f. *(angl.* ***scarification****).* Incision superficielle de la peau ayant pour but de produire un écoulement de sang ou de sérosité, ou l'inoculation d'un vaccin (BCG, vaccin antiamaril). Elle peut se pratiquer à l'aide d'un bistouri, d'une lancette ou d'un scarificateur.

**scarlatine** f. *(angl.* ***scarlet fever****).* Maladie infectieuse aiguë, contagieuse et épidémique, causée par des souches de streptocoques hémolytiques. Elle se caractérise par un début brusque avec frissons, fièvre, malaises, angine rouge, langue framboisée, exanthème de la muqueuse buccale, suivi, dès le deuxième jour, d'un exanthème rouge, granité, formant de larges plaques, particulièrement intenses aux plis de flexion. La desquamation succède à l'éruption entre le 6e et le 8e jour et dure une ou plusieurs semaines : fine sur le tronc, elle se fait par larges lambeaux caractéristiques aux mains et aux pieds. Les complications (otite moyenne, mastoïdite, néphrite, rhumatisme articulaire) sont devenues rares. La période d'incubation est de 2 à 8 jours. (a. **scarlatineux, euse**)

**scarlatiniforme** a. *(angl.* ***scarlatiniform****).* Qui a l'aspect de la scarlatine. Ex. : rubéole scarlatiniforme. Syn. : *scarlatinoïde.*

**scarlatinoïde** *(angl.* ***scarlatinoid****).* 1) a. Syn. de *scarlatiniforme.* 2) f. Érythème qui rappelle celui de la scarlatine.

**Scarpa (triangle de)** *(angl.* ***femoral triangle, Scarpa's triangle****).* Espace de la région inguino-crurale, à la face antérieure et supérieure de la cuisse, limité, en haut par l'arcade fémorale, en dehors par la saillie du muscle couturier, et en dedans par la saillie du muscle moyen adducteur. Le triangle de Scarpa est parcouru par les vaisseaux fémoraux, le nerf crural et ses branches. (*Scarpa* Antonio, anatomiste et chirurgien italien, 1747-1832.)

**scato-** Préfixe d'origine grecque indiquant une relation avec les matières fécales. V. *copro-, sterco-.*

**scatome** m. Syn. de *fécalome.*

**scatophile** a. Syn. de *coprophile.*

**scellement** m. *(angl.* ***sealing****).* En dentisterie et en orthopédie, procédé de fixation d'un matériel de prothèse ou d'ostéosynthèse.

**Schaumann**. V. *Besnier-Boeck-Schaumann (maladie de).*

**schéma** m. *(angl.* ***schema****).* Figure simplifiée qui représente les traits essentiels d'un organe, d'un appareil ou d'un processus quelconque (a. **schématique**). Le *schéma corporel* est l'image que chacun se fait de son propre corps.

**schème** m. *(angl.* ***pattern****).* Représentation psychologique simplifiée, intermédiaire entre l'image concrète et le concept abstrait.

**Scheuermann (maladie de)** *(angl.* ***Scheuermann's disease****).* Affection dégénérative de la colonne vertébrale qui atteint les enfants et les adolescents, caractérisée par une cyphose douloureuse et une raideur de la colonne dorso-lombaire. Elle se caractérise radiologiquement par un aplatissement d'un ou de plusieurs disques intervertébraux, par une déformation cunéiforme modérée d'un ou de plusieurs corps vertébraux (le plus souvent D7, D8 et D9) et par des lésions des plateaux vertébraux qui sont souvent sclérosés. Syn. : *cyphose douloureuse des adolescents, épiphysite vertébrale de croissance.* (*Scheuermann* Holger Werfel, chirurgien orthopédiste danois, 1877-1960.)

**Schilder (maladie de)** *(angl.* ***encephalitis periaxialis diffusa, Schilder's disease****).* Affection proche de la sclérose en plaques sur le plan neuropathologique (encéphalopathie démyélinisante), mais qui atteint l'enfant et l'adolescent, dont les principales manifestations sont : une détérioration mentale, des troubles visuels (hémianopsie, cécité), une paraplégie spasmodique, parfois des crises d'épilepsie. Elle évolue vers la mort en quelques années. Syn. : *encéphalite périaxiale diffuse.* (*Schilder* Paul Ferdinand, neurologue autrichien, 1886-1940.)

**-schisis** (**-schizie** ou **-schizis**) Suffixe d'origine grecque signifiant *division, séparation.* Ex. : palatoschizis, onychoschizie. V. *schizo-*.

**schistose** f. *(angl.* ***schistosis****).* Pneumoconiose bénigne due à l'inhalation de poussières d'ardoise. Syn. : *maladie des ardoisiers.*

**Schistosoma** Genre de vers de l'ordre des *Trématodes*, à sexes séparés, parasites des vaisseaux sanguins des mammifères et des oiseaux, dont certaines espèces sont parasites de l'homme. Les parasites pénètrent dans l'organisme à travers la peau lors d'un contact avec des eaux infestées. *Schistosoma japonicum* est répandu en Asie du Sud-Est, *Schistosoma mansoni* en Égypte, en Amérique du Sud et dans les Caraïbes. Leurs hôtes intermédiaires sont des mollusques d'eau douce bien déterminés pour chaque espèce de vers. Syn. : *Bilharzia.*

**schistosomiase** f. *(angl.* ***schistosomiasis****).* Toute affection due aux parasites du genre *Schistosoma* (anciennement *Bilharzia).* Il en existe trois formes : la *schistosomiase asiatique* (artério-veineuse), la *schistosomiase intestinale* et la *schistosomiase vésicale.* Ces maladies sont très répandues en Afrique, en Amérique du Sud et en Asie orientale. Syn. : *bilharziose.*

**schizo-** Préfixe d'origine grecque indiquant une relation avec une division, une dissociation. V. *-schisis.*

**schizocyte** m. *(angl.* ***schizocyte****).* Élément du sang, arrondi ou irrégulier, provenant de la fragmentation pathologique des érythrocytes lors d'un processus hémolytique.

**schizoglossie** f. *(angl.* ***bifid tongue****).* Fissuration congénitale de la langue, qui peut être soit simplement bifide, soit nettement divisée sur toute sa longueur.

**schizognathie** f. (ou **schizognathisme** m.) Syn. de *gnathoschisis.*

**schizoïde** *(angl.* ***schizoid****).* 1) a. Qui se rapporte à la schizoïdie. 2) a. et n. Qui présente une schizoïdie.

**schizoïdie** f. *(angl.* ***schizoid personality disorder****).* Constitution mentale caractérisée par la tendance à la solitude, au repliement sur soi-même, et par une difficulté à établir des contacts avec autrui et à s'adapter aux réalités extérieures. V. *syntonie.* Syn. : *constitution schizoïde, schizothymie.*

**schizonévrose** f. *(angl.* ***schizoneurosis****).* Affection mentale intermédiaire entre la schizophrénie et la névrose.

**schizophrène** n. *(angl.* ***schizophrenic****).* 1) a. Présentant les caractéristiques de la schizophrénie. Ex. : attitude, comportement schizophrène. 2) n. Sujet atteint de schizophrénie.

**schizophrénie** f. *(angl.* ***schizophrenia****).* Affection mentale endogène de cause inconnue, caractérisée essentiellement : par la dissociation de la personnalité (incohérence idéoverbale, idées délirantes mal systématisées) ; par l'impression d'être sous l'influence de forces étrangères ; par de profondes perturbations affectives dans le sens du détachement et de l'étrangeté des sentiments, du repliement sur soi-même *(autisme)* et d'une perte de contact avec la réalité, sans atteinte, en général, de la lucidité, ni détérioration irréversible des facultés intellectuelles. En fait, le concept de schizophrénie englobe un groupe de psychoses à évolution chronique et sa signification est différente selon les pays et selon les points de vue des grands psychiatres qui font école.

**schizophrénique** a. *(angl.* ***schizophrenic****).* 1) Qui se rapporte à la schizophrénie. 2) Qui est atteint de schizophrénie.

**schizothymie** f. Syn. de *schizoïdie.*

**Schmidt** (**syndrome de**). V. *polyendocrinopathie.* (*Schmidt* Martin Benno, médecin allemand, 1863-1949).

**Schmorl** (**nodule de**). Syn. de *hernie intraspongieuse.* (*Schmorl* Christian Georg, médecin allemand, 1861-1932).

**Schüller** (**incidence de**) *(angl.* ***Schüller's view****).* Incidence temporo-tympanique pour la radiographie du crâne, destinée à mettre en évidence la région pétro-mastoïdienne ; elle est parallèle à l'axe des conduits auditifs externe et interne. (*Schüller* Arthur, neurologue et psychiatre autrichien, 1874-1958.)

**Schwann** (**gaine de**) *(angl.* ***neurilemma, sheath of Schwann****).* Enveloppe protectrice située à l'extérieur de la gaine de myéline des fibres nerveuses cérébro-spinales. Syn. : *neurilemme.* (*Schwann* Théodore, anatomiste et physiologiste allemand, 1810-1882.)

**schwannogliome** (ou **schwannome**) m. Syn. de *neurinome.*

**Schwartz-Bartter** (**syndrome de**) *(angl.* ***Bartter's syndrome****).* Syndrome paranéoplasique endocrinien décrit chez des malades atteints d'un cancer bronchique à petites cellules, caractérisé essentiellement par une hyponatrémie avec hypernatriurie, témoignant d'un excès d'hormones antidiurétiques (vasopressine). Les manifestations cliniques sont d'ordre digestif (anorexie, nausée, vomissements) et neuro-psychiques (irritabilité, confusion, convulsions). (*Schwartz* William, médecin américain, né en 1922 ; *Bartter*

Frederic C., endocrinologiste américain, 1914-1983.)

**sciatalgie** f. *(angl.* ***sciatic neuralgia****).* Névralgie dans le territoire du nerf sciatique.

**sciatalgique** a. et n. *(angl.* ***sciatalgic****).* Qui souffre de névralgie sciatique.

**sciatique** *(angl. 1)* ***sciatic****, 2)* ***sciatica****).* 1) a. Qui se rapporte à la hanche. Ex. : échancrure sciatique, épine sciatique. 2) f. Douleur due à une souffrance du nerf sciatique, surtout de ses racines, qu'il s'agisse d'une compression radiculaire par hernie discale (cause de loin la plus fréquente), d'une compression tumorale, d'une injection médicamenteuse intrafessière mal faite, ou encore d'autres causes. V. *nerf grand sciatique.*

**scintigramme** (ou **scintillogramme**) m. *(angl.* ***scintiscan****,* ***scintigram****).* Image schématique, en pointillé, d'un organe, obtenue par la scintigraphie.

**scintigraphie** (ou **scintillographie**) f. *(angl.* ***scintigraphy****).* Procédé d'investigation clinique consistant à injecter, généralement par voie intraveineuse, une solution contenant un produit radioactif qui a une affinité sélective pour l'organe (ou le tissu) examiné, puis à enregistrer sur un schéma-silhouette de l'organe, à l'aide d'un détecteur spécial *(scintiscanner)* placé à l'extérieur, la répartition topographique de la radioactivité dans les différentes parties de l'organe. Le *scintigramme* (ou *scintillogramme*) ainsi obtenu se présente sous forrne d'une série de points déterminant les zones qui ont fixé le produit radioactif. Ce procédé permet d'établir ou de préciser le diagnostic de différentes formations pathologiques : kystes, abcès, métastases, ou d'évaluer l'état fonctionnel d'un organe. Il est employé notamment pour l'exploration de la thyroïde, du foie, des reins, du cœur, des poumons, du cerveau. Syn. : *gammagraphie.*

**scission** f. *(angl.* ***scission****).* Division, fissure.

**scissiparité** f. *(angl.* ***schizogenesis****).* Mode de reproduction asexuée particulier à certains organismes unicellulaires, caractérisé par la division de la cellule mère en deux cellules filles. Syn. : *fissiparité.*

**scissure** f. *(angl.* ***fissure****).* 1) Sillon profond creusé à la surface d'un organe. Ex. : scissure interlobaire du poumon. 2) Anfractuosité longue et étroite qui sépare deux lobes cérébraux. V. *sulcus.* (a. **scissural**, **ale**, **aux**)

**scissure centrale** (ou **rolandique**). Syn. de *scissure de Rolando.* V. *Rolando (scissure de).*

**scissure latérale**. Syn. de *scissure de Sylvius.* V. *Sylvius (scissure de).*

**scissurite** f. *(angl.* ***interlobular pleurisy****).* Inflammation pleurale localisée à une scissure interlobaire. Syn. : *pleurésie interlobaire.*

**sclér-**, **scléro-** Préfixe d'origine grecque signifiant *dur.*

**scléral**, **ale**, **aux** a. *(angl.* ***scleral****).* Qui se rapporte à la sclérotique. Ex. : conjonctive sclérale.

**sclère** f. Syn. de *sclérotique.*

**sclérecto-iridectomie** f. *(angl.* ***sclerecto-iridectomy****).* Résection d'un lambeau de sclérotique et d'une partie ou de la totalité de l'iris, pratiquée surtout en cas de glaucome.

**sclérectomie** f. *(angl.* ***sclerectomy****).* Excision partielle de la sclérotique.

**scléreux**, **euse** a. *(angl.* ***sclerous****).* Qui est atteint de sclérose, qui est épaissi et durci. Ex. : tissu scléreux.

**sclérite** f. *(angl.* ***scleritis****).* Inflammation de la sclérotique.

**scléro-atrophique** a. *(angl.* ***scleroatrophic****).* Qui est caractérisé par la sclérose et l'atrophie.

**scléro-choroïdite** f. *(angl.* ***sclerochoroiditis****).* Inflammation de la sclérotique et de la choroïde.

**scléro-conjonctival**, **ale**, **aux** a. *(angl.* ***scleroconjunctival****).* Qui se rapporte à la sclérotique et à la conjonctive.

**scléro-cornéen**, **éenne** a. *(angl.* ***sclerocorneal****).* Qui se rapporte à la sclérotique et à la cornée. Ex. : staphylome scléro-cornéen.

**sclérodactylie** f. *(angl.* ***sclerodactyly****).* Sclérodermie localisée aux doigts et aux orteils.

**sclérodermie** f. *(angl.* ***scleroderma****).* Maladie cutanée chronique caractérisée par l'induration et l'épaississement des couches profondes de la peau, fréquemment associée à des altérations analogues du tissu conjonctif des viscères. Syn. : *sclérodermie généralisée* ou *systémique.* V. *syndrome CREST, syndrome Erasmus.* (a. **sclérodermique**)

**sclérodermiforme** a. *(angl.* ***sclerodermic****).* Qui a l'aspect d'une sclérodermie.

**scléroedème** m. *(angl.* ***scleredema****).* Œdème de consistance ligneuse de la peau qui devient semblable au cuir; c'est une manifestation de la sclérodermie.

**scléro-iritis** f. *(angl.* ***scleroiritis****).* Inflammation de la sclérotique et de l'iris.

**scléro-kératite** f. *(angl.* ***sclerokeratitis****).* Inflammation de la sclérotique et de la cornée.

**scléro-kérato-iritis** f. *(angl.* ***sclerokerato-iritis****).* Inflammation de la sclérotique, de la cornée et de l'iris.

**scléromyosite** f. *(angl. **scleromyositis**)*. Sclérose d'un muscle d'origine inflammatoire.

**scléroplastie** f. *(angl. **scleroplasty**)*. Opération plastique pratiquée sur la sclérotique.

**scléroprotéine** f. *(angl. **scleroprotein**)*. Nom d'ensemble des protéines de consistance dure, insolubles dans l'eau, telles que la fibroïne de la soie, les kératines (de la peau, des poils), le collagène.

**sclérose** f. *(angl. **sclerosis**)*. Durcissement pathologique d'un tissu par suite d'une prolifération de son tissu conjonctif, qui s'accompagne d'une augmentation pathologique du collagène et d'une raréfaction progressive des cellules. La sclérose constitue souvent le stade terminal d'une lésion inflammatoire ; elle peut se produire parfois en dehors de phénomènes inflammatoires apparents, sous l'influence de troubles métaboliques, enzymatiques ou hormonaux. V. *scléreux*.

**sclérosé, ée** a. *(angl. **sclerotic**)*. Qui est atteint de sclérose.

**sclérose latérale amyotrophique** *(angl. **amyotrophic lateral sclerosis**, **Lou-Gehrig's disease**)*. Affection dégénérative des cellules des cornes antérieures de la moelle épinière, de cause inconnue, apparaissant à l'âge adulte et se traduisant par des atrophies musculaires progressives des membres supérieurs qui affectent d'abord les petits muscles de la main pour aboutir à une atteinte du bulbe entraînant la mort. Syn. : *maladie de Charcot*.

**sclérose multiple** (ou **multiloculaire**). Syn. de *sclérose en plaques*.

**sclérose en plaques** *(angl. **multiple sclerosis**)*. Affection du système nerveux central de l'adulte jeune, d'étiologie inconnue, due à la formation de plaques de démyélinisation disséminées en n'importe quel point du système nerveux central. La symptomatologie revêt différents aspects : troubles moteurs (parésies, paralysies spastiques) ; troubles cérébelleux (ataxie, nystagmus, tremblement intentionnel, etc.) ; troubles sensitifs (paresthésies, dysesthésies) ; troubles oculaires par atteinte du nerf optique ; incontinence des sphincters ; troubles psychiques. Elle évolue lentement par poussées entrecoupées de rémissions qui, au début, peuvent être complètes ; le malade finit grabataire. Syn. : *sclérose multiple* (ou *multiloculaire*).

**sclérose tubéreuse (de Bourneville)** *(angl. **tuberous sclerosis**, **Bourneville's disease**)*. Affection héréditaire caractérisée par des adénomes sébacés de la face et des malformations cérébrales se traduisant par des troubles nerveux (paralysies, convulsions) et psychiques (déficit intellectuel, troubles du comportement). Syn. : *maladie de Bourneville*.

**sclérotendinite** f. *(angl. **sclerotendinitis**)*. Sclérose des tendons secondaire à un processus inflammatoire.

**scléro-ténonite** f. *(angl. **sclerotenonitis**)*. Réaction inflammatoire de la sclérotique et de la capsule de Tenon.

**sclérothérapie** f. *(angl. **sclerotherapy**)*. Sclérose des varices des jambes par injection intravariqueuse d'une substance irritante qui entraîne la formation d'un thrombus, puis l'oblitération complète de la veine.

**sclérotique** f. *(angl. **sclera**)*. La plus solide et la plus externe des enveloppes de l'œil. Elle est blanche, opaque, de forme plus ou moins sphérique. Le segment antérieur de la sclérotique est la cornée, transparente. Syn. : *sclère, blanc de l'œil* (populaire). (a. **scléral, ale, aux**)

**sclérotomie** f. *(angl. **sclerotomy**)*. Incision-ponction de la sclérotique.

**scolex** m. *(angl. **scolex**)*. Extrémité céphalique, pourvue de ventouses, parfois de crochets, des vers cestodes (tête de ténias). Elle constitue l'organe de fixation du ver au niveau de la muqueuse intestinale.

**scoliose** f. *(angl. **scoliosis**)*. Déviation latérale de la colonne vertébrale. V. *dextroscoliose, sinistroscoliose, cyphose, lordose*.

**scoliotique** *(angl. **scoliotic**)*. 1) a. Qui se rapporte à la scoliose. 2) a. et n. Qui est atteint de scoliose.

**scopolamine** f. *(angl. **scopolamine**)*. Alcaloïde extrait des différentes espèces de *Scopolia* (plantes herbacées des régions montagneuses). Les sels de scopolamine sont utilisés comme mydriatiques et sédatifs.

**scopie** f. En langage courant, *radioscopie*.

**scorbut** m. *(angl. **scurvy**)*. Maladie causée par une carence de l'organisme en vitamine C, d'origine alimentaire (alimentation exclusive par des produits de conserve, sans fruits ni légumes frais). Chez l'adulte le scorbut se manifeste par un état subfébrile, de l'anémie, des hémorragies multiples, une gingivite grave qui peut aboutir à une perte totale des dents. Chez l'enfant, il existe également des troubles de la croissance des os. Syn. : *avitaminose C*. (a. **scorbutique**)

**scorbut infantile** *(angl. **infantile scurvy**)*. Syn. de *maladie de Barlow*. V. *Barlow (maladie de)*.

**scorbutique** *(angl. **scorbutic**)*. 1) a. Qui se rapporte au scorbut. 2) a. et n. Qui est atteint de scorbut.

**scotch-cast** m. Bandage rigide pour immobiliser une extrémité lésée (fissure, fracture, déchirure de ligament) à l'aide d'un matériel synthétique qui est plus léger que le plâtre. Ling. : De l'anglais *cast* : plâtre.

**scotch-test** m. *(angl.)* Technique utilisée pour la recherche des œufs d'oxyures pondus sur la marge de l'anus, au moyen d'une bande adhésive transparente collée sur l'anus et qui est ensuite examinée au microscope.

**scotome** m. *(angl.* ***scotoma****).* Lacune dans le champ visuel due à l'existence de points insensibles sur la rétine; elle peut être centrale *(scotome central)*, paracentrale, ou périphérique *(scotome périphérique)*. Elle est due le plus souvent à une lésion du nerf optique.

**scotométrie** f. *(angl.* ***scotometry****).* Mensuration des scotomes centraux ou périphériques à l'aide du *scotomètre*.

**scotomisation** f. *(angl.* ***scotomization****).* En psychopathologie et en psychanalyse, refus inconscient de percevoir une réalité extérieure indépendante du sujet, mais sur laquelle il projette des désirs et des fantasmes subjectifs contre lesquels lui-même se défend.

**scotopique** a. *(angl.* ***scotopic****).* V. *vision scotopique*.

**screening**. Syn. anglais de *dépistage*.

**scrotal**, **ale**, **aux** a. *(angl.* ***scrotal****).* Qui se rapporte au scrotum.

**scrotum** m. *(angl.* ***scrotum****).* Peau des bourses, fine et très extensible, de couleur foncée, sillonnée de plis transversaux qui vont du raphé médian aux faces latérales. V. *oschéo-*. (a. **scrotal**, **ale**, **aux**)

**scutiforme** a. *(angl.* ***scutiform****).* Qui a la forme d'une plaque arrondie ou d'un écusson. Ex. : favus scutiforme.

**scybales** f. pl. *(angl.* ***scybala****).* Masses indurées de matières fécales accumulées dans le gros intestin lors d'une constipation rebelle.

**SD**. Abrév. de *streptodornase*.

**SDH**. Abrév. de *sorbitol-déshydrogénase*.

**sébacé**, **ée** a. *(angl.* ***sebaceous****).* Qui se rapporte au sébum. Ex. : glande sébacée.

**séborrhée** f. *(angl.* ***seborrhea****).* Exagération de la sécrétion sébacée. La séborrhée se complique souvent d'acné et peut être la cause d'un eczéma dit séborrhéique.

**séborrhéique** a. *(angl. 1)* ***seborrheal*** *2)* ***seborrheic****).* 1) Qui se rapporte à la séborrhée. 2) Se dit d'une peau qui a l'aspect gras.

**sébum** m. *(angl.* ***sebum****).* Produit de sécrétion des glandes sébacées de la peau, formé d'un mélange de corps gras et de matières protéiques provenant des débris des cellules sécrétrices. V. *sébacé*.

**sécable** a. *(angl.* ***divisible****).* Se dit d'un comprimé médicamenteux qui peut être partagé en deux ou en quatre parties égales.

**secondaire** a. *(angl.* ***secondary****).* 1) Qui vient en second, dans l'ordre chronologique, du rang ou de l'importance. 2) En médecine, se dit d'une affection consécutive à une autre (dite *primitive*), ou des effets indésirables dus à un médicament.

**secondipare** f. *(angl.* ***secundipara****).* Femme qui accouche pour la seconde fois. V. *multipare*, *primipare*. (a. **secondipare**)

**secreta** m. pl. *(angl.* ***secreta****).* Mot latin désignant l'ensemble des produits de sécrétion de l'organisme.

**sécréteur**, **trice** a. *(angl.* ***secretory****).* Qui provoque une sécrétion. Ex. : cellule sécrétrice. V. *sécrétoire*.

**sécrétine** f. *(angl.* ***secretin****).* Hormone de la muqueuse duodénale qui stimule les sécrétions du pancréas (suc pancréatique et insuline). Elle est prescrite par voie parentérale ou rectale dans les insuffisances pancréatiques, les ulcères gastriques et duodénaux.

**sécrétion** f. *(angl.* ***secretion****).* 1) Fonction remplie par des cellules spécialisées, le plus souvent groupées en glandes, qui élaborent, à partir de leur propre substance ou de matériaux prélevés électivement dans le sang, des produits qu'elles excrètent pour servir à la nutrition ou au fonctionnement d'autres organes. 2) Le produit même de la sécrétion (1). Il en existe de très nombreuses formes : sécrétion biliaire, gastrique, hypophysaire, intestinale, lacrymale, lactée, pancréatique, rénale, salivaire, sudorale, thyroïdienne, urinaire.

**sécrétoire** a. *(angl.* ***secretory****).* Qui se rapporte à la sécrétion. Ex. : trouble sécrétoire. V. *sécréteur*.

**sécrétomoteur**, **trice** a. *(angl.* ***secretomotor****).* Se dit des nerfs ou des fibres nerveuses qui favorisent une sécrétion.

**section** f. *(angl.* ***section****).* 1) Action de couper ou de trancher. 2) Surface résultant d'une coupe réelle ou correspondant à une coupe virtuelle. (a. **sectionné**, **ée**)

**secteur** m. *(angl.* ***sector****).* En anatomie, subdivision organique et fonctionnelle d'un lobe hépatique. V. aussi *segment*.

**sectoriectomie** f. Intervention chirurgicale consistant dans l'ablation d'une partie d'organe bien individualisée tant sur le plan vasculaire que fonctionnel. V. *segmentectomie*.

**sectoriel**, **elle** a. *(angl.* ***sectoral****)*. Qui se rapporte à un secteur organique.

**sécurisant**, **ante** a. *(angl.* ***secure****)*. Qui donne un sentiment de sécurité.

**sécurisation** f. *(angl.* ***providing assurance****)*. En psychologie, action de mettre en confiance, de rassurer un sujet qui, pour une raison quelconque, ressent un sentiment de crainte ou d'insécurité ou qui se sent menacé. La sécurisation joue un rôle essentiel dans le maintien d'un équilibre psychique normal, notamment en psychopédagogie. Elle est aussi importante dans le traitement de certaines névroses. (a. **sécurisé, ée**)

**sédatif**, **ive** a. *(angl.* ***sedative****)*. Qui calme, modère l'activité fonctionnelle exagérée d'un organe, ou calme la tension nerveuse. Syn. : *calmant* (2). (nom : un **sédatif**)

**sédation** f. *(angl.* ***sedation****)*. Apaisement par les sédatifs.

**sédiment** m. *(angl.* ***sediment****)*. Dépôt formé par des matières normalement tenues en suspension ou dissoutes dans un liquide de l'organisme, surtout dans un prélèvement d'urine et de sang.

**sédimentaire** a. *(angl.* ***sedimentary****)*. Qui se rapporte à un sédiment ou à la sédimentation.

**sédimentation** f. *(angl.* ***sedimentation****)*. Phénomène par lequel une matière en suspension dans un milieu liquide s'en sépare lentement et se dépose par gravité. V. *décantation*.

**sédimentation globulaire** (ou **sanguine**). V. *vitesse de sédimentation*.

**sédimenteux**, **euse** a. *(angl.* ***sedimentous****)*. Qui renferme un sédiment.

**segment** m. *(angl.* ***segment****)*. En anatomie, partie d'un organe, d'un membre, bien individualisée ou délimitée théoriquement selon des critères particuliers. Ex. : les segments du foie ou du poumon. V. *secteur*. (a. **segmentaire**)

**segment S-T** *(angl.* ***ST segment****)*. Sur l'électrocardiogramme, segment compris entre la fin du complexe QRS et le commencement de l'onde T, et qui correspond à l'intervalle entre la fin de la dépolarisation et le début de la repolarisation ventriculaire.

**segmentation** f. *(angl.* ***segmentation****)*. Processus de division de l'œuf en nombreuses cellules (blastomères), qui forment la morula.

**segmentectomie** f. *(angl.* ***resection of a segment****)*. Ablation d'un segment d'organe. V. *sectoriectomie*.

**Séguy** (**tests de**) *(angl.* ***postcoital tests****)*. Dans le diagnostic de certaines stérilités, tests pratiqués sur les sécrétions prélevées du vagin après le coït, permettant d'étudier la motilité et la vitalité des spermatozoïdes et les réactions d'incompatibilité entre les spermatozoïdes et la glaire cervicale. V. *Huhner (test de)*.

**sein** m. *(angl.* ***breast****)*. Mamelle ou glande mammaire de la femme. V. *mammaire*, *mast-*.

**sel** m. *(angl.* ***salt****)*. 1) Tout composé résultant de l'action d'un acide sur une base. 2) En langage courant, le chlorure de sodium *(sel de cuisine)*. V. *salin*.

**sels biliaires** *(angl.* ***bile salts****)*. Sels de sodium et de potassium des acides biliaires présents dans la bile. Ils abaissent la tension superficielle du contenu duodénal et favorisent ainsi l'émulsion des graisses ; ils solubilisent les acides gras dont ils facilitent l'absorption à travers la muqueuse intestinale ; ils activent la lipase pancréatique. Réabsorbés partiellement au niveau de l'intestin, ils retournent au foie par la veine porte.

**séline** f. *(angl.* ***selene on the nails****)*. Anomalie des ongles caractérisée par des taches blanchâtres de dépigmentation.

**sellaire** a. *(angl.* ***sellar****)*. Qui se rapporte à la selle turcique.

**selle** f. *(angl.* ***saddle****)*. En odontologie, partie d'une prothèse partielle portant des dents et qui prend appui sur la muqueuse gingivale.

**selles** f. pl. *(angl.* ***stool****)*. Matières fécales éliminées lors de la défécation ; excréments. V. *copro-*, *scybales*, *scato-*, *sterco-*.

**selle turcique** *(angl.* ***sella turcica****)*. Dépression osseuse de la face supérieure du sphénoïde, dans laquelle est logée l'hypophyse. L'aspect de son relief rappelle celui d'une selle de cavalier turc (d'où son nom). Syn. : *fosse pituitaire*. (a. **sellaire**)

**sémantique** f. *(angl.* ***semantic****)*. Étude de la signification des signes, des mots en général.

**séméiologie** f. Sémiologie.

**séméiotique** f. Syn. de *sémiologie*.

**semence** f. *(angl. 1)* ***semen****, 2)* ***seed****)*. 1) Syn. populaire de *sperme*. 2) Graine végétale.

**semi-** Préfixe d'origine latine signifiant *demi*, *moitié*.

**semi-circulaires** (**canaux**). V. *canaux semi-circulaires*.

**semi-liberté** f. *(angl.* ***semiliberty****)*. Mesure éducative pour adolescents délinquants, qui sert de transition entre l'internat et la vie libre ou en milieu familial.

**semi-lunaire** a. *(angl.* ***semilunar****)*. En forme de demi-lune. Ex. : ganglion semi-lunaire, fibrocartilage semi-lunaire, valvules semi-lunaires. V. *os semi-lunaire*.

**séminal, ale, aux** a. *(angl.* ***seminal****).* Qui se rapporte au sperme. V. *vésicule séminale.* Syn. : *spermatique, spermique.*

**séminifère** (ou **séminipare**) a. *(angl.* ***seminiferous****).* Qui transporte le sperme. Ex. : canalicules séminifères (ou séminipares).

**séminome** m. *(angl.* ***seminoma****).* Tumeur maligne développée aux dépens des cellules germinales primitives, non différenciées, du testicule ou de l'ovaire. (a. **séminomateux**)

**sémiologie** (ou **séméiologie**) f. *(angl.* ***semiology****).* Partie de la médecine étudiant les symptômes et signes qui traduisent la lésion d'un organe ou le trouble d'une fonction. V. *symptomatologie* (1). Syn. : *sémiotique* (ou *séméiotique*).

**sémiologique** (ou **séméiologique**) a. *(angl.* ***semiotic****).* Qui se rapporte aux symptômes et aux signes des maladies.

**sémiotique** f. Syn. de *sémiologie.*

**semis** m. *(angl.* ***seedlings****).* Résultat immédiat de l'ensemencement de micro-organismes sur un milieu de culture. Le semis se transforme, par le développement rapide des micro-organismes, en une culture.

**Semple (vaccin de)**. Type de *vaccin antirabique* (V. ce terme). (*Semple* Sir David, chirurgien et bactériologiste anglais, 1856-1937.)

**sénescence** f. *(angl.* ***senescence****).* 1) Vieillissement. 2) Par extension, affaiblissement dû à la vieillesse. (a. **sénescent, ente**)

**sénile** a. *(angl.* ***senile****).* Qui se rapporte à la vieillesse, qui est causé par elle.

**sénilisme** m. *(angl.* ***senilism****).* 1) Vieillesse prématurée chez l'adulte. 2) Aspect physique d'un adulte ou d'un enfant rappelant la sénilité : peau ridée, atrophique, cheveux blancs ou clairsemés, etc. Syn. : *gérontisme.*

**sénilité** f. *(angl.* ***senility****).* Vieillesse et, par extension, diminution des facultés physiques et intellectuelles chez le vieillard. V. *gâtisme.*

**sénologie** f. V. *mastologie.*

**sens** m. *(angl.* ***sense****).* Sensibilité qui permet de percevoir des impressions conscientes (sensations). Les cinq sens classiques sont : la vue, l'ouïe, l'odorat, le goût et le toucher, auxquels s'ajoutent encore la sensibilité interne et divers sens du domaine psychologique (sens de l'observation, sens de l'orientation, etc.). V. *sensoriel.*

**sensation** f. *(angl.* ***sensation****).* Message nerveux perçu de façon consciente par le système nerveux central, à la suite de la stimulation des récepteurs d'un organe sensoriel, et qui influence le comportement immédiat ou futur de l'individu.

**sensibilisation** f. *(angl.* ***sensibilization****).* Processus par lequel un organisme ou une de ses parties sont rendus plus sensibles à toute stimulation (physique, chimique ou biologique) à laquelle ils étaient moins sensibles auparavant.

**sensibilisé, ée** a. *(angl.* ***sensitized****).* Qui a subi une sensibilisation.

**sensibilité** f. *(angl.* ***sensibility, sensitivity****).* 1) Syn. d'*excitabilité.* 2) Faculté d'un être vivant de percevoir des sensations et d'y réagir. 3) Propriété de l'être humain sensible, c'est-à-dire capable de s'émouvoir ou d'éprouver des sentiments d'humanité, communément distinguée de l'intelligence ou de l'esprit et de la volonté. Ex. : sensibilité de l'artiste.

**sensibilité tactile**. Syn. de *tact.*

**sensible** a. *(angl.* ***sensitive****).* 1) Qui est doué de sensibilité. 2) Qui a une sensibilité particulièrement développée.

**sensitif, ive** *(angl.* ***sensitive****).* 1) a. Se dit d'une structure organique, d'un organe capables de transformer en influx nerveux une stimulation externe ou interne, d'acheminer ou d'analyser un influx nerveux. Ex. : nerf sensitif. 2) a. Syn. de *sensoriel.* 3) a. Se dit d'un individu chez qui prédominent les émotions et les sentiments intenses.

**sensitivo-sensoriel, elle** a. *(angl.* ***sensitivosensorial****).* Qui se rapporte à la sensibilité générale et à la sensibilité des organes des sens spécialisés. Ex. : crise épileptique sensitivo-sensorielle.

**sensoriel, elle** a. *(angl.* ***sensorial****).* Qui se rapporte aux sens et aux sensations. Ex. : récepteur sensoriel, organes sensoriels, hallucination sensorielle. Syn. : *sensitif* (2).

**sensori-moteur, trice** a. *(angl.* ***sensorimotor****).* Qui se rapporte aux fonctions sensorielles et aux fonctions motrices. Ex. : hallucination sensori-motrice.

**sentiment** m. *(angl.* ***feeling****).* Toute tendance ou tout état affectif, par opposition à la connaissance.

**sepsie** f. *(angl.* ***sepsis****).* Infection par des bactéries.

**-sepsie** Suffixe d'origine grecque signifiant *putréfaction, corruption.* Ex. : asepsie, antisepsie.

**septal, ale, aux** a. *(angl.* ***septal****).* Qui se rapporte à un septum (à une cloison anatomique). Ex. : infarctus septal, artères septales (du cœur).

**septénaire** m. *(angl.* ***septenary****).* Période de sept jours.

**septicémie** f. *(angl.* ***septicemia****).* Ensemble de manifestations pathologiques dues à l'envahissement, par voie sanguine, de l'organisme par des germes pathogènes provenant d'un foyer infectieux. (a. **septicémique**)

**septicité** f. *(angl.* ***septicity****).* Caractère infectieux d'une maladie.

**septique** a. *(angl.* ***septic****).* Qui est contaminé ou provoqué par des micro-organismes. Ex. : embolie septique, endocardite septique.

**septotomie** f. *(angl.* ***septotomy****).* Incision chirurgicale d'un septum (le plus souvent, il s'agit d'une résection de la cloison nasale).

**septum** m. Syn. de *cloison.*

**septum cordis**. V. *cœur.*

**séquellaire** a. *(angl.* ***sequelar****).* Qui se rapporte à une séquelle.

**séquelle** f. *(angl.* ***sequela****).* Lésion organique ou trouble fonctionnel qui persiste après la fin d'une maladie ou d'un traumatisme.

**séquence** f. *(angl.* ***sequence****).* 1) Suite, dans un ordre prédéterminé, d'un certain nombre d'éléments, de substances impliquées dans un même processus, une même activité. Ex. : séquence d'acides aminés, séquence de nucléotides. 2) Enchaînement, dans un ordre bien défini et prévisible, de plusieurs réactions ou phénomènes. Ex. : séquence d'une réaction enzymatique. (a. **séquentiel, elle**)

**séquestre** m. *(angl.* ***sequestrum****).* Fragment osseux nécrosé, détaché du reste de l'os, provenant d'un foyer d'ostéite ou d'ostéomyélite.

**séreuse** f. (ou **membrane séreuse**) *(angl.* ***serous membrane****).* Membrane qui recouvre certains organes de la cavité thoracique ou de la cavité abdominale *(séreuse viscérale)* ou qui tapisse les cavités closes de l'organisme : péritoine, plèvre, péricarde *(séreuse pariétale).*

**séreux, euse** a. *(angl.* ***serous****).* 1) Qui a l'apparence du sérum. Ex. : liquide séreux. 2) Qui produit ou qui contient du sérum. Ex. : glande séreuse, kyste séreux.

**série érythrocytaire** *(angl.* ***erythrocytic series****).* Série de cellules de la moelle osseuse constituant les stades successifs de développement dont l'aboutissement est l'érythrocyte adulte (globule rouge). V. *érythroblaste.*

**série granulocytaire** *(angl.* ***granulocytic series****).* Série de cellules de la moelle osseuse constituant les stades successifs de développement dont l'aboutissement est le granulocyte. V. *myéloblaste, myélocyte.*

**série histiocytaire** *(angl.* ***histiocytic series****).* Série de cellules qui dérivent de la cellule réticulaire et qui aboutissent soit au monocyte, soit au plasmocyte.

**série lymphocytaire** *(angl.* ***lymphocytic series****).* Série de cellules qui aboutissent au lymphocyte et dont la cellule souche se trouve dans les follicules lymphoïdes des ganglions lymphatiques et dans les nodules lymphoïdes disséminés dans l'organisme, en particulier dans les amygdales, la rate, le thymus, etc. V. *lymphoblaste.*

**série monocytaire** *(angl.* ***monocytic series****).* Série de cellules de la moelle osseuse représentant les stades de développement dont l'aboutissement est le monocyte, en passant par le monoblaste.

**série plasmocytaire** *(angl.* ***plasmacytic series****).* Série de cellules tissulaires qui dérivent de la cellule réticulaire, en passant par le stade de plasmoblaste et aboutissant au plasmocyte.

**série thrombocytaire** *(angl.* ***thrombocytic series****).* Série de cellules de la moelle osseuse constituant les stades évolutifs de développement dont l'aboutissement est le thrombocyte, et qui se différencient à partir des mégacaryocytes.

**seringue** f. *(angl.* ***syringe****).* Instrument destiné à injecter ou à aspirer un liquide. Le plus souvent en matière plastique (jetable), la seringue est constituée d'un corps cylindrique dans lequel se meut un piston et auquel est adaptée une canule ou une aiguille creuse.

**sériographie** f. *(angl.* ***serial radiography****).* Prise de radiographies successives d'une même région anatomique. Elle peut se faire à l'aide de dispositifs très simples ou avec un *sériographe.* Syn. : *radiographie en série.*

**sérique** a. *(angl.* ***serum****).* Qui se rapporte ou qui est dû au sérum. Ex. : accident sérique.

**séroagglutination** f. *(angl.* ***seroflocculation****).* Agglutination de cellules ou de micro-organismes par les agglutinines contenues dans le sérum.

**séro-anatoxithérapie** f. *(angl.* ***serovaccination****).* Traitement combiné par une dose massive de sérum spécifique et une petite dose d'anatoxine, injectées simultanément. La première assure une immunisation passive, la seconde amorce une immunisation active. Syn. : *sérovaccination.*

**séroappendicite** f. (ou **séroappendix** m.) *(angl.* ***hydroappendix****).* Inflammation œdémateuse de l'appendice.

**séroconversion** f. *(angl.* ***seroconversion****).* Apparition dans le sang d'anticorps en réponse à un antigène. Elle se produit après des délais variables. Dans le cas d'une infection à VIH, la séroconversion apparaît en général quatre à douze semaines après l'infection, exceptionnellement au bout de six mois ou davantage.

**séroculture** f. *(angl. **seroculture**)*. Culture bactérienne en sérum sanguin.

**sérodiagnostic** m. *(angl. **serodiagnosis**)*. Diagnostic de certaines maladies infectieuses fondé sur la présence d'anticorps spécifiques (agglutinines, précipitines, etc.) dans le sérum sanguin. Syn. : *séroréaction* (2), *diagnostic sérologique*. (a. **sérodiagnostique**)

**séro-fibrineux, euse** a. *(angl. **serofibrinous**)*. Qui est constitué de sérosité et de fibrine. Ex. : exsudat séro-fibrineux, pleurésie séro-fibrineuse.

**sérologie** f. *(angl. **serology**)*. Étude des sérums, de leurs propriétés (notamment de leurs particularités immunitaires) et des diverses modifications qu'ils subissent sous l'influence des maladies. (a. **sérologique**)

**séro-muqueux, euse** a. *(angl. **seromucous**)*. Qui est composé en partie de sérosité et en partie de mucus. Ex. : crachat séromuqueux.

**séronégatif, ive** a. *(angl. **seronegative**)*. 1) Qui donne une réaction négative à un ou plusieurs tests sérologiques. 2) En langage courant, actuellement, qui n'est pas infecté par le VIH.

**séropositif, ive** a. *(angl. **seropositive**)*. 1) Qui donne une réaction positive à un ou plusieurs tests sérologiques. 2) En langage courant, actuellement, qui est infecté par le VIH.

**séropositivité** f. *(angl. **seropositivity**)*. État caractérisé par la présence de résultats positifs lors de tests sérologiques spécifiques pratiqués en vue du diagnostic d'une maladie, en particulier l'infection par le VIH.

**séroprophylaxie** f. *(angl. **seroprophylaxis**)*. Administration d'un immunsérum à des sujets menacés de contagion, afin de les protéger rapidement, mais temporairement, contre une infection donnée.

**séroprotection** f. *(angl. **passive immunization**)*. Immunisation passive. V. *immunisation*.

**séro-purulent, ente** a. *(angl. **seropurulent**)*. Qui est formé à la fois de sérosité et de pus. Ex. : épanchement séro-purulent.

**séroréaction** f. *(angl. **seroreaction**)*. 1) Toute réaction sérologique. 2) Syn. de *sérodiagnostic*.

**séro-sanguin, ine** a. *(angl. **serosanguineous**)*. Qui contient un mélange de sang et de sérosité.

**sérosité** f. *(angl. **serous fluid**)*. Liquide séreux semblable au sérum sanguin, contenu normalement dans les cavités séreuses. Dans divers états pathologiques, les sérosités peuvent infiltrer les tissus (V. *œdème*, *phlyctène*), ou des cavités organiques (V. *ascite*, *hydrothorax*).

**sérothérapie** (ou **sérumthérapie**) f. *(angl. **serotherapy**)*. Utilisation thérapeutique du sérum de sujets ou d'animaux immunisés contre une maladie infectieuse. (a. **sérothérapique**)

**sérothorax** m. Syn. d'*hydrothorax*.

**sérotonine** f. *(angl. **serotonin**)*. Hormone sécrétée par certaines cellules du tube digestif et dans le tissu cérébral. Elle est transportée par les thrombocytes et mise en réserve dans divers tissus. Elle régularise la motilité intestinale, agit sur la musculature lisse et a une action vasoconstrictive sur certains territoires vasculaires. Elle agit également au niveau du système nerveux central en tant que médiateur chimique.

**séro-vaccination** f. *(angl. **serovaccination**)*. Emploi combiné d'un sérum provenant d'un convalescent ou d'un animal préalablement immunisé et d'un vaccin, dans le but d'obtenir rapidement, par le premier, une immunité passive transitoire et, plus lentement, par le second, une immunité plus durable. Syn. : *séro-anatoxithérapie*.

**serpigineux, euse** a. *(angl. **serpiginous**)*. Qui s'étend de part en part, selon une ligne sinueuse. Se dit de certains ulcères, d'éruptions cutanées à contours irrégulièrement sinueux. Ex. : érysipèle serpigineux, ulcère serpigineux de la cornée.

**serti, ie** a. En chirurgie, se dit d'un fil de suture (nylon, catgut, soie) qui est enchâssé, monté sur l'aiguille.

**sérum** m. *(angl. **serum**)*. 1) Partie liquide qui reste après la coagulation du lait. 2) Sérum sanguin. V. *sérique*.

**sérum-albumine** f. *(angl. **serum albumin**)*. Albumine du sérum sanguin.

**sérum antilymphocytaire** *(angl. **antilymphocyte serum**)*. Sérum obtenu en immunisant un animal par des injections répétées de lymphocytes d'un animal d'une espèce différente. Il exerce un effet dépressif sur la formation des lymphocytes et inhibe la production d'anticorps dans le sang. On l'utilise pour combattre le rejet des greffes et comme anti-inflammatoire. Abrév. : SAL.

**sérum antitétanique** *(angl. **antitetanic serum**)*. Sérum employé dans le traitement du tétanos, provenant de chevaux hyperimmunisés. Abrév. : SAT.

**sérum hyperimmun** *(angl. **hyperimmune serum**)*. Sérum très riche en anticorps, obtenu artificiellement par l'immunisation répétée d'un animal envers un germe infectieux et employé dans le traitement ou la prophylaxie de la maladie dont ce germe est responsable.

**sérum physiologique**. Syn. courant, bien qu'impropre, de *solution physiologique salée*.

**sérum physiologique sucré**. Syn. impropre de *solution physiologique sucrée*.

**sérum sanguin** *(angl.* ***blood serum****)*. Partie liquide du sang, de couleur ambrée, transparente, exempte d'éléments figurés et qui surnage après la séparation du caillot sanguin par coagulation du fibrinogène en fibrine. Le sérum sanguin a la même composition que le *plasma* (V. ce terme), dont il diffère par l'absence de fibrinogène. Le sérum est doué de propriétés antigéniques liées à la présence de protéines dont certaines sont caractéristiques de l'espèce ou particulières à des groupes, ces particularités ayant permis d'établir des systèmes de groupes sanguins. Le sérum peut contenir des anticorps résultant de processus immunitaires. Des sérums obtenus d'animaux immunisés contre diverses maladies sont utilisés en thérapeutique. (a. **sérique**)

**sérumthérapie** f. Sérothérapie.

**sésamoïde** a. *(angl.* ***sesamoid****)*. En forme de grain de sésame. V. *os sésamoïde*.

**sésamoïdite** f. *(angl.* ***sesamoiditis****)*. Inflammation d'un os sésamoïde.

**sesseyement** m. Prononciation trop accentuée des consonnes sifflantes.

**sessile** a. *(angl.* ***sessile****)*. Qui est attaché directement à l'organisme principal sans l'intermédiaire d'un pédicule. Ex. : tumeur sessile.

**sétacé, ée** a. *(angl.* ***setaceous****)*. Qui a la forme, l'aspect d'un poil raide comme celui du cochon.

**séton** m. *(angl.* ***seton****)*. 1) Mèche en coton ou faisceau de crins servant de drain, qui est introduite sous la peau ou à travers une cavité à drainer, et dont les deux extrémités sont passées par deux orifices différents à la surface de la peau. 2) Trajet transfixiant fait à travers les parties molles par une arme blanche, un projectile ou tout autre corps étranger ; il comporte donc un orifice d'entrée et un orifice de sortie.

**seuil** m. *(angl.* ***threshold****)*. 1) Limite à laquelle un phénomène provoqué par une cause précise apparaît, subit une modification déterminée ou disparaît. 2) Niveau d'intensité minimale au-dessous duquel une excitation n'est plus perçue ou reste sans réponse.

**seuil galvanique**. Syn. de *rhéobase*.

**sevrage** m. *(angl.* ***weaning****)*. 1) Cessation de l'allaitement. 2) Action de priver un toxicomane de sa drogue habituelle lors d'une cure de désintoxication. (a. **sevré, ée**)

**sexe** m. *(angl.* ***sex****)*. 1) Attribut fondamental des organismes qui se manifeste par la production d'une des deux sortes de cellules, le gamète mâle ou le gamète femelle, dont l'union permet la reproduction. 2) Ensemble des individus qui ont le même sexe : sexe masculin, sexe féminin. 3) Organe de la copulation (de l'homme ou de la femme). (a. **sexuel, elle**)

**sexe chromatinien** *(angl.* ***chromatinic sex****)*. Sexe déterminé par la présence *(sexe féminin)* ou l'absence *(sexe masculin)*, dans le noyau des cellules somatiques, du *corpuscule de Barr*. V. *Barr (corpuscule de)*.

**sexologie** f. *(angl.* ***sexology****)*. Étude des phénomènes sexuels normaux et anormaux sous tous leurs aspects, ainsi que du traitement des troubles sexuels. Le spécialiste en est le *sexologue*.

**sex-ratio** m. *(angl.)*. Rapport entre les individus de sexe masculin et ceux de sexe féminin dans une population entière, un groupe de population. Ling. : Terme anglais pour lequel il n'existe pas actuellement un équivalent satisfaisant français.

**sextuplés** (ou **sextuplets**) m. pl. *(angl.* ***sextuplets****)*. Les six enfants issus de la même grossesse.

**sexualité** f. *(angl.* ***sexuality****)*. 1) Ensemble des attributs anatomiques et physiologiques qui caractérisent chaque sexe (*Littré*). 2) Ensemble des comportements et activités liés à l'instinct sexuel.

**sexué, ée** a. *(angl.* ***sexuate****)*. Qui a un sexe, mâle ou femelle, et qui se reproduit par l'union des deux sexes.

**sexuel, elle** a. *(angl.* ***sexual****)*. Qui se rapporte au sexe ou à la sexualité. Ex. : chromosome sexuel, instinct sexuel.

**SF**. En France, lettre clé de la Nomenclature Générale des Actes Professionnels des Médecins et autres Professions de Santé. Portée sur les documents de l'assurance-maladie, elle caractérise les actes pratiqués par la sage-femme[22].

**SFI**. En France, lettre clé de la Nomenclature Générale des Actes Professionnels des Médecins et autres Professions de Santé. Portée sur les documents de l'assurance-maladie, elle caractérise les soins infirmiers pratiqués par la sage-femme[22].

**SG**. En électrocardiographie, symbole du *gradient ventriculaire*.

**SGOT**. Abrév. désignant la *glutamate-oxalo-acétate-transaminase* (de l'anglais *serum glutamic-oxaloacetic transaminase*), aujourd'hui nommée *aspartate aminotransaminase*.

**SGPT**. Abrév. désignant la *glutamate-pyruvate-transaminase* (de l'anglais ***s**erum **g**lutamic-**p**yruvic **t**ransaminase*), aujourd'hui nommée *alanine aminotransaminase*.

**Shigella**. Genre de bacilles gram-négatifs, immobiles, appartenant à la famille des *Entérobactéries*, agents de la dysenterie bacillaire.

**shigellose** f. *(angl.* ***shigellosis****)*. Dysenterie bacillaire (due aux bacilles du genre *Shigella*).

**shock** m. Orthographe anglaise de *choc* (parfois rencontrée dans les textes français).

**Shrapnell (membrane flaccide de)** *(angl.* ***Shrapnell's membrane****)*. Partie supérieure de la membrane du tympan, plus mince et moins résistante que la portion inférieure. C'est à ce niveau que surviennent le plus souvent les perforations accidentelles et pathologiques du tympan. (*Shrapnell* Henry Jones, anatomiste anglais et chirurgien militaire, 1761-1841.)

**shunt** m. *(angl.* ***shunt****)*. En cardiologie, court-circuit congénital ou acquis dans la circulation du sang, s'effectuant par un orifice ou un canal anormal, ou par l'abouchement anormal d'un vaisseau, entre le cœur artériel (ou le système vasculaire artériel) et le cœur veineux (ou le système vasculaire veineux). Ainsi, une partie ou la totalité du courant sanguin subit une déviation de son trajet normal, d'où résulte un mélange des sangs artériel et veineux. V. *Botal (trou de)*. Ling. : En anglais *to shunt*, dériver.

**SI** 1) Abrév. de *sacro-iliaque*. 2) Abrév. de *Système international d'unités*.

**Si** Symbole du *silicium*.

**sial-**, **sialo-** Préfixe d'origine grecque indiquant une relation avec la salive. V. *ptyal-*.

**sialagogue** a. et m. *(angl.* ***sialagogue****)*. Qui produit une sécrétion abondante de salive. V. *salivant*.

**scialidase** f. Syn. de *neuraminidase*.

**sialite** f. *(angl.* ***sialitis****)*. Inflammation d'une glande salivaire ou d'un canal salivaire.

**sialogène** a. *(angl.* ***sialogenous****)*. Qui provoque la salivation.

**sialographie** f. *(angl.* ***sialography****)*. Examen radiologique des canaux excréteurs de la salive (canal de Sténon et canal de Wharton) après injection d'un liquide opaque aux rayons X. L'image ainsi obtenue est un *sialogramme*.

**sialolithe** m. *(angl.* ***sialolith****)*. Calcul salivaire (formé dans un canal ou une glande salivaires).

**sialolithotomie** f. *(angl.* ***sialolithotomy****)*. Ablation d'un calcul salivaire après incision de la glande ou du canal salivaires où il se trouve logé.

**sialorrhée** a. Syn. de *ptyalisme*.

**sialose** f. *(angl.* ***sialosis****)*. Hyperplasie bilatérale récidivante non inflammatoire et non néoplasique qui affecte généralement les glandes parotides et rarement les glandes sous-maxillaires[7].

**sibilance** f. *(angl.* ***sibilant rale****)*. Râle sec de tonalité aiguë, rappelant le sifflement du vent (appelé aussi *râle sibilant*). Il s'entend aux deux temps de la respiration, lors d'une sténose des bronchioles avec ou sans présence de mucosités obstruantes. V. *râle*.

**sibilant**, **ante** a. *(angl.* ***sibilant****)*. Qui siffle. Ex. : râle sibilant.

**siblement** m. V. *wheezing*.

**siccatif**, **ive** *(angl.* ***siccative****)*. 1) m. Tout médicament topique qui dessèche rapidement les plaies (par ex. l'iodoforme). 2) a. et m. Se dit d'une substance qui, incorporée aux vernis et aux peintures, leur permet de sécher rapidement.

**sickle-cell** f. Syn. anglais de *drépanocyte*.

**sicklémie** f. Syn. par influence de l'anglais de *drépanocytose*.

**SIDA**. En obstétrique, abrév. de la présentation *sacro-iliaque droite antérieure* (variété de présentation du siège).

**SIDA** m. (ou **sida**) *(angl.* ***AIDS****)*. Abrév. de *syndrome d'immunodéficience acquise*. Maladie très grave provoquée par un virus (VIH : virus de l'immunodéficience humaine, du groupe *rétrovirus*), qui détruit les défenses immunitaires de l'organisme (les lymphocytes T) et l'expose à diverses infections opportunistes redoutables : candidose œsophagienne et broncho-pulmonaire, cryptococcose disséminée du système nerveux central, pneumonie interstitielle à *Pneumocystis carinii* ou à mycobactéries atypiques, toxoplasmose, histoplasmose, cryptosporidiose, infections à cytomégalovirus et à virus herpétique. S'y ajoutent encore, à tous les stades de la maladie, certains cancers (sarcomes de Kaposi, lymphomes). Le virus se transmet par le sang et par le sperme. Les sujets à haut risque sont les toxicomanes utilisant des seringues contaminées, les homosexuels, les prostituées (la transmission par les transfusions sanguines est moins à craindre depuis la recherche systématique de la séropositivité chez les donneurs). Les tests sanguins peuvent être positifs (sujets ou porteurs VIH) pendant des périodes assez longues (jusqu'à plusieurs années) avant l'apparition des manifestations cliniques. Les premières manifestations (pré-sida) consistent en : poussées fébriles répétées, diarrhée, amaigrissement, lymphadénopathies. Les premiers cas de sida furent décrits aux États-Unis en 1979 chez les homosexuels, mais il s'est avéré par la suite que la maladie existait aussi dans certaines régions de l'Afrique équatoriale et à Haïti, également chez des hétérosexuels. Syn. : *carence immunitaire T épidémique (CITE), déficit immunitaire acquis, syndrome dysimmunitaire acquis, syndrome d'immunodépression T épidémique (SITE).* Le sida étant le stade ultime et le plus grave d'un large spectre de pathologies associées au VIH, une définition officielle de la maladie a été précisée par les *Centers for Disease Control* (Atlanta, États-Unis) et a été adoptée par la communauté scientifique du monde entier. Elle énumère une liste des pathologies résultant de cette infection qui permettent de poser le diagnostic.

**sidéen, enne** a. et n. Qui est atteint du sida.

**sidér-** Préfixe d'origine latine indiquant une relation avec les astres et l'influence qu'on leur attribue.

**sidér-, sidéro-** Préfixe d'origine grecque indiquant une relation avec le fer.

**sidérant, ante** a. *(angl.* ***stunning****).* Foudroyant, en parlant d'apoplexie ou d'autres processus pathologiques qui se produisent brusquement.

**sidération** f. *(angl.* ***sideration****).* Suspension brusque des fonctions vitales (respiration et circulation) par électrocution, action de la foudre, embolie, hémorragie cérébrale, etc. Ling. : Ce phénomène était attribué, autrefois, à l'action des astres, d'où son nom.

**sidérémie** f. *(angl.* ***siderinemia****).* Taux du fer dans le sérum sanguin (valeur normale chez l'homme adulte : 80 à 120 microgrammes pour 100 ml).

**sidérine** f. Syn. d'*hémosidérine*.

**sidéropénie** f. *(angl.* ***sideropenia****).* 1) Insuffisance de fer dans l'organisme. 2) Baisse du taux de fer dans le sérum sanguin. On l'observe au cours des anémies hypochromes. V. *ferriprive*. (a. **sidéropénique**)

**sidéropexie** f. *(angl.* ***sideropexy****).* Fixation de fer par des cellules ou des tissus. (a. **sidéropexique**)

**sidérophile** a. *(angl.* ***siderophil****).* Se dit de cellules ou de tissus capables de fixer le fer, et renfermant, de ce fait, du fer.

**sidérophiline** f. Syn. de *transferrine*.

**sidérose** f. *(angl.* ***siderosis****).* 1) Pneumoconiose due à l'inhalation de fines particules de fer, survenant chez les soudeurs, les polisseurs, les aiguiseurs. 2) Excès de fer dans le sang. 3) Infiltration de divers tissus par de fines particules de fer ou d'un composé ferrugineux.

**sidérurie** f. *(angl.* ***siderinuria****).* Présence et taux du fer dans les urines, normalement infime (inférieure à 0,5 mg/24 h).

**SIDP**. En obstétrique, abrév. de la présentation *sacro-iliaque droite postérieure* (variété de présentation du siège).

**SIDT**. En obstétrique, abrév. de la présentation *sacro-iliaque droite transverse* (variété de présentation du siège).

**siège complet** *(angl.* ***complete breech presentation****).* En obstétrique, présentation du siège dans laquelle les jambes sont fléchies sur les cuisses et les cuisses sur l'abdomen, de sorte que les membres inférieurs font partie de la présentation en même temps que le siège lui-même.

**siège décomplété (mode des fesses)** *(angl.* ***frank breech presentation****).* En obstétrique, présentation du siège dans laquelle les membres inférieurs sont étendus devant le tronc, les pieds se trouvant à la hauteur de la tête du fœtus, de sorte que les fesses constituent à elles seules toute la présentation.

**sievert** m. *(angl.* ***sievert****).* Unité d'équivalent de dose du *Système international d'unités* (SI) dans le domaine de la radioprotection ; elle est égale au joule par kilogramme. Symbole : Sv.

**SIGA**. En obstétrique, abrév. de la présentation *sacro-iliaque gauche antérieure* (variété de présentation du siège).

**sigma**. Dix-huitième lettre de l'alphabet grec (Σ), correspondant à la lettre S.

**sigmatisme** m. Prononciation difficile et défectueuse de la lettre S.

**sigmoïde** a. *(angl.* ***sigmoid****).* Qui est en forme de S, ou plus précisément, en forme de sigma (Σ). V. *côlon sigmoïde*.

**sigmoïdectomie** f. *(angl.* ***sigmoidectomy****).* Ablation chirurgicale, partielle ou totale, du côlon sigmoïde.

**sigmoïdite** f. *(angl.* ***sigmoiditis****).* Inflammation du côlon sigmoïde.

**sigmoïdopexie** f. *(angl.* ***sigmoidopexy****).* Fixation chirurgicale du côlon sigmoïde à la paroi abdominale. Elle est indiquée en cas de prolapsus rectal.

**sigmoïdoscopie** f. *(angl.* ***sigmoidoscopy****).* Examen endoscopique du côlon sigmoïde.

**sigmoïdo-sigmoïdostomie** f. *(angl.* ***sigmoidosigmoidostomy****).* Création chirurgicale d'une anastomose entre deux portions du côlon sigmoïde, après résection de la portion intermédiaire malade.

**sigmoïdostomie** f. *(angl.* ***sigmoidostomy****).* Création d'un anus artificiel au niveau de la fosse iliaque gauche, en abouchant à la peau le côlon sigmoïde.

**signe** m. *(angl.* ***sign****)*. Toute manifestation d'une maladie que le médecin ou un autre observateur peut constater objectivement et, plus particulièrement, tout phénomène que l'observateur peut provoquer intentionnellement à des fins diagnostiques (alors que le *symptôme* est subjectivement ressenti par le malade). Les signes portent, très souvent, le nom du médecin qui les a décrits.

**signe de la cuisse**. Syn. de *signe de Brudzinski*. V. *Brudzinski (signe de)* (1).

**signe du drapé** *(angl.* ***pleated defect****)*. Image radiologique caractéristique du cancer de l'estomac : les plis de la muqueuse gastrique rappellent ceux d'une étoffe drapée.

**signe de l'éventail**. V. *Babinski (signe de)*.

**signe du lacet** *(angl.* ***tourniquet test****)*. Méthode simple d'étude de la résistance capillaire : une bande élastique est appliquée durant quelques minutes au-dessus du coude sans arrêter la circulation artérielle. L'apparition au pli du coude d'un certain nombre de pétéchies témoigne d'une fragilité capillaire *(signe du lacet positif)*.

**signe de la nuque**. Syn. de *signe de Brudzinski*. V. *Brudzinski (signe de)* (2).

**signe du ressaut**. Syn. de *signe d'Ortolani*. V. *Ortolani (signe de)*.

**signe du tiroir** *(angl.* ***drawer sign****)*. 1) Mobilité anormale dans le sens antéro-postérieur du tibia par rapport au fémur, le genou étant fléchi, observée dans la déchirure des ligaments croisés. 2) Mouvement de va-et-vient provoqué par la traction et le repoussement de la cuisse en cas de pseudarthrose du col du fémur.

**SIGP**. En obstétrique, abrév. de la présentation *sacro-iliaque gauche postérieure* (variété de présentation du siège).

**SIGT**. En obstétrique, abrév. de la présentation *sacro-iliaque gauche transverse* (variété de présentation du siège).

**silicate** m. *(angl.* ***silicate****)*. Sel ou ester de l'acide silicique (du *silicium)*. Les silicates sont très répandus dans la nature.

**silice** f. *(angl.* ***silica****)*. Dioxyde de silicium : corps solide de grande dureté, blanc ou incolore, très abondant dans la nature, prenant après fusion l'apparence du verre. V. *silicium*.

**siliceux, euse** a. *(angl.* ***siliceous****)*. Qui contient de la silice.

**silicique** a. *(angl.* ***silicic****)*. Qui se rapporte au silicium ou à la silice, qui en contient.

**silicium** m. *(angl.* ***silicon****)*. Élément apparenté au carbone, très répandu dans le règne minéral sous forme de quartz, silex, grès, sable, silice. Les composés de silicium ont de nombreuses applications industrielles (fabrication de verres, de matériaux artificiels, de silicones, etc.). L'inhalation de poussières des composés du silicium peut être la cause d'affections pulmonaires *(silicose)*. En pharmacie, on utilise certains silicates : talc, kaolin, etc. Symbole : Si.

**silicoarthrite** f. Syn. de *pneumoconiose rhumatoïde*.

**silicone** f. *(angl.* ***silicone****)*. Nom générique des matières plastiques organiques dans lesquelles des atomes de carbone sont remplacés par des atomes de silicium. Leurs applications sont nombreuses et variées (crèmes protectrices et fards, agents lubrifiants, imperméabilisants, antimoussants, pièces d'appareillage plastiques). Les silicones sont pratiquement dépourvues de toxicité.

**silicose** f. *(angl.* ***silicosis****)*. Affection pulmonaire chronique (pneumoconiose) causée par l'inhalation de poussière de silice. Syn. : *chalicose*, *maladie des tailleurs de pierre*.

**silicotique** *(angl.* ***silicotic****)*. 1) a. Qui se rapporte à la silicose, qui est dû à la silicose. Ex. : poumon silicotique. 2) a. et n. Qui est atteint de silicose.

**sillon** m. *(angl. 1)* ***groove****, 2)* ***sulcus****)*. 1) Enfoncement étroit et allongé, sinueux ou linéaire, à la surface d'une structure anatomique. 2) Anfractuosité linéaire du cortex cérébral qui sépare deux circonvolutions d'un même lobe.

**sillon balano-préputial**. V. *verge*.

**sillon costo-diaphragmatique**. Syn. de *sinus costo-diaphragmatique*.

**sillon naso-génien** *(angl.* ***nasogenian sulcus****)*. Sillon de la face, oblique en bas et en dehors qui sépare le versant du nez de la joue.

**simien, ienne** a. *(angl.* ***simian****)*. Qui se rapporte aux singes, qui ressemble à un singe. Ex. : virus simien, main simienne (main décharnée par atrophie des muscles).

**similia similibus curantur**. Expression latine signifiant « les semblables se guérissent par les semblables ». C'est le principe fondamental de l'homéopathie.

**Simmonds (maladie de)** *(angl.* ***Simmonds' disease****)*. Insuffisance grave de l'antéhypophyse ayant pour conséquence l'atrophie des autres glandes endocrines normalement stimulées par les hormones antéhypophysaires, avec altération progressive de l'état général allant jusqu'à la cachexie. Syn. : *cachexie hypophysaire*. (*Simmonds* Morris, médecin allemand, 1855-1925.)

**simple** m. *(angl. **simple**)*. Nom populaire de toute plante médicinale.

**Sims** (**position de**) *(angl. **Sims' position**)*. Position couchée sur le côté avec les cuisses fléchies, celle reposant sur la table étant en flexion plus accusée, et le bras opposé étant étendu en arrière, le long du dos. Cette position est recommandée pour le toucher vaginal. (*Sims* James Marion, gynécologue américain, 1813-1883.)

**simulation** f. *(angl. **simulation**)*. 1) Emploi de modèles dans des situations où l'expérimentation est impossible ou impraticable, afin de déterminer les effets des changements subis par les variables ou les objectifs. Les effets observés fournissent aux planificateurs une base permettant de prendre des décisions au sujet de la situation réelle[26]. 2) Fraude consciente et raisonnée qui consiste à provoquer, à imiter ou à exagérer des troubles morbides subjectifs ou objectifs dans un but intéressé. V. *sinistrose*.

**sinapisme** m. *(angl. **mustard plaster**)*. Cataplasme ou emplâtre à base de farine de moutarde, destiné à produire la révulsion.

**sincipital**, **ale**, **aux** a. *(angl. **sincipital**)*. Qui se rapporte au sinciput.

**sinciput** m. *(angl. **sinciput**)*. Partie supérieure de la voûte crânienne. (a. **sincipital**, **ale**, **aux**)

**Sinding Larsen** (**maladie de**). Syn. de *maladie de Larsen-Johansson*. V. *Larsen-Johansson (maladie de)*.

**singultueux**, **euse** a. *(angl. **singultous**)*. Qui ressemble à un sanglot. Ex. : respiration singultueuse.

**sinistralité** f. *(angl. **sinistrality**)*. Tendance innée à utiliser de préférence un membre (bras ou jambe) gauche pour tous les mouvements volontaires ou spontanés. Syn. : *gaucherie*. Ant. : *dextralité*.

**sinistro-** Préfixe d'origine latine signifiant *gauche*, *à gauche*. V. *lévo-*. Ant. : *dextro-*.

**sinistroscoliose** f. *(angl. **sinistroscoliosis**)*. Déviation latérale de la colonne vertébrale vers la gauche. V. *dextroscoliose*, *scoliose*.

**sinistrose** f. *(angl. **compensation neurosis**)*. État mental de certains accidentés du travail ou de la route qui exagèrent leur impotence fonctionnelle, se plaignant souvent de malaises subjectifs, et manifestent des tendances revendicatrices en vue d'une indemnisation maximale du préjudice causé. Cet état peut devenir une véritable névrose, rebelle au traitement. La sinistrose est à distinguer de la *simulation*, car les troubles sont effectivement ressentis par le sujet, en raison de son état mental anormal.

**sinuosité** f. *(angl. **sinuosity**)*. État de ce qui est sinueux, qui présente une suite de courbes irrégulières et dans des sens différents. (a. **sinueux**, **euse**)

**sinus** m. *(angl. **sinus**)*. Cavité au sein d'un organe ou dilatation localisée, normale ou pathologique, d'un organe creux. Ling. : Mot latin signifiant *creux*. V. *sinusal*, *sinusien*.

**sinus carotidien** *(angl. **carotid sinus**)*. Dilatation fusiforme de la bifurcation terminale de l'artère carotide primitive, empiétant sur ses deux branches (surtout sur l'artère carotide interne), à paroi plus élastique, moins musculaire et très riche en éléments nerveux. Cette zone est un barocepteur qui joue un rôle dans la régulation de la pression artérielle et du rythme cardiaque. Syn. : *bulbe carotidien*.

**sinus caverneux** *(angl. **cavernous sinus**)*. Chacun des deux volumineux sinus veineux dure-mériens, allongés d'avant en arrière, de chaque côté de la selle turcique.

**sinus coronaire** *(angl. 1) **circular sinus**, 2) **coronary sinus**)*. 1) Sinus veineux impair et médian, de forme elliptique ou circulaire, qui occupe le pourtour de la selle turcique. Il est susjacent à la glande pituitaire. 2) Portion terminale et ampullaire de la grande veine coronaire du cœur, qui occupe l'extrémité postérieure du sillon coronaire gauche.

**sinus** (ou **sillon**) **costo-diaphragmatique** *(angl. **costodiaphragmatic sinus**)*. Dépression angulaire délimitée par la portion sous-pulmonaire du diaphragme et la paroi costale. Dans ce sinus glisse une languette pulmonaire qui remonte dans l'expiration et atteint le fond du sinus dans l'inspiration.

**sinus crânien**. Syn. de *sinus veineux de la dure-mère*.

**sinus de la face** *(angl. **paranasal sinus**)*. Cavités pneumatiques développées dans les os qui entourent les fosses nasales et qui communiquent avec elles. On en décrit trois groupes principaux : un groupe maxillaire, représenté par les *sinus maxillaires;* un groupe ethmoïdal comprenant toutes les *cellules ethmoïdales* (cavités pneumatiques creusées dans les masses latérales de l'ethmoïde, appelées aussi *sinus ethmoïdaux*), ainsi que les *sinus frontaux*, et un groupe sphénoïdal, constitué par les *sinus sphénoïdaux*.

**sinus veineux de la dure-mère** (ou **dure-mériens**) *(angl. **cranial sinuses**)*. Canal veineux compris dans un dédoublement de la

S

dure-mère. Les sinus dure-mériens drainent toutes les veines des organes contenus dans la cavité crânienne (encéphale et méninges) et dans la cavité orbitaire (œil et ses annexes). Syn. : *sinus crânien*.

**sinusal, ale, aux** a. *(angl.* ***sinusal****)*. 1) Qui se rapporte au nœud sinusal de Keith et Flack, qui a son origine dans ce nœud. Ex. : rythme sinusal, tachycardie sinusale. 2) Syn. de *sinusien*.

**sinusien, ienne** a. *(angl.* ***sinusal****)*. Qui appartient ou qui se rapporte à un sinus. Ex. : infection sinusienne, confluent sinusien (des sinus veineux). Syn. : *sinusal* (2).

**sinusite** f. *(angl.* ***sinusitis****)*. Inflammation de la muqueuse tapissant les sinus de la face ; elle peut être aiguë ou chronique, purulente ou non, et d'après sa localisation : maxillaire, frontale, ethmoïdale, sphénoïdale. Lorsque tous les sinus d'un côté ou des deux côtés de la face sont atteints, on parle de *pansinusite*.

**sinusographie** f. *(angl.* ***sinography****)*. Radiographie des sinus veineux de la dure-mère après injection d'un milieu opacifiant. C'est une technique particulière de *phlébographie*.

**sinusoïdal, ale, aux** a. *(angl.* ***sinusoidal****)*. Qui ressemble à une sinusoïde. Ex. : rythme sinusoïdal (en encéphalographie).

**sinusoïde** f. *(angl. 1)* ***sinewave****, 2)* ***sinusoidal****)*. 1) Courbe ondulée plane à équation définie, servant à représenter, en physique et en biophysique, les phénomènes vibratoires. 2) a. Qui ressemble à la courbe définie sous 1.

**siphon** m. *(angl.* ***siphon****)*. Tube en forme de U renversé, dont les deux branches sont de longueur inégale, utilisé pour transvaser les liquides ou pour pratiquer l'évacuation d'une cavité naturelle.

**siphon vésiculaire** *(angl.* ***siphon of gallbladder****)*. Ensemble constitué par le col de la vésicule biliaire et les deux angles qu'il forme avec le corps de la vésicule d'une part, et le canal cystique d'autre part.

**siphonnage** m. *(angl.* ***siphonage****)*. Méthode d'évacuation du contenu d'un organe creux (estomac) ou d'un liquide pathologique accumulé dans la plèvre, dans un abcès, au moyen d'un *siphon*.

**Sipple (syndrome de)** *(angl.* ***Sipple's syndrome****)*. Syndrome familial caractérisé par l'association d'un phéochromocytome, d'un cancer médullaire de la thyroïde et d'une hyperparathyroïdie. (*Sipple* John H., médecin américain, né en 1930.)

**sirop** m. *(angl.* ***syrup****)*. Préparation médicamenteuse aqueuse pour usage oral, contenant une forte proportion de sucre (en général, les deux tiers en poids).

**SITE**. Abrév. de *syndrome d'immunodépression T épidémique*. V. *SIDA*.

**site** m. *(angl.* ***site****)*. Le plus petit élément génétique qui peut être reconnu à l'intérieur d'un gène, car il peut être le siège d'une mutation ponctuelle et peut être séparé par recombinaison intracistronique des sites voisins. Le site représente donc à la fois l'unité de mutation *(muton)* et l'unité de recombinaison *(recon)* du matériel génétique. Il correspond sans doute à un nucléotide unique de la séquence nucléique[23].

**site antigénique** *(angl.* ***antigenic determinant****)*. Fraction de la molécule d'un antigène qui a la propriété de se combiner avec l'anticorps spécifique correspondant ou avec les lymphocytes sensibilisés. Syn. : *déterminant antigénique*, *épitope*.

**sitio-, sito-** Préfixe d'origine grecque indiquant une relation avec les aliments.

**sitiologie** f. *(angl.* ***sitology****)*. Étude des aliments, de l'alimentation et de la nutrition. V. *diététique*.

**sitostérol** m. *(angl.* ***sitosterol****)*. Type de stérols très répandus dans les végétaux (huile de soja, de seigle, de maïs), et qui feraient, prétendument, baisser le taux de cholestérol sanguin.

**situation anaclitique** *(angl.* ***anaclitic situation****)*. Privation des soins maternels pendant la première année de vie entraînant un retard à l'apparition du sourire, du langage, du développement global avec, parfois, des signes dépressifs.

**situs** m. *(angl.* ***situs****)*. Mot latin signifiant *position, situation*.

**situs incertus** *(angl.* ***situs incertus****)*. Situation anormale des viscères mais qui ne correspond pas à une transposition bien définie, associée à des malformations du cœur et de la rate.

**situs inversus** *(angl.* ***situs inversus****)*. Anomalie dans laquelle un organe ou plusieurs organes sont placés du côté opposé à celui qu'ils occupent normalement. Ex. : inversion du cœur à droite *(dextrocardie)*, inversion du foie à gauche. Syn. : *inversion splanchnique* (ou *viscérale*), *transposition viscérale*.

**situs sagittalis** *(angl.* ***situs sagittalis****)*. Forme d'anomalie de position du cœur, dont la pointe est située dans l'hémithorax droit du fait de la rotation à droite des ventricules autour des gros vaisseaux de la base (aorte et artère pulmonaire), ceux-ci gardant leur situation normale.

**Sjögren (syndrome de)** *(angl. **Sjögren's syndrome, sicca syndrome**)*. Syndrome dû à une insuffisance généralisée des glandes exocrines, se traduisant par la sécheresse de toutes les muqueuses et de la peau : xérophtalmie, aptyalisme, xérodermie, xérostomie. S'y associent aussi : une polyarthrite, une artérite chronique, une diminution des sécrétions gastriques, des troubles trophiques. L'étio-pathogénie de l'affection n'est pas élucidée (certains cas semblent héréditaires). Syn. : *syndrome de Gougerot-Sjögren, syndrome sec*. (*Sjögren* Henrik Samuel Conrad, ophtalmologue suédois, 1899-1986.)

**skia-** Préfixe d'origine grecque signifiant *ombre*.

**skiascopie** f. *(angl. **skiascopy**)*. Méthode objective de détermination du pouvoir de réfraction de l'œil, par l'examen du déplacement de l'ombre pupillaire obtenue en projetant un faisceau lumineux sur l'œil.

**sludge** m. Syn. d'*agrégat*. (Néologisme anglais déconseillé, mais couramment employé en français.)

**smegma** m. *(angl. **smegma**)*. Matière blanchâtre, pâteuse, d'odeur aigre, qui se trouve au fond du repli du prépuce chez l'homme, entre les petites lèvres et le clitoris chez la femme. Elle provient de la desquamation des cellules épithéliales des muqueuses génitales.

**Smith-Petersen (clou de)** *(angl. **Smith-Petersen nail**)*. Clou à section à peu près triangulaire comportant trois lames minces disposées en étoile, utilisé pour l'enclouage des fragments d'os dans les fractures du col du fémur. (*Smith-Petersen* Marius Nygaard, chirurgien orthopédiste américain, 1886-1953.)

**Smith-Petersen (opération de)** *(angl. **Smith-Petersen hip arthroplasty**)*. Arthroplastie de la hanche avec interposition d'une cupule métallique. (*Smith-Petersen,* Marius Nygaard, chirurgien orthopédiste américain, 1886-1953.).

**smooth** a. *(angl.)*. Se dit d'une des deux formes sous lesquelles peuvent se présenter les colonies de certaines espèces bactériennes : aspect luisant, humide, lisse, homogène et bombé. Ling. : Adjectif anglais, invariable en français, signifiant *lisse*, *homogène*, couramment employé par les bactériologistes français. V. *rough*. Abrév. : S.

**SN**. Abrév. de *système nerveux*.

**SNC**. Abrév. de *système nerveux central*.

**sociodrame** m. *(angl. **sociodrama**)*. Méthode de psychothérapie analogue au *psychodrame*, mais réalisée par une participation collective des malades.

**sociogenèse** f. *(angl. **sociogenesis**)*. Rôle attribué aux facteurs sociaux dans l'apparition et le développement des troubles mentaux.

**sociophilie** f. *(angl. **sociophilia**)*. Besoin intense de vie sociale.

**sociophobie** f. *(angl. **sociophobia**)*. Antipathie anormale pour la vie en société et pour toute forme de relations sociales.

**sodé, ée** a. *(angl. **soda**)*. Qui contient du sodium ou de la soude, qui a été traité par le sodium ou l'un de ses composés. Ex. : chaux sodée.

**sodique** a. *(angl. **sodic**)*. Qui se rapporte au sodium, qui en contient. Ex. : rétention sodique.

**sodium** m. *(angl. **sodium**)*. Métal alcalin blanc argenté, très répandu dans la nature sous forme de chlorure de sodium, surtout dissous dans l'eau de mer. C'est un constituant essentiel de pratiquement tous les tissus végétaux et animaux (dans ces derniers, il représente un des principaux *électrolytes*) (V. *natrémie*). Une perte de sodium d'origine digestive (diarrhées abondantes), cutanée (sudation importante) ou rénale, entraîne une déshydratation cellulaire et une fatigabilité musculaire. La rétention de sodium (au cours de néphrite, par ex.) a pour conséquence la rétention d'eau dans les espaces interstitiels (œdèmes). Le sodium a de très nombreux usages industriels. Nombre de ses sels sont employés en thérapeutique. La manipulation du sodium pur exige des précautions, car il est très caustique pour les tissus. Symbole : Na. Syn. : *natrium*.

**sodium (chlorure de)** *(angl. **sodium chloride**)*. NaCl. Sel existant à l'état naturel (sel gemme), extrait des salines et de l'eau de mer. Il constitue le condiment de base de l'alimentation (sel de cuisine), indispensable à l'organisme en tant que source d'ions de chlore et de sodium. Il entre dans la composition de diverses solutions isotoniques ou hypertoniques (V. *solution physiologique salée*). Syn. : *sel* (2).

**sodomie** f. *(angl. **sodomy**)*. 1) Coït anal. 2) Syn. de *bestialité*. Ling. : De la ville biblique de *Sodome*. (a. **sodomique**)

**soins intensifs** *(angl. **intensive care**)*. Soins et traitements administrés à des malades en état grave, qui ont besoin d'une surveillance continue au moyen d'un personnel nombreux et qualifié, et d'appareillages perfectionnés, destinés à contrôler fréquemment les fonctions vitales. Syn. : *traitement intensif*[26]. V. *réanimation*.

**soins de santé primaires** *(angl.* ***primary health care****).* Soins de santé essentiels, fondés sur des méthodes et une technologie pratiques, scientifiquement valables et socialement acceptables, rendus accessibles à tous les individus et toutes les familles grâce à leur entière participation et à un coût abordable pour la communauté et le pays. Ils constituent la clé de voûte du système de santé et du développement social et économique global d'un pays. Les soins de santé primaires comprennent au minimum les huit éléments suivants : 1) éducation portant sur les problèmes fondamentaux de santé et sur les méthodes susceptibles de les réduire ou de les prévenir ; 2) promotion d'une alimentation et d'un état nutritionnel satisfaisants ; 3) réalisation d'un approvisionnement adéquat en eau potable et application de mesures d'assainissement de base ; 4) soins de santé maternelle et infantile, planification familiale comprise ; 5) vaccination contre les grandes maladies infectieuses ; 6) prévention et réduction des endémies locales ; 7) traitement approprié des maladies et des blessures communes ; et 8) distribution de médicaments essentiels. Ling. : Définition résumant les conclusions de la Conférence internationale sur les soins de santé primaires, qui s'est tenue à Alma-Ata en 1978, sous les auspices de l'OMS et de l'UNICEF. Abrév. : SSP.

**solaire** a. *(angl.* ***solar****).* Qui se rapporte au soleil, qui est provoqué par ses rayons. Ex. : érythème solaire, spectre solaire.

**solarium** m. *(angl.* ***solarium****).* Établissement aménagé pour l'héliothérapie.

**soléaire** a. et m. V. *muscle soléaire.*

**solubilité** f. *(angl.* ***solubility****).* Aptitude d'un corps à se dissoudre dans un solvant.

**soluble** a. *(angl.* ***soluble****).* Se dit d'une substance qui peut se dissoudre dans un liquide.

**soluté** m. *(angl.* ***solute****).* 1) Dans une solution, substance dissoute, par opposition au solvant. Par ex., dans l'eau de mer, le chlorure de sodium est le soluté et l'eau le solvant. 2) En pharmacie et en pharmacologie, solution obtenue par dissolution d'une ou de plusieurs substances médicamenteuses dans un solvant approprié.

**soluté magistral** *(angl.* ***magistral solute****).* Solution d'une substance médicamenteuse préparée selon une ordonnance médicale.

**soluté physiologique salé**. Syn. de *solution physiologique salée.*

**soluté physiologique sucré**. Syn. de *solution physiologique sucrée.*

**solution** f. *(angl.* ***solution****).* Mélange liquide homogène d'une substance solide, liquide ou gazeuse (la substance dissoute est le *soluté*) et d'un liquide (le *solvant*), généralement en quantité plus élevée. La substance dissoute peut être récupérée par évaporation du solvant ou par un autre processus physique. Une solution médicamenteuse est appelée *soluté.*

**solution (anticoagulante) ACD** *(angl.* ***anticoagulant citrate dextrose solution, ACD****).* Solution anticoagulante contenant du dextrose citraté. Ling. : ACD, abrév. du terme anglais ***a****cid* ***c****itrate* ***d****extrose.*

**solution centinormale** a. *(angl.* ***centinormal solution****).* Solution dont la concentration est égale au centième de celle de la solution normale. Abrév. : 0,01 N ou N/100.

**solution de contiguïté** *(angl.* ***solution of contiguity****).* Séparation de parties précédemment en contact.

**solution de continuité** *(angl.* ***solution of continuity****).* Toute division anormale, complète ou partielle, survenant dans un organe ou un tissu dont les éléments constitutifs sont normalement continus.

**solution décimolaire** a. *(angl.* ***decimolar solution****).* Se dit d'une solution dont la concentration est égale au dixième de celle de la solution molaire. Abrév. : 0,1 M ou M/10.

**solution décinormale** a. *(angl.* ***decinormal solution****).* Se dit d'une solution dont la concentration est égale au dixième de celle de la solution normale. Abrév. : 0,1 N ou N/10.

**solution isotonique** *(angl.* ***isotonic solution****).* Solution ayant la même pression osmotique que le sérum sanguin et dans laquelle on peut maintenir intacts des éléments cellulaires (notamment des érythrocytes).

**solution molaire** *(angl.* ***molar solution****).* Solution qui contient une molécule-gramme de substance dissoute par litre. Abrév. : M.

**solution physiologique salée** *(angl.* ***physiological salt solution****).* Solution isotonique, stérile contenant 9 g de chlorure de sodium par 1 000 ml d'eau distillée. Elle est utilisée comme solvant pour divers médicaments injectables et sous forme pure, en injections (notamment perfusion intraveineuse lente) pour pallier une diminution importante du volume sanguin (état de choc avec hypotension, hémorragie massive, etc.) ou une déshydratation importante (diarrhée grave, apport insuffisant de liquides, etc.). Syn. : *soluté physiologique, sérum physiologique* (impropre, mais couramment employé).

**solution physiologique sucrée** *(angl.* ***physiological sugar solution****)*. Solution isotonique, stérile, contenant 50 g de glucose pour 1 000 ml d'eau distillée. Utilisée en injections intraveineuses, comme agent nutritif, ou solvant de certains médicaments. Syn. : *soluté physiologique sucré*, *sérum physiologique sucré* (impropre).

**solution standard** *(angl.* ***standard solution****)*. Solution contenant une quantité déterminée d'une ou de plusieurs substances données.

**solution tampon** *(angl.* ***buffer solution****)*. Solution assez concentrée dont le pH reste sensiblement constant malgré l'addition d'un acide ou d'une base, ou malgré sa dilution. Les solutions tampon servent en analyse, à déterminer le pH par comparaison, ainsi qu'à régler l'état ionique d'un milieu avant d'y effectuer un dosage.

**solvant** m. *(angl.* ***solvent****)*. Substance liquide qui peut dissoudre une autre substance. Syn. : *dissolvant* (employé aussi comme adjectif).

**soma** m. *(angl.* ***soma****)*. Ensemble de l'organisme, à l'exclusion des cellules et des tissus qui jouent un rôle direct dans la reproduction. V. *germen*.

**somatique** a. *(angl.* ***somatic****)*. Qui se rapporte ou qui appartient au corps. Ce terme s'emploie généralement pour désigner un phénomène ou une cause physiques (organiques), par opposition à d'autres de nature psychique. Ex. : examen somatique.

**somatisation** f. *(angl.* ***somatization****)*. Stade évolutif d'une névrose au cours duquel le patient convertit ses troubles psychiques en symptômes somatiques.

**somatogène** a. *(angl.* ***somatogenic****)*. Qui a son origine dans les tissus ou les organes. V. *psychogène*.

**somatognosie** f. *(angl.* ***somatognosis****)*. Conscience que chaque individu normal prend de son propre corps.

**somatomédine** f. *(angl.* ***somatomedin****)*. Facteur polypeptidique hormonal sécrété par le foie sous l'influence de la somatotrophine. Plusieurs somatomédines ont été isolées.

**somatopsychose** f. *(angl.* ***somatopsychosis****)*. Psychose associée à une affection somatique ou secondaire à celle-ci.

**somatostatine** f. *(angl.* ***somatostatin****)*. Facteur hypothalamique d'inhibition de la sécrétion d'hormone de croissance isolé en 1972 à partir d'extraits hypothalamiques ovins, puis synthétisé. La somatostatine diminue le taux plasmatique d'hormone de croissance immunoréactive chez l'homme normal, diabétique ou acromégale. Elle supprime la libération de thyréostimuline qui suit l'administration du facteur hypothalamique correspondant. Elle réduit la sécrétion de prolactine chez l'acromégale. Au niveau du pancréas, elle inhibe la libération d'insuline, de glucagon et de gastrine immunoréactive. Abrév. : SRIF (de l'anglais *somatropin* ***r****elease* ***i****nhibiting* ***f****actor*).

**somatostimuline** f. Syn. de *somatotrophine*.

**somatotrope** a. *(angl.* ***somatotropic****)*. Qui exerce une action sur les cellules somatiques ou sur le corps, qui favorise la croissance corporelle. Ex. : hormone somatotrope.

**somatotrophine** f. *(angl.* ***somatotropin****)*. Hormone sécrétée par les cellules du lobe antérieur de l'hypophyse, qui stimule la croissance des tissus et active l'assimilation des protéines. Abrév. : ST, STH. Syn. : *hormone somatotrope*, *hormone de croissance*, *somatostimuline*.

**sommeil** m. *(angl.* ***sleep****)*. État physiologique, périodique et réversible, caractérisé essentiellement par la suspension temporaire de la conscience et accompagné d'une baisse plus ou moins importante de la sensibilité et d'un ralentissement de la plupart des fonctions de la vie organique : rythme respiratoire et rythme cardiaque ralentis, baisse de la température d'environ 0,5 °C, ralentissement des fonctions sécrétoires, sauf celles du rein, relâchement musculaire. Grâce à l'utilisation simultanée de l'électroencéphalographie et de l'enregistrement des mouvements oculaires et musculaires, on sait qu'il existe deux phases distinctes de sommeil, qui se succèdent 4 à 6 fois pendant la nuit : le *sommeil lent* (à activité cérébrale lente), et le *sommeil paradoxal* (à activité cérébrale rapide), pendant lequel se produisent les rêves. Des états proches du sommeil peuvent être induits artificiellement. V. *hypn-*, *narco-*.

**sommeil (cure de)** *(angl.* ***continuous sleep therapy****)*. Méthode thérapeutique qui consiste à plonger, à l'aide d'hypnotiques et de neuroleptiques, le malade dans un état aussi proche que possible du sommeil physiologique, pendant une période de quelques jours ou, dans certains cas, de deux ou trois semaines avec de courts intervalles de réveil pour l'alimentation et les soins hygiéniques. On recourt à cette méthode surtout dans les névroses et états d'angoisse intenses, parfois aussi dans le traitement d'affections psychosomatiques (asthme, ulcère digestif, hypertension) attribuées à des réflexes conditionnels nocifs et que le sommeil prolongé serait susceptible d'interrompre.

**sommeil (maladie du)**. Syn. de *trypanosomiase africaine*.

**somnambulisme** m. *(angl.* ***somnambulism****)*. Activité physique automatique, plus ou moins coordonnée (notamment la marche), survenant pendant le sommeil et dont le sujet n'a aucun souvenir au réveil. (a. **somnambulique**)

**somnifère** a. et m. Syn. d'*hypnotique* (2).

**somnolence** f. *(angl.* ***somnolence****)*. État d'assoupissement peu profond mais difficile à surmonter, qui peut avoir des causes diverses : manque de sommeil, maladies infectieuses fébriles, affections du système nerveux, intoxications, etc.

**somnolent, ente** a. *(angl.* ***somnolent****)*. Qui est atteint de somnolence.

**Somogyi (effet)** *(angl.* ***Somogyi effect****)*. Inefficacité apparente de l'insuline lors de l'administration de doses excessives de l'hormone, ces doses entraînant une sollicitation permanente des surrénales et de l'hypophyse, source permanente d'hyperglycémie et de cétose. Cet effet s'observe surtout au cours de l'évolution d'une hémochromatose. Syn. : *pseudo-insulinorésistance*. (*Somogyi* Michael, biochimiste américain, 1883-1971.)

**son** m. *(angl.* ***sound****)*. 1) Sensation auditive engendrée par une vibration acoustique. 2) Par extension, vibration acoustique capable d'éveiller une sensation auditive.

**sondage** m. *(angl.* ***catheterization****)*. Introduction d'une sonde dans un conduit ou une cavité, afin d'en évacuer le contenu ou d'y introduire un médicament.

**sonde** f. *(angl.* ***catheter; sound****)*. Tige pleine, creuse ou en gouttière, souple ou rigide, en matières diverses (métal, caoutchouc, matière plastique), servant à explorer une plaie, un conduit ou une cavité, à évacuer le contenu d'une cavité naturelle (par ex. la vessie) ou à y injecter un liquide ou un gaz.

**sonographe** m. *(angl.* ***sonograph****)*. Appareil qui transforme les sons en signes lumineux enregistrés sous forme de *sonogramme* par la méthode oscillographique. 2) Pour certains, appareil qui enregistre (sous forme de *sonogramme*) des images obtenues au moyen d'ultrasons utilisés à des fins d'exploration clinique. Le sonographe trouve une application technique pratique en *échographie*.

**sonométrie** f. *(angl.* ***sonometry****)*. 1) Mesure instrumentale, objective, d'un son (selon une ou plusieurs de ses caractéristiques) pouvant servir, par exemple, à comparer deux stimulations sonores et à établir ensuite une corrélation avec la sensation subjective correspondante. 2) Méthode qui utilise le son comme agent de mesure physiologique; la *sonométrie tubaire* est l'appréciation qualitative ou quantitative de l'ouverture de la trompe d'Eustache.

**sonorité** f. *(angl.* ***sonority****)*. Caractère de ce qui est perceptible pour l'oreille.

**sophrologie** f. *(angl.* ***sophrology****)*. Méthode de traitement des troubles psychosomatiques qui fait appel aux effets de la suggestion, de l'autosuggestion, aux techniques de relaxation et d'autoconcentration telles que training autogène, yoga, zen.

**soporeux, euse** a. *(angl.* ***soporous****)*. Qui est caractérisé par un assoupissement profond. Ex. : maladie soporeuse.

**soporifique** a. et m. Syn. d'*hypnotique* (2).

**sorbitol** m. *(angl.* ***sorbitol****)*. Polyalcool à six carbones qui résulte de la réduction enzymatique du glucose, largement répandu dans le règne végétal, notamment dans les fruits et dans le vin. Il n'existe qu'en très faible quantité dans les tissus animaux (principalement dans les vésicules séminales). On l'utilise comme édulcorant pour diabétiques et comme adjuvant favorisant l'absorption de certaines préparations pharmaceutiques (notamment des vitamines).

**sorbitol-déshydrogénase** f. *(angl.* ***sorbitol dehydrogenase****)*. Nom courant de la *L-iditol 2-deshydrogénase*. Enzyme isolée du foie et des vésicules séminales, qui active la transformation du sorbitol en fructose. Son taux sanguin est augmenté dans certaines affections hépatiques. Abrév. : SDH.

**soroche**. V. *mal des montagnes*.

**souche** f. *(angl.* ***strain****)*. 1) Ensemble de toutes les bactéries provenant par multiplication d'une bactérie unique. 2) Dans un sens plus général, syn. de *lignée*.

**souffle** m. *(angl.* ***murmur****)*. Bruit généralement peu intense, de caractère variable selon l'affection qui en est la cause, mais rappelant plus ou moins le bruit que fait l'air en sortant d'un soufflet, et qui est perçu lors de l'auscultation, en particulier du cœur et des poumons.

**souffle diastolique** *(angl.* ***diastolic murmur****)*. Roulement que l'on entend pendant la diastole à l'auscultation du cœur, le plus souvent dû à l'insuffisance des valves sigmoïdes.

**souffle systolique** *(angl.* ***systolic murmur****)*. Souffle que l'on entend pendant la systole et qui masque parfois le premier bruit du cœur. Le souffle systolique est le plus souvent dû à une insuffisance mitrale ou à une insuffisance tricuspidienne.

**Souffle tubaire**. Souffle rude et intense, semblant sortir d'un tube, entendu à l'auscultation pulmonaire, au niveau d'un foyer de condensation.

**souffrance fœtale** *(angl.* ***fetal distress****)*. État grave dans lequel peut se trouver un fœtus en fin de grossesse ou lors d'un accouchement difficile, du fait d'un apport insuffisant d'oxygène (surtout au cerveau), à la suite d'une compression du cordon ombilical, de lésion du placenta, de contractions utérines excessives et prolongées. Cet état peut entraîner la mort, soit *in utero*, soit à l'accouchement.

**soufre** m. *(angl.* ***sulfur****)*. Corps simple de couleur jaune, abondamment répandu dans le règne minéral (minerais, sulfates), existant aussi dans l'eau de mer et diverses eaux minérales naturelles, ainsi que dans les tissus végétaux et animaux, sous forme d'acides aminés et de protéines soufrées (kératine de l'épiderme et des phanères, scléroprotéines des tissus conjonctifs et cartilagineux). Le soufre est utilisé en thérapeutique sous forme de divers composés organiques et sous forme de *soufre précipité* et de *soufre sublimé*. Symbole : S. V. *sulf-*, *thi-*.

**soufré**, **ée** a. *(angl.* ***sulfurated****)*. Qui contient du soufre. Ex. : pommade soufrée.

**sourcil** m. *(angl.* ***eyebrow****)*. Saillie arquée musculo cutanée, pourvue de poils, au-dessus de l'orbite.

**sourcil cotyloïdien** *(angl.* ***acetabular lip****)*. Rebord saillant qui limite la cavité cotyloïde.

**sourcilier**, **ière** *(angl.* ***superciliary****)*. a. Qui se rapporte aux sourcils. V. *arcade sourcilière*, *muscle sourcilier*.

**sourd**, **sourde** a. et n. *(angl.* ***deaf****)*. Qui est atteint de surdité. Un sujet est considéré comme sourd, lorsque son acuité auditive est inférieure à 70 décibels.

**souris articulaire** *(angl.* ***arthrolith****,* ***joint mouse****)*. Petit fragment osseux ou cartilagineux, flottant librement dans une cavité articulaire et fuyant sous les doigts lors de la palpation. V. *arthrophyte*.

**sous-acromial**, **ale**, **aux** a. *(angl.* ***subacromial****)*. Qui est situé sous l'acromion.

**sous-alimentation** f. *(angl.* ***subalimentation****)*. 1) Alimentation insuffisante pendant assez longtemps pour qu'il en résulte des troubles fonctionnels et organiques. 2) État qui en résulte. (a. **sous-alimenté**, **ée**)

**sous-amortissement** m. *(angl.* ***overshoot****)*. Artéfact de l'électrocardiogramme, caractérisé par une augmentation du complexe QRS avec crochetage, due à un défaut de l'appareil inscripteur. Syn. : *overshooting* (ou *overshoot*), de l'anglais *to overshoot*, dépasser; terme déconseillé mais couramment employé en français.

**sous-arachnoïdien**, **ienne** a. V. *espace sous-arachnoïdien*.

**sous-aréolaire** a. *(angl.* ***subareolar****)*. Qui est situé au-dessous de l'aréole du sein.

**sous-capital**, **ale**, **aux** a. *(angl.* ***subcapital****)*. Qui est situé au-dessous de la tête (extrémité renflée, plus ou moins arrondie) d'une structure anatomique. Ex. : fracture sous-capitale du fémur.

**sous-chondral**, **ale**, **aux** a. *(angl.* ***subchondral****)*. Qui est situé au-dessous d'un cartilage, ou au-dessous de la partie cartilagineuse d'une articulation.

**sous-clavier** a. et m. V. *muscle sous-clavier*.

**sous-coracoïdien**, **ienne** a. *(angl.* ***subcoracoid****)*. Qui est situé au-dessous de l'apophyse coracoïde.

**sous-cortical**, **ale**, **aux** a. *(angl.* ***subcortical****)*. Qui est situé, se produit ou s'effectue au-dessous de l'écorce cérébrale. Ex. : aphasie sous-corticale.

**sous-costal**, **ale**, **aux** a. *(angl.* ***subcostal****)*. Qui est situé ou qui se produit au-dessous des côtes. Ex. : gouttière sous-costale.

**sous-crustacé**, **ée** a. *(angl.* ***subcrusted****)*. Qui est situé ou qui se produit sous des croûtes. Ex. : cicatrisation sous-crustacée.

**sous-cutané**, **ée** a. *(angl.* ***subcutaneous****)*. Qui est situé ou qui s'effectue sous la peau. Ex. : injection sous-cutanée, tissu sous-cutané. Syn. : *hypodermique*.

**sous-diaphragmatique** a. *(angl.* ***subdiaphragmatic****)*. Qui est situé ou qui se produit au-dessous du diaphragme. Ex. : abcès sous-diaphragmatique. Syn. : *sous-phrénique*.

**sous-dural**, **ale**, **aux** a. *(angl.* ***subdural****)*. Qui se trouve, se produit entre la face profonde de la dure-mère et l'arachnoïde. V. *espace sous-dural*.

**sous-épidermique** a. *(angl.* ***subepidermal****)*. Qui est situé ou qui s'effectue sous l'épiderme. Ex. : bulle sous-épidermique.

**sous-épineux**, **euse** a. *(angl.* ***subspinous****)*. Qui est situé au-dessous de l'épine de l'omoplate. V. *muscle sous-épineux*.

**sous-hilaire** a. *(angl.* ***subhilar****)*. Qui est situé au-dessous d'un hile, notamment d'un hile pulmonaire.

**sous-mamelonnaire** (ou **sous-mamillaire**) a. *(angl.* ***submammillary****)*. Qui est situé au-dessous du mamelon.

**sous-maxillaire** a. *(angl.* ***submaxillary****)*. Qui est situé au-dessous du maxillaire (supérieur ou inférieur). V. *glande sous-maxillaire*.

S

**sous-muqueux, euse** a. *(angl.* ***submucosal****).* Qui est situé ou qui se produit au-dessous d'une muqueuse. Ex. : abcès sous-muqueux.

**sous-occipital, ale, aux** a. *(angl.* ***suboccipital****).* Qui est situé, se produit ou s'effectue au-dessous de l'occipital. Ex. : ponction sous-occipitale.

**sous-ombilical, ale, aux** a. *(angl.* ***subumbilical****).* Qui est situé, se produit ou s'effectue au-dessous de l'ombilic. Ex. : phlegmon sous-ombilical.

**sous-orbitaire** a. *(angl.* ***suborbital****).* Qui est situé ou se produit au-dessous de l'orbite. Ex. : artère sous-orbitaire.

**sous-périosté, ée** a. *(angl.* ***subperiosteal****).* Qui est situé ou qui se produit au-dessous du périoste. Ex. : fracture sous-périostée.

**sous-phrénique** a. Syn. de *sous-diaphragmatique.*

**sous-quadricipital, ale, aux** a. *(angl.* ***subquadricipital****).* Qui est situé sous le muscle quadriceps crural. Ex. : bourse sous-quadricipitale.

**sous-scapulaire** a. *(angl.* ***subscapular****).* Qui est situé au-dessous de l'omoplate. V. *muscle sous-scapulaire.*

**sous-tentoriel, elle** a. *(angl.* ***subtentorial****).* Situé au-dessous de la tente du cervelet. Ex. : loge sous-tentorielle.

**sous-trochantérien, ienne** a. *(angl.* ***subtrochanteric****).* Qui est situé ou se produit au-dessous du trochanter. Ex. : fracture sous-trochantérienne du fémur.

**sous-unguéal, ale, aux** a. *(angl.* ***subungual****).* Qui est situé sous l'ongle. Ex. : mélanome sous-unguéal.

**SPA**. Abrév. de *spondylarthrite ankylosante.*

**sparadrap** m. *(angl.* ***sticking plaster****; amér.* ***bandaid****).* Petit pansement adhésif (en tissu, papier, toile cirée, matière synthétique) dont la face collante peut contenir un médicament topique.

**spasme** m. *(angl.* ***spasm****).* 1) Contraction involontaire brusque et transitoire d'un ou de plusieurs muscles, de causes diverses : tétanie, intoxication, hystérie. 2) Diminution brusque et transitoire du calibre d'un canal ou d'un orifice. V. aussi *contracture, convulsion, crampe.* (a. **spasmodique**; **spastique**)

**spasme clonique** *(angl.* ***clonic spasm****).* Syn. de *convulsions.*

**spasme cynique**. Syn. de *rire sardonique.*

**spasmes infantiles en flexion**. Syn. de *syndrome de West.* V. *West (syndrome de).*

**spasme tonique** *(angl.* ***tonic spasm****).* Spasme entraînant une rigidité prolongée.

**spasmodicité** f. *(angl.* ***spasmodism****).* Prédisposition aux contractures, aux spasmes.

**spasmodique** a. *(angl.* ***spastic****).* Qui est caractérisé par des spasmes, qui se rapporte aux spasmes. Ex. : démarche spasmodique. Syn. : *spastique.*

**spasmogène** a. *(angl.* ***spasmogenic****).* Qui provoque des spasmes. Ex. : zone spasmogène.

**spasmolytique** a. et m. *(angl.* ***spasmolytic****).* 1) Syn. d'*antispasmodique.* 2) Se dit d'un médicament qui relâche la musculature lisse des viscères.

**spasmophilie** f. *(angl.* ***spasmophilia****).* Tendance parfois héréditaire à des crises de spasmes viscéraux ou de contractures musculaires. Elle peut traduire une insuffisance parathyroïdienne mais son origine peut aussi demeurer obscure. (a. **spasmophilique**)

**spasticité** f. *(angl.* ***spasticity****).* 1) Caractère de ce qui est spastique. 2) Hypertonie accusée des muscles du squelette avec rigidité et exagération des réflexes ostéo-tendineux.

**spastique** a. Syn. de *spasmodique.*

**spatial, ale, aux** a. *(angl.* ***spatial****).* Qui se rapporte à l'espace. Ex. : orientation spatiale, perception spatiale.

**spatule** f. *(angl.* ***spatula****).* Petit instrument généralement en bois ou en métal, dont l'extrémité est aplatie en forme de pellet.

**spatulé, ée** a. *(angl.* ***spatulate****).* Qui est élargi à son extrémité comme une spatule.

**SPCA** *(angl.* ***SPCA****).* Abrév. désignant la *proconvertine* (ou *facteur VII de coagulation*), (de l'anglais ***s****erum* ***p****rothrombin* ***c****onversion* ***a****ccelerator*).

**spécialiste** m. *(angl.* ***specialist****).* Médecin se consacrant à une discipline particulière de la médecine, à la suite d'une qualification acquise par des études spéciales reconnues par les instances officielles du pays.

**spécialiste en médecine nucléaire**. V. *radiologiste.*

**spécialité** f. *(angl.* ***specialty****).* Branche de la médecine dans laquelle un médecin a fait des études poussées et pour laquelle il a acquis une compétence particulière qui lui est reconnue par la délivrance d'un diplôme, certificat, ou autre titre. En France, elles sont au nombre de 34.

**spécialité pharmaceutique** *(angl.* ***patent medicine****).* Tout médicament préparé à l'avance présenté sous un conditionnement particulier et portant un nom propre *(marque déposée* ou *nom déposé.* Symbole : ®).

**spécificité** f. *(angl.* ***specificity****).* 1) Ensemble de caractères propres à une espèce.

2) Ensemble de caractères qui distinguent un organisme vivant ou un phénomène de tous les autres qui lui sont apparentés ou lui ressemblent. 3) Au sens immunologique, affinité mutuelle unissant l'anticorps à l'antigène qui a suscité son élaboration.

**spécifique** a. *(angl.* ***specific****).* 1) Se dit de tout ce qui est pourvu de spécificité. Ex. : réaction spécifique, traitement spécifique, bactérie spécifique. 2) Qui se rapporte à une espèce biologique bien définie.

**SPECT**. Technique pour le diagnostic des sténoses coronariennes, non invasive, par perfusion du myocarde au moyen d'une substance radioactive. Ling. : de l'anglais ***single-photon-emission-computer-tomography****.*

**spectre** m. *(angl.* ***spectrum****).* 1) Image colorée (comportant plusieurs couleurs) résultant de l'étalement et de la décomposition d'un faisceau de lumière blanche en ses composantes élémentaires monochromatiques. V. *spectre solaire*. 2) Dans un sens plus large, résultat de l'étalement et de la décomposition de tout rayonnement électromagnétique (visible ou invisible) ou corpusculaire, en ses composantes disposées dans l'ordre de leurs longueurs d'onde, de leurs fréquences ou (pour les rayonnements corpusculaires) de leurs énergies cinétiques. 3) Par extension, résultat de l'étalement d'un phénomène vibratoire complexe obtenu par n'importe quel procédé, où chaque composante est représentée par l'énergie qu'elle transporte en fonction de sa fréquence. Ex. : spectre acoustique. (a. **spectral**, **ale**, **aux**)

**spectre d'action** *(angl.* ***spectrum of action****).* Étendue d'action d'un médicament (se dit notamment de l'action d'un antibiotique qui agit sur un nombre plus ou moins grand de micro-organismes) ou de l'efficacité d'un rayonnement.

**spectre invisible** *(angl.* ***invisible spectrum****).* Ensemble de rayonnements qui ne sont pas perçus par l'œil. Il comprend des rayonnements dont la longueur d'onde est supérieure à 8 000 Å (rayonnement infrarouge et ondes hertziennes) et inférieure à 4 000 Å (rayonnements ultraviolets, rayons X et rayons $\gamma$).

**spectre solaire** *(angl.* ***solar spectrum****).* Image colorée produite par la décomposition de la lumière émise par le soleil sous forme de *spectre visible*.

**spectre visible** *(angl.* ***visible spectrum****).* Ensemble des composantes du rayonnement visible, de longueurs d'onde comprises entre 4 000 Å et 8 000 Å environ. On le divise communément en sept parties qui sont, par ordre de longueurs d'onde décroissantes : le rouge, l'orangé, le jaune, le vert, le bleu, l'indigo et le violet. V. *spectre solaire*.

**spectrogramme** m. *(angl.* ***spectrogram****).* Image obtenue par l'enregistrement d'un spectre.

**spectrographe** m. *(angl.* ***spectrograph****).* Appareil permettant d'enregistrer les spectres.

**spectrographie** f. *(angl.* ***spectrography****).* Ensemble des méthodes permettant de produire et d'enregistrer (sous forme de *spectrogramme*) les différents spectres (lumière, rayonnements invisibles, ondes ultracourtes, etc.) en vue d'effectuer une analyse élémentaire, ou d'étudier la disposition des atomes dans une molécule. (a. **spectrographique**)

**spéculum** m. *(angl.* ***speculum****).* Instrument métallique tubulaire à deux ou plusieurs valves mobiles permettant de dilater un conduit ou une cavité naturels (vagin, anus, nez). Le spéculum facilite l'exploration des parois de la cavité et permet de faire un prélèvement en vue d'un examen anatomopathologique.

**spélonque** f. Syn. désuet de *caverne*.

**spermatide** f. *(angl.* ***spermatid****).* Cellule sexuelle mâle produite par la division du spermatocyte de deuxième ordre, et qui donnera naissance au spermatozoïde.

**spermatique** a. Syn. de *séminal*.

**spermatite** f. *(angl.* ***spermatitis****).* Inflammation du cordon spermatique.

**spermatocèle** f. *(angl.* ***spermatocele****).* Dilatation kystique de l'épididyme ou du testicule par accumulation de sperme. Syn. : *gonocèle*.

**spermatocide** a. et m. Syn. de *spermicide*.

**spermatocystectomie** f. Syn. de *vésiculectomie*.

**spermatocystite** f. Syn. de *vésiculite*.

**spermatocyte** m. *(angl.* ***spermatocyte****).* Cellule germinale mâle, située dans les parois des tubes séminifères du testicule et résultant de la transformation d'une spermatogonie. Cette transformation s'effectue à partir de la puberté et comporte essentiellement une réduction du nombre des chromosomes lors du passage du stade de *spermatocyte de premier ordre* (à 2 $n$ chromosomes) en *spermatocyte de deuxième ordre* (à $n$ chromosomes), pour aboutir aux *spermatides*, précurseurs directs des spermatozoïdes.

**spermatocytogenèse** f. *(angl.* ***spermatocytogenesis****).* Premier stade de la spermatogenèse, pendant lequel la spermatogonie se transforme d'abord en spermatocyte, puis en spermatide.

**spermatogène** a. *(angl.* ***spermatogenic****).* 1) Qui se rapporte à la spermatogenèse. 2) Qui produit le sperme ou les spermatozoïdes.

**spermatogenèse** f. *(angl.* ***spermatogenesis****)*. Ensemble des phénomènes d'évolution cellulaire qui aboutissent à la formation des spermatozoïdes. La spermatogenèse comporte deux stades : la *spermatocytogenèse* et la *spermiogenèse*.

**spermatogonie** f. *(angl.* ***spermatogonium****)*. Cellule germinale mâle, représentant le stade initial de la spermatogenèse et dont dérive le spermatocyte.

**spermatokinésigramme** m. *(angl.* ***spermatokinesigram****)*. Image photographique des spermatozoïdes obtenue par *spermatokinésigraphie*.

**spermatokinésigraphie** f. *(angl.* ***spermatokinesigraphy****)*. Méthode de diagnostic de la stérilité masculine, fondée sur la détermination de la motilité des spermatozoïdes. Cette motilité est évaluée par la photographie, au microscope sur fond noir avec un temps de pose suffisamment long, des spermatozoïdes dilués dans une solution physiologique adéquate. V. aussi *Séguy (tests de)*.

**spermatolithe** m. Syn. de *spermolithe*.

**spermatorrhée** f. *(angl.* ***spermatorrhea****)*. Écoulement involontaire de sperme, sans orgasme.

**spermatozoïde** m. *(angl.* ***spermatozoon****)*. Cellule sexuelle mâle adulte provenant de la spermatide, contenue dans le sperme et capable de féconder l'ovule. Chez l'homme, c'est un filament long de 50 µ, mobile, pourvu d'une tête ovale. La proportion des formes anormales et la durée de la motilité constituent des critères pour l'évaluation des causes de la stérilité masculine.

**spermaturie** f. *(angl.* ***spermaturia****)*. Présence de sperme dans l'urine.

**sperme** m. *(angl.* ***sperm****)*. Liquide visqueux, opalin, d'odeur fade caractéristique, dont les divers constituants sont sécrétés par les organes génitaux masculins (testicules, glandes bulbo-urétrales, épididymes, prostate et vésicules séminales) et qui tient en suspension des spermatozoïdes, des granulations et des globules muqueux. Le volume émis au cours d'une éjaculation varie entre une goutte et 14 ml (moyenne 4 ml); pH 7,3 à 8,5; leucocytes 500 à 2 000 par millilitre (un chiffre supérieur indique un processus inflammatoire local). Le nombre de spermatozoïdes est d'environ 100 à 180 millions par millilitre; au-dessous de 60 millions, il est anormal. Syn. : *semence* (1) (populaire). V. *séminal*. (a. **spermatique**; **spermique**)

**spermicide** a. et m. *(angl.* ***spermicid****)*. Anticonceptionnel local qui détruit les spermatozoïdes, présenté sous forme d'ovules, de gelées ou d'onguents que l'on introduit dans le vagin. Syn. : *spermatocide*.

**spermine** f. *(angl.* ***spermine****)*. Base azotée présente dans le sperme, dans la levure et dans la plupart des tissus animaux. Syn. : *neuridine*.

**spermiogenèse** f. *(angl.* ***spermiogenesis****)*. Deuxième stade de la *spermatogenèse* (V. ce terme) pendant lequel les spermatides se transforment en spermatozoïdes.

**spermique** a. Syn. de *séminal*.

**spermoculture** f. *(angl.* ***spermoculture****)*. Culture de sperme recueilli à des fins d'examen bactériologique.

**spermogramme** m. *(angl.* ***spermiogram****)*. Résultat de l'examen complet du sperme (numération des spermatozoïdes, étude de leur forme, de leur motilité et de leur vitalité, inventaire d'autres éléments cytologiques, analyse physico-chimique du liquide).

**spermolithe** m. *(angl.* ***spermolith****)*. Concrétion formée dans la vésicule séminale, le canal efférent ou l'épididyme. Syn. : *calcul séminal* (ou *calcul spermatique*), *spermatolithe*.

**sphacèle** m. *(angl.* ***sphacelus****)*. Fragment de tissu nécrosé.

**sphén-**, **sphéno-** Préfixe d'origine grecque signifiant *coin* et indiquant une relation avec l'os sphénoïde.

**sphénoïdal**, **ale**, **aux** a. *(angl.* ***sphenoidal****)*. Qui se rapporte au sphénoïde. Ex. : sinus sphénoïdal. V. *sinus de la face*. Syn. : *sphénoïdien*.

**sphénoïde** m. *(angl.* ***sphenoid bone****)*. Os impair de la partie moyenne de la base du crâne, situé entre le frontal et l'ethmoïde en avant, l'occipital et les temporaux en arrière. Il comprend un segment médian (corps du sphénoïde) d'où se détachent de chaque côté trois apophyses. Deux sont latérales : la *petite aile* et la *grande aile* du sphénoïde, une est verticalement descendante : l'*apophyse ptérygoïde*. La face supérieure du corps du sphénoïde présente une dépression, la *selle turcique* dans laquelle est logée l'hypophyse.

**sphénoïdien**, **ienne** a. Syn. de *sphénoïdal*.

**sphénoïdite** f. *(angl.* ***sphenoiditis****)*. Inflammation de la muqueuse qui tapisse le sinus sphénoïdal.

**sphénoïdotomie** f. *(angl.* ***sphenoidotomy****)*. Incision chirurgicale de la paroi du sinus sphénoïdal.

**sphéno-maxillaire** a. *(angl.* ***sphenomaxillary****)*. Qui se rapporte ou qui appartient au sphénoïde et au maxillaire. Ex. : ligament sphéno-maxillaire.

**sphéno-orbitaire** a. *(angl.* ***spheno-orbital****).* Qui se rapporte au sphénoïde et à l'orbite. Ex. : suture sphéno-orbitaire.

**sphéno-palatin, ine** a. *(angl.* ***sphenopalatine****).* Qui se rapporte ou qui appartient au sphénoïde et au palatin. Ex. : ganglion sphéno-palatin, nerf sphéno-palatin.

**sphéno-pariétal, ale, aux** a. *(angl.* ***sphenoparietal****).* Qui se rapporte au sphénoïde et au pariétal. Ex. : sinus sphéno-pariétal.

**sphéno-temporal, ale, aux** a. *(angl.* ***sphenotemporal****).* Qui se rapporte au sphénoïde et au temporal. Ex. : étage sphéno-temporal du crâne (fosse cérébrale moyenne).

**sphérocyte** m. *(angl.* ***spherocyte****).* Érythrocyte en forme de disque biconvexe (au lieu de biconcave), et dont l'épaisseur est augmentée et le diamètre diminué. Syn. : *microsphérocyte.*

**sphérocytose** f. *(angl.* ***spherocytosis****).* Présence de sphérocytes dans le sang. Elle s'observe à un taux élevé dans la *maladie de Minkowski-Chauffard*, même après guérison clinique par splénectomie, et peut se rencontrer à un taux modéré dans des cas d'anémies hémolytiques acquises.

**sphéroïde** a. *(angl.* ***spheroid****).* Qui ressemble à une sphère.

**sphincter** m. *(angl.* ***sphincter****).* Muscle à fibres circulaires qui entoure un orifice et qui en assure l'occlusion ou l'ouverture. Ex. : sphincter anal, sphincter de la vessie. (a. **sphinctérien, ienne**)

**sphinctéralgie** f. *(angl.* ***sphincteralgia****).* Douleur, généralement de nature spasmodique, du sphincter anal.

**sphinctéroplastie** f. *(angl.* ***sphincteroplasty****).* Réfection chirurgicale d'un sphincter.

**sphinctérospasme** m. *(angl.* ***sphincterospasm****).* Spasme d'un sphincter.

**sphinctérotomie** f. *(angl.* ***sphincterotomy****).* Incision d'un sphincter.

**sphingolipide** m. *(angl.* ***sphingolipid****).* Tout lipide attaché à une substance basique complexe. Les sphingolipides sont présents dans tous les tissus animaux et particulièrement abondants dans le cerveau. La *sphingomyéline* est un sphingolipide.

**sphingolipidose** f. *(angl.* ***sphingolipidosis****).* Toute affection due à un trouble du métabolisme des sphingolipides, résultant d'un défaut enzymatique héréditaire, avec accumulation de ces substances dans divers tissus et organes. V. *Niemann-Pick (maladie de).*

**sphingomyéline** f. *(angl.* ***sphingomyelin****).* Lipide complexe présent normalement dans tous les tissus animaux, surtout abondant dans la gaine de myéline des nerfs.

**sphygmique** a. *(angl.* ***sphygmic****).* Qui se rapporte au pouls. Ex. : intermittence sphygmique.

**sphygmo-** Préfixe d'origine grecque indiquant une relation avec le pouls.

**sphygmocardiographe** m. *(angl.* ***sphygmocardiograph****).* Instrument servant à enregistrer simultanément le pouls périphérique et les battements cardiaques.

**sphygmographe** m. *(angl.* ***sphygmograph****).* Instrument servant à enregistrer le pouls artériel (en général le pouls radial). Le tracé ainsi obtenu *(sphygmogramme)* permet d'en évaluer le type, l'intensité et la fréquence.

**sphygmomanomètre** m. *(angl.* ***sphygmomanometer****).* Appareil servant à mesurer la pression artérielle, constitué d'un manchon gonflable que l'on enroule autour du bras, relié à un manomètre. Syn. : *tensiomètre.*

**spica** m. *(angl.* ***spica****).* Bandage croisé appliqué à la racine d'un membre et consolidé par un tour au niveau de l'épaule ou de l'aine du côté opposé. Ling. : Mot latin signifiant *épi.*

**spiculaire** a. *(angl.* ***spicular****).* En forme d'épi ou de dard.

**spicule** m. *(angl.* ***spicule****).* Toute structure ayant la forme d'une pointe d'aiguille ou d'un dard.

**Spighel (lobe de)** *(angl.* ***spigelian lobe, caudate lobe of liver****).* Partie du foie située en arrière du hile du foie, à gauche du sillon de la veine cave inférieure. Syn. : *lobe caudé du foie.* (*Spighel* [*Spigelius* ou *Spigel*] Adrian van der, anatomiste et chirurgien flamand, 1578-1625.)

**spina-bifida** m. *(angl.* ***spina bifida****).* Malformation de la colonne vertébrale caractérisée par l'absence de soudure des deux moitiés d'un ou de plusieurs arcs vertébraux postérieurs. La fissure ainsi créée peut favoriser la hernie d'une portion des méninges et de la moelle. Elle siège habituellement dans la région lombo-sacrée.

**spina-bifida occulta** *(angl.* ***spina bifida occulta****).* Variété de spina-bifida dans laquelle la malformation, qui affecte généralement les dernières vertèbres lombaires ou les premières vertèbres sacrées, est isolée, sans tumeur sous-cutanée, et décelable uniquement à la radiographie.

**spina-ventosa** m. *(angl.* ***spina ventosa****).* Ostéite tuberculeuse diaphysaire qui siège surtout sur les os longs de la main et du pied. Les lésions sont presque toujours multiples et coexistent avec d'autres lésions tuberculeuses.

**spinal, ale, aux** a. Syn. de *rachidien.*

**spinocellulaire** a. *(angl.* ***spinocellular****).* Qui se rapporte au corps épineux (*corps muqueux*) de l'*épiderme*. Ex. : épithelioma spinocellulaire.

**spino-cérébelleux, euse** a. *(angl.* ***spinocerebellar****).* Qui se rapporte à la moelle épinière et au cervelet, ou dont le trajet s'étend de la moelle au cervelet. Ex. : dégénérescence spino-cérébelleuse, faisceau spino-cérébelleux.

**spiral** m. *(angl.* ***spiral****).* Bandage formé de tours de bande enroulée en spirale sur le tronc ou sur une extrémité.

**spirille** m. *(angl.* ***spirillum****).* Micro-organisme appartenant au genre *Spirillum.*

**spirillose** f. *(angl.* ***spirillosis****).* Toute maladie provoquée par des spirilles.

**Spirillum** *(angl.* ***Spirillum****).* Genre de bacilles gram-négatifs, spiralés *(spirilles)*, mobiles par touffes de cils polaires, aérobies stricts ou facultatifs, isolés des eaux douces et salées, contenant des matières organiques, et dont quelques formes sont pathogènes.

**spirochète** m. *(angl.* ***spirochete****).* Micro-organisme spiralé et flexueux mince, difficilement colorable (sauf par des techniques spéciales) et visible uniquement au microscope à fond noir. Les spirochètes appartiennent à l'ordre des *Spirochaetales* et comprennent des formes saprophytes et des formes parasites (dont les *tréponèmes*, les *leptospires* et les *Borrelia*).

**spirochétose** f. *(angl.* ***spirochetosis****).* Toute maladie provoquée par des spirochètes.

**spiroïde** a. *(angl.* ***spiroid****).* Qui ressemble à une spirale. Ex. : fracture spiroïde.

**spirométrie** f. *(angl.* ***spirometry****).* Mesure de la capacité pulmonaire vitale à l'aide d'un spiromètre, appareil dont il existe de nombreux modèles, basés sur des principes et des mécanismes différents, le plus simple étant un ballon en caoutchouc dont la dilatation par l'air expiré se lit sur une règle graduée. (a. **spirométrique**)

**splanchn-, splanchno-** Préfixe d'origine grecque signifiant *viscère.*

**splanchnique** a. *(angl.* ***splanchnic****).* Qui se rapporte ou qui appartient aux viscères. Ex. : nerf splanchnique, inversion splanchnique. V. *viscéral.*

**splanchnoptose** f. *(angl.* ***splanchnoptosis, visceroptosis****).* Descente d'un ou de plusieurs viscères abdominaux vers la partie inférieure de la cavité abdominale, par relâchement de leurs moyens de soutien. Syn. : *viscéroptose.*

**splanchnoscopie** f. *(angl.* ***splanchnoscopy****).* Examen des viscères par endoscopie.

**spleen** m. *(angl.* ***spleen****).* Ennui profond, lassitude générale et absence immotivée totale de joie de vivre. Cet état mental se distingue de la mélancolie par sa permanence, par une pleine lucidité et par l'absence d'anxiété et de tendances délirantes.

**splén-, spléno-** Préfixe d'origine grecque indiquant une relation avec la rate. On emploie aussi parfois le préfixe *liéno-.*

**splénalgie** f. *(angl.* ***splenalgia****).* Douleur au niveau de la rate.

**splénectomie** f. *(angl.* ***splenectomy****).* Ablation de la rate.

**splénique** a. *(angl.* ***splenic****).* Qui se rapporte à la rate. Ex. : angle splénique du côlon. Syn. : *liénal.*

**splénite** f. *(angl.* ***splenitis****).* Inflammation de la rate.

**splénius** a. et m. V. *muscle splénius.*

**spléno-colique** a. *(angl.* ***splenocolic****).* Qui se rapporte à la rate et au côlon. Ex. : ligament spléno-colique.

**splénogène** a. *(angl.* ***splenogenous****).* Qui est produit par la rate, qui a son origine dans la rate. Ex. : cirrhose splénogène.

**splénogramme** m. *(angl.* ***splenogram****).* Nombre et répartition des différentes espèces de cellules nucléées présentes sur une lame de ponction splénique. Proportion normale : 60 % de cellules de la série lymphocytaire, 30 % de la série histiocytaire, 10 % de granulocytes.

**splénographie** f. *(angl.* ***splenography****).* Radiographie de la rate après injection intraveineuse d'un milieu de contraste ayant la propriété de s'y accumuler.

**spléno-hépatomégalie** f. *(angl.* ***splenohepatomegaly****).* Hépato-splénomégalie.

**splénoïde** a. *(angl.* ***splenoid****).* Se dit d'un tissu qui ressemble à la rate par sa couleur et sa consistance.

**splénomégalie** f. *(angl.* ***splenomegaly****).* Augmentation du volume de la rate, dont les causes sont très diverses (infection, trouble de la circulation du système porte, leucémie, infiltration pathologique par certaines substances).

**splénomégalie myéloïde** *(angl.* ***myeloid metaplasia****).* Maladie de l'adulte, rangée dans le groupe des syndromes myéloprolifératifs, due à une métaplasie myéloïde progressive de la rate et à des désordres variables de la moelle osseuse (allant de l'hyperplasie à l'aplasie avec fibrose et sclérose). Cliniquement, elle se manifeste par une importante splénomégalie, par des douleurs osseuses (ostéosclérose), un état de fatigue considérable, avec poussées fébriles et amaigrissement. Les altérations sanguines caractéristiques sont : une anémie modérée avec poïkilocytose importante, anisochromie et anisocytose, une myélémie. En général idiopathique, la maladie pourrait être favorisée par l'exposition aux radiations ionisantes et par l'intoxication au benzène. Syn. : *myélofibrose primitive*.

**splénopathie** f. *(angl.* ***splenopathy****)*. Toute affection de la rate.

**splénopexie** f. *(angl.* ***splenopexy****)*. Fixation d'une rate ptosée à la paroi abdominale.

**spléno-phrénique** a. *(angl.* ***splenophrenic****)*. Phréno-splénique.

**splénoportographie** f. *(angl.* ***splenoportography****)*. Radiographie du système porte après opacification, par ponction transpariétale de la rate.

**splénoptose** f. *(angl.* ***splenoptosis****)*. Abaissement de la rate du fait du relâchement de ses moyens de fixation.

**splénorragie** f. *(angl.* ***splenorrhagia****)*. Hémorragie provenant de la rate.

**spondyl-**, **spondylo-** Préfixe d'origine grecque indiquant une relation avec les vertèbres ou avec la colonne vertébrale.

**spondylalgie** f. *(angl.* ***spondylalgia****)*. Douleur localisée à la colonne vertébrale.

**spondylarthrite** f. *(angl.* ***spondylarthritis****)*. Arthrite de la colonne vertébrale.

**spondylarthrite ankylosante** *(angl.* ***ankylosing spondylitis****)*. Rhumatisme inflammatoire chronique atteignant les articulations sacro-iliaques et la colonne vertébrale. Syn. : *maladie de Bechterew, pelvi-spondylite rhumatismale*. Abrév. : SPA.

**spondylarthropathie** f. *(angl.* ***spondylarthropathy****)*. Nom d'ensemble des affections rhumatismales avec atteinte vertébrale ayant des caractéristiques communes. Ce sont : la spondylarthrite ankylosante, les spondylarthrites juvéniles, les arthrites réactionnelles, le rhumatisme psoriasique et le rhumatisme des entéro-colopathies chroniques.

**spondylarthrose** f. *(angl.* ***spondylosis****)*. Arthrose de la colonne vertébrale.

**spondylite** f. *(angl.* ***spondylitis****)*. Lésion inflammatoire, le plus souvent infectieuse, d'une vertèbre, en général associée à celle du disque intervertébral sus- ou sous-jacent. Plusieurs vertèbres et plusieurs disques peuvent être atteints en même temps. Ling. : Le terme *spondylo-discite* serait plus approprié, mais il est moins usité.

**spondylodèse** f. *(angl.* ***spondylodesis****)*. Fusion de vertèbres réalisée par insertion d'un greffon osseux et destinée à immobiliser un segment de la colonne vertébrale.

**spondylo-discite** f. V. *spondylite*.

**spondylolisthésis** m. *(angl.* ***spondylolisthesis****)*. Glissement en avant, partiel ou total, d'une vertèbre ou d'un segment de la colonne vertébrale. V. *rétrolisthésis*.

**spondylolyse** f. *(angl.* ***spondylolysis****)*. Malformation vertébrale caractérisée par une fissure entre les apophyses articulaires supérieures et inférieures d'une vertèbre, due à un défaut d'ossification. Elle prédispose au *spondylolisthésis*.

**spondylomalacie** f. *(angl.* ***spondylomalacia****)*. Ramollissement pathologique d'une ou de plusieurs vertèbres.

**spondylopathie** f. *(angl.* ***spondylopathy****)*. Toute affection de la colonne vertébrale.

**spondyloptose** f. (ou **spondyloptosis** m.) *(angl.* ***spondyloptosis****)*. Spondylolisthésis très accentué.

**spondyloschisis** m. *(angl.* ***spondyloschisis****)*. Fissure congénitale d'un ou de plusieurs arcs vertébraux.

**spondylose** f. *(angl.* ***spondylosis****)*. Arthrose vertébrale.

**spondylothérapie** f. *(angl.* ***spondylotherapy****)*. Traitement de diverses affections par des manœuvres mécaniques pratiquées sur la colonne vertébrale. V. *chiropractie, vertébrothérapie*.

**spondylotomie** f. *(angl.* ***spondylotomy****)*. Ouverture chirurgicale du canal vertébral.

**spongieux**, **euse** a. *(angl.* ***spongiform****)*. Se dit d'un tissu qui a une consistance semblable à celle d'une éponge. Ex. : corps spongieux de l'urètre, os spongieux (à larges cavités remplies de moelle) qui constitue notamment les épiphyses.

**spongoïde** (ou **spongioïde**) a. *(angl.* ***spongioid****)*. Qui rappelle la structure alvéolaire d'une éponge. Ex. : tissu spongoïde (tissu osseux raréfié des os rachitiques).

**spontané**, **ée** a. *(angl.* ***spontaneous****)*. Qui se fait de soi-même, sans avoir été provoqué, sans cause apparente. Ex. : fracture spontanée, guérison spontanée.

**sporadique** a. *(angl.* ***sporadic****)*. Qui se produit rarement et plus ou moins isolément. Se dit de cas de maladies, par opposition à *épidémique* et à *endémique*.

**spore** f. *(angl.* ***spore****)*. 1) Cellule reproductrice d'un grand nombre de végétaux (notamment des champignons) et des Protozoaires sporozoaires, qui peut donner un nouvel individu sans fécondation et qui est très résistante aux conditions défavorables du milieu, ce qui lui permet de survivre pendant longtemps. 2) Corpuscule rond ou ovale présent dans le corps de certaines bactéries, résistant à la chaleur et aux agents chimiques, et qui, placé dans des conditions favorables, se transforme en bactérie active, semblable à celle dont il est issu.

**sporicide** (ou **sporocide**) m. *(angl.* ***sporicide****).* Agent qui détruit les spores. (a. **sporicide**)

**sporifère** a. *(angl.* ***sporiferous****).* Qui porte des spores.

**sporipare** a. *(angl.* ***sporiparous****).* Qui se reproduit par sporulation, qui porte des spores.

**sporocide** a. Sporicide.

**Sporozoaires** m. pl. *(angl.* ***Sporozoa****).* Classe de Protozoaires parasites des tissus et des cellules, soit pendant toute la vie, soit pendant un de leurs stades, à deux cycles de reproduction, sexué et asexué (formation de spores). Le *Plasmodium*, agent du paludisme, appartient à cette classe.

**sporulation** f. *(angl.* ***sporulation****).* Formation et libération de spores par les végétaux, les bactéries ou les organismes animaux inférieurs.

**sporule** f. *(angl.* ***sporule****).* Petite spore.

**sporulé**, **ée** a. *(angl.* ***sporulated****).* Se dit d'une bactérie capable de former des spores.

**spotting**. V. *microrragie*.

**spray** m. Terme anglais employé, souvent à tort, dans les textes français pour désigner une *pulvérisation* ou un *vaporisateur*.

**sprue** f. *(angl.* ***sprue****).* Affection intestinale chronique des pays chauds, d'origine non élucidée, caractérisée par une diarrhée graisseuse fréquente et abondante (stéatorrhée) très opiniâtre, compliquée de signes de dénutrition et de carence en diverses vitamines, d'anémie de type pernicieux et d'une inflammation douloureuse de la langue.

**sprue nostras**. Syn. de *maladie cœliaque*.

**spume** f. *(angl.* ***foam****).* Salive écumeuse à grosses bulles, qui apparaît dans certaines crises d'épilepsie.

**spumeux**, **euse** a. *(angl.* ***foamy****).* Qui a l'aspect de l'écume. Ex. : crachat spumeux.

**sputation** f. *(angl.* ***sputation****).* Action de cracher sans interruption, soit en raison d'une salivation abondante (quelquefois chez la femme enceinte), soit du fait d'un tic nerveux (chez certains aliénés agités).

**sputum** m. Syn. d'*expectoration*.

**squame** f. *(angl.* ***squama****).* Petite lame épidermique desséchée qui se détache de la surface de la peau en cas de troubles de sa kératinisation (hyperkératose, parakératose). D'après leur grosseur et leur aspect, les squames peuvent être farineuses, furfuracées, pityriasiques.

**squamelle** f. Petite squame.

**squameux**, **euse** a. *(angl.* ***squamous****).* 1) Formé ou recouvert d'écailles, de squames. Ex. : eczéma squameux. 2) Qui se rapporte à l'écaille du temporal. Ex. : suture squameuse (entre le pariétal et l'écaille du temporal).

**squelettal**, **ale**, **aux** a. *(angl.* ***skeletal****).* Qui se rapporte au squelette.

**squelette** m. *(angl.* ***skeleton****).* 1) Ensemble des os qui forment la charpente du corps. 2) Par extension, tout élément osseux ou non, dont la structure rigide au sein d'un organe mou lui confère un rôle de soutien particulier (par ex. le squelette de la langue, le squelette fibreux du cœur).

**squelettique** a. *(angl.* ***skeletal****).* 1) Qui se rapporte au squelette. 2) Qui rappelle un squelette. Ex. : maigreur squelettique.

**squirrhe** m. *(angl.* ***scirrhous carcinoma****).* Épithélioma riche en tissu fibreux et pauvre en éléments néoplasiques, de consistance dure et de croissance généralement lente. Il est fréquemment localisé au sein chez la femme âgée. Syn. : *cancer squirrheux*.

**squirrheux**, **euse** a. *(angl.* ***scirrhous****).* Qui a une consistance dure, ligneuse.

**SRE**. Abrév. de *système réticulo-endothélial*.

**SRIF**. Abrév. désignant la *somatostatine* (de l'anglais *somatotropin release inhibiting factor)*.

**SSP**. Abrév. de *soins de santé primaires*.

**ST**. 1) Abrév. désignant la *somatotrophine*. 2) Abrév. de *seuil de toxicité*.

**S-T**. V. *segment*.

**stabilisateur** m. *(angl.* ***stabilizer****).* Corps chimique qui empêche la décomposition d'une substance instable.

**stable** a. *(angl.* ***stable****).* Se dit d'un corps qui ne se décompose pas aisément.

**stagnation** f. *(angl.* ***stagnation****).* Défaut d'écoulement et accumulation d'un liquide ou d'une matière organique. Ex. : stagnation du pus dans les plaies.

**standard** *(angl.* ***standard****).* 1) m. Étalon ou norme. Ling. : Terme d'origine anglaise, de plus en plus admis par l'usage. 2) a. Qui est conforme à la norme, à l'usage. 3) a. Qui peut être utilisé comme modèle ou comme type *(standard* employé comme adjectif est invariable).

**stapédectomie** f. *(angl.* ***stapedectomy****).* Ablation de l'étrier.

**stapédien**, **ienne** a. *(angl.* ***stapedial****).* Qui se rapporte à l'étrier. Ex. : ablation stapédienne.

**staphyl-**, **staphylo-** Préfixe d'origine grecque signifiant *grain de raisin*, désignant la luette ou des bactéries rondes groupées en grappe (staphylocoques).

**staphylectomie** f. *(angl.* ***staphylectomy****).* Résection d'un staphylome cornéen ou du segment antérieur de l'œil.

**staphylin, ine** a. *(angl.* ***uvular****).* Qui se rapporte à la luette. Syn. : *uvulaire* (2).

**staphylococcémie** f. *(angl.* ***staphylococcemia****).* Septicémie due aux staphylocoques.

**staphylococcie** f. *(angl.* ***staphylococcosis****).* Toute manifestation morbide causée par les staphylocoques.

**staphylococcique** a. *(angl.* ***staphylococcal****).* Qui se rapporte au staphylocoque, ou qui est provoqué par les staphylocoques. Ex. : pneumonie staphylococcique.

**Staphylococcus**. Genre de cocci gram-positifs, groupés en amas irréguliers (« en grappes »), immobiles, souvent pigmentés, isolés fréquemment de la peau, des glandes cutanées et des muqueuses. Il comprend des espèces hautement pathogènes.

**Staphylococcus aureus**. Staphylocoque donnant des cultures en colonies rondes, lisses, dorées, brillantes, sécrétant une exotoxine complexe et parfois une entérotoxine. Fréquemment isolé à l'état normal de la peau et du mucus nasal, il est responsable d'infections purulentes diverses : furoncles, anthrax, ostéomyélite, panaris, etc. Souvent résistant à divers antibiotiques, il peut être la cause d'infections graves internes (surtout pulmonaires). Syn. commun : *staphylocoque doré*.

**staphylocoque** m. *(angl.* ***staphylococcus****).* Tout coccus appartenant au genre *Staphylococcus*.

**staphylocoque doré**. Syn. de *Staphylococcus aureus*.

**staphylolysine** f. *(angl.* ***staphylolysin****).* Toute hémolysine produite par les staphylocoques.

**staphylome** m. *(angl.* ***staphyloma****).* Saillie de la cornée, seule ou associée à la sclérotique, due à un affaiblissement local de la paroi oculaire, consécutif à une inflammation ou à un traumatisme. (a. **staphylomateux, euse**)

**staphyloplastie** f. *(angl.* ***staphyloplasty****).* Réparation chirurgicale d'une fissure du voile du palais, quelle qu'en soit l'origine (congénitale ou traumatique). V. *palatoplastie*.

**staphylorraphie** f. *(angl.* ***staphylorraphy****).* Suture d'une fissure congénitale du voile du palais.

**staphylotomie** f. *(angl.* ***staphylotomy****).* 1) Excision d'un staphylome. 2) Syn. d'*uvulotomie*.

**Starr-Edwards (valve de)** *(angl.* ***Starr-Edwards valve****).* Prothèse pour le remplacement des valvules mitrales ou aortiques. Elle se compose d'un anneau métallique sur lequel est montée une cage avec trois ou quatre barreaux en arceaux contenant une bille plastique ou métallique mobile dont le déplacement est actionné par le jeu des pressions intracardiaques. (*Starr* Albert, médecin américain, né en 1926 ; *Edwards* Lowell, médecin américain, né en 1906.)

**starter** m. En anesthésiologie, syn. d'*inducteur*.

**stase** f. *(angl.* ***stasis****).* Lenteur ou arrêt de la circulation sanguine ou de l'écoulement d'un liquide ou d'une matière organique.

**stationnaire** a. *(angl.* ***stationary****).* Se dit d'un état pathologique qui n'évolue plus, ni vers la guérison, ni vers une aggravation.

**statique** *(angl. 1)* ***statics****, 2) 3)* ***static****).* 1) f. Partie de la mécanique qui étudie les conditions d'équilibre des corps sous l'influence des forces extérieures. 2) a. Qui est au repos, immobile. 3) a. Qui a trait à l'équilibre des corps, particulièrement à l'équilibre du corps humain. Le *sens statique* assure le maintien de l'équilibre du corps dans une position voulue, notamment la station debout. Il dépend des sensations fournies par les canaux semi-circulaires et le vestibule du labyrinthe, ainsi que de la sensibilité musculaire profonde.

**statural, ale, aux** a. *(angl.* ***statural****).* Qui se rapporte à la taille (stature). Ex. : croissance staturale.

**staturo-pondéral, ale, aux** a. Syn. de *pondérostatural*.

**status** m. *(angl.* ***status****).* Mot latin employé parfois pour désigner un état pathologique, un type de constitution prédisposant à certaines maladies.

**stéar-, stéat-** Préfixe d'origine grecque signifiant *graisse*.

**stéarine** f. *(angl.* ***stearine****).* Substance présente dans de nombreuses graisses naturelles (beurre de cacao, suif de mouton). On l'utilise principalement pour la fabrication des bougies et du savon, et la préparation de certains médicaments. Syn. : *tristéarine*.

**stéatolyse** f. *(angl.* ***steatolysis****).* Dissolution des graisses par émulsification, préalablement à leur absorption dans le sang. (a. **stéatolytique**)

**stéatorrhée** f. *(angl.* ***steatorrhea****).* Présence d'une quantité excessive de matières grasses dans les selles, due à une mauvaise assimilation des graisses alimentaires, souvent en rapport avec une atteinte du pancréas.

**stéatose** f. *(angl.* ***steatosis****).* Surcharge en lipides des cellules, traduisant soit une dégénérescence cellulaire, soit une infiltration simple.

**Steenhuis (incidence de)** *(angl.* ***Steenhuis' view****).* Incidence oblique pour la radiographie du crâne, mettant en évidence la région pétro-mastoïdienne.

**Steinert (dystrophie myotonique de).** Syn. de *myotonie atrophique*. (*Steinert* Hans, médecin allemand, né en 1885.)

**Steinmann (broche de)** *(angl.* ***Steinmann's pin****).* Broche en acier, rigide, d'assez fort diamètre (en général 4 mm), destinée à être introduite à travers le fragment distal d'un os fracturé, et reliée à un *étrier de Steinmann*, par lequel on exerce une traction pour maintenir la fracture en bonne position. (*Steinmann* Fritz, chirurgien orthopédiste suisse, 1872-1932.)

**stellaire** a. *(angl.* ***stellate****).* Qui a la forme d'une étoile.

**stellectomie** f. *(angl.* ***stellectomy****).* Résection du ganglion stellaire, généralement à gauche, comme traîtement des coronarites.

**sténo-** Préfixe d'origine grecque signifiant *étroit*, *rétréci*. Ex. : sténothorax (thorax très étroit).

**Sténon (canal de)** *(angl.* ***Stensen's ductus parotid duct****).* Canal excréteur de la glande parotide, qui s'ouvre dans la bouche par un orifice situé en regard de la première ou de la deuxième molaire supérieure. Syn. : *canal parotidien*. (*Sténon* [*Sténo*, *Stenonius* ou *Stensen*] Niels, anatomiste et théologien danois, 1638-1686.)

**sténose** f. *(angl.* ***stenosis****).* Syn. de *rétrécissement*.

**sténose hypertrophique du pylore** *(angl.* ***hypertrophic pyloric stenosis****).* Affection du nourrisson caractérisée par une hypertrophie de la musculature du pylore et par des signes de stase gastrique et retard au passage pylorique.

**stent** m. *(angl.* ***stent****).* Endoprothèse vasculaire tubulaire de très fin calibre (microprothèse) que l'on introduit par cathétérisme périphérique dans l'artère coronaire après angioplastie. Elle est destinée à empêcher une récidive de la sténose artérielle.

**Stenver (incidence de)** *(angl.* ***Stenver's view****).* Incidence occipito-zygomatique pour la radiographie du crâne, mettant en évidence la région pétro-mastoïdienne. (*Stenver* H.W., radiologue allemand, né en 1889; *Stenvers*, erreur d'orthographe souvent commise.)

**steppage** m. *(angl.* ***steppage gait****).* Démarche caractéristique de la paralysie ou de la parésie des muscles péroniers; la flexion du pied sur la jambe étant impossible, le sujet doit, à chaque pas, lever très haut la jambe afin de ne pas heurter le sol avec la pointe du pied.

**sterco-** Préfixe d'origine latine indiquant une relation avec les excréments. V. *copro-*, *scato-*.

**stercobiline** f. *(angl.* ***stercobilin****).* Pigment biliaire formé dans l'intestin sous l'influence des enzymes bactériennes, par réduction de la bilirubine excrétée dans la bile, en passant par un produit intermédiaire, le *stercobilinogène*. Il est éliminé par les matières fécales auxquelles il donne leur couleur foncée.

**stercobilinogène** m. *(angl.* ***stercobilinogen****).* Pigment biliaire précurseur immédiat de la stercobiline, en partie éliminé par les selles, en partie réabsorbé dans le foie. Son élimination par les selles est augmentée dans les ictères hémolytiques.

**stercolithe** m. *(angl.* ***stercolith****).* Concrétion fécale.

**stercoraire** a. *(angl.* ***stercoraceous****).* Qui se rapporte aux matières fécales.

**stercoral, ale, aux** a. *(angl.* ***stercoral****).* Qui se rapporte aux matières fécales, qui en contient. Ex. : fistule stercorale, abcès stercoral.

**stercorome** m. Syn. de *fécalome*.

**stéréo-** Préfixe d'origine grecque indiquant une relation avec un solide ou avec la notion de relief, de structure à trois dimensions.

**stéréoagnosie** f. *(angl.* ***astereognosia****).* Incapacité de reconnaître une forme par le toucher. Syn. : *agnosie tactile*, *astéréognosie*.

**stéréognosie** f. *(angl.* ***stereognosis****).* Reconnaissance, au toucher, de la forme et de la consistance des objets; elle fait intervenir à la fois la sensibilité tactile, la sensibilité aux pressions et la sensibilité profonde (musculaire, tendineuse et articulaire). (a. **stéréognosique**)

**stéréotaxique (technique)** *(angl.* ***stereotaxic technique****).* En neurochirurgie, méthode radiographique pour le repérage dans les trois plans de l'espace, de certaines structures intracrâniennes.

**stérile** a. *(angl.* ***sterile****).* 1) Exempt de tout micro-organisme. 2) Inapte à la reproduction par défaut de production de spermatozoïdes (chez l'homme) ou d'ovules (chez la femme), ou à la suite de circonstances empêchant la fécondation de l'ovule par le spermatozoïde. Syn. : *infécond*.

**stérilet** m. *(angl.* ***intrauterine contraceptive device****).* Dispositif (spirale, boucle, double triangle) que l'on introduit dans l'utérus pour rendre impossible la nidation de l'ovule. La stérilité ainsi obtenue est continue, mais réversible. Syn. : *dispositif intra-utérin.*

**stérilisation** f. *(angl.* ***sterilization****).* 1) Suppression des micro-organismes et des spores présents dans un milieu organique, dans une substance ou sur un objet quelconque. Elle peut être réalisée par des moyens physiques (chaleur, rayons ultraviolets) ou chimiques *(antisepsie).* 2) Suppression définitive, accidentelle ou intentionnelle, de la capacité de procréer. Elle peut être provoquée notamment par l'ablation des gonades, la ligature des trompes utérines ou la ligature des canaux déférents *(vasectomie),* par des agents chimiques ou par des agents physiques (exposition des gonades aux rayonnements ionisants).

**stérilité** f. *(angl.* ***sterility****).* 1) Absence de tout micro-organisme vivant ou de toute spore dans une substance ou sur un objet quelconque. 2) Incapacité pour un être vivant de procréer. Elle peut être congénitale, consécutive à une maladie ou à un accident, ou être provoquée intentionnellement *(stérilisation).* Ling. : Ne pas confondre *stérilité* et *impuissance.*

**sternal, ale, aux** a. *(angl.* ***sternal****).* Qui se rapporte au sternum. Ex. : manubrium sternal.

**sternalgie** f. *(angl.* ***sternalgia****).* Douleur localisée au sternum. Syn. : *sternodynie.*

**sterno-claviculaire** a. *(angl.* ***sternoclavicular****).* Qui se rapporte au sternum et à la clavicule. Ex. : articulation sterno-claviculaire.

**sterno-cléido-mastoïdien** a. et m. V. *muscle sterno-cléido-mastoïdien.*

**sternodynie** f. Syn. de *sternalgie.*

**sternoschisis** f. *(angl.* ***sternoschisis****).* Fissure médiane congénitale du sternum.

**sternotomie** f. *(angl.* ***sternotomy****).* Section chirurgicale du sternum.

**sternum** m. *(angl.* ***sternum****).* Os allongé de haut en bas, plat, situé à la partie antérieure et médiane du thorax. Il comprend trois parties qui sont, de haut en bas : le *manubrium,* le *corps* et l'*appendice xiphoïde.* Il s'articule latéralement avec les sept premières paires de cartilages costaux et, par le manubrium, avec les deux clavicules. (a. **sternal, ale, aux**)

**sternutatoire** a. et m. *(angl.* ***sternutatory****).* Qui provoque l'éternuement et la congestion de la muqueuse nasale.

**stéroïde** a. et m. *(angl.* ***steroid****).* Tout composé chimique dérivé d'un stérol. Se dit notamment des hormones de la corticosurrénale et des hormones sexuelles.

**stéroïde anabolisant** *(angl.* ***anabolic steroid****).* V. *anabolisant.*

**stérol** m. *(angl.* ***sterol****).* Nom d'ensemble des alcools polycycliques complexes exempts d'azote, de poids moléculaire élevé, présents dans les organismes animaux (par ex. cholestérol) ou végétaux (par ex. ergostérol), et dont on connaît un grand nombre de dérivés (acides biliaires, hormones stéroïdes, vitamine D, etc.). (a. **stérolique**)

**stertor** m. *(angl.* ***stertor****).* Respiration bruyante qui rappelle le ronflement.

**stertoreux, euse** a. *(angl.* ***stertorous****).* Se dit d'une respiration bruyante qui ressemble au ronflement.

**stétho-** Préfixe d'origine grecque indiquant une relation avec la poitrine.

**stéthoscope** m. *(angl.* ***stethoscope****).* Instrument destiné à l'auscultation (inventé par Laennec, médecin français, 1781-1826). Il permet de transmettre à l'oreille du médecin, à travers les téguments, les bruits du corps (en particulier du thorax). Il en existe deux types : le *stéthoscope simple* (cornet en bois ou métal, évasé à l'extrémité placée sur le corps); le *stéthoscope biauriculaire* comportant une pièce réceptrice des sons, recouverte d'une membrane à laquelle aboutissent deux tuyaux flexibles dont les bouts sont placés dans les oreilles de l'examinateur. (a. **stéthoscopique**)

**Stevens-Johnson (syndrome de)** *(angl.* ***Stevens-Johnson syndrome****).* Forme grave d'érythème polymorphe, caractérisée par des lésions cutanées étendues, maculo-vésiculeuses ou bulleuses, et par une atteinte très importante des muqueuses (conjonctivite, stomatite, vulvo-vaginite, urétrite) s'accompagnant de fièvre, céphalée, anorexie. La conjonctivite peut se compliquer de lésions de la cornée avec formation de cicatrices entraînant une diminution de la vue. Comme l'érythème polymorphe classique, ce syndrome traduit une allergie à des causes diverses : infections, sensibilisation aux médicaments. Syn. : *ectodermose pluriorificielle de Fiessinger-Rendu.* (*Stevens* Albert Mason, pédiatre américain, 1884-1945; *Johnson* Frank Chambliss, pédiatre américain, 1894-1934.)

**STH**. Abrév. désignant la *somatotrophine* (du terme anglais *somatotropic hormone).*

**sthénique** a. *(angl.* ***sthenic****).* Se dit d'un type d'individu énergique, caractérisé par des réactions physiologiques et mentales rapides.

**stick** m. *(angl.* ***stick****).* Terme anglais désignant une préparation médicale pour usage externe ou un produit cosmétique présenté sous forme de bâtonnet, de crayon.

**Stieda (fracture de)** *(angl.* ***Stieda's fracture****).* Fracture du condyle fémoral interne. Syn. :

*fracture de Pellegrini-Stieda*. (*Stieda* Alfred, chirurgien allemand, 1869-1945.)

**stigmate** m. *(angl.* ***stigma****)*. Signe clinique, altération cutanée, de caractère permanent, ayant une certaine valeur diagnostique.

**stilbœstrol** (ou **stilbestrol**) m. Syn. de *diéthylstilbestrol*.

**stilligoutte** m. Syn. de *compte-gouttes*.

**stimulant**, **ante** a. *(angl.* ***stimulant****)*. Qui stimule l'activité physique ou intellectuelle. (nom : un **stimulant**)

**stimulateur cardiaque** *(angl.* ***pacemaker****)*. Appareil électronique miniaturisé que l'on implante sous la peau du thorax et qui est destiné à exciter, selon un rythme déterminé, un cœur dont les centres physiologiques d'automatisme ne sont plus capables d'assurer leur fonction. Syn. : *pacemaker* (néologisme d'origine anglo-américaine déconseillé, mais couramment utilisé en français).

**stimulation** f. *(angl.* ***stimulation****)*. Action d'un stimulus sur un système excitable.

**stimuline** f. *(angl.* ***stimulin****)*. Toute substance capable d'augmenter l'activité d'un organe ou d'un tissu. Telles sont les hormones sécrétées par le lobe antérieur de l'hypophyse et qui régissent le fonctionnement d'autres glandes endocrines : thyroïde, corticosurrénales, glandes sexuelles.

**stimulovigilance** f. *(angl.* ***stimulovigilance****)*. Mode de surveillance de certains stimulateurs cardiaques implantés. Cette surveillance est assurée par des centres, répartis sur l'ensemble du territoire d'une nation et destinés à contrôler la qualité et le fonctionnement des stimulateurs.

**stimulus** m. (pl. **stimuli**) *(angl.* ***stimulus****)*. Agent externe ou interne capable de provoquer une réponse caractéristique de la part d'un système excitable. V. *excitant*.

**stock-vaccin** m. *(angl.* ***stock vaccine****)*. Vaccin préparé en quantité importante avec différentes souches d'un même micro-organisme, conservées au laboratoire.

**Stokes**. V. *Cheynes-Stokes (dyspnée de)*.

**stom-**, **stomat-**, **stomato-** Préfixe d'origine grecque indiquant une relation avec la bouche ou avec la cavité buccale.

**stomacal**, **ale**, **aux** a. Syn. de *gastrique*.

**stomachique** a. et m. *(angl.* ***stomachic****)*. Qui favorise la digestion gastrique.

**stomathérapie** f. *(angl.* ***stomacare****)*. Ensemble des soins donnés aux sujets porteurs de l'abouchement permanent d'un viscère à la peau, par exemple iléostomie, colostomie, urétérostomie. Le spécialiste en est le *stomathérapeute*.

**stomatite** f. *(angl.* ***stomatitis****)*. Toute inflammation de la muqueuse buccale.

**stomatologie** f. *(angl.* ***stomatology****)*. 1) Partie de la médecine qui est consacrée à l'étude de la structure, des fonctions et des maladies de la bouche et des dents, ainsi qu'aux soins qui s'y rapportent. V. *dentisterie*. 2) En France, spécialité chirurgicale officiellement dénommée *chirurgie maxillo-faciale et stomatologie* jusqu'en 1990. Depuis 1992, le titre officiel est *stomatologie*. Cette spécialité est sanctionnée par un diplôme d'études spécialisées.

**stomatologiste** (ou **stomatologue**) m. *(angl.* ***stomatologist****)*. Médecin ou chirurgien dentiste spécialisé en stomatologie.

**stomatoplastie** f. *(angl.* ***stomatoplasty****)*. 1) Intervention plastique sur le col utérin, ayant pour but essentiel d'élargir son orifice externe. V. *trachéloplastie*. 2) Intervention de chirurgie plastique pratiquée sur la bouche.

**stomatorragie** f. *(angl.* ***stomatorrhagia****)*. Hémorragie buccale. (a. **stomatorragique**)

**-stomie** Suffixe d'origine grecque signifiant *bouche*, *abouchement*. Ex. : colostomie.

**stomie** f. *(angl.* ***-stomy****; existe seulement en tant que suffixe)*. Abouchement d'un viscère à la peau, en dehors de son emplacement naturel. Les abouchements spontanés (d'origine infectieuse, cancéreuse ou traumatique), sont généralement dits *fistules*. Les abouchements chirurgicaux, temporaires ou définitifs, peuvent porter par ex. sur le côlon, le grêle, l'estomac, l'uretère [33].

**stomisé**, **ée** a. et n. Individu porteur d'une stomie [33].

**strabique** 1) a. *(angl.* ***strabismic****)*. Qui se rapporte au strabisme. Ex. : angle strabique. 2) a. et n. Qui est atteint d'une des différentes formes de strabisme.

**strabisme** m. *(angl.* ***strabismus****)*. Défaut de convergence des axes visuels, impossibilité de fixer un point avec les deux yeux. Le strabisme peut être *divergent* (déviation en dehors), *convergent* (déviation en dedans), *paralytique*, *concomitant*.

**strangulation** f. *(angl.* ***strangulation****)*. Constriction exercée au niveau du cou à l'aide d'un lien ou de la main et produisant une asphyxie. Syn. : *étranglement* (2).

**stratifié**, **ée** a. *(angl.* ***stratified****)*. Qui est disposé en couches superposées.

**stratigraphie** f. *(angl.* ***stratigraphy****)*. Variante de la *tomographie* réalisée à l'aide d'un appareil appelé *stratigraphe*, l'image obtenue étant un *stratigramme*.

**strepto-** Préfixe d'origine grecque signifiant *contourné, recourbé*.

**streptobacille** m. *(angl.* ***streptobacillus****)*. Micro-organisme en forme de bâtonnet, se présentant en chaînettes formées de plusieurs éléments.

**streptococcémie** f. *(angl.* ***streptococcemia****)*. Septicémie due aux streptocoques.

**streptococcie** f. *(angl.* ***streptococcal infection****)*. Toute manifestation morbide causée par les streptocoques.

**streptococcique** a. *(angl.* ***streptococcal****)*. Qui se rapporte au streptocoque ou qui est provoqué par les streptocoques. Ex. : méningite streptococcique.

**Streptococcus**. Genre de cocci gram-positifs, ronds ou ovoïdes, groupés en chaînettes courtes ou longues, en général immobiles et non capsulés. Il comprend une vingtaine d'espèces aérobies strictes ou facultatives, dont certaines sont très importantes en pathologie.

**Streptococcus fæcalis**. Syn. désuet d'*Enterococcus faecalis*.

**Streptococcus pneumoniae**. Streptocoque alpha-hémolytique, principal agent de la pneumonie. Il peut aussi provoquer d'autres infections (méningite, empyème, septicémie).

**Streptococcus viridans**. Nom d'ensemble aujourd'hui désuet des souches de streptocoques alpha-hémolytiques verdissant l'hémoglobine dans une culture en gélose au sang. V. *streptocoque hémolytique*.

**streptocoque** m. *(angl.* ***streptococcus****)*. Tout micro-organisme appartenant au genre *Streptococcus*. (a. **streptococcique**)

**streptocoque hémolytique** *(angl.* ***hemolytic streptococcus****)*. Nom d'ensemble des streptocoques qui produisent des streptolysines, provoquant l'hémolyse en culture sur gélose au sang. Les uns sont complètement hémolytiques (bêta-hémolytiques), d'autres incomplètement (alpha-hémolytiques). Les streptocoques hémolytiques sont responsables d'infections, parfois très graves (scarlatine, érysipèle, rhumatisme articulaire aigu, endocardite).

**streptodornase** f. *(angl.* ***streptodornase****)*. Enzyme bactérienne produite par certaines souches de streptocoques hémolytiques, en même temps que la streptokinase, et qui exerce un effet dissolvant sur les caillots de sang. On l'utilise dans le traitement des épanchements pleuraux purulents. Abrév. : SD.

**streptokinase** f. *(angl.* ***streptokinase****)*. Enzyme bactérienne isolée de filtrats de culture de streptocoques hémolytiques, capable de digérer la fibrine, et utilisée, souvent en mélange avec la streptodornase, pour provoquer la dissolution de caillots lors de thromboses artérielles ou veineuses.

**streptolysine** f. *(angl.* ***streptolysin****)*. Hémolysine du streptocoque dont il existe deux variétés : la *streptolysine S*, stable en présence d'oxygène, qui ne provoque pas l'élaboration d'anticorps ; la *streptolysine O*, sensible à l'action de l'oxygène, provoquant l'élaboration d'anticorps capables de neutraliser son activité hémolytique. La mise en évidence dans le sérum des malades d'anticorps contre la streptolysine O permet de préciser le diagnostic d'une infection streptococcique. Les deux hémolysines S et O ont une action non seulement sur les érythrocytes, mais aussi sur les leucocytes.

**Streptomyces** *(angl.* ***Streptomyces****)*. Genre de micro-organismes filamenteux et ramifiés, gram-positifs, formant d'abord un mycélium qui se désintègre ensuite partiellement en éléments bacilliformes. Il comprend un grand nombre d'espèces dont beaucoup élaborent des substances antibiotiques ; certaines espèces sont pathogènes pour l'homme.

**streptomycète** m. *(angl.* ***streptomycete****)*. Tout micro-organisme appartenant au genre *Streptomyces*.

**streptomycine** f. *(angl.* ***streptomycin****)*. Antibiotique isolé à partir de cultures de *Streptomyces griseus* actif sur les bacilles gram-positifs et gram-négatifs. On l'utilise principalement par voie intramusculaire, dans le traitement de la tuberculose. L'usage prolongé de la streptomycine peut provoquer des lésions du nerf auditif (notamment une surdité). Différents sels de cet antibiotique se sont avérés moins toxiques.

**streptomycinothérapie** f. *(angl.* ***streptomycin therapy****)*. Emploi thérapeutique de la streptomycine.

**streptomycose** f. *(angl.* ***streptomycosis****)*. Toute infection par des streptomycètes.

**stress** m. *(angl.)*. Réponse non spécifique de l'organisme à n'importe quelle demande à laquelle il doit faire face. Une infection, une intoxication, mais aussi un grand plaisir, tout comme une grande douleur, constituent des agents stressants qui demandent à l'organisme un certain travail d'adaptation, dont les manifestations non spécifiques viennent s'ajouter à l'action, elle spécifique, de chacun de ces agents. Le stress est constamment présent au cours de toutes les circonstances de la vie, à des intensités qui sont variables : minime chez l'homme qui dort ou se repose, il est très intense après un grave accident. Ling. : Terme anglais naturalisé par l'usage ; le terme *agression*, proposé pour le remplacer, n'est admis que lorsqu'il s'agit de phénomènes pénibles ou nocifs. (a. **stressé, ée**)

**stressant, ante** a. *(angl.* ***stressful****).* Se dit d'un agent capable de provoquer un état de stress. Il peut s'agir d'un agent nocif ou désagréable, mais aussi d'un facteur inoffensif ou d'une émotion agréable.

**striction** f. *(angl.* ***constriction****).* Constriction, resserrement.

**stricture** f. *(angl.* ***stricture****).* Rétrécissement.

**stridor** m. *(angl.* ***stridor****).* Bruit inspiratoire aigu, provoqué par une obstruction incomplète du larynx ou de la trachée. Le *stridor congénital* est une forme particulière qui atteint le nouveau-né, due à une anomalie du larynx.

**stridulation** f. *(angl.* ***stridulation****).* Sifflement strident, aigu, se produisant au cours de la respiration. (a. **stridulatoire**)

**striduleux, euse** a. *(angl.* ***stridulous****).* Qui a les caractères de la stridulation. Ex. : laryngite striduleuse.

**stries de croissance**. Syn. de *lignes de croissance.*

**strié, ée** a. *(angl.* ***striate****).* Marqué par des stries, par des raies. V. *corps strié.*

**stripper** m. Syn. anglais de *tire-veine.*

**stripping** m. *(angl.).* Opération consistant à introduire une tringle d'un bout à l'autre d'un segment de veine variqueux et, après l'avoir fixée à l'une de ses extrémités, à l'extraire par arrachement de façon à ramener la totalité du vaisseau au bout de l'instrument. V. *saphénectomie.* Ling. : Terme anglais, utilisé couramment en français, venant du verbe *to strip*, dépouiller. On a proposé pour le remplacer le mot *tringlage.*

**stroma** m. *(angl.* ***stroma****).* En histologie, tissu conjonctif vascularisé contenant des ramifications nerveuses, qui constitue la charpente d'un organe ou d'une tumeur.

**strongyloïdose** f. *(angl.* ***strongyloidosis****).* Infection causée par *Strongyloides stercoralis*, ver nématode à deux cycles de vie, dont la forme parasitaire vit dans la paroi de l'intestin grêle de l'homme, et la forme non parasitaire dans les matières en putréfaction. Syn. : *anguillulose.*

**strongyloïdose pulmonaire** *(angl.* ***pulmonary strongyloidosis****).* Envahissement des poumons par un nématode parasite de l'intestin, *Strongyloides stercoralis*, qui provoque parfois des hémoptysies, une pleurésie, un pyothorax ou une bronchopneumonie avec éosinophilie sanguine. La maladie est courante dans l'Est asiatique et peut être mortelle [29].

**strophulus** m. *(angl.* ***strophulus****).* Éruption prurigineuse d'élevures de couleur rosée, du volume d'une tête d'épingle et de consistance ferme, centrées par une petite vésicule jaunâtre. Ces lésions siègent surtout sur le tronc et sur les membres supérieurs et progressent par poussées. Observées surtout chez les enfants, elles peuvent être liées à une parasitose intestinale.

**structural, ale, aux** a. *(angl.* ***structural****).* Structurel.

**structure** f. *(angl.* ***structure****).* Manière dont les parties d'un tout sont arrangées entre elles (par ex. structure d'un organe, d'un tissu).

**structurel, elle** (ou **structural, ale, aux**) a. *(angl.* ***structural****).* Qui se rapporte à une structure.

**struma** *(angl.* ***struma****).* Mot latin signifiant *goitre.*

**strumectomie** f. *(angl.* ***strumectomy****).* Ablation totale ou partielle d'un goitre.

**strumiprive** a. *(angl.* ***strumiprivous****).* Qui est dû ou qui est consécutif à l'ablation d'un goitre ayant entraîné une hypothyroïdie.

**strumite** f. *(angl.* ***strumitis****).* Thyroïdite chronique ayant l'aspect d'un goitre diffus.

**strumite lymphomateuse**. Syn. de *thyroïdite de Hashimoto.* V. *Hashimoto (thyroïdite de).*

**strychnine** f. *(angl.* ***strychnine****).* Alcaloïde très toxique extrait de certains arbustes croissant dans les régions tropicales, et obtenu aussi par synthèse. Il entre dans la composition de certains produits destinés à détruire les rats. Une dose de 30 mg peut provoquer la mort d'un homme.

**strychnisme** m. *(angl.* ***strychninism****).* Intoxication aiguë par la strychnine.

**Stuart (facteur)**. V. *facteur de coagulation.*

**stupéfiant** m. *(angl.* ***narcotic****).* Toute substance toxique, naturelle ou synthétique, agissant sur les centres nerveux, et dont l'usage plus ou moins prolongé détermine des perturbations graves de la personnalité, une détérioration progressive physique et psychique, avec accoutumance et toxicomanie. Tels sont : l'opium, la morphine, la codéine. Ling. : En langage courant, on dit aussi *drogue.*

**stupeur** f. *(angl.* ***stupor****).* Suspension de toute activité physique et psychique. Elle se caractérise par une immobilité du visage, un regard morne, une immobilité complète, un silence obstiné, un refus de toute nourriture.

La stupeur constitue l'une des manifestations de la schizophrénie.

**stuporeux, euse** a. *(angl.* ***stuporous****)*. Qui est caractérisé par un état de stupeur. Ex. : mélancolie stuporeuse.

**Sturge-Weber-Krabbe (maladie de)** *(angl.* ***cephalo-trigeminal angiomatosis, Sturge-Weber syndrome****)*. Syndrome malformatif vasculaire rare, caractérisé par l'association d'un nævus vasculaire cutané de la face localisé dans le territoire ophtalmique du trijumeau, des troubles oculaires (glaucome, baisse de la vue) et une angiomatose cérébrale se manifestant par des troubles mentaux et neurologiques (migraines, épilepsie, hémiplégie). Syn. : *angiomatose encéphalo-trigéminée, angiomatose neuro-oculo-cutanée, syndrome de (Parkes) Weber.* (*Sturge* William Allen, médecin anglais, 1850-1919; *Weber* Frederick Parkes, médecin anglais, 1869-1962; *Krabbe* Knud H., neurologue danois, 1885-1961.)

**stylien, ienne** a. Syn. de *styloïdien.*

**styliforme** a. *(angl.* ***styliform****)*. En forme de stylet.

**stylo-hyoïdien, ienne** a. *(angl.* ***stylohyoid****)*. Qui se rapporte à l'apophyse styloïde du temporal et à l'os hyoïde. Ex. : muscle stylo-hyoïdien.

**styloïde** a. V. *apophyse styloïde.*

**styloïdien, ienne** a. *(angl.* ***styloid****)*. Qui se rapporte à une apophyse styloïde. Syn. : *stylien.*

**styloïdite** f. *(angl.* ***styloiditis****)*. Inflammation des tissus entourant une apophyse styloïde (de l'os temporal, du radius).

**styloïdite radiale** *(angl.* ***radial styloiditis****)*. Tuméfaction douloureuse du poignet dans la région styloïdienne radiale (du côté du pouce), apparaissant le plus souvent après des efforts manuels répétés.

**stylo-mandibulaire** a. *(angl.* ***stylomandibular****)*. Qui se rapporte à l'apophyse styloïde du temporal et à la mandibule. Ex. : ligament stylo-mandibulaire.

**stylo-mastoïdien, ienne** a. *(angl.* ***stylomastoid****)*. Qui se rapporte ou qui appartient à l'apophyse styloïde du temporal et à l'apophyse mastoïde. Ex. : trou stylo-mastoïdien.

**styloradial, ale, aux** a. *(angl.* ***styloradial****)*. Qui se rapporte à l'apophyse styloïde du radius. Ex. : réflexe styloradial.

**styptique** a. et m. *(angl.* ***styptic****)*. Qui possède des propriétés astringentes et hémostatiques. Ex. : coton styptique.

**sub-** Préfixe d'origine latine signifiant *sous, en-dessous de, moins que.*

**subaigu, uë** a. *(angl.* ***subacute****)*. Qui évolue de façon intermédiaire entre une forme aiguë et une forme chronique. Ex. : maladie, inflammation subaiguë.

**subclinique** a. *(angl.* ***subclinical****)*. Se dit du stade d'une maladie (notamment à son début) dont les manifestations cliniques sont très atténuées.

**subconscient, ente** *(angl. 1)* ***subconscious****, 2) 3)* ***subconsciousness****)*. 1) a. Qui se trouve en dessous du seuil de la conscience. 2) m. Domaine des processus mentaux qui échappe plus ou moins au champ de la conscience, bien qu'ayant pu en relever antérieurement et pouvant y réapparaître; le subconscient exerce une influence plus ou moins marquée sur le cours de la vie mentale. V. *préconscient.* 3) m. Terme employé par Freud dans ses premiers écrits, comme syn. d'*inconscient* (à éviter car il prête à confusion).

**subcontinu, ue** a. *(angl.* ***subcontinuous****)*. Presque continu.

**subérose** f. *(angl.* ***suberosis****)*. Pneumoconiose provoquée par l'inhalation de poussières de liège moisi, observée chez les ouvriers travaillant cette matière. L'agent causal en est *Penicillium frequentans.*

**subfébrile** a. *(angl.* ***subfebrile****)*. Qui dépasse de peu la température normale. Ex. : état subfébrile (dont la température ne dépasse pas 38 °C).

**subictère** m. *(angl.* ***subicterus****)*. Ictère léger (visible surtout au niveau de la sclérotique du globe oculaire).

**subictérique** a. *(angl.* ***subicteric****)*. Qui présente une coloration jaune pâle, intermédiaire entre la coloration normale et le jaune qui caractérise l'ictère franc.

**subintrant, ante** a. *(angl.* ***subintrant****)*. Qui est caractérisé par des accès qui se suivent sans période de rémission. Ex. : convulsions subintrantes.

**subinvolution de l'utérus** *(angl.* ***subinvolution of uterus****)*. Retard du retour à la normale de l'utérus après l'accouchement.

**subjectif, ive** a. *(angl.* ***subjective****)*. Qui est ressenti par le sujet lui-même. Ex. : trouble subjectif. Ant. : *objectif* ( 1).

**sublétal, ale, aux** a. *(angl.* ***sublethal****)*. Se dit de la dose d'une substance toxique la plus proche de celle qui provoque la mort, ou d'un gène dont la présence provoque plus ou moins tardivement la mort.

**sublimable** a. *(angl.* ***sublimable****)*. Qui peut être sublimé.

**sublimation** f. *(angl.* ***sublimation****)*. 1) Mécanisme par lequel des pulsions primaires responsables de conflits intérieurs, sont transformées et orientées vers des buts constructifs et utiles. 2) Passage direct d'une substance de l'état solide à l'état gazeux, sans transformation préalable en liquide.

**sublimé, ée** a. *(angl. **sublimated**)*. Qui est produit par sublimation. Ex. : soufre sublimé.

**subliminal, ale, aux** a. Syn. d'*infraliminaire*.

**sublingual, ale, aux** a. *(angl. **sublingual**)*. Qui est situé ou qui se produit sous la langue. Ex. : fibrome sublingual, glande sublinguale.

**subluxation** f. *(angl. **subluxation**)*. Luxation incomplète. (a. **subluxé, ée**)

**submatité** f. *(angl. **slight dullness**)*. Diminution partielle de la sonorité normale perçue par la percussion.

**submersion** f. *(angl. **submersion**)*. État asphyxique mortel (noyade) résultant de la pénétration d'un liquide dans les voies respiratoires, le corps entier se trouvant immergé ou les orifices aériens supérieurs s'y trouvant plongés. V. *hydrocution*.

**subnarcose** f. *(angl. **subnarcosis**)*. État artificiel proche du sommeil, provoqué par l'administration d'hypnotiques et pendant lequel le sujet peut encore communiquer avec son entourage dans le but de rendre une exploration instrumentale moins pénible. La subnarcose est utilisée aussi comme moyen d'investigation psychologique et psychanalytique *(narcoanalyse)*. Syn. : *narcose liminaire*.

**subnormal, ale, aux** a. *(angl. **subnormal**)*. Qui est légèrement inférieur à la normale.

**substance** f. *(angl. **substance**)*. 1) Dans un sens général, toute matière concrète. 2) Tout produit chimique ou toute matière organique de composition homogène.

**substance blanche** *(angl. **white substance**)*. Partie d'aspect blanchâtre du système nerveux central qui correspond aux voies nerveuses, et dont la couleur est due à la présence de myéline. Elle occupe la périphérie de la moelle et du tronc cérébral et le centre du cervelet et du cerveau.

**substance de contraste**. V. *milieu de contraste*.

**substance grise** *(angl. **gray substance**)*. Partie du système nerveux central qui correspond aux centres nerveux et dont l'aspect grisâtre est dû aux cellules nerveuses qui la constituent. Elle occupe la partie centrale de la moelle et du tronc cérébral, et à la fois la partie centrale (noyaux gris du cervelet et du cerveau) et la partie périphérique (cortex cérébelleux et cortex cérébral) de l'encéphale.

**substance paracrine**. Substance sécrétée dans un lieu proche de son lieu d'action et vers lequel elle diffuse librement.

**substantiel, elle** a. *(angl. **substantial**)*. Se dit d'un aliment riche en substances nutritives.

**substitutif, ive** a. *(angl. **substitute**)*. Se dit d'un traitement ou d'un médicament visant à suppléer une déficience organique ou fonctionnelle. Ex. : l'administration d'insuline dans le diabète sucré est une *médication substitutive*.

**substitution** f. *(angl. **substitution**)*. En chimie, remplacement d'un atome ou d'un radical dans une molécule par un autre atome ou un autre radical.

**substrat** (ou **substratum**) m. *(angl. **substrate**)*. Substance sur laquelle agit une enzyme.

**subtotal, ale, aux** a. *(angl. **subtotal**)*. Presque total. Ex. : hystérectomie subtotale.

**suc** m. *(angl. **juice**)*. 1) Tout liquide obtenu par pressurage d'une matière animale ou végétale. 2) Liquide provenant de certaines sécrétions organiques (suc gastrique, suc intestinal, suc pancréatique).

**succédané** m. *(angl. **substitute**)*. Produit de remplacement (de médicaments, de produits alimentaires).

**succion** f. *(angl. **sucking**)*. 1) Chez le nourrisson, prise des aliments par la bouche qui joue le rôle de pompe aspirante. 2) Aspiration par la bouche.

**succulence** f. *(angl. **succulence**)*. Infiltration œdémateuse de la peau.

**succulent, ente** a. *(angl. **succulent**)*. Se dit d'un organe ou d'un tissu dans lequel s'est infiltrée une quantité excessive de liquides.

**succussion** f. *(angl. **succussion**)*. Action de secouer.

**sucre** m. *(angl. **sugar**)*. En langage courant, *saccharose* ou, plus largement, *glucide* (à l'exception des hétérosides).

**sucre d'amidon**. Syn. de *glucose*.

**sucre de betterave**. V. *saccharose*.

**sucre blanc**. Syn. de *saccharose*.

**sucre de canne**. V. *saccharose*.

**sucre d'érable**. V. *saccharose*.

**sucre de fruit**. Fructose naturel contenu dans les fruits.

**sucre de lait**. Syn. de *lactose*.

**sucre de malt**. Syn. de *maltose*.

**sucre de raisin**. Syn. de *glucose*.

**sucrose** m. Syn. de *saccharose*.

**sudation** f. *(angl. **sudation**)*. 1) Transpiration intense. Elle peut être physiologique (effort physique, exposition à une chaleur intense, sauna), ou pathologique (fièvre élevée, crise d'hypoglycémie). V. *hyperhidrose*, *perspiration*. 2) Syn. de *transpiration*.

**sudatoire** a. *(angl.* ***sudatory****)*. Qui s'accompagne de sudation.

**Sudeck** (**maladie** ou **atrophie de**). *(angl.* ***Sudeck's atrophy****)*. Ostéoporose post-traumatique atteignant surtout les mains et les pieds. Elle débute deux à trois mois après le traumatisme, par des douleurs diffuses avec rougeur et chaleur des téguments de l'extrémité atteinte. Syn. : *algodystrophie post-traumatique*. (*Sudeck* Paul Hermann Martin, chirurgien allemand, 1866-1938.)

**sudoral, ale, aux** a. *(angl.* ***sudoral****)*. 1) Qui se rapporte à la sueur ou à la transpiration. Ex. : sécrétion sudorale. 2) Qui provoque ou qui favorise la transpiration. Ex. : centres sudoraux (de la moelle épinière).

**sudorifère** a. *(angl.* ***sudoriferous****)*. Qui donne passage à la sueur. Ex. : pore sudorifère (ou sudoripare). Syn. : *sudoripare* (2).

**sudorifique** a. et m. *(angl.* ***sudorific****)*. Qui provoque la transpiration.

**sudoripare** a. *(angl.* ***sudoriparous****)*. 1) Qui excrète la sueur. Ex. : glande sudoripare. 2) Syn. de *sudorifère*.

**sueur** f. *(angl.* ***sweat****)*. Liquide aqueux très dilué, d'odeur pénétrante caractéristique, produit par les glandes sudoripares et déversé par les pores à la surface de la peau. La sueur contient du chlorure de sodium, des phosphates et des sulfates alcalins, des traces d'acide. Elle peut être acide ou alcaline, selon le régime alimentaire et la cause de la transpiration. V. *hidr-*, *perspiration*, *sudation*, *sudoral*, *transpiration*.

**sueur** (**épreuve de la**) *(angl.* ***sweat test****)*. Épreuve pour le diagnostic de la mucoviscidose, consistant à doser la teneur en chlorure de sodium de la sueur. Alors que le taux du chlore est normalement de 30 mEq/l, il peut atteindre le double de cette valeur dans la mucoviscidose.

**suffocant, ante** a. *(angl.* ***suffocating****)*. Qui provoque la suffocation.

**suffocation** f. *(angl.* ***suffocation****)*. 1) Étouffement, grande difficulté de respirer. 2) Forme d'asphyxie mécanique provoquée par l'obstruction des voies respiratoires (pénétration de corps étrangers dans le pharynx ou dans la trachée, œdème, présence de sécrétions abondantes, déglutition anormale du bol alimentaire) ou par l'occlusion des orifices respiratoires (suffocation faciale accidentelle ou criminelle). Elle entraîne une perte rapide de la conscience. V. *strangulation*.

**suffusion** f. *(angl.* ***suffusion****)*. Infiltration de liquides organiques (sang, sérosités) dans les espaces interstitiels.

**suggestibilité** f. *(angl.* ***suggestibility****)*. Tendance ou aptitude à recevoir des suggestions.

**suggestif, ive** a. *(angl.* ***suggestive****)*. Qui suggère une idée, un sentiment ou un acte.

**suggestion** f. *(angl.* ***suggestion****)*. En psychologie, action de faire pénétrer dans le psychisme de quelqu'un, une idée ou une croyance qu'il n'a pas, ou de lui faire accepter une tendance qui n'est pas la sienne.

**suicidaire** *(angl. 1)* ***suicidal****, 2)* ***person with suicidal tendencies****)*. 1) a. Qui se rapporte au suicide. Ex. : tendance suicidaire. 2) a. et n. Sujet qui semble prédisposé au suicide.

**suicidant** m. *(angl.* ***suicide attemptor****)*. Individu qui a fait une tentative de suicide. Syn. : *suicideur*.

**suicide** m. *(angl.* ***suicide****)*. Action de se donner volontairement la mort. V. *tentamen*. (a. **suicidé, ée**)

**suicideur** m. Syn. de *suicidant*.

**suintement** m. *(angl.* ***oozing****)*. Écoulement lent, goutte-à-goutte, d'un liquide par une ouverture accidentelle ou naturelle.

**suites de couches** *(angl.* ***puerperium****)*. Période qui succède à l'accouchement et durant laquelle l'organisme maternel, modifié par la grossesse et l'accouchement, subit des changements destinés à le ramener à l'état normal. Elle débute après la délivrance et dure 6 à 8 semaines. V. *puerpéral*. Syn. : *post partum*.

**sulciforme** a. *(angl.* ***sulciform****)*. En forme de sillon. Ex. : érosion sulciforme.

**sulcus** *(angl.* ***sulcus****)*. Mot latin signifiant *sillon*, *scissure*.

**sulf-, sulfo-** Préfixe indiquant la présence du soufre dans un composé chimique. V. *thio-*.

**sulfamide** (ou **sulfamidé**) m. *(angl.* ***sulfonamide****)*. 1) Tout amide d'un acide sulfonique dont le représentant type est le *sulfanilamide*. De nombreux médicaments doués de propriétés antibiotiques et plusieurs médicaments hypoglycémiants appartiennent à ce groupe. Syn. : *sulfonamide*. 2) Par extension, substance possédant des propriétés antibiotiques, de composition différente de celle indiquée sous 1, mais contenant un groupement chimique voisin (par ex. sulfone, sulfoxyde).

**sulfamidémie** f. *(angl.* ***sulfonamidemia****)*. Présence de sulfamides dans le sang.

**sulfamidorachie** f. *(angl.* ***sulfonamidorachia****)*. Présence de sulfamides dans le liquide céphalo-rachidien.

**sulfamidothérapie** f. *(angl.* ***sulfonamidotherapy****)*. Emploi thérapeutique des sulfamides.

**sulfamidurie** f. *(angl.* ***sulfonamiduria****)*. Présence de sulfamides dans les urines.

**sulfanilamide** m. *(angl.* ***sulfanilamide****)*. Sulfamide (para-aminobenzènesulfamide) très peu soluble dans l'eau, agissant contre un grand nombre de germes infectieux, et administré surtout par voie orale. Il diffuse très facilement et sa concentration maximale dans le sang est atteinte en 3 à 4 heures ; il est assez rapidement éliminé par les voies urinaires. Abrév. : PABS.

**sulfate** m. *(angl.* ***sulfate****)*. Sel ou ester de l'acide sulfurique.

**sulfaté, ée** a. *(angl.* ***sulfated****)*. Qui contient des sulfates.

**sulfhémoglobine** f. *(angl.* ***sulfhemoglobin****)*. Combinaison de l'hémoglobine avec l'hydrogène sulfuré et l'oxygène ; composé de couleur vert olive et dont le caractère irréversible en rend la présence dans le sang *(sulfhémoglobinémie)* souvent mortelle au cours des intoxications par l'hydrogène sulfuré. Syn. : *sulfméthémoglobine*.

**sulfhydrisme** m. *(angl.* ***hydrogen sulfid intoxication****)*. Intoxication professionnelle par les vapeurs d'hydrogène sulfuré, souvent mélangées à d'autres vapeurs : ammoniac, gaz carbonique.

**sulfméthémoglobine** f. Syn. de *sulfhémoglobine*.

**sulfonamide** m. Syn. de *sulfamide*.

**sulfone** f. *(angl.* ***sulfone****)*. Nom d'ensemble des dérivés contenant dans leur molécule le groupement $SO_2$ et deux radicaux carbonés. Plusieurs sulfones ont été mises au point pour le traitement de la lèpre.

**sulfuré, ée** a. *(angl.* ***sulfurated****)*. 1) Qui est combiné au soufre. 2) Qui a été traité par le soufre.

**sulfureux, euse** a. *(angl.* ***sulfurous****)*. Qui contient du soufre à l'état libre ou à l'état d'ion, qui s'y rapporte. Ex. : gaz sulfureux, bain sulfureux.

**super-** Préfixe d'origine latine signifiant *au dessus, sur, en excès*.

**superinfection** f. Syn. (anglicisme) de *surinfection*.

**supéro-externe** a. *(angl.* ***superolateral****)*. Qui est situé en haut et en dehors d'une structure déterminée ou d'un axe imaginaire. Syn. : *supéro-latéral*.

**supéro-interne** a. *(angl.* ***superomedial****)*. Qui est situé en haut et en dedans d'une structure déterminée ou d'un axe imaginaire. Syn. : *supéro-médial*.

**supéro-latéral**. Syn. de *supéro-externe*.

**supéro-médial**. Syn. de *supéro-interne*.

**supinateur** a. et m. *(angl.* ***supinator****)*. Se dit d'un muscle qui produit la supination.

**supination** f. *(angl.* ***supination****)*. 1) Position de la main quand sa face dorsale est orientée vers l'arrière dans la station debout, ou quand elle repose sur un plan horizontal par sa face dorsale. 2) Mouvement de rotation de dedans en dehors de l'avant-bras (qui place la main dans la position décrite sous 1). Ant. : *pronation*.

**suppositoire** m. *(angl.* ***suppository****)*. Médicament de consistance solide, de forme conique ou ovoïde, incorporé à un excipient fondant facilement à la température du corps, destiné à être introduit par l'anus.

**suppurant, ante** a. *(angl.* ***suppurant****)*. Qui suppure. Ex. : plaie suppurante.

**suppuratif, ive** a. *(angl.* ***suppurative****)*. Qui détermine, favorise la suppuration ; qui s'accompagne de suppuration. Ex. : adénite suppurative, onguent suppuratif.

**suppuration** f. *(angl.* ***suppuration****)*. Formation de pus.

**suppuré, ée** a. *(angl.* ***suppurative****)*. Qui est le siège d'une suppuration. Ex. : cholécystite suppurée.

**supra-** Préfixe d'origine latine signifiant *au dessus de* et indiquant une position supérieure. Ant. : *infra-*.

**supracondylien, ienne** a. *(angl.* ***supracondylar****)*. Situé ou qui se produit au-dessus d'un condyle. Ex. : fracture supracondylienne (de l'humérus ou du fémur).

**supraduction** f. *(angl.* ***supraduction****)*. Mouvement du globe oculaire vers le haut. V. *duction*.

**supraliminaire** a. *(angl.* ***supraliminal****)*. Qui est supérieur au seuil de perception ou de réaction (en parlant d'un stimulus dont l'intensité dépasse celle qui normalement déclenche un influx nerveux et provoque une sensation, ou en parlant de l'intensité elle-même).

**suprarénal, ale, aux** a. Syn. de *surrénal* (1).

**suprasellaire** a. *(angl.* ***suprasellar****)*. Situé au dessus de la selle turcique.

**supraventriculaire** a. *(angl.* ***supraventricular****)*. Qui se rapporte à une région du cœur située au-dessus des ventricules, telle que le nœud sinusal de Keith et Flack ou le nœud de Tawara. Ex. : tachycardie supraventriculaire, extrasystole supraventriculaire.

**suractivité** f. *(angl.* ***hyperactivity****)*. État d'activité excessive, notamment d'un organe.

**suraigu, uë** a. *(angl.* ***superacute****)*. Extrêmement aigu. Ex. : psychose suraiguë.

**sural, ale, aux** a. *(angl.* ***sural****)*. Qui se rapporte au mollet. V. *muscle triceps sural*.

**suralimentation** f. *(angl.* ***superalimentation****)*. Alimentation trop abondante, cause fréquente de l'obésité. Syn. : *surnutrition*.

**suramortissement** m. *(angl.* ***overdamping****)*. Artéfact de l'électrocardiogramme dû à un amortissement anormal des oscillations inscrites par l'appareil. Syn. : *overdamping* (de l'anglais *over*, au-delà ; *to damp*, amortir) terme déconseillé mais couramment employé en français.

**surcharge** f. *(angl.* ***overloading****)*. 1) Présence en excès à l'intérieur des cellules d'une substance qu'elles renferment déjà à l'état normal. Ex. : surcharge glycogénique du foie. 2) Excès de charge, de travail. Ex. : surcharge ventriculaire (des ventricules cardiaques) dans certaines maladies du cœur.

**surcharge hépatique à pigment brun**. Syn. de *lipofuscinose*.

**surcompensation** f. *(angl.* ***overcompensation****)*. En psychologie, processus par lequel un sujet atteint d'une déficience ou d'une infirmité, parvient non seulement à s'en débarrasser mais encore à la remplacer par une qualité.

**surdi-mutité** f. *(angl.* ***deaf-mutism****)*. Mutité associée à une surdité et qui peut en être une conséquence.

**surdité** f. *(angl.* ***deafness****)*. Abolition partielle (*hypoacousie*) ou complète (*cophose*) du sens de l'ouïe. Elle peut être due à une lésion de l'oreille *(surdité périphérique)* à une lésion du nerf cochléaire *(surdité rétrocochléaire)* à une lésion des centres et des voies centrales cochléaires *(surdité centrale)* ou à une lésion du cortex temporal *(surdité corticale)*.

**surdité de perception** *(angl.* ***perceptive deafness****)*. Surdité due à une lésion de l'oreille interne ou du nerf auditif.

**surdité de transmission** *(angl.* ***conductive deafness****)*. Surdité périphérique due à l'obstruction de l'oreille externe ou à une lésion de l'oreille moyenne, empêchant la transmission des sons.

**surdité verbale** *(angl.* ***word deafness****)*. Incapacité de comprendre le langage parlé. Elle traduit une lésion du cortex cérébral localisée au niveau de la première circonvolution temporale.

**surdosage** m. *(angl.* ***overdosage****)*. Administration de doses excessives d'un médicament.

**surdose** f. Syn. plus court, et de plus en plus usité de *surdosage*. (a. **surdosé, ée**)

**surexcitabilité** f. *(angl.* ***hyperexcitability****)*. Prédisposition aux états d'excitation nerveuse.

**surexcitation** f. *(angl.* ***surexcitation****)*. Excitation extrême observée chez certains névropathes et chez les maniaques. (a. **surexcité, ée**)

**surinfection** f. *(angl.* ***superinfection****)*. Infection survenant au cours d'une maladie infectieuse et due à un agent pathogène différent de celui qui a provoqué cette maladie. Syn. : *superinfection* (anglicisme).

**surjet** (**suture en**) *(angl.* ***running suture****)*. Suture au moyen d'un fil passé alternativement par les deux bords accolés de la plaie, sans nœuds intermédiaires, et consolidée par deux nœuds aux deux extrémités de la plaie.

**sur-moi** m. *(angl.* ***super-ego****)*. En psychanalyse, selon Freud, instance de censure (morale et sociale) qui résulte de l'identification de l'enfant aux parents ou aux substituts des parents, et qui peut entrer en conflit avec les pulsions du moi, jugées coupables, occasionnant des troubles névrotiques lorsque ces pulsions sont mal contrôlées (sentiment de culpabilité, autopunition inconsciente, ou au contraire, agressivité à l'égard des parents, déviation des tendances érotiques).

**surnuméraire** a. *(angl.* ***supernumerary****)*. Qui est en surnombre, en trop. Ex. : os surnuméraire, doigt surnuméraire.

**surnutrition** f. Syn. de *suralimentation*.

**surrénal**, **ale**, **aux** a. *(angl. 1)* ***suprarenal****, 2)* ***adrenal****)*. 1) Qui est situé au-dessus du rein. Syn. : *suprarénal*. 2) Qui se rapporte à la glande surrénale (surtout du point de vue anatomique. Ex. : artère surrénale). V. *adrén-*, *surrénalien*.

**surrénale** f. (**glande surrénale**) *(angl.* ***adrenal gland****)*. Glande endocrine paire, pesant environ 6 g, située au-dessus et en dedans de chaque rein. Elle comprend deux parties nettement distinctes des points de vue histologique et physiologique, la *médullosurrénale* et la *corticosurrénale* (V. ces termes).

**surrénalectomie** f. *(angl.* ***suprarenalectomy****)*. Ablation d'une ou des deux glandes surrénales.

**surrénalien**, **ienne** a. *(angl.* ***adrenal****)*. Qui se rapporte, qui appartient à la glande surrénale, notamment en ce qui concerne ses fonctions. Ling. : Ce terme tend à remplacer l'adjectif *surrénal*, ce dernier étant employé surtout en anatomie.

**surrénalite** f. *(angl.* ***suprarenalitis****)*. Inflammation des glandes surrénales.

**surrénalome** m. *(angl.* ***adrenocortical carcinoma****)*. Toute tumeur bénigne ou maligne de la glande surrénale. Selon son origine dans la substance corticale ou médullaire de la glande, on distingue le *corticosurrénalome* et le *médullosurrénalome*.

**surrénoprive** a. *(angl.* ***adrenoprival****)*. Qui se rapporte à une déficience des glandes surrénales ou qui en est le résultat.

**sus-** Préfixe d'origine latine signifiant *au-dessus de*.

**sus-apexien**, **ienne** a. *(angl.* ***supra-apical****)*. Qui est situé au-dessus de la pointe du cœur.

**sus-aréolaire** a. *(angl.* ***supra-areolar****)*. Qui est situé au-dessus de l'aréole du sein.

**susceptibilité** f. *(angl.* ***susceptibility****)*. 1) État de réceptivité ou de sensibilité particulièrement vives. 2) En immunologie, sensibilité particulière résultant d'une absence d'immunité.

**sus-épineux**, **euse** a. *(angl.* ***supraspinous****)*. Qui est situé au-dessus d'une épine anatomique (par ex. l'épine de l'omoplate). V. *muscle sus-épineux*.

**sus-hilaire** a. *(angl.* ***suprahilar****)*. Qui est situé au-dessus d'un hile, notamment d'un hile pulmonaire.

**sus-mamelonnaire** (ou **sus-mamillaire**) a. *(angl.* ***supramammillary****)*. Qui est situé au-dessus du mamelon.

**sus-ombilical**, **ale**, **aux** a. *(angl.* ***supraumbilical****)*. Qui est situé au-dessus de l'ombilic.

**suspension** f. *(angl. 1)* ***suspension****, 2)* ***hanging****)*. 1) Liquide dans lequel se trouvent des particules insolubles finement réparties. Ex. : suspension colloïdale (V. *colloïde*). 2) Action de suspendre un malade par les aisselles, la nuque et le menton pendant quelques minutes pour traiter certaines affections de la colonne vertébrale.

**suspensoir** m. *(angl.* ***suspensory****)*. Bandage servant à soutenir les bourses.

**sus-pubien**, **ienne** a. *(angl.* ***suprapubic****)*. Qui est situé au-dessus du pubis.

**sus-sternal**, **ale**, **aux** a. *(angl.* ***suprasternal****)*. Qui est situé ou qui s'effectue au-dessus du sternum. Ex. : espace sus-sternal.

**sustentation** f. *(angl.* ***sustenance****)*. Action de fortifier un malade ou un accidenté par un traitement ou par un régime.

**sus-tentoriel**, **elle** a. *(angl.* ***supratentorial****)*. Situé au-dessus de la tente du cervelet. Ex. : loge sus-tentorielle.

**suture** f. *(angl.* ***suture****)*. 1) Articulation immobile entre deux os, constituée de tissu fibreux (variété de *synarthrose*) ; telles sont les articulations entre les différents os de la voûte du crâne : suture lambdoïde, suture sagittale. (a. **sutural**, **ale**, **aux**). 2) Rétablissement de la continuité d'un tissu ou d'un organe divisé, par une couture employant des fils et des points de nature variée et, par extension, au moyen de tout autre procédé (agrafes, pansement collé, etc.). 3) Le résultat obtenu par le procédé défini sous 2. V. *-rraphie*. (a. **suturé**, **ée**)

**suture coronale** *(angl.* ***coronal suture****)*. Ensemble des deux sutures fronto-pariétales.

**suture lambdoïde** *(angl.* ***lambdoid suture****)*. Suture en forme de lambda (lettre grecque λ) formée par le bord postérieur du pariétal et l'écaille de l'occipital (appelée aussi *suture pariéto-occipitale ou occipito-pariétale*).

**suture pariéto-occipitale** (ou **occipito-pariétale**). V. *suture lambdoïde*.

**suture sagittale** *(angl.* ***sagittal suture****)*. Suture entre les bords supérieurs des os pariétaux.

**Sv** Symbole du *sievert*.

**Sweet** (**syndrome de**) *(angl.* ***Sweet's syndrome****,* ***acute febrile neutrophilic dermatosis****)*. Dermatose ressemblant à l'érythème polymorphe, caractérisée par des plaques rouges surélevées à la face, au cou et aux membres, associées à un état fébrile et à une hyperleucocytose à neutrophiles. (*Sweet* Robert Douglas, dermatologue anglais, XX^e^ siècle.)

**sycosis** m. *(angl.* ***sycosis****)*. Folliculite profonde et suppurée de la barbe et de la moustache, causée par des staphylocoques.

**Sydenham** (**chorée de**) *(angl.* ***Sydenham's chorea****)*. Affection nerveuse de la deuxième enfance, d'étiologie souvent rhumatismale (streptocoques hémolytiques), caractérisée par des mouvements choréiques accompagnés de courbatures, de douleurs vagues des membres inférieurs, parfois de fièvre. Elle évolue généralement vers la guérison, mais peut provoquer parfois des complications cardiaques. Syn. : *danse de Saint-Guy* (désuet). (*Sydenham* Thomas, médecin anglais, 1624-1689.)

**sylvien**, **ienne** a. *(angl.* ***sylvian****)*. Qui se rapporte à l'aqueduc ou à la scissure de Sylvius.

**Sylvius** (**aqueduc de**) *(angl.* ***sylvian aqueduct****)*. Portion du canal épendymaire située au niveau de l'isthme de l'encéphale et faisant communiquer l'extrémité supérieure du quatrième ventricule avec la face postérieure du troisième ventricule. (*Sylvius* Franciscus [nom latin de François De le Boë], anatomiste, physiologiste et médecin hollandais, 1614-1672.)

**Sylvius** (**scissure de**) *(angl.* ***sylvian fissure****)*. Profonde scissure de la face latérale de l'hémisphère cérébral, qui sépare les lobes frontal et pariétal en haut, du lobe temporal en bas. Syn. : *scissure latérale*. (*Sylvius* Franciscus [nom latin de François De le

Boë], anatomiste, physiologiste et médecin hollandais, 1614-1672.)

**symbiose** f. *(angl.* ***symbiosis****)*. Association durable et réciproquement bénéfique entre deux organismes vivants.

**symbiote** m. *(angl.* ***symbiont****)*. Organisme animal ou végétal qui vit en symbiose avec un autre.

**symbiotique** a. *(angl.* ***symbiotic****)*. Qui se rapporte à la symbiose ou au symbiote.

**symblépharon** m. *(angl.* ***symblepharon****)* Adhérence de la conjonctive de l'une ou des deux paupières à la conjonctive bulbaire.

**symbole** m. *(angl.* ***symbol****)*. 1) Lettre, groupe de lettres ou autre signe particulier (par ex. demi-lune, étoile) employé à la place d'un terme. 2) En chimie, mode d'expression de la composition qualitative et quantitative d'un corps à l'aide de lettres, de signes et de chiffres. Ling. : Les symboles des éléments chimiques et les symboles des unités de mesure ne sont jamais suivis d'un point final. La tendance générale est d'omettre le point final après tous les symboles. Contrairement aux abréviations, les symboles internationaux sont invariables dans toutes les langues.

**symétrie** f. *(angl.* ***symmetry****)*. 1) Égalité de forme, de dimension et de position par rapport à une ligne ou à un point imaginaires. 2) En anatomie, correspondance de deux structures organiques situées à droite et à gauche du corps. (a. **symétrique**)

**sympathalgie** f. *(angl.* ***sympatheticalgia****)*. Douleur de type variable (fourmillement, tiraillement, brûlure), survenant par paroxysmes et accompagnée de troubles vasomoteurs. Localisée surtout à la face, elle est due en général à une irritation des fibres sympathiques, mais peut aussi survenir sans cause apparente.

**sympathectomie** (ou **sympathicectomie**) f. *(angl.* ***sympathectomy****)*. Résection d'un ganglion, d'un nerf ou d'une chaîne sympathique. D'après sa localisation, la sympathectomie peut être *cervicale*, *dorsale*, *lombaire* ou *thoraco-lombaire* ; par rapport au diaphragme, elle peut être *sous-diaphragmatique, supradiaphragmatique* ou *transdiaphragmatique*.

**sympathicolytique** (ou **sympatholytique**) a. et m. *(angl.* ***sympatholytic****)*. Qui inhibe l'action du système nerveux sympathique.

**sympathicomimétique** (ou **sympathomimétique**) a. et m. *(angl.* ***sympathomimetic****)*. Qui a des effets similaires à ceux que l'on obtient en stimulant le système nerveux sympathique.

**sympathique** *(angl.* ***sympathicus****)*. 1) m. Dans un sens étroit, syn. de *système orthosympathique*. 2) a. Qui se rapporte au système nerveux autonome en général, ou, dans un sens étroit, couramment usité, qui se rapporte au *système orthosympathique*. La *chaîne sympathique latérovertébrale* est une chaîne de ganglions du système nerveux sympathique située de part et d'autre du rachis, depuis la base du crâne jusqu'au coccyx. Il existe vingt-deux ou vingt-trois paires de ganglions sympathiques, unis entre eux par les cordons intermédiaires, aux centres médullaires par les rameaux communicants, et aux ganglions de la chaîne prévertébrale par les nerfs splanchniques.

**sympathique (grand)**. Syn. de *système orthosympathique* (employé surtout autrefois en langage courant).

**sympathoblastome** m. Syn. de *neuroblastome*.

**sympathogoniome** m. Syn. de *neuroblastome*.

**sympatholytique** a. et m. Sympathicolytique.

**sympathomimétique** a. et m. Sympathicomimétique.

**sympathose** f. *(angl.* ***sympathicopathy****)*. Toute affection liée à des troubles fonctionnels du système nerveux sympathique.

**symphalangie** f. *(angl.* ***symphalangia****)*. Malformation caractérisée par la fusion des phalanges d'un ou de plusieurs doigts ou orteils. V. *syndactylie*.

**symphyse** f. *(angl.* ***symphysis****)*. 1) Fusion entre deux parties normalement séparées, notamment entre deux feuillets d'une membrane séreuse. Ex. : symphyse pleurale, symphyse péricardique. 2) En anatomie, nom donné à certaines *amphiarthroses*. (a. **symphysien, ienne**)

**symphyse pubienne** *(angl.* ***pubic symphysis****)*. Articulation semi-mobile qui unit, sur la ligne médiane, les surfaces articulaires internes des lames quadrilatères du pubis.

**symphysien, ienne** a. *(angl.* ***symphyseal****)*. Qui se rapporte à une symphyse, en particulier à la symphyse pubienne. Ex. : ligne symphysienne.

**symptomatique** a. *(angl.* ***symptomatic****)*. 1) Qui se rapporte aux symptômes. 2) Qui vise à supprimer un ou plusieurs symptômes. Ex. : traitement symptomatique. 3) Qui survient en tant que symptôme particulier d'une affection. Ex. : asthme symptomatique, névralgie symptomatique, maladie symptomatique.

**symptomatologie** f. *(angl.* ***symptomatology****)*. 1) Étude des symptômes. 2) Ensemble de symptômes qui caractérisent une maladie. V. *sémiologie*. (a. **symptomatologique**)

**symptôme** m. *(angl.* ***symptom****).* Toute manifestation spontanée d'une maladie, qu'elle soit perçue subjectivement par le malade lui-même, comme une douleur ou un vertige *(symptôme subjectif)*, ou qu'elle puisse être constatée par un observateur *(symptôme objectif* appelé couramment *signe).* (a. **symptomatique**)

**symptôme pathognomonique** *(angl.* ***pathognomonic symptom****).* Symptôme qui permet, à lui seul, de poser le diagnostic d'une maladie.

**syn-** Préfixe d'origine grecque signifiant *avec, ensemble* (avec, notamment, un sens de fusion).

**synalgie** f. *(angl.* ***referred pain****).* Douleur localisée provoquée par une lésion située dans une autre région (par ex. douleur au niveau d'une dent saine provoquée par une dent malade). (a. **synalgique**)

**synapse** f. *(angl.* ***synapse****).* Structure histologique par laquelle l'axone d'un neurone s'articule avec les dendrites d'un autre neurone. Grâce à l'intervention d'un médiateur chimique (acétylcholine ou noradrénaline), la synapse est le siège de la transmission de l'influx nerveux. (a. **synaptique**)

**synarthrodial, ale, aux** a. *(angl.* ***synarthrodial****).* Qui se rapporte à une synarthrose.

**synarthrose** f. *(angl.* ***synarthrosis****).* Articulation immobile dans laquelle les pièces osseuses se trouvent en continuité l'une avec l'autre. V. *suture* (1). Elle peut revêtir plusieurs types, selon la nature du tissu qui assure la continuité : *synchondrose, syndesmose, synfibrose, synostose.* (a. **synarthrodial, ale, aux**)

**synchisis** m. Synchysis.

**synchondrose** f. *(angl.* ***synchondrosis****).* Synarthrose dans laquelle l'union des pièces osseuses est assurée par du tissu cartilagineux.

**synchrone** a. *(angl.* ***synchronous****).* Qui se produit en même temps qu'un autre phénomène. Ex. : activité synchrone.

**synchrotron** m. *(angl.* ***synchrotron****).* Accélérateur d'électrons et de protons leur communiquant des énergies très élevées de l'ordre de $10^5$ MeV. V. *bêtatron, cyclotron.*

**synchysis** (ou **synchisis**) m. *(angl.* ***synchysis****).* Ramollissement, consistance plus fluide du corps vitré ; il s'y ajoute toujours des opacités du corps vitré et des lésions de la choroïde.

**syncinésie** f. *(angl.* ***synkinesis****).* Tendance à exécuter involontairement et simultanément un mouvement similaire et symétrique, lors de l'essai fait pour exécuter un mouvement volontaire du côté opposé, observée dans certaines paralysies unilatérales. Ex. : syncinésie brachio-brachiale. (a. **syncinétique**)

**syncope** f. *(angl.* ***syncope****).* Perte de conscience brutale et complète, généralement brève, avec état de mort apparente, due à la cessation momentanée des fonctions cérébrales par interruption de l'arrivée du sang artériel au cerveau. Elle peut être d'origine très diverse : trouble cardiaque ou vasomoteur, effort, etc. (a. **syncopal, ale, aux**)

**syncope sino-carotidienne** *(angl.* ***carotid sinus syncope, carotid sinus syndrome****).* Syncope due à l'hyperréflectivité sino-carotidienne. Les troubles surviennent lors de l'activation sélective du sinus carotidien et non après la compression des carotides elles-mêmes. Cliniquement, on observe un arrêt cardiaque de plus de 3 secondes (78 % des cas) et une chute de la tension artérielle (10 % des cas).

**syncytial, ale, aux** a. *(angl.* ***syncytial****).* Qui se rapporte à un syncytium.

**syncytium** m. *(angl.* ***syncytium****).* Masse cytoplasmique étendue, contenant de nombreux noyaux et résultant de la fusion de plusieurs cellules. (a. **syncytial, ale, aux**)

**syndactylie** f. *(angl.* ***syndactyly****).* Malformation congénitale caractérisée par l'accolement des doigts ou des orteils entre eux. Cet accolement peut être superficiel, membraneux *(doigts palmés)*, musculaire ou osseux, et peut intéresser deux doigts ou tous les doigts. V. *symphalangie.*

**syndesmo-** Préfixe d'origine grecque signifiant *lien*, et par extension, *ligament.* V. *desmo-.*

**syndesmopexie** f. *(angl.* ***syndesmopexy****).* Réduction d'une luxation par la fixation d'un ou de plusieurs ligaments à la surface osseuse appropriée.

**syndesmophyte** m. *(angl.* ***syndesmophyte****).* Ligament ossifié.

**syndesmoplastie** f. *(angl.* ***syndesmoplasty****).* Réfection chirurgicale d'un ligament.

**syndesmorraphie** f. *(angl.* ***syndesmorraphy****).* Suture d'un ligament.

**syndesmose** f. *(angl.* ***syndesmosis****).* Synarthrose dans laquelle les pièces osseuses, parfois très éloignées l'une de l'autre, sont réunies par des ligaments fibreux insérés à distance.

**syndesmotomie** f. *(angl.* ***syndesmotomy****).* Section d'un ligament.

**syndesmotomie partielle** *(angl.* ***partial syndesmotomy****).* Technique chirurgicale parodontale consistant à sectionner les fibres desmodontales au-delà du fond d'une poche gingivo-dentaire, sur 1/5 ou 1/4 de la circonférence, de façon à provoquer un trauma parodontal qui déclenchera des phénomènes réactionnels favorables à un assainissement local[36].

**syndrome** m. *(angl.* ***syndrome****).* Ensemble de signes, de symptômes, de lésions, de modifications fonctionnelles ou biochimiques qui, d'apparence parfois disparate, forment une entité reconnaissable en raison soit de leur association constante, soit d'une cause toujours la même, soit encore parce qu'ils traduisent l'atteinte d'un organe ou d'un système bien définis. Il est souvent difficile et arbitraire d'établir une distinction entre *syndrome* et *maladie* (V. ce terme). Les syndromes portent souvent le nom des auteurs qui les ont décrits. (a. **syndromique**)

**syndrome adréno-génital**. Syn. de *syndrome génito-surrénal.*

**syndrome anxio-dépressif** *(angl.* ***anxious-depressive syndrome****).* Tableau clinique comportant à la fois des signes de la série anxieuse et de la série dépressive, sans qu'il soit possible d'établir un ordre d'importance des uns ou des autres. Il s'agit d'un syndrome de diagnostic difficile et de traitement délicat. Le patient apparaît d'abord comme un anxieux agité éprouvant un malaise souvent somatisé, ce qui n'est pas le cas dans la dépression. Il dort mal et surtout se réveille tôt et mal à l'aise. Associées à l'anxiété, les idées de dévalorisation de la dépression donnent un ton particulier à une tristesse quasi permanente mais qui a tendance à s'alléger le soir. Le traitement doit comporter à la fois une chimiothérapie anxiolytique et une médication antidépressive. Ling. : Dans la terminologie internationale (OMS), on donne la préférence au terme *trouble anxieux et dépressif mixte*, en anglais *mixed anxiety and depression syndrome*, de plus en plus utilisés.

**syndrome de l'artère poplitée piégée** *(angl.* ***popliteal entrapment syndrome****).* Claudication intermittente apparaissant à la marche, mais améliorée par le pas de course, en rapport avec la compression de l'artère poplitée par un faisceau musculo-tendineux anormal.

**syndrome de la blouse blanche**. Tension artérielle instable, élevée à plusieurs reprises, au cabinet du médecin ou en présence du médecin, mais normale en dehors de ces circonstances.

**syndrome du calice supérieur** *(angl.* ***superior calix syndrome****).* Syndrome dû à une sténose du col du calice supérieur rénal chez l'enfant, qu'elle soit d'origine vasculaire, dysplasique ou inflammatoire. Révélé par une douleur rénale, il est rare que son intensité nécessite une action chirurgicale.

**syndrome du canal carpien**. V. *canal carpien (syndrome du).*

**syndrome du canal tarsien**. V. *canal tarsien (syndrome du).*

**syndrome de la ceinture scapulaire**. Syn. de *syndrome de Parsonage-Turner*. V. *Parsonage-Turner (syndrome de).*

**syndrome cérébelleux** *(angl.* ***cerebellar syndrome****).* Ensemble de troubles causés par des lésions du cervelet : incoordination des mouvements, troubles de l'équilibre et de la parole, nystagmus.

**syndrome de chasse** (ou **de décharge**). Syn. de *dumping syndrome.*

**syndrome du clic apical systolique** *(angl.* ***click syndrome, click-murmur syndrome****).* Syndrome caractérisé par la présence d'un bruit de déclic audible dans la région de la pointe du cœur, occupant généralement le milieu de la systole, et suivi d'un souffle systolique tardif. V. *ballonisation valvaire.*

**syndrome CREST** *(angl.* ***CREST syndrome****).* Forme de sclérodermie systémique associant une calcinose sous-cutanée (C), un syndrome de Raynaud (R), une dysfonction de l'œsophage (E), une sclérodactylie (S) et des télangiectasies (T). Ling. : *CREST*, initiales, en anglais, des maladies associées, arrangées de façon mnémotechnique.

**syndrome cutanéo-muco-uvéal**. Syn. de *maladie de Behçet*. V. *Behçet (maladie de).*

**syndrome d'écrasement** (ou **de broiement**) *(angl.* ***crush syndrome****).* Ensemble de manifestations graves causées par un choc traumatique violent ayant écrasé un membre ou une partie du corps ; il se produit 2 à 3 heures après l'accident, par une nécrose musculaire ischémique avec œdème traumatique, compliquée vers le septième jour d'une insuffisance rénale souvent mortelle. Syn. : *crush injury* (néologisme anglais déconseillé).

**syndrome dysimmunitaire acquis**. Syn. déconseillé de *sida.*

**syndrome frontal** *(angl.* ***frontal lobe syndrome***). Ensemble des manifestations pathologiques traduisant une lésion du lobe frontal. Selon le siège de la lésion, on distingue : le *syndrome rolandique*, dû à une lésion de l'aire motrice (circonvolution frontale ascendante), déterminant divers troubles moteurs (paralysie controlatérale, épilepsie) ; le *syndrome préfrontal*, dû à une lésion de la partie antérieure du lobe frontal, caractérisé par une détérioration intellectuelle, avec indifférence affective ou désinhibition, ralentissement psychomoteur, troubles mnésiques.

**syndrome génito-surrénal** *(angl.* ***adrenogenital syndrome****)*. Syndrome traduisant un dysfonctionnement de la cortico-surrénale, avec, essentiellement, une hypersécrétion d'hormones androgènes. Il peut être dû à une hyperplasie congénitale des surrénales ou à une tumeur de la cortico-surrénale. Ses manifestations cliniques varient, selon le sexe et l'âge d'apparition : pseudo-puberté précoce ou pseudo-hermaphroditisme dans les formes congénitales et prépubertaires, virilisme ou féminisation dans les formes post-pubertaires. Syn. : *syndrome adréno-génital*, *syndrome d'Apert-Gallais*.

**syndrome de glissement**. Détérioration subite, dans la phase de convalescence d'une maladie chez une personne âgée : anorexie, adipsie, désintérêt total, troubles urinaires et fécaux, hypotension, œdèmes. Cette aggravation, menant rapidement à l'issue fatale, peut avoir des causes organiques ou psychiques (dépression, stress, anxiété).

**syndrome des hamartomes multiples** *(angl.* ***multiple hemartroma syndrome****)*. Syn. de *maladie de Cowden*. V. *Cowden (maladie de)*.

**syndrome HELLP** *(angl.* ***HELLP syndrome****)*. Ensemble de complications de la prééclampsie sévère intéressant plusieurs organes : décollement placentaire, hémorragie cérébrale, coagulation intravasculaire disséminée, nécrose rénale, hématome hépatique et entraînant l'interruption de la grossesse. Ling. : Acronyme des mots anglais : ***h****emolysis,* ***e****levated* ***l****iver enzymes,* ***l****ow* ***p****latelets.*

**syndrome d'hyperactivité** *(angl.* ***attention-deficit hyperactivity disorder****)*. Ensemble de troubles du comportement apparaissant dès la petite enfance : difficulté d'attention, impulsivité, prises de risques inconsidérés, désobéissance. L'origine de ces troubles n'est pas élucidée.

**syndrome hyperglycémique** *(angl.* ***hyperglycemic manifestations****)*. Ensemble de manifestations morbides provoquées par l'augmentation du taux du glucose dans le sang et dans les tissus, constituant les symptômes classiques du diabète sucré : glycosurie, polydipsie, polyurie, asthénie, etc.

**syndrome hypoglycémique**. Ensemble de troubles dus à l'*hypoglycémie* (V. ce terme) : malaise avec tachycardie, sueurs profuses, sensation de faim impérieuse, tremblements.

**syndrome immunodéficitaire acquis**. V. *sida*.

**syndrome d'immunodépression T épidémique**. Syn. de *sida*. Abrév. : SITE.

**syndrome labyrinthique** (ou **vestibulaire**) *(angl.* ***labyrinthic syndrome****)*. Ensemble de manifestations dues à une lésion du labyrinthe ou du nerf vestibulaire : vertiges, troubles de l'équilibre à la station debout (signe de Romberg positif) ou à la marche (latéropulsion) et nystagmus. V. *Ménière (maladie de)*.

**syndrome LEOPARD** *(angl.* ***LEOPARD syndrome****)*. Syndrome malformatif héréditaire complexe transmis sur le mode autosomique dominant associant des lentigines disséminées, des anomalies cardiaques et électrocardiographiques (sténose de l'artère pulmonaire, troubles de la conduction), hypertélorisme oculaire, anomalies génitales (hypoplasie gonadique, hypospadias), retard de la croissance, surdité. Ling. : LEOPARD, acronyme mnémotechnique des principales manifestations (de l'anglais) : ***l****entigines,* ***e****lectrocardiographic conduction defects,* ***o****cular hypertelorism,* ***p****ulmonary stenosis,* ***a****bnormalities of genitalia,* ***r****etardation of growth,* ***d****eafness*. Syn. : *syndrome de Gorlin*.

**syndrome de lymphadénopathie généralisée** *(angl.* ***[generalized] lymphadenopathy syndrome****)*. Lymphadénopathie inexpliquée dans 2 ou plusieurs sites extra-inguinaux, se prolongeant depuis plus de 3 mois avec fièvre, malaises, sueurs nocturnes, amaigrissement et hépato-splénomégalie. Ce syndrome doit faire envisager la possibilité d'un sida (V. ce terme).

**syndrome méningé** *(angl.* ***meningeal [irritation] syndrome****)*. Ensemble des troubles traduisant l'irritation des méninges : céphalées, vomissements en jets, constipation, raideur de la nuque avec contractures des muscles prévertébraux et attitude en chien de fusil, hyperesthésie cutanée, crainte de la lumière vive. Le liquide céphalo-rachidien, hypertendu, peut être diversement modifé selon l'agent responsable. V. *méningite*.

**syndrome myélodysplasique** *(angl.* ***myelodysplastic syndrome****)*. Insuffisance médullaire qualitative caractérisée par la destruction des précurseurs des lignées sanguines avant la maturation. Il en résulte une pancytopénie, la présence d'anomalies morphologiques des cellules et un excès de blastes. Le syndrome myélodysplasique peut constituer la phase initiale d'une leucémie aiguë myéloïde.

**syndrome myéloprolifératif** *(angl.* ***myeloproliferative syndrome****)*. Nom d'ensemble des affections dues à la prolifération chronique des cellules de la moelle osseuse secondaire à un désordre clonal d'une cellule souche hématopoïétique. Appartiennent à ce groupe : la leucémie myéloïde chronique, la maladie de Vaquez, la splénomégalie myéloïde et la thrombocytopénie essentielle.

**syndrome néphrotique** *(angl.* ***nephrotic syndrome****)*. Syndrome clinique traduisant une atteinte rénale caractérisée par une albuminurie massive, une hypoprotéinémie avec dysprotéinémie, une hyperlipidémie et des œdèmes généralisés. Il peut avoir des causes diverses : glomérulonéphrites, diabète, néphrose lipoïdique.

**syndrome NIMBY** (de l'anglais ***n****ot* ***i****n* ***m****y* ***b****ackyard* : pas dans ma rue, pas dans ma cour). Phénomène de rejet des marginaux, de certains groupes sociaux ou de certains malades (par ex., atteints du sida, toxicomanes).

**syndrome oculaire sympathique**. Syn. de *syndrome de Claude Bernard-Horner*. V. *Claude Bernard-Horner (syndrome de)*.

**syndrome paranéoplasique** *(angl.* ***paraneoplastic syndrome****)*. Ensemble de manifestations diverses (endocriniennes, sanguines, cutanées, nerveuses, etc.) évoluant simultanément avec un cancer, mais sans rapport direct avec ce dernier ou ses métastases.

**syndrome PEP**. Syn. de *syndrome POEMS*.

**syndrome POEMS**. Syndrome regroupant diverses affections systémiques associées à une polyneuropathie et à une gammapathie monoclonale (présence dans le plasma d'une immunoglobuline anormale : protéine M). Ce sont : une spléno-hépatomégalie, des adénopathies diffuses, des troubles endocriniens (gynécomastie et atrophie testiculaire chez l'homme, aménorrhée chez la femme, hypothyroïdie, diabète), des modifications cutanées (hyperpigmentation, hypertrichose, hyperhidrose, angiomes multiples). Le syndrome POEMS est souvent associé aux myélomes localisés à la colonne vertébrale, au bassin ou aux côtes. Il est deux fois plus fréquent chez l'homme que chez la femme. L'évolution est généralement très grave, aboutissant à l'incapacité totale des mouvements et à l'état grabataire. Ling. : Acronyme des termes anglais : ***p****olyneuropathy,* ***o****rganomegaly,* ***e****ndocrinopathy,* ***m****-protein,* ***s****kin changes*. Syn. : *syndrome de Crow-Fukase, syndrome PEP (****p****igmentation,* ***e****dema,* ***p****lasmacell dyscrasia)*.

**syndrome polyarthrite rhumatoïde-pneumoconiose**. Syn. de *pneumoconiose rhumatoïde*.

**syndrome post-chute** *(angl.* ***post-fall syndrome****)*. Ensemble de troubles moteurs, psychiques et comportementaux apparaissant à la suite d'une chute chez une personne âgée, même en l'absence de lésions corporelles, comme conséquence d'un stress psychique sévère. V. *syndrome de régression psychomotrice*.

**syndrome préfrontal**. V. *syndrome frontal*.

**syndrome prémenstruel** *(angl.* ***premenstrual syndrome****)*. Ensemble des manifestations survenant chez certaines femmes quelques jours avant les règles : sensibilité douloureuse de l'utérus et des ovaires, gonflement abdominal, tension des seins, irritabilité, dépression, insomnie, migraines, bouffées de chaleur, pollakiurie.

**syndrome pyramidal** *(angl.* ***pyramidal syndrome****)*. Ensemble de symptômes indicateurs de perturbations de la motricité volontaire (spasticité ou lever d'inhibition d'activité motrice réflexe), dus à une lésion des faisceaux pyramidaux : paralysies (d'abord flasques, puis spastiques), exagération des réflexes ostéo-tendineux et signe de Babinski positif.

**syndrome de la queue de cheval** *(angl.* ***cauda equina syndrome****)*. Ensemble de troubles provoqués par la compression de la *queue de cheval* (V. ce terme) : troubles sensitifs du périnée, troubles moteurs et abolition des réflexes des membres inférieurs, troubles sphinctériens.

**syndrome radiculaire** *(angl.* ***radicular syndrome****)*. Ensemble de troubles traduisant l'atteinte des racines médullaires motrices *(syndrome radiculaire moteur)* ou sensitives *(syndrome radiculaire sensitif)*. Les deux formes sont souvent associées, alliant la paralysie à la douleur dans le territoire des racines atteintes.

**syndrome de régression psychomotrice**. Altération progressive de l'état général d'une personne âgée, immobilisée ou alitée depuis longtemps, qui comporte une *composante motrice* (troubles posturaux, marche à petits pas glissés, manque d'initiative motrice) et une *composante psychocomportementale* (anxiété, bradypsychie, troubles de la mémoire). Dans environ la moitié des cas, ces troubles apparaissent brutalement. V. *syndrome post-chute*.

**syndrome rolandique**. V. *syndrome frontal*.

**syndrome SAPHO** *(angl.* ***SAPHO syndrome****)*. Association de lésions cutanées de type acné grave et psoriasis pustuleux à des atteintes ostéo-articulaires périphériques, thoraciques et vertébrales de type rhumatismal très douloureuses (arthrites, synovites, hyperostose par ostéite, sacro-iliite condensante, spondylarthrite). Certains malades développent une entérocolopathie chronique. Ce syndrome est à rapprocher de la *spondylarthrite ankylosante*. Ling. : *SAPHO*, *synovite, acné, pustulose, hyperostose, ostéite*.

**syndrome du scalène antérieur** *(angl.* ***scalenus syndrome****)*. Ensemble de troubles nerveux et vasculaires, provoqués par la compression du paquet neuro-vasculaire sous-claviculaire, entre le muscle scalène antérieur et la première côte : névralgies à prédominance nocturne, douleurs à la pression de l'insertion du scalène antérieur sur la première côte, fourmillements, sudation et pâleur de la main. La cause de la compression peut être, le plus souvent, une côte cervicale, une hypertrophie des apophyses transverses des vertèbres cervicales, une raideur ou une insertion anormales du muscle scalène antérieur.

**syndrome sec**. Syn. de *syndrome de Sjögren*. V. *Sjögren (syndrome de)*.

**syndrome solaire** *(angl.* ***solar plexus syndrome****)*. Syndrome traduisant une irritation du plexus solaire, de causes diverses : affection gastrique organique, aortite abdominale, etc. Il se caractérise par des douleurs paroxystiques dans la région médiane supérieure de l'abdomen, accompagnées de vomissements et d'une tendance au collapsus.

**syndrome TORCH** *(angl.* ***TORCH syndrom****)*. Association, chez un nouveau-né, d'hépatosplénomégalie, d'ictère et de thrombopénie. La cause peut en être : la toxoplasmose, la rubéole, une infection à cytomégalovirus ou à herpèsvirus (qui forment l'acronyme TORCH).

**syndrome du tunnel carpien**. V. *canal carpien*.

**syndrome du tunnel tarsien**. V. *canal tarsien*.

**syndrome vaso-vagal** *(angl.* ***vasovagal syndrome****)*. Syndrome dû à une excitation du nerf vague (d'origine émotive, réflexe ou autre), se traduisant par une hypotension, une vasodilatation des artères périphériques et un ralentissement du rythme cardiaque.

**syndrome vestibulaire** *(angl.* ***vestibular syndrome****)*. Ensemble de manifestations pathologiques traduisant soit une atteinte du labyrinthe de l'oreille interne ou du nerf vestibulaire *(syndrome vestibulaire périphérique)*, soit des lésions des noyaux vestibulaires et de leurs connections efférentes *(syndrome vestibulaire central)*. Les manifestations caractéristiques du *syndrome vestibulaire périphérique*, qui peut compliquer une otite, sont : vertiges avec impression de pulsion du côté de la lésion, nystagmus spontané, altérations des épreuves labyrynthiques. La symptomatologie du *syndrome vestibulaire central* comporte des manifestations semblables, mais qui sont variables et incomplètes ; l'évolution est progressive dans le syndrome central, à début brutal et régression rapide dans le syndrome périphérique.

**syndrome du vol de la sous-clavière** *(angl.* ***subclavian steal syndrome****)*. Ensemble des troubles liés à une déficience aiguë de l'irrigation sanguine cérébrale (pertes de connaissance, vertiges, ataxie, céphalées) en rapport avec une obstruction de l'artère sous-clavière (le plus souvent à gauche), avec inversion de la circulation artérielle de l'artère vertébrale vers le membre supérieur (comme si l'artère sous-clavière « volait » le sang destiné au cerveau). Ces troubles surviennent par accès paroxystiques récidivants, surtout à l'occasion de mouvements répétés et d'efforts musculaires du bras du côté de l'obstruction.

**syndrome WPW**. Syn. de *syndrome de Wolff-Parkinson-White*. V. *Wolff-Parkinson-White (syndrome de)*.

**synéchie** f. *(angl.* ***synechia****)*. Accolement ou soudure plus ou moins étendue de deux tissus qui, normalement, sont séparés. Ex. : synéchie de l'iris à la cornée ou au cristallin.

**synergie** f. *(angl.* ***synergy****)*. 1) Association de plusieurs systèmes ou organes pour l'accomplissement d'une fonction. 2) En pharmacologie, action concomitante de deux médicaments non antagonistes se traduisant par des effets additionnés ou renforcés. Ant. : *antagonisme*. (a. **synergique**)

**synergiste** a. et m. *(angl.* ***synergic****)*. Se dit d'un muscle qui participe avec d'autres à l'exécution d'un mouvement. V. *antagoniste*.

**synesthésie** f. *(angl.* ***synesthesia****)*. Trouble dans la perception des sensations, caractérisé par la perception simultanée, en plus de la sensation normale, d'une sensation secondaire, dans une autre région du corps (en général du côté opposé).

**synfibrose** f. *(angl.* ***synarthrosis****)*. Synarthrose dans laquelle l'union des pièces osseuses est assurée exclusivement par du tissu conjonctif.

**synoptophore** m. *(angl.* ***synoptophore****)*. Appareil pour le diagnostic du strabisme et pour son traitement par des méthodes orthoptiques.

**synorchidie** f. *(angl.* ***synorchism****)*. Cryptorchidie caractérisée par la fusion des deux testicules.

**synostose** f. *(angl.* ***synostosis****)*. Union de deux os, par soudure osseuse. Elle peut être normale (type de *synarthrose* telle que, par ex. la synostose sphéno-occipitale) ou pathologique (entraînant une *ankylose*). (a. **synostosique**)

**synostose radio-cubitale** *(angl.* ***radioulnar synostosis****)*. Soudure congénitale entre les épiphyses supérieures du radius et du cubitus, empêchant la pronation et la supination.

**synovectomie** f. *(angl.* ***synovectomy****)*. Ablation chirurgicale, totale ou partielle, de la synoviale d'une articulation.

**synovial, ale, aux** a. *(angl.* ***synovial****)*. Qui se rapporte à la synovie. Ex. : kyste synovial, bourse synoviale.

**synoviale** f. (ou **membrane synoviale**) *(angl.* ***synovial membrane****)*. Membrane mince, en forme de manchon, qui tapisse l'intérieur de la capsule articulaire des articulations mobiles (diarthroses), s'insérant à la périphérie des cartilages qui recouvrent les surfaces articulaires.

**synovialome** m. *(angl.* ***synovioma****)*. Toute tumeur, bénigne ou maligne, formée aux dépens de la synoviale. Syn. : *synoviome*.

**synovie** f. *(angl.* ***synovia****)*. Liquide clair, transparent et très visqueux, qui humecte les surfaces articulaires des articulations mobiles (diarthroses). Syn. : *liquide synovial*. (a. **synovial, ale, aux**)

**synoviome** m. Syn. de *synovialome*.

**synovite** f. *(angl.* ***synovitis****)*. Inflammation d'une membrane synoviale.

**synovite aiguë transitoire de la hanche de l'enfant** *(angl.* ***coxitis fugax****)*. Forme bénigne, d'origine probablement virale de synovite aiguë, localisée à la hanche chez l'enfant de 3 à 10 ans. C'est une affection très fréquente qui se manifeste par des douleurs de la hanche avec impotence fonctionnelle. Il existe parfois une fébricule, plus rarement une discrète accélération de la vitesse de sédimentation. Évolution en règle générale bénigne. Syn. : *grippe de hanche de l'enfant, « rhume » de hanche, coxite transitoire*.

**synovite tendineuse**. Syn. de *téno-synovite*.

**synthèse** f. *(angl.* ***synthesis****)*. 1) Réunion d'éléments concrets ou abstraits en un tout. 2) Réaction chimique au cours de laquelle des corps simples donnent naissance à un composé, ou des composés relativement simples donnent naissance à un composé plus complexe. 3) Production artificielle d'un composé chimique. 4) Élaboration de substances complexes par des cellules ou des organes. 5) En psychanalyse, intégration d'éléments subconscients dans le champ de la conscience.

**synthétique** a. *(angl.* ***synthetic****)*. 1) Qui se rapporte à la synthèse, qui provient d'une synthèse. 2) Qui est fabriqué, par opposition à un produit naturel. Ex. : caoutchouc synthétique.

**syntone** a. *(angl.* ***syntonic****)*. Se dit d'un individu normal, dont les sentiments, les tendances, sont en harmonie, bien équilibrés.

**syntonie** f. *(angl.* ***syntonia****)*. Constitution normale d'un sujet caractérisée par son intégration harmonieuse dans le milieu ambiant. V. *cyclothymie, schizoïdie*.

**syphilide** f. *(angl.* ***syphilid****)*. Toute lésion cutanée ou muqueuse de la syphilis secondaire ou tertiaire.

**syphilis** f. *(angl.* ***syphilis****)*. Maladie sexuellement transmissible causée par le *tréponème pâle (Treponema pallidum)*, parfois aussi de manière accidentelle (pénétration des tréponèmes par une plaie de la peau ou d'une muqueuse). Non traitée, elle évolue par les stades classiques de *syphilis primaire* (chancre syphilitique), *syphilis secondaire* (roséole et syphilides) et *syphilis tertiaire* (syphilides et gommes). Actuellement le dépistage sérologique systématique des cas (V. *Bordet-Wassermann [réaction de], Nelson [test de]*) et le traitement de masse par la pénicilline ont modifié l'évolution de la syphilis et ont conduit à une nouvelle classification en *syphilis récente* et *syphilis tardive*. V. aussi *paralysie générale, tabès*. Syn. : *luès, grande vérole* (désuet). Étym. : De *Syphilus* (altération de *Sipylus*, berger légendaire des *Métamorphoses* d'Ovide) que le poète Frascator, de Vérone (XVI^e^ siècle), a repris dans un poème, en imaginant qu'il fut frappé de la maladie par Apollon, en punition de ses blasphèmes. (a. **syphilitique**)

**syphilithérapie** (ou **syphilothérapie**) f. *(angl.* ***syphilotherapy****)*. Traitement de la syphilis.

**syphilitique** *(angl.* ***syphilitic****)*. 1) a. Qui se rapporte à la syphilis. 2) a. et n. Qui est atteint de syphilis.

**syphilophobie** f. *(angl.* ***syphilophobia****)*. Crainte morbide de contracter la syphilis.

**syphilothérapie** f. Syphilithérapie.

**syringe, syringo-** Préfixe d'origine grecque indiquant une relation avec un canal, un tube ou une fistule.

**syringomyélie** f. *(angl.* ***syringomyelia****)*. Affection chronique caractérisée par le développement progressif, dans la moelle cervicale et cervico-dorsale, d'une cavité dans la substance grise, en arrière du canal épendymaire. Elle se manifeste essentiellement par des atrophies musculaires progressives (surtout des membres supérieurs), avec hypotonie et atrophie des téguments, et par une abolition de la sensibilité cutanée à la chaleur. L'évolution de la syringomyélie est longue et irrégulière.

**systématique** *(angl.* ***systematic****).* 1) a. Qui se rapporte à un système, qui en possède les caractères. 2) f. Ensemble des principes qui se rapportent à une théorie ou à une discipline.

**système** m. *(angl.* ***system****).* 1) Ensemble des organes qui ont une structure analogue. Ex. : système osseux. 2) Ensemble de substances de phénomènes, susceptibles de coexister, d'entrer en action, ou de s'influencer réciproquement. 3) Ensemble de concepts présentés sous une forme ordonnée rendant facile leur étude. V. *systématique*, *systémique*.

**système APUD** *(angl.* ***APUD system****).* Ensemble des *cellules APUD* de l'organisme. Ces cellules sont très diverses et répandues dans l'organisme entier. On les trouve formant les îlots du pancréas, une partie de l'hypophyse (somatotrope et corticotrope), la médullosurrénale, les paraganglions, les neurones hypothalamiques, une partie du système endocrinien diffus.

**système cardionecteur**. V. *cœur*.

**système CGS** *(angl.* ***CGS system****).* Système d'unités de mesure dans lequel le centimètre, le gramme et la seconde sont les unités fondamentales de longueur, de masse et de temps.

**système extrapyramidal** *(angl.* ***pyramidal system****).* Ensemble des structures nerveuses qui interviennent dans la motricité volontaire : cortex pyramidal de la circonvolution frontale ascendante et voies pyramidales.

**système (de groupes sanguins érythrocytaires) ABO** *(angl.* ***ABO blood group system****).* Le premier découvert des systèmes de groupes sanguins par Landsteiner (1900-1901). V. *groupe sanguin*.

**système HLA** *(angl.* ***HLA system****).* Complexe immunitaire mis en cause lors des rejets de greffe. Ce système comprend 4 gènes HLA-A, -B, -C et -D qui se trouvent sur le chromosome 6. Les gènes A, B, C codent pour des protéines, bien définies, qui se trouvent sur les membranes de toutes les cellules de l'organisme, et qui servent principalement dans la reconnaissance du soi. Lors des greffes, ces molécules sont les cibles de tous les agents destructeurs (cellules tueuses ou anticorps). Le gène HLA-D (et HLA-DR) ne code que pour des protéines antigéniques siégeant sur la surface des cellules impliquées dans le processus immunitaire (lymphocytes, macrophages) et qui servent principalement de messagers entre les lymphocytes. Lors d'une greffe, ces antigènes interviennent au début de la réaction afin de renforcer la réaction de rejet. Le système HLA est extrêmement utile non seulement pour le choix des greffes, mais aussi pour la recherche de la susceptibilité à certaines maladies, car il existe des relations entre la formule HLA d'un individu et cette susceptibilité. Ling. : *HLA*, abrév. de ***h****uman* ***l****eucocyte* ***a****ntigen-A*. Syn. : *système LY-LI* (désuet).

**système immunitaire** *(angl.* ***immune system****).* Ensemble des mécanismes qu'utilise l'organisme pour faire la distinction entre les structures étrangères (non-soi) et l'ensemble des structures qui lui sont propres (soi). Une fois la structure étrangère reconnue, l'organisme produit des effecteurs, de nature soluble (immunité humorale) ou/et de nature cellulaire (immunité cellulaire). Le système immunitaire remplit trois fonctions physiologiques : défense contre l'infection; maintien de l'homéostasie (élimination continue des structures tissulaires dégradées); fonction de surveillance (détection et élimination des cellules mutantes). Les principaux éléments cellulaires du système immunitaire sont les lymphocytes et les macrophages; les principales composantes humorales sont les anticorps et les cytokines. V. aussi *antigène*, *anticorps*, *lymphokine*, *monokine*, *interleukine*.

**Système international d'unités** *(angl.* ***International System of Units, SI system****).* Système d'unités de mesure adopté comme système légal par de nombreux pays. Comprenant à l'origine trois *unités de base* que sont le mètre (longueur), le kilogramme (masse) et la seconde (temps), on ajouta dès 1954 l'ampère (courant électrique), le kelvin (température thermodynamique) et le candela (intensité lumineuse). L'ensemble fut officiellement dénommé Système international d'unités (SI) en 1960. En 1974, on ajouta encore la mole (quantité de matière) à la liste des unités de base. Les autres unités reconnues sont appelées *unités dérivées*.

**système LY-LI**. Syn. désuet de *système HLA*.

**système lymphatique** *(angl.* ***lymphatic system****).* Ensemble des organes lymphatiques de l'organisme, comprenant les ganglions, les vaisseaux et les espaces lymphatiques, ainsi que les vaisseaux chylifères.

**système manducateur** (ou **masticateur**) *(angl.* ***masticatory system****).* Ensemble fonctionnel composé de l'appareil manducateur, des muscles d'ouverture et de fermeture mandibulaires et de l'articulation temporo-mandibulaire[36].

**système NANC** *(angl. **NANC system**)*. Système de contrôle nerveux non adrénergique (NA) et non cholinergique (NC) de régulation du calibre bronchique. Les médiateurs impliqués dans la relaxation sont les neuropeptides de type *VIP* (V. ce terme); les médiateurs de la bronchoconstriction sont d'autres neuropeptides (appelés *tachykinines*) dont le mieux connu est la *substance P*, sécrétée dans le poumon, qui peut jouer un rôle majeur dans l'hyperréactivité bronchique après une infection virale, l'exposition à des irritants ou à des allergènes.

**système national de santé** *(angl. **national health system**)*. Cadre théorique et pratique dans lequel les services de santé sont dispensés à la population d'un pays. Le cadre théorique comprend les conceptions politiques sur lesquelles se fonde le système, l'organisation et la structure administrative de l'ensemble des services, les principes techniques admis et les méthodes pratiquées.

**système nerveux** *(angl. **nervous system**)*. Ensemble des structures ou tissus nerveux de l'organisme : système nerveux central, système nerveux autonome, ganglions nerveux et nerfs périphériques. Abrév. : SN.

**système nerveux autonome** *(angl. **autonomic nervous system**)*. Ensemble des structures nerveuses centrales et périphériques (ganglions et nerfs) qui concourent à régler le bon fonctionnement de tous les organes et tissus, indépendamment du monde extérieur, tout en assurant une coordination et une mise en harmonie indispensable des différentes fonctions. Le système nerveux autonome ne s'oppose pas au système nerveux central auquel il reste soumis, et par l'intermédiaire duquel il participe aux diverses fonctions de la vie de relation et de la vie affective. Il comprend le *système parasympathique* et le *système orthosympathique*. Syn. : *système nerveux sympathique* (dans un sens large), *système nerveux végétatif*, *système neurovégétatif*.

**système nerveux central** (ou **cérébro-spinal**) *(angl. **central nervous system**)*. 1) Dans un sens étroit, purement morphologique, syn. d'*axe cérébro-spinal*. 2) Dans un sens plus large, couramment employé en médecine, ensemble constitué par l'encéphale et la moelle épinière, envisagé aussi bien du point de vue anatomique que du point de vue fonctionnel. Abrév. : SNC.

**système nerveux périphérique** *(angl. **peripheral nervous system**)*. Partie du système nerveux extérieur à l'axe cérébro-spinal. Il est formé par les nerfs qui relient les organes au système nerveux central.

**système nerveux sympathique** *(angl. **sympathetic nervous system**)*. 1) Dans un sens étroit, syn. de *système orthosympathique*. 2) Dans un sens large, syn. de *système nerveux autonome*.

**système nerveux végétatif** (ou **neurovégétatif**). Syn. de *système nerveux autonome*.

**système nodal**. V. *cœur*.

**système orthosympathique** *(angl. **orthosympathetic nervous system**)*. Partie du système nerveux autonome dont les centres périphériques se situent dans les chaînes ganglionnaires latérovertébrales et prévertébrales, et sont en connection par des fibres efférentes avec les organes à innerver, ou avec les centres de la corne latérale de la moelle. Par ses effets physiologiques, le système orthosympathique est antagoniste du système parasympathique. Il accélère le rythme cardiaque, provoque la constriction des vaisseaux, diminue le péristaltisme du tube digestif, augmente le tonus des sphincters. Son médiateur chimique est l'adrénaline. Syn. : *système nerveux sympathique* (ou *le sympathique*) (dans un sens étroit), *grand sympathique* (langage courant, désuet).

**système parasympathique** *(angl. **parasympathetic nervous system**)*. Partie du système nerveux autonome à destinée essentiellement viscérale. On le divise en *parasympathique crânien* et *parasympathique pelvien* (ou *sacré*). D'une façon générale, le système parasympathique a une activité physiologique contraire à celle du système orthosympathique. Il ralentit le rythme cardiaque, dilate les vaisseaux, accélère le péristaltisme du tube digestif, diminue le tonus des sphincters. Son médiateur chimique est l'acétylcholine. Syn. : *parasympathique*.

**système porte** (ou **système de la veine porte**) *(angl. **portal system**)*. Ensemble constitué par le tronc de la veine porte, ses branches d'origine, ses collatérales et ses branches terminales. C'est un système veineux digestif qui est intermédiaire, à deux réseaux capillaires : le réseau d'origine provenant du tube digestif, du pancréas et de la rate, et le réseau terminal au sein du parenchyme hépatique.

**système pyramidal** *(angl. **pyramidal system**)*. Ensemble des structures nerveuses qui interviennent dans la motricité volontaire : cortex pyramidal de la circonvolution frontale ascendante et voies pyramidales. V. *pyramidal*.

**système rénine-angiotensine** m. *(angl. **renin-angiotensin-aldosterone system**)*. Ensemble dynamique des facteurs régulateurs de la pression artérielle, comprenant la rénine, les angiotensines I et II, l'enzyme de conversion et les récepteurs de l'angiotensine II.

**système réticulo-endothélial** *(angl.* ***reticuloendothelial system****)*. Ensemble de cellules d'aspects divers, mais qui possèdent toutes la capacité d'accumuler dans leur cytoplasme certains colorants spéciaux dits vitaux (introduits dans l'organisme vivant) et qui sont toutes douées d'un pouvoir phagocytaire. Ce sont : les histiocytes et les macrophages des tissus conjonctifs, les cellules réticulaires et endothéliales de la moelle osseuse, des ganglions lymphatiques et de la rate, les cellules de Kupffer du foie, les monocytes sanguins, les macrophages des alvéoles pulmonaires, les cellules gliales (microglies) du système nerveux central. Ces cellules remplissent plusieurs fonctions : défense immunitaire (par l'élaboration d'anticorps et la destruction de corps étrangers et de bactéries), production de cellules nouvelles (surtout de cellules douées de pouvoir phagocytaire), participation au métabolisme des glucides, des lipides, des sels minéraux (notamment par le stockage de ces substances à l'intérieur des cellules). Abrév. : SRE.

**système Rh**. V. *Rhésus*.

**système vasculaire** *(angl.* ***vascular system****)*. Partie de l'appareil circulatoire formée de l'ensemble des vaisseaux de l'organisme : artères, veines et lymphatiques.

**systémique** a. *(angl.* ***systemic****)*. 1) Qui se rapporte à un système. 2) En pathologie, se dit d'une affection qui atteint électivement les éléments constitutifs d'un tissu ou d'un système (osseux, lymphoïde, réticulo-endothélial, etc.). 3) Par influence anglo-saxonne qui se rapporte à la circulation générale (à la grande circulation).

**systole** f. *(angl.* ***systole****)*. 1) Premier temps de la révolution cardiaque, pendant lequel le cœur se contracte et chasse le sang dans les artères. 2) La contraction cardiaque elle-même, qui comprend la contraction simultanée des deux oreillettes *(systole auriculaire)* suivie de la contraction également simultanée des deux ventricules *(systole ventriculaire)*. V. *diastole*. (a. **systolique**)

# T

**T** V. *onde T.*

**$T_3$** Abrév. de *triiodothyronine.* V. *hormone thyroïdienne.*

**$T_3$ test**. V. *Hamolsky (épreuve de).*

**$T_4$** Abrév. de *tétraiodothyronine.* V. *thyroxine.*

**TA**. Abrév. de *tension artérielle.*

**TAB**. V. *vaccin TAB.*

**tabagisme** m. *(angl.* ***tabagism****).* Intoxication par le tabac. Elle peut être aiguë (vertiges, pâleur, vomissements, sensation de faiblesse) ou chronique (palpitations, douleurs de type angineux, nervosité, insomnie, affaiblissement de la mémoire, lésions vasculaires, bronchite, etc.). Syn. : *nicotinisme.*

**tabatière anatomique** *(angl.* ***anatomical snuff-box****).* Dépression elliptique des téguments de la partie postéro-latérale externe du poignet, déterminée par la saillie des tendons des muscles long et court extenseurs du pouce, qui s'écartent l'un de l'autre à ce niveau lors de la contraction de ces muscles (elle doit son nom à l'usage qui en était fait pour déposer les poudres à priser).

**TABC**. V. *vaccin TABC.*

**TABDT**. V. *vaccin TABDT.*

**tabès** m. *(angl.* ***tabes****).* Maladie nerveuse d'origine syphilitique, caractérisée par des lésions dégénératives des racines postérieures et des cordons postérieurs de la moelle épinière, se manifestant par : des troubles de la sensibilité profonde avec abolition des réflexes, hypotonie, incoordination (ataxie, signe de Romberg positif), des crises douloureuses paroxystiques de localisations diverses, une atteinte de certains nerfs crâniens et des troubles trophiques. La réaction de Bordet-Wassermann est positive dans le liquide céphalo-rachidien. (a. **tabétique**)

**tabétiforme** a. *(angl.* ***tabetiform****).* Qui ressemble au tabès.

**tabétique** *(angl.* ***tabetic****).* 1) a. Qui se rapporte au tabès. 2) a. et n. Qui est atteint de tabès.

**tables (externe et interne)** *(angl.* ***outer and inner tables****).* Tissu osseux compact formant la face externe et la face interne des os de la voûte du crâne ; entre ces tables est comprise la couche spongieuse intermédiaire (ou *diploé*).

**tablette** f. *(angl.* ***tablet****).* Préparation pharmaceutique médicamenteuse solide, aplatie, rectangulaire ou ronde, contenant une forte proportion de sucre et destinée à fondre dans la bouche.

**tablier des Hottentotes** *(angl.* ***Hottentot apron****).* 1) Malformation rare dans la race blanche, plus fréquente chez les Hottentotes, caractérisée par un développement excessif des petites lèvres qui peuvent atteindre jusqu'à 18 cm de longueur. 2) Syn. de *ventre en besace.* Ling. : *Hottentots*, population du Sud-Ouest de l'Afrique, vivant principalement en Namibie.

**TAC**. V. *tomodensitométrie.*

**tache aveugle** *(angl.* ***blind spot****).* Région du champ visuel correspondant à la *papille optique,* au niveau de laquelle ne se forme aucune image *(scotome physiologique)* du fait de l'absence d'éléments rétiniens photosensibles. Syn. : *punctum caecum, tache de Mariotte.*

**tache jaune**. Syn. de *macula lutea.*

**tache mongolique** *(angl.* ***mongolian spot, mongolian macula****).* Tache cutanée de couleur ardoisée siégeant dans la région sacro-coccygienne. Histologiquement, c'est un nævus bleu ; très fréquent chez les nouveau-nés asiatiques, rare dans la race blanche.

**taches de rousseur**. Syn. d'*éphélides.*

**tache de vin**. Syn. d'*angiome plan.*

**tachy-** Préfixe d'origine grecque signifiant *rapide*. Ant. : *brady-*.

**tachyarythmie** f. *(angl.* ***tachyarrhythmia****).* Accélération et irrégularité du rythme cardiaque.

**tachybasie** f. V. *dysbasie.*

**tachycardie** f. *(angl.* ***tachycardia****).* Accélération du rythme cardiaque à plus de 100 battements par minute. Elle peut être normotrope ou due à un centre de commande anormal, auriculaire, nodal, supra- ou infranodal, supraventriculaire, ventriculaire. (a. **tachycardique**)

**tachycardie auriculaire** *(angl.* ***atrial tachycardia****).* Tachycardie due à un centre de commande normal situé dans les oreillettes, dont le rythme oscille entre 150 et 250 pulsations par minute. Elles survient en général par crises paroxystiques.

**tachycardie paroxystique essentielle**. Syn. de *maladie de Bouveret.* V. *Bouveret (maladie de).*

**tachycardie ventriculaire** *(angl.* ***ventricular tachycardia****).* Forme très grave de tachycardie, qui peut être la manifestation révélatrice d'un infarctus et aboutir, non traîtée, à la fibrillation ventriculaire terminale. Le critère pathognomonique est électrocardiographique : dissociation entre l'auriculogramme, qui est normal, sinusal (environ

70 battements par minute) et le ventriculogramme, caractérisé par une succession très rapide (de 100 à 300 battements) de contractions ventriculaires dont le foyer d'origine, anormal, peut être multiple. À l'auscultation, du fait de la non-concordance des rythmes auriculaire et ventriculaire, on peut poser à tort le diagnostic d'arythmie complète (par fibrillation auriculaire).

**tachycinésie** (ou **tachykinésie**) f. *(angl.* ***tachykinesia****).* Rapidité anormale des mouvements volontaires.

**tachylalie** f. Syn. de *tachyphémie.*

**tachyphémie** f. *(angl.* ***tachyphemia****,* ***tachylogia****).* Accélération du rythme d'émission des mots. Syn. : *tachylalie.* Ant. : *bradyphémie.*

**tachyphylaxie** f. *(angl.* ***tachyphylaxis****).* 1) En thérapeutique dermatologique, épuisement de l'effet thérapeutique par la répétition des doses. Démontré pour les dérivés cortisoniques fluorés, il justifie l'espacement des applications tous les deux ou trois jours. 2) Immunisation rapide obtenue par l'injection d'une petite dose de substance toxique qui protège contre l'injection d'une dose plus élevée.

**tachypnée** f. *(angl.* ***tachypnea****).* Accélération du rythme respiratoire.

**tachysystolie** f. *(angl.* ***tachysystole****).* Accélération des systoles cardiaques (des oreillettes, des ventricules ou de l'ensemble des deux) à une fréquence supérieure à 100 par minute.

**TACO**. V. *tomodensitométrie.*

**tact** m. *(angl.* ***touch****).* Sens qui assure la perception des stimuli mécaniques (contact, pression, traction, etc.) appliqués sur la peau ou les muqueuses. Syn. : *toucher* (2), *sensibilité tactile.*

**tactile** a. *(angl.* ***tactile****).* Qui se rapporte au tact. Ex. : récepteur tactile.

**tactisme** m. Syn. de *taxie.*

**TAD**. Abrév. de *tension artérielle diastolique.* V. *pression artérielle.*

**Taenia**. Genre de vers cestodes possédant un scolex pourvu de crochets, parasites des oiseaux et des mammifères. Les espèces parasites de l'homme sont : *Taenia solium* (parasite de l'intestin, transmis par la viande de porc, dont les anneaux sont éliminés par les selles et qui peut, à l'état larvaire, provoquer la *cysticercose*) ; *Taenia saginata* (parasite intestinal transmis par la viande de bœuf insuffisamment cuite) ; *Taenia echinococcus* (dont la forme larvaire provoque le *kyste hydatique*).

**TAI**. V. *tomodensitométrie.*

**taie** f. *(angl.* ***leukoma****).* Tache cicatricielle opaque ou à demi-transparente de la cornée consécutive à une lésion traumatique, à une inflammation ou résultant d'une anomalie du développement. Suivant leur épaisseur, on désigne les taies sous les noms de *néphélion*, d'*albugo* ou de *leucome.*

**taille** f. *(angl. 1)* ***size, stature****).* 1) Hauteur du corps, du vertex au sol, le sujet étant en position de « garde-à-vous ». V. *statural.* 2) Incision d'un organe creux (notamment de la vessie) en vue d'en extraire un calcul ou un corps étranger. V. *tom-, -tomie.*

**talalgie** f. *(angl.* ***talalgia****).* Douleur localisée au talon.

**talcome** m. *(angl.* ***talcoma****).* Tumeur provoquée par la présence accidentelle de talc au sein d'un tissu (par ex. le talc provenant des gants du chirurgien).

**talon-genou** (**épreuve**) *(angl.* ***heel-knee test****).* Épreuve neurologique destinée à préciser l'état de la coordination des mouvements volontaires des membres inférieurs. Le malade doit toucher rapidement les yeux fermés, le genou d'un membre avec le talon de l'autre. V. *doigt-nez (épreuve)*, *dysmétrie*, *hypermétrie.*

**tampon** m. *(angl. 1)* ***pad****, 2)* ***buffer****).* 1) Morceau d'ouate ou de gaze destiné à juguler une hémorragie. 2) Tout mélange qui, ajouté à une solution, rend son pH stable même lorsqu'on y ajoute un acide ou une base. V. *solution tampon.*

**tamponnade** f. *(angl.* ***tamponade****).* Compression brutale du cœur par épanchement péricardique rapidement constitué et effets pathologiques produits par cette compression (pouls paradoxal de Kussmaul, hypotension artérielle, orthopnée, polypnée, tachycardie).

**tamponnage** m. *(angl. 1)* ***tamponage****, 2)* ***buffering****).* 1) Action de passer un tampon d'étoffe imprégné d'un liquide approprié sur une partie du corps. 2) Addition d'une solution tampon à un autre liquide afin de maintenir son pH entre deux valeurs fixes.

**tamponnement** m. *(angl.* ***tamponment****).* Introduction dans une cavité naturelle ou pathologique de tampons bien serrés, dans le but d'arrêter une hémorragie, d'obtenir un effet anti-inflammatoire ou de favoriser l'affaissement ultérieur de la cavité.

**tapétorétinien**, **ienne** a. *(angl.* ***tapetoretinal****).* Qui se rapporte, du point de vue anatomique et fonctionnel, à la couche pigmentaire de la rétine *(tapetum nigrum)* et, par extension (incorrectement), à la rétine et à la choroïde. Ex. : dégénérescence tapétorétinienne.

**taquet** m. *(angl.* ***stop****)*. En prothèse dentaire fixée ou amovible, extension rigide et stabilisatrice de l'armature métallique prothétique adaptée à un appui. Un taquet peut être disposé sur une face occlusale incisive, linguale, mésiale, distale ou vestibulaire [33].

**TAR**. Abrév. de *tension artérielle rétinienne*. V. *pression artérielle ophtalmique*.

**taraud** m. *(angl.* ***screw-tap****)*. Instrument en acier servant à percer des trous dans un os (utilisé surtout en ostéosynthèse).

**tare** f. *(angl.* ***defect****)*. Toute anomalie héréditaire susceptible de provoquer une diminution de la résistance de l'organisme ou un trouble des fonctions physiologiques.

**taré, ée** a. et n. *(angl.* ***defective****)*. Qui est porteur d'anomalie héréditaire.

**target-cell** f. V. *cellule-cible*.

**tarsalgie** f. *(angl.* ***tarsalgia****)*. Douleur localisée au tarse.

**tarse** m. *(angl.* ***tarsus****)*. 1) Massif osseux qui occupe la partie postérieure du pied, formé de 7 os courts disposés en deux rangées, l'une antérieure *(tarse antérieur)* comprenant 5 os : le cuboïde, le scaphoïde et les trois cunéiformes; l'autre postérieure *(tarse postérieur)* comprenant 2 os : l'astragale et le calcanéum. Ces deux rangées sont unies par l'*articulation médiotarsienne (articulation de Chopart)*. Le tarse s'articule avec le tibia et le péroné par l'intermédiaire de l'astragale *(articulation tibio-tarsienne)* et, en avant, avec les métatarsiens par l'*articulation tarso-métatarsienne (articulation de Lisfranc)*. 2) Segment du pied compris entre l'extrémité inférieure de la jambe (cheville) et la base des os métatarsiens, à la partie antérieure. Syn. : *cou-de-pied*. 3) *Tarse palpébral* : lamelle de tissu conjonctif, relativement dense, de forme semi-lunaire, qui constitue le bord libre de la paupière supérieure *(tarse supérieur)* ou inférieure *(tarse intérieur)*.

**tarsectomie** f. *(angl.* ***tarsectomy****)*. 1) Ablation d'un ou de plusieurs os du tarse. 2) Résection partielle du tarse palpébral.

**tarsien, ienne** a. *(angl.* ***tarsal****)*. 1) Qui se rapporte au tarse du pied. Ex. : scaphoïde tarsien. 2) Qui se rapporte au tarse palpébral. Ex. : conjonctive tarsienne.

**tarsite** f. *(angl.* ***tarsitis****)*. Inflammation du tarse palpébral.

**tarso-métatarsien, ienne** a. *(angl.* ***tarsometatarsal****)*. Qui se rapporte au tarse et au métatarse. V. *articulation tarso-métatarsienne*.

**tarsoplastie** f. *(angl.* ***tarsoplasty****)*. 1) Toute opération réparatrice du pied pratiquée au niveau du tarse. 2) Syn. de *blépharoplastie*.

**tarsotomie** f. *(angl.* ***tarsotomy****)*. 1) Incision du tarse, sans ablation des os. 2) Syn. de *blépharotomie*. 3) Résection partielle du tarse palpébral, pour la correction d'un entropion.

**tartre** m. *(angl.* ***tartar****)*. 1) Agglomérat composé de substances organiques et de sels calcaires, adhérant à l'émail et au cément des dents, surtout dans la région des collets. 2) Dépôt adhérent, généralement dur et compact, provenant d'une eau à teneur élevée en sels calcaires.

**TAS**. Abrév. de *tension artérielle systolique*.

**Taussig-Bing (syndrome de)** *(angl.* ***Taussig-Bing syndrome****)*. Malformation cardiaque congénitale rare caractérisée anatomiquement par une transposition vasculaire partielle, l'aorte naissant du ventricule droit, l'artère pulmonaire, déviée à gauche, étant à cheval sur une communication interventriculaire haute. Elle se traduit cliniquement par les signes d'une maladie bleue précoce. (*Taussig* Helen Brooke, cardiologue américaine, 1898-1986; *Bing* Richard J., médecin américain, né en 1909.)

**taux** m. *(angl.* ***rate****)*. 1) Quantité d'une substance contenue dans une quantité déterminée (par ex. 1 ml ou 1 litre) d'une solution. 2) Rapport numérique existant entre deux faits, nombres ou quantités.

**taux de prothrombine**. Syn. abusif de *temps de Quick*. V. *Quick (méthode de)*. Abrév. : TP.

**Tawara**. V. *Aschoff-Tawara*.

**taxie** f. *(angl.* ***taxis****)*. Réaction de locomotion d'un animal mobile sous l'effet d'un agent physique ou chimique externe (lumière, pesanteur, chaleur, substances chimiques). On emploie aussi le suffixe *-taxie*. Ex. : chimiotaxie. V. *tropisme*. Syn. : *tactisme*.

**taxis** m. *(angl.* ***taxis****)*. Réduction manuelle d'une hernie.

**TC**. V. *tomodensitométrie*.

**TCC**. En langage clinique, abrév. de *traumatisme crânio-cérébral*.

**TCMH**. V. *hémoglobine (teneur corpusculaire moyenne en)*.

**TCT**. Abrév. de *thyrocalcitonine*. V. *calcitonine*.

**TDM**. Abrév. de *tomodensitométrie*.

**TE** 1) Abrév. de *tomographie d'émission*. 2) Abrév. de *transfert d'embryons*.

**technique** f. *(angl.* ***technique****)*. 1) Ensemble de procédés méthodiques employés pour obtenir un résultat déterminé. 2) En chirurgie, ensemble des temps opératoires qui constituent une opération. La même opération peut être exécutée selon des techniques différentes. V. *opération*, *procédé*.

**technique du double contraste** *(angl.* ***double contrast technique****)*. Technique radiologique pour l'exploration du tube digestif, notamment du côlon, qui consiste à introduire d'abord un produit radio-opaque pour tapisser les parois de la cavité, puis de l'air qui en rend les contours plus nets.

**tecto-spinal**, **ale**, **aux** a. *(angl.* ***tectospinal****)*. Qui se rapporte au toit du mésencéphale (lame quadrijumelle) et à la moelle épinière. Ex. : faisceau tecto-spinal.

**tégument** m. *(angl.* ***integument****)*. Tissu qui recouvre un organisme : peau, écailles, etc. (a. **tégumentaire**)

**tégumenteux**, **euse** a. *(angl.* ***integumentary****)*. De la nature des téguments, qui se trouve dans les téguments. Ex. : artère tégumenteuse.

**teigne** f. *(angl.* ***tinea****)*. Toute infection du cuir chevelu, due à des champignons parasites microscopiques.

**teigneux**, **euse** a. *(angl.* ***tinea-infested****)*. 1) a. Qui se rapporte à la teigne. 2) a. et n. Qui est atteint de teigne.

**teinture alcoolique** *(angl.* ***alcoholic tincture****)*. Préparation médicamenteuse obtenue par dissolution ou macération de plantes médicinales. Syn. : *alcoolé*.

**tél-**, **télé-** Préfixe d'origine grecque signifiant *loin*, *éloigné*.

**télangiectasie** f. *(angl.* ***telangiectasia****)*. Dilatation congénitale ou acquise d'un petit vaisseau cutané. Toujours multiples, les télangiectasies se présentent sous forme d'un fin réseau rouge à mailles plus ou moins larges.

**télangiectasies hémorragiques héréditaires**. Syn. de *maladie de Rendu-Osler*. V. *Rendu-Osler (maladie de)*.

**télécobaltothérapie** f. *(angl.* ***telecobalt therapy****)*. Traitement par les rayons gamma obtenus au moyen d'une bombe contenant une capsule de cobalt radioactif, placée à distance du malade.

**télédiastolique** a. *(angl.* ***telediastolic****)*. Qui se rapporte à la dernière partie de la diastole. Ex. : souffle télédiastolique.

**téléirradiation** f. *(angl.* ***teleirradiation****)*. Irradiation à distance.

**télencéphale** m. *(angl.* ***telencephalon****)*. Ensemble des deux hémisphères cérébraux.

**téléradioscopie** f. Syn. de *radioscopie télévisée*.

**téléradiothérapie** f. *(angl.* ***teleradiotherapy****)*. Traitement par les rayons X ou par d'autres radiations ionisantes dont la source est placée à une distance de plus de 1,50 m de l'organisme.

**télérécepteur** m. *(angl.* ***teleceptor****)*. Récepteur sensoriel sensible à une action qui se produit à distance, tels les récepteurs auditifs, visuels, et partiellement, les récepteurs thermiques et de l'odorat.

**télésystolique** a. *(angl.* ***telesystolic****)*. Qui se rapporte à la dernière partie de la systole. Ex. : souffle télésystolique.

**téléthérapie** f. *(angl.* ***teletherapy****)*. Traitement effectué à distance du malade, comme dans les traitements aux rayons X.

**téléthèse** f. *(angl.* ***telethesis****)*. Appareil destiné à accomplir des actions déterminées, sur les ordres à distance qui lui sont donnés par un malade atteint d'infirmités motrices graves, à l'aide des mouvements qui lui sont encore possibles[33].

**télévision radioscopique**. Syn. de *radioscopie télévisée*.

**tellurique** a. *(angl.* ***telluric****)*. Qui se rapporte à la terre.

**télomère** m. *(angl.* ***telomere****)*. Structure douée de propriétés particulières, occupant l'extrémité libre d'un chromosome.

**télophase** f. *(angl.* ***telophase****)*. Dernière phase d'une mitose ou d'une division méiotique. Elle comporte la disparition du fuseau achromatique et la reconstitution, autour des deux lots de chromosomes séparés par l'anaphase, de noyaux de structure interphasique normale, séparés par une membrane du cytoplasme environnant[23]. V. *méiose*, *mitose*.

**tempe** f. *(angl.* ***temple****)*. Région temporale, située sur la partie latérale de la tête, en arrière de l'orbite, au-dessus de l'oreille, entre la région occipitale et le front, et qui correspond à l'écaille de l'os temporal.

**température** f. *(angl.* ***temperature****)*. Degré d'intensité de la chaleur, mesuré au moyen d'un thermomètre. Les échelles couramment employées sont celles de Celsius (en Europe) et de Fahrenheit (pays anglo-saxons). L'unité de mesure est le *degré* (*°C* pour le degré Celsius, *°F* pour le degré Fahrenheit).

**température basale** *(angl.* ***basal body temperature****)*. Température corporelle mesurée au réveil, avant que le sujet se soit levé ou ait mangé.

**température corporelle** (ou **humaine**) *(angl.* ***body temperature****)*. Température du corps humain résultant de l'équilibre entre la production et la déperdition de chaleur. Elle varie au cours de la journée entre 36,8 °C le matin et 37,3 °C le soir, et baisse pendant le sommeil. La température rectale est supérieure de 0,3-0,5 °C à la température buccale et de 0,5-1 °C à la température axillaire. V. *fébrile*, *subfébrile*, *fièvre*, *hyperthermie*, *pyrexie*.

**temporal**, **ale**, **aux** a. *(angl.* ***temporal****)*. Qui se rapporte à la tempe ou à l'os temporal. Ex. : condyle temporal, strabisme temporal. V. *os temporal*.

**temporo-facial**, **ale**, **aux** a. *(angl.* ***temporofacial****)*. Qui se rapporte à la tempe et à la face.

**temporo-malaire** a. *(angl.* ***temporomalar****)*. Qui se rapporte à la tempe et à la joue, ou à l'os temporal et à l'os malaire.

**temporo-mandibulaire** a. *(angl.* ***temporomandibular****)*. Qui se rapporte au temporal et à la mandibule. Ex. : articulation temporo-mandibulaire.

**temporo-maxillaire** a. *(angl.* ***temporomaxillary****)*. Qui se rapporte à l'os temporal et au maxillaire.

**temporo-pariétal**, **ale**, **aux** a. *(angl.* ***temporoparietal****)*. Qui se rapporte aux os temporal et pariétal ou aux circonvolutions cérébrales temporales et pariétales. Ex. : suture temporo-pariétale, aphasie temporo-pariétale. Syn. : *pariéto-temporal*.

**temporo-pontin**, **ine** (ou **temporo-pontique**) a. *(angl.* ***temporopontile****)*. Qui se rapporte aux lobes temporaux et à la protubérance annulaire (pont de Varole). Ex. : faisceau temporo-pontin.

**temporo-spatial**, **ale**, **aux** a. *(angl.* ***temporospatial****)*. Qui se rapporte au temps et à l'espace. Ex. : désorientation temporo-spatiale.

**temps de coagulation** *(angl.* ***coagulation time***, ***clotting time****)*. Temps que met le sang, placé dans un tube à 37 °C, pour coaguler. Cette épreuve est peu précise et dépend de plusieurs variables (diamètre et qualité du tube, présence accidentelle de facteurs tissulaires introduits lors de la ponction veineuse, etc.). V. aussi *Howell (temps de)*, *Quick (méthode de)*.

**temps de latence** *(angl.* ***latency time****)*. 1) Dans une structure sensible (muscle ou organe sensoriel), temps qui s'écoule entre l'arrivée du stimulus et la réponse. 2) Temps qui s'écoule entre la pénétration dans l'organisme d'un agent infectieux ou d'un allergène et les premières manifestations dont il est responsable.

**temps de prothrombine**. V. *Quick (méthode de)*. Abrév. : TP.

**temps de saignement** *(angl.* ***bleeding time****)*. Lors de l'incision standard pratiquée sur le lobule de l'oreille (5 mm de long et entamant le derme), intervalle de temps qui sépare l'apparition de la première goutte du prélèvement de la dernière *(épreuve de Duke)*. Normalement (pour un prélèvement sur buvard toutes les 30 secondes), le temps de saignement est de 2 à 4 minutes ; il est vraisemblablement pathologique au-dessus de 5 minutes. Abrév. : TS.

**temps de sédimentation**. Syn. de *vitesse de sédimentation*.

**tén-**, **téno-** Préfixe d'origine grecque signifiant *tendon*. V. *desmo-*, *syndesmo-*.

**ténalgie** f. *(angl.* ***tenalgia****)*. Douleur localisée à un tendon. Syn. : *ténodynie*.

**tendineux**, **euse** a. *(angl.* ***tendinous****)*. 1) De la nature des tendons. Ex. : tissu tendineux. 2) Qui se rapporte aux tendons. V. *réflexe tendineux*.

**tendinite** f. *(angl.* ***tendinitis****)*. Inflammation d'un tendon. Syn. : *ténosite*.

**tendon** m. *(angl.* ***tendon****)*. Partie terminale distale ou proximale d'un muscle, constituée par un tissu conjonctif blanc nacré dense et résistant, par laquelle le muscle prend insertion sur un os. Le tendon transmet la force et le mouvement engendrés par le muscle. V. *desmo-*, *syndesmo-*, *tén-*. (a. **tendineux**, **euse**)

**tendon conjoint** *(angl.* ***conjoined tendon****)*. Tendon terminal commun des fibres des muscles transverse et petit oblique de l'abdomen, qui s'insère sur le pubis et la symphyse pubienne en avant du muscle grand droit de l'abdomen.

**tendon perforant** *(angl.* ***perforans tendon****)*. 1) Chacun des quatre tendons terminaux du muscle fléchisseur commun profond des doigts, qui, à la face palmaire de la deuxième phalange, perfore le tendon correspondant du muscle fléchisseur commun superficiel des doigts. 2) Chacun des quatre tendons terminaux du muscle long fléchisseur commun des orteils, dont la disposition est identique à celle des tendons perforants des doigts, par rapport aux tendons terminaux du muscle court fléchisseur plantaire.

**tendon perforé** *(angl.* ***perforated tendon****)*. 1) Chacun des quatre tendons terminaux du muscle fléchisseur commun superficiel des doigts, qui sont perforés, à la face palmaire de la deuxième phalange, par le tendon perforant correspondant. 2) Chacun des quatre tendons terminaux du muscle court fléchisseur plantaire dont la disposition est analogue à celle des tendons perforés des doigts, par rapport aux tendons du muscle long fléchisseur commun des orteils.

**tendon** (ou **ligament**) **rotulien** *(angl.* ***patellar ligament****)*. Puissant ligament tendu entre la pointe de la rotule et la tubérosité antérieure du tibia, qui prolonge les fibres tendineuses du muscle quadriceps.

**ténectomie** f. *(angl.* ***tenectomy****).* Excision totale ou partielle d'un tendon.

**ténesme** m. *(angl.* ***tenesmus****).* Contracture spasmodique douloureuse du sphincter anal ou vésical, s'accompagnant de brûlures, d'une sensation pénible de tension et d'un besoin impérieux et continu d'aller à la selle ou d'uriner.

**teneur globulaire moyenne en hémoglobine**. Syn. de *teneur corpusculaire moyenne en hémoglobine*. V. *hémoglobine (teneur corpusculaire moyenne en).*

**teneur moléculaire**. Syn. de *molalité.*

**ténia** m. Tout vers plat du genre *Taenia.*

**ténifuge** a. et m. *(angl.* ***taeniafugal****).* Qui provoque l'expulsion des ténias.

**ténodèse** f. *(angl.* ***tenodesis****).* 1) Fixation d'un tendon déchiré ou sectionné à son lieu normal d'insertion. 2) Création d'un nouveau point d'insertion osseuse pour le tendon d'un muscle paralysé et sectionné à cet effet.

**ténodynie** f. *(angl.* ***tenodynia****).* Syn. de *ténalgie.*

**ténolyse** f. *(angl.* ***tenolysis****).* Section des adhérences constituées au niveau d'un tendon, visant à rétablir sa mobilité.

**Tenon (capsule de)** *(angl.* ***Tenon's capsule****).* Membrane formant une gaine fibreuse qui enveloppe la partie postérieure, sclérale, du globe oculaire, dont elle est séparée par un espace graisseux, l'*espace de Tenon*. Elle est percée d'un orifice pour le nerf optique. (*Tenon* Jacques René, chirurgien et anatomiste français, 1724-1816.)

**ténonien, ienne** a. *(angl.* ***pertaining to Tenon's capsule****).* Qui se rapporte à la capsule de Tenon.

**ténonite** f. *(angl.* ***tenonitis****).* Inflammation de la capsule de Tenon.

**ténopexie** f. *(angl.* ***tenopexy****).* Fixation, généralement par suture, du tendon d'un muscle. En ophtalmologie, on fixe les tendons des muscles de l'œil pour corriger un strabisme.

**ténoplastie** f. *(angl.* ***tenoplasty****).* Réfection chirurgicale d'un tendon.

**ténorraphie** f. *(angl.* ***tenorrhaphy****).* Suture d'un tendon sectionné.

**ténosite** f. Syn. de *tendinite.*

**téno-synovite** f. *(angl.* ***tenosynovitis****).* Inflammation d'un tendon et de sa gaine synoviale. Syn. : *synovite tendineuse.*

**ténotomie** f. *(angl.* ***tenotomy****).* Section chirurgicale d'un tendon.

**tenseur** a. et m. *(angl.* ***tensor****).* Se dit d'un muscle qui détermine la tension d'une structure anatomique (aponévrose, synoviale, membrane). Ex. : muscle tenseur du fascia lata.

**tensioactif, ive** a. *(angl.* ***tensioactive****).* Se dit d'une substance qui, même à très faible concentration, abaisse la tension superficielle du liquide où elle est dissoute.

**tensiomètre** m. Syn de *sphygmomanomètre.*

**tension** f. *(angl.* ***tension****).* 1) Résistance qu'opposent les parois de cavités organiques (abdomen, estomac, vessie) ou de conduits (artères, veines, capillaires, canal rachidien, trompe d'Eustache), aux liquides ou aux gaz qu'ils contiennent. (a. **tensionnel, elle**) 2) *Tension électrique* : différence de potentiel électrique entre deux points. Elle s'exprime en *volts.*

**tension artérielle** *(angl. 1)* ***arterial tension****, 2)* ***blood pressure****).* 1) Dans un sens strict, tension des parois artérielles correspondant à la pression sous laquelle circule le sang dans les artères. 2) Par extension, syn. courant de *pression artérielle*. Abrév. : TA.

**tension artérielle diastolique** (Abrév. : TAD). V. *pression artérielle.*

**tension artérielle rétinienne**. Syn. de *pression artérielle ophtalmique* (ou *rétinienne*).

**tension artérielle systolique** (Abrév. : TAS). V. *pression artérielle.*

**tension intraoculaire**. Syn. de *pression intraoculaire.*

**tension osmotique**. Syn. de *pression osmotique.*

**tensionnel, elle** a. Qui se rapporte à une tension, et notamment à la tension (pression) artérielle. Ex. : baisse tensionnelle (hypotension).

**tentamen** m. *(angl.* ***attempted suicide****).* Tentative de suicide.

**tente du cervelet** *(angl.* ***tentorium cerebelli****).* Prolongement de la dure-mère crânienne, s'étendant transversalement entre la face supérieure du cervelet qu'il recouvre, et la face inférieure des lobes occipitaux qui reposent sur elle. Cloison en forme de toit à deux versants, elle donne insertion sur sa face supérieure à la faux du cerveau. (a. **tentoriel, elle**)

**tente de l'hypophyse** *(angl.* ***tentorium of hypophysis****).* Lame de la dure-mère qui s'étend horizontalement au-dessus de la fosse pituitaire. Syn. : *tente pituitaire.*

**tente à oxygène** *(angl.* ***oxygen tent****).* Dispositif étanche constamment alimenté d'oxygène et à l'intérieur duquel on place un malade soumis à l'oxygénothérapie.

**tente pituitaire**. Syn. de *tente de l'hypophyse.*

**tentoradiographie** (ou **tentoriographie**) f. *(angl.* ***radiography of the tentorial region****).* Radiographie de la tente du cervelet après opacification des sinus latéraux.

**tentoriel**, **elle** a. *(angl.* ***tentorial****)*. Qui se rapporte à la tente du cervelet.

**tentoriographie** f. Tentoradiographie.

**ténu**, **ue** a. *(angl.* ***tenuous****)*. Très mince, peu dense; peu nourrissant (en parlant d'une diète).

**térat-**, **térato-** Préfixe d'origine grecque signifiant *monstre*.

**tératisme** m. *(angl.* ***teratism****)*. Monstruosité ou anomalie congénitale.

**tératogène** a. *(angl.* ***teratogen****)*. Qui provoque des monstruosités. Ex. : action tératogène de la thalidomide.

**tératoïde** a. *(angl.* ***teratoid****)*. Qui possède certains caractères de monstruosité. Ex. : tumeur tératoïde.

**tératologie** f. *(angl.* ***teratology****)*. Science qui traite des monstruosités et des anomalies congénitales. Le spécialiste en est le *tératologiste* (ou *tératologue*). (a. **tératologique**)

**tératome** m. *(angl.* ***teratoma****)*. Malformation d'aspect tumoral, composée de tissus multiples étrangers à la région qui l'entoure et ne provenant pas d'elle. Ces tissus peuvent être de type embryonnaire, non différenciés *(tératome malin)* ou au contraire être bien individualisés *(tératome bénin)* contenant parfois des débris de poils, d'ongle, de glandes. Les tératomes se localisent plus particulièrement dans le testicule, l'ovaire, le médiastin, la région sacro-coccygienne. V. *dysembryome*. (a. **tératomateux**, **euse**)

**tératospermie** f. *(angl.* ***teratospermia****)*. Ensemble des anomalies des spermatozoïdes susceptibles d'avoir un retentissement sur la qualité de l'œuf et l'évolution d'une grossesse (notamment avortement, accouchement prématuré, malformations congénitales).

**tératozoospermie** f. *(angl.* ***teratozoospermia****)*. Augmentation du nombre de spermatozoïdes anormaux.

**térébrant**, **ante** a. *(angl.* ***terebrant****)*. Qui a tendance à creuser, à pénétrer en profondeur dans les tissus. Ex. : plaie térébrante, épithélioma térébrant. Ling. : On dit aussi *douleur térébrante* (douleur perçante).

**terminal**, **ale**, **aux** a. *(angl.* ***terminal****)*. Qui se rapporte à l'extrémité d'une chose, d'une structure, qui en constitue le dernier élément aussi bien du point de vue de la situation (ex. : artère terminale), que du point de vue chronologique (ex. : période terminale d'une maladie).

**termino-latéral**, **ale**, **aux** a. *(angl.* ***terminolateral****)*. Se dit d'une anastomose (de l'abouchement) entre l'extrémité d'un conduit et la paroi latérale du segment qui le suit.

**termino-terminal**, **ale**, **aux** a. *(angl.* ***termino-terminal****)*. Se dit d'une anastomose (de l'abouchement) bout à bout de deux segments d'un conduit.

**ternaire** a. *(angl.* ***ternary****)*. En chimie, qui est composé de trois éléments.

**terreux**, **euse** a. *(angl.* ***earthy****)*. Qui est couleur de terre. Ex. : faciès terreux.

**tertiaire** a. *(angl.* ***tertiary****)*. Qui vient en troisième lieu. Ex. : stade tertiaire de la syphilis (ou syphilis tertiaire).

**test** m. *(angl.* ***test****)*. Tout procédé qui consiste en une action simple ou en une suite d'opérations, destiné à révéler une ou plusieurs caractéristiques d'une substance, d'un organisme, d'une fonction. Ling. : En français, le mot *test* désignait initialement les *tests psychologiques*; plus récemment, les *tests statistiques*. Par extension, on l'emploie aussi actuellement pour désigner des épreuves, méthodes, réactions.

**test de l'anneau** *(angl.* ***ring test****)*. Technique pour la recherche qualitative *in vivo* de la réaction de précipitation des anticorps en présence des antigènes correspondants, effectuée en milieu liquide.

**test APGAR**. V. *APGAR (test)*.

**test d'immobilisation des tréponèmes**. Syn. de *test de Nelson*. V. *Nelson (test de)*.

**test à la phénolsulfonephtaléine**. V. *phénolsulfonephtaléine*.

**test post-coïtal**. Syn. de *test de Huhner*. V. *Huhner (test de)*.

**test de posture** *(angl.* ***postural test****)*. Exploration fonctionnelle de la tension artérielle consistant à mesurer celle-ci en position couchée, puis assise, et enfin en position debout. Chez le sujet hypertendu, la position debout entraîne une hausse de tension (alors que chez le sujet normal la tension subit une baisse).

**test psychologique** *(angl.* ***psychological test****)*. Toute épreuve impliquant une tâche bien définie à remplir selon une technique précise destinée à évaluer l'intelligence, le comportement, les caractéristiques psychiques (la personnalité) ou les aptitudes d'un individu. V. *Rorschach (test de)*.

**test des rosettes**. V. *immunoadhérence*.

**test sérologique** *(angl.* ***serologic test****)*. Recherche d'anticorps spécifiques d'une maladie dans un échantillon de sérum sanguin.

**test** (ou **épreuve**) **de tolérance au glucose**. Syn. d'*hyperglycémie provoquée*.

**test de transformation lymphoblastique** *(angl.* ***lymphoblast transformation test****)*. Test destiné à déceler une réaction d'hypersensibilité (allergie médicamenteuse, histocompatibilité en vue d'une greffe, allergie bactérienne). Il est fondé sur le fait que si l'on met une culture de lymphocytes en présence d'un antigène auquel ils ont été exposés, la stimulation antigénique déclenche la transformation des lymphocytes en lymphoblastes. Abrév. : TTL.

**test au *d*-xylose** *(angl.* ***xylose concentration test****)*. Test pour le dépistage des états de malabsorption intestinale, en particulier au niveau du duodénum, consistant à faire absorber au malade à jeun une solution de *d*-xylose et à doser ensuite ses taux sanguin et urinaire. Ces taux sont abaissés dans la stéatorrhée, mais les résultats ne sont concluants qu'en l'absence de troubles fonctionnels du rein susceptibles de les modifier.

**tester** v. *(angl.* ***test****)*. Soumettre un sujet, un corps ou un phénomène à un test.

**testicule** m. *(angl.* ***testicle, testis****)*. Glande génitale mâle, paire, située au-dessous de la verge, dans une poche cutanée, les *bourses*, et entourée d'une capsule fibreuse, l'*albuginée*, épaissie sur sa partie antérieure et supérieure (*corps de Highmore*). Le testicule a une double fonction : germinative (production des spermatozoïdes) et endocrine (sécrétion d'hormones mâles, essentiellement de testostérone). Les spermatozoïdes sont acheminés jusqu'à l'urètre par le canal déférent en passant par l'épididyme. V. *orchi-*. (a. **testiculaire**)

**testostérone** f. *(angl.* ***testosterone****)*. Hormone stéroïde mâle sécrétée par les cellules interstitielles des testicules et obtenue également par synthèse. Elle stimule le développement des organes mâles, est responsable de l'apparition des caractères sexuels mâles secondaires et favorise la synthèse des protéines dans l'organisme. La production de la testostérone est stimulée par les gonadotrophines A et B de l'hypophyse. Elle est métabolisée dans le foie, un de ses principaux métabolites étant l'androstérone. Son élimination dans les urines se fait sous forme de 17-cétostéroïdes. On l'utilise en thérapeutique dans l'insuffisance testiculaire primaire ou secondaire à une insuffisance hypophysaire, dans le cancer du sein, dans certains troubles de la menstruation.

**TeTAB**. V. *vaccin TeTAB*.

**tétanie** f. *(angl.* ***tetany****)*. Syndrome caractérisé par des crises de contractures musculaires localisées surtout aux extrémités des membres, en rapport avec un trouble du métabolisme du calcium (hypoparathyroïdie, hypocalcémie par résorption insuffisante de calcium, insuffisance rénale grave avec perte de calcium), ou une alcalose respiratoire ou métabolique.

**tétanie hyperpnéique**. V. *hyperventilation alvéolaire*.

**tétanie parathyréoprive**. V. *hypoparathyroïdie*.

**tétanique** *(angl.* ***tetanic****)*. 1) a. Qui se rapporte au tétanos, qui en a les caractères. 2) a. et n. Qui est atteint de tétanos.

**tétanoïde** a. *(angl.* ***tetanoid****)*. Qui ressemble aux convulsions tétaniques. Ex. : crise tétanoïde.

**tétanos** m. *(angl.* ***tetanus****)*. Maladie infectieuse grave due à *Clostridium tetani* qui pénètre dans l'organisme au niveau d'une plaie, même minime, après contact avec la terre où le bacille peut survivre longtemps, et à l'action exercée par la toxine neurotrope élaborée en grande quantité par ce bacille. La maladie débute par des contractures toniques douloureuses des muscles masticateurs *(trismus)*, qui envahissent par la suite la nuque, le tronc et les membres, et s'accompagnent de manifestations générales : fièvre élevée, tachycardie, accélération de la respiration. La paralysie des muscles respiratoires impose souvent la mise sous ventilation assistée. La période d'incubation est de 4 jours à 3 semaines, selon la nature, l'emplacement et l'étendue de la blessure initiale. La vaccination systématique confère une protection sûre. (a. **tétanique**)

**tête** f. *(angl.* ***head****)*. 1) Extrémité supérieure du corps de l'homme, reliée au thorax par le cou. Elle contient le cerveau, les principaux organes des sens et la partie supérieure des voies respiratoires et digestives. On divise la tête en deux parties : le crâne et la face. 2) Extrémité renflée, plus ou moins arrondie d'une structure anatomique : tête du fémur, tête de l'humérus, etc. V. *sous-capital, céphalique*.

**tétra-** Préfixe d'origine grecque signifiant *quatre*. V. *quadr-*. En chimie, il indique la présence de quatre atomes ou de quatre groupements identiques dans une molécule.

**tétrachloroéthylène** (ou **tétrachloréthylène**) m. *(angl.* ***tetrachloroethylene****)*. Liquide incolore, d'odeur éthérée, non inflammable, employé comme dissolvant d'un grand nombre de substances. Ses vapeurs sont toxiques.

**tétracycline** f. *(angl.* ***tetracycline****)*. (DCI) 1) Antibiotique produit par une espèce de *Streptomyces* et obtenu aussi par synthèse, à large spectre d'action, efficace contre des cocci et bacilles gram-positifs et gram-négatifs, les rickettsies, les spirochètes, et généralement très bien toléré. On l'administre essentiellement par voie orale. 2) Nom d'ensemble des antibiotiques de structure chimique très proche (à noyau tétracyclique naphtacène) et dont le représentant type est celui défini sous 1. V. *oxytétracycline*.

**tétrade** f. *(angl.* ***tetrad****)*. Groupe de quatre éléments. V. *Fallot (tétrade de)*.

**tétrahydrocannabinol** m. *(angl.* ***tetrahydrocannabinol****)*. Drogue hallucinogène contenue dans le cannabis. Abrév. : THC.

**tétrahydrocorticostérone** f. *(angl.* ***tetrahydrocorticosterone****)*. Métabolite principal de la corticostérone, éliminé en faible quantité par l'urine.

**tétrahydrocortisol** m. *(angl.* ***tetrahydrocortisol****)*. Métabolite du cortisol, trouvé dans les urines. Abrév. : THF. Syn. : *urocortisol*.

**tétrahydrocortisone** f. *(angl.* ***tetrahydrocortisone****)*. Métabolite principal du cortisol, trouvé dans les urines. Abrév. : THE. Syn. : *urocortisone*.

**tétraiodothyronine** f. Thyroxine. Abrév. : $T_4$.

**tétramère** a. *(angl.* ***tetrameric****)*. Qui est divisé en quatre parties.

**tétranopsie** f. *(angl.* ***tetranopsia****)*. Variété d'anopsie portant sur le quart du champ visuel.

**tétraplégie** f. Syn. de *quadriplégie*.

**tétraploïdie** f. *(angl.* ***tetraploidy****)*. État d'une cellule somatique qui présente l'anomalie de contenir quatre génomes. (a. **tétraploïde**)

**tétrasomie** f. *(angl.* ***tetrasomy****)*. État d'un organisme diploïde possédant à la place d'une de ses paires de chromosomes, quatre chromosomes analogues, c'est-à-dire ayant un chromosome représenté quatre fois *(2n + 2)*.

**TGA**. Abrév. désignant l'*accélérateur de la formation de la thromboplastine (endogène)*, facteur de coagulation associé aux bêtaglobulines, présent dans le sang de certains artérioscléreux. Ling. : De l'anglais *thromboplastin* ***g****eneration* ***a****ccelerator)*.

**TGMH**. Abrév. de *teneur globulaire moyenne en hémoglobine*. V. *hémoglobine (teneur corpusculaire moyenne en)*.

**TGO**. Abrév. de *transaminase glutamo-oxaloacétique*. V. *glutamate-oxaloacétate transaminase*.

**TGP**. Abrév. de *transaminase glutamo-pyruvique*. V. *glutamate-pyruvate transaminase*.

**TGT** 1) Abrév. de *transaminase glutamo-pyruvique*. V. *glutamate-pyruvate-transaminase*. 2) Abrév. de ***t****est de* ***g****énération de la* ***t****hromboplastine* (servant à évaluer l'activité de la thromboplastine endogène).

**Th** Symbole chimique du *thorium*.

**thalamique** a. *(angl.* ***thalamic****)*. Qui se rapporte au thalamus (1) et (2).

**thalamus** m. *(angl.* ***thalamus****)*. 1) Chacun des deux volumineux noyaux de substance grise situés de part et d'autre de la cavité du troisième ventricule. Ils représentent l'un des principaux relais des voies sensitives (notamment des voies optiques) allant vers le cortex cérébral. Syn. (désuet) *couche optique*. 2) Saillie osseuse de la face supérieure du calcanéum. Elle supporte la facette articulaire postérieure de l'astragale. (a. **thalamique**)

**thalass-, thalasso-** Préfixe d'origine grecque signifiant *mer*.

**thalassémie** f. *(angl.* ***thalassemia****)*. Anémie infantile due à diverses anomalies héréditaires de l'élaboration de l'hémoglobine, transmise sur le mode autosomique dominant. Selon la chaîne polypeptidique concernée (alpha, bêta ou delta), on distingue la *$\alpha$-thalassémie*, la *$\beta$-thalassémie* et la *$\delta$-thalassémie*. La *$\delta$-thalassémie* n'a pas de grande signification clinique. L'*$\alpha$-thalassémie* peut se présenter sous une forme homozygote, incompatible avec la vie ou sous une forme hétérozygote, se manifestant par une anémie légère. La plus fréquente, ou *$\beta$-thalassémie* peut revêtir une forme très grave chez les sujets homozygotes (*thalassémie majeure*, ou *maladie de Cooley*), avec anémie hémolytique dès le plus jeune âge, une hépatosplénomégalie marquée, une déformation osseuse, un faciès mongoloïde et une cardiomégalie. Ces symptômes sont atténués dans la forme hétérozygote (*thalassémie mineure*).

**thalassothérapie** f. *(angl.* ***thalassotherapy****)*. Exploitation à des fins thérapeutiques de l'eau de mer, des algues marines, de l'air et du climat marins.

**thalidomide** f. *(angl.* ***thalidomide****)*. Sédatif administré dans les années 1950, puis interdit en raison des graves anomalies congénitales (amélie ou phocomélie) qu'il entraînait chez les fœtus nés de mères en ayant absorbé.

**thanatologie** f. *(angl.* ***thanatology****)*. Somme des connaissances concernant la mort, étude de la mort sous tous ses aspects, et plus particulièrement du point de vue médicolégal.

**thanatopraxie** f. Syn. d'*embaumement*.

**THC**. Abrév. de *tétrahydrocannabinol*.

**THE**. Abrév. désignant la *tétrahydrocortisone*.

**thébaïque** a. *(angl.* ***thebaic****)*. Qui se rapporte à l'opium ou qui est préparé à base d'opium. Ex. : sirop thébaïque.

**thécal, ale, aux** a. *(angl.* ***thecal****)*. Qui se rapporte à une thèque.

**thél-, thélo-** Préfixe d'origine grecque indiquant une relation avec le mamelon.

**thélalgie** f. *(angl.* ***thelalgia****).* Sensibilité douloureuse du mamelon.

**thélite** f. *(angl.* ***thelitis****).* Inflammation du mamelon.

**thélorragie** f. *(angl.* ***thelorrhagia****).* Hémorragie au niveau du mamelon.

**thénar** a. inv. V. *éminence thénar.*

**théobromine** f. *(angl.* ***theobromine****).* Dérivé purique xanthique, principal alcaloïde des graines de cacao, contenu également dans les feuilles de thé. Il exerce une action diurétique et cardiotonique et stimule légèrement le système nerveux.

**thèque** f. *(angl.* ***theca****).* Enveloppe ou gaine; notamment, l'enveloppe conjonctive qui, dans l'ovaire, entoure l'ovule et les cellules folliculaires. (a. **thécal**, **ale**, **aux**)

**thérapeute** m. *(angl.* ***therapist****).* Médecin traitant ou spécialiste qui étudie scientifiquement divers moyens de traitement. Ling. : On utilise aussi le suffixe *-thérapeute.* Ex. : physiothérapeute.

**thérapeutique** *(angl. 1)* ***therapeutics****, 2) 3)* ***therapeutic****).* 1) f. Partie de la médecine qui s'occupe du traitement des maladies; tout traitement. Ex. : thérapeutique du cancer. Syn. : *thérapie.* 2) a. Qui concerne le traitement des maladies. Ex. : procédé thérapeutique. 3) a. Qui est susceptible de guérir une maladie. Ex. : pneumothorax thérapeutique.

**thérapie** f. *(angl.* ***therapy****).* 1) Traitement. Ex. : thérapie de choc. 2) Syn. de *thérapeutique* (1). Ling. : On utilise le suffixe *-thérapie* pour former des mots signifiant *traitement par.* Ex. : ergothérapie, radiothérapie, physiothérapie.

**thérapie génique** *(angl.* ***gene therapy****).* Transfert des gènes sains dans des cellules porteuses des gènes pathogéniques dans le but de corriger une anomalie génétique. Les vecteurs actuellement utilisés sont des rétrovirus que l'on injecte *in vitro* dans des cellules prélevées du malade (par ex. lymphocytes) avant de les réintroduire dans l'organisme. Les recherches s'orientent également vers l'utilisation d'autres vecteurs (adénovirus, liposomes). Le principe de la thérapie génique a été autorisé en France par le Comité d'éthique en 1990, à condition qu'elle ne porte que sur les cellules somatiques à l'exclusion des cellules germinales.

**therm-, thermo-** Préfixe d'origine grecque indiquant une relation avec la chaleur.

**thermal, ale, aux** a. *(angl.* ***thermal****).* Se dit des eaux minérales naturelles chaudes (en général au-dessus de 25 °C) et de tout ce qui s'y rapporte. Ex. : cure thermale, établissement thermal, station thermale.

**thermes** m. pl. *(angl.* ***thermal baths****).* Autrefois, tout établissement destiné à l'usage thérapeutique des eaux médicinales chaudes.

**thermique** a. *(angl.* ***thermal, thermic****).* Qui se rapporte à la chaleur (ex. : conductibilité thermique) ou à la température du corps (ex. : courbe thermique, centre régulateur thermique). V. *calorique.*

**thermoanalgésie** (**thermanalgésie** ou **thermoanesthésie**) f. *(angl.* ***thermalgesia****).* Abolition de la sensibilité normale à la chaleur ou perte de l'aptitude à reconnaître le chaud du froid. (a. **thermoanalgésique**)

**thermocautérisation** f. *(angl.* ***thermocautery****).* Cautérisation d'une plaie ou d'un tissu au moyen de la chaleur produite par un cautère chauffé à blanc. On remplace actuellement le thermocautère par l'*électrocautère* (V. ce terme).

**thermocoagulation** f. *(angl.* ***thermocoagulation****).* Coagulation de tissus sous l'effet de la chaleur produite par un courant à haute fréquence.

**thermodolorimétrie** f. *(angl.* ***thermodolorimetry****).* Méthode d'évaluation de l'activité des médicaments antalgiques ou anti-inflammatoires. La technique est fondée sur la stimulation par contact de la paume de la main et de la pulpe des doigts, avec une plaque dont la température s'élève progressivement; on étudie ainsi la variation dans le temps d'un seuil de sensibilité thermique douloureuse, après administration d'un antalgique.

**thermogène** a. *(angl.* ***thermogene****).* Qui engendre la chaleur (ex. : ouate thermogène); qui est dû à la chaleur (ex. : cataracte thermogène).

**thermographie** f. *(angl.* ***thermography****).* Méthode de mesure de la chaleur émise par les tissus, à l'aide d'un *thermographe*, pour évaluer les différences de températures des parties molles (étude de lésions inflammatoires ou tumorales). (a. **thermographique**)

**thermolyse** f. *(angl.* ***thermolysis****).* 1) Déperdition de chaleur par l'organisme. 2) Décomposition chimique au moyen de la chaleur. (a. **thermolytique**)

**thermomètre** m. *(angl.* ***thermometer****).* Appareil pour la mesure de la température *(thermométrie).* Il en existe un grand nombre de modèles, gradués soit en degrés Celsius, soit en degrés Fahrenheit, ainsi qu'un *thermomètre digital* (à pile électrique).

**thermométrique** a. *(angl. **thermometric**)*. Qui se rapporte à la mesure des températures.

**thermophile** a. et m. *(angl. **thermophile**)*. Qui préfère les températures élevées; se dit notamment des micro-organismes qui vivent entre 40 et 70 °C et qui se développent le mieux entre 50 et 55 °C.

**thermorésistant, ante** a. *(angl. **thermoresistant**)*. Qui peut résister à une température élevée (notamment en parlant d'un organisme vivant). Ex. : spore thermorésistante.

**thermostat** m. *(angl. **thermostat, thermoregulator**)*. Appareil servant à maintenir constante la température d'une étuve, d'un stérilisateur, etc.

**thésaurismose pulmonaire** *(angl. **pulmonary thesaurismosis**)*. Maladie pulmonaire résultant de l'inhalation de laques capillaires (projetées par aérosols) dans les salons de coiffure. Le plus souvent la maladie est une découverte d'examen radiologique systématique. Les épreuves fonctionnelles respiratoires montrent une fibrose interstitielle diffuse (avec insuffisance respiratoire et hypoxie). L'évolution est favorable en quelques mois, dès que le sujet est soustrait à l'exposition, cependant des cas mortels (par détresse respiratoire) ont été signalés. Syn. : *maladie des coiffeurs*.

**THF**. Abrév. désignant le *tétrahydrocortisol*.

**thi-, thio-, thion-** Préfixe d'origine grecque indiquant la présence du soufre dans une molécule, notamment sous forme de soufre bivalent. V. *sulf-*.

**thiamine** f. *(angl. **thiamine**)*. Vitamine du groupe B contenant du soufre et dont la carence provoque le *béribéri*. On la trouve principalement dans la levure, les germes de blé, le son de riz et le foie d'animaux. On l'utilise sous forme de chlorhydrate, par voie orale ou parentérale, soit comme facteur vitaminique (traitement du béribéri et d'autres troubles carentiels), soit comme antalgique (notamment dans les affections du système nerveux périphérique). Syn. : *aneurine, vitamine antibéribéri, vitamine antinévritique, vitamine B1*.

**thiazique** (ou **thiazidique**) a. V. *diurétique thiazidique*.

**thiémie** f. *(angl. **thiemia**)*. Taux du soufre dans le sang.

**Thiersch**. V. *Ollier-Thiersch (greffe de)*.

**thiopexie** f. *(angl. **thiopexis**)*. Fixation du soufre dans les tissus, surtout le foie.

**Thompson (prothèse de)** *(angl. **Thompson prosthesis**)*. Prothèse, généralement cimentée, utilisée pour le traitement des fractures du col fémoral chez le vieillard. (*Thompson* Frederick Roeck, chirurgien orthopédiste américain, 1907-1983.)

**thoracalgie** f. *(angl. **thoracalgia**)*. Douleur thoracique. Syn. : *thoracodynie*.

**thoracentèse** f. Thoracocentèse.

**thoracique** a. *(angl. **thoracic**)*. Qui se rapporte au thorax.

**thoracocentèse** (ou **thoracentèse**) f. *(angl. **thoracentesis**)*. Ponction de la paroi thoracique dans le but d'explorer ou d'évacuer la cavité pleurale.

**thoracodynie** f. Syn. de *thoracalgie*.

**thoraco-phrénotomie** f. *(angl. **thoracophrenotomy**)*. Incision de la paroi thoracique et du diaphragme.

**thoracoplastie** f. *(angl. **thoracoplasty**)*. Résection partielle ou totale de plusieurs côtes, destinée à provoquer l'affaissement du poumon par rétraction de la paroi thoracique.

**thoraco-pneumotomie** f. *(angl. **thoracopneumotomy**)*. Ouverture du thorax par résection costale et incision du parenchyme pulmonaire dans le but d'extraire un corps étranger ou de drainer un abcès.

**thoracotomie** f. *(angl. **thoracotomy**)*. Ouverture chirurgicale de la paroi thoracique. V. *pleurotomie*.

**thorax** m. *(angl. **thorax**)*. Partie supérieure du tronc située au-dessus du diaphragme, limitée par la paroi thoracique, qui forme la *cage thoracique* (V. ce terme), et fermée par les éléments musculaires et aponévrotiques de la paroi. La paroi thoracique circonscrit la cavité thoracique. L'orifice inférieur du thorax est fermé par le diaphragme; l'orifice supérieur est un lieu de passage entre le cou et le médiastin. La cavité thoracique comprend trois parties : deux latérales, où se loge chacun des deux poumons (à gauche également le cœur), et une partie médiane, le médiastin. (a. **thoracique**)

**thorax en bréchet** (ou **en carène**) *(angl. **pigeon breast**)*. Thorax aplati latéralement, avec un sternum saillant (« en carène » de navire). Il est caractéristique du rachitisme. Syn. : *thorax de pigeon*.

**thorax en entonnoir** *(angl. **funnel chest**)*. Déformation congénitale ou acquise du thorax, consistant en une dépression de la partie inférieure du sternum.

**thorax de pigeon**. Syn. de *thorax en bréchet*.

**thorium** m. *(angl. **thorium**)*. Élément radioactif engendrant une série d'éléments radioactifs intermédiaires, dont le thorium X (isotope du radium, employé en thérapeutique, sous forme de pommade en dermatologie, en injection dans le rhumatisme). L'oxyde de thorium est utilisé en radiologie digestive, à la place du baryum. Symbole : Th.

**thrill** m. Syn. anglais de *frémissement*.

**thromb-**, **thrombo-** Préfixe d'origine grecque signifiant *caillot*.

**thrombangéite** f. Thromboangéite.

**thrombase** f. Syn. de *thrombine*.

**thrombasthénie** f. *(angl. **thrombasthenia**)*. Modification de la forme et des propriétés des thrombocytes, entraînant des troubles de l'hémostase, bien que leur nombre soit normal ou même augmenté. Le temps de saignement est normal, mais la rétraction du caillot est retardée ou absente.

**thrombectomie** f. *(angl. **thrombectomy**)*. Ablation chirurgicale d'un caillot vasculaire, après incision de la paroi du vaisseau.

**thrombélastogramme** m. Thromboélastogramme.

**thrombélastographie** f. Thromboélastographie.

**thrombine** f. *(angl. **thrombin**)*. Enzyme provenant de l'activation de la prothrombine plasmatique et qui transforme le fibrinogène en fibrine. Elle se forme pendant la coagulation du sang par transformation de la prothrombine sous l'influence de la thromboplastine (sanguine ou tissulaire), du calcium et probablement d'autres facteurs de coagulation. Syn. : *thrombase*.

**thrombinoformation** f. *(angl. **thrombinoformation**)*. Temps de la coagulation au cours duquel la prothrombine est transformée en thrombine.

**thrombinogène** m. Syn. de *prothrombine*.

**thromboangéite** (ou **thrombangéite**) f. *(angl. **thromboangiitis**)*. Inflammation des parois des vaisseaux sanguins (artères ou veines) associée à la thrombose.

**thromboangéite oblitérante** *(angl. **thromboangeitis obliterans**)*. Forme particulière de thromboangéite qui affecte surtout les jeunes juifs, débutant par les membres inférieurs et évoluant lentement, par poussées successives qui peuvent aussi atteindre les viscères. Syn. : *maladie de Buerger*.

**thromboartérite** f. *(angl. **thromboarteritis**)*. Artérite compliquée de thrombose.

**thrombocytaire** a. *(angl. **thrombocytic**)*. Qui se rapporte aux thrombocytes. Syn. : *plaquettaire*.

**thrombocyte** m. *(angl. **platelet**)*. Cellule sanguine dépourvue de noyau, provenant des mégacaryocytes de la moelle osseuse, qui joue un rôle dans la coagulation. De formes très diverses (ovales, triangulaires, en virgules, en losanges), les thrombocytes forment habituellement sur lame des amas de plusieurs dizaines d'éléments; ces amas constituent un critère important dans l'évaluation de leur capacité fonctionnelle. La durée de vie des thrombocytes est d'environ 8 à 10 jours. Syn. : *plaquette*.

**thrombocytémie** (ou **thrombocythémie**) f. *(angl. **thrombocythemia**)*. Augmentation marquée et persistante du nombre des thrombocytes dans le sang (supérieure à 800 000/mm$^3$).

**thrombocytémie essentielle** *(angl. **essential thrombocytemia**)*. Maladie du sang appartenant au groupe des syndromes myéloprolifératifs, caractérisée par une augmentation constante et très importante des thrombocytes (à plus d'un million par mm$^3$), se traduisant cliniquement par des hémorragies répétées (cutanées, muqueuses, traumatiques, postopératoires), des thromboses artérielles et veineuses et des douleurs paroxystiques des extrémités (érythermalgie). L'évolution permet une longue survie si le malade est bien suivi, et le nombre des thrombocytes bien contrôlé par la chimiothérapie.

**thrombocytopathie** f. Syn. de *thrombopathie*.

**thrombocytopénie** f. *(angl. **thrombocytopenia**)*. Diminution du nombre des thrombocytes dans le sang circulant, les thrombocytes présents étant fonctionnellement normaux. Syn. : *thrombopénie*. (a. **thrombocytopénique**)

**thrombocytopénie aiguë idiopathique** *(angl. **idiopathic thrombocytopenic purpura**, **essential thrombocytopenia**)*. Affection caractérisée par des hémorragies cutanées (purpura, ecchymoses) et viscérales, due à une baisse du taux des thrombocytes circulants au-dessous de 100 000 par mm$^3$. La moelle contient un nombre accru de mégacaryocytes présentant souvent un trouble de maturation. Abrév. : ITP (du terme anglais *idiopathic thrombocytopenic purpura*).

**thrombocytopoïèse** f. *(angl. **thrombocytopoiesis**)*. Formation des thrombocytes. Syn. : *thrombopoïèse* (1). (a. **thrombocytopoïétique**)

**thrombocytose** f. *(angl. **thrombocytosis**)*. 1) Présence dans le sang d'un nombre excessif de thrombocytes. Syn. : *hyperplaquettose*. 2) Par extension, taux des thrombocytes dans le sang; sa valeur normale est de 200 000 à 400 000/mm$^3$.

**thrombodynamogramme** m. Syn. de *thromboélastogramme*.

**thrombodynamographie** f. Syn. de *thromboélastographie*.

**thromboélastogramme** (ou **thrombélastogramme**) m. *(angl.* ***thromboelastogram****).* Tracé graphique enregistré photographiquement au moyen du *thromboélastographe*. Syn. : *thrombodynamogramme*.

**thromboélastographie** (ou **thrombélastographie**) f. *(angl.* ***thromboelastography****).* Procédé d'étude globale de l'hémostase fondé sur la mesure de l'élasticité du sang en voie de coagulation, puis du caillot, au moyen du *thromboélastographe*. Il permet d'étudier simultanément de nombreux facteurs et les stades de la coagulation. Syn. : *thrombodynamographie*.

**thrombo-embolie** f. *(angl.* ***thromboembolism****).* Occlusion d'un vaisseau sanguin résultant du passage successif de caillots sanguins provenant d'une thrombose vasculaire située en amont.

**thrombo-embolie pulmonaire** *(angl.* ***pulmonary thromboembolism****).* Obstruction des vaisseaux sanguins pulmonaires par un ou plusieurs caillots nés dans la circulation extrapulmonaire, spécialement dans les veines profondes du mollet ou les veines du bassin, ou dans le cœur droit. Lorsqu'elle est massive, l'embolie se caractérise cliniquement par l'apparition brutale d'une douleur thoracique, d'une dyspnée et d'une syncope suivie de cyanose, de tachycardie, de transpiration et de collapsus ; l'issue peut en être rapidement fatale [29].

**thrombogène** a. *(angl.* ***thrombogenic****).* Qui produit une thrombose.

**thrombogenèse** f. *(angl.* ***thrombogenesis****).* Formation du caillot sanguin pendant le processus de la coagulation. Syn. : *thrombopoïèse* (2).

**thrombokinase** f. *(angl.* ***thrombokinase****).* Thromboplastine d'origine tissulaire.

**thrombolyse** f. *(angl.* ***thrombolysis****).* Dissolution d'un caillot présent dans la circulation sanguine. (a. **thrombolytique**)

**thrombopathie** f. *(angl.* ***thrombopathy****).* Toute affection due à une déficience qualitative des thrombocytes. Syn. : *thrombocytopathie*.

**thrombopénie** f. Syn. de *thrombocytopénie*. (a. **thrombopénique**)

**thrombophilie** f. *(angl.* ***thrombophilia****).* État caractérisé par une tendance à l'hypercoagulabilité du sang, dont les causes peuvent être diverses : vasculaires (artériosclérose, hypertension artérielle, coronarite), sanguines (taux élevé de fibrinogène, augmentation excessive du nombre des thrombocytes), métaboliques (diabète, hypercholestérolémie, obésité), médicamenteuses.

**thrombophlébite** f. *(angl.* ***thrombophlebitis****).* Inflammation d'une veine associée à une thrombose. V. *phlébite*.

**thromboplastine** f. *(angl.* ***thromboplastin****).* Ensemble de substances qui interviennent dans la coagulation du sang en transformant la prothrombine en thrombine. On distingue la *thromboplastine plasmatique* (ou endogène) et la *thromboplastine tissulaire* (ou exogène) ou facteur III de coagulation, appelée aussi parfois *thrombokinase*. Syn. : *prothrombokinase*, *prothrombinase*.

**thromboplastinoformation** f. *(angl.* ***thromboplastin formation****).* Formation de la thromboplastine endogène, intravasculaire, au cours de la coagulation du sang.

**thromboplastinogène** m. *(angl.* ***thromboplastinogen****).* Le facteur VIII de coagulation, activateur de la thromboplastine plasmatique, dont le déficit est responsable d'une forme d'hémophilie. Syn. : *prothromboplastine*.

**thrombopoïèse** f. 1) Syn. de *thrombocytopoïèse*. 2) Syn. de *thrombogenèse*. (a. **thrombopoïétique**)

**thrombose** f. *(angl.* ***thrombosis****).* Formation d'un caillot (thrombus) à l'intérieur d'un vaisseau sanguin ou d'une cavité cardiaque. (a. **thrombotique**)

**thrombospondine** f. *(angl.* ***thrombospondin****).* Glycoprotéine sécrétée par les granules des plaquettes sanguines sous l'effet de la thrombine. Cette glycoprotéine apparaît à la surface de la cellule et joue probablement un rôle dans l'agrégation plaquettaire.

**thrombostase** f. *(angl.* ***thrombostasis****).* Stase circulatoire favorisant la formation de thrombose dans les vaisseaux, le plus souvent au niveau des membres inférieurs.

**thrombostatique** a. *(angl.* ***thrombostatic****).* Qui empêche la formation des caillots sanguins.

**thrombosthénine** f. *(angl.* ***thrombosthenin****).* Protéine présente dans les thrombocytes et qui joue un rôle dans la rétraction du caillot.

**thrombotest** m. *(angl.* ***thrombotest****).* Méthode de contrôle d'un traitement anticoagulant par les dérivés de dicoumarine, comportant l'évaluation des quatre facteurs de la coagulation qui sont modifiés par un tel traitement (facteur VII, facteur IX, facteur X et prothrombine). Syn. : *test d'Owren*.

**thrombotique** a. *(angl.* ***thrombotic****).* Qui se rapporte à la thrombose, qui est dû à une thrombose. Ex. : infarctus thrombotique.

**thrombus** m. (pl. **thrombi**) *(angl.* ***thrombus****).* 1) Masse de consistance gélatineuse ou ferme, formée par la coagulation intravasculaire du sang, en un point quelconque de l'appareil circulatoire (artère, veine, capillaire, cavité cardiaque) et qui en provoque l'obstruction partielle ou complète. V. *caillot sanguin*. 2) Par extension, improprement, tout agglomérat obstruant plus ou moins complètement la lumière d'un vaisseau sanguin. Ex. : thrombus biliaire, thrombus parasitaire. Ling. : Dans cette deuxième acception, le terme *embolus* serait plus exact.

**thym-**, **-thymie** Préfixe et suffixe d'origine grecque indiquant une relation avec l'humeur, le comportement affectif.

**thymectomie** f. *(angl. **thymectomy**)*. Ablation totale ou partielle du thymus.

**thymie** f. *(angl. **mood**)*. Humeur, tonus affectif ou émotionnel.

**thymine** f. *(angl. **thymine**)*. Base pyrimidique (V. *pyrimidine*) présente essentiellement dans les acides désoxyribonucléiques du noyau cellulaire.

**thymique** a. *(angl. **thymic**)*. 1) Qui se rapporte au thymus. 2) Qui se rapporte à l'humeur, aux dispositions affectives.

**thymol** m. *(angl. **thymol**)*. Substance phénolée, retirée du thym, employée comme réactif, fongicide et agent de conservation des pièces anatomiques.

**thymoleptique** a. et m. *(angl. **thymoleptic**)*. Médicament qui agit sur le tonus émotionnel perturbé, en tant que tranquillisant (surtout dans les états d'anxiété). Syn. : *antidépresseur*.

**thymol-test** m. Syn. de *test de MacLagan*. V. *MacLagan (test de)*.

**thymome** m. *(angl. **thymoma**)*. Tumeur bénigne ou maligne du thymus.

**thymus** m. *(angl. **thymus**)*. Organe lympho-épithélial situé dans le médiastin antérieur et formé de deux lobes subdivisés en lobules. Chaque lobule comprend une zone corticale externe marquée par l'abondance des petits lymphocytes (nommés aussi thymocytes corticaux) et une zone médullaire centrale qui renferme des lymphocytes dispersés, des cellules épithéliales groupées en amas *(corpuscules de Hassall)* et des cellules dites « interdigitées ». Le thymus joue un rôle important pendant l'enfance comme organe lymphopoïétique (maturation des lymphocytes T). Cette activité se poursuit chez l'adulte : certains lymphocytes T immatures, qui pénètrent dans le thymus, deviennent capables de reconnaître un site antigénique et interviennent ainsi dans les réactions immunitaires et les processus d'histocompatibilité. Les cellules « interdigitées » médullaires semblent jouer un rôle déterminant dans l'apprentissage de la reconnaissance des antigènes de soi. En outre, le thymus produit des facteurs qui agissent à distance, étant capables d'influencer le nombre des différentes variétés de lymphocytes dans les aires thymodépendantes des organes lymphoïdes périphériques. Les substances isolées connues sont : la thymosine alpha 1, la thymopoïétine, la thymuline et le facteur humoral thymique.

**thyréogène** (ou **thyrogène**) a. *(angl. **thyrogenous**)*. Qui est d'origine thyroïdienne. Ex. : ostéoporose thyréogène.

**thyréoglobuline** f. *(angl. **thyroglobulin**)*. Thyroglobuline.

**thyréolibérine** f. Syn. de *thyrotropin releasing factor*.

**thyréoprive** a. *(angl. **thyroprival**)*. Qui résulte de l'ablation chirurgicale ou de l'insuffisance fonctionnelle de la glande thyroïde. Ex. : cachexie thyréoprive.

**thyréostatique** a. et m. *(angl. **thyrostatic**)*. Tout médicament capable de diminuer la sécrétion des hormones thyroïdiennes et susceptible, de ce fait, d'atténuer les symptômes d'une hyperthyroïdie. V. *thyrofrénateur*.

**thyréostimuline** f. Syn. de *thyrotrophine*.

**thyréotoxicose** (ou **thyrotoxicose**) f. *(angl. **thyrotoxicosis**)*. Toute forme d'hyperthyroïdie. (a. **thyréotoxique**)

**thyréotrope** a. *(angl. **thyrotropic**)*. Qui montre une affinité pour la glande thyroïde, qui exerce une influence sur la glande thyroïde. Ex. : hormone thyréotrope (thyrotrophine).

**thyro-aryténoïdien**, **ienne** a. *(angl. **thyro-arytenoid**)*. Qui se rapporte au cartilage thyroïde et au cartilage aryténoïde. Ex. : muscles thyro-aryténoïdiens.

**thyrocalcitonine** f. Syn. de *calcitonine*.

**thyrofrénateur** a. *(angl. **thyrostatic**)*. Qui ralentit la sécrétion des hormones thyroïdiennes. V. *thyréostatique*.

**thyrogène** a. Thyréogène.

**thyroglobuline** (ou **thyréoglobuline**) f. *(angl. **thyroglobulin**)*. Protéine élaborée par la glande thyroïde et contenant 95 % de l'iode thyroïdien. Elle donne, par hydrolyse, les hormones thyroïdiennes. La thyroglobuline est administrée par voie buccale dans l'hypothyroïdie.

**thyro-hyoïdien**, **ienne** a. *(angl. **thyrohyoid**)*. Qui se rapporte au cartilage thyroïde et à l'os hyoïde. Ex. : muscle thyro-hyoïdien.

**thyroïde** a. V. *cartilage thyroïde*.

**thyroïde** f. (**corps thyroïde** ou **glande thyroïde**) *(angl. **thyroid gland**)*. Glande endocrine, impaire et médiane, située à la partie antérieure et inférieure du cou, en dessous du larynx, en avant des premiers anneaux de la trachée. Elle est constituée de deux lobes latéraux, réunis sur la ligne médiane par une lame aplatie de tissu thyroïdien, l'isthme. La thyroïde sécrète les hormones thyroïdiennes qui ont une action activatrice sur la croissance et sur le métabolisme. Étym. : Du grec *thyroeides*, « en forme de porte », par suite d'une faute de copiste, à la place de *thyreoeides*, « en forme de bouclier » (ainsi chez *Galien*).

**thyroïdectomie** f. *(angl.* ***thyroidectomy****)*. Ablation chirurgicale, totale ou partielle, de la glande thyroïde.

**thyroïdien, ienne** a. *(angl.* ***thyroid****)*. Qui se rapporte à la glande thyroïde. Ex. : insuffisance thyroïdienne (V. *hypothyroïdie*). V. aussi *hormone thyroïdienne*.

**thyroïdisme** m. *(angl.* ***thyroidism****)*. Ensemble de troubles causés par l'administration d'extraits thyroïdiens à doses excessives.

**thyroïdite** f. *(angl.* ***thyroiditis****)*. Toute inflammation de la glande thyroïde. V. *strumite*.

**thyroïdite pseudo-tuberculeuse** *(angl.* ***pseudotuberculous thyroiditis****)*. Syn. de *thyroïdite subaiguë de de Quervain*. V. *Quervain, de (thyroïdite subaiguë de)*.

**thyroïdothérapie** f. *(angl.* ***thyroidotherapy****)*. Thyrothérapie.

**thyronine** f. *(angl.* ***thyronine****)*. Substance organique obtenue de la thyroxine par l'enlèvement total de l'iode. Elle représente le produit de base dont dérivent les hormones thyroïdiennes.

**thyro-parathyroïdectomie** f. *(angl.* ***thyroparathyroidectomy****)*. Ablation chirurgicale, totale ou partielle, de la glande thyroïde et des glandes parathyroïdes.

**thyrothérapie** (ou **thyroïdothérapie**) f. *(angl.* ***thyroidotherapy****)*. Traitement par des extraits thyroïdiens.

**thyrotomie** f. *(angl.* ***thyrotomy****)*. Incision du cartilage thyroïde pour une intervention sur le larynx.

**thyrotoxicose** f. Thyréotoxicose.

**thyrotrophine** (DCI) (ou **thyrotropine**) f. *(angl.* ***thyrotropin****)*. Hormone sécrétée par le lobe antérieur de l'hypophyse et stimulant la production d'hormones thyroïdiennes. On l'administre par voie parentérale dans les cas d'hypothyroïdie par insuffisance hypophysaire. Abrév. : TSH, TTH. Syn. : *thyréostimuline, hormone thyréotrope*.

**thyrotropin releasing factor** (ou **hormone**) *(angl.)*. Hormone sécrétée par l'hypothalamus qui agit comme facteur déclenchant de la sécrétion de la thyrotrophine hypophysaire. Abrév. : TRF ou TRH. Syn. : *thyréolibérine*.

**thyroxine** f. *(angl.* ***thyroxine****)*. *Tétraiodothyronine* : *hormone thyroïdienne* (V. ce terme) provenant de la thyroglobuline et qui est aussi obtenue par synthèse. La sécrétion de thyroxine est augmentée dans les thyréotoxicoses, diminuée dans le myxœdème. Abrév. : $T_4$. (a. **thyroxinien, ienne**)

**TI** V. *tomodensitométrie*.

**tibia** m. *(angl.* ***tibia****)*. Os long, le plus volumineux des deux os qui constituent le squelette de la jambe, dont il occupe la partie interne (le péroné en occupe la partie externe). Il s'articule en haut avec le fémur et en bas avec l'astragale. Son corps (diaphyse) présente trois faces et trois bords dont l'antérieur, particulièrement saillant, nettement palpable sous la peau, est la *crête tibiale*. L'extrémité (épiphyse) supérieure, volumineuse, comporte deux tubérosités, l'une interne, l'autre externe, qui supportent le *plateau tibial* avec ses deux cavités glénoïdes séparées par l'espace interglénoïdien; les tubérosités tibiales sont séparées en avant par une saillie, l'*épine tibiale*. L'extrémité (épiphyse) inférieure du tibia, moins volumineuse, est prolongée en bas et en dedans par la *malléole interne* (ou *tibiale*); elle s'articule par sa face externe avec le péroné. (a. **tibial, ale, aux**)

**tibio-naviculaire** (ou **tibio-scaphoïdien, ienne**) a. *(angl.* ***tibionavicular****)*. Qui se rapporte au tibia et au scaphoïde du tarse (os naviculaire).

**tibio-péronier, ière** a. *(angl.* ***tibiofibular****)*. Qui se rapporte au tibia et au péroné. Ex. : tronc (artériel) tibio-péronier.

**tibio-tarsien, ienne** a. *(angl.* ***tibiotarsal****)*. Qui se rapporte au tibia et au tarse. Ex. : articulation tibio-tarsienne.

**tic** m. *(angl.* ***tic****)*. Mouvement anormal intermittent, brusque, involontaire, résultant de la contraction d'un ou de plusieurs muscles. Il disparaît pendant le sommeil et peut être contrôlé temporairement par la volonté. V. *blépharotic*.

**tierce** (ou **fièvre tierce**) f. *(angl.* ***tertian fever****)*. Fièvre intermittente dont les accès se répètent tous les trois jours; c'est une forme particulière du paludisme (V. *Plasmodium*).

**Tiffeneau (rapport de)** *(angl.* ***FEV/VC****)*. Rapport entre le volume expiratoire maximal par seconde (VEMS) et la capacité vitale (CV); il est normalement voisin de 75. (*Tiffeneau* Robert, médecin français, 1910-1961.)

**tige pituitaire** *(angl.* ***neural stalk****).* Cordon de substance nerveuse qui unit l'infundibulum tubérien au lobe postérieur de l'hypophyse.

**tigelle** f. *(angl.* ***dipstick****).* Petite tige de papier imbibée d'un réactif spécifique. On l'utilise pour des prélèvements de sécrétions, permettant leur analyse immédiate.

**timbre tuberculinique**. V. *Moro (percuti-réaction de).*

**tique** f. *(angl.* ***tick****).* Nom courant des acariens parasites à corps ovalaire non segmenté qui se nourrissent de sang en vivant fortement fixés sur la peau des mammifères. Ils transmettent diverses maladies à virus, des rickettioses, des fièvres récurrentes (borrélioses).

**tirage** m. *(angl.* ***indrawing****).* Dépression apparaissant soit au-dessus du sternum *(tirage sus-sternal)*, soit au-dessous *(tirage sous-sternal)*, pendant les fortes inspirations, en cas d'obstacle à la pénétration de l'air dans les poumons.

**tire-veine** m. *(angl.* ***stripper****).* Instrument utilisé pour l'ablation d'un segment de veine. V. *stripping.*

**tissu** m. *(angl.* ***tissue****).* Ensemble des cellules d'un organisme qui ont la même fonction et présentent la même différenciation morphologique. Plusieurs tissus différents entrent dans la constitution d'un organe. Ex. : tissu osseux, tissu conjonctif, tissu fibreux, tissu nerveux. V. *hist-.* (a. **tissulaire**)

**tissu cardionecteur** (ou **nodal**) V. *cœur.*

**tissu conjonctif** *(angl.* ***conjunctive tissue****).* Tissu de liaison qui entoure, emballe et réunit des organes. Certains tissus conjonctifs sont différenciés par leur substance fondamentale particulière (derme, cartilage, os, etc.).

**tissu lymphoïde** *(angl.* ***lymphoid tissue****).* Tissu conjonctif réticulé renfermant dans ses mailles des lymphocytes et leurs cellules d'origine. Il représente l'élément caractéristique des *organes lymphoïdes ou lymphopoïétiques* (ganglions lymphatiques, amygdales, rate, thymus).

**tissu sous-cutané**. Syn. d'*hypoderme.*

**TIT**. Abrév. : de *test d'immobilisation des tréponèmes.* V. *Nelson (test de).*

**Tm d'excrétion**. Abrév. désignant la *capacité maximale d'excrétion tubulaire.*

**Tm de réabsorption**. Abrév. désignant la *capacité maximale de réabsorption tubulaire.*

**TMn**. Abrév. de *tension (artérielle) minimale.*

**TMx**. Abrév. de *tension (artérielle) maximale.*

**TMy**. Abrév. *de tension (artérielle) moyenne.*

**TNM** (**classification**) *(angl.* ***TNM system****).* Système international de classification des tumeurs malignes, fondé sur l'évaluation de l'extension de la tumeur T (cotée $T_0$, $T_1$, $T_2$, etc.) de l'envahissement ganglionnaire N (coté $N_0$, $N_1$, $N_2$, etc.) et de l'absence ou de la présence des métastases M ($M_0$ ou $M_1$).

**-tocie**, **toco-** Suffixe et préfixe d'origine grecque indiquant une relation avec l'accouchement. L'orthographe *toko-* est peu usitée.

**tococardiographe** m. *(angl.* ***cardiotocograph****).* Appareil enregistrant simultanément, pendant l'accouchement, les battements cardiaques du fœtus et les contractions utérines. Syn. : *cardiotocographe.*

**tococardiographie** f. *(angl.* ***cardiotocography****).* Enregistrement continu et simultané du rythme cardiaque fœtal et du travail utérin effectué au cours de l'accouchement. Le tracé obtenu est intéressant pour le dépistage précoce de la souffrance fœtale. Syn. : *cardiotocographie.*

**tocodynamomètre** m. *(angl.* ***tokodynamometer****).* Instrument servant à déterminer la force des contractions utérines pendant l'accouchement. Syn. : *tocomètre.*

**tocographie** f. *(angl.* ***tocography****).* Enregistrement de la force de contraction de l'utérus au cours de l'accouchement au moyen du *tocographe.*

**tocomètre** m. Syn. de *tocodynamomètre.*

**tocophérol** m. V. *vitamine E.*

**TOG**. Abrév. de *transaminase glutamo-oxaloacétique.* V. *glutamate-oxaloacétate transaminase.*

**toile choroïdienne**. V. *plexus choroïdes.*

**tolbutamide** (**épreuve au**) *(angl.* ***intravenous tolbutamide test****).* Épreuve qui consiste à provoquer une hypoglycémie par une injection intraveineuse de 1 g de tolbutamide (sulfamide à action hypoglycémiante). Chez le diabétique, la baisse glycémique est plus faible et le retour au niveau initial est retardé.

**tolérance** f. *(angl.* ***tolerance****).* Faculté d'un organisme vivant de supporter sans dommage apparent les effets chimiques ou physiques auxquels il est exposé. Ex. : tolérance à un médicament, tolérance de l'insecte à un insecticide, tolérance aux radiations. Ant. : *intolérance.*

**tolérance au glucose**. V. *hyperglycémie provoquée.*

**tom-**, **-tomie** Préfixe et suffixe d'origine grecque signifiant *taille, coupure.* Ex. : tomographie, cystotomie, laparotomie.

**tomo-contrastographie abdominale** *(angl.* ***infusion tomography of gallbladder****).* Méthode de radiographie de la paroi vésiculaire par perfusion rapide de 100 à 125 ml/

mn de 150 ml de produit de contraste dilué dans 150 ml de sérum glucosé à 5 %. Une coupe tomographique de la région permet d'identifier la vésicule et d'apprécier sa taille et l'épaisseur de sa paroi (vésicule normale scléro-atrophique, hydrocholécyste).

**tomodensitomètre** m. *(angl.* ***computerised tomography, scanner****).* Nom généralement employé en français pour désigner l'appareil par lequel on peut obtenir par la méthode de la *tomodensitométrie*, des images de tissus (coupes d'organes de certaines parties du corps) de 500 à 800 fois plus sensibles que par le système conventionnel radiophotographique. Il en existe deux types : *tomodensitomètre pour crâne* et *tomodensitomètre pour corps entier*, ce dernier ayant de nombreuses applications, en cancérologie et hématologie notamment. Ling. : Le terme *tomodensitomètre* remplace le terme original déposé *EMIscanner,* mais le terme *scanner* est très souvent utilisé en français. Un arrêté du ministère de la Santé de France recommande l'emploi du terme *scanographe*.

**tomodensitométrie** f. *(angl.* ***computerized axial tomography, scanning****).* Méthode de diagnostic par les rayons X utilisant les applications modernes de l'électronique et de la technique informatique pour la mesure de la transmission des photons Rx à travers les tissus. Des rayons X collimatés et balayant l'organe examiné « en tranches » (d'où le terme de *tomographie)* sont mesurés par des capteurs reliés à un ordinateur qui calcule des absorptions. La tomodensitométrie, 500 à 800 fois plus sensible que le système photographique, enregistre la différence de densité entre, par exemple, substance grise et substance blanche du cerveau ou entre cristallin et corps vitré du globe oculaire. On dispose d'une *tomodensitométrie par transmission* (source de rayons X incorporée à l'appareil) et d'une *tomodensitométrie d'émission* (source de rayonnements constituée par des tissus de l'organisme préalablement imprégnés d'une substance radioactive, en vue de l'examen). Ling. : Une grande confusion règne dans la littérature médicale quant à la désignation de cette méthode et l'on y trouve les termes de : *tomographie axiale informatisée* (TAI) ou *computérisée* (TAC), *tomographie informatisée* (TI) ou *computérisée* (TC), *tomométrie (Hacker), tomographie par reconstruction, tomoradiométrie transverse axiale commandée par ordinateur* (ou TACO), *EMIscanning*. En 1975, un arrêté du ministère de la Santé de France a tranché en faveur de *scanographie*. Cependant, en langage clinique courant, on utilise *scanner*. Ex : faire un scanner. Abrév. TDM.

**tomodensitométrie d'émission**. V. *tomodensitométrie*.

**tomodensitométrie par transmission**. V. *tomodensitométrie*.

**tomographie** f. *(angl.* ***tomography****).* 1) Procédé d'exploration radiologique ayant pour but d'obtenir la radiographie d'une mince couche d'organe à une profondeur voulue. Il se fonde sur le principe d'un déplacement simultané de l'ampoule et du film autour d'un axe. On distingue, d'après le genre des appareils utilisés et des mouvements effectués par l'ampoule et le film, plusieurs variantes, telles que : radiotomie, stratigraphie. 2) L'image obtenue par le procédé décrit sous 1.

**tomographie axiale informatisée** (ou **computérisée**). V. *tomodensitométrie*. Abrév. : TAI ou TAC.

**tomographie d'émission** *(angl.* ***emission transaxial tomography****).* Méthode de diagnostic qui fournit une image en coupe des tissus préalablement imprégnés d'un produit marqué, administré généralement par voie intraveineuse. Par rapport à la scintigraphie conventionnelle, la tomographie d'émission offre l'avantage de la troisième dimension et celui de l'accès à la cinétique locale du produit marqué. Abrév. : TE.

**tomographie informatisée** (ou **computérisée**). V. *tomodensitométrie*. Abrév. : TI ou TC.

**tomographie par reconstruction**. V. *tomodensitométrie*.

**tomométrie** f. V. *tomodensitométrie*.

**tomoradiométrie transverse axiale commandée par ordinateur**. V. *tomodensitométrie*. Abrév. : TACO.

**tonicardiaque** a. et m. Syn. de *cardiotonique*.

**tonicité** f. *(angl.* ***tonicity****).* 1) Tonus musculaire, état de tension de la paroi d'un organe creux, dû à sa musculature. Syn. : *tonus musculaire*. 2) État d'une solution déterminé par sa pression osmotique.

**tonico-clonique** a. *(angl.* ***tonicoclonic****).* Se dit des contractures musculaires qui sont à la fois toniques et cloniques (par ex. celle d'une crise épileptique caractéristique du *grand mal*).

**tonique** *(angl.* ***tonic****).* 1) a. Qui se rapporte au tonus musculaire. 2) a. et m. Qui stimule et fortifie l'organisme. 3) a. Se dit d'une contraction musculaire prolongée, de convulsions provoquant un état de rigidité, de contracture continue. V. *clonique*.

**tonomètre** m. *(angl. **tonometer**)*. Instrument servant à déterminer d'une façon objective et avec précision la pression intraoculaire.

**tonoscopie** f. Syn. d'*ophtalmodynamométrie*.

**tonsillaire** a. Syn. d'*amygdalien*.

**tonsillectomie** f. Syn. d'*amygdalectomie*.

**tonsillite** f. Syn. d'*amygdalite*.

**tonus musculaire** *(angl. **muscular tonus**)*. État de tension, légère mais permanente, existant normalement au niveau des muscles. Elle disparaît lorsque le muscle est privé de son innervation. Syn. : *tonicité* (1). V. *tonique*.

**top-**, **topo-** Préfixe d'origine grecque signifiant *emplacement, position*.

**topectomie** f. *(angl. **topectomy**)*. Résection de zones bien déterminées et localisées de l'écorce cérébrale. Elle est préconisée dans certains troubles mentaux.

**tophus** m. (pl. **tophi**) *(angl. **tophus**)*. Concrétion uratique visible sous la peau des goutteux, surtout aux oreilles, aux coudes, aux pieds, aux mains.

**topique** a. et m. *(angl. **topical**)*. Se dit d'un médicament pour usage externe, qui agit localement, à l'endroit où il est appliqué.

**topographie** f. *(angl. **topography**)*. Étude ou description des structures d'une région déterminée du corps et de leurs rapports. (a. **topographique**)

**TORCH**. V. *syndrome TORCH*.

**torpeur** f. *(angl. **torpor**)*. État d'engourdissement général, physique et psychique, accompagné le plus souvent d'assoupissement.

**torpide** a. *(angl. **torpid**)*. Se dit de lésions qui évoluent très lentement, ne manifestant qu'une très faible tendance vers l'amélioration ou vers l'aggravation.

**torr** m. *(angl. **torr**)*. Unité de pression égale à la 760$^{e}$ partie de l'atmosphère normale. Symbole : Torr (abrév. de *Torricelli*). Syn. : *millimètre de mercure*. V. *mmHg*.

**Torre (syndrome de)** *(angl. **Torre's syndrome**)*. Une des formes cliniques du *cancer du colon héréditaire non polyposique* (*syndrome HNPCC*). Cette affection, à transmission autosomique dominante, se caractérise par une association de cancers multiples du tube digestif, de faible malignité, et d'un grand nombre de tumeurs des glandes sébacées. (*Torre* Douglas Paul, dermatologue américain, né en 1919.) Syn. : *syndrome de Muir-Torre*.

**torsade de pointes** *(angl. **torsade de pointes**)*. Forme de fibrillation ventriculaire caractérisée à l'ECG par un complexe QRS dont l'axe change progressivement, de sorte que, dans certaines dérivations, le complexe ventriculaire semble s'enrouler autour de la ligne isoélectrique. Cliniquement, elle se traduit par des syncopes brutales à répétition qui peuvent être très graves (séquelles neurologiques, issue fatale). Ling. : Le terme français est également employé en anglais.

**torsion** f. *(angl. **torsion**)*. 1) État, position de ce qui est tordu. 2) Mouvement conjugué des yeux, s'exécutant autour de l'axe antéropostérieur du globe oculaire. Syn. (pour 2) : *giration*.

**torsion du cordon spermatique** *(angl. **torsion of spermatic cord**)*. Accident douloureux aigu produit par l'enroulement du cordon spermatique sur lui-même qui entraîne à brève échéance une ischémie testiculaire. Syn. : *torsion testiculaire* (terme couramment utilisé, bien qu'impropre).

**torsion testiculaire**. Syn. de *torsion du cordon spermatique*.

**torticolis** m. *(angl. **torticollis**)*. Torsion du cou avec inclinaison de la tête, accompagnée de sensations douloureuses dans les muscles (surtout le sterno-cléido-mastoïdien). Il peut avoir des causes diverses : effort, lésion musculaire ou de la colonne cervicale, affection de l'oreille, etc.

**torticolis congénital** *(angl. **congenital torticollis**)*. Torticolis permanent dû à la rétraction congénitale du muscle sterno-cléido-mastoïdien ou à une lésion de ce muscle lors de l'accouchement *(torticolis obstétrical)*.

**torticolis obstétrical**. V. *torticolis congénital*.

**torulose** f. Syn. de *cryptococcose*.

**toucher** m. *(angl. **touch**)*. 1) Procédé d'exploration d'une cavité naturelle (bouche, vagin, rectum) à l'aide d'un ou de plusieurs doigts que l'on y introduit [toucher vaginal (Abrév. : TV), toucher rectal (Abrév. : TR]. 2) Syn. de *tact*.

**tourniole** f. Nom populaire du *panaris périunguéal*. V. *panaris*.

**toux** f. *(angl. **cough**)*. Réflexe physiologique complexe pouvant aussi être reproduit volontairement, qui consiste en une inspiration profonde avec fermeture de la glotte, suivie d'une expiration brusque, saccadée et bruyante, destinée à expulser des voies respiratoires toute substance qui irrite ou qui entrave la respiration. V. *béchique*, *tussigène*.

**Towne (incidence de)** *(angl. **Towne's projection**)*. Incidence sagittale fronto-occipitale oblique pour la radiographie du crâne, mettant en évidence l'écaille de l'occipital, les fosses occipitales et le bord antérieur du trou occipital. (*Towne* Edward, médecin américain, 1883-1951.)

**tox-**, **toxi-**, **toxico-**, **toxo-** Préfixe d'origine grecque indiquant une relation avec un poison.

**toxémie** f. *(angl.* ***toxemia****)*. Présence dans le sang de toxines d'origine exogène ou endogène. Syn. : *toxicohémie*. (a. **toxémique**)

**toxémie gravidique tardive**. Syn. de *dysgravidie*.

**toxicité** f. *(angl.* ***toxicity****)*. Qualité d'une substance qui peut empoisonner un organisme vivant.

**toxicodermie** (ou **toxidermie**) f. *(angl.* ***toxicoderma****)*. Toute dermatose d'origine toxi-allergique, en particulier d'origine médicamenteuse. Elle peut prendre la forme d'un érythème plus ou moins étendu, plus rarement, de lésions bulleuses ou végétantes (intoxication par les iodures ou les bromures), ou de lésions acnéiformes (chez les ouvriers exposés aux vapeurs de chlore).

**toxicogène** a. *(angl.* ***toxicogenic****)*. Qui produit une substance toxique.

**toxicohémie** f. Syn. de *toxémie*.

**toxicologie** f. *(angl.* ***toxicology****)*. Somme de connaissances sur les poisons, leurs effets, les moyens de les déceler, les états morbides qu'ils produisent et les remèdes destinés à les combattre. Le spécialiste est le *toxicologiste* (ou *toxicologue*). (a. **toxicologique**)

**toxicomane** a. et n. *(angl.* ***drug addict****)*. Qui présente une toxicomanie.

**toxicomanie** f. *(angl.* ***drug addiction****)*. État d'intoxication périodique ou chronique engendré par la consommation répétée d'une drogue (naturelle ou synthétique) et qui s'accompagne d'un invincible désir ou d'un besoin (obligation) de continuer à consommer la drogue et de se la procurer par tous les moyens, avec tendance à augmenter les doses et dépendance psychique (psychologique) et souvent aussi physique à l'égard des effets de la drogue. V. *accoutumance*, *pharmacodépendance*.

**toxicose** f. *(angl.* ***toxicosis****)*. Intoxication par des substances nocives produites dans l'organisme par les toxines des germes infectieux ou par un trouble métabolique ou glandulaire *(auto-intoxication)*. Syn. : *intoxication endogène*.

**toxicose alimentaire** *(angl.* ***food poisoning****)*. Intoxication due à des produits toxiques provenant d'aliments avariés ou porteurs de germes.

**toxicose gravidique tardive**. Syn. de *dysgravidie*.

**toxidermie** f. Toxicodermie.

**toxigène** (ou **toxogène**) a. *(angl.* ***toxigenic****)*. Qui produit des toxines. Se dit surtout de certains micro-organismes.

**toxi-infection** f. *(angl.* ***toxi-infection****)*. État d'intoxication de l'organisme dû à des substances toxiques sécrétées par certains micro-organismes.

**toxine** f. *(angl.* ***toxin****)*. 1) Toute substance à la fois toxique et antigénique élaborée par certaines bactéries. 2) Tout poison d'origine biologique.

**toxinique** a. *(angl.* ***toxinic****)*. Qui se rapporte aux toxines, qui est provoqué par des toxines. Ex. : érythropathie toxinique.

**toxique** a. et m. *(angl.* ***toxic****)*. Qui contient un poison; qui produit une intoxication dans l'organisme.

**toxocarose** f. *(angl.* ***toxocariasis****)*. *Larva migrans viscérale* (V. ce terme) causée par *Toxocara canis* (ascaris du chien) ou *T. cati* (ascaris du chat) qui atteint surtout l'enfant en bas âge et se manifeste par des infiltrats pulmonaires avec dyspnée asthmatique, des troubles digestifs, de l'urticaire, des signes neurologiques. V. aussi *angiostrongylose*, *anisakiase*.

**toxogène** a. Toxigène.

**toxoïde** m. Syn. d'*anatoxine*.

**Toxoplasma**. Genre de sporozoaires, parasites des cellules lymphatiques et des cellules viscérales, rarement des leucocytes du sang périphérique.

**Toxoplasma spondii**. Espèce de sporozoaire du genre *Toxoplasma*, agent de la toxoplasmose, parasite intracellulaire d'un grand nombre de vertébrés.

**toxoplasme** *(angl.* ***toxoplasma****)*. Tout sporozoaire du genre *Toxoplasma*.

**toxoplasmose** f. *(angl.* ***toxoplasmosis****)*. Maladie causée par une espèce de toxoplasme *(Toxoplasma gondii)*. Elle peut atteindre le fœtus *in utero (toxoplasmose congénitale)* par transmission d'une infection cliniquement inapparente de la mère, entraînant des lésions nerveuses et oculaires (hydrocéphalie, choriorétinite, arriération mentale); chez le grand enfant et l'adulte *(toxoplasmose acquise)*, elle est en général bénigne, d'allure grippale, mais peut aussi se manifester par une encéphalite grave. Le diagnostic est précisé par plusieurs réactions sérologiques. V. *Sabin-Feldman (dye-test de)*. La maladie confère une immunité durable.

**toxoplasmose acquise**. V. *toxoplasmose*.

**toxoplasmose congénitale**. V. *toxoplasmose*.

**toxoplasmose pulmonaire** *(angl.* ***pulmonary toxoplasmosis****)*. Réaction inflammatoire survenant dans le tissu pulmonaire, avec foyers ou plages étendues de nécrose, considérée comme l'une des manifestations de la forme disséminée de l'infection acquise à *Toxoplasma gondii* [29].

**TP**. Abrév. de *taux* ou *temps de prothrombine*.

**TPI**. Abrév. désignant le *test de Nelson* (du terme anglais *Treponema pallidum immobilisation [test]*). V. *Nelson (test de)*.

**TR**. En langage clinique, abrév. de *toucher rectal*.

**trabéculaire** a. *(angl.* ***trabecular****)*. Qui est formé de petites travées *(trabécules)*, généralement réunies en réseau. Ex. : épithélioma trabéculaire.

**trabéculation** f. *(angl.* ***trabeculation****)*. Ensemble des structures, plus ou moins linéaires, étirées ou entrecroisées, intéressant surtout les tissus pulmonaires ou osseux, et la paroi vésicale.

**trabéculum cornéo-scléral** *(angl.* ***corneoscleral trabecular meshwork****)*. Petite zone de condensation de tissu présentant de fines striations enchevêtrées, située à la périphérie de la cornée. Syn. : *zone trabéculaire*.

**trace** f. *(angl.* ***trace****)*. En chimie, très petite quantité d'une substance.

**traceur** m. Syn. de *marqueur*.

**trachée** f. *(angl.* ***trachea****)*. Conduit fibro-cartilagineux qui fait suite au larynx, situé en avant de l'œsophage, et se terminant dans le thorax, au niveau de la cinquième vertèbre dorsale, par deux branches de bifurcation, les bronches-souches. La trachée conduit l'air des voies aériennes supérieures vers les bronches et les poumons. (a. **trachéal**, **ale**, **aux**)

**trachéite** f. *(angl.* ***tracheitis****)*. Inflammation de la trachée.

**trachél-**, **trachélo-** Préfixe d'origine grecque indiquant une relation avec une structure en forme de col, notamment avec le col utérin ou avec le cou.

**trachelhématome** m. *(angl.* ***trachelematoma****)*. Hématome du cou constitué parfois dans la gaine du muscle sterno-cléido-mastoïdien chez le nouveau-né, à la suite d'un traumatisme musculaire au cours de l'accouchement ; il se traduit par une tuméfaction oblongue et un torticolis, et guérit en général en quelques mois.

**trachélisme** m. *(angl.* ***trachelismus****)*. Contractions spasmodiques des muscles du cou qui peuvent se produire dans certaines crises d'épilepsie, provoquant une gêne respiratoire et circulatoire.

**trachélopexie** f. Syn. de *cervicopexie*.

**trachéloplastie** f. *(angl.* ***tracheloplasty****)*. Intervention de chirurgie plastique pratiquée sur le col utérin et visant à lui donner une morphologie et une situation normales. V. *stomatoplastie* (1).

**trachélorraphie** f. *(angl.* ***trachelorrhaphy****)*. Réparation des déchirures du col utérin.

**trachéo-bronchite** f. *(angl.* ***tracheobronchitis****)*. Inflammation simultanée de la trachée et des bronches.

**trachéomalacie** f. *(angl.* ***tracheomalacia****)*. Ramollissement des cartilages de la trachée.

**trachéomalacie essentielle** *(angl.* ***essential tracheomalacia****)*. Augmentation de compliance de la trachée, généralisée ou localisée, primitive ou secondaire. Radiologiquement, elle se traduit par une diminution du diamètre antéro-postérieur de la trachée, alors que le diamètre transversal peut rester normal.

**trachéoplastie** f. *(angl.* ***tracheoplasty****)*. Opération destinée à refaire, à l'aide d'une greffe généralement cutanée, une trachée rétrécie ou mutilée par une perte de substance.

**trachéorraphie** f. *(angl.* ***tracheorrhaphy****)*. Suture chirurgicale de la trachée.

**trachéoscopie** f. *(angl.* ***tracheoscopy****)*. Exploration visuelle de la trachée à l'aide d'un bronchoscope introduit soit par la bouche, soit par une ouverture pratiquée dans la trachée. V. *trachéotomie*.

**trachéosténose** f. *(angl.* ***tracheostenosis****)*. Rétrécissement de la trachée.

**trachéostomie** f. *(angl.* ***tracheostomy****)*. Incision de la trachée avec suture des lèvres de l'incision à la peau, en vue d'y introduire une canule à demeure.

**trachéotomie** f. *(angl.* ***tracheotomy****)*. Incision de la paroi antérieure de la trachée, pratiquée en cas d'obstacle au niveau du pharynx ou du larynx empêchant l'air d'arriver aux poumons ; cette incision permet l'introduction d'une canule dans la trachée ou d'examiner l'intérieur de la trachée *(trachéoscopie)*. On peut inciser la trachée au niveau des deux premiers anneaux *(trachéotomie haute)* ou sous l'isthme du corps thyroïde *(trachéotomie basse)*.

**trachéotomisé**, **ée** a. *(angl.* ***tracheotomized****)*. Se dit d'un sujet qui a subi une trachéotomie.

**trachome** m. *(angl.* ***trachoma****)*. Kérato-conjonctivite contagieuse, causée par un micro-organisme coccoïde gram-négatif *(Chlamydia trachomatis)*, proche des virus par le fait qu'il n'est cultivable que sur des tissus vivants. Elle se caractérise par la production de follicules et d'un *pannus* (V. ce terme), et peut aboutir à la cécité. Le trachome est endémique dans certaines régions chaudes (notamment en Égypte). (a. **trachomateux**, **euse**)

**traction** f. *(angl. **traction**)*. Action de tirer.

**tractus** m. *(angl. **tract**)*. 1) En anatomie, faisceau de fibres, nerveuses ou musculaires. 2) Ensemble de conduits et de viscères creux appartenant à un système anatomo-physiologique. Ex. : tractus digestif, tractus urinaire.

**tractus uveal** *(angl. **uveal tract**)*. Tunique moyenne, vasculaire, de l'œil, qui comprend la choroïde, le corps ciliaire et l'iris. Syn. : *uvée*.

**traduction génétique** *(angl. **genetic translation**)*. Processus par lequel le message génétique porté par l'acide ribonucléique messager est traduit en une séquence spécifique d'acides aminés lors de la synthèse d'une protéine déterminée. Autrement dit, c'est la synthèse d'une chaîne polypeptidique par décodage d'un brin d'ARN messager [23].

**tragus** m. *(angl. **tragus**)*. Saillie aplatie et triangulaire, située à la face externe du pavillon de l'oreille, en avant de la conque et au-dessous de l'hélix. Elle se projette à la manière d'un opercule en avant et en dehors de l'orifice du conduit auditif externe. Le tragus a un rôle d'*opercule*, puisqu'en exerçant sur lui une pression avec le doigt, on « bouche » l'oreille.

**training autogène** *(angl. **autogenic training**)*. Méthode de relaxation musculaire qui fait intervenir la suggestion par l'intermédiaire d'une concentration sur soi conduisant à une représentation imagée du corps. Ling. : Néologisme anglais d'usage courant, que l'on tend à remplacer par le terme « entraînement autogène ».

**traitement** m. *(angl. **therapy, treatment**)*. Ensemble des moyens chimiques, physiques, biologiques et psychiques employés pour guérir, atténuer ou abréger une maladie. V. *thérapie*.

**traitement conservateur** *(angl. **conservative treatment**)*. Traitement qui vise à maintenir les fonctions physiologiques dans un état relativement satisfaisant, lorsqu'il n'est pas absolument indispensable ou qu'il n'est plus possible de s'attaquer aux causes mêmes du mal.

**traitement intensif**. Syn. de *soins intensifs*.

**tranchées** f. pl. *(angl. **afterpains**)*. Contractions douloureuses de l'utérus survenant après l'accouchement et qui favorisent l'évacuation des sécrétions utérines.

**tranquillisant, ante** a. *(angl. **tranquilizer**)*. Se dit d'un médicament qui agit en tant que calmant sur un comportement perturbé ou un état mental anormal, sans modifier la conscience, la sensibilité, la pensée, le jugement (nom : un **tranquillisant**). On distingue les tranquillisants majeurs (ou *neuroleptiques*) et les tranquillisants mineurs (ou *anxiolytiques*). V. *psychotrope, thymoleptique*.

**trans-** Préfixe d'origine latine signifiant *au travers, au-delà*.

**transaminase** f. *(angl. **transaminase**)*. Toute enzyme qui active le transfert des groupements amine ($NH_2$) des acides aminés sur des acides cétoniques ou des aldéhydes *(transamination ou désamination)*, jouant ainsi un rôle dans la dégradation des protéines et dans la synthèse du glucose à partir de substances non glucidiques. Les transaminases se trouvent en concentrations différentes dans divers tissus ; elles passent dans le sang lors de lésions tissulaires et peuvent y être dosées sous forme de *transaminase glutamique-oxaloacétique* (V. *glutamate-oxaloacétate transaminase)*, et sous forme de *transaminase glutamique-pyruvique* (V. *glutamate-pyruvate transaminase)*.

**transamination** f. V. *transaminase*.

**transcondylien, ienne** a. *(angl. **transcondylar**)*. Qui passe au-travers d'un condyle. Ex. : fracture transcondylienne.

**transcription génétique** *(angl. **genetic transcription**)*. Synthèse d'un brin d'acide ribonucléique à séquence complémentaire en face d'un brin d'acide désoxyribonucléique. L'ARN synthétisé peut être, soit un ARN messager, soit un ARN de transfert, soit un ARN ribosomique. Dans le premier cas, la transcription constitue la première étape du transfert d'information qui conduit de l'ADN aux protéines [23].

**transférase** f. *(angl. **transferase**)*. Toute enzyme transférant une partie de molécule, un radical tel que : méthyle, acétyle, phosphoryle d'un donneur à un accepteur. Telles sont les transméthylases, les transcétolases, les transphosphorylases. Syn. : *transpeptidase, transaminase*.

**transferrine** f. *(angl. **transferrin**)*. Bêta-2 globuline présente en faible quantité dans le plasma sanguin et capable de fixer réversiblement le fer et de le transporter jusqu'à la moelle osseuse. Sa capacité normale de fixation est de 350 mg de fer par 100 ml de sérum, mais cette capacité varie en fonction de divers états pathologiques (capacité accrue dans les anémies sidéropéniques, capacité normale ou abaissée dans les anémies inflammatoires). Syn. : *sidérophiline*.

**transfert** m. *(angl. **transference**)*. 1) En psychanalyse, mécanisme par lequel un sujet, au cours de la cure, reporte sur le psychanalyste les sentiments d'affection ou d'hostilité qu'il éprouvait primitivement, surtout dans l'enfance, pour ses parents ou ses proches. Ce report favorise la prise de conscience des conflits ayant entraîné la névrose. 2) Par extension, action de reporter ses propres émotions, sentiments ou intentions sur une autre personne aimée ou haïe.

**transfixiant**, **ante** a. *(angl.* ***transfixing****).* Qui traverse de part en part. Ex. : douleur transfixiante, plaie transfixiante.

**transfusé**, **ée** n. Qui a subi une transfusion.

**transfusion** f. *(angl.* ***transfusion****).* 1) Injection intraveineuse de sang compatible, frais ou conservé. 2) Par extension, injection dans les vaisseaux sanguins d'un constituant du sang ou d'un succédané (par ex. transfusion de globules rouges). (a. **transfusionnel**, **elle**)

**transfusion autologue**. Syn. d'*autotransfusion*.

**transfusion totale**. Syn. d'*exsanguinotransfusion*.

**transhydrogénase** f. *(angl.* ***transhydrogenase****).* Enzyme qui active une réaction de transfert d'hydrogène.

**transillumination** f. Syn. de *diaphanoscopie*.

**transit** m. *(angl.* ***transit****).* Passage des aliments à travers les voies digestives. Selon l'organe traversé, on parlera de : transit œsophagien, transit gastrique, transit duodénal, transit intestinal, transit colique.

**transit baryté** *(angl.* ***barium X-ray****).* Examen radiologique du tube digestif après absorption d'un produit de contraste (bouillie barytée). Il permet de mettre en évidence les troubles fonctionnels et les lésions (inflammatoires, tumorales, etc.) au niveau des divers segments du tube digestif. V. *lavement baryté*.

**translocation** f. *(angl.* ***translocation****).* 1) Intervention chirurgicale consistant à modifier le trajet d'un tendon afin de lui donner une fonction différente. 2) Aberration chromosomique caractérisée par le déplacement d'un ou de plusieurs segments de chromosome, soit sur un même chromosome, soit – plus souvent – par échange réciproque des segments détachés, entre deux chromosomes homologues ou non homologues.

**transmésocolique** a. *(angl.* ***transmesocolic****).* Qui traverse, se fait à travers le mésocôlon.

**transmissible** a. *(angl.* ***communicable****).* Se dit d'une maladie infectieuse qui peut être transmise d'un individu à un autre, soit directement (d'un malade ou d'un animal infecté), soit indirectement (par un hôte intermédiaire, un vecteur ou un produit contaminé).

**transmural**, **ale**, **aux** a. *(angl.* ***transmural****).* Se dit d'une lésion qui intéresse le myocarde dans toute son épaisseur. Ex. : nécrose transmurale.

**transmutation** f. *(angl.* ***transmutation****).* Transformation spontanée ou provoquée d'un corps simple en un autre. La *transmutation radioactive* est un phénomène fondamental en énergie nucléaire, consistant en un remplacement partiel d'un noyau d'atome par celui d'un isotope du même atome ou d'un corps voisin.

**transorbitaire** a. *(angl.* ***transorbital****).* Qui traverse l'orbite, qui s'effectue à travers l'orbite. Ex. : lobotomie transorbitaire.

**transpeptidase** f. Syn. courant de *transférase*.

**transpéritonéal**, **ale**, **aux** a. *(angl.* ***transperitoneal****).* Qui traverse le péritoine.

**transpiration** f. *(angl.* ***transpiration****).* 1) Excrétion de la sueur produite par les glandes sudoripares. Elle est provoquée notamment par des températures ambiantes supérieures à 25 °C, par l'élévation de la température interne, ou par des facteurs psychiques. Elle augmente pendant le sommeil. Ling. : À ne pas confondre avec *perspiration*. Syn. : *sudation* (2). 2) La sueur éliminée par le processus défini sous 1. V. *sudorifique*.

**transplacentaire** a. *(angl.* ***transplacental****).* Qui passe à travers le placenta dans la circulation fœtale, qui se transmet par l'intermédiaire du placenta. Ex. : infection transplacentaire, immunisation transplacentaire.

**transplant** m. *(angl.* ***transplant****).* Greffon ou organe transplanté.

**transplantation** f. *(angl.* ***transplantation****).* Toute greffe et plus particulièrement greffe d'organe (rein, cœur, foie) d'un individu à un autre, impliquant le rétablissement de la continuité de ses vaisseaux. (v. **transplanter** ; a. **transplanté**, **ée**)

**transpleural**, **ale**, **aux** a. *(angl.* ***transpleural****).* Qui traverse la plèvre.

**transposition viscérale**. Syn. de *situs inversus*.

**transsexualisme** m. *(angl.* ***transsexualism****).* Constitution psychologique particulière, souvent confondue avec le transvestisme et l'homosexualité, caractérisée par le sentiment éprouvé par un sujet d'appartenir au sexe opposé au sien et le désir intense, souvent obsédant, de changer de sexe. Le traitement psychiatrique restant généralement inefficace, la chirurgie peut donner des résultats satisfaisants par des opérations visant à modifier, dans la mesure du possible, les organes sexuels et la morphologie du sujet, qui peut ainsi mener une vie plus conforme à sa constitution psychologique.

**transsudat** m. *(angl.* ***transudate****).* Liquide organique d'origine plasmatique accumulé par transsudation dans une cavité séreuse ou dans les espaces interstitiels où il n'est pas habituellement présent. Le transsudat ne contient jamais de fibrinogène et se distingue de l'*exsudat* par sa faible teneur en albumine.

**transsudat pleural**. Syn. d'*hydrothorax*.

**transsudation** f. *(angl.* ***transudation****).* Passage de liquide provenant du plasma à travers la paroi vasculaire anatomique intacte dans une cavité séreuse ou dans les espaces interstitiels, à la suite d'une stase circulatoire, veineuse ou lymphatique.

**transurétral, ale, aux** a. *(angl.* ***transurethral****).* Qui traverse l'urètre, qui est pratiqué à travers l'urètre. Ex. : résection transurétrale de la prostate.

**transvaginal, ale, aux** a. *(angl.* ***transvaginal****).* Se dit d'une intervention chirurgicale pratiquée à travers le vagin. Ex. : cœlioscopie transvaginale.

**transversaire** a. *(angl.* ***transversal****).* Qui se rapporte à une apophyse transverse.

**transverse** a. *(angl.* ***transverse****).* En anatomie, qui a une position perpendiculaire à l'axe longitudinal du corps ou au grand axe d'un organe. V. *apophyse transverse*.

**transversectomie** f. *(angl.* ***transversectomy****).* Résection de l'apophyse transverse d'une vertèbre.

**transverso-costal, ale, aux** a. Syn. de *costo-transversaire*.

**transvestisme** (ou **travestisme**) m. *(angl.* ***transvestism****).* Tendance à adopter les vêtements et les habitudes sociales du sexe opposé. Ling. : À ne pas confondre avec *transsexualisme*. Syn. : *éonisme*.

**trapèze** m. *(angl. 1)* ***trapezium****, 2)* ***trapezius****).* 1) Os le plus latéral de la rangée distale des os du carpe. Il s'articule en haut avec le scaphoïde, en dedans avec le trapézoïde, et en bas avec le premier et le deuxième métacarpien. 2) Le muscle trapèze. V. sous *muscle*.

**trapézoïde** a. *(angl. 1)* ***trapezoid****, 2)* ***trapezoid bone****).* 1) Qui ressemble à un trapèze. 2) m. Os de la rangée distale des os du carpe, interposé entre le trapèze en dehors, et le grand os en dedans. Il s'articule en haut avec le scaphoïde et en bas avec le deuxième métacarpien.

**trapézo-scaphoïdien, ienne** a. *(angl.* ***trapezo-scaphoid****).* Qui se rapporte au trapèze et au scaphoïde.

**trappage pulmonaire expiratoire** *(angl.* ***expiratory pulmonary trapping****).* Absence d'obscurcissement radiologique d'un ou des deux champs pulmonaires à l'expiration : il permet d'affirmer la présence d'une bronchopathie obstructive.

**trauma** m. *(angl.* ***trauma****).* Lésion produite localement par une action violente extérieure. V. *traumatisme*.

**traumatique** a. *(angl.* ***traumatic****).* Qui se rapporte à un trauma ou à un traumatisme.

**traumatisé, ée** a. et n. *(angl.* ***traumatized****).* Qui a subi un traumatisme.

**traumatisme** m. *(angl.* ***traumatism****).* Ensemble de manifestations locales ou générales provoquées par une action violente sur l'organisme. On parle aussi de traumatisme lors d'agression psychique brutale (angoisse, peur, déception). Ling. : Ne pas confondre *trauma*, qui ne désigne que la lésion physique locale (par ex. blessure, plaie, brûlure, fracture), et *traumatisme* qui s'applique aussi aux phénomènes secondaires accompagnant la lésion (par ex. la pâleur des téguments, la prostration, un état commotionnel).

**traumatogène** a. *(angl.* ***traumatogenic****).* 1) Qui est dû à un traumatisme. 2) Qui est susceptible de provoquer un traumatisme. Ex. : malocclusion (dentaire) traumatogène.

**traumatologie** f. *(angl.* ***traumatology****).* Médecine des accidents. (a. **traumatologique**)

**travail** m. *(angl.* ***labour****).* En obstétrique, ensemble des phénomènes physiologiques qui, sous l'influence de contractions utérines ayant des qualités particulières de puissance, de rythme et d'efficacité, concourent à la sortie du fœtus hors des voies génitales.

**travée osseuse** *(angl.* ***bone framework****).* Structure linéaire très fine de l'os spongieux et qui renforce la stabilité osseuse de l'os compact.

**travestisme** m. Transvestisme.

**Treitz** (**fascia de**) *(angl.* ***Treitz's fascia****).* Fascia d'accolement provenant de la soudure, en arrière du duodénum et du pancréas, du feuillet postérieur du mésoduodénum avec le péritoine pariétal postérieur.

**Treitz** (**hernie de**) *(angl.* ***Treitz's hernia****).* Hernie rétropéritonéale d'une anse intestinale à travers le hiatus de Winslow. (*Treitz* Wenzel, anatomopathologiste tchèque, 1819-1872.)

**Trématodes** m. pl. *(angl.* ***Trematoda****).* Ordre de *Plathelminthes* parasites, nus, à corps non segmenté, pourvus d'un tube digestif sans anus et d'une ou plusieurs ventouses. Il comprend les *distomes* (ou *douves*).

**tremblement** m. *(angl.* ***tremor****)*. Suite d'oscillations rythmiques involontaires qui agitent une partie du corps ou le corps tout entier. Ces oscillations peuvent être passagères ou permanentes, discrètes ou marquées, rapides ou lentes. Syn. : *trémor.*

**tremblement d'action** (ou **cinétique**) *(angl.* ***action tremor****)*. Tremblement se produisant au cours d'un acte, d'un mouvement actif. V. *tremblement intentionnel.*

**tremblement d'attitude** *(angl.* ***postural tremor****)*. Tremblement apparaissant lors du maintien volontaire d'une attitude, et intéressant surtout les membres supérieurs ; il disparaît au repos, lorsque les muscles sont relâchés.

**tremblement intentionnel** *(angl.* ***intention tremor****)*. Variété de tremblement d'action caractérisée par des oscillations irrégulières, apparaissant au cours d'un mouvement volontaire, et dont l'amplitude augmente à mesure que l'action approche de son but. Ce tremblement est caractéristique d'une lésion des voies cérébelleuses (sclérose en plaques).

**tremblement parkinsonien** *(angl.* ***parkinsonian tremor****)*. Tremblement de la maladie de Parkinson, à oscillations lentes et régulières, survenant principalement au repos et qui affecte tout un membre, souvent aussi les lèvres, la mâchoire inférieure, la langue. Il est accru par la fatigue, l'émotion et le froid.

**tremblement de repos** (**passif** ou **statique**) *(angl.* ***static tremor****)*. Tremblement apparaissant au repos (mais non pas pendant le sommeil) et disparaissant lors du mouvement. V. *tremblement parkinsonien.*

**trémor** m. Syn. de *tremblement.*

**trémulant, ante** a. *(angl.* ***tremulous****)*. Qui est en état de trémulation. Ex. : iris trémulant.

**trémulation** f. *(angl.* ***tremor****)*. État caractérisé par la présence de tremblements fins et rapides. La *trémulation auriculaire* est une activité anarchique des oreillettes lors de la fibrillation auriculaire.

**Trendelenburg** (**position de**) *(angl.* ***Trendelenburg's position****)*. Position couchée sur le dos, avec le bassin surélevé par rapport aux épaules et à la tête (pour un examen ou une opération gynécologique). (*Trendelenburg* Friedrich, chirurgien allemand, 1844-1924.)

**Trendelenburg** (**signe de**) *(angl.* ***Trendelenburg's symptom****)*. Déplacement des épaules vers le côté malade pendant la marche au moment de l'appui sur le membre atteint d'une luxation congénitale de la hanche (boiterie de l'épaule). (*Trendelenburg* Friedrich, chirurgien allemand, 1844-1924.)

**trépan** m. *(angl.* ***trephine****)*. Instrument pour percer des trous dans les os, plus particulièrement dans les os du crâne.

**trépanation** f. *(angl.* ***trephination****)*. Opération qui consiste à pratiquer une ouverture régulière dans un os, notamment un os du crâne, généralement à l'aide d'un trépan. Syn. : *tréphination* (1).

**trépané, ée** a. et n. *(angl.* ***trephined****)*. Qui a subi une trépanation.

**tréphination** f. *(angl.* ***trephination****)*. 1) Dans un sens large, sous influence de l'usage anglo-saxon, syn. de *trépanation.* 2) Dans un sens plus restreint, trépanation au moyen d'une tréphine.

**tréphine** f. *(angl.* ***trephine****)*. Scie circulaire adaptée à un trépan, servant à découper un disque dans la paroi crânienne, ou perforateur central d'une scie circulaire.

**trépidant, ante** a. *(angl.* ***vibrating****)*. Qui est l'objet de trépidations.

**trépidation** f. *(angl.* ***vibration****)*. Tremblement pathologique à secousses marquées et rapides.

**trépidation épileptoïde** (ou **spinale**). Syn. de *clonus.*

**trépied fémoral** *(angl.* ***femoral bifurcation****)*. Ensemble constitué, dans le triangle de Scarpa, par l'artère fémorale commune et ses deux branches, l'artère fémorale superficielle et l'artère fémorale profonde.

**trépied méningitique**. Groupement des trois signes les plus caractéristiques du syndrome méningé : céphalées, vomissements, constipation.

**Treponema**. Genre de bactéries de la famille des *Spirochetaceae*, gram-négatives, pourvues de flagelles axiaux s'enroulant autour de l'organisme. Les espèces de ce genre sont les agents de la syphilis, du pian et de la pinta.

**Treponema carateum**. Espèce de bactérie du genre *Treponema*, agent pathogène de la pinta.

**Treponema pallidum**. Espèce de bactérie du genre *Treponema*, agent de la syphilis.

**Treponema pertenue**. Espèce de bactérie du genre *Treponema*, parfois considéré comme une sous-espèce de *T. pallidum*, agent pathogène du pian.

**tréponème** m. *(angl.* ***treponema****)*. Tout microorganisme spiralé du genre *Treponema*, visible au microscope, à l'état frais, uniquement sur fond noir et colorable par imprégnation argentique. Le tréponème est parasite de l'homme et des animaux pour lesquels plusieurs espèces sont pathogènes.

**TRF**. Abrév. de *thyrotropin* ***r****eleasing* ***f****actor*.

**TRH**. Abrév. de *thyrotropin* ***r****eleasing* ***h****ormone*.

**tri-** Préfixe signifiant *trois*.

**triade** f. *(angl.* ***triad****)*. 1) Groupe de trois symptômes, signes ou éléments diagnostiques, caractéristiques d'une entité clinique. 2) Tout groupe de trois éléments ayant un lien commun. V. *Fallot (triade de)*.

**triamcinolone** f. *(angl.* ***triamcinolone****)* (DCI). Corticostéroïde de synthèse, à action anti-inflammatoire et antiallergique très puissante, ayant les mêmes indications que la cortisone, administré par la bouche ou sous forme de pommade.

**triangle d'hyperglycémie**. V. *hyperglycémie*.

**triangle rétrotrachéal** *(angl.* ***retrotracheal triangle****)*. Triangle visible sur le cliché du thorax de profil, limité en arrière par les quatre premières vertèbres dorsales, en haut par la partie rétrotrachéale de l'orifice cervicothoracique, en avant par la paroi trachéale postérieure et en bas par la convexité de la partie postérieure de la crosse aortique.

**tribade** f. Syn. de *lesbienne*.

**tribadisme** m. Syn. de *lesbianisme*.

**triceps** *(angl.* ***triceps****)*. 1) a. Se dit d'un muscle qui s'insère à l'une de ses extrémités par trois chefs distincts. 2) m. Le muscle triceps (brachial ou sural). V. sous *muscle*. (a. **tricipital, ale, aux**)

**trich-, tricho-** Préfixe d'origine grecque signifiant *poil, cheveu*.

**trichiasis** m. *(angl.* ***trichiasis****)*. Déviation congénitale ou acquise des cils en dedans, contre le globe oculaire, la paupière conservant sa position normale. Il en résulte une irritation permanente de la conjonctive bulbaire et de la cornée.

**trichine** f. *(angl.* ***trichina****)*. Tout organisme du genre *Trichinella*.

**Trichinella** f. *(angl.* ***Trichinella****)*. Genre de vers nématodes, parasites à l'état adulte de l'intestin grêle, et à l'état larvaire du muscle du même hôte.

**Trichinella spiralis**. Parasite du genre *Trichinella*, pathogène pour l'homme (*trichinose*).

**trichinose** f. *(angl.* ***trichinosis****)*. Maladie parasitaire due à *Trichinella spiralis* introduite dans l'organisme par l'ingestion de viande de porc ou de cheval insuffisamment cuite contenant des larves enkystées.

**trichloroéthylène** (ou **trichloréthylène**) m. *(angl.* ***trichloroethylene****)*. Liquide volatil d'odeur caractéristique, rappelant celle du chloroforme. C'est un solvant des graisses, cires, résines, vernis, caoutchouc. Il est utilisé par inhalation comme anesthésique et analgésique à action de courte durée, notamment en obstétrique et en stomatologie.

**trichocéphale** m. *(angl.* ***trichocephalus****)*. Nom courant d'un ver nématode (*Trichuris trichiura*), long de 30 à 50 mm à extrémité antérieure effilée, qui vit habituellement dans le cæcum et l'appendice de l'homme, rarement dans l'intestin grêle. Ling. : Nom basé sur l'attribution, aujourd'hui abandonnée, du parasite au genre *Trichocephalus*.

**trichocéphalose** f. *(angl.* ***trichiuriasis****)*. Affection parasitaire causée par la présence dans le gros intestin, plus rarement dans l'intestin grêle, de trichocéphales. L'infection se fait par ingestion d'œufs des parasites. Des symptômes cliniques (diarrhée, douleurs abdominales, appendicite, anémie) n'apparaissent que lorsqu'un grand nombre de vers lèsent la muqueuse intestinale, à laquelle ils adhèrent profondément.

**trichoclasie** f. *(angl.* ***trichoclasis****)*. Cassure des cheveux due à leur fragilité anormale.

**trichoépithéliome** m. *(angl.* ***trichoepithelioma****)*. Tumeur bien délimitée contenant des kystes kératinisés qui renferment des structures pilaires et des extensions épithéliales. Il en existe deux formes : l'*épithélioma adénoïde kystique*, héréditaire, à lésions multiples localisées surtout à la face ; une forme isolée, d'apparition tardive, à localisations diverses.

**trichofolliculome** m. *(angl.* ***trichofolliculoma****)*. Tumeur pilaire bénigne, kystique, renfermant des follicules pileux abortifs, en général unique et localisée à la face.

**trichoïde** a. *(angl.* ***trichoid****)*. Qui ressemble à un poil.

**trichomanie** f. Syn. de *trichotillomanie*.

**Trichomonas**. Genre de *Flagellés*, à corps piriforme présentant 3, 4 ou 5 flagelles antérieurs et une membrane ondulante à l'extrémité du corps. Les kystes sont pratiquement inexistants.

**Trichomonas intestinalis**. Syn. de *Pentatrichomonas hominis*.

**Trichomonas vaginalis**. Espèce de *Trichomonas* de forme variable à l'état frais, et de forme arrondie sur les frottis, qui vit dans les sécrétions vaginales et peut provoquer des irritations et des infections chroniques des voies génitales et de l'urètre, avec pertes blanches *(trichomonase génitale)*. On l'a trouvé également dans les urétrites de l'homme.

**trichomycose** f. *(angl.* ***trichomycosis****)*. Nom d'ensemble des mycoses de la tige des poils.

**trichopathie** f. Syn. de *trichose*.

**Trichophyton**. Genre de champignons microscopiques de la peau, comprenant plusieurs espèces pathogènes chez l'homme (mycose de la peau, des poils et des ongles).

**trichorrhexis nodosa** (ou **trichorrhexie noueuse**) *(angl.* ***trichorrhexis nodosa****)*. Affection fréquente de la barbe chez l'homme, des cheveux et des poils du pubis chez la femme, caractérisée par des nodosités blanches le long du poil, dues à une séparation de ses fibres. Considérée longtemps comme une maladie contagieuse, la trichorrhexie est le plus souvent d'origine traumatique, et, exceptionnellement aussi, idiopathique (très rebelle au traitement).

**trichose** f. *(angl.* ***trichosis****)*. Toute affection des cheveux ou des poils. Syn. : *trichopathie*.

**trichosis** m. *(angl.* ***trichopathy****)*. Apparition de poils en un endroit où ils n'existent pas normalement.

**trichotillomanie** f. *(angl.* ***trichotillomania****)*. Tic consistant à arracher constamment les cheveux, ou les poils d'une région donnée. Syn. : *trichomanie*.

**trichromatique** (ou **trichromique**) a. *(angl.* ***trichromatic****)*. Qui comporte trois couleurs.

**Trichuris trichiura**. Espèce de ver nématode, traditionnellement appelé *trichocéphale*.

**tricipital**, **ale**, **aux** a. *(angl.* ***tricipital****)*. Qui se rapporte au muscle triceps (brachial ou sural).

**tricrote** a. V. *pouls tricrote*.

**tricuspide** a. *(angl.* ***tricuspid****)*. Qui a trois pointes. V. *valvule tricuspide*.

**tricuspidé**, **ée** a. *(angl.* ***tricuspid****)*. Qui est pourvu de trois pointes (surtout en désignant une dent).

**tricuspidien**, **ienne** a. *(angl.* ***tricuspid****)*. Qui se rapporte à la valvule tricuspide. Ex. : souffle tricuspidien.

**tricuspidite** f. *(angl.* ***tricuspiditis****)*. Inflammation de la valvule tricuspide, le plus souvent d'origine rhumatismale. Elle peut entraîner une insuffisance tricuspidienne ou un rétrécissement tricuspidien.

**tridermique** a. *(angl.* ***tridermic****)*. Se dit de tout animal possédant les trois feuillets embryonnaires : ectoderme, mésoderme et endoderme.

**trifide** a. *(angl.* ***trifid****)*. Qui est fendu en trois sur une grande partie de sa longueur. V. *bifide*.

**trigéminal**, **ale**, **aux** a. *(angl.* ***trigeminal****)*. Qui se rapporte au nerf trijumeau.

**trigéminé**, **ée** a. *(angl.* ***trigeminal****)*. Se dit d'un pouls caractérisé par un rythme cardiaque irrégulier dû à la survenue d'une extrasystole après deux systoles normales *(trigéminisme)*.

**triglycéride** m. *(angl.* ***triglyceride****)*. Tout ester du glycérol et de trois molécules d'acide gras. Les triglycérides sont les lipides de réserve de l'organisme. Ils sont les constituants essentiels des huiles et graisses alimentaires. On distingue les *triglycérides homogènes* (ou simples), dans lesquels le glycérol est combiné avec trois molécules d'un seul acide gras, et les *triglycérides hétérogènes* (ou mixtes), dans lesquels les acides gras sont différents. Tous les triglycérides naturels sont des mélanges. Les lipases catalysent leur hydrolyse progressive en diglycéride et monoglycéride. Les triglycérides sont des transporteurs du cholestérol dans le sang.

**triglycéridémie** f. *(angl.* ***triglyceridemia****)*. Teneur du sang en triglycérides (taux normal : 0,5 à 1,5 g/l) ; elle augmente dans certaines hyperlipémies.

**trigone cérébral** *(angl.* ***cerebral trigone****)*. Commissure de substance blanche constituée de quatre piliers, unissant la circonvolution de l'hippocampe au corps mamillaire.

**trigone vésical** *(angl.* ***vesical trigone****)*. Région triangulaire de la muqueuse vésicale, d'aspect uni et lisse, comprise entre les deux orifices urétéraux et l'orifice urétral.

**trigonite** f. *(angl.* ***trigonitis****)*. Inflammation localisée au trigone vésical.

**triiodothyronine** f. *(angl.* ***triiodothyronine****)*. Une des principales *hormones thyroïdiennes* (V. ce terme). Abrév. : $T_3$.

**trigéminal**, **ale**, **aux** a. *(angl.* ***trigeminal****)*. Qui se rapporte au nerf trijumeau.

**trijumeau**. V. *nerf trijumeau*.

**trilobé**, **ée** a. *(angl.* ***trilobate****)*. Qui a trois lobes. Ex. : placenta trilobé.

**triloculaire** a. *(angl.* ***trilocular****)*. Qui présente trois cavités ou trois compartiments. Ex. : cœur triloculaire (malformation cardiaque).

**tringlage** m. V. *stripping*.

**trinitrine** f. Syn. de *nitroglycérine*.

**triorchide** m. *(angl.* ***triorchid****)*. Individu qui a trois testicules.

**tripare** a. et f. *(angl.* ***tripara****)*. Se dit d'une femme qui a accouché trois fois. V. *nullipare*, *primipare*, *multipare*.

**triphasé**, **ée** a. *(angl.* ***triphasic****)*. Se dit d'un système mettant en jeu trois phases. Ex. : courant (électrique) triphasé.

**triphasique** a. *(angl.* ***triphasic****)*. Se dit d'un phénomène ou d'un organisme qui passe par trois périodes ou phases distinctes. V. *diphasique.*

**triplégie** f. *(angl.* ***triplegia****)*. Hémiplégie associée à la paralysie d'un membre (supérieur ou inférieur) du côté opposé.

**triplés, ées** (ou **triplets**) n. pl. *(angl.* ***triplets****)*. Les trois enfants issus d'une même grossesse.

**triplet** m. *(angl.* ***triplet****)*. En génétique, groupe de trois bases puriques ou pyrimidiques dans la molécule d'un acide désoxyribonucléique ou ribonucléique et qui conditionne l'incorporation d'un acide aminé bien déterminé dans la molécule d'une protéine.

**triploïdie** f. *(angl.* ***triploidy****)*. Situation d'un noyau, d'une cellule ou d'un organisme dont le complément chromosomique comprend trois génomes haploïdes. La triploïdie est une des formes fréquentes de la polyploïdie. (a. **triploïde**).

**triplopie** f. *(angl.* ***triplopia****)*. Trouble de la vision caractérisé par la perception de trois images d'un seul objet.

**trismique** a. *(angl.* ***trismic****)*. Qui se rapporte à un trismus.

**trismus** m. *(angl.* ***trismus****)*. Constriction intense des mâchoires due à la contracture permanente des muscles masticateurs, rendant difficile l'ouverture de la bouche. C'est un symptôme précoce et caractéristique du tétanos. (a. **trismique**)

**trisomie** f. *(angl.* ***trisomy****)*. État génétique pathologique caractérisé par la présence dans les cellules d'un chromosome surnuméraire placé à côté de la paire de chromosomes homologues du même type. Il se traduit cliniquement par des malformations diverses, souvent complexes, qui varient selon le groupe auquel appartient le chromosome surnuméraire. La *trisomie 21* est responsable du *syndrome de Down.* (a. **trisomique**)

**tristéarine** f. Syn. de *stéarine.*

**trivalent, ente** a. *(angl.* ***trivalent****)*. Dont la valence est égale à 3.

**trivalve** a. *(angl.* ***trivalve****)*. Qui a trois valves. V. *tricuspide.*

**trocart** m. *(angl.* ***trocar****)*. Instrument servant à pratiquer une ponction (paracentèse), constitué d'une tige métallique cylindrique, à pointe acérée, généralement triangulaire (d'où son nom venant de « trois quarts »), coulissant à l'intérieur d'une canule, d'où seule dépasse la pointe. Après la paracentèse, la tige est retirée pour permettre l'évacuation du liquide par la canule.

**trochanter (grand)** *(angl.* ***greater trochanter****)*. Saillie quadrilatère de l'extrémité supérieure du fémur, située dans le prolongement de la diaphyse de l'os. Par ses faces et ses bords, elle donne insertion à la plupart des muscles de la hanche. (a. **trochantérien, ienne**)

**trochanter (petit)** *(angl.* ***lesser trochanter****)*. Apophyse conique de l'extrémité supérieure du fémur, située à l'union du col avec la face interne du corps de l'os. Elle donne insertion au muscle psoas iliaque. Syn. : *trochantin.* (a. **trochantinien, ienne**)

**trochantérite** f. *(angl.* ***trochanteritis****)*. Inflammation du petit ou du grand trochanter.

**trochantéro-cervico-capital, ale, aux** a. *(angl.* ***trochanterocervicocapital****)*. Qui se rapporte au trochanter, au col et à la tête du fémur. Ex. : fracture trochantéro-cervico-capitale.

**trochantin** m. Syn. de *petit trochanter.* V. *trochanter (petit).*

**trochin** m. *(angl.* ***tuberculum minus****)*. Saillie de l'extrémité supérieure de l'humérus, située sur la face antérieure de l'os, en dedans du trochiter. Elle donne insertion au muscle sous-scapulaire. Syn. : *petite tubérosité de l'humérus.* (a. **trochinien, ienne**)

**trochiter** m. *(angl.* ***tuberculum majus, trochiter****)*. Saillie de l'extrémité supérieure de l'humérus, située en dehors de la tête de l'os, sur le prolongement de la partie externe du corps. Elle donne insertion, d'avant en arrière, sur ses faces supérieure et postérieure, aux muscles sus-épineux, sous-épineux et petit rond. Elle est séparée de la petite tubérosité (trochin) par la *coulisse bicipitale* (où glisse le tendon du biceps). Syn. : *grosse tubérosité de l'humérus.* (a. **trochitérien, ienne**)

**trochléaire** a. *(angl.* ***trochlear****)*. En forme de poulie, qui se rapporte à une poulie. Ex. : fossette trochléaire de l'orbite (où se loge la poulie fibreuse du muscle grand oblique de l'œil).

**trochlée** f. *(angl.* ***trochlea****)*. En anatomie, structure en forme de poulie. (a. **trochléen, enne**)

**trochlée fémorale** *(angl.* ***trochlea of femur****)*. Surface articulaire antérieure des condyles fémoraux, articulée avec la face postérieure de la rotule.

**trochlée humérale** *(angl.* ***trochlea of humerus****)*. Extrémité inférieure et interne en forme de poulie, de l'humérus. Elle s'articule avec la grande cavité sigmoïde du cubitus.

**Troisier (ganglion de)** *(angl.* ***Troisier's signal node****)*. Ganglion lymphatique, le plus interne de la chaîne de l'artère cervicale transverse, dont l'hypertrophie, surtout à gauche, peut être indicatrice de l'existence d'une tumeur abdominale (estomac), (*Troisier* Charles Émile, médecin français, 1844-1919.)

**trompe utérine**. Syn. de *trompe de Fallope*. V. *Fallope (trompe de)*.

**tronc** m. *(angl. **trunk**)*. 1) Partie moyenne du corps humain, reliée à la tête par le cou et qui porte les quatre membres. Elle comprend le thorax, l'abdomen et le bassin. 2) Nerf ou vaisseau (artère, veine, lymphatique) de gros calibre qui est à l'origine de branches de ramification. V. *tronculaire*.

**tronc basilaire** *(angl. **arteria basilaris**)*. Tronc artériel, impair et médian, formé par la réunion des deux artères vertébrales au niveau du sillon bulbo-protubérantiel dont les ramifications irriguent le pont de Varole, l'oreille interne, le cervelet et la partie postérieure du cerveau.

**tronc cérébral** *(angl. **brain stem**)*. Ensemble formé par le bulbe, la protubérance et le mésencéphale (pédoncules cérébraux, tubercules quadrijumeaux et pédoncules cérébelleux supérieurs), et situé dans la fosse cérébrale postérieure.

**tronc cœliaque** *(angl. **celiac trunk**)*. Très grosse et courte branche collatérale de l'aorte abdominale, qui naît à sa face antérieure, à la hauteur de la douzième vertèbre dorsale et se termine en regard du bord supérieur du pancréas. Elle émet d'abord l'artère gastrique gauche puis se bifurque en artère hépatique (à droite) et en artère splénique (à gauche).

**tronculaire** a. *(angl. **truncal**)*. Qui se rapporte à un tronc vasculaire ou nerveux. Ex. : anesthésie tronculaire, lymphangite tronculaire.

**-trope** Suffixe d'origine grecque signifiant *tour, direction*, et servant à former des mots qui indiquent une affinité particulière pour une structure organique. Ex. : neurotrope, psychotrope, gonadotrope.

**troph-**, **-trophie** Préfixe et suffixe d'origine grecque signifiant *nourriture*, employés pour former des mots indiquant une relation avec la nutrition.

**trophallergène** m. Aliment dont l'ingestion provoque des manifestations allergiques, surtout cutanées (urticaire, eczéma). V. *pneumallergène*.

**trophique** a. *(angl. **trophic**)*. Qui se rapporte à la nutrition des tissus et des organes.

**trophisme** m. *(angl. **trophism**)*. Processus de la nutrition tissulaire.

**trophopathie** f. *(angl. **trophopathy**)*. Toute affection secondaire à un trouble de la nutrition des tissus.

**tropisme** m. *(angl. **tropism**)*. Réaction d'orientation de végétaux ou d'animaux fixés sous l'effet de divers agents physiques ou chimiques externes tels que : lumière, chaleur, substances chimiques. Ling. : On emploie aussi le suffixe *-tropisme*. Ex. : phototropisme des plantes (qui s'orientent vers la lumière). V. *taxie*.

**tropocollagène** m. *(angl. **tropocollagen**)*. Protéine macromoléculaire soluble, produite par les fibroblastes, précurseur du collagène dans les tissus conjonctifs.

**trou de conjugaison** *(angl. **intervertebral foramen**)*. Chacun des orifices, compris à droite et à gauche, entre les échancrures des pédicules de deux vertèbres contiguës. Les trous de conjugaison donnent passage aux nerfs rachidiens qui sortent du canal vertébral.

**trou déchiré antérieur** *(angl. **anterior lacerate foramen**)*. Orifice de la base du crâne limité par le sommet du rocher, le corps du sphénoïde et le bord postérieur de la grande aile de cet os. Il livre passage à l'artère carotide interne et aux nerfs pétreux superficiel et profond.

**trou déchiré postérieur** *(angl. **posterior lacerate foramen**)*. Orifice de la base du crâne limité en avant par le bord postérieur du rocher, et en arrière par l'occipital. La partie postérieure, large, répond au golfe de la veine jugulaire interne; sa partie antérieure, plus étroite, est traversée par les nerfs : glosso-pharyngien, pneumogastrique et spinal, et par le sinus pétreux inférieur.

**trou grand rond** *(angl. **foramen rotundum ossis sphenoidalis**)*. Orifice de l'étage moyen de la base du crâne, creusé dans la grande aile du sphénoïde. Il livre passage au nerf maxillaire supérieur.

**trou ischio-pubien** (ou **obturateur**) *(angl. **obturator foramen**)*. Large orifice de l'os iliaque, délimité en haut par la cavité cotyloïde, en avant par le pubis et en arrière par l'ischion. Le trou ischio-pubien est en majeure partie fermé par la membrane obturatrice insérée à son pourtour et doublée par les muscles obturateurs interne et externe (d'où le nom de *trou obturateur* qui lui est donné improprement).

**trou occipital** *(angl. **great foramen**)*. Large orifice ovalaire traversant la partie inférieure, médiane, de l'occipital. Il fait communiquer la cavité crânienne avec le canal rachidien et donne passage à la partie inférieure du bulbe rachidien, aux artères vertébrales, aux artères spinales antérieures et aux racines médullaires des nerfs spinaux.

**trou optique**. Syn. de *canal optique*.

**trou ovale** *(angl.* ***foramen ovale basis cranii****)*. Orifice de l'étage moyen de la base du crâne, creusé dans la grande aile du sphénoïde, en arrière du trou grand rond. Il livre passage au nerf mandibulaire et à l'artère petite méningée.

**trou petit rond** *(angl.* ***spinous foramen****)*. Orifice de l'étage moyen de la base du crâne, creusé dans la grande aile du sphénoïde, en arrière du trou ovale. Il livre passage à l'artère et aux veines méningées moyennes.

**trous sacrés antérieurs et postérieurs** *(angl.* ***anterior and posterior sacral foramina****)*. Orifices ovalaires ouverts, respectivement, sur la face antérieure et la face postérieure du sacrum au nombre de quatre, étagés de chaque côté des corps vertébraux. Ils livrent passage aux branches antérieures ou postérieures des quatre premiers nerfs rachidiens sacrés.

**trou vertébral** *(angl.* ***vertebral foramen****)*. Large orifice limité, en arrière du corps vertébral, par les éléments de l'arc postérieur de la vertèbre : pédicules vertébraux en dehors, et lames vertébrales en arrière. La superposition des trous vertébraux constitue le *canal rachidien*.

**truncus arteriosus** *(angl.* ***truncus arteriosus****)*. Malformation congénitale dans laquelle un gros vaisseau unique naît de la base du cœur et donne naissance aux artères coronaires, aux artères pulmonaires et aux artères systémiques. Le diagnostic en est fait par l'angiocardiographie.

**Trypanosoma**. Genre de *Flagellés*, à corps fusiforme effilé, parasites du sang chez un grand nombre d'animaux et chez l'homme, faciles à identifier du fait de leur diamètre plus grand que celui des éléments figurés.

**trypanosome** m. *(angl.* ***typanosome****)*. Tout organisme du genre *Trypanosoma*. Il en existe de nombreuses espèces pathogènes pour l'homme, provoquant la *trypanosomiase*.

**trypanosomiase** f. *(angl.* ***trypanosomiasis****)*. Maladie causée par des trypanosomes.

**trypanosomiase africaine** *(angl.* ***African trypanosomiasis****)*. La maladie causée par des espèces *Trypanosoma gambiense* ou *Trypanosoma rhodesiense*, et transmise par la piqûre de la mouche tsé-tsé, évolue après un état fébrile avec lésions cutanées (*trypanides*), adénopathies généralisées, atteintes viscérales, vers une méningo-encéphalite diffuse qui plonge le malade dans un état permanent de somnolence. Elle sévit en Afrique tropicale. *T. gambiense* provoque une forme chronique, *T. rhodesiense* une forme aiguë. Syn. : *maladie du sommeil*.

**trypanosomiase américaine** *(angl.* ***American trypanosomiasis, Chagas' disease****)*. La maladie causée par *Trypanosoma cruzi* et transmise par les déjections d'insectes, se manifeste par un état fébrile, avec adénopathies, œdèmes de la face, conjonctivite, hépatosplénomégalie et myocardite ; dans sa forme chronique, plus rare, elle se manifeste par une encéphalopathie qui aboutit souvent à la mort. Elle est endémique en Amérique centrale et dans certaines régions de l'Amérique du Sud. Syn. : *maladie de Chagas*.

**trypsine** f. *(angl.* ***trypsin****)*. Enzyme du suc pancréatique de la classe des endopeptidases, provenant de l'activation de son précurseur *(trypsinogène)* sous l'action de l'entérokinase et qui hydrolyse certains polypeptides, jouant ainsi un rôle dans la digestion intestinale des protéines. (a. **trypsique**)

**tryptamine** f. *(angl.* ***tryptamine****)*. Produit de dégradation du tryptophane sous l'effet d'enzymes bactériennes intestinales.

**tryptophane** m. *(angl.* ***tryptophan****)*. Acide aminé présent dans la plupart des protéines, indispensable à l'homme, et dont dérivent plusieurs composés organiques importants (sérotonine, acide nicotinique, nucléotides). Son métabolisme est ralenti dans la carence en vitamine B6 (pyridoxine).

**TS**. Abrév. de *temps de saignement*.

**tsé-tsé** (ou **mouche tsé tsé**) f. *(angl.* ***tsetse****)*. Mouche du genre *Glossina* pourvue de trompe piqueuse et d'une paire d'ailes, vivant en Afrique tropicale. Elle joue un rôle important dans la transmission de diverses maladies. V. *trypanosomiase africaine*.

**TSH**. Abrév. désignant la *thyrotrophine* (de l'anglais *thyroid stimulating hormone)*.

**T-TAB**. V. *vaccin T-TAB*.

**TTH**. Abrév. désignant la *thyrotrophine* (de l'anglais *thyrotropic hormone)*.

**TTL**. Abrév. de *test de transformation lymphoblastique*.

**tub-, tubo-** Préfixes d'origine latine indiquant une relation avec la trompe d'Eustache ou avec la trompe de Fallope. V. *salping-*.

**tubage** m. *(angl.* ***intubation****)*. Introduction d'un tube dans un conduit, dans une cavité naturelle afin d'y prélever ou d'en évacuer les sécrétions (par ex. tubage gastrique, tubage duodénal).

**tubaire** a. *(angl.* ***tubal****)*. 1) Qui se rapporte à la trompe d'Eustache. 2) Qui se rapporte à la trompe de Fallope. V. *salpingien*.

**tube** m. *(angl.* ***tube****)*. En anatomie, canal naturel.

**tube capillaire** (ou **capillaire** m.) *(angl.* ***capillary tube****)*. Tube très fin, à diamètre inférieur à 1 mm, utilisé dans diverses analyses de laboratoire.

**tube digestif** *(angl.* ***digestive tract****)*. Partie de l'appareil digestif par laquelle passent les aliments pour y subir les transformations qui les rendent assimilables. Le tube digestif comprend : la bouche, le pharynx, l'œsophage, l'estomac, le duodénum, l'intestin grêle (jéjunum-iléon), le côlon, le rectum et le canal anal (alors que l'*appareil digestif* comprend également les glandes digestives, foie et pancréas essentiellement).

**tube distal** *(angl.* ***distal tubule****)*. Segment du tube urinifère éloigné du glomérule rénal.

**tube proximal** *(angl.* ***proximal tubule****)*. Segment du tube urinifère le plus proche du glomérule rénal.

**tube urinifère** (ou **urinaire**) *(angl.* ***renal tubule****)*. Tube qui conduit l'urine du glomérule rénal jusqu'à la papille rénale. Il comporte plusieurs segments qui sont, à partir du glomérule : le tube proximal (contourné et droit), l'anse grêle descendante de Henle, le tube distal (constitué par une partie droite ou anse large ascendante de Henle et une partie contournée) et le tube droit collecteur. Avec le glomérule rénal, le tube urinifère constitue l'unité fonctionnelle du rein, le *néphron*. Syn. : *tubule rénal*.

**tuber** m. *(angl.* ***tuber cinereum****)*. Un des lobules du vermis, appartenant au lobe postérieur du néocervelet. (a. **tubérien**, **ienne**)

**tubercule** m. *(angl.* ***tubercle****)*. 1) En anatomie, petit nodule arrondi et saillant situé à la surface d'un organe ou d'un os. 2) En anatomie pathologique, petit amas nodulaire constitué au sein d'un tissu par une agglomération de cellules de types divers, selon l'affection qui en est responsable, et plus particulièrement le *nodule tuberculeux* (V. ce terme).

**tubercules quadrijumeaux** *(angl.* ***corpora quadrigemina****)*. Les quatre éminences arrondies blanchâtres qui occupent la partie postérieure du toit du mésencéphale, de part et d'autre de la ligne médiane. Les *tubercules quadrijumeaux antérieurs* (ou *supérieurs*), reliés aux corps genouillés latéraux, sont des centres réflexes sur le trajet des voies optiques ; les *tubercules quadrijumeaux postérieurs* ou *inférieurs*, reliés aux corps genouillés médiaux, sont des centres réflexes des voies olfactives.

**tuberculeux**, **euse** *(angl.* ***tuberculous****)*. 1) a. Qui se rapporte à la tuberculose. 2) a. et n. Qui est atteint de tuberculose.

**tuberculide** f. *(angl.* ***tuberculid****)*. Toute affection cutanée traduisant une réaction allergique à la tuberculose, mais dans laquelle on ne trouve pas de bacille tuberculeux.

**tuberculine** f. *(angl.* ***tuberculin****)*. Substance extraite des cultures du bacille tuberculeux *(Mycobacterium tuberculosis)*. Elle est pratiquement dépourvue d'activité chez l'homme sain, mais peut provoquer une réaction biologique chez le sujet ayant été exposé à une infection tuberculeuse et sensibilisé à la tuberculine. V. *Mantoux (réaction de)*, *Moro (réaction de)*, *Pirquet (percutiréaction de)*, *Vollmer (test de)*. (a. **tuberculinique**)

**tuberculinodiagnostic** m. *(angl.* ***tuberculinodiagnosis****)*. Pratique des épreuves à la tuberculine pour le diagnostic de la tuberculose.

**tuberculisation** f. *(angl.* ***tuberculization****)*. 1) Envahissement de l'organisme par le bacille tuberculeux. 2) En anatomie pathologique, formation de tubercules ou transformation d'un infiltrat en tubercules.

**tuberculoïde** a. *(angl.* ***tuberculoid****)*. 1) Qui a la forme d'un tubercule. Ex. : lèpre tuberculoïde. 2) Qui ressemble à la tuberculose. Ex. : ostéite tuberculoïde.

**tuberculose** f. *(angl.* ***tuberculosis****)*. Maladie infectieuse et contagieuse due à *Mycobacterium tuberculosis* (bacille de Koch), commune à l'homme et à certains animaux (surtout les bovidés), dont la lésion anatomique caractéristique est le tubercule ou *nodule tuberculeux* (V. ce terme). Elle peut revêtir des formes très diverses, selon le lieu d'inoculation, l'étendue des lésions (limitées à un organe ou plus ou moins disséminées), le mode évolutif (aigu, subaigu ou, le plus souvent, chronique) et le degré de résistance de l'organisme. L'infection se fait le plus souvent par inhalation, et les localisations les plus fréquentes intéressent les poumons. (a. **tuberculeux**, **euse**)

**tuberculose méningée**. V. *infection tuberculeuse primaire*.

**tuberculose miliaire** *(angl.* ***miliary tuberculosis****)*. V. *infection tuberculeuse primaire*.

**tuberculose pleurale** *(angl.* ***pleural tuberculosis****)*. Inflammation pleurale avec épanchement, caractérisée par la présence de tubercules miliaires dans la plèvre, et s'accompagnant d'une tuberculose pulmonaire et parfois d'une tuberculose péricardique ou péritonéale *(polysérite)*. Il arrive qu'un pyothorax ou des fistules broncho-pleurales se produisent. Le diagnostic repose sur la confirmation bactériologique (fondée sur l'examen de l'épanchement) ou l'examen histologique du matériel recueilli par biopsie pleurale (ponction-biopsie)[29]. Syn. : *épanchement pleural tuberculeux*.

**tuberculose pulmonaire primaire progressive**. V. *infection tuberculeuse primaire*.

**tubérositaire** a. *(angl.* ***tuberous****)*. Qui se rapporte à une tubérosité.

**tubérosité** f. *(angl.* ***tuberosity****)*. Partie saillante et arrondie d'un os, parfois d'une autre structure anatomique.

**tubérosité gastrique (grosse)** *(angl.* ***gastric fundus****)*. Partie la plus haute et la plus volumineuse de l'estomac, située à gauche et au dessus de la portion abdominale de l'œsophage. Elle forme un dôme qui surmonte le corps de l'estomac. C'est le siège de la poche à air gastrique. Syn. : *fond de l'estomac, fundus gastrique*.

**tubérosité gastrique (petite)**. Syn. d'*antre pylorique*.

**tubérosité de l'humérus (grosse)**. Syn. de *trochiter*.

**tubérosité de l'humérus (petite)**. Syn. de *trochin*.

**tubo-** V. *salping-*.

**tubo-abdominal, ale, aux** a. *(angl.* ***tuboabdominal****)*. Qui se rapporte à la trompe de Fallope et à la cavité abdominale (se dit surtout d'une grossesse extra-utérine par implantation de l'œuf à la limite des franges de la trompe et de la cavité abdominale).

**tubocurarine** f. *(angl.* ***tubocurarine****)*. Alcaloïde du curare employé sous forme de chlorure de tubocurarine (DCI) comme relaxant musculaire dans l'anesthésie préopératoire et dans certains états convulsifs, et comme antidote de l'atropine.

**tubo-ovarien, ienne** a. Syn. de *salpingo-ovarien*.

**tubo-ovarite** f. Syn. de *salpingo-ovarite*.

**tubo-tympanique** a. *(angl.* ***tubotympanal****)*. Qui se rapporte à la trompe d'Eustache et à la membrane du tympan. Ex. : catarrhe tubo-tympanique.

**tubo-utérin, ine** a. *(angl.* ***tubouterine****)*. Qui se rapporte à la trompe de Fallope et à l'utérus. Ex. : implantation tubo-utérine (de la trompe obstruée et préalablement sectionnée, dans l'utérus). V. *utéro-tubaire*.

**tubulaire** a. *(angl.* ***tubular****)*. Qui a la forme d'un tube, ou d'un petit tube.

**tubule** m. *(angl.* ***tubule****)*. Petit tube.

**tubulé, ée** a. Syn. de *tubuleux*.

**tubule rénal**. Syn. de *tube urinifère*.

**tubuleux, euse** a. *(angl.* ***tubular****)*. En forme de tube, qui est formé de tubes. Ex. : glandes tubuleuses, épithélioma tubuleux (ou tubulé). Syn. : *tubulé*.

**tubulonéphrite** f. *(angl.* ***tubular nephritis****)*. Affection rénale due aux lésions des tubes urinifères (tubules rénaux). Le plus souvent aiguë, elle peut avoir pour cause une intoxication, un état de choc *(rein de choc)*, une hémolyse massive.

**tularémie** f. *(angl.* ***tularemia****)*. Maladie infectieuse fébrile aiguë, endémo-épidémique due à un bacille *(Francisella tularensis)* et transmise des rongeurs sauvages à l'homme par des tiques. Elle peut prendre des formes diverses : ulcérations suppurées des ganglions lymphatiques, de la conjonctive, de la bouche et du pharynx; forme typhique, grave, compliquée de foyers pulmonaires, particulière aux infections de laboratoire. Ling. : *Tulare,* comté de Californie où furent décrits les premiers cas.

**tuméfaction** f. *(angl.* ***tumefaction****)*. Augmentation de volume, gonflement pathologique, d'une cellule, d'un tissu, d'un organe ou d'une partie du corps. La tuméfaction peut être provoquée par un processus inflammatoire ou tumoral, ou par une infiltration œdémateuse. Syn. : *intumescence, tumescence*.

**tuméfié, ée** a. *(angl.* ***swollen****)*. Qui est enflé, qui a subi une tuméfaction.

**tumescence** f. *(angl.* ***tumescence****)*. Syn. de *tuméfaction*.

**tumescent, ente** a. *(angl.* ***tumescent****)*. Qui se gonfle. Ex. : cataracte tumescente.

**tumeur** f. *(angl.* ***tumor****)*. 1) Production pathologique, non inflammatoire, de tissu de nouvelle formation. Elle peut être constituée de cellules normales et rester strictement localisée *(tumeur bénigne)*, ou être formée de cellules atypiques, monstrueuses, et envahir progressivement les tissus voisins, ou se disséminer à distance par des métastases *(tumeur maligne* ou *cancéreuse)*. Syn. : *néoplasme* ou *néoplasie* (surtout pour les tumeurs cancéreuses), *néoformation*. 2) Nom donné autrefois à toute tuméfaction. V. *-oma, oncotique, TNM (classification)*. (a. **tumoral, ale, aux**)

**tumeur desmoïde abdominale**. Syn. de *fibromatose abdominale*.

**tumeur glomique** *(angl.* ***glomus tumour****)*. Petite tumeur bénigne dermique ou sous-cutanée, riche en capillaires et en fibres nerveuses, siégeant le plus souvent sous l'ongle (parfois à un membre ou à l'oreille), douloureuse spontanément et au moindre contact.

**tumeur maligne secondaire**. Syn. de *métastase*.

**tumorectomie** f. *(angl.* ***tumorectomy****)*. Intervention chirurgicale comportant l'ablation d'une tumeur, sans exérèse des tissus voisins. Cette intervention limitée est donc différente de l'ablation de l'organe où siège la tumeur, ablation qui peut elle-même être plus ou moins élargie aux tissus, autres organes, ganglions.

**tumorigène** a. *(angl.* ***tumorigenic****)*. Syn. d'*oncogène*.

**tunique** f. *(angl.* ***tunica****)*. En anatomie, membrane qui enveloppe certains organes ou qui forme une partie de la paroi d'un vaisseau (par ex. tunique externe, moyenne, interne) d'une artère, ou d'un organe creux (tunique musculeuse de la vessie, tunique adventitielle du canal déférent, etc.).

**tuniques** (ou **membranes**) **de l'œil** *(angl.* ***ocular tunicae****)*. Ensemble des trois membranes concentriques qui constituent la paroi du globe oculaire. Ce sont : une membrane externe, fibreuse, constituée par la sclérotique et la cornée ; une membrane moyenne, musculo-vasculaire (le tractus uvéal) ; et une membrane interne, nerveuse, constituée par la rétine.

**tunique vaginale** (ou **vaginale** f.) *(angl.* ***tunica vaginalis testis****)*. Tunique séreuse constituant l'enveloppe la plus interne du testicule.

**tunnel carpien**. V. *canal carpien*.

**tunnel tarsien**. V. *canal tarsien*.

**tunnellisateur** m. *(angl.* ***tunnelizator****)*. Tige rigide permettant le forage atraumatique de tunnels sous-péritonéaux ou sous-cutanés, ces tunnels devant être utilisés par des pontages vasculaires, prothétiques ou veineux.

**tunnellisation** f. *(angl.* ***tunneling****)*. Création d'un conduit artificiel au sein d'un tissu.

**tuphos** m. *(angl.* ***typhoid state****)*. État de stupeur, d'abattement extrême, avec faciès immobile et hébété, observé dans les formes graves de certaines maladies infectieuses (typhus exanthématique, fièvre typhoïde). Ling. : On dit actuellement plus souvent « état typhique ».

**turbidité** f. *(angl.* ***turbidity****)*. Aspect trouble d'un liquide qui tient en suspension des particules solides non dissoutes.

**turbinal, ale, aux** a. *(angl.* ***turbinal****)*. Qui se rapporte aux cornets du nez. Ex. : crêtes turbinales du maxillaire, du palatin.

**turgescence** f. *(angl.* ***turgescence****)*. Augmentation de volume d'un tissu ou d'un organe provoquée par un apport accru de sang veineux. V. *érection*.

**turgescent, ente** (ou **turgide**) a. *(angl.* ***turgescent****)*. Qui est gonflé par un apport accru de sang.

**Turner (syndrome de)** *(angl.* ***Turner's syndrome****)*. Syndrome plurimalformatif lié à une aplasie ovarienne, caractérisé par un nanisme modéré, un infantilisme ovarien (absence de règles, vagin et utérus infantiles, absence de caractères sexuels secondaires), des malformations osseuses diverses. Une anomalie chromosomique en est la cause (chromosome X0 au lieu de XX). (*Turner* Henry Hubert, endocrinologiste américain, 1892-1970.)

**tussigène** a. *(angl.* ***tussigenic****)*. Qui provoque la toux. Ex. : centre tussigène.

**tussipare** a. *(angl.* ***reflex-cough inducing zone****)*. Se dit d'une région dont l'irritation peut provoquer la toux.

**TV**. En langage clinique, abrév. de *toucher vaginal*.

**tympan** m. *(angl. 1)* ***tympanic membrane****, 2)* ***tympanic cavity****)*. 1) En langage courant, *membrane du tympan* : membrane fibreuse et élastique qui sépare le conduit auditif externe de la caisse du tympan. Sa face externe est recouverte d'une peau très fine et sa face interne d'une muqueuse. V. *Shrapnell (membrane flaccide de)*. V. *myring-*. 2) Terme utilisé parfois pour désigner la *caisse du tympan* (V. ce terme), comparée à un tambour *(tympanum)* en raison de sa forme.

**tympanal, ale, aux** a. *(angl.* ***tympanic, tympanal****)*. Qui se rapporte à l'os tympanal. Syn. : *tympanique*. Ex. : crête tympanale (ou tympanique).

**tympanique** *(angl.* ***tympanic****)*. 1) a. Qui se rapporte au tympan (membrane du tympan, caisse du tympan). Ex. : muqueuse tympanique, cavité tympanique. 2) a. Se dit d'un son semblable à celui obtenu en frappant sur un tambour, caractéristique du *tympanisme*. 3) a. Syn. de *tympanal*.

**tympanisme** m. *(angl.* ***tympanism****)*. Sonorité particulière obtenue à la percussion d'un organe distendu par des gaz, plus spécialement en cas de distension de l'abdomen due à la présence de gaz ou d'air en quantité excessive dans les intestins ou dans la cavité péritonéale. V. *météorisme*.

**tympanite** f. *(angl.* ***tympanitis****)*. Inflammation de la membrane du tympan *(myringite)* ou de la caisse du tympan.

**tympano-malléolaire** a. *(angl.* ***tympanomalleal****)*. Qui se rapporte à la membrane du tympan et au marteau. Ex. : ligaments tympano-malléolaires.

**tympanoplastie** f. *(angl.* ***tympanoplasty****)*. Toute opération réparatrice de la membrane du tympan *(myringoplastie)* ou au niveau de la caisse du tympan.

**tympanosclérose** f. *(angl.* ***tympanosclerosis****)*. Présence dans l'oreille moyenne de tissu fibreux cicatriciel créant des adhérences, notamment autour des osselets et des fenêtres labyrinthiques, et pouvant entraîner la surdité. Elle est consécutive à une inflammation chronique de l'oreille moyenne.

**type** m. *(angl.* ***type****)*. Modèle idéal résultant du groupement de certaines caractéristiques constantes, choisies d'après des critères divers (par ex. type morphologique, type psychologique, type sérologique). (a. **typique**)

**typhique** *(angl. 1) 2)* ***typhous****, 3)* ***typhic****)*. 1) a. Qui se rapporte au typhus exanthématique. 2) a. et n. Qui est atteint de typhus exanthématique. 3) a. Qui se rapporte à la fièvre typhoïde. Ling. : Terme impropre mais couramment employé. Ex. : bacille typhique, méningite typhique. L'adjectif *typhoïdique*, plus précis, est moins usité. 4) a. Caractérisé par un état toxi-infectieux grave (V. *tuphos*).

**typhl-**, **typhlo-** Préfixe d'origine grecque signifiant *aveugle* et indiquant une relation avec : 1) le cæcum (moins usité que *cæco-*) ; 2) la cécité (peu utilisé).

**typhlectomie** f. *(angl.* ***cecectomie****)*. Résection du cæcum.

**typhlite** f. *(angl.* ***cecitis****)*. Inflammation du cæcum.

**typhlopexie** f. Syn. de *caecopexie*.

**typhoïde** f. (ou **fièvre typhoïde**) *(angl.* ***typhoid fever****)*. Maladie infectieuse fébrile, contagieuse, souvent épidémique, due à *Salmonella typhi*, transmise directement à partir de malades ou porteurs de germes, ou indirectement (par l'eau et les aliments contaminés). Elle se manifeste, après une incubation de 12 à 15 jours, par un état toxi-infectieux, avec fièvre en plateau, fatigue intense et stupeur (tuphos), troubles digestifs graves (anorexie totale, météorisme abdominal, diarrhée jaune ocre). Le diagnostic est posé, dès le début, par hémoculture ou coproculture et par sérodiagnostic (*réaction de Widal*) à partir du 8$^{e}$ au 10$^{e}$ jour. L'administration d'antibiotiques (surtout de chloramphénicol) a considérablement modifié l'évolution et le pronostic de la maladie. L'immunité conférée par la maladie est durable et peut être obtenue aussi par vaccination. V. *typhique*.

**typhus amaril**. Syn. *de fièvre jaune*.

**typhus épidémique**. Syn. de *typhus exanthématique*.

**typhus exanthématique** *(angl.* ***epidemic typhus****,* ***exanthematic typhus****)*. Maladie infectieuse, contagieuse et épidémique, causée par une rickettsie *(Rickettsia prowazekii)* transmise par les poux. Elle se caractérise, après un début brusque avec fièvre élevée, congestion de la face, conjonctivite, laryngite, bronchite et dyspnée, par l'apparition, vers le 4$^{e}$ ou le 5$^{e}$ jour, d'un exanthème maculaire à tendance purpurique (taches violacées et marbrures), associé à un état toxi-infectieux grave. Le diagnostic de laboratoire est posé par des réactions sérologiques spécifiques (notamment la *réaction de Weil-Félix*). La période d'incubation est de 6 à 14 jours. Le réservoir de l'infection est constitué, d'une part par les déjections des poux infectés, dont la haute virulence persiste pendant un temps considérable, d'autre part par les formes latentes de longue durée chez l'homme. (a. **typhique**)

**typhus murin** *(angl.* ***murine typhus****)*. Maladie infectieuse des rats causée par une rickettsie (*Rickettsia typhi*), qui peut occasionnellement être transmise à l'homme par les puces du rat. Le tableau clinique est semblable à celui du typhus exanthématique, mais tous les symptômes sont atténués et cèdent spontanément au bout de trois semaines.

**typique** a. *(angl.* ***typical****)*. 1) Qui présente les principales caractéristiques d'un type donné, pouvant ainsi servir d'exemple. 2) Se dit des manifestations caractéristiques d'une maladie qui en facilitent le diagnostic. V. *pathognomonique*.

**Tyr** Symbole de la *tyrosine*.

**tyrosine** f. *(angl.* ***tyrosine****)*. Acide aminé extrêmement répandu dans la nature (à l'état libre dans les graines, les pommes de terre et les fruits mûrs et, sous forme combinée, dans les protéines). C'est un acide aminé essentiel en l'absence de phénylalanine, mais il peut être remplacé en totalité par cette dernière qui se transforme *in vivo* en tyrosine par hydroxylation. Son taux plasmatique est de 1 mg par litre ; il est éliminé dans les urines à raison de

11 à 23 mg par 24 heures. Son importance biologique est liée aussi aux substances qui en dérivent : mélanine, noradrénaline et adrénaline, hormones thyroïdiennes. Symbole : Tyr.

**tyrosinémie** f. *(angl.* ***tyrosinemia****)*. Taux de tyrosine dans le sang.

**tyrothricine** f. *(angl.* ***tyrothricin****)*. Antibiotique isolé des cultures d'un bacille *(Bacillus brevis)*, actif contre les germes gram-positifs et utilisé uniquement par voie externe (en raison de sa toxicité) dans les infections buccales, dentaires, pharyngées, etc.

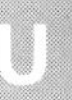

# U

**U** 1) Symbole chimique de l'*uranium*. 2) Abrév. d'*unité*. 3) V. *onde U*.

**UB**. Abrév. d'*unité Bodansky*. V. *Bodansky (unité)*.

**ubiquiste** a. *(angl.* ***ubiquitous****)*. Se dit d'un organisme animal ou végétal que l'on rencontre partout.

**UC**. Abrév. désignant les ondes ultracourtes. V. *ondes électromagnétiques*.

**UI**. Abrév. d'*unité internationale* (de mesure de l'activité de diverses substances biologiques, notamment enzymes et hormones).

**UIV**. Abrév. d'*urographie intraveineuse*.

**ulcération** f. *(angl.* ***ulceration****)*. 1) Processus pathologique aboutissant à la formation d'un ulcère. 2) L'ulcère lui-même, notamment lorsqu'il est en voie de constitution. (a. **ulcératif, ive**)

**ulcère** m. *(angl.* ***ulcer****)*. Perte de substance au niveau de la peau ou d'une muqueuse, en particulier lorsqu'elle montre une faible tendance à la cicatrisation et une évolution chronique. Nom latin : *ulcus*.

**ulcère gastro-duodénal** *(angl.* ***peptic ulcer****)*. Entité clinique englobant l'ulcère gastrique et l'ulcère duodénal, en raison de la similitude de leurs manifestations (douleurs et brûlures épigastriques après les repas, aigreurs, mauvaise digestion, hémorragie).

**ulcéré, ée** a. *(angl.* ***ulcerative****)*. Qui est le siège d'un ulcère.

**ulcéreux, euse** *(angl.* ***ulcerous****)*. 1) a. Qui se rapporte à une ulcération, qui en a les caractères. 2) a. et n. Qui est atteint d'un ulcère gastro-duodénal.

**ulcus**. Mot latin signifiant *ulcère*.

**ulna**. Mot latin signifiant *cubitus*.

**ultra-** Préfixe d'origine latine signifiant *au-delà de*.

**ultracentrifugation** f. *(angl.* ***ultracentrifugation****)*. Centrifugation à très grande vitesse, au moyen d'une *ultracentrifugeuse* pouvant atteindre 100 000 tours par minute, employée notamment pour la mesure de la grosseur des particules protidiques et virales, et pour la détermination des poids moléculaires.

**ultracourte** a. V. *ondes ultracourtes*.

**ultrafiltration** f. *(angl.* ***ultrafiltration****)*. Filtration sous pression à travers un filtre qui ne permet que le passage de particules ultramicroscopiques, virus ou particules en solution colloïdale *(ultrafiltre)*.

**ultramicroscopie** f. *(angl.* ***ultramicroscopy****)*. Étude au moyen d'un *ultramicroscope* (microscope à très grand pouvoir grossissant) des structures trop petites pour être examinées au microscope ordinaire, et ensemble des techniques qui s'y rapportent.

**ultramicroscopique** a. *(angl.* ***ultramicroscopic****)*. 1) Qui est trop petit pour être examiné au microscope ordinaire. 2) Qui se rapporte à l'ultramicroscopie ou à l'ultramicroscope.

**ultrason** m. *(angl.* ***ultrasound****)*. Vibration mécanique identique aux vibrations sonores mais d'une fréquence dépassant 20 000 Hz (20 000 cycles par seconde), donc imperceptible à l'oreille humaine. Les chiens entendent les vibrations de 40 000 Hz, les chauves-souris celles de 80 000 Hz. Les ultrasons utilisés en thérapeutique (affections rhumatismales notamment) ont une fréquence de plusieurs centaines de milliers de hertz. V. aussi *échodiagnostic*, *échographie*. Syn. : *vibration ultrasonore*.

**ultrasonographie** f. V. *échographie*.

**ultrasonographie Doppler** *(angl.* ***Doppler ultrasonography****)*. Technique utilisant l'effet Doppler sur un faisceau d'ultrasons pour mesurer les variations de la vitesse de la circulation dans un vaisseau telles qu'elles se produisent en cas de sténose ou de dilatation. Syn. : *vélocimétrie par échographie Doppler*, *vélocimétrie ultrasonique*.

**ultrasonothérapie** f. *(angl.* ***ultrasonotherapy****)*. Emploi thérapeutique des ultrasons.

**ultrastructure** f. *(angl.* ***ultrastructure****)*. Structure d'une cellule, telle qu'elle apparaît au microscope électronique.

**ultraviolet, ette** a. V. *rayonnement ultraviolet*.

**uncarthrose** f. *(angl.* ***uncarthrosis****)*. Arthrose des articulations unco-vertébrales. (a. **uncarthrosique**)

**unciforme** a. *(angl.* ***unciform****)*. Qui est en forme de crochet. En anatomie, ce nom est donné à certaines apophyses recourbées, rappelant par leur forme un crochet. Ex. : apophyse unciforme de l'os crochu, apophyse unciforme (ou semi-lunaire) des vertèbres cervicales.

**unciné, ée** a. *(angl.* ***uncinal****)*. Qui porte un crochet ou un petit crochet ; qui se rapporte à l'uncus de l'hippocampe (par ex. : épilepsie uncinée).

**unco-discarthrose** f. *(angl.* ***uncodiscarthrosis****)*. Association d'une uncarthrose et de lésions des disques intervertébraux, caractéristique de l'arthrose cervicale.

**unco-vertébrale (articulation)**. V. *articulation*.

**uncus**. Segment recourbé de la circonvolution de l'hippocampe.

**uncus des vertèbres cervicales**. Syn. d'*apophyse semi-lunaire des vertèbres cervicales*.

**unguéal**, **ale**, **aux** a. *(angl.* ***ungual****)*. 1) Qui se rapporte à l'ongle. Ex. : phalange unguéale. 2) Qui se rapporte à l'os lacrymal (unguis). Ex. : suture maxillo-unguéale.

**unguis** m. *(angl.* ***lacrimal bone****)*. Mince lamelle osseuse située sur la paroi interne de l'orbite, en arrière de la branche montante du maxillaire supérieur. Syn. : *os lacrymal*.

**uni-** Préfixe d'origine latine signifiant *un*. V. *mono-*.

**unicellulaire** a. *(angl.* ***unicellular****)*. Constitué d'une seule cellule. Ex. : organisme unicellulaire. V. *pluricellulaire*.

**unilatéral**, **ale**, **aux** a. *(angl.* ***unilateral****)*. Qui n'affecte qu'un côté du corps ou d'un organe. Ex. : strabisme unilatéral, paralysie unilatérale.

**uniloculaire** a. *(angl.* ***unilocular****)*. Qui présente une seule cavité ou un seul compartiment. Ex. : kyste uniloculaire.

**uniovulaire** a. V. *grossesse gémellaire uniovulaire*, *jumeaux*.

**unipolaire** a. *(angl.* ***unipolar****)*. Qui possède un seul pôle. Ex. : dérivations unipolaires (en électrocardiographie).

**unité** f. *(angl.* ***unit****)*. Grandeur ou quantité divise ou indivise servant de terme de comparaison et permettant une mesure. Abrév. : U.

**unité Hounsfield** *(angl.* ***Hounsfield unit****)*. En tomodensitométrie, unité de mesure de la densité d'un carré élémentaire *(pixel)*. Ces unités de mesure sont réparties arbitrairement sur une échelle – 1 000 (l'air) à + 1 000 (l'os dense), l'eau étant à 0. (*Hounsfield* Sir Geoffrey, chercheur britannique, prix Nobel de médecine et de physiologie (avec Allan Machead Comack (1979), né en 1919.)

**unité internationale**. V. *UI*.

**univalent**, **ente** a. Syn. de *monovalent*.

**univitellin**, **ine** a. *(angl.* ***univitelline****)*. Qui provient d'un seul œuf. V. *grossesse gémellaire uniovulaire*, *jumeaux*.

**upérisation** f. *(angl.* ***UHT sterilization****)*. Procédé d'ultrapasteurisation par injection de vapeur, mis au point en Suisse, en vue de la stérilisation continue de produits liquides de l'industrie alimentaire, en particulier de produits laitiers. (a. **upérisé**, **ée**)

**UPR**. Abrév. d'*urétéro-pyélographie rétrograde*.

**upshot** m. En ophtalmologie, déviation de l'œil vers le haut et vers le nez, résultant d'une contraction anormalement intense du muscle petit oblique de l'œil. Ling : Terme anglais signifiant *monter en flèche*.

**uranique** (ou **uranien**, **ienne**) a. *(angl.* ***uranic****)*. Qui se rapporte à l'uranium.

**uranisme** m. *(angl.* ***uranism****)*. Homosexualité masculine. Ling. : De *Ourania*, surnom d'Aphrodite, considérée comme protectrice des homosexuels.

**uranium** m. *(angl.* ***uranium****)*. Élément radioactif naturel (émission de rayons alpha), fait d'un mélange de trois isotopes : uranium-238 (le plus abondant), uranium-235 et uranium-234. C'est le chef de file d'une série de corps formant *la famille de l'uranium* et se terminant au plomb. L'uranium métallique est un solide grisâtre, présent dans plusieurs minerais, où il est toujours accompagné de radium. L'uranium et ses composés sont toxiques. On l'emploie principalement pour en extraire son isotope 235, qui est le combustible de la plupart des réacteurs nucléaires. Symbole : U. (a. **uranique**)

**urano-** Préfixe d'origine grecque indiquant une relation avec la voûte du palais (V. *palato-*).

**uranoplastie** f. Syn. de *palatoplastie*.

**uranoplégie** f. Syn. de *palatoplégie*.

**uranoschisis** f. Syn. de *palatoschisis*.

**urano-staphyloplastie** f. *(angl.* ***uranostaphyloplasty****)*. Correction chirurgicale par autoplastie d'une fissure de la voûte et du voile du palais.

**urano-staphyloschisis** f. *(angl.* ***uranostaphyloschisis****)*. Fissure atteignant à la fois le palais dur et le palais mou.

**urate** m. *(angl.* ***urate****)*. Sel ou ester de l'acide urique. Les urates, surtout de sodium et d'ammonium, peuvent former des calculs dans les voies urinaires ou précipiter dans les tissus en cas de goutte (tophi). (a. **uratique**)

**uratémie** f. *(angl.* ***uratemia****)*. Présence d'urates dans le sang.

**uratique** a. *(angl.* ***uratic****)*. Qui se rapporte aux urates, qui est formé d'urates. Ex. : calcul uratique.

**uratolytique** a. et m. *(angl.* ***uratolytic****)*. Qui exerce une action dissolvante sur les urates.

**uraturie** f. *(angl.* ***uricosuria****)*. Présence d'urates dans l'urine (taux normal : 0,3 à 0,6 g par 24 heures). Les urates sont la forme d'élimination de l'acide urique dans les urines. Leur solubilité faible est parfois à l'origine de précipitations dans les voies urinaires (lithiase urique).

**urée** f. *(angl.* ***urea****)*. Substance organique (diamide de l'acide carbonique), synthétisée dans le foie à partir de l'ammoniac (V. *uréo-*

*genèse*), pour passer dans le sang (taux normal 0,20 et 0,40 g par litre), et être ensuite éliminée par l'urine (clairance 75 ml par minute). Son taux sanguin augmente dans les affections rénales. (V. *urémie*). (a. **uréique**)

**urémie** f. *(angl.* ***uremia****)*. Ensemble de manifestations toxiques accompagnant la rétention dans l'organisme (surtout dans le sang) de produits azotés normalement éliminés par les urines (notamment de l'urée), le plus souvent secondaires à une insuffisance rénale grave (phase terminale des affections rénales chroniques, complication de certaines néphropathies aiguës, telles que le rein de choc). Ces manifestations sont variables selon la cause responsable et la gravité de la rétention azotée : apathie, somnolence, céphalées, anorexie, oligurie, nausées, vomissements incoercibles, diarrhée, haleine urineuse, respiration de Cheynes-Stokes, coma. V. *hyperazotémie*. (a. **urémique**)

**uréogenèse** f. *(angl.* ***ureagenesis****)*. Ensemble de réactions aboutissant à la synthèse de l'urée à partir d'ammoniac. L'uréogenèse s'accomplit essentiellement dans le foie et représente un moyen d'éliminer l'ammoniac sous une forme non toxique. Syn. : *uréopoïèse*.

**uréogénique** a. *(angl.* ***ureagenic****)*. Qui se rapporte à la production d'urée. Ex. : fonction uréogénique du foie.

**uréopoïèse** f. *(angl.* ***ureapoiesis****)*. Syn. d'*uréogenèse*.

**urétéral, ale, aux** (ou **urétérique**) a. *(angl.* ***ureteral****)*. Qui se rapporte à l'uretère. Ex. : fistule urétérale, lithiase urétérique.

**urétéralgie** f. *(angl.* ***ureteralgia****)*. Douleur sur le trajet de l'uretère.

**uretère** m. *(angl.* ***ureter****)*. Long conduit excréteur du rein (25 cm), qui fait suite au bassinet et s'étend jusqu'à la vessie dans laquelle il s'abouche par un méat situé à l'angle latéral correspondant du trigone vésical. (a. **urétéral, ale, aux**)

**uretère bifide** *(angl.* ***bifid ureter****)*. Malformation congénitale caractérisée par l'existence de deux uretères qui drainent un rein et se réunissent pour s'aboucher à la vessie par un seul orifice.

**urétérectasie** f. *(angl.* ***ureterectasis****)*. Dilatation de l'uretère.

**urétérectomie** f. *(angl.* ***ureterectomy****)*. Résection partielle ou totale de l'uretère.

**urétérite** f. *(angl.* ***ureteritis****)*. Inflammation de l'uretère, le plus souvent secondaire et associée à une cystite *(urétérite ascendante)* ou à une pyélonéphrite *(urétérite descendante)*.

**urétérocèle** f. *(angl.* ***ureterocele****)*. Dilatation kystique de la portion terminale, intravésicale, de l'uretère, consécutive à un rétrécissement du méat urétéral.

**urétéro-cervical, ale, aux** a. *(angl.* ***uretero-cervical****)*. Qui se rapporte à l'uretère et au col de la vessie.

**urétéro-colostomie** f. *(angl.* ***ureterocolostomy****)*. Création chirurgicale d'un abouchement de l'uretère dans le côlon.

**urétéro-cystonéostomie** (ou **urétéro-cystostomie**) f. *(angl.* ***ureteroneocystostomy, ureterocystostomy****)*. Création chirurgicale d'une nouvelle implantation de l'uretère dans la vessie.

**urétéro-entérostomie** f. *(angl.* ***ureteroenterostomy****)*. Abouchement de l'uretère dans l'intestin.

**urétérographie** f. *(angl.* ***ureterography****)*. Examen radiologique de l'uretère après injection d'une substance opaque aux rayons X.

**urétérohydrose** f. *(angl.* ***hydroureter****)*. Dilatation de l'uretère consécutive à un obstacle à l'écoulement de l'urine. Syn. : *hydro-uretère*.

**urétérolithiase** f. *(angl.* ***ureterolithiasis****)*. Présence de calculs dans les uretères.

**urétérolithotomie** f. *(angl.* ***ureterolithotomy****)*. Extraction d'un calcul après incision de l'uretère.

**urétérolyse** f. *(angl.* ***ureterolysis****)*. Opération destinée à libérer un uretère coudé, fixé, ou comprimé.

**urétéro-néphrectomie** f. *(angl.* ***uretero-nephrectomy****)*. Ablation chirurgicale d'un uretère et du rein correspondant.

**urétéroplastie** f. *(angl.* ***ureteroplasty****)*. Réparation chirurgicale de l'uretère visant à corriger une stricture ou une déformation cicatricielle.

**urétéro-pyélite** f. *(angl.* ***ureteropyelitis****)*. Inflammation de l'uretère et du bassinet.

**urétéro-pyélographie** f. *(angl.* ***ureteropyelography****)*. Pyélographie après l'injection d'une substance de contraste directement dans le méat urétéral, effectuée au cours d'une cystoscopie.

**urétéro-pyélographie rétrograde** (**ascendante** ou **instrumentale**) *(angl.* ***retrograde ureteropyelography****)*. Radiographie de l'appareil urinaire après injection d'un produit opacifiant, par une sonde spéciale introduite dans le méat urétéral, et qui remonte jusqu'au bassinet. Abrév. : UPR. Syn. : *urographie ascendante* (ou *rétrograde*).

**urétéro-pyélonéostomie** (ou **urétéro-pyélostomie**) f. *(angl.* ***ureteropyeloneostomy****)*. Création chirurgicale d'un nouvel abouchement de l'uretère dans le bassinet.

**urétéro-pyéloplastie** f. *(angl.* ***ureteropyeloplasty****)*. Intervention de chirurgie plastique pratiquée sur l'uretère et le bassinet.

**urétéropyose** f. *(angl.* ***ureteropyosis****)*. Inflammation purulente de l'uretère.

**urétéro-rectostomie** (ou **urétéro-rectonéostomie**) f. *(angl.* ***ureteroproctoneostomy****)*. Création d'un abouchement de l'uretère dans le rectum.

**urétérorraphie** f. *(angl.* ***ureterorraphy****)*. Suture d'un uretère sectionné ou incisé.

**urétérosténose** f. *(angl.* ***ureterostenosis****)*. Rétrécissement de l'uretère.

**urétérostomie** f. *(angl.* ***ureterostomy****)*. Abouchement de l'uretère à la peau.

**urétérotomie** f. *(angl.* ***ureterotomy****)*. Incision d'un uretère.

**urétéro-urétérostomie** f. *(angl.* ***ureteroureterostomy****)*. Mise en communication de deux parties différentes d'un même uretère, de façon à rétablir sa perméabilité compromise par une stricture ou par une obstruction.

**urétéro-vaginal**, **ale**, **aux** a. *(angl.* ***ureterovaginal****)*. Qui se rapporte à l'uretère et au vagin. Ex. : fistule urétéro-vaginale.

**urétéro-vésical**, **ale**, **aux** a. *(angl.* ***ureterovesical****)*. Qui se rapporte à l'uretère et à la vessie. Ex. : point douloureux urétéro-vésical, fistule urétéro-vésicale.

**urétralgie** f. *(angl.* ***urethralgia****)*. Douleur de l'urètre.

**urètre** m. *(angl.* ***urethra****)*. Canal excréteur de la vessie allant du col de la vessie jusqu'à l'extérieur où il s'ouvre par le méat urétral. Chez la femme, il est très court et s'étend du col de la vessie à la vulve. Chez l'homme, il est plus long, traversant toute la verge et comprenant trois segments : l'*urètre prostatique*, l'*urètre membraneux* et *l'urètre spongieux*. L'urètre masculin donne aussi passage au sperme qui y arrive par les canaux éjaculateurs. (a. **urétral**, **ale**, **aux**)

**urétrectomie** f. *(angl.* ***urethrectomy****)*. Résection totale ou partielle de l'urètre.

**urétrite** f. *(angl.* ***urethritis****)*. Inflammation de la muqueuse de l'urètre.

**urétrocèle** f. *(angl.* ***urethrocele****)*. Dilatation de l'urètre.

**urétro-cystite** f. *(angl.* ***urethrocystitis****)*. Urétrite associée à une cystite.

**urétro-cystographie** f. Syn. de *cysto-urétrographie*.

**urétrographie** f. *(angl.* ***urethrography****)*. Radiographie de l'urètre après injection d'un produit opacifiant.

**urétrographie mictionnelle** (ou **descendante**) *(angl.* ***voiding cystourethrography [VCU]****)*. Radiographie de l'urètre pendant la miction, après opacification de la vessie.

**urétro-pénien, ienne** a. *(angl.* ***urethropenile****)*. Qui se rapporte à l'urètre et à la verge (pénis). Ex. : fistule urétro-pénienne.

**urétro-périnéal**, **ale**, **aux** a. *(angl.* ***urethroperineal****)*. Qui se rapporte à l'urètre et au périnée. Ex. : fistule urétro-périnéale.

**urétroplastie** f. *(angl.* ***urethroplasty****)*. Intervention de chirurgie plastique qui consiste à refaire un nouvel urètre à l'aide de lambeaux cutanés de voisinage.

**urétrorragie** f. *(angl.* ***urethrorrhagia****)*. Hémorragie provenant de l'urètre.

**urétrorraphie** f. *(angl.* ***urethrorrhaphy****)*. Suture de l'urètre sectionné ou incisé.

**urétrorrhée** f. *(angl.* ***urethrorrhea****)*. Écoulement anormal provenant de l'urètre.

**urétroscopie** f. *(angl.* ***urethroscopy****)*. Examen visuel du conduit urétral et du col vésical à l'aide d'un tube muni d'un dispositif éclairant *(urétroscope)*. (a. **urétroscopique**)

**urétro-scrotal**, **ale**, **aux** a. *(angl.* ***urethroscrotal****)*. Qui se rapporte à l'urètre et au scrotum. Ex. : fistule urétro-scrotale.

**urétrospasme** m. *(angl.* ***urethrospasm****)*. Spasme de l'urètre.

**urétrosténose** f. *(angl.* ***urethrostenosis****)*. Rétrécissement de l'urètre.

**urétrostomie** f. *(angl.* ***urethrostomy****)*. Création chirurgicale d'une ouverture artificielle de l'urètre à la peau.

**urétrotomie** f. *(angl.* ***urethrotomy****)*. Incision de l'urètre ; elle se pratique soit de dedans en dehors à l'aide d'un couteau spécial *(urétrotome) (urétrotomie interne),* soit de dehors en dedans *(urétrotomie externe)*.

**urétro-trigonite** f. *(angl.* ***urethrotrigonitis****)*. Inflammation de l'urètre et du trigone vésical.

**urétro-vaginal**, **ale**, **aux** a. *(angl.* ***urethrovaginal****)*. Qui se rapporte à l'urètre et au vagin. Ex. : fistule urétro-vaginale.

**urétro-vésical**, **ale**, **aux** a. *(angl.* ***urethrovesical****)*. Qui se rapporte à l'urètre et à la vessie.

**uricémie** f. *(angl.* ***uricemia****)*. Teneur du sang en acide urique (taux normal : 0,02 à 0,04 g par litre de sang total). V. *hyperuricémie*.

**uricogenèse** f. Syn. d'*uricopoïèse*.

**uricolyse** f. *(angl.* ***uricolysis****)*. Destruction de l'acide urique dans l'organisme.

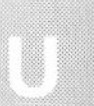

**uricolytique** *(angl.* ***uricolytic****)*. 1) a. Qui se rapporte à l'uricolyse. 2) a. et m. Se dit d'un médicament qui est capable de dissoudre l'acide urique.

**uricopexie** f. *(angl.* ***uricopexy****)*. Fixation d'acide urique dans les tissus, sous forme de dépôts (tophi goutteux) ou de calculs rénaux (lithiase urique).

**uricopoïèse** f. *(angl.* ***uricopoiesis****)*. Formation d'acide urique dans l'organisme. Syn. : *uricogenèse.*

**uricosurie** f. Syn. d'*uricurie.*

**uricosurique** a. et m. *(angl.* ***uricosuric****)*. Se dit d'un médicament qui favorise l'élimination urinaire de l'acide urique.

**uricurie** f. *(angl.* ***uricosuria****)*. Élimination de l'acide urique par l'urine. V. *uraturie*. Syn. : *uricosurie.*

**uridine** f. *(angl.* ***uridine****)*. Nucléoside pyrimidique formé lors de la dégradation (hydrolyse) partielle des acides nucléiques.

**urinaire** a. *(angl.* ***urinary****)*. Qui se rapporte à l'urine, à sa formation et à son excrétion. Ex. : calcul urinaire, voies urinaires. Ling. : Terme plus général qu'*urineux.*

**urinal, aux** m. *(angl.* ***urinal****)*. 1) Récipient pour recueillir l'urine d'un malade alité de sexe masculin. 2) Appareil ambulatoire, généralement en caoutchouc, pour recueillir l'urine chez un incontinent.

**urine** f. *(angl.* ***urine****)*. Liquide organique, produit (sécrété) par le rein et éliminé (excrété) par les voies urinaires ; il passe du bassinet dans l'uretère, pénètre par jets dans la vessie, où il s'accumule pour être ensuite éliminé par l'urètre. De couleur jaune ambré ou rougeâtre, l'urine contient 95 % d'eau et 5 % de composés divers : organiques (urée, acides urique et hippurique, créatinine, urobiline, qui sont des déchets solubles du métabolisme) ou minéraux (chlorure de sodium, phosphates alcalins, sulfates et carbonates). Un adulte élimine en moyenne 1 500 ml d'urine en 24 heures, mais les variations sont considérables. L'excrétion d'urine assure : l'élimination des déchets du métabolisme et des substances étrangères (médicaments, substances toxiques) ; le maintien de la teneur normale en eau du sang et des tissus, de la pression osmotique des liquides organiques et de l'équilibre acido-basique (de l'organisme) ; la prévention de l'acidose par élimination de l'ammoniaque et de l'alcalose par élimination des bicarbonates. V. *miction*. (a. **urinaire**)

**urineux, euse** a. *(angl.* ***urinous****)*. Qui se rapporte à l'urine, qui contient de l'urine. Ex. : abcès urineux, infiltration urineuse, odeur urineuse. V. *urinaire.*

**urinifère** a. *(angl.* ***uriniferous****)*. Qui transporte l'urine. V. *tube urinifère.*

**urobiline** f. *(angl.* ***urobilin****)*. Pigment jaune orangé provenant de l'oxydation de l'*urobilinogène* (V. ce terme), présent, normalement en petite quantité, dans l'urine, et dont le taux peut augmenter en même temps que celui de l'urobilinogène.

**urobilinogène** m. *(angl.* ***urobilinogen****)*. Produit de dégradation de la bilirubine formé dans l'intestin sous l'effet d'enzymes des bactéries intestinales ; c'est un précurseur de l'urobiline, éliminé en faible quantité dans l'urine et en quantité plus importante par les matières fécales (sous forme de stercobilinogène). Normalement, la plus grande partie de l'urobilinogène est réabsorbée par la muqueuse de l'intestin et retourne au foie où il est à nouveau transformé en bilirubine et excrété dans la bile (cycle entéro-hépatique). Dans les atteintes du foie, ce cycle est perturbé et l'urobilinogène passe dans le sang et est éliminé en quantités anormales par les urines où il est transformé par oxydation à l'air en urobiline *(urobilinogénurie* et *urobilinurie)*. Son dosage urinaire se fait au moyen du *réactif d'Ehrlich* avec lequel il donne un composé rouge.

**urobilinogénémie** f. *(angl.* ***urobilinogenemia****)*. Présence d'urobilinogène dans le sang. Normalement très faible, l'urobilinogénémie ne devient notable que dans les affections hépatiques ou dans les cas d'hémolyse importante.

**urobilinogénurie** f. *(angl.* ***urobilinogenuria****)*. Teneur de l'urine en urobilinogène. Normalement inférieure à 25 mg par jour, elle augmente dans les affections hépatiques.

**urobilinurie** f. *(angl.* ***urobilinuria****)*. Teneur de l'urine en urobiline, celle-ci provenant de l'oxydation à l'air de l'urobilinogène. Elle varie normalement de 10 à 120 mg par jour. Une urobiline élevée traduit une atteinte des cellules hépatiques (cirrhose, hépatite) par suite du blocage plus ou moins important du cycle entéro-hépatique de l'urobilinogène. L'urobilinurie augmente aussi dans les hémolyses (résorption d'épanchements sanguins, anémies hémolytiques, anémie pernicieuse).

**urochrome** m. *(angl.* ***urochrome****)*. Pigment brun-rouge présent en faible quantité dans l'urine normale ; c'est un dérivé de l'urobiline.

**urocortisol** m. Syn. de *tétrahydrocortisol.*

**urocortisone** f. Syn. de *tétrahydrocortisone.*

**uroculture** f. *(angl.* ***urine culture****)*. Culture de micro-organismes à partir de l'urine prélevée stérilement.

**urocytogramme** m. *(angl.* ***urine cytological count****)*. Examen au microscope des cellules du sédiment urinaire.

**urodensimètre** m. Syn. d'*uromètre*.

**urogène** a. *(angl.* ***urogenous****)*. 1) Qui se rapporte à la production (sécrétion et excrétion) de l'urine. 2) Qui provient de l'urine. Ex. : pyélite urogène (par stase de l'urine due à un obstacle au niveau des voies urinaires).

**uro-génital**, **ale**, **aux** a. Syn. de *génito-urinaire*.

**urographie** f. V. *urographie intraveineuse*.

**urographie ascendante** (ou **rétrograde**). Syn. d'*urétéro-pyélographie rétrograde*.

**urographie intraveineuse** (ou **descendante**) *(angl.* ***intravenous urography****)*. Radiographie de l'appareil urinaire opacifié par un produit de contraste à élimination rénale sélective, introduit dans la circulation par voie intraveineuse (en langage clinique, on dit souvent *urographie*). Abrév. : UIV. V. *pyélographie*.

**urokinase** f. *(angl.* ***urokinase****)*. Enzyme extraite de l'urine humaine ou animale, utilisée par voie intraveineuse, dans le traitement des thromboses, mieux tolérée que la streptokinase.

**urolithiase** f. Syn. de *lithiase urinaire*.

**urologie** f. *(angl.* ***urology****)*. Branche de la médecine qui traite des maladies des voies urinaires, du point de vue médical, chirurgical et, par extension, des maladies de l'appareil génito-urinaire chez l'homme. Le spécialiste en est l'*urologue* (ou *urologiste*). V. *néphrologie*. (a. **urologique**)

**uromètre** m. *(angl.* ***urometer****)*. Instrument servant à déterminer la densité de l'urine. Syn. : *urodensimètre*.

**uronique** a. V. *acide uronique*.

**uropoïèse** f. *(angl.* ***uropoiesis****)*. Formation de l'urine dans le rein.

**uropoïétique** *(angl.* ***uropoietic****)*. 1) a. Qui se rapporte à l'uropoïèse. Ex. : fonction uropoïétique du rein. 2) a. et m. Qui stimule la production d'urine.

**uroporphyrine** f. *(angl.* ***uroporphyrin****)*. Dérivé de porphyrine de couleur rouge, éliminé par les urines dans certains états pathologiques. V. *porphyrie*.

**uroporphyrinurie** f. *(angl.* ***uroporphyrinuria****)*. Présence pathologique d'uroporphyrines dans les urines, leur conférant une coloration rouge.

**uropyonéphrose** f. *(angl.* ***uropyonephrosis****)*. Dilatation du bassinet par accumulation d'urine infectée, purulente.

**urticaire** f. *(angl.* ***urticaria****)*. Affection cutanée caractérisée par une éruption de papules rosées ou blanchâtres, ressemblant à des piqûres d'ortie, prurigineuses ou produisant une sensation de brûlure. Elles disparaissent au bout de quelques heures, d'autres papules survenant dans des endroits différents. L'urticaire peut être d'origine allergique (sensibilisation de l'organisme à des médicaments, à des parasites, à des agents physiques, à des aliments). (a. **urticarien**, **ienne**)

**urticaire pigmentaire** *(angl.* ***urticaria pigmentosa****)*. Dermatose chronique caractérisée par de petites taches ou élevures peu saillantes, jaune brun, disséminées sur le tronc et les membres (peau de léopard). Les lésions deviennent franchement urticariennes au grattage. L'urticaire pigmentaire entre dans le cadre des mastocytoses bénignes.

**urticant**, **ante** a. *(angl.* ***urticant****)*. Qui produit sur la peau une sensation de brûlure et de prurit semblable à celle due au contact d'orties.

**urticarien**, **ienne** a. *(angl.* ***urticarial****)*. Qui se rapporte à l'urticaire.

**urtication** f. *(angl.* ***urtication****)*. 1) Sensation de brûlure et de prurit analogue à celle que produit le contact d'orties. 2) Apparition d'une urticaire.

**utérin**, **ine** a. *(angl.* ***uterine****)*. 1) Qui se rapporte à l'utérus. Ex. : prolapsus utérin. 2) Se dit des frères et sœurs nés de la même mère, mais non du même père. V. *consanguin*.

**utéro-ovarien**, **ienne** a. *(angl.* ***utero-ovarian****)*. Qui se rapporte à l'utérus et à l'ovaire. Ex. : ligament utéro-ovarien.

**utéro-placentaire** a. *(angl.* ***uteroplacental****)*. Qui se rapporte à l'utérus et au placenta. Ex. : caduque utéro-placentaire.

**utéro-tubaire** a. *(angl.* ***uterotubal****)*. Qui passe par l'utérus et la trompe utérine. Ex. : insufflation utéro-tubaire, perfusion utéro-tubaire. V. *tubo-utérin*.

**utéro-vaginal**, **ale**, **aux** a. *(angl.* ***uterovaginal****)*. Qui se rapporte à l'utérus et au vagin. Ex. : plexus utéro-vaginal.

**utérus** m. *(angl.* ***uterus****)*. Organe creux, musculeux, constituant avec les trompes et les ovaires, les organes génitaux internes de la femme. Il est situé au milieu de la cavité pelvienne, entre la vessie et le rectum, et comprend : un *corps* maintenu latéralement par les ligaments larges et dont les angles supérieurs (cornes utérines) se prolongent par les trompes de Fallope; une partie intermédiaire, rétrécie, l'*isthme* et une partie inférieure, le *col* qui s'ouvre dans le vagin au

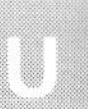

centre de la saillie intravaginale, le *museau de tanche*. L'utérus est destiné à héberger l'ovule fécondé et à permettre son développement *(gestation)* jusqu'au moment où le fœtus sera expulsé. Il est constitué d'une paroi de tissu musculaire lisse *(myomètre)*, circonscrivant une cavité tapissée d'une muqueuse *(endomètre)*; en l'absence de fécondation, le renouvellement de sa muqueuse se fait au cours du *cycle menstruel* (V. ce terme). Non gravide, l'utérus pèse environ 50 g et a une capacité de 2 à 3 cm$^3$; à terme, il pèse 900 à 1 200 g et a une capacité de 4 000 à 5 000 cm$^3$. V. *hystér-*, *métr-*. Syn. : *matrice*. (a. **utérin, ine**)

**utérus bicorne** *(angl. **uterus bicornis**)*. Utérus divisé dans sa partie supérieure en deux cornes; c'est une variété rare de conformation utérine.

**utérus biloculaire** *(angl. **uterus bilocularis**, **uterus septus**)*. Utérus dont la cavité est divisée longitudinalement en deux parties par une cloison. On distingue une forme dans laquelle la division est complète, avec deux cols utérins, et une forme dans laquelle la division est incomplète et le col unique.

**utérus cordiforme** *(angl. **uterus cordiformis**)*. Utérus dont le fond est marqué d'une dépression plus ou moins profonde, qui donne à l'organe la forme d'un cœur du jeu de carte. Cette variété de conformation utérine est fréquente.

**utérus didelphe** *(angl. **uterus didelphys**)*. Utérus divisé en deux compartiments par une cloison médiane, avec un vagin qui est, en général, lui aussi dédoublé.

**utilitarisme** m. *(angl. **utilitarianism**)*. Attitude consciente d'un patient qui utilise ses troubles dans un but intéressé.

**utriculaire** a. *(angl. **utricular**)*. 1) En forme de petite outre. 2) Qui se rapporte à un utricule anatomique. Ex. : tache auditive utriculaire.

**utricule** m. *(angl. **utricle**)*. Vésicule du vestibule membraneux (de l'oreille interne), située en arrière du saccule, dans laquelle débouchent les trois canaux semi-circulaires. L'utricule contient un otolithe. La zone de l'utricule adhérente, au niveau de la fenêtre ovale, à la paroi interne du vestibule, correspond à la *macule auditive*, d'où naissent les fibres du nerf utriculaire.

**utricule prostatique** *(angl. **prostatic utricle**)*. Canalicule médian compris dans l'épaisseur de la prostate entre les deux canaux éjaculateurs et qui s'ouvre, par un orifice en forme de fente verticale, au sommet du veru montanum.

**utriculite** f. *(angl. **utriculitis**)*. Inflammation de l'utricule de l'oreille ou de l'utricule prostatique.

**utriculo-sacculaire** a. *(angl. **utriculosaccular**)*. Qui se rapporte à l'utricule et au saccule de l'oreille interne.

**UV**. Abrév. désignant les *rayonnements ultraviolets*.

**uvéal, ale, aux** a. *(angl. **uveal**)*. Qui se rapporte à la tunique moyenne de l'œil (uvée ou *tractus uvéal)*. Ex. : staphylome uvéal.

**uvée** f. Syn. de *tractus uvéal*.

**uvéite** f. *(angl. **uveitis**)*. Inflammation du tractus uvéal, diffuse ou partielle, intéressant soit sa partie antérieure, l'iris et le corps ciliaires *(irido-cyclite)*, soit sa partie postérieure, la choroïde *(choroïdite)*.

**uvéo-méningite** f. *(angl. **uveomeningitis**)*. Nom d'ensemble des syndromes caractérisés par une atteinte du tractus uvéal associée à une méningite. Il peut s'agir d'une infection virale ou d'une affection d'étiologie non élucidée (l'atteinte simultanée de ces deux structures s'explique par le fait qu'elles ont une même origine embryonnaire).

**uvéoplastie** f. *(angl. **uveoplasty**)*. Toute opération réparatrice pratiquée au niveau du tractus uvéal.

**uvéo-sclérite** f. *(angl. **uveoscleritis**)*. Inflammation du tractus uvéal s'étendant à la sclérotique.

**uviforme** a. *(angl. **uviform**)*. Qui ressemble à une grappe de raisin.

**uvula** f. *(angl. **uvula**)*. 1) Lobule du vermis inférieur du cervelet. Syn. : *luette du vermis*. 2) Syn. de *luette* (du voile du palais).

**uvulaire** a. *(angl. **uvular**)*. 1) Qui se rapporte à l'uvula du cervelet. 2) Syn. de *staphylin*.

**uvulite** f. *(angl. **uvulitis**)*. Inflammation de la luette.

**uvulotomie** f. *(angl. **uvulotomy**)*. Incision chirurgicale de la luette, ou excision de celle-ci. Syn. : *staphylotomie* (2).

# V

**V** 1) Symbole du *volt*. 2) Abrév. de *volume*, *vitesse*, *valence*, *ventilation*. 3) Symbole des *dérivations unipolaires de la région précordiale*, l'électrode indifférente étant fixée à la borne centrale ; il est suivi du chiffre indiquant le point d'application de l'électrode exploratrice : V1, V2, V3, etc. 4) En France, lettre-clé de la Nomenclature Générale des Actes Professionnels des Médecins et autres Professions de Santé. Portée sur les documents de l'assurance-maladie, elle caractérise la visite au domicile du malade par le médecin omnipraticien, le chirurgien-dentiste ou la sage-femme [22].

$\mathbf{V_A}$ Symbole du volume de l'*air alvéolaire courant*, ou du *débit ventilatoire alvéolaire*.

**v.** Abrév. internationale de *veine* (à faire suivre du nom de la veine).

**V deltoïdien** *(angl.* ***deltoidal print****).* Empreinte rugueuse de l'humérus, en forme de V ouvert en haut, sur laquelle s'insère l'extrémité inférieure du muscle deltoïde. Syn. : *empreinte deltoïdienne*.

**V lingual** *(angl.* ***terminal sulcus of tongue****).* Ligne anguleuse à sommet postérieur selon laquelle se disposent les 9 à 11 papilles caliciformes de la langue.

**VA**. 1) Abrév. de *ventilation alvéolaire*. 2) Symbole du *voltampère*.

**vacataire** a. ou n. Personne assurant un travail non permanent par séances dites *vacations*. V. *vacation* [22].

**vacation** f. *(angl. 1)* ***attendance****, 2)* ***fees****).* 1) Séance de travail, dont la durée s'exprime généralement en heures ou demi-journées, qu'une personne consacre à une activité rémunérée non permanente. 2) Rémunération versée pour chaque séance de travail à la personne travaillant selon ce mode [22].

**vaccin** m. *(angl.* ***vaccine****).* Substance possédant la propriété d'immuniser l'organisme contre une maladie infectieuse. On la prépare soit à partir de micro-organismes tués ou inactifs, soit à partir de micro-organismes vivants, mais atténués par le formol, par une autre substance ou par la chaleur. La substance garde ses propriétés antigéniques et suscite dans le sang de l'individu inoculé la formation d'anticorps qui le protègent contre le micro-organisme correspondant.

**vaccin antiamaril** *(angl.* ***yellow fever vaccine****).* Vaccin contre la fièvre jaune, obtenu à partir de virus vivants atténués par plusieurs passages sur culture de tissus. Il existe un type qui est administré par injection sous-cutanée unique dès l'âge de 6 mois. L'immunité obtenue est quasi-totale et est de longue durée (10 ans). De nombreux pays exigent la présentation d'un certificat de vaccination contre la fièvre jaune en cours de validité pour les voyageurs en provenance de zones d'endémie.

**vaccin anticholérique** *(angl.* ***cholera vaccine****).* Vaccin contre le choléra préparé avec des vibrions cholériques tués. La vaccination comporte traditionnellement deux injections intramusculaires ou sous-cutanées à intervalle de 7 à 28 jours. La durée de l'immunité n'est que de 6 mois et seulement dans 50 % des cas environ. Plusieurs vaccins administrés par voie buccale sont aussi disponibles.

**vaccin antiourlien** *(angl.* ***mumps vaccine****).* Vaccin vivant atténué contre les oreillons, administré en une seule injection. Cette vaccination n'est pas obligatoire mais fortement recommandée. Elle est souvent administrée aujourd'hui en association avec les vaccins antirougeoleux et antirubéoleux (ROR).

**vaccin antipoliomyélitique** *(angl.* ***poliomyelitis vaccine****).* Vaccin préparé à partir de souches virulentes de virus poliomyélitique, inactivées par le formol *(vaccin de Salk)* ou par la propiolactone formolée *(vaccin de Lépine)*, administré par injections sous-cutanées ; ou encore, vaccin préparé à partir de souches virales atténuées par plusieurs passages sur des rongeurs ou des cultures de tissus *(vaccin de Sabin-Koprowski)*, administré par voie buccale. En France, ce vaccin est obligatoire pour tous les enfants avant 18 mois. La vaccination se fait en 3 fois et est suivie d'un rappel après un an, puis tous les cinq ans.

**vaccin antirabique** *(angl.* ***rabies vaccine****).* Vaccin jadis préparé à partir d'un virus vivant atténué *(vaccin Pasteur)* ou d'un virus atténué et inactivé par le phénol *(vaccin de Fermi, vaccin de Semple)*, administré comme traitement préventif de la rage (en cas de morsure suspecte), en une série de 15 à 18 injections sous-cutanées journalières, à doses croissantes. Aujourd'hui, il existe des vaccins inactivés, administrés par voie intramusculaire en trois injections (J0, J7 et J28), suivies d'un rappel après un an, puis tous les cinq ans, ou curativement en cinq injections (J0, J3, J7, J14 et J28), éventuellement avec administration d'immunoglobulines antirabiques.

**vaccin antirougeoleux** *(angl.* ***measles vaccine****).* Vaccin vivant atténué, administré en une seule injection, pour prémunir contre la rougeole. Cette vaccination, qui n'est pas obligatoire mais fortement recommandée, est souvent administrée aujourd'hui en association avec les vaccins antirubéoleux et anti-ourlien (ROR).

**vaccin antirubéoleux** *(angl.* ***rubella vaccine****)*. Vaccin préparé à partir de souches atténuées de virus rubéoleux conférant une immunité durable contre la rubéole. Cette vaccination, qui n'est pas obligatoire mais fortement recommandée, est souvent administrée aujourd'hui en association avec les vaccins antirougeoleux et anti-ourlien (ROR).

**vaccin antitétanique**. Anatoxine tétanique.

**vaccin antitétano-typho-paratyphoïdique** *(angl.* ***TeTAB vaccine****)*. Vaccin constitué d'un mélange d'anatoxine tétanique et de vaccin antitypho-paratyphoïdique. Syn. : *vaccin TeTAB.*

**vaccin antitypho-paratyphoïdique**. Syn. de *vaccin TAB.*

**vaccin antivariolique** *(angl.* ***smallpox vaccine****)*. Vaccin préparé autrefois à partir du virus de la vaccine, administré par scarification ou par injection intradermique. La validité légale d'une vaccination antivariolique était de 3 ans. La vaccination est actuellement abandonnée depuis l'éradication de la variole en 1975.

**vaccin BCG** *(angl.* ***BCG vaccine****)*. Vaccin antituberculeux constitué de bacilles tuberculeux bovins vivants, ayant perdu leur virulence à la suite de nombreux passages sur milieu bilié; on l'administre par voie buccale ou intradermique, ou par scarification. Ling. : Les initiales *BCG* désignent le bacille (bilié) de Calmette-Guérin. En France, la vaccination par le BCG est obligatoire, au plus tard à l'âge de 6 ans.

**vaccin DT** *(angl.* ***DT vaccine****)*. Vaccin mixte antidiphtérique-antitétanique. La vaccination comporte trois injections sous-cutanées pratiquées à 1 mois d'intervalle, et suivies un an après d'une injection de rappel. Les rappels sont ensuite recommandés tous les cinq ans. La durée de l'immunité conférée est de 5 à 6 ans. La vaccination antidiphtérique est obligatoire en France avant 18 mois.

**vaccin DTC** *(angl.* ***DTC vaccine****)*. Vaccin mixte antidiphtérique, antitétanique et anticoquelucheux. La vaccination comporte trois injections sous-cutanées, à 30 jours d'intervalle. Une injection de rappel est nécessaire un an plus tard. La durée de l'immunité est de 3 à 4 ans. Ce vaccin est souvent associé au vaccin antipoliomyélitique.

**vaccin DT-TAB**. Syn. de *vaccin TABDT.*

**vaccin TAB** *(angl.* ***TAB vaccine****)*. Vaccin polyvalent formé d'une suspension de bacilles typhiques *(Salmonella typhi)*, et paratyphiques *(Salmonella paratyphi A* et *Salmonella paratyphi B)*, tués par la chaleur ou par un bactéricide. Il est administré en trois injections sous-cutanées chez l'adulte et en quatre injections chez l'enfant, à intervalles de 7 à 10 jours. Des injections de rappel peuvent être pratiquées par la suite. La durée de l'immunité est habituellement de 5 ans, mais elle peut diminuer déjà à partir de la quatrième année. Ling. : **T**, typhoïde ; **A**, paratyphoïde A ; **B**, paratyphoïde B. Syn. : *vaccin antitypho-paratyphoïdique.*

**vaccin TABC** *(angl.* ***TABC vaccine****)*. Vaccin antitypho-paratyphoïdique A, B et C. Il est produit uniquement par certains laboratoires à l'intention de pays (surtout africains) où l'on rencontre aussi des fièvres paratyphoïdes dues à *Salmonella paratyphi C.*

**vaccin TABDT** *(angl.* ***TABDT vaccine****)*. Vaccin mixte dit « triple associé » (fièvre typhoïde, fièvres paratyphoïdes A et B, diphtérie, tétanos). La vaccination comporte trois injections sous-cutanées chez l'adulte et quatre injections chez l'enfant, pratiquées à intervalles de 15 jours. Une injection de rappel est faite un an plus tard. On dit aussi *vaccin DT-TAB.*

**vaccin TeTAB**. Syn. de *vaccin antitétano-typho-paratyphoïdique.*

**vaccin T-TAB** *(angl.* ***T-TAB vaccine****)*. Vaccin mixte antitétanique et antitypho-paratyphoïdique. La vaccination comporte trois injections sous-cutanées chez l'adulte et quatre injections chez l'enfant, pratiquées à intervalles de 15 jours. Une injection de rappel est faite un an après.

**vaccinable** a. *(angl.* ***vaccinable****)*. Qui est susceptible d'être vacciné.

**vaccinal, ale, aux** a. *(angl.* ***vaccinal****)*. 1) Qui se rapporte à la vaccine. Ex. : virus vaccinal. 2) Qui se rapporte ou qui est dû à la vaccination. Ex. : complication vaccinale.

**vaccination** f. *(angl.* ***vaccination****)*. Administration d'un vaccin, par voie orale, parentérale ou par scarification, dans le but de protéger contre une maladie infectieuse.

**vaccine** f. *(angl. 1)* ***vaccinia****, 2)* ***cowpox****)*. 1) Réaction provoquée autrefois chez l'homme par l'inoculation du vaccin antivariolique, caractérisée par des pustules à l'endroit de l'inoculation, avec quelques manifestations générales peu accusées. Les complications étaient exceptionnelles : encéphalomyélite vaccinale, infections cutanées surajoutées, vaccine généralisée. 2) Maladie des bovins, appelée aussi *cowpox* (variole des vaches), due à un virus du groupe *Pox (virus vaccinal)* qui était utilisé pour la préparation du vaccin antivariolique.

**vacciniforme** a. *(angl.* ***vacciniform****).* Qui ressemble à la vaccine. Ex. : herpès vacciniforme.

**vaccinoïde** f. (ou **vaccinelle**) *(angl.* ***vaccinoid****).* Autrefois, réaction cutanée bénigne chez un individu revacciné contre la variole.

**vaccinostyle** m. *(angl.* ***vaccinostyle****).* Petite lancette en forme de plume métallique pour la vaccination par scarification.

**vaccinothérapie** f. *(angl.* ***vaccinotherapy****).* 1) Partie de la thérapeutique qui traite de l'emploi des vaccins. 2) Administration d'un vaccin au cours d'une infection.

**vacuité** f. *(angl.* ***vacuity****).* État d'une chose ou d'un organe vide.

**vacuole** f. *(angl.* ***vacuole****).* Espace clos, présent dans le cytoplasme d'une cellule ou d'un organisme unicellulaire (bactérie, hématozoaire), à l'état physiologique ou pathologique et pouvant contenir diverses substances. (a. **vacuolaire**)

**vacuolisation** f. *(angl.* ***vacuolation****).* Formation de vacuoles.

**vacuum** m. *(angl.* ***vacuum****).* Vide.

**vagal**, **ale**, **aux** a. *(angl.* ***vagal****).* Qui se rapporte au nerf vague (nerf pneumogastrique), qui est dû à l'activité de ce nerf. Ex. : bradycardie vagale.

**vagin** m. *(angl.* ***vagina****).* Conduit musculomembraneux qui s'étend du col utérin à la vulve, situé dans la cavité pelvienne, en avant du rectum, en arrière de la vessie et au-dessous de l'utérus. Organe de la copulation chez la femme, le vagin donne passage au sang menstruel et au fœtus lors de l'accouchement. V. *colp-*, *élytro-*.

**vaginal**, **ale**, **aux** a. *(angl.* ***vaginal****).* Qui se rapporte au vagin. Ex. : prolapsus vaginal.

**vaginale** f. *(angl.* ***tunica vaginalis testis****).* Tunique vaginale.

**vaginalite** f. *(angl.* ***vaginalitis****).* Inflammation de la tunique vaginale du scrotum.

**vaginisme** m. *(angl.* ***vaginismus****).* Contracture douloureuse des muscles constricteurs du vagin. V. *vaginodynie*. Syn. : *colpospasme*.

**vaginite** f. *(angl.* ***vaginitis****).* Inflammation de la muqueuse vaginale.

**vaginodynie** f. *(angl.* ***vaginodynia****).* Douleur localisée au vagin ; elle peut être due au *vaginisme*.

**vaginoplastie** f. Syn. de *colpoplastie*.

**vagissements** m. pl. *(angl.* ***vagitus****).* Premiers cris poussés par le nouveau-né.

**vagolytique** a. et m. *(angl.* ***vagolytic****).* Qui inhibe le nerf pneumogastrique (vague) et, par extension, le système nerveux parasympathique. V. *parasympatholytique*. Syn. : *vagoparalytique*.

**vagomimétique** a. *(angl.* ***vagomimetic****).* Syn. de *parasympathomimétique*.

**vagoparalytique** a. Syn. de *vagolytique*.

**vagotomie** f. *(angl.* ***vagotomy****).* Section du nerf vague.

**vagotonie** f. *(angl.* ***vagotonia****).* État caractérisé par une hyperexcitabilité du système parasympathique (nerf vague), son action semblant prédominer dans le fonctionnement général de l'organisme. La vagotonie se traduit essentiellement par une instabilité vasomotrice, des transpirations abondantes, et par une tendance à la constipation et aux crampes musculaires. Syn. : *parasympathicotonie*, *parasympathotonie*.

**vagotonique** *(angl.* ***vagotonic****).* 1) a. Qui se rapporte à la vagotonie, ou en résulte. Ex. : réflexe pupillaire vagotonique. 2) a. et n. Qui est affecté de vagotonie.

**vagotrope** a. *(angl.* ***vagotropic****).* Se dit de certaines substances qui ralentissent le rythme cardiaque et abaissent la tension artérielle, en agissant sur le nerf vague.

**vague** m. (ou **nerf vague**). Syn. de *pneumogastrique*.

**vairon** *(angl. 1)* ***wall-eyed****, 2)* ***of different colours****).* 1) a. Se dit d'un œil dont l'iris est entouré d'un anneau blanchâtre. 2) a. (au pluriel) Se dit des yeux dont les iris ont des colorations différentes.

**vaisseau** m. *(angl.* ***vessel****).* En anatomie, tout canal par lequel circule le sang ou la lymphe : artère, veine, capillaire, lymphatique. V. *angé-*, *vasculaire*.

**valence** f. *(angl.* ***valence****).* Nombre d'atomes d'hydrogène ou d'autres substances équivalentes qu'un atome ou un ensemble d'atomes peut remplacer dans une combinaison chimique. Abrév. : V. (a. **valentiel**, **elle**)

**valeur globulaire** *(angl.* ***colour index****; amér.* ***color index****).* Rapport entre le taux d'hémoglobine et le nombre d'érythrocytes circulants, normalement égal à 1. La valeur globulaire est supérieure à 1,1 dans l'anémie pernicieuse et abaissée au-dessous de 0,85 dans les anémies hypochromes. En fait, la détermination de la valeur globulaire ne donne pas des renseignements suffisants sur la teneur en hémoglobine des érythrocytes car elle ne tient pas compte de *l'hématocrite* ;

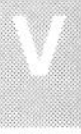

on la remplace par l'évaluation de la *concentration corpusculaire moyenne en hémoglobine* (V. *hémoglobine*). Abrév. : VG.

**valgisant, ante** a. Qui produit un valgus. Ex. : ostéotomie valgisante. V. *varisant.*

**valgisation** f. 1) Déformation d'un membre en valgus, progressive ou définitive, spontanée ou traumatique. 2) Intervention chirurgicale visant à corriger une anomalie osseuse ou articulaire par la mise en valgus du membre intéressé. Ex. : ostéotomie intertrochantérienne de valgisation. V. *varisation.*

**valgus, valga, valgum** a. *(angl.* ***valgus****)*. Mot latin signifiant *tourné* ou *dévié en dehors* et désignant un membre ou une partie de membre déviés en dehors. Ex. : hallux valgus, coxa valga, genu valgum. V. *varus.*

**vallécule** f. *(angl.* ***vallecula****)*. Chacune des deux fossettes situées à la partie postérieure du dos de la langue et délimitées par trois replis muqueux glosso-épiglottiques.

**Valleix (points de)** *(angl.* ***Valleix's points****)*. Points douloureux à la pression dans les états névralgiques, situés aux endroits où un nerf est accessible à la palpation. Les plus importants sont situés dans les régions sus-orbitaire, sous-orbitaire et mentonnière (névralgie du trijumeau) et sur le trajet du nerf sciatique et de ses branches : fesse, cuisse, jambe et pied; mais il y en a d'autres, d'importance secondaire (auriculaires, ophtalmiques, gingivaux). (*Valleix* François, médecin français, 1807-1855.)

**Valsalva (épreuve** ou **manœuvre de)** *(angl.* ***Valsalva's maneuver****)*. Technique permettant d'élever la pression dans le rhinopharynx par expiration forcée, bouche fermée et narines pincées, en vue de rétablir ou de tester la perméabilité des trompes d'Eustache. (*Valsalva* Antonio Maria, anatomiste italien, 1666-1723).

**valve** f. *(angl.* ***valve****)*. 1) En anatomie, chacune des lames faisant partie d'une valvule cardiaque. 2) En chirurgie, écarteur rigide ou malléable, avec ou sans manche. 3) Soupape ou clapet dans un masque respiratoire, un appareil à anesthésie, etc. 4) Prothèse destinée à remplacer, après résection chirurgicale, des valvules cardiaques lésées.

**valvé, ée** a. *(angl.* ***valvate****)*. Qui est composé de valves ou qui porte des valves.

**valvule** f. *(angl.* ***valvula****)*. Repli membraneux situé au niveau d'un orifice cardiaque ou dans la lumière d'un vaisseau, et destiné à s'opposer au retour du courant sanguin vers son point d'origine. Les *valvules auriculo-ventriculaires* du cœur empêchent le passage du sang du ventricule vers l'oreillette au moment de la systole ventriculaire. Les valvules étagées, en « nid de pigeon », disposées sur le trajet des veines périphériques (tête et cou exceptés) et sur les canaux lymphatiques, empêchent le reflux du sang sous l'action de la pesanteur. (a. **valvulaire**)

**valvule auriculo-ventriculaire** (ou **atrio-ventriculaire**) *(angl.* ***atrioventricular valve****)*. Chacun des deux systèmes valvulaires annexés aux orifices auriculo-ventriculaires droit et gauche du cœur. Ce sont : la *valvule tricuspide* (à droite) et la *valvule mitrale* (à gauche).

**valvule bicuspide**. Syn. de *valvule mitrale.*

**valvule cardio-œsophagienne** *(angl.* ***cardio-esophageal valve****)*. Important repli de la muqueuse gastrique, qui prolonge le bord gauche du cardia, en regard de l'incisure cardio-tubérositaire.

**valvules conniventes** *(angl.* ***circular folds****)*. Replis permanents de la muqueuse de l'intestin grêle, depuis l'angle duodéno-jéjunal jusqu'à la terminaison de l'iléon. Leur nombre diminue graduellement jusqu'à la valvule iléo-cæcale. Ils disparaissent même pratiquement sur les cinquante derniers centimètres de l'iléon.

**valvule iléo-cæcale** (ou **iléo-colique**). Syn. de *valvule de Bauhin.* V. *Bauhin (valvule de).*

**valvule mitrale** *(angl.* ***mitral valve****)*. Système valvulaire, constitué de deux valves, annexé à l'orifice auriculo-ventriculaire gauche (faisant communiquer l'oreillette et le ventricule gauches). Syn. : *valvule bicuspide.*

**valvules sigmoïdes** (ou **semi-lunaires**) *(angl.* ***semilunar valves****)*. Minces replis, au nombre de trois, annexés à chacun des orifices artériels du cœur *(valvules sigmoïdes aortiques* et *valvules sigmoïdes pulmonaires).* En forme de « nid de pigeon », ces valvules ferment les orifices de l'aorte (ventricule gauche) et de l'artère pulmonaire (ventricule droit) pendant la systole, empêchant ainsi le reflux du sang dans les ventricules.

**valvule tricuspide** *(angl.* ***tricuspid valve****)*. Système valvulaire, constitué de trois valves, annexé à l'orifice atrio-ventriculaire droit (mettant en communication l'oreillette et le ventricule droits).

**valvules urétrales** *(angl.* ***urethral valves****)*. Replis congénitaux anormaux d'aspect valvulaire, faisant saillie dans l'urètre et pouvant provoquer une rétention d'urine en amont.

**valvulée, ée** a. *(angl.* ***valved****)*. Qui est pourvu de valvules. Ex. : veine valvulée.

**valvulectomie** f. *(angl.* ***valvulectomy****).* Résection partielle ou totale d'une valvule cardiaque.

**valvulite** f. *(angl.* ***valvulitis****).* Inflammation d'une valvule, notamment d'une valvule cardiaque.

**valvuloplastie** f. *(angl.* ***valvuloplasty****).* Toute opération réparatrice au niveau d'une valvule cardiaque lésée, notamment pour corriger une sténose mitrale ou une insuffisance mitrale.

**valvulotomie** f. *(angl.* ***valvotomy****).* Section des valvules cardiaques pratiquée en cas de sténose orificielle.

**van Creveld-Gierke (maladie de)**. Syn. de *maladie de von Gierke*. V. *Gierke von (maladie de).*

**van den Berg (épreuve de)**. Syn. de *diazoréaction*. (*van den Berg* Hijmans, médecin néerlandais, 1869-1943).

**vaporisateur** m. *(angl.* ***vaporizer****).* 1) Appareil servant à disperser un liquide sous forme de fines particules. 2) Dans un sens plus large, appareil servant à effectuer une *pulvérisation* (V. ce terme).

**Vaquez (maladie de)** *(angl.* ***polycythemia vera****).* Affection chronique de l'adulte, de cause non élucidée, caractérisée par une augmentation anormale du nombre des érythrocytes (7 à 14 millions par millimètre cube). Les signes principaux en sont : une coloration rouge de la peau et des muqueuses, des douleurs osseuses, des céphalées et des vertiges, une splénomégalie modérée, des hémorragies cutanées et viscérales, parfois compliquées de thromboses vasculaires. Des rémissions peuvent être obtenues par le phosphore radioactif. Syn. : *polyglobulie essentielle*. (*Vaquez* Louis Henri, médecin français, 1860-1936.)

**variable** f. *(angl.* ***variable****).* En mathématiques, quantité qui peut prendre n'importe quelle valeur d'un ensemble préalablement défini.

**variabilité génétique** *(angl.* ***genetic variability****).* L'ensemble des variations génétiques qui peuvent exister entre les membres d'une population. La variabilité génétique inclut la variabilité génotypique en y ajoutant, éventuellement, les différences génétiques qui relèvent du domaine de l'hérédité non chromosomique.

**variabilité génotypique** *(angl.* ***genotypic variability****).* L'ensemble des différences que peuvent présenter les membres d'une même population pour le génotype chromosomique [23].

**variabilité phénotypique** *(angl.* ***phenotypic variability****).* L'ensemble des variations du phénotype que l'on peut observer, pour le ou les caractères considérés, entre les individus membres d'une même population. Le phénotype individuel dépend à la fois des potentialités héréditaires et de l'action du milieu [23].

**varice** f. *(angl.* ***varix****).* 1) Dilatation veineuse pathologique, permanente, au niveau du réseau superficiel des membres inférieurs. 2) Par extension, dilatation permanente de tout vaisseau sanguin ou lymphatique. Ex. : varices œsophagiennes. V. *cirsoïde, hémorroïde, varicocèle*. (a. **variqueux**, **euse**)

**varicectomie** f. *(angl.* ***varicotomy****).* Excision des varices. V. *stripping*. Syn. : *varicotomie*.

**varicelle** f. *(angl.* ***chickenpox****,* ***varicella****).* Maladie virale aiguë fébrile, contagieuse et épidémique, habituellement bénigne, caractérisée essentiellement par une éruption cutanée papulo-vésiculeuse à poussées successives. Normalement, les vésicules se dessèchent sans laisser de cicatrice et la maladie guérit en 15 jours environ. Les complications sont exceptionnelles (lésions cutanées gangréneuses ou suppurées, laryngite, broncho-pneumonie, encéphalite). La période d'incubation est d'environ 14 jours. Le virus de la varicelle est identique à celui du zona (*herpesvirus humain 3*).

**varicelleux**, **euse** a. *(angl.* ***varicellous****).* Qui est de la nature de la varicelle.

**varicelliforme** a. *(angl.* ***varicelloid****).* Qui ressemble à la varicelle. Ex. : dermatose varicelliforme.

**varicocèle** f. *(angl.* ***varicocele****).* Dilatation variqueuse des veines du cordon spermatique, se présentant sous forme d'une tuméfaction molle, parfois douloureuse, du scrotum.

**varicocèle tubo-ovarienne** *(angl.* ***tubo-ovarian varicocele****).* Dilatation variqueuse des veines ovariennes.

**varicographie** f. *(angl.* ***varicography****).* Radiographie des veines variqueuses après injection d'un produit de contraste opaque aux rayons X.

**varicosité** f. *(angl.* ***varicosity****).* Veinule dilatée au niveau de la peau ou d'une muqueuse.

**varicotomie** f. Syn. de *varicectomie*.

**variole** f. *(angl.* ***smallpox****,* ***variola****).* Maladie infectieuse grave, très contagieuse, autrefois épidémique et souvent mortelle, due à un *poxvirus* et caractérisée par un exanthème passant par plusieurs stades (papules, vésicules, pustules ombiliquées). À la suite d'une vaste campagne d'éradication menée par l'OMS depuis 1965, la maladie a totalement disparu. Le virus variolique est conservé uniquement dans deux laboratoires à titre d'échantillons de référence. Les vaccinations, autrefois obligatoires, ne sont plus pratiquées. Syn. : *petite vérole* (désuet et populaire).

**variolé, ée** a. *(angl.* ***variolate****)*. Qui a eu la variole et qui en porte les marques (cicatrices).

**varioleux, euse** *(angl.* ***variolous****)*. 1) a. Syn. de *variolique*. 2) a. et n. Qui est atteint de variole.

**varioliforme** a. *(angl.* ***varioliform****)*. Qui ressemble à la variole.

**variolique** a. *(angl.* ***variolic****)*. Qui se rapporte à la variole. Syn. : *varioleux*.

**variqueux, euse** a. *(angl.* ***variceal****)*. 1) Qui se rapporte aux varices. 2) Qui présente des varices.

**varisant, ante** a. Qui produit un varus. Ex. : ostéotomie varisante. V. *valgisant*.

**varisation** f. 1) Déformation d'un membre en varus, progressive ou définitive, spontanée ou traumatique. 2) Intervention chirurgicale visant à corriger une anomalie osseuse ou articulaire par la mise en varus du membre intéressé. Ex. : ostéotomie intertrochantérienne de varisation. V. *valgisation*.

**Varole (pont de)**. Syn. de *protubérance annulaire*. (*Varole [Varolio ou Varolius]* Constanzo, anatomiste et chirurgien italien, 1543-1575.)

**varus, vara, varum** a. *(angl.* ***varus****)*. Mot latin signifiant *tourné* ou *dévié en dedans* et désignant un membre ou une partie de membre déviés en dedans. Ex. : hallux varus, coxa-vara, genu varum. V. *valgus*.

**vasculaire** a. *(angl.* ***vascular****)*. Qui se rapporte aux vaisseaux.

**vascularisation** f. *(angl.* ***vascularization****)*. Présence, disposition et abondance, ou développement des vaisseaux dans un tissu, dans une région de l'organisme.

**vascularisé, ée** a. *(angl.* ***vascularized****)*. Qui contient des vaisseaux. Ex. : tissu bien vascularisé.

**vascularite** f. *(angl.* ***vasculitis****)*. 1) Inflammation des vaisseaux. 2) Par extension, toute maladie ou syndrome au cours duquel tout ou partie des symptômes sont imputables à des lésions inflammatoires des vaisseaux.

**vasculifère** a. Qui porte des vaisseaux. Ex. : moignon vasculifère.

**vasculo-nerveux, euse** a. *(angl.* ***vasculonervous****)*. Qui se rapporte aux vaisseaux et aux nerfs, qui en est formé. Ex. : pédicule vasculo-nerveux d'un organe.

**vasculopathie** f. Syn. d'*angiopathie*.

**vasectomie** f. *(angl.* ***vasectomy****)*. 1) Résection partielle ou totale des canaux déférents. Syn. : *déférentectomie*. 2) Technique de stérilisation définitive (par section) ou plus souvent temporaire, par ligature des canaux déférents, destinée à empêcher le passage des spermatozoïdes et ainsi éviter une grossesse. La continuité peut être rétablie par enlèvement de la ligature (en fait, il s'agit d'une *vasotomie* par ligature).

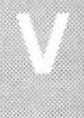

**vasiforme** a. *(angl.* ***vasiform****)*. Qui a une forme tubulaire, ressemblant à un vaisseau.

**vasoactif, ive** a. *(angl.* ***vasoactive****)*. Se dit d'un médicament, d'un médiateur ou d'un neurotransmetteur qui agit sur la motricité des vaisseaux sanguins, notamment comme vasodilatateur.

**vasoconstricteur** a. et m. *(angl.* ***vasoconstrictor****)*. Qui produit une vasoconstriction. Ex. : nerf vasoconstricteur. Les principaux vasoconstricteurs sont : les alcaloïdes de l'ergot de seigle, les sympathicomimétiques (adrénaline), la vasopressine. Ling. : Au féminin, l'adjectif *vasoconstrictive* est plus usité que *vasoconstrictrice*. Ex. : action vasoconstrictive. (nom : un **vasoconstricteur**)

**vasoconstriction** f. *(angl.* ***vasoconstriction****)*. Diminution du calibre d'un vaisseau par contraction de ses fibres musculaires. D'une manière générale, elle est sous la dépendance du système sympathique.

**vasodilatateur, trice** a. *(angl.* ***vasodilator****)*. Qui produit une vasodilatation. Ex. : nerf vasodilatateur, fibre vasodilatatrice. Les principaux vasodilatateurs sont les sympathicolytiques, les hypotenseurs, l'acide nicotinique, l'alcool éthylique, l'histamine. (nom : un **vasodilatateur**)

**vasodilatation** f. *(angl.* ***vasodilation****)*. Dilatation d'un vaisseau, spécialement d'une artériole.

**vaso-inhibiteur, trice** a. *(angl.* ***vasoinhibitor****)*. Qui inhibe l'action des nerfs vasomoteurs.

**vasomoteur, trice** a. *(angl.* ***vasomotor****)*. 1) Qui peut provoquer une modification du calibre des vaisseaux (vasodilatation ou vasoconstriction). Ex. : centre vasomoteur. 2) Qui se rapporte à la motilité des vaisseaux (vasodilatation et vasoconstriction). Ex. : tonus vasomoteur, paralysie vasomotrice.

**vasoparalytique** a. *(angl.* ***vasoparalytic****)*. Qui provoque la paralysie des vaisseaux.

**vasoplégie** f. *(angl.* ***vasomotor paralysis****)*. Vasodilatation généralisée, par paralysie vasomotrice. Elle peut être provoquée par des médicaments.

**vasopresseur** a. m. et m. *(angl.* ***vasopressor****).* Se dit d'un phénomène ou d'un médicament qui fait augmenter la pression sanguine. Ex. : réflexe vasopresseur.

**vasopressine** f. *(angl.* ***vasopressin****).* Hormone de nature polypeptidique, emmagasinée dans le lobe postérieur de l'hypophyse et provenant de l'hypothalamus, de structure très proche de l'oxytocine. Elle stimule la réabsorption de l'eau au niveau du tube distal du rein et la contraction de la musculature lisse (notamment vasoconstriction artérielle et artériolaire ayant pour conséquence une hypertension). L'insuffisance de sécrétion de vasopressine engendre le diabète insipide. La vasopressine est prescrite, par voie intramusculaire, dans le traitement du diabète insipide et dans l'atonie intestinale post-opératoire, mais n'est pas employée comme antihypotenseur ou vasoconstricteur. On l'utilise aussi comme moyen de diagnostic du diabète insipide et pour l'évaluation de la capacité de concentration du rein. Abrév. : ADH (de l'anglais ***anti****diuretic* ***h****ormone*). Syn. : *antidiurétine, hormone antidiurétique, pitressine.*

**vasostimulant, ante** a. *(angl.* ***vasostimulant****).* Qui exerce une action vasomotrice en stimulant l'activité des nerfs vasomoteurs.

**vasotomie** f. *(angl.* ***vasotomy****).* Section, incision ou ligature des canaux déférents. V. *vasectomie.*

**vasotonie** f. *(angl.* ***vasotonia****).* Tonus des vaisseaux sanguins.

**vasotonique** a. *(angl.* ***vasotonic****).* Qui contrôle le tonus des vaisseaux sanguins. Ex. : centre vasotonique.

**vasotrope** a. *(angl.* ***vasotropic****).* Qui a une affinité particulière pour les vaisseaux sanguins ou lymphatiques.

**vaso-vagal** a. V. *syndrome vaso-vagal.*

**vaso-vésiculectomie** f. *(angl.* ***vasovesiculectomy****).* Ablation du canal déférent et de la vésicule séminale correspondante.

**vaso-vésiculite** f. *(angl.* ***vasovesiculitis****).* Inflammation du canal déférent et de la vésicule séminale correspondante.

**vaste externe** m. V. *muscle vaste externe.*

**vaste interne** m. V. *muscle vaste interne.*

**Vater (ampoule de)** *(angl.* ***Vater's ampulla****).* Partie dilatée, inconstante, constituée par l'abouchement commun du canal cholédoque et du canal de Wirsung au niveau de la grande caroncule duodénale. Elle s'ouvre dans le duodénum par un orifice étroit. V. *ampullaire, Oddi (sphincter d').* Syn. : *ampoule duodénale.* (*Vater* Abraham, anatomiste, médecin et botaniste allemand, 1684-1751.)

**VC**. Abrév. de *volume courant.*

**VCG**. Abrév. de *vectocardiogramme.*

**VD**. Abrév. de *ventricule droit.*

**VDRL (test)** *(angl.* ***VDRL test****).* Réaction de floculation pour le diagnostic de la syphilis (abrév. du nom anglais ***V****enereal* ***D****isease* ***R****esearch* ***L****aboratory).*

**vecteur** m. *(angl.* ***vector****).* Tout animal capable de transmettre une infection, appartenant à un embranchement différent de celui auquel appartient l'organisme infecté. Ainsi par ex., les tiques sont des vecteurs pour des infections virales, alors que le chien qui transmet la rage n'est pas un vecteur. Un vecteur peut être lui-même infecté ou peut seulement transmettre un agent infectieux. (a. **vectoriel, elle**)

**vecteur cardiaque** *(angl.* ***cardiac vector****).* En électrocardiographie, flèche représentant graphiquement les forces électromotrices de l'activité électrique cardiaque à un moment donné.

**vectocardiogramme** m. *(angl.* ***vectorcardiogram****).* Graphique obtenu à l'aide d'un *vectocardiographe*, par réunion dans l'espace des trois vecteurs cardiaques traduisant l'activité électrique du cœur, à chaque révolution cardiaque, sur les trois plans : frontal, sagittal et horizontal. Abrév. : VCG. Syn. : *électrocardiogramme vectoriel.*

**vectocardiographie** f. *(angl.* ***vectorcardiography****).* Enregistrement d'un vectocardiogramme.

**vectoriel, elle** a. *(angl.* ***vectorial****).* Qui se rapporte à un vecteur, qui s'exprime par des vecteurs. Ex. : électrocardiogramme vectoriel (ou vectocardiogramme).

**végétatif, ive** a. *(angl.* ***vegetative****).* 1) Qui concerne les fonctions vitales de base, les activités physiologiques involontaires, placées sous le contrôle du système nerveux autonome : circulation, sécrétion, excrétion, etc. Ex. : vie végétative. 2) Relatif à la partie du système nerveux qui assure les fonctions vitales de base, le fonctionnement des viscères.

**végétations** f. pl. *(angl.* ***vegetations****).* Lésions papillomateuses, cutanées ou muqueuses, plus ou moins saillantes. V. *condylome.*

**végétations adénoïdes** *(angl.* ***adenoids****).* Hypertrophie du tissu adénoïde de l'amygdale pharyngienne (située à la partie médiane postérieure du nasopharynx), observée surtout chez l'enfant et pouvant entraîner une gêne respiratoire.

**végétations vénériennes**. V. *condylome.*

**veine** f. *(angl.* ***vein****).* Vaisseau sanguin dans lequel le sang circule de la périphérie vers le cœur. La paroi des veines est constituée de trois tuniques : l'*intima*, la *média* et l'*adventice*. Les veines de moyen calibre sont valvulées, sauf au niveau du système porte ; elles sont peu valvulées au niveau de la tête et du cou. Les valvules veineuses sont orientées de façon à empêcher le reflux sanguin sous l'effet de la pesanteur. Dans un pédicule vasculaire, les veines sont au nombre de deux par artère, sauf dans le territoire du système porte et au niveau des gros troncs veineux. L'ensemble des veines se répartit en trois grands systèmes : le *système veineux général* qui ramène le sang veineux à l'oreillette droite par les deux veines caves supérieure et inférieure, le *système veineux pulmonaire* qui prend origine au niveau des capillaires pulmonaires et ramène, par les veines pulmonaires, le sang oxygéné dans l'oreillette gauche ; le *système porte* (V. ce terme). Abrév. : v., à faire suivre du nom de la veine. V. *phléb-*. (a. **veineux**, **euse**)

**veine azygos**. Chacune des trois veines impaires qui relient, sur les côtés de la colonne vertébrale thoracique, les deux veines caves, supérieure et inférieure : la *grande veine azygos* à droite, et les deux *petites veines azygos* (ou *veines hémiazygos*) à gauche.

**veine basilaire** *(angl.* ***basal vein****).* Chacun des deux troncs veineux de la base du cerveau.

**veine basilique** f. *(angl.* ***basilic vein****).* La plus volumineuse des veines superficielles du bras. Elle se jette dans la veine humérale interne.

**veine cave inférieure** *(angl.* ***vena cava inferior****).* Volumineux tronc veineux qui collecte tout le sang veineux de la partie sous-diaphragmatique du corps, formé par la confluence des deux veines iliaques primitives. La veine cave inférieure reçoit de nombreuses branches collatérales, et est anastomosée avec le système de la veine cave supérieure par les veines azygos.

**veine cave supérieure** *(angl.* ***vena cava superior****).* Volumineux tronc veineux qui collecte tout le sang veineux de la partie sus-diaphragmatique du corps, formé par la confluence des deux troncs veineux brachiocéphaliques. La veine cave supérieure ne reçoit, normalement, qu'une seule collatérale, la grande veine azygos.

**veine coronaire**. V. *coronaire*.

**veine jugulaire**. V. *jugulaire*.

**veine porte** *(angl.* ***portal vein****).* Gros tronc veineux qui conduit au foie le sang veineux de toutes les parties sous-diaphragmatiques du tube digestif, de la rate et du pancréas. La veine porte se termine dans le hile hépatique en deux branches : une droite et une gauche. V. *système porte*, *pylé-*.

**veines pulmonaires** *(angl.* ***pulmonary veins****).* Troncs veineux volumineux, au nombre de quatre, deux à droite, deux à gauche, qui ramènent des poumons à l'oreillette gauche le sang oxygéné.

**veines saphènes**. V. *saphène*.

**veinectasie** f. Syn. de *phlébectasie*.

**veinectomie** f. Syn. de *phlébectomie*.

**veineux, euse** a. *(angl.* ***venous****).* Qui se rapporte à une veine.

**veinite** f. *(angl.* ***chemically induced phlebitis****).* Irritation de l'endothélium veineux, provoquée par certaines substances médicamenteuses. La veinite est à distinguer de la *phlébite*.

**veinographie** f. Syn. de *phlébographie*.

**veinosité** f. *(angl.* ***venosity****).* Petite veine visible à travers la peau.

**veinotonique** (ou **vénotonique**) a. et m. *(angl.* ***phlebotonic****).* Se dit d'un médicament qui améliore la tonicité des parois veineuses. Les veinotoniques sont employés dans les insuffisances veineuses, notamment dans le traitement des varices.

**veinule** f. *(angl.* ***venula****).* Veine de petites dimensions.

**vélamenteux, euse** a. *(angl.* ***velamentous****).* 1) En forme de voile. 2) Qui se rapporte aux membranes de l'œuf humain. Ex. : insertion vélamenteuse du cordon ombilical (sur les membranes de l'œuf non pas sur le placenta).

**vélocimétrie par échographie Doppler**. Syn. d'*ultrasonographie Doppler*.

**vélocimétrie ultrasonique**. Syn. d'*ultrasonographie Doppler*.

**vélopalatin, ine** a. *(angl.* ***velopalatin****).* Qui se rapporte au voile du palais. Ex. : fente, division vélopalatine.

**velum** m. *(angl.* ***velum****).* Nom latin signifiant *voile*. En anatomie, structure mince et de consistance en général souple, ressemblant à une toile légère.

**velvétique** a. *(angl.* ***velvety****).* Qui a l'aspect du velours. Ex. : dégénérescence velvétique d'un cartilage articulaire (dans l'arthrose).

**VEMS**. Abrév. de *volume expiratoire maximal (par) seconde*.

**vénéneux, euse** a. *(angl.* ***poisonous****).* Qui contient un poison. Ex. : plante vénéneuse.

**vénéréologie** f. *(angl.* ***venereology****).* Étude des maladies vénériennes. Le spécialiste en est le *vénéréologue*.

**vénérien, ienne** a. *(angl. **venereal**)*. Qui se rapporte ou qui est dû aux rapports sexuels. Ling. : Relatif à *Vénus*, déesse de l'amour, et par extension, qui se rapporte à l'amour physique. V. *MST*.

**venin** m. *(angl. **venom, poison**)*. Substance toxique produite par certains animaux (serpents, scorpions, etc.) ou, exceptionnellement, par certaines plantes, et qui peut être inoculée par piqûre, par morsure ou par contact. Les effets sont différents selon la nature du venin (paralysie respiratoire, choc anaphylactique, hémorragies, etc.). (a. **venimeux, euse**)

**vénosité** f. *(angl. **venosity**)*. Excès de sang veineux dans une région du corps.

**vénotonique** a. Veinotonique.

**ventilation** f. *(angl. **ventilation**)*. Ensemble des phénomènes physiques et mécaniques qui permettent les échanges gazeux lors de la respiration pulmonaire. Abrév. : V. V. *débit ventilatoire*.

**ventilation alvéolaire** *(angl. **alveolar ventilation**)*. Ventilation qui a lieu dans les alvéoles pulmonaires. Abrév. : VA.

**ventilation artificielle**. V. *respiration artificielle*.

**ventilation maximale** *(angl. **maximum breathing capacity**)*. Volume d'air maximal pouvant être ventilé volontairement par les poumons pendant 1 minute. Il est normalement de l'ordre de 120 litres. Abrév. : VM ou VMx.

**ventouse** f. *(angl. **cupping glass, ventouse**)*. Ampoule de verre que l'on appliquait sur la peau après y avoir raréfié l'air, afin de provoquer une révulsion locale.

**ventral, ale, aux** a. *(angl. **ventral**)*. Qui se rapporte au ventre (V. *abdominal*), ou à la face antérieure du corps humain (par opposition à *dorsal*). Ex. : bronche ventrale, noyau ventral de l'hypothalamus.

**ventre** m. *(angl. **belly**)*. En langage courant, syn. d'*abdomen*.

**ventre en besace** *(angl. **pendulous abdomen**)*. Abdomen qui pend comme une bourse flasque par-dessus la symphyse pubienne (chez les obèses âgés, chez une femme ayant eu plusieurs grossesses). Syn. : *abdomen pendulum, tablier des Hottentotes* (2).

**ventre de bois** *(angl. **wooden belly**)*. Contracture permanente et douloureuse de la musculature abdominale, caractéristique de la péritonite.

**ventriculaire** a. *(angl. **ventricular**)*. Qui se rapporte à un ventricule (notamment cardiaque ou cérébral).

**ventricule** m. *(angl. **ventricle**)*. Cavité située au sein de certains organes.

**ventricule cardiaque** *(angl. **ventricle of heart**)*. Chacune des deux cavités du cœur : *ventricule droit* (Abrév. : VD) et *ventricule gauche* (Abrév. : VG), placées en avant des oreillettes, et séparées l'une de l'autre par la cloison interventriculaire. Les ventricules reçoivent le sang des oreillettes correspondantes par les orifices auriculo-ventriculaires, le projettent dans l'artère pulmonaire (ventricule droit) ou dans l'aorte (ventricule gauche).

**ventricules cérébraux** *(angl. **ventricles of the brain**)*. Ensemble des dilatations de la cavité épendymaire de l'encéphale, contenant du liquide céphalo-rachidien sécrété à leur niveau par les plexus choroïdes. Ce sont : les *ventricules latéraux* (droit et gauche), cavité épendymaire de chacun des hémisphères cérébraux ; le *troisième ventricule*, impair et médian, situé entre les deux hémisphères cérébraux et qui communique avec chacun des ventricules latéraux par les trous de Monro ; le *quatrième ventricule*, impair et médian, compris entre les différentes parties du rhombencéphale : bulbe, protubérance et cervelet et qui communique vers le haut avec le troisième ventricule par l'aqueduc de Sylvius et vers le bas directement avec le canal épendymaire.

**ventriculo-atriostomie** f. *(angl. **ventriculoatriostomy**)*. Drainage du liquide des ventricules cérébraux dans l'oreillette cardiaque droite, au moyen d'un tube très fin, destiné à combattre certaines hydrocéphalies.

**ventriculo-cisternostomie** (ou **ventriculostomie**) f. *(angl. **ventriculocisternostomy**)*. Création d'une communication entre les ventricules du cerveau et les citernes de la base pour permettre le drainage du liquide céphalo-rachidien en cas d'hydrocéphalie par obstruction des trous de Monro.

**ventriculogramme** m. *(angl. **ventriculogram**)*. En électrocardiographie, tracé qui traduit la dépolarisation et la repolarisation du myocarde ventriculaire et qui comprend l'ensemble : QRS, RS-T, T et U.

**ventriculographie** f. *(angl. **ventriculography**)*. 1) Examen radiographique des ventricules cérébraux après injection d'une substance de contraste gazeuse *(pneumoventriculographie)* ou liquide (solution iodée) dans le canal rachidien ou directement dans les ventricules par trépanation. 2) Examen radiographique des ventricules du cœur après injection d'un milieu de contraste opacifiant.

**ventriculostomie** f. Ventriculo-cisternostomie.

**verge** f. *(angl.* ***penis****).* Organe de la miction et de la copulation chez l'homme, inséré par sa racine au-dessus des bourses et solidement fixé à la symphyse pubienne. La verge se termine en avant par un renflement conoïde, le *gland*, percé à son sommet par le *méat urinaire*. La base saillante du gland, en relief sur le corps de la verge, en est séparée par le *sillon balano-préputial* entouré par un repli annulaire cutanéo-muqueux, le *prépuce*. Les organes érectiles de la verge sont : les *deux corps caverneux* à la face dorsale, le *corps spongieux* traversé par l'urètre et le gland. Syn. : *pénis*. V. *phallus*, *pénien*.

**vergence** f. *(angl.* ***vergence****).* Mouvement des deux yeux dans lequel les axes visuels cessent d'être parallèles, ils peuvent se rapprocher *(convergence)* ou s'éloigner *(divergence).*

**vergetures** f. pl. *(angl.* ***striae atrophicae****).* Petites raies d'atrophie cutanée, semblables à des cicatrices, saillantes, planes ou déprimées, localisées au ventre, aux seins ou aux cuisses. Elles se forment sur la peau soumise à une distension exagérée (grossesse, obésité, maladie de Cushing), par rupture des fibres élastiques du derme.

**vermiculaire** a. *(angl.* ***vermicular****).* Qui rappelle un ver par sa forme (par ex. appendice vermiculaire) ou par ses mouvements (par ex. contraction musculaire vermiculaire).

**vermien**, **ienne** a. *(angl.* ***vermian****).* Qui se rapporte au vermis. Ex. : veines vermiennes.

**vermifuge** a. *(angl.* ***vermifugal****).* Se dit d'un médicament qui favorise ou provoque l'expulsion des vers parasites de l'intestin. V. *anthelminthique*, *ténifuge*. (nom : un **vermifuge**).

**vermine** f. *(angl.* ***vermin****).* Ensemble des insectes parasites externes de l'homme et des animaux.

**vermineux**, **euse** a. *(angl.* ***verminous****).* Qui se rapporte aux vers, qui est produit par des vers. Ex. : appendicite vermineuse, dermatite vermineuse rampante.

**verminose** f. *(angl.* ***verminosis****).* Maladie due à des vers.

**vermis** m. *(angl.* ***vermis****).* Partie médiane du cervelet, qui fait saillie à la face supérieure de l'organe, entre les deux hémisphères *(vermis supérieur)*, et qui s'enfonce dans la grande scissure médiane du cervelet à la face inférieure *(vermis inférieur).* D'avant en arrière, et de haut en bas, le vermis est divisé en neuf lobules : lingula, lobule central, culmen, déclive, folium, tuber, pyramis, uvula et nodulus. (a. **vermien**, **ienne**)

**vernal**, **ale**, **aux** a. *(angl.* ***vernal****).* Qui se rapporte au printemps, qui survient au printemps. Ex. : conjonctivite vernale.

**Verner-Morrison** (**syndrome de**) *(angl.* ***Verner-Morrison syndrome****).* Syndrome décrit principalement chez la femme vers la cinquantaine, caractérisé cliniquement par une diarrhée chronique aqueuse, volumineuse, évoluant par poussées et, dans les formes sévères, par des troubles hydroélectrolytiques avec déshydratation. Il est dû à la sécrétion excessive de polypeptide vasoactif intestinal (VIP) par une tumeur, le plus souvent pancréatique (*vipome*). (*Verner* John Victor, médecin américain, né en 1927; *Morrison* Ashton Byrom, médecin américain, né en 1922.)

**vernix caseosa** *(angl.* ***vernix caseosa****).* Matière grasse de consistance savonneuse qui recouvre en partie la peau du fœtus ou de l'enfant nouveau-né. Elle est formée de sébum et de cellules épithéliales desquamées, ainsi que de poils du duvet.

**vérole** (**grande**). Syn. désuet de *syphilis*.

**vérole** (**petite**). Syn. désuet de *variole*.

**verruciforme** a. *(angl.* ***verruciform****).* Qui ressemble à une verrue. Ex. : dysplasie cutanée verruciforme.

**verrucosité** f. *(angl.* ***verrucosis****).* Excroissance cutanée ou muqueuse à surface hyperkératosique.

**verrue** f. *(angl.* ***verruca, wart****).* Petite tumeur cutanée irrégulière, d'origine virale, de taille variable, constituée par une hypertrophie des papilles du derme; elle siège surtout aux mains, aux pieds et à la face.

**verruqueux**, **euse** a. *(angl.* ***verrucose, warty****).* Couvert de verrues, formé de verrues ou de verrucosités. Ex. : endocardite verruqueuse.

**version** f. *(angl.* ***version****).* Acte obstétrical effectué manuellement avant ou pendant l'accouchement, imprimant un changement de position au fœtus pour faciliter sa sortie de l'utérus. La version est dite *céphalique* (tête) ou *podalique* (pieds) suivant la partie fœtale que l'on amène vers le petit bassin. Elle peut être exécutée par manœuvres externes à travers la paroi abdominale ou par manœuvres internes (avec la main introduite dans l'utérus).

**version podalique** *(angl.* ***podalic version****).* Manœuvre obstétricale pratiquée par voie interne dans certaines présentations défavorables et qui consiste à saisir les pieds du fœtus pour amener le siège dans l'aire du détroit supérieur et faciliter ainsi son extraction.

**vertèbre** f. *(angl.* ***vertebra****)*. Chacun des 33 à 34 éléments osseux superposés qui constituent la *colonne vertébrale* (V. ce terme). La vertèbre est constituée par : une partie antérieure, renflée, le *corps vertébral*, dont les faces supérieure et inférieure sont séparées des vertèbres voisines par le disque intervertébral ; une partie postérieure, l'*arc neural* (ou *dorsal*), formée de chaque côté par les *pédicules* en avant et les *lames vertébrales* en arrière, et circonscrivant avec la face postérieure du corps, le *trou vertébral* ; une saillie médiane postérieure (à l'union des deux lames), l'*apophyse épineuse*, deux éminences horizontales et transversales (à l'union des pédicules et des lames), les *apophyses transverses* ; quatre saillies verticales, deux en haut et deux en bas, les *apophyses articulaires supérieures* et *inférieures*. Les apophyses articulaires de deux vertèbres contiguës délimitent les *trous de conjugaison* (un à droite, l'autre à gauche), par lesquels sortent les nerfs rachidiens. La superposition du trou vertébral de chaque vertèbre forme le *canal rachidien* (ou *vertébral*) qui abrite les méninges et la moelle épinière. V. *spondyl-*. (a. **vertébral**, **ale**, **aux**)

**vertébro-basilaire** a. Qui se rapporte aux artères vertébrales et au tronc basilaire. Ex. : insuffisance vertébro-basilaire (insuffisance circulatoire dans ces artères).

**vertébrothérapie** f. *(angl.* ***spondylotherapy****)*. Traitement de certaines douleurs de la colonne vertébrale par des manipulations des vertèbres. V. *chiropractie*, *spondylothérapie*.

**vertex** m. *(angl.* ***vertex****)*. Point anthropométrique correspondant au point le plus élevé de la voûte du crâne dans le plan sagittal médian, la tête étant maintenue droite.

**vertige** m. *(angl.* ***dizziness, vertigo****)*. Impression subjective de déplacement, de rotation du corps ou du monde environnant, accompagnée de troubles de l'équilibre.

**vertige d'élongation**. Vertige d'intensité variable, allant de la simple sensation de déséquilibre passager au vertige vrai. Il est déclenché par les mouvements de la tête par rapport au reste du corps, ce qui le distingue des *vertiges positionnels* (d'origine otolithique) provoqués par les mouvements de la tête dans l'espace. Les mouvements les plus souvent en cause sont la rotation, la flexion-extension ou la rotation combinée à l'extension qui interrompent le flux dans l'une des deux artères vertébrales. Le vertige d'élongation est l'une des principales manifestations de l'insuffisance circulatoire transitoire des artères vertébrales et du tronc cave.

**vertigineux**, **euse** a. *(angl.* ***vertiginous****)*. Qui se rapporte au vertige ; qui donne le vertige. Ex. : crise épileptique vertigineuse.

**veru montanum** m. *(angl.* ***verumontanum****)*. Saillie médiane, allongée verticalement, située au niveau de la paroi postérieure de l'urètre prostatique. C'est à ce niveau que s'ouvrent l'utricule prostatique et les canaux éjaculateurs.

**vésical**, **ale**, **aux** a. *(angl.* ***vesical****)*. Qui se rapporte à la vessie. Ex. : calcul vésical, muscle vésical. Syn. : *cystique* (moins usité).

**vésicant**, **ante** a. *(angl.* ***vesicant****)*. Qui provoque des vésicules cutanées. Ex. : emplâtre vésicant, gaz vésicant.

**vésico-périnéal**, **ale**, **aux** a. *(angl.* ***vesicoperineal****)*. Qui se rapporte à la vessie et au périnée. Ex. : fistule vésico-périnéale.

**vésico-prostatique** a. *(angl.* ***vesicoprostatic****)*. Qui se rapporte à la vessie et à la prostate. Ex. : plexus nerveux vésico-prostatique.

**vésico-urétéral**, **ale**, **aux** a. *(angl.* ***vesicoureteral****)*. Qui se rapporte à la vessie et à l'uretère.

**vésico-urétral**, **ale**, **aux** a. *(angl.* ***vesicourethral****)*. Qui se rapporte à la vessie et à l'urètre.

**vésico-utérin**, **ine** a. *(angl.* ***vesicouterine****)*. Qui se rapporte à la vessie et à l'utérus. Ex. : fistule vésico-utérine.

**vésico-vaginal**, **ale**, **aux** a. *(angl.* ***vesicovaginal****)*. Qui se rapporte à la vessie et au vagin. Ex. : fistule vésico-vaginale.

**vésiculaire** a. *(angl.* ***vesicular****)*. 1) Qui se rapporte à une vésicule, et notamment à la vésicule biliaire. Ex. : lithiase vésiculaire. V. aussi *cystique* (2). 2) Syn. de *vésiculeux*.

**vésicule** f. *(angl.* ***vesicle****)*. 1) Tout organe ayant la forme d'un petit sac. 2) *Vésicule cutanée* : lésion élémentaire de la peau constituée par un petit soulèvement épidermique, de la taille moyenne d'une tête d'épingle et remplie de sérosité transparente. V. *cyst-*.

**vésicule biliaire** *(angl.* ***gallbladder****)*. Réservoir musculo-membraneux piriforme, appliqué à la face inférieure du foie, dans lequel s'accumule la bile dans l'intervalle des digestions. On lui distingue trois parties : le fond, le corps et le col qui se continue par son canal excréteur, le canal cystique. Au cours de la digestion, la vésicule se contracte et chasse son contenu par le canal cystique et le cholédoque dans le duodénum. V. *cholécystique*, *bile*, *cystique*. (a. **vésiculaire**)

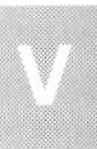

**vésicule double** *(angl. **double gallbladder**)*. Malformation congénitale exceptionnelle caractérisée par une duplication de la vésicule et du canal cystique.

**vésicule exclue** *(angl. **nonvisualized gallbladder**)*. En radiologie, absence d'opacification de la vésicule biliaire après administration d'une substance radio-opaque, normalement excrétée par les voies biliaires. Elle indique un obstacle au niveau du canal cystique ou une lithiase vésiculaire massive à moins qu'il n'existe un trouble d'absorption ou d'élimination (insuffisance hépatique) de la substance opaque.

**vésicule ombilicale** *(angl. **umbilical vesicle**)*. Annexe embryonnaire rattachée au cordon ombilical primitif, en forme de sac tapissé d'un endoderme qui se continue avec l'épithélium de l'intestin primitif.

**vésicule porcelaine** *(angl. **calcified gallbladder**)*. Calcification de la paroi vésiculaire spontanément visible sur les clichés sans préparation. Cet aspect traduit l'existence d'une cholécystite chronique. La vésicule est généralement exclue lors de la cholécystographie orale.

**vésicule séminale** *(angl. **seminal vesicle**)*. Chacun des deux réservoirs musculo-membraneux dans lesquels s'accumule le sperme dans l'intervalle des éjaculations. Les vésicules séminales sont situées en arrière de la vessie, et au-dessus de la prostate, elles communiquent chacune avec le canal déférent correspondant.

**vésiculectomie** f. *(angl. **vesiculectomy**)*. Ablation d'une vésicule séminale. Syn. : *spermatocystectomie*.

**vésiculeux, euse** a. *(angl. **vesiculated**)*. Qui est formé de vésicules. Ex. : eczéma vésiculeux, adénome thyroïdien vésiculeux (ou vésiculaire). Syn. : *vésiculaire* (2).

**vésiculite** f. *(angl. **vesiculitis**)*. Inflammation des vésicules séminales. Syn. : *spermatocystite*.

**vésiculo-déférentographie** f. *(angl. **vesiculo-deferentography**)*. Examen radiologique du canal déférent et de la vésicule séminale correspondante, après injection d'un produit opaque dans le canal, en direction de la vésicule.

**vésiculographie** f. *(angl. **vesiculography**)*. Radiographie des vésicules séminales après injection d'un milieu opacifiant, généralement par ponction du canal déférent.

**vésiculo-pustuleux, euse** a. *(angl. **vesiculo-pustular**)*. Se dit de lésions cutanées comportant des vésicules et des pustules.

**vésiculotomie** f. *(angl. **vesiculotomy**)*. Incision d'une vésicule séminale en vue d'évacuer un abcès.

**vespéral, ale, aux** a. *(angl. **vesperal**)*. Qui a lieu le soir. Ex. : œdème vespéral. V. *matutinal*.

**vessie** f. *(angl. **bladder**)*. 1) Poche ou sac, en caoutchouc ou en baudruche, pour recevoir le gaz inspiré, dans certains appareils à anesthésie. 2) Sac à glace en caoutchouc muni d'une fermeture étanche. 3) Par abrév. *vessie urinaire*.

**vessie de lutte** *(angl. **hypertonic bladder**)*. Aspect réalisé par une vessie hypertonique, dont l'évacuation est gênée par un obstacle (cervical, prostatique ou urétral). Radiologiquement, on observe l'épaississement de la paroi vésicale et les autres conséquences de l'hypertrophie du muscle détrusor (cellules, colonnes et diverticules).

**vessie urinaire** *(angl. **urinary bladder**)*. Réservoir à paroi musculaire, dans lequel l'urine, qui s'écoule par les uretères (depuis le rein), s'accumule et séjourne dans l'intervalle des mictions. Lors de la miction l'urine quitte la vessie par l'urètre. La vessie est contenue dans la cavité pelvienne, en arrière de la symphyse pubienne (chez l'homme, au-dessus de la prostate, au-dessus et en avant du rectum; chez la femme, en avant de l'utérus et du vagin). Sa capacité physiologique est de 300 ml en moyenne. Les orifices urétéraux se situent aux deux angles supérieurs du trigone vésical, tandis que l'orifice urétral (col de la vessie) en occupe l'angle inférieur. La muqueuse qui tapisse la cavité vésicale, lisse chez l'enfant, devient aréolaire chez l'adulte, par hypertrophie des fibres musculaires, et peut prendre, chez le vieillard, un aspect de *vessie à colonnes*. V. *cystique*. (a. **vésical, ale, aux**). Ling. : En langage clinique courant, on dit souvent *vessie*.

**vestibulaire** a. *(angl. **vestibular**)*. 1) Qui se rapporte à un vestibule, en particulier au vestibule de l'oreille interne. Ex. : nerf vestibulaire, voies vestibulaires. V. *labyrinthique*, *syndrome labyrinthique*. 2) En dentisterie, se dit de la face d'une dent située du côté du vestibule de la bouche.

**vestibulaire (épreuve)** *(angl. **vestibular test**)*. Toute épreuve destinée à mettre en évidence les lésions des voies vestibulaires périphériques ou centrales (se traduisant notamment par un nystagmus et par des troubles de l'équilibre).

**vestibule de la bouche** *(angl.* ***buccal vestibule****).* Portion périphérique de la cavité buccale comprise entre les arcades dentaires, d'une part, les lèvres et les joues, d'autre part. Syn. : *cavité vestibulaire*.

**vestibule de l'oreille interne** *(angl.* ***vestibule of ear****).* Cavité moyenne du labyrinthe de l'oreille interne comportant un *vestibule osseux* qui est situé entre le limaçon en avant et les canaux semi-circulaires en haut et en arrière, et un *vestibule membraneux* contenu dans le vestibule osseux et formé de deux vésicules : l'utricule et le saccule. Avec les canaux semi-circulaires, le vestibule constitue l'organe de l'équilibration.

**vestibule de la vulve** *(angl.* ***vestibule of vulva****).* Dépression médiane de la vulve, au fond de laquelle s'ouvrent l'urètre et le vagin, et qui est limitée latéralement par la face interne des petites lèvres.

**vestibulo-** En médecine dentaire, préfixe désignant le déplacement d'une dent vers le vestibule de la bouche (du côté de la joue ou de la lèvre). Ant. : *linguo-*.

**vestibulocclusion** (ou **vestibuloclusie**) f. *(angl.* ***vestibuloclusion****).* Occlusion d'une dent ou d'un groupe de dents inférieures en dehors de la denture supérieure. Ant. : *linguocclusion*.

**vestibulo-lingual, ale, aux** a. *(angl.* ***vestibulolingual****).* Qui se rapporte à la région d'une dent délimitée par ses faces vestibulaire et linguale. Syn. : *bucco-lingual* (2).

**vestibulométrie** f. *(angl.* ***vestibulometry****).* Évaluation de l'appareil vestibulaire (sens de l'équilibre) au moyen de diverses techniques (épreuves vestibulaires notamment).

**vestibulotomie** f. *(angl.* ***vestibulotomy****).* Incision chirurgicale du vestibule de l'oreille.

**VF**. En électrocardiographie, symbole de la *dérivation unipolaire de la jambe gauche*. V. *dérivation*.

**VG**. 1) Abrév. de *valeur globulaire*. 2) Abrév. de *ventricule gauche*.

**VGM**. Abrév. de *volume globulaire moyen*.

**VHA** (ou **HAV**). Virus de l'*hépatite A*. V. *hépatite A (virus de l')*.

**VHB** (ou **HBV**). Virus de l'*hépatite B*. V. *hépatite B (virus de l')*.

**VHC** (ou **HCV**). Virus de l'*hépatite C*. V. *hépatite C (virus de l')*.

**VHD** (ou **HDV**). Virus de l'*hépatite D*. V. *hépatite D (virus de l')*.

**VHE** (ou **HEV**). Virus de l'*hépatite E*. V. *hépatite E (virus de l')*.

**viabilité** f. *(angl.* ***viability****).* Aptitude à vivre d'un fœtus, conditionnée par un développement normal et suffisant au cours de la vie intra-utérine. On considère généralement qu'un fœtus de moins de 5 mois n'est pas apte à vivre.

**viable** a. *(angl.* ***viable****).* Qui est apte à vivre.

**vibices** f. pl. *(angl.* ***vibices****).* Lésions purpuriques dessinant des stries.

**vibratile** a. *(angl.* ***vibratile****).* Qui peut être animé de vibrations. Ex. : cil vibratile.

**vibration** f. *(angl.* ***vibration****).* 1) Mouvement périodique rapide de va-et-vient de part et d'autre d'un point d'équilibre. 2) Mode de massage consistant à exercer à la surface de la région soumise au traitement une série rapide de pressions exercées avec la main, celle-ci restant en contact constant avec les téguments.

**vibration ultrasonore**. Syn. d'*ultrason*.

**vibratoire** a. *(angl.* ***vibratory****).* Qui est caractérisé par une suite de vibrations, qui se rapporte aux vibrations. Ex. : tremblement vibratoire, sensibilité vibratoire.

**Vibrio**. Genre de bactéries gram-négatives, incurvées, isolées ou réunies en courtes spires, mobiles par un cil polaire, aérobies ou anaérobies, isolées des eaux douces et salées, du sol ; saprophytes ou parasites.

**Vibrio cholerae**. Espèce de bactérie du genre *Vibrio*, agent pathogène du choléra. En fonction de leur entérotoxicité, on distingue aujourd'hui quatre biotypes dont les plus virulents sont *Vibrio cholerae* biotype *cholerae* et *Vibro cholerae* biotype *eltor*, découvert en 1960.

**vibrion** m. *(angl.* ***vibrio****).* Micro-organisme mobile en forme de bâtonnet incurvé en virgule, et plus particulièrement, micro-organisme appartenant au genre *Vibrio*. (a. **vibrionien, ienne**)

**vibrisses** f. pl. *(angl.* ***vibrissae****).* Poils qui se trouvent à l'intérieur des narines.

**vicariant, ante** a. *(angl.* ***vicarious****).* Qui remplace, qui compense, en parlant d'une activité, d'une fonction de l'organisme qui supplée une insuffisance fonctionnelle. Ex. : emphysème vicariant (dans la région du poumon située à proximité d'une zone de rétraction ou d'une partie réséquée).

**vice** m. *(angl.* ***vice****).* Anomalie morphologique ou fonctionnelle (par ex. vice de conformation, vice de réfraction de l'œil). (a. **vicié, viciée** ; **vicieux, euse**)

**vif-argent** m. Nom populaire du *mercure*.

**vigile** a. *(angl.* ***vigil****).* Qui survient à l'état de veille. V. *coma vigile*.

**VIH**. Abrév. de *virus de l'immunodéficience humaine* (virus du sida). Ling. : Adoptée par

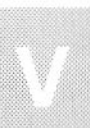

l'OMS sur la recommandation de l'École de Santé publique de Rennes, cette abréviation n'est pas en usage à l'Institut Pasteur, ni dans d'autres institutions qui lui préfèrent l'abréviation HIV (du terme anglais ***h**uman **i**mmunodeficiency **v**irus*).

**villeux, euse** a. *(angl. **villous**)*. Qui présente des villosités. Ex. : papillome villeux, arthrite villeuse.

**villosité** f. *(angl. **villosity**)*. Petites saillies filiformes, normales ou pathologiques, à la surface d'une muqueuse ou d'une séreuse, et qui lui donnent l'apparence d'une surface recouverte de poils. Ex. : villosités choriales, villosités intestinales, villosités synoviales, villosités d'une tumeur. (a. **villositaire**)

**vimule** f. *(angl. **vimule cap**)*. Préservatif féminin en caoutchouc ou en matière plastique en forme de chapeau et à bord plat sans armature, destiné à recouvrir le col de l'utérus ou le dôme vaginal. V. *diaphragme, pessaire*.

**VIP** *(angl. **VIP**)*. Hormone polypeptidique présente dans divers tissus, spécialement dans la muqueuse intestinale, le pancréas et le système uro-génital. Elle exerce une action de neurotransmetteur vasodilatateur, et stimule l'élimination de l'eau et des électrolytes, jouant un rôle de régulateur de la motricité gastro-intestinale. Sa production en excès est responsable du *syndrome de Verner-Morrison*. Ling. : *VIP*, de l'anglais ***v**asoactive **i**ntestinal **p**eptide*.

**vipome** m. V. *Verner-Morrison (syndrome de)*.

**virage** m. *(angl. **conversion**)*. Le fait, pour une cutiréaction, de devenir positive.

**viral, ale, aux** a. *(angl. **viral**)*. Qui se rapporte aux virus. Ex. : infection virale, inactivation virale. Syn. : *virusal* (peu usité).

**virémie** f. *(angl. **viremia**)*. Présence de virus dans le sang circulant (libres dans le plasma ou véhiculés par certains éléments figurés).

**viril, ile** a. *(angl. **virile**)*. Qui se rapporte au sexe masculin ou qui possède des caractères masculins.

**virilisant, ante** a. *(angl. **virilizing**)*. Qui provoque la virilisation. Ex. : action virilisante de la testostérone chez la femme.

**virilisation** f. *(angl. **virilization**)*. Apparition chez la femme de caractères sexuels secondaires analogues à ceux de l'homme, dont l'un des plus fréquents est la pousse de poils sur le visage.

**virilisme** m. *(angl. **virilism**)*. Présence chez la fillette ou chez la femme adulte de caractères sexuels secondaires de type masculin, avec régression des caractères sexuels secondaires de type féminin : pilosité à topographie masculine (hirsutisme), manque de développement ou régression des seins, hypertrophie du clitoris, voix grave, absence ou arrêt de la menstruation, psychisme de type masculin. Le virilisme relève soit de l'administration de fortes doses de testostérone ou de cortisone, soit d'une production excessive d'hormones androgènes.

**virilité** f. *(angl. 1) **masculinity**, 2) **virility**)*. 1) Ensemble des caractères propres au sexe masculin. 2) Capacité normale d'engendrer chez l'homme.

**virion** m. *(angl. **virion**)*. Particule infectieuse d'un virus comprenant deux constituants principaux : un acide nucléique et des protéines, disposés de façon bien déterminée pour un virus donné. Syn. : *particule virale*.

**virocide** (ou **virucide**) a. et m. *(angl. **virucide, viricide**)*. Qui peut détruire le pouvoir infectieux des virus.

**virologie** f. *(angl. **virology**)*. Science qui traite des virus. Le spécialiste en est le *virologiste* (ou *virologue*).

**viropexie** f. *(angl. **viropexis**)*. Fixation d'un virus sur une cellule.

**virose** f. *(angl. **virosis**)*. Toute maladie provoquée par un virus.

**virostatique** a. et m. *(angl. **virostatic**)*. Qui inhibe le développement d'un virus.

**virucide** a. et m. Virocide.

**virulence** f. *(angl. **virulence**)*. Capacité qu'ont les germes infectieux de se développer dans un organisme, de sécréter leurs toxines et d'y provoquer un état pathologique.

**virulent, ente** a. *(angl. **virulent**)*. Qui se rapporte à la virulence ; qui possède un pouvoir pathogène.

**virus** m. *(angl. **virus**)*. Nom d'ensemble des agents infectieux parasites obligatoires des cellules, se reproduisant à partir de leur seul matériel génétique représenté dans la particule infectieuse (virion) par un seul type d'acide ribonucléique *(virus à ARN* ou *ribovirus)* ou d'acide désoxyribonucléique *(virus à ADN* ou *déoxyvirus)*. Les virus possèdent une structure bien définie, avec ou sans enveloppe, à symétrie cubique ou hélicoïdale. Du fait de leurs petites dimensions, les virus traversent les filtres bactériens usuels, ce qui leur a valu autrefois le nom de *virus filtrants* ou d'*ultravirus*. V. *adénovirus, arbovirus, arénavirus, coxsakie virus, cytomégalovirus, Ebola (virus), échovirus, entérovirus, herpèsvirus, Marbourg (virus), myxovirus, paramyxovirus, poliovirus, poxvirus, réovirus, rétrovirus,* *rhabdovirus, rhinovirus, ribovirus*. (a. **viral**, **ale**, **aux**)

**virus adéno-pharyngo-conjonctival**. Syn. d'*adénovirus*.

**virus APC**. Syn. d'*adénovirus*.

**virus chikungunya** *(angl.* ***chikungunya virus****)*. Virus du genre *Alphavirus* (famille des *Togaviridae*) responsable de la chikungunya.

**virus de la fièvre jaune** *(angl.* ***yellow fever virus****)*. Virus du genre *Flavivirus* (famille des *Flaviviridae*) responsable de la fièvre jaune.

**virus de l'herpès simple**. Syn. usuel de *herpèsvirus humain 1 et 2*.

**virus HIV**. V. *HIV*.

**virus pox**. V. *poxvirus*.

**virus varicelle-zona**. Syn. usuel de l'*herpèsvirus humain*.

**virusal**, **ale**, **aux** a. Syn. peu usité de *viral*.

**virus-vaccin** m. *(angl.* ***virus vaccine****)*. Vaccin préparé à partir d'un virus vivant atténué par repiquages successifs sur plusieurs milieux de culture.

**vis** f. *(angl.* ***screw****)*. Tige métallique cylindrique à pointe hélicoïdale, destinée à s'enfoncer, en toumant, dans une matière. Les vis sont utilisées en ostéosynthèse, soit directement dans l'os pour maintenir les fragments, soit pour fixer des attelles métalliques.

**viscéral**, **ale**, **aux** a. *(angl.* ***visceral****)*. Qui se rapporte ou appartient à un viscère. Ex. : feuillet viscéral de la plèvre. V. *splanchnique*.

**viscéralgie** f. *(angl.* ***visceralgia****)*. Toute douleur profonde, généralement d'origine nerveuse, au niveau d'un viscère.

**viscère** m. *(angl.* ***viscera****)*. Tout organe contenu dans une cavité du corps : cavité thoracique (poumon, cœur), cavité abdominale (foie, estomac, rate, etc.), boîte crânienne (cerveau). V. *splanchnique*. (a. **viscéral**, **ale**, **aux**)

**viscérocepteur** m. *(angl.* ***visceroreceptor****)*. Récepteur appartenant au groupe des *intérocepteurs*, qui assure la sensibilité viscérale.

**viscérogène** a. *(angl.* ***viscerogenic****)*. Qui a son origine dans un organe viscéral. Se dit notamment de certains réflexes.

**viscéro-inhibiteur**, **trice** a. *(angl.* ***visceroinhibitor****)*. Qui inhibe la mobilité ou la fonction d'un organe.

**viscéromoteur**, **trice** a. *(angl.* ***visceromotor****)*. Qui conduit l'influx nerveux à un viscère, ou qui stimule la motilité d'un viscère. Ex. : réflexe viscéromoteur.

**viscéroptose** f. Syn. de *splanchnoptose*.

**viscérotrope** a. *(angl.* ***viscerotropic****)*. Qui a une affinité particulière pour les viscères. Ex. : virus viscérotrope.

**viscosimètre** m. *(angl.* ***viscometer****)*. Appareil servant à déterminer la viscosité d'un liquide.

**viscosité** f. *(angl.* ***viscosity****)*. Résultat de la résistance de frottement entre les molécules d'un fluide, qui s'oppose à leur déplacement les unes par rapport aux autres. V. *visqueux*.

**viscosité mentale** (ou **psychique**). Syn. de *bradypsychie*.

**vision** f. *(angl.* ***vision****)*. 1) Faculté de l'œil de percevoir la lumière, les couleurs et les formes (appelée couramment *vue*). La *vision binoculaire* est la vision dans laquelle les stimuli lumineux enregistrés simultanément par la rétine des deux yeux sont fusionnés en une seule image. 2) En langage courant, *hallucination visuelle*. V. *optique*. (a. **visuel**, **elle**)

**vision photopique** *(angl.* ***photopic vision****)*. Perception visuelle en lumière vive, assurée par les cônes rétiniens.

**vision scotopique** *(angl.* ***scotopia****)*. Perception visuelle lors d'un faible éclairement ne permettant de distinguer que grossièrement la forme des objets.

**visqueux**, **euse** a. *(angl.* ***viscous****)*. Se dit d'un liquide qui possède une viscosité élevée, qui s'écoule trop lentement, comme un sirop.

**vissage** m. *(angl.* ***screwing****)*. Introduction de vis dans les fragments d'un os fracturé, afin de les maintenir en contact.

**visualisation** f. *(angl.* ***visualization****)*. Action de rendre visible un phénomène ou une région du corps, notamment en radiologie, à l'aide de produits de contraste.

**visuel**, **elle** a. *(angl.* ***visual****)*. Qui se rapporte à la vision, surtout du point de vue fonctionnel, physiologique (ex. : acuité visuelle) ou pathologique (ex. : amnésie visuelle, troubles visuels). V. *optique*.

**vital**, **ale**, **aux** a. *(angl.* ***vital****)*. Qui se rapporte à la vie; qui lui est indispensable. Ex. : force vitale, cycle vital.

**vitalisation des moignons**. Syn. de *cinématisation*.

**vitalité** f. *(angl.* ***vitality****)*. Qualité de ce qui a vie et qui est particulièrement vigoureux. Ex. : vitalité des spermatozoïdes.

**vitallium** m. *(angl.* ***vitallium****)*. Alliage utilisé en dentisterie et en chirurgie plastique et orthopédique (prothèse totale de l'articulation coxo-fémorale notamment).

**vitamine** f. *(angl.* ***vitamin****)*. Nom d'ensemble des substances indispensables à la croissance et au fonctionnement des organes, apportées, pour la plupart, en petite quantité par l'alimentation, que l'organisme n'est pas capable de synthétiser et dont le manque entraîne des troubles caractéristiques *(avitaminoses)*. Leurs activités sont très diverses. Certaines vitamines participent à l'élaboration d'hormones et d'enzymes, soit en favorisant leur production, soit en entrant directement dans leur composition chimique. Les vitamines d'origine alimentaire sont classées en : *vitamines liposolubles* (vitamine A, vitamine D, vitamine E, vitamine K) et *vitamines hydrosolubles* (vitamines du groupe B et vitamine C). (a. **vitaminique**)

**vitaminé, ée** a. *(angl.* ***vitamins-added****)*. Qui contient une ou plusieurs vitamines, qui est enrichi en vitamines. Ex. : riz vitaminé, préparation médicamenteuse vitaminée.

**vitamine A** *(angl.* ***vitamin A****)*. Vitamine liposoluble présente dans les graisses animales (notamment l'huile de foie de morue), les végétaux, le lait, les produits laitiers et les œufs. Les besoins journaliers en vitamine A sont estimés à 5 000 unités. On l'emploie par voie orale ou parentérale, dans les troubles de la croissance, la xérophtalmie, l'héméralopie. Syn. : *axérophtol, rétinol, vitamine antixérophtalmique*.

**vitamine antibéribéri**. Syn. de *thiamine*.

**vitamine antihémorragique**. Syn. de *vitamine K*.

**vitamine antinévritique**. Syn. de *thiamine*.

**vitamine antipellagreuse**. Syn. d'*acide nicotinique* ou de *nicotinamide*.

**vitamine antiscorbutique**. Syn. de *vitamine* C.

**vitamine antixérophtalmique**. Syn. de *vitamine A*.

**vitamine B1**. Syn. de *thiamine*.

**vitamine B2**. Syn. de *riboflavine*.

**vitamine B3**. Syn. de *nicotinamide*.

**vitamine B6**. Syn. de *pyridoxine*.

**vitamine B8**. Syn. de *biotine*.

**vitamine B9** (ou **Bc**). Syn. d'*acide folique*.

**vitamine B12** *(angl.* ***vitamin B12****)*. Vitamine hydrosoluble contenant du cobalt, qui joue un rôle important dans la production des érythrocytes et dans divers processus métaboliques (en tant que constituant de certaines coenzymes). Son absorption intestinale dépend de la présence d'un facteur intrinsèque, sécrété par la muqueuse gastrique. Le déficit de ce facteur a pour conséquence une malabsorption avec anémie pernicieuse. La vitamine B12 est prescrite dans l'anémie pernicieuse et dans divers troubles neurologiques. Syn. : *cyanocobalamine* (DCI).

**vitamine C** *(angl.* ***vitamin C****)*. Acide ascorbique ; vitamine hydrosoluble très répandue dans la nature, apportée à l'organisme surtout par les légumes et les fruits frais et présente aussi dans les tissus animaux. Elle joue un rôle important dans la formation des protéines de structure (endothélium vasculaire et matrice des os), dans la synthèse d'hormones glucocorticostéroïdes, comme transporteur d'oxygène dans les oxydations cellulaires. La carence en vitamine C est responsable du scorbut. On prescrit la vitamine C surtout comme tonique et anti-infectieux. Syn. : *facteur* (ou *vitamine*) *antiscorbutique*.

**vitamine de la coagulation**. Syn. de *vitamine K*.

**vitamine D** *(angl.* ***vitamin D****)*. Chacune des deux vitamines liposolubles : le *cholécalciférol* (ou *vitamine D3*), vitamine naturelle isolée de l'huile de foie de morue et du flétan, et synthétisée dans la peau (sous l'action de la lumière solaire) à partir d'un dérivé de stérol (provitamine) ; l'*ergocalciférol* (ou *vitamine D2*), obtenue artificiellement par irradiation aux rayons ultraviolets d'un stérol végétal (ergostérol) isolé de champignons et de l'ergot de seigle. La vitamine D protège contre le rachitisme en exerçant une action régulatrice sur le métabolisme du phosphore et du calcium dont elle favorise l'absorption intestinale et en empêche l'élimination excessive par les urines. On la prescrit dans toutes les carences en calcium (rachitisme, ostéomalacie, tétanie, spasmophilie), surtout par la bouche (solution huileuse ou alcoolique). Syn. : *calciférol*.

**vitamine E** *(angl.* ***vitamin E****)*. Complexe vitaminique (plusieurs dérivés d'alcools appelés tocophérols), existant à l'état naturel dans les huiles végétales, les salades vertes et les germes de blé. C'est un facteur de fertilité indispensable chez certains animaux (mais dont l'action n'a pas été prouvée chez l'homme). Elle semble jouer un rôle dans les oxydations cellulaires.

**vitamine F** *(angl.* ***vitamin F****)*. Nom donné parfois à un complexe d'acides gras non saturés (acides linoléique, linolénique, arachidonique) qui jouent un rôle dans la structure des lipides organiques complexes et dans le métabolisme du cholestérol (le nom plus correct est *acides gras essentiels*). On la prescrit dans certaines lésions de la peau (eczéma, brûlures).

**vitamine H**. Syn. de *biotine*.

**vitamine K** *(angl.* ***vitamin K****)*. Complexe vitaminique liposoluble contenu dans les légumes frais, la luzerne et l'ortie, et nécessaire à la biosynthèse de la prothrombine, du facteur VII et du facteur IX dans le foie, et dont la carence alimentaire provoque une prédisposition aux hémorragies. Il n'existe pas chez l'homme d'avitaminose caractérisée, mais seulement des carences secondaires, par malabsorption (la présence des sels biliaires est indispensable pour assurer leur absorption). Le dicoumarol est une antivitamine K. Ling. : K, du terme allemand *Koagulationsvitamin*. Syn. : *facteur antihémorragique*, *vitamine antihémorragique*, *vitamine de la coagulation*.

**vitamine P**. Syn. de *rutoside*.

**vitamine PP**. Syn. d'*acide nicotinique* ou *nicotinamide*.

**vitaminique** a. *(angl.* ***vitaminic****)*. Qui se rapporte aux vitamines.

**vitaminisation** f. *(angl.* ***vitaminization****)*. Adjonction de vitamines aux aliments ou à un médicament.

**vitaminothérapie** f. *(angl.* ***vitaminotherapy****)*. Emploi thérapeutique des vitamines.

**vitellin, ine** a. *(angl.* ***vitelline****)*. En embryologie, qui se rapporte au vitellus de l'œuf. Ex. : circulation vitelline, membrane vitelline.

**vitellus** m. *(angl.* ***vitellus, yolk****)*. 1) Au sens littéral, jaune d'œuf. 2) En embryologie, plus spécifiquement, ensemble des réserves nutritives telles que glucides, protéines de l'œuf. Chez certaines espèces, le vitellus est très abondant et assure le développement de l'embryon; dans l'œuf humain, il est très réduit.

**vitesse de sédimentation (globulaire** ou **sanguine)** *(angl.* ***erythrocyte sedimentation rate****)*. Vitesse de la chute des érythrocytes contenus dans le sang rendu incoagulable (citraté) et placé dans un tube étroit, gradué, vertical. La vitesse de sédimentation est mesurée à jeun, le plus souvent par la *méthode de Westergren*. Elle est exprimée par la hauteur en mm de la colonne d'érythrocytes ayant sédimenté en 1, 2 et 24 heures. Normalement, la limite est de 3 à 6 mm la première heure, de 8 à 16 mm la deuxième heure. La vitesse de sédimentation est modérément accélérée dans certaines conditions physiologiques (grossesse, âge avancé). Une accélération nette de la vitesse de sédimentation est présente dans un grand nombre d'états pathologiques : processus inflammatoire (infectieux ou non infectieux), maladies accompagnées de perturbation du taux des protéines plasmatiques, de destruction tissulaire. Une accélération de la vitesse de sédimentation persiste souvent plusieurs semaines après la guérison de la maladie qui en est la cause. La vitesse de sédimentation peut être ralentie dans la polyglobulie, dans l'insuffisance cardiaque et en cas de dystonie neurovégétative. Ses mesures répétées permettent d'apprécier l'évolution d'un état pathologique. Abrév. : VS, VSG. Syn. : *temps de sédimentation*.

**vitiligo** m. *(angl.* ***vitiligo****)*. Trouble de la pigmentation de la peau qui présente des plaques décolorées, bien délimitées, entourées d'une zone plus foncée, sans aucune modification pathologique de l'épiderme. Son étiologie est inconnue. De localisation variable, souvent symétriques, ces taches sont en général rebelles au traitement. L'examen histologique révèle une absence totale de pigments mélaniques dans les cellules du derme, la doparéaction est négative. Ling. : En latin *vitiligo*, tache blanche. V. *leucodermie*.

**vitré** m. V. *corps vitré*.

**vitrectomie** f. *(angl.* ***vitrectomy****)*. Opération endo-oculaire comportant l'exérèse totale ou partielle du corps vitré, ou la section de brides endovitréennes pathologiques.

**vitréen, enne** a. *(angl.* ***vitreous****)*. Qui se rapporte au corps vitré.

**vitreux, euse** a. *(angl.* ***vitreous****)*. Qui a l'aspect du verre.

**vitriol** m. *(angl.* ***vitriol****)*. Nom courant de l'*acide sulfurique*.

**vitropression** f. *(angl.* ***vitropression****)*. Procédé consistant à appuyer une lame en verre sur la peau au niveau d'une lésion pour apprécier la teinte qu'elle présente lorsqu'elle est privée de sang. Cet examen est utilisé comme moyen de diagnostic dans certaines affections cutanées, en particulier dans le purpura (taches qui restent colorées) et le lupus vulgaire (le lupome prend un aspect caractéristique translucide « en gelée de pommes »).

**vivisection** f. *(angl.* ***vivisection****)*. Toute intervention chirurgicale pratiquée sur un animal vivant, dans un but expérimental.

**VL**. En électrocardiographie, symbole de la *dérivation unipolaire du bras gauche*. V. sous *dérivation*.

**VLDL**. Abrév. de *lipoprotéines de très basse densité* (de l'anglais ***v****ery* ***l****ow* ***d****ensity* ***l****ipoproteins*). V. *lipoprotéine*.

**VM** ou **VMx**. Abrév. de *ventilation maximale*.

**VNPSY**. En France, lettre-clé de la Nomenclature Générale des Actes Professionnels des Médecins et autres Professions de Santé. Portée sur les documents de l'assurance-maladie, elle caractérise la visite au domicile du malade par le médecin neuropsychiatre qualifié, psychiatre qualifié ou neurologue qualifié.

**vocal, ale, aux** a. *(angl.* ***vocal****)*. Qui se rapporte à la voix. Ex. : cordes vocales, vibrations vocales.

**voie** f. *(angl.* ***duct, pathway, tract****)*. Nom d'ensemble des structures tubulaires qui livrent passage à diverses matières organiques (voies biliaires, voies urinaires), à l'air (voies respiratoires), et des structures qui conduisent un type déterminé d'influx nerveux (voies optiques, voies olfactives, etc.).

**voie d'abord** *(angl.* ***surgical approach****)*. En chirurgie, trajet qu'emprunte le chirurgien pour atteindre l'organe visé, à partir du revêtement cutané et à travers les autres organes interposés, qu'il doit écarter ou traverser.

**voies biliaires** *(angl.* ***biliary ducts****)*. Ensemble des canaux par lesquels passe la bile, à l'intérieur du foie *(voies biliaires intrahépatiques)* et en dehors du foie *(voies biliaires extrahépatiques)*. Les *voies biliaires intrahépatiques* sont formées par des canalicules transportant la bile sécrétée par les cellules du foie. Ils se réunissent en canaux plus volumineux qui arrivent jusqu'au hile du foie, formant alors le *canal hépatique droit* et le *canal hépatique gauche*, qui drainent chacun un lobe du foie et s'unissent pour former le *canal hépatique commun*. Les *voies biliaires extrahépatiques* comprennent : une *voie biliaire principale* formée par le canal hépatique commun qui, en se réunissant au canal cystique, constitue le *canal cholédoque*; une *voie biliaire accessoire* représentée par la *vésicule biliaire*, qui sert de réservoir à la bile dans l'intervalle des digestions, et le *canal cystique*, qui déverse la bile dans le cholédoque.

**voies urinaires** *(angl.* ***urinary tract****)*. Ensemble anatomo-physiologique comprenant les calices, les bassinets, les uretères, la vessie et l'urètre.

**voile du palais** *(angl.* ***velum palatinum****)*. Cloison musculo-membraneuse mobile qui prolonge en bas et en arrière la voûte du palais, et sépare la partie nasale de la partie buccale du pharynx. Le bord postérieur présente, en son milieu, la luette, et de chaque côté de celle-ci, deux replis, l'un antérieur, l'autre postérieur, appelés *piliers du voile du palais*. Entre les deux piliers se trouvent les amygdales palatines. V. *vélopalatin*. Syn. : *palais mou*.

**voix** f. *(angl.* ***voice****)*. Ensemble des sons produits par les vibrations des cordes vocales et par les mouvements de la bouche et de la langue de l'homme. (a. **vocal, ale, aux**)

**vol de la sous-clavière**. V. *syndrome du vol de la sous-clavière*.

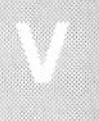

**volatil, ile** a. *(angl.* ***volatile****)*. Se dit de toute substance liquide ou solide, susceptible de passer facilement à l'état de vapeur, ou qui dégage une vapeur odorante (par ex. huiles volatiles des essences végétales).

**volémie** f. *(angl.* ***blood volume****)*. Volume global du sang circulant (plasma et éléments figurés). (a. **volémique**)

**volet costal** *(angl.* ***flail chest****)*. Partie de la paroi thoracique rendue mobile indépendamment du reste de la cage thoracique, par la fracture d'une ou de plusieurs côtes, et qui comprime le poumon lors de l'inspiration.

**Volhard (épreuves de)** *(angl.* ***Volhard's test****)*. Épreuves explorant la capacité de dilution et la capacité de concentration du rein pour l'eau. (*Volhard* Franz, médecin allemand, 1872-1950.)

**Vollmer (test ou patch-test de)** *(angl.* ***Vollmer's tuberculinic patch test****)*. Recherche d'une allergie tuberculinique par l'application sur la peau, pendant 48 heures, d'un papier-filtre imprégné de tuberculine. Une réaction inflammatoire indique un résultat positif. V. aussi *Pirquet (cutiréaction de)*. (*Vollmer* Hermann, pédiatre de New York, 1896-1959.)

**volt** m. *(angl.* ***volt****)*. Unité de mesure de force électromotrice et de différence de potentiel ou tension. Symbole : V. Ling. : Du nom du physicien *Volta* comte Alessandro, physicien italien, 1745-1827.

**voltage** m. *(angl.* ***voltage****)*. Force électromotrice exprimée en volts.

**voltampère** m. *(angl.* ***voltampere****)*. Unité de puissance électrique correspondant à la puissance produite par un courant alternatif de 1 ampère sous une différence de potentiel de 1 volt. Symbole : VA.

**volume** m. *(angl.* ***volume****)*. Espace occupé par un corps. Son unité de mesure est le mètre cube. Abrév. : V. (a. **volumique**)

**volume corpusculaire moyen**. Syn. de *volume globulaire moyen*.

**volume courant**. Syn. d'*air courant*. Abrév. : VC.

**volume d'éjection systolique**. Syn. de *débit systolique*.

**volume expiratoire maximal par seconde** *(angl.* ***timed vital capacity****)*. Volume d'air expiré pendant la première seconde d'une expiration forcée faisant suite à une inspiration forcée; il est normalement de l'ordre de 4 litres. Abrév. : VEMS. Syn. : *capacité pulmonaire utilisable à l'effort*.

**volume globulaire** *(angl. **total corpuscular volume**)*. Volume de la totalité des érythrocytes par rapport au volume du plasma. Il est normalement de 45 % chez l'homme et de 41 % chez la femme. V. *hématocrite*.

**volume globulaire moyen** *(angl. **mean corpuscular volume**)*. Volume moyen de chaque globule rouge exprimé par le rapport entre l'hématocrite/le nombre de globules rouges par mm$^3$. Abrév. : VGM ou MCV (de l'anglais *mean corpuscular volume*). Syn. : *volume corpusculaire moyen*.

**volume plasmatique** *(angl. **plasma volume**)*. Volume total du plasma. Il constitue environ 5 % du poids corporel.

**volume de réserve expiratoire**. Syn. d'*air de réserve*. Abrév. : VRE.

**volume de réserve inspiratoire**. Syn. d'*air complémentaire*. Abrév. : VRI.

**volume résiduel**. Syn. d'*air résiduel*. Abrév. :VR.

**volume respiratoire**. Syn. d'*air courant*.

**volume sanguin** *(angl. **blood volume**)*. Volume de la totalité du sang contenu dans l'organisme (environ 5 litres). V. *volémie*. Syn. : *masse sanguine*.

**volume sanguin minute**. Syn. de *débit cardiaque*.

**volume télédiastolique** *(angl. **end-diastolic volume**)*. Quantité de sang contenue dans un ventricule cardiaque en fin de diastole. C'est le volume maximal ventriculaire.

**volume télésystolique** *(angl. **end-systolic volume**)*. Quantité de sang contenue dans un ventricule cardiaque en fin de systole. C'est le volume ventriculaire minimum.

**volumétrique** a. *(angl. **volumetric**)*. Qui se rapporte à la mesure des volumes. Ex. : analyse volumétrique, valeur volumétrique du thorax.

**volumique** a. *(angl. **voluminal**)*. Qui se rapporte au volume, et plus précisément à un caractère ou à une propriété relatifs à l'unité de volume. Ex. : masse volumique, signifiant masse de l'unité de volume.

**volvulé, ée** a. *(angl. **volvulate**)*. Qui est atteint de volvulus. Ex. : segment intestinal volvulé.

**volvulus** m. *(angl. **volvulus**)*. Enroulement ou torsion d'un organe creux (estomac, segment intestinal, etc.) sur lui-même ou autour de son point d'attache, ayant pour conséquence une obstruction et des troubles ischémiques graves (par arrêt de la circulation du sang).

**vomer** m. *(angl. **vomer**)*. Os impair et médian, situé à la partie postérieure et inférieure de la cloison des fosses nasales, qui sépare les deux choanes (orifices postérieurs des fosses nasales). (a. **vomérien, ienne**)

**vomique** f. *(angl. **vomica**)*. 1) Expectoration soudaine et abondante (comparable à un vomissement) de pus, de sérosité ou de sang provenant d'une collection purulente (abcès du médiastin, kyste hydatique du poumon, etc.), subitement déversée dans une bronche. 2) Matières ainsi évacuées.

**vomissement** m. *(angl. **vomiting**)*. 1) Expulsion soudaine par la bouche du contenu de l'estomac. 2) Matières ainsi évacuées. V. *émétique*.

**vomitif, ive** a. Syn. d'*émétique*. (nom : un **vomitif**)

**vomito negro**. V. *fièvre jaune*.

**vomiturition** f. *(angl. **vomiturition**)*. 1) Efforts répétés et infructueux pour vomir ; vomissement incomplet. 2) Syn. de *régurgitation* (1).

**Voss (opération de)** *(angl. **Voss' operation**)*. Section chirurgicale des muscles entourant l'articulation de la hanche, préconisée dans certains cas de coxarthrose.

**voussure** f. *(angl. **arching**)*. Toute saillie convexe anormale, d'une partie du corps (par ex. d'une région limitée du thorax).

**voûte du crâne** (ou **crânienne**). Syn. de *calotte crânienne*.

**voûte palatine** *(angl. **bony palate**)*. Face intérieure concave du palais osseux recouvert par une muqueuse, formant la paroi supérieure de la cavité buccale. Elle est limitée en avant et sur les côtés par l'arcade gingivodentaire supérieure et se continue en arrière par le voile du palais. Syn. : *palais dur*.

**voûte plantaire** *(angl. **longitudinal arch of foot**)*. Ensemble des courbures à concavité inférieure que présente la surface inférieure du pied : une courbure longitudinale (allant du calcanéum à la tête des métatarsiens) ; une courbure transversale, maximale au niveau de la base des métatarsiens.

**voxel** m. *(angl. **voxel**)*. En tomodensitométrie, volume élémentaire de calcul de densité, correspondant à un carré de la matrice pour une épaisseur de plan de coupe donnée. Ling. : De l'anglais, *volume cell element*.

**voyeurisme** m. *(angl. **voyeurism**)*. Déviation sexuelle où l'assouvissement du plaisir est obtenu par la vision de scènes érotiques, d'ébats sexuels, souvent associée à la masturbation. L'individu qui pratique le voyeurisme est un *voyeur*.

**VR** 1) En électrocardiographie, symbole de la *dérivation unipolaire du bras droit*. V. *dérivation*. 2) Abrév. de *volume résiduel*.

**VRE**. Abrév. de *volume de réserve expiratoire*.

**VRI**. Abrév. de *volume de réserve inspiratoire.*

**VS**. En France, lettre-clé de la Nomenclature Générale des Actes Professionnels des Médecins et autres Professions de Santé. Portée sur les documents de l'assurance-maladie, elle caractérise la visite au domicile du malade par le médecin spécialiste qualifié [22].

**VS(G)**. Abrév. de *vitesse de sédimentation (globulaire).*

**vue** f. *(angl.* ***sight, vision****).* Nom courant de la *vision.*

**vulnéraire** a. et m. Se dit d'une substance qui guérit les blessures, les plaies. Ex. : poudre vulnéraire.

**vultueux**, **euse** a. *(angl.* ***bloated****).* Se dit d'un visage rouge et congestionné.

**vulve** f. *(angl.* ***vulva****).* Ensemble des organes génitaux externes de la femme, comportant une cavité médiane (le vestibule), limitée de chaque côté par les grandes lèvres et les petites lèvres et dans laquelle s'ouvrent l'urètre et le vagin. Les grandes lèvres se perdent en avant sur une saillie médiane, le mont de Vénus. La commissure supérieure de la vulve est occupée par le clitoris. De chaque côté de l'orifice vaginal se trouvent les glandes de Bartholin. (a. **vulvaire**)

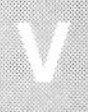


**vulvite** f. *(angl.* ***vulvitis****).* Inflammation de la vulve.

**vulvo-périnéal**, **ale**, **aux** a. *(angl.* ***vulvoperineal****).* Qui se rapporte à la vulve et au périnée. Ex. : déchirure vulvo-périnéale.

**vulvo-vaginal**, **ale**, **aux** a. *(angl.* ***vulvovaginal****).* Qui se rapporte à la vulve et au vagin. Ex. : orifice vulvo-vaginal.

**vulvo-vaginite** f. *(angl.* ***vulvovaginitis****).* Inflammation de la vulve et du vagin.

**VZV**. Abrév. de *virus varicelle-zona.* V. *herpèsvirus.*

# W

**W** Symbole du *watt*.

**Waaler-Rose (réaction** ou **test de)** *(angl.* ***Waaler-Rose test****)*. Réaction d'hémagglutination pour la détection du facteur rhumatoïde (V. *polyarthrite rhumatoïde*), utilisant comme indicateur des érythrocytes de mouton. Plus spécifique que la réaction au latex (V. *latex* [2]), ce test est cependant moins sensible. (*Waaler* Erik, bactériologiste et immunologiste norvégien contemporain; *Rose* Joseph Constantin, médecin allemand, 1826-1893.)

**Waldenström (maladie de)**. Syn. de *macroglobulinémie primaire*.

**Wallenberg (syndrome de)** *(angl.* ***Wallenberg's syndrome****)*. Syndrome neurologique assez fréquent dû à une ischémie bulbaire rétro-olivaire par occlusion d'une artère vertébrale ou d'une artère cérébelleuse postéro-inférieure. Les manifestations cliniques sont, du côté de la lésion, des troubles de la phonation et de la déglutition avec hémiparalysie du voile du palais, un nystagmus, un syndrome cérébelleux, un syndrome de Claude-Bernard-Horner et une anesthésie de l'hémiface; du côté opposé, une thermoanesthésie du tronc et des membres. V. *Babinski-Nageotte (syndrome de)*. (*Wallenberg* Adolf, médecin allemand, 1862-1949.)

**wandering pacemaker**. V. *rythme multifocal*.

**wash-out** m. *(angl.)*. Néologisme vague anglo-américain, employé à tort dans les textes français, comme syn. de *rinçage pyélo-caliciel*.

**Wassermann (réaction de)**. V. *Bordet-Wassermann*.

**Waterhouse-Friderichsen (syndrome de)** *(angl.* ***Waterhouse-Friderichsen syndrome****)*. Purpura généralisé, d'apparition brutale, avec fièvre et altération subite et profonde de l'état général, évoluant en 12 à 24 heures vers le coma et la mort. Ce syndrome, plus fréquent chez l'enfant, est dû à une surrénalite aiguë hémorragique provoquée par le méningocoque. (*Waterhouse* Rupert, médecin anglais, 1873-1958; *Friderichsen* Carl, pédiatre danois, né en 1886.)

**watt** m. *(angl.* ***watt****)*. Unité de puissance électrique du système international. Du nom du physicien J. *Watt*. Symbole : W. Multiples : *hectowatt*, *kilowatt*, *mégawatt*.

**Weber (épreuve de)**. Appréciation de la perception sonore d'un diapason placé sur le vertex; normalement, elle est identique pour les deux oreilles. V. *audiométrie*.

**Weber (syndrome de Parkes)**. Syn. de *syndrome de Sturge-Weber-Krabbe*. V. *Sturge-Weber-Krabbe (maladie de)*.

**Wegener (granulomatose** ou **maladie de)** *(angl.* ***Wegener's granulomatosis****)*. Maladie due à des lésions granulomateuses et nécrosantes artérielles et veineuses au niveau des voies respiratoires supérieures, des poumons et des reins, faisant partie des vascularites allergiques. Elle débute par une rhinite purulente à laquelle succèdent des suppurations répétées des sinus, du pharynx et des voies respiratoires avec infiltrats pulmonaires nodulaires, suivis d'une insuffisance rénale sévère (par glomérulonéphrite thrombosante). (*Wegener* Friedrich, médecin allemand, né en 1907.)

**Weil-Félix (réaction de)** *(angl.* ***Weil-Felix reaction****)*. Réaction pour le diagnostic du *typhus exanthématique*. (*Weil* Edmund, médecin hygiéniste et bactériologiste de Bohême, 1879-1922; *Félix* Arthur, bactériologiste d'origine tchèque, établi à Londres, 1887-1956.)

**Weingarten (maladie** ou **syndrome de)**. Syn. de *pneumonie éosinophile tropicale*.

**Werdnig-Hoffmann (amyotrophie spinale** ou **maladie de)**. Forme d'amyotrophie spinale transmise sur le mode autosomique récessif débutant très précocément (souvent *in utero*) et caractérisée par une grande hypotonie musculaire et des paralysies flasques. Elle frappe d'abord la musculature proximale des membres inférieurs, puis tout le corps. Il existe des troubles de la déglutition par atteinte du bulbe et une atteinte des muscles respiratoires intercostaux. L'évolution est rapidement fatale. (*Werdnig* Guido, neurologue autrichien, 1844-1919; *Hoffmann* Johann, neurologue allemand, 1857-1919.)

**Werlhof (maladie de)** *(angl.* ***Werlhof's disease****)*. Forme de purpura thrombopénique idiopathique à évolution chronique, se manifestant, chez le sujet jeune, par des pétéchies et des lésions purpuriques avec thrombopénie variable, sans atteinte de l'état général. La destruction des plaquettes est liée à des désordres immunitaires. Syn. : *purpura hémorragique*. (*Werlhof* Paul Gottlieb, médecin allemand, 1699-1767.)

**Werner (syndrome de)** *(angl.* ***Werner's syndrome****)*. Affection familiale, génétique, de l'adulte jeune, caractérisée par l'association de sclérodermie progressive, cataracte, troubles endocriniens (hypogonadisme, dysthyroïdie), ostéoporose, hyperkératose plantaire, hyperostose frontale et débilité mentale. V. *progéria (de Gilford)*. Syn. : *progéria de l'adulte*. (*Werner* Otto, médecin allemand, 1874-1946.)

**Wernicke (aphasie de)** *(angl.* ***Wernicke's aphasia****)*. Trouble du langage traduisant une lésion cérébrale de la zone de Wernicke (essentiellement la partie postérieure de la deuxième circonvolution temporale de l'hémisphère dominant). Il porte sur la compréhension plutôt que sur l'expression. V. *Broca (aphasie de)*. (*Wernicke* Carl, neurologue et psychiatre allemand, 1848-1905.)

**West (syndrome de)** *(angl.* ***West's syndrome****)*. Encéphalopathie débutant chez le nourrisson, caractérisée par des spasmes toniques brefs et répétés (spasmes en flexion), des perturbations importantes de l'électro-encéphalogramme, et un mauvais développement psychomoteur. Syn. : *spasmes infantiles en flexion*. (*West* Charles, médecin anglais, 1816-1898.)

**Westergren (méthode de)** *(angl.* ***Westergren's method****)*. Méthode pour la mesure de la *vitesse de sédimentation globulaire*. (V. ce terme). (*Westergren* Alf Wilhelm, médecin suédois né en 1891.)

**Wharton (canal de)** *(angl.* ***submandibular duct****)*. Canal excréteur de chacune des deux glandes salivaires sous-maxillaires. Il s'ouvre dans la bouche à côté du frein de la langue. (*Wharton* Thomas, médecin anatomiste anglais, 1614 ou 1616-1673.)

**whartonite** f. *(angl.* ***whartonitis****)*. Inflammation de la paroi du canal de Warthon, le plus souvent causée par la présence de calculs salivaires.

**wheezing** m. *(angl.* ***wheezing****)*. Respiration sifflante, de tonalité aiguë, observée notamment chez les asthmatiques ou lors d'une sténose bronchique. Ling. : Terme anglo-américain (onomatopée imitant le bruit du vent dans les branches) fréquemment utilisé par les auteurs de langue française. On a proposé pour le remplacer *sifflement* (qui a un sens trop général) et *siblement* (qui n'est pas bien connu des médecins).

**Whipple (maladie de)** *(angl.* ***Whipple's disease****)*. Affection rare traduisant un dysfonctionnement des macrophages, caractérisée anatomiquement par des infiltrats de macrophages remplis de graisse au niveau des lymphatiques de la muqueuse duodénale et jéjunale, et cliniquement, d'abord par des manifestations rhumatismales (polyarthrite migratrice récidivante, rhumatisme vertébral et thoracique), puis par des troubles digestifs (douleurs abdominales, diarrhées, stéatorrhée, amaigrissement progressif). Syn. : *lipodystrophie intestinale*. (*Whipple* George Hoyt, pathologiste américain, 1878-1976.)

**Whipple (triade de)**. L'ensemble des trois caractéristiques d'une crise d'hypoglycémie : déclenchement par le jeûne, chute de la glycémie au-dessous de 0,50 g/l, disparition des symptômes après l'ingestion de glucides. (*Whipple* George Hoyt, pathologiste américain, 1878-1976.)

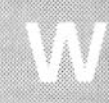

**Whitaker (maladie de)**. V. *polyendocrinopathie*.

**Wiberg (rotule de)** *(angl.* ***Wiberg's patella****)*. Forme de dysplasie de la rotule. Il en existe plusieurs, classées : I, II, II à III, III, IV, en béret.

**Widal (réaction ou sérodiagnostic de)** *(angl.* ***Widal's test****)*. Épreuve pour le sérodiagnostic de la *fièvre typhoïde* fondée sur l'agglutination d'une suspension de bacilles typhiques par le sérum du malade. (*Widal* Fernand, médecin français, 1862-1929.)

**Wilkins (maladie de)** *(angl.* ***congenital adrenal hyperplasia****)*. Forme d'hyperplasie surrénalienne congénitale se traduisant chez la fille par des signes de pseudo-hermaphroditisme masculin et chez le garçon par une puberté précoce. V. *Debré-Fibiger (syndrome de)*. (*Wilkins* Lawson, endocrinologue américain contemporain.)

**Willebrand von-Jürgens (maladie de)** *(angl.* ***von Willebrand's disease****)*. Maladie constitutionnelle de l'hémostase, la plus fréquente, due à la diminution du facteur Willebrand (activateur du facteur VIII) et du facteur VIII de la coagulation, caractérisée cliniquement par des hémorragies cutanées et muqueuses superficielles, une tendance aux hématomes et un saignement prolongé des blessures. Le temps de saignement est très prolongé, le temps de coagulation, la rétraction du caillot et le nombre des thrombocytes sont normaux. Les symptômes ont tendance à s'atténuer avec l'âge. (*Willebrand* Erik Adolf von, médecin finlandais, 1870-1949 ; *Jürgens* Rudolf, hématologiste allemand, 1898-1961.)

**Wilms (tumeur de)**. Syn. de *néphroblastome*.

**Wilson (maladie de)** *(angl.* ***Wilson's disease****)*. Maladie familiale et héréditaire, liée à un trouble du métabolisme du cuivre (V. *céruléoplasmine*), caractérisée par des troubles neurologiques en rapport avec une dégénérescence du corps strié, une cirrhose hépatique et une pigmentation grisâtre des téguments. Syn. : *dégénérescence hépatolenticulaire*. (*Wilson* Samuel Alexander Kinnier, médecin de Londres, 1878-1936.)

**Winslow (hiatus de)** *(angl. **foramen of Winslow**)*. Orifice de communication entre la grande cavité péritonéale et le vestibule de l'arrière-cavité des épiploons. (*Winslow* Jacob, anatomiste et chirurgien danois, professeur à Paris, 1669-1760.)

**Wirsung (canal de)** *(angl. **duct of Wirsung, pancreatic duct**)*. Canal excréteur principal du pancréas parcourant toute la glande depuis la queue jusqu'à la tête, s'ouvrant dans le duodénum au niveau de la grande caroncule. Syn. : *canal pancréatique*. (*Wirsung* Johann Georg, anatomiste bavarois, professeur à Padoue, 1600-1643.)

**wirsungographie** f. *(angl. **wirsungography**)*. Radiographie du canal de Wirsung obtenue par duodénoscopie, puis cathétérisme avec injection d'un produit de contraste radio-opaque dans le canal.

**wirsungographie peropératoire** *(angl. **peroperative wirsungography**)*. Opacification du canal de Wirsung par un produit opaque hydrosoluble injecté par voie transparenchymateuse.

**wirsungographie rétrograde** *(angl. **retrograde wirsungography**)*. Opacification du canal de Wirsung par l'intermédiaire d'un fibroscope muni d'un cathéter lui-même introduit dans l'ampoule de Vater.

**Wiskott-Aldrich (syndrome de)** *(angl. **Wiskott Aldrich syndrome**)*. Maladie génétique rare, grave, du nourrisson de sexe masculin, caractérisée par des hémorragies (purpura, épistaxis, méléna) liées à une thrombopénie, une dermatite eczématiforme chronique, des infections à répétition et une baisse des IgM. (*Wiskott* Alfred Arthur, pédiatre allemand du XXe siècle, né en 1898; *Aldrich* Robert, pédiatre américain, né en 1917.)

**Wohlgemuth (unité de)** *(angl. **Wohlgemuth's unit**)*. Unité de titrage colorimétrique de l'amylase sérique. (*Wohlgemuth* Julius, physiologiste et biochimiste allemand, 1874-1948.)

**Wolff-Parkinson-White (syndrome de)** *(angl. **Wolff-Parkinson-White syndrome**)*. Activation précoce d'une partie des ventricules cardiaques, se manifestant parfois par des accès de tachycardie supraventriculaire paroxystique et caractérisée, sur l'électrocardiogramme, par des anomalies simulant un bloc de branche (espace P-R court, complexe QRS élargi et déformé), avec présence d'une once delta. Le syndrome de Wolff-Parkinson-White peut aussi rester cliniquement muet ou être découvert fortuitement lors d'un examen électrocardiographique. Syn. : *syndrome WPW*. (*Wolff* Louis, cardiologue américain, 1898-1972; *Parkinson* John, cardiologue anglais né en 1885; *White* Paul Dudley, cardiologue américain, 1886-1973.)

**wormiens (os)** *(angl. **wormian bones**)*. Petits os surnuméraires que l'on peut trouver entre les divers os du crâne. (*Worm* Olans, anatomiste danois, 1588-1654).

# X

**X** V. *chromosome X*.

**xanth-**, **xantho-** Préfixe d'origine grecque indiquant une relation avec la couleur jaune.

**xanthélasma** m. *(angl.* ***xanthelasma****)*. Petite tache ovalaire de couleur jaune, localisée surtout aux paupières et constituée par un dépôt de cholestérol. Syn. : *xanthome plan*.

**xanthine** f. *(angl.* ***xanthine****)*. 1) Dérivé de purine (base purique) résultant de la dégradation des acides nucléiques. 2) Par extension, chacun des dérivés méthylés de la substance définie sous 1 (caféine, théobromine, théophylline), appelés aussi *dérivés xanthiques*. (a. **xanthique**)

**xanthochrome** a. *(angl.* ***xanthochromatic****)*. Qui est de couleur jaune.

**xanthochromie** f. *(angl.* ***xanthochromia****)*. 1) Coloration jaune du liquide céphalo-rachidien due à une transformation de l'hémoglobine en pigments hématogènes au cours d'une hémorragie méningée. 2) Coloration jaune de la peau (appelée aussi parfois *xanthodermie*). (a. **xanthochromique**)

**xanthodermie** f. Syn. de *xanthochromie* (2).

**xanthogranulome juvénile** *(angl.* ***juvenile xanthogranuloma****)*. Petite tumeur bénigne de l'enfance apparaissant dans la peau et les tissus plus profonds sous la forme d'un nodule de couleur havane ou brunâtre, le plus souvent au niveau de la tête, du cou et du tronc. Essentiellement limitée, elle disparaît spontanément dans la majorité des cas au bout de 1 à 2 ans. Syn. : *nævoxantho-endothéliome*.

**xanthomateux, euse** a. *(angl.* ***xanthomatous****)*. Qui se rapporte au xanthome, qui est caractérisé par une accumulation de lipides (notamment de cholestérol). Ex. : tumeur xanthomateuse.

**xanthomatose** f. *(angl.* ***xanthomatosis****)*. Nom d'ensemble donné aux maladies du métabolisme des lipides, caractérisées par la constitution, en divers points de l'organisme, de dépôts de cholestérol. Au niveau de la peau, ce processus pathologique aboutit à la formation de nodosités ou plaques jaunes situées dans l'épaisseur du derme. V. *xanthélasma*, *xanthome*.

**xanthome** m. *(angl.* ***xanthoma****)*. Dépôt de cholestérol dans la peau, les tendons ou les os, de localisations diverses, se présentant sous forme de taches ou de nodules jaunes. (a. **xanthomateux, euse**)

**xanthome plan**. Syn. de *xanthélasma*.

**xanthoprotéique (réaction)** *(angl.* ***xanthoproteic reaction****)*. Réaction caractéristique de certains groupements des acides aminés et des protéines : l'adjonction d'acide nitrique à une solution de protéines produit un précipité blanc qui devient jaune après ébullition.

**xanthopsie** f. *(angl.* ***xanthopsia****)*. Trouble de la vision dans lequel les objets paraissent colorés en jaune ; il est observé parfois dans l'ictère.

**xénobiotique** m. *(angl.* ***xenobiotic****)*. Substance étrangère à l'organisme vivant.

**xénogène** (ou **xénogénique**) a. *(angl.* ***xenogenous****)*. Qui est provoqué par un corps étranger.

**xénogreffe** f. Syn. d'*hétérogreffe*.

**xéro-** Préfixe d'origine grecque signifiant *sec*.

**xérodermie** f. *(angl.* ***xeroderma****)*. Sécheresse excessive de la peau avec desquamation fine, poudreuse. V. *Sjögren (syndrome de)*.

**xérographie** f. *(angl.* ***xeroradiography****)*. Méthode de reproduction photographique fondée sur la propriété de certaines substances isolantes de devenir conductrices d'électricité ou de libérer des charges électriques. On utilise les plaques xérographiques pour obtenir des radiographies sans les manipulations chimiques que comportent les clichés radiographiques classiques.

**xéromammographie** f. *(angl.* ***xeromammography****)*. Procédé d'examen radiologique du sein, en vue du dépistage d'un cancer utilisant, à la place du film photographique de la mammographie conventionnelle, une plaque d'aluminium recouverte d'une couche de sélénium ionisé. Grâce à cette technique, on peut obtenir des contrastes supérieurs à ceux de la mammographie classique.

**xérophtalmie** f. *(angl.* ***xerophthalmia****)*. Sécheresse et rétraction des conjonctives bulbaire et palpébrale, qui deviennent blanchâtres et perdent leur éclat. Elle entraîne l'opacité de la cornée et finalement la perte partielle ou complète de la vision. La xérophtalmie est une des principales manifestations d'une carence en vitamine A ; elle peut aussi être consécutive à certaines affections oculaires (par ex. le trachome). V. *Sjögren (syndrome de)*.

**xérosis** m. *(angl.* ***xerosis****)*. Sécheresse de la conjonctive qui est souvent le premier stade de la xérophtalmie.

**xérostomie** f. *(angl.* ***xerostomia****)*. Sécheresse de la bouche due à une diminution ou une absence de sécrétion salivaire (V. *aptyalisme*) par aplasie ou atrophie des glandes salivaires, carence en vitamine A, action des rayons X, déshydratation, etc.

**xiphodynie** (ou **xiphoïdalgie**) f. *(angl.* ***xiphodynia****)*. Douleur à la pression de l'appendice xiphoïde.

**xiphoïde** a. et m. V. *appendice xiphoïde*.

**XX, XY** V. *caryotype*.

***d*-xylose (épreuve au)**. V. *test au d-xylose*.

**Y** V. *chromosome Y.*

**Yersinia pestis**. Coccobacille gram-négatif, ovoïde, en navette, de petite taille, immobile, anaérobie facultatif, agent de la peste, transmis à l'homme par la puce des rats infectés. Il produit une toxine très virulente. Syn. : *bacille de la peste.*

**yersiniose** f. *(angl.* ***yersinial infection****)*. Entérite ulcéreuse avec lymphadénite nécrosante locale, causée par *Yersinia enterocolica*, se traduisant cliniquement par une diarrhée hydrique avec fièvre et douleurs abdominales, souvent associée à des arthrites ou/et à un érythème noueux. L'évolution peut être brève, ou se prolonger pendant des mois.

# Z

**Z** En France, lettre-clé de la Nomenclature Générale des Actes Professionnels des Médecins et autres Professions de Santé. Portée sur les documents de l'assurance-maladie, elle caractérise les actes utilisant les radiations ionisantes pratiqués par le médecin ou le chirurgien-dentiste[22].

**zézaiement** m. *(angl.* ***lisping****)*. Vice de prononciation consistant à substituer le son z à ceux de *ch*, *j* et *g* doux.

**Ziehl-Neelsen (coloration** ou **méthode de)** *(angl.* ***Ziehl-Neelsen's staining method****)*. Méthode de coloration des bactéries alcoolo-acidorésistantes (notamment des bacilles tuberculeux). (*Ziehl* Franz, médecin et bactériologiste allemand, 1857-1926; *Neelsen* Friedrich Carl Adolf, pathologiste et bactériologiste allemand, 1854-1894.)

**Zimmermann (réaction de)**. V. *17-cétostéroïdes.*

**zinc** m. *(angl.* ***zinc****)*. Métal dur de couleur blanche ou bleuâtre, présent en petite quantité dans les aliments, appartenant au groupe des oligoéléments. Plusieurs de ses sels sont employés comme astringents et antiseptiques externes (carbonate, oxyde, permanganate). L'adjonction d'une petite quantité de zinc à certaines préparations médicamenteuses (par ex. l'insuline) en ralentit l'absorption. Symbole : Zn.

**zincopénie** f. *(angl.* ***zinc deficiency****)*. Carence en zinc de l'organisme. Des cas de zincopénie ont été observés depuis 1961 chez l'homme, en particulier en Iran et en Égypte. Cliniquement, on observe une petite taille, un hypogonadisme marqué, une peau rugueuse, une hépato-splénomégalie, une anémie ferriprive et une bradypsychie. Tous ces symptômes disparaissent après administration d'un régime riche en zinc. On ne connaît pas les besoins de l'organisme en zinc, mais on estime qu'une dose de 10 à 15 mg par jour dans un régime alimentaire bien équilibré et riche en protéines animales est justifiée.

**Zinn (tendon de)** *(angl.* ***tendon of Zinn****)*. Tendon commun des quatre muscles droits de l'œil. (*Zinn* Johann Gottfried, anatomiste allemand, 1727-1759.)

**Zinn (zonule de)** *(angl.* ***Zinn's zonule****)*. Système de fibres (dites *zonulaires*) maintenant le cristallin en position dans le globe oculaire. Syn. : *ligament suspenseur du cristallin.* (*Zinn* Johann Gottfried, anatomiste et botaniste allemand, 1727-1759.)

**Zn** Symbole du *zinc*.

**Zollinger-Ellison (syndrome de)** *(angl.* ***Zollinger-Ellison syndrome****)*. Sécrétion massive d'acide chlorhydrique gastrique provoquant des ulcères gastro-duodénaux et jéjunaux multiples et récidivants. Elle est due à une tumeur du pancréas produisant une grande quantité de gastrine. (*Zollinger* Robert Milton, chirurgien américain né en 1903; *Ellison* Edwin Homer, chirurgien américain, 1918-1970.)

**zona** m. *(angl.* ***herpes zoster****)*. Dermatose aiguë due à un virus neurotrope identique à celui de la varicelle, caractérisée par une éruption presque toujours unilatérale de vésicules sur fond érythémateux, disposées par groupes sur le trajet d'un nerf sensitif. Des douleurs névralgiques peuvent précéder et accompagner l'éruption, et persister longtemps après la guérison. Parmi les localisations les plus fréquentes, on trouve le *zona intercostal*, le *zona ophtalmique*, le *zona cervical*. Syn. : *herpès zoster* (anglais). V. *zostérien.*

**zonateux, euse** a. Syn. de *zostérien.*

**zone trabéculaire**. Syn. de *trabéculum cornéo-scléral.*

**zone tussipare**. V. *tussipare.*

**zoniforme** a. *(angl.* ***zosteriform****)*. Se dit de lésions cutanées dont la disposition sur le trajet d'un nerf rappelle celle du zona. Ex. : angiome zoniforme. Syn. : *zostériforme.*

**zonulaire** a. *(angl.* ***zonular****)*. Qui se rapporte à la zonule de Zinn. Ex. : cataracte zonulaire.

**zonulite** f. *(angl.* ***zonulitis****)*. Inflammation de la zonule de Zinn.

**zonulotomie** f. *(angl.* ***zonulotomy****)*. Section chirurgicale de la zonule de Zinn, pour faciliter l'extraction du cristallin dans l'opération de la cataracte.

**zo-, -zoaire, zoo-** Préfixe et suffixe d'origine grecque indiquant une relation avec l'animal.

**zoonose** f. *(angl.* ***zoonosis****)*. Maladie infectieuse transmissible, dans les conditions naturelles, des animaux vertébrés à l'homme, et inversement. Ex. : psittacose, brucellose, tuberculose bovine.

**zoophilie** f. *(angl.* ***zoophilism****)*. Affection morbide pour les animaux, pouvant aller jusqu'à la *bestialité* (V. ce terme).

**zoophobie** f. *(angl.* ***zoophobia****)*. Crainte morbide suscitée par certains animaux.

**zostérien, ienne** a. *(angl.* ***zoster****)*. Qui se rapporte ou qui est dû au zona. Ex. : méningite zostérienne (ou zonateuse). Syn. : *zonateux.*

**zostériforme** a. Syn. de *zoniforme*.

**zygo-** Préfixe d'origine grecque signifiant *réuni en paire*, ou indiquant une relation avec une jonction.

**zygoma** m. Syn. d'*apophyse zygomatique*.

**zygomatique** *(angl.* ***zygomatic****)* a. Qui se rapporte à la pommette. V. *muscles (grand et petit) zygomatiques*.

**zygote** m. Syn. d'*œuf* (1).

**zym-**, **zymo-** Préfixe d'origine grecque indiquant une relation avec une enzyme ou avec un processus enzymatique (une fermentation).

**zymogramme** m. *(angl.* ***zymogram****)*. Ensemble des différentes bandes obtenues sur papier par l'électrophorèse de solution d'enzymes.

**zymologie** f. *(angl.* ***enzymology****)*. Étude des fermentations, notamment de celles produites par les levures.

# Annexes

Abréviations usuelles*

Lexique anglais-français

* Établies par D. Duizabo.

# Abréviations usuelles

AA : : acide aminé
ABO : groupes sanguins ABO
Ac : anticorps
ACD : solution anticoagulante
ACG : angiocardiographie
ACh : acétylcholine
ACTH : corticotropine, hormone corticotrope hypophysaire (*adrenocorticotrophin hormone*)
ADH : hormone antidiurétique, vasopressine (*antidiuretic hormone*)
ADN : acide désoxyribonucléique
ADP : adénosine diphosphate
ADS : action dynamique spécifique
AFP : alpha-fœtoprotéine
Ag : antigène
A/G : rapport albumine-globuline
AGL : acides gras libres
AGNE : acide gras libre non estérifié
AHAI : anémie hémolytique auto-immune
AIDS : sida
AINS : anti-inflammatoires non stéroïdiens
AL : anesthésie locale
ALR : anesthésie loco-régionale
AMG : assistance médicale gratuite
AMO : ablation du matériel d'ostéosynthèse
AMP : adénosine-5-monophosphate
AMPA : alpha-amino-3-hydroxy-5-méthyl-4-isoxasolepropionate
AMPc : AMP cyclique
APGAR : *american pediatric groos assesment record*
APUD : groupe de cellules captant et décarboxylant des précurseurs d'amines (*amine precursor uptake and decarboxylation*)
ARN : acide ribonucléique
ARNm : ARN messager
ARNs : ARN soluble ou de transfert
As : arsenic
ASAT : aspartate aminotransférase
ASLO : antistreptolysine O
AT : 1) accouchement à terme, 2) antithrombine
ATBG : antibiogramme
ATCD : antécédents
ATP : adénosine triphosphate
ATPD : *ambient temperature pressure and dryness*
ATPS : *ambient temperature pressure and saturation*
ATS : antithyroïdiens de synthèse
AUS : azote uréique sanguin
AV (nœud) : nœud auriculo-ventriculaire
A-V (différence) : différence artério-veineuse
AVC : accident vasculaire cérébral
aVF, aVL, aVR : dérivations électrocardiographiques unipolaires augmentées

B : bel
B1 : premier bruit du cœur
B2 : deuxième bruit du cœur
B3 : troisième bruit du cœur
B4 : quatrième bruit du cœur
BAL : 2, 3-dimercaptol (*british antilewisite*)
BAV : bloc auriculo-ventriculaire
BBD : bloc de branche droit
BBG : bloc de branche gauche
BBS : Besnier-Boeck-Schaumann
BCG : bacille de Calmette-Guérin
BEI : iode extractible par le butanol (*butanol extractable iodine*)
BG : ballistographie
BHC : barrière hémato-cérébrale
Bi : bismuth
BK : bacille de Koch
Br : brome
BSP : bromesulfonephtaléine
BTPS : *body temperature and pressure saturated with water vapor*
BW : réaction de Bordet-Wassermann

c : 1) symbole de sang capillaire, 2) centi
C : 1) clairance, 2) Celsius, 3) Coulomb, 4) carbone

Ca : calcium
CaBP : protéine fixant le calcium
Cal : kilocalorie
cal : calorie
cAMP : adénosine monophosphate cyclique
CAT : tomographie axiale informatisée (*computerized axial tomography*)
CAV : canal atrio-ventriculaire commun
cc : centimètre cube
CCMH : concentration corpusculaire moyenne en hémoglobine
Cd : cadmium
cd : candela
CEC : circulation extracorporelle
CF : dérivation unipolaire précordiale
CGL : corps genouillé latéral
CGM : corps genouillé médian
CGMH : concentration globulaire moyenne en hémoglobine
CGS : système centimètre, gramme, seconde
CH : concentration de l'hémoglobine
CHIT : classification histologique internationale des tumeurs
CHR : Centre hospitalier régional
CHU : Centre hospitalier universitaire
CI : capacité inspiratoire
Ci : Curie
CIA : communication interauriculaire
CIAV : communication interauriculo-ventriculaire
CITE : carence immunitaire T épidémique
CIV : communication interventriculaire
CK : créatine-kinase
CL : compliance pulmonaire
Cl : chlore
cl : centilitre
CM : 1) concentration maximale, 2) cystographie mictionnelle
cm : centimètre
$cm^2$ : centimètre carré
$cm^3$ : centimètre cube
CMV : cytomégalovirus
CO : 1) oxyde de carbone, 2) contraception orale, 3) conduction osseuse
$CO_2$ : anhydride carbonique
Co : cobalt
CP : infirmité motrice cérébrale (*cerebral palsy*)
CPA : cœur pulmonaire aigu
CPAP : *continuous positive airway pressure*
CPC : cœur pulmonaire chronique
CPK : créatine phosphokinase
CPK-MB : isoenzyme MB
CPM : coups par minute
cps : cycle par seconde
CPT : capacité pulmonaire totale
CPUE : capacité pulmonaire utilisable à l'effort
Cr : chrome
CRF :
1) capacité résiduelle fonctionnelle,
2) hormone de libération de la corticotropine (*corticotrophin releasing factor*)
CRH : hormone de libération de l'hormone corticotrope (*corticotrophin releasing hormone*)
CRP : protéine-C-réactive
CrP : créatine phosphate
17-CS : 17-cétostéroïde
C/T : indice thérapeutique
Cu : cuivre
CUM : cysto-urétrographie mictionnelle
CV : 1) capacité vitale, 2) champ visuel, 3) cardio-vasculaire

d : 1) dalton, 2) densité
D : 1) coefficient de diffusion pulmonaire, 2) dioptrie
DA : délivrance artificielle
DAG : diacylglycérol
DAT : dispensaire antituberculeux
dB : décibel
DCD : décédé
DCI : dénomination commune internationale
DD : décubitus dorsal
DDB : dilatation des bronches
DDR : date des dernières règles
DDT : dichloro-diphényl-trichloréthane
DFM : dysplasie fibro-musculaire
DHT : dihydrotestostérone
DI : 1) détroit inférieur, 2) dorso-iliaque
DI, DII, DIII : dérivations bipolaires standard électrocardiographiques
DID : diabète insulino-dépendant
DIT : diiodotyrosine
DIU : dispositif intra-utérin
DL : 1) décubitus latéral, 2) capacité de diffusion pulmonaire
DLD : décubitus latéral droit
DLG : décubitus latéral gauche
DMP : dystrophie musculaire progressive
DMT : dose maximale tolérée
DNA : acide désoxyribonucléique (*deoxyribonucleic acid*)
DNP : désoxyribonucléoprotéine
DOC : désoxycorticostérone
DOCA : acétate de désoxycorticostérone
DOPA : dihydroxyphénylalanine
2, 3-DPG : 2, 3 diphosphoglycérate
DPN : diphosphopyridine-nucléotide
DPNH : diphosphopyridine nucléotide réduit
DPR : débit plasmatique rénal
DS : 1) détroit supérieur, 2) déviation standard
DSC : débit sanguin cérébral
DSM-III : *diagnostic and statistical manual of mental disorders*
DSTA : démence sénile de type Alzheimer
DT (vaccin) : vaccin antidiphtérie-tétanos

DT-TAB (vaccin) : vaccin anti-diphtérie, tétanos, typhoïde et paratyphoïdes A et B
DTC (vaccin) : vaccin anti-diphtérie-tétanos - coqueluche
DV : décubitus ventral
DVMM : débit ventilatoire maximal minute

EBV : virus d'Epstein-Barr
Ec : érythrocyte
ECBU : examen cytobactériologique des urines
ECG : électrocardiographie
ECHO virus : virus ECHO (*enteric cytopathic human orphan*)
ECoG : électrocorticographie
ECT : électrochoc
EDTA : acide édétique (éthylènediamine tétra-acétate)
EEG : électroencéphalographie
EFR : explorations fonctionnelles respiratoires
El : élastance
ELISA : *enzyme-linked immunoadsorbent assay*
EMG : électromyographie
ENA : antigènes nucléaires solubles dans les solutions salines isotoniques (*extractible nuclear antigens*)
EOG : électro-oculographie
EPG : électropupillographie
EPU : Enseignement post-universitaire
Eq : équivalent-gramme
ERG : électrorétinographie
ESV : extrasystoles ventriculaires
ET : échotomographie

F : 1) fluor, 2) farad
°F : degré Fahrenheit
f : fréquence respiratoire
FA : 1) fibrillation auriculaire, 2) acides gras (*fatty acids*)
FAD : flavine adénine dinucléotide
FAN : facteur antinucléaire
FAO : *food and agricultural organization*
FC : fréquence cardiaque
Fe : fer
FID : fosse iliaque droite
FIG : fosse iliaque gauche
$FIO_2$ : concentration de l'oxygène dans l'air inspiré
FIV : fécondation *in vitro*
FMN : flavine mononucléotide
FO : fond d'œil
FR : 1) fréquence cardiaque, 2) facteur rhumatoïde
FSF : facteur XIII de la coagulation (*fibrin stabilizing factor*)
FSH : gonadotrophine A (*follicle-stimulating hormone*)
FSH-RH : hormone de libération de la FSH (*follicle-stimulating hormone releasing hormone*)
FV : fibrillation ventriculaire

g : gramme
GABA : acide gamma-amino-butyrique
Gal : galactose
Gamma-GT : gamma-glutamyl transférase
GEU : grossesse extra-utérine
GH : hormone somatotrope (*growth hormone*)
GH-RIH : somatostatine (*growth hormone release inhibiting hormone*)
GN : glomérulonéphrite
GOT : glutamate-oxaloacétate-transaminase
G-6-PD : glucose-6-phosphate déshydrogénase
GPT : glutamate-pyruvate-transaminase
GTP : guanosine triphosphate

h : heure
H : hydrogène
HAD : hospitalisation à domicile
HbGM : hémoglobine globulaire moyenne
$HbO_2$ : oxyhémoglobine
HBsAg : antigène de surface de l'hépatite B
HCG : gonadotrophine chorionique (*human chorionic gonadotrophin*)
HCl : acide chlorhydrique
HCS : somatomammotropine chorionique humaine
HDL : lipoprotéines de haute densité (*high density lipoproteins*)
Hg : mercure
HGPO : hyperglycémie provoquée par voie orale
HH : hernie hiatale
HIC : hypertension intracrânienne
HIV : virus responsable du sida (*human immunodeficiency virus*)
HLA : antigène d'histocompatibilité (*human leucocyte antigen*)
HSD : hématome sous-dural
HSG : hystéro-salpingographie
HSV : virus de l'herpès
Ht : hématocrite
5-HT : 5-hydoxytryptamine, sérotonine
HTA : hypertension artérielle
5-HTP : 5-hydroxytryptophane
HV : hépatite virale
HVD : hypertrophie ventriculaire droite
HVG : hypertrophie ventriculaire gauche
Hz : hertz

I : 1) iode, 2) incidence, 3) intensité
IA : 1) insuffisance aortique, 2) insémination artificielle
IAP : Institut d'anatomie pathologique
IBP : indice biliaire plasmatique
IC : 1) insuffisance cardiaque, 2) indice cardiaque

ICSH : gonadotrophine B (*interstitial-cell stimulating hormone*)
ID : intradermique
IDM : infarctus du myocarde
IDR : intradermoréaction
IEC : inhibiteur de l'enzyme de conversion
Ig : immunoglobuline
IM : insuffisance mitrale
im : intramusculaire
IMAO : inhibiteurs de la monoamine-oxydase
IMC : infirmité motrice cérébrale
IMP : institut médico-pédagogique
IO : insuline ordinaire
IPP : incapacité permanente partielle
IPR : inhibiteur préférentiel de la recapture
IPT : incapacité permanente totale
IQ : quotient intellectuel (*intellectual quotient*)
IR : 1) insuffisance respiratoire, 2) insuffisance rénale
ir : intrarachidien
ITP : thrombocytopénie aiguë idiopathique (*idiopathic thrombocytopenic purpura*)
ITT : incapacité temporaire totale
iv : intraveineux
IVD : insuffisance ventriculaire droite
IVG : 1) interruption volontaire de grossesse, 2) insuffisance ventriculaire gauche

J : joule

K : 1) potassium, 2) Kelvin
kcal : kilocalorie
kg : kilogramme
km : kilomètre
kR : kiloröntgen
kV : kilovolt
kW : kilowatt

l : litre
LA : 1) leucémie aiguë, 2) liquide amniotique
LAF : facteur d'activation lymphocytaire (*lymphocyte activating factor*)
LB : lavement baryté
LCR : liquide céphalo-rachidien
LD : dose létale
LDH : lacticodéshydrogénase
LDL : lipoprotéine de faible densité (*low density lipoprotein*)
Le : leucocyte
LEC : liquide extracellulaire
LED : lupus érythémateux disséminé
LH : gonadotrophine B (*luteinizing hormone*)
Li : lithium
LLC : leucémie lymphoïde chronique
lm : lumen
LOCE : lithotritie par onde de choc extracorporelle
β-LP : bêta-lipoprotéine
LSD : diéthylamide de l'acide lysergique
LTH : prolactine (*luteotropic hormone*)
lx : lux
Lys : lysine

M : molaire
m : 1) mètre, 2) molalité
mA : milliampère
mÅ : milliangström
μA : microampère
MAF : facteur d'activation des macrophages
MAO : monoamine-oxydase
MAPA : mesure ambulatoire de la pression artérielle
MB : métabolisme basal
mC : millicoulomb
μC : microcoulomb
MCH : teneur corpusculaire moyenne en hémoglobine (*mean corpuscular hemoglobin*)
MCHC : concentration corpusculaire moyenne en hémoglobine (*mean corpuscular hemoglobin concentration*)
mCi : millicurie
μCi : microcurie
MCV : volume globulaire moyen (*mean corpuscular volume*)
mEq : milliéquivalent
mEq/l : milliéquivalent par litre
MetHb : méthémoglobine
MF : facteur mitogénique (*mitogenic factor*)
MG : médecin généraliste
mg : milligramme
μg : microgramme
Mg : magnésium
MHNN : maladie hémolytique du nouveau-né
MHz : mégahertz
MI : membre inférieur
MIDA : mento-iliaque droite antérieure
MIDP : mento-iliaque droite postérieure
MIDT : mento-iliaque droite transverse
MIF : 1) mélanostimuline (*melanotrope inhibiting factor*). 2) facteur d'inhibition de migration (*migration inhibitory factor*)
MIGA : mento-iliaque gauche antérieure
MIGP : mento-iliaque gauche postérieure
MIGT : mento-iliaque gauche transverse
min : minute
ml : millilitre
mm : millimètre
$mm^3$ : millimètre cube
μm : micromètre
μμ : micromicron (picomètre)
mmHg : millimètre de mercure
Mn : 1) manganèse, 2) minimal, 3) pression artérielle minimale
MNI : mononucléose infectieuse
mol : mole

mOsm : milliosmole
mR : milliröntgen
mrad : millirad
mrem : millirem
MS : membre supérieur
ms : milliseconde
MSH : hormone mélanotrope, mélanostimuline (*melanocyte stimulating hormone*)
MSIN : mort subite imprévue du nourrisson
MST : maladie sexuellement transmissible
MV : mégavolt
mV : millivolt
µV : microvolt
MW : mégawatt
mW : milliwatt
µW : microwatt
Mx : 1) maximal, 2) pression artérielle maximale
mµ : nanomètre
0,01N : solution centinormale
0,1N : solution décinormale

N : 1) Newton, 2) normal, 3) azote
n : nombre diploïde
Na : sodium
NAD, NADH : nicotinamide-adénine-dinucléotide (oxydé ou réduit)
NADP, NADPH : nicotinamide-adénine dinucléotide-phosphate (oxydé ou réduit)
NFS : numération, formule sanguine
ng : nanogramme
nm : nanomètre
NS : non significatif

OAD : oblique antérieure droite
OAG : oblique antérieure gauche
OAP : œdème aigu du poumon
11-OCS : 11-oxycétostéroïde
OD : 1) oreillette droite, 2) œil droit
OE : otite externe
OGE : organes génitaux externes
OGI : organes génitaux internes
11-OHCS : 11-hydroxycorticostéroïde
17-OHCS : 17-hydroxycorticostéroïde
OIDA : occipito-iliaque droite antérieure
OIDP : occipito-iliaque droite postérieure
OIDT : occipito-iliaque droite transverse
OIGA : occipito-iliaque gauche antérieure
OIGP : occipito-iliaque gauche postérieure
OIGT : occipito-iliaque gauche transverse
OMS : Organisation mondiale de la santé
OP : occipito-pubienne
ORL : oto-rhino-laryngologie
OS : occipito-sacrée

P50 : pression pour laquelle l'hémoglobine est saturée à 50 % en $O_2$
P : 1) phosphore, 2) pression partielle d'un gaz
PA : 1) pression artérielle, 2) phosphatases alcalines
Pa : pascal
PAB, PABA : acide para-aminobenzoïque
PABS : para-amino-benzène-sulfamide, sulfanilamid
PAD : pression artérielle diastolique
PAF : facteur d'activation plaquettaire (*platelet activating factor*)
PAH : acide para-aminohippurique
PAN : périartérite noueuse
$PaO_2$ : pression artérielle partielle en oxygène
PAO : pression artérielle ophtalmique
PAR : pression artérielle rétinienne
PAS : 1) pression artérielle systolique, 2) acide para-amino-salicylique
PB : ponction-biopsie
Pb : plomb
PBE : *Perlsucht Bacillen-Emulsion*, tuberculine
PBI : iode lié aux protéines (*protein-bound iodine*)
PBR : ponction-biopsie du rein
PCA : ponction camérulaire
PCE : polyarthrite chronique évolutive
PCP : abrév. de pneumocystose pulmonaire
PCPA : para-chlorophénylalanine
PDB : paradichlorobenzène
PDF : produits de dégradation du fibrinogène
PDGF : *platelet derived growth factor*
PEB : proérythroblaste
PEP : 1) pression expiratoire positive, 2) pneumothorax extrapleural
PG : paralysie générale
pg : picogramme
pH : logarithme changé de signe de la concentration en ions hydrogène
Phe : phénylalanine
PIF : facteur inhibiteur de la prolactine (*prolactin inhibiting factor*)
PL : ponction lombaire
PM : post mortem
PMA : procréation médicalement assistée
PMD : psychose maniaco-dépressive
PMI : protection maternelle et infantile
PMO : phase des mouvements oculaires
PNH : insuline-protamine neutre
PNMT : phényl-éthanolamine N méthyltransférase
PP : post-partum
PPSB : prothrombine-proconvertine, facteur Stuart, facteur anti-hémophilique B
PPSE : potentiel post-synaptique d'excitation
PPSI : potentiel post-synaptique d'inhibition
PR : polyarthrite rhumatoïde
PRH : hormone de libération de la prolactine (*prolactin releasing hormone*)

PSP : phénolsulfonephtaléine
PTA : facteur XI de coagulation (*plasma thromboplastin antecedent*)
PTC : facteur IX de coagulation (*plasma thromboplastin component*)
PTH : 1) hormone parathyroïdienne. 2) prothèse totale de hanche
PTN : pression et température normales
PVC : prélèvement de villosités choriales

Q : débit cardiaque
QCM : questions à choix multiples
QI : quotient intellectuel
QMA : quantité maximale admissible
QR : quotient respiratoire
QROC : questions à réponses ouvertes et courtes
QRS : complexe QRS
qs : quantité suffisante (*quantum satis*)
QSP : quantité suffisante pour

R : 1) röntgen, 2) quotient respiratoire
RA : 1) réserve alcaline, 2) rétrécissement aortique
Ra : radium
RAA : rhumatisme articulaire aigu
RAS : rien à signaler
RAST : dosage radio-immunologique des IGE spécifiques d'antigènes (*radio-allergo-sorbent test*)
RBG : réaction biologique de grossesse
RCUH : recto-colite ulcéro-hémorragique
RF : facteur de libération (*releasing factor*)
RH : hormone de libération (*releasing hormone*)
Rh : Rhésus
rH : potentiel d'oxydo-réduction
RM : rétrécissement mitral
RMN : résonance magnétique nucléaire
RNA : acide ribonucléique
RNP : ribonucléoprotéine
ROT : réflexe ostéo-tendineux
RP : rhumatisme palindromique

S : 1) saturation, 2) souffle
s : seconde
SAL : sérum antilymphocytaire
SAT : sérum antitétanique
sc : sous-cutané
SDF : sans domicile fixe
SDH : sorbitol-déshydrogénase
SEP : sclérose en plaques
SF : signes fonctionnels
SG : gradient ventriculaire
SGOT : sérum glutamate oxalo-acétique-transaminase
SGPT : sérum glutamique pyruvique-transaminase
SI : 1) système international, 2) sacro-iliaque
SIDA : 1) syndrome d'immuno-déficience acquise, 2) sacro-iliaque droite antérieure
SIDP : sacro-iliaque droite postérieure
SIDT : sacro-iliaque droite transverse
SIGA : sacro-iliaque gauche antérieure
SIGP : sacro-iliaque gauche postérieure
SIGT : sacro-iliaque gauche transverse
SLA : sclérose latérale amyotrophique
SLP : sommeil lent profond
SN : système nerveux
SNA : système nerveux autonome
SNC : système nerveux central
SNV : système nerveux végétatif
SP : sommeil paradoxal
SPA : spondylarthrite ankylosante
SPCA : proconvertine (*serum prothrombin conversion accelerator*)
SRE : système réticulo-endothélial
SRIF : somatostatine (*somatotropin release inhibiting factor*)
SS : Sécurité sociale
SSP : soins de santé primaires
STH : somatotrophine (*somatotrophic hormone*)
STPD : sec, à la température et à la pression standard (0 °C, 760 mmHg)
Sv : sievert

$T_3$ : triiodothyronine
$T_4$ : thyroxine
TA : tension artérielle
TAB (vaccin) : vaccin antityphoïde-paratyphoïde A et B
TAC : tomographie axiale computérisée
TAD : tension artérielle diastolique
TAI : tomographie axiale informatisée
TAR : tension artérielle rétinienne
TAS : tension artérielle systolique
TBG : globuline fixant la thyroxine (*thyroxine binding globulin*)
TC : tomographie computérisée
TCA : temps de céphaline activé
TCC : traumatisme crânio-cérébral
TCMH : teneur corpusculaire moyenne en hémoglobine
TCT : thyrocalcitonine
TD : tube digestif
TDM : tomodensitométrie
TE : 1) tomographie d'émission, 2) transfert d'embryons
TE : tomographie d'émission
TEA : tétraéthylammonium
TeTAB (vaccin) : vaccin antitétano-typho-paratyphoïdique
TG : triglycéride
TGA : accélérateur de la formation de la thromboplastine (*thromboplastin generation accelerator*)

TGMH : teneur globulaire moyenne en hémoglobine
TGO : transaminase glutamo-oxaloacétique
TGT : 1) transaminase glutamo-pyruvique, 2) test de génération de la thromboplastine
Th : thorium
THC : tétrahydrocannabinol
THE : tétrahydrocortisone
THF : tétrahydrocortisol
TI : tomographie informatisée
TIT : test d'immobilisation des tréponèmes
TMn : tension minimale
TMx : tension maximale
TMy : tension moyenne
TNM (classification) : tumeur primitive, adénopathie régionale, métastases
TOGD : transit œso-gastro-duodénal
TP : temps de prothrombine
TPI : test de Nelson (*treponema pallidum immobilization test*)
TPN : triphosphopyridine-nucléotide
TPNH : triphosphopyridine-nucléotide réduit
TR : toucher rectal
TRF : *thyrotropin releasing factor*
TS : 1) tentative de suicide, 2) temps de saignement
TSH : thyréostimuline (*thyroid stimulating hormone*)
TSH : thyrotrophine (*thyroid stimulating hormone*)
TSV : tachycardie supraventriculaire
T-TAB (vaccin) : vaccin antitétanique et antitypho-paratyphoïdique
TTH : thyrotrophine (*thyrotropic hormone*)
TTL : test de transformation lymphoblastique
TV : 1) toucher vaginal, 2) tachycardie ventriculaire

U : 1) uranium, 2) unité
UB : unité Bodansky
UC : ultracourtes (ondes)
UDP : uridine-diphosphate
UDPG : uridine-diphosphoglucose
UI : unité internationale
UIV : urographie intraveineuse
UPR : urétéro-pyélographie rétrograde
UTP : uridine-triphosphate
UV : ultraviolets (rayonnements)

V : 1) volt, 2) volume, 3) vitesse, 4) ventilation, 5) valence
VA : ventilation alvéolaire
VC : 1) volume courant, 2) veine cave
VCG : vectocardiographie
VCI : veine cave inférieure
VCS : veine cave supérieure
VD : 1) ventricule droit, 2) volume de l'espace mort (*dead volume*)
VDRL : réaction d'agglutination syphilitique (*venereal disease research laboratory*)
VEMS : volume expiré maximal par seconde
VG : 1) ventricule gauche, 2) valeur globulaire
VGM : volume globulaire moyen
VIH : Virus de l'immunodéficience humaine
VIP : polypeptide vasoactif intestinal (*vasoactive intestinal polypeptide*)
VLDL : lipoprotéines de très faible densité (*very low density lipoproteins*)
VM : ventilation maximale
VMA : acide vanilylmandélique (*vanylmandelic acid*)
VR : volume résiduel
VRE : volume de réserve expiratoire
VRI : volume de réserve inspiratoire
VS : vitesse de sédimentation
VZV : virus varicelle-zona

W : watt
WHO : Organisation mondiale de la santé (*world health organization*)

X : chromosome X

Y : chromosome Y

Zn : zinc

# Lexique anglais-français

**abarticular**, abarticulaire a.
**abarticular pathology**, pathologie abarticulaire
**abasia**, abasie f.
**abasic**, abasique a. et n.
**abdomen**, abdomen m.
**abdominal desmoid tumor**, fibromatose abdominale
**abdominal reflex**, réflexe cutané abdominal
**abduction**, abduction f.
**abductor**, abducteur a. et m.
**aberrant**, aberrant, ante a.
**aberration**, aberration f.
**ablation**, ablation f.
**ablepharia**, ablépharie f. (ou ablépharon m.)
**abnormality**, anomalie f.
**ABO blood group system**, système (de groupes sanguins érythrocytaires) ABO
**ABO incompatibility**, incompatibilité sanguine
**abortion**, avortement m.
**abortive**, abortif, ive a.
**aboulia**, aboulie f.
**abrachia**, abrachie f.
**abrasion**, abrasion f.
**abrasive**, abrasif, ive a.
**abscess**, abcès m.
**abscissa**, abscisse f.
**absence**, absence f.
**absenteeism**, absentéisme m.
**absorbable**, résorbable a.
**absorbent**, absorbant, ante a.
**absorption**, absorption f.
**abstinence**, abstinence f.
**abstinent**, abstinent, ente a.
**acanthocyte**, acanthocyte m.
**acanthocytosis**, acanthocytose f.
**acanthosis**, acanthose f.
**acarid**, acare m.
**Acaridae**, Acariens m. pl.
**acaudate**, acaudé, ée a.
**accelerin**, accélérine f.
**accessory ankle bone**, os trigone
**accessory pancreatic duct**, Santorini (canal de)
**accommodation reflex**, réflexe d'accommodation
**accomodation**, accommodation f.
**acetabular**, acétabulaire a.
**acetabular lip**, sourcil cotyloïdien
**acetabuloplasty**, acétabuloplastie f.
**acetic**, acétique a.
**acetic acid**, acide acétique
**acetoacetic acid**, acide acétylacétique (ou acide acétoacétique)
**acetone**, acétone f.
**acetonemia**, acétonémie f.
**acetonuria**, acétonurie f.
**acetylcholine**, acétylcholine f.
**acetylsalicylic acid**, acide acétylsalicylique
**achalasia**, achalasie f.
**Achilles' tendon reflex**, réflexe achilléen (ou du tendon d'Achille)
**achlorhydria**, achlorhydrie f.
**acholia**, acholie f.
**achondroplasia**, achondroplasie f.
**achromia**, achromie f.
**achylia gastrica**, achylie gastrique
**acid**, acide a. et n.
**acidified**, acidifié, ée a.
**acidify**, acidifier v.
**acidifying**, acidifiant, ante a.
**acidity**, acidité f.
**acidophilic**, acidophile a.
**acidoresistance**, acidorésistance f.
**acidoresistant**, acidorésistant, ante a.
**acidosis**, acidose f.
**aciduria**, acidurie f.
**acneiform**, aciniforme a.
**acinous**, acineux, euse a.
**acinus, acini**, acinus m. (pl. acini)
**acne**, acné f.
**acneform**, acnéiforme a.

**acoumetry**, acoumétrie f.
**acoustic**, acoustique a.
**acoustic prosthesis**, prothèse acoustique (ou prothèse auditive)
**acoustics**, acoustique f.
**acquired**, acquis, ise a.
**acquired dysfibrinogenemia**, dysfibrinogénémie acquise
**acquired idiopathic erythroblastopenia**, érythroblastopénie acquise idiopathique
**acquired reflex**, réflexe conditionné (ou conditionnel)
**acrinia**, acrinie f.
**acroasphyxia**, acroasphyxie f.
**acrocephaly**, acrocéphalie f.
**acrocyanosis**, acrocyanose f.
**acrogeria**, acrogéria f.
**acromegalia**, acromégalie f.
**acromegaly**, acromégalie f.
**acromial**, acromial, ale, aux a.
**acromioclavicular**, acromio-claviculaire a.
**acromion**, acromion m.
**acropathy**, acropathie f.
**actinic**, actinique a.
**actinic keratosis**, kératose actinique
**actinodermatitis**, actinite f.
**actinotherapy**, actinothérapie f.
**action tremor**, tremblement d'action (ou cinétique)
**activation**, activation f.
**active exercise**, exercice actif
**active movement**, mouvement actif
**acuity**, acuité f.
**acuminate**, acuminé, ée a.
**acuminate wart**, marisque f.
**acupuncture**, acupuncture f.
**acute**, aigu, uë a.
**acute anterior poliomyelitis**, poliomyélite antérieure aiguë
**acute articular rheumatism**, rhumatisme articulaire aigu
**acute cor pulmonale**, cœur pulmonaire aigu
**acute febrile neutrophilic dermatosis**, Sweet (syndrome de)
**acute idiopathic polyneuritis**, polyradiculonévrite aiguë
**acute leukemia**, leucémie aiguë
**acute panmyelosis**, panmyélose aiguë
**acute pulmonary edema**, œdème pulmonaire aigu
**acyclovir**, acyclovir m.
**adamantine**, adamantin, ine a.
**adaptation**, adaptation f.
**adaptive enzyme**, enzyme adaptative
**addiction**, accoutumance f.
**addiction**, assuétude f.
**addiction**, état de besoin
**Addis count**, Addis (compte ou épreuve d')
**Addison's disease**, Addison (maladie d')
**addisonian**, addisonien, ienne a.
**adduction**, adduction f.
**adductor**, adducteur a. et m.
**adenectomy**, adénectomie f.
**adenine**, adénine f.
**adenitis**, adénite f.
**adenocarcinoma**, adénocarcinome m.
**adenohypophysial**, antéhypophysaire a.
**adenohypophysis**, antéhypophyse f.
**adenoid**, adénoïde a.
**adenoidectomy**, adénoïdectomie f.
**adenoiditis**, adénoïdite f.
**adenoids**, végétations adénoïdes
**adenoma**, adénome m., gangliome m.
**adenomatosis**, adénomatose f.
**adenomatous**, adénomateux, euse a.
**adenomectomy**, adénomectomie f.
**adenomyoma**, adénomyome m.
**adenopathy**, adénopathie f.
**adenosarcoma**, adénosarcome m.
**adenosine**, adénosine f.
**adenotonsillectomy**, adéno-amygdalectomie f.
**adenovirus**, adénovirus m.
**adherence**, adhérence f.
**adhesive**, adhésif, ive a.
**adhesive capsulitis**, capsulite rétractile
**adiadochokinesia**, adiadococinésie f.
**adipic**, adipeux, euse a.
**adipocellular**, adipo-cellulaire a.
**adipomastia**, adipomastie f.
**adipose**, adipeux, euse a.
**adiposis**, adipose (ou adiposité) f.
**adjacent**, adjacent, ente a.
**adjusted ether**, éther rectifié
**adjuvant**, adjuvant, ante a.
**adnexectomy**, annexectomie f.
**adnexitis**, annexite f.
**adolescence**, adolescence f.
**adrenal**, surrénal, ale, aux a.
**adrenal**, surrénalien, ienne a.
**adrenal cortex**, corticosurrénale f.
**adrenal gland**, surrénale f. (glande surrénale)
**adrenergic**, adrénergique a.
**adrenocortical carcinoma**, surrénalome m.
**adrenocortical hormone**, hormone corticosurrénale
**adrenocorticotropic**, adrénocorticotrope a.
**adrenogenital syndrome**, syndrome génitosurrénal
**adrenolytic**, adrénolytique a.
**adrenoprival**, adrénoprive a.
**adrenoprival**, surrénoprive a.
**adsorbent**, adsorbant, ante a.
**adsorption**, adsorption f.
**adventitia**, adventice f.

**adynamia**, adynamie f.
**aerial**, aérien, ienne a.
**aeriferous**, aérifère a.
**aerobe**, aérobie n.
**aerobic**, aérobie a.
**aerocoly**, aérocolie f.
**aerogastria**, aérogastrie f.
**aerophagia**, aérophagie f.
**aerosol**, aérosol m.
**afebrile**, afébrile a.
**affect**, affect m.
**affection**, affection f. (2)
**affective**, affectif, ive a.
**affective deficient**, carencé, ée a.
**affective deprivation**, carence affective
**affective retardation**, arriération affective
**affectivity**, affectivité f.
**afferent**, afférent, ente a.
**affliction**, affection (2)
**afflux**, afflux m.
**African trypanosomiasis**, trypanosomiase africaine
**afterbirth delivery**, délivrance f.
**afterbirth extraction**, délivrance artificielle
**after-pains**, tranchées f. pl.
**aftercure**, post-cure f.
**agammaglobulinemia**, agammaglobulinémie f.
**agar**, agar-agar (ou agar) m.
**age**, âge m.
**agenesis**, agénésie f.
**ageusia**, agueusie f.
**agglutinate**, agglutiner v.
**agglutination**, agglutination f.
**agglutinin**, agglutinine f.
**agglutinogen**, agglutinogène m.
**aggravation**, aggravation f.
**aggregate**, agrégat m.
**aggressiveness**, agressivité f.
**agitation**, agitation f.
**agnosia**, agnosie f.
**agonist**, agoniste a. et m.
**agony**, agonie f.
**agoraphobia**, agoraphobie f.
**agranulocytosis**, agranulocytose f.
**agraphia**, agraphie f.
**agretope**, agrétope m.
**aids**, appareillage m.
**AIDS**, sida m.
**airborne allergen**, pneumallergène m.
**akaryote**, acaryote a. et m.
**akinesia**, akinésie f.
**alalia**, alalie f.
**alanine aminotransferase**, alanine aminotransférase
**Albee's bone graft**, Albee (greffe d')
**albinism**, albinisme m.
**albino**, albinos n.
**albinotic**, albinos a.
**Albright's hereditary osteodystrophy**, Albright (ostéodystrophie héréditaire d')
**Albright's syndrome**, Albright (syndrome d')
**albuginea**, albuginée f.
**albugo**, albugo m.
**albumin**, albumine f.
**albuminemia**, albuminémie f.
**albuminocytologic dissociation of cerebrospinal fluid**, dissociation albumino-cytologique du liquide céphalo-rachidien.
**albuminous**, albumineux, euse a.
**albuminuria**, albuminurie f.
**albumose**, albumose f.
**albumosuria**, albumosurie f.
**alcalosis**, alcalose f.
**alcohol**, alcool m.
**alcohol dependence**, dépendance alcoolique
**alcoholate**, alcoolat m.
**alcoholemia**, alcoolémie f.
**alcoholic**, alcoolique a. et n.
**alcoholic acidosis**, acidose alcoolique
**alcoholic coma**, coma alcoolique
**alcoholic polyneuritis**, polynévrite alcoolique
**alcoholic tincture**, teinture alcoolique
**alcoholism**, alcoolisme m.
**alcoholized**, alcoolisé, ée a.
**aldolase**, aldolase f.
**aldolasemia**, aldolasémie f.
**aldosterone**, aldostérone f.
**aleukemic leukemia**, leucémie aleucémique
**alexia**, alexie f.
**alexia-agraphia**, alexie-agraphie f.
**alexithymia**, alexithymie f.
**algesiogenic**, algogène a.
**algid**, algide a.
**algodystrophy**, algodystrophie f.
**algogenic**, algogène a.
**alienist**, aliéniste m.
**alimentary bolus**, bol alimentaire
**alimentation**, alimentation f.
**alkali**, alcali m.
**alkaline**, alcalin, ine a.
**alkaline reserve**, réserve alcaline
**alkalinity**, alcalinité f.
**alkaloid**, alcaloïde m.
**alkalosis**, alcalose f.
**alkaptonuria**, alcaptonurie f.
**allantoid**, allantoïde f.
**allele**, allèle m.
**allergen**, allergène m.
**allergenic**, allergène a.
**allergic**, allergique a.
**allergic coryza**, rhume des foins
**allergic granulomatous angiitis**, angéite allergique granulomateuse
**allergologist**, allergologue n.

**allergology**, allergologie f.
**allergy**, allergie f.
**allesthesia**, alloesthésie f.
**allodynia**, allodynie f.
**allograft**, allogreffe f.
**allokinesis**, allocinésie f.
**allopathy**, allopathie f.
**allotropic**, allotropique a.
**allotype**, allotype m.
**allotypy**, allotypie f.
**alopecia**, alopécie f.
**alopecia areata**, pelade f.
**alpha-fetoprotein**, alpha-fœtoprotéine f.
**alpha-globulin**, alpha-globuline (α-globulines ou globuline-α) f. pl.
**alpha rhythm**, rythme alpha
**altitude anoxia**, anoxie de l'altitude
**aluminium**, aluminium m.
**alveolar**, alvéolaire a.
**alveolar air**, air alvéolaire courant
**alveolar bone**, os alvéolaire
**alveolar hyperventilation syndrome**, hyperventilation alvéolaire
**alveolar ventilation**, ventilation alvéolaire
**alveolar-capillary block**, bloc alvéolo-capillaire
**alveolitis**, alvéolite f.
**alveolodental**, alvéolo-dentaire a.
**alveoloclasia**, alvéolyse f.
**Alzheimer's disease**, Alzheimer (maladie d')
**amalgam**, amalgame m.
**amarillic**, amaril, ile a.
**amaurosis**, amaurose f.
**ambidextrous**, ambidextre a.
**ambient**, ambiant, ante a.
**ambivalence**, ambivalence f.
**amblyopia**, amblyopie f.
**ambulance**, ambulance f.
**ambulant**, ambulant, ante a.
**ambulatory**, ambulatoire a.
**ameba**, amibe f.
**amebiasis**, amibiase f.
**amebic**, amibien, ienne a.
**ameboid**, amiboïde a.
**amelia**, amélie f.
**ameloblast**, améloblaste m.
**ameloblastoma**, améloblastome m.
**amenorrhea**, aménorrhée f.
**American trypanosomiasis**, trypanosomiase américaine
**ametropia**, amétropie f.
**amicrobic**, amicrobien, ienne a.
**amine**, amine f.
**aminoacid**, acide aminé (ou aminoacide) m.
**aminoacidemia**, aminoacidémie f.
**aminoaciduria**, aminoacidurie f.
**aminoglycosides**, aminosides m.pl.
**aminosalylum**, acide para-aminosalicylique
**amitosis**, amitose f.
**ammonia**, ammoniac m.
**ammoniacal**, ammoniacal, ale, aux a.
**ammonia water**, ammoniaque f.
**ammoniemia**, ammoniémie f.
**amnesia**, amnésie f.
**amnesiac**, amnésique n.
**amnesic**, amnésique a. et n.
**amnesic ictus**, ictus amnésique
**amniocentesis**, amniocentèse f.
**amnion**, amnios m.
**amnioscopy**, amnioscopie f.
**amniotic**, amniotique a.
**amniotic cavity**, cavité amniotique
**amniotic fluid**, liquide amniotique
**amniotic sac**, poche des eaux
**amorphous**, amorphe a.
**amperage**, ampérage m.
**ampere**, ampère m.
**amphetamine**, amphétamine f.
**amphiarthrosis**, amphiarthrose f.
**amphibious**, amphibie a.
**amphoric**, amphorique a.
**ampicillin**, ampicilline f.
**ampliation**, ampliation f.
**ampule**, ampoule f. (2)
**ampulla**, ampoule f.
**ampullar**, ampullaire a.
**amputation**, amputation f.
**amylaceous**, amylacé, ée a.
**amylase**, amylase f.
**amylasemia**, amylasémie f.
**amylasuria**, amylasurie f.
**amyloid**, amyloïde
**amyloidosis**, amyloïdose f.
**amyotonia**, amyotonie f.
**amyotrophic lateral sclerosis**, sclérose latérale amyotrophique
**amyotrophy**, amyotrophie f.
**anabolic**, anabolique a.
**anabolic**, anabolisant, ante a.
**anabolic steroid**, stéroïde anabolisant
**anabolism**, anabolisme m.
**anaclisis**, anaclise f.
**anaclitic situation**, situation anaclitique
**anacousia**, anacousie f.
**anacrotic**, anacrote a.
**anaerobic**, anaérobie a.
**anakusis**, cophose f.
**anal**, anal, ale, aux a.
**anal coitus**, coït anal
**analeptic**, analeptique a. et m.
**analgesia**, analgésie f.
**analgesic**, analgésique a. et m.
**analogy**, analogie f.
**analysis**, analyse f.
**analytic**, analytique a.

**anamnesis**, anamnèse f.
**anaphase**, anaphase f.
**anaphylactic**, anaphylactique a.
**anaphylactic reaction**, réaction anaphylactique
**anaphylactic shock**, choc anaphylactique
**anaphylactogenic**, anaphylactisant, ante a.
**anaphylaxis**, anaphylaxie f.
**anaplasia**, anaplasie f.
**anasarca**, anasarque f.
**anastomosis**, anastomose f.
**anatomical**, anatomique a.
**anatomical age**, âge anatomique (ou âge osseux)
**anatomical snuff-box**, tabatière anatomique
**anatomy**, anatomie f.
**anatoxin**, anatoxine f.
**anconeus muscle**, muscle anconé
**androgen**, androgène m.
**androgenic**, androgène a.
**androgyne**, androgyne a. et n.
**androgynous**, androgyne a.
**androgyny**, androgynie f.
**android**, androïde a.
**androsterone**, androstérone f.
**anechogenic**, anéchogène a.
**anemia**, anémie f.
**anemic**, anémique a. et n.
**anergy**, anergie f.
**anesthesia**, anesthésie f.
**anesthesiologist**, anesthésiologiste n.
**anesthesiology**, anesthésiologie f.
**anesthetic**, anesthésique a. et m.
**anesthetist**, anesthésiste n., réanimateur m.
**aneurysm**, anévrysme (ou anévrisme) m.
**aneurysmal**, anévrysmal, ale, aux a.
**aneurysmatic**, anévrysmatique a.
**aneurysmorrhaphy**, anévrysmorraphie f.
**anfractuosity**, anfractuosité f.
**angiectasis**, angiectasie f.
**angiitis**, angéite f.
**angina**, angine f.
**angina pectoris**, angine de poitrine
**anginose**, angineux, euse a.
**angiocardiogram**, angiocardiogramme m.
**angiocardiography**, angiocardiographie f.
**angiocardiopathy**, angiocardiopathie f.
**angiocholecystitis**, angiocholécystite f.
**angiodysplasia**, angiodysplasie f.
**angioedema**, Quincke (œdème ou maladie de)
**angiofollicular (mediastinal lymph node) hyperplasia**, Castleman (lymphome, maladie ou tumeur de)
**angiography**, angiographie f.
**angiokeratoma**, angiokératome m.
**angiokeratoma corporis diffusum**, Fabry (maladie de)
**angiology**, angiologie (ou angéiologie) f.
**angioma**, angiome m.
**angiomatosis**, angiomatose f.
**angiomatous**, angiomateux, euse a.
**angiomyoma**, angiomyome m.
**angionecrosis**, angionécrose f.
**angiopathy**, angiopathie f.
**angioplasty**, angioplastie f.
**angiosarcoma**, angiosarcome m.
**angiospasm**, angiospasme m.
**angiospastic**, angiospastique a.
**angiostenosis**, angiosténose f.
**angiostrongyliasis**, angiostrongylose f.
**angiotensin**, angiotensine f.
**angor**, angor m.
**angstrom**, angström m.
**anguish**, angoisse f.
**anhidrosis**, anhidrose f.
**anhistic**, anhiste a.
**anhydride**, anhydride m.
**anhydrous**, anhydre a.
**anicteric**, anictérique a.
**aniline**, aniline f.
**anilinism**, anilisme m.
**anilism**, anilisme m.
**animal biology**, biologie animale
**anion**, anion m.
**anisakiasis**, anisakiase f.
**anisochromia**, anisochromie f.
**anisocoria**, anisocorie f.
**anisocytosis**, anisocytose f.
**anisosphygmia**, anisosphygmie f.
**ankle**, cheville f.
**ankle bone**, astragale m.
**ankylosing spondylitis**, spondylarthrite ankylosante
**ankylosis**, ankylose f.
**ankylostomiasis**, ankylostomiase (ou ankylostomose) f.
**anlage**, ébauche f.
**annular**, annulaire a.
**anodal**, anodique a.
**anode**, anode f.
**anomalous**, anormal, ale, aux a.
**anomaly**, anomalie f.
**anopheles**, anophèle m.
**anopsia**, anopsie f.
**anorchism**, anorchidie f.
**anorectal**, ano-rectal, ale, aux a.
**anorectal dyssynergia**, dyssynergie recto-anale
**anorectic**, anorexique a.
**anorexia**, anorexie f.
**anorexia nervosa**, anorexie mentale
**anorexic**, anorexique a. et n.
**anorexigenic**, anorexigène a. et m.
**anosmia**, anosmie f.
**anosognosia**, anosognosie f.
**anovular**, anovulatoire a.

**anovulation**, anovulation f.
**anoxemia**, anoxémie f.
**anoxia**, anoxie f.
**antacid**, antiacide a. et m.
**antagonism**, antagonisme m.
**antagonist**, antagoniste a. et m.
**antalgic**, antalgique a.
**antalgic**, antalgique m.
**antalgic posture**, attitude antalgique
**ante mortem**, ante mortem
**ante partum**, ante partum
**antebrachial**, antébrachial, ale, aux a.
**antedeviation**, antédéviation f.
**anteflexion**, antéflexion f.
**anteflexion of uterus**, antéflexion de l'utérus
**anteposition**, antéposition f.
**anteposition of uterus**, antéposition de l'utérus
**anterior**, antérieur, eure a.
**anterior horn of spinal cord**, corne antérieure de la moelle
**anterior and posterior sacral foramina**, trous sacrés antérieurs et postérieurs
**anterior chamber of eye**, chambre antérieure de l'œil
**anterior fontanelle**, fontanelle antérieure (fontanelle bregmatique ou grande fontanelle)
**anterior isthmus of fauces**, isthme du gosier
**anterior pituitary hormone**, hormone antéhypophysaire
**anterior serratus muscle**, muscle grand dentelé
**anterograde**, antérograde a.
**anterograde conduction**, conduction antérograde
**anterograde amnesia**, amnésie antérograde
**anteropulsion**, antépulsion f.
**anteversion**, antéversion f.
**anteversion of uterus**, antéversion de l'utérus
**anthelix**, anthélix m.
**anthelmintic**, anthelminthique (ou antihelminthique) a. et m.
**anthracoid**, anthracoïde a.
**anthracosis**, anthracose f.
**anthrax**, charbon m.
**anthropoid**, anthropoïde
**anthropology**, anthropologie f.
**anthropometry**, anthropométrie f.
**anthropomorphous**, anthropomorphe a.
**anthropophagy**, anthropophagie f.
**anthroposociology**, anthroposociologie f.
**antiamarillic**, antiamaril a. et m.
**antianemic**, antianémique a. et m.
**antibiogram**, antibiogramme m.
**antibiotherapy**, antibiothérapie f.
**antibiotic**, antibiotique a. et m.
**antibody**, anticorps m.
**anticoagulant**, anticoagulant, ante a.
**anticoagulant citrate dextrose solution**, solution anticoagulante ACD
**antidepressant**, antidépresseur (ou antidépressif) a. et m.
**antidepressant**, thymoleptique a. et m.
**antidiuretic**, antidiurétique a. et m.
**antidote**, antidote m.
**antiemetic**, antiémétique a. et m.
**antifungal**, antifongique (ou antifungique) a. et m.
**antigen**, antigène m.
**antigenic**, antigénique a.
**antigenic determinant**, site antigénique
**antigenicity**, antigénicité f.
**antihistaminic**, antihistaminique a. et m.
**anti-infective**, anti-infectieux, euse a.
**anti-inflammatory**, anti-inflammatoire a.
**antilymphocyte serum**, sérum antilymphocytaire
**antimalarial drug**, antipaludique (ou antipaludéen, enne) a.
**antimetabolite**, antimétabolite m.
**antimitotic**, antimitotique a. et m.
**antimycotic**, antimycosique a. et m.
**antineoplastic**, anticancéreux, euse a.
**antinuclear antibodies**, anticorps antinucléaires
**antioxidant**, antioxydant a. et m.
**antiparkinsonian**, antiparkinsonien, ienne a.
**antiperistalsis**, antipéristaltisme m.
**antipernicious**, antipernicieux, euse a.
**antiperspirant**, antisudoral, ale, aux a.
**antiphlogistic**, antiphlogistique a.
**antiplasmin**, antiplasmine f.
**antipsychotic**, antipsychotique a.
**antipyretic**, antipyrétique a. et m.
**antirabic**, antirabique a.
**antiretroviral**, antirétroviral a.
**antirheumatic**, antirhumatismal, ale, aux a.
**antisepsis**, antisepsie f.
**antiseptic**, antiseptique a.
**antiserum**, antisérum m.
**antispasmodic**, antispasmodique (ou antispastique) a. et m.
**antistreptokinase**, antistreptokinase f.
**antistreptolysin O**, antistreptolysine O f.
**antisyphilitic**, antisyphilitique a. et m.
**antitetanic**, antitétanique a.
**antitetanic serum**, sérum antitétanique
**antithrombin**, antithrombine f.
**antithyroid**, antithyroïdien, ienne a.
**antitoxic**, antitoxique a.
**antitoxin**, antitoxine f.
**antitragus**, antitragus m.
**antitrypsin**, antitrypsine f.
**antituberculous**, antituberculeux, euse a.
**antitussive**, antitussif, ive a.
**antivenomous**, antivenimeux, euse a.

**antiviral**, antiviral, ale, aux a.
**antivitamin**, antivitamine f.
**antixenic**, antixénique a.
**antrectomy**, antrectomie f.
**antroatticotomy**, antro-atticotomie f.
**antroduodenectomy**, antro-duedénectomie f.
**antromastoiditis**, antro-mastoïdite f.
**antropyloric**, antro-pylorique a.
**antrostomy**, antrostomie f.
**antrotympanic**, antro-tympanique a.
**antrum**, antre m.
**anuclear**, anucléé, éée a.
**anuresis**, anurie f.
**anuretic**, anurique a.
**anuria**, anurie f.
**anus**, anus m.
**anusitis**, anite f.
**anxiety**, anxiété f.
**anxiolytic**, anxiolytique a. et m.
**anxious**, anxieux, euse a.
**anxious-depressive syndrome**, syndrome anxio-dépressif
**aorta**, aorte f.
**aortic bulb**, bulbe aortique
**aortic enlargment**, déroulement aortique
**aortic insufficiency**, insuffisance aortique
**aortic isthmus**, isthme aortique
**aortic knob**, bouton aortique
**aortic stenosis**, rétrécissement aortique
**aortography**, aortographie f.
**aortotomy**, aortotomie f.
**apareunia**, apareunie f.
**apathetic**, apathique a.
**apathy**, apathie f.
**aperistalsis**, apéristaltisme m.
**apex**, apex m.
**apex beat**, choc systolique
**Apgar score**, Apgar (indice d')
**aphakia**, aphakie (ou aphaquie) f.
**aphasia**, aphasie f.
**aphonia**, aphonie f.
**aphrodisiac**, aphrodisiaque a. et m.
**aphtha**, aphte m.
**apical**, apexien, ienne a.
**apical**, apical, ale, aux a.
**aplasia**, aplasie f.
**aplasic anemia**, anémie aplasique (ou aplastique)
**apnea**, apnée f.
**apocrine gland**, glande apocrine
**apodia**, apodie f.
**apogee**, apogée m.
**aponeurosis**, aponévrose f.
**aponeurositis**, aponévrosite f.
**aponeurotomy**, aponévrectomie f.
**apophysis**, apophyse f.
**apophysitis**, apophysite f.
**apoplectic**, apoplectique a.
**apoplectic**, apoplectique
**apoplexy**, apoplexie f.
**apoptosis**, apoptose f.
**apparatus**, appareil m.
**appendectomy**, appendicectomie f.
**appendicitis**, appendicite f.
**appendicular**, appendiculaire a.
**appendix**, appendice m.
**appetency**, appétence f.
**appetite**, appétit m.
**appliances**, appareillage m.
**apposition**, affrontement m.
**apposition**, apposition f.
**apprehension**, appréhension f.
**apractagnosia**, apractognosie f.
**apractic**, apraxique a.
**apragmatism**, apragmatisme m.
**apraxia**, apraxie f.
**aprosexia**, aprosexie f.
**aptyalism**, aptyalisme m.
**APUD cell**, cellule APUD
**APUD system**, système APUD
**apyretic**, afébrile a.
**apyrexia**, apyrexie f.
**aqua fortis**, eau-forte
**aqueduct**, aqueduc m.
**aqueous**, aqueux, euse a.
**aqueous humor**, humeur aqueuse
**arachnodactyly**, arachnodactylie f.
**arachnoidea**, arachnoïde f.
**arachnoiditis**, arachnoïdite f.
**arborescent**, arborescent, ente a.
**arborization**, arborisation f.
**arborization block**, bloc d'arborisations
**arboviral infection**, arbovirose f.
**arbovirus**, arbovirus m.
**arcade**, arcade f.
**arch**, arc m.
**arch**, crosse f.
**archetype**, archétype m.
**arching**, voussure f.
**arcuate**, arciforme a.
**arcuate line of ilium**, ligne innominée
**arcus senilis**, arc sénile
**area**, aire f.
**areflexia**, aréflexie f.
**aregenerative**, arégénératif, ive a.
**aregenerative anemia**, anémie arégénérative
**arenavirus**, arénavirus m.
**areola**, aréole (du sein) f.
**areolar**, aréolaire a.
**arginase**, arginase f.
**arginine**, arginine f.
**argininemia**, argininémie f.
**argininuria**, argininurie f.

**Argyll Robertson pupil sign**, Argyll Robertson (signe d')
**argyria**, argyrie (ou argyrose) f.
**argyric**, argyrique a.
**argyrism**, argyrisme m.
**ariboflavinosis**, ariboflavinose f.
**arm**, bras m.
**Arneth count, Arneth formula**, Arneth (formule d')
**Arnold-Chiari deformity** or **malformation** or **syndrome,** malformation ou maladie ou syndrome d'Arnold-Chiari
**aromatic**, aromatique a.
**arrhythmia**, arythmie f.
**arrhythmogenic**, arythmogène a.
**arsenic**, arsenic m.
**arsenical**, arsenical, ale, aux a.
**arsenicalism**, arsenicisme m.
**arsenious**, arsénié, ée a.
**artefact**, artéfact m.
**arteria basilaris,** tronc basilaire
**arteria lusoria**, arteria lusoria
**arterial**, artériel, ielle a.
**arterial blood**, sang artériel
**arterial embolization**, embolisation artérielle
**arterial fibrodysplasia**, fibrodysplasie artérielle
**arterial pressure**, pression artérielle
**arterial tension**, tension artérielle
**arteriectasis**, artériectasie f.
**arteriectomy**, artériectomie f.
**arteriography**, artériographie f.
**arteriola**, artériole f.
**arteriolith**, artériolithe m.
**arteriopathy**, artériopathie f.
**arteriosclerosis**, artériosclérose f.
**arteriosclerotic**, artérioscléreux, euse a.
**arteriospasm**, artériospasme m.
**arteriotomy**, artériotomie f.
**arteritis**, artérite f.
**artery**, artère f.
**arthralgia**, arthralgie f.
**arthritic**, arthritique a.
**arthritic psoriasis**, rhumatisme psoriasique
**arthritis**, arthrite f.
**arthritism**, arthritisme m.
**arthrocentesis**, arthrocentèse f.
**arthrodesis**, arthrodèse f.
**arthrography**, arthrographie f.
**arthrokatadysis**, protrusion acétabulaire
**arthrology**, arthrologie f.
**arthropathy**, arthropathie f.
**arthrophyte**, arthrophyte m.
**arthroplasty**, arthroplasie (ou arthroplastie) f.
**Arthropoda**, Arthropodes m. pl.
**arthroscope**, arthroscope m.
**arthroscopy**, arthroscopie f.
**arthrotomy**, arthrotomie f.
**articular chondrocalcinosis**, chondrocalcinose articulaire
**articular capsule**, capsule articulaire
**articular cartilage**, cartilage articulaire
**articular crepitus**, crépitation articulaire
**articular process**, apophyse articulaire
**articulate**, articulé, ée a.
**articulation**, articulation f.
**artifact**, artéfact m.
**artificial anus**, anus artificiel
**artificial heart**, cœur artificiel
**artificial hibernation**, hibernation artificielle
**artificial kidney**, rein artificiel
**artificial respiration**, respiration artificielle
**arytenoid cartilage**, cartilage aryténoïde (ou aryténoïde m.)
**asbestosis**, asbestose f.
**ascariasis, ascaridiasis, ascaridosis, ascariosis**, ascaridiase (ou ascaridiose) f.
**ascarid**, ascaride (ou ascaris) m.
**Aschoff-Tawara node**, Aschoff-Tawara (nœud d')
**ascites**, ascite f.
**ascorbic acid**, acide ascorbique
**asepsis**, asepsie f.
**aseptic**, aseptique a.
**aseptic osteonecrosis**, ostéonécrose aseptique
**asexual**, asexué, ée a.
**asocial**, asocial, ale, aux a.
**aspartate aminotransferase**, aspartate aminotransférase
**aspergilloma**, aspergillome m.
**aspermia**, aspermatisme m. (ou aspermie f.)
**asphyxia**, asphyxie f.
**asphyxiant**, asphyxiant, ante a.
**aspirin**, aspirine f.
**assimilable**, assimilable a.
**assimilation**, assimilation f.
**associations**, associations f. pl.
**astasia**, astasie f.
**astereognosis, astereognosy**, astéréognosie f.
**asterixis**, astérixis m.
**asteroid**, astéroïde a.
**asthenia**, asthénie f.
**asthenic personality**, personnalité asthénique
**asthma**, asthme m.
**asthmatic**, asthmatique a.
**astigmatic**, astigmate a.
**astigmatism**, astigmatisme m.
**astringent**, astringent, ente a.
**astrocytoma**, astrocytome m.
**astrovirus**, astrovirus m.
**asymmetry**, asymétrie f.
**asymptomatic**, asymptomatique a.
**asynergia**, asynergie f.
**atactic**, ataxique a.

**ataraxia**, ataraxie f.
**atavism**, atavisme m.
**ataxia**, ataxie f.
**ataxia-telangectasia**, Louis-Bar (syndrome de)
**ataxic**, ataxique a.
**atelectasis**, atélectasie f.
**atherogenous**, athérogène a.
**atheroma**, athérome m.
**atheromatosis**, athéromatose f.
**atherosclerosis**, athérosclérose f.
**athetoid**, athétoïde a.
**athetosis**, athétose f.
**athrepsia**, athrepsie f.
**athyroidism**, athyroïdie f.
**atlantoaxial**, atloïdo-axoïdien, ienne a.
**atlas**, atlas m.
**atmosphere**, atmosphère f.
**atom**, atome m.
**atomizer**, atomiseur m.
**atonic**, atone a.
**atonic**, atonique a.
**atony**, atonie f.
**atopic dermatitis**, eczéma atopique (ou constitutionnel)
**atopy**, atopie f.
**atoxic**, atoxique a.
**atresia**, atrésie f.
**atrial electrogram**, auriculogramme m.
**atrial septal defect**, communication interauriculaire
**atrial tachycardia**, tachycardie auriculaire
**atrichia**, **atrichosis**, atrichie (ou atrichose) f.
**atriotomy**, atriotomie f.
**atrioventricular**, auriculo-ventriculaire a.
**atrioventricular block**, bloc auriculo-ventriculaire (ou atrio-ventriculaire)
**atrioventricular bundle**, His (faisceau de His)
**atrioventricular dissociation**, dissociation atrioventriculaire ou dissociation auriculo-ventriculaire
**atrioventricular junctional rhythm**, rythme nodal
**atrioventricular node**, Aschoff-Tawara (nœud d')
**atrioventricular valve**, valvule auriculo-ventriculaire (ou atrio-ventriculaire)
**atrium**, atrium (Lat.)
**atrium cordis**, oreillette f.
**atrophy**, atrophie f.
**atropine**, atropine f.
**atropinism**, atropinisme (ou atropisme) m.
**atropinization**, atropinisation f.
**attack**, accès m.
**attack**, attaque f.
**attempted suicide**, tentamen m.
**attendance**, vacation f.
**attention-deficit hyperactivity disorder**, syndrome d'hyperactivité
**attic**, attique m.
**atticitis**, atticite f.
**atticoantrotomy**, antro-atticotomie f.
**atticotomy**, atticotomie f.
**attrition**, attrition f.
**atypical**, atypique a.
**audibility**, audibilité f.
**audimutism**, audi-mutité f.
**audiogram**, audiogramme m.
**audiology**, audiologie f.
**audiometry**, audiométrie f.
**audiovisual**, audiovisuel, elle a.
**audiphone**, audiophone (ou audiphone) m.
**audition**, audition f.
**auditory**, auditif, ive a.
**auditory agnosia**, agnosie auditive verbale congénitale
**auditory aphasia**, audimutité de compréhension
**auditory ossicle**, osselet m.
**aura**, aura f.
**aural vertiginous**, ménièriforme a.
**auric**, aurique a.
**auricle**, auricule f.
**auricular**, auriculaire a. et m.
**auricular cartilage**, cartilage auriculaire
**aurification**, aurification f.
**auscultation**, auscultation f.
**Austin Moore prosthesis**, Moore (prothèse de Moore)
**Australia antigen**, antigène Australie
**autism**, autisme m.
**autistic**, autiste a.
**autistic disorder**, autisme m.
**auto-infection**, auto-infection f.
**auto-intoxication**, auto-intoxication f.
**autoagglutination**, autoagglutination f.
**autoagglutinin**, autoagglutinine f.
**autoanalysis**, autoanalyse f.
**autoantibody**, autoanticorps m.
**autoantigen**, autoantigène m.
**autochthonous**, autochtone a.
**autoclave**, autoclave m.
**autogenic training**, training autogène
**autogenous**, autogène a.
**autograft**, autogreffe f.
**autoimmune chronic hepatitis**, hépatite chronique auto-immune
**autoimmune disease**, maladie auto-immune (ou auto-immunitaire)
**autoimmune endocrinopathy**, endocrinopathie auto-immunitaire
**autoimmune hemolytic anemia**, anémie hémolytique auto-immune
**autoimmunity**, auto-immunité f.

**autointoxication**, autointoxication f.
**autologous**, autologue a.
**autologous graft**, autogreffe f.
**autolysis**, autolyse f.
**automation**, automatisation f.
**automatism**, automatisme m.
**autonomic nervous system**, système nerveux autonome
**autonomous**, autonome
**autonomy**, autonomie f.
**autoplasty**, autoplastie f.
**autopsy**, autopsie f.
**autosomal**, autosomique a.
**autosome**, autosome m.
**autosuggestion**, autosuggestion f.
**autotoxicosis**, autointoxication f.
**autotoxin**, autotoxine f.
**autotransfusion**, autotransfusion f.
**autotransplant**, autotransplant m.
**autovaccination**, autovaccination (ou autovaccinothérapie) f.
**autovaccine**, autovaccin m.
**auxiliary**, auxiliaire m. ou f.
**aversion**, aversion f.
**avian**, aviaire a.
**avirulent**, avirulent, ente a.
**avitaminosis**, avitaminose f.
**avivement**, avivement m.
**avulsion**, avulsion f.
**axenic**, axénique a.
**axial**, axial, ale, aux a.
**axilla**, aisselle f.
**axillary**, axillaire a.
**axis**, axe m.
**axis**, axis m.
**axon**, axone m.
**azoospermatism, azoospermia**, azoospermie f. (ou azoospermatisme m.)
**azotemia**, azotémie f.
**azoturia**, azoturie f.
**azygos**, azygos (veine)

**β-hydroxyturycid acid**, acide β-hydroxybutyrique
**B lymphocyte**, lymphocyte B
**Babcock's operation**, Babcock (opération de)
**Babinski-Nageotte syndrome**, Babinski-Nageotte (syndrome de)
**Babinski's reflex, Babinski's sign**, Babinski (signe de)
**bacillary**, bacillaire a.
**bacilliform**, bacilliforme a.
**bacillus**, bacille m.
**back**, dos m.
**bacteremia**, bactériémie f.
**bacterial colony**, colonie bactérienne
**bacterial flora**, flore bactérienne
**bactericidal**, bactéricide a.
**bacteriform**, bactériforme a.
**bacteriology**, bactériologie f.
**bacteriolysin**, bactériolysine f.
**bacteriolysis**, bactériolyse f.
**bacteriolytic**, bactériolytique a.
**bacteriophage**, bactériophage m.
**bacteriopsonic**, bactériotrope a.
**bacteriostatic**, bactériostatique a et m.
**bacteriotoxin**, bactériotoxine f.
**bacteriotropic**, bactériotrope a.
**bacterium**, bactérie f.
**bacteriuria**, bactériurie f.
**Bacteroides**, Bactéroïdes
**bagassosis**, bagassose f.
**Baker's cyst**, Baker (kyste de)
**Bakès' dilator**, Bakès (dilatateur de)
**balance**, aplomb m.
**balance**, équilibre m.
**balanic**, balanique a.
**balanitis**, balanite f.
**balanoposthitis**, balano-posthite f.
**balanopreputial**, balano-préputial, ale, aux a.
**baldness**, calvitie f.
**ballistocardiography**, ballistocardiographie (ou ballistographie) f.
**ballottement**, ballottement m.
**balneotherapy**, balnéothérapie f.
**balsam**, baume m.
**balsamic**, balsamique a.
**band**, bague f.
**bandage**, bandage m.
**bandaid**, sparadrap m.
**banded**, rubané, ée a.
**bar**, barre f.
**Barberio's test**, Barberio (réaction de)
**barbiturate**, barbiturique m.
**barbituric acid**, acide barbiturique
**barbiturism**, barbiturisme m.
**barium enema**, lavement baryté
**barium hydroxide**, baryte f.
**barium sulfate**, baryte f.
**barium X-ray**, transit baryté
**Barlow's disease**, Barlow (maladie de)
**baroreceptor**, barocepteur m.
**barotrauma**, barotraumatisme m.
**Barr body**, Barr (corpuscule de)
**Barré-Guillain syndrome**, Guillain-Barré (syndrome de)
**Bársony's incidence**, Bársony (incidence de)
**bartholinitis**, bartholinite f.
**bartonelliasis, bartonellosis**, bartonellose f.
**Bartter's syndrome**, Schwartz-Bartter (syndrome de)
**bas-fond**, bas-fond vésical
**basal**, basal, ale, aux a.
**basal body temperature**, température basale
**basal citern**, citerne basale

**basal ganglia**, noyaux gris centraux
**basal metabolism**, métabolisme basal (ou métabolisme de base)
**basal vein**, veine basilaire
**base**, base f.
**basedowian**, basedowien, ienne a.
**basic**, basique a.
**basicranial**, basicrânien, ienne a.
**basilar**, basilaire a.
**basilic vein**, basilique f. (ou veine basilique)
**basket vessels**, corbeillage m.
**basophilia**, basophilie f.
**basophilic**, basophile m.
**Bassini's operation**, Bassini (opération ou procédé de)
**bathyesthesia**, bathyesthésie f.
**Bazex's syndrome**, Bazex (syndrome de)
**BCG vaccine**, vaccin BCG
**beak-shaped osteophyte**, bec-de-perroquet m.
**beat**, battement m.
**beating**, battade f.
**bechic**, béchique a. et m.
**Becker's muscular dystrophy, Becker type muscular dystrophy**, Becker (myopathie pseudohypertrophique, type)
**bedridden**, grabataire a.
**Beer's law**, Beer-Lambert (loi de)
**Behçet's syndrome**, Behçet (maladie de)
**bel**, bel m.
**belly**, ventre m.
**Bence-Jones protein**, Bence-Jones (protéine de)
**Bence-Jones reaction**, Bence-Jones (réaction de)
**benign**, bénin, bénigne a.
**benignity**, bénignité f.
**Béniqué's sound**, béniqué m.
**Bennett's fracture**, Bennett (fracture de)
**bent**, infléchi, ie a.
**benzene**, benzène m.
**benzidine**, benzidine f.
**benzoic acid**, acide benzoïque
**benzolism**, benzolisme m.
**Berger's disease**, Berger (maladie de)
**beriberi**, béribéri m.
**Bernard-Horner syndrome**, Claude Bernard-Horner (syndrome de)
**berylliosis**, bérylliose f.
**Besnier-Boeck disease**, Besnier-Boeck-Schaumann (maladie de)
**bestiality**, bestialité f.
**beta adrenergic blocking agent**, bêta-bloquant (ou bêta-bloqueur) m.
**beta-globulin**, bêta-globuline (β-globuline ou globuline-β) f. pl.
**beta-lipoprotein**, bêta-lipoprotéine (β-lipoprotéine) f. pl.
**beta rhythm**, rythme bêta
**betatherapy**, bêtathérapie f.
**betatron**, bêtatron m.
**biauricular**, biauriculaire a.
**bicameral**, bicaméral, ale, aux a.
**bicarbonate**, bicarbonate m.
**biceps**, biceps m.
**biceps muscle of arm**, muscle biceps brachial
**biceps muscle of thigh**, muscle biceps crural
**biceps reflex**, réflexe bicipital
**bicipital**, bicipital, ale, aux a.
**bicipito-radial**, bicipito-radial, ale, aux. a.
**biconcave**, biconcave a.
**biconvex**, biconvexe a.
**bicornuate**, bicorne a.
**bicuspid**, bicuspide a.
**Biermer's anemia, Biermer's disease**, Biermer (anémie ou maladie de)
**biermerian**, biermérien, ienne a.
**bifidus**, bifide a.
**bifid tongue**, schizoglossie f.
**bifid ureter**, uretère bifide
**bifocal**, bifocal, ale, aux a.
**bifocal glasses**, lunettes bifocales (ou lunettes à double foyer)
**bigeminal**, bigéminé, ée a.
**bilateral**, bilatéral, ale, aux a.
**bilateral cleft lip**, gueule-de-loup f.
**bilateral vagotomy**, Dragstedt (opération de)
**bile**, bile f.
**bile acid**, acide biliaire
**bile pigment**, pigment biliaire
**bile salts**, sels biliaires
**bilharzia**, bilharzie f.
**bilharzial**, bilharzien, ienne a.
**biliary**, biliaire a.
**biliary ducts**, voies biliaires
**bilious**, bilieux, euse a.
**bilirubin**, bilirubine f.
**bilirubinemia**, bilirubinémie f.
**bilirubinic**, bilirubinique a.
**bilirubinuria**, bilirubinurie f.
**biliuria**, biliurie f.
**biliverdin**, biliverdine f.
**Billroth's operation**, Billroth (opération de)
**bilobate**, bilobé, ée a.
**bilobate placenta**, placenta bilobé (ou placenta bipartita)
**bilocular**, biloculaire a.
**bimalleolar**, bimalléolaire a.
**bimanual**, bimanuel, elle a.
**binary**, binaire a.
**binocular**, binoculaire a.
**binovular**, biovulaire a.
**binuclear**, binucléaire (ou binucléé, ée) a.
**bioavailability**, biodisponibilité f.
**biochemistry**, biochimie f.
**bioclimate**, bioclimat m.

**biodegradable**, biodégradable a.
**bioelement**, bioélément m.
**bioenergy**, bioénergie f.
**bioethics**, bioéthique f.
**biogenesis**, biogenèse f.
**biogenetic**, biogène (biogénétique ou biogénique) a.
**biologic test for pregnancy**, réaction biologique de grossesse
**biological diagnosis**, diagnostic biologique
**biology**, biologie f.
**biomedical engineer**, ingénieur biomédical
**biomedical engineering**, génie biomédical
**biopsy**, biopsie f.
**biopsy excision**, excision-biopsie f.
**biosynthesis**, biosynthèse f.
**biotherapy, biological therapy**, biothérapie f.
**biotin**, biotine f.
**biotope**, biotope m.
**biotype**, biotype m.
**biovular gemellary pregnancy**, grossesse gémellaire biovulaire (grossesse dizygote ou grossesse bivitelline)
**biparous**, bipare a et f.
**bipartite**, bipartite a.
**biped**, bipède a. et n.
**bipolar**, bipolaire a.
**bipolar disorder**, psychose maniaco-dépressive
**birth defect**, anomalie congénitale
**bisexuality**, bisexualité f.
**bismuth**, bismuth m.
**bistoury**, bistouri m.
**bite**, piqûre f.
**bite plane**, plan de morsure
**biuret test**, réaction du biuret
**bivalence**, bivalence f.
**bivalent**, bivalent, ente a.
**bladder**, vessie f.
**bladder dysectasia**, dysectasie du col de la vessie
**bladder distention**, globe vésical
**Blalock-Taussig operation**, Blalock-Taussig (opération de)
**blast**, blaste m.
**blastocoele**, blastocèle m.
**blastocyst**, blastocyste m.
**blastoderm**, blastoderme m.
**blastogenesis**, blastogenèse f.
**blastoma**, blastome m.
**blastomere**, blastomère m.
**blastomyces**, blastomycète m.
**blastomycosis**, blastomycose f.
**blastula**, blastula f.
**bleeding time**, temps de saignement
**blennorrhea**, blennorrhée f.
**blepharitis**, blépharite f.
**blepharochalasis**, blépharochalasis f.
**blepharoconjunctivitis**, blépharo-conjonctivite f.
**blepharon tic**, blépharotic m.
**blepharophimosis**, blépharophimosis m.
**blepharoplasty**, blépharoplastie f.
**blepharospasm**, blépharospasme m.
**blepharotomy**, blépharotomie f.
**blind**, aveugle n. et a.
**blind spot**, tache aveugle
**blindness**, cécité f.
**blink reflex**, réflexe de clignotement (ou de clignement)
**blister**, ampoule f.
**bloated**, vultueux, euse a.
**blocking**, barrage m.
**blocking**, blocage m.
**blockpnea**, blocpnée (ou blockpnée) f.
**blood**, sang m.
**blood circulation**, circulation sanguine
**blood clot**, caillot sanguin
**blood compatibility**, compatibilité sanguine
**blood fraction**, fraction sanguine
**blood group**, groupe sanguin
**blood pressure**, tension artérielle
**blood serum**, sérum sanguin
**blood volume**, volémie f.
**blood volume**, volume sanguin
**blue nævus**, nævus bleu
**blue rubberbleb nevus**, Bean (syndrome de)
**blunt**, contondant, ante a.
**blunt**, émoussé, ée a.
**blunt**, mousse a.
**Bodansky unit**, Bodansky (unité)
**body**, corps m.
**body temperature**, température corporelle (ou humaine)
**bolting**, boulonnage m.
**bomb**, bombe f.
**bone**, os m.
**bone age**, âge anatomique (ou âge osseux)
**bone conduction**, conduction osseuse
**bone densitometry**, densitométrie osseuse
**bone forceps**, davier m.
**bone framework**, travée osseuse
**bone marrow**, moelle osseuse
**bony**, osseux, euse a.
**bony crepitus**, crépitation osseuse
**bony labyrinth**, labyrinthe osseux
**bony palate**, voûte palatine
**booster dose**, rappel (injection de)
**borax**, borax m.
**borborygmus**, borborygme m.
**Bordetella pertussis**, Bordetella pertussis
**boric**, borique a.
**boric acid**, acide borique
**borism**, borisme m.
**Borrelia**, Borrelia

**borreliosis**, borréliose f.
**Bosworth's operation**, Bosworth (opération de)
**botanic**, botanique a.
**botany**, botanique f.
**bothriocephaliasis**, bothriocéphalose f.
**bothriocephalus**, bothriocéphale m.
**botryoid**, botryoïde a.
**botryomycoma**, botryomycome m.
**botryomycosis**, botryomycose f.
**botulism**, botulisme m.
**bougie**, bougie f.
**bougienage**, bougirage m.
**Bourneville's disease**, sclérose tubéreuse (de Bourneville)
**Bouveret's syndrome**, Bouveret (maladie de)
**bovarism**, bovarysme m.
**bovine**, bovin, ine a.
**bowel**, intestin m.
**Bowen's disease**, Bowen (maladie de)
**Bowman's capsule**, Bowman (capsule de)
**Bowman's membrane**, Bowman (membrane de)
**boxers' fracture**, Lenoir (fracture de)
**Boyden's test meal**, Boyden (repas de)
**brace**, attelle f.
**brachial**, brachial, ale, aux a.
**brachialgia**, brachialgie f.
**brachiocephalic**, brachio-céphalique a.
**brachybasia**, brachybasie f.
**brachycephaly**, brachycéphalie f.
**brachycolon**, brachycôlon m.
**brachydactyly**, brachydactylie f.
**brachyesophagus**, brachyœsophage m.
**brachymelia**, brachymélie f.
**brachymorphic**, brachymorphe a.
**brachypnea**, brachypnée f.
**bradyarrhythmia**, bradyarythmie f.
**bradycardia**, bradycardie f.
**bradykinesia**, bradycinésie (ou bradykinésie) f.
**bradylalia**, bradyphasie f.
**bradypepsia**, bradypepsie f.
**bradyphasia**, bradyphasie f.
**bradyphemia**, bradyphémie f.
**bradypnea**, bradypnée f.
**bradypsychia**, bradypsychie f.
**bradyrhythmia**, bradyrythmie f.
**braille**, braille m.
**brain**, cerveau m.
**brain**, encéphale m.
**brain scintigraphy**, gamma-encéphalographie f.
**brain stem**, tronc cérébral
**braincase**, crâne cérébral
**braking**, frénateur m.
**branchia**, branchie f.
**breast**, mamelle f.
**breast**, sein m.
**breast-feeding**, allaitement m.
**breathalyser**, alcootest (ou alcotest) m.
**bregma**, bregma m.
**brevilineal**, bréviligne a.
**bridge**, pont m.
**bridle**, bride f.
**brillancy amplifier**, amplificateur de luminance (ou amplificateur de brillance)
**broad ligament of uterus**, ligament large de l'utérus
**broad-spectrum antibiotic**, antibiotique à large spectre
**bromatology**, bromatologie f.
**bromide**, bromure m.
**bromine**, brome m.
**bromoderma**, bromides f. pl.
**bronchial**, bronchique a.
**bronchial arteriography**, artériographie bronchique
**bronchial diverticulum**, diverticule bronchique
**bronchial mucocele**, mucocèle bronchique
**bronchial tree**, arbre bronchique
**bronchiectasis**, bronchectasie (ou bronchiectasie) f.
**bronchiectatic**, bronchectasiant, ante a.
**bronchiole**, bronchiole f.
**bronchiolitis**, bronchiolite f.
**bronchitic**, bronchitique a.
**bronchitis**, bronchite f.
**bronchoalveolar lavage**, lavage broncho-alvéolaire
**bronchoconstriction**, bronchoconstriction f.
**bronchodilatation**, bronchodilatation f.
**bronchofibroscopy**, bronchofibroscopie f.
**bronchography**, bronchographie f.
**bronchopathy**, bronchopathie f.
**bronchopneumonia**, bronchopneumonie f.
**bronchopulmonary**, broncho-pulmonaire a.
**bronchoscope**, bronchoscope m.
**bronchoscopic aspiration**, bronchoaspiration f.
**bronchoscopy**, bronchoscopie f.
**bronchospasm**, bronchospasme m.
**bronchospirometry**, bronchospirométrie f.
**bronchostenosis**, bronchosténose f.
**bronchotomy**, bronchotomie f.
**bronchus**, bronche f.
**broth**, bouillon de culture
**Brown-Séquard's syndrome**, Brown-Séquard (syndrome de)
**Brucella**, Brucella
**brucellosis**, brucellose f.
**Brudzinski's sign**, Brudzinski (signe de)
**bruise**, bleu m.
**bruxomania**, bruxomanie f.

**bubo**, bubon m.
**buccal**, buccal, ale, aux a.
**buccal vestibule**, vestibule de la bouche
**buccinator muscle**, muscle buccinateur
**buccodental**, bucco-dentaire a.
**buccogingival**, bucco-gingival, ale, aux a.
**buccolabial**, bucco-labial, ale, aux a.
**buccolingual**, bucco-lingual, ale, aux a.
**bucking**, cabrade f.
**buckytherapy**, buckythérapie f.
**bud**, bourgeon m.
**Budd-Chiari syndrome**, Budd-Chiari (syndrome de)
**buffer**, tampon m.
**buffer solution**, solution tampon
**buffering**, tamponnage m.
**bulb**, bulbe m.
**bulbar**, bulbaire a.
**bulbopontine**, bulbo-pontique a.
**bulbourethral**, bulbo-urétral, ale, aux a.
**bulbourethral gland**, Cowper (glande de)
**bulbous**, bulbeux, euse a.
**bulbus penis**, bulbe spongieux
**bulimia**, boulimie f.
**bulimic**, boulimique a. et n.
**bulla**, bulle f.
**bullous fever**, pemphigus aigu fébrile
**bullous impetigo**, impétigo bulleux
**bullous pemphigoid**, pemphigoïde bulleuse
**bundle**, faisceau m.
**bundle of His**, His (faisceau de His)
**bundle branch block**, bloc de branche
**buphthalmos**, buphtalmie f.
**burial**, inhumation f.
**Burkitt's lymphoma**, Burkitt (lymphome ou tumeur de)
**burn**, brûlure f.
**bursectomy**, bursectomie f.
**bursitis**, bursite f.
**bursotomy**, bursotomie f.
**buttoned**, boutonné, ée a.
**buttonhole**, boutonnière f.
**butyric**, butyrique a.
**butyrous**, butyreux, euse a.
**by-pass**, pontage m.
**byssinosis**, byssinose f.

**C reactive protein**, protéine C réactive
**cachectic**, cachectique a. et n.
**cachet**, cachet m.
**cachet**, capsule médicamenteuse
**cachexia**, cachexie f.
**cacosmia**, cacosmie f.
**cacostomia**, cacostomie f.
**cadmium**, cadmium m.
**caduceus**, caducée m.
**caducous**, caduc, que a.
**cæcum**, cæcum m.
**caffeine**, caféine f.
**caffeinism**, caféisme m.
**cake kidney**, rein en galette
**calcaneal**, calcanéen, enne a.
**calcaneitis**, calcanéite f.
**calcaneoastragaloid**, calcanéo-astragalien, ienne a.
**calcaneodynia**, calcanéodynie f.
**calcaneonavicular**, calcanéo-naviculaire (ou calcanéo-scaphoïdien, ienne) a.
**calcaneus**, calcanéum m.
**calcareous**, calcaire a.
**calcemia**, calcémie f.
**calciferol**, calciférol m.
**calcification**, calcification f.
**calcified**, calcifié, ée a.
**calcified gallbladder**, vésicule porcelaine
**calcination**, calcination f.
**calcinosis**, calcinose f.
**calcipenia**, calcipénie f.
**calcipexy**, calcipexie f.
**calciprivic**, calciprive a.
**calcitonin**, calcitonine f.
**calcium**, calcium m.
**calcium therapy**, calcithérapie f.
**calciuria**, calciurie f.
**calculosis**, calculose f.
**calculous**, calculeux, euse a.
**calculus**, calcul m.
**calf**, mollet m.
**caliciform**, vallate a.
**calix**, calice m.
**callosity**, callosité f.
**callous**, calleux, euse a.
**callus**, cal m.
**callus**, callosité f.
**callus**, durillon m.
**calmative**, calmant, ante a.
**caloric**, calorique a.
**calorie**, calorie (ou petite calorie) f.
**calorific**, calorifique a.
**calorigenic**, calorigène (ou calorigénique) a.
**calorimetry**, calorimétrie f.
**calvaria**, calotte crânienne
**camphor**, camphre m.
**camphorated**, camphré, ée a.
**campimetry**, campimétrie f.
**camptodactyly**, camptodactylie f.
**canal**, canal m.
**canal of epididymis**, canal épididymaire
**canaliculitis**, canaliculite f.
**canaliculus**, canalicule m.
**canalization**, canalisation f.
**cancer**, cancer m.
**cancericidal**, cancéricide a.
**cancerigenic**, cancérogène (ou cancérigène) a et m.

**cancerology**, cancérologie f.
**cancerous**, cancéreux, euse a.
**cancer phobia**, cancérophobie f.
**cancriform**, cancériforme a.
**cancroid**, cancroïde m.
**candela**, candela f.
**Candida**, Candida
**Candida albicans**, Candida albicans
**candidiasis**, candidose (ou candidiase) f.
**candidid**, candidide f.
**candidosis**, candidose (ou candidiase) f.
**canine muscle**, muscle canin
**canine tooth**, canine f.
**canister**, absorbeur m.
**canities**, canitie f.
**cannabis**, cannabis m.
**cannabism**, cannabisme m.
**cannula**, canule f.
**canthus**, canthus m.
**capacity**, capacité f.
**capillarectasia**, capillarectasie f.
**capillaritis**, capillarite f.
**capillarity**, capillarité f.
**capillaroscopy**, capillaroscopie f.
**capillary**, capillaire a. et n.
**capillary hemangioma**, angiome (ou hémangiome) plan
**capillary resistance**, résistance capillaire
**capillary tube**, tube capillaire (ou capillaire m.)
**capitate bone**, os (grand)
**capitonnage**, capitonnage m.
**Caplan's syndrome**, pneumoconiose rhumatoïde
**capreolate, capreolary**, capréolaire a.
**capsid**, capside f.
**capsula, capsule**, capsule f.
**capsular**, capsulaire a.
**capsule**, gélule f.
**capsulectomy**, capsulectomie f.
**capsulolenticular**, capsulo-lenticulaire a.
**capsuloplasty**, capsuloplastie f.
**capsulotomy**, capsulotomie f.
**captative**, captatif, ive a.
**captativity**, captativité f.
**carbohemia**, carbonémie f.
**carbohydrate**, glucide m.
**carbon**, carbone m.
**carbon dioxide**, anhydride carbonique
**carbon dioxide**, carbone (dioxyde de)
**carbon dioxide angiography**, carboxyangiographie f.
**carbon monoxide**, carbone (oxyde ou monoxyde de)
**carbonate**, carbonate m.
**carbonated**, carbonaté, ée a.
**carbonated**, carboné, ée a.
**carbonic**, carbonique a.
**carbonic acid**, acide carbonique
**carbonic anhydrase**, anhydrase carbonique
**carbonization**, carbonisation f.
**carboxyhemoglobin**, carboxyhémoglobine f.
**carbuncle**, anthrax m.
**carcinogenic**, cancérogène (ou cancérigène) a et m.
**carcinoma**, carcinome m.
**carcinoma**, épithélioma (ou épithéliome) m.
**carcinomatosis**, carcinomatose (ou carcinose) f.
**carcinomatous**, carcinomateux, euse a.
**carcinosis**, carcinomatose (ou carcinose) f.
**carcinostatic**, cancérostatique a. et m.
**cardia**, cardia m.
**cardiac**, cardiaque a.
**cardiac arrest**, arrêt cardiaque
**cardiac asthma**, asthme cardiaque
**cardiac cirrhosis**, Pick (pseudo-cirrhose de)
**cardiac cycle**, révolution cardiaque
**cardiac denervation**, défrénation f.
**cardiac electrogram**, électrogramme cardiaque
**cardiac incisure of stomach**, incisure cardio-tubérositaire
**cardiac lung**, poumon cardiaque
**cardiac massage**, massage cardiaque
**cardiac output**, débit cardiaque
**cardiac rhythm**, rythme cardiaque
**cardiac vector**, vecteur cardiaque
**cardialgia**, cardialgie f.
**cardiodilator**, cardiodilatateur m.
**cardioesophageal valve**, valvule cardio-œsophagienne
**cardiogram**, cardiogramme m.
**cardiograph**, cardiographe m.
**cardiography**, cardiographie f.
**cardiohepatic**, cardio-hépatique a.
**cardioinhibitor**, cardio-inhibiteur a.
**cardiokinetic**, cardiokinétique a.
**cardiokinetic drug**, cardiokinétique m.
**cardiologist**, cardiologue m.
**cardiology**, cardiologie f.
**cardiolysis**, cardiolyse f.
**cardiomegaly**, cardiomégalie f.
**cardiomyopathy**, myocardiopathie f.
**cardiopathy**, cardiopathie f.
**cardioplasty**, cardioplastie f.
**cardiopulmonary**, cardio-pulmonaire a.
**cardiopyloric**, cardio-pylorique a.
**cardiospasm**, cardiospasme m.
**cardiothyrotoxicosis**, cardiothyréose f.
**cardiotocograph**, tococardiographe m.
**cardiotocography**, tococardiographie f.
**cardiotomy**, cardiotomie f.
**cardiotonic**, cardiotonique a. et m.
**cardiotoxic**, cardiotoxique a. et m.
**cardiovascular**, cardio-vasculaire a.

**cardioversion**, cardioversion f.
**carditis**, cardite f.
**caries**, carie f.
**carina**, éperon m.
**carina forehead**, front en carène
**carina of trachea**, éperon trachéal
**cariogenic**, cariogène a.
**carminative**, carminatif, ive a.
**Caroli's disease**, Caroli (maladie de)
**carotene**, carotène m.
**carotenemia**, carotinémie f.
**carotenoid**, caroténoïde m.
**carotid**, carotide (ou artère carotide) f.
**carotid sinus**, sinus carotidien
**carotid sinus syncope, carotid sinus syndrome**, syncope sino-carotidienne
**carpal**, carpien, ienne a.
**carpal canal**, canal carpien
**carpal tunnel syndrome**, canal carpien (syndrome du)
**carphology**, carphologie f.
**carpocarpal**, carpo-carpien, ienne a.
**carpus**, carpe m.
**Carrión's disease**, bartonelliasis f.
**cartilage**, cartilage m.
**cartilaginous joint**, amphiarthrose f.
**caruncle-**, caroncule f.
**case history**, anamnèse f.
**case history**, antécédents m. pl.
**casein**, caséine f.
**caseous**, caséeux, euse a.
**caseum**, caséum m.
**cast**, plâtre (ou appareil plâtré) m.
**Castle's theory**, Castle (théorie de)
**Castleman's disease**, Castleman (lymphome, maladie ou tumeur de)
**castrate**, castrat m.
**castration**, castration f.
**casuistics**, casuistique f.
**catabolism**, catabolisme m.
**catabolite**, catabolite m.
**catacrotism**, catacrotisme m.
**catalepsy**, catalepsie f.
**catalysis**, catalyse f.
**catalyst**, catalyseur m.
**catalytic**, catalytique a.
**catamenial**, cataménial, ale, aux a.
**catamnesis**, catamnèse f.
**cataplasm**, cataplasme m.
**cataplexy**, cataplexie f.
**cataract**, cataracte f.
**catarrh**, catarrhe m.
**catarrhal**, catarrhal, ale, aux a.
**catatonia**, catatonie f.
**catatonic**, catatonique a.
**catecholamine**, catécholamine f.
**catenary**, caténaire a.
**catgut**, catgut m.
**catharsis**, catharsis f.
**cathartic**, cathartique a. et m.
**cathepsin**, cathepsine f.
**catheter**, cathéter m.
**catheter**, sonde f.
**catheterization**, cathétérisme m.
**catheterization**, sondage m.
**cathode**, cathode f.
**cathodic**, cathodique a.
**cation**, cation m.
**cationic**, cationique a.
**cauda equina**, queue de cheval
**cauda equina syndrome**, syndrome de la queue de cheval
**caudal**, caudal, ale, aux a.
**caudate**, caudé, ée a.
**caudate lobe of liver**, Spighel (lobe de)
**caudate nucleus**, noyau caudé
**causalgia**, causalgie f.
**caustic**, caustique a. et m.
**causticity**, causticité f.
**cauterization**, cautérisation f.
**cautery**, cautère m.
**cava**, cave f. et a.
**cavern**, caverne f.
**cavernous**, caverneux, euse a.
**cavernous body of clitoris**, corps caverneux du clitoris
**cavernous body of penis**, corps caverneux de la verge
**cavernous sinus**, sinus caverneux
**cavernula**, cavernule f.
**cavitary**, cavitaire a.
**cavity**, carie dentaire
**cavity**, cavité f.
**cavity**, loge f.
**cavography**, cavographie f.
**cavum**, cavum m.
**cecal**, cæcal, ale, aux a.
**cecectomie**, typhlectomie f.
**cecitis**, typhlite f.
**cecopexy**, cæcofixation (ou cæcopexie) f.
**cecoplication**, cæcoplicature f.
**cecostomy**, cæcostomie f.
**celiac**, cœliaque a.
**celiac disease**, maladie cœliaque
**celiac ganglion**, ganglion cœliaque
**celiac plexus**, plexus cœliaque (ou plexus solaire)
**celiac trunk**, tronc cœliaque
**celialgia**, cœlialgie f.
**celioscopy**, cœlioscopie f.
**celiotomy**, cœliotomie f.
**cell**, cellule f.
**cell-mediated immunity**, immunité (à médiation) cellulaire

**celled**, celluleux, euse a.
**cellular**, cellulaire a.
**cellular biology**, biologie cellulaire
**cellulifugal conduction**, conduction cellulifuge
**cellulipetal conduction**, conduction cellulipète
**cellulitis**, cellulite f.
**celluloadipic**, cellulo-adipeux, euse a.
**cellulose**, cellulose f.
**Celsius [degree]**, Celsius (degré)
**cement**, cément m.
**cementoblastoma**, cémentoblastome bénin
**cementoma**, cémentome m.
**cenesthesia**, cénesthésie f.
**center**, centre m.
**centesimal**, centésimal, ale, aux a.
**centigrade**, centigrade m.
**centigram**, centigramme m.
**centiliter**, centilitre m.
**centimeter**, centimètre m.
**centimolar**, centimolaire a.
**centimorgan**, centimorgan m.
**central nervous system**, système nerveux central (ou cérébro-spinal)
**central nervous system stimulant**, neurostimulant, ante a. et m.
**central nevraxe**, axe cérébro-spinal
**centre**, centre m.
**centric relation**, relation centrée
**centrifugal**, centrifuge a.
**centrifugation**, centrifugation f.
**centrifuge**, centrifugeuse f.
**centripetal**, centripète a.
**centromere**, centromère m.
**centrosome**, centrosome m.
**cephalalgia**, céphalée (ou céphalalgie) f.
**cephalic**, céphalique a.
**cephalin**, céphaline f.
**cephalo-trigeminal angiomatosis**, Sturge-Weber-Krabbe (maladie de)
**cephalo-trigeminal angiomatosis Sturge-Weber syndrome**, Sturge-Weber-Krabbe (maladie de)
**cephalohematoma**, céphalhématome m.
**cephalorachidian**, céphalo-rachidien, ienne a.
**cerclage**, cerclage m.
**cerclage**, haubanage m.
**cerebellar**, cérébelleux, euse a.
**cerebellar cortex**, cortex cérébelleux
**cerebellar gait**, démarche cérébelleuse
**cerebellar hemisphere**, hémisphère cérébelleux
**cerebellar peduncle** pédoncule cérébelleux
**cerebellar syndrome**, syndrome cérébelleux
**cerebellar tonsil**, amygdale cérébelleuse
**cerebellitis**, cérébellite f.
**cerebellorubral**, cérébello-rubrique a.
**cerebellum**, cervelet m.
**cerebral**, cérébral, ale, aux a.
**cerebral cortex**, cortex cérébral
**cerebral gyrus**, circonvolution cérébrale
**cerebral hemisphere**, hémisphère cérébral
**cerebral palsy**, infirmité motrice cérébrale
**cerebral peduncle**, pédoncule cérébral
**cerebral trigone**, trigone cérébral
**cerebromalacia**, cérébromalacie f.
**cerebrospinal**, cérébro-spinal, ale, aux a.
**cerebrospinal fluid**, liquide céphalo-rachidien
**cerebrospinal fluid proteins**, protéinorachie f.
**cerebrospinal pressure**, pression intrarachidienne
**ceruloplasmin**, céruléoplasmine f.
**cerumen**, cérumen m.
**cervical**, cervical, ale, aux a.
**cervical mucus**, glaire cervicale
**cervical rib**, côte cervicale
**cervical rib**, dorsalisation f.
**cervical spondylosis**, cervicarthrose f.
**cervicalgia**, cervicalgie f.
**cervicitis**, cervicite f.
**cervicoaxillary**, cervico-axillaire a.
**cervicobrachial**, cervico-brachial, ale, aux a.
**cervicobrachial neuralgia**, névralgie cervico-brachiale
**cervicocapital**, cervico-capital, ale, aux a.
**cervicodiaphysal**, cervico-diaphysaire a.
**cervicodorsal**, cervico-dorsal, ale, aux a.
**cervicolabial**, cervico-labial, ale, aux a.
**cervicolingual**, cervico-lingual, ale, aux a.
**cervico-occipital**, cervico-occipital, ale, aux a.
**cervicopexy**, cervicopexie f.
**cervicothoracic**, cervico-thoracique a.
**cervicotomy**, cervicotomie f.
**cervicovaginal**, cervico-vaginal, ale, aux a.
**cervicovaginitis**, cervico-vaginite f.
**cervicovestibular**, cervicovestibulaire a.
**cesarean section**, césarienne f. (ou opération césarienne)
**Cestoda**, Cestodes m. pl.
**cestode**, cestode m.
**cestodiasis**, cestodose f.
**CGS system**, système CGS
**Chagas disease**, trypanosomiase américaine
**chain**, chaîne f.
**chalazion**, chalazion m.
**chamber**, chambre f.
**chancre**, chancre m.
**chancroid**, chancre mou (ou chancrelle f.)
**chancroidal**, chancrelleux, euse a.
**chancrous**, chancreux, euse a.
**character**, caractère m.
**Charcot-Marie-Tooth disease**, Charcot-Marie-Tooth (amyotrophie péronière ou maladie de)

**Charcot-Marie-Tooth disease**, **peroneal muscular atrophy**, Charcot-Marie-Tooth (amyotrophie péronière ou maladie de)
**Charnley's hip arthroplasty**, Charnley (opération de)
**Charnley's operation**, Charnley (opération de)
**chart**, courbe f.
**chaude-pisse**, chaudepisse f.
**Chauffard's syndrome, Chauffard-Still syndrome**, Chauffard (syndrome de)
**Chaussé's views**, Chaussé (incidences de)
**cheek**, joue f.
**cheilitis**, chéilite f.
**cheiloplasty**, chéiloplastie f.
**cheilorrhaphy**, chéilorraphie (ou chilorraphie) f.
**cheiloschisis**, chéiloschisis m.
**cheilostomatoplasty**, chéilo-stomatoplastie f.
**cheiromegaly**, chiromégalie (ou chéiromégalie) f.
**chelate**, chélateur m.
**chemical mediator**, médiateur chimique
**chemically induced phlebitis**, veinite f.
**chemism**, chimisme m.
**chemist**, pharmacien, ienne n.
**chemistry**, chimie f.
**chemonucleolysis**, nucléolyse f.
**chemoprophylaxis**, chimioprophylaxie f.
**chemoreceptor**, chimiorécepteur (ou chémorécepteur) m.
**chemoresistant**, chimiorésistant, ante a.
**chemosensitive**, chimiosensible (ou chémosensible) a.
**chemosis**, chémosis m.
**chemotaxis**, chimiotaxie f.
**chemotherapy**, chimiothérapie f.
**cherry angioma**, point rubis
**Cheyne-Stokes respiration**, Cheyne-Stokes (dyspnée de)
**chiasma**, chiasma m.
**chickenpox**, varicelle f.
**chikungunya**, chikungunya f.
**chikungunya virus**, virus chikungunya
**chilblain**, engelure f.
**child psychiatry**, pédopsychiatrie f.
**childbirth**, accouchement m.
**childish**, puéril a.
**chill**, frisson m.
**chimerism**, chimérisme m.
**chiropractic**, chiropractie f.
**chiropractor**, chiropracteur m.
**chitin**, chitine f.
**Chlamydia**, Chlamydia
**chlamydiosis**, chlamydiase (ou chlamydiose) f.
**chloasma**, chloasma m.
**chloramphenicol**, chloramphénicol m.
**chloremia**, chlorémie f.
**chlorhydria**, chlorhydrie f.
**chloric**, chlorique a.
**chloride**, chlorure m.
**chlorinate**, chlorer v.
**chlorinated**, chloré, ée a.
**chlorinated**, chloruré, ée a.
**chlorination**, chloration f.
**chlorination**, chloruration f.
**chlorine**, chlore m.
**chloroform**, chloroforme m.
**chloroformized**, chloroformé, ée a.
**chloropenia**, chloropénie f.
**chlorophyll**, chlorophylle f.
**chlortetracycline**, chlortétracycline f.
**chloruremia**, chlorurémie f.
**chloruria**, chlorurie f.
**choanae**, choanes m. pl.
**choking**, engouement m.
**cholagogue**, cholagogue m.
**cholangiectasis**, cholangiectasie f.
**cholangiocarcinoma**, cholangiocarcinome m.
**cholangiography**, cholangiographie f.
**cholangioma**, cholangiome m.
**cholangiopathy**, cholangiopathie f.
**cholangiotomy**, cholangiotomie f.
**cholangitis**, angiocholite f.
**cholecystectasia**, cholécystectasie f.
**cholecystectomy**, cholécystectomie f.
**cholecystic**, cholécystique a.
**cholecystitis**, cholécystite f.
**cholecystoduodenostomy**, cholécysto-duodénostomie f.
**cholecystography**, cholécystographie f.
**cholecystokinetic**, cholécystocinétique a. et m.
**cholecystolithiasis**, cholécystolithiase f.
**cholecystopathy**, cholécystopathie f.
**cholecystopexy**, cholécystopexie f.
**cholecystotomy**, cholécystotomie f.
**choledochectomy**, cholédocectomie f.
**choledochitis**, cholédocite f.
**choledochocele**, cholédochocèle f.
**choledochoduodenostomy**, cholédocho-duodénostomie f.
**choledocholithiasis**, cholédocholithiase f.
**choledocholithotomy**, cholédocholithotomie f.
**choledocholithotripsy**, cholédocholithotripsie f.
**choledochoplasty**, cholédochoplastie f.
**choledochorrhaphy**, cholédochorraphie f.
**choledochotomy**, cholédochotomie f.
**cholelithiasis**, cholélithiase f.
**cholelithotomy**, cholélithotomie f.
**cholemesis**, cholémèse f.
**cholemia**, cholalémie f.
**cholemia**, cholémie f.
**choleperitoneum**, cholépéritoine m.
**cholepoiesis**, cholépoïèse f.

**cholera**, choléra m.
**cholera patient**, cholérique n.
**cholera vaccine**, vaccin anticholérique
**choleresis**, cholérèse f.
**choleretic**, cholérétique a. et m.
**choleric**, cholérique a.
**choleriform**, cholériforme a.
**cholestasis**, cholostase (ou choléstase) f.
**cholesteatoma**, cholestéatome de l'oreille moyenne
**cholesterol**, cholestérol m.
**cholesterol deposition**, cholestéropexie f.
**cholesterolemia**, cholestérolémie f.
**cholesteroluria**, cholestérolurie f.
**cholesterosis**, cholestérose f.
**choline**, choline f.
**cholinergic**, cholinergique a.
**cholinesterase**, cholinestérase f.
**cholothrombosis**, cholothrombose f.
**choluria**, cholalurie f.
**choluria**, cholurie f.
**chondral**, chondral, ale, aux a.
**chondrectomy**, chondrectomie f.
**chondritis**, chondrite f.
**chondroblast**, chondroblaste m.
**chondroblastoma**, chondroblastome bénin épiphysaire
**chondrocarcinoma**, chondrocarcinome m.
**chondrocostal**, chondro-costal, ale, aux a.
**chondrocyte**, chondrocyte m.
**chondrodysplasia**, chondrodysplasie (ou chondrodystrophie) f.
**chondroepiphyseal**, chondroépiphysaire a.
**chondroepiphysitis**, chondroépiphysite f.
**chondrofibroma**, chondrofibrome m.
**chondrogenesis**, chondrogenèse f.
**chondroid**, chondroïde a.
**chondrolysis**, chondrolyse f.
**chondroma**, chondrome m.
**chondromalacia**, chondromalacie f.
**chondromatosis**, chondromatose f.
**chondropathy**, chondropathie f.
**chondrophyte**, chondrophyte m.
**chondroporosis**, chondroporose f.
**chondrosarcoma**, chondrosarcome m.
**chondrosarcomatosis**, chondrosarcomatose f.
**chondrosternal**, chondro-sternal, ale, aux a.
**chondrotomy**, chondrotomie f.
**Chopart's articulation, Chopart's joint**, articulation médiotarsienne
**chorea**, chorée f.
**choreiform**, choréiforme a.
**chorioadenoma**, chorioadénome m.
**choriocenthesis**, choriocentèse f.
**chorioma**, choriome m.
**choriomeningitis**, chorio-méningite f.
**chorion**, chorion m.
**chorionic gonadotropin**, gonadotrophine chorionique (ou gonadotrophine placentaire).
**chorioplacental**, chorio-placentaire a.
**chorioretinitis**, chorio-rétinite f.
**choroid**, choroïde f.
**choroid plexus**, plexus choroïdes
**choroiditis**, choroïdite f.
**Christmas factor**, Christmas (facteur)
**chromaffin**, chromaffine a.
**chromatic**, chromatique a.
**chromatid**, chromatide f.
**chromatin**, chromatine f.
**chromatinic**, chromatique a.
**chromatinic sex**, sexe chromatinien
**chromatography**, chromatographie f.
**chromatolysis**, chromatolyse f.
**chromatopsia**, chromatopsie f.
**chromatoscopy**, chromatoscopie f.
**chromic catgut**, catgut chromé
**chromium**, chrome m.
**chromogenic**, chromogène a.
**chromopexy**, chromopexie f.
**chromoprotein**, chromoprotéine f.
**chromosomal**, chromosomique a.
**chromosomal aberration**, aberration chromosomique
**chromosomal deficiency**, déficience chromosomique
**chromosome**, chromosome m.
**chromosome duplication**, duplication chromosomique
**chronic**, chronique a.
**chronic alcoholism**, alcoolisme chronique
**chronic atrophic polychondritis**, polychondrite atrophiante
**chronic cor pulmonale**, cœur pulmonaire chronique
**chronic granulocytic leukemia**, leucémie myéloïde chronique
**chronic idiopathic orthostatic hypotension**, hypotension orthostatique chronique neurogène
**chronic lymphocytic leukemia**, leucémie lymphoïde chronique
**chronic myelocytic leukemia**, leucémie myéloïde chronique
**chronicity**, chronicité f.
**chronological age**, âge chronologique (ou âge légal)
**chronopharmacology**, chronopharmacologie f.
**chronotoxicology**, chronotoxicologie f.
**chrysotherapy**, chrysothérapie f.
**chyle**, chyle m.
**chyliferous**, chylifère a. et m.
**chyliform**, chyliforme a.
**chylopoiesis**, chylopoïèse f.
**chylothorax**, chylothorax m.

**chylous ascites**, chylopéritoine m.
**chyluria**, chylurie f.
**chyme**, chyme m.
**chymosin**, rennine f.
**chymotrypsin**, chymotrypsine f.
**cicatrizant**, cicatrisant, ante a.
**ciliary**, ciliaire a.
**ciliary body**, corps ciliaire
**ciliary process**, procès ciliaires
**ciliated**, cilié, ée a.
**cilium**, cil m.
**cimetidine**, cimétidine f.
**cineangiography**, cinéangiographie f.
**cineangiocardiography, cinécardioangiography**, cinécardioangiographie f.
**cinematoradiography, cineradiography**, radiocinématographie f.
**cingulum**, cingulum m.
**circadian**, circadien, enne a.
**circinate**, circiné, ée a.
**circular**, circulaire a.
**circular folds**, valvules conniventes
**circular sinus**, sinus coronaire (1)
**circulating**, circulant, ante a.
**circulation**, circulation f.
**circulatory**, circulatoire a.
**circulatory assistance**, assistance circulatoire (ou cardio-circulatoire)
**circumcision**, circoncision f.
**circumcized**, circoncis a. et m.
**circumduction**, circumduction f.
**circumscribed precancerous melanoma of Dubreuilh**, Dubreuilh (mélanose de)
**cirrhogenous**, cirrhogène a.
**cirrhosis**, cirrhose f.
**cirrhotic**, cirrhotique a.
**cirsoid**, cirsoïde a.
**cistern of Pecquet**, Pecquet (citerne de)
**cisternal**, cisternal, ale, aux a.
**cisternal puncture**, ponction sous-occipitale
**cisternography**, cisternographie f.
**cisternotomy**, cisternotomie f.
**cistron**, cistron m.
**citrate**, citrate m.
**citrated**, citraté, ée a.
**citremia**, citratémie (ou citrémie) f.
**citric acid**, acide citrique
**citruria**, citraturie f.
**clamp**, clamp m.
**clamp**, clamper v.
**clamp removal**, déclampage m.
**clamping**, clampage m.
**clang**, clangor m.
**clapping**, claquade f.
**claustrophobia**, claustrophobie f.
**claustrum**, avant-mur m.
**clavicle**, clavicule f.
**clean excision**, émondage m.
**cleaning**, détersion f.
**clearance**, clairance (ou clearance) f.
**cleavage**, clivage m.
**cleft lip**, bec-de-lièvre m.
**cleidotomy**, cléidotomie f.
**click syndrome, click-murmur syndrome**, syndrome du clic apical systolique
**climacteric**, climatère m.
**clinic**, clinique f.
**clinical**, clinique a.
**clinical biology**, biologie clinique
**clinical diagnosis**, diagnostic clinique
**clinical medicine**, clinique
**clinical pharmacology**, pharmacologie clinique
**clinician**, clinicien m.
**clinoid**, clinoïdien, ienne a.
**clinoid process**, apophyse clinoïde
**clinomania**, clinomanie f.
**clinostatic**, clinostatique a.
**clinostatism**, clinostatisme m.
**clip**, agrafe f.
**clip**, clip m.
**clipping**, agrafage m.
**clitoris**, clitoris m.
**clone**, clone m.
**clonic**, clonique a.
**cloning**, clonage m.
**clonism**, clonie f.
**clonus**, clonus m.
**closed fracture**, fracture fermée
**clot**, caillot m.
**clotting time**, temps de coagulation
**club-foot**, pied bot
**clubbed finger**, doigt en baguette de tambour
**clubbing**, hippocratisme digital
**clubhand**, main bote
**coagulability**, coagulabilité f.
**coagulable**, coagulable a.
**coagulant**, coagulant m.
**coagulation**, coagulation f.
**coagulation factor**, facteur de coagulation
**coagulation time**, temps de coagulation
**coagulopathy**, coagulopathie f.
**coalescence**, coalescence f.
**coaptation**, coaptation f.
**coaptor**, coapteur m.
**coarctation**, coarctation f.
**coated tongue**, langue saburrale
**cobalt**, cobalt m.
**cobalt 60**, cobalt-60 m.
**cobaltotherapy**, cobaltothérapie f.
**cocaine**, cocaïne f.
**cocainomania**, cocaïnomanie f.
**cocainomaniac**, cocaïnomane a. et n.
**cocci**, cocci m. pl.
**coccobacillus**, coccobacille m.

**coccobacteria**, coccobactérie f.
**coccoid**, coccoïde a.
**coccus**, coccus m. (pl. cocci)
**coccus**, coque
**coccydynia, coccygodynia**, coccydynie (ou coccygodynie) f.
**coccyx**, coccyx m.
**cochlea**, limaçon osseux
**cochlear**, cochléaire a.
**cochleovestibular**, cochléo-vestibulaire a.
**codeine**, codéine f.
**codex**, codex m.
**coefficient**, coefficient m.
**coenzyme**, coenzyme f.
**cœur en sabot**, cœur en sabot
**cofactor**, cofacteur m.
**cognitive**, cognitif, ive a.
**coiling of umbilical cord**, circulaires du cordon
**coitus**, coït m.
**cold injury**, froidure
**colectasia**, colectasie f.
**colectomy**, colectomie f.
**colibacillemia**, colibacillémie f.
**colibacillosis**, colibacillose f.
**colibacilluria**, colibacillurie f.
**colic**, colique
**colitis**, colite f.
**collagen**, collagène m.
**collagen disease**, maladie du collagène
**collagenosis**, collagénose f.
**collagenous**, collagène a.
**collapse**, collapsus m.
**collapsed**, collabé, ée a.
**collateral**, collatéral, ale, aux a.
**collateral circulation**, circulation collatérale
**collection**, collection f.
**Colles' fracture**, Pouteau-Colles (fracture de)
**collodion**, collodion m.
**colloid**, colloïde
**colloidal**, colloïdal, ale, aux a.
**colloidal benzoin reaction**, benjoin colloïdal (réaction au)
**collopexia**, collopexie f.
**collutory**, collutoire m.
**collyrium**, collyre m.
**coloboma**, colobome m.
**colocolic**, colo-colique a.
**colocolostomy**, colo-colostomie f.
**colodystonia**, colodystonie f.
**colon**, côlon m.
**Colonna's operation**, Colonna (opération de)
**colonopathy**, colopathie f.
**colonoscopic polypectomy**, polypectomie coloscopique
**colonoscopy**, coloscopie f.
**colopexy**, colopexie f.
**coloplication**, coloplicature (ou coloplication) f.
**coloptosis**, coloptose f.
**color blindness**, daltonisme m.
**color index**, index colorimétrique
**color index**, valeur globulaire
**colorimetry**, colorimétrie f.
**colostomised**, colostomisé, ée a.
**colostomy**, colostomie f.
**colostrum**, colostrum m.
**colour index**, valeur globulaire
**colpocele**, colpocèle f.
**colpocleisis**, colpocléisis m.
**colpocystitis**, colpo-cystite f.
**colpocystocele**, colpo-cystocèle f.
**colpocystoplasty**, colpo-cystoplastie f.
**colpocytology**, colpocytologie f.
**colpoperineoplasty**, colpo-périnéoplastie f.
**colpoperineorrhaphy**, colpo-périnéorraphie f.
**colpopexy**, colpopexie f.
**colpoplasty**, colpoplastie f.
**colpoptosis**, colpoptose f.
**colporrhaphy**, colporraphie f.
**colposcopy**, colposcopie f.
**colpostenosis**, colposténose f.
**coma**, coma m.
**comatose**, comateux, euse a.
**coma vigil**, coma vigile
**comedo**, comédon m.
**comminuted**, comminutif, ive a.
**comminuted fracture**, fracture comminutive
**commissura**, commissure f.
**commissuroplasty**, commissuroplastie f.
**commissurotomy**, commissurotomie f.
**common atrioventricular canal**, canal atrio-ventriculaire commun
**common bile duct**, canal cholédoque (ou cholédoque) m.
**common cold**, rhume m. (rhume simple ou rhume de cerveau)
**common hepatic duct**, canal hépatique commun
**communicable**, transmissible a.
**community medicine**, médecine communautaire
**compatible**, compatible a.
**compensated**, compensé, ée a.
**compensated acidosis**, acidose compensée
**compensation**, compensation f.
**compensation neurosis**, sinistrose f.
**compensatory circulation**, circulation collatérale
**compensatory pause**, repos compensateur
**compensatory pulmonary hyperventilation**, hyperventilation pulmonaire compensatoire
**complement**, complément m.
**complement fixation reaction**, réaction de déviation du complément

**complementary**, complémentaire a.
**complete breech presentation**, siège complet
**complete hip prosthesis**, prothèse totale de la hanche
**complex**, complexe m.
**complexual**, complexuel, elle a.
**compliance**, compliance f.
**complication**, complication f.
**composition**, constitution f.
**compound fracture**, fracture ouverte
**compress**, compresse f.
**compression**, compression f.
**compressive**, compressif, ive a.
**computerised tomography**, tomodensitomètre m.
**computerized axial tomography**, tomodensitométrie f.
**concave**, concave a.
**concavity**, concavité f.
**concentrate**, concentré m.
**concentrated**, concentré, ée a.
**concentration**, concentration f.
**concentric**, concentrique a.
**concept**, concept m.
**conception**, conception f.
**conceptual**, conceptuel, elle a.
**concha of auricle**, conque f.
**concomitant**, concomitant, ante a.
**concretion**, concrétion f.
**concussed**, commotionné, ée a.
**concussion**, commotion f.
**condensate**, condensé m.
**condensation**, condensation f.
**condensed**, condensé, ée a.
**condensed substance**, condensé m.
**conditioned**, conditionné, ée a.
**conditioned response**, réflexe conditionné (ou conditionnel)
**conditioning**, conditionnement m.
**conduction**, conduction f.
**conductive deafness**, surdité de transmission
**conductivity**, conductibilité f.
**conductor**, conducteur, ice
**condyle**, condyle m.
**condyloma**, condylome m.
**condyloma acuminatum**, marisque f.
**condylomatosis**, condylomatose f.
**cone**, cône m.
**confabulation**, confabulation f.
**configuration**, configuration f.
**confinement**, alitement m.
**confinement**, claustration f.
**conflict**, conflit m.
**confluence**, confluent m.
**congenerous**, congénère a.
**congenital**, congénital, ale, aux a.
**congenital adrenal hyperplasia**, Wilkins (maladie de)
**congenital debility**, débilité congénitale
**congenital dysfibrinogenemia**, dysfibrinogénémie congénitale
**congenital hepatic fibrosis**, fibrose hépatique congénitale
**congenital malformation**, malformation congénitale
**congenital torticollis**, torticolis congénital
**congenital word deafness**, audi-mutité f.
**congestion**, congestion f.
**congestion**, fluxion f.
**congruence**, congruence f.
**conical**, conique a.
**coniosis**, coniose f.
**conization of the cervix**, conisation du col utérin
**conjoined tendon**, tendon conjoint
**conjugate**, conjugué, ée a.
**conjugated bilirubin**, bilirubine conjuguée
**conjugated protein**, hétéroprotéide m. (ou hétéroprotéine f.)
**conjunctiva**, conjonctive f.
**conjunctival cul-de-sac**, cul-de-sac conjonctival
**conjunctival fornix**, fornix de l'œil
**conjunctive tissue**, tissu conjonctif
**conjunctivitis**, conjonctivite f.
**connective**, conjonctif, ive a.
**Conn's syndrome**, Conn (syndrome de)
**consanguineous**, consanguin, ine a.
**consanguinity**, consanguinité f.
**conscious**, conscient, ente a.
**consensual**, consensuel, elle a.
**conservative treatment**, traitement conservateur
**consolidation**, consolidation f.
**constipated**, constipé, ée a.
**constipation**, constipation f.
**constituent**, constituant m.
**constitution**, constitution f.
**constitutional**, constitutionnel, elle a.
**constitutional debility**, débilité constitutionnelle
**constriction**, constriction f.
**constriction**, striction f.
**constrictive**, constrictif, ive a.
**constrictor**, constricteur a. et m.
**consultant**, consultant m.
**consultation**, consultation f.
**consulting physician**, médecin-conseil
**consumption**, consomption f.
**consumption coagulopathy**, coagulopathie de consommation
**contact hysteroscopy**, hystéroscopie de contact
**contact lens**, lentille souple
**contactology**, contactologie f.

**contagion**, contagion f.
**contagiosity**, conscience f.
**contagiousness**, contagiosité f.
**contagium**, contage m.
**contamination**, contamination f.
**contaminator**, contaminateur a. et m.
**contiguity**, contiguïté f.
**continence**, continence f.
**continent**, continent, ente a.
**continuity**, continuité f.
**continuous sleep therapy**, sommeil (cure de)
**contraception**, contraception f.
**contraceptive**, anticonceptionnel, elle a.
**contraceptive**, contraceptif, ive
**contraceptive**, préservatif m.
**contractile**, contractile a.
**contractility**, contractilité f.
**contraction**, contraction f.
**contracture**, contracture f.
**contraextension**, contre-extension f.
**contraincision**, contre-incision f.
**contraindication**, contre-indication f.
**contralateral**, controlatéral, ale, aux a.
**contrast**, contraste m.
**contrast medium**, milieu (moyen, produit ou substance) de contraste
**contratraction**, contre-traction f.
**contrecoup**, contrecoup m.
**contused**, contus, e a.
**contusion**, contusion f.
**conus arteriosus**, infundibulum du cœur
**convalescence**, convalescence f.
**convalescent**, convalescent, ente a.
**convergence**, convergence f.
**convergent**, convergent, ente a.
**conversion**, virage m.
**convex**, convexe a.
**convexity**, convexité f.
**convulsant**, convulsivant, ante a.
**convulsion**, convulsion f.
**Cooley's anemia**, **Cooley's disease**, Cooley (maladie de)
**Coombs' test**, Coombs (épreuve ou test de)
**cophosurgery**, cophochirurgie f.
**copper**, cuivre m.
**coprolalia**, coprolalie f.
**coprolith**, coprolithe m.
**coprology**, coprologie f.
**coprophile**, coprophile a.
**coprostasis**, coprostase f.
**copulation**, copulation f.
**coracobrachial**, coraco-brachial, ale, aux a.
**coracoclavicular**, coraco-claviculaire a.
**coracoid**, coracoïdien, ienne a.
**coracoid process**, apophyse coracoïde
**coracoiditis**, coracoïdite f.
**cord**, cordon m.
**cordectomy**, cordectomie f.
**cordial**, cordial m.
**cordiform**, cordiforme a.
**corditis**, cordite f.
**cordotomy**, cordotomie f.
**core of boil**, bourbillon m.
**corectopia**, corectopie f.
**corn**, cor m.
**corn**, durillon m.
**cornage**, cornage m.
**cornea**, cornée f.
**corneal reflex**, réflexe cornéen
**corneoscleral trabecular meshwork**, trabéculum cornéo-scléral
**corniculate cartilage**, cartilage corniculé
**coronal**, coronaire a.
**coronal suture**, suture coronale
**coronaritis**, coronarite f.
**coronarography**, coronarographie f.
**coronaropathy**, coronaropathie f.
**coronaroventricular fistula**, communication coronaro-ventriculaire
**coronary**, coronaire a.
**coronary**, coronarien, ienne a.
**coronary angioplasty**, angioplastie coronaire (ou angioplastie endocoronarienne)
**coronary by-pass**, pontage coronarien
**coronary insufficiency**, insuffisance coronarienne
**coronary sinus**, sinus coronaire
**coronoid**, coronoïdien, ienne a.
**coronoradicular**, corono-radiculaire a.
**corpora quadrigemina**, tubercules quadrijumeaux
**corporal**, corporel, elle a.
**corporic**, corporéal, ale, aux a.
**corpus callosum**, corps calleux
**corpus luteum**, corps jaune
**corpuscle**, corpuscule m.
**corpuscular**, corpusculaire a.
**corpuscular**, globulaire a.
**corrective**, correctif, ive a.
**corrosive**, corrosif, ive a.
**cortectomy**, cortectomie f.
**cortex**, cortex m.
**cortical**, cortical, ale, aux a.
**corticoadrenal**, corticosurrénal, ale, aux a.
**corticoadrenal**, corticosurrénalien, ienne a.
**corticoadrenal deficient**, corticoprive a.
**corticonuclear fibers**, faisceau géniculé
**corticosteroid**, corticostéroïde a. et m.
**corticosteroid-fastness**, corticorésistance f.
**corticosterone**, corticostérone f.
**corticotherapy**, corticothérapie f.
**corticotropin**, corticotrophine f.
**cortisone**, cortisone f.
**cortisone therapy**, cortisonothérapie f.

**corymbiform**, corymbiforme a.
**Corynebacterium**, Corynebacterium
**cosmetic**, cosmétique a. et m.
**cosmic**, cosmique a.
**costal**, costal, ale, aux a.
**costal arch**, arc costal
**costal cartilage**, cartilage costal
**costalgia**, costalgie f.
**costectomy**, costectomie f.
**costiform**, costiforme a.
**costoclavicular**, costo-claviculaire a.
**costodiaphragmatic**, costo-diaphragmatique a.
**costodiaphragmatic sinus**, sinus (ou sillon) costo-diaphragmatique
**costotomy**, costotomie f.
**costotransverse**, costo-transversaire a.
**costovertebral**, costo-vertébral, ale, aux a.
**cotton-wool patches**, nodule dysorique
**cotyledoneous**, cotylédoné, ée a.
**cotyloid**, cotyloïde a.
**cotyloid**, cotyloïdien, ienne a.
**cotyloid cavity**, cavité cotyloïde
**cough**, toux f.
**coughing fit**, quinte f.
**coulomb**, coulomb m.
**coumarin**, coumarine f., coumarinique a.
**count**, numération f.
**Cowden disease**, Cowden (maladie de)
**Cowper's gland**, Cowper (glande de)
**cowperitis**, cowpérite f.
**cowpox**, vaccine f.
**coxa plana**, coxa plana
**coxa valga**, coxa valga
**coxa vara**, coxa vara
**coxal**, coxal, ale, aux a.
**coxalgia**, coxalgie f.
**coxarthrosis**, coxarthrose f.
**coxitis**, coxite f.
**coxitis fugax**, synovite aiguë transitoire de la hanche de l'enfant
**coxodynia**, coxodynie f.
**coxofemoral**, coxo-fémoral, ale, aux a.
**coxometry**, coxométrie f.
**coxsackievirus**, coxsackievirus m.
**crab louse**, morpion m.
**cramp**, crampe f.
**cranial**, crânien, ienne a.
**cranial conduction**, conduction crânienne
**cranial nerves**, nerfs crâniens
**cranial sinuses**, sinus veineux de la dure-mère (ou sinus veineux dure-mériens)
**craniectomy**, craniectomie f.
**craniography**, craniographie f.
**craniology**, craniologie f.
**craniomalacia**, craniomalacie f.
**craniometry**, craniométrie f.
**craniopharyngioma**, craniopharyngiome m.
**cranioplasty**, cranioplastie f.
**craniostenosis**, craniosténose (ou craniosynostose) f.
**craniotomy**, craniotomie f.
**cranium**, crâne m.
**crateriform**, cratériforme a.
**craw-craw**, craw-craw m.
**creatine**, créatine f.
**creatine kinase**, créatine kinase f.
**creatine phosphate**, créatine phosphate m.
**creatinemia**, créatinémie f.
**creatinemia**, créatininémie f.
**creatinine**, créatinine f.
**creatininuria**, créatininurie f.
**creatinuria**, créatinurie f.
**cremaster muscle**, muscle crémaster
**cremasteric reflex**, réflexe crémastérien
**cremation**, crémation f.
**crenated**, crénelé, ée a.
**crenotherapy**, crénothérapie f.
**crepitant**, crépitant, ante a.
**crepitation**, crépitation f.
**crepitus**, crépitation f.
**crest**, crête f.
**crest of helmet**, cimier de casque
**CREST syndrome**, syndrome CREST
**cretaceous**, crétacé, ée a.
**cretin**, crétin, ine n.
**cretinism**, crétinisme m.
**cretinoid**, crétinoïde (état)
**cretinous**, crétin, ine a.
**Creutzfeldt-Jakob disease**, Creutzfeldt-Jakob (maladie de)
**crico-arytenoid**, crico-aryténoïdien, ienne a.
**cricohyoid**, crico-hyoïdien, ienne a.
**cricoid**, cricoïde m.
**cricoid**, cricoïdien, ienne a.
**cricoid cartilage**, cartilage cricoïde (ou cricoïde m.)
**cricoidectomy** cricoïdectomie f.
**cricopharyngeal**, crico-pharyngien, ienne a.
**cricothyreotomy**, crico-thyréotomie (ou crico-thyroïdotomie) f.
**cricothyroid**, crico-thyroïdien, ienne a.
**cricotomy**, cricotomie f.
**Crile's clamp**, Crile (clamp ou pince de)
**crisis**, attaque f.
**crisis**, crise f.
**crispation**, crispation f.
**critical**, critique a.
**Crohn's disease**, iléite régionale
**cross resistance**, résistance croisée
**crossectomy**, crossectomie f.
**crossing over**, enjambement
**croup**, croup m.
**croupous**, croupal, ale, aux (ou croupeux, euse) a.

**Crow-Fukase syndrome**, Crow-Fukase (syndrome de)
**crown**, couronne f.
**cruciate ligaments**, ligaments croisés
**cruciform**, cruciforme a.
**cruentous**, cruenté, ée a.
**cruoric**, cruorique a.
**crural**, crural, ale, aux a.
**crural hernia**, hernie crurale
**crural neuralgia**, névralgie crurale
**cruropedal**, cruro-pédieux, euse a.
**crush kidney**, rein de choc
**crush syndrome**, syndrome d'écrasement (ou de broiement)
**crushing**, broiement m.
**crust**, croûte f.
**crutch**, béquille f.
**cryesthesia**, cryesthésie f.
**cryobiology**, cryobiologie f.
**cryocautery**, cryocautère m.
**cryoglobulin**, cryoglobuline f.
**cryoglobulinemia**, cryoglobulinémie f.
**cryopathy**, cryopathie f.
**cryothalamotomy**, cryothalamotomie f.
**cryotherapy**, cryothérapie f.
**crypt**, crypte f.
**cryptococcosis**, cryptococcose f.
**cryptogam**, cryptogame a. et n.
**Cryptogams**, cryptogames m. pl.
**cryptogenetic anemia**, anémie cryptogénétique
**cryptogenic**, cryptogénique a.
**cryptorchidism**, cryptorchidisme m.
**cryptosporidiosis**, cryptosporidiose f.
**Cryptosporidium**, Cryptosporidium
**crystalloid**, cristalloïde a.
**cubic millimeter**, millimètre cube
**cubital**, cubital, ale, aux a.
**cubitoradial**, cubito-radial, ale, aux a.
**cubitus**, cubitus m.
**cuboid**, cuboïde m.
**culdoscopy**, culdoscopie f.
**culdotomy**, culdotomie f.
**Culex**, Culex
**culmen**, culmen m.
**culture**, culture f.
**culture medium**, milieu de culture
**cuneate**, cunéiforme a.
**cuneiformation**, cunéiformisation f.
**cuneiform cartilage**, cartilage cunéiforme
**cupping glass**, ventouse f.
**cupremia**, cuprémie f.
**cuproprotein**, cuproprotéine f.
**cupruria**, cupriurie (ou cuprurie) f.
**curage**, curage m.
**curare**, curare m.
**curarization**, curarisation f.
**curarizing**, curarisant, ante a.
**curative**, curatif, ive a.
**cure**, cure f.
**curet ou curette**, curette f.
**curettage**, curetage (ou curettage) m.
**curie**, curie m.
**curietherapy**, curiethérapie f.
**curve**, courbe f.
**curvilinear**, curviligne a.
**Cushing's syndrome**, Cushing (syndrome de)
**cushingoid**, cushingoïde a.
**cuspid**, cuspide f.
**cuspidate**, cuspidé, ée a.
**cut**, coupure f.
**cutaneous**, cutané, ée a.
**cutaneous larva migrans**, larva migrans cutanée
**cutaneous muscle**, muscle cutané
**cutaneous reflex**, réflexe cutané
**cuticle**, cuticule f.
**cutireaction**, cutiréaction f.
**cutis anserina**, chair de poule
**cutization**, cutisation f.
**cyanide**, cyanure m.
**cyanocobalamin**, cyanocobalamine f.
**cyanogen**, cyanogène a.
**cyanophilous**, cyanophile a.
**cyanosed**, cyanosé, ée a.
**cyanosis**, cyanose f.
**cyanotic**, cyanotique a.
**cyanuria**, cyanurie f.
**cybernin**, cybernine f.
**cycle**, cycle m.
**cyclectomy**, cyclectomie f.
**cyclic**, cyclique a.
**cyclitis**, cyclite f.
**cycloduction**, cycloduction f.
**cycloidia**, cycloïdie f.
**cycloplegia**, cycloplégie f.
**cyclosporine**, cyclosporine f.
**cyclothymia**, cyclothymie f.
**cyclothymic**, cyclothymique a.
**cyclotomy**, cyclotomie f.
**cyclotron**, cyclotron m.
**cylindruria**, cylindrurie f.
**cynophobia**, cynophobie f.
**Cyon's nerve**, Cyon (nerf de)
**cyst**, kyste m.
**cystalgia**, cystalgie f.
**cystectasia**, cystectasie f.
**cystectomy**, kystectomie f.
**cystic duct**, canal cystique
**cystic**, cystique a.
**cysticercosis**, cysticercose f.
**cysticitis**, cysticite f.
**cysticotomy**, cysticotomie f.
**cysticercus**, cysticerque m.

**cystine**, cystine f.
**cystinemia**, cystinémie f.
**cystinuria**, cystinurie f.
**cystitis**, cystite f.
**cystocele**, cystocèle f.
**cystocholedochal**, cysto-cholédocien, ienne a.
**cystocolostomy**, cysto-colostomie f.
**cystodynia**, cystodynie f.
**cystography**, cystographie f.
**cystography**, kystographie f.
**cystolithiasis**, cystolithiase f.
**cystolithiasis**, lithiase vésicale
**cystometry**, cystométrie f.
**cystopexy**, cystopexie f.
**cystoplasty**, cystoplastie f.
**cystoplegia**, cystoplégie f.
**cystopyelitis**, cysto-pyélite f.
**cystopyelography**, cysto-pyélographie f.
**cystopyelonephritis**, cysto-pyélo-néphrite f.
**cystoradiography**, cystographie f.
**cystoscope**, cystoscope m.
**cystoscopy**, cystoscopie f.
**cystostomy**, cystostomie f.
**cystotomy**, cystotomie f.
**cystoureteritis**, cysto-urétérite f.
**cystourethritis**, cysto-urétrite f.
**cystourethrocele**, cysto-urétrocèle f.
**cystourethrography**, cysto-urétrographie f.
**cytapheresis**, cytaphérèse f.
**cythemolysis**, cythémolyse f.
**cytobiology**, cytobiologie f.
**cytochemistry**, cytochimie f.
**cytochrome**, cytochrome m.
**cytodiagnosis**, cytodiagnostic m.
**cytogenetics**, cytogénétique f.
**cytogram**, cytogramme m.
**cytokine**, cytokine f.
**cytokinesis**, cytocinèse (ou cytokinèse) f.
**cytology**, cytologie f.
**cytolysis**, cytolyse f.
**cytomegalia**, cytomégalie f.
**cytomegalic inclusion disease**, maladie à cytomégalovirus
**cytomegalovirus**, cytomégalovirus m.
**cytometer**, cytomètre m.
**cytopathology**, cytopathologie f.
**cytopenia**, cytopénie f.
**cytoplasm**, cytoplasme m.
**cytopoiesis**, cytopoïèse f.
**cytostatic**, cytostatique a. et m.
**cytotoxin**, cytotoxine f.
**cytotropic**, cytotrope a.

**d-tubocurarine**, d-tubocurarine f.
**dacryoadenitis**, dacryoadénite f.
**dacryocystitis**, dacryocystite f.
**dacryogenic**, dacryogène a.
**dacryolith**, dacryolithe m.
**dacryosinusitis**, dacryo-sinusite f.
**dactylophasia**, dactylophasie (ou dactylolalie) f.
**dactyloscopy**, dactyloscopie f.
**Dakin's fluid, Dakin's solution**, Dakin (soluté de)
**daltonian**, daltonien, ienne a.
**daltonism**, daltonisme m.
**dandruff**, pellicule f.
**Darier's disease**, Darier (maladie de)
**dartos**, dartos (scrotal) m.
**dartre**, dartre f.
**darwinism**, darwinisme m.
**day blindness**, héméralopie f.
**deaf**, sourd, e a.
**deaf-mutism**, surdi-mutité f.
**deafness**, surdité f.
**deanimate**, coma carus (ou carus) m.
**death**, mort f.
**death freezing**, mort blanche
**debility**, débilité f.
**Debray's catheter**, Debray (sonde de)
**Debré-Fibiger syndrome**, Debré-Fibiger (syndrome de)
**debridement**, débridement m.
**decalcification**, décalcification f.
**decalcifying**, décalcifiant, ante a.
**decannulation**, décanulation f.
**decantation**, décantation f. (ou décantage m.)
**decapsulation**, décapsulation f.
**decarboxylation**, décarboxylation f.
**dechlorination**, déchloration f.
**dechlorurant**, déchlorurant, ante a.
**dechloruration**, déchloruration f.
**decibel**, décibel m.
**decidua**, caduque f.
**deciduoma**, déciduome m.
**deciduomatosis**, déciduose f.
**decline**, déclin m.
**declive**, déclive a.
**decoction**, décoction f.
**decompensated**, décompensé, ée a.
**decompensation**, décompensation f.
**decomposition**, décomposition f.
**decompression sickness**, caissons (maladie des)
**decompression**, décompression f.
**deconditioning**, déconditionnement m.
**decongestive**, décongestif, ive a.
**decontamination**, décontamination f.
**decortication**, décortication f.
**decrement**, décours m.
**decrepitude**, décrépitude f.
**decubitus**, décubitus m.
**decubitus ulcer**, escarre (ou eschare) f.
**decussation**, décussation f.
**defecation**, défécation f.

**defecation**, déjection f.
**defecation**, exonération f.
**defecography**, défécographie f.
**defect**, tare f.
**defective**, taré, ée a.
**deferent**, déférent, ente a.
**deferential**, déférentiel, ielle a.
**deferentitis**, déférentite f.
**deferentography**, déférentographie f.
**defervescence**, défervescence f.
**defibrillate**, défibriller v.
**defibrillation**, défibrillation f.
**defibrinate**, défibriner v.
**defibrination**, défibrination f.
**deficiency**, carence f.
**deficiency**, déficience f.
**deficiency anemia**, anémie carentielle (ou anémie par carence)
**deficient**, carentiel, ielle a.
**deficient**, déficient, ente a.
**deflected**, défléchi, ie a.
**defloration**, défloration f.
**deflorescence**, déflorescence f.
**deformability**, déformabilité f.
**deformation**, déformation f.
**deformity**, difformité f.
**degenerate**, dégénéré, ée a.
**degeneration**, dégénération f.
**degeneration**, dégénérescence f.
**degenerative osteoarthritis of the knee**, gonarthrose f.
**deglutition**, déglutition f.
**degranulation**, dégranulation f.
**degree**, degré m.
**dehiscence**, déhiscence f.
**dehydration**, déshydratation f.
**dehydrocorticosterone**, déhydrocorticostérone f.
**dehydrogenase**, déshydrogénase f.
**delayed hypersensitivity reaction**, hypersensibilité retardée (réaction d')
**deleterious**, délétère a.
**deletion**, délétion f.
**Delinotte's method**, Delinotte (opération de)
**delinquency**, délinquance f.
**delinquent**, délinquant, ante a. et n.
**delirious**, délirant, ante a.
**delirium**, délire m.
**delirium tremens**, delirium tremens
**delivery**, accouchement m.
**delta**, delta m.
**delta rhythm**, rythme delta
**deltoid**, deltoïde
**deltoid**, deltoïdien, ienne a.
**deltoid muscle**, muscle deltoïde
**deltoidal print**, V deltoïdien
**deltoiditis**, deltoïdite f.
**deltopectoral**, delto-pectoral, ale, aux a.
**delusion**, délire m.
**demasculinization**, dévirilisation f.
**demented**, dément, ente a.
**dementia**, démence f.
**dementia paralytica**, paralysie générale (progressive)
**demineralization**, déminéralisation f.
**demography**, démographie f.
**demyelination**, démyélinisation f.
**denatality**, dénatalité f.
**denaturation**, dénaturation f.
**dendrite**, dendrite m.
**dendritic**, dendritique a.
**dengue**, dengue f.
**Denis Browne splint**, Browne (attelle de)
**density**, densité f.
**dental**, dentaire a.
**dental**, dentale a. et f.
**dental alveolus**, alvéole dentaire f.
**dental arch**, arcade dentaire
**dental articulation**, articulé dentaire m.
**dental caries**, carie dentaire
**dental forceps**, davier m.
**dental hygienist**, hygiéniste dentaire
**dental plaque**, plaque dentaire f.
**dentate nucleus**, noyau dentelé
**denticle**, denticule m.
**dentin**, dentine f.
**dentistry**, art dentaire
**dentistry**, dentisterie f.
**dentition**, dentition f.
**dentition**, denture f.
**dentofacial orthodontics**, orthopédie dentofaciale
**dentoma**, dentome m.
**denudation**, dénudation f.
**denutrition**, dénutrition f.
**deoxycorticosterone**, désoxycortone (ou désoxycorticostérone) f.
**deoxyribonuclease**, désoxyribonucléase f.
**deoxyribonucleic acid**, acide désoxyribonucléique
**deoxyribonucleoprotein**, désoxyribonucléoprotéine f.
**deoxyribose**, désoxyribose m.
**dependence**, dépendance f.
**depersonalization**, dépersonnalisation f.
**depersonalization**, désanimation f.
**depigmentation**, dépigmentation f.
**depilation**, dépilation f.
**depletion**, déplétion f.
**depletive**, déplétif, ive a.
**depolarization**, dépolarisation f.
**deposit**, dépôt m.
**depressed**, déprimé, ée a.
**depressed skull fracture**, embarrure f.

**depression**, dépression f.
**depressive**, dépressif, ive a.
**depressor muscle of nasal septum**, muscle myrtiforme
**depth**, intimité f.
**depurative**, dépuratif, ive a.
**derealization**, déréalisation f.
**derivation**, dérivation f.
**derivative**, dérivé m.
**dermatitis**, dermatite f.
**dermatitis**, dermite f.
**dermatitis herpetiformis**, dermatite herpétiforme
**dermatofibroma**, dermatofibrome m.
**dermatoglyphics**, dermatoglyphes m. pl.
**dermatology**, dermatologie f.
**dermatomycosis**, dermatomycose f.
**dermatomyoma**, dermatomyome m.
**dermatomyositis**, dermatomyosite f.
**dermatophyte**, dermatophyte m.
**dermatosclerosis**, dermatosclérose f.
**dermatosis**, dermatose f.
**dermis**, derme m.
**dermoid**, dermoïde a.
**dermoid cyst**, kyste dermoïde
**dermomycosis**, dermomycose f.
**derotation**, dérotation f.
**Desault's apparatus**, Desault (appareil de)
**Descemet's membrane**, Descemet (membrane de)
**desensitization**, désensibilisation f., insensibilisation f.
**desensitize**, désensibiliser v.
**desmoid**, desmoïde a.
**desquamation**, desquamation f.
**dessicative**, dessiccatif, ive a.
**detachment**, décollement m.
**detergent**, détergent, ente (ou détersif, ive) a.
**detoxication**, détoxication f.
**detoxification**, désintoxication f.
**detrusor**, détrusor m.
**detubation**, détubage m.
**detumescence**, détumescence f.
**deuteranopia**, deutéranopie f.
**deuteranopic**, deutéranope a.
**deviation**, déviation f.
**devices**, appareillage m.
**devitalization**, dévitalisation f.
**dexamethasone**, dexaméthasone f.
**dextrality**, dextralité f.
**dextran**, dextran m.
**dextrin**, dextrine f.
**dextrocardia**, dextrocardie f.
**dextrogastria**, dextrogastrie f.
**dextropositioned aorta**, aorte à droite
**dextrorotatory, dextrorotary**, dextrogyre a.
**dextroscoliosis**, dextroscoliose f.
**dextrose**, dextrose m.
**DiGeorge's syndrome**, DiGeorge (syndrome de)
**diabetes**, diabète m.
**diabetes insipidus**, diabète insipide
**diabetes mellitus**, diabète sucré
**diabetes patient**, diabétique n.
**diabetic**, diabétique a.
**diabetic acidosis**, acidose diabétique
**diabetic coma**, coma diabétique
**diabetic precoma**, précoma diabétique
**diadochokinesia**, diadococinésie f.
**diaepiphyseal fracture**, fracture dia-épiphysaire
**diagnose**, diagnostiquer v.
**diagnosis**, diagnostic m.
**diagnostic**, diagnostique a.
**dialysable**, dialysable a.
**dialysate**, dialysat m.
**dialysis**, dialyse f.
**dialyzer**, dialyseur m.
**diapedesis**, diapédèse f.
**diaphanoscopy**, diaphanoscopie f.
**diaphragm**, diaphragme m.
**diaphragmatic**, diaphragmatique a.
**diaphragmatic bumps**, bosses diaphragmatiques
**diaphragmatic cupola**, coupole diaphragmatique
**diaphragmatic hernia**, hernie diaphragmatique
**diaphysectomy**, diaphysectomie f.
**diaphysis**, diaphyse f.
**diarrhea**, diarrhée f.
**diarrheal**, diarrhéique a.
**diarthrosis**, diarthrose f.
**diastase**, diastase f.
**diastasis**, diastasis m.
**diastole**, diastole f.
**diastolic murmur**, souffle diastolique
**diathermy**, diathermique f.
**diathesis**, diathèse f.
**diazo reaction, Ehrlich's diazo reaction**, diazoréaction f.
**dichotomy**, dichotomie f.
**dichromasy**, dichromatisme m.
**dichromatic**, dichromatique a.
**dichromatopsia**, dichromatisme m. (ou dichromatopsie f. )
**dicrotic pulse**, pouls dicrote
**dicrotism**, dicrotisme m.
**dicumarol**, dicoumarine f. (ou dicoumarol m.)
**diduction**, diduction f.
**diencephalon**, diencéphale m.
**diet**, alimentation f.
**diet**, diète f.
**dietary**, diététique a.

**dietary fibers**, fibres alimentaires
**dietetics**, diététique f.
**diethylstilbestrol**, diéthylstilbestrol m. (DCI)
**dietician**, diététicien, enne n.
**differenciation**, différenciation f.
**differential diagnosis**, diagnostic différentiel
**differential leukocyte, count** formule leucocytaire
**diffuse**, diffus, e a.
**diffuse intravascular coagulation**, coagulopathie de consommation
**diffusion**, diffusion f.
**digastric muscle**, muscle digastrique
**digestant**, digestif m.
**digestibility**, digestibilité f.
**digestible**, digestible a.
**digestion**, digestion f.
**digestive**, digestif, ive a.
**digestive tract**, tube digestif
**digital**, digital, ale, aux a.
**digital impressions**, impressions digitales
**digitalic**, digitalique a.
**digitalin**, digitaline f.
**digitalis**, digitale f.
**digitalization**, digitalisation f.
**digitiform**, digitiforme a.
**digitopalmar**, digito-palmaire a.
**digitoxin**, digitoxine f.
**digoxin**, digoxine f.
**Di Guglielmo's disease**, érythrémie aiguë (de di Guglielmo)
**dihydrostreptomycine**, dihydrostreptomycine f.
**dihydroxyphenylalanine**, dihydroxyphénylalanine f.
**diiodothyronine**, diiodothyronine f.
**diiodotyrosine**, diiodotyrosine f.
**dilaceration**, dilacération f.
**dilatation**, dilatation f.
**dilator**, dilatateur
**dilution**, dilution f.
**dimercaprol**, dimercaprol m.
**diopter, dioptry**, dioptrie f.
**dioxide**, dioxyde m.
**diphasic**, diphasique a.
**diphtheria**, diphtérie f.
**diplacusis, diplacusia**, diplacousie f.
**diplegia**, diplégie f.
**diplegic**, diplégique a.
**diplobacillus**, diplobacille m.
**diplococcal**, diplococcique a.
**Diplococcus**, Diplococcus
**diplococcus**, diplocoque m.
**diploë**, diploé m.
**diploid**, diploïde a. et m.
**diploid number**, nombre diploïde
**diploidy**, diploïdie f.
**diplopia**, diplopie f.
**dipsomania**, dipsomamie f.
**dipstick**, tigelle f.
**Diptera**, Diptères m. pl.
**direct auscultation**, auscultation immédiate
**direct bilirubin**, bilirubine directe (ou bilirubine conjuguée)
**direct cell division**, amitose f.
**disability**, incapacité f.
**disabled**, infirme a. et n.
**disabled**, invalide a. et n.
**disablement**, invalidité f.
**disarticulation**, désarticulation f.
**disassimilation**, désassimilation f.
**discal**, discal, ale, aux a.
**discission**, discision (ou discission) f.
**discoid**, discoïde (ou discoïdal, ale, aux) a.
**discoid lupus erythematosus**, lupus érythémateux discoïde
**disconnected**, déconnecté, ée a.
**disconnection**, déconnexion f.
**discopathy**, discopathie f.
**disease**, maladie f.
**disengagement**, dégagement m.
**disequilibrium**, déséquilibre m.
**disinfectant**, désinfectant, ante a.
**disinfection**, désinfection f.
**disinhibition**, désinhibition f.
**disinsertion**, désinsertion f.
**disinvagination**, désinvagination f.
**disjunction**, disjonction f.
**diskarthrosis**, discarthrose f.
**diskectomy**, discectomie f.
**dislocation**, déboîtement m.
**dislocation**, dislocation f.
**dislocation**, luxation f.
**disobliteration**, désobstruction (ou désoblitération) f.
**disorientation**, désorientation (temporo-spatiale) f.
**dispensary**, dispensaire m.
**dissect**, disséquer v.
**dissection**, dissection f.
**dissemination**, dissémination f.
**dissociated**, dissocié, ée a.
**dissociation**, dissociation f.
**dissolution**, dissolution f.
**distal**, distal, ale, aux a.
**distal phalanx**, phalangette f.
**distal tubule**, tube distal
**distention**, distension f.
**distillation**, distillation f.
**distoma**, distome m.
**distomiasis**, distomatose (ou distomiase) f.
**distortion**, distorsion f.
**distress**, angoisse f.
**distress**, détresse f.

**diuresis**, diurèse f.
**diuretic**, diurétique a. et m.
**divergence**, divergence f.
**divergent**, divergent, ente a.
**diverticulitis**, diverticulite f.
**diverticulosis**, diverticulose f.
**diverticulum**, diverticule m.
**divisible**, sécable a.
**divulsion**, divulsion f.
**dizygotic**, dizygote a.
**dizziness**, vertige m.
**Döhle's inclusion bodies**, Döhle (corps de)
**Doléris' operation**, Beck-Doléris (opération de)
**dolichocephaly**, dolichocéphalie f.
**dolichocolon**, dolichocôlon m.
**dolichosigmoid**, dolichosigmoïde m.
**dominant**, dominant, ante a.
**donovanosis**, donovanose f.
**dopamine**, dopamine f.
**dopaminergic**, dopaminergique a.
**dopaminergic agonist**, agoniste dopaminergique
**dopaoxidase**, dopa-oxydase f.
**dopareaction**, dopaféaction f.
**doping**, dopage m.
**doping agent**, dopant, ante a.
**Doppler effect**, effet Doppler
**Doppler ultrasonography**, ultrasonographie Doppler
**dorsal**, dorsal, ale, aux a.
**dorsal spondylosis**, dorsarthrose f.
**dorsalgia**, dorsalgie f.
**dorsoiliac**, dorso-iliaque a.
**dorsolateral**, dorso-latéral, ale, aux a.
**dorsolumbar**, dorso-lombaire a.
**dosage**, dosage m.
**dose**, dose f.
**dose rate**, débit de dose (ou débit d'exposition).
**dosimeter**, dosimètre m.
**double contrast technique**, technique du double contraste
**double gallbladder**, vésicule double
**double rhythm**, rythme double
**Douglas cry**, Douglas (cri du Douglas ou signe du Douglas)
**Douglas cul-de-sac**, Douglas (cul-de-sac de)
**Down syndrome**, Down (syndrome de)
**dracontiasis**, dracunculose (ou dracontiase) f.
**dracunculiasis**, dracunculose f. (ou dracontiase)
**Dragstedt's operation**, Dragstedt (opération de)
**drain**, drain m.
**drainage**, drainage m.
**drastic**, drastique a.
**draught**, potion f.
**drawer sign**, signe du tiroir
**drawsheet**, aléze (alaise ou alèse) f.
**dream**, rêve m.
**drepanocyte**, drépanocyte m.
**dressing**, pansement m.
**dribble**, bave f.
**drill**, foret m.
**drill biopsy**, biopsie par forage
**drilling**, forage m.
**drip**, goutte-à-goutte m.
**drive**, pulsion f.
**drop finger**, doigt en marteau
**dropper**, compte-gouttes m.
**drug**, drogue f.
**drug**, médicament m.
**drug addict**, toxicomane n.
**drug addiction**, toxicomanie f.
**drug dependence**, pharmacodépendance f.
**drunkenness**, ébriété f.
**drunkenness**, ivresse f.
**dry tap**, ponction blanche (ou ponction sèche)
**DT vaccine**, vaccin DT
**DTC vaccine**, vaccin DTC
**Dubin-Johnson syndrome**, Dubin-Johnson (syndrome de)
**Duchenne's muscular dystrophy**, Duchenne (myopathie pseudohypertrophique de)
**duct**, voie f.
**duct of Wirsung**, Wirsung (canal de)
**duction**, duction f.
**ductus arteriosus**, Botal (canal de)
**dullness**, matité f.
**dumb**, muet, ette a. et n.
**dumbness**, mutité f.
**dumping syndrome**, dumping syndrome
**Dunn's view**, Dunn (incidence de)
**duodenal**, duodénal, ale, aux a.
**duodenal ampulla**, bulbe duodénal
**duodenal papillae**, caroncules duodénales
**duodenectomy**, duodénectomie f.
**duodenitis**, duodénite f.
**duodenotomy**, duodénotomie f.
**duodenum**, duodénum m.
**duplication**, duplication f.
**duplicitas**, duplicité f.
**Dupuytren's contracture**, Dupuytren (maladie de)
**dura mater**, dure-mère f.
**dural**, dural, ale, aux a.
**dural cul-de-sac**, cul-de-sac dural
**dwarfism**, nanisme m.
**dyad**, dyade f.
**dydrogesterone**, dydrogestérone f.
**dye**, colorant m.
**dynamogenic**, dynamogène a.
**dynamometry**, dynamométrie f.
**dyne**, dyne f.
**dysacusis**, dysacousie f.

**dysarthria**, dysarthrie f.
**dysarthrosis**, dysarthrose f.
**dysbasia**, dysbasie f.
**dyschromatopsia**, dyschromatopsie f.
**dyschromia**, dyschromie f.
**dyscrasia**, dyscrasie f.
**dysembryoma**, dysembryome m.
**dysendocrinia**, dysendocrinie (ou dysendocrinose) f.
**dysenteriform**, dysentériforme a.
**dysentery**, dysenterie f.
**dysesthesia**, dysesthésie f.
**dysfunction**, dysfonctionnement m. (ou dysfonction f. )
**dysgammaglobulinemia**, dysgammaglobulinémie f.
**dysgeusia**, dysgueusie f.
**dyshidrosis**, dyshidrose (ou dysidrose) f.
**dysinsulinism**, dysinsulinisme m.
**dyskinesia**, dyskinésie (ou dyscinésie) f.
**dyslalia**, dyslalie f.
**dysleptic drug**, nooleptique a. et m.
**dyslexia**, dyslexie f.
**dyslexic**, dyslexique a.
**dyslipemia**, dyslipidémie f.
**dysmenorrhea**, dysménorrhée f.
**dysmetria**, dysmétrie f.
**dysmnesia**, dysmnésie f.
**dysmorphism**, dysmorphie f.
**dyspareunia**, dyspareunie f.
**dyspepsia**, dyspepsie f.
**dysphagia**, dysphagie f.
**dysphagia lusoria**, dysphagia lusoria
**dysphasia**, dysphasie f.
**dysphonia**, dysphonie f.
**dysphoria**, dysphorie f.
**dysplasia**, dysplasie f.
**dyspnea**, dyspnée f.
**dyspneic**, dyspnéique a.
**dyspraxia**, dyspraxie f.
**dysproteinemia**, dysprotéinémie (ou dysprotidémie) f.
**dysspermia**, dysspermatisme m. (ou dysspermie f. )
**dyssymmetry**, dyssymétrie f.
**dysthymia**, dysthymie f.
**dysthyroidism**, dysthyroïdie f. (ou dysthyroïdisme m.)
**dystocia**, dystocie f.
**dystonia**, dystonie f.
**dystopia**, dystopie f.
**dystrophinopathy**, dystrophinopathie f.
**dystrophy**, dystrophie f.
**dysuria**, dysurie f.

**ear**, oreille f.
**early infantile autism**, autisme infantile
**early neonatal mortality**, mortalité néonatale précoce
**early screening**, dépistage précoce
**earthy**, terreux, euse a.
**earwax**, cérumen m.
**Ebola virus disease**, maladie à virus Ebola
**eburnation**, éburnation f.
**eburneous**, éburné, ée a.
**ecchondroma**, ecchondrome m.
**ecchondrosis**, ecchondrose f.
**ecchymosis**, ecchymose f.
**eccrine gland**, glande eccrine
**echinococcosis**, échinococcose f.
**echinococcus**, échinocoque m.
**echo**, écho m.
**echoacousia**, échoacousie f.
**echocardiography**, échocardiographie m.
**echodiagnosis**, échodiagnostic m.
**echoencephalography**, échoencéphalographie f.
**echogenic**, échogène a.
**echography**, échographie f.
**echolalia**, écholalie f.
**echomimia**, échomimie f.
**echotomography**, échotomographie f.
**echovirus**, echovirus m.
**eclampsia**, éclampsie f.
**eclamptic toxemia**, dysgravidie f.
**ecology**, écologie f.
**écouvillonage**, écouvillonnage m.
**ectasia**, ectasie f.
**ecthyma**, ecthyma m.
**ectocervical**, exocervical a.
**ectocervicitis**, exocervicite f.
**ectocervix**, museau de tanche
**ectoderm**, ectoderme m .
**ectomere**, ectomère m.
**ectopia**, ectopie f.
**ectopic pregnancy**, grossesse extra-utérine (ou ectopique).
**ectoplasm**, ectoplasme m.
**ectrodactyly**, ectrodactylie f.
**ectromelus**, ectromèle a. et m.
**ectropion**, ectropion m.
**ectropodia**, ectropodie f.
**eczema**, eczéma m.
**eczematiform**, eczématiforme a.
**edema**, œdème m.
**edematized**, œdématié, ée a.
**edematous**, œdémateux, euse a.
**Eden-Hybbinette's operation**, Eden-Hybbinette (opération d')
**edentate, edentulous**, édenté, ée a.
**edetic acid**, acide édétique
**EDTA tolerance test**, hypocalcémie provoquée (épreuve de l'hypocalcémie provoquée)
**edulcorant**, édulcorant, ante a.

**effector**, effecteur a.
**effector**, effecteur m.
**efferent**, efférent, ente a.
**effervescence**, effervescence f.
**effusion**, effusion f.
**effusion**, épanchement m.
**egg**, œuf m.
**ego**, moi m.
**egocentric**, égocentrique a. et n.
**egocentrism**, égocentrisme m.
**Ehlers-Danlos syndrome**, Ehlers-Danlos (syndrome de)
**Ehrlich-Heinz granules**, Ehrlich-Heinz (corps de)
**ejaculation**, éjaculation f.
**ejaculatory**, éjaculateur a.
**ejaculatory duct**, canal éjaculateur
**elaboration**, élaboration f.
**elastance**, élastance f.
**elasticity**, élasticité f.
**elastorrhexis**, élastorrhexie (ou élastorrhexis) f.
**elbow**, coude m.
**elective affinity**, électivité f.
**Electra complex**, Électre (complexe d')
**electric**, électrique a.
**electric massage**, électromassage m.
**electrified**, électrisé, ée a.
**electro-oculography**, électro-oculographie f.
**electrocardiogram**, électrocardiogramme m.
**electrocardiography**, électrocardiographie f.
**electrocautery**, électrocautère m.
**electrocoagulation**, électrocoagulation f.
**electrocochleography**, électrocochléographie f.
**electroconvulsive therapy**, **[ECT]** électrochoc m.
**electrocorticography**, électrocorticographie f.
**electrocution**, électrocution f.
**electrode**, électrode f.
**electrodiagnosis**, électrodiagnostic m.
**electroencephalogram**, électroencéphalogramme m.
**electroencephalography**, électroencéphalographie f.
**electrology**, électrologie f.
**electrolyser**, électrolyseur m.
**electrolysis**, électrolyse f.
**electrolyte**, électrolyte m.
**electrolytic**, électrolytique a.
**electromagnetic waves**, ondes électromagnétiques
**electromyogram**, électromyogramme m.
**electron**, électron m.
**electronic**, électronique a.
**electronics**, électronique f.
**electronotherapy**, électronothérapie f.
**electronvolt**, électronvolt m.
**electronystagmography**, électronystagmographie f.
**electrophoresis**, électrophorèse f.
**electrophoretogram**, ionogramme m.
**electropupillography**, électropupillographie f.
**electroretinography**, électrorétinographie f.
**electrosystoly**, électrosystolie f.
**electrotherapy**, électrothérapie f.
**electuary**, électuaire m.
**element**, élément m.
**elephantiasis**, éléphantiasis m.
**elimination**, élimination f.
**elixir**, élixir m.
**ellipsis**, ellipse f.
**elliptocytosis**, elliptocytose f.
**Elmslie operation**, Elmslie (opération d')
**elongation**, élongation f.
**elytrocele**, élytrocèle f.
**emaciation**, émaciation f.
**emanation**, émanation f.
**emasculation**, émasculation f.
**embalming**, embaumement m.
**embolectomy**, embolectomie f.
**embolism**, embolie f.
**embolization**, embolisation f.
**embolus**, embole (ou embolus) m.
**embryo**, embryon m.
**embryogenesis**, embryogenèse f.
**embryoid**, embryoïde a.
**embryology**, embryologie f.
**embryonal**, embryonnaire a.
**embryopathy**, embryopathie f.
**emergency medicine**, oxyologie f.
**emerging disease**, maladie émergente
**Emery-Dreyfuss muscular dystrophy**, Emery-Dreifuss (myopathie hypertrophique de)
**emetic**, émétique a. et m.
**emetic**, émétisant, ante a.
**eminence**, éminence f.
**emission**, émission f.
**emission radiology**, radiologie par émission
**emission transaxial tomography**, tomographie d'émission
**EMIscanner**, EMIscanner m.
**emmenagogue**, emménagogue a. et m.
**emmetropia**, emmétropie f.
**emollient**, émollient, ente a.
**emotion**, émotion f.
**emotional, emotive**, émotif, ive a.
**emotional**, émotionnel, elle a.
**emotionally disturbed**, caractériel, elle a.
**emotivity**, émotivité f.
**empathy**, empathie f.
**emperipolesis**, empéripolèse f.
**emphysema**, emphysème m.
**emphysematous**, emphysémateux, euse a.

**empirical**, empirique a.
**empyema**, empyème m.
**emulsifiable**, émulsionnable a.
**emulsification**, émulsification f.
**emulsifier**, émulsifiant, ante a.
**emulsify**, émulsifier v.
**emulsion**, émulsion f.
**emunctory**, émonctoire m.
**enamel**, émail m.
**enanthema**, énanthème m.
**enarthrosis**, énarthrose f.
**encanthis**, encanthis f.
**encapsulated**, encapsulé, ée a.
**encephalitis**, encéphalite f.
**encephalitis periaxialis diffusa**, Schilder (maladie de)
**encephalitis periaxialis diffusa**, **Schilder's disease**, Schilder (maladie de)
**encephalocele**, encéphalocèle f.
**encephalography**, encéphalographie f.
**encephaloid**, encéphaloïde a.
**encephalomalacia**, encéphalomalacie f.
**encephalomeningocele**, encéphalo-méningocèle f.
**encephalomyelitis**, encéphalomyélite f.
**encephalomyelopathy**, encéphalo-myélopathie f.
**encephalon**, encéphale m.
**encephalopathy**, encéphalopathie f.
**enchondral**, enchondral, ale, aux a.
**enchondroma**, enchondrome m.
**enchondromatosis**, enchondromatose f.
**enclavement**, enclavement m.
**encopresis**, encoprésie f.
**encysted**, enkysté, ée a.
**encystment**, enkystement m.
**endapexian**, endapexien, ienne a.
**endarterectomy**, endartériectomie f.
**endarteritis**, endartérite f.
**endarteritis obliterans**, endartérite oblitérante
**endartery**, endartère f.
**end-diastolic volume**, volume télédiastolique
**endemic disease**, endémie f.
**endemicity**, endémicité f.
**endemo-epidemic**, endémo-épidémique a.
**endocardial**, endocardiaque a.
**endocarditis**, endocardite f.
**endocardium**, endocarde m.
**endocavitary**, endocavitaire a.
**endocervical**, endocervical, ale, aux a.
**endocervicitis**, endocervicite f.
**endocervix**, endocervix m.
**endochondral**, enchondral, ale, aux a.
**endocranium**, endocrâne m.
**endocrine**, endocrine a.
**endocrine**, endocrinien, enne a.
**endocrine gland**, glande endocrine
**endocrine therapy, endocrinotherapy**, endocrinothérapie f.
**endocrinology**, endocrinologie f.
**endocrinopathy**, endocrinopathie f.
**endocular**, endo-oculaire a.
**endogamy**, endogamie f.
**endogastric**, endogastrique a.
**endogenic toxicosis**, autointoxication f.
**endogenous**, endogène a.
**endolaryngeal**, endolaryngé, ée a.
**endolymph**, endolymphe f.
**endometrioid**, endométrioïde a.
**endometrioma**, endométriome m.
**endometriosis**, endométriose f.
**endometritis**, endométrite f.
**endometrium**, endomètre m.
**endoneural**, endoneural, ale, aux a.
**endoneurium**, endonèvre m.
**endoparasite**, endoparasite m.
**endoprosthesis**, endoprothèse f.
**endorphin**, endorphine f.
**endoscope**, endoscope m.
**endoscopic retrograde cholangiopancreatography**, cholangiopancréatographie rétrograde (endoscopique)
**endoscopy**, endoscopie f.
**endosteum**, endoste m.
**endothelial**, endothélial, ale, aux a.
**endotheliitis**, endothéliite f.
**endothelioma**, endothéliome m.
**endothelium**, endothélium m.
**endothoracic**, intrathoracique a.
**endotracheal**, intratrachéal, ale a.
**endovitreous**, endovitréen, enne a.
**end-systolic volume**, volume télésystolique
**end-systolic volume [ESV]**, débit systolique
**enema**, lavement m.
**enemator**, énéma m.
**energetic**, énergétique a.
**energetics**, énergétique f.
**enervated**, énervé, ée a.
**enervation**, énervation f.
**engagement**, engagement m.
**engorgement**, engorgement m.
**Engström respirator**, Engström (appareil d')
**enkephalin**, enképhaline f.
**enomania**, œnomanie f.
**enophthalmos**, énophtalmie f.
**enostosis**, énostose f.
**enteral**, entéral, ale, aux a.
**enteralgia**, entéralgie f.
**enteric**, entérique a.
**enteritis**, entérite f.
**enteroanastomosis**, entéroanastomose f.
**enterobacterium**, entérobactérie f.
**enterobiasis**, oxyurose (ou oxyurase) f.
**enterocele**, entérocèle f.

**enterococcia**, entérococcie f.
**enterococcic**, entérococcique a.
**enterococcus**, entérocoque m.
**enterocolitis**, entéro-colite f.
**enterocolostomy**, entéro-colostomie f.
**enterocystoplasty**, entérocystoplastie f.
**enteroenterostomy**, entéro-entérostomie f.
**enterohepatic cycle**, cycle entéro-hépatique
**enteroid**, entéroïde a.
**enterokinase**, entérokinase f.
**enteropathy**, entéropathie f.
**enteropeptidase**, entéropeptidase f.
**enteropexy**, entéropexie f.
**enteroplasty**, entéroplastie f.
**enteroptosis**, entéroptose f.
**enterorrhagia**, entérorragie f.
**enterospasm**, entérospasme m.
**enterotoxication, enterotoxism**, autointoxication f.
**enterotropic**, entérotrope a.
**enterovirus**, entérovirus m.
**enthesis**, enthèse f.
**enthesopathy**, enthésiopathie f.
**entoderm**, endoderme m.
**entomology**, entomologie f.
**entropion**, entropion m.
**enucleate**, énucléer v.
**enucleation**, énucléation f.
**enuresis**, énurèse (ou énurésie) f.
**environmental hygiene**, hygiène du milieu
**enzyme**, enzyme f.
**enzymology**, zymologie f.
**enzymopathy**, enzymopathie f.
**eonism**, éonisme m.
**eosin**, éosine f.
**eosinocyte**, éosinocyte m.
**eosinopenia**, éosinopénie f.
**eosinophilia**, éosinophilie f.
**eosinophilic**, éosinophile a.
**eosinophilic granuloma**, granulome éosinophile
**eosinophilic pneumonia**, pneumonie éosinophile
**ependyma**, épendyme m.
**ependymal canal**, canal épendymaire
**ependymitis**, épendymite f.
**ependymoma**, épendymome m.
**ephedrine**, éphédrine f.
**ephelis**, éphélide f.
**epicanthus**, épicanthus m.
**epicondylalgia**, épicondylalgie f.
**epicondyle**, épicondyle m.
**epicondylitis**, épicondylite f.
**epicutaneous**, épicutané, ée a.
**epidemic**, épidémie f.
**epidemic typhus**, typhus exanthématique
**epidemicity**, épidémicité f.
**epidemiology**, épidémiologie f.
**epidermal cyst**, kyste épidermique
**epidermis**, épiderme m.
**epidermoid**, épidermoïde a.
**epididymis**, épididyme m.
**epididymitis**, épididymite f.
**epididymodeferential**, épididymo-déférentiel, elle a.
**epidural**, épidural, ale, aux a.
**epidural anesthesia**, anesthésie épidurale
**epidural block**, anesthésie épidurale
**epidural space**, espace épidural
**epiduritis**, épidurite f.
**epigastric hernia**, hernie épigastrique
**epigastrium**, épigastre m.
**epiglottic cartilage**, cartilage épiglottique
**epiglottis**, épiglotte f.
**epilation**, épilation f.
**epilatory**, épilatoire a. et m.
**epilepsy**, épilepsie f.
**epileptic**, comitial, ale, aux a.
**epileptic**, épileptique a.
**epileptic**, épileptique n.
**epileptiform**, épileptiforme a.
**epileptoid**, épileptoïde a.
**epinephrine**, adrénaline f.
**epineurium**, épinèvre m.
**epiphrenal**, épiphrénique a.
**epiphrenic diverticulum**, diverticule épiphrénique
**epiphyseal**, épiphysaire a.
**epiphyseal cartilage**, cartilage de conjugaison (ou conjugal)
**epiphyseal fracture**, fracture épiphysaire
**epiphysiodesis**, épiphysiodèse f.
**epiphysiolysis**, épiphysiolyse (ou épiphyséolyse) f.
**epiphysis**, épiphyse f.
**epiphysitis**, épiphysite f.
**epiplocele**, épiplocèle f.
**epiploic**, épiploïque a.
**epiploon**, épiploon m.
**episcleral**, épiscléral, ale, aux a.
**episioperineoplasty**, épisio-périnéoplastie f.
**episiotomy**, épisiotomie f.
**epispadias**, épispadias m.
**epistaxis**, épistaxis f.
**epithalamus**, épithalamus m.
**epithelial**, épithélial, ale, aux a.
**epithelioma adenoides cysticum**, épithélioma adénoïde kystique
**epitheliomatous**, épithéliomateux, euse a.
**epithelium**, épithélium m.
**epithelialization**, épithélisation f.
**epitheloid**, épithélioïde a.
**epitope**, épitope m.
**epitrochlea**, épitrochlée f.

**epitrochleitis**, épitrochléite (ou épitrochléalgie) f.
**epitympanic recess**, attique m.
**Epstein-Barr virus**, Epstein-Barr (virus d')
**equatorial plate**, couronne (ou plaque) équatoriale
**equilibration**, équilibration f.
**equimolar**, équimolaire a.
**equivalent**, équivalent-gramme m.
**equilibrium**, équilibre m.
**eradication**, éradication f.
**Erb's muscula dystrophy**, Erb (myopathie scapulo-humérale d')
**erectile**, érectile a.
**erection**, érection f.
**erethism**, éréthisme m.
**erg**, erg m.
**ergastoplasm**, ergastoplasme m.
**ergocalciferol**, ergocalciférol m.
**ergometer**, ergomètre m.
**ergometric ophthalmology**, ergophtalmologie f.
**ergometry**, ergométrie f.
**ergonomics**, ergonomie f.
**ergot**, ergot de seigle
**ergotamine**, ergotamine f.
**ergotherapist**, ergothérapeute m.
**ergotherapy**, ergothérapie f.
**eroded**, érodé, ée a.
**erogenous**, érogène (ou érotogène) a.
**erosion**, érosion f.
**erosive**, érosif, ive a.
**erotogenic**, érogène a.
**eructation**, éructation f.
**eruption**, éruption f.
**eruptive**, éruptif, ive a.
**erysipelas**, érysipèle m.
**erythema**, érythème m.
**erythema multiforme**, érythème polymorphe
**erythema nodosum**, érythème noueux
**erythema solar**, érythème solaire
**erythremic myelosis**, érythrémie aiguë (de Di Guglielmo)
**erythroblast**, érythroblaste m.
**erythroblastemia**, érythroblastémie f.
**erythroblastopenia**, érythroblastopénie f.
**erythroblastosis**, érythroblastose f.
**erythroblastosis fetalis, erythroblastosis neonatorum**, érythroblastose fœtale (ou périnatale)
**erythrocuprein**, érythrocupréine f.
**erythrocyanosis**, érythrocyanose sus-malléolaire des jeunes filles
**erythrocyte**, érythrocyte m.
**erythrocyte resistance**, résistance globulaire
**erythrocyte sedimentation rate**, vitesse de sédimentation (globulaire ou sanguine)
**erythrocytic series**, série érythrocytaire
**erythrocytopenia**, érythrocytopénie f.
**erythrocytosis**, érythrocytose f.
**erythroderma**, érythrodermie f.
**erythroid**, érythroïde a.
**erythroleukemia**, érythroleucémie f.
**erythromelalgia**, érythromélalgie f.
**erythropathy**, érythropathie f.
**erythropenia**, érythropénie f.
**erythroplasia**, érythroplasie f.
**erythropoiesis**, érythropoïèse f.
**erythropsin**, érythropsine f.
**erythrosis**, érythrose f.
**eschar**, escarre (ou eschare) f.
**Escherichia coli**, *Escherichia coli*
**Esmarch's bandage**, Esmarch (bande d')
**esogastric**, œso-gastrique a.
**esophagism**, œsophagisme m.
**esophagitis**, œsophagite f.
**esophago-cardiomyotomy**, œsophago-cardioplastie f.
**esophago-fundic**, œsophago-tubérositaire a.
**esophagogastroplasty**, cardioplastie f.
**esophagoscopy**, œsophagoscopie f.
**esophagospasm**, œsophagisme m.
**esophagus**, œsophage m.
**essential thrombocythemia**, thrombocytémie essentielle
**essential thrombocytopenia**, thrombocytopénie aiguë idiopathique
**essential tracheomalacia**, trachéomalacie essentielle
**ester**, ester m.
**esterase**, estérase f.
**esterification**, estérification f.
**esthesia**, esthésie f.
**estradiol**, estradiol (ou œstradiol) m.
**estriol**, estriol (ou œstriol) m.
**estrogen**, œstrogène
**estrogen therapy**, œstrogénothérapie f.
**estrone**, estrone (ou œstrone) f.
**estroprogestational**, œstroprogestatif a. et m.
**estrous**, œstral, ale, aux a.
**estrus**, œstrus m.
**ethanol**, alcool éthylique
**ether**, éther m.
**ethereal**, éthéré, ée a.
**ethmoid, ethmoidal bone**, ethmoïde m.
**ethmoiditis**, ethmoïdite f.
**ethology**, éthologie f.
**ethylic**, éthylique
**etiologic diagnosis**, diagnostic étiologique
**etiology**, étiologie f.
**eugenics**, eugénie (ou eugénique) f.
**eunuch**, eunuque m.
**eunuchoid**, eunuchoïde a.
**eupepsia**, eupepsie f.

**eupeptic**, eupeptique a. et m.
**euphoria**, euphorie f.
**eurhythmia**, eurythmie f.
**eustachian tube**, Eustache (trompe d')
**euthanasia**, euthanasie f.
**euthyscopy**, euthyscopie f.
**eutocia**, eutocie f.
**eutocic**, eutocique a.
**evagination**, évagination f.
**eventration**, éventration f.
**eversion**, éversion f.
**évidement**, évidement m.
**evisceration**, éviscération f.
**evolutive**, évolutif, ive a.
**exacerbation**, exacerbation f.
**exanthem[a]**, exanthème m.
**exanthematic typhus**, typhus exanthématique
**excavator**, excavateur m.
**excipient**, excipient m.
**excise**, exciser v.
**excision**, excision f.
**excisional biopsy**, biopsie-exérèse f.
**excitability**, excitabilité f.
**excitable**, excitable a.
**excitant**, excitant, ante m.
**excitation**, excitation f.
**excitatory**, excitatif, ive a.
**exciting**, excitant, ante a.
**excoriation**, excoriation f.
**excrementitious**, excrémenteux, euse a.
**excrescence**, excroissance f.
**excreta**, excreta m. pl.
**excretion**, excrétion f.
**excretory**, excréteur, trice a.
**excretory**, excrétoire a.
**exenteration**, exentération f.
**exeresis**, exérèse f.
**exfoliation**, exfoliation f.
**exhalation**, exhalation f.
**exhibitionism**, exhibitionnisme m.
**exhibitionist**, exhibitionniste m.
**exhumation**, exhumation f.
**exitus**, exitus m.
**exocervical**, exocervical, ale, aux a.
**exocervicitis**, exocervicite f.
**exocrine gland**, glande exocrine
**exogamy**, exogamie f.
**exogenous**, exogène a.
**exophthalmic goiter**, goitre exophtalmique
**exophthalmos**, exophtalmie f.
**exostosis**, exostose f.
**expectation**, expectation f.
**expectorant**, expectorant, ante a.
**expectoration**, expectoration f.
**expiration**, expiration f.
**expiratory pulmonary trapping**, trappage pulmonaire expiratoire
**expiratory reserve air**, air de réserve (ou air supplémentaire)
**expirium**, expirium m.
**expiry date**, date de péremption
**exploration**, exploration f.
**exploratory**, explorateur, trice
**explorer**, explorateur, trice
**expression**, expression f.
**expressive aphasia**, Broca (aphasie de)
**expressivity**, expression f.
**expulsion**, expulsion f.
**exquisite pain**, douleur exquise
**exsanguine**, exsangue a.
**exsanguinotransfusion**, exsanguinotransfusion f.
**extemporaneous**, extemporané, ée a.
**extension**, déflexion f.
**extension**, extension f.
**extensor**, extenseur a. et m.
**exterior**, externe a.
**exteriorization**, extériorisation f.
**external**, externe a.
**external acoustic meatus**, conduit auditif externe
**external ear**, oreille externe
**external genitalia**, organes génitaux externes
**external malleolus**, malléole externe (ou péronière)
**external oblique muscle of abdomen**, muscle grand oblique de l'abdomen
**exteroceptive**, extéroceptif, ive a.
**exteroceptor**, extérocepteur m.
**extirpation**, extirpation f.
**extra-articular**, extra-articulaire a.
**extracardial**, extracardiaque a.
**extracorporeal**, extracorporel, elle a.
**extracorporeal circulation**, circulation extracorporelle
**extract**, extrait m.
**extraction**, extraction f.
**extradural**, extradural, ale, aux a.
**extramedullary**, extramédullaire a.
**extrarenal dialysis**, épuration extrarénale
**extrasystole**, extrasystole f.
**extrasystoly**, extrasystolie f.
**extrauterine**, extra-utérin, ine a.
**extravasation**, extravasation f.
**extremity**, extrémité f.
**extrinsic**, extrinsèque a.
**extrover**, extroverti, ie a.
**extrovert**, extroverti, ie n.
**exuberant**, exubérant, ante a.
**exudate**, exsudat m.
**exudation**, exsudation f.
**exudative**, exsudatif, ive a.
**eye**, œil m.
**eye ball**, globe oculaire

**eyebrow**, sourcil m.
**eyelid closure reflex**, réflexe de clignotement (ou de clignement)

**fabella**, fabella f.
**fabrication**, fabulation f.
**Fabry's disease**, Fabry (maladie de)
**face**, face f.
**facial skull**, crâne facial
**facies**, faciès m.
**faciès abdominalis**, faciès grippé
**facioscapulo-humeral muscular dystrophy**, Landouzy-Déjerine (myopathie facio-scapulo-humérale de)
**factor**, facteur m.
**Fahrenheit [degree]**, Fahrenheit (degré)
**failure**, défaillance f.
**failure**, insuffisance f.
**falciform**, falciforme a.
**falciform ligament of liver**, ligament falciforme (ou suspenseur) du foie
**fallopian tube**, Fallope (trompe de)
**false passage**, fausse route f.
**false vocal cords**, cordes vocales supérieures (ou fausses)
**falx cerebelli**, faux du cervelet
**falx cerebri**, faux du cerveau
**familial cholemia**, cholémie simple familiale
**familial intestinal polyposis**, polypose adénomateuse familiale recto-colique
**familial Mediterranean fever**, fièvre méditerranéenne familiale
**family doctor**, médecin traitant
**family planning**, planification familiale
**Fanconi's syndrome**, Fanconi (anémie ou maladie de)
**fango**, fango m.
**farad**, farad m.
**fascia**, fascia m.
**fascia lata**, fascia lata
**fascia superficialis**, fascia superficialis
**fascicular**, fasciculaire a.
**fasciculated**, fasciculé, ée a.
**fasciculation**, fasciculations f. pl.
**fasciitis**, fascéite (ou fasciite) f.
**fascioscapulohumeral muscular dystrophy**, Landouzy-Déjerine (myopathie facio-scapulo-humérale de)
**fasting**, jeun (à)
**fatal**, fatal, ale, als a.
**fatigue fracture**, fracture de fatigue
**fatty acid**, acide gras
**Favre-Racouchot nodular elastosis**, élastéidose cutanée nodulaire
**favus**, favus m.
**febricity**, fébrilité f.
**febricule**, fébricule f.
**febrile**, fébrile a.
**fecal**, fécal, ale, aux a.
**fecal culture**, coproculture f.
**fecaloid**, fécaloïde a.
**fecaloma**, fécalome m.
**feces**, déjections f., excréments m. pl.
**fecundity**, fécondité f.
**feeble ejaculation**, hypospermie f.
**feedback**, contrôle en retour
**feeling**, sentiment m.
**Fehling's solution**, Fehling (liqueur ou solution de)
**Felty's syndrome**, Felty (syndrome de)
**feminization**, féminisation f.
**feminizing**, féminisant, ante a.
**femoral**, fémoral, ale, aux a.
**femoral bifurcation**, trépied fémoral
**femoral canal**, canal fémoral
**femoral canal (proximal portion of)**, canal crural
**femoral trigone**, Scarpa (triangle de)
**femur**, fémur m.
**fenestration**, fenestration f.
**ferment**, ferment m.
**fermentation**, fermentation f.
**Fermi vaccine**, Fermi (vaccin de)
**ferric**, ferrique a.
**ferritin**, ferritine f.
**ferropexy**, ferropexie f.
**ferrous**, ferreux, euse a.
**fertile**, fécond, e a.
**fertility rate**, fécondité (taux de)
**fertilization**, fécondation f.
**fertilization age**, âge gestationnel
**fertilizing**, fécondant, ante a.
**festination, festinating gait**, festination f.
**fetal death**, mort fœtale
**fetal distress**, souffrance fœtale
**fetid**, fétide a.
**fetishism**, fétichisme m.
**fetomaternal**, fœto-maternel, elle a.
**fetopathy**, fœtopathie f.
**fetoplacental**, fœto-placentaire a.
**fetor ex ore**, fœtor ex ore
**fetor hepaticus**, fœtor hepaticus
**fetus**, fœtus m.
**FEV/VC**, Tiffeneau (rapport de)
**fever**, fièvre f.
**feverish**, fiévreux, euse a.
**fiber**, fibre f.
**fiberoptic endoscopy**, fibroscopie f.
**fibrate**, fibrate m.
**fibriform**, fibriforme a.
**fibril**, fibrille f.
**fibrillar**, fibrillaire a.
**fibrillation**, fibrillation f.
**fibrin**, fibrine f.
**fibrinogen**, fibrinogène m.

**fibrinolysin**, fibrinolysine f.
**fibrinolysis**, fibrinolyse f.
**fibrinous**, fibrineux, euse a.
**fibroadenoma**, fibroadénome m.
**fibroblast**, fibroblaste m.
**fibrocartilage**, fibrocartilage m.
**fibrocystic**, fibro-kystique a.
**fibrodysplasia of renal artery**, fibrodysplasie de l'artère rénale
**fibroid**, fibroïde a.
**fibrolysis**, fibrolyse f.
**fibroma**, fibrome m.
**fibromatosis**, fibromatose f.
**fibromatous**, fibromateux, euse a.
**fibromectomy**, fibromectomie f.
**fibromuscular**, fibro-musculaire a.
**fibromyoma**, fibromyome m.
**fibrorectosigmoidoscopy**, fibrorecto-sigmoïdoscopie f.
**fibrosarcoma**, fibrosarcome m.
**fibrosis**, fibrose f.
**fibrositis**, fibrosite f.
**fibrothorax**, fibrothorax m.
**fibrous dysplasia of bone**, dysplasie fibreuse des os
**fibrous histiocytoma**, histiocytofibrome m.
**fibroxanthoma**, fibroxanthome m.
**fibula**, péroné m.
**fibular**, péronier, ère a.
**field**, champ m.
**field of consciousness**, champ de conscience
**Fiessinger-Leroy-Reiter syndrome**, Fiessinger-Leroy (syndrome conjonctivo-urétro-synovial de)
**filaria**, filaire f.
**filarial itch**, gale filarienne
**filariasis**, filariose f.
**filiation investigation**, recherche de filiation
**filling**, réplétif, ive a.
**filterable**, filtrable (ou filtrant, ante) a.
**filtration**, filtration f.
**final certificate**, certificat final
**finger**, doigt m.
**finger-nose test**, doigt-nez (épreuve)
**fingerprints**, empreintes digitales
**fireproof**, ignifuge a. et m.
**first contact physician**, médecin de premier contact
**fissure**, fissure f., fente f., scissure f.
**fistula**, fistule f.
**fistulography**, fistulographie f.
**fit**, accès m.
**fitting**, encastrement m.
**flaccidity**, flaccidité f.
**flagellata**, Flagellés m. pl.
**flagellate**, flagellé m.
**flagellation**, flagellation f.
**flagellum**, flagelle m.
**flake fracture**, flake-fracture
**flank**, flanc m.
**flap**, lambeau m.
**flapping tremor**, astérixis m.
**flat foot**, pied plat
**flatulence**, flatulence f., ballonnement m.
**flatulent**, flatulent, ente a.
**flesh**, chair f.
**fleshy**, charnu, ue a.
**flexion**, flexion f.
**flexor**, fléchisseur a. et m.
**flexure**, flexion f.
**floaters**, corps flottant
**floccilation**, carphologie f.
**flocculation**, floculation f.
**flocculus**, flocculus m.
**floppy valve syndrome**, ballonisation valvaire
**florid**, floride a.
**flow**, débit m.
**flu**, grippe f.
**fludrocortisone**, fludrocortisone f.
**fluke**, douve f.
**fluorination**, fluoration f.
**fluorine**, fluor m.
**fluoroscopy**, radioscopie f.
**fluorosis**, fluorose f.
**flutter**, flutter m.
**flutter-fibrillation**, fibrillo-flutter m.
**flux**, flux m.
**foam**, spume f.
**foamy**, spumeux, euse a.
**focal**, focal, ale, aux a.
**focus**, foyer m.
**fœtomaternal monitoring**, monitorage fœto-maternel
**Fogarty balloon catheter**, Fogarty (cathéter ou sonde à ballonnet de)
**folic acid**, acide folique
**folium vermis**, folium m.
**follicle**, follicule m.
**follicular cyst**, kyste pilaire
**folliculitis**, folliculite f.
**Fölling's disease**, Fölling (maladie ou syndrome de)
**fonctional residual capacity**, capacité résiduelle fonctionnelle
**fontanelle**, fontanelle f.
**food**, aliment m.
**food poisoning**, intoxication alimentaire
**foot**, pied m.
**foramen**, foramen m.
**foramen of Winslow**, Winslow (hiatus de)
**foramen ovale**, Botal (trou de)
**foramen ovale basis cranii**, trou ovale
**foramen rotundum ossis sphenoidalis**, trou grand rond

**forced feeding**, gavage m.
**forceps**, forceps m.
**forcipressure**, forcipressure f.
**forearm**, avant-bras m.
**forefinger**, index m.
**foreign body**, corps étranger
**forensic medicine**, médecine légale
**Forestier's disease**, Forestier (syndrome de)
**formaldehyde**, formol m.
**fossa**, fosse f.
**fourchette**, fourchette f.
**fovea**, fossette f.
**fovea**, fovea f.
**foveolate**, fovéal, ale, aux a.
**fractured**, fracturé, ée a.
**frank breech presentation**, siège décomplété (mode des fesses)
**freckles**, éphélides f. pl.
**free radical**, radical libre
**fremitus**, frémitus m.
**frenotomy**, frénotomie f.
**frenulum**, frein m.
**frenulum linguae**, frein de la langue
**frenulum of prepuce of penis**, frein du prépuce (ou frein de la verge)
**freudian**, freudien, ienne a.
**frigidity**, frigidité f.
**frontal**, frontal, ale, aux
**frontal bone**, os frontal
**frontal lobe syndrome**, syndrome frontal
**frontoparietal**, fronto-pariétal, ale, aux a.
**frontotemporal**, fronto-temporal, ale, aux a.
**frostbite**, gelure f.
**frozen shoulder**, épaule bloquée
**fructose**, fructose m.
**frustration**, frustration f.
**fuchsin**, fuchsine f.
**fulgurant**, fulgurant, ante a.
**fulguration**, fulguration f.
**full bladder**, globe vésical
**function**, fonction f.
**functional**, fonctionnel, elle a.
**functional diarrhea**, diarrhée fonctionnelle
**functional disability**, impotence f.
**functional hypophysectomy**, hypophysiolyse f.
**fundic**, fundique a.
**fundoplication**, fundoplication (ou fundoplicature) f.
**fundus**, fundus m.
**fungal**, fongique a.
**fungicidal**, fongicide a.
**fungicide**, fongicide m.
**fungiform**, fongiforme a.
**fungistatic**, fongistatique (ou fongostatique) a. et m.
**fungoid**, fongoïde a.
**fungosity**, fongosité f.
**fungous**, fongueux, euse a.
**funicular**, funiculaire a.
**funiculitis**, funiculite f.
**funnel chest**, thorax en entonnoir
**furfuraceous**, furfuracé, ée a.
**furonculosis**, furonculose f.
**furuncle**, clou m.
**furuncle**, furoncle m.
**furuncular**, furonculeux, euse a.
**furunculous**, furonculeux, euse a.
**fusible**, fusible a.
**fusiform**, fusiforme a.
**fusion**, fusion f.

**galactogenous**, galactogène a.
**galactophorous**, galactophore a.
**galactophorous duct**, canal galactophore
**galactopoiesis**, galactopoïèse f.
**galactorrhea**, galactorrhée f.
**galactose**, galactose m.
**galactosemia**, galactosémie f.
**galenic**, galénique a.
**gallbladder**, vésicule biliaire
**gallop rhythm**, bruit de galop
**gallstone**, calcul biliaire
**galvanocautery**, galvanocautère m.
**gamete**, gamète m.
**gametogenesis**, gamétogenèse f.
**gamma**, gamma m.
**gammacardiography**, gamma-cardiographie f.
**gamma globulin**, gamma-globuline (ou γ-globuline) f.
**gamma-glutamyltransferase**, gamma-glutamyl-transférase (ou transpeptidase) f.
**gammagraphy**, gamma-diagnostic m.
**gamma rhythm**, rythme gamma
**gammopathy**, gammapathie f.
**gangliectomy**, gangliectomie f.
**gangliocytoma**, gangliocytome m.
**ganglioglioma**, gangliogliome m.
**ganglioma**, gangliome m.
**ganglion**, ganglion m.
**ganglion**, ganglion nerveux
**ganglioneuroma**, ganglioneurome m.
**ganglionic**, ganglionnaire a.
**ganglioplegic**, ganglioplégique a.
**gangrene**, gangrène f.
**gaping**, béance f.
**gaping**, béant, ante a.
**Gardner's syndrome**, Gardner (syndrome de)
**gargle**, gargarisme m.
**gargoylism**, Hurler (maladie de Hurler)
**garrot**, garrot m.
**gasserectomy**, gassérectomie f.
**gastralgia**, gastralgie f.
**gastrectomized**, gastrectomisé, ée a.
**gastrectomy**, gastrectomie f.

**gastric**, gastrique a.
**gastric chemism**, chimisme gastrique
**gastric fundus**, tubérosité gastrique (grosse)
**gastrin**, gastrine f.
**gastritis**, gastrite f.
**gastroduodenal**, gastro-duodénal, ale, aux a.
**gastroduodenitis**, gastro-duodénite f.
**gastroenteritis**, gastro-entérite f.
**gastroenterological endoscopic ultrasonography**, écho-endoscopie digestive
**gastroepiploic**, gastro-épiploïque a.
**gastroesophageal**, gastro-œsophagien, ienne a.
**gastrointestinal**, gastro-intestinal, ale, aux a.
**gastrojejunostomy**, gastro-jéjunostomie f.
**gastropathy**, gastropathie f.
**gastrophrenic**, gastro-phrénique a.
**gastroplication**, gastroplication (ou gastroplicature) f.
**gastroptosis**, gastroptose f.
**gastropyloric**, gastro-pylorique a.
**gastroscopy**, gastroscopie f.
**gastrula**, gastrula f.
**gatism**, gâtisme m.
**gaussian curve**, Gauss (courbe de)
**gauze**, gaze f.
**gelatin**, gélatine f.
**Gelfoam**, Gelfoam
**Gélineau's syndrome**, Gélineau (syndrome de)
**gemellary pregnancy**, grossesse gémellaire (ou grossesse double)
**gemellipara**, gémellipare a.
**geminate**, géminé, ée a.
**gene**, gène m.
**gene therapy**, thérapie génique
**general**, général, ale, aux a.
**general anesthesia**, anesthésie générale
**general biology**, biologie générale
**general circulation**, circulation (grande)
**general practice**, médecine générale
**general practitioner**, omnipraticien m.
**[generalized] lymphadenopathy syndrome**, syndrome de lymphadénopathie généralisée
**generalized lymphangiomatosis**, lymphangiomatose généralisée
**generic**, générique a.
**generic drug**, médicament générique
**generic name**, nom générique
**genesis**, genèse f.
**genetic**, génétique a.
**genetic engineering**, génie génétique
**genetic engineering**, manipulation génétique
**genetic instability**, instabilité génétique
**genetic recombination**, recombinaison génétique
**genetic transcription**, transcription génétique
**genetic translation**, traduction génétique
**genetic variability**, variabilité génétique
**geneticist**, généticien, ienne n.
**genetics**, génétique f.
**genic**, génique a.
**geniculate**, géniculé, ée a.
**geniculate body**, corps genouillé
**genioplasty**, génioplastie f.
**genital**, génital, ale, aux a.
**genitocrural**, génito-crural, ale, aux a.
**genitourinary**, génito-urinaire a.
**genodermatosis**, génodermatose f.
**genome**, génome m.
**genotype**, génotype m.
**genotypic variability**, variabilité génotypique
**genu recurvatum**, genu recurvatum
**genu valgum**, genu valgum
**genu varum**, genu varum
**genupectoral position**, position genu-pectorale
**geode**, géode f.
**geriatrics**, gériatrie f.
**germ**, germe m.
**germen**, germen m.
**germinative**, germinal, ale, aux (ou germinatif, ive) a.
**gerontology**, gérontologie f.
**gerontoxon**, arc sénile
**gestation**, gestation f.
**giant cell arteritis**, Horton (maladie de)
**giant hypertrophic gastritis**, polyadénome en nappe (de Ménétrier)
**giardiasis**, lambliase f.
**gibbosity**, bosse f.
**gibbosity**, gibbosité f.
**gibbous**, gibbeux, euse a.
**Giemsa stain**, Giemsa (coloration de Giemsa)
**Gierke's disease**, Gierke, von (glycogénose de)
**gigantiform cementoma**, cémentome géant
**gigantism**, gigantisme m.
**Gigli's wire saw**, Gigli (fil-scie de Gigli ou scie de Gigli)
**Gilbert syndrome**, cholémie simple familiale
**Gilles de la Tourette's syndrome**, Gilles de la Tourette (syndrome de)
**gingiva**, gencive f.
**gingival**, gingival, ale, aux a.
**gingival fluid**, fluide gingival (ou fluide parodontal)
**gingivitis**, gingivite f.
**gingivolabial**, gingivo-labial, ale, aux a.
**gingivorrhagia**, gingivorragie f.
**ginseng**, ginseng m.
**glabella**, glabelle f.
**gland**, glande f.
**glandular**, glandulaire a.
**glans**, gland (de la verge)
**Glasgow coma scale**, Glasgow (échelle de)
**glaucoma**, glaucome m.

**glenohumeral**, gléno-huméral, ale, aux a.
**glenoid**, glénoïde a.
**glenoid cavity**, glène f.
**glial**, glial, ale, aux a.
**gliding occlusion**, articulé dentaire m.
**glioblastoma**, glioblastome m.
**glioma**, gliome m.
**globin**, globine f.
**globinuria**, globulinurie f.
**globose**, globuleux, euse a.
**globular sediment**, culot globulaire
**globule**, globule m.
**globulin**, globuline f.
**globulinemia**, globulinémie f.
**globul pallidus**, pallidum m.
**glomerular**, glomérulaire a.
**glomerulonephritis**, glomérulonéphrite f.
**glomerulus**, glomérule m.
**glomus**, glomus (1) m.
**glomus tumour**, tumeur glomique, glomus (2)
**glossitis**, glossite f.
**glossolabial**, glosso-labial, ale, aux a.
**glossopalatine**, glosso-palatin, ine a.
**glossopharyngeal**, glosso-pharyngien, ienne
**glottis**, glotte f.
**glucagon**, glucagon m.
**glucide**, glucide m.
**glucidic**, glucidique a.
**glucocorticoid**, glucocorticostéroïde (ou glucocorticoïde) a. et m.
**glucose**, glucose m.
**glucose tolerance test**, hyperglycémie provoquée (épreuve d'hyperglycémie provoquée)
**glucose-added**, glucosé, ée a.
**glucoside**, glucoside m.
**glutamate**, glutamate m.
**glutamic acid**, acide glutamique
**glutamic oxaloacetic transaminase**, glutamate-oxaloacétate-transaminase f.
**glutamic pyruvic transaminase**, glutamate-pyruvate-transaminase f.
**gluteal**, fessier, ère a.
**glutei muscle**, muscle fessier
**gluten**, gluten m.
**glycemia**, glycémie f.
**glyceride**, glycéride m.
**glycerin**, glycérine f.
**glycerinated**, glycériné, ée a.
**glycerol**, glycérol m.
**glycerolipid**, glycérolipide m.
**glycine**, glycocolle m.
**glycogen**, glycogène m.
**glycogen storage disease (type 1)**, Gierke, von (glycogénose de)
**glycogen storage disease (type 2)**, Pompe (maladie de)
**glycogen storage disease (type 4)**, Hers (maladie de)
**glycogenesis**, glycogenèse (ou glucogenèse) f.
**glycogenolysis**, glycogénolyse f.
**glycogenosis**, glycogénose f.
**glycogenosis (type 2)**, Pompe (maladie de)
**glycolipid**, glycolipide m.
**glycolysis**, glycolyse f.
**glyconeogenesis**, glyconéogenèse f.
**glycopexis**, glycopexie f.
**glycoprotein**, glycoprotéide m. (ou glycoprotéine f.)
**glycorrhachia**, glycorachie f.
**glycosphingolipid**, glycosphingolipide m.
**glycosuria**, glycosurie (ou glucosurie) f.
**glycuronic acid**, acide glucuronique (ou acide glycuronique)
**gnathoschisis**, gnathoschisis m.
**gnosia**, gnosie f.
**goiter**, goitre m.
**goitrous**, goitreux, euse a.
**gold**, or m.
**Golgi apparatus**, Golgi (appareil de)
**gonad**, gonade f.
**gonadal dysgenesis**, dysgénésie gonadique
**gonadotropic**, gonadotrope a.
**gonadotropin**, gonadotrophine (ou gonadotropine) f.
**gonadotropin A**, gonadotrophine A
**gonadotropin B**, gonadotrophine B
**gonarthritis**, gonarthrite f.
**gonarthrosis**, gonarthrose f.
**goniometer**, goniomètre m.
**gonium**, gonie f.
**gonococcal**, gonococcique a.
**gonococcal infection**, gonococcie f.
**gonococcus**, gonocoque m.
**gonorrhea**, blennorragie f.
**Goodpasture's syndrome**, Goodpasture (syndrome de)
**goose flesh**, chair de poule
**gouge**, gouge f.
**gout**, goutte f.
**gouty**, goutteux, euse a.
**graafian follicle**, follicule de de Graaf
**Gradenigo's syndrome**, Gradenigo (syndrome de)
**gradient**, gradient m.
**graft**, greffe f.
**graft**, greffon m.
**grainy**, grenu, ue a.
**Gram staining**, Gram (coloration de Gram ou méthode de Gram)
**gram-molecule**, molécule-gramme f.
**gram-negative**, gram-négatif, ive a.
**gram-positive**, gram-positif, ive a.
**grand mal**, grand mal

**granulation**, granulation f.
**granulation tissue**, bourgeonnement d'une plaie
**granulocyte**, granulocyte m.
**granulocytic series**, série granulocytaire
**granulocytopenia**, granulopénie f.
**granulocytosis**, granulocytose f.
**granuloma**, granulome m.
**granulomatosis**, granulomatose f.
**graph**, courbe f.
**graph**, graphique m.
**grasp reflex**, réflexe (ou phénomène) de préhension
**gravel**, gravelle f.
**Graves' disease**, Basedow (maladie de)
**gravid**, gravide a.
**gravidic**, gravidique a.
**gravidity**, gravidité f.
**gravidocardiac**, gravidocardiaque a.
**gravidotoxic**, gravidotoxique a.
**gray substance**, substance grise
**great foramen**, trou grand rond
**great sciatic nerve**, nerf grand sciatique m.
**greater circulation**, circulation (grande)
**greater curvature of stomach**, courbure de l'estomac (grande)
**greater pectoral muscle**, muscle grand pectoral
**greater renal calices**, calices (grands)
**greater sciatic nerve**, nerf grand sciatique
**greater trochanter**, trochanter (grand)
**greater vestibular gland**, Bartholin (glande de)
**greenstick fracture**, fracture en bois vert
**Gritti's amputation**, Gritti (amputation de)
**groin**, aine f.
**groove**, sillon m.
**ground-glass pulmonary opacity**, opacité pulmonaire en vitre dépolie
**group medicine**, médecine d'équipe, médecine de groupe
**grouping**, groupage m.
**growth**, croissance f.
**guanine**, guanine f.
**guardianship**, curatelle f.
**guide-wire**, passe-fil m.
**gum**, gencive f.
**gumma**, gomme f.
**gustation**, gustation f.
**gustatory**, gustatif, ive a.
**gustatory**, gustatoire a.
**gut**, intestin m.
**Guthrie's test**, Guthrie (épreuve de)
**guttur**, gosier m.
**guttural**, guttural, ale, aux a.
**gynandrism**, gynandrie f.
**gynecology**, gynécologie f.
**gynecomastia**, gynécomastie f.
**gynoid**, gynoïde a.
**gypsotomy**, gypsotomie f.
**gyrus**, gyrus m.

**habenula**, habenula f.
**habitus**, habitus m.
**Haemophilus influenzae**, Haemophilus influenzae
**hair follicle**, follicule pileux
**hairy**, pileux, euse a.
**Hakim-Adams syndrome**, Hakim et Adams (syndrome de)
**half-breed**, métis, isse a.
**half-breed**, métis, isse n.
**half-life**, demi-vie f.
**halitosis**, halitose f.
**hallucinated**, halluciné, ée a.
**hallucination**, hallucination f.
**hallucinogenic**, hallucinogène a.
**hallux rigidus**, hallux rigidus
**hallux valgus**, hallux valgus
**hallux varus**, hallux varus
**halogen**, halogène m.
**Halsted's operation**, Halsted (opération de)
**hamartoma**, hamartome m.
**hamate bone**, os crochu
**Hamman's sign**, Hamman (signe de)
**hammer finger**, doigt en marteau
**hammer toe**, orteil en marteau (ou en cou de cygne)
**Hamolsky test**, Hamolsky (épreuve ou test de)
**Hampton's line**, Hampton (ligne de)
**hand**, main f.
**Hand-Schüller-Christian disease**, Hand-Schüller-Christian (maladie de)
**handicapped**, handicapé, ée a.
**Hanger's test**, Hanger (épreuve Hanger ou réaction de Hanger)
**haploid**, haploïde a. et m.
**haploid number**, nombre haploïde
**hapten**, haptène m.
**hard palate**, palais osseux
**harelip**, bec-de-lièvre m.
**harmful**, nocif, ive a.
**harmfulness**, nocuité f.
**harmlessness**, innocuité f.
**Haserick's test**, Haserick (test de)
**Hashimoto's disease, Hashimoto's thyroiditis**, Hashimoto (thyroïdite de)
**hashish**, haschisch (ou hachisch) m.
**Hassall's corpuscule**, Hassall (corpuscule de)
**haustration**, haustration f.
**haversian canals**, Havers (canaux de)
**hay fever**, rhume des foins
**Hayem's method**, Hayem (méthode de)
**HDL cholesterol**, cholestérol HDL
**head**, tête f.
**head of a muscle**, chef (d'un muscle)
**healing**, guérison f., cicatrisation f.

**health**, santé f.
**hearing**, audition f., ouïe f.
**hearing prosthetist**, audioprothésiste n.
**heart**, cœur m.
**heart patient**, cardiaque n.
**heart sounds**, bruits du cœur
**heat-insulating**, calorifuge a.
**heavy**, gravatif, ive a.
**heavy chain disease**, maladie des chaînes lourdes
**hebephrenia**, hébéphrénie f.
**Heberden's nodes**, Heberden (nodosités d'Heberden ou nodules d'Heberden)
**hebetude**, hébétude f.
**hedonism**, hédonisme m.
**heel-knee test**, talon-genou (épreuve)
**Hegar's dilators**, Hegar (bougies de Hegar)
**Hegar's sign**, Hegar (signe de Hegar)
**Heinz-Ehrlich bodies**, Heinz (corps de Heinz)
**helical, helicoid**, hélicoïdal, ale, aux a.
**Helicobacter pylori**, Helicobacter pylori
**heliosis**, héliodermite f.
**heliotherapy**, héliothérapie f.
**helix of ear**, hélix m.
**HELLP syndrome**, syndrome HELLP
**helminth**, helminthe m.
**helminthiasis**, helminthiase f.
**hemagglutination**, hémagglutination (ou hémoagglutination) f.
**hemagglutinin**, hémagglutinine f.
**hemangioma**, hémangiome m.
**hemangiomatosis**, hémangiomatose f.
**hemarthrosis**, hémarthrose f.
**hematemesis**, hématémèse f.
**hematic**, hématique a.
**hematin**, hématine f.
**hematinemia**, hématinémie f.
**hematocele**, hématocèle f.
**hematocrit**, hématocrite m.
**hematogenic**, hématogène a.
**hematology**, hématologie f.
**hematoma**, hématome m.
**hematometra**, hématométrie f.
**hematophagous**, hématophage a.
**hematopoiesis**, hématopoïèse f.
**hematosalpinx**, hématosalpinx m.
**hematosis**, hématose f.
**hematozoon**, hématozoaire m.
**hematuria**, hématurie f.
**heme**, hème m.
**hemeralopia**, nyctalopie f.
**hemianesthesia**, hémianesthésie f.
**hemianopia**, hémianopie (ou hémianopsie) f.
**hemianopsia**, hémianopie (ou hémianopsie) f.
**hemibody**, hémicorps m.
**hemicellulose**, hémicellulose f.
**hemicolectomy**, hémicolectomie f.
**hemicrania**, hémicrânie f.
**hemiface**, hémiface f.
**hemilaminectomy**, hémilaminectomie f.
**hemilateral**, hémilatéral ale, aux a.
**hemiparesis**, hémiparésie f.
**hemiplegia**, hémiplégie f.
**hemiplegic**, hémiplégique a.
**hemiprostatectomy**, hémiprostatectomie f.
**hemisacralization**, hémisacralisation f.
**hemithorax**, hémithorax m.
**hemming**, hemmage (ou hem) m.
**hemoagglutination**, hémoagglutination f.
**hemoaspiration**, hémoaspiration f.
**hemochromatosis**, hémochromatose f.
**hemocrinia**, hémocrinie f.
**hemoculture**, hémoculture f.
**hemocytolysis**, hémocytolyse f.
**hemocytometer**, hématimètre m.
**hemodiagnosis**, hémodiagnostic m.
**hemodialized**, hémodialysé, ée a.
**hemodialysis**, hémodialyse f.
**hemodilution**, hémodilution f.
**hemodynamic**, hémodynamique a.
**hemodynamics**, hémodynamique f.
**hemoglobic**, hémoglobinique a.
**hemoglobin**, hémoglobine f.
**hemoglobin S**, hémoglobine S
**hemoglobin concentration**, concentration de l'hémoglobine
**hemoglobinemia**, hémoglobinémie f.
**hemoglobinometry**, hémoglobinométrie f.
**hemoglobinopathy**, hémoglobinopathie f.
**hemoglobinopathy**, hémoglobinose f.
**hemoglobinuria**, hémoglobinurie f.
**hemogram**, hémogramme m.
**hemolysin**, hémolysine f.
**hemolysis**, hémolyse f.
**hemolytic**, hémolytique a.
**hemolytic anemia**, anémie hémolytique
**hemolytic disease of the newborn**, érythroblastose fœtale
**hemolytic streptococcus**, streptocoque hémolytique
**hemomediastinum**, hémomédiastin m.
**hemopathy**, hémopathie f.
**hemopericardium**, hémopéricarde m.
**hemoperitoneum**, hémopéritoine m.
**hemophilia**, hémophilie f.
**hemophiliac**, hémophile n.
**hemophilic**, hémophile a.
**Hemophilus influenzae pneumonia**, pneumonie à influenzavirus
**hemopoietic**, hématopoïétique a.
**hemoptysic**, hémoptysique a.
**hemoptysis**, hémoptysie f.
**hemorrhage**, hémorragie f.
**hemorrhagic dengue**, dengue hémorragique

**hemorrhoid**, hémorroïde f.
**hemorrhoidal**, hémorroïdaire a.
**hemorrhoidal**, hémorroïdal, ale, aux a.
**hemosiderin**, hémosidérine f.
**hemosiderinuria**, hémosidérinurie f.
**hemosiderosis**, hémosidérose f.
**hemosinus**, hémosinus (ou hématosinus) m.
**hemospermia**, hémospermie f.
**hemostasis**, hémostase f.
**hemostatic**, hémostatique
**hemothorax**, hémothorax (ou hématothorax) m.
**Henle's loop**, Henle (anse de Henle)
**heparin**, héparine f.
**heparinemia**, héparinémie f.
**heparinize**, hépariniser v.
**hepatectomy**, hépatectomie f.
**hepatic**, hépatique a.
**hepatic coma**, coma hépatique
**hepatitis**, hépatite f.
**hepatitis A**, hépatite A
**hepatitis B**, hépatite B
**hepatitis C**, hépatite C
**hepatitis D**, hépatite D
**hepatitis E**, hépatite E
**hepatoblastoma**, hépatoblastome m.
**hepatocyte**, hépatocyte m.
**hepatogenic**, hépatogène a.
**hepatojugular reflux**, reflux hépato-jugulaire
**hepatoma**, hépatome m.
**hepatomegaly**, hépatomégalie f.
**hepatorenal**, hépato-rénal, ale, aux a.
**hepatosplenic**, hépato-splénique a.
**hepatosplenomegaly**, hépato-splénomégalie f.
**hepatotherapy**, hépatothérapie f.
**hepatotoxic**, hépatotoxique a.
**hereditary**, héréditaire a.
**hereditary hemorrhagic telangiectasia**, Rendu-Osler (maladie de)
**hereditary spherocytosis**, Minkowski-Chauffard (maladie de)
**heredity**, hérédité f.
**Hering's nerve**, Hering (nerf de)
**hermaphroditism**, hermaphrodisme m.
**hernia**, hernie f.
**herniated**, hernié, ée a., hernieux, euse a.
**herniated disc**, hernie discale (ou hernie d'un disque intervertébral)
**heroin**, héroïne f.
**heroinism**, héroïnomanie f.
**herpes**, herpès m.
**herpes gestationis**, herpes gestationis
**herpes zoster**, zona m.
**herpetic**, herpétique a.
**herpetiform**, herpétiforme a.
**Herter's disease**, Herter (maladie de)
**hertz**, hertz m.
**hertzian**, hertzien, ienne a.
**hertzian waves**, ondes hertziennes
**Herxheimer's reaction**, Herxheimer (réaction de Herxheimer)
**heteroantibody**, hétéroanticorps m.
**heterochromia**, hétérochromie f.
**heterochromosome**, hétérochromosome m.
**heterodromus**, hétérodrome a.
**heterogenous**, hétérogène a.
**heterograft**, hétérogreffe f.
**heterologous**, hétérologue a.
**heterosexual**, hétérosexuel, elle a.
**heterotopia**, hétérotopie f.
**heterotropic**, hétérotrope (ou hétérotropique) a.
**heterotropic rhythm**, rythme hétérotrope
**heterozygous**, hétérozygote a. et m.
**hexadactylia, hexadactyly**, hexadactylie f.
**hexose**, hexose m.
**hiatal hernia**, hernie hiatale
**hiatus**, hiatus m.
**hiatus leukemicus**, hiatus leucémique
**hiccup**, hoquet m.
**hidradenitis**, hidrosadénite (ou idrosadénite) f.
**hidradenoma**, hidradénome m.
**hidrorrhea**, hidrorrhée f.
**hidrosis**, hidrose f.
**Highmore's body**, Highmore (corps de Highmore)
**hilum**, hile m.
**hip**, hanche f.
**hip bone**, os iliaque
**hip joint**, articulation coxo-fémorale
**Hippel-Lindau disease**, Hippel-Lindau, von (angiomatose de)
**hippocampus**, hippocampe m.
**hippocratic**, hippocratique a.
**hippuric acid**, acide hippurique
**Hirschsprung's disease**, Hirschsprung (maladie de Hirschsprung)
**hirsutism**, hirsutisme m.
**Hirtz view**, Hirtz (incidence de Hirtz)
**hisian**, hissien, ienne a.
**hissing**, chuintement m.
**histamine**, histamine f.
**histioblast**, histioblaste m.
**histiocyte**, histiocyte m.
**histiocytic medullary reticulosis**, réticulose médullaire histiocytaire
**histiocytic series**, série histiocytaire
**histiocytosis**, histiocytose f.
**histiocytosis X**, histiocytose X
**histocompatibility**, histocompatibilité f.
**histogenesis**, histogenèse f.
**histology**, histologie f.
**histone**, histone f.

**histopathology**, histopathologie (ou histologie pathologique) f.
**histophysiology**, histophysiologie f.
**histoplasmosis**, histoplasmose f.
**histrionic personality**, personnalité hystérique
**HLA system**, système HLA
**hoarseness**, enrouement m., raucité f.
**Hodgkin's disease**, Hodgkin (maladie de)
**hodgkinian**, hodgkinien, ienne a.
**Hoffa's disease**, Hoffa (maladie de)
**Hofmeister gastrectomy**, Finsterer (opération de)
**Hohmann's operation**, Hohmann (opération de)
**holism**, holisme m.
**holistic**, holistique a.
**holocrine gland**, glande holocrine
**holodiastolic**, holodiastolique a.
**holosystolic**, holosystolique a.
**Holter's recording, ambulatory electrocardiographic monitoring**, Holter (méthode monitorage de)
**homeopath**, homéopathe a et n.
**homeopathy**, homéopathie f.
**homeostasis**, homéostasie f.
**homeothermal**, homéotherme a.
**homogeneous**, homogène a.
**homologous**, homologue a.
**homosexual**, homosexuel, elle a. et n.
**homosexuality**, homosexualité f.
**homozygote**, homozygote a. et n.
**hookworm disease**, ankylostomiase f.
**hordeolum**, orgelet m.
**hormone**, hormone f.
**hormonotherapy**, hormonothérapie f.
**Horner's syndrome**, Claude Bernard-Horner (syndrome de)
**horny**, corné, ée a.
**horseshoe kidney**, rein en fer à cheval
**Horton's syndrome**, Horton (maladie de)
**hospital**, hospitalier, ère a.
**hospitalism**, hospitalisme m.
**hospitalization**, hospitalisation f.
**host**, hôte m.
**Hottentot apron**, tablier des Hottentotes
**Hounsfield unit**, Hounsfield (unité)
**Howell's method**, Howell (temps de)
**human herpesvirus**, herpèsvirus humain
**Huhner test**, Huhner (test de)
**humeroradial**, huméro-radial, ale, aux a.
**humeroulnar**, huméro-cubital, ale, aux a.
**humerus**, humérus m.
**humor**, humeur f.
**humoral**, humoral, ale, aux a.
**humoral immunity**, immunité humorale
**Hunter's canal**, Hunter (canal de)
**Huntington's chorea**, Huntington (chorée de)
**Hurler syndrome**, Hurler (maladie de)
**Hutchinson-Gilford syndrome**, Hutchinson-Gilford (syndrome de)
**hyaline**, hyalin, ine a.
**hyaline cartilage**, cartilage hyalin
**hyalitis**, hyalite f.
**hyaloid**, hyaloïde a.
**hyaloid**, hyaloïdien, ienne a.
**hyaloplasm**, hyaloplasme m.
**hyaluronidase**, hyaluronidase f.
**hybrid lens**, lentille hybride
**hybridization**, hybridation f.
**hydatic**, hydatique a.
**hydatid**, hydatide f.
**hydatid cyst**, kyste hydatique
**hydatid mole**, môle hydatiforme
**hydatidiform**, hydatiforme a.
**hydramnios**, hydramnios m.
**hydrargyria**, hydrargyrie f. (ou hydrargyrisme m.)
**hydrargyrism**, hydrargyrie f. (ou hydrargyrisme m.)
**hydrarthrosis**, hydarthrose f.
**hydration**, hydratation f.
**hydremia**, hydrémie f.
**hydric**, hydrique a.
**hydroaeric**, hydro-aérique a.
**hydroappendix**, séroappendicite f. (ou séroappendix m.)
**hydrocalix**, mégacalice m.
**hydrocarbon**, hydrocarbone m.
**hydrocele**, hydrocèle f.
**hydrocephalic**, hydrocéphale a.
**hydrocephalus**, hydrocéphalie f.
**hydrochlorate**, chlorhydrate m.
**hydrochloric acid**, acide chlorhydrique
**hydrocholecystis**, hydrocholécyste m.
**hydrocortisone**, hydrocortisone f.
**hydroelectrolytic**, hydro-électrolytique a.
**hydrogen**, hydrogène m.
**hydrogen peroxide**, eau oxygénée
**hydrogen sulfid intoxication**, sulfhydrisme m.
**hydrolase**, hydrolase f.
**hydrolysis**, hydrolyse f.
**hydromeningocele**, hydroméningocèle f.
**hydronephrosis**, hydronéphrose f.
**hydropericardium**, hydropéricarde m.
**hydroperitonia**, ascite f.
**hydrophilic**, hydrophile a.
**hydrophobia**, hydrophobie f.
**hydrophthalmos**, hydrophtalmie f.
**hydropneumoperitoneum**, hydro-pneumopéritoine m.
**hydropneumothorax**, hydro-pneumothorax m.
**hydropyonephrosis**, hydro-pyonéphrose f.
**hydropyosalpinx**, hydro-pyosalpinx m.
**hydrorrhea**, hydrorrhée f.
**hydrosalpinx**, hydrosalpinx m.

**hydrosodic**, hydro-sodique a.
**hydrosoluble**, hydrosoluble a.
**hydrotherapy**, hydrothérapie f.
**hydrothorax**, hydrothorax m.
**hydroureter**, urétérohydrose f.
**β-hydroxybutyric acid**, acide β-hydroxybutyrique
**11-hydroxycorticosteroid**, hydroxy-11 corticostéroïde (ou 11-hydroxycorticostéroïde) m.
**17-hydroxycorticosteroid**, hydroxy-17 corticostéroïde (ou 17-hydroxycorticostéroïde) m.
**hydroxysteroid**, hydroxystéroïde m.
**hygiene**, hygiène f.
**hymen**, hymen m.
**hymenal caruncles**, caroncules myrtiformes
**hyoepiglottic**, hyo-épiglottique a.
**hyoid bone**, hyoïde (os hyoïde) m.
**hypalgesia**, hypoalgésie f.
**hyperactivity**, suractivité f.
**hyperalbuminemia**, hyperalbuminémie f.
**hyperaldosteronism**, hyperaldostéronisme m.
**hyperalgesia**, hyperalgésie f.
**hyperandrogenism**, hyperandrogénie f. (ou hyperandrogénisme m.)
**hyperanxiety**, hyperanxiété f.
**hyperanxious**, hyperanxieux, euse
**hyperazotemia**, hyperazotémie f.
**hyperbaria**, hyperbarie f.
**hyperbaric**, hyperbare a.
**hyperbaric medicine**, médecine hyperbare
**hyperbilirubinemia**, hyperbilirubinémie f.
**hypercalcemia**, hypercalcémie f.
**hypercapnia**, hypercapnie f.
**hyperchloremia**, hyperchlorémie f.
**hyperchlorhydria**, hyperchlorhydrie f.
**hyperchloruria**, hyperchlorurie f.
**hypercholemia**, hypercholémie f.
**hypercholesterolemia**, hypercholestérolémie f.
**hyperchromatic**, hyperchrome a.
**hyperchromia**, hyperchromie f.
**hyperchromic**, hyperchrome a.
**hypercoagulability**, hypercoagulabilité f.
**hypercorticism**, hypercorticisme m.
**hypercrinism**, hypercrinie f.
**hypercytosis**, hypercytose f.
**hyperdensity** hyperdensité f.
**hyperdiploidy**, hyperdiploïdie f.
**hyperechoic**, hyperéchogène a.
**hyperemesis**, hyperémèse f.
**hyperemia**, hyperémie f.
**hyperesthesia**, hyperesthésie f.
**hyperexcitability**, surexcitabilité f.
**hyperextension**, hyperextension f.
**hyperflexion**, hyperflexion f.
**hyperfunction**, hyperfonctionnement m.
**hyperglycemia**, hyperglycémie f.
**hyperglycemic manifestations**, syndrome hyperglycémique
**hyperglycocorticism**, hyperglucocorticisme m.
**hyperhidrosis**, hyperhidrose (ou hyperidrose) f.
**hyperimmune serum**, sérum hyperimmun
**hyperinsulinism**, hyperinsulinisme m.
**hyperkalemia**, hyperkaliémie f.
**hyperkeratosis**, hyperkératose f.
**hyperkinesia, hyperkinesis**, hypercinésie (ou hyperkinésie) f.
**hyperlactacidemia**, hyperlactacidémie f.
**hyperlipemia**, hyperlipémie (ou hyperlipidémie) f.
**hyperlordosis**, hyperlordose f.
**hyperlucent lung**, poumon hyperclair
**hyperlymphocytosis**, hyperlymphocytose f.
**hypermenorrhea**, hyperménorrhée f.
**hypermetria**, hypermétrie f.
**hypermetropia**, hypermétropie f.
**hypernatremia**, hypernatrémie f.
**hyperorexia**, hyperorexie f.
**hyperostosis**, hyperostose f.
**hyperparathyroid**, hyperparathyroïdien, ienne a.
**hyperparathyroidism**, hyperparathyroïdie f. (ou hyperparathyroïdisme m.)
**hyperpathia**, hyperpathie f.
**hyperplasia**, hyperplasie f.
**hyperpnea**, hyperpnée f.
**hyperproteinemia**, hyperprotéinémie (ou hyperprotidémie) f.
**hyperreflexia**, hyperréflectivité (ou hyperréflexie) f.
**hypersarcosinemia**, hypersarcosinémie f.
**hypersecretion**, hypersécrétion f.
**hypersensitivity**, hypersensibilité f.
**hypersideremia**, hypersidérémie f.
**hypersomnia**, hypersomnie f.
**hypertelorism**, hypertélorisme m.
**hypertension**, hypertension f.
**hypertensive**, hypertendu, ue a.
**hypertensive**, hypertensif, ive a.
**hyperthermia**, hyperthermie f.
**hyperthyreosis**, hyperthyréose f.
**hyperthyroid**, hyperthyroïdien, ienne a.
**hyperthyroidism**, hyperthyroïdie f. (ou hyperthyroïdisme m.)
**hypertonia**, hypertonie f.
**hypertonic**, hypertonique a.
**hypertonic bladder**, vessie de lutte
**hypertrichosis**, hypertrichose f.
**hypertrophic**, hypertrophié, ée a.
**hypertrophic pyloric stenosis**, sténose hypertrophique du pylore
**hypertrophy**, hypertrophie f.
**hyperuricemia**, hyperuricémie f.
**hypervascularized**, hypervascularisé, ée a.

**hypervasopressinism**, hypervasopressinisme m.
**hyperventilation**, hyperventilation f.
**hypervitaminosis**, hypervitaminose f.
**hypervolemia**, hypervolémie f.
**hypha**, hyphe f.
**hypnogenic**, hypnogène a.
**hypnosis**, hypnose f.
**hypnotic**, hypnotique a.
**hypnotism**, hypnotisme m.
**hypoacusia**, **hypoacusis**, hypoacousie f.
**hypoadrenocorticism**, hypocorticisme m.
**hypoalgesia**, hypoalgésie f.
**hypocalcemia**, hypocalcémie f.
**hypocalcemic**, hypocalcémiant, ante a.
**hypocapnia**, hypocapnie f.
**hypochloremia**, hypochlorémie f.
**hypochlorhydria**, hypochlorhydrie f.
**hypocholesterolemic**, hypocholestérolémiant, ante a. et m.
**hypocholesterolemia**, hypocholestérolémie f.
**hypochondria**, hypocondrie f.
**hypochondriac**, hypocondriaque a. et n.
**hypochondrium**, hypocondre m.
**hypochromia**, hypochromie f.
**hypochromic**, hypochrome a.
**hypochromic anemia**, anémie hypochrome
**hypocoagulability**, hypocoagulabilité f.
**hypocrinia**, hypocrinie f.
**hypodensity**, hypodensité f.
**hypoderm**, hypoderme m.
**hypodiploidy**, hypodiploïdie f.
**hypoechogenic**, hypoéchogène a.
**hypoesthesia**, hypoesthésie f.
**hypofolliculinism**, hypofolliculinie f. (ou hypofolliculinisme m.)
**hypogastrium**, hypogastre m.
**hypoglossal nerve**, hypoglosse m.
**hypoglycemia**, hypoglycémie f.
**hypoglycemic coma**, coma hypoglycémique
**hypoglycemic**, hypoglycémiant, ante a. et m.
**hypogonadism**, hypogonadisme m.
**hypoinsulinism**, hypo-insulinisme m.
**hypokalemia**, hypokaliémie f.
**hypokinetic**, hypocinétique (ou hypokinétique) a.
**hypolipemia**, hypolipémie (ou hypolipidémie) f.
**hypomania**, hypomanie f.
**hypomanic**, hypomaniaque a.
**hypomaniac**, hypomaniaque n.
**hyponatremia**, hyponatrémie f.
**hypoparathyroid**, hypoparathyroïdien, ienne a.
**hypoparathyroidism**, hypoparathyroïdie f. (ou hypoparathyroïdisme) m.
**hypophosphatemia**, hypophosphatémie f.
**hypophosphatemic**, hypophosphatémiant, ante a.
**hypophyseal, hypophysial**, hypophysaire a.
**hypophyseal hormone**, hormone hypophysaire
**hypophysial dwarfism**, chétivisme m.
**hypophysis**, hypophyse f.
**hypopituitarism**, hypopituitarisme m.
**hypoplasia**, hypoplasie f.
**hypoproteinemia**, hypoprotéinémie (ou hypoprotidémie) f.
**hypopyon**, hypopyon m.
**hyporeflexia**, hyporéflectivité (ou hyporéflexie) f.
**hypospadias**, hypospadias m.
**hypotension**, hypotension f.
**hypotensive**, hypotensif, ive a.
**hypotensor**, hypotenseur a. et m.
**hypothalamopituitary**, hypothalamo-hypophysaire a.
**hypothalamus**, hypothalamus m.
**hypothenar eminence, hypothenar**, éminence hypothénar
**hypothermia**, hypothermie f.
**hypothesis**, hypothèse f.
**hypothymia**, hypothymie f.
**hypothyroidal**, hypothyroïdien, ienne a.
**hypothyroidism**, hypothyroïdie f. (hypothyroïdisme m. ou hypothyréose f. )
**hypotonia**, hypotonie f.
**hypotonic**, hypotonique a.
**hypotrichosis**, hypotrichose f.
**hypotrophy**, hypotrophie f.
**hypoventilation**, hypoventilation f.
**hypovitaminosis**, hypovitaminose f.
**hypovolemia**, hypovolémie f.
**hypoxia**, hypoxie f.
**hysterectomy**, hystérectomie f.
**hysteria**, hystérie f.
**hysteric**, hystérique a.
**hysteriform**, hystériforme a.
**hysterocele**, hystérocèle f.
**hysterocystocele**, hystéro-cystocèle f.
**hysterocystopexy**, hystéro-cystopexie f.
**hysterography**, hystérographie f.
**hysterometry**, hystérométrie f.
**hysteropexy**, hystéropexie f.
**hysterosalpingectomy**, hystéro-salpingectomie f.
**hysterosalpingography**, hystéro-salpingographie f.
**hysterotomy**, hystérotomie f.
**Hz**, Hz

**iatrogenic**, iatrogène (ou iatrogénique) a.
**iatrogenic pathology**, iatropathologie f. (ou pathologie iatrogène)
**ichthyosis**, ichtyose f.
**icteric**, ictérique a.
**ictus**, ictus m.
**id**, ça m.

**ideational apraxia**, apraxie idéatoire
**identification**, identification f.
**ideokinetic apraxia**, apraxie idéomotrice
**idiocy**, idiotie f.
**idiogram**, idiogramme m.
**idiopathic**, idiopathique a.
**idiopathic haemochromatosis**, hémochromatose primitive (ou idiopathique)
**idiopathic thrombocytopenic purpura**, purpura thrombopénique auto-immun (ou idiopathique)
**idiopathic thrombocytopenic purpura**, thrombocytopénie aiguë idiopathique
**idiosyncrasy**, idiosyncrasie f.
**idiot**, idiot, e n.
**idiotype**, idiotype m.
**idiotypy**, idiotypie f.
**idioventricular**, idioventriculaire a.
**idioventricular rhythm**, rythme idioventriculaire
**ileitis**, iléite f.
**ileocecal**, iléo-cæcal, ale, aux a.
**ileocecal valve**, Bauhin (valvule de)
**ileocolic**, iléo-colique a.
**ileocolic valve**, Bauhin (valvule de)
**ileocolitis**, iléo-colite f.
**ileostomy**, iléostomie f.
**ileum**, iléon m.
**ileus**, occlusion intestinale
**iliac**, iliaque a.
**iliac colon**, côlon iliaque
**iliac crest**, crête iliaque
**iliac fossa**, fosse iliaque
**iliofemoral**, ilio-fémoral, ale, aux a.
**iliopsoas muscle**, muscle psoas-iliaque
**iliosacral**, ilio-sacré, ée a.
**ilium**, ilion m.
**imbalance**, déséquilibre m.
**imbecile**, imbécile a.
**imbecile**, imbécile n.
**imbecility**, imbécillité f.
**Imerslund-Gräsbeck (ou Graesbeck) syndrome**, Imerslund (syndrome de)
**immature**, immature a.
**immaturity**, immaturité f.
**immediate**, immédiat, e a.
**immediate dental prosthesis**, prothèse immédiate
**immediate hypersensitivity reaction**, hypersensibilité immédiate (réaction d')
**immersion syncope**, hydrocution f.
**immobilization**, immobilisation f.
**immune**, immun a.
**immune complex**, complexe immun
**immune response**, réaction immunitaire
**immune serum**, immunsérum m.
**immune system**, système immunitaire
**immunity**, immunité f.
**immunization**, immunisation f.
**immunized**, immunisé, ée a.
**immunizing**, immunisant, ante a.
**immunoadherence**, immunoadhérence (ou immunocytoadhérence) f.
**immunocompetent cell**, cellule immunocompétente
**immunodeficiency**, déficit immunitaire
**immunodeficiency**, immunodéficience f.
**immunodiffusion**, immunodiffusion f.
**immunoelectrophoresis**, immunoélectrophorèse f.
**immunofluorescence**, immunofluorescence f.
**immunofluorescent reaction**, réaction d'immunofluorescence
**immunogen**, immunogène m.
**immunogenetics**, immunogénétique f.
**immunogenicity**, immunogénicité f.
**immunoglobulin**, immunoglobuline f.
**immunological**, immunologique a., immunitaire a.
**immunology**, immunologie f.
**immunomodulator**, immunomodulateur a. et m.
**immunopathology**, immunopathologie f.
**immunoreaction**, réaction immunitaire
**immunoscintigraphy**, immunoscintigraphie f.
**immunosuppression**, immuno-dépression f.
**immunosuppressive**, immunosuppresseur a. et m.
**immunotherapy**, immunothérapie f.
**impacted fracture**, fracture par engrenage (ou engrenée)
**impaction**, engrènement m.
**impaction**, impaction f.
**imperforation**, imperforation f.
**impetiginization**, impétiginisation f.
**impetigo**, impétigo m.
**impetigo bullosa**, pemphigus épidémique du nouveau-né
**implant**, implant m.
**implantation**, implantation f.
**imponderable**, impondérable a.
**important ejaculation**, hyperspermie f.
**impotence**, impuissance f.
**impression**, empreinte f.
**impuberal**, impubère a.
**impulse**, impulsion f.
**impulsion**, impulsion f.
**impulsive**, impulsif, ive a.
**impulsiveness**, impulsivité f.
**inability**, incapacité f.
**inactivation**, inactivation f.
**inactive**, inactif, ive a.
**inanimate**, inanimé, ée a.
**inanition**, inanition f.
**inappetence**, inappétence f.

**incarcerated**, incarcéré, ée a.
**incarcerated placenta**, placenta incarcéré
**incarceration of the fetal head**, enclavement de la tête fœtale
**incarceration of placenta**, incarcération du placenta
**incidence**, incidence f.
**incipient**, incipiens a.
**incise**, inciser v.
**incision**, incision f.
**incisor**, incisive (ou dent incisive) f.
**incisure**, incisure f.
**inclined**, déclive
**inclusion**, inclusion f.
**incoercible**, incoercible a.
**incoherence**, incohérence f.
**incompatibility**, incompatibilité f.
**incompetent cervix**, béance du col utérin
**incongruity**, incongruence (ou incongruité) f.
**incontinence**, incontinence f.
**incontinent**, incontinent, ente a.
**incontinentia pigmenti**, incontinentia pigmenti
**incoordination**, incoordination f.
**incubation**, incubation f.
**incubator**, étuve f.
**incurable**, incurable a.
**incus**, enclume f.
**index**, index m.
**index**, indice m.
**indicator**, indicateur m.
**indigestion**, indigestion f.
**indirect bilirubin**, bilirubine indirecte (ou bilirubine libre)
**indole**, indole m.
**indolent**, indolent, ente a.
**indrawing**, tirage m.
**induced enzyme**, enzyme induite
**induction**, induction f.
**induration**, induration f.
**inert**, inerte a.
**inertia**, inertie f.
**infancy**, âge (premier)
**infantile**, infantile a.
**infantile autism**, autisme infantile
**infantile dementia**, psychose désintégrative
**infantile lobar hyperventilation**, hyperventilation lobaire infantile
**infantile scurvy**, scorbut infantile
**infantilism**, infantilisme m.
**infarcted**, infarci, e a.
**infarction**, infarctus m., infarcissement m.
**infection**, infection f.
**infectious**, infectieux, euse a.
**infectious mononucleosis**, mononucléose infectieuse
**infectious osteoarthritis**, ostéoarthrite f.
**infective**, infectant, ante a.
**inferior medullary velum**, membrana tectoria du quatrième ventricule
**inferior pelvic strait**, détroit inférieur
**infestation**, infestation f.
**infested**, infesté, ée a.
**infiltrate**, infiltrat m.
**infiltration**, infiltration f.
**infirmity**, infirmité f.
**inflamed**, enflammé, ée a.
**inflammation**, inflammation f.
**inflammatory**, inflammatoire a.
**inflected**, infléchi, e a.
**inflection**, inflexion f.
**influenza**, grippe f.
**influenzal**, grippal, ale, aux a.
**infraclavicular**, infraclaviculaire a.
**infraduction**, infraduction f.
**inframammillary**, inframamelonnaire (ou inframamillaire) a.
**infrared radiation**, rayonnement infrarouge
**infrasound**, infrason m.
**infraspinous muscle**, muscle sous-épineux
**infundibular**, infundibulaire a.
**infundibuliform**, infundibuliforme a.
**infundibulum**, infundibulum m.
**infundibulum of hypothalamus**, infundibulum tubérien
**infusion tomography of gallbladder**, tomocontrastographie abdominale
**Infusoria**, Infusoires
**ingesta**, ingesta m. pl.
**ingested**, ingéré, ée a.
**ingestion**, ingestion f.
**ingrown nail**, ongle incarné
**inguinal**, inguinal, ale, aux a.
**inguinal canal**, canal inguinal
**inguinal granuloma**, granulome inguinal
**inguinal hernia**, hernie inguinale
**inguinal ligament**, arcade crurale
**inguinocrural**, inguino-crural, ale, aux a.
**inguinocrural hernia**, hernie inguino-crurale
**inguinoscrotal**, inguino-scrotal, ale, aux a.
**inhalation**, inhalation f.
**inhalation therapy**, inhalothérapie f.
**inhibin**, inhibine f.
**inhibition**, inhibition f.
**inhibitor**, inhibiteur, trice
**inhibitory**, inhibiteur, trice
**inhomogeneous**, inhomogène a.
**initial certificate**, certificat initial
**injection**, injection f.
**injection**, piqûre f.
**injury**, blessure f.
**inlay**, encastrement m.
**innervation**, innervation f.
**inoculable**, inoculable a.
**inoculation**, inoculation f.

**inorganic**, inorganique a.
**inotropic**, inotrope a.
**insalivation**, insalivation f.
**insane**, aliéné, ée n.
**insemination**, insémination f.
**insertion**, insertion f.
**insertionitis**, insertionite f.
**insidious**, insidieux, euse a.
**insolation**, insolation f.
**insoluble**, insoluble a.
**insomnia**, insomnie f.
**insomniac**, insomniaque a.
**insomnic**, insomniaque a.
**inspiration**, inspiration f.
**inspirator**, inspirateur m.
**inspiratory**, inspirateur a.
**inspiratory capacity**, capacité inspiratoire
**inspiratory reserve air**, air complémentaire
**inspirium**, inspirium m.
**instillation**, instillation f.
**instinct**, instinct m.
**instinctive**, instinctif, ive a.
**instinctual**, instinctuel, elle a.
**institutional**, institutionnel, elle a.
**insufficiency**, insuffisance f.
**insufflation**, insufflation f.
**insula**, insula (de Reil)
**insular**, insulaire a.
**insulin**, insuline f.
**insulin resistance**, insulinorésistance f.
**insulin tolerance test**, hypoglycémie provoquée (épreuve de l'hypoglycémie provoquée)
**insulinemia**, insulinémie f.
**insulinotherapy**, insulinothérapie f.
**integument**, tégument m.
**integumentary**, tégumenteux, euse a.
**intelligence quotient**, quotient intellectuel (ou d'intelligence)
**intemperance**, intempérance f.
**intensity**, intensité f.
**intensive care**, réanimation f.
**intensive care**, soins intensifs
**intention tremor**, tremblement intentionnel
**interarticular**, interarticulaire a.
**interatrial**, interauriculaire a.
**intercarotic**, intercarotidien, ienne a.
**intercarpal**, intercarpien, ienne a.
**intercondylar**, intercondylien, ienne a.
**intercostal**, intercostal, ale, aux a.
**intercostal space**, espace intercostal
**intercurrent**, intercurrent, ente a.
**interdental embrasure**, embrasure gingivale
**interdigital**, interdigital, ale, aux a.
**interference**, interférence f.
**interferon**, interféron m.
**interlabial**, interlabial, ale, aux a.
**interleukin**, interleukine f.
**interlobar**, interlobaire a.
**interlobular pleurisy**, scissurite f.
**intermittent claudication**, claudication intermittente
**intermittent**, intermittent, ente a.
**intermuscular**, intermusculaire a.
**intern**, interne
**internal**, interne
**internal acoustic meatus**, conduit auditif interne
**internal ear**, oreille interne
**internal genitalia**, organes génitaux internes
**internal malleolus**, malléole interne (ou malléole tibiale)
**internal oblique muscle of the abdomen**, muscle petit oblique de l'abdomen
**internalization**, intériorisation f.
**international nonproprietary names [INN]**, dénomination commune internationale
**international system of units**, système international d'unités de mesure
**internist**, interniste n.
**interoceptive**, intéroceptif, ive a.
**interoceptor**, intérocepteur m.
**interosseous**, interosseux, euse a.
**interparietal**, interpariétal, ale, aux a.
**interpeduncular**, interpédonculaire a.
**interphalangeal**, interphalangien, ienne a.
**interphase**, interphase f.
**interscapular**, interscapulaire a.
**interspinal**, interépineux, euse a.
**interstitial**, interstitiel, ielle a.
**interstitial pneumonia**, pneumonie interstitielle
**intertransverse**, intertransversaire a.
**intertrigo**, intertrigo m.
**intertrochanteric**, intertrochantérien, ienne a.
**interventional radiology**, radiologie d'intervention (ou interventionnelle)
**interventricular**, interventriculaire a.
**interventricular foramen**, Monro (trou de Monro ou canal de Monro)
**intervertebral**, intervertébral, ale, aux a.
**intervertebral disk**, disque intervertébral
**intervertebral foramen**, trou de conjugaison
**intestinal**, intestinal, ale, aux a.
**intestinal blockade**, blocage intestinal
**intestinal flora**, flore intestinale
**intestinal loop**, anse intestinale
**intestinal obstruction**, occlusion intestinale
**intestine**, intestin m.
**intima**, intima f.
**intolerance**, intolérance f.
**intoxication**, intoxication f.
**intra-arterial**, intra-artériel, elle a.
**intra-articular**, intra-articulaire a.
**intra-atrial**, intra-auriculaire a.

**intrabody disk herniation**, hernie intraspongieuse (ou intrasomatique)
**intracardiac**, intracardiaque a.
**intracellular**, intracellulaire a.
**intracranial**, intracrânien, ienne a.
**intracranial hypertension**, hypertension intracrânienne
**intracutaneous**, intracutané, ée a.
**intradermal**, intradermique a.
**intradermoreaction**, intradermoréaction f.
**intradural**, intradural, ale, aux a.
**intrahepatic**, intrahépatique a.
**intralobular**, intralobulaire a.
**intraluminal**, intraluminal, ale, aux a.
**intramedullary**, intramédullaire a.
**intramural**, intramural, ale, aux a.
**intramuscular**, intramusculaire a.
**intraocular**, intraoculaire a.
**intraocular pressure**, pression intraoculaire
**intraparenchymatous**, intraparenchymateux, euse a.
**intrasellar**, intrasellaire a.
**intraspinal**, intrarachidien, ienne a.
**intrathecal space**, espace (lymphatique) intrapial
**intrathoracic**, intrathoracique a.
**intratracheal**, intratrachéal, ale, aux a.
**intrauterine**, intra-utérin, ine a.
**intrauterine contraceptive device**, stérilet m.
**intravascular**, intravasculaire a.
**intravenous**, intraveineux, euse a.
**intravenous tolbutamide test**, tolbutamide (épreuve au)
**intravenous urography**, urographie intraveineuse (ou descendante)
**intraventricular**, intraventriculaire a.
**intrinsic**, intrinsèque a.
**introspection**, introspection f.
**introvert**, introverti, e a. et n.
**intubation**, intubation f.
**intubation**, tubage m.
**intumescent**, intumescent, ente a.
**inulin**, inuline f.
**invagination**, invagination f.
**invalid**, invalide a.
**invasion**, invasion f.
**invasive**, effractif, ive a.
**invasive**, invasif, ive a.
**inversion**, inversion f.
**invisible spectrum**, rayonnement invisible
**invisible spectrum**, spectre invisible
**involution**, involution f.
**iodemia**, iodémie f.
**iodine**, iode m.
**iodization**, iodage m.
**ioderma**, iodides f. pl.
**iodoform**, iodoforme m.
**iodopsin**, iodopsine f.
**iodothyronine**, iodothyronine f.
**ioduria**, iodurie, f.
**ion**, ion m.
**ionization**, ionisation f.
**ionizing radiation**, rayonnement ionisant
**iontophoresis**, ionothérapie f.
**iridectomy**, iridectomie f.
**iridial**, iridien, ienne a.
**iridian**, iridien, ienne a.
**iridic**, iridien, ienne a.
**iridochoroiditis**, irido-choroïdite f.
**iridociliary**, irido-ciliaire a.
**iridocyclitis**, irido-cyclite f.
**iridokeratitis**, irido-kératite f.
**iridoplegia**, iridoplégie f.
**iris**, iris m.
**iritis**, iritis m.
**iron**, fer m.
**iron deficiency anemia**, anémie ferriprive
**iron lung**, poumon d'acier
**irradiated**, irradié, ée a.
**irradiation**, irradiation f.
**irradiation**, radioexposition f.
**irradiation-induced sarcoma**, radiosarcome m.
**irreducible**, irréductible a.
**irreversible coma**, coma dépassé
**irritability**, irritabilité f.
**irritable bowel syndrome**, côlon irritable
**irritant**, irritatif, ive a.
**irritation**, irritation f.
**ischemia**, ischémie f.
**ischial**, ischiatique a.
**ischiatic**, ischiatique a.
**ischiococcygeal**, ischio-coccygien, ienne a.
**ischium**, ischion m.
**islets of Langerhans**, Langerhans (îlots de)
**isoagglutination**, isoagglutination f.
**isochromatic**, isochrome (ou isochromatique) a.
**isochronous**, isochrone a.
**isocoria**, isocorie f.
**isocortex**, néopallium m.
**isoelectric**, isoélectrique a.
**isoenzyme**, isoenzyme f.
**isoenzyme MB**, isoenzyme MB
**isogenic**, isogénique a.
**isograft**, isogreffe f.
**isoimmunization**, iso-immunisation f.
**isolated dyskeratosis follicularis**, dyskératose folliculaire isolée
**isomer**, isomère a.
**isometric**, isométrique a.
**isotherm**, isotherme m..
**isothermal**, isotherme a.
**isotonic**, isotonique a.
**isotonic solution**, solution isotonique

**isotope**, isotope m.
**isotopic dacryocystography**, dacryocystographie isotopique
**isthmic**, isthmique a.
**isthmus of thyroid gland**, isthme thyroïdien
**isthmus of uterus**, isthme de l'utérus
**iterative**, itératif, ive a.

**jab**, piqûre f.
**jacksonian**, jacksonien, ienne a.
**Jaffé reaction**, Jaffé (réaction de)
**jargonaphasia**, jargonaphasie f.
**jaundice**, ictère m.
**jaw**, mâchoire f.
**jejunectomy**, jéjunectomie f.
**jejunoileitis**, jéjuno-iléite f.
**jejunoileostomy**, jéjuno-iléostomie f.
**jejunoileum**, jéjuno-iléon m.
**jejunostomy**, jéjunostomie f.
**jejunum**, jéjunum m.
**jennerian**, jennérien, ienne a.
**jet lesion**, « jet » lésion f.
**Jocasta complex**, Jocaste (complexe de)
**joining**, accolement m.
**joint**, articulation f., jointure f.
**joint blocking**, blocage articulaire
**joint capsule**, capsule articulaire
**joint mouse**, souris articulaire, arthrophyte m.
**joint space**, interligne articulaire
**joint stop**, butée f.
**joule**, joule m.
**jugal**, jugal, ale, aux a.
**jugular**, jugulaire
**jugular foramen**, trou déchiré postérieur
**juice**, suc m.
**juvenile xanthogranuloma**, xanthogranulome juvénile
**juxta-articular**, juxta-articulaire a.
**juxtaepiphyseal**, juxtaépiphysaire a.
**juxtaliminal**, juxtaliminaire a.
**juxtapyloric**, juxtapylorique a.

**K-test**, K-test m.
**Kahn's reaction**, Kahn (réaction de)
**kala-azar**, kala-azar m.
**kalemia**, kaliémie f.
**kaliuria**, kaliurie f.
**kallikrein**, kallikréine f.
**Kanner's syndrome**, autisme m.
**Kaposi's sarcoma**, Kaposi (sarcome de)
**Karman's method**, Karman (méthode de)
**karyogamy**, caryogamie f.
**karyogenesis**, caryogenèse f.
**karyokinesis**, caryocinèse f.
**karyoklastic**, caryoclasique a.
**karyolysis**, caryolyse f.
**karyorrhexis**, caryorrhexie f. (ou karyorrhexis m.)
**karyotype**, caryotype m.
**Keith's node**, Keith et Flack (nœud de)
**Keller operation**, Brandes (opération de)
**keloid**, chéloïde f.
**kelotomy**, kélotomie f.
**kelvin**, kelvin m.
**keratin**, kératine f.
**keratinization**, kératinisation f.
**keratitis**, kératite f.
**keratoconjunctival**, kérato-conjonctival, ale, aux a.
**keratoconjunctivitis**, kérato-conjonctivite f.
**keratoconus**, kératocône m.
**keratoderma**, kératodermie f.
**keratoplasty**, kératoplastie f.
**keratoprosthesis**, kératoprothèse f.
**keratosis**, kératose f.
**keratosis follicularis**, Darier (maladie de)
**Kernig's sign**, Kernig (signe de)
**ketoacidosis**, acidocétose f.
**ketogenesis**, cétogenèse f.
**ketogenic**, cétogène a. et m.
**ketolysis**, cétolyse f.
**ketolytic**, cétolytique a.
**ketone**, cétone f.
**ketone bodies**, corps cétoniques
**ketonemia**, cétonémie f.
**ketonic**, cétonique a.
**ketonuria**, cétonurie f.
**ketose**, cétose m.
**ketosis**, cétose f.
**ketosteroid**, cétostéroïde m.
**17-ketosteroid**, 17-cétostéroïde m.
**ketosuria**, cétosurie f.
**kidney**, rein m.
**Kienböck disease**, Kienböck (maladie de)
**kif**, kif (kief ou kef) m.
**kilocalorie**, kilocalorie f.
**kilogram**, kilogramme m.
**kiloröntgen**, kiloröntgen m.
**kilovolt**, kilovolt m.
**kilowatt**, kilowatt m.
**Kimmelstiel-Wilson syndrome**, Kimmelstiel-Wilson (syndrome de)
**kinase**, kinase f.
**kinematic**, cinématique a.
**kinematics**, cinématique f.
**kineplastic**, cinéplastique a.
**kineplasty**, cinématisation (ou cinéplastie) f.
**kineplasty**, cinéplastique f.
**kinesiology**, cinésiologie f.
**kinesis**, cinèse f.
**kinesitherapist**, masseur-kinésithérapeute n.
**kinesitherapy**, kinésithérapie (ou cinésithérapie) f.
**kinetic**, cinétique f.
**Kirschner's wire**, Kirschner (broche de)

**Klebsiella**, Klebsiella
**kleptomania**, kleptomanie f.
**kleptomaniac**, kleptomane a.
**Klinefelter's syndrome**, Klinefelter (syndrome de)
**knee**, genou m.
**knee-chest position**, position genu-pectorale
**Kocher's incision**, Kocher (incision de)
**Köhler's bone disease**, Köhler (maladie de)
**Köhler's second disease**, Köhler (épiphysite métatarsienne de)
**Koplik's spots**, Koplik (taches de)
**Korsakoff's syndrome**, Korsakoff (psychose ou syndrome de)
**kraurosis vulvae**, lichen scléreux de la vulve
**Küntscher nail**, Küntscher (clou de)
**Kupffer's cell**, Kupffer (cellule de)
**kuru**, kuru m.
**Kussmaul respiration**, Kussmaul (respiration de)
**Kussmaul's paradoxical pulse**, Kussmaul (pouls paradoxal de)
**Kussmaul's sign**, Kussmaul (signe de)
**Kussmaul-Maier disease**, périartérite noueuse
**kwashiorkor**, kwashiorkor m.
**kyphoscoliosis**, cypho-scoliose f.
**kyphosis**, cyphose f.
**kyphotic**, cyphotique a.

**labial**, labial, ale, aux a.
**labile**, labile a.
**labiocervical**, cervicolabial, ale, aux a.
**labium majus**, lèvre (grande)
**labium minus**, lèvre (petite)
**labour**, travail m.
**labyrinth**, labyrinthe m.
**labyrinthic syndrome**, syndrome labyrinthique (ou vestibulaire)
**labyrinthine**, labyrinthique a.
**labyrinthitis**, labyrinthite f.
**lacerate foramen**, trou déchiré antérieur
**laceration**, déchirure f.
**laceration**, lacération f.
**lacrimal**, lacrymal, ale, aux a.
**lacrimal bone**, unguis m.
**lacrimal canal**, canal lacrymal (ou lacrymonasal)
**lacrimal caruncle**, caroncule lacrymale
**lacrimatory**, lacrymogène a.
**lactase**, lactase f.
**lactate dehydrogenase**, lactate déshydrogénase f.
**lactation**, lactation f.
**lacteal**, lacté, ée a.
**lactescent**, lactescent, ente a.
**lactic**, lactique a.
**lactic acid**, acide lactique
**lactiferous duct**, canal galactophore
**lactobezoar**, lactobézoard m.
**lactose**, lactose m.
**lactosuria**, lactosurie f.
**lacuna**, lacune f.
**lacunar**, lacunaire a.
**Laennec's cirrhosis**, Laennec (cirrhose de)
**lambda**, lambda m.
**lambdoid**, lambdoïde a.
**lambdoid suture**, suture lambdoïde
**lamella**, lamelle f.
**lamellar**, lamellaire a.
**lamina aura**, lamina aura
**lamina of vertebral arch**, lame vertébrale
**laminar**, laminaire a.
**laminectomy**, laminectomie f.
**lanugo**, lanugo m.
**Landouzy-Déjerine dystrophy**, Landouzy-Déjerine (myopathie facio-scapulo-humérale de)
**laparostomy**, laparostomie f.
**laparotomy**, laparotomie f.
**lardaceous**, lardacé, ée a.
**Larsen-Johansson disease**, Larsen-Johansson (maladie de)
**larvate**, larvé, ée a.
**laryngeal**, laryngé, ée (ou laryngien, ienne) a.
**laryngeal cartilages**, cartilages du larynx
**laryngeal papillomatosis**, papillomatose laryngée
**laryngeal prominence**, Adam (pomme d')
**laryngectomy**, laryngectomie f.
**laryngitis**, laryngite f.
**laryngology**, laryngologie f.
**laryngoplegia**, laryngoplégie f.
**laryngoscopy**, laryngoscopie f.
**laryngotracheal**, laryngo-trachéal, ale, aux a.
**larynx**, larynx m.
**Lasègue's sign**, Lasègue (signe de)
**laser**, laser m.
**latency**, latence f.
**latency time**, temps de latence
**latent**, latent, ente a.
**latent diabetes**, diabète latent
**lateral**, externe a.
**lateral nasal cartilage**, cartilage latéral du nez
**laterality**, latéralité f.
**latero-lateral**, latéro-latéral, ale, aux a.
**lateroabdominal**, latéroabdominal, ale, aux a.
**laterobasal**, latérobasal, ale, aux a.
**laterocaecal**, latérocæcal, ale, aux a.
**laterodorsal**, latérodorsal, ale, aux a.
**lateroflexion of the uterus**, latéroflexion de l'utérus
**lateroposition**, latéroposition f.
**lateropulsion**, latéropulsion f.
**lateroversion**, latéroversion
**latex**, latex m.

**laxative**, laxatif, ive a.
**laxity**, laxité f.
**LDL cholesterol**, cholestérol LDL
**LE cell**, cellule LE
**lead**, dérivation f.
**lead**, plomb m.
**leaded**, plombé, ée a.
**left heart**, cœur gauche
**left hepatic duct**, canal hépatique (ou biliaire) gauche
**left ventricular hypertrophy**, hypertrophie ventriculaire gauche
**left-handed**, gaucher, ère a.
**leg**, jambe f.
**Legal's test**, Legal (réaction de)
**legionnaires' disease**, pneumonie des légionnaires
**legionellosis**, légionellose f.
**leiomyoma**, léiomyome m.
**leishmaniasis**, leishmaniose f.
**lemnical**, cordonal, ale, aux a.
**lemniscus**, lemniscus m.
**lemon-coloured**, citrin, ine a.
**lenitive**, lénitif, ive a.
**lens**, cristallin m.
**lenticular**, cristallinien, ienne a.
**lenticular**, lenticulaire a.
**lenticulostriate**, lenticulo-strié, ée a.
**lentiform nucleus**, noyau lenticulaire
**lentiginosis**, lentiginose f.
**lentigo**, lentigo m. (pl. lentigines)
**lentigo maligna melanoma**, Dubreuilh (mélanose de)
**LEOPARD syndrome**, syndrome LEOPARD
**leprosy**, lèpre f.
**leprosy patient**, lépreux, euse n.
**leprous**, lépreux, euse a.
**leptocyte**, leptocyte m.
**leptomeninges**, leptoméninges f. pl.
**leptosome**, leptosome a.
**leptospire**, leptospire f.
**lesbian**, lesbienne a. et f.
**lesbianism**, lesbianisme m.
**Lesch-Nyhan syndrome**, Lesch-Nyhan (maladie de)
**lesion**, lésion f.
**lesser circulation**, circulation pulmonaire
**lesser curvature of stomach**, courbure de l'estomac (petite)
**lesser trochanter**, trochanter (petit)
**lethal**, létal, ale, aux a.
**lethality**, létalité f.
**lethargy**, léthargie f.
**Letterer-Siwe disease**, Letterer-Siwe (maladie de)
**leucine**, leucine f.
**leukapheresis**, leucaphérèse f.
**leukemia**, leucémie f.
**leukemic**, leucémique a.
**leukemid**, leucémide f.
**leukoblastemia**, leucoblastémie f.
**leukoblastosis**, leucoblastose f.
**leukocyte**, leucocyte m.
**leukocytolysis**, leucocytolyse f.
**leukocytosis**, leucocytose f.
**leukocyturia**, leucocyturie f.
**leukoderma**, leucodermie f.
**leukoencephalitis**, leucoencéphalite f.
**leukokinin**, leucokinine f.
**leukoma**, leucome m.
**leukoma**, albugo m.
**leukoma**, taie f.
**leukopedesis**, leucopédèse f.
**leukopenia**, leucopénie f.
**leukoplakia**, leucoplasie f.
**leukopoietic**, leucopoïétique a.
**leukorrhea**, leucorrhée f.
**leukosarcoma**, leucosarcome m.
**leukosis**, leucose f.
**leukostasis**, leucostase f.
**levator**, releveur a. et m.
**levocardia**, lévocardie f.
**levorotatory**, lévogyre a.
**Leyden's ataxia**, Leyden-Westphal (ataxie de)
**libido**, libido f.
**lichen**, lichen m.
**lichenoid**, lichéniforme (ou lichénoïde) a.
**lid**, paupière f.
**life expectancy**, espérance de vie
**lifting**, lissage m. (ou remodelage m.)
**ligament**, ligament m.
**ligamentopexy**, ligamentopexie f.
**ligamentous**, ligamenteux, euse a.
**ligature**, ligature f.
**light**, lumière f.
**ligneous**, ligneux, euse a.
**lignin**, lignine f.
**Lillehei-Kaster valve**, Lillehei-Kaster (valve de)
**limb**, membre m.
**limb-girdle muscular dystrophy**, Erb (myopathie scapulo-humérale de)
**limbus**, limbe m.
**limbus of cornea**, limbe cornéen (ou scléro-cornéen)
**liminal**, liminaire a.
**limping**, claudication f.
**linea alba**, ligne blanche
**linea alba hernia**, hernie de la ligne blanche
**lineage**, lignée f.
**linear**, linéaire a.
**linear IgA bullous disease**, dermatose à IgA linéaire

**linear IgA bullous disease**, **chronic bullous dermatosis of childhood**, dermatose à IgA linéaire
**lingual**, lingual, ale, aux a.
**lingual occlusion**, linguocclusion f.
**lingual papillae**, papilles linguales (ou gustatives)
**linguocervical**, cervicolingual, ale a.
**lingula**, lingula f.
**lingulectomy**, lingulectomie f.
**linguoclusion**, linguocclusion f.
**liniment**, liniment m.
**linitis plastica**, linite plastique
**linoleic acid**, acide linoléique
**linolenic acid**, acide linolénique
**lip**, lèvre f.
**lipase**, lipase f.
**lipasemia**, lipasémie f.
**lipectomy**, lipectomie f.
**lipemia**, lipémie f.
**lipemia tolerance test**, hyperlipémie provoquée (épreuve d'hyperlipémie provoquée)
**lipid**, lipide m.
**lipofuscin**, lipofuscine f.
**lipofuscinosis**, lipofuscinose f.
**lipoid**, lipoïde a.
**lipoidal**, lipoïdique a.
**lipoidic**, lipoïdique a.
**lipoma**, lipome m.
**lipomatosis**, lipomatose
**lipoprotein**, lipoprotéine f.
**liposoluble**, liposoluble a.
**liposome**, liposome m.
**lipothymia**, lipothymie f.
**lipotropic**, lipotrope a.
**lipuria**, lipurie f.
**liquid**, liquidien, ienne a.
**Lisfranc's joint**, articulation tarso-métatarsienne
**lisping**, zézaiement m.
**Listeria**, Listeria
**listeriosis**, listériose f.
**liter**, litre m.
**lithectomy**, lithectomie f.
**lithiasic**, lithiasique a.
**lithiasis**, lithiase f.
**lithium**, lithium m.
**litholysis**, litholyse f.
**lithotomy position**, position gynécologique
**lithotripsy**, lithotripsie (ou lithotritie) f.
**litre**, litre m.
**little membrane**, membranule f.
**livedo**, livédo m.
**liver**, foie m.
**liver flap**, astérixis m.
**livid**, livide a.
**lobate**, lobé, ée a.
**lobe**, lobe m.
**lobectomy**, lobectomie f.
**lobotomy**, lobotomie f.
**lobulated**, lobulé, ée a.
**lobulation**, lobulation f.
**lobule**, lobule m.
**lobules of epididymis**, canaux efférents
**local**, local, ale, aux a.
**local anesthesia**, anesthésie locale
**localization**, localisation f.
**lochia**, lochies f. pl.
**locomotion**, locomotion f.
**locus**, locus m. (pl. loci)
**logopedics**, logopédie f.
**logopedist**, orthophoniste n.
**logorrhea**, logorrhée f.
**loiasis**, loasis (ou loase)
**longilineal**, longiligne a.
**longissimus muscle of thorax**, muscle long dorsal
**longitudinal arch of foot**, voûte plantaire
**Looser's transformation zones**, Looser (zone ou ligne de)
**lordoscoliosis**, lordo-scoliose f.
**lordosis**, lordose f.
**Lou-Gehrig's disease**, sclérose latérale amyotrophique
**Louis-Bar syndrome**, Louis-Bar (syndrome de)
**louse**, pou m. (pl. des poux)
**Löwenstein-Jensen culture medium**, Löwenstein (milieu de)
**lowest**, déclive
**lubricant**, lubrifiant, ante a.
**lumbago**, lombalgie f.
**lumbago**, lumbago m.
**lumbar**, lombaire a.
**lumbar incision**, lombotomie f.
**lumbar puncture**, ponction lombaire
**lumbar region**, région lombaire
**lumbar spondylosis**, lombarthrose f.
**lumbar support**, lombostat m.
**lumbarization**, lombalisation (ou lombarisation) de S1
**lumbosacral**, lombo-sacré, ée a.
**lumbrical**, lombrical, ale, aux a. et m.
**lumen**, lumen m.
**lumen**, lumière f.
**lump**, bosse f.
**lunate bone**, semi-lunaire m.
**lung**, poumon m.
**lunula**, lunule f.
**lupoma**, lupome m.
**lupus**, lupus m. (ou lupus vulgaire)
**Luria's maneuver, Luria's fist-edge-palm test**, Luria (manœuvre de)
**luteinic**, lutéinique a.
**luteinization**, lutéinisation f.

**luteinizing hormone**, hormone lutéinisante
**luteotropic hormone**, hormone lutéotrope
**lux**, lux m.
**luxation**, luxation f.
**Lyme disease**, Lyme (maladie de)
**lymph**, lymphe f.
**lymph follicle**, follicule lymphatique
**lymph node**, ganglion lymphatique
**lymph node differential cell count**, adénogramme m.
**lymphadenectomy**, lymphadénectomie f.
**lymphadenopathy syndrome**, syndrome de lymphadénopathie généralisée
**lymphadenosis**, lymphadénose f.
**lymphangiectasis**, lymphangiectasie f.
**lymphangioma**, lymphangiome m.
**lymphangitis**, lymphangite f.
**lymphatic**, lymphatique
**lymphatic system**, système lymphatique
**lymphoblast**, lymphoblaste m.
**lymphoblast transformation test**, test de transformation lymphoblastique
**lymphoblastosis**, lymphoblastose f.
**lymphocele**, lymphocèle f.
**lymphocyte**, lymphocyte m.
**lymphocyte activating factor**, facteur d'activation lymphocytaire
**lymphocytic series**, série lymphocytaire
**lymphocytopenia**, lymphocytopénie f.
**lymphocytopoiesis**, lymphocytopoièse f.
**lymphocytosis**, lymphocytose f.
**lymphogranuloma venereum**, lymphogranulome vénérien
**lymphogranulomatosis**, lymphogranulomatose f.
**lymphography**, lymphographie f.
**lymphoid**, lymphoïde a.
**lymphokine**, lymphokine f.
**lymphoma**, hématosarcome m.
**lymphoma**, lymphome m.
**lymphoma cutis**, hématodermie f.
**lymphopathy**, lymphopathie f.
**lymphopoiesis**, lymphopoïèse f.
**lymphosarcoma**, lymphosarcome m.
**lymphosarcomatosis**, lymphosarcomatose f.
**lyophilization**, lyophilisation f.
**lysate**, lysat m.
**lysergide**, lysergide m.
**lysin**, lysine f. (2)
**lysine**, lysine f. (1)
**lysis**, lyse f.
**lysosomal storage disease**, maladie lysosomiale
**lysosome**, lysosome m.
**lytic**, lytique a.

**maceration**, macération f.
**macrocephaly**, macrocéphalie f.
**macrocyte**, macrocyte m.
**macrocytic anemia**, anémie macrocytaire
**macrocytosis**, macrocytose f.
**macroglobulin**, macroglobuline f.
**macroglobulinemia**, macroglobulinémie f.
**macromolecule**, macromolécule f.
**macrophage**, macrophage m.
**macrophagocytosis**, macrophagocytose f.
**macroscopic**, macroscopique a.
**macula**, macule f.
**macula lutea retinae**, macula lutea f.
**macular**, maculaire a.
**macule**, macule f.
**maculopapular**, maculo-papuleux, euse a.
**Madelung's deformity**, carpocyphose f.
**madness**, folie f.
**Magendie's foramen**, Magendie (trou de)
**magistral**, magistral, ale, aux a.
**magistral solute**, soluté magistral
**magnesemia**, magnésiémie (ou magnésémie) f.
**magnesium**, magnésium m.
**Maisonneuve's fracture**, Maisonneuve (fracture de)
**malabsorption**, malabsorption f.
**malacia**, malacie f.
**maladjusted**, inadapté, ée a.
**malar**, malaire a.
**malaria**, paludisme m.
**malarial**, paludéen, enne a.
**malarious**, impaludé, ée a.
**maldigestion**, maldigestion f.
**male**, viril, ile a.
**male climacteric**, andropause f.
**malformated**, malformatif, ive a.
**malformation**, malformation f.
**Malgaigne's fracture**, Malgaigne (fracture de)
**malignancy**, malignité f.
**malignant**, malin, maligne a.
**malignant granuloma**, granulome malin
**malignant histiocytosis**, histiocytose maligne
**malignant melanoma**, mélanoblastome m.
**malingering**, pathomimie f.
**mallear**, malléaire a.
**mallet finger**, doigt en marteau
**malleus**, marteau m.
**Mallory's bodies**, Mallory (corps hyalins de)
**malnutrition**, malnutrition f.
**malocclusion**, malocclusion f.
**malpighian**, malpighien, ienne a.
**Malpighi's pyramide**, pyramide de Malpighi
**malposition**, malposition f.
**maltase**, maltase f.
**maltose**, maltose m.
**malunion**, cal vicieux
**mamilla**, mamelon m.
**mamillary**, mamillaire a., mamelonnaire a.

**mamillary body**, corps mamillaire
**mamillated**, mamelonné, ée a.
**mamilliplasty**, mamilloplastie f.
**mamma**, mamelle f.
**mammary**, mammaire a.
**mammography**, mammographie f.
**mammologist**, mastologue n.
**mandibula**, mandibule f.
**mandibular prognathism**, promandibulie f.
**mandibular protraction**, mouvement propalinal
**mandibular retraction**, mouvement palinal
**mandrin**, mandrin m.
**maneuver**, manœuvre f.
**manganese**, manganèse m.
**manganese poisoning**, manganisme m.
**mania**, manie f.
**manic**, maniaque a.
**manic depressive disorder**, psychose maniaco-dépressive
**manipulation**, manipulation f.
**mannitol**, mannitol m.
**mannose**, mannose m.
**mannosidosis**, mannosidose f.
**manometry**, manométrie f.
**Mantoux test**, Mantoux (réaction de Mantoux ou test de Mantoux)
**manual**, manuel, elle a.
**manual muscle test**, bilan musculaire
**manubrium of sternum**, manubrium sternal
**MAOI**, IMAO
**map distance**, distance génétique
**marasmus**, marasme m.
**marbleization**, marmorisation f.
**Marburg virus disease**, maladie à virus de Marbourg
**march fracture**, fracture de marche
**marginal**, marginal, ale, aux a.
**marginal border of vertebra**, listel marginal
**marginal fracture**, fracture marginale
**marihuana**, marihuana (mariguana ou marijuana) f.
**marine biology**, biologie marine
**Mariotte's spot**, Mariotte (tache de)
**marked**, marqué, ée a.
**marker**, marqueur m.
**marking**, marquage m.
**marrow**, moelle f.
**martial**, martial, ale, aux a.
**masculine**, viril, ile a.
**masculinity**, virilité f.
**mask of pregnancy**, chloasma m.
**masked depression**, dépression masquée
**masochism**, masochisme m.
**massage**, massage m.
**masseter muscle**, muscle masséter
**masseteric**, massetérin, ine a.
**mast cell**, mastocyte m.
**mastectomy**, mastectomie f.
**mastication**, mastication f.
**mastication therapy**, masticothérapie f.
**masticatory**, masticateur a., masticatoire a.
**masticatory apparatus**, appareil manducateur
**masticatory system**, système manducateur (ou masticateur)
**mastitis**, mastite f.
**mastocytoma**, mastocytome m.
**mastocytosis**, mastocytose f.
**mastodynia**, mastodynie f.
**mastoid**, mastoïde f.
**mastoid antrum**, antre mastoïdien
**mastoiditis**, mastoïdite f.
**mastology**, mastologie f.
**mastopathy**, mastopathie f.
**mastopexy**, mastopexie f.
**mastoplasty**, mastoplastie f.
**mastoptosis**, mastoptose f.
**masturbation**, masturbation f.
**maternal antibodies**, anticorps maternels
**maternal death**, mort maternelle
**Matti-Russe graft, Matti-Russe operation**, Matti-Russe (greffe de)
**mature**, mature a.
**maturity**, maturité f.
**matutinal**, matutinal, ale, aux a.
**maxilla**, maxillaire m.
**maxillary**, maxillaire a.
**maximal tubular excretory capacity**, capacité maximale d'excrétion tubulaire
**maximal tubular reabsorption capacity**, capacité maximale de réabsorption tubulaire
**maximum breathing capacity**, ventilation maximale
**maximum permissible dose**, dose maximale
**May-Grünwald stain**, May-Grünwald-Giemsa (coloration de)
**McArdle's disease**, McArdle (maladie de)
**McBurney's point**, McBurney (point de)
**McMurray's test**, McMurray (manœuvre de)
**mean corpuscular hemoglobin**, hémoglobine (teneur corpusculaire moyenne en hémoglobine)
**mean corpuscular hemoglobin concentration**, hémoglobine (concentration corpusculaire moyenne en hémoglobine)
**mean corpuscular volume**, volume globulaire moyen
**measles**, rougeole f.
**meatotomy**, méatotomie f.
**meatus**, méat m.
**mèche**, mèche f.
**Meckel's diverticulum**, Meckel (diverticule de)
**meconium**, méconium m.

**media**, média f.
**medial**, médial, ale, aux a.
**median**, médian, ane a.
**mediastinography**, médiastinographie f.
**mediastinotomy**, médiastinotomie f.
**mediastinum**, médiastin m.
**mediate**, médiat, e a.
**mediate auscultation**, auscultation médiate
**medical**, médical, ale, aux a.
**medical check-up**, bilan de santé
**medical consultant**, médecin consultant
**medical deontology**, déontologie médicale
**medical ethics**, éthique médicale
**medical hydrology**, hydrologie médicale
**medical imaging**, imagerie médicale
**medical laboratory test**, analyse médicale
**medical physics**, physique médicale
**medical prescription**, ordonnance (médicale)
**medical radiology**, médecine des rayonnements
**medication**, médication f.
**medicinal**, médicinal, ale, aux a.
**medicine**, médecine f.
**medicine**, médicament m.
**medicoeducational**, médico-pédagogique a.
**medicolegal**, médicolégal, ale, aux a.
**medicosocial**, médico-social, ale, aux a.
**medicosurgical**, médico-chirurgical, ale, aux a.
**medioclavicular line**, ligne médioclaviculaire
**mediodorsal**, médiodorsal, ale, aux a.
**medioplantar reflex**, réflexe médioplantaire
**Mediterranean lymphoma**, lymphome méditerranéen
**medulla**, moelle f.
**medulla oblongata**, bulbe rachidien
**medulla spinalis**, moelle épinière
**medullary**, médullaire a.
**medullary aplasia**, aplasie médullaire
**medullary arteriography**, artériographie médullaire
**medullary cavity**, canal médullaire
**medullary cord**, cordon de la moelle épinière
**medulloadrenal gland**, médullosurrénale f.
**medulloadrenaloma**, médullosurrénalome m.
**medulloblastoma**, médulloblastome m.
**medullosuprarenal**, médullosurrénal, ale, aux a.
**megacolon**, mégacôlon m.
**megadolichocolon**, méga-dolichocôlon m.
**megaesophagus**, mégaloœsophage m.
**megahertz**, mégahertz m.
**megakaryoblast**, mégacaryoblaste m.
**megakaryocyte**, mégacaryocyte m.
**megakaryocytosis**, mégacaryocytose f.
**megaloblast**, mégaloblaste m.
**megaloblastic anemia**, anémie mégaloblastique
**megalobulbus**, mégabulbe m.
**megalocephaly**, mégalocéphalie (ou mégalocrânie) f.
**megalocystis**, mégabassinet m.
**megalocyte**, mégalocyte m.
**megalomania**, mégalomanie f.
**megaloureter**, méga-uretère m.
**megasigmoid**, mégasigmoïde m.
**Meinicke's test**, Meinicke (réaction de)
**meiosis**, méiose f.
**melalgia**, mélalgie f.
**melancholia**, mélancolie f.
**melancholic**, mélancolique a.
**melanin**, mélanine f.
**melanism**, mélanisme m.
**melanoblast**, mélanoblaste m.
**melanocyte**, mélanocyte m.
**melanocyte stimulating hormone**, mélanostimuline (ou mélanotropine) f.
**melanoderma**, mélanodermie f.
**melanodermic**, mélanodermique a.
**melanoid**, mélanoïde a.
**melanoma**, mélanome m.
**melanoptysis**, mélanoptysie f.
**melanosarcoma**, mélanosarcome m.
**melanosis**, mélanose f.
**melanuria**, mélanurie f.
**melasma**, chloasme m.
**melatonin**, mélatonine f.
**melena**, mélæna (ou méléna) m.
**melting**, fusion f.
**membrana obturatoria**, membrane obturatrice
**membrana vitrea**, hyaloïde f.
**membrane**, membrane f.
**membranous**, membraneux, euse a.
**membranous labyrinth**, labyrinthe membraneux
**menarche**, ménarche (ou ménarque) m.
**Mendel's laws**, Mendel (lois de)
**Ménétrier's disease**, Ménétrier (maladie de)
**Ménière's disease**, Ménière (maladie ou vertige de)
**meningeal**, méningé, ée a.
**meningeal [irritation] syndrome**, syndrome méningé
**meningeal block**, blocage méningé
**meninges**, méninges f. pl.
**meningioma**, méningiome m.
**meningism**, méningisme m.
**meningitis**, méningite f.
**meningocele**, méningocèle f.
**meningococcal meningitis**, méningite cérébrospinale (épidémique)
**meningococcemia**, méningococcémie f.
**meningococcosis**, méningococcie f.

**meningococcus**, méningocoque m.
**meningoencephalitis**, méningo-encéphalite f.
**meningoencephalocele**, méningo-encéphalocèle f.
**meningoradiculitis**, méningo-radiculite f.
**meniscal**, méniscal, ale, aux a.
**meniscectomy**, méniscectomie f.
**meniscus**, ménisque m.
**menopausal**, ménopausée a.
**menopause**, ménopause f.
**menorrhagia**, ménorragie f.
**menorrhea**, ménorrhée f.
**menstrual cycle**, cycle menstruel (ou œstral)
**menstruant**, réglée a. f.
**menstruation**, menstruation f.
**mental**, mental, ale, aux a.
**mental**, mentonnier, ère a.
**mental age**, âge mental
**mental alienation**, aliénation mentale
**mental confusion**, confusion mentale
**mental deficiency**, débilité mentale
**mental dissociation**, dissociation mentale
**mental retardation**, arriération mentale
**mentally disturbed**, déséquilibré, ée a.
**mentally retarded**, arriéré, ée a.
**mercury**, mercure m.
**merocrine gland**, glande mérocrine
**merodiastolic**, mérodiastolique a.
**merosystolic**, mérosystolique a.
**mesangium**, mésangium m.
**mescaline**, mezcaline f.
**mesencephalon**, mésencéphale m.
**mesenchyme**, mésenchyme m.
**mesenchymoma**, mésenchymome m.
**mesenteriolum**, méso m.
**mesenteritis**, mésentérite f.
**mesentery**, mésentère m.
**mesial**, mésial, ale, aux a.
**mesocolic**, mésocolique a.
**mesocolon**, mésocôlon m.
**mesoderm**, mésoderme m.
**mesodiastolic**, mésodiastolique a.
**mesosalpinx**, mésosalpinx m.
**mesosystolic**, mésosystolique a.
**mesothelial**, mésothélial, ale, aux a.
**mesothelioma**, mésothéliome m.
**mesothelium**, mésothélium m.
**mesotherapy**, mésothérapie f.
**metabolism**, métabolisme m.
**metabolite**, métabolite m.
**metacarpal**, métacarpien, ienne
**metacarpophalangeal**, métacarpo-phalangien, ienne a.
**metacarpus**, métacarpe m.
**metadiaphyseal**, méta-diaphysaire a.
**metaepiphyseal**, méta-épiphysaire a.
**metalloid**, métalloïde m.
**metamer**, métamère m.
**metamorphosis**, métamorphose f.
**metamyelocyte**, métamyélocyte m.
**metaphase**, métaphase f.
**metaphysis**, métaphyse f.
**metaphysitis**, métaphysite f.
**metaplasia**, métaplasie f.
**metapsychiatry**, métapsychiatrie f.
**metastasis**, métastase f.
**metastasization**, métastatisation f.
**metastasizing**, métastatisant, ante a.
**metatarsal**, métatarsien, ienne a.
**metatarsophalangeal**, métatarso-phalangien, ienne a.
**metatarsus**, métatarse m.
**metatarsus varus**, metatarsus varus
**meteorism**, météorisme m.
**methadone**, méthadone f.
**methanol**, alcool méthylique
**methemoglobin**, méthémoglobine f.
**methemoglobinemia**, méthémoglobinémie f.
**methemoglobinuria**, méthémoglobinurie f.
**method**, méthode f.
**methyl**, méthyle m.
**methylene blue**, bleu de méthylène
**metralgia**, métralgie f.
**metritis**, métrite f.
**metrorrhagia**, métrorragie f.
**metrorrhea**, métrorrhée f.
**metrosalpingitis**, métro-salpingite f.
**micelle**, micelle f.
**micotoxin**, mycotoxine f.
**microampere**, microampère m.
**microbe**, microbe m.
**microbiology**, microbiologie f.
**microcalcification**, microcalcification f.
**microcephaly**, microcéphalie f.
**micrococcus**, microcoque m.
**microcolon**, microcôlon m.
**microcolpohysteroscopy**, microcolpo-hystéroscopie f.
**microcoulomb**, microcoulomb, m.
**microcurie**, microcurie m.
**microcyte**, microcyte m.
**microcytosis**, microcytose f.
**micrognathia**, micrognathie f.
**microgram**, microgramme m.
**micromelia**, micromélie f.
**micrometer**, micromètre m.
**micromole**, micromole f.
**micron**, micron m.
**microorganism**, micro-organisme m.
**micropolyadenopathy**, micropolyadénopathie (ou micropolyadénite) f.
**micropuncture**, microponction f.
**microradiography**, microradiographie f.
**microscope**, microscope m.

**microscopical**, microscopique a.
**microspherocytosis**, microsphérocytose f.
**microvolt**, microvolt m.
**microwatt**, microwatt m.
**mictiograph**, mictiographe m.
**miction**, miction f.
**mictional cystourethrography**, cysto-urétrographie mictionnelle
**midcarpal**, médiocarpien, ienne a.
**middle ear**, oreille moyenne
**middle finger**, médius m.
**middle phalanx**, phalangine f.
**midtarsal**, médiotarsien, ienne a.
**midwife**, sage-femme f.
**migraine**, migraine f.
**migration**, migration f.
**Mikulicz's disease**, Mikulicz (maladie de)
**Mikulicz's syndrome**, Mikulicz (syndrome de)
**miliary**, miliaire
**milium**, milium m.
**milky**, lacté, ée a.
**Miller-Abbott's tube**, Miller-Abbott (sonde de)
**milling**, broyat m.
**mind**, psychisme m.
**mineralocorticoid**, minéralocorticoïde a. et m.
**miners' anemia**, anémie des mineurs
**Minerva jacket**, minerve f.
**Mingazzini's test**, Mingazzini (épreuve de)
**minor epilepsy**, petit mal
**minor renal calices**, calices (petits)
**minor tranquilizer**, anxiolytique a. et m.
**minute**, minute f.
**miosis**, myosis m.
**miotic**, myotique a.
**misanthropia** misanthropie f.
**miscarriage**, fausse couche f.
**miscible**, miscible a.
**misogyny**, misogynie f.
**mitochondrion**, mitochondrie f.
**mitogen**, mitogène m.
**mitogenic factor**, facteur mitogénique
**mitosis**, mitose f.
**mitotic index**, index mitotique
**mitral**, mitral, ale, aux a.
**mitral insufficiency**, insuffisance mitrale
**mitral stenosis**, rétrécissement mitral
**mitral valve**, valvule mitrale
**mitral valve prolapse syndrome**, ballonisation valvaire
**mixed cartilage**, cartilage mixte
**mixing**, mixtion f.
**mixture**, mixture f.
**mnemic**, mnésique a.
**mnemonic**, mnémonique a.
**mobilization**, mobilisation f.
**modified radical mastectomy**, Patey (mammectomie de)
**molality**, molalité f.
**molar**, molaire a.
**molar solution**, solution molaire
**molarity**, molarité f.
**molecular**, moléculaire a.
**molecular biology**, biologie moléculaire
**molecular pharmacology**, pharmacologie moléculaire
**molecular weight**, poids moléculaire
**molecule**, molécule f.
**molluscum pendulum**, molluscum pendulum
**monarthritis**, monoarthrite f.
**Monge's disease**, Monge (maladie de)
**mongolian**, mongolique a.
**mongolian**, mongolien, ienne a. et n.
**mongolian macula, mongolian spot**, tache mongolique
**mongolism**, mongolisme m.
**mongoloid**, mongoloïde a.
**monitor**, moniteur m.
**monitoring**, monitorage m.
**monoamine**, monoamine f.
**monoamine oxidase**, monoamine-oxydase f.
**monoarticular**, monoarticulaire a.
**monoauricular**, monoauriculaire a.
**monoblast**, monoblaste m.
**monochromatic**, monochromatique a.
**monoclonal**, monoclonal, ale, aux a.
**monoclonal antibodies**, anticorps monoclonaux
**monoclonal gammapathy**, gammapathie monoclonale
**monoclonality**, monoclonalité f.
**monocyte**, monocyte m.
**monocytic series**, série monocytaire
**monocytosis**, monocytose f.
**monokine**, monokine f.
**mononuclear**, mononucléaire
**mononucleotide**, mononucléotide m.
**monoparesis**, monoparésie f.
**monoplegia**, monoplégie f.
**monoplegic**, monoplégique a.
**monosporiasis**, monosporiose f.
**monotruncular**, monotronculaire a.
**monovalent**, monovalent a.
**monozygotic**, monozygote a.
**mons veneris**, mont de Vénus
**monster**, monstre m.
**mood**, humeur f.
**mood**, thymie f.
**morbid**, morbide a.
**morbid entity**, entité morbide f.
**morbilliform**, morbilliforme a.
**morbillous**, morbilleux, euse a.

**Morgagni's ventriculus laryngis**, Morgagni (ventricule de)
**morgan**, morgan m.
**Moro's reaction**, Moro (percutiréaction de Moro, réaction de Moro ou test de Moro)
**Moro's reflex**, Moro (réflexe de Moro)
**morphine**, morphine f.
**morphinomania**, morphinomanie f.
**morphogenesis**, morphogenèse f.
**morphology**, morphologie f.
**mortality**, mortalité f.
**Morton's disease**, Morton (maladie de)
**morula**, morula f.
**mosquito**, moustique m.
**mothering**, maternage m.
**motility**, motilité f.
**motor**, moteur, trice a.
**motor aphasia**, audimutité d'expression
**motor coordination**, coordination motrice (ou des mouvements)
**motor end plate**, plaque motrice (ou plaque neuro-musculaire)
**motoricity**, motricité f.
**mountain climate therapy**, orothérapie f.
**mountain sickness**, mal des montagnes
**mouth**, bouche f.
**mouth-to-mouth resuscitation**, bouche-à-bouche m.
**MPBB (maximum permissible body burden)**, QMA
**mucilage**, mucilage m.
**mucilaginous**, mucilagineux, euse a.
**mucin**, mucine f.
**mucinase**, mucinase f.
**muciparous**, mucipare a.
**Muckle-Wells syndrome**, Muckle-Wells (syndrome de)
**mucocele**, mucocèle f.
**mucoid**, mucoïde a.
**mucolipidosis**, mucolipidose f.
**mucomembranous**, muco-membraneux, euse a.
**mucopolysaccharide**, mucopolysaccharide m.
**mucopolysaccharidosis**, mucopolysaccharidose f.
**mucopurulent**, muco-purulent, ente a.
**mucopus**, muco-pus m.
**mucous**, muqueux, euse a.
**mucous fluid**, mucosité f.
**mucous layer**, corps muqueux
**mucous membrane**, muqueuse f.
**mucoviscidosis**, mucoviscidose f.
**mucus**, mucus m.
**multifactorial**, multifactoriel, elle, a.
**multifocal**, multifocal, ale, aux a.
**multifocal rhythm**, rythme multifocal
**multifragmented**, multifragmentaire a.
**multigesta**, multigeste a. et f.
**multilocular**, multiloculaire a.
**multinodular**, multinodulaire a.
**multipara**, multipare a. et f.
**multiple familial polyposis**, polypose adénomateuse familiale recto-colique
**multiple hamartoma syndrome**, syndrome des hamartomes multiples
**multiple sclerosis**, sclérose en plaques
**multiple trauma patient**, polytraumatisé, ée n.
**mumps**, oreillons m. pl.
**mumps vaccine**, vaccin antiourlien
**murine typhus**, typhus murin
**murmur**, souffle m.
**Murphy's sign**, Murphy (signe de)
**muscle**, muscle m.
**muscle relaxant**, myorelaxant, ante (ou myorésolutif, ive) a.
**muscles sore**, courbature f.
**muscular**, musclé, ée a.
**muscular**, musculaire a.
**muscular**, musculeux, euse a.
**muscular defense**, défense musculaire (ou défense abdominale)
**muscular hernia**, hernie musculaire
**muscular tonus**, tonus musculaire
**musculature**, musculature f.
**musculus corrugator supercilii**, muscle sourcilier
**musculus rectus abdominis**, muscle grand droit de l'abdomen
**musculus spinalis cervicis**, muscle épineux de la nuque
**musculus spinalis thoracis**, muscle épineux du dos
**musculus splenius capitis**, muscle splénius de la tête
**musculus splenius cervicis**, muscle splénius du cou
**musculus triceps sural**, muscle triceps sural
**musculus vastus lateralis**, muscle vaste externe
**musculus vastus medialis**, muscle vaste interne
**Museux tongs**, Museux (pince de)
**mustard plaster**, sinapisme m.
**mutant**, mutant, ante a.
**mutation**, mutation f.
**mute**, muet, ette a. et n.
**mutilation**, mutilation f.
**mutism**, mutisme m,
**mutism**, mutité f.
**myalgia**, myalgie f.
**myasthenia**, myasthénie f.
**myasthenia gravis**, myasthénie f.
**myatonia**, myatonie f.
**myatrophy**, myatrophie f.
**mycelium**, mycélium m.

**mycete**, mycète m.
**mycobacterium**, mycobactérie f.
**mycoplasma**, mycoplasme m.
**mycoplasmal pneumonia**, pneumonie à *Mycoplasma pneumoniae*
**mycosis**, mycose f.
**mycosis fungoides**, mycosis fongoïde
**mycotic stomatitis**, muguet m.
**mycotoxicosis**, mycotoxicose f.
**mydriasis**, mydriase f.
**mydriatic**, mydriatique a.
**myelin**, myéline f.
**myelitis**, myélite f.
**myeloblast**, myéloblaste m.
**myeloblastemia**, myéloblastémie f.
**myeloblastosis**, myéloblastose f.
**myelocyte**, myélocyte m.
**myelocythemia**, myélocytémie f.
**myelocytosis**, myélémie f.
**myelocytosis**, myélocytose f.
**myelodysplasia**, myélodysplasie f.
**myelodysplastic syndrome**, syndrome myélodysplasique
**myelofibrosis**, myélofibrose f.
**myelogenic**, myélogène a.
**myelogenous**, myélogène a.
**myelogram**, myélogramme m.
**myelography**, myélographie f.
**myeloid**, myéloïde a.
**myeloid metaplasia**, splénomégalie myéloïde
**myeloma**, myélome m.
**myeloplax**, myéloplaxe m.
**myelopoiesis**, myélopoïèse f.
**myeloproliferative syndrome**, syndrome myélo-prolifératif
**myeloradiculitis**, myéloradiculite f.
**myiasis**, myiase f.
**myocardial infarction**, infarctus du myocarde
**myocarditis**, myocardite f.
**myocardium**, myocarde m.
**myoclonia**, myoclonie f.
**myodynia**, myodynie f.
**myofibril**, myofibrille f.
**myoglobin**, myoglobine f.
**myoglobinemia**, myoglobinémie f.
**myoglobinuria**, myoglobinurie f.
**myogram**, myogramme m.
**myoid**, myoïde a.
**myoma**, myome m.
**myomectomy**, myomectomie f.
**myometrium**, myomètre m.
**myopathy**, myopathie f.
**myope**, myope a. et n.
**myopia**, myopie f.
**myoplasty**, myoplastie f.
**myorrhaphy**, myorraphie f.
**myorrhexis**, myorrhexie f.
**myosarcoma**, myosarcome m.
**myosin**, myosine f.
**myositis**, myosite f.
**myotenositis**, myo-ténosite f.
**myotonia**, myotonie f.
**myotonic dystrophy**, myotonie atrophique
**myringitis**, myringite f.
**myringoplasty**, myringoplastie f.
**mythomania**, mythomanie f.
**mythomaniac**, mythomaniaque a.
**myxedema**, myxœdème m.
**myxedematous**, myxœdémateux, euse a.
**myxoma**, myxome m.
**myxovirus**, myxovirus m.

**nabothian cysts**, Naboth (kystes de)
**Naegeli-Franceschetti-Jadassohn syndrome**, Naegeli-Franceschetti-Jadassohn (syndrome de)
**Naegeli's acute myelomonocytic leukemia**, Naegeli (leucémie aiguë à cellules monocytoïdes de)
**nail**, clou m.
**nail**, ongle m.
**nail matrix**, matrice unguéale
**nailing**, enclouage m.
**Nakayama's rings**, Nakayama (appareillage de)
**NANC system**, système NANC
**nanogram**, nanogramme m.
**nanometer**, nanomètre m.
**nape**, nuque f.
**narcissism**, narcissisme m.
**narcolepsy**, narcolepsie f.
**narcomania**, narcomanie f.
**narcosis**, narcose f.
**narcotic**, narcotique a. et m.
**narcotic**, stupéfiant m.
**narcotic analgesia**, narcoleptanalgésie f.
**naris**, narine f.
**nasal concha**, cornets du nez (ou nasaux)
**nasal**, nasal, ale, aux a.
**nasal fossa**, fosses nasales
**nasogenian sulcus**, sillon naso-génien
**natal**, natal, ale, als a.
**natality**, natalité f.
**nates**, fesse f.
**national health system**, système national de santé
**natremia**, natrémie f.
**natruresis**, natriurie (ou natrurie) f.
**nausea**, nausée f.
**nauseating**, nauséabond, e a.
**nauseous**, nauséeux, euse a.
**navicular**, naviculaire a.
**navicular bone of foot**, scaphoïde tarsien
**nearthrosis**, néoarthrose f.
**nebula**, néphélion m.
**nebulizer**, nébuliseur m.

**neck**, col m., cou m.
**neck (of tooth)**, collet (de la dent)
**necrobiosis**, nécrobiose f.
**necrobiosis lipoidica**, nécrobiose lipoïdique
**necropsy**, autopsie f.
**necrosis**, nécrose f.
**necrospermia**, nécrozoospermie f.
**necrotic**, nécrosé, ée a.
**necrotizing enterocolitis of the newborn**, entérocolite nécrosante du nouveau-né
**necrotizing fasciitis, necrotizing erysypelas**, fasciite nécrosante
**needle**, aiguille f.
**needle biopsy**, ponction-biopsie f.
**negative**, négatif m.
**negative**, négatif, ive a.
**negativism**, négativisme m.
**negatoscope**, négatoscope m.
**negatron**, négaton m.
**Neisseria**, Neisseria
**neisserian**, neissérien, ienne a.
**Nelaton catheter**, Nélaton (cathéter de ou sonde de)
**nemalin myopathy**, myopathie némaline
**Nematoda**, Nématodes m.pl.
**neoacetabulum**, néocotyle m.
**neocerebellum**, néocérébellum (ou néocervelet) m.
**neoformation**, néoformation f.
**neoformed**, néoformé, ée a.
**neomycin**, néomycine f.
**neonatal**, néonatal, ale, als a.
**neonatal death**, mort néonatale
**neonatal mortality**, mortalité néonatale
**neonatalogy**, néonatalogie f.
**neoplasia**, néoplasie f.
**neoplasm**, néoplasme m.
**neoplastic**, néoplasique a.
**neoplasty**, néoplastie f.
**neostomy**, néostomie f.
**nephralgia**, néphralgie f.
**nephrectomized**, néphrectomisé, ée a.
**nephrectomized**, néphrectomisé, ée n.
**nephrectomy**, néphrectomie f.
**nephritic**, néphrétique a.
**nephritis**, néphrite f.
**nephroangiosclerosis**, néphroangiosclérose f.
**nephroblastoma**, néphroblastome m.
**nephrocalcinosis**, néphrocalcinose f.
**nephrography**, néphrographie f.
**nephrolithiasis**, lithiase rénale
**nephrolithotomy**, néphrolithotomie f.
**nephrology**, néphrologie f.
**nephron**, néphron m.
**nephropathy**, néphropathie f.
**nephropexy**, néphropexie f.
**nephroplasty**, néphroplastie f.
**nephroptosis**, néphroptose f.
**nephrosclerosis**, néphrosclérose f.
**nephrosis**, néphrose f.
**nephrotic syndrome**, syndrome néphrotique
**nephrotomy**, néphrotomie f.
**nephroureterectomy**, néphro-urétérectomie f.
**nerve**, nerf m.
**nerve conduction**, conduction nerveuse
**nerve impulse**, influx nerveux
**nervous**, nerveux, euse a.
**nervous system**, système nerveux
**neural**, neural, ale, aux a.
**neural stalk**, tige pituitaire
**neuralgia**, névralgie f.
**neuralgic amyotrophy**, Parsonage-Turner (syndrome de)
**neurasthenia**, neurasthénie f.
**neurectomy**, névrectomie f.
**neurilemma**, neurilemme m.
**neurilemoma**, neurinome m.
**neuritis**, névrite f.
**neuroblast**, neuroblaste m.
**neuroblastoma**, neuroblastome m.
**neurodepressor**, neurodépresseur m.
**neurodermatitis**, névrodermite f.
**neuroendocrine**, neuro-endocrinien, ienne a.
**neurofibril**, neurofibrille f.
**neurofibroma**, neurofibrome m.
**neurofibromatosis**, neurofibromatose f.
**neurofibrosarcoma**, neurofibrosarcome m.
**neurogenic**, neurogène a.
**neuroglia**, névroglie f.
**neuroglial**, névroglique a.
**neurohormone**, neurohormone f.
**neurohypophyseal**, post-hypophysaire a.
**neurohypophyseal hormone**, hormone post-hypophysaire
**neurohypophysis**, post-hypophyse. f.
**neuroleptic**, neuroleptique a. et m.
**neurology**, neurologie f.
**neurolysis**, neurolyse f.
**neurolytic**, neurolytique a.
**neuroma**, névrome m.
**neuromuscular**, neuro-musculaire a.
**neuromyelitis optica**, neuromyélite optique aiguë
**neuromyopathy**, neuro-myopathie f.
**neuron**, neurone m.
**neuropath**, névropathe a.
**neuropathy**, neuropathie f.
**neuropathy**, névropathie f.
**neuropeptide**, neuropeptide m.
**neuroplasty**, neuroplastie f.
**neuropsychiatry**, neuropsychiatrie f.
**neuropsychic**, neuro-psychique a.
**neuroretinitis**, neuro-rétinite f.
**neurosecretion**, neurocrinie f.

**neurosis**, névrose f.
**neurosurgery**, neurochirurgie f.
**neurosyphilis**, neurosyphilis f.
**neurotic**, névrosé, ée a.
**neurotic**, névrotique a.
**neurotic depression**, dépression névrotique
**neurotomy**, neurotomie f.
**neurotoxic**, neurotoxique a. et m.
**neurotransmitter**, neuromédiateur m.
**neurotripsy**, neurotripsie f.
**neurotropic**, neurotrope a.
**neurovascular**, neuro-vasculaire a.
**neurovegetative**, neurovégétatif, ive a.
**neutral**, neutre a.
**neutralization**, neutralisation f.
**neutralizer**, neutralisant, ante a.
**neutron**, neutron m.
**neutropenia**, neutropénie f.
**neutrophil**, neutrophile m.
**neutrophilia**, neutrophilie f.
**neutrophilic**, neutrophile a.
**nevic**, nævique a.
**nevus**, nævus m. (pl. nævi)
**nevus flammeus**, angiome plan
**newborn**, nouveau-né a. et m. (pl. nouveau-nés)
**newton**, newton m.
**niche**, niche f.
**nicotinamide**, nicotinamide m.
**nicotine**, nicotine f.
**nicotinic acid**, acide nicotinique
**nidation**, nidation (de l'œuf)
**Niemann-Pick disease**, Niemann-Pick (maladie de)
**night blindness**, héméralopie f.
**nihil**, nihil
**nihilism**, nihilisme m.
**nipple**, mamelon m.
**Nissen's operation**, Nissen (opération de)
**nitric acid**, acide nitrique
**nitrocellulose**, nitrocellulose f.
**nitrogen**, azote m.
**nitrogen narcosis**, ivresse des profondeurs
**nitroglycerin**, nitroglycérine f.
**NK cell**, cellule NK
**nocebo effect**, nocebo (effet)
**nociceptive**, nociceptif, ive a.
**nociceptor**, nocicepteur m.
**nodal**, nodal, ale, aux a.
**nodal rhythm**, rythme nodal
**node**, nœud m.
**nodosity**, nodosité f.
**nodular**, nodulaire a.
**nodular elastosis of Favre and Racouchot**, élastéidose cutanée nodulaire
**nodule**, nodule m.
**nodule**, nouure f.
**nodulus cerebelli**, nodulus m.
**noninflammatory arthritis**, arthrose f.
**nonviable**, non viable a.
**nonvisualized gallbladder**, vésicule exclue
**norepinephrine**, noradrénaline f.
**normal plasma cells count**, plasmocytose f.
**normoblast**, érythroblaste m.
**normochromic**, normochrome a.
**normocyte**, normocyte m.
**normocytic anemia**, anémie normocytaire (ou anémie normochrome)
**normolipidemic drug**, normolipémiant m.
**normotensive**, normotendu, e a.
**normotopic**, normotope a.
**nose**, nez m.
**nosocomial**, nosocomiale a.
**nosocomial infection**, infection nosocomiale
**nosology**, nosologie f.
**nostril**, narine f.
**nubile**, nubile a.
**nuchal**, nucal a.
**nuclear**, nucléaire a.
**nuclear fission**, fission nucléaire
**nuclear magnetic resonance**, résonance magnétique nucléaire
**nuclease**, nucléase f.
**nucleated**, nucléé, ée a.
**nucleic acids**, acides nucléiques
**nucleolated**, nucléolé, ée a.
**nucleolus**, nucléole m.
**nucleoplasm**, nucléoplasme m.
**nucleoprotein**, nucléoprotéide m.
**nucleoprotein**, nucléoprotéine f.
**nucleoside**, nucléoside m.
**nucleotide**, nucléotide m.
**nucleus**, noyau m.
**nucleus pulposus**, noyau pulpeux
**nulligravida**, nulligeste a et f.
**nullipara**, nullipare a. et f.
**numbness**, engourdissement m.
**nummular**, nummulaire a.
**nurse**, infirmière f.
**nursery**, pouponnière f.
**nutriment**, nutriment m.
**nutrition**, nutrition f.
**nutritionist**, nutritionniste n.
**nutritious**, nutritif, ive a.
**nyctalopia**, héméralopie f.
**nyctohemeral period**, nycthémère m.
**nyctophobia**, nyctophobie f.
**nycturia**, nycturie f.
**nympha**, lèvre (petite)
**nymphal**, nymphéal, ale, aux a.
**nymphomania**, nymphomanie f.
**nystagmus**, nystagmus m.

**obese**, obèse a.
**obesity**, obésité f.

**objective**, objectif, ive a.
**obliteration**, oblitération f.
**obliteration**, occlusion f.
**obnubilation**, obnubilation f.
**obsessed**, obsédé, ée a.
**obsession**, obsession f.
**obsessive**, obsédant, ante a., obsessionnel, elle a.
**obsessive-compulsive personality**, personnalité obsessionnelle
**obstetrical**, obstétrical, ale, aux a.
**obstetrician**, accoucheur, euse n.
**obstetrics**, obstétrique f.
**obstruction**, obstruction f.
**obstructive**, obstructif, ive a.
**obturation**, obturation f.
**obturator**, obturateur m.
**obturator**, obturateur, trice a.
**obturator foramen**, trou ischio-pubien (ou obturateur)
**occipital**, occipital, ale, aux a.
**occipital squama**, écaille de l'occipital
**occipitoatloid**, occipito-atloïdien, ienne a.
**occipitocervical**, occipito-cervical, ale, aux a.
**occipitoparietal**, occipito-pariétal, ale, aux a.
**occiput**, occiput m.
**occlusal**, occlusal, ale, aux a.
**occlusal embrasure**, embrasure occlusale
**occlusion**, occlusion f.
**occlusive**, occlusif, ive a.
**occlusovestibular**, occluso-vestibulaire a.
**occupational medicine**, médecine du travail
**ocular**, oculaire a.
**ocular myopathy**, myopathie oculaire
**ocular tunica**, tuniques (ou membranes) de l'œil
**ocularist**, oculariste m.
**oculocardiac reflex**, réflexe oculo-cardiaque
**oculogyric**, oculogyre a.
**oculomotor**, oculomoteur, trice a.
**oculomotor paralysis**, paralysie oculomotrice
**oculopalpebral**, oculo-palpébral, ale, aux a.
**Oddi's sphincter**, Oddi (sphincter d')
**odditis**, oddite f.
**odontalgia**, odontalgie f.
**odontogenic**, odontogène a.
**odontogenic myxoma**, myxome odontogène
**odontoid**, odontoïdien, ienne a.
**odontoid process**, apophyse odontoïde
**odontology**, odontologie f.
**odynophagia**, odynophagie f.
**Œdipus complex**, Œdipe (complexe d')
**of different colour**, vairon a.
**officinal**, officinal, ale, aux a.
**ohm**, ohm m.
**ointment**, pommade f.
**old age**, âge (troisième)
**oleaginous**, oléagineux, euse a.
**olecranon**, olécrâne m.
**oleogranuloma of anal canal**, oléogranulome du canal anal
**olfaction**, olfaction f.
**olfactory**, olfactif, ive a.
**olfactory membrane**, pituitaire f.
**oligoasthenospermia**, oligoasthénospermie f.
**oligocythemia**, oligocytémie f.
**oligodendroglia**, oligodendroglie f.
**oligohydramnios**, oligoamnios m.
**oligomeganephronia**, oligoméganéphronie f.
**oligomenorrhea**, oligoménorrhée f.
**oligophrenic**, oligophrène a.
**oligosaccharide**, oligosaccharide m.
**oligospermia**, oligospermie f.
**oliguria**, oligurie f.
**oliva**, olive bulbaire
**olivary**, olivaire a.
**Ollier-Thiersch graft**, Ollier-Thiersch (greffe d')
**omarthritis**, omarthrite f.
**omega**, oméga
**omentectomy**, omentectomie f.
**omentitis**, omentite f.
**omentopexy**, omentopexie f.
**omentoportography**, omento-portographie f.
**omentotomy**, omentotomie f.
**omentum**, épiploon m.
**omphalitis**, omphalite f.
**omphalocele**, omphalocèle f.
**omphalomesenteric**, omphalo-mésentérique a.
**omphalotomy**, omphalotomie f.
**onanism**, onanisme m.
**onchocerciasis**, onchocercose f.
**oncocyte**, oncocyte m.
**oncocytoma**, oncocytome m.
**oncogen**, oncogène m.
**oncogenesis**, oncogenèse f.
**oncogenic**, oncogène, oncogénique a.
**oncology**, oncologie f.
**oncostatic**, oncostatique a.
**oncotic**, oncotique a.
**oncotic pressure**, pression oncotique
**oneiric**, onirique a.
**oneirism**, onirisme m.
**ontogeny**, ontogenèse f.
**onychia**, onychie f.
**onychitis**, onyxis m.
**onycholysis**, onycholyse f.
**onychomalacia**, onychomalacie f.
**onychopathy**, onychopathie f.
**onychophagia**, onychophagie f.
**onychorrhexis**, onychorrhexis f.
**onychoschizia**, onychoschisis f.
**onychosis**, onychose f.
**oocyte**, ovocyte m.
**oogenesis**, ovogenèse f.

**oogonium**, ovogonie f.
**oophorectomy**, ovariectomie f.
**oophoritis**, ovarite f.
**oophorohysterectomy**, ovario-hystérectomie f.
**oophoropexy**, ovariopexie f.
**oozing**, suintement m.
**opacification**, opacification f.
**opacity**, opacité f.
**opaque**, opaque a.
**open bite**, béance en occlusion
**open fracture**, fracture ouverte
**operating suite**, bloc opératoire
**operation**, opération f.
**operative field**, champ opératoire
**operative record**, protocole opératoire
**operculum**, opercule m.
**operon**, opéron m.
**ophthalmia**, ophtalmie f.
**ophthalmia nivialis**, ophtalmie des neiges
**ophthalmic**, ophtalmique a.
**ophthalmic artery pressure**, pression artérielle ophtalmique (ou pression artérielle rétinienne)
**ophthalmodynamometry**, ophtalmodynamométrie f.
**ophthalmologist**, ophtalmologiste (ou ophtalmologue) m.
**ophthalmology**, ophtalmologie f.
**ophthalmometer**, ophtalmomètre m.
**ophthalmoplasty**, ophtalmoplastie f.
**ophthalmoplegia**, ophtalmoplégie f.
**ophthalmoscopy**, ophtalmoscopie f.
**opiate**, opiacé, ée a.
**opioid**, opioïde a.
**opiomania**, opiomanie f.
**opium**, opium m.
**opium addict**, opiomane n.
**opotherapy**, opothérapie f.
**Oppenheim's gait**, Oppenheim (démarche d')
**opportunistic infection**, infection opportuniste
**oppression**, oppression f.
**opsiuria**, opsiurie f.
**optic**, optique a.
**optic canal**, canal optique
**optic chiasma**, chiasma optique
**optic papilla**, papille optique
**optician**, opticien m.
**optics**, optique f.
**optometry**, optométrie f.
**optotype**, optotype m.
**oral**, oral, ale, aux a.
**oral antidiabetic**, antidiabétique oral
**orbicular**, orbiculaire a.
**orbicular muscle of eye**, muscle orbiculaire des paupières
**orbicular muscle of mouth**, muscle orbiculaire des lèvres
**orbit**, orbite f.
**orbitonasal**, orbito-nasal, ale, aux a.
**orbitotemporal**, orbito-temporal, ale, aux a.
**orchialgia**, orchialgie f.
**orchidovaginopexy**, orchido-vaginopexie f.
**orchiectomy**, orchidectomie (ou orchiectomie) f.
**orchiepididymitis**, orchi-épididymite f.
**orchio-epididymectomy**, orchido-épididymectomie f.
**orchiopexy**, orchidopexie f.
**orchioplasty**, orchidoplastie (ou orchioplastie) f.
**orchiotomy**, orchidotomie (ou orchiotomie) f.
**orchitis**, orchite f.
**ordinate**, ordonnée f.
**orexigenic**, orexigène a.
**organ**, organe m.
**organelle**, organite m.
**organic**, organique a.
**organism**, organisme m.
**organogenesis**, organogenèse f.
**orgasm**, orgasme m.
**orientation**, orientation f.
**orifice**, orifice m.
**ornithosis**, ornithose f.
**oropharynx**, oropharynx m.
**orthodontics**, orthodontie f.
**orthogenics**, orthogénie f.
**orthopedic surgeon**, orthopédiste m.
**orthopedics**, orthopédie f.
**orthophony**, orthophonie f.
**orthopn[o]ea**, orthopnée f.
**orthoptic**, orthoptique a.
**orthoptics**, orthoptique f.
**orthoptist**, orthoptiste n.
**orthoptoscope**, orthoptoscope m.
**orthosis**, orthèse f.
**orthostatic**, orthostatique a.
**orthostatic hypotension**, hypotension orthostatique chronique neurogène
**orthostatism**, orthostatisme m.
**orthostatism test**, orthostatisme (épreuve d')
**orthosympathetic nervous system**, système orthosympathique
**orthotist**, orthésiste n.
**Ortolani's sign**, Ortolani (signe d')
**oscheocele**, oschéocèle f.
**oscheoma**, oschéome m.
**oscillation**, oscillation f.
**oscillometer**, oscillomètre m.
**ose**, ose m.
**Osgood-Schlatter disease**, Osgood-Schlatter (maladie d')
**oside**, hétéroside m.
**oside**, holoside m.

**osmolality**, osmolalité f.
**osmolarity**, osmolarité f.
**osmoreceptor**, osmorécepteur m.
**osmosis**, osmose f.
**osmotic**, osmotique a.
**osmotic laxative**, laxatif osmotique
**osmotic pressure**, pression osmotique
**ossein**, osséine f.
**osseous**, osseux, euse a.
**ossicle**, ossicule m.
**ossification**, ossification f.
**ossified**, ossifié, ée a.
**ossifluent**, ossifluent, ente a.
**osteal**, ostéique a.
**ostealgia**, ostéalgie f.
**osteitis**, ostéite f.
**osteitis deformans**, Paget (maladie osseuse de)
**osteitis fibrosa cystica**, ostéite fibro-kystique
**osteoarthritis of the hip**, coxarthrose f.
**osteoarticular**, ostéo-articulaire a.
**osteoblast**, ostéoblaste m.
**osteocalcin**, ostéocalcine f.
**osteocartilaginous**, ostéo-cartilagineux, euse a.
**osteochondritis**, ostéochondrite f.
**osteochondrodysplasia**, ostéochondrodysplasie f.
**osteochondroma**, ostéochondrome m.
**osteoclasis**, ostéoclasie f.
**osteoclast**, ostéoclaste m.
**osteocyte**, ostéocyte m.
**osteodynia**, ostéodynie f.
**osteodysplasia**, ostéodysplasie f.
**osteodystrophy**, ostéodystrophie f.
**osteogenesis**, ostéogenèse f.
**osteogenesis imperfecta congenita**, Lobstein (maladie de)
**osteogenetic**, ostéogène a.
**osteogenic**, ostéogénique a.
**osteoid**, ostéoïde a.
**osteoid osteoma**, ostéome ostéoïde
**osteolysis**, ostéolyse f.
**osteoma**, ostéome m.
**osteomalacia**, ostéomalacie f.
**osteomyelitis**, ostéomyélite f.
**osteon**, ostéon m.
**osteonecrosis**, ostéonécrose f.
**osteopath**, ostéopraticien, ienne n.
**osteopathy**, ostéopathie f.
**osteopenia**, ostéopénie f.
**osteophyte**, ostéophyte m.
**osteophytosis**, ostéophytose f.
**osteoplastic**, ostéoplastique a.
**osteoplasty**, ostéoplastie f.
**osteoporosis**, ostéoporose f.
**osteoradionecrosis**, ostéoradionécrose f.
**osteosarcoma**, ostéosarcome m.
**osteosclerosis**, ostéosclérose f.
**osteosis**, ostéose f.
**osteosynthesis**, ostéosynthèse f.
**osteotomy**, ostéotomie f.
**osteotympanic conduction**, conduction ostéo-tympanique
**ostial**, ostial, ale, aux a.
**ostium**, ostium m. (lat.)
**otalgia**, otalgie f.
**otic**, otique a.
**otitis**, otite f.
**otogenic**, otogène a.
**otolith**, otolithe m.
**otologist**, otologiste (ou otologue) m.
**otology**, otologie f.
**otoplasty**, otoplastie f.
**otorhinolaryngology**, oto-rhino-laryngologie f.
**otorrhagia**, otorragie f.
**otorrhea**, otorrhée f.
**otoscopy**, otoscopie f.
**outer and inner tables**, tables (externe et interne)
**outgrowth**, excroissance f.
**output**, débit m.
**ovalocytosis**, ovalocytose f.
**ovarian**, ovarien, ienne a.
**ovarian cycle**, cycle ovarien
**ovariectomy**, ovariectomie f.
**ovariohysterectomy**, ovario-hystérectomie f.
**ovariotomy**, ovariotomie f.
**ovaritis**, ovarite f.
**ovary**, ovaire m.
**overcompensation**, surcompensation f.
**overdamping**, suramortissement m.
**overdosage**, surdosage m.
**overdose**, overdose f.
**overfeeding**, suralimentation f.
**overflow**, regorgement m.
**overloading**, surcharge f.
**overriding**, chevauchement m.
**overriding aorta**, dextroposition de l'aorte
**overshoot**, sous-amortissement m.
**overt diabetes**, diabète patent
**ovocyte**, ovocyte m.
**ovogenesis**, ovogenèse f.
**ovoid**, ovoïde a.
**ovular**, ovulaire a.
**ovulation**, ovulation f.
**ovule**, ovule m.
**oxalate**, oxalate m.
**oxalemia**, oxalémie f.
**oxalic**, oxalique a.
**oxalic acid**, acide oxalique
**oxaloacetic acid**, acide oxaloacétique
**oxaluria**, oxalurie f.
**oxidase**, oxydase f.

**oxidation**, oxydation f.
**oxide**, oxyde m.
**oxidized**, oxydé, ée a.
**oxido-reduction**, oxydo-réduction f.
**oximetry**, oxymétrie f.
**oxygen**, oxygène m.
**oxygen tent**, tente à oxygène
**oxygen therapy**, oxygénothérapie f.
**oxygen-carrying power**, oxyphorique (pouvoir)
**oxygenated**, oxygéné, ée a.
**oxygenation**, oxygénation f.
**oxyhemoglobin**, oxyhémoglobine f.
**oxymetry**, oxymétrie f.
**oxyphilic**, acidophile a.
**oxysteroid**, oxystéroïde m.
**11-oxysteroid**, 11-oxycorticostéroïde m. (ou 11-oxystéroïde m.)
**oxytetracycline**, oxytétracycline f. (DCI)
**oxytocic**, ocytocique a. et m.
**oxytocin**, oxytocine f.
**oxyuriasis**, oxyurose (ou oxyurase) f.
**oxyurid**, oxyure m.
**ozena**, ozène m.
**ozone**, ozone m.
**ozone therapy**, ozonothérapie f.
**ozonized**, ozonisé, ée a.

**P wave**, onde P
**pacchionian granulations**, Pacchioni (corpuscules ou granulations de)
**pacemaker**, stimulateur cardiaque
**pachyderma**, pachydermie f.
**pachymeningitis**, pachyméningite f.
**pachypleuritis**, pachypleurite f.
**package**, conditionnement m.
**packaging**, conditionnement m.
**packing**, méchage m., mèche f.
**pad**, tampon m.
**Paget's disease of bone**, Paget (maladie osseuse de)
**Paget's disease of the skin**, Paget (maladie cutanée de)
**pagetic**, pagétique a. et n.
**pagetoid**, pagétoïde a.
**pain**, douleur f.
**painful paralysis**, algoparalysie f.
**painting**, badigeonnage m.
**palatal**, palatal, ale, aux a.
**palatal reflex**, réflexe vélopalatin
**palate**, palais m.
**palatine**, palatin, ine
**palatine tonsil**, amygdale f.
**palatodental**, palato-dental, ale, aux a.
**palatoplasty**, palatoplastie f.
**palatorrhaphy**, palatorraphie f.
**palatoschisis**, palatoschisis f.
**paleocerebellum**, paléocérébellum (ou paléocervelet) m.
**paligraphia**, paligraphie f.
**palikinesia**, palicinésie (ou palikinésie) f.
**palilalia**, palilalie f.
**palilexia**, palilexie f.
**palilogia**, palilogie f.
**palindromic**, palindromique a.
**palindromic rheumatism**, rhumatisme palindromique
**palinphrasia**, palimphrasie f.
**palliate**, pallier v.
**palliative**, palliatif, ive a.
**pallidum**, pallidum (ou globus pallidus) m.
**palmar**, palmaire a.
**palmature**, palmure f.
**palpable**, palpable a.
**palpation**, palpation f.
**palpebral**, palpébral, ale, aux a.
**palpitation**, palpitation f.
**palsy**, paralysie f.
**panacea**, panacée f.
**panarteritis**, panartérite f.
**pancarditis**, pancardite f.
**pancreas**, pancréas m.
**pancreatalgia**, pancréatalgie f.
**pancreatectomy**, pancréatectomie f.
**pancreatic duct**, Wirsung (canal de)
**pancreatic lipase**, lipase pancréatique
**pancreaticoduodenal**, pancréatico-duodénal, ale, aux a.
**pancreatin**, pancréatine f.
**pancreatitis**, pancréatite f.
**pancreatogenic**, pancréatogène a.
**pancreatography**, pancréatographie f.
**pancreatoprivic**, pancréatoprive a.
**pancytopenia**, pancytopénie f.
**pandemic**, pandémie f.
**Pandy's reaction**, Pandy (réaction de)
**panmixis**, panmixie f.
**panniculitis**, panniculite f.
**panniculus adiposus**, pannicule adipeux
**pannous**, panneux, euse a.
**pannus**, pannus m.
**panoptic**, panoptique a.
**panoramic radiography**, orthopantomographie f.
**pansinusitis**, pansinusite f.
**pantomography**, orthopantomographie f.
**Papanicolaou's test**, Papanicolaou (test de)
**papaverine**, papavérine f.
**papilla**, papille f.
**papillary**, papillaire a.
**papillate**, papillé, ée a.
**papillectomy**, papillectomie f.
**papilliferous**, papillifère a.
**papilliform**, papilliforme a.
**papillitis**, papillite f.
**papilloma**, papillome m.

**papillomatosis**, papillomatose f.
**papillotomy**, papillotomie f.
**papule**, papule f.
**papuloerythematous**, papulo-érythémateux, euse a.
**papulopustular**, papulo-pustuleux, euse a.
**papulopustule**, papulo-pustule f.
**papulosquamous**, papulo-squameux, euse a.
**papulovesicular**, papulo-vésiculeux, euse a.
**papyraceous**, papyracé, ée a.
**para-aminobenzoic acid**, acide para-amino-benzoïque
**paraaminohippuric acid**, acide para-amino-hippurique
**paraaminosalicylic acid**, acide para-aminosalicylique
**paracardiac**, paracardiaque a.
**paracentesis**, paracentèse f.
**paracentral**, paracentral, ale, aux a.
**paraclinic**, paraclinique a.
**paracrine**, paracrine a.
**paracusia**, paracousie f.
**paracusis**, paracousie f.
**paradental**, paradentaire a.
**paradichlorobenzene**, paradichlorobenzène m.
**paradoxical respiration**, respiration paradoxale
**parafango**, parafango m.
**paraffin**, paraffine f.
**paraganglion**, paraganglion m.
**paragonimiasis**, paragonimiase f.
**parainfectious**, para-infectieux, euse a.
**parakeratosis**, parakératose f.
**paralysed**, paralysé, ée a.
**paralysing**, paralysant, ante a.
**paralysis**, paralysie f.
**paralytic**, paralytique a.
**paramedian**, paramédian, ane a.
**paramedical**, paramédical, ale, aux a.
**paramedical personnel**, personnel auxiliaire médical
**parametrium**, paramètre m.
**paramixovirus**, paramyxovirus m.
**paranasal sinus**, sinus de la face
**paraneoplastic acrokeratosis**, acrokératose paranéoplasique
**paraneoplastic syndrome**, syndrome paranéoplasique
**paranoia**, paranoïa f.
**paranoiac**, paranoïaque a.
**paranoid**, paranoïde a.
**paranoid personality**, personnalité paranoïaque
**paraomphalic**, paraombilical, ale, aux a.
**parapatellar**, parapatellaire a.
**paraphilia**, paraphilie f.
**paraphimosis**, paraphimosis m.
**paraphrenia**, paraphrénie f.
**paraplegia**, paraplégie f.
**paraplegic**, paraplégique a. et n.
**paraprotein**, paraprotéine f.
**parapsoriasis**, parapsoriasis m.
**parapsychology**, parapsychologie f.
**parasite**, parasite m.
**parasitism**, parasitisme m.
**parasitology**, parasitologie f.
**parasitosis**, parasitose f.
**parasternal**, parasternal, ale, aux a.
**parasympathetic**, parasympathique a.
**parasympathetic nervous system**, système parasympathique
**parasympatholytic**, parasympatholytique (ou parasympathicolytique) a. et m.
**parasympathomimetic**, parasympathomimétique (ou parasympathicomimétique) a. et m.
**parasystole**, parasystolie f.
**parathormone**, parathormone f.
**parathyrin**, parathormone f.
**parathyroid**, parathyroïde f.
**parathyroid hormone**, hormone parathyroïdienne
**parathyroidectomy**, parathyroïdectomie f.
**parathyroiditis**, parathyroïdite f.
**parathyropathy**, parathyréose f.
**parathyroprival**, parathyréoprive a.
**paratyphoid**, paratyphoïde f. (ou fièvre paratyphoïde)
**paravenous injection**, paraveineuse (injection) f.
**paravertebral**, paravertébral, ale, aux a.
**Pardee's wave**, Pardee (onde coronarienne de)
**parenchyma**, parenchyme m.
**parental**, parental, ale, aux a.
**parentalism**, parentalisme m.
**parenteral**, parentéral, ale, aux a.
**paresis**, parésie f.
**paresthesia**, paresthésie f.
**parietal**, pariétal, ale, aux a.
**parietal bone**, os pariétal
**Parinaud's syndrome**, Parinaud (syndrome de)
**parity**, parité f.
**Parkinson's disease**, Parkinson (maladie de)
**parkinsonian**, parkinsonien, ienne a.
**parkinsonian tremor**, tremblement parkinsonien
**Parma's view**, Parma (incidence de)
**paronychia**, panaris m.
**parotid duct**, Sténon (canal de)
**parotid gland**, parotide f. (ou glande parotide)
**parotitis**, parotidite f.
**paroxysm**, paroxysme m.
**paroxysmal**, paroxystique a.
**paroxysmal nocturnal hemoglobinuria**, hémoglobinurie paroxystique nocturne

**paroxysmal tachycardia**, Bouveret (maladie de)
**Parsonage-Turner syndrome**, Parsonage-Turner (syndrome de)
**Parsonnet's bag**, Parsonnet (poche de)
**parthenogenesis**, parthénogenèse f.
**partial syndesmotomy**, syndesmotomie partielle
**particle**, particule f.
**parturient**, parturiente f.
**passive**, passif, ive a.
**passive exercise**, exercice passif
**passive immunization**, séroprotection f.
**passive movement**, mouvement passif
**passivity**, passivité f.
**paste**, pâte f.
**Pasteurella**, Pasteurella
**pasteurization**, pasteurisation f.
**pastiness**, empâtement m.
**patch-test**, patch-test m.
**patella**, patella
**patella alta**, patella alta
**patella baja**, patella baja
**patella bipartita or partita**, patella bipartita (ou partita)
**patellar impact**, choc rotulien
**patellar ligament**, tendon (ou ligament) rotulien
**patellar reflex**, réflexe rotulien
**patellitis**, patellite f.
**patellofemoral**, fémoro-patellaire a.
**patelloplasty**, patelloplastie f.
**patent medicine**, spécialité pharmaceutique
**Pathey's operation**, Patey (mammectomie de)
**pathogenesis**, étio-pathogénie f.
**pathogenesis**, pathogenèse (ou pathogénie) f.
**pathogenic**, pathogène a.
**pathognomonic**, pathognomonique a.
**pathognomonic symptom**, symptôme pathognomonique
**pathologic fracture**, fracture pathologique
**pathological**, pathologique a.
**pathologist**, anatomopathologiste m.
**pathology**, anatomie pathologique
**pathology**, pathologie f.
**pathophysiology**, pathophysiologie f.
**pathway**, voie f.
**patient**, patient, ente n.
**pattern**, schème m.
**Paul-Bunnell test**, Paul et Bunnell (réaction de)
**Pauwel's operations**, Pauwels (opérations de)
**pavement**, pavimenteux, euse a.
**pavlovian**, pavlovien, ienne a.
**pectin**, pectine f.
**pectinate**, pectiné, ée a.
**pectineal muscle**, muscle pectiné
**pectoral**, pectoral, ale, aux a.
**pedagogy**, pédagogie f.
**pedal**, pédal, ale, aux a.
**pedal**, pédieux, euse a.
**pederast**, pédéraste m.
**pederasty**, pédérastie f.
**pediatric nurse**, puéricultrice f.
**pediatrics**, pédiatrie f.
**pedicle**, pédicule m.
**pedicular**, pédiculaire a.
**pediculate**, pédiculé, ée a.
**pediculosis**, pédiculose f.
**pedodontics**, pédodontie (ou pédontologie) f.
**pedology**, pédologie f.
**pedoncular**, pédonculaire a.
**pedophilia**, pédophilie f.
**peduncle**, pédoncule m.
**pegging**, enchevillement m.
**pejoration**, péjoration f.
**pelade**, pelade f.
**pellagra**, pellagre f.
**pellagra-like**, pellagroïde a.
**Pellegrini-Stieda disease**, Pellegrini-Stieda (maladie ou syndrome de)
**pellet**, pellet m.
**pellicle**, pellicule f.
**pelvic**, pelvien, ienne a.
**pelvic cavity**, cavité (ou excavation) pelvienne.
**pelvic girdle**, ceinture pelvienne
**pelvic peritonitis**, pelvipéritonite f.
**pelvimetry**, pelvimétrie f.
**pelvis**, bassin m.
**pemphigoid**, pemphigoïde a.
**pemphigus**, pemphigus m.
**pemphigus neonatorum**, pemphigus épidémique du nouveau-né
**pemphigus vulgaris**, pemphigus vulgaire
**pendular**, pendulaire a.
**pendulous abdomen**, ventre en besace
**penetrance**, pénétrance f.
**penicillin**, pénicilline f.
**penicillin therapy**, pénicillinothérapie (ou pénicillothérapie) f.
**penile**, pénien, ienne a.
**penis**, verge f.
**Penrose's drainage**, Penrose (drainage de)
**pentalogy of Fallot**, Fallot (pentalogie de)
**pentose**, pentose m.
**pepsin**, pepsine f.
**peptic**, pepsique a.
**peptic**, peptique a.
**peptic ulcer**, ulcère gastro-duodénal
**peptide**, peptide m.
**peptone**, peptone f.
**peptonemia**, peptonémie f.
**peptonuria**, peptonurie f.
**per os**, per os
**percentile**, percentile m.

**perceptible**, perceptible a.
**perception**, perception f.
**perceptive deafness**, surdité de perception
**percussion**, percussion f.
**percutaneous**, percutané, ée a.
**percutaneous transluminal angioplasty**, angioplastie transluminale percutanée
**perforans tendon**, tendon perforant
**perforated tendon**, tendon perforé
**perforating**, perforatif, ive a.
**perforation**, perforation f.
**perfusion**, perfusion f.
**perianal**, périanal, ale, aux a.
**periapical**, périapical, ale, aux (ou périapexien, ienne) a.
**periappendicitis**, périappendicite f.
**periarterial**, périartériel, ielle a.
**periarteritis**, périartérite f.
**periarthritis**, périarthrite f.
**periarticular**, périarticulaire a.
**peribronchial**, péribronchique a.
**pericardial cavity**, cavité péricardique
**pericardiocentesis**, péricardiocentèse f.
**pericardiotomy**, péricardiotomie (ou péricardotomie) f.
**pericarditis**, péricardite f.
**pericardium**, péricarde m.
**pericholecystitis**, péricholécystite f.
**perichondritis**, périchondrite f.
**perichondrium**, périchondre (ou périchondrium) m.
**pericolic**, péricolique a.
**pericolitis**, péricolite f.
**pericystitis**, péricystite f.
**periduodenitis**, périduodénite f.
**peridural anesthesia**, anesthésie péridurale
**perifocal**, périfocal, ale, aux a.
**perifolliculitis**, périfolliculite f.
**perihepatitis**, périhépatite f.
**perihilar**, périhilaire a.
**perilymph**, périlymphe f.
**perilymphangitis**, périlymphangite f.
**perilymphatic**, périlymphatique a.
**perilymphatic space**, espace périlymphatique
**perimastitis**, périmastite f.
**perimetritis**, paramétrite **f.**
**perimetritis**, périmétrite f.
**perimetry**, périmétrie f.
**perinatal**, périnatal, ale, als a.
**perineoanal**, périnéo-anal, ale, aux a.
**perineoplasty**, périnéoplastie f.
**perineorrhaphy**, périnéorraphie f.
**perineoscrotal**, périnéo-scrotal, ale, aux a.
**perineotomy**, périnéotomie f.
**perineovaginal**, périnéo-vaginal, ale, aux a.
**perineovulvar**, périnéo-vulvaire a.
**perinephritic**, périnéphrétique a.
**perinephritis**, périnéphrite f.
**perineum**, périnée m.
**perineural**, périneural, ale, aux a.
**perineuritis**, périnévrite f.
**perineurium**, périnèvre m.
**perinuclear**, périnucléaire a.
**periocular**, périoculaire a.
**periodic**, périodique a.
**periodontitis**, parodontite f.
**periodontium**, desmodonte m.
**periodontium**, parodontium m.
**periodontolysis**, parodontolyse f.
**periodontosis**, parodontose f.
**perionyxis**, périonyxis m.
**perioral**, périoral, ale, aux a.
**periorbital**, périorbitaire a.
**periorificial**, périorificiel, ielle a.
**periosteum**, périoste m.
**periostitis**, périostite f.
**periostosis**, périostose f.
**periovaritis**, périovarite f.
**peripancreatitis**, péripancréatite f.
**peripheral**, périphérique a.
**peripheral nervous system**, système nerveux périphérique
**periphlebitis**, périphlébite f.
**periphrenitis**, périphrénite f.
**periprostatitis**, périprostatite f.
**peristalsis**, péristaltisme m.
**perisynovitis**, périsynovite f.
**peritendinitis**, péritendinite (ou péritenonite) f.
**peritoneal cavity**, cavité péritonéale
**peritoneal dialysis**, dialyse péritonéale
**peritoneography**, péritonéographie f.
**peritoneovenous shunt**, dérivation péritonéo-veineuse
**peritoneum**, péritoine m.
**peritonism**, péritonisme m.
**peritonitis**, péritonite f.
**peritonization**, péritonisation f.
**periumbilical**, périombilical, ale, aux a.
**perivascular**, périvasculaire a.
**perivenous**, périveineux, euse a.
**perivesical**, paravésical, ale, aux a.
**perivesical**, périvésical, ale, aux a.
**perivisceritis**, périviscérite f.
**perlèche**, perlèche f.
**perlingual**, perlingual, ale, aux a.
**permeability**, perméabilité f.
**pernicious**, pernicieux, euse a.
**pernicious anemia**, anémie pernicieuse
**peroneal**, péronier, ère a.
**peroperative**, peropératoire a.
**peroperative wirsungography**, wirsungographie peropératoire
**peroral**, peroral, ale, aux a.

**persona**, persona f. (Jung)
**perspiration**, perspiration f.
**perspiration**, transpiration f.
**pertaining to mumps**, ourlien, ienne a.
**pertaining to Tenon's capsule**, ténonien, ienne a.
**Perthes' disease**, Perthes (maladie de)
**pertrochanteric**, pertrochantérien, ienne a.
**pertussis**, coqueluche f.
**pertussoid**, coqueluchoïde a.
**perverse**, pervers, e a.
**perversion**, perversion f.
**perversity**, perversité f.
**perverted**, perverti, ie a.
**pes cavus**, pied creux
**pes valgus**, pied plat
**pessary**, pessaire m.
**pesticide**, pesticide m.
**pestilential**, pestilentiel, elle a.
**petechia**, pétéchie f.
**petit mal**, petit mal
**petromastoid**, pétro-mastoïdien, ienne a.
**petro-occipital**, pétro-occipital, ale, aux a.
**petrositis**, pétrosite f.
**petrosphenoid**, pétro-sphénoïdal, ale, aux a.
**petrosquamous**, pétro-squameux, euse a.
**petrous**, pétreux, euse a.
**petrous bone**, rocher m.
**Petz stapler clamp**, Petz, de (appareil ou clamp de)
**Peutz-Jeghers syndrome**, Peutz-Jeghers (syndrome de)
**Pezzer's catheter**, Pezzer (sonde ou cathéter de de).
**Pfannenstiel's incision**, Pfannenstiel (incision de)
**Pfeiffer's bacillus**, Pfeiffer (bacille de)
**pH**, pH m.
**phacomalacia**, phacomalacie f.
**phacosclerosis**, phacosclérose f.
**phagocyte**, phagocyte m.
**phagocytic**, phagocytaire a.
**phagocytosis**, phagocytose f.
**phakomatosis**, phacomatose f.
**phalangectomy**, phalangectomie f.
**phalangization**, phalangisation f.
**phalangophalangeal**, phalango-phalangien, ienne a.
**phalanx**, phalange f.
**phallus**, phallus m.
**phanere**, phanère m.
**phanerogam**, phanérogame a.
**Phanerogam**, Phanérogame n.
**phantasm**, fantasme (ou phantasme) m.
**pharmaceutical kit**, pharmacie f.
**pharmacist**, pharmacien, ienne n.
**pharmacodynamic**, pharmacodynamique a.
**pharmacodynamics**, pharmacodynamique f.
**pharmacognosy**, pharmacognosie f.
**pharmacokinetics**, pharmacocinétique f.
**pharmacology**, pharmacologie f.
**pharmacomania**, pharmacomanie f.
**pharmacopeia**, pharmacopée f.
**pharmacy**, pharmacie f.
**pharyngeal**, pharyngé, ée (ou pharyngien, ienne) a.
**pharyngeal reflex**, réflexe pharyngé
**pharyngeal tonsil**, amygdale pharyngienne
**pharyngectomie**, pharyngectomie f.
**pharyngism**, pharyngisme m.
**pharyngitis**, pharyngite f.
**pharyngoepiglottic**, pharyngo-épiglottique a.
**pharyngoesophageal**, pharyngo-œsophagien, ienne a.
**pharyngoesophageal diverticulum**, diverticule pharyngo-œsophagien (de Zenker)
**pharyngolaryngeal**, pharyngo-laryngé, ée (ou pharyngo-laryngien, ienne) a.
**pharyngolaryngitis**, pharyngo-laryngite f.
**pharyngoplegia**, pharyngoparalysie (ou pharyngoplégie) f.
**pharyngoscopy**, pharyngoscopie f.
**pharyngotomy**, pharyngotomie f.
**pharynx**, pharynx m.
**Pheidippidès' syndrom**, Pheidippidès (syndrome de)
**phenacetin**, phénacétine f.
**phenol**, phénol m.
**phenolated**, phénolé, ée a.
**phenolphthalein**, phénolphtaléine f.
**phenolsulfonphthalein**, phénolsulfonephtaléine f.
**phenomenon**, phénomène m.
**phenotype**, phénotype m.
**phenotypic variability**, variabilité phénotypique
**phenylacetic acid**, acide phénylacétique
**phenylalanine**, phénylalanine f.
**phenylketonuria**, phénylcétonurie f.
**phenylpyruvic acid**, acide phénylpyruvique
**phenylpyruvic oligophrenia**, oligophrénie phénylpyruvique
**pheochromocytoma**, phéochromocytome m.
**phimosis**, phimosis m.
**phlebectasia**, phlébectasie f.
**phlebectomy**, phlébectomie f.
**phlebitis**, phlébite f.
**phlebography**, phlébographie f.
**phlebolith**, phlébolithe m.
**phlebothrombosis**, phlébothrombose f.
**phlebotome**, phlébotome m.
**phlebotonic**, veinotonique (ou vénotonique) a. et m.
**phlegmon**, phlegmon m.

**phlyctena**, phlyctène f.
**phobia**, phobie f.
**phocomelia**, phocomélie f.
**phonation**, phonation f.
**phonatory**, phonatoire a., phonateur a.
**phone**, phone m.
**phonetic**, phonétique a.
**phonetics**, phonétique f.
**phoniatrics**, phoniatrie f.
**phonocardiography**, phonocardiographie f.
**phosphatase**, phosphatase f.
**phosphatasemia**, phosphatasémie f.
**phosphate**, phosphate m.
**phosphated**, phosphaté, ée a.
**phosphatemia**, phosphatémie f.
**phosphatidylcholine**, phosphatidylcholine f.
**phosphaturia**, phosphaturie f.
**phosphene**, phosphène m.
**phospholipid**, phospholipide m.
**phosphoprotein**, phosphoprotéide m. (ou phosphoprotéine f.)
**phosphorated**, phosphoré, ée a.
**phosphorescence**, phosphorescence f.
**phosphoric**, phosphorique a.
**phosphoric acid**, acide phosphorique
**phosphorus**, phosphore m.
**phot**, phot m.
**photochemistry**, photochimie f.
**photocoagulation**, photocoagulation f.
**photogenic epilepsy**, épilepsie de la télévision
**photometer**, photomètre m.
**photometry**, photométrie f.
**photon**, photon m.
**photophobia**, photophobie f.
**photopic vision**, vision photopique
**photopsia**, photopsie f.
**photosensitive**, photosensible a.
**phototherapy**, actinothérapie f.
**phrenic**, phrénique a.
**phrenic nerve**, nerf phrénique
**phrenicectomy**, phrénicectomie (ou phrénicotomie) f.
**phrenosplenic**, phréno-splénique a.
**phthiriasis**, phtiriase f.
**phthisic**, phtisique a.
**phthisis**, phtisie f.
**phylogenesis, phylogeny**, phylogenèse f.
**physical**, physique a.
**physical aspect**, physique f.
**physical dependence**, dépendance physique
**physician**, médecin m.
**physician assistant**, médecin-assistant
**physics**, physique
**physiognomy**, physionomie f.
**physiognosis**, physiognomonie f.
**physiologic, physiological**, physiologique a.
**physiological salt solution**, solution physiologique salée
**physiological sugar solution**, solution physiologique sucrée
**physiology**, physiologie f.
**physiopathologic**, physiopathologique a.
**physiopathology**, physiopathologie (ou physiologie pathologique) f.
**physiotherapy**, physiothérapie f.
**physique**, habitus m.
**phytotherapy**, phytothérapie f.
**pia mater**, pie-mère f.
**pian**, pian m.
**picogram**, picogramme m.
**picometer**, picomètre m.
**picric acid**, acide picrique
**piebaldism**, piébaldisme m.
**piezography**, piézographie f.
**pigeon breast**, thorax en bréchet (ou en carène)
**pigeon breast**, thorax de pigeon
**pigment**, pigment m.
**pigmentation**, pigmentation f.
**pigmented**, pigmenté, ée a.
**pilary**, pilaire a.
**piliform**, piliforme a.
**pill**, pilule f.
**pillar**, pilier m.
**pilomatricoma**, pilomatrixome m.
**pilomotor reflex**, réflexe pilomoteur
**pilose**, pileux, euse a.
**pilosebaceous follicle**, follicule pilo-sébacé
**pilosity**, pilosité f.
**pimply**, boutonneux, euse a.
**pin**, broche f.
**pineal**, pinéal, ale, aux a.
**pineal body**, épiphyse (cérébrale)
**pinealoma**, pinéalome m.
**pinkish**, rosacé, ée a.
**pinning**, brochage m.
**pinning**, embrochage m.
**pinocytosis**, pinocytose f.
**pinta**, pinta f.
**pinworm**, oxyure m.
**piperazine**, pipérazine f.
**piriform**, piriforme a.
**Pirquet's reaction**, Pirquet (cutiréaction, réaction ou test de von)
**pisiform**, pisiforme a.
**pisiform bone**, os pisiforme
**pitting**, godet m.
**pituita**, pituite f.
**pituitarism**, pituitarisme m.
**pituitary**, pituitaire a.
**pityriasis**, pityriasis m.
**pityriasis rosea**, pityriasis rosé (de Gibert)
**pixel**, pixel m.

**placebo**, placebo m.
**placenta placenta**, m.
**placenta accreta**, placenta accreta
**placenta previa**, placenta praevia
**placental**, placentaire a.
**placental cotyledon**, cotylédon placentaire
**placental hormones**, hormones placentaires
**placentotherapy**, placentothérapie f.
**plague**, peste f.
**plague-stricken**, pestiféré, ée a.
**plantar**, plantaire a.
**plantar reflex**, réflexe plantaire (ou cutané plantaire)
**plasma**, plasma m.
**plasma membrane**, membrane plasmatique
**plasma proteins**, protéines plasmatiques
**plasma volume**, volume plasmatique
**plasmacytic series**, série plasmocytaire
**plasmapheresis**, plasmaphérèse f.
**plasmatherapy**, plasmathérapie f.
**plasmatic biliary index**, indice biliaire plasmatique
**plasmid**, plasmide m.
**plasmoblast**, plasmoblaste m.
**plasmocyte**, plasmocyte m.
**plasmocytoma**, plasmocytome m.
**plasmocytosis**, plasmocytose f.
**Plasmodium**, Plasmodium
**plaster**, emplâtre m.
**plastic**, plastique a.
**plastic operation**, opération plastique
**plastic skin surgery**, plastie cutanée
**plastic surgery**, chirurgie plastique (ou réparatrice)
**plastic surgery**, plastie f.
**plasticity**, plasticité f.
**platelet**, thrombocyte m.
**platelet activating factor**, facteur d'activation plaquettaire
**Platyhelminthes**, Plathelminthes m. pl.
**platyspondylia, platyspondylisis**, platyspondylie f.
**playful**, ludique a.
**pleated defect**, signe du drapé
**pleocytosis**, pléiocytose f.
**plethora**, pléthore f.
**plethoric**, pléthorique a.
**pleura**, plèvre f.
**pleural**, pleural, ale, aux a.
**pleural bulla**, bulle pleurale
**pleural cavity**, cavité pleurale
**pleural cul-de-sac**, cul-de-sac pleural
**pleural dome**, dôme pleural
**pleural tuberculosis**, tuberculose pleurale
**pleuralgia**, pleuralgie f.
**pleurectomy**, pleurectomie f.
**pleurisy**, pleurésie f.
**pleuritis**, pleurite f.
**pleurocentesis**, pleurocentèse f.
**pleurodynia**, pleurodynie f.
**pleurolysis**, pleurolyse f.
**pleuropericardial**, pleuro-péricardique a.
**pleuroperitoneal**, pleuro-péritonéal, ale, aux a.
**pleuropneumonia**, pleuropneumonie f.
**pleurotomy**, pleurotomie f.
**plexal**, plexulaire a.
**plexopathy**, plexopathie f.
**plexus**, plexus m.
**plication**, plicature f.
**plug**, bouchon m.
**pluricellular**, pluricellulaire a.
**plurifocal fracture**, fracture plurifocale
**pluriglandular**, pluriglandulaire a.
**plurilobate**, plurilobé, ée a.
**plurilocular**, pluriloculaire a.
**pneumarthrosis**, pneumarthrose f.
**pneumatic**, pneumatique a.
**pneumatics**, pneumatique f.
**pneumatization**, pneumatisation f.
**pneumatocele**, pneumatocèle f.
**pneumatosis**, pneumatose f.
**pneumoarteriography**, pneumoartériographie f.
**pneumoarthrography**, pneumoarthrographie (ou pneumarthrographie) f.
**pneumocele**, hernie du poumon
**pneumocentesis**, pneumocentèse f.
**pneumococcic**, pneumococcique a.
**pneumococcosis**, pneumococcie f.
**pneumococcus**, pneumocoque m.
**pneumoconiosis**, pneumoconiose f.
**pneumocystography**, pneumokystographie f.
**pneumoencephalogram**, pneumoencéphalogramme m.
**pneumoencephalography**, pneumoencéphalographie f.
**pneumogastric nerve**, pneumogastrique m. (ou nerf pneumogastrique)
**pneumogram**, pneumogramme m.
**pneumograph**, pneumographe m.
**pneumography**, pneumographie f.
**pneumology**, pneumologie f.
**pneumomammography**, pneumomastographie f.
**pneumonectomy**, pneumonectomie f.
**pneumonia**, pneumonie f.
**pneumonitis**, pneumonite f.
**pneumonolysis**, pneumolyse f.
**pneumonopathy**, pneumopathie f.
**pneumonotomy**, pneumotomie f.
**pneumopericardium**, pneumopéricarde m.
**pneumoperitoneum**, pneumopéritoine m.
**pneumothorax**, pneumothorax m.

**pneumoventriculography**, pneumoventriculographie f.
**podalic version**, version podalique
**podiatrist**, podologue (ou podologiste) n.
**podology**, podologie f.
**poikiloblast**, poïkiloblaste m.
**poikilocyte**, poïkilocyte m.
**poikilocytosis**, poïkilocytose f.
**poikilotherm**, poïkilotherme a.
**poison**, poison m.
**poison**, venin m.
**poisoned**, intoxiqué, ée a.
**poisonous**, vénéneux, euse a.
**polar**, polaire a.
**polarimeter**, polarimètre m.
**polarization**, polarisation f.
**pole**, pôle m.
**policlinic**, policlinique f.
**polioencephalitis**, polioencéphalite f.
**poliomyelitic**, poliomyélitique a.
**poliomyelitis**, poliomyélite f.
**poliomyelitis vaccine**, vaccin antipoliomyélitique
**poliovirus**, poliovirus m.
**pollakiuria**, pollakiurie (ou pollakisurie) f.
**pollicization**, pollicisation f.
**Polya's operation**, Pólya (opération de)
**polyadenitis**, polyadénite f.
**polyadenomatosis**, polyadénomatose f.
**polyadenopathy**, polyadénopathie f.
**polyarteritis nodosa**, périartérite noueuse
**polyarthritis**, polyarthrite f.
**polyarticular**, polyarticulaire a.
**polyatherosclerotic**, polyathéroscléreux, euse, a.
**polychromatic**, polychromatique a.
**polychromatophil**, polychromatophile a.
**polychromatophilia**, polychromatophilie f.
**polyclinic**, polyclinique f.
**polyclonal**, polyclonal, ale, aux a.
**polyclonal hyperglobulinemia**, hyperglobulinémie polyclonale
**polyclonal lymphocytosis**, lymphocytose polyclonale
**polycystic**, polykystique a.
**polycystic disease**, polykystose f.
**polycythemia**, polyglobulie f.
**polycythemia vera**, Vaquez (maladie de)
**polydactyly**, polydactylie f. (ou polydactylisme m.)
**polydipsia**, polydipsie f.
**polydystrophy**, polydystrophie f.
**polyendocrinopathy**, polyendocrinopathie f.
**polyganglionic**, polyganglionnaire a.
**polygene**, polygène m.
**polygenic**, polygénique a.
**polymer**, polymère m.
**polymorphous**, polymorphe a.
**polymyalgia rheumatica**, pseudo-polyarthrite rhizomélique
**polymyositis**, polymyosite f.
**polyneuritis**, polynévrite f.
**polyneuropathy**, polyneuropathie f.
**polynuclear**, polynucléaire
**polynucleosis**, polynucléose f.
**polynucleotide**, polynucléotide m.
**polyopia**, polyopie (ou polyopsie) f.
**polyp**, polype m.
**polypectomy**, polypectomie f.
**polypeptide**, polypeptide m.
**polypiform**, polyforme a.
**polyploidy**, polyploïdie f.
**polypnea**, polypnée f.
**polypoid**, polypoïde a.
**polyposis**, polypose f.
**polyradiculitis**, polyradiculite f.
**polyradiculoneuritis**, polyradiculonévrite f.
**polysaccharide**, polyoside m.
**polyserositis**, polysérite f.
**polyspermy**, polyspermie f.
**polysplenia**, polysplénie f.
**polyuria**, polyurie f.
**polyvalent**, polyvalent, ente a.
**polyzoospermia**, polyzoospermie f.
**Pompe's disease**, Pompe (maladie de)
**ponderal**, pondéral, ale, aux a.
**pondostatural**, pondéro-statural, ale, aux a.
**pons cerebelli**, protubérance annulaire
**pontine, pontile**, protubérantiel, ielle a.
**pontocerebellar**, ponto-cérébelleux, euse a.
**poorly differentiated lymphosarcoma**, lymphoblastosarcome m.
**popliteal**, poplité, ée a.
**popliteal entrapment syndrome**, syndrome de l'artère poplitée piégée
**popliteal bursitis**, bursite poplitée
**popliteal fossa**, creux poplité
**popliteal muscle**, muscle poplité
**pore**, pore m.
**porosity**, porosité f.
**porous**, poreux, euse a.
**porphyria**, porphyrie f.
**porphyrin**, porphyrine f.
**porphyrinuria**, porphyrinurie f.
**portacaval shunt**, anastomose porto-cave
**portal**, portal, ale, aux a.
**portal hypertension**, hypertension portale
**portal spaces**, espaces portes
**portal system**, système porte (ou système de la veine porte)
**portal vein**, veine porte
**portography**, portographie f.
**Poschl's projection**, Poschl (incidence de)
**positive**, positif m.

**positive**, positif, ive a.
**positron**, positon (ou positron)
**positron emission tomography**, PET
**posology**, posologie f.
**postabortal**, post-abortum m.
**postcoital test**, Huhner (test de Huhner)
**postcoital tests**, Séguy (tests de)
**postcommotional**, post-commotionnel, elle a.
**postcritical**, post-critique a.
**postembryonic**, post-embryonnaire a.
**posterior**, postérieur, eure a.
**posterior chamber of eye**, chambre postérieure de l'œil
**posterior commissure of the labia**, commissure postérieure des petites lèvres
**posterior fontanelle**, fontanelle postérieure (fontanelle lambdatique ou petite fontanelle)
**posterior horn of spinal cord**, corne postérieure de la moelle
**posterior pituitary hormone**, hormone post-hypophysaire
**post-fall syndrome**, syndrome post-chute
**posthitis**, posthite f.
**postictal**, post-ictal, ale, aux, a.
**postmature birth**, naissance après terme
**postmaturity**, post-maturité f.
**postmenopausal**, post-ménopausique a.
**postmenstrual**, post-menstruel, elle a.
**postmortem delivery**, délivrance post mortem
**postnatal**, post-natal, ale, als a.
**postoperative**, post-opératoire a.
**postprandial**, post-prandial, ale, aux a.
**post-traumatic**, post-traumatique a.
**postural**, postural, ale, aux a.
**postural test**, test de posture
**postural tremor**, tremblement d'attitude
**potassium**, potassium m.
**potassium permanganate**, potassium (permanganate de)
**potential**, potentiel, elle a.
**potomania**, potomanie n.
**potomaniac**, potomane a. et n.
**Pott's disease**, Pott (mal de)
**poxvirus**, poxvirus m.
**practitioner**, praticien, ienne n.
**prandial**, prandial, ale, aux a.
**praxic**, praxique a.
**praxis**, praxie f.
**preanesthetic**, préanesthésique a.
**precancer**, précancérose f.
**precancerous dermatosis**, Bowen (maladie de)
**precipitate**, précipité m.
**precipitation**, précipitation f.
**precipitin**, précipitine f.
**preclinical**, préclinique a.
**precoma**, précoma m.
**precondylar**, précondylien, ienne a.
**preconscious**, préconscient m.
**precordial**, précordial, ale, aux a.
**precordialgia**, précordialgie f.
**precritical**, précritique a.
**prediastolic**, prédiastolique a.
**predictive medicine**, médecine prédictive
**prednisone**, prednisone f.
**preeclampsia**, prééclampsie f.
**preexcitation**, préexcitation f.
**prefrontal**, préfrontal, ale, aux a.
**preganglionic**, préganglionnaire a.
**pregnancy**, grossesse f.
**pregnanediol**, prégnandiol m.
**prehension**, préhension f.
**premature**, prématuré, ée a.
**premature birth**, naissance avant terme
**prematurity**, prématurité f.
**premaxillary**, prémaxillaire a.
**premedication**, prémédication f.
**premenstrual**, prémenstruel, elle a.
**premenstrual syndrome**, syndrome prémenstruel
**premolar**, prémolaire f.
**premonitory**, prémonitoire a.
**prenatal**, prénatal, ale, als a.
**preoperative**, préopératoire a.
**prepapillary**, prépapillaire a.
**preprandial**, antéprandial, ale, aux a.
**prepuce**, prépuce m.
**prepyloric**, prépylorique a.
**presbyacusia**, presbyacousie f.
**presbycusis**, presbyacousie f.
**presbyope**, presbyte a.
**presbyopia**, presbytie f.
**preschool age**, âge (deuxième)
**prescription**, prescription f.
**presenile**, présénile a.
**presentation**, présentation f.
**pressure**, pression f.
**pressure diverticulum**, diverticule de pulsion
**pressure therapy**, pressothérapie f.
**presystolic**, présystolique a.
**preternatural anus**, anus contre-nature (ou anus praeter)
**prevalence**, prévalence f.
**prevention**, prévention f.
**preventive**, préventif, ive a.
**preventive medicine**, médecine préventive
**preventive medicine**, préventologie f.
**preventorium**, préventorium m.
**prevertebral**, prévertébral, ale, aux a.
**prevesical**, prévésical, ale, aux a.
**priapism**, priapisme m.
**Price-Jones curve**, Price-Jones (courbe de)
**primary**, primaire a.
**primary health care**, soins de santé primaires

**primary infection**, primo-infection f.
**primary meningeal sarcomatosis**, sarcomatose méningée primitive
**primary physician**, médecin de premier recours
**primary sclerosing cholangitis**, cholangite sclérosante primitive
**primary tuberculosis**, infection tuberculeuse primaire
**primigravid**, primigeste a.
**primigravida**, primigeste f.
**primipara**, primipare f.
**primiparity**, primiparité f.
**primiparous**, primipare a.
**primitive**, primitif, ive a.
**primordium**, ébauche f.
**print**, empreinte f.
**Prinzmetal's angina**, Prinzmetal (angor de)
**prion**, prion m.
**proaccelerin**, proaccélérine f.
**proaccelerin deficiency**, hypoaccélérinémie f.
**procaine**, procaïne f.
**procedure**, procédé m.
**process**, apophyse f.
**process**, procès m.
**process**, processus m.
**procidentia**, procidence f.
**proconvertin**, proconvertine f.
**proctalgia**, proctalgie f.
**proctalgia fugax**, proctalgie essentielle
**proctitis**, rectite f.
**proctocolpoplasty**, procto-colpoplastie f.
**proctocystoplasty**, procto-cystoplastie f.
**proctodynia**, proctodynie f.
**proctology**, proctologie f.
**proctoperineoplasty**, procto-périnéoplastie f.
**proctopexy**, proctopexie f.
**proctoplasty**, proctoplastie f.
**proctoptosis**, proctoptose f.
**proctorrhagia**, rectorragie f.
**proctorrhea**, proctorrhée f.
**proctoscopy**, rectoscopie f.
**proctosigmoiditis**, recto-sigmoïdite f.
**prodrome**, prodrome m.
**proenzyme**, proenzyme f. ou m.
**proerythroblast**, proérythroblaste m.
**profuse**, profus, e a.
**progenitor**, progéniteur, trice n.
**progeria**, progéria (de Gilford)
**progestational**, progestatif, ive a.
**progesterone**, progestérone f.
**proglottid**, proglottis m.
**prognathism**, prognathisme m.
**prognosis**, pronostic m.
**projection**, projection f., incidence f.
**prolactin**, prolactine f.
**prolactin inhibiting factor**, facteur inhibiteur de la prolactine
**prolactinoma**, prolactinome m.
**prolamin**, prolamine f.
**prolan**, prolan m.
**prolanuria**, prolanurie f.
**prolapse**, prolapsus m.
**prolapsed**, prolabé, ée a.
**proliferation**, prolifération f.
**prolymphocyte**, prolymphocyte m.
**promontory**, promontoire m.
**promoter**, promoteur m.
**promyelocyte**, promyélocyte m.
**pronation**, pronation f.
**pronator**, pronateur a. et m.
**prophase**, prophase f.
**prophylactic**, prophylactique a.
**prophylaxis**, prophylaxie f.
**propiolactone**, propiolactone f. (DCI)
**proprioceptive**, proprioceptif, ive a.
**proprioceptor**, propriocepteur a. et m.
**propulsion**, propulsion f.
**prosencephalon**, prosencéphale m.
**prostaglandin**, prostaglandine f.
**prostate**, prostate f.
**prostate specific antigen**, antigène prostatique spécifique
**prostatectomy**, prostatectomie f.
**prostatic utricle**, utricule prostatique
**prostatism**, prostatisme m.
**prostatitis**, prostatite f.
**prostatotomy**, prostatotomie f.
**prosthesis**, prothèse f.
**prosthetic**, prosthétique a.
**prosthetist**, prothésiste m.
**prostrate**, prostré, ée a.
**prostration**, prostration f.
**protamine**, protamine f.
**proteid**, protéide m.
**protein**, protéine f.
**protein**, protéiné, ée a.
**protein-loosing enteropathy**, entéropathie exsudative
**proteinase**, protéinase f.
**proteinemia**, protéinémie f.
**proteinic**, protéique a.
**proteinogram**, électroprotéinogramme m.
**proteinogram**, protidogramme m.
**proteinorrachia**, protéinorachie f.
**proteinuria**, protéinurie f.
**proteolysate**, protéolysat m.
**proteolysis**, protéolyse f.
**prothrombin**, prothrombine f.
**prothrombinemia**, prothrombinémie f.
**protide**, protide m.
**proto-oncogene**, proto-oncogène m.
**protodiastolic**, protodiastolique a.

**proton**, proton m.
**protoplasm**, protoplasme (ou protoplasma) m.
**protosystolic**, protosystolique a.
**Protozoa**, Protozoaires m. pl.
**protozoiasis**, protozoose f.
**protozoosis**, protozoose f.
**protraction**, protraction f.
**protrusio**, protrusion f.
**protrusio acetabuli**, protrusion acétabulaire
**protuberance**, protubérance f.
**protuberant**, protubérant, ante a.
**providing assurance**, sécurisation f.
**provirus**, provirus m.
**provitamin**, provitamine f.
**proximal**, proximal, ale, aux a.
**proximal tubule**, tube proximal
**pruriginous**, prurigineux, euse a.
**prurigo**, prurigo m.
**pruritogenic**, prurigène a.
**pruritus**, prurit m.
**pseudallescheriasis**, pseudalleschériose f.
**pseudarthrosis**, pseudarthrose f.
**pseudoanemia**, pseudo-anémie f.
**pseudoangioma**, pseudo-angiome m.
**pseudobulbar paralysis**, paralysie pseudobulbaire
**pseudocoarctation of the aorta**, pseudocoarctation de l'aorte
**pseudocyst**, pseudo-kyste m.
**pseudoepileptic**, pseudo-comitial, ale, aux a.
**pseudohermaphrodite**, pseudo-hermaphrodite a. et n.
**pseudohypoparathyroidism**, Albright (ostéodystrophie héréditaire d')
**pseudomembrane**, pseudo-membrane f.
**pseudoparalysis**, pseudo-paralysie f.
**pseudopodium**, pseudopode m.
**pseudotuberculous thyroiditis**, thyroïdite pseudotuberculeuse
**pseudotumor cerebri**, hypertension intracrânienne bénigne
**psittacosis**, psittacose f.
**psoitis**, psoïtis f.
**psoriasiform**, psoriasiforme a.
**psoriasis**, psoriasis m.
**psoriatic**, psoriasique a.
**psoriatic arthritis**, rhumatisme psoriasique
**psychasthenia**, psychasthénie f.
**psychasthenic**, psychasthénique a.
**psyche**, psyché f.
**psychedelic**, psychédélique a. et m.
**psychiatrist**, psychiatre n.
**psychiatry**, psychiatrie f.
**psychic**, psychique a.
**psychoanaleptic**, psychoanaleptique a. et m.
**psychoanalysis**, psychanalyse f.
**psychoanalyst**, psychanalyste n.
**psychoanalytic**, psychanalytique a.
**psychodiagnosis**, psychodiagnostic m.
**psychodrama**, psychodrame m.
**psychodynamic**, psychodynamique a.
**psychodynamics**, psychodynamique f.
**psychodysleptic**, psychodysleptique a. et m.
**psychogenic**, psychogène (ou psychogénétique) a.
**psycholeptic**, psycholeptique a. et m.
**psychological dependence**, dépendance psychique
**psychological test**, test psychologique
**psychologist**, psychologue n.
**psychology**, psychologie f.
**psychomotor**, psychomoteur, trice a.
**psychomotor retardation**, débilité motrice
**psychomotricity**, psychomotricité f.
**psychopath**, psychopathe a. et n.
**psychopathic**, psychopathique a.
**psychopathology**, psychopathologie f.
**psychopathy**, psychopathie f.
**psychopedagogy**, psychopédagogie f.
**psychopediatrics**, psychopédiatrie f.
**psychophysics**, psychophysique f.
**psychophysiology**, psychophysiologie f.
**psychoplegic**, psychoplégique a. et m.
**psychorigidity**, psychorigidité f.
**psychosensory**, psycho-sensoriel, elle a.
**psychosis**, psychose f.
**psychosocial**, psychosocial, ale, aux a.
**psychosomatic**, psychosomatique a.
**psychosomatic medicine**, médecine psychosomatique
**psychotherapist**, psychothérapeute n.
**psychotherapy**, psychothérapie f.
**psychothermia**, psychothermie f.
**psychotic**, psychosique a.
**psychotonic**, psychotonique a.
**psychotropic**, psychotrope a.
**pterygium**, ptérygion m.
**pterygoid**, ptérygoïde a.
**pterygoid**, ptérygoïdien, ienne a.
**pterygoid process**, apophyse ptérygoïde
**ptosis**, ptose f.
**ptosis**, ptosis m.
**ptyalin**, ptyaline f.
**ptyalism**, ptyalisme m.
**puberty**, puberté f.
**pubescent**, pubère a.
**pubescent**, pubescent, ente a.
**pubic symphysis**, symphyse pubienne
**pubis**, pubis m.
**public health**, santé publique
**public health facility**, établissement public de santé
**public health indicator**, indicateur de santé publique

**public health physician**, médecin de la santé publique
**pudendal**, honteux, euse a.
**puericulture**, puériculture f.
**puerile**, puéril, e a.
**puerperal**, puerpéral, ale, aux a.
**puerperium**, suites de couches
**puffiness**, bouffissure f.
**pulled muscle**, claquage m.
**pulleytherapy**, pouliethérapie f.
**pulmonary**, pulmonaire a.
**pulmonary actinomycosis**, actinomycose pulmonaire
**pulmonary allescheriasis**, allescheriase pulmonaire
**pulmonary alveolus**, alvéole pulmonaire
**pulmonary aplasia**, aplasie du poumon
**pulmonary aspergillosis**, aspergillose pulmonaire
**pulmonary bulla**, bulle pulmonaire
**pulmonary circulation**, circulation pulmonaire
**pulmonary elastance**, élastance pulmonaire
**pulmonary embolism**, embolie pulmonaire
**pulmonary infundibulotomy**, infundibulotomie pulmonaire
**pulmonary nocardiosis**, nocardiose pulmonaire
**pulmonary output**, débit pulmonaire
**pulmonary pneumocystosis**, pneumocystose pulmonaire
**pulmonary strongyloidosis**, strongyloïdose pulmonaire
**pulmonary thesaurismosis**, thésaurismose pulmonaire
**pulmonary thromboembolism** thrombo-embolie pulmonaire
**pulmonary toxoplasmosis**, toxoplasmose pulmonaire
**pulmonary trunk**, artère pulmonaire
**pulmonary veins**, veines pulmonaires
**pulp**, pulpe f.
**pulp amputation**, dépulpation
**pulpitis**, pulpite f.
**pulpotrypsy**, pulpotrypsie f.
**pulpy**, pulpeux, use a.
**pulsatile**, pulsatile a.
**pulsation**, pulsation f.
**pulse**, pouls m.
**pulsion diverticulum**, diverticule de pulsion
**pultaceous**, pultacé, ée a.
**pulverization**, pulvérisation f.
**pulvinar**, pulvinar m.
**punctiform**, punctiforme a.
**puncture**, ponction f.
**puncture of anterior chamber of eye**, ponction camérulaire
**pupil**, pupille f.
**pupillary reflex**, réflexe pupillaire
**pupillary rigidity**, rigidité pupillaire
**pupillometry**, pupillométrie f.
**purgative**, purgatif, ive a.
**purification**, épuration f.
**puriform**, puriforme a.
**purine**, purine f.
**Purkinje's network**, Purkinje (réseau de)
**purpura**, purpura m.
**purpura rheumatica**, purpura rhumatoïde
**purring thrill**, cataire (frémissement)
**purulence**, purulence f.
**purulent**, purulent, ente a.
**purulent cholecystitis**, pyocholécystite f.
**pus**, pus m.
**pustular**, pustuleux, euse a.
**pustule**, pustule f.
**pustuliform**, pustuliforme a.
**pustulosis**, pustulose f.
**putamen**, putamen m.
**putrefaction**, putréfaction f.
**putrescent**, putrescent, ente a.
**putrescible**, putrescible a.
**putrid**, putride a.
**Putti-Platt's operation**, Putti-Platt (opération de)
**puvatherapy**, puvathérapie f.
**pycnotic index**, index pycnotique
**pyelectasis**, pyélectasie f.
**pyelic**, pyélique a.
**pyelitis**, pyélite f.
**pyelocalyceal**, pyélo-caliciel, ielle a.
**pyelocalyceal wash-out**, rinçage pyélo-caliciel
**pyelocystitis**, pyélocystite f.
**pyelography**, pyélographie f.
**pyelolithotomy**, pyélolithotomie f.
**pyelonephritis**, pyélonéphrite f.
**pyelonephrosis**, pyélonéphrose f.
**pyelotomy**, pyélotomie f.
**pyeloureteral**, pyélo-urétéral, ale, aux a.
**pygalgia**, pygalgie f.
**pyknic**, pycnique (ou pycnoïde) a.
**pyknosis**, pycnose f.
**pylephlebitis**, pyléphlébite f.
**pylethrombosis**, pyléthrombose f.
**pylorectomy**, pylorectomie f.
**pyloric antrum**, antre pylorique (ou antre du pylore)
**pyloric canal**, canal pylorique
**pyloritis**, pylorite f.
**pyloroduodenitis**, pyloro-duodénite f.
**pylorojejunostomy**, pyloro-jéjunostomie f.
**pyloroplasty**, pyloroplastie f.
**pylorospasm**, pylorospasme m.
**pylorotomy**, pylorotomie f.
**pylorus**, pylore m.

**pyococcus**, pyocoque m.
**pyocyanin**, pyocyanine f.
**pyoderma**, pyodermite f.
**pyogenic**, pyogène a.
**pyolabyrinthitis**, pyolabyrinthite f.
**pyometritis**, pyométrite f.
**pyonephrosis**, pyonéphrose f.
**pyoperitoneum**, pyopéritoine m.
**pyopneumoperitoneum**, pyo-pneumopéritoine m.
**pyopneumothorax**, pyo-pneumothorax m.
**pyorrhea**, pyorrhée f.
**pyosalpingitis**, pyosalpingite f.
**pyosalpingo-oophoritis**, pyosalpingo-oophorite f.
**pyosalpinx**, pyosalpinx m.
**pyothorax**, pyothorax m.
**pyramidal**, pyramidal, ale, aux a.
**pyramidal muscle**, muscle pyramidal du bassin
**pyramidal syndrome**, syndrome pyramidal
**pyramidal system**, système pyramidal
**pyramidal tract**, faisceau pyramidal
**pyramis**, pyramis m.
**pyretic**, pyrétique a.
**pyrexia**, pyrexie f.
**pyridoxine**, pyridoxine f.
**pyrimidine**, pyrimidine f.
**pyrimidine antagonist**, antipyrimidique a et m.
**pyrogenic, pyrogenetic**, pyrogène a.
**pyromania**, pyromanie f.
**pyromaniac**, pyromane a.
**pyrosis**, pyrosis m.
**pyruvemia**, pyruvicémie f.
**pyruvic acid**, acide pyruvique
**pyuria**, pyurie f.

**Q-T or QRST interval**, intervalle (ou espace) Q-T (ou QRST)
**Q fever**, fièvre Q
**Q wave**, onde Q
**QRS complex**, complexe QRS
**QRST complex**, complexe QRST
**QS wave**, onde QS
**quadrant**, quadrant m.
**quadriceps muscle of thigh**, muscle quadriceps crural
**quadrigemellary**, quadrigémellaire a.
**quadrilobate**, quadrilobé, ée a.
**quadripartite**, quadripartite a.
**quadruplets**, quadruplés n. pl.
**qualitative**, qualitatif, ive a.
**quantitative**, quantitatif, ive a.
**quarantinable disease**, quarantenaire (maladie)
**quarantine**, quarantaine f.
**quartan fever**, quarte f. (ou fièvre quarte).
**quaternary**, quaternaire a.
**Queckenstedt test**, Queckenstedt (épreuve de)
**Quervain's disease**, Quervain, de (maladie de)
**Quervain's thyroiditis**, Quervain, de (thyroïdite subaiguë de)
**Quick test**, Quick (méthode de)
**Quick's test for liver function**, hippuricurie provoquée
**Quincke's edema**, Quincke (œdème ou maladie de)
**quinine**, quinine f.
**quinization**, quininisation f.
**quintan**, quintane a.
**quintuplets**, quintuplés (ou quintuplets) n. pl.
**quotient**, quotient m.

**R wave**, onde R
**rabies**, rage f.
**rabies vaccine**, vaccin antirabique
**racemose**, racémeux, euse a.
**rachialgia**, rachialgie f.
**rachicentesis**, rachicentèse f.
**rachiodynia**, rachialgie f.
**rachischisis**, rachischisis (ou rachischizis) m.
**rachitic**, rachitique a.
**rad**, rad m.
**radial**, radial, ale, aux
**radial keratotomy**, kératotomie radiaire
**radial reflex**, réflexe styloradial
**radial styloiditis**, styloïdite radiale
**radiant**, radiant, e a.
**radiant energy**, radiance f.
**radiation**, radiation f.
**radiation**, rayonnement m.
**radiation ileitis**, iléite radique
**radiation pneumonitis**, poumon radiothérapique
**radiation small intestine**, grêle radique
**radiation-induced**, radique a.
**radiation-induced leukemia**, radioleucémie (ou radioleucose) f.
**radical**, radical
**radical cure**, cure radicale
**radiculalgia**, radiculalgie f.
**radicular**, radiculaire a.
**radicular cyst**, kyste radiculaire
**radicular neuritis**, névrite radiculaire
**radicular reaming**, alésage canalaire
**radicular syndrome**, syndrome radiculaire
**radiculitis**, radiculite f.
**radiculography**, radiculographie f.
**radiculomedullary**, radiculo-médullaire a.
**radiculopathy**, radiculopathie f.
**radiferous**, radifère a.
**radioactive**, radioactif, ive a.
**radioactive chlorine**, chlore radioactif
**radioactivity**, radioactivité f.
**radiobicipital**, radio-bicipital, ale, aux a.
**radiobiology**, radiobiologie f.

**radiocarpal**, radio-carpien, ienne a.
**radiocobalt**, radiocobalt m.
**radiodermatitis**, radiodermite f.
**radiodiagnosis**, radiodiagnostic m.
**radioelement**, radioélément m.
**radioepithelioma**, radioépithélioma m.
**radioepithelitis**, radiomucite f.
**radiograph**, cliché m.
**radiograph**, radiographie f.
**radiographer**, radiographe m.
**radiography**, radiographie f.
**radiography of the tentorial region**, tentoradiographie (ou tentoriographie) f.
**radioimmunoassay**, dosage radio-immunologique
**radioimmunotherapy**, radio-immunothérapie f.
**radioisotope**, radio-isotope m.
**radiolesion**, radiolésion f.
**radiologic diagnosis**, diagnostic radiologique
**radiological technologist**, radiographe m.
**radiologist**, radiologiste m.
**radiology**, radiologie f.
**radionecrosis**, radionécrose f.
**radiopalmar**, radiopalmaire a.
**radiopaque**, radio-opaque a., opacifiant, ante a.
**radiopathology**, radiopathologie f.
**radiopelvimetry**, radiopelvimétrie f.
**radiophotography**, radiophotographie f.
**radioresistant**, radiorésistant, ante a.
**radioscaphoid**, radio-scaphoïdien, ienne a.
**radiosensitive**, radiosensible a.
**radiotherapist**, radiothérapeute m.
**radiotherapy**, radiothérapie f.
**radiotomy**, radiotomie f.
**radioulnar**, radio-cubital, ale, aux a.
**radioulnar synostosis**, synostose radio-cubitale
**radium**, radium m.
**radius**, radius m.
**rale**, râle m.
**raphe**, raphé m.
**raptus**, raptus m.
**rarefaction**, raréfaction f.
**rate**, taux m.
**ray**, rayon m.
**Raynaud's disease**, Raynaud (maladie de)
**reaction**, réaction f.
**reactional**, réactionnel, elle a.
**reactivation**, réactivation f.
**reactive**, réactif, ive a.
**reactive arthritis**, arthrite réactionnelle
**reactive confusion**, confusion réactionnelle
**reagent**, réactif m.
**recalcification**, recalcification f.
**receptiveness**, réceptivité f.
**receptor**, récepteur m.
**recessive**, récessif, ive a.
**recessus**, récessus m.
**Recklinghausen's disease**, Recklinghausen (maladie de)
**reclination**, réclinaison f.
**reclinator**, réclinateur m.
**recovering**, guérison f.
**recrudescence**, recrudescence f.
**rectal**, rectal, ale, aux a.
**rectal ampulla**, ampoule rectale
**rectalgia**, rectalgie f.
**rectitis**, rectite f.
**rectocele**, rectocèle f.
**rectocolitis**, recto-colite f.
**rectorectostomy**, recto-rectostomie f.
**rectoscopy**, rectoscopie f.
**rectosigmoid**, recto-sigmoïdien, ienne a.
**rectourethral**, recto-urétral, ale, aux a.
**rectouterine**, recto-utérin, e a.
**rectovaginal**, recto-vaginal, ale, aux a.
**rectovesical**, recto-vésical, ale, aux a.
**rectum**, rectum m.
**recurrence**, récidive f.
**recurrent**, récurrent, ente a.
**recurrent laryngeal nerve**, nerf récurrent
**red**, rouge m.
**red nucleus**, noyau rouge
**Redon's drain**, Redon (drain de)
**redressement**, redressement m.
**reduce**, réduire v.
**reducible**, réductible a.
**reduction**, réduction f.
**reduction of chromosomes**, réduction chromatique
**reemerging disease**, maladie résurgente
**reentry**, réentrée f.
**referred pain**, synalgie f.
**reflected**, réfléchi, ie a.
**reflectible**, réflexible a.
**reflection**, réflexion f.
**reflex**, réflectif, ive a.
**reflex**, réflexe m.
**reflex-cough inducing zone**, tussipare a.
**reflexivity**, réflectivité f.
**reflexogenic**, réflexogène a.
**reflexogram**, réflexogramme m.
**reflexology**, réflexologie f.
**reflexotherapy**, réflexothérapie f.
**reflux**, reflux m.
**refracta dosi**, réfracté
**refracted**, réfracté, ée a.
**refraction**, réfraction f.
**refractory**, réfractaire a.
**refrigerant**, réfrigérant, ante a.
**refrigeration**, réfrigération f.
**refringent**, réfringent, ente a.
**Refsum's disease**, Refsum (maladie de)

**regeneration**, régénération (ou régénérescence) f.
**regenerative anemia**, anémie régénérative
**regimen**, régime m.
**regional anesthesia**, anesthésie régionale
**regional hospital**, centre hospitalier régional
**regional ileitis**, iléite régionale
**regression**, régression f.
**regurgitation**, régurgitation f.
**rehabilitation**, réadaptation f.
**rehabilitation**, rééducation f.
**rehydration**, réhydratation f.
**Reifenstein's syndrome**, Reifenstein (syndrome de)
**reimplantation**, réimplantation f.
**reinfection**, réinfection f.
**reinsertion**, réinsertion f.
**Reiter's syndrome**, Fiessinger-Leroy (syndrome conjonctivo-urétro-synovial de)
**rejection**, rejet m.
**relapse**, rechute f.
**relapsing fever**, fièvre récurrente
**relaxant**, relaxant, ante a.
**relaxation**, décontraction f.
**relaxation**, relâchement m., relaxation f.
**release**, défoulement m.
**releasing**, déblocage m.
**reluctance**, réticence f.
**rem**, rem m.
**remedy**, remède m.
**remineralization**, reminéralisation f.
**remission**, rémission f.
**remittent**, rémittent, ente a.
**Remler ambulatory monitoring**, Remler (méthode ou monitorage de)
**remnography**, remnographie f.
**renal**, rénal, ale, aux a.
**renal arteriography**, artériographie rénale
**renal blockade**, blocage rénal
**renal diabetes**, diabète rénal
**renal glomerulus**, glomérule rénal
**renal mutism**, mutité rénale
**renal papillae**, papilles rénales
**renal pelvis**, bassinet m.
**renal tubule**, tube urinifère (ou urinaire)
**reniform**, réniforme a.
**renin**, rénine f.
**renin-angiotensin (-aldosterone) system**, système rénine-angiotensine m.
**renitency**, rénitence f.
**renitent**, rénitent, ente a.
**rennin**, rennine f.
**renovascular**, réno-vasculaire a.
**reovirus**, réovirus m.
**rep**, rep m.
**repairing**, réfection f.
**replantation**, replantation f.
**repletion**, réplétion f.
**replication**, réplication f.
**replicon**, réplicon m.
**repolarization**, repolarisation f.
**repositioning**, reposition f.
**repression**, refoulement m.
**repression**, répression f.
**repressor**, répresseur m.
**reproduction**, reproduction f.
**reproductive**, reproducteur, trice a., génésique a.
**resection**, résection f.
**resection of a segment**, segmentectomie f.
**reserpine**, réserpine f.
**residual**, résiduel, elle a.
**residual air**, air résiduel
**resilience**, résilience f.
**resistance**, résistance f.
**resolution**, résolution f.
**resolvent**, résolutif, ive a.
**resorbent**, resorbant, ante, a.
**resorption**, résorption f.
**respiration**, respiration f.
**respiration frequency**, fréquence respiratoire
**respirator**, réanimateur m.
**respiratory quotient**, quotient respiratoire
**restlessness**, instabilité psychomotrice
**restructuring**, remaniement m.
**resumption of menses**, retour de couches
**retained placenta**, placenta incarcéré
**retarded growth lines**, lignes de croissance
**rete testis**, rete testis
**retention**, rétention f.
**reticular**, réticulaire a.
**reticular cell**, cellule réticulaire
**reticulated**, réticulé, ée a.
**reticulitis**, réticulite f.
**reticulocyte**, réticulocyte m.
**reticulocytopenia**, réticulocytopénie f.
**reticulocytosis**, réticulocytose f.
**reticuloendothelial system**, système réticulo-endothélial
**reticulopathy**, réticulopathie f.
**reticulosarcoma**, réticulosarcome m.
**reticulosis**, réticulose f.
**reticulum**, réticulum m.
**retiform**, rétiforme a.
**retina**, rétine f.
**retinal cones**, cônes de la rétine (ou rétiniens)
**retinal rods**, bâtonnets de la rétine
**retinitis**, rétinite f.
**retinography**, rétinographie f.
**retinopapillitis**, rétino-papillite f.
**retinopathy**, rétinopathie f.
**retracted**, rétracté, ée a.
**retractile**, rétractile a.
**retractility**, rétractilité f.

**retraction**, rétraction f.
**retractor**, écarteur m.
**retroareolar**, rétroaréolaire a.
**retrobuccal**, rétrobuccal, ale, aux a.
**retrobulbar optic neuritis**, névrite optique rétrobulbaire
**retrocardiac**, rétrocardiaque a.
**retrocecal**, rétrocæcal, ale, aux a.
**retrocession**, rétrocession f.
**retrocolic**, rétrocolique a.
**retrodeviation**, rétrodéviation f.
**retroflexion**, rétroflexion f.
**retroflexion of the uterus**, rétroflexion de l'utérus f.
**retrogasserian**, rétrogassérien, ienne a.
**retrognathia**, rétrognathie f. (ou rétrognathisme m.)
**retrograde**, rétrograde a.
**retrograde amnesia**, amnésie rétrograde
**retrograde conduction**, conduction rétrograde
**retrograde cystography**, cystographie rétrograde
**retrograde embolectomy**, embolectomie rétrograde
**retrograde ureteropyelography**, urétéro-pyélographie rétrograde (ascendante ou instrumentale)
**retrograde wirsungography**, wirsungographie rétrograde
**retrolisthesis**, rétrolisthésis m.
**retromamillar**, rétromamelonnaire (ou rétromamillaire) a.
**retromaxillary**, post-maxillaire a.
**retronasal**, rétronasal, ale, aux a.
**retro-ocular**, rétro-oculaire a.
**retroperitoneal**, rétropéritonéal, ale, aux a.
**retroposition**, rétroposition f.
**retroposition of the uterus**, rétroposition de l'utérus
**retropubic space**, Retzius (cavité ou espace de)
**retropulsion**, rétropulsion f.
**retrosellar**, rétrosellaire a.
**retrospection**, rétrospection f.
**retrosternal**, rétrosternal, ale, aux a.
**retrotracheal triangle**, triangle rétrotrachéal
**retroumbilical**, rétro-ombilical, ale, aux a.
**retrouterine**, rétro-utérin, e a.
**retroversion**, rétroversion f.
**retroversion of uterus**, rétroversion de l'utérus (ou rétroversion utérine)
**retrovirus**, rétrovirus m.
**revaccination**, revaccination f.
**revascularization**, revascularisation f.
**reversible**, réversible a.
**reversion**, réversion f.
**revulsion**, révulsion f.
**revulsive**, révulsif, ive a.
**rhabdomyolysis**, rhabdomyolyse f.
**rhabdomyoma**, rhabdomyome m.
**rhabdovirus**, rhabdovirus m.
**rhagade**, rhagade f.
**rhagadiform**, rhagadiforme a.
**Rheese's projection**, Rheese (incidence de)
**rheobase**, rhéobase f.
**rheopneumography**, rhéo-pneumographie f.
**rheostat**, rhéostat m.
**Rhesus**, Rhésus
**rheumatalgia**, rhumatalgie f.
**rheumatic fever**, rhumatisme articulaire aigu
**rheumatism**, rhumatisme m.
**rheumatismal**, rhumatismal, ale, aux a.
**rheumatoid**, rhumatoïde a.
**rheumatoid arthritis**, polyarthrite rhumatoïde
**rheumatoid factor**, facteur rhumatoïde
**rheumatology**, rhumatologie f.
**rhinencephalon**, rhinencéphale m.
**rhinitis**, rhinite f.
**rhinolalia**, rhinolalie f.
**rhinolaryngitis**, rhino-laryngite f.
**rhinolaryngology**, rhino-laryngologie f.
**rhinopharyngeal**, rhinopharyngien, ienne a.
**rhinopharyngitis**, rhinopharyngite f.
**rhinopharynx**, rhinopharynx m.
**rhinophyma**, rhinophyma m.
**rhinoplasty**, rhinoplastie f.
**rhinorrhagia**, rhinorragie f.
**rhinorrhea**, rhinorrhée f.
**rhinosalpingitis**, rhino-salpingite f.
**rhinoscopy**, rhinoscopie f.
**rhinotomy**, rhinotomie f.
**rhinovirus**, rhinovirus m.
**rhizomelic**, rhizomélique a.
**rhizopod**, rhizopode m.
**rhizotomy**, rhizotomie f.
**rhodopsin**, rhodopsine f.
**rhombencephalon**, rhombencéphale m.
**rhomboid**, rhomboïde a.
**rhomboid muscle**, muscle rhomboïde
**rhonchus**, ronchus m.
**rhythm**, rythme m.
**rhythmical**, rythmé, ée (ou rythmique) a.
**rib**, côte f.
**ribbonned**, rubané, ée a.
**ribcage**, gril costal m.
**riboflavin**, riboflavine f.
**ribonuclease**, ribonucléase f.
**ribonucleic acid**, acide ribonucléique
**ribonucleoprotein**, ribonucléoprotéide m.
**ribose**, ribose m.
**ribosome**, ribosome m.
**ribovirus**, ribovirus m.
**rickets**, rachitisme m.
**rickettsia**, rickettsie f.

**rickettsiosis**, rickettsiose f.
**rictus**, rictus m.
**Riedel's thyroiditis**, Riedel (thyroïdite fibreuse de)
**right heart**, cœur droit
**right hepatic duct**, canal hépatique (ou biliaire) droit
**right ventricular hypertrophy**, hypertrophie ventriculaire droite
**right-handed**, droitier, ère a.
**rigidity**, rigidité f.
**rindous**, couenneux, euse a.
**ring finger**, annulaire m.
**ring test**, test de l'anneau
**Rinne's test**, Rinne (épreuve de)
**risus sardonicus**, rire sardonique
**Rivalta's reaction**, Rivalta (réaction de)
**riziform**, riziforme a.
**roentgen**, röntgen m.
**roentgenology**, roentgenologie f.
**roentgenotherapy**, röntgenthérapie f.
**rolandic**, rolandique a.
**Romanovsky's stain**, Romanovsky (coloration de)
**Romberg's sign**, Romberg (signe de)
**root**, racine f.
**root arthrosis**, rhizarthrose f.
**root resorption**, rhizalyse f.
**Rorschach test**, Rorschach (test de)
**roseola**, roséole f.
**Ross-Jones test**, Nonne (réaction de)
**rostral**, rostral, ale, aux a.
**rotating**, rotateur a.
**rotation**, rotation f.
**rotator cuff**, coiffe des rotateurs
**rotatory**, rotatoire a.
**rotatory olisthy**, olisthésis rotatoire
**rotavirus**, rotavirus m.
**rough**, fruste a., rough
**round ligament of uterus**, ligament rond de l'utérus
**Roux's operation**, Roux (opération de)
**rubefaction**, rubéfaction f.
**rubella**, rubéole f.
**rubella vaccine**, vaccin antirubéoleux
**rubella-like**, rubéoliforme a.
**rubella-like**, rubéolique a.
**rubeosis**, rubéose f.
**rubiginous**, rubigineux, euse a.
**rubor**, rubor
**rubric**, rubrique a.
**rudiment**, ébauche f.
**rugination**, rugination f.
**rugose**, rugueux, euse a.
**rugosity**, rugosité f.
**running suture**, surjet (suture en)
**rupia**, rupia m.
**rupioid**, rupioïde a.
**rupture**, rupture f.
**rut**, rut m.
**rutin**, rutoside m.

**S wave**, onde S
**Sabin's oral poliomyelitis vaccine**, Sabin-Koprowski (vaccin de)
**Sabin-Feldman dye test**, Sabin-Feldman (dye-test de)
**sabot heart**, cœur en sabot
**saccharide**, saccharide m.
**saccharifiable**, saccharifiable a.
**saccharimetry**, saccharimétrie f.
**saccharin**, saccharine f.
**sacciform**, sacciforme a.
**saccular**, sacculaire a.
**sacculus**, saccule m.
**sacral**, sacré, ée a.
**sacral canal**, canal sacré
**sacralgia**, sacralgie f.
**sacralization**, sacralisation f.
**sacrococcygeal**, sacro-coccygien, ienne a.
**sacroiliac**, sacro-iliaque a.
**sacrolisthesis**, sacrolisthésis m.
**sacrolumbar**, sacro-lombaire a.
**sacrosciatic**, sacro-sciatique a.
**sacrovertebral**, sacro-vertébral, ale, aux a.
**sacrum**, sacrum m.
**saddle**, selle f.
**saddle back**, ensellure lombaire
**sadism**, sadisme m.
**sadist**, sadique a. et n.
**sadistic**, sadique a.
**sadomasochism**, sado-masochisme m.
**sagged**, fléchi, ie a.
**sagittal**, sagittal, ale, aux a.
**sagittal suture**, suture sagittale
**salicylate**, salicylate m.
**salicylated**, salicylé, ée a.
**salicylic acid**, acide salicylique
**salicylism**, salicylisme m.
**saline**, salin, e a.
**saliva**, salive f.
**salivant**, salivant, ante a.
**salivary calculus, salivary stone**, calcul salivaire
**salivary reflex**, réflexe salivaire
**salivation**, salivation f.
**Salk vaccine**, Salk (vaccin de)
**salmonella**, salmonelle f.
**salmonellosis**, salmonellose f.
**salpingectomy**, salpingectomie f.
**salpingian**, salpingien, ienne a.
**salpingitis**, salpingite f.
**salpingo-oophorectomy**, salpingo-oophorectomie (ou salpingo-ovariectomie) f.
**salpingo-ovarian**, salpingo-ovarien, ienne a.

**salpingo-ovariopexy**, salpingo-ovariopexie f.
**salpingo-ovaritis**, salpingo-ovarite f.
**salpingography**, salpingographie f.
**salpingolysis**, salpingolyse f.
**salpingopexy**, salpingopexie f.
**salpingopharyngeal**, salpingo-pharyngien, ienne a.
**salpingoplasty**, salpingoplastie f.
**salpingoscopy**, salpingoscopie f.
**salpingostomy**, salpingostomie f.
**salpingotomy**, salpingotomie f.
**salt**, sel m.
**saltatory**, saltatoire a.
**Salter's fracture**, Salter (fracture de)
**salubrity**, salubrité f.
**saluretic**, salidiurétique a. et m.
**same blood group**, isogroupe a.
**sample**, prélèvement m.
**sandfly**, phlébotome m.
**sanguinolent**, sanguinolent, ente, a.
**sanious**, sanieux, euse a.
**sanitary**, sanitaire a.
**Santorini's duct**, Santorini (canal de)
**saphena**, saphène a.
**saphenectomy**, saphénectomie f.
**SAPHO syndrome**, syndrome SAPHO
**sapid**, sapide a.
**saponaceous**, saponacé, ée a.
**saponification**, saponification f.
**saprogen**, saprogène a. et m.
**saprophytic**, saprophyte a.
**sarcoid**, sarcoïde f.
**sarcoidosis**, Besnier-Boeck-Schaumann (maladie de)
**sarcoma**, sarcome m.
**sarcomatoid**, sarcomatoïde m.
**sarcomatosis**, sarcomatose f.
**sarcomatous**, sarcomateux, euse a.
**sarcosine**, sarcosine f.
**sarcosinemia**, sarcosinémie f.
**Sarmiento's brace**, Sarmiento (plâtre de)
**sartorius muscle**, muscle couturier
**satellite**, satellite n.
**saturated**, saturé, ée a.
**saturation**, saturation f.
**saturnine**, saturnin, e a.
**saturnism**, saturnisme m.
**satyriasis**, satyriasis m.
**sauna**, sauna m.
**scabies**, gale f.
**scabietic**, scabieux, euse a., galeux, euse a.
**scalene**, scalène m.
**scalene muscle**, muscle scalène
**scalenotomy**, scalénotomie f.
**scalenus anterior syndrome**, syndrome du scalène antérieur
**scaling**, détartrage m.
**scalloping**, festonnement m.
**scalp**, scalp m.
**scalpel**, scalpel m.
**scanner**, tomodensitomètre m.
**scanning**, balayage m.
**scaphoid**, scaphoïde a.
**scaphoid bone**, os scaphoïde
**scaphoiditis**, scaphoïdite f.
**scapholunate**, scaphoïdo-semi-lunaire a.
**scapula**, omoplate f.
**scapulalgia**, scapulalgie f.
**scapular**, scapulaire a.
**scapulectomy**, scapulectomie f.
**scapulo-humeral**, scapulo-huméral, ale, aux a.
**scapulo-humeral muscular dystrophy**, Erb (myopathie scapulo-humérale de)
**scapulo-humeral periarthritis**, périarthrite scapulo-humérale
**scapuloclavicular**, omo-claviculaire a.
**scapuloclavicular**, scapulo-claviculaire a.
**scapulopexy**, scapulopexie f.
**scapulothoracic**, scapulo-thoracique a.
**scar**, cicatrice f.
**scarification**, scarification f.
**scarificator, scarifier**, scarificateur m.
**scarlatiniform**, scarlatiniforme a.
**scarlatinoid**, scarlatinoïde a.
**scarlet fever**, scarlatine f.
**Scarpa's triangle**, Scarpa (triangle de)
**schema**, schéma m.
**Scheuermann's disease**, Scheuermann (maladie de)
**schistosis**, schistose f.
**Schistosoma**, Schistosoma (ou schistosome) m.
**schistosomiasis**, schistosomiase f.
**schizocyte**, schizocyte m.
**schizogenesis**, scissiparité f.
**schizoid**, schizoïde a. et n.
**schizoid personality disorder**, schizoïdie f.
**schizoneurosis**, schizonévrose f.
**schizophrenia**, schizophrénie f.
**schizophreniac**, schizophrène n.
**schizophrenic**, schizophrénique a.
**Schönlein-Henoch purpura**, purpura rhumatoïde
**Schüller's view**, Schüller (incidence de)
**sciatalgia**, sciatalgie f.
**sciatalgic**, sciatalgique a.
**sciatic**, sciatique a.
**sciatic neuralgia**, sciatalgie f.
**sciatica**, sciatique f., lombo-sciatique f.
**scintigram**, scintillogramme m.
**scintigraphy**, scintillographie f.
**scintillation counter**, compteur à scintillation
**scirrhous**, squirrheux, euse a.
**scirrhous carcinoma**, squirrhe m.

**scission**, scission f.
**sclera**, sclérotique f.
**scleral**, scléral, ale, aux a.
**sclerectoiridectomy**, sclérecto-iridectomie f.
**sclerectomy**, sclérectomie f.
**scleredema**, scléroedème m.
**scleritis**, sclérite f.
**scleroatrophic**, scléro-atrophique a.
**sclerochoroiditis**, scléro-choroïdite f.
**scleroconjunctival**, scléro-conjonctival, ale, aux a.
**sclerocorneal**, scléro-cornéen, enne a.
**sclerodactyly**, sclérodactylie f.
**scleroderma**, sclérodermie f.
**sclerodermic**, sclérodermiforme a.
**scleroiritis**, scléro-iritis f.
**sclerokeratitis**, scléro-kératite f.
**sclerokeratoiritis**, scléro-kérato-iritis f.
**scleromyositis**, scléromyosite f.
**scleroplasty**, scléroplastie f.
**scleroprotein**, scléroprotéine f.
**sclerosis**, sclérose f.
**sclerotendinitis**, sclérotendinite. f.
**sclerotenonitis**, scléro-ténonite f.
**sclerotherapy**, sclérothérapie f.
**sclerotic**, sclérosé, ée a.
**sclerotomy**, sclérotomie f.
**sclerous**, scléreux, euse a.
**scolex**, scolex m.
**scoliosis**, scoliose f.
**scoliotic**, scoliotique a.
**scopolamine**, scopolamine f.
**scorbutic**, scorbutique a.
**scotch-test**, scotch-test m.
**scotoma**, scotome m.
**scotometry**, scotométrie f.
**scotomization**, scotomisation f.
**scotopia**, vision scotopique
**scotopic**, scotopique a.
**scouring**, décapage m.
**screening**, dépistage m.
**screw**, vis f.
**screw-tap**, taraud m.
**screwed plate**, plaque vissée
**screwing**, vissage m.
**scrotal**, scrotal, ale, aux a.
**scrotal hernia**, hernie inguino-scrotale (ou scrotale), oschéocèle f.
**scrotal raphe**, raphé des bourses
**scrotum**, bourses f. pl., scrotum m.
**scrubbing**, écouvillonnage m.
**scurfy**, pelliculeux, euse a.
**scurvy**, scorbut m.
**scutiform**, scutiforme a.
**scybala**, scybales f. pl.
**sealing**, scellement m.
**sebaceous**, sébacé, ée a.
**sebaceous cyst**, kyste sébacé
**seborrhea**, séborrhée f.
**seborrheal, seborrheic**, séborrhéique a.
**sebum**, sébum m.
**secondary**, secondaire a.
**secreta**, secreta m. pl.
**secretin**, sécrétine f.
**secretion**, sécrétion f.
**secretomotor**, sécrétomoteur, trice a.
**secretory**, sécrétoire a., sécréteur, trice a.
**section**, section f.
**sector**, secteur m.
**sectoral**, sectoriel, ielle a.
**secundipara**, secondipare a. et f.
**secure**, sécurisant, ante a.
**sedation**, sédation f.
**sedative**, sédatif, ive a.
**sediment**, sédiment m.
**sedimentary**, sédimentaire a.
**sedimentation**, sédimentation f.
**sedimentous**, sédimenteux, euse a.
**seed**, semence f.
**seeding**, ensemencement m.
**seedlings**, semis m.
**segment**, segment m.
**segmentation**, segmentation f.
**segmentum apicale**, Nelson (segment de)
**seizure**, accès m.
**selective arteriography**, artériographie sélective
**selene on the nails**, séline f.
**self-accusation**, autoaccusation f.
**self-criticism**, autocritique f.
**self-defence**, autodéfense f.
**self-mutilation**, automutilation f.
**self-poisoning**, autointoxication f.
**self-punishment**, autopunition f.
**sella turcica**, selle turcique
**sellar**, sellaire a.
**semantic**, sémantique f.
**semen**, semence f.
**semicircular canals**, canaux semi-circulaires (ou demi-circulaires)
**semiliberty**, semi-liberté f.
**semilunar**, semi-lunaire a.
**semilunar, aortic and pulmonary valves**, valvules sigmoïdes (ou semi-lunaires)
**seminal**, séminal, ale, aux a.
**seminal colliculus**, veru montanum m.
**seminal vesicle**, vésicule séminale
**seminiferous**, séminifère (ou séminipare) a.
**seminoma**, séminome m.
**semiology**, sémiologie (ou séméiologie) f.
**semiotic**, sémiologique (ou séméiologique) a.
**senescence**, sénescence f.
**senile**, gâteux, euse a.
**senile**, sénile a.

**senilism**, sénilisme m.
**senility**, sénilité f.
**sensation**, sensation f.
**sense**, sens m.
**sensibilization**, sensibilisation f.
**sensitive**, sensible a.
**sensitive**, sensitif, ive a.
**sensitivity**, sensibilité f.
**sensitivosensorial**, sensitivo-sensoriel, ielle a.
**sensitized**, sensibilisé, ée a.
**sensorial**, sensoriel, ielle a.
**sensorimotor**, sensori-moteur, trice a.
**sepsis**, sepsie f.
**septal**, septal, ale, aux a.
**septenary**, septénaire m.
**septic**, septique a.
**septicemia**, septicémie f.
**septicity**, septicité f.
**septotomy**, septotomie f.
**septum**, cloison f.
**sequela**, séquelle f.
**sequelar**, séquellaire a.
**sequence**, séquence f.
**sequestrum**, séquestre m.
**serial radiography**, sériographie f.
**seroconversion**, séroconversion f.
**seroculture**, séroculture f.
**serodiagnosis**, sérodiagnostic m.
**serofibrinous**, séro-fibrineux, euse a.
**seroflocculation**, séroagglutination f.
**serologic test**, test sérologique
**serology**, sérologie f.
**seromucous**, séro-muqueux, euse a.
**seronegative**, séronégatif, ive a.
**seropositive**, séropositif, ive a.
**seropositivity**, séropositivité f.
**seroprophylaxis**, séroprophylaxie f.
**seropurulent**, séro-purulent, ente a.
**seroreaction**, séroréaction f.
**serosanguineous**, séro-sanguin, ine a.
**serotherapy**, sérothérapie (ou sérumthérapie) f.
**serotonin**, sérotonine f.
**serous**, séreux, euse a.
**serous fluid**, sérosité f.
**serous membrane**, séreuse f. (ou membrane séreuse)
**serovaccination**, séro-anatoxithérapie f.
**serovaccination**, séro-vaccination f.
**serpiginous**, serpigineux, euse a.
**serum**, sérique a.
**serum**, sérum m.
**serum albumin**, sérum-albumine f.
**serum gonadotropin**, gonadotrophine sérique
**serum sickness**, maladie sérique
**sesamoid**, sésamoïde a.
**sesamoid bone**, os sésamoïde
**sesamoid cartilage of larynx**, cartilage sésamoïde
**sesamoiditis**, sésamoïdite f.
**sessile**, sessile a.
**setaceous**, sétacé, ée a.
**seton**, séton m.
**setting**, contention f.
**setting**, serti, ie a.
**sex**, sexe m.
**sex chromosome**, hétérochromosome m.
**sex differentiation**, différenciation sexuelle
**sexology**, sexologie f.
**sextuplets**, sextuplés (ou sextuplets) m. pl.
**sexual**, sexuel, elle a.
**sexuality**, sexualité f.
**sexuate**, sexué, ée a.
**shaking palsy**, paralysie agitante
**sheath of Schwann**, Schwann (gaine de)
**Shigella**, Shigella
**shigellosis**, shigellose f.
**shock**, choc m. (ou état de choc)
**short waves**, ondes courtes
**shoulder**, épaule f.
**shoulder girdle**, ceinture scapulaire
**shoulder joint**, articulation scapulo-humérale, articulation de l'épaule
**shoulder stump**, moignon de l'épaule
**Shrapnell's membrane**, Shrapnell (membrane de)
**shunt**, dérivation f.
**shunt**, shunt m.
**sialagogue**, sialagogue a. et m.
**sialidase**, neuraminidase f.
**sialitis**, sialite f.
**sialogenous**, sialogène a.
**sialography**, sialographie f.
**sialolith**, sialolithe m.
**sialolithotomy**, sialolithotomie f.
**sialosis**, sialose f.
**sibilant**, sibilant, ante a.
**sibilant rale**, sibilance f.
**sibship**, fratrie f.
**sicca syndrome**, Sjögren (syndrome de)
**siccative**, siccatif, ive a.
**sickle cell**, drépanocyte m.
**sickle-cell anemia**, drépanocytose f.
**sickle-cell anemia**, anémie drépanocytaire
**sickly**, maladif, ive a.
**sideration**, sidération f.
**siderinemia**, sidérémie f.
**siderinuria**, sidérurie f.
**sideroblastic anemia**, anémie sidéroblastique
**sideropenia**, sidéropénie f.
**sideropenic**, ferriprive a.
**sideropenic anemia**, anémie ferriprive
**sideropexy**, sidéropexie f.
**siderophil**, sidérophile a.

**siderosis**, sidérose f.
**sievert**, sievert m.
**sight**, vue f.
**sigmoid**, sigmoïde a.
**sigmoid colon**, sigmoïde m.
**sigmoid kidney**, rein sigmoïde
**sigmoidectomy**, sigmoïdectomie f.
**sigmoiditis**, sigmoïdite f.
**sigmoido-sigmoidostomy**, sigmoïdo-sigmoïdostomie f.
**sigmoidopexy**, sigmoïdopexie f.
**sigmoidoscopy**, sigmoïdoscopie f.
**sigmoidostomy**, sigmoïdostomie f.
**sign**, signe m.
**silica**, silice f.
**silicate**, silicate m.
**siliceous**, siliceux, euse a.
**silicic**, silicique a.
**silicon**, silicium m.
**silicone**, silicone f.
**silicosis**, silicose f.
**silicotic**, silicotique a.
**silver**, argent m.
**silverized catgut**, catgut argenté
**simian**, simien, ienne a.
**Simmonds' disease**, Simmonds (maladie de)
**simple**, simple a.
**simple fracture**, fracture fermée
**simple protein**, holoprotéide m. (ou holoprotéine f.)
**Sims' position**, Sims (position de)
**simulation**, simulation f.
**sincipital**, sincipital, ale, aux a.
**sinciput**, sinciput m.
**sine materia pruritus**, prurit sine materia
**sine wave**, sinusoïde f.
**singultous**, singultueux, euse a.
**sinistrality**, sinistralité f.
**sinistroscoliosis**, sinistroscoliose f.
**sinoatrial node**, Keith et Flack (nœud de)
**sinography**, sinusographie f.
**sinuosity**, sinuosité f.
**sinus**, sinus m.
**sinus rhythm**, rythme sinusal
**sinusal**, sinusal, ale, aux a.
**sinusal**, sinusien, ienne a.
**sinusitis**, sinusite f.
**sinusoidal**, sinusoïdal, ale, aux a.
**sinusoidal rhythm**, rythme sinusoïdal
**siphon**, siphon m.
**siphon of gallbladder**, siphon vésiculaire
**siphonage**, siphonnage m.
**Sipple's syndrome**, Sipple (syndrome de)
**site**, site m.
**sitology**, sitiologie f.
**sitosterol**, sitostérol m.
**situs**, situs m.
**situs incertus**, situs incertus
**situs inversus**, situs inversus
**situs sagittalis**, situs sagittalis
**size**, taille f.
**Sjögren's syndrome**, Sjögren (syndrome de)
**skeletal**, squelettal, ale, aux a.
**skeletal**, squelettique a.
**skeleton**, squelette m.
**skiascopy**, skiascopie f.
**skin**, peau f.
**skull**, crâne m.
**sleep**, sommeil m.
**sleeplessness**, insomnie f.
**slight dullness**, submatité f.
**slime**, glaire f.
**smaller pectoral muscle**, muscle petit pectoral
**smallpox**, variole f.
**smallpox vaccine**, vaccin antivariolique
**smear**, frottis m.
**smegma**, smegma m.
**smell**, odorat m.
**Smith-Petersen hip arthroplasty**, Smith-Petersen (opération de)
**Smith-Petersen nail**, Smith-Petersen (clou de)
**smooth muscle**, muscle lisse
**sneeze**, éternuement m.
**sneezing**, éternuement m.
**snow blindness**, ophtalmie des neiges
**soapy**, savonneux, euse a.
**social medicine**, médecine sociale
**sociodrama**, sociodrame m.
**sociogenesis**, sociogenèse f.
**sociophilia**, sociophilie f.
**sociophobia**, sociophobie f.
**soda**, sodé, ée a.
**sodic**, sodique a.
**sodium**, sodium m.
**sodium chloride**, sodium (chlorure de)
**sodium deficiency**, natropénie f.
**sodium deprived**, désodé, ée a.
**sodium restricted**, désodé, ée a.
**sodomy**, sodomie f.
**softening**, ramollissement m.
**solar**, solaire a.
**solar plexus**, plexus cœliaque (ou plexus solaire)
**solar plexus syndrome**, syndrome solaire
**solar spectrum**, spectre solaire
**solarium**, solarium m.
**soleus muscle**, muscle soléaire
**solubility**, solubilité f.
**soluble**, soluble a.
**solute**, soluté m.
**solution**, solution f.
**solution of contiguity**, solution de contiguïté
**solution of continuity**, solution de continuité
**solvent**, solvant m.

**soma**, soma m.
**somatic**, somatique a.
**somatization**, somatisation f.
**somatogenic**, somatogène a.
**somatognosis**, somatognosie f.
**somatomedin**, somatomédine f.
**somatopsychosis**, somatopsychose f.
**somatostatin**, somatostatine f.
**somatotropic**, somatotrope a.
**somatotropin**, somatotrophine f.
**somnambulism**, somnambulisme m.
**somnolence**, somnolence f.
**somnolent**, somnolent, ente a.
**Somogyi effect**, Somogyi (effet)
**sonograph**, sonographe m.
**sonometry**, sonométrie f.
**sonority**, sonorité f.
**soothing**, adoucissant, e a., calmant, e a.
**sophrology**, sophrologie f.
**soporous**, soporeux, euse a.
**sorbitol**, sorbitol m.
**sorbitol dehydrogenase**, sorbitol-déshydrogénase f.
**sore**, plaie f.
**sore throat**, angine f.
**sound**, son m.
**sound**, sonde f.
**sounding**, bruyance f.
**spaniomenorrhea**, oligospanioménorrhée f.
**spasm**, spasme m.
**spasmodism**, spasmodicité f.
**spasmogenic**, spasmogène a.
**spasmolytic**, spasmolytique a. et m.
**spasmophilia**, spasmophilie f.
**spastic**, spasmodique a.
**spasticity**, spasticité f.
**spatial**, spatial, ale, aux a.
**spatula**, spatule f.
**spatulate**, spatulé, ée a.
**SPCA**, SPCA
**specialist**, spécialiste m.
**specialty**, spécialité f.
**specific**, spécifique a.
**specificity**, spécificité f.
**spectrogram**, spectrogramme m.
**spectrograph**, spectrographe m.
**spectrography**, spectrographie f.
**spectrum**, spectre m.
**spectrum of action**, spectre d'action
**speculum**, spéculum m.
**sperm**, sperme m.
**spermatic cord**, cordon spermatique
**spermatid**, spermatide f.
**spermatitis**, spermatite f.
**spermatocele**, spermatocèle f.
**spermatocyte**, spermatocyte m.
**spermatocytogenesis**, spermatocytogenèse f.
**spermatogenesis**, spermatogenèse f.
**spermatogenic**, spermatogène a.
**spermatogonium**, spermatogonie f.
**spermatokinesigram**, spermatokinésigramme m.
**spermatokinesigraphy**, spermatokinésigraphie f.
**spermatorrhea**, spermatorrhée f.
**spermatozoon**, spermatozoïde m.
**spermaturia**, spermaturie f.
**spermicid**, spermicide a. et n.
**spermine**, spermine f.
**spermiogenesis**, spermiogenèse f.
**spermiogram**, spermogramme m.
**spermoculture**, spermoculture f.
**spermolith**, spermolithe m.
**sphacelus**, sphacèle m.
**sphenoid bone**, sphénoïde m.
**sphenoidal**, sphénoïdal, ale, aux a.
**sphenoiditis**, sphénoïdite f.
**sphenoidotomy**, sphénoïdotomie f.
**sphenomaxillary**, sphéno-maxillaire a.
**spheno-orbital**, sphéno-orbitaire a.
**sphenopalatine**, sphéno-palatin, e a.
**sphenoparietal**, sphéno-pariétal, ale, aux a.
**sphenotemporal**, sphéno-temporal, ale, aux a.
**spherocyte**, sphérocyte m.
**spherocytosis**, sphérocytose f.
**spheroid**, sphéroïde a.
**spheroidal joint**, énarthrose f.
**sphincter**, sphincter m.
**sphincteralgia**, sphinctéralgie f.
**sphincteroplasty**, sphinctéroplastie f.
**sphincterospasm**, sphinctérospasme m.
**sphincterotomy**, sphinctérotomie f.
**sphingolipid**, sphingolipide m.
**sphingolipidosis**, sphingolipidose f.
**sphingomyelin**, sphingomyéline f.
**sphygmic**, sphygmique a.
**sphygmocardiograph**, sphygmocardiographe m.
**sphygmograph**, sphygmographe m.
**sphygmomanometer**, sphygmomanomètre m.
**spica**, spica m.
**spicular**, spiculaire a.
**spicule**, spicule m.
**spidery**, arachnéen, éenne a.
**spigelian lobe**, Spighel (lobe de)
**spina bifida**, spina-bifida m.
**spina bifida occulta**, spina-bifida occulta
**spina ventosa**, spina-ventosa m.
**spinal**, rachidien, ienne a.
**spinal anesthesia**, rachianesthésie f.
**spinal column**, colonne vertébrale (ou rachidienne)
**spinal muscle**, muscle épineux de la nuque
**spindle**, fuseau achromatique

**spindle poison**, poison fusorial
**spinocellular**, spinocellulaire a.
**spinocerebellar**, spino-cérébelleux, euse a.
**spinous foramen**, trou petit rond
**spinous process of vertebra**, apophyse épineuse
**spiral**, spiral m.
**spiral fracture**, fracture spiroïde (ou fracture en spirale)
**spirillosis**, spirillose f.
**spirillum**, spirille m.
**Spirillum**, Spirillum
**spirochete** spirochète m.
**spirochetosis**, spirochétose f.
**spiroid**, spiroïde a.
**spirometry**, spirométrie f.
**splanchnic**, splanchnique a.
**splanchnoptosis**, splanchnoptose f.
**splanchnoscopy**, splanchnoscopie f.
**spleen**, rate f.
**spleen**, spleen m.
**splenalgia**, splénalgie f.
**splenectomy**, splénectomie f.
**splenic**, splénique a.
**splenitis**, splénite f.
**splenocolic**, spléno-colique a.
**splenogenous**, splénogène a.
**splenogram**, splénogramme m.
**splenography**, splénographie f.
**splenohepatomegaly**, spléno-hépatomégalie f.
**splenoid**, splénoïde a.
**splenomegaly**, splénomégalie f.
**splenopathy**, splénopathie f.
**splenopexy**, splénopexie f.
**splenoportography**, splénoportographie f.
**splenoptosis**, splénoptose f.
**splenorrhagia**, splénorragie f.
**splint**, attelle f.
**splint**, gouttière f.
**splinter**, esquille f.
**splintered fracture**, fracture esquilleuse
**splinting**, éclissage m.
**spondylalgia**, spondylalgie f.
**spondylarthritis**, spondylarthrite f.
**spondylarthropathy**, spondylarthropathie f.
**spondylitis**, spondylite f.
**spondylodesis**, spondylodèse f.
**spondylolisthesis**, spondylolisthésis m.
**spondylolysis**, spondylolyse f.
**spondylomalacia**, spondylomalacie f.
**spondylopathy**, spondylopathie f.
**spondyloptosis**, spondyloptose f. (ou spondyloptosis m.)
**spondyloschisis**, spondyloschisis m.
**spondylosis**, spondylarthrose f.
**spondylosis**, spondylose f.
**spondylotherapy**, spondylothérapie f.
**spondylotherapy**, vertébrothérapie f.
**spondylotomy**, spondylotomie f.
**spongiform**, spongieux, euse a.
**spongioid**, spongoïde (ou spongioïde) a.
**spongy body of urethra**, corps spongieux de l'urètre
**spontaneous**, spontané, ée a.
**spontaneous pneumomediastinum**, pneumo-médiastin spontané
**spoon**, cuiller ou cuillère f.
**sporadic**, sporadique a.
**spore**, spore f.
**sporicide**, sporicide (ou sporocide) a. et m.
**sporiferous**, sporifère a.
**sporiparous**, sporipare a.
**Sporozoa**, Sporozoaires m. pl.
**sports medicine**, médecine du sport
**sporulated**, sporulé, ée a.
**sporulation**, sporulation f.
**sporule**, sporule f.
**spotting**, microrragie f.
**sprain**, entorse f.
**spraying**, pulvérisation f.
**sprue**, sprue f.
**sputation**, sputation f.
**sputum**, crachat m.
**squama**, squame f.
**squamous**, squameux, euse a.
**ST segment**, segment S-T
**stabilizer**, stabilisateur m.
**stable**, stable a.
**stagnation**, stagnation f.
**staining**, coloration f.
**stammering**, balbutiement m.
**standard**, étalon m.
**standard**, standard
**standard solution**, solution standard
**stapedectomy**, stapédectomie f.
**stapedial**, stapédien, ienne a.
**stapes**, étrier m.
**staphylectomy**, staphylectomie f.
**staphylococcal**, staphylococcique a.
**staphylococcemia**, staphylococcémie f.
**staphylococcosis**, staphylococcie f.
**staphylococcus**, staphylocoque m.
**staphylolysin**, staphylolysine f.
**staphyloma**, staphylome m.
**staphyloplasty**, staphyloplastie f.
**staphylorraphy**, staphylorraphie f.
**staphylotomy**, staphylotomie f.
**starch**, amidon m.
**starched**, amidonné, ée a.
**Starr-Edwards valve**, Starr-Edwards (valve de)
**starter**, inducteur m.
**starvation**, inanition f.
**stasis**, stase f.
**static**, statique

**static tremor**, tremblement de repos (passif ou statique)
**statics**, statique
**stationary**, stationnaire a.
**statural**, statural, ale, aux a.
**stature**, taille f.
**status**, status m.
**stearic acid**, acide stéarique
**stearine**, stéarine f.
**steatolysis**, stéatolyse f.
**steatorrhea**, stéatorrhée f.
**steatosis**, stéatose f.
**Steenhuis' view**, Steenhuis (incidence de)
**Steinmann's pin**, Steinmann (broche de)
**stellate**, stellaire a.
**stellate fracture**, fracture stellaire
**stellectomy**, stellectomie f.
**stenosis**, rétrécissement m.
**stenosis**, sténose f.
**Stensen's ductus**, Sténon (canal de)
**stent**, stent m.
**Stenver's view**, Stenver (incidence de)
**steppage gait**, steppage m.
**stercobilin**, stercobiline f.
**stercobilinogen**, stercobilinogène m.
**stercolith**, stercolithe m.
**stercoraceous**, stercoraire a.
**stercoral**, stercoral, ale, aux a.
**stereognosis**, stéréognosie f.
**stereotaxic technique**, stéréotaxique (technique)
**sterile**, stérile a.
**sterility**, stérilité f.
**sterilization**, stérilisation f.
**sterilizer**, poupinel (ou stérilisateur de Poupinel) m.
**sterilizing room**, étuve f.
**sternal**, sternal, ale, aux a.
**sternal puncture**, ponction sternale
**sternalgia**, sternalgie f.
**sternoclavicular**, sterno-claviculaire a.
**sternocleidomastoid muscle**, muscle sterno-cléido-mastoïdien
**sternoschisis**, sternoschisis f.
**sternotomy**, sternotomie f.
**sternum**, sternum m.
**sternutatory**, sternutatoire a. et m.
**steroid**, stéroïde a. et m.
**steroid diabetes**, diabète stéroïde
**sterol**, stérol m.
**stertor**, stertor m.
**stertorous**, stertoreux, euse a.
**stethoscope**, stéthoscope m.
**Stevens-Johnson syndrome**, Stevens-Johnson (syndrome de)
**sthenic**, sthénique a.
**stick**, stick m.
**sticking plaster**, sparadrap m.
**Stieda's fracture**, Stieda (fracture de)
**stigma**, stigmate m.
**stillbirth**, mortinaissance f.
**stillbirth rate**, mortinatalité f.
**stillborn**, mort-né, ée a. et n.
**stimulant**, excitant, ante m.
**stimulant**, stimulant, ante a.
**stimulating**, excitant, ante a.
**stimulation**, stimulation f.
**stimulin**, stimuline f.
**stimulovigilance**, stimulovigilance f.
**stimulus**, stimulus m. (pl. stimuli)
**sting**, piqûre f.
**stirrup**, étrier m.
**stock vaccine**, stock-vaccin m.
**Stokes-Adams disease**, Adams-Stokes (maladie ou syndrome d')
**stomacare**, stomathérapie f.
**stomach**, estomac m.
**stomachic**, stomachique a. et m.
**stomatitis**, stomatite f.
**stomatologist**, stomatologiste (ou stomatologue) m.
**stomatology**, stomatologie f.
**stomatoplasty**, stomatoplastie f.
**stomatorrhagia**, stomatorragie f.
**-stomy**, stomie f.
**stool**, selles f. pl.
**stop**, taquet m.
**strabismic**, strabique a.
**strabismus**, strabisme m.
**strain**, souche f.
**strait**, détroit m.
**strangulated hernia**, hernie étranglée
**strangulation**, étranglement m.
**strangulation**, strangulation f.
**stratified**, stratifié, ée a.
**stratigraphy**, stratigraphie f.
**streptobacillus**, streptobacille m.
**streptococcal**, streptococcique a.
**streptococcal infection**, streptococcie f.
**streptococcemia**, streptococcémie f.
**streptococcus**, streptocoque m.
**streptodornase**, streptodornase f.
**streptokinase**, streptokinase f.
**streptolysin**, streptolysine f.
**streptomycete**, streptomycète m.
**streptomycin**, streptomycine f.
**streptomycin therapy**, streptomycinothérapie f.
**streptomycosis**, streptomycose f.
**stress fracture**, fracture de fatigue
**stressful**, stressant, ante a.
**stretcher**, civière f.
**striae atrophicae**, vergetures f. pl.
**striate**, strié, ée a.

**striate body**, corps strié
**striated muscle**, muscle strié
**stricture**, stricture f.
**stridor**, stridor m.
**stridulation**, stridulation f.
**stridulous**, striduleux, euse a.
**stripper**, tire-veine m.
**stripping**, éveinage m.
**stroke**, attaque f.
**stroma**, stroma m.
**strongyloidosis**, strongyloïdose f.
**strophulus**, strophulus m.
**structure**, structure f.
**struma**, struma m.
**strumectomy**, strumectomie f.
**strumiprivous**, strumiprive a.
**strumitis**, strumite f.
**strychnine**, strychnine f.
**strychninism**, strychnisme m.
**stump**, moignon m.
**stunning**, sidérant, ante a.
**stupor**, stupeur f.
**stuporous**, stuporeux, euse a.
**stuttering**, bégaiement m.
**stye**, orgelet m.
**styliform**, styliforme a.
**stylohyoid**, stylo-hyoïdien, ienne a.
**styloid**, styloïdien, ienne a.
**styloid process**, apophyse styloïde
**styloiditis**, styloïdite f.
**stylomandibular**, stylo-mandibulaire a.
**stylomastoid**, stylo-mastoïdien, ienne a.
**styloradial**, styloradial, ale, aux a.
**styptic**, styptique a. et m.
**subacromial**, sous-acromial, ale, aux a.
**subacute**, subaigu, uë a.
**subacute bacterial endocarditis**, endocardite bactérienne lente (ou endocardite bactérienne subaiguë)
**subacute granulomatous thyroiditis**, Quervain, de (thyroïdite subaiguë de)
**subalimentation**, sous-alimentation f.
**subarachnoid space**, espace sous-arachnoïdien
**subareolar**, sous-aréolaire a.
**subcapital**, sous-capital, ale, aux a.
**subcapital fracture**, fracture sous-capitale
**subchondral**, sous-chondral, ale, aux a.
**subclavian artery**, artère sous-clavière
**subclavian steal syndrome**, syndrome du vol de la sous-clavière
**subclavius muscle**, muscle sous-clavier
**subclinical**, subclinique a.
**subclinical diabetes**, diabète asymptomatique
**subconscious**, subconscient, ente a.
**subconsciousness**, subconscient m.
**subcontinuous**, subcontinu, ue a.
**subcoracoid**, sous-coracoïdien, ienne a.
**subcortical**, sous-cortical, ale, aux a.
**subcostal**, sous-costal, ale, aux a.
**subcrusted**, sous-crustacé, ée a.
**subcutaneous**, sous-cutané, ée a.
**subdiaphragmatic**, sous-diaphragmatique a.
**subdural**, sous-dural, ale, aux a.
**subdural space**, espace sous-dural
**subepidermal**, sous-épidermique a.
**suberosis**, subérose f.
**subfebrile**, subfébrile a.
**subhilar**, sous-hilaire a.
**subicteric**, subictérique a.
**subicterus**, subictère m.
**subintrant**, subintrant, ante a.
**subintrant crisis**, état de mal
**subinvolution of uterus**, subinvolution de l'utérus
**subjective**, subjectif, ive a.
**sublethal**, sublétal, ale, aux a.
**sublimable**, sublimable a.
**sublimated**, sublimé, ée a.
**sublimation**, sublimation f.
**subliminal**, infraliminaire a.
**sublingual**, sublingual, ale, aux a.
**sublingual tablet**, linguette
**subluxation**, subluxation f.
**submammillary**, sous-mamelonnaire (ou sous-mamillaire) a.
**submandibular duct**, Wharton (canal de)
**submandibular gland**, glande sous-maxillaire
**submaxillary**, sous-maxillaire a.
**submersion**, submersion f.
**submucosal**, sous-muqueux, euse a.
**subnarcosis**, subnarcose f.
**subnormal**, subnormal, ale, aux a.
**suboccipital**, sous-occipital, ale, aux a.
**suboccipital puncture**, ponction sous-occipitale
**suborbital**, sous-orbitaire a.
**subperiosteal**, sous-périosté, ée a.
**subperiosteal osteophytosis**, réaction périostée
**subquadricipital**, sous-quadricipital, ale, aux a.
**subscapular**, sous-scapulaire a.
**subscapular muscle**, muscle sous-scapulaire
**subsinusal rhythm**, rythme infrasinusal
**subspinous**, sous-épineux, euse a.
**substance**, substance f.
**substantial**, substantiel, ielle a.
**substitute**, substitutif, ive a., succédané m.
**substitution**, substitution f.
**substrate**, substrat (ou substratum) m.
**subtentorial**, sous-tentoriel, ielle a.
**subtotal**, subtotal, ale, aux a.
**subtrochanteric**, sous-trochantérien, ienne a.
**subumbilical**, sous-ombilical, ale, aux a.

**subungual**, sous-unguéal, ale, aux a.
**succulence**, succulence f.
**succulent**, succulent, ente a.
**succussion**, succussion f.
**sucking**, succion f.
**sucrose**, saccharose m.
**sudation**, sudation f.
**sudatory**, sudatoire a.
**sudden infant death syndrome**, mort subite imprévue du nourrisson
**Sudeck's atrophy**, Sudeck (maladie ou atrophie de).
**sudoral**, sudoral, ale, aux a.
**sudoriferous**, sudorifère a.
**sudorific**, sudorifique a. et m.
**sudoriparous**, sudoripare a.
**suffering from influenza**, grippé, ée a.
**suffocating**, suffocant, ante a.
**suffocation**, suffocation f.
**suffusion**, suffusion f.
**sugar**, sucre m.
**suggestibility**, suggestibilité f.
**suggestion**, suggestion f.
**suggestive**, suggestif, ive a.
**suicidal**, suicidaire a.
**suicide**, suicide m.
**suicide attemptor**, suicidant m.
**sulciform**, sulciforme a.
**sulcus**, sillon m., gouttière f.
**sulcus centralis cerebri**, Rolando (scissure de)
**sulfanilamide**, sulfanilamide m.
**sulfate**, sulfate m.
**sulfated**, sulfaté, ée a.
**sulfhemoglobin**, sulfhémoglobine f.
**sulfobromophthalein**, bromsulfonephtaléine f.
**sulfonamide**, sulfamide (ou sulfamidé) m.
**sulfonamidemia**, sulfamidémie f.
**sulfonamidorachia**, sulfamidorachie f.
**sulfonamidotherapy**, sulfamidothérapie f.
**sulfonamiduria**, sulfamidurie f.
**sulfone**, sulfone f.
**sulfur**, soufre m.
**sulfurated**, soufré, ée a.
**sulfurated**, sulfuré, ée a.
**sulfuric acid**, acide sulfurique
**sulfurous**, sulfureux, euse a.
**sunburn**, érythème solaire
**sunlight eruption**, lucite f.
**superacute**, suraigu, uë a.
**superalimentation**, suralimentation f.
**superciliary**, sourcilier, ère a.
**superciliary arch**, arcade sourcilière
**super-ego**, sur-moi m.
**superficial abdominal reflex**, réflexe cutané abdominal (ou réflexe abdominal)
**superinfection**, surinfection f.
**superior calix syndrome**, syndrome du calice supérieur
**superior pelvic strait**, détroit supérieur
**supernumerary**, surnuméraire a.
**superolateral**, supéro-externe a.
**superomedial**, supéro-interne a.
**supination**, supination f.
**supinator**, supinateur a. et m.
**suppository**, suppositoire m.
**suppurant**, suppurant, ante a.
**suppuration**, suppuration f.
**suppurative**, suppuratif, ive a.
**suppurative**, suppuré, ée a.
**supra-apical**, sus-apexien, ienne a.
**supra-areolar**, sus-aréolaire a.
**supracondylar**, supracondylien, ienne a.
**supraduction**, supraduction f.
**suprahilar**, sus-hilaire a.
**supraliminal**, supraliminaire a.
**supramammillary**, sus-mamelonnaire (ou sus-mamillaire) a.
**suprapubic**, sus-pubien, ienne a.
**suprarenal**, surrénal, ale, aux a.
**suprarenalectomy**, surrénalectomie f.
**suprarenalitis**, surrénalite f.
**suprasellar**, suprasellaire a.
**supraspinous**, sus-épineux, euse a.
**supraspinous muscle**, muscle sus-épineux
**suprasternal**, sus-sternal, ale, aux a.
**suprasternal notch**, fourchette sternale
**supratentorial**, sus-tentoriel, ielle a.
**supraumbilical**, sus-ombilical, ale, aux a.
**supraventricular**, supraventriculaire a.
**sural**, sural, ale, aux a.
**surexcitation**, surexcitation f.
**surgeon**, chirurgien m.
**surgery**, chirurgie f.
**surgical approach**, voie d'abord
**surrounding**, ambiant, ante a.
**susceptibility**, susceptibilité f.
**suspensory**, suspensoir m.
**sustenance**, sustentation f.
**suture**, suture f.
**sweat**, sueur f.
**sweat**, transpiration f.
**sweat test**, sueur (épreuve de la)
**sweating room**, étuve f.
**Sweet's syndrome**, Sweet (syndrome de)
**swollen**, tuméfié, ée a.
**sycosis**, sycosis m.
**Sydenham's chorea**, Sydenham (chorée de)
**sylvian**, sylvien, ienne a.
**sylvian aqueduct**, Sylvius (aqueduc de)
**sylvian fissure**, Sylvius (scissure de)
**symbiont**, symbiote m.
**symbiosis**, symbiose f.
**symbiotic**, symbiotique a.

**symblepharon**, symblépharon m.
**symbol**, symbole m.
**symmetry**, symétrie f.
**sympathectomy**, sympathectomie (ou sympathicectomie) f.
**sympathetic nervous system**, système nerveux sympathique
**sympathetic ophthalmia**, ophtalmie sympathique
**sympatheticalgia**, sympathalgie f.
**sympathicopathy**, sympathose f.
**sympathicus**, sympathique a.
**sympatholytic**, sympathicolytique (ou sympatholytique) a. et m.
**sympathomimetic**, sympathicomimétique (ou sympathomimétique) a. et m.
**symphalangia**, symphalangie f.
**symphyseal**, symphysien, ienne a.
**symphysis**, symphyse f.
**symptom**, symptôme m.
**symptomatic**, symptomatique a.
**symptomatology**, symptomatologie f.
**synapse**, synapse f.
**synarthrodial**, synarthrodial, ale, aux a.
**synarthrosis**, synarthrose f.
**synarthrosis**, synfibrose f.
**synchondrosis**, synchondrose f.
**synchronous**, synchrone a.
**synchrotron**, synchrotron m.
**synchysis**, synchysis (ou synchisis) m.
**syncope**, syncope f.
**syncytial**, syncytial, ale, aux a.
**syncytium**, syncytium m.
**syndactyly**, syndactylie f.
**syndesmopexy**, syndesmopexie f.
**syndesmophyte**, syndesmophyte m.
**syndesmoplasty**, syndesmoplastie f.
**syndesmorraphy**, syndesmorraphie f.
**syndesmosis**, syndesmose f.
**syndesmotomy**, syndesmotomie f.
**syndrome**, syndrome m.
**synechia**, synéchie f.
**synergic**, synergiste a. et m.
**synergy**, synergie f.
**synesthesia**, synesthésie f.
**syngeneic**, isogénique a.
**syngraft**, isogreffe f.
**synkinesis**, syncinésie f.
**synoptophore**, synoptophore m.
**synorchism**, synorchidie f.
**synostosis**, synostose f.
**synovectomy**, synovectomie f.
**synovia**, synovie f.
**synovial**, synovial, ale, aux a.
**synovial bursa**, bourse séreuse (ou synoviale)
**synovial capsule**, capsule articulaire
**synovial joint**, diarthrose f.
**synovial membrane**, synoviale f. (ou membrane synoviale)
**synovial osteochondromatosis**, ostéochondromatose (articulaire) f.
**synovioma**, synovialome m.
**synovitis**, synovite f.
**synthesis**, synthèse f.
**synthetic**, synthétique a.
**syntonia**, syntonie f.
**syntonic**, syntone a.
**syphilid**, syphilide f.
**syphilis**, syphilis f.
**syphilitic**, syphilitique a.
**syphilophobia**, syphilophobie f.
**syphilotherapy**, syphilithérapie (ou syphilothérapie) f.
**syringe**, seringue f.
**syringomyelia**, syringomyélie f.
**syrup**, sirop m.
**system**, système m.
**systematic**, systématique a.
**systematic screening**, dépistage systématique
**systemic**, systémique a.
**systemic circulation**, circulation (grande)
**systemic lupus erythematosus**, lupus érythémateux disséminé
**systemic mastocytosis**, mastocytose maligne
**systole**, systole f.
**systolic murmur**, souffle systolique

**T wave**, onde T
**T-TAB vaccine**, vaccin T-TAB
**T lymphocyte**, lymphocyte T
**TAB vaccine**, vaccin TAB
**tabagism**, tabagisme m.
**TABC vaccine**, vaccin TABC
**TABDT vaccine**, vaccin TABDT
**tabes**, tabès m.
**tabetic**, tabétique a.
**tabetiform**, tabétiforme a.
**tablet**, comprimé m.
**tablet**, tablette f.
**tachyarrhythmia**, tachyarythmie f.
**tachycardia**, tachycardie f.
**tachykinesia**, tachycinésie (ou tachykinésie) f.
**tachylogia**, tachyphémie f.
**tachyphemia**, tachyphémie f.
**tachyphylaxis**, tachyphylaxie f.
**tachypnea**, tachypnée f.
**tachysystole**, tachysystolie f.
**tactile**, tactile a.
**tactile agnosia**, agnosie tactile, stéréoagnosie f.
**taenia**, ténia m.
**taeniafugal**, ténifuge a. et m.
**talalgia**, talalgie f.
**talcoma**, talcome m.
**talectomy**, astragalectomie f.
**talipes**, pied bot

**talipes equinus**, équinisme m.
**talonavicular**, astragalo-naviculaire a.
**taloscaphoid**, astragalo-scaphoïdien, ienne a.
**talus**, astragale m.
**tamponade**, tamponnade f.
**tamponage**, tamponnage m.
**tamponment**, tamponnement m.
**tapetoretinal**, tapétorétinien, ienne a.
**tapeworm**, Cestodes m. pl.
**target cell**, cellule cible
**tarsal**, tarsien, ienne a.
**tarsal canal**, canal tarsien
**tarsal tunnel syndrome**, syndrome du canal tarsien
**tarsalgia**, tarsalgie f.
**tarsal scaphoiditis**, Köhler (maladie de)
**tarsectomy**, tarsectomie f.
**tarsitis**, tarsite f.
**tarsometatarsal**, tarso-métatarsien, ienne a.
**tarsometatarsal articulation**, articulation tarso-métatarsienne
**tarsophalangial reflex**, réflexe tarso-phalangien
**tarsoplasty**, tarsoplastie f.
**tarsotomy**, tarsotomie f.
**tarsus**, tarse m.
**tartar**, tartre m.
**taste**, goût m.
**tasteless**, insipide a.
**Taussig-Bing syndrome**, Taussig-Bing (syndrome de)
**taxis**, taxie f., taxis m.
**taxonomy**, biotaxie f.
**tear**, déchirure f.
**technique**, technique f.
**tectospinal**, tecto-spinal, ale, aux a.
**tegumental**, tégumenteux, euse a.
**telangiectasia**, télangiectasie f.
**teleceptor**, télérécepteur m.
**telecobalt therapy**, télécobaltothérapie f.
**telediastolic**, télédiastolique a.
**teleirradiation**, téléirradiation f.
**telencephalon**, télencéphale m.
**teleradiotherapy**, téléradiothérapie f.
**telescoping fracture**, fracture par télescopage
**telesystolic**, télésystolique a.
**teletherapy**, téléthérapie f.
**telethesis**, téléthèse f.
**telluric**, tellurique a.
**telomere**, télomère m.
**telophase**, télophase f.
**temperature**, température f.
**temple**, tempe f.
**temporal**, temporal, ale, aux a.
**temporal arteritis**, Horton (maladie de Horton)
**temporal bone**, os temporal
**temporal squama**, écaille du temporal
**temporofacial**, temporo-facial, ale, aux a.
**temporomalar**, temporo-malaire a.
**temporomandibular**, temporo-mandibulaire a.
**temporomaxillary**, temporo-maxillaire a.
**temporoparietal**, temporo-pariétal, ale, aux a.
**temporopontile**, temporo-pontin, e (ou temporo-pontique) a.
**temporospatial**, temporo-spatial, ale, aux a.
**tenalgia**, ténalgie f.
**tendinitis**, tendinite f.
**tendinous**, tendineux, euse a.
**tendo calcaneus**, Achille (tendon d')
**tendon**, tendon m.
**tendon of Zinn**, Zinn (tendon de)
**tendon reflex**, réflexe ostéo-tendineux, réflexe tendineux
**tenectomy**, ténectomie f.
**tenesmus**, épreintes f. pl., ténesme m.
**tenodesis**, ténodèse f.
**tenodynia**, ténodynie f.
**tenolysis**, ténolyse f.
**Tenon's capsule**, Tenon (capsule de)
**tenonitis**, ténonite f.
**tenopexy**, ténopexie f.
**tenoplasty**, ténoplastie f.
**tenorrhaphy**, ténorraphie f.
**tenosynovitis**, téno-synovite f.
**tenotomy**, ténotomie f.
**tensioactive**, tensioactif, ive a.
**tension**, tension f.
**tensor**, tenseur a. et m.
**tentorial**, tentoriel, ielle a.
**tentorium cerebelli**, tente du cervelet
**tentorium of hypophysis**, tente de l'hypophyse
**tenuous**, ténu, ue a.
**teratism**, tératisme m.
**teratogen**, tératogène a.
**teratoid**, tératoïde a.
**teratology**, tératologie f.
**teratoma**, tératome m.
**teratospermia**, tératospermie f.
**teratozoospermia**, tératozoospermie f.
**terebrant**, térébrant, ante a.
**term birth**, naissance à terme
**terminal**, terminal, ale, aux a.
**terminal sulcus of tongue**, V lingual
**terminolateral**, termino-latéral, ale, aux a.
**terminoterminal**, termino-terminal, ale, aux a.
**ternary**, ternaire a.
**tertian fever**, tierce (ou fièvre tierce) f.
**tertiary**, tertiaire a.
**test**, épreuve f.
**test**, test m.
**test**, tester v.

**test meal**, repas d'épreuve
**test type**, optotype m.
**testicle**, testicule m.
**testis**, testicule m.
**testosterone**, testostérone f.
**TeTAB vaccine**, vaccin antitétano-typho-paratyphoïdique
**tetanic**, tétanique a.
**tetanoid**, tétanoïde a.
**tetanus**, tétanos m.
**tetany**, tétanie f.
**tetrachloroethylene**, tétrachloroéthylène (ou tétrachloréthylène) m.
**tetracycline**, tétracycline f. (DCI)
**tetrad**, tétrade f.
**tetrahydrocannabinol**, tétrahydrocannabinol m.
**tetrahydrocorticosterone**, tétrahydrocorticostérone f.
**tetrahydrocortisol**, tétrahydrocortisol m.
**tetrahydrocortisone**, tétrahydrocortisone f.
**tetralogy of Fallot**, Fallot (tétrade [ou tétralogie de])
**tetrameric**, tétramère a.
**tetranopsia**, tétranopsie f.
**tetraparesis**, quadriparésie f.
**tetraplegia**, quadriplégie f.
**tetraploidy**, tétraploïdie f.
**tetrasomy**, tétrasomie f.
**thalamic**, thalamique a.
**thalamus**, thalamus m.
**thalassemia**, thalassémie f.
**thalassotherapy**, thalassothérapie f.
**thalidomide**, thalidomide f.
**thanatology**, thanatologie f.
**thebaic**, thébaïque a.
**theca**, thèque f.
**thecal**, thécal, ale, aux a.
**thelalgia**, thélalgie f.
**thelitis**, thélite f.
**thelorrhagia**, thélorragie f.
**thenar eminence, thenar**, éminence thénar
**theobromine**, théobromine f.
**therapeutic**, thérapeutique a.
**therapeutic index**, indice thérapeutique (ou indice chimiothérapique)
**therapeutic overzealousness**, acharnement thérapeutique
**therapeutics**, thérapeutique f.
**therapeutist**, thérapeute m.
**therapist**, thérapeute m.
**therapy**, thérapie f.
**thermal**, thermal, ale, aux a.
**thermal**, thermique a.
**thermal baths**, thermes m. pl.
**thermalgesia**, thermoanalgésie (thermanalgésie ou thermoanesthésie) f.
**thermic**, thermique a.
**thermic fistulography**, fistulographie thermique
**thermocautery**, thermocautérisation f.
**thermocoagulation**, thermocoagulation f.
**thermodolorymetry**, thermodolorimétrie f.
**thermogene**, thermogène a.
**thermography**, thermographie f.
**thermolysis**, thermolyse f.
**thermometer**, thermomètre m.
**thermometric**, thermométrique a.
**thermophile**, thermophile a. et m.
**thermoregulator**, thermostat m.
**thermoresistant**, thermorésistant, ante a.
**thermostat**, thermostat m.
**theta wave**, rythme thêta
**thiamine**, thiamine f.
**thiazide diuretic**, diurétique thiazique
**thiemia**, thiémie f.
**thigh**, cuisse f.
**thiopexis**, thiopexie f.
**Thompson prosthesis**, Thompson (protèse de)
**thoracalgia**, thoracalgie f.
**thoracentesis**, thoracocentèse (ou thoracentèse) f.
**thoracic**, thoracique a.
**thoracic cage**, cage thoracique f.
**thoracic cavity**, cavité thoracique
**thoracic duct**, canal thoracique
**thoracophrenotomy**, thoraco-phrénotomie f.
**thoracoplasty**, thoracoplastie f.
**thoracopneumotomy**, thoraco-pneumotomie f.
**thoracotomy**, thoracotomie f.
**thorax**, thorax m.
**thorium**, thorium m.
**threshold**, seuil m.
**thrill**, frémissement m.
**throat**, gosier m.
**thrombasthenia**, thrombasthénie f.
**thrombectomy**, thrombectomie f.
**thrombin**, thrombine f.
**thrombinoformation**, thrombinoformation f.
**thromboangiitis**, thromboangéite (ou thrombangéite) f.
**thromboangiitis obliterans**, thromboangéite oblitérante
**thromboarteritis**, thromboartérite f.
**thrombocythemia**, thrombocytémie (ou thrombocythémie) f.
**thrombocytic**, thrombocytaire a.
**thrombocytic series**, série thrombocytaire
**thrombocytopenia**, thrombocytopénie f.
**thrombocytopoiesis**, thrombocytopoïèse f.
**thrombocytosis**, thrombocytose f.
**thromboelastogram**, thromboélastogramme (ou thrombélastogramme) m.

**thromboelastography**, thromboélastographie (ou thrombélastographie) f.
**thromboembolism**, thrombo-embolie f.
**thrombogenic**, thrombogène a.
**thrombogenesis**, thrombogenèse f.
**thrombokinase**, thrombokinase f.
**thrombolysis**, thrombolyse f.
**thrombopathy**, thrombopathie f.
**thrombophilia**, thrombophilie f.
**thrombophlebitis**, thrombophlébite f.
**thromboplastin**, thromboplastine f.
**thromboplastin formation**, thromboplastinoformation f.
**thromboplastinogen**, thromboplastinogène m.
**thrombosis**, thrombose f.
**thrombospondin**, thrombospondine f.
**thrombostasis**, thrombostase f.
**thrombostatic**, thrombostatique a.
**thrombosthenin**, thrombosthénine f.
**thrombotest**, thrombotest m.
**thrombotic**, thrombotique a.
**thrombus**, thrombus m. (pl. thrombi)
**thumb**, pouce m.
**thymectomy**, thymectomie f.
**thymic**, thymique a.
**thymine**, thymine f.
**thymol**, thymol m.
**thymol turbidity test**, MacLagan (test de)
**thymoleptic**, thymoleptique a. et m.
**thymoma**, thymome m.
**thymus**, thymus m.
**thyrogenous**, thyréogène (ou thyrogène) a.
**thyroarytenoid**, thyro-aryténoïdien, ienne a.
**thyroglobulin**, thyroglobuline (ou thyréoglobuline) f.
**thyrohyoid**, thyro-hyoïdien, ienne a.
**thyroid**, thyroïdien, ienne a.
**thyroid cartilage**, cartilage thyroïde
**thyroid gland**, thyroïde f. (corps thyroïde ou glande thyroïde)
**thyroid hormone**, hormone thyroïdienne
**thyroidectomy**, thyroïdectomie f.
**thyroidism**, thyroïdisme m.
**thyroiditis**, thyroïdite f.
**thyroidotherapy**, thyroïdothérapie f.
**thyroidotherapy**, thyrothérapie (ou thyroïdothérapie) f.
**thyronine**, thyronine f.
**thyroparathyroidectomy**, thyro-parathyroïdectomie f.
**thyroprival**, thyréoprive a.
**thyrostatic**, thyréostatique a. et m.
**thyrostatic**, thyrofrénateur a.
**thyrotomy**, thyrotomie f.
**thyrotoxicosis**, thyréotoxicose (ou thyrotoxicose) f.
**thyrotropic**, thyréotrope a.
**thyrotropin**, thyrotrophine (DCI) (ou thyrotropine) f.
**thyroxine**, thyroxine f.
**tibia**, tibia m.
**tibiofemoral**, fémoro-tibial, ale, aux a.
**tibiofibular**, tibio-péronier, ère a.
**tibionavicular**, tibio-naviculaire (ou tibio-scaphoïdien, ienne) a.
**tibiotarsal**, tibio-tarsien, ienne a.
**tic**, tic m.
**tick**, tique f.
**tidal volume**, air courant
**ties**, lacs m.
**timed vital capacity**, volume expiratoire maximal par seconde
**tinea**, teigne f.
**tinea-infested**, teigneux, euse a.
**tinnitus**, acouphène m.
**tinnitus**, bourdonnement d'oreille
**tissue**, tissu m.
**tissular eosinophilia**, éosinophilie tissulaire
**TNM system**, TNM (classification)
**tocography**, tocographie f.
**toe**, orteil m.
**tokodynamometer**, tocodynamomètre m.
**tolerance**, tolérance f.
**tomography**, tomographie f.
**tongue**, langue f.
**tonic**, cordial, ale, aux
**tonic**, tonique a. et m.
**tonic spasm**, spasme tonique
**tonicity**, tonicité f.
**tonicoclonic**, tonico-clonique a.
**tonometer**, tonomètre m.
**tonsil**, amygdale f.
**tonsilla cerebelli**, amygdale cérébelleuse
**tonsillar**, amygdalien, ienne a.
**tonsillectomy**, amygdalectomie f.
**tonsillitis**, amygdalite f.
**tooth**, dent f.
**topectomy**, topectomie f.
**tophus**, tophus m. (pl. tophi)
**topical**, topique a. et m.
**topography**, topographie f.
**TORCH syndrom**, syndrome TORCH
**torpid**, torpide a.
**torpor**, torpeur f.
**torr**, torr m.
**Torre's syndrome**, Torre (syndrome de)
**torsade de pointes**, torsade de pointes
**torsion**, torsion f.
**torsion of spermatic cord**, torsion du cordon spermatique
**torticollis**, torticolis m.
**total corpuscular volume**, volume globulaire
**total lung capacity**, capacité pulmonaire totale

**touch**, tact m.
**touch**, toucher m.
**tourniquet test**, signe du lacet
**Towne's projection**, Towne (incidence de)
**toxemia**, toxémie f.
**toxi-infection**, toxi-infection f.
**toxic**, toxique a. et m.
**toxic epidermal necrolysis**, épidermolyse bulleuse toxique
**toxicity**, toxicité f.
**toxicoderma**, toxicodermie (ou toxidermie) f.
**toxicogenic**, toxigène (ou toxogène) a.
**toxicology**, toxicologie f.
**toxicosis**, toxicose f.
**toxin**, toxine f.
**toxinic**, toxinique a.
**toxocariasis**, toxocarose f.
**toxoid**, anatoxine f.
**toxoplasma**, toxoplasme m.
**toxoplasmosis**, toxoplasmose f.
**trabecular**, trabéculaire a.
**trabeculation**, trabéculation f.
**trace**, trace f.
**trace element**, oligoélément m.
**trachea**, trachée f.
**tracheal cartilages**, cartilages de la trachée
**tracheitis**, trachéite f.
**trachelematoma**, trachelhématome m.
**trachelismus**, trachélisme m.
**tracheloplasty**, trachéloplastie f.
**trachelorrhaphy**, trachélorraphie f.
**tracheobronchitis**, trachéo-bronchite f.
**tracheomalacia**, trachéomalacie f.
**tracheoplasty**, trachéoplastie f.
**tracheorrhaphy**, trachéorraphie f.
**tracheoscopy**, trachéoscopie f.
**tracheostenosis**, trachéosténose f.
**tracheostomy**, trachéostomie f.
**tracheotomized**, trachéotomisé, ée a.
**tracheotomy**, trachéotomie f.
**trachoma**, trachome m.
**tract**, tractus m.
**tract**, voie f.
**traction**, élongation f.
**traction**, traction f.
**traditional medicine**, médecine traditionnelle
**tragus**, tragus m.
**tranquilizer**, tranquillisant, ante a.
**transaminase**, transaminase f.
**transcondylar**, transcondylien, ienne a.
**transcortical motor aphasia**, aphasie motrice transcorticale
**transferase**, transférase f.
**transference**, transfert m.
**transferrin**, transferrine f.
**transfixing**, transfixiant, ante a.
**transfusion**, transfusion f.
**transhydrogenase**, transhydrogénase f.
**transient**, fugace a.
**transit**, transit m.
**translocation**, translocation f.
**translucent**, diaphane a.
**transmesocolic**, transmésocolique a.
**transmural**, transmural, ale, aux a.
**transmutation**, transmutation f.
**transorbital**, transorbitaire a.
**transperitoneal**, transpéritonéal, ale, aux a.
**transpiration**, transpiration f.
**transplacental**, transplacentaire a.
**transplant**, transplant m.
**transplantation**, transplantation f.
**transpleural**, transpleural, ale, aux a.
**transsexualism**, transsexualisme m.
**transudate**, transsudat m.
**transudation**, transsudation f.
**transurethral**, transurétral, ale, aux a.
**transvaginal**, transvaginal, ale, aux a.
**transversal**, transversaire a.
**transverse**, transverse a.
**transverse process**, apophyse transverse
**transverse tarsal joint**, articulation médiotarsienne
**transversectomy**, transversectomie f.
**transvestism**, transvestisme (ou travestisme) m.
**trapezium**, trapèze (1) m.
**trapezius**, trapèze m.
**trapezius muscle**, muscle trapèze
**trapezoid**, trapézoïde a.
**trapezoid bone**, os trapézoïde
**trapezoscaphoid**, trapézo-scaphoïdien, ienne a.
**trauma**, trauma m.
**traumatic**, traumatique a.
**traumatic depression**, enfoncement m.
**traumatic monoalveolysis**, monoalvéolyse traumatique
**traumatism**, traumatisme m.
**traumatized**, traumatisé, ée a.
**traumatogenic**, traumatogène a.
**traumatology**, traumatologie f.
**treatment**, traitement m.
**Treitz's fascia**, Treitz (fascia de)
**Treitz's hernia**, Treitz (hernie de)
**Trematoda**, Trématodes m. pl.
**tremor**, tremblement m.
**tremor**, trémulation f.
**tremulous**, trémulant, ante a.
**Trendelenburg's position**, Trendelenburg (position de)
**Trendelenburg's symptom**, Trendelenburg (signe de)
**trepan**, trépan m.
**trephination**, trépanation f.

**trephination**, tréphination f.
**trephine**, tréphine f.
**trephined**, trépané, ée a.
**treponema**, tréponème m.
**treponema pallidum immobilization test**, Nelson (test de)
**triad**, triade f.
**triamcinolone**, triamcinolone f.
**triangle of hyperglycemia**, triangle d'hyperglycémie
**triangular bone**, os pyramidal
**triceps**, triceps
**triceps muscle of arm**, muscle triceps brachial
**triceps reflex**, réflexe tricipital
**trichina**, trichine f.
**trichiasis**, trichiasis m.
**trichinosis**, trichinose f.
**trichloroethylene**, trichloroéthylène (ou trichloréthylène) m.
**trichocephaliasis**, trichocéphalose f.
**trichocephalus**, trichocéphale m.
**trichoclasis**, trichoclasie f.
**trichoepithelioma**, trichoépithéliome m.
**trichofolliculoma**, trichofolliculome m.
**trichoid**, trichoïde a.
**Trichomonas**, Trichomonas
**trichomycine**, trichomycine f.
**trichomycosis**, trichomycose f.
**trichopathy**, trichose f.
**trichorrhexis nodosa**, trichorrhexis nodosa (ou trichorrhexie noueuse)
**trichosis**, trichosis m.
**trichotillomania**, trichotillomanie f.
**trichromatic**, trichromatique (ou trichromique) a.
**tricipital**, tricipital, ale, aux a.
**tricrotic pulse**, pouls tricrote
**tricuspid**, tricuspide a.
**tricuspid**, tricuspidé, ée a.
**tricuspid**, tricuspidien, ienne a.
**tricuspid insufficiency**, insuffisance tricuspidienne
**tricuspid stenosis**, rétrécissement tricuspidien
**tricuspid valve**, valvule tricuspide
**tricuspiditis**, tricuspidite f.
**tridermic**, tridermique a.
**trifid**, trifide a.
**trigeminal**, trigéminal, ale, aux a.
**trigeminal**, trigéminé, ée a.
**trigeminal ganglion**, Gasser (ganglion de)
**trigeminal nerve**, trijumeau (ou nerf trijumeau) m.
**trigeminal neuralgia**, névralgie faciale
**trigger finger**, doigt à ressort
**triglyceride**, triglycéride m.
**triglyceridemia**, triglycéridémie f.
**trigonitis**, trigonite f.
**triiodothyronine**, triiodothyronine f.
**trilobate**, trilobé, ée a.
**trilocular**, triloculaire a.
**trilogy of Fallot**, Fallot [triade (ou trilogie de)]
**trimalleolar fracture**, fracture trimalléolaire
**triorchid**, triorchide m.
**tripara**, tripare a. et f.
**triphasic**, triphasé, ée a.
**triphasic**, triphasique a.
**triplegia**, triplégie f.
**triplet**, triplet m.
**triplets**, triplés, ées (ou triplets) n. pl.
**triploidy**, triploïdie f.
**triplopia**, triplopie f.
**trismic**, trismique a.
**trismus**, trismus m.
**trisomy**, trisomie f.
**trivalent**, trivalent, ente a.
**trivalve**, trivalve a.
**trocar**, trocart m.
**trochanteritis**, trochantérite f.
**trochanterocervicocapital**, trochantéro-cervico-capital, ale, aux a.
**trochiter**, trochiter m.
**trochlea**, trochlée f.
**trochlea of femur**, trochlée fémorale
**trochlea of humerus**, trochlée humérale
**trochlear**, trochléaire a.
**Troisier's signal node**, Troisier (ganglion de)
**trophic**, trophique a.
**trophism**, trophisme m.
**trophopathy**, trophopathie f.
**tropical eosinophilia**, pneumonie éosinophile tropicale
**tropism**, tropisme m.
**tropocollagen**, tropocollagène m.
**true vocal cord**, corde vocale inférieure (ou vraie)
**truncal**, tronculaire a.
**truncus arteriosus**, truncus arteriosus
**trunk**, tronc m.
**trypanosome**, trypanosome m.
**trypanosomiasis**, trypanosomiase f.
**trypsin**, trypsine f.
**tryptamine**, tryptamine f.
**tryptophan**, tryptophane m.
**tsetse**, tsé-tsé (ou mouche tsé tsé) f.
**tubal**, tubaire a.
**tube**, tube m.
**tube cast**, cylindre urinaire
**tuber cinereum**, tuber m.
**tubercle**, tubercule m.
**tuberculid**, tuberculide f.
**tuberculin**, tuberculine f.
**tuberculinodiagnosis**, tuberculinodiagnostic m.
**tuberculization**, tuberculisation f.
**tuberculoid**, tuberculoïde a.

**tuberculosis**, tuberculose f.
**tuberculous**, tuberculeux, euse a.
**tuberculous nodule**, nodule tuberculeux
**tuberculum majus**, trochiter m.
**tuberculum minus**, trochin m.
**tuberocardiac**, cardio-tubérositaire a.
**tuberosity**, tubérosité f.
**tuberous**, tubérositaire a.
**tuberous sclerosis**, sclérose tubéreuse (de Bourneville)
**tubo-ovarian varicocele**, varicocèle tubo-ovarienne
**tuboabdominal**, tubo-abdominal, ale, aux a.
**tubotympanal**, tubo-tympanique a.
**tubouterine**, tubo-utérin, e a.
**tubular**, tubulaire a.
**tubular**, tubuleux, euse a.
**tubular nephritis**, tubulonéphrite f.
**tubule**, tubule m.
**tularemia**, tularémie f.
**tumefaction**, tuméfaction f.
**tumescence**, tumescence f.
**tumescent**, tumescent, ente a.
**tumor**, tumeur f.
**tumorectomy**, tumorectomie f.
**tumorigenic**, tumorigène a.
**tunica**, tunique f.
**tunica intima of vein**, endoveine f.
**tunica muscularis**, musculeuse f.
**tunica vaginalis testis**, tunique vaginale (ou vaginale) f.
**tunneling**, tunnellisation f.
**tunnelizator**, tunnellisateur m.
**turbidity**, turbidité f.
**turbinal**, turbinal, ale, aux a.
**turgescence**, turgescence f.
**turgescent**, turgescent, ente (ou turgide) a.
**Turner's syndrome**, Turner (syndrome de)
**turning in**, enfouissement m.
**tussigenic**, tussigène a.
**twin**, gémellaire a.
**twin**, jumeau m. ou jumelle f.
**twinge**, élancement m.
**twinning**, gémellité f.
**tympanal**, tympanal, ale, aux a.
**tympanic**, tympanal, ale, aux a.
**tympanic**, tympanique a.
**tympanic bone**, tympanal m.
**tympanic cavity**, tympan m.
**tympanic membrane**, tympan m.
**tympanism**, tympanisme m.
**tympanitis**, tympanite f.
**tympanomalleal**, tympano-malléolaire a.
**tympanoplasty**, tympanoplastie f.
**tympanosclerosis**, tympanosclérose f.
**tympanum**, caisse du tympan
**type**, type m.
**typhic**, typhique a.
**typhoid fever**, typhoïde f. (ou fièvre typhoïde)
**typhoid state**, tuphos m.
**typhous**, typhique a.
**typical**, typique a.
**typing**, groupage m.
**tyrosine**, tyrosine f.
**tyrosinemia**, tyrosinémie f.
**tyrothricin**, tyrothricine f.

**U wave**, onde U
**ubiquitous**, ubiquiste a.
**UHT sterilization**, upérisation f.
**ulcer**, ulcère m.
**ulceration**, ulcération f.
**ulcerative**, ulcéré, ée a.
**ulcerative colitis**, recto-colite ulcéro-hémorragique
**ulcerous**, ulcéreux, euse a.
**ulna**, cubitus m.
**ulnar**, cubital, ale, aux a.
**ulnar coronoid process**, apophyse coronoïde du cubitus
**ulnar deviation of fingers**, doigts (ou main en coup de vent) en coup de vent
**ulnar reflex**, réflexe radiopronateur (ou radial)
**ultracentrifugation**, ultracentrifugation f.
**ultrafiltration**, ultrafiltration f.
**ultramicroscopic**, ultramicroscopique a.
**ultramicroscopy**, ultramicroscopie f.
**ultrashort waves**, ondes ultracourtes
**ultrasonic cardiography**, échocardiographie m.
**ultrasonotherapy**, ultrasonothérapie f.
**ultrasound**, ultrason m.
**ultrastructure**, ultrastructure f.
**ultraviolet radiation**, rayonnement ultraviolet (ou rayons ultraviolets)
**umbilical**, ombiliqué, ée a.
**umbilical cord**, cordon ombilical
**umbilical hernia**, hernie ombilicale
**umbilical vesicle**, vésicule ombilicale
**umbilicus**, ombilic m.
**uncarthrosis**, uncarthrose f.
**unciform**, unciforme a.
**unciform bone**, os crochu
**uncinal**, unciné, ée a.
**uncinate process of cervical vertebrae**, apophyse semi-lunaire (ou unciforme) des vertèbres cervicales
**uncodiscarthrosis**, unco-discarthrose f.
**uncompensated acidosis**, acidose décompensée
**unconjugated bilirubin**, bilirubine indirecte
**unconscious**, inconscient m.
**unconscious**, inconscient, e a.
**unconsciousness**, inconscience f.
**uncovertebral joint**, articulation unco-vertébrale

**uncus**, uncus m.
**undifferentiated**, indifférencié, ée a.
**ungual**, unguéal, ale, aux a.
**unicellular**, unicellulaire a.
**unilateral**, unilatéral, ale, aux a.
**unilocular**, uniloculaire a.
**uniovular gemellary pregnancy**, grossesse gémellaire uniovulaire (grossesse monozygote ou grossesse univitelline)
**unipolar**, unipolaire a.
**unit**, unité f.
**universal donor**, donneur universel
**universal recipient**, receveur universel
**university hospital**, centre hospitalier universitaire
**univitelline**, univitellin, ine a.
**unsealing**, descellement m.
**unstable**, instable a.
**urachus**, ouraque m.
**uranic**, uranique (ou uranien, ienne) a.
**uranism**, uranisme m.
**uranium**, uranium m.
**uranostaphyloplasty**, urano-staphyloplastie f.
**uranostaphyloschisis**, urano-staphyloschisis f.
**urate**, urate m.
**uratemia**, uratémie f.
**uratic**, uratique a.
**uratolytic**, uratolytique a. et m.
**urea**, urée f.
**ureagenesis**, uréogenèse f.
**ureagenic**, uréogénique a.
**ureapoiesis**, uréopoïèse f.
**uremia**, urémie f.
**uremic coma**, coma urémique
**uremic lung**, poumon urémique
**uremigenic cholangitis**, angiocholite urémigène
**ureter**, uretère m.
**ureteral**, urétéral, ale, aux (ou urétérique) a.
**ureteralgia**, urétéralgie f.
**ureterectasis**, urétérectasie f.
**ureterectomy**, urétérectomie f.
**ureteritis**, urétérite f.
**ureterocele**, urétérocèle f.
**ureterocervical**, urétéro-cervical, ale, aux a.
**ureterocolostomy**, urétéro-colostomie f.
**ureterocystostomy**, urétéro-cystonéostomie f.
**ureteroenterostomy**, urétéro-entérostomie f.
**ureterography**, urétérographie f.
**ureterolithiasis**, urétérolithiase f.
**ureterolithotomy**, urétérolithotomie f.
**ureterolysis**, urétérolyse f.
**ureteroneocystostomy**, urétéro-cystonéostomie (ou urétéro-cystostomie) f.
**ureteronephrectomy**, urétéro-néphrectomie f.
**ureteroplasty**, urétéroplastie f.
**ureteroproctoneostomy**, urétéro-rectostomie (ou urétéro-rectonéostomie) f.
**ureteropyelitis**, urétéro-pyélite f.
**ureteropyelography**, urétéro-pyélographie f.
**ureteropyeloneostomy**, urétéro-pyélonéostomie (ou urétéro-pyélostomie) f.
**ureteropyeloplasty**, urétéro-pyéloplastie f.
**ureteropyosis**, urétéropyose f.
**ureterorraphy**, urétérorraphie f.
**ureterostenosis**, urétérosténose f.
**ureterostomy**, urétérostomie f.
**ureterotomy**, urétérotomie f.
**ureteroureterostomy**, urétéro-urétérostomie f.
**ureterovaginal**, urétéro-vaginal, ale, aux a.
**ureterovesical**, urétéro-vésical, ale, aux a.
**urethra**, urètre m.
**urethral papilla**, papille urétrale
**urethral valves**, valvules urétrales
**urethralgia**, urétralgie f.
**urethrectomy**, urétrectomie f.
**urethritis**, urétrite f.
**urethrocele**, urétrocèle f.
**urethrocystitis**, urétro-cystite f.
**urethrography**, urétrographie f.
**urethropenile**, urétro-pénien, ienne a.
**urethroperineal**, urétro-périnéal, ale, aux a.
**urethroplasty**, urétroplastie f.
**urethrorrhagia**, urétrorragie f.
**urethrorrhaphy**, urétrorraphie f.
**urethrorrhea**, urétrorrhée f.
**urethroscopy**, urétroscopie
**urethroscrotal** urétro-scrotal, ale, aux a.
**urethrospasm**, urétrospasme m.
**urethrostenosis**, urétrosténose f.
**urethrostomy**, urétrostomie f.
**urethrotomy**, urétrotomie f.
**urethrotrigonitis**, urétro-trigonite f.
**urethrovaginal**, urétro-vaginal, ale, aux a.
**urethrovesical**, urétro-vésical, ale, aux a.
**uric acid**, acide urique
**uricemia**, uricémie f.
**uricolysis**, uricolyse f.
**uricolytic**, uricolytique
**uricopexy**, uricopexie f.
**uricopoiesis**, uricopoïèse f.
**uricosuria**, uraturie f.
**uricosuria**, uricurie f.
**uricosuric**, uricosurique a. et m.
**uridine**, uridine f.
**urinal**, urinal, aux m.
**urinary**, urinaire a.
**urinary bladder**, vessie urinaire
**urinary casts**, cylindres urinaires
**urinary lithiasis**, lithiase urinaire
**urinary output**, débit urinaire
**urinary sediment**, culot urinaire
**urinary tract**, voies urinaires

**urine**, urine f.
**urine culture**, uroculture f.
**urine cytological count**, urocytogramme m.
**urine indican**, indican urinaire
**urine retention**, rétention d'urine (ou urinaire)
**uriniferous**, urinifère a.
**urinous**, urineux, euse a.
**urobilin**, urobiline f.
**urobilinogen**, urobilinogène m.
**urobilinogenemia**, urobilinogénémie f.
**urobilinogenuria**, urobilinogénurie f.
**urobilinuria**, urobilinurie f.
**urochrome**, urochrome m.
**urogenous**, urogène a.
**urokinase**, urokinase f.
**urolithiasis**, lithiase urique
**urology**, urologie f.
**urometer**, uromètre m.
**uronic acid**, acide uronique
**uropoiesis**, fonction uropoïétique (ou uréogénique)
**uropoiesis**, uropoïèse f.
**uropoietic**, uropoïétique a.
**uroporphyrin**, uroporphyrine f.
**uroporphyrinuria**, uroporphyrinurie f.
**uropyonephrosis**, uropyonéphrose f.
**urticant**, urticant, ante a.
**urticaria**, urticaire f.
**urticaria pigmentosa**, urticaire pigmentaire
**urticarial**, urticarien, ienne a.
**urtication**, urtication f.
**uterine**, utérin, e a.
**uterine appendages**, annexes de l'utérus
**uterine horn**, corne utérine
**uterine leiomyoma**, léiomyome de l'utérus
**uterine tube**, Fallope (trompe de)
**utero-ovarian**, utéro-ovarien, ienne a.
**uteroplacental**, utéro-placentaire a.
**uterotubal**, utéro-tubaire a.
**uterovaginal**, utéro-vaginal, ale, aux a.
**uterus**, utérus m.
**uterus bicornis**, utérus bicorne
**uterus bilocularis**, utérus biloculaire
**uterus cordiformis**, utérus cordiforme
**uterus didelphys**, utérus didelphe
**uterus septus**, utérus biloculaire
**utilitarianism**, utilitarisme m.
**utricle**, utricule m.
**utricular**, utriculaire a.
**utriculitis**, utriculite f.
**utriculosaccular**, utriculo-sacculaire a.
**uveal**, uvéal, ale, aux a.
**uveal tract**, tractus uveal
**uveitis**, uvéite f.
**uveomeningitis**, uvéo-méningite f.
**uveoplasty**, uvéoplastie f.
**uveoscleritis**, uvéo-sclérite f.
**uviform**, uviforme a.
**uvula**, luette f.
**uvula**, uvula f.
**uvular**, staphylin, e a.
**uvular**, uvulaire a.
**uvulitis**, uvulite f.
**uvulotomy**, uvulotomie f.

**vaccinable**, vaccinable a.
**vaccinal**, vaccinal, ale, aux a.
**vaccination**, vaccination f.
**vaccine**, vaccin m.
**vaccinia**, vaccine f.
**vacciniform**, vacciniforme a.
**vaccinoid**, vaccinoïde (ou vaccinelle) f.
**vaccinostyle**, vaccinostyle m.
**vaccinotherapy**, vaccinothérapie f.
**vacuity**, vacuité f.
**vacuolation**, vacuolisation f.
**vacuole**, vacuole f.
**vacuum**, vacuum m.
**vagal**, vagal, ale, aux a.
**vagina**, vagin m.
**vaginal**, vaginal, ale, aux a.
**vaginal contraceptive**, préservatif féminin
**vaginal suppository**, ovule m.
**vaginalitis**, vaginalite f.
**vaginismus**, vaginisme m.
**vaginitis**, vaginite f.
**vaginodynia**, vaginodynie f.
**vagitus**, vagissements m. pl.
**vagolytic**, vagolytique a. et m.
**vagomimetic**, vagomimétique a.
**vagotomy**, vagotomie f.
**vagotonia**, vagotonie f.
**vagotonic**, vagotonique a. et m.
**vagotropic**, vagotrope a.
**vagus nerve**, nerf pneumogastrique
**valence**, valence f.
**valgus**, valgus, a, um a.
**vallate**, caliciforme a.
**vallecula**, vallécule f.
**Valleix's points**, Valleix (points de)
**Valsalva's maneuver**, Valsalva (épreuve ou manœuvre de)
**valvate**, valvé, ée a.
**valve**, valve f.
**valved**, valvulé, ée a.
**valvotomy**, valvulotomie f.
**valvula**, valvule f.
**valvulectomy**, valvulectomie f.
**valvulitis**, valvulite f.
**valvuloplasty**, valvuloplastie f.
**vanishing lung**, poumon évanescent
**vaporizer**, vaporisateur m.
**variable**, variable f.
**variceal**, variqueux, euse a.
**varicella**, varicelle f.

**varicelloid**, varicelliforme a.
**varicellous**, varicelleux, euse a.
**varicocele**, varicocèle f.
**varicography**, varicographie f.
**varicosity**, varicosité f.
**varicotomy**, varicectomie f.
**variola**, variole f.
**variolate**, variolé, ée a.
**variolic**, variolique a.
**varioliform**, varioliforme a.
**variolous**, varioleux, euse a.
**varix**, varice f.
**varus**, varus, a, um a.
**vas deferens**, canal déférent
**vascular**, vasculaire a.
**vascular system**, système vasculaire
**vascularization**, vascularisation f.
**vascularized**, vascularisé, ée a.
**vasculitis**, vascularite f.
**vasculonervous**, vasculo-nerveux, euse a.
**vasectomy**, vasectomie f.
**vasiform**, vasiforme a.
**vasoactive**, vaso-actif, ive a.
**vasoconstriction**, vasoconstriction f.
**vasoconstrictor**, vasoconstricteur a. et m.
**vasodilation**, vasodilatation f.
**vasodilator**, vasodilatateur, trice a.
**vasoinhibitor**, vaso-inhibiteur, trice a.
**vasomotor**, vasomoteur, trice a.
**vasomotor paralysis**, vasoplégie f.
**vasoparalytic**, vasoparalytique a.
**vasopressin**, vasopressine f.
**vasopressor**, vasopresseur a. et m.
**vasostimulant**, vasostimulant, ante a.
**vasotomy**, vasotomie f.
**vasotonia**, vasotonie f.
**vasotonic**, vasotonique a. et m.
**vasotropic**, vasotrope a.
**vasovagal syndrome**, syndrome vaso-vagal
**vasovesiculectomy**, vaso-vésiculectomie f.
**vasovesiculitis**, vaso-vésiculite f.
**vastus lateralis muscle**, muscle vaste externe
**vastus medialis muscle**, muscle vaste interne
**Vater's ampulla**, Vater (ampoule de)
**VDRL antigen**, antigène VDRL
**VDRL test**, VDRL (test)
**vector**, vecteur m.
**vectorcardiogram**, vectocardiogramme m.
**vectorcardiography**, vectocardiographie f.
**vectorial**, vectoriel, ielle a.
**vegetations**, végétations f. pl.
**vegetative**, végétatif, ive a.
**vein**, veine f.
**vein stone**, calcul veineux
**velamentous**, vélamenteux, euse a.
**velopalatin**, vélopalatin, ine a.
**velum**, velum m.
**velum palatinum**, voile du palais
**velvety**, velvétique a.
**vena cava inferior**, veine cave inférieure
**vena cava superior**, veine cave supérieure
**venereal**, vénérien, ienne a.
**venereology**, vénéréologie f.
**venom**, venin m.
**venosity**, veinosité f.
**venosity**, vénosité f.
**venous**, veineux, euse a.
**venous blood**, sang veineux
**ventilation**, ventilation f.
**ventilatory output**, débit ventilatoire
**ventouse**, ventouse f.
**ventral**, ventral, ale, aux a.
**ventral decubitus**, procubitus m.
**ventricle**, ventricule m.
**ventricle of heart**, ventricule cardiaque
**ventricles of the brain**, ventricules cérébraux
**ventricular**, ventriculaire a.
**ventricular block**, blocage ventriculaire
**ventricular septal defect**, communication interventriculaire
**ventricular tachycardia**, tachycardie ventriculaire
**ventriculoatriostomy**, ventriculo-atriostomie f.
**ventriculocisternostomy**, ventriculo-cisternostomie (ou ventriculostomie) f.
**ventriculogram**, ventriculogramme m.
**ventriculography**, ventriculographie f.
**venula**, veinule f.
**verbal aphasia**, audimutité d'expression
**vergence**, vergence f.
**vermian**, vermien, ienne a.
**vermicular**, vermiculaire a.
**vermiform appendix**, appendice vermiculaire
**vermifugal**, vermifuge a.
**vermin**, vermine f.
**verminosis**, verminose f.
**verminous**, vermineux, euse a.
**vermis**, vermis m.
**vernal**, vernal, ale, aux a.
**Verner-Morrison syndrome**, Verner-Morrison (syndrome de)
**vernix caseosa**, vernix caseosa
**verruca**, verrue f.
**verruciform**, verruciforme a.
**verrucose**, verruqueux, euse a.
**verrucosis**, verrucosité f.
**version**, version f.
**vertebra**, vertèbre f.
**vertebral arch**, arc neural (ou arc vertébral)
**vertebral body**, corps vertébral
**vertebral canal**, canal rachidien
**vertebral column**, colonne vertébrale (ou rachidienne)
**vertebral foramen**, trou vertébral

**vertebral pedicle**, pédicule vertébral
**vertebral synostosis**, bloc vertébral
**vertex**, vertex m.
**vertical mandibular movement**, mouvement orthal
**vertical mattress suture**, Blair-Donati (point de)
**vertiginous**, vertigineux, euse a.
**vertigo**, vertige m.
**verumontanum**, veru montanum
**vesical**, vésical, ale, aux a.
**vesical trigone**, trigone vésical
**vesicant**, vésicant, ante a.
**vesicle**, vésicule f.
**vesicoperineal**, vésico-périnéal, ale, aux a.
**vesicoprostatic**, vésico-prostatique a.
**vesicoureteral**, vésico-urétéral, ale, aux a.
**vesicoureteral reflux**, reflux vésico-urétéral
**vesicourethral**, vésico-urétral, ale, aux a.
**vesicouterine**, vésico-utérin, e a.
**vesicovaginal**, vésico-vaginal, ale, aux a.
**vesicular**, vésiculaire a.
**vesicular murmur**, murmure respiratoire (ou vésiculaire)
**vesiculated**, vésiculeux, euse a.
**vesiculectomy**, vésiculectomie f.
**vesiculitis**, vésiculite f.
**vesiculodeferentography**, vésiculo-déférentographie f.
**vesiculography**, vésiculographie f.
**vesiculopustular**, vésiculo-pustuleux, euse a.
**vesiculotomy**, vésiculotomie f.
**vesperal**, vespéral, ale, aux a.
**vessel**, vaisseau m.
**vestibular**, vestibulaire a.
**vestibular fold**, corde vocale supérieure (ou fausse)
**vestibular syndrome**, syndrome vestibulaire
**vestibular test**, vestibulaire (épreuve)
**vestibule of ear**, vestibule de l'oreille interne
**vestibule of vulva**, vestibule de la vulve
**vestibuloclusion**, vestibulocclusion (ou vestibuloclusie) f.
**vestibulolingual**, vestibulo-lingual, ale, aux a.
**vestibulometry**, vestibulométrie f.
**vestibulotomy**, vestibulotomie f.
**vestigium processus vaginalis**, Cloquet (ligament de)
**veterinary public health**, santé publique vétérinaire
**viability**, viabilité f.
**viable**, viable a.
**vibices**, vibices f. pl.
**vibratile**, vibratile a.
**vibrating**, trépidant, ante a.
**vibration**, trépidation f.
**vibration**, vibration f.
**vibratory**, vibratoire a.
**Vibrio**, Vibrio
**vibrio**, vibrion m.
**vibrissae**, vibrisses f. pl.
**vicarious**, vicariant, ante a.
**vice**, vice m.
**video radioscopy**, radioscopie télévisée
**vigil**, vigile a.
**villosity**, villosité f.
**villous**, villeux, euse a.
**vimule cap**, vimule f.
**VIP**, VIP
**viral**, viral, ale, aux a.
**viral pneumonia**, pneumonie virale
**viremia**, virémie f.
**viricide**, virocide (ou virucide) a. et m.
**virilism**, virilisme m.
**virility**, virilité f.
**virilization**, virilisation f.
**virilizing**, masculinisant, ante a.
**virilizing**, virilisant, ante a.
**virion**, virion m.
**virology**, virologie f.
**viropexis**, viropexie f.
**virosis**, virose f.
**virostatic**, virostatique a. et m.
**virucide**, virocide (ou virucide) a. et m.
**virulence**, virulence f.
**virulent**, virulent, ente a.
**virus**, virus m.
**virus vaccine**, virus-vaccin m.
**viscera**, viscère m.
**visceral**, viscéral, ale, aux a.
**visceral larva migrans**, larva migrans viscérale
**visceralgia**, viscéralgie f.
**viscerogenic**, viscérogène a.
**visceroinhibitor**, viscéro-inhibiteur, trice a.
**visceromotor**, viscéromoteur, trice a.
**visceroptosis**, splanchnoptose f.
**visceroreceptor**, viscérocepteur m.
**viscerotropic**, viscérotrope a.
**viscosimeter**, viscosimètre m.
**viscosity**, viscosité f.
**viscous**, visqueux, euse a.
**visible spectrum**, rayonnement visible
**visible spectrum**, spectre visible
**vision**, vision f.
**vision**, vue f.
**visual**, visuel, elle a.
**visual aphasia**, alexie f.
**visual field**, champ visuel
**visualization**, visualisation f.
**vital**, vital, ale, aux a.
**vital capacity**, capacité pulmonaire vitale (ou capacité vitale)
**vitality**, vitalité f.

**vitallium**, vitallium m.
**vitamin**, vitamine f.
**vitamin A**, vitamine A
**vitamin B12**, vitamine B12
**vitamin C**, vitamine C
**vitamin D**, vitamine D
**vitamin E**, vitamine E
**vitamin F**, vitamine F
**vitamin K**, vitamine K
**vitaminic**, vitaminique a.
**vitaminization**, vitaminisation f.
**vitaminotherapy**, vitaminothérapie f.
**vitamins-added**, vitaminé, ée a.
**vitelline**, vitellin, e a.
**vitellus**, vitellus m.
**vitiligo**, vitiligo m.
**vitrectomy**, vitrectomie f.
**vitreous**, vitréen, enne a.
**vitreous**, vitreux, euse a.
**vitreous body**, corps vitré (ou vitré m.).
**vitriol**, vitriol m.
**vitropression**, vitropression f.
**vivisection**, vivisection f.
**vocal**, vocal, ale, aux a.
**vocal fold**, corde vocale inférieure (ou vraie)
**voice**, voix f.
**voiding cystography**, cystographie mictionnelle
**voiding cystourethrography [VCU]**, urétrographie mictionnelle (ou descendante)
**volatile**, volatil, ile a.
**Volhard's test**, Volhard (épreuves de)
**Vollmer's tuberculinic patch test**, Vollmer (test ou patch-test de)
**volt**, volt m.
**voltage**, voltage m.
**voltampere**, voltampère m.
**volume**, volume m.
**volumetric**, volumétrique a.
**voluminal**, volumique a.
**volvulate**, volvulé, ée a.
**volvulus**, volvulus m.
**vomer**, vomer m.
**vomica**, vomique f.
**vomiting**, vomissement m.
**vomiturition**, vomiturition f.
**von Hippel-Lindau syndrome**, von Hippel-Lindau (angiomatose de)
**von Willebrand's disease**, von Willebrand-Jürgens (maladie de)
**Voss' operation**, Voss (opération de)
**voxel**, voxel m.
**voyeurism**, voyeurisme m.
**V-shaped fracture**, fracture cunéenne
**vulva**, vulve f.
**vulvitis**, vulvite f.
**vulvoperineal**, vulvo-périnéal, ale, aux a.
**vulvovaginal**, vulvo-vaginal, ale, aux a.
**vulvovaginitis**, vulvo-vaginite f.

**Waaler-Rose test**, Waaler-Rose (réaction ou test de)
**Waldenström's macroglobulinemia**, macroglobulinémie primaire (de Waldenström)
**wall**, paroi f.
**wall-eyed**, vairon a.
**Wallenberg's syndrome**, Wallenberg (syndrome de)
**wart**, verrue f.
**warty**, verruqueux, euse a.
**warty dyskeratoma**, dyskératose folliculaire isolée
**wash out**, wash-out m.
**Wassermann's reaction**, Bordet-Wassermann (réaction de)
**wasting**, émaciation f.
**water**, eau f.
**Waterhouse-Friderichsen syndrome**, Waterhouse-Friderichsen (syndrome de)
**watt**, watt m.
**wave**, onde f.
**waxy**, cireux, euse a.
**weak**, débile a.
**weakling**, débile n.
**weakly**, chétif, ive a.
**weaning**, sevrage m.
**webbed fingers**, doigts palmés
**Wegener's granulomatosis**, Wegener (granulomatose ou maladie de)
**weight**, poids m.
**Weil-Felix reaction**, Weil-Félix (réaction de)
**Werlof's disease**, Werlhof (maladie de)
**Werner's syndrome**, Werner (syndrome de)
**Wernicke's aphasia**, Wernicke (aphasie de)
**West's syndrome**, West (syndrome de)
**Westergren's method**, Westergren (méthode de)
**wet lung**, poumon noyé
**whartonitis**, whartonite f.
**wheezing**, wheezing m.
**Whipple's disease**, Whipple (maladie de)
**white mouth**, muguet m.
**white of the eye**, blanc de l'œil
**white substance**, substance blanche
**whopping**, coqueluche f.
**Wiberg's patella**, Wiberg (rotule de)
**wick**, mèche f.
**Widal's test**, Widal (réaction ou sérodiagnostic de)
**Wilms' tumor**, néphroblastome m.
**willow fracture**, fracture en bois vert
**Wilson's disease**, Wilson (maladie de)
**wine addiction**, œnolisme m.
**wire-saw**, fil-scie m.
**wirsungography**, wirsungographie f.

**Wiskott Aldrich syndrome**, Wiskott-Aldrich (syndrome de)
**Wohlgemuth's unit**, Wohlgemuth (unité de)
**Wolff-Parkinson-White syndrome**, Wolff-Parkinson-White (syndrome de)
**wooden belly**, ventre de bois
**wooden-shoe heart**, cœur en sabot
**word blindness**, alexie f.
**word deafness**, audimutité de compréhension
**word deafness**, surdité verbale
**World Health Organization**, Organisation mondiale de la Santé
**wormian bones**, wormiens (os)
**wound**, plaie f.
**wound care**, parage m.
**wrist**, poignet m.

**X chromosome**, chromosome X
**X-rays**, rayons X (ou rayonnement X)
**xanthelasma**, xanthélasma m.
**xanthine**, xanthine f.
**xanthochromatic**, xanthochrome a.
**xanthochromia**, xanthochromie f.
**xanthoma**, xanthome m.
**xanthomatosis**, xanthomatose f.
**xanthomatous**, xanthomateux, euse a.
**xanthoproteic reaction**, xanthoprotéique (réaction)
**xanthopsia**, xanthopsie f.
**xenobiotic**, xénobiotique m.
**xenogenous**, xénogène (ou xénogénique) a.
**xeroderma**, xérodermie f.
**xeromammography**, xéromammographie f.
**xerophthalmia**, xérophtalmie f.
**xeroradiography**, xérographie f.
**xerosis**, xérosis m.
**xerostomia**, xérostomie f.
**xiphodynia**, xiphodynie (ou xiphoïdalgie) f.
**xiphoid process**, appendice xiphoïde
**xylose concentration test**, test au d-xylose

**Y chromosome**, chromosome Y
**yaws**, pian m.
**yeast**, levure f.
**yeast-like**, levuriforme a.
**yellow fever**, fièvre jaune
**yellow fever virus**, virus de la fièvre jaune
**yellow fever vaccine**, vaccin antiamaril
**yellow ligament**, ligament jaune
**Yersinia pestis**, Yersinia pestis
**Yersinial infection**, Yersiniose f.
**yolk**, vitellus m.

**Ziehl-Neelsen's staining method**, Ziehl-Neelsen (coloration ou méthode de)
**zinc**, zinc m.
**zinc defciency**, zincopénie f.
**Zinn's zonule**, Zinn (zonule de) f.
**Zollinger-Ellison syndrome**, Zollinger-Ellison (syndrome de)
**zonular**, zonulaire a.
**zonulitis**, zonulite f.
**zonulotomy**, zonulotomie f.
**zoonosis**, zoonose f.
**zoophilism**, zoophilie f.
**zoophobia**, zoophobie f.
**zoster**, zostérien, ienne a.
**zosteriform**, zoniforme a.
**zygomatic**, zygomatique
**zygomatic muscles**, muscles (grand et petit) zygomatiques
**zygomatic process**, apophyse zygomatique
**zymogram**, zymogramme m.

400372 - (III) - 8 - OSB - 70° - SNE

MASSON Éditeur
120, boulevard Saint-Germain
75280 Paris Cedex 06
Dépôt légal : avril 2003

Mis en pages sur les presses de la
SNEL S.A.
rue Saint-Vincent 12 – B-4020 Liège
tél. 32(0)4 344 65 60 - fax 32(0)4 343 77 50
décembre 2000 - 18923

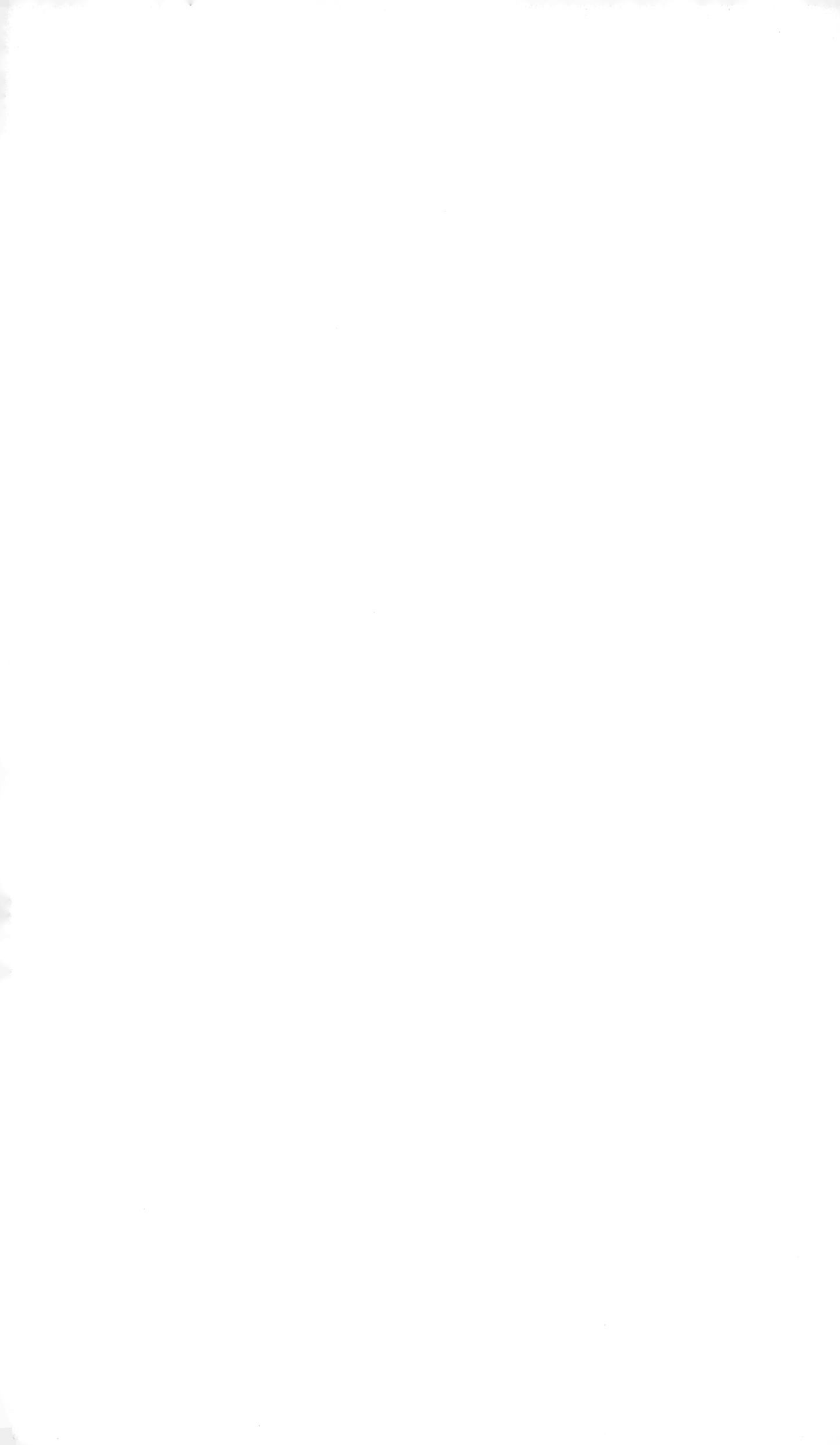

Normandie Roto Impression S.A.S.
61250 Lonrai
mars 2003
N° d'impression : 030886
*Imprimé en France*